図解

理学療法 技術ガイド

理学療法臨床の場で
必ず役立つ実践のすべて

第5版

編集主幹
市橋則明

編集委員
池添冬芽
久保田雅史
建内宏重
中野治郎
宮本俊朗

文光

編集主幹

市橋　則明　京都大学大学院医学研究科人間健康科学系専攻

編集委員

池添　冬芽　関西医科大学リハビリテーション学部理学療法学科

久保田雅史　金沢大学医薬保健研究域保健学系医薬保健学域保健学類

建内　宏重　京都大学大学院医学研究科人間健康科学系専攻

中野　治郎　関西医科大学リハビリテーション学部理学療法学科

宮本　俊朗　関西医科大学リハビリテーション学部理学療法学科

執筆者（執筆順）

太田　　恵　杏林大学健康学部リハビリテーション学科

森本　陽介　神戸学院大学総合リハビリテーション学部理学療法学科

酒井　克也　東京都立大学健康福祉学部理学療法学科

森　　公彦　関西医科大学リハビリテーション学部理学療法学科

谷川　広樹　藤田医科大学保健衛生学部リハビリテーション学科

坂本　淳哉　長崎大学医学部保健学科

池添　冬芽　関西医科大学リハビリテーション学部理学療法学科

山上　徹也　群馬大学医学部保健学科

澤田　篤史　北海道医療大学リハビリテーション科学部理学療法学科

内田　　学　東京医療学院大学保健医療学部リハビリテーション学科

今岡　真和　大阪河﨑リハビリテーション大学リハビリテーション学部リハビリテーション学科

佐藤　圭子　大分リハビリテーション専門学校理学療法士科

谷口　匡史　京都大学大学院医学研究科人間健康科学系専攻

市橋　則明　京都大学大学院医学研究科人間健康科学系専攻

福元　喜啓　関西医科大学リハビリテーション学部理学療法学科

永井　宏達　兵庫医科大学リハビリテーション学部理学療法学科

大竹　祐子　東都大学幕張ヒューマンケア学部理学療法学科

松木　明好　四條畷学園大学リハビリテーション学部リハビリテーション学科

原田　和宏　吉備国際大学人間科学部人間科学科

阿南　雅也　大分大学福祉健康科学部

藤本　鎮也　人間総合科学大学保健医療学部リハビリテーション学科

沼尾　　拓　社会医学技術学院理学療法学科

城　由起子　名古屋学院大学リハビリテーション学部理学療法学科

楠本　泰士　福島県立医科大学保健科学部理学療法学科

宮本　俊朗　関西医科大学リハビリテーション学部理学療法学科

中村　雅俊　西九州大学リハビリテーション学部リハビリテーション学科

八木　優英　京都大学大学院医学研究科人間健康科学系専攻

横山　茂樹　京都橘大学健康科学部理学療法学科

前田　佑輔　国際医療福祉大学小田原保健医療学部理学療法学科

犬飼　康人　新潟医療福祉大学リハビリテーション学部理学療法学科

椿　　淳裕　新潟医療福祉大学リハビリテーション学部理学療法学科

木山　良二　鹿児島大学医学部保健学科

村上　賢一　東北文化学園大学医療福祉学部リハビリテーション学科

関口　雄介　東北大学病院リハビリテーション部

上原信太郎　藤田医科大学保健衛生学部リハビリテーション学科

大鶴　直史　新潟医療福祉大学リハビリテーション学部理学療法学科

森　　拓也　京都大学医学部附属病院倫理支援部

中野　治郎　関西医科大学リハビリテーション学部理学療法学科

鮫島　康太　鹿児島医療技術専門学校理学療法学科

加藤　茂幸　広島国際大学総合リハビリテーション学部リハビリテーション学科

森下　勝行　城西国際大学福祉総合学部理学療法学科

吉田　英樹　弘前大学医学部保健学科

坂口　　顕　兵庫医科大学リハビリテーション学部理学療法学科

山田　崇史　札幌医科大学保健医療学部理学療法学科

山口　智史　京都大学大学院医学研究科人間健康科学系専攻

阿部　玄治　東北文化学園大学医療福祉学部リハビリテーション学科

竹内　伸行　高崎健康福祉大学保健医療学部理学療法学科

坂野　裕洋　日本福祉大学健康科学部リハビリテーション学科

平山　和哉　東北文化学園大学医療福祉学部リハビリテーション学科

澳　　昂佑　川崎医療福祉大学リハビリテーション学部理学療法学科

小山　貴之　日本大学文理学部体育学科

福島　卓矢　関西医科大学リハビリテーション学部理学療法学科

長倉　裕二　大阪人間科学大学保健医療学部理学療法学科

西山　　徹　日本医療大学保健医療学部リハビリテーション学科

森　健次郎　長崎医療技術専門学校理学療法学科

春名　弘一　北海道科学大学保健医療学部理学療法学科

井川　達也　国際医療福祉大学保健医療学部理学療法学科

久保　峰鳴　大阪河﨑リハビリテーション大学リハビリテーション学部リハビリテーション学科

久保田雅史　金沢大学医薬保健研究域保健学系医薬保健学域保健学類

生野　公貴　西大和リハビリテーション病院リハビリテーション部

渡辺　　学　北里大学メディカルセンターリハビリテーションセンター

奥田　　裕　帝京科学大学医療科学部東京理学療法学科

守屋　正道　東京都健康長寿医療センター研究所老化脳神経科学研究チーム自律神経機能研究室

草場　正彦　関西電力医学研究所リハビリテーション医学研究部

長谷川隆史　名古屋女子大学医療科学部理学療法学科

江口　雅之　中部労災病院中央リハビリテーション部

横井裕一郎　北海道文教大学医療保健科学部リハビリテーション学科

三浦　利彦　NHO 北海道医療センター神経筋・成育センター理学療法室

藤谷　　亮　びわこリハビリテーション専門職大学リハビリテーション学部理学療法学科

坂野　康介　北海道脳神経内科病院リハビリテーション部

菊地　　豊　脳血管研究所美原記念病院パーキンソン病・運動障害センター

保苅　吉秀　順天堂大学医学部附属練馬病院リハビリテーション科

寄本　恵輔　国立精神・神経医療研究センター病院身体リハビリテーション部

橋田　剛一　大阪大学医学部附属病院リハビリテーション部
板東　杏太　国立精神・神経医療研究センター身体リハビリテーション部
藤田　信子　奈良学園大学保健医療学部リハビリテーション学科
森嶋　直人　豊橋市民病院リハビリテーション技術室
儀間　裕貴　東京都立大学健康福祉学部理学療法学科
加茂　智彦　群馬パース大学リハビリテーション学部理学療法学科
島原　範芳　道後温泉病院リウマチセンターリハビリテーション科
立野　伸一　熊本赤十字病院リハビリテーション科
隈元　庸夫　北海道千歳リハビリテーション大学健康科学部リハビリテーション学科
峯玉　賢和　和歌山県立医科大学附属病院紀北分院リハビリテーション科
壬生　彰　甲南女子大学看護リハビリテーション学部理学療法学科
勝又　哲　アレックス脊椎クリニック
池津　真大　アレックスメディカルリサーチセンター
春名　匡史　しばはら整形外科スポーツ関節クリニックリハビリテーション科
上田　泰之　宝塚医療大学保健医療学部理学療法学科
亀山顕太郎　松戸整形外科病院リハビリテーションセンター
山本　昌樹　帝都メディカルクリニック西新井駅前院
髙橋　真　日本保健医療大学保健医療学部理学療法学科
岩本　浩二　東京保健医療専門職大学リハビリテーション学部理学療法学科
遠藤　康裕　福島県立医科大学保健科学部理学療法学科
遠藤　和博　桑野協立病院リハビリテーション科
中野　貴公　津ごとう整形外科クリニックリハビリテーション科
粕渕　賢志　大阪行岡医療大学医療学部理学療法学科
加藤　浩　山形県立保健医療大学保健医療学部理学療法学科
太田　進　星城大学リハビリテーション学部リハビリテーション学科
北口　拓也　大阪ろうさい病院中央リハビリテーション部
石田　知也　北海道大学医学部保健学科
神原　雅典　昭和大学保健医療学部リハビリテーション学科
三谷　保弘　関西福祉科学大学保健医療学部リハビリテーション学科
栗原　靖　城西国際大学福祉総合学部理学療法学科
小林　匠　群馬大学医学部保健学科
上田　泰久　文京学院大学保健医療技術学部理学療法学科
宮坂　淳介　京都大学医学部附属病院リハビリテーション部
西川　仁史　甲南女子大学看護リハビリテーション学部理学療法学科
尾﨑　尚代　昭和大学保健医療学部リハビリテーション学科
荒木浩二郎　札幌徳洲会病院リハビリテーション科
白戸　力弥　北海道文教大学医療保健科学部リハビリテーション学科
中野渡達哉　福島県立医科大学保健科学部理学療法学科
建内　宏重　京都大学大学院医学研究科人間健康科学系専攻
岡本　伸弘　令和健康科学大学リハビリテーション学部理学療法学科
松本　浩実　川崎医療福祉大学リハビリテーション学部理学療法学科
河西　謙吾　森ノ宮医療大学総合リハビリテーション学部理学療法学科
工藤慎太郎　森ノ宮医療大学総合リハビリテーション学部理学療法学科
飛山　義憲　順天堂大学保健医療学部理学療法学科
佐藤　久友　大阪医科薬科大学病院リハビリテーション科
佐藤　隆一　小田原市立病院リハビリテーション室

大古　拓史　星城大学リハビリテーション学部リハビリテーション学科

浅枝　諒　広島大学病院診療支援部リハビリテーション部門

谷口　豪　東京メディカル・スポーツ専門学校理学療法士科

石井　陽介　広島大学大学院医系科学研究科生体運動・動作解析学

唐澤　俊一　タムス浦安病院リハビリテーション科

須江　慶太　JA 長野厚生連鹿教湯三才山リハビリテーションセンター鹿教湯病院リハビリテーション部

江玉　睦明　新潟医療福祉大学リハビリテーション学部理学療法学科

古川　裕之　藤田整形外科・スポーツクリニック

伊藤　浩充　甲南女子大学看護リハビリテーション学部理学療法学科

中宿　伸哉　吉田整形外科病院リハビリテーション科

渡邊　修司　帝京科学大学医療科学部理学療法学科

沖田　祐介　国立がん研究センター中央病院リハビリテーション室

豊田　輝　帝京科学大学医療科学部東京理学療法学科

森野　陽　北海道千歳リハビリテーション大学健康科学部リハビリテーション学科

川内　翔平　名古屋大学医学部保健学科

守川　恵助　松阪市民病院リハビリテーション室

内藤　紘一　名古屋女子大学医療科学部理学療法学科

笠井　健一　パナソニック健康保険組合松下記念病院診療技術部リハビリテーション療法室

濱崎　伸明　北里大学病院リハビリテーション部

澁谷　真香　北里大学病院リハビリテーション部

神崎　良子　九州栄養福祉大学リハビリテーション学部理学療法学科

岡村　正嗣　シャリテ・ベルリン医科大学シャリテ保健研究所再生医療研究センター

万行　里佳　目白大学保健医療学部理学療法学科

本田　寛人　四條畷学園大学リハビリテーション学部リハビリテーション学科

松沢　良太　兵庫医科大学リハビリテーション学部理学療法学科

原　毅　国際医療福祉大学保健医療学部理学療法学科

吉岡　佑二　京都大学医学部附属病院リハビリテーション部

井平　光　札幌医科大学保健医療学部理学療法学科

脇田　正徳　関西医科大学リハビリテーション学部理学療法学科

岡前　暁生　兵庫医科大学ささやま医療センターリハビリテーション室

石垣　智也　名古屋学院大学リハビリテーション学部理学療法学科

小林　聖美　つくば国際大学医療保健学部理学療法学科

永田　裕恒　川崎医療福祉大学リハビリテーション学部理学療法学科

松本　大輔　畿央大学健康科学部理学療法学科

井上　達朗　新潟医療福祉大学リハビリテーション学部理学療法学科

岩村　真樹　藍野大学医療保健学部理学療法学科

新井　智之　埼玉医科大学保健医療学部理学療法学科

岩瀬　弘明　神戸国際大学リハビリテーション学部理学療法学科

松永　明子　東京大学医学部附属病院リハビリテーション部

松田　徹　亀田リハビリテーション病院リハビリテーション室

久保田早苗　順天堂大学医学部附属順天堂医院薬剤部

植村弥希子　関西福祉科学大学保健医療学部リハビリテーション学科

市橋　康佑　MEIN HAUS 訪問看護ステーション

第５版序文

本書は27年前の1997年に神戸大学の石川齊先生と武富由雄先生を編集主幹として，理学療法士をめざす学生や臨床現場の理学療法士の座右の書として出版された歴史ある書です．当時は理学療法に関する書物も少なく，現在のようにインターネットで簡単に知りたいことを検索できる状況でもなかったため，実際の臨床ですぐに役立つ技術のガイドブックとして読者から高い評価を得てきました．その後，2001年に第2版，2007年に第3版，2014年に第4版が出版され，この度，10年ぶりに第5版として改訂を行うことになりました．

第5版では，「理学療法臨床の場で必ず役立つ実践のすべて」というサブタイトルが意味する本書の当初からの目的は踏襲しながらも，従来の内容にとらわれずに全く新しい本を作成する意気込みで，編集者，執筆者，掲載内容等を大幅に変更する大改訂を行うことにしました．項目は第4版とは大幅に変更し，ほぼすべての執筆者も変更した結果，本書は全く新しい内容となっています．

私が今回の大改訂に挑むにあたり考えたことは，

1. インターネット（嘘が混じっている情報）で検索するよりもこの本（正しい情報のみが体系的に書いてある）を見た方が良いといった本にしたい．
2. インターネットには書かれていないことが書いてある本にしたい．
3. 理学療法を行う上で重要なこと，知りたいことだけが載っている本にしたい．
4. この一冊で理学療法の臨床の現場で役立つことがほとんど網羅されている本にしたい．
5. 学生が臨床実習に持参する本，臨床の理学療法士が初めて経験することに対してすぐ調べることができる本にしたい．
6. エビデンスを記載したい．

ということでした．上記の目的に合うように，章立ては，第1章 評価（24項目），第2章 運動療法（11項目），第3章 物理療法（16項目），第4章 義肢装具・補助具（6項目），第5章 各種疾患別理学療法（81項目），第6章 地域リハビリテーション（12項目），第7章 理学療法管理（4項目）としました．各項目に「クリニカルヒント」を加えて，インターネットでは記載されていない臨床現場での工夫等を記載し，また，81項目の「各種疾患別理学療法」ではガイドラインやステートメントを記載することでエビデンスを解説するようにしました．さらに「運動器疾患の理学療法」では「保存療法」と「術後理学療法」に分けて解説し，「術後理学療法」では術後プロトコルを記載するようにしました．

27年前に出版された歴史ある書の内容を一新し，トータル154項目に関して最新の内容を記載した本書が，理学療法に関わる全ての人に役立つことを願っています．

令和6年9月

編集主幹　市 橋 則 明

第 1 版序文

わが国における最近の社会構造の変化，疾病構造の変化は著しく，高齢化社会への突入，少子化の急速な進展により医療・福祉に対する国民のニーズが増大している．これに伴う医学・医療の進歩も急速である．

21 世紀の命と健康を守る医療人の育成をめざしてと題して 21 世紀医学・医療懇談会の報告では，医療に携わる人材の育成についてさまざまな視点から提言がなされている．その中にあって専門的知識・技術と豊かな人間性を兼ね備えた資質の高い人材の育成，専門職教育の推進などがあげられている．理学療法士，作業療法士の育成については需要数の見通しのもとで教育育成がなされているが，今後，高齢者介護に関する在宅サービスや施設サービスが増大し，ますます専門的知識・技術を兼ね備えた人材育成の社会的要請が高まってきている．

このたび，理学療法士をめざす学生あるいは実地臨床理学療法士の座右の書として理学療法技術ガイドを出版することになった．本書は専門的知識の習熟は勿論のこと，実際の臨床ですぐに役立つ技術のガイドブックとしての性格を特徴としている．このため執筆陣は長年臨床で活躍されてきた理学療法専門職の先生方や医療従事者教育にかかわってこられた医師の方々にお願いした．記述はできるだけ簡潔にし，イラストを多く取り入れ臨床実地の場ですぐに生かせるように工夫してある．日進月歩の理学療法学の最新の知識も取り入れたつもりである．理学療法をめざす学生諸君や臨床の場で活躍されている理学療法の専門職，さらには作業療法士，看護婦の皆さんにも参考になれば幸いである．

21 世紀はチーム医療の時代である．互いの職種の業務内容を理解し，患者を中心にして治療・介護の議論が展開されるように期待したい．本書が多くの医療専門職にとって有意義なものとなるよう期待している．

最後に執筆，企画に長期にわたって尽力された武富由雄神戸大学名誉教授に敬意を表するとともに，理学療法教育の重要性をご理解頂き情熱をもって出版の労をとって頂いた文光堂の皆さんに心より御礼申し上げる次第である．

平成 9 年 10 月

神戸大学医学部保健学科　石川　齊

目　次

第2章　運動療法　163

第3章　物理療法　239

第4章　義肢装具・補助具　311

第5章　各種疾患別理学療法　343

1　神経・筋疾患の理学療法 —— 344

2 運動器疾患の理学療法 ―― 493

3 内部障害の理学療法 801

第6章 地域リハビリテーション 885

第7章 理学療法管理 961

第1章

評　価

1　情報収集と医療面接

太田　恵

1　情報収集の進め方

1 目的

患者の全体像を把握し，より正確な機能予後を予測したり，リスク管理に配慮した理学療法プログラムを立案したりするために，それぞれの専門職や患者または家族から事前に情報収集をする．また適宜，職種間や医療職と患者または家族の間で情報交換をし，より適切な医療・支援の提供を図る．

2 医学的情報

理学療法を実施するうえで最も重要な情報である．

①現病歴（主たる疾患の発症/受傷から現在までの症状と治療の経過）

②合併症（主たる疾患が原因で続発的に生じた病変や，安静・服薬・手術などの治療によって生じた病変）・併存症（主たる疾患とは別に，罹患している疾患）

③既往歴（主たる疾患とは別に，過去に罹患した疾患）

④発症/受傷/入院前の活動状況

これまでの活動レベルは，機能予後に大きく影響するため，患者または家族から聴取する．高齢者における骨折は転倒が受傷機転であることが多く，また転倒を生じる危険因子には，筋力や歩行能力，バランス能力のほか，過去の転倒歴が挙げられる[1]．そのため転倒歴も重要な情報である．

3 他職種からの情報

(1) 医師からの情報

1) 病態・予後

主たる疾患だけでなく合併症や既往症を含め，短期・長期の治療方針を確認する．

2) 理学療法を遂行するうえでの注意・禁忌事項・中止基準，プロトコル（安静度，荷重量，負荷量）

循環・呼吸機能の低下が認められる患者においては，理学療法の中止基準を確認する．運動器疾患患者においては，荷重量によって移動様式を適宜検討する．

3) 手術情報

運動器疾患患者であれば，術式，術中の関節可動域（ROM），術前・術後のアライメントなどを確認する．術式によっては術後に脱臼や末梢神経障害などを惹起しやすいため，リスク管理を行う．術中のROMは，獲得すべきROMの目安となる．

(2) 看護師からの情報

病棟でのADLの問題点や日中の活動量など，主に病棟での過ごし方を確認する．病棟での「しているADL」と理学療法士が判断した「できるADL」との乖離がある場合は，その問題点と原因について情報共有し，解消を図る．また薬や透析などの影響で，日内あるいは日間で体調に起伏がある場合は，理学療法の介入時間帯を調整する．

(3) 薬剤師からの情報

投薬状況を確認する．疼痛が強い患者においては，鎮痛薬を服用するタイミングに合わせて理学療法の介入時間帯を調整する．薬の副作用によっては転倒・転落の危険性がある．また運動機能や認知機能，嚥下機能によっては薬の形態を検討する必要があるため，相互に情報共有する．

(4) 作業療法士・言語聴覚士からの情報

作業療法士からは，上肢の巧緻性，高次脳機能，ADLおよび手段的ADLに関する情報を聴取する．言語聴覚士からは，言語，聴覚，発声・発音，認知，摂食・嚥下に関する情報を聴取する．

(5) 栄養士からの情報

目標体重と体重の変化，栄養の摂取状況を確認する．

(6) ソーシャルワーカーからの情報

ソーシャルワーカーは，患者や家族が抱える社会的問題の解決のために，関連職種・機関との調整を図る役割を担っている．予定している退院先，退院後の社会資源の利用について確認する．

4 患者または家族からの情報

医療面接を実施し，個人因子や環境因子に関する情報を収集する（「2 医療面接の進め方」(p.4) を参照）．

5 医学的検査データ

(1) バイタルサイン（体温，血圧・脈拍，経皮的動脈血酸素飽和度・呼吸数，意識レベル）

安静時や起床時だけでなく，日内変動や運動による変動が顕著な場合も注意を要する．脊髄損傷や長期臥床後の患者においては，起立性低血圧を起こしやすいので，意識消失による転倒などに注意する．脈拍は，通常15秒間または30秒間計測し1分間あたりの回数を算出するが，不整脈が疑われる場合は60秒間継続して計測し不整脈の有無を確認する（第1章-1-2「意識レベルとバイタルサイン」(p.7)，第1章-1-9「栄養状態の評価」(p.45) を参照）．

(2) 血液・生化学検査データ

1) 炎症：白血球（WBC）・C反応性蛋白（CRP）

これらは炎症，組織の損傷，組織の感染などにより増加する．WBCはCRPより反応時間が短いが，WBCの変化は血液や自己免疫に関する疾患，薬，さらには肥満や喫煙などにも起因することがあるため，双方の値の経時的変化を観察する．

2) 貧血：赤血球（RBC）・ヘモグロビン（Hb）・ヘマトクリット（Ht）

これらが低値の場合は貧血，高値の場合は脱水や多血症を疑う．

3) 血液凝固機能：血小板（PLT）・フィブリノゲン・Dダイマー

血小板やフィブリノゲンが低値の場合は出血しやすく，高値の場合は血栓ができやすいことを示す．Dダイマーが高値の場合は深部静脈血栓症の可能性があるため，浮腫や疼痛，皮膚の変色も併せて確認する．

4) 電解質バランス異常：ナトリウム（Na）・カリウム（K）・カルシウム（Ca）・クロール（Cl）

電解質が異常値の場合は，腎臓・肝臓・膵臓・心臓，さらにそれらに作用するホルモンを分泌する器官の機能障害，脱水などを疑う．特に高齢者においては，電解質バランスが破綻しやすく，全身状態の低下につながりやすい．

(3) 肥満・低栄養状態

body mass index（BMI）は体重（kg）を身長（m）の二乗で除して算出する．国によって基準が異なり，日本では22を適正とし，18.5未満を低体重，25以上を肥満と定義している．

代謝・吸収機能や咀嚼・嚥下機能の障害，食思不振，下痢などによって，栄養摂取量が減少すると低栄養に陥る．また，炎症などにより栄養消費量が増加することも低栄養の原因となる．アルブミンや総蛋白，総コレステロールが低値の場合は低栄養を疑うが，総蛋白の増減の因子は多岐にわたる．

(4) 画像

1) 骨関節

単純X線画像からは，骨の形態・アライメント，骨折線，骨膜の連続性，骨折部の転位，骨棘・骨硬化，関節裂隙，骨破壊などを観察する．CTからは，単純X線画像では確認できない微細な病変を観察することができる．MRI画像は，椎間板ヘルニア，靱帯損傷，半月板損傷などの診断に使用される．超音波画像の特徴の一つはリアルタイムで組織を観察できる点であり，筋・腱・靱帯・半月板・軟骨・滑液包・神経・血管などを評価できる．筋の超音波画像から筋量の指標として筋厚，筋質（筋内の脂肪・結合組織の割合）の指標として筋輝度を計測したり[2)]，筋収縮の即時的フィードバックに利用したりすることができる．

2) 胸部

単純X線画像からは，肺や心臓などの器官に関する全体的な情報が得られる．そのほか，胸郭の拡張の程度や変形の有無も観察できる．CTでは，肺や心臓などの器官に関する微細な病変も確認できる．

3) 脳画像

CTは，脳出血，くも膜下出血，外傷などの出血を伴う病変，脳腫瘍などの診断に用いられる．MRIと比較して撮像時間が短い．一方で急性期の脳梗塞，局所の脳腫瘍，脳動脈奇形などの血管病変には，MRIの方がより適している．

2 医療面接の進め方

1 目的

患者個人に合わせて適切なゴールを設定するためには，疾患・障害に関する医学的な情報だけでなく，個人因子や環境因子も加味して判断する．医療面接では，そのような情報を聴取することを主たる目的とする．また医療面接を実施する中で，患者のパーソナリティを把握し信頼関係を構築すること，患者に疾患・障害や治療方針を説明し理解を得ることも，その目的に含まれる．

2 個人因子

(1) 基本的情報

①年齢・性別

②身長・体重

(2) 主訴（患者が最も深刻に捉えている問題）

カルテに記載する際には，患者自身の言葉を記載する．

(3) デマンド（患者が今後実現したい要望）

患者家族の要望も確認する．患者本人および家族のデマンドと治療のゴールが一致していることが望ましい．

(4) 職業

①業務内容：業務中の活動度，勤務時間，通勤/通学手段，通院の可否

②休職/休学期間

(5) 趣味・嗜好

患者の生活の質を向上させる因子になりうる．

3 環境因子

(1) 人的環境

1) 家族構成

家庭内での役割，同居家族の有無，別居家族の居住地・訪問頻度，家族の健康状態，家族間の協力体制について確認する（図1）．

2) キーパーソン

患者の意思決定や問題解決に関して中心的役割を担う．

(2) 物理的環境

第6章-5「住環境整備」（p.908）を参照．

1) 家屋環境

自宅退院をゴールとして設定している場

図1 家族図

男性は□，女性は○．本人は二重(女性なら◎)．亡くなった方は黒塗りまたは斜め線(／)で示される．実線または二重線は婚姻関係を表し，離婚した場合は別居している側に二重斜線が追加される．患者とともに囲まれている範囲が同居者を示している．年齢・居住地・キーパーソンなど特筆すべき情報が追記されることもある．この場合，患者(男性)は妻と死別しており，第2子である長男夫婦・孫娘と同居している．

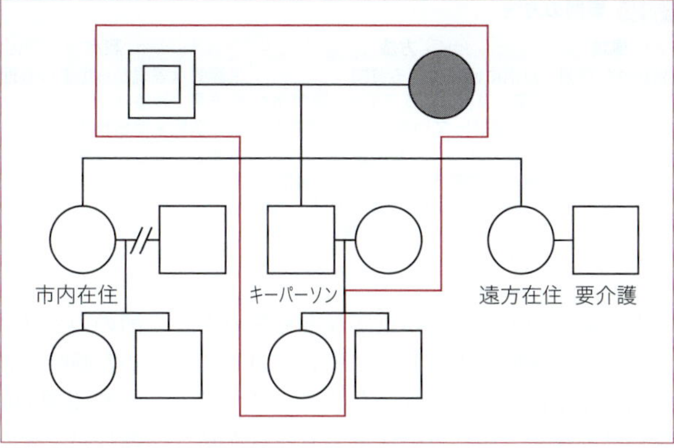

表1 家屋環境の評価項目

区分	評価事項
建物のタイプ	戸建/集合住宅，分譲/賃貸(家屋改修の可否)
手すり	形状・位置
玄関までのアプローチ	駐車場，外階段・スロープ・エレベーターの有無，屋根の有無
玄関	玄関の上がり框の高さ，手すりの有無，ドアの広さ・開き方，玄関以外の出入り口の有無
階段・段差・敷居	高さ，踏面の幅・奥行
廊下	幅，手すりの有無
トイレ	便器の形状，便座の高さ，レイアウト，自室からのアプローチ
浴室	浴槽の形状，浴槽の高さ，浴槽の位置，浴槽の設置方法，シャワーチェアの高さ，蛇口のハンドルの形状，自室からのアプローチ，脱衣場の広さ・レイアウト・温度
居間・ダイニング	食卓や椅子の高さ
寝室	ベッドの有無・高さ・種類(高さやリクライニングの調整機能の有無，柵・手すりの有無)

合，生活環境に関する情報は必須である(**表1**)．

2) 周辺環境

自宅から最寄りの駅やバス停までのアプローチ，買い物や通院の際の移動手段．

3) 職場/学校環境

自宅から最寄りの駅やバス停までのアプローチ，建物の構造・設備．

(3) 社会的環境

公的制度に関する申請状況や利用状況を確認する．

①介護保険：介護度，サービスの利用状況

②身体障害者手帳・療育手帳・精神障害者保健福祉手帳：障害者の認定の有無，サービスの利用状況

表2 コミュニケーションの種類

種類	構成要素
言語的コミュニケーション	言葉そのものによる表現
準言語コミュニケーション	声の高さ・大きさ・速さ・抑揚などによる表現
非言語コミュニケーション	相互の距離・位置，表情，目線，相槌，姿勢，身振りなどによる表現

クリニカルヒント

1 コミュニケーションの構成要素

コミュニケーションの種類には，言語的コミュニケーション，準言語コミュニケーション，非言語コミュニケーションがある(**表2**)．特に初対面の患者は，自身の思考や感情を言葉だけでは十分に表出できない

表3 質問の方法

種類	方法	利点	欠点
開かれた質問	自由に回答できる質問 「腰の具合はどうですか」「腰が痛くて一番困っていることは何ですか」	主観的な表現から患者の心理状態を推測できる 広く情報を得られる	回答に具体性が欠けていたり，多少の齟齬が生じたりすることがある
閉じられた質問	「はい」「いいえ」や限定された選択肢などで簡潔に回答できる質問 「痛いところはありますか」「どこが痛いですか」「いつから痛いですか」	質問者が欲しい情報をすぐに得られる	質問者が回答者を誘導してしまうことが懸念される

ことがあるので，患者の反応なども読みとる．また理学療法士自身は，患者に対して不快感や不信感を与えないために，話す言葉だけでなく，話し方や仕草にも注意を払う．

2 質問の方法

質問の方法には，開かれた質問と閉じられた質問がある（表3）．主訴や要望を聴取する際には，まずは開かれた質問方法を用いて「今，どのようなことで困っていますか」といった尋ね方をする．例えば，その問いに対し，患者が「足がいつも痛い」と答えたとする．しかし，その答えだけでは患者の言う「足」が下肢全体なのか，足関節のみなのか，また患者の言う「いつも」が安静時も含んで持続的なのか，特定の動作や姿勢の時は「いつも」なのか，判断が難しい．その場合は閉じられた質問方法を用いて「痛いのはここですか」，「どんな時に痛いですか」というように詳細を確認する．

文 献

1) American Geriatrics Society, British Geriatrics Society, and American Academy of Orthopaedic Surgeons Panel on Falls Prevention：Guideline for the prevention of falls in older persons. J Am Geriatr Soc 49：664-672, 2001
2) 福元喜啓ほか：連載第1回 超音波画像診断装置を用いた骨格筋の量的・質的評価（〈シリーズ〉「超音波装置を用いた評価と臨床への応用」，理学療法トピックス）．理学療法学 42：65-71，2015

2　意識レベルとバイタルサイン

森本陽介

1　意識レベルの評価

1　意識障害の種類と原因

意識障害には，清明度の障害である「意識レベル低下」と，内容の障害である「意識変容」の2つがある．その原因は，脳病変による一次性脳障害と，脳以外の病変による二次性脳障害があり，意識障害の鑑別はアイウエオ・チップス（AIUEO-TIPS）が代表的である．

2　意識レベルの評価方法

(1) Japan Coma Scale (JCS)

意識障害を覚醒の程度によって3-3-9度方式で評価するスケールである．刺激の有無や刺激に対する反応によって，Ⅰ（1桁），Ⅱ（2桁），Ⅲ（3桁）に分類され，各桁にさらに3段階の分類がある[1]（第5章-1-5「頭部外傷」の表2（p.385）を参照）．桁や数値が大きくなるほど意識障害は重度となる．

(2) Glasgow Coma Scale (GCS)

意識障害を開眼機能（E：eye opening），最良言語機能（V：best verbal response），最良運動機能（M：best motor response）の3つの側面から評価するスケールである[2]（第5章-1-5「頭部外傷」の表3（p.385）を参照）．言語機能と運動機能は評価を繰り返し，最も良い反応で評価する．特に運動機能においては，運動麻痺や予測される四肢の運動機能障害部位を除外し，最も良い運動反応を示す部位で評価する点に注意が必要である．

(3) Richmond Agitation-Sedation Scale (RASS)

人工呼吸中の鎮静レベルを評価するスケールであり，主に集中治療室や救命救急センターなどで用いられる．0を中心に10段階で評価し，プラスでは興奮状態，マイナスでは鎮静が強いと判断する．早期離床や早期から積極的な運動を原則行うべきでないと思われる場合として，過度に興奮して必要な安静や従命行為が得られない場合（RASS≧2）や，運動に協力の得られない重篤な覚醒障害（RASS≦−3）がある[3]．

(4) Standardized 5 Questions (S5Q)

患者の協力レベルを評価するスケールである．どの程度従命できるかを評価し，理学療法実施の可否や安全性などを判断することができる．5つの質問は以下の通りである．“両目を開けたり閉じたりしてください”，“私を見てください”，“口を開けて舌を出してください”，“うなずいてください”，“私が5つ数えたら両眉毛を持ち上げてください”．質問の通りに応答したら1点とし，指示は2度繰り返してもよい．5点満点で，患者が完全覚醒で協力的であると判断できる．随意的な筋力評価を行う場合，5点満点のスコアが必須である．

2　体温の評価

酵素活性やエネルギー産生，自律神経，免疫応答システムの活動は体温に依存する．つまり，生命力を最大限に引き出し，回復を促進するために体温管理が必要となる．平熱や，低体温，高体温などの熱分布があり，低体温と高体温がおよぼす身体への影響はそれぞれ異なる（**表1**）[4]．

体温は腋窩温度による測定が一般的であり，これは外界の影響を受けにくい測定部

表1 低体温と高体温のメリットとデメリット

	低体温	高体温
メリット	・臓器活動・代謝活動の抑制 ・酸素需要の低下	・ウイルス，細菌を死滅させ，増殖を抑制 ・リンパ球，好中球，単球の活動を活性化 ・抗体産生を活性化
デメリット	・シバリング ・鎮痛・鎮静薬との併用で著しい血圧低下 ・体内合成活動の低下 ・酸素解離曲線の左方移動 ・不快感・苦痛の増強 ・凝固機能の低下 ・電解質異常	・酸素消費量・呼吸需要の増大 ・中枢神経障害の発生・増悪 ・不快感・苦痛の増大 ・不感蒸泄の増加，末梢循環への血流増加による循環血液量の低下

（文献4を基に作表）

位である．日常生活の中で額などの皮膚温度を測定する場面が増えているが，腋窩のように閉鎖的でない部位の測定は外界の環境温度に大きく影響されるため，信頼性は低い．なお，重症患者においては，厳重な体温管理のために，カテーテルを挿入して食道や膀胱，直腸，血液の温度を測定することもある．

3 脈拍の評価

1 脈拍とは

脈拍とは，末梢血管において，心臓の収縮と拡張による血流の変化を拍動として感知するものである．末梢動脈までの循環を確認できる最も簡便な評価方法で，1分間に拍動した回数を脈拍の数値とする．そのため，単位は回/分やbpm（beat per minutes）で表す．心拍数は脈拍と類似した評価項目であるが，これは1分間に心臓が拍動する回数である．脈拍と心拍数は必ずしも一致するわけではなく，心臓機能の低下や不整脈，末梢血管障害があると，心臓が拍動しても末梢血管まで血液が十分送られず，拍動が感知できない場合などがある．

2 脈拍の測定

(1) 測定手順

一般的な測定方法として，橈骨動脈を触知して測定する．その他，足背動脈や総頸動脈といった動脈が体表面近くを走行する脈点と呼ばれる部位で脈拍を触知することが可能である（図1）．測定する動脈の上に第2〜4指の指腹をあてて軽く圧し，数やリズム，脈の大きさを確認する（図2）．

(2) 脈拍数

脈拍で重要な評価項目である．脈拍数が極端に少ない場合（おおよそ50回/分以下）を徐脈，その逆に速くなる状態（おおよそ100回/分以上）を頻脈という．数の計測では15秒間の拍動回数を4倍することで，1分間の脈拍を算出する．パルスオキシメーターなどを用いるとリアルタイムな測定も可能である．ただし，不整脈がある場合は動脈触知による1分間の計測が望ましい．

(3) リズム

正常な洞調律であれば，規則的なリズムで拍動を触知できる．不整脈の場合，不規則なリズムや，規則的なリズムに不規則な拍動が入り混じったり，拍動が一部消失したりすることがある．なお，不整脈の特定は脈拍ではできないため，心電図を用いる必要がある．

(4) 大きさ

脈のふれ方が大きいものを大脈，小さいものを小脈という．また，大脈と小脈が交互に触知される交互脈や，吸気時に小脈となる奇脈などがある．主観的な評価であり，その判別は難しいことも多い．主に心疾患によって脈の大きさが変化する．

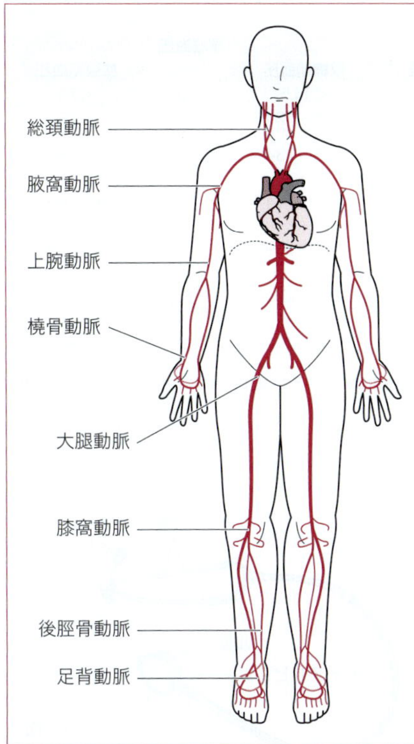

図1 脈点

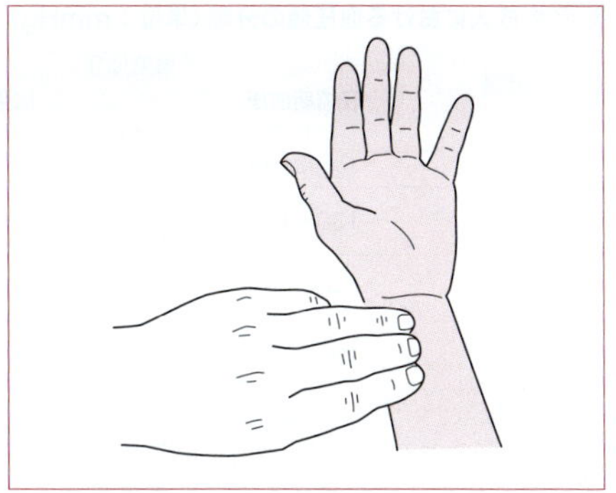

図2 橈骨動脈における脈拍測定

4 血圧の評価

1 血圧とは

血圧とは血管壁に与える血液の圧力であり，体内における血液循環の指標である．血圧は心拍出量と末梢血管抵抗の積で求められ，心拍出量は収縮期血圧，末梢血管抵抗は拡張期血圧に大きな影響を及ぼす．理学療法においては，運動によって心拍出量が増加することで収縮期血圧が上昇するため，収縮期血圧上昇に対するリスク管理が必要となる．また，動脈硬化によって血管壁の弾性が低下すると拡張期血圧が高くなる．このように，多くの要因で血圧は変動するため，血圧は循環機能の総合指標として捉えるとよい．血圧値の分類を表2[5]に示す．理学療法で遭遇することの多い起立性低血圧は，起立後3分以内に収縮期血圧が20mmHg以上低下するか，拡張期血圧が10mmHg以上低下した場合とされる．

2 血圧の測定

(1) 測定方法

血圧測定には，血管内にカテーテルを挿入して測定する直接法と，体表面から血圧計（図3）を用いて測定する間接法がある．理学療法における測定は身体部位にマンシェットを巻いて測定する間接法を用いる．間接法の測定方法は大きく分けて2種類あり，一つは聴診器（図4）を用いて血管音（コロトコフ音）を聴取して測定する聴診法（図5）である．機器のエラーもなく，正確な血圧測定が可能な方法であるが，測定技術が必要である．もう一つは自動血圧計を用いて，血管壁に生じる振動（脈波）を用いて測定するオシロメトリック法である．測定が簡便である一方，不整脈が頻発したり，脈拍が微弱であったりする場合は測定できないことがある．最近では患者の高齢化に伴い不整脈などを有する患者が多いため，可能な限り聴診法での血圧測定が望ましい．そのため，測定手順は手動血圧測定（聴診法）について説明する．

表2　成人における血圧値の分類（単位：mmHg）

分類	診察室血圧			家庭血圧		
	収縮期血圧		拡張期血圧	収縮期血圧		拡張期血圧
正常血圧	＜120	かつ	＜80	＜115	かつ	＜75
正常高値血圧	120〜129	かつ	＜80	115〜124	かつ	＜75
高値血圧	130〜139	かつ または	80〜89	125〜134	かつ または	75〜84
Ⅰ度高血圧	140〜159	かつ または	90〜99	135〜144	かつ または	85〜89
Ⅱ度高血圧	160〜179	かつ または	100〜109	145〜159	かつ または	90〜99
Ⅲ度高血圧	≧180	かつ または	≧110	≧160	かつ または	≧100
（孤立性） 収縮期高血圧	≧140	かつ	＜90	≧135	かつ	＜85

（日本高血圧学会高血圧治療ガイドライン作成委員会編：「高血圧治療ガイドライン 2019」ライフサイエンス出版、p18、表2-5、より転載）

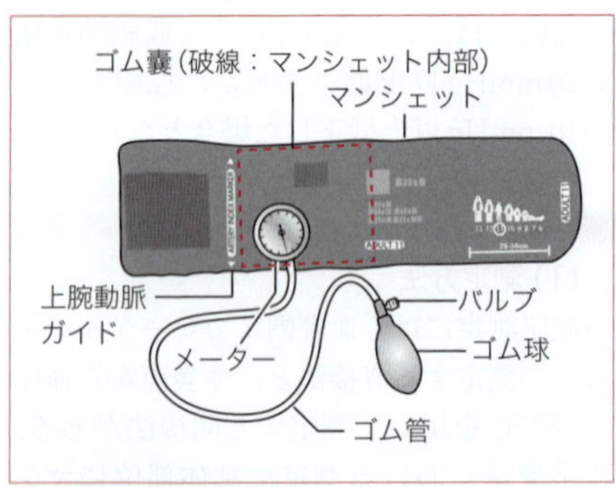

図3　手動血圧測定（聴診法）で用いる血圧計

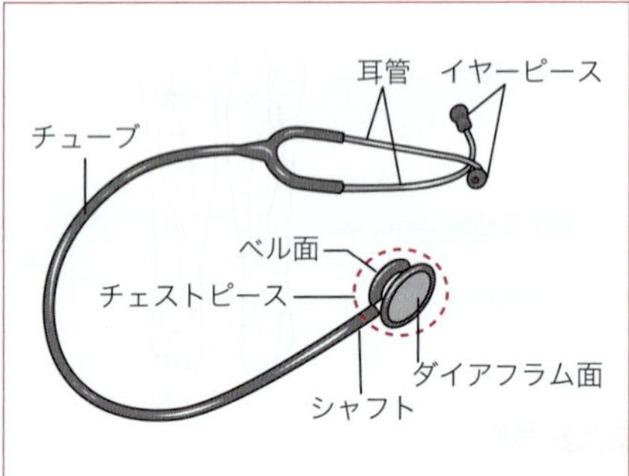

図4　聴診器

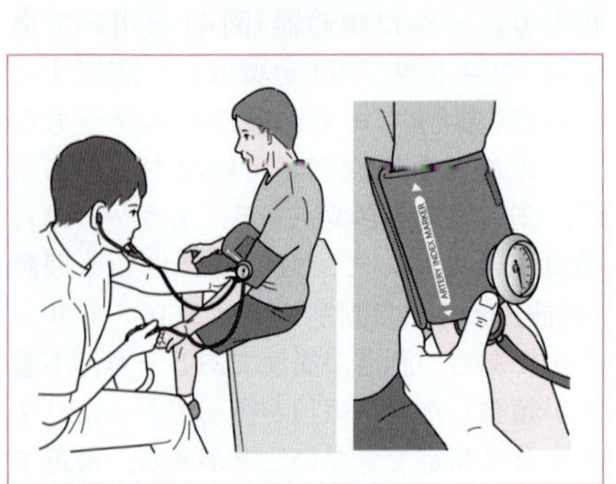

図5　手動血圧測定（聴診法）

（2）聴診法による血圧測定手順

1）測定準備

座位や臥位の安楽な姿勢をとり，上腕を心臓の高さと同等にする．測定する上肢は肘関節を軽く伸展させ，前腕回外位とする．

2）マンシェットを上腕に巻く

マンシェット下端は肘窩上2cm程度の位置とし，ゴム嚢と上腕動脈の位置を合わせるように巻く．聴診器のチェストピースを挿入するために，巻く強さは指1〜2本入る程度の余裕を持たせる．

3）聴診器を挿入する

聴診器のイヤーピースを耳孔に沿うように装着し，チェストピースのダイアフラム

表3 呼吸パターン

正常	呼吸数：おおむね12～18回/分 1回換気量：約500mL　規則的		
種類		呼吸数	呼吸の深さ
数と深さの異常	頻呼吸	増加（24回/分以上）	変化なし
	徐呼吸	減少（12回/分以下）	変化なし
	多呼吸	増加	増加
	小呼吸	減少	減少
	過呼吸	変化なし～多少増加	増加
	減呼吸	多少減少～変化なし	減少
	無呼吸	一時的に呼吸が停止した状態	
リズム異常	Kussmaul呼吸	深い規則的な呼吸	
	Cheyne-Stokes呼吸	数秒～数十秒の無呼吸から過呼吸，減呼吸，無呼吸を周期的に繰り返す	
	Biot呼吸	不規則に速く深い呼吸が突然停止し無呼吸となり，再び速く深い呼吸に戻る	
努力呼吸	鼻翼呼吸	気道を広げるために鼻腔が大きくなる	
	口すぼめ呼吸	呼気時に口唇をすぼめる（口笛を吹くような形状）呼吸	
	陥没呼吸	吸気時に胸壁が凹んだ状態	

（文献6より）

面を上腕動脈にあてる．

4) 血管音を聴取する

バルブが閉まっていることを確認し，ゴム球を押して加圧する．この時，患者の普段の収縮期血圧に20～30mmHg程度加えた値まで速やかに加圧する．血管音が聞こえない点まで加圧した後，バルブを緩めて減圧する．血管音が聞こえ始めた点が収縮期血圧（systolic blood pressure：SBP），減圧を進めて血管音が消失した点が拡張期血圧（diastolic blood pressure：DBP）である．

5 呼吸の評価

1 呼吸とは

呼吸は吸気と呼気からなり，吸気は主に横隔膜の収縮による胸腔内圧の低下，呼気は肺の弾性収縮力によって生じる．これにより酸素を取り込み，二酸化炭素を排出する．呼吸の基礎評価としてはフィジカルアセスメント（視診・触診・打診・聴診）や経皮的動脈血酸素飽和度（SpO_2），呼吸困難の評価として修正Borg Scaleなどがある．

2 フィジカルアセスメント

(1) 視診，触診

1) 呼吸数と呼吸パターン

呼吸数は1分間に吸気と呼気を行った回数である．計測方法は明確な定義がないものの，目視や聴診器では，吸気を開始して呼気が終了するまでを1回とカウントし，15秒間の呼吸数を4倍するのが一般的である．正常な呼吸数は12～18回/分である．

また，呼吸パターンを評価する際は数に加えてリズムを評価する．健常者では吸気と呼気の比率は1：2であるが，喘息や慢性閉塞性肺疾患（chronic obstructive pulmonary disease：COPD）患者では気道狭窄の影響で呼気が延長するなど，疾患や障害によって様々な呼吸パターンを呈する（表3）[6]．

2) 胸郭・脊柱

胸郭・脊柱の変形は肺の偏位や気道の変形などによって呼吸に大きな影響を及ぼす．視診・触診にて左右の対称性を評価するほか，胸部X線画像なども参考にするとよい．

胸郭においては，たとえ変形がなくとも拡張性や柔軟性が低下していることがある．吸気と呼気における胸郭の動きが正常か，左右差はないかを確認する．柔軟性を評価する際は，呼気時の胸郭運動方向に圧

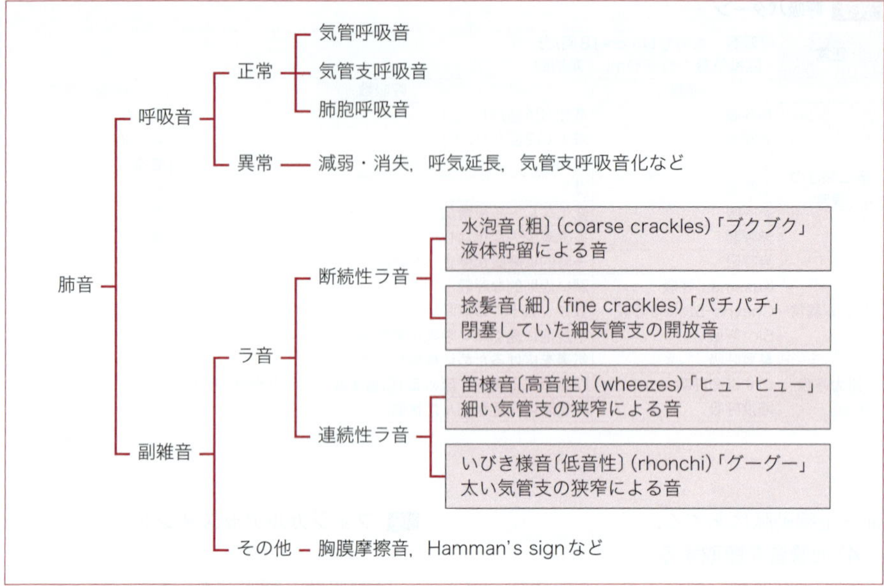

図6 呼吸音の分類
（文献7より）

迫を加えて，胸郭の可動性を確認する．

3) 呼吸補助筋

通常は横隔膜と内外肋間筋によって呼吸運動が成立するが，運動時や呼吸障害をきたすと呼吸補助筋が活動することで努力呼吸状態となる．そのため，努力呼吸の評価として呼吸補助筋の筋活動を確認する．特に呼吸補助筋の活動が長期間に及ぶと筋硬結や筋肥大している場合があるため，筋活動だけでなく筋の緊張度合いや大きさを確認する．

(2) 打診

胸壁上を叩いた際の音によって，肺の含気量と横隔膜の位置を確認できる．打診音は正常な清音，含気低下を示す鈍い音の濁音，含気亢進を示す高い音の鼓音の3種類がある．

打診の方法として，利き手の中指を鉤型に曲げて，胸壁に押し当てた非利き手の中指を，スナップをきかせて数回叩いて打診音を確認する．打診部位は左右対称に上部胸郭から下部胸郭へ進めていく．

(3) 聴診

聴診器を用いて呼吸音を聴取し，肺野の含気と副雑音を確認する．気管周辺で聴取される気管呼吸音や気管支に近いところで聴取される気管支呼吸音，それ以外の肺野で聴取される肺胞呼吸音といった正常な呼吸音を聴取することがまず重要となる．本来聴取されない音が聞こえたり，異なる音が聞こえたりする部位には何かしらの異常が疑われる．また，副雑音とは異常な呼吸音であり，副雑音の種類によって異常がわかる（図6）[7]．

座位，もしくは背臥位にて聴診を行う．聴診の方法として，最初に気管呼吸音と気管支呼吸音を聴取した後，打診と同様に，左右対称に上部胸郭から下部胸郭へ進めていく．

3 経皮的動脈血酸素飽和度（SpO_2）

経皮的動脈血酸素飽和度（oxygen saturation of arterial blood measured by pulse oximeter：SpO_2）はパルスオキシメーター（図7）により，赤外光と赤色光の2種類の光の透過から酸化ヘモグロビンと還元ヘモグロビンの比率から算出される．正常ではヘモグロビンの約96％以上が酸化ヘモグロビンであり，SpO_2 96％以上が正常で，SpO_2 90％以上が運動開始の最低水準と考えられている．

測定手順は，パルスオキシメーターのプローブを患者の指先に装着するだけであるが，光信号は微小のため，爪の汚れや外部からの光の侵入があると正確な測定が困難となる．また，末梢循環不全の場合，測定部位に十分な血流が確保できず，測定が困難となり，パルスオキシメーターの脈波が小さくなる．このようにパルスオキシメーターの測定は不安定なため，装着後15秒程度までの値は採用せず，脈波が安定してから値を読みとる．さらに，測定結果は生体情報とのタイムラグがある．これは肺胞でガス交換した酸素がヘモグロビンと結合し，指先の測定部位に到達するまでに時間を要するためである．運動時にSpO_2が低下する場合も同様であり，測定値は15～20秒程度前の生体情報を反映していることに留意しなければならない．

4 修正Borg Scale

呼吸困難は呼吸運動に伴う不快感で，そのメカニズムは極めて複雑である．また，運動を直接制限する重要な症状である．主観的な感覚であるため，理学療法場面において量的に評価する尺度として，修正Borg Scaleを用いる[8)]（第1章-2-3「持久力低下」の表3（p.92），第2章-6「有酸素運動トレーニング」の表3（p.208）を参照）．初めに開発されたBorg Scaleは，主に全身疲労感を評価する際に使用し，該当指数を10倍すると心拍数に近似するとされている[9)]．そのほか，Visual Analogue Scale

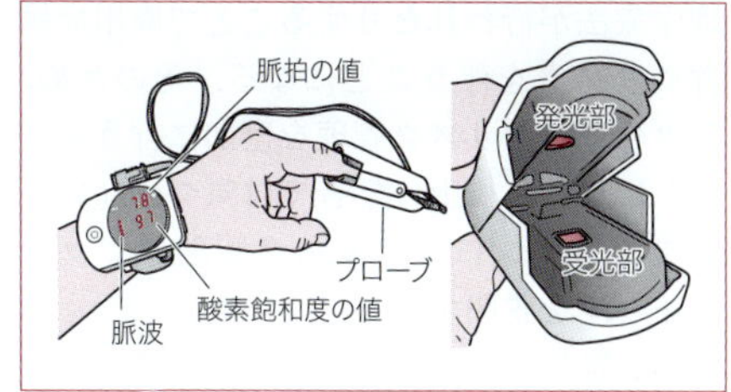

図7 パルスオキシメーターによるSpO_2測定

（VAS）を用いることでも呼吸困難を客観的に評価できる．

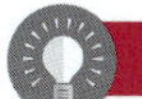

クリニカルヒント

1 様々な評価項目の中で意識レベルは最初に評価する

意識レベルが低下している患者に対して徒手筋力テスト（manual muscle test：MMT）を評価する場合，潜在的に患者が有する筋力を正確に評価することは難しい．つまり，MMTなどの筋力評価をはじめとする患者の随意運動を伴う評価結果は，意識レベルによって信頼性が損なわれる．そのため意識レベルは最初に評価し，その結果を踏まえてその後の評価結果を解釈する必要がある．また，精神状態やコミュニケーション能力なども同様である．

2 リスク管理とバイタルサイン

種々のガイドラインなどで理学療法の中止基準などが示されているが，その基準値に該当するかどうかだけでリスク管理ができるだろうか．これらの中止基準は，様々な疾患や障害を包括的に捉えた場合の画一的な値であり，個々の患者におけるリスク管理とは異なる．画一的な中止基準によってある程度のリスクを回避できるかもしれないが，個々の患者で優先すべきリスクの存在が無視されたり，本当は許容されるべき運動負荷よりも負荷が低くなる消極的な理学療法が行われたりすることで廃用症候群のリスクを伴うことになる．そのため，個々の患者のリスク管理を適切に行うポイントに加え，机上の学習では気づけないバイタルサインによるリスク管理のピットフォールを説明する．

(1) 個々の患者のリスク管理を適切に行うポイント

個々の患者のリスクを特定することが必須である．例えば，COPD患者で運動時低酸素血症による呼吸状態の悪化がリスクと特定されれば，運動時のSpO_2を管理することが必要であり，心拍数の管理は優先順位が低くなる．このように，患者の疾患や病態に合わせて，最も回避すべきリスクを特定し，その管理を個々の患者に設定することが重要である．さらに，リスクを"0"にすることは不可能に近いため，実際にリスクが発生した際にその被害を最小限にとどめる活動までをリスク管理とする．前述の例であれば，SpO_2が著明に低下した場合に備えて事前に酸素投与できる準備をしておいたり，院内コードブルーの手順を確認しておいたりすることがそれに該当する．

(2) バイタルサインによるリスク管理のピットフォール

例えば，収縮期血圧が40 mmHg以上上昇した場合に理学療法を中止するという指示に従ってリスク管理をする場合，理学療法の開始前後とその途中に血圧を測定することが想定される．しかし，測定と測定の間の時間は管理できていないという点は無視できない．そのため，なぜ血圧上昇を回避すべきかを考える必要があり，それは前述したリスクの特定になる．血圧上昇自体がリスクではなく，それによって何かしらのリスクが生じるわけであり，そのリスクを回避する目安として血圧上昇の基準値が設けられているはずである．リスクが特定されていれば，血圧上昇以外にも中止を判断できる基準がある可能性があり，例えば自覚症状など複数の中止基準を設けることでリスクを回避する可能性を高めることができる．

バイタルサインによるリスク管理でもう1点注意したいのは，測定時間が必要になる点である．例えば，血圧上昇が中止基準に該当しないか確認しようとすると，測定には少なくとも30秒は時間が必要である．もし回避すべきリスクが脳出血であった場合，血圧測定よりも即座に確認できる身体所見（例えば顔面紅潮）が出現した時点で理学療法を中止すべきである．バイタルサインの評価結果の多くは値であり，中止基準と比較がしやすい特徴があるものの，厳密にリスクを管理する際には測定時間のタイムラグが発生し，中止の判断が遅れる可能性が潜んでいる．バイタルサインの値を用いてリスク管理する際は，リアルタイムに測定結果が得られる環境が望ましい．

文　献

1) 太田富雄ほか：意識障害の新しい分類法試案―数量的表現（III群3段階方式）の可能性について．脳神経外科 2：623-627，1974
2) Teasdale G, et al：Assessment of coma and impaired consciousness. A practical scale. Lancet 2：81-84, 1974
3) 日本集中治療医学会早期リハビリテーション検討委員会：集中治療における早期リハビリテーション～根拠に基づくエキスパートコンセンサス～．日集中医誌 24：255-303，2017
4) 宮崎俊一郎：体温管理．日常性の再構築をはかるクリティカルケア看護，古賀雄二ほか編，中央法規出版，東京，226，2019
5) 日本高血圧学会高血圧治療ガイドライン作成委員会編：第2章 血圧測定と臨床評価．高血圧治療ガイドライン2019，ライフサイエンス出版，東京，18，2019
6) 森沢知之：呼吸機能評価の意義と方法．最新理学療法学講座 内部障害理学療法学，高橋哲也編，医歯薬出版，東京，29，2021
7) 三上理一郎：ラ音の分類と命名．日医師会誌 94：2050-2055，1985
8) Borg GA：Psychophysical bases of perceived exertion. Med Sci Sports Exerc 14：377-381, 1982
9) Borg GA：Perceived exertion as an indicator of somatic stress. Scand J Rehabil Med 2：92-98, 1970

3　反射検査

酒井克也

1 深部腱反射の評価

1 反射の臨床的意義とそのメカニズム

反射（reflex）とは，受容器に与えられた刺激が求心性神経→反射中枢→遠心性神経の順に伝達され効果器で反応を表す現象であり[1]，深部腱反射，表在反射，病的反射がある．反射を評価することで錐体路障害の有無や脊髄障害の有無，それらの回復過程などを評価することができる．さらに，患者に意識障害，注意障害，知能障害などがあり，患者の協力を得られない，得られにくい場合に反射は重要な神経学的検査となる．深部腱反射が亢進した場合は錐体路障害を示す．

反射は次のような経路で起こる（受容器→求心性ニューロン→介在ニューロン→遠心性ニューロン→効果器：図1）[2]．このような経路を反射弓といい，経路のどこで障害されても反射の異常が出現する[1]．

反射は介在ニューロンを欠く単シナプス反射と介在ニューロンを含む多シナプス反射に分けられる．深部腱反射は介在ニューロンを欠く単シナプス反射である[3]．

2 深部腱反射

(1) 深部腱反射のメカニズムと種類

深部腱反射は腱をハンマーで叩き，筋に伸張刺激が加えられた時に起こる単シナプス反射である．単シナプス反射は筋紡錘が刺激され，Ⅰa線維に情報を伝達し，脊髄のα運動ニューロンが刺激され，筋収縮が起こる反射である．

代表的な深部腱反射を表1[2]に示す．

(2) 評価方法

深部腱反射は患者を安楽な姿勢にさせ，リラックスした状態で検査する．検者はハンマーを用いて腱を一定の強度で刺激し，その反応を観察・記録する．深部腱反射は左右差の有無を確認するために両側評価する．

反射が減弱もしくは消失している場合は反射の増強法であるJendrassik法を用いる．Jendrassik法とは，患者に両手を組ませ，力強く左右に引きながら標的部位をハンマーで叩くことにより反射を出現しやすくする方法である．Jendrassik法を用いても反射が出現しない場合は消失と判断する．

図1 反射弓

（文献2より）

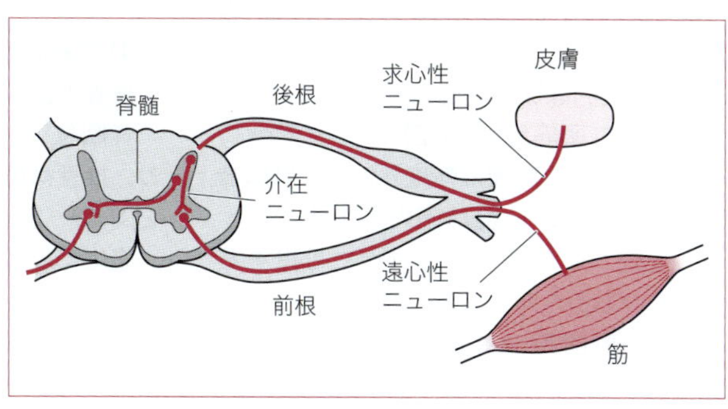

表1 深部腱反射の種類と反射弓

反射	求心性・遠心性神経	中枢
上腕二頭筋反射	筋皮神経	C5, 6
上腕三頭筋反射	橈骨神経	C6〜8
腕橈骨筋反射	橈骨神経	C5, 6
回内筋反射	正中神経	C6〜Th1
手指屈筋反射	正中神経	C6〜Th1
膝蓋腱反射	大腿神経	L2〜4
アキレス腱反射	脛骨神経	S1, 2

（文献2を基に作表）

表2 反射の記録法

程度	表記
著明な亢進	（＋＋＋＋）
亢進	（＋＋＋）
やや亢進	（＋＋）
正常の反応	（＋）
減弱	（±）
消失	（－）

（文献1より）

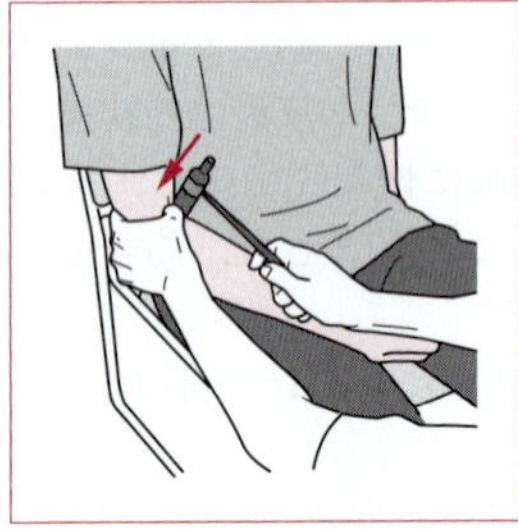

図2 上腕二頭筋反射

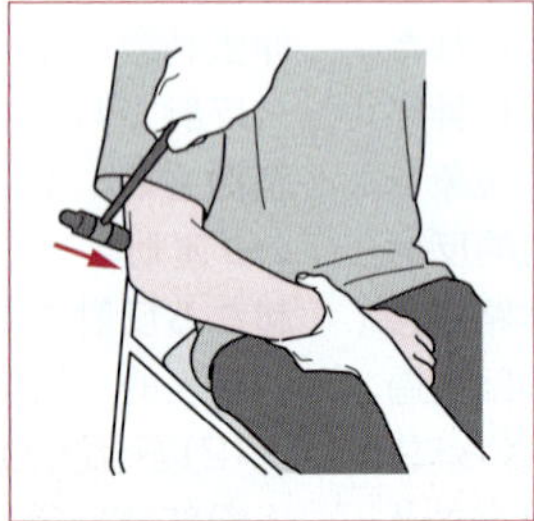

図3 上腕三頭筋反射

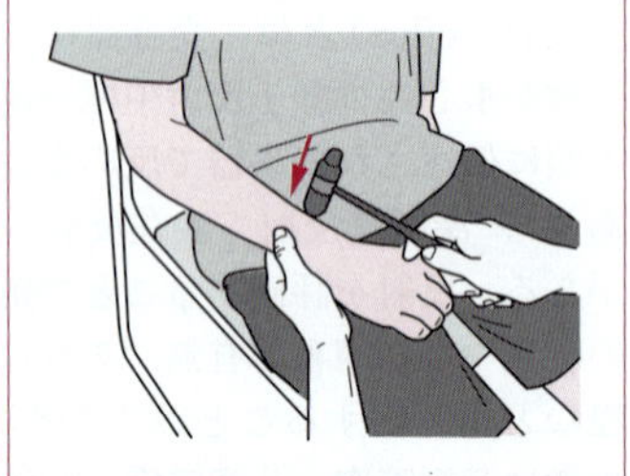

図4 腕橈骨筋反射

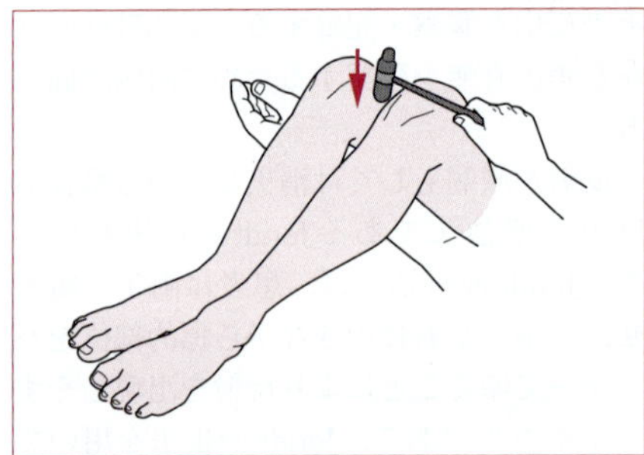

図5 膝蓋腱反射

（文献4より）

反射の判定は6段階に分けられる（表2）[1]．

(3) 代表的な深部腱反射

1) 上腕二頭筋反射（図2）

検査方法：肩関節は軽度外転位，肘関節は軽度屈曲位，前腕は回内外中間位にする．上腕二頭筋の停止部付近に母指をあて，その上から叩打する．

判定：肘関節の屈曲が起これば反射出現．

2) 上腕三頭筋反射（図3）

検査方法：検者は患者の前腕部を把持する．患者は肘関節を軽度屈曲位にし，上腕三頭筋腱部を叩打する．

判定：肘関節の伸展が起これば反射出現．

3) 腕橈骨筋反射（図4）

検査方法：検者は患者の手首を尺側から把持する．患者は肘関節を軽度屈曲位，前腕は回内外中間位またはやや回内位とし，橈骨下端を叩打する．

判定：肘関節の屈曲が起これば反射出現．

4) 膝蓋腱反射（図5）[4]

検査方法：背臥位または座位で行う．

背臥位：患者は両膝関節を屈曲位にする．検者は患者の膝窩部に前腕を入れ下肢を支え，膝蓋腱部を叩打する．

座位：患者は座位で足底が床につかないようにする．膝蓋腱部を叩打する．

判定：膝関節の伸展が起これば反射出現．

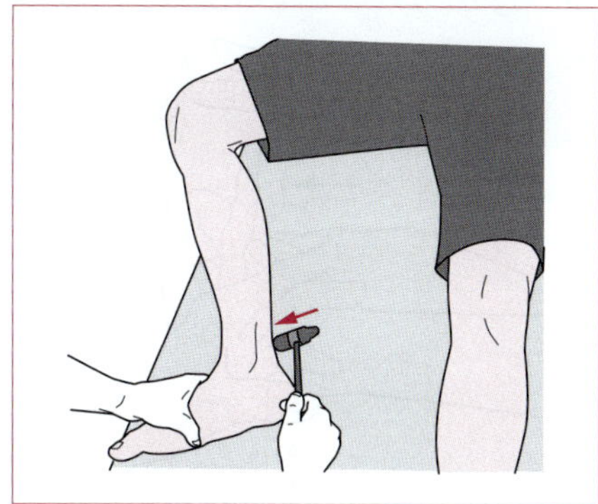

図6 アキレス腱反射

5) アキレス腱反射(図6)

検査方法：患者は背臥位で，両股関節は軽度屈曲・外転・外旋位とする．両膝関節は軽度屈曲位にし，両踵部は床につける．検者は足関節を背屈位にし，アキレス腱部を叩打する．

判定：足関節の底屈が起これば反射出現．

2 病的反射の評価

1 病的反射のメカニズムとその種類

病的反射は，中枢神経などの上位運動ニューロンの障害(錐体路障害)によって起こる．Babinski反射などは乳幼児でもみられる反射だが，発達に伴い消失する．脳血管障害などにより中枢神経系が障害され，上位中枢からの抑制が外れた時に病的反射が出現する．

代表的な病的反射を表3[1]に示す．

2 代表的な病的反射

(1) Hoffmann反射(図7)

中枢：C6〜Th1 正中・尺骨神経．

検査方法：検者は患者の中指中節部を示指と中指ではさみ，検者の母指で患者の中指を鋭く手掌側に向かってはじく．

判定：母指の内転が起これば陽性．

表3 代表的な病的反射とその障害部位

反射名	障害
Hoffmann反射	一側のみに陽性の場合は錐体路障害
Tromner反射	一側のみに陽性の場合は錐体路障害
Wartenberg反射	一側のみに陽性の場合は錐体路障害
Babinski反射	錐体路障害で陽性(生後1年までの乳幼児では陽性となる)
膝クローヌス	一側のみに陽性の場合は錐体路障害
足クローヌス	一側のみに陽性の場合は錐体路障害

(文献1を基に作表)

(2) Tromner反射(図8)[1]

中枢：C6〜Th1 正中・尺骨神経．

検査方法：患者の手関節を軽度背屈位，手指をやや屈曲させる．検者は患者の中指末節掌側面をはじく．

判定：母指の内転が起これば陽性．

(3) Wartenberg反射(図9)[1]

中枢：C6〜Th1 正中・尺骨神経

検査方法：患者の手関節を軽度回外位，手指をやや屈曲させる．検者は自身の示指・中指を伸展させ，患者の手掌面の4指の末端に置き，その上をハンマーで叩く．

判定：母指の屈曲が起これば陽性．

(4) Babinski反射(図10)

検査方法：患者は背臥位で，両膝関節は伸展位にし，安楽にさせる．先端のとがったハンマーの柄などで足底の外側を踵から足先に向けて強くこする．

判定：刺激により母趾の伸展が起これば陽性．正常であれば，母趾の屈曲が起こる．

(5) 膝クローヌス(図11)

検査方法：患者は背臥位で，膝関節は伸展位にする．検者は母指と示指で膝蓋骨をつまみ，それを強く下方に押し下げる．

判定：刺激により膝蓋骨が上下に連続的に動けば陽性．

(6) 足クローヌス(図12)

検査方法：患者は背臥位で，膝関節は軽度屈曲位にする．検者は一方の手で膝関節を支え，もう一方の手で足先を持って，足部を急激に背屈させる．

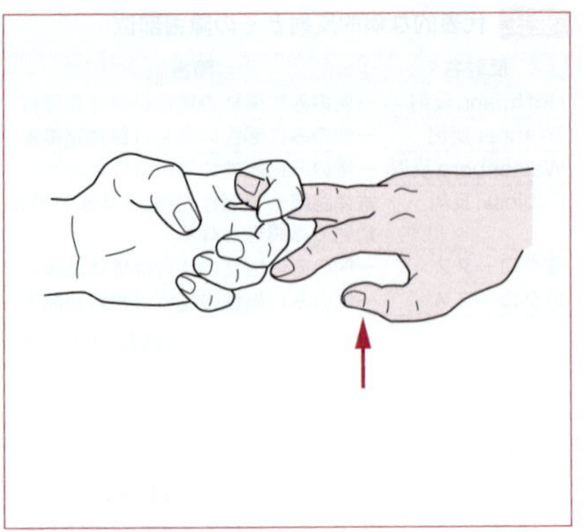

図7 Hoffmann反射

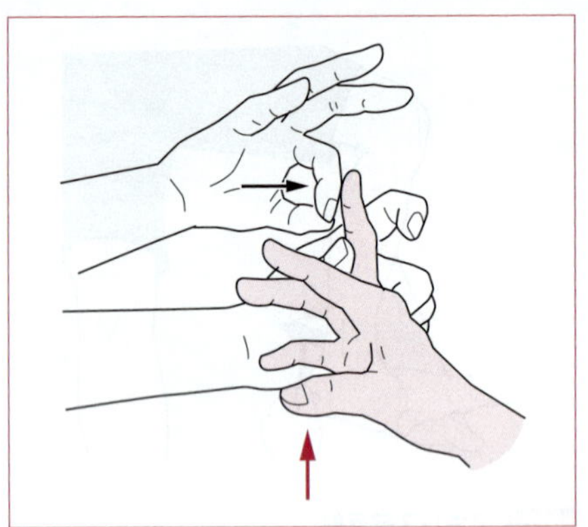

図8 Tromner反射

（文献1より）

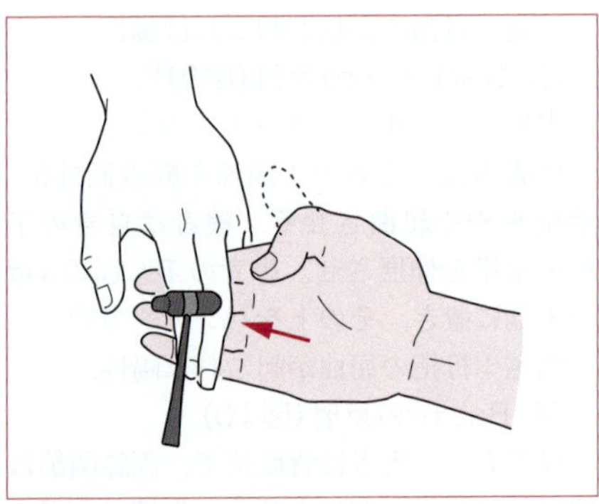

図9 Wartenberg反射

（文献1より）

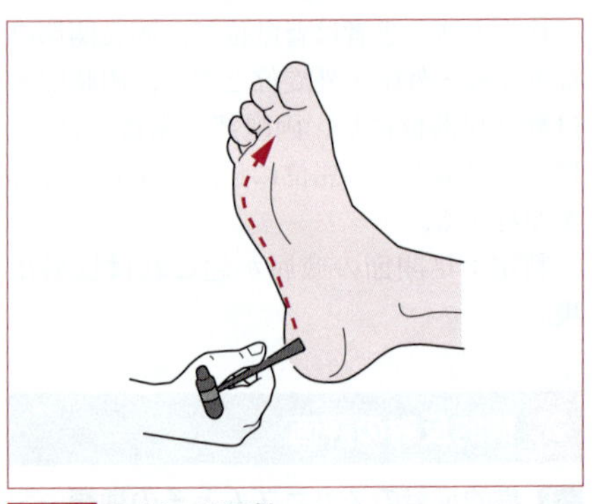

図10 Babinski反射

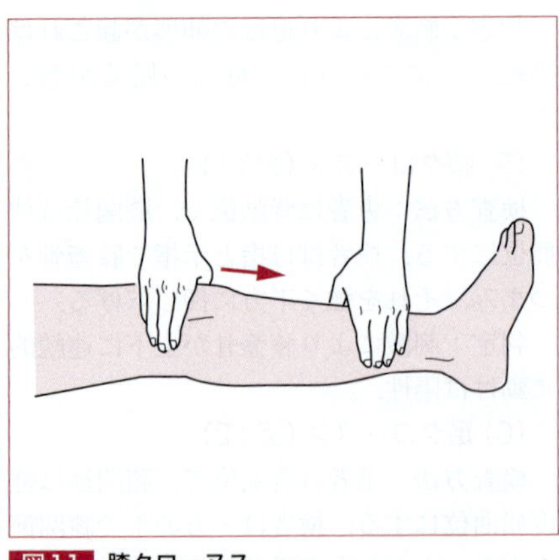

図11 膝クローヌス

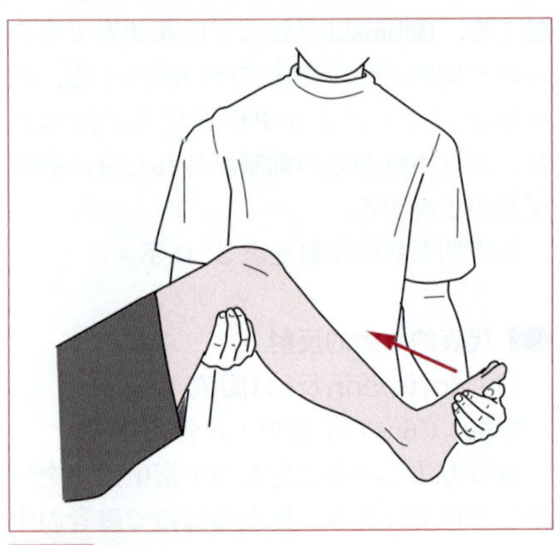

図12 足クローヌス

判定：刺激により下腿三頭筋の間代性痙攣が起こり，連続的に足底背屈が起これば陽性．

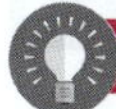

クリニカルヒント

1 評価実施上の注意点

患者をリラックスさせ，安楽な姿勢で実施する．

深部腱反射の対象筋を短縮または伸張させすぎると適切な反応が得られない可能性があるので，ある程度の筋張力を持った肢位で検査する．ハンマーで腱を叩く場合は，筋を直接的に叩打するが，筋が弛緩状態の場合や反応がない場合などは反射を誘発しやすくするために筋や腱を直接母指などで圧迫しながら叩打する．母指などで圧迫しながら叩打することで筋の状態を知ることができる．

反射は精神状態や姿勢により亢進または減弱する場合がある．そのため，左右差がないかや部位特異的な反応が出ていないかを確認する必要がある．

2 疾患により変化する反応

- 上位運動ニューロン障害では障害部位以下で反射が亢進する．下位運動ニューロン障害では反射が減弱する．
- 脳卒中片麻痺患者などの中枢神経障害を呈する疾患の場合には，深部腱反射が亢進し，Babinski反射などの病的反射がみられる．中枢神経麻痺の回復過程で深部腱反射の程度は変化する．上位中枢からの抑制が外れると反射が亢進するが，回復に伴い，中枢からの抑制が起こってきている場合は，反射は減弱してくる．他の評価と総合的に判断しながら回復の指標として利用される場合もある．
- 小脳障害患者における椅子座位での膝蓋腱反射はハンマーでの刺激後，下腿がゆらゆらと振り子様に動く懸振性反射が観察される．
- 末梢神経障害や単独の神経障害の場合は，反射は減弱または消失する．
- 脊髄損傷の急性期で脊髄ショック期では，深部腱反射は減弱する．
- 筋ジストロフィーは筋萎縮が軽度な段階から反射は消失する．
- 重症筋無力症では筋力低下の状態に応じて反射が減弱・消失する．
- 筋萎縮性側索硬化症は上位と下位運動ニューロンのどちらも障害されるが，それぞれの障害の程度によって反射の出現の仕方は様々である．

文　献

1) 田崎義昭ほか：第4章 反射の診かた．ベッドサイドの神経の診かた，改訂18版，南山堂，東京，65-91，2016
2) 松澤　正ほか：第8章 反射検査．理学療法評価学，改訂第4版，金原出版，東京，109-121，2012
3) 福武敏夫：反射の診かた．カラーイラストで学ぶ 神経症候学，平山惠造編著，文光堂，東京，164-173，2015
4) 中山　孝ほか：反射検査．理学療法評価学，柳澤健編，メジカルビュー社，東京，37-33，2010

4　片麻痺機能検査

森　公彦

1 運動麻痺の評価

脳卒中による中枢神経系の障害は多様な運動制御の障害を引き起こし，種々の動作を制限する要因となる．脳卒中発症後から生活期のあらゆる病期において継続的な機能回復を目指した理学療法を展開するために，脳卒中後の運動機能の回復過程でみられる連合反応または共同運動パターン，分離運動などの随意運動を評価する．

1 連合反応

脳卒中後の運動麻痺では，非麻痺側の運動に伴って麻痺側の筋緊張が不随意に高まる現象がみられる場合があり，これを連合反応という[1)]．連合反応は，努力を要する運動時に誘発されやすく，麻痺側の上肢および下肢の内転・外転では対称性，下肢の屈曲・伸展では相反性であることが多い．特に，非麻痺側下肢の内転・外転によって麻痺側下肢が内転・外転する連合反応は，Raimiste反応といわれる（図1）．このように非麻痺肢の運動により誘発される麻痺肢の運動を対側性連合反応という．また，歩行時には麻痺側下肢の振り出し時に麻痺側上肢の屈曲運動が観察される．このような麻痺肢の運動により誘発される麻痺肢の運動を同側性連合反応という．

また，立ち上がり動作時には麻痺側上肢の屈曲が観察される．このような動作時の麻痺側上肢の異常な屈曲運動は，安定性やバランスを低下させ，効率的な重心移動を阻害する要因となる．さらに，日常生活において特異的な肢位の持続により拘縮のリスクが高められることから，薬物療法を併用した理学療法が治療として重要になる．

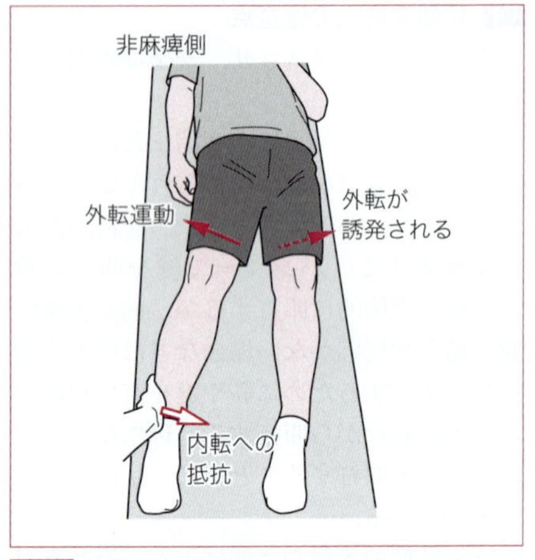

図1　Raimiste反応

2 共同運動

ヒトの関節運動を協調的かつ効率的に実現するために，多関節の複数の筋を同時活動させる必要がある．多関節で組み合わされた運動を共同運動といい，リーチ動作や歩行などの制御に貢献することで適切な動作が可能になる．脳卒中後の片麻痺では，このような協調運動が障害され，回復の初期には結び付きの強い筋群が同時活動する原始的共同運動いわゆる“病的共同運動”となり，麻痺側上肢・下肢に特有の運動パターンとして，屈筋共同運動と伸筋共同運動が生じる[1)]（表1）．パターン化された病的共同運動においてリーチ動作の障害を捉えると，肘関節伸展運動は，肩関節内転・内旋を伴いやすいため，非麻痺側へのリーチよりも麻痺側へのリーチが困難な課題であることがわかる．また，歩行運動では，

表2 Brunnstrom回復ステージ(BRS)

	上肢(肩・肘・前腕)	手指	下肢
Stage Ⅰ	随意運動不可(弛緩性麻痺)	随意運動不可(弛緩性麻痺)	随意運動不可(弛緩性麻痺)
Stage Ⅱ	上肢のわずかな随意運動	全指屈曲がわずかに可能	下肢のわずかな随意運動 Raimiste反応
Stage Ⅲ	【座位】 肩・肘の同時屈曲, 同時伸展	全指屈曲, 鉤形握り 随意的な手指伸展は不可	【座位・立位】 股・膝・足の同時屈曲 (座位では背もたれに寄りかかってもよい)
Stage Ⅳ	腰の後方へ手をつける 肘伸展位で90°肩屈曲 肘90°屈曲位での前腕回内・回外	母指と示指での横つまみ(母指でわずかなリリースが可能) 狭い範囲での手指伸展	【座位】 足を後方に滑らせて, 膝を90°以上屈曲 随意的な足背屈(踵を床に接地させておく)
Stage Ⅴ	肘伸展位で90°肩外転 上肢を頭上まで前方挙上 肘伸展位での前腕回内・回外	対向つまみ, 筒握り, 球握り 随意的な手指伸展	【立位】 股伸展位での膝屈曲 膝伸展位での足背屈(足を少し前方に位置させ, 膝伸展位で踵は床に接地させておく) 各関節の分離運動
Stage Ⅵ	各関節の分離運動	全種類の握り 全可動域の手指伸展 すべての指の分離運動	【座位】 足内外反を伴った下腿の内外旋 【立位】 膝伸展位での股外転運動

麻痺肢の振り出し時の股関節屈曲運動は膝関節屈曲と足関節背屈を誘導するが, 遊脚後期の膝関節伸展時には足関節底屈と内反を伴い安定した踵接地を妨げやすい.

運動麻痺の回復過程では, 損傷側と対側の大脳皮質から脳幹を介して同側性に支配を受ける近位筋群の回復が遠位筋群よりも良好である. この病的共同運動から分離運動が生じる回復過程において, 運動機能を改善させる理学療法が重要となる.

3 Brunnstrom回復ステージ(BRS)

Brunnstrom回復ステージ(Brunnstrom recovery stage:BRS)は, 簡便な評価法であり, 幅広く用いられる. 上肢・手指・下肢の運動麻痺の回復過程から, 共同運動と分離運動の質的要素を同定する評価尺度である. 弛緩性麻痺(Stage Ⅰ)から共同運動の出現(Stage Ⅱ)と共同運動の完成(Stage Ⅲ)を経て, 完全な分離運動(Stage Ⅵ)の6段階で評価する. このStage進展に伴い痙性麻痺の亢進が特徴付けられ, 機能回復とともに減少するとされるが, 全例

表1 共同運動のパターン

	屈筋共同運動	伸筋共同運動
上肢	肩甲帯:挙上・後退 肩関節:屈曲・外転・外旋 肘関節:屈曲 前　腕:回外 手　:掌屈	肩甲帯:下制・前方突出 肩関節:伸展・内転・内旋 肘関節:伸展 前　腕:回内 手　:背屈
下肢	股関節:屈曲・外転・外旋 膝関節:屈曲 足関節:背屈・内反	股関節:伸展・内転・内旋 膝関節:伸展 足関節:底屈・内反

にあてはまるわけではないことに注意が必要である. 手指では, 屈曲による握り, 伸展によるリリース, およびつまみによる機能を評価する(表2). 下肢の機能回復は, Stageごとに計測肢位が臥位, 座位, 立位と変更される. 分離運動が可能でも, 筋力低下の影響で不十分な運動となる場合には, 回復段階の経過だけでなく筋力の変化も評価することが重要である.

2 総合的機能評価

1 Fugl-Meyer評価(FMA)

Fugl-Meyer評価(Fugl-Meyer Assess-

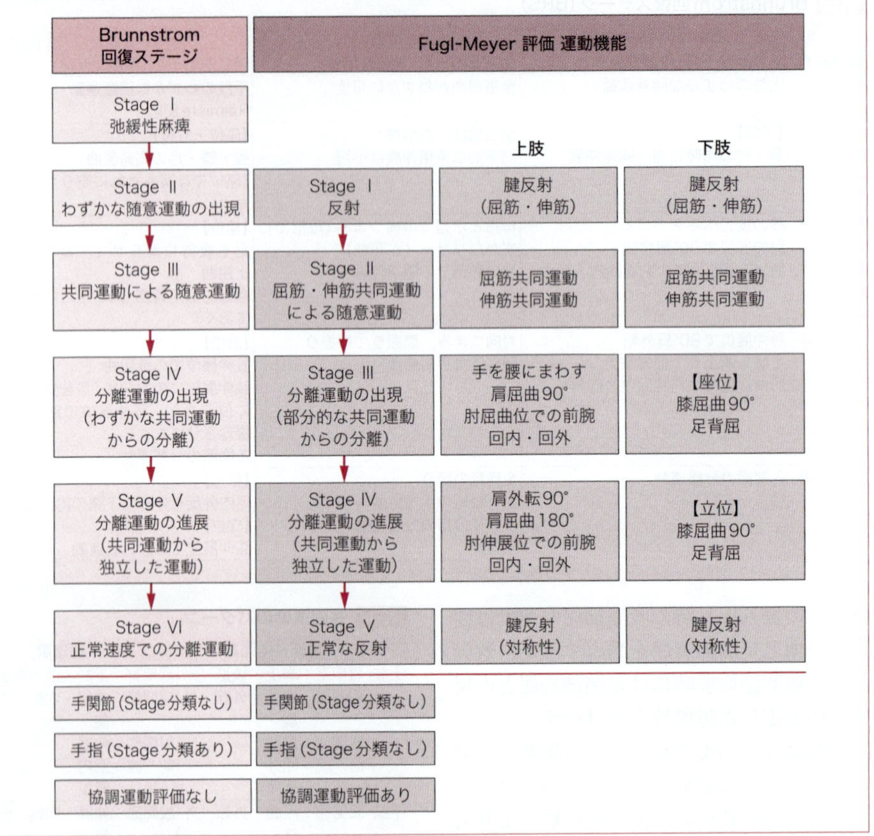

図2 Brunnstrom回復ステージとFugl-Meyer評価の対比
（文献2を基に作図，筆者訳）

ment：FMA）は，BRSによるStage Ⅰ（弛緩性麻痺）を除いて5段階が対比され，評価される（図2）[2]．BRSのStage ⅡとⅥは，FMAではStage ⅠとⅤの腱反射の項目が対応し，さらに協調運動の項目が追加される．FMAでは，上下肢の分離性が良い場合でも，筋力が弱く不十分な運動も数量化するため，運動機能の回復過程を詳細に捉えられる．それぞれの項目は0点（不可），1点（不十分），2点（可能）の3段階（反射に関する項目を除く）で点数化される．FMAの運動機能では，上肢機能66点，下肢機能34点の合計100点で採点され，1点の基準が特に上肢で詳細に定められている（表3）[3]．したがって，0点の基準は「課題の遂行が不可であり，1点に満たない」こと，2点の基準は「課題の遂行が完全に可能である」ことであり，1点の基準を理解していれば容易かつ明確に採点が可能である．さらに，感覚24点（上肢12点，下肢12点），バランス14点，他動関節可動域44点および関節痛44点で評価される．FMAは，特に上肢・下肢運動機能評価の信頼性，妥当性が十分に検証されていることから，機能障害の総合評価として使用頻度が高く，治療効果判定や予後予測に有用な指標となる．

2 脳卒中機能障害評価法(SIAS)

脳卒中機能障害評価法(Stroke Impairment Assessment Set：SIAS)の麻痺側運動機能では，共同運動または筋力の要素を含む単一課題を近位部と遠位部に分けて評価する．麻痺側運動機能は，0点(運動不可)，1点(わずかな運動)，2点(不十分な運動)，3点(中等度から著明なぎこちなさ)，4点(軽度のぎこちなさ)，5点(非麻痺側と同等)の6段階で採点される(表4)．麻痺側運動機能のほか，筋緊張，感覚機能，関節可動域，疼痛，体幹機能，視空間認知，言語機能および非麻痺側運動機能が含まれ，それぞれ0〜3点の4段階で採点される．合計76点として機能障害を総合的に評価する．

3 米国国立衛生研究所脳卒中評価スケール(NIHSS)

米国国立衛生研究所脳卒中評価スケール(National Institutes of Health Stroke Scale：NIHSS)では，脳卒中急性期の病態を包括的に評価する．計測は臥位のみで可能であり，超急性期の動脈閉塞およびその治療後の経過観察に用いられる．意識，眼球運動，視野，顔面・上肢・下肢麻痺，運動失調，感覚，言語機能，消去現象と無視などの項目があり，それぞれ0〜4点以下で評価する．点数が高いほど重症であることを示す．運動機能評価では共同運動や分離運動を評価するものではなく，重力に抗して上下肢を動かすことができるかを判断する点がFMAやSIASと異なる．

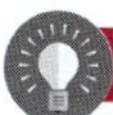

クリニカルヒント

1 FMA使用の実際

FMAは転帰に対する高い予測妥当性が確認されていることから，臨床や研究の場面での標準的な評価となる．時間を要するものの，それを理由に使用を控えるべきではない．FMAの運動機能評価尺度の上肢機能と下肢機能は，総合点数で評価するだけでなく，それぞれ目的に応じて使用されることが多い．上肢機能は治療の選定，適応および効果判定などに幅広く用いられる．下肢機能はBRSと同様に重症度に応じて歩行特性が異なるため，標的となる歩行の問題を決定するのに役立つ．また，臨床場面では効率的に検査を実施することが必要であり，発症後急性期における下肢機能の入院時評価では，座位や立位保持が可能か否かを判定しながら，検査手順をある程度簡略化して点数化することも重要である[4]．

2 下肢運動機能評価と歩行能力

FMAの下肢運動機能のうち，腱反射と協調運動を除いた項目群(表3，EのStage Ⅱ〜Ⅳ)で構成されるシナジースコアは22点が満点となり，15点以下が重度麻痺，16〜19点が中等度麻痺，20点以上が軽度麻痺として重症度分類される[5]．このシナジースコアは歩行速度や歩幅対称性と関連する．さらには，歩行能力は麻痺肢で推進する力が寄与し，日常生活での行動範囲に影響を及ぼすため，下肢運動機能の共同運動や分離運動を詳細に評価することが重要である．

文　献

1) 長谷公隆：脳卒中患者の運動機能．総合リハ 40：465-472，2012
2) Crow JL, et al：Hierarchical properties of the motor function sections of the Fugl-Meyer assessment scale for people after stroke：a retrospective study. Phys Ther 88：1554-1567, 2008
3) Fugl-Meyer AR, et al：The post-stroke hemiplegic patient. 1. a method for evaluation of physical performance. Scand J Rehabil Med 7：13-31, 1975
4) Crow JL, et al：Are the hierarchical properties of the Fugl-Meyer assessment scale the same in acute stroke and chronic stroke ? Phys Ther 94：977-986, 2014
5) Bowden MG, et al：Evaluation of abnormal synergy patterns poststroke：relationship of the Fugl-Meyer Assessment to hemiparetic locomotion. Neurorehabil Neural Repair 24：328-337, 2010

表3 Fugl-Meyer評価（FMA）

A　肩・肘・前腕	1点（不十分）の基準
【座位での評価】	
Stage Ⅰ　反射	
屈筋群（上腕二頭筋，手指屈筋群）の反射	
伸筋群（上腕三頭筋）の反射	
Stage Ⅱ　随意運動（共同運動）	
屈筋共同運動（同側耳へのリーチ動作）	
肩後退	部分的に可能
肩挙上	部分的に可能
肩外転	部分的に可能
肩外旋	部分的に可能
肘屈曲	部分的に可能
前腕回外	部分的に可能
伸筋共同運動（対側膝へのリーチ動作）	
肩内転・内旋	部分的に可能（重力や体幹運動の代償に注意し，筋収縮の有無を確認）
肘伸展	部分的に可能
前腕回内	部分的に可能
Stage Ⅲ　随意運動（屈筋・伸筋共同運動の混合）	
手を腰にまわす	上前腸骨棘を越える
肩屈曲90°（肘伸展位，前腕中間位）	運動後半で肩外転や肘屈曲が生じる
前腕回内・回外（肩0°，肘屈曲90°）	肩と肘の位置が変わらず不十分な回内・回外
Stage Ⅳ　随意運動（共同運動からの独立）	
肩外転90°（肘伸展位，前腕回内位）	部分的に可能，肘伸展位と前腕回内位保持が困難
肩屈曲180°（肘伸展位，前腕中間位）	運動後半で肩外転や肘屈曲が生じる
前腕回内・回外（肩屈曲30～90°位，肘伸展位）	肩と肘の位置が変わらず不十分な回内・回外
Stage Ⅴ　正常反射（Stage Ⅳが満点の時のみ採点）	
Stage Ⅰの項目	1つが亢進または2つが軽度亢進
B　手関節	**1点（不十分）の基準**
肩0°，肘屈曲90°，前腕回内位で手関節背屈15°保持	抵抗がなければ保持可能
肩0°，肘屈曲90°，前腕回内位で手関節掌屈・背屈の反復	全可動域での運動が困難
肩軽度屈曲・外転位，肘伸展位，前腕回内位で手関節背屈15°保持	抵抗がなければ保持可能
肩軽度屈曲・外転位，肘伸展位，前腕回内位で手関節掌屈・背屈の反復	全可動域での運動が困難
回旋運動	ぎこちなく部分的な運動
C　手	**1点（不十分）の基準**
集団屈曲	完全な屈曲困難
集団伸展	集団屈曲を解放可能
把握A：第2～5指MP伸展位でPIP，DIP屈曲	把握は可能だが筋力低下
把握B：母指伸展位で示指と紙をはさむ	つまみは可能だが弱い力で引き抜かれる
把握C：母指と示指の指腹で鉛筆をつまむ	つまみは可能だが弱い力で引き抜かれる
把握D：母指と示指で筒握り	握りは可能だが弱い力で引き抜かれる
把握E：母指対立位で球握り	握りは可能だが弱い力で引き抜かれる
D　上肢の協調性と速度	**1点（不十分）の基準**
指鼻試験の5回反復	
振戦	軽度
測定障害	軽度
時間	非麻痺側より2～5秒遅い

（表3続き）

E　股・膝・足	1点（不十分）の基準
【背臥位での評価】	
Stage Ⅰ　反射	
屈筋群（膝屈筋腱）の反射	
伸筋群（膝蓋腱，アキレス腱）の反射	
Stage Ⅱ　随意運動（共同運動）	
屈筋共同運動	
股屈曲	部分的に可能
膝屈曲	部分的に可能（膝屈筋収縮の有無）
足背屈	部分的に可能
伸筋共同運動（屈筋共同運動最終域からの伸展）	
股伸展	部分的に可能
股内転	部分的に可能
膝伸展	部分的に可能
足底屈	部分的に可能
【座位での評価】	
Stage Ⅲ　随意運動	
膝屈曲	膝屈曲可能だが90°以下
足背屈	部分的に可能
【立位での評価】	
Stage Ⅳ　随意運動	
股伸展位で膝屈曲90°	膝屈曲可能だが90°未満または股関節が屈曲
足背屈	部分的に可能
Stage Ⅴ　正常反射（Stage Ⅳが満点の時のみ採点）	
StageⅠの項目	1つが亢進または2つが軽度亢進
F　下肢の協調性と速度	**1点（不十分）の基準**
【背臥位での評価】	
踵膝試験の5回反復	
振戦	軽度
測定障害	軽度
時間	非麻痺側より2〜5秒遅い

（文献3を基に作表，筆者訳）

表4　脳卒中機能障害評価法（SIAS）

項目		上肢	下肢
麻痺側運動機能	近位	0〜5（肩・肘）	0〜5（股屈曲） 0〜5（膝伸展）
	遠位	0〜5（手指）	0〜5（足背屈・底屈）
筋緊張	腱反射	0〜3（上腕二頭筋腱，上腕三頭筋腱）	0〜3（膝蓋腱，アキレス腱）
	筋緊張	0〜3（肘関節屈曲，伸展）	0〜3（膝関節屈曲，伸展）
感覚機能	触覚	0〜3（手掌）	0〜3（足背）
	位置覚	0〜3（母指または示指）	0〜3（母趾）
関節可動域		0〜3（肩外転）	0〜3（膝伸展位での足背屈）
疼痛		0〜3（肩関節，手指など）	
体幹機能	腹筋力	0〜3（体幹後傾姿勢から垂直位までの起き上がり）	
	垂直性テスト	0〜3（麻痺側への体幹傾斜）	
視空間認知		0〜3（50cmメジャーつまみ）	
言語機能		0〜3（失語症）	
非麻痺側運動機能		0〜3（握力）	0〜3（大腿四頭筋力）

（合計　76点）

5 筋緊張検査

谷川広樹

1 筋緊張の評価

ヒトの骨格筋は筋自身が持つ弾力とは別に，安静時でも不随意に生じるわずかな持続的収縮によって筋張力が保たれている．この骨格筋の不随意な持続的収縮を筋緊張という．筋緊張の程度は動作時や精神状態によっても変化する．活動時には，目的動作の達成のために必要なだけ筋緊張を高める必要があり，また安静時には筋緊張を低くしないとリラックスできない．つまり，筋緊張を目的に合わせて適切な状態に調整することが重要である．動作を阻害するほど筋緊張が高いと異常（筋緊張亢進）であるし，動作を遂行できないほど筋緊張が低いのもまた異常（筋緊張低下）である．特に中枢神経疾患では筋緊張異常を多く認め，動作困難，関節可動域制限，痛みなどを引き起こし，活動制限につながる．また，中枢神経疾患の発症後の経過の中で出現または増悪することがしばしばあり，筋緊張検査および筋緊張が動作に与えている影響の推察を含めた筋緊張の評価は，理学療法を実施するうえで重要である．

筋緊張の評価には，安静時筋緊張検査と姿勢・動作時筋緊張検査がある．安静時の筋緊張が低くても動作時に異常筋緊張を呈する患者も存在するため，どちらか一方ではなく，安静時と動作時の両方を検査する必要がある．

2 安静時の筋緊張検査

視診と触診，および筋を他動的に伸張させた際の反応をみる被動性検査が一般的である．

1 視診・触診

患者がリラックスしやすい姿勢や環境で，検査する筋を露出して行う．筋緊張が亢進していると，いわゆる力こぶを作った時のような筋の膨隆が観察され，一方で筋緊張が低下していると，膨隆がなく平坦になり，ダラっとしているような様子になる．筋に触れる際は検査する筋の大きさに合わせて検者の手指（2〜4指）の指腹で筋を軽く圧迫し，弾力を確認する（図1）．筋緊張が亢進していると弾力が強く，圧迫しても跳ね返されるが，筋緊張が低下していると柔らかく，圧迫した検者の手指が筋に沈み込む．検査室が寒かったり，検者の触れる手が冷たかったりすると，それだけで筋緊張が高まることもあるので，室温や検者の手先の温度にも注意する．精神的にリラックスできていないと緊張は高まりやすく，また加齢によって弾力は失われやすい．普段から多くの健常者の筋に触れ，正常な筋緊張を把握しておくとよい．臨床では一般的ではないが，筋硬度計を使用して，筋の硬さを定量化することで筋緊張を評価する方法[1]もある．

2 被動性検査

関節を他動的に動かし，筋を伸張させた際の抵抗を検査する．臨床では検者が徒手で行う方法が主流であるが，主観的な評価であり信頼性に劣るため，測定機器を用いて筋伸張時の抵抗を定量的に記録する方法もある[2]．徒手で行う場合には，複数の関節を同時に動かさず，単関節のみを動かす（図2）．関節を動かし，筋を伸張した際に

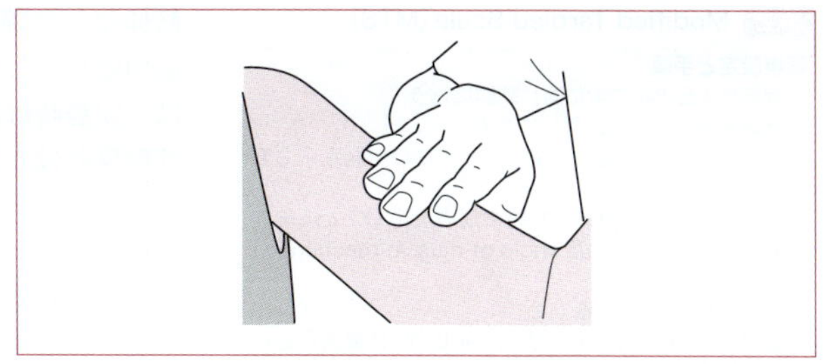

図1 触診による安静時の筋緊張検査

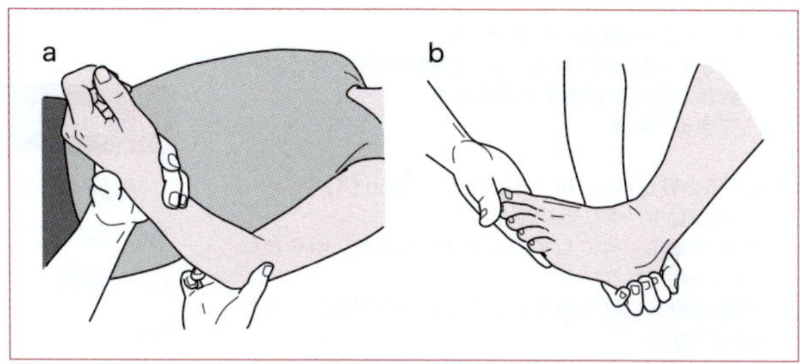

図2 被動性検査

a：肘屈筋，b：足底屈筋．

抵抗感が強かったり，引っかかったりする感じがあれば筋緊張が亢進していると判断し，抵抗感が全くなく，過度に伸張されるようであれば筋緊張が低下していると判断する．徒手による筋緊張の評価スケールとして，Modified Ashworth Scale（MAS）を表1[3]に示す．

特に中枢神経疾患患者が呈する筋緊張亢進の病態として，痙縮（spasticity）と固縮（rigidity）がある．

（1）痙縮

痙縮は，上位運動ニューロン症候群の一要素で，伸張反射増強の結果として腱反射亢進を伴って生じる，他動伸張時の速度依存性筋緊張亢進である[4]．痙縮が生じる原因は明らかではないが，γ運動ニューロンの活動性の亢進，筋紡錘の感受性上昇，Ia群線維終末に対するシナプス前抑制の減少，α運動ニューロンへの興奮性入力の増大および抑制性入力の減少などの関与が推測されている．

痙縮の臨床症状は，伸張速度が速いほど強くなる抵抗（速度依存性の筋緊張亢進），深部腱反射の亢進（第1章-1-3「反射検査」（p.15）を参照）である．また，クローヌス（clonus）を呈することもある．

痙縮の評価スケールの一つであり，臨床的有用性と妥当性が高いことが確認されているModified Tardieu Scale（MTS）を表2[5,6]に示す．

表1 Modified Ashworth Scale（MAS）

グレード	定義
0	筋緊張の亢進なし
1	わずかな筋緊張の亢進，引っかかりの後それが消失する，または可動域の最終域で最小限の抵抗感がある
1＋	軽度の筋緊張亢進，引っかかりがあり，その後関節可動域の半分以下の範囲で最小限の抵抗感がある
2	関節可動域のほとんどの範囲で筋緊張が亢進しているが，関節は容易に動かすことができる
3	著明な筋緊張亢進，他動運動が困難
4	屈曲位または伸展位で硬直している

（文献3より筆者訳）

表2 Modified Tardieu Scale (MTS)

環境設定と手順
- 計測は1日の中で常に同じ時間に行う
- 計測する肢位は常に同じにする
- 計測しない他の関節の肢位も一定にし，測定中も変えない
- 以下の速度で筋伸張した時の筋の反応(X)と，その筋の反応が生じる角度angle of muscle reaction (Y)を記録する
- V1の速度から始める
- 筋の反応(X)が0～1の場合，角度(Y)は最大可動域を記録する
- 角度はゴニオメーターで計測する

筋の伸張速度velocity of stretch
V1：できるだけ遅く(伸張反射が誘発されないように)
V2：肢節が重力で自然落下する速度
V3：できるだけ速く

筋の反応の質quality of muscle reaction (X)
0：他動運動中，常に抵抗感がない
1：他動運動中，常にわずかな抵抗があるが，明らかな引っかかりはない
2：他動運動を妨げる明らかな引っかかりがあり，その後消失する
3：10秒未満のクローヌスが生じる
4：10秒より長い，持続するクローヌスが生じる

解釈
- V1の速度で伸張した際の角度(Y)をR2，V3の速度で伸張した際の角度(Y)をR1とする
- 筋緊張の亢進を認める際，R2とR1の差が小さければ，主に関節を構成する軟部組織の粘弾性や伸張性などによる非反射性要素の影響が示唆される
- R2とR1の差が大きければ，主に伸張反射による反射性要素(痙縮)の影響が示唆される

(文献5，6を基に作表，筆者訳)

(2) 固縮

筋伸張時，伸張速度に依存することなく運動範囲全般にわたって一様に生じる筋緊張亢進である(鉛管様現象：lead-pipe phenomenon)．また，一部の範囲で筋緊張の亢進の程度が異なると，抵抗感がカクカクと歯車を回すように強くなったり弱くなったりすることもある(歯車様現象：cogwheel phenomenon)．固縮はパーキンソン病患者でよくみられる．

(3) 筋緊張低下

筋緊張低下の病態には，弛緩(flaccid)と一見弛緩様(quadiflaccid)がある．弛緩は常に筋緊張が低下していることであり，筋伸張した際に全く抵抗感が感じられず，過伸張してしまうこともある．一見弛緩様は，安静時は筋緊張が低下しているが，深部腱反射は亢進しており，動作時や環境が変わると筋緊張が変化する可能性があることを示している．

固縮と筋緊張低下には，その程度を判断するスケールは知られておらず，有無を把握することにとどまっているのが現状である．

3 動作時の筋緊張検査

安静時には筋緊張の亢進を認めなくても，歩行などの全身運動中に筋緊張が亢進し，異常パターンが観察される症例がいる．

例1：脳血管障害後の片麻痺患者．安静時には麻痺側肘関節屈筋の筋緊張亢進を認めないが，歩行中は常に肘屈曲位となり，上肢の振りは観察されない．

例2：脳血管障害後の片麻痺患者．安静時には下腿三頭筋の筋緊張はわずかに亢進している程度だが，歩行中の麻痺側立脚期に下腿が前傾せず，膝関節が過伸展する．

これは非麻痺側肢の過剰努力による連合反応，病的同時収縮，動作の中で筋伸張が繰り返されるため痙縮が増悪するなどといった理由が考えられる．そのため，動作の改善を目指す理学療法を実施するうえでは，安静時に加え，動作時の筋緊張を検査する必要がある．しかし，動作中に対象筋に触れたり動かしたりすることは現実的には難しく，姿勢・動作分析を通して筋緊張の程度や，筋緊張が動作に及ぼす影響を把握することになる．体幹や四肢の近位部の筋緊張が低下していると，座位や立位などの姿勢が崩れ，保持できないといったことが観察される．

クリニカルヒント

1 MASは痙縮の評価スケールではない

1964年にAshworthが考案したAshworth Scaleを，1987年にBohannonらが改変したものがModified Ashworth Scale（MAS）である．原著ではMASは「痙縮の評価スケール」とされ，臨床で用いられている．しかし，各段階の定義によると，筋伸張の程度による抵抗感を検査しているものの，速度依存性を特徴とする痙縮をみていない．そのため，MASは痙縮の評価スケールではなく，筋緊張検査の評価スケールとして捉え，痙縮の程度を捉えるためには，速度依存性という特徴を考慮したModified Tardieu Scale（MTS）の方が妥当といえる．MASを臨床で使用する場合，患者の姿勢や検者が把持する部位，実施する回数など，常に同条件で検査するなどの工夫が必要である．

2 被動性検査における反射性要素と非反射性要素

被動性検査を徒手で行う場合，検者が感じる抵抗感には，反射性要素（一次障害）と非反射性要素（二次障害，機械的要素）の両者が混在している．非反射性要素は二次障害，機械的要素ともいわれ，筋の不活動に伴う機能的変化により生じる筋萎縮，筋短縮，線維化などである．これらを徒手の検査で鑑別するのはほぼ不可能である．反射性要素である痙縮と非反射性要素を区別して評価しようとする場合，伸張反射が生じないほどの遅い速度で筋伸張した際と，速い速度で伸張した際の抵抗感を比較し，大まかに両者の程度を推察・判断することになる．前述のように徒手ではなく，機器を用いて定量的に行うのがよい．

文献

1）古川公宣ほか：一般的評価や検査手技について．筋緊張に挑む，斉藤秀之ほか編，文光堂，東京，18-28，2015

2）Tanikawa H, et al：Development of a simple mechanical measurement method to measure spasticity based on an analysis of clinical maneuver and its concurrent validity with the modified Ashworth scale. Front Bioeng Biotechnol 10：911249, 2022

3）Bohannon RW, et al：Interrater reliability of a modified Ashworth scale of muscle spasticity. Phys Ther 67：206-207, 1987

4）高橋宣成：痙縮の定義をめぐる混乱．リハ医 53：642-649，2016

5）Johnson GR, et al：The measurement of spasticity. Upper Motor Neurone Syndrome and Spasticity：Clinical Management and Neurophysiology, Barnes MP, et al eds, Cambridge University Press, Cambridge, 64-78, 2001

6）Boyd RN, et al：Physiotherapy management of spasticity. Upper Motor Neurone Syndrome and Spasticity, Barnes MP, et al eds, Cambridge University Press, Cambridge, 79-98, 2001

6　感覚検査

坂本淳哉

1　表在感覚の評価

1　触覚

(1) 触覚とは

触覚（圧覚を含む）には，識別性触覚と非識別性触覚がある．識別性触覚とは，刺激の局在や強さの微妙な変化を感知する触覚である．非識別性触覚とは，身体表面における局在が不明瞭で，感知するのにやや強い刺激を必要とする触覚である[1)]．

(2) 触覚の検査方法

1) 毛筆や綿棒などを用いる方法

柔らかな毛筆や綿棒，脱脂綿，ティッシュペーパーなどで触刺激を加える際には，軽く撫でるようにできるだけ弱い刺激を加える（図1）．被検者が触られていることがわからない場合には，少しずつ加える刺激を強くする．刺激部位については，単一の末梢神経損傷の場合にはその支配領域に触刺激を加えるようにする．また，神経根や脊髄が損傷されている場合には，損傷がある髄節レベルを基準としてデルマトームに従って触刺激を加える．触刺激は中枢部から末梢部に向かって加えるが，有毛部では逆撫ですると触刺激を感じやすいので注意を要する．被検者には触れられていることがわかったらすぐに答えてもらうが，返答の信頼性を確認するために，触刺激を加えるタイミングや部位を変化させながら検査を進める．

2) モノフィラメントを用いる方法

モノフィラメントを用いた検査では，フィラメントの先端を皮膚から2cm程度離して構え，そこから1.5秒かけてフィラメントを皮膚に垂直に下ろす（図2）．皮膚に接触したらフィラメントが90°程度にたわむまで力をかける．その後，1.5秒かけて皮膚から離す．細いフィラメントから開始し，応答がない場合には順次太いフィラメントで刺激を行う．直径の違いにより荷重量が異なるため，半定量的または定量的に触覚を検査することができる．

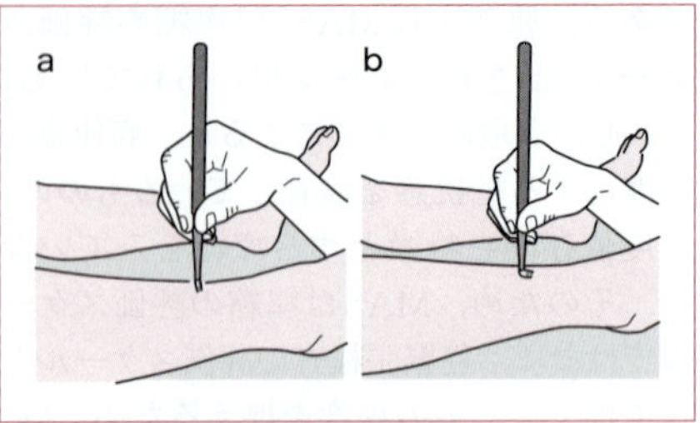

図1　毛筆を用いた触覚の検査

a：適切なあて方，b：強すぎるあて方．

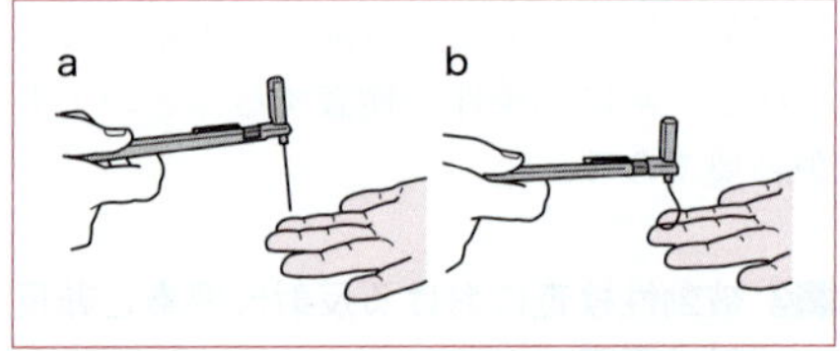

図2　モノフィラメントを用いた触覚の検査

a：開始時，b：フィラメントの接触時．

2　温度覚

(1) 温度覚とは

温度覚には，温覚と冷覚があり，前者は35℃以上の温度で，後者は24℃以下の温度で感知される．また，45℃以上や10℃以下では痛覚が伴うようになり，熱痛覚や冷痛覚と呼ばれる．

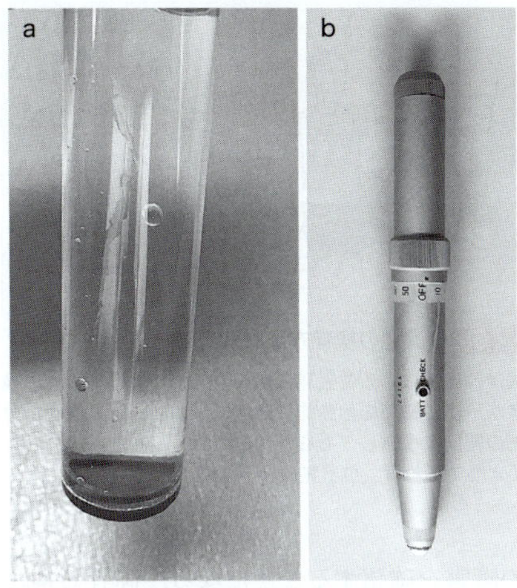

図3 温度覚の検査に用いる器具

a：試験管．b：温覚計．

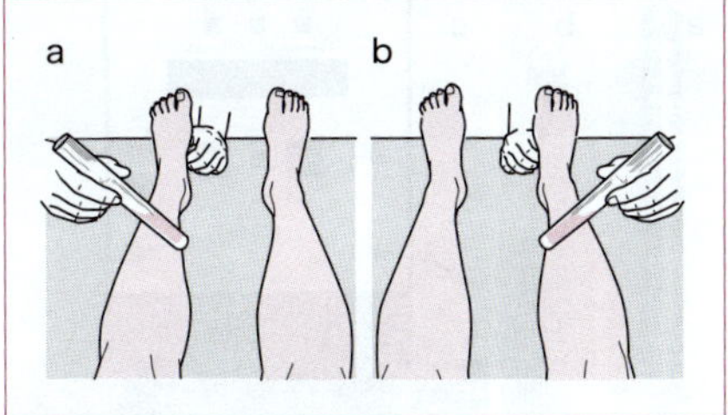

図4 試験管を用いた温度覚の検査方法

a：左脚．b：右脚．
温度覚は接触部位や皮膚温度により異なるため，刺激を与える際には必ず左右対称の部位に同じ状態で同じ面積を接触させる．

(2) 温度覚の検査方法

1) 温水および冷水を用いる検査方法

温度覚の検査では，扱いが簡便で安価な試験管が用いやすい（図3a）．同じ素材・形状の試験管を2本用意して，それぞれ温水用と冷水用とする．温水は40～45℃，冷水は10～15℃前後のものを用意する．45℃以上の温水や10℃以下の冷水では熱痛覚や冷痛覚を引き起こすことがあるので注意する．また，試験管の表面が濡れていると温度の感じ方が変わるので乾いた状態を保つようにする．試験管を皮膚に接触させる際は接触面積が同じになるようにする（図4）．一般に，接触時間は3秒程度とされるが，被検者の反応がない場合は刺激を与える時間を延長してみる．被検者には，「温かい」や「冷たい」と明確に返答してもらう．

2) 温覚計を用いる方法

一定の温度で検査を行う温覚計（図3b）を用いる場合には，感温部が定められた温度に達したことを確認して，感温部を皮膚に垂直にあてる．その際，感温部を斜めにあてたり，圧迫するように強くあてたりしない．感温部の温度変化を感知させる機器を用いる場合は，感温部を検査部位の皮膚に接触させ，加温を開始する．被検者が温かさを感じた時点で「はい」と答えてもらい，その時点での温度を記録する．感温部の温度変化が可能な温覚計を用いると，検査結果を数値として定量的に捉えることができるため，温度覚の障害の程度や経時的な変化を捉えやすい．

3 痛覚

(1) 痛覚とは

痛覚は，機械的刺激や熱刺激，化学的刺激によって引き起こされる痛みの感覚である．神経系の損傷による痛覚の障害には，痛覚が低下する鈍麻や消失だけでなく，痛覚過敏やアロディニアもある．したがって，両者を念頭に置いて検査を進める必要がある．

(2) 痛覚の検査方法

1) 機械的刺激を用いる方法

円錐型圧子を使ったペンタイプの痛覚計やピン車を用いる（図5a，b）．このような器具がない場合には，安全ピンや爪楊枝などで代用する．検査にあたっては，皮膚の損傷を引き起こさないように斜めに刺激を加えるようにする．また，刺激を加える際には障害が予測される部位から障害され

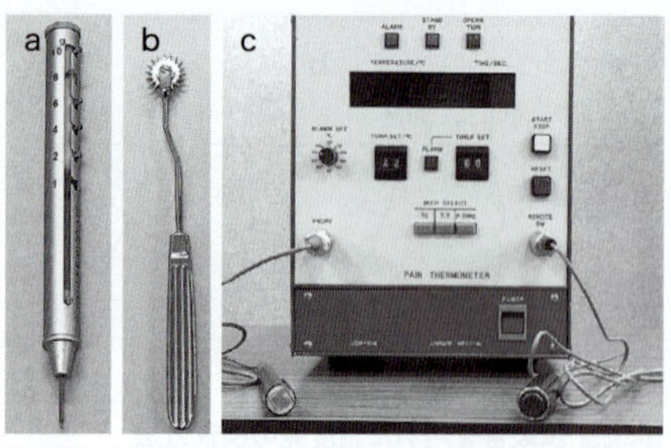

図5　痛覚検査で使用する器具・機器

a：ペンタイプの痛覚計，b：ピン車，c：熱痛覚計．

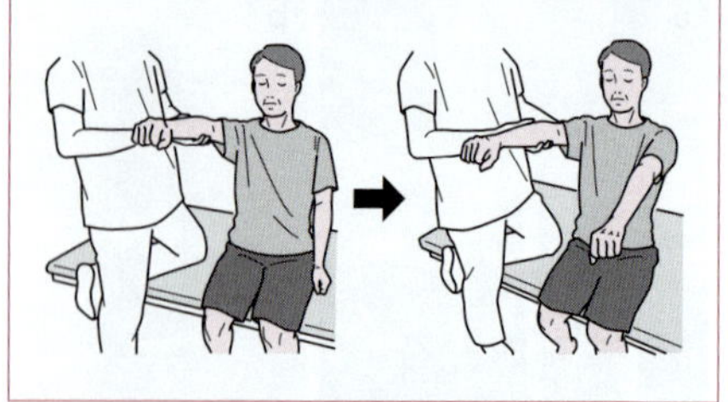

図6　位置覚の検査方法（模倣法）

図は模倣法による位置覚の検査の様子を示している．検者が一側の関節を他動的に動かし，閉眼した被検者に対側の関節で模倣してもらう．この時，左右差が認められるようであれば，位置覚の低下を疑う．

ていない部位に向かって刺激を加え，被検者に痛みを感じたか答えてもらう．痛覚が障害されていない部位から刺激を加えると，感覚の残存効果により，障害部位と非障害部位の境界がずれることがあり，検査結果の正確性・信頼性が低下する[2]．

2）熱刺激を用いる方法

熱痛覚の検査は，測定部位の皮膚を露出し，機器（図5c）のプローブをあてて，加温を始める．熱刺激による痛覚を感じたら「はい」と答えてもらい，その際の温度を熱痛覚閾値として記録する．一定の熱刺激（50～52℃）を測定部位に加えて，痛みとして感じるまでの時間を測定することもある．

2 深部感覚の評価

1 深部感覚とは

関節や骨格筋，靱帯などからの求心性感覚情報を深部感覚（固有感覚）といい，注意を向けることで感知できるものを意識性深部感覚という．一方，深部感覚は意識しなくても中枢神経系に伝えられ，姿勢や運動が調整される．このような深部感覚を無意識性深部感覚という．深部感覚の検査では，被検者に位置覚や運動覚に注意を向けさせて実施するため，主に意識性深部感覚の障害を確認することになる．両者の神経伝導路は異なっているため，損傷部位によって生じる障害が異なる[3]．

2 深部感覚（固有感覚）の検査方法

（1）位置覚の検査方法

位置覚の検査方法には，口頭法や模倣法，再現法などがある．口頭法とは，検者が閉眼した被検者の四肢の関節を他動的に動かして停止し，その際の関節の角度や位置について口頭で回答させる方法である．模倣法とは，口頭法と同様に閉眼した被検者の四肢の関節を他動的に動かして停止し，反対側の四肢でその状態を模倣させる方法である（図6）．再現法とは，検者が閉眼した被検者の四肢を他動的に動かして停止した際の状態を覚えてもらい，開始肢位に戻した後に再度停止角度まで動かしてもらう方法である．いずれの方法においても，事前に開眼した状態でどのように検査を行うのかについて説明し，被検者が理解したことを確認してから検査を行う．被検者が閉眼した状態を保てない場合は，アイマスクなどを利用して視覚情報による代償を行わないようにする．

（2）運動覚の検査方法

まず，開眼した状態で被検者の四肢の関節を検者が他動的に動かし，その方向を答えてもらう．検者が他動的に動かす際には，ゆっくりとした動きから素早い動きへ，大きな動きから小さな動きへと変える．次に，被検者には閉眼するように指示し，検者は先に述べた要領で四肢を他動的に動かし，動かした方向を答えてもらう．検査対象の関節を動かす際には，検者が四肢を把持する位置に気をつける．例えば，足趾の屈曲・伸展運動により運動覚の検査を行う場合には，足趾の側面を把持するようにし，運動方向にあたる足趾の背面や足底面を把持しないようにする．これは，他動的に動かす際に検者の手や指からの刺激が運動方向を感知するヒントにならないようにするためである．

(3) 振動覚の検査方法

振動覚の検査には，振動数の少ない音叉(通常は128 HzのC音叉)を利用する．振動刺激を加える部位としては，鎖骨や胸骨，橈骨の茎状突起，上前腸骨棘，腓骨外果など骨が皮膚の直下に突出しているような身体部位が対象となる．最初に，音叉を振動させ，被検者の胸骨に音叉をあてて，振動覚の有無を確認する．次に，振動させた音叉を障害が予測される部位の骨突出部に接触させ，振動が停止したらすぐに「はい」と返答してもらう．返答があったら，ただちに音叉を反対側の同部位に接触させて振動を感じるか確認する(図7)．両側が障害されている可能性がある場合は，同側の上下肢で比較する．

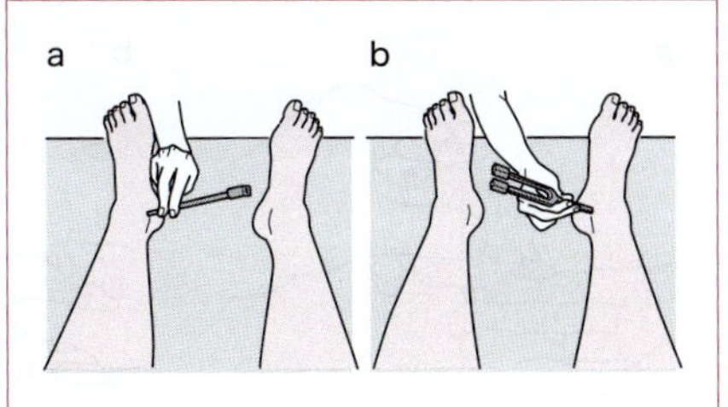

図7 振動覚の検査方法

振動覚の低下が疑われる部位における骨突出部に音叉をあて(a)，被検者が振動を感じなくなったらすぐに反対側の同じ部位に音叉をあてる(b)．

3 複合感覚の評価

1 複合感覚とは

複合感覚は，複数の感覚を統合した感覚であり，これには2点識別覚や立体覚，皮膚書字覚などがある．これらは感覚や知覚だけでなく認知の過程も含む高度な情報処理能力である．感覚情報を統合している頭頂葉が損傷した場合に複合感覚の障害が生じる．

2 複合感覚の検査方法

複合感覚は，触覚や圧覚，痛覚，深部感覚などが正常であることが前提となる．そのため，複合感覚を検査する前に表在感覚や深部感覚について検査を行い，正常であることを確認する必要がある．

(1) 2点識別覚の検査方法

コンパスやディスクリミネーターなどを用いるが，2点の識別能力は身体の各部位により異なる．指尖では3〜8 mm間隔，手背では20〜30 mm間隔，大腿や上腕で60〜70 mm間隔とされている．そのため，検査部位に応じて事前に器具の2点間を設定しておく(図8)．最初に，被検者には開眼してもらった状態で，コンパス等を用いて2点で触れたら「2」，1点で触れたら「1」と答えるように指示し，実際に行ってみる．被検者が検査の要領について理解できたら，閉眼してもらい，検査部位で同様に行う．刺激の回数は，1点および2点ともに10回程度行う．反応が正確でない場合には2点の間隔を広げて検査を続ける．

(2) 立体覚

被検者には閉眼してもらい，日頃よく使用する物品(鉛筆やハサミなど)を握らせ，その物品の名称を答えさせる．検査は，障害が疑われる側から実施し，両側で実施する．名称を答えることが難しい場合には，形状や素材などについて答えてもらう．

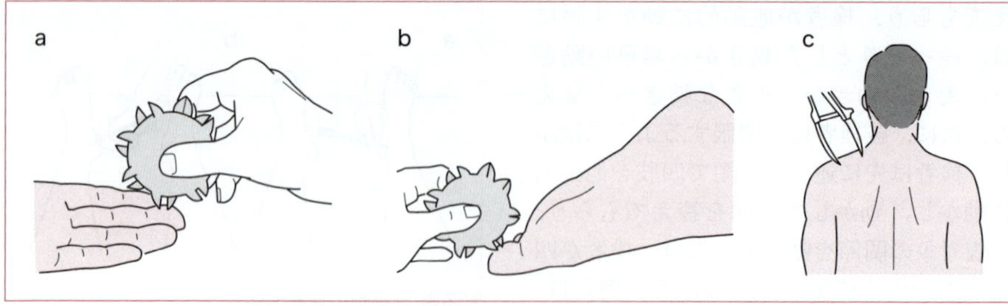

図8 2点識別覚の検査方法

a：ディスクリミネーターを用いた手指の2点識別覚の検査.
b：ディスクリミネーターを用いた足指の2点識別覚の検査.
c：コンパスを用いた背部の2点識別覚の検査.

(3) 皮膚書字覚

被検者には閉眼してもらい，指尖や鉛筆などの先端が鈍いものを用いて，被検者の皮膚に0〜9までの数字，○や□といった簡単な記号を書いて，何を書いたか答えてもらう.

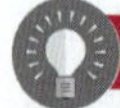

クリニカルヒント

1 モノフィラメントによる触覚の評価

モノフィラメントの直径の違いによって皮膚にかかる荷重量が異なり，感知できる荷重量を非障害側と障害側とで比べることで触覚の障害の程度を知ることができる．また，フィラメントで刺激した際の荷重量が記載されているものあり，定量的に触覚の状態を捉えることができる.

2 痛覚過敏とアロディニアの違い

通常，痛覚として感じる刺激をより強く感じるものを痛覚過敏といい，通常は痛覚と認識されない程度の刺激に痛覚を感じるものをアロディニアという．そのため，痛覚を引き起こすような刺激に対する反応が亢進している場合には痛覚過敏と判断する．また，痛覚を引き起こさないような刺激に対して痛覚が生じる場合にはアロディニアと判断する.

3 無意識性深部感覚の評価

小脳や脊髄が損傷されると，意識性深部感覚が正常でも無意識性深部感覚が障害されることがある．そのため，位置覚や運動覚の検査では異常が認められないことが多い．このような場合は，歩行をはじめとした動作観察や他の検査と併せて無意識性深部感覚が障害されていないかを判断する.

文　献

1) 中村隆一ほか：感覚器の構造と機能．基礎運動学，第6版 補訂，医歯薬出版，東京，146-157，2008
2) 更科奈保：感覚検査．理学療法評価学テキスト，改訂第2版，細田多穂監，星　文彦ほか編，南江堂，東京，67-78，2017
3) 中野　隆：小脳と非意識型深部覚伝導路の機能解剖．機能解剖で斬る 神経系疾患，中野　隆編，メディカルプレス，東京，76-90，2011

7　形態測定

池添冬芽

1 体格指数

身長と体重から算出される体格指数として最も普及しているbody mass index（BMI）は以下の式で求められ，BMI値22が理想とされる．

BMI＝体重［kg］/（身長［m］）^{2}

BMIは主として肥満や低体重（やせ）の判定に用いられる（表1）．

2 四肢長の評価

四肢長の測定によって，四肢長の左右差，関節拘縮や骨・関節変形の有無，仮性短縮・仮性延長（見かけ上の脚長差）などを知ることができる．四肢長の測定点を表2に示す．上肢の計測時は上肢を体側に下垂し，肘関節伸展，前腕回外，手関節中間位とする（図1）．下肢の計測時は骨盤を水平にし，股・膝関節伸展，股関節内外旋中間位とする（図2）．測定値の単位はcmとし，小数点第1位までを記録する．

体表から触診できる部位が大きい骨指標（大転子，内果，外果など）を基準とする場合は測定誤差が生じやすい．そのため，常に同一部位で測定できるよう，骨指標のどの部位を測定するのか（下端や上端など）を限定しておくと測定精度が高まる．

下肢長には棘果長（spina malleolar distance：SMD）と転子果長（trochanter malleolar distance：TMD）がある．TMDに左右差がなく，SMDに左右差がある場合は，上前腸骨棘から大転子の間に左右差が生じる原因（大腿骨頭の位置の異常，頸体角の異常，大腿骨頸部骨折など）があると推測される．

表1 BMIによる判定基準

BMI（kg/m^2）	判定
18.5未満	低体重（やせ）
18.5以上～25未満	標準
25以上～30未満	肥満（1度）
30以上～35未満	肥満（2度）
35以上～40未満	肥満（3度）
40以上	肥満（4度）

表2 四肢長の計測

	四肢長	測定点
上肢	上肢長	肩峰外側端～橈骨茎状突起
	上腕長	肩峰外側端～上腕骨外側上顆
	前腕長	上腕骨外側上顆～橈骨茎状突起
	手長	橈骨茎状突起と尺骨茎状突起を結ぶ線の中点～第3指先端
下肢	下肢長（棘果長）	上前腸骨棘～内果
	下肢長（転子果長）	大転子～外果
	大腿長	大転子～大腿骨外側上顆または膝関節外側裂隙
	下腿長	大腿骨外側上顆または膝関節外側裂隙～外果
	足長	踵後端～第2趾または最も長い足趾先端

3 周径の評価

四肢周径の測定によって，筋萎縮や筋肥大，身体の栄養状態，腫脹・浮腫の程度などを知ることができる．四肢周径の計測法を表3に示す．上肢の計測時は肘関節伸展位，下肢の計測時は膝関節伸展位とし，測定肢の長軸方向にメジャーを直角にあてて測定する．測定値の単位はcmとし，小数点第1位までを記録する．

大腿周径では，膝蓋骨上縁0cm（膝蓋骨直上）の周径により膝関節の腫脹の程度を

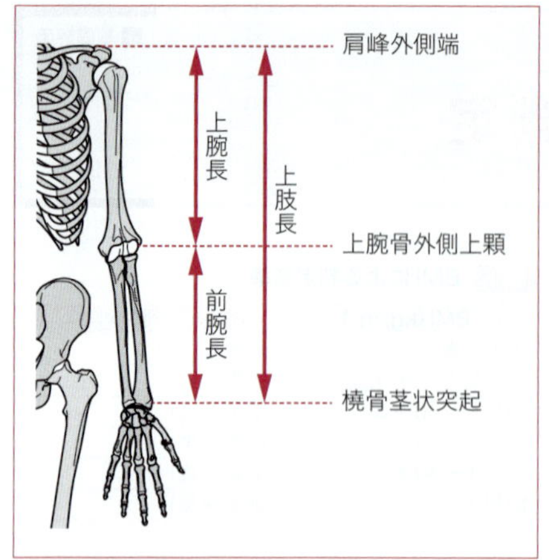

図1 上肢の測定

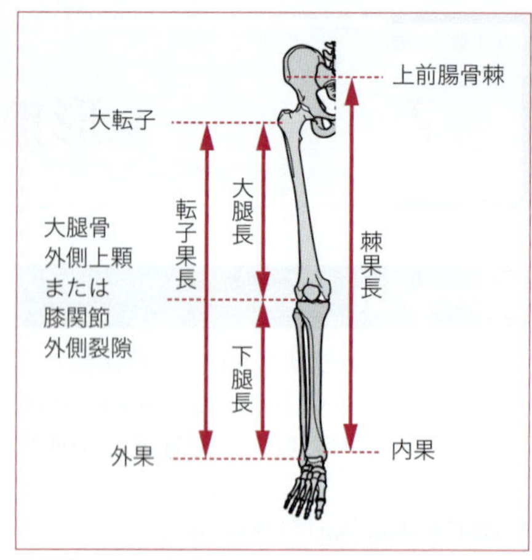

図2 下肢の測定

表3 四肢周径の計測

	四肢周径	測定点	留意点
上肢	上腕周径	上腕二頭筋の最大膨隆部	経時変化を調べる場合は同一部位で測定できるよう，測定点の部位を記録しておく．三角筋より遠位の上腕中央部で測定する
	最大前腕周径	前腕近位部の最大膨隆部	
	最小前腕周径	前腕遠位部の最小部	経時変化を調べる場合は同一部位で測定できるよう，測定点の部位を記録しておく
下肢	大腿周径	膝蓋骨上縁から0cm，5cm，10cm，15cm近位部	測定点を明記する
	最大下腿周径	下腿近位部の最大膨隆部	
	最小下腿周径	下腿遠位部の最小部	経時変化を調べる場合は同一部位で測定できるよう，測定点の部位を記録しておく

評価する．また，膝蓋骨上縁から5cm近位部の周径は大腿筋群の中でも特に内側広筋の筋横断面積を反映していると考えられる[1]．

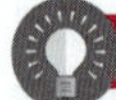

クリニカルヒント

1 見かけの脚長差

骨盤傾斜や股関節内外転によって，仮性短縮や仮性延長，つまり見かけ上の脚長差が生じる場合がある．例えば，一側の骨盤が挙上していると，構造的な脚長差がなくても反対側よりも下肢が短いように見える(図3)．このような見かけの脚長差がある場合，下肢長には左右差がないが，臍果長(臍から内果までの長さ)には左右差が生じる．このように，見かけの脚長差を客観的に評価するためには，左右の下肢長および臍果長を測定することが重要である．

2 膝関節屈曲拘縮がある場合の下肢長の評価

膝関節の屈曲拘縮がある場合の下肢長の評価においては，屈曲拘縮が生じていない側の下肢を通常の測定肢位(膝関節伸展位)にして測定するだけでなく，屈曲拘縮側と同じ膝関節屈曲角度に合わせて測定することも重要である．膝関節屈曲角度を左右同一にして下肢長を計測し，左右比較することによって，構造的な脚長差(真の脚長差)

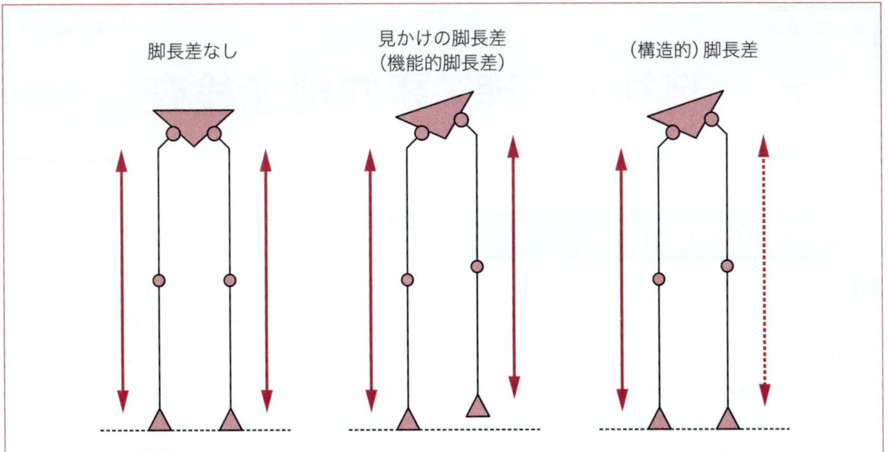

図3 見かけの脚長差

があるかどうかを判断することができる．一方，屈曲拘縮が生じていない側の下肢を膝関節伸展位のままで測定した場合は，膝関節屈曲拘縮によって，どれくらい見かけの脚長差が生じているのかというような屈曲拘縮の影響について評価できる．

3 大腿周径と膝伸展筋力との関連

一般的に，大腿周径は大腿筋群の筋量（筋横断面積）の指標として用いられているが，当然，皮下脂肪厚も影響する．高齢女性と若年女性の超音波画像を比較すると，高齢女性は若年女性と比較して，大腿四頭筋の筋厚は約1/2に萎縮しているのに対して，皮下脂肪は高齢女性の方が厚い[2)]．さらに，若年者では大腿周径と膝伸展筋力との間に有意な相関がみられるのに対して（r＝0.64），高齢者では相関がみられないことが報告されている[2)]．加齢に伴う筋力低下には筋量より神経的因子の関与が大きいことに加え，筋萎縮が著しい高齢者では相対的に皮下脂肪量が多いことから，高齢者の大腿周径は膝伸展筋力との関連性がみられないと考えられる．

文献

1) 福元喜啓：形態測定．理学療法評価学，市橋則明編，文光堂，東京，39-43，2016
2) 池添冬芽ほか：加齢による大腿四頭筋の形態的特徴および筋力の変化について―高齢女性と若年女性との比較―．理学療法学 34：232-238，2007

8 精神・心理・認知機能検査

山上徹也

1 精神・心理機能の評価

1 うつ

高齢者のうつのスクリーニング尺度としてGeriatric Depression Scale（GDS）がある．高齢者や身体疾患を有する患者では，うつによる身体症状と加齢や疾患による身体症状の判別が難しく，うつが重度に評価される傾向にある．GDSは身体症状に関する項目を含まないため，純粋にうつ気分を評価できる．15項目の短縮版（GDS-15，表1）[1]が，短時間（5〜7分）で実施できるため国際的にも広く用いられている．問診，自記式のどちらでも実施でき，「はい」か「いいえ」の2択なので，回答しやすい．得点は0〜15点の範囲をとり，7点以上，もしくは6点以上をうつの疑いと判定する．信頼性・妥当性が確認された日本語版（GDS-15-J）が市販されている．

2 意欲

意欲の障害をアパシーという．アパシー（apathy）の語源は「a＝without，pathos＝passion」であり，代表的な評価尺度として，やる気スコア（表2）[2]と意欲の指標（Vitality Index：VI，表3）[3]がある．

やる気スコア[2]は14項目からなり，積極性（8問），消極性（6問）で構成される．問診，自記式のどちらでも実施でき，各設問に4段階で回答し，得点は0〜42点の範囲をとり，16点以上をアパシーと判定する．ただし，失語症や認知症があると回答できない．

VI[3]は日常生活に関連した意欲の指標であり，起床，意思疎通，食事，排泄，リハビリ・活動の5項目に関して，3段階で評価する．得点は0〜10点の範囲をとり，点数が高いほど意欲が高いことを示す．観察式の尺度であるため，重度者でも評価でき

表1 Geriatric Depression Scale-15（short form：GDS-15）

今日を含め，過去1週間の間に，あなたがどう思ったかに基づいて回答してください．

1. 毎日の生活に満足していますか	はい	いいえ
2. これまでやってきたことや興味のあったことの多くを，最近やめてしまいましたか	はい	いいえ
3. 自分の人生はむなしいと感じますか	はい	いいえ
4. 退屈と感じることが，よくありますか	はい	いいえ
5. 普段は，気分のよいほうですか	はい	いいえ
6. 自分に何か悪いことが起こるかもしれない，という不安がありますか	はい	いいえ
7. あなたはいつも幸せと感じていますか	はい	いいえ
8. 自分が無力だと感じることがよくありますか	はい	いいえ
9. 外に出て新しい物事をするより，家の中にいるほうが好きですか	はい	いいえ
10. ほかの人と比べて記憶力が落ちたと感じますか	はい	いいえ
11. いま生きていることは，素晴らしいことと思いますか	はい	いいえ
12. 自分の現在の状態は，まったく価値がないものと感じますか	はい	いいえ
13. 自分は，活気が満ちあふれていると感じますか	はい	いいえ
14. いまの自分の状況は，希望がないと感じますか	はい	いいえ
15. ほかの人はあなたより，恵まれた生活をしていると思いますか	はい	いいえ

1,5,7,11,13は「はい」に0点「いいえ」に1点を，2,3,4,6,8,9,10,12,14,15はその逆を配点し合計する．

（文献1より）

表2 やる気スコア

	3点	2点	1点	0点
1. 新しいことを学びたいと思いますか?	全くない	少し	かなり	おおいに
2. 何か興味を持っていることがありますか?	全くない	少し	かなり	おおいに
3. 健康状態に関心がありますか?	全くない	少し	かなり	おおいに
4. 物事に打ち込めますか?	全くない	少し	かなり	おおいに
5. いつも何かしたいと思っていますか?	全くない	少し	かなり	おおいに
6. 将来のことについての計画や目標がありますか?	全くない	少し	かなり	おおいに
7. 何かをやろうとする意欲はありますか?	全くない	少し	かなり	おおいに
8. 毎日張り切って過ごしていますか?	全くない	少し	かなり	おおいに
	0点	1点	2点	3点
9. 毎日何をしたらいいか誰かに言ってもらわなければなりませんか?	全く違う	少し	かなり	まさに
10. 何事にも無関心ですか?	全く違う	少し	かなり	まさに
11. 関心を惹かれるものなど何もないですか?	全く違う	少し	かなり	まさに
12. 誰かに言われないと何もしませんか?	全く違う	少し	かなり	まさに
13. 楽しくもなく,悲しくもなく,その中間位の気持ちですか?	全く違う	少し	かなり	まさに
14. 自分自身にやる気がないと思いますか?	全く違う	少し	かなり	まさに

(文献2より)

表3 意欲の指標(Vitality Index:VI)

1. 起床(薬剤の影響(睡眠薬など)を除外.起座できない場合,開眼し覚醒していれば2点)	
いつも定時に起床している	2
起こさないと起床しないことがある	1
自分から起床することがない	0
2. 意思疎通(失語の合併がある場合,言語以外の表現でよい)	
自分から挨拶する,話しかける	2
挨拶,呼びかけに対し返答や笑顔がみられる	1
反応がない	0
3. 食事(器質的消化器疾患を除外.麻痺で食事の介助が必要な場合,介助により摂取意欲があれば2点.口まで運んでやった場合も積極的に食べようとすれば2点)	
自分で進んで食べようとする	2
促されると食べようとする	1
食事に関心がない,まったく食べようとしない	0
4. 排泄(失禁の有無は問わない.尿意不明の場合,失禁後にいつも不快を伝えれば2点)	
いつも自ら便意尿意を伝える,あるいは自分で排尿,排便を行う	2
ときどき尿意,便意を伝える	1
排泄にまったく関心がない	0
5. リハビリ・活動(リハビリでなくても散歩やレクリエーション,テレビなどでもよい.寝たきりの場合,受動的理学運動に対する反応で判定する)	
自ら活動に向かう,活動を求める	2
促されて向かう	1
拒否,無関心	0

除外規定:意識障害,高度の臓器障害,急性疾患(肺炎などの発熱)

(文献3より)

る.一方,軽度者では天井効果を認める場合がある.ADLが低下している亜急性期や介護保険施設等の利用者に有効と思われる.

3 自己効力感

「あることが実行できるという自信」を自己効力感(self-efficacy)という.自己効力感には一般性と課題特異的な次元がある.理学療法に関連する課題特異的な自己効力感として,運動・身体活動,歩行,転倒などの評価尺度が開発されている.ここでは国際版転倒関連自己効力感尺度(the Falls Efficacy Scale-International:FES-I,表4)[4]を取り上げる.FES-Iは屋内・外の16動作について,転倒すること

表4 国際版転倒関連自己効力感尺度(the Falls Efficacy Scale-International：FES-I)

あなたが，普段どのくらい転ばないように気を遣って行動しているのかをお聞きします．以下の質問にある行動に対して，あなたがどのくらい“転ぶかもしれない”と気を遣いながら行っているのか，最も当てはまると思われるものに丸をしてください．
ただし，あなたの普段の状態を考えてお答えください．質問内容が，あなたが現在行っていない内容であった場合(例えば，買い物は，他の誰かが代わりに行ってくれている)，もし，あなたが行った場合に，どのくらい気を遣うかを想定してお答えください．

	まったく気を遣わない	どちらかというと気を遣う	かなり気を遣う	とても気を遣う
1. 家の掃除をする(掃き掃除や掃除機での掃除)	1	2	3	4
2. 着替えをする(普段の衣服の着脱)	1	2	3	4
3. 簡単な食事の準備をする(普段の食事の準備)	1	2	3	4
4. 自宅の浴槽への出入りをする	1	2	3	4
5. 日用の食料品の買い物をする	1	2	3	4
6. 椅子から立つ，または椅子に座る	1	2	3	4
7. 階段の昇り降り(家の階段に限らない)	1	2	3	4
8. 近所の散歩	1	2	3	4
9. 床の上の物，または頭上の物を取る	1	2	3	4
10. 電話の呼び出し音が鳴り止む前に，受話器を取る	1	2	3	4
11. 滑りやすい路面を歩く(濡れた路面，凍った路面などを歩く)	1	2	3	4
12. 親しい友人や親戚を訪ねる	1	2	3	4
13. 人混みの中を歩く	1	2	3	4
14. 凸凹の路面を歩く(砂利道，舗装の悪い道などを歩く)	1	2	3	4
15. 坂道を登る，または下りる	1	2	3	4
16. 家族以外との活動や会合に参加する(親戚の集まりや老人クラブなどに参加する)	1	2	3	4

(文献4より)

なく遂行できる自信を4段階で回答する．得点は16～64点の範囲をとり，点数が低いほど，転倒関連自己効力感が高いことを示す．

2 認知・知的機能の評価

1 認知症のスクリーニング検査

代表的な認知症のスクリーニング検査としてMini-Mental State Examination(MMSE，図1)[5,6]と改訂長谷川式簡易知能評価スケール(Hasegawa Dementia Scale-Revised：HDS-R)がある．どちらも10～15分程度で実施でき，見当識，3単語の記銘と遅延再生，計算など共通する設問もある．

MMSEは①日時の見当識，②場所の見当識，③3単語の記銘，④注意と計算，⑤3単語の遅延再生，⑥呼称，⑦復唱，⑧理解，⑨読字，⑩書字，⑪図形模写の11項目で構成される．30点満点で23点以下は認知症の疑いと判定する．国際的に用いられているMMSEと等価性がある精神状態短時間検査 改訂日本語版(MMSE-J)が市販されている．

HDS-Rはわが国で開発され，国内で広く用いられている．①年齢，②日時の見当識，③場所の見当識，④3単語の記銘，⑤計算，⑥数字の逆唱，⑦3単語の遅延再生，⑧5物品の記銘，⑨語流暢性の9項目で構成される．30点満点で20点以下は認知症の疑いと判定する．

2 知能検査

代表的な検査として，Wechsler成人知能検査(Wechsler Adult Intelligence Scale：WAIS)[7]がある．適用年齢は16歳0ヵ月～90歳11ヵ月で，10の基本検査(①積木模

検査日：　年　月　日　曜日

検査者：

氏名　男・女　生年月日：明・大・昭　年　月　日生　歳

	質　問　内　容	回　答	得点
1(5点)	今年は何年ですか． いまの季節は何ですか． 今日は何曜日ですか． 今日は何月何日ですか．	年 曜日 月 日	
2(5点)	ここはなに県ですか． ここはなに市ですか． ここはなに病院ですか． ここは何階ですか． ここはなに地方ですか．(例：関東地方)	県 市 階 	
3(3点)	物品名3個(相互に無関係) 検者は物の名前を1秒間に1個ずつ言う．その後，被検者に繰り返させる． 正答1個につき1点を与える．3個すべて言うまで繰り返す(6回まで)． 何回繰り返したかを記せ＿＿回		
4(5点)	100から順に7を引く(5回まで)，あるいは「フジノヤマ」を逆唱させる．		
5(3点)	3で提示した物品名を再度復唱させる．		
6(2点)	(時計を見せながら)これは何ですか． (鉛筆を見せながら)これは何ですか．		
7(1点)	次の文章を繰り返す． 「みんなで，力を合わせて綱を引きます」		
8(3点)	(3段階の命令) 「右手にこの紙を持ってください」 「それを半分に折りたたんでください」 「机の上に置いてください」		
9(1点)	(次の文章を読んで，その指示に従ってください) 「眼を閉じなさい」		
10(1点)	(なにか文章を書いてください)		
11(1点)	(次の図形を書いてください)		
		得点合計	

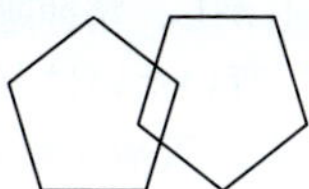

図1 Mini-Mental State Examination (MMSE)

(文献5，6より)

様，②類似，③数唱，④行列推理，⑤単語，⑥算数，⑦記号探し，⑧パズル，⑨知識，⑩符号)と5の補助検査(⑪語音整列，⑫バランス，⑬理解，⑭絵の抹消，⑮絵の完成)で構成され，全検査IQと言語理解，知覚推理，ワーキングメモリー，処理速度の4つの指標得点が算出できる．施行時間が60～90分と長いが，総合的な評価が可能で，年齢で標準化されているため，同年代と比較して，患者の障害された能力と残存能力を評価できる．

表5 せん妄，うつ，アパシーの違い

	せん妄	うつ	アパシー
定義	意識障害	気分障害	自発性の障害
特徴的な症候	見当識障害，幻視，混乱した思考などが浮動性にみられる	抑うつ気分（落ち込み，悲観，不安，焦燥，絶望）	無関心，感情の平坦化
発症形式	急性	緩徐	潜行性
時間変動	あり	乏しい（まれに日内変動あり）	乏しい
経過	一過性（数日〜数週）	数週〜数ヵ月	慢性（月〜年単位）
可逆性	あり	多くはあり	乏しい

クリニカルヒント

1 せん妄・うつ・アパシーの違い

患者の元気がない，理学療法場面で指示が入りにくい，理学療法がうまく進まないなど，何かおかしいと思ったら，精神・心理面の問題を合併しているかもしれない．高齢者に多い精神・心理的な問題として，せん妄（delirium）・うつ（depression）・認知症（dementia）の3Dの頻度が高い．しかし，これらの症状は似ており，時に重複するため鑑別が難しい．例えば，低活動性のせん妄，うつ，脳血管障害や認知症によるアパシーではいずれも，活動性低下，活気のなさ，精神運動の緩慢さ等を呈する．そのためあらかじめこれらの症状の特徴を把握し，予測したうえで評価することで，適切に評価できる．

主な特徴を表5に示す．せん妄は意識障害であり，急性発症のため，日単位で発症時期を特定できる．また覚醒度の低下を伴い，時間で変動する．うつは持続的な気分の障害で，抑うつ気分（過剰な落ち込み，悲観，不安，焦燥，絶望）を呈するのに対し，アパシーは持続的な自発性の障害であり，抑うつ気分を伴わない．例えば，うつは趣味や日課などに関心がなくなるなど快の情動反応が低下し，身体の不調などに強い不安を示すなど，負の情動反応は強まる．一方，アパシーでは全般的な興味・関心が障害されるため，肯定的・否定的なことのどちらにも反応を示さなくなる．

次に対応のフローチャートを図2[8]に示す．一般的にせん妄やうつは脳の機能性疾患，認知症やアパシーは器質性疾患に分類される．機能性疾患は一時的に機能が低下しているため，適切な対応［薬物療法，ケア・リハビリテーション，環境調整（「生活リハビリテーション」に該当）］で改善できる可能性がある．一方，器質性疾患は脳自体の損傷のため，改善は難しいが，疾患特性を踏まえた理学療法を提供することでQOLを高めることが可能である．そのため，可逆性のある機能性疾患から評価し，対応を検討する．

2 精神・心理的な問題を合併する対象にどのように声をかけるか

うつ・アパシーとも活動性の低下を呈する．うつは，本人は活動の必要性を認識している．しかし，精神運動制止のため行動に移せず「行いたいけどできない」という葛藤があり，苦痛を感じている．そのため，「頑張りましょう」など，励ますような声かけが，本人の葛藤や苦痛を強める可能性があり，慎重な声かけが必要となる．一方，うつの回復期であれば患者の意欲に好意的な関心を向けることが有効な場合もある．また，アパシーは全般的な意欲・関心が低下しているため，活動の必要性を認識しておらず，活動しないことへの葛藤や苦痛を感じることは少ない．アパシーの中には内発的動機付けは障害されるが，外発的動機付けは維持されるタイプもあり，活

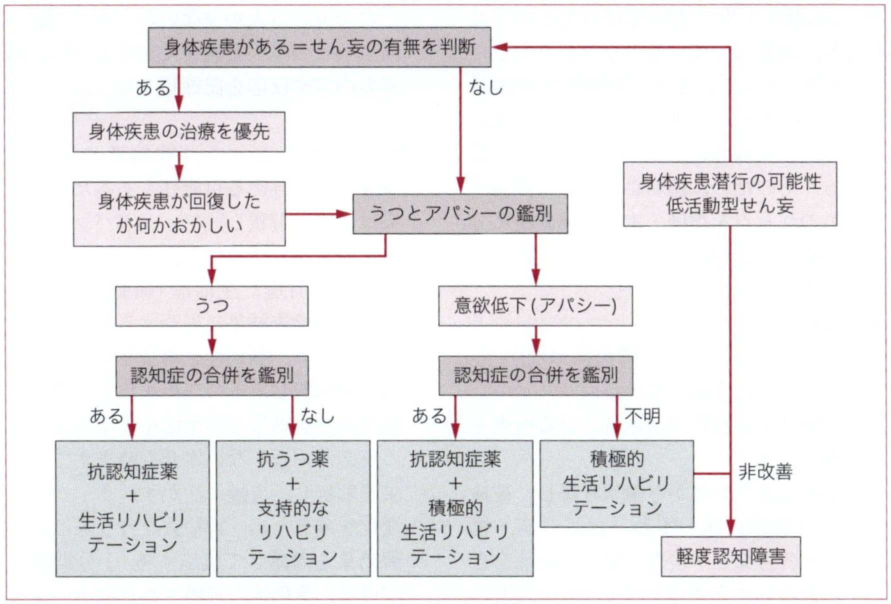

図2 せん妄・うつ・アパシーが疑われた際の対応フローチャート

（文献8を基に作図）

表6 自己効力感を高める４要因

要因		理学療法士の対応
成功体験	課題や行動を実際に行って，達成したり，成功したりした経験	課題難易度を適切なもの，もしくは必ず成功するものにする（満点主義，誤りなし学習）
代理体験	同じような状況の他者が行っているのを見て，自分にもできそうだと思うこと	集団リハビリテーションやグループワークの活用．同じような状態の患者と理学療法の時間・場所を合わせ，交流を促す
社会的説得	周囲の人が本人の行動に対する努力を認めること	褒める．多職種や家族から褒めてもらう
生理的・情動的状態	課題を遂行した際に，生理的・心理的に良好な反応が起こり，それを自覚すること（例えば歩行時の疲労が軽減した等）	評価結果や変化をフィードバックしたり，患者に気づいてもらえるよう声かけや注意を促す

（文献9を基に作表，筆者訳）

動を促す積極的な声かけが有効となる．

3 自己効力感を高める支援

人はうまくやれるという気持ちがあるとその行動をとるようになる．例えば，能力的には歩行可能な患者が生活場面では車椅子を使用している場合，歩行に対する自己効力感が低いことが影響しているかもしれない．このように「できる活動」と「している活動」の差を埋めるのに，自己効力感の評価が有効である．自己効力感を高める4要因と理学療法士の対応を表6[9]に示す．なお，ここに示す自己効力感を高める対応は，うつ，アパシー，認知症などを合併し，自信や意欲低下をきたした患者にも有効である．

4 認知・知的機能検査を実施する際の注意点

認知・知的機能検査は被検者の精神的負

担(こんなこともできなくなってと泣きだしたり，馬鹿にしているのかと怒りだしたりする等)となる．また，被検者のその日の体調(寝不足，服薬，痛み等)，検者の対応，実施環境等により，容易に結果は変動する．そのため，適切かつ正確に評価するための注意点を準備・実施・実施後に分けて，以下に記載する．

(1) 準備

・検査の選択
　▷被検者の生活課題の解決につながる，検査目的に合致している．
　▷信頼性・妥当性が示されている検査を選択する．
　▷事前にカルテ等から情報収集し，被検者の全身状態・体力，言語理解，視力・聴力などが検査の実施に支障をきたさないことを確認する(指示入力の方法，施行時間，難易度等)．
・教示方法などマニュアル化されている検査が多いため，正しく実施できるよう習熟し，必要な用紙や道具を準備する．事前に自分で体験すると，被検者の気持ちが理解できる．
・実施に際して配慮すべき点を検討する(視力低下には眼鏡，聴力低下には補聴器を用意しておく等)．

(2) 実施

・被検者が集中できるよう，適切な明るさ，静かさ，広さ，温度等を備えた個室で，適切な高さの机や椅子のある環境で実施する．
・協力が得られるよう検査の目的や概要を十分説明し，同意を得る．
・いきなり検査を行うのではなく，被検者の不安や緊張等を配慮し，事前に世間話をするなど関係性を築く．
・疲労に合わせて休憩を入れたり，被検者が回答するのが嫌になったりしないよう適切にフォローする(「この問題は難しいのでできる人が少ないのですよ」等)．
・減点項目の原因を検討できるように，回答の内容や反応を記録しておく．

(3) 実施後

・検査結果によっては被検者や家族にショックを与える可能性もあるため，結果は慎重に解釈し，フィードバックやその後のフォローを行う．
・年齢，教育歴，生活歴(職歴)，病前の状態等が検査結果に影響するため，得点だけでなく，個別性を踏まえて総合的に結果を解釈し，その理由を検討する．
・机上の検査結果と実生活や理学療法場面の反応が一致しない場合も踏まえて，結果を解釈し，支援に活かす．
・変化をみるため，再検査を行う際は，学習効果を考慮して実施する(十分期間を空ける，等価性の証明された別バージョンの検査を用いる等)．

文　献

1) 笠原洋勇：うつ状態を評価するための測度(1)．老年精医誌 6：757-766，1995
2) 岡田和悟ほか：やる気スコアを用いた脳卒中後の意欲低下の評価．脳卒中 20：318-323，1998
3) 鳥羽研二：Vitality Index(意欲の指標)．高齢者への包括的アプローチとリハビリテーション，大内尉義監，鳥羽研二編，メジカルビュー社，東京，102-105，2006
4) 上出直人ほか：日本の地域在住高齢女性における国際版転倒関連自己効力感尺度(the Falls Efficacy Scale-International)の信頼性と妥当性．総合リハ 38：1063-1069，2010
5) Folstein MF, et al："Mini-mental state". A practical method for grading the cognitive state of patients for the clinician. J Psychiatr Res 12：189-198, 1975
6) 北村俊則：Mini-Mental State(MMS)．高齢者のための知的機能検査の手引き，大塚俊男ほか監，ワールドプランニング，東京，35-38，1991
7) Wechsler D：日本版WAIS™-IV知能検査　実施・採点マニュアル，日本版WAIS-IV刊行委員会訳，日本文化科学社，東京，2018
8) 服部英幸：認知症と「うつ」の鑑別．日医師会誌 147(特別号(2))：S68-70，2018
9) Bandura A：Self-efficacy：toward a unifying theory of behavioral change. Psychol Rev 84：191-215, 1977

9 栄養状態の評価

澤田篤史

1 身体計測

1 身体計測

栄養評価における身体計測は，①身長・体重・体格指数（body mass index：BMI），②上腕三頭筋皮下脂肪厚，③上腕周囲長，④下腿周囲長を用いる．体重は栄養評価における必須項目であり，簡便かつ有用な指標である．体重を用いた栄養状態の評価では，理想体重や通常体重に対する現体重の割合を算出する．また，体重減少率が1週間で2%以上，あるいは，1ヵ月で5%以上である場合，低栄養を疑う．BMIは，18.5未満（70歳未満）もしくは20.0未満（70歳以上）で低栄養の診断基準を満たす．各身体計測方法を図1に示す．上腕三頭筋皮下脂肪厚は体脂肪量の評価に用いる．患者の非利き手の上腕中点から1cm上部あるいは下部の皮膚と皮下脂肪を検者が指でつまみ，上腕中点部の脂肪厚をアディポメーターで測定する（図1a）．上腕周囲長は筋肉量の評価に用いる．非利き手の上腕中点部の周囲長をメジャーで計測する（図1b）．また，上腕三頭筋皮下脂肪厚と上腕周囲長を用いることで，上腕筋周囲長や上腕筋面積を算出することができる．下腿周囲長は筋肉量の評価に用いられ，サルコペニアやADL能力との関連が報告されている．背臥位もしくは座位で膝関節を90°に屈曲し，下腿の最大部の周囲長を測定する．身体計測値の評価は，計測値を「日本人の新身体計測基準値（JARD2001）」[1]を用いて同性同年代の健常日本人の中央値と比較する（表1[1]，表2[2]）．

2 身体組成

身体組成の評価には，二重エネルギーX線吸収測定法や生体電気インピーダンス法が用いられることが多い．二重エネルギーX線吸収測定法は，2種類のX線の透過率比から体組成を計測する方法で，X線の吸収率の違いから身体を脂肪組織，除脂肪組織，骨組織に大分して測定する．身体組成の測定方法としては，信頼性が高いが，放射線被曝があり，継続的な評価にやや不向きという欠点がある．また，測定機器を持ち運びすることはできないため，測定できる場所が限られる．生体電気インピーダンス法は，生体組織に微量の電気を流し，身体組織の電気抵抗値の違いから電気抵抗の高い脂肪組織と，電解質を多く含み電気抵抗の低い除脂肪組織に分けて測定する．体水分量や体水分分布の影響を受けるため，発汗や脱水，姿勢によって測定値が変動しやすい．そのため信頼性を高めるためには，空腹安静時に臥位で測定することが望ましい．

2 血液生化学検査

アルブミンは血清中で最も含有量が多い蛋白質であり，肝臓で合成される．主な生体内での作用は，①水分を血管内に保持して血液の浸透圧を維持する，②様々な物質と結合することでホルモンや酵素，微量元素，薬などの物質を輸送する，③アミノ酸を供給することである．しかし，アルブミンは，肝疾患や腎疾患，外傷や感染症など侵襲による炎症，体内水分保有量に大きな影響を受ける．特に，炎症の影響を強く受

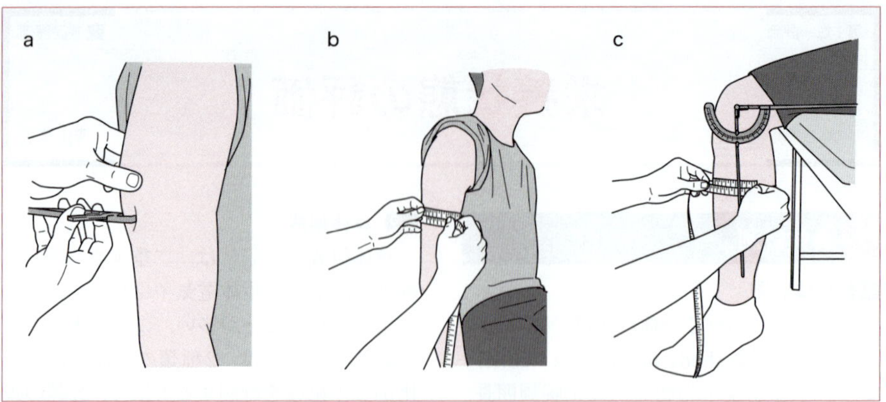

図1 身体計測方法

a：上腕三頭筋皮下脂肪厚の測定，b：上腕周囲長の測定，c：下腿周囲長の測定．
上腕筋周囲長と上腕筋面積の算出方法
・上腕筋周囲長（cm）＝上腕周囲長（cm）－0.314×上腕三頭筋皮下脂肪厚（mm）
・上腕筋面積（cm^2）＝上腕筋周囲長（cm）^{2}÷4×3.14

表1 日本人の新身体計測基準値（JARD2001）

男性	上腕三頭筋皮下脂肪厚（mm）	上腕周囲長（cm）	上腕筋周囲長（cm）	下腿周囲長（cm）
～29歳	11.88	27.43	23.69	36.34
30～39歳	13.31	28.42	24.28	37.63
40～49歳	11.71	27.87	24.19	37.05
50～59歳	11.06	27.25	23.76	36.05
60歳～	10.48	26.54	23.27	33.29
計	11.36	27.23	23.67	34.96
女性	**上腕三頭筋皮下脂肪厚（mm）**	**上腕周囲長（cm）**	**上腕筋周囲長（cm）**	**下腿周囲長（cm）**
～29歳	15.10	24.68	19.94	34.42
30～39歳	15.29	25.01	20.24	34.34
40～49歳	16.65	26.19	20.96	34.62
50～59歳	16.10	25.84	20.84	33.18
60歳～	16.71	25.34	20.11	31.24
計	16.07	25.28	20.25	32.67

（文献1を基に作表）

表2 低栄養の判定基準

	軽度低栄養	中等度低栄養	重度低栄養
%理想体重	80～90%	70～79%	70%未満
%通常体重	85～95%	75～84%	75%未満
%上腕周囲長	80～90%	60～79%	60%未満
%上腕三頭筋皮下脂肪厚	80～90%	60～79%	60%未満
%上腕筋周囲長	80～90%	60～79%	60%未満

（文献2を基に作表）

け，血管内から血管外へ漏出するため，血清アルブミン値が低下する．そのため，アルブミンは「栄養特異性が低いため，栄養スクリーニングや栄養診断に使用すべきではない」[3)]とされており，近年，白血球数やC反応性蛋白などとともに炎症反応の指標として用いられることが多い．そのため，アルブミンを栄養状態の判定に用いる際は，他の血液生化学検査や身体指標などと併せて総合的に判断することが望ましい．なお，血清アルブミン値は，死亡率や合併症率との関連があり，予後予測ツールの指標や合併症のリスク因子として有用性が高い．アルブミンは血中半減期が約21日と長いため，急性相蛋白と呼ばれるトランスフェリン（半減期7日），プレアルブミン（半減期2日），レチノール結合蛋白（半減期0.5日）がより鋭敏な栄養指標として用いられる．急性相蛋白は，炎症がない状態では栄養状態を反映するとされるが，アルブミンと同様に炎症や腎疾患，薬物の影響を受けるため注意が必要である．

3 スクリーニングツール

栄養スクリーニングはすべての患者に実施することが推奨されている．主観的包括的栄養評価（Subjective Global Assessment：SGA）は，問診項目と身体所見を基に評価者の主観によってスクリーニングを実施する（表3）[3]．特別な器具を使わずに行うことができ，全年齢の患者に対して用いることが可能で，他の栄養評価項目との相関が報告されている[4]．Mini Nutritional Assessment（MNA®）は65歳以上の高齢者を対象としたスクリーニングツールであり，MNA®の短縮版であるMNA® Short Form（MNA®-SF）とともに汎用されている（図2）[5]．MNA®-SFは，A. 過去3ヵ月間での食事量の減少，B. 過去3ヵ月間での体重減少，C. 自力歩行の可否，D. 過去3ヵ月間での精神的ストレスや急性疾患の有無，E. 神経・精神的問題の有無，F. BMIの6項目で判定する．BMIが測定困難の場合は，下腿周囲長で代用することができるため，起居動作が困難な患者や寝たきりの高齢者にも用いやすい．MNA®-SFはリハビリテーションアウトカムとの関連が報告されているが[6]，運動機能障害や認知機能障害を呈する患者では特異度が下がることが懸念されている[7]．小児では，低栄養の影響が発育の遅れとして現れるため，成長曲線と照らしてスクリーニングを行う．

表3　主観的包括的栄養評価（SGA）の評価項目

問診項目	身体所見
・体重変化 ・食物摂取状況の変化 ・消化器症状 ・機能障害 ・必要栄養量に関係する疾患	・皮下脂肪の減少 ・筋肉の減少 ・浮腫・腹水

（文献3を基に作表，筆者訳）

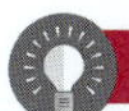

クリニカルヒント

1 身長の推定方法

身長は原則として立位で計測するが，立位がとれない場合は，以下に示す膝高による身長の推定式が利用できる[8]．膝高は背臥位で非利き足の膝関節を90°に曲げて，踵から膝蓋部の大腿前面（膝蓋骨の上から5cm）までの長さを測定する．

男性：64.19－（0.04× 年 齢）＋（2.02×膝高）

女性：84.88－（0.24× 年 齢）＋（1.83×膝高）

＊膝高の測定単位はcm

2 正確な身体計測

上腕の皮下脂肪や筋などの軟部組織は，姿勢やアライメントの影響を受ける．特に上腕三頭筋皮下脂肪厚は測定誤差が生じやすいため，円背の高齢者や骨変形がある患者を測定する場合は注意が必要である．そのため，測定の際は必ず肩峰から肘頭までの長さを測定し，中点の位置を明確にすることが重要である．低栄養や腎不全，心不全などで水分の貯留による浮腫を認める場合，測定時期や測定時間によって下腿周径の最大部の位置が変わりやすい．そのた

簡易栄養状態評価表
Mini Nutritional Assessment-Short Form
MNA®

Nestlé NutritionInstitute

氏名:

性別:　　年齢:　　体重:　　kg　身長:　　cm　調査日:

下の□欄に適切な数値を記入し、それらを加算してスクリーニング値を算出する。

スクリーニング

A　過去3ヶ月間で食欲不振、消化器系の問題、そしゃく・嚥下困難などで食事量が減少しましたか?
0 = 著しい食事量の減少
1 = 中等度の食事量の減少
2 = 食事量の減少なし

B　過去3ヶ月間で体重の減少がありましたか?
0 = 3 kg 以上の減少
1 = わからない
2 = 1～3 kg の減少
3 = 体重減少なし

C　自力で歩けますか?
0 = 寝たきりまたは車椅子を常時使用
1 = ベッドや車椅子を離れられるが、歩いて外出はできない
2 = 自由に歩いて外出できる

D　過去3ヶ月間で精神的ストレスや急性疾患を経験しましたか?
0 = はい　　2 = いいえ

E　神経・精神的問題の有無
0 = 強度認知症またはうつ状態
1 = 中程度の認知症
2 = 精神的問題なし

F1 BMI (kg/m^2):体重(kg)÷[身長 (m)]^2
0 = BMI が19 未満
1 = BMI が19 以上、21 未満
2 = BMI が21 以上、23 未満
3 = BMI が 23 以上

BMI が測定できない方は、F1 の代わりに F2 に回答してください。
BMI が測定できる方は、F1 のみに回答し、F2 には記入しないでください。

F2 ふくらはぎの周囲長(cm):CC
0 = 31cm未満
3 = 31cm以上

スクリーニング値
(最大:14ポイント)

12-14 ポイント:　栄養状態良好
8-11 ポイント:　低栄養のおそれあり (At risk)
0-7 ポイント:　低栄養

Ref.　Vellas B, Villars H, Abellan G, et al. *Overview of the MNA® - Its History and Challenges.* J Nutr Health Aging 2006;10:456-465.
Rubenstein LZ, Harker JO, Salva A, Guigoz Y, Vellas B. *Screening for Undernutrition in Geriatric Practice: Developing the Short-Form Mini Nutritional Assessment (MNA-SF).* J. Geront 2001;56A: M366-377.
Guigoz Y. *The Mini-Nutritional Assessment (MNA®) Review of the Literature - What does it tell us?* J Nutr Health Aging 2006; 10:466-487.
Kaiser MJ, Bauer JM, Ramsch C, et al. *Validation of the Mini Nutritional Assessment Short-Form (MNA®-SF): A practical tool for identification of nutritional status.* J Nutr Health Aging 2009; 13:782-788.

さらに詳しい情報をお知りになりたい方は、**www.mna-elderly.com** にアクセスしてください。

図2　簡易栄養状態評価表(MNA®-SF)

(Nestlé Health Scienceより)(https://www.mna-elderly.com/mna-forms)

め，常に同一部位を測定できるように，腓骨頭や外果などの骨指標を基点に測定部位までの距離を記録しておくことで測定精度を高めることができる．

また，片麻痺患者で麻痺の影響によって左右の周径に著しい差が生じている場合は，非麻痺側を栄養評価に用いる．

3 身体計測時のリスク管理

低栄養，特に慢性的に蛋白質や脂肪，亜鉛の摂取量が低下している高齢患者では，皮膚の菲薄化や弾力性の低下が起こり，皮膚が脆弱化しやすい．このような患者では，表皮の光沢や乾燥，ひび割れ，皮下静脈の透視を認めやすいため，身体計測の際には皮膚の視診を同時に行うとよい．また，身体計測で皮膚に触れる際には愛護的に扱うことが重要である．

文 献

1) 日本栄養アセスメント研究会 身体計測基準値検討委員会：日本人の新身体計測基準値JARD2001．栄評治 19 (suppl)，2002
2) 真壁　昇：身体計測の基本と重要性．臨栄 141：434-442，2022
3) Cederholm T, et al：Diagnostic criteria for malnutrition - An ESPEN Consensus Statement. Clin Nutr 34：335-340，2015
4) Detsky AS, et al：What is subjective global assessment of nutritional status? JPEN 11：8-13, 1987
5) Nestlé Nutrition Institute：簡易栄養状態評価表 Mini Nutritional Assessment-Short Form MNA®. https://www.mna-elderly.com/sites/default/files/2021-10/mna-mini-japanese.pdf (2022 年 12 月 21 日閲覧)
6) 吉田貞夫：回復期リハビリテーション病棟に入院する高齢者の栄養状態とアウトカム．静脈経腸栄養 28：1051-1056，2013
7) Marshall S, et al：Nutrition screening in geriatric rehabilitation：criterion (concurrent and predictive) validity of the Malnutrition Screening Tool and the Mini Nutritional Assessment－Short Form. J Acad Nutr Diet 116：795-801, 2016
8) 田中弥生：各論1．身体計測パラメーター 1) 身長・体重・BMI．臨検 48：959-964，2004

10 嚥下機能の評価

内田 学

1 嚥下機能の評価

1 直接的検査

(1) 嚥下造影検査(VF)

嚥下造影検査(videofluoroscopic examination of swallowing：VF)は咀嚼・嚥下機能の障害を有する患者を評価する際に，最も有用な検査方法の一つである．放射線透視下にて直接的に嚥下動態を確認することから，体表で確認することが困難な食塊形成や移送，口腔機能や食道機能などを詳細に評価できるというメリットがある．一方で，X線透視装置が設置されていることが条件のため，環境が整っている病院でしか実施できないことがデメリットとして挙げられる．

1) 目的

咀嚼や嚥下機能に障害がある場合，その重症度や病態を診断することである．現在の食形態や食事姿勢などを調整し，介入に反映させるための評価である．

2) 検査方法

X線透視装置は撮影台を床と垂直に立て，椅子またはリクライニング位が可能な椅子に被検者を座らせて検査を実施する．検査食は硫酸バリウム液または血管造影剤希釈液，バリウムゼリー，バリウムを添加した粥，米飯などを必要に応じて準備する．

3) 評価方法

嚥下造影検査では，摂食嚥下のステージごとの観察項目が設定されている(表1)．重症例ではすべてのステージをまとめて観察することは困難である．全体像を把握するために日本摂食嚥下リハビリテーション学会の嚥下造影検査の検査法に記載されている評価用紙[1]を活用することも有効である．

表1 嚥下造影検査における主な観察項目

口腔期	口腔内保持 咀嚼・押しつぶし 食塊形成 口腔内残留 口蓋と舌の接触 咽頭への送り込み
咽頭期	嚥下反射惹起遅延の有無 鼻咽腔逆流 口腔への逆流 喉頭挙上 喉頭侵入の有無 誤嚥の有無 食道入口部の開大 咽頭残留の有無と残留部位
食道期	食道の変形・狭窄の有無 食道蠕動運動 検査食のうっ滞，逆流の有無

(2) 嚥下内視鏡検査(VE)

嚥下内視鏡検査(videoendoscopic evaluation of swallowing：VE)では，内視鏡を患者の鼻腔から挿入し，咽頭の構造や機能を直接視覚的に観察できる(図1)．咽頭粘膜の状態や咽頭残留，喉頭侵入などの所見を評価するためには大変有益な検査である．一方で，嚥下反射が出現するタイミングは嚥下反射中の視野消失(ホワイトアウト)が生じることから観察は困難である．嚥下の前後で比較することによって，嚥下機能を評価する必要がある．

1) 目的

嚥下における咽頭期の観察を行うことを目的とする．咽頭の構造や機能を観察し，誤嚥が生じている場合などは代償的な手段の確認や嚥下リハビリテーションの効果検証などのために実施される．

2) 検査方法

鼻腔から細いファイバースコープを咽頭に挿入し，咽頭部の形状や運動の状態を直接監視下で観察する．実際に飲食物を嚥下させ，食物が咽頭を通過していく状況を観察記録し，気管に入ったり，残留が認められたりしないかなどを調べる．

3) 評価方法

嚥下内視鏡検査では，嚥下関連器官の構造・運動や感覚機能の状態（特に左右差），咽頭や喉頭内の貯留物の状態，反射の惹起性，嚥下反射前後の咽頭や喉頭内の食塊の状態などを評価することができる．嚥下内視鏡検査では，咽頭期嚥下運動（嚥下反射）そのものはホワイトアウトで観察することはできない．したがって，非嚥下課題で運動，感覚機能を評価することと，咽頭や喉頭内の貯留物や残留物のような嚥下運動の後にみられる状態を観察し評価することが特に重要である[2]．

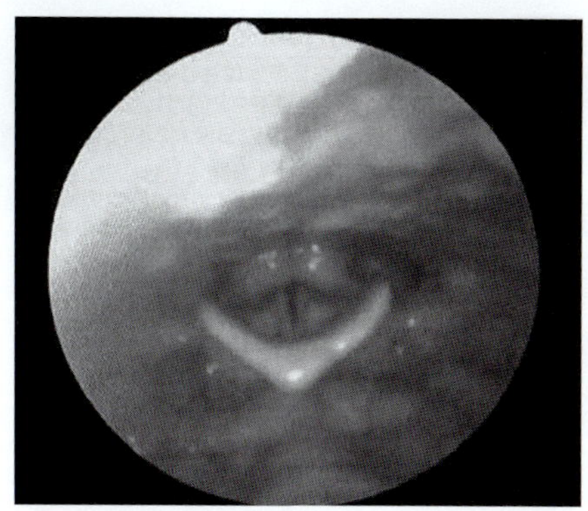

図1 嚥下内視鏡での観察

2 間接的検査

(1) 反復唾液嚥下テスト（RSST）

反復唾液嚥下テスト（Repetitive Saliva Swallowing Test：RSST）は，1990年代に開発された機能的嚥下障害のスクリーニング法である[3]．介護予防事業としても生活機能評価の一部をなしており，短時間で簡便に実施できる誤嚥のスクリーニング法である．実際に水分や食物を嚥下しないため安全に実施でき，わが国で広く活用されている．

一方で，RSSTは指示理解が困難だと実施不能である．実施不能の割合は施設入所高齢者で4.6%，急性期病院の嚥下障害患者で16.9%との報告がある[4]．

1) 目的

嚥下障害の可能性がある患者に対して，経口摂取を安全に行うことができるかどうかを判別するためのスクリーニングとして実施する．脳卒中急性期の患者については全例行うべきである．また，脳卒中急性期や術後などで経口摂取が困難な患者に対しては，通常「間接嚥下訓練」を行うが，食物を使った「直接嚥下訓練」が可能かどうかを評価する目安としてRSSTを利用することもできる．

2) 検査方法

「30秒間の間にできるだけ何回も唾液を飲み込むこと」と指示し，嚥下反射の回数を計測する．嚥下反射の確認として，中指で喉頭隆起（甲状軟骨），示指で舌骨相当部に軽く触れ，喉頭挙上・下降運動を触診にて確認する[5]．嚥下障害があると正常な喉頭挙上が困難であり，喉頭がわずかに挙上しかけるが，上前方まで行かず，すぐ下降してしまうことがある．このように，不完全な挙上で終わる場合は嚥下運動として判定できない．口腔内の乾燥が著明な場合は1mL程度の水で口腔内を湿らせて実施してもよい．

3) 評価方法

30秒間に3回以上の嚥下をカットオフ値とし，2回以下を陽性と判断する．記録では0回と実施不能を区別する．実施不能の際，その理由を記載しておくと経時的変化を評価するのに役立つ．

表2 改訂水飲みテスト（MWST）の概要

手続き	①冷水3mLを口腔底に注ぎ嚥下を指示する ②嚥下後，反復嚥下を2回行わせる ③評価基準が4以上なら最大2施行繰り返す ④最低点を評点とする
判定	1．嚥下なし，むせる and/or 呼吸切迫 2．嚥下あり，呼吸切迫（不顕性誤嚥の疑い） 3．嚥下あり，呼吸良好．むせる and/or 湿性嗄声 4．嚥下あり，呼吸良好．むせない 5．4に加え，反復嚥下が30秒以内に2回可能

嚥下障害を疑われ，嚥下造影検査を実施した患者において，RSST 3回は誤嚥のスクリーニングとして感度0.98，特異度0.66であることが報告[6]されている．

(2) 改訂水飲みテスト（MWST）

水飲みテストは古くから広く臨床現場で実施されているスクリーニングテストで，簡便でありながら信頼性は高い．水は流動性が高く誤嚥しやすい物質であるが，誤嚥した際の有害性は他の物質よりも低いため，水飲みテストは誤嚥のスクリーニングテストとして広く用いられている．わが国で最もよく知られているのが3mLを使う改訂水飲みテスト（Modified Water Swallowing Test：MWST）で，誤嚥の判定に高い信頼性がある．『脳卒中治療ガイドライン2021〔改訂2023〕』[7]における脳卒中急性期の全身管理について，飲食や経口服薬を開始する前には嚥下機能の評価を実施することが推奨されている（推奨度A，エビデンスレベル中）．ベッドサイドスクリーニング検査としては水飲みテストの有用性について述べられている（推奨度B，エビデンスレベル低）．

1）目的

MWSTは，誤嚥などの摂食嚥下障害が疑われ，嚥下機能を評価する必要のある患者に用いる．スクリーニングテストなので，嚥下機能全体を捉えた大まかな状態の把握は可能であるが，詳細な評価は困難であることに注意が必要である．

2）検査方法

シリンジを用いて3mLの冷水を口腔内に注ぎ，患者自身に嚥下させて誤嚥しているかどうかを評価する．口腔内に水を入れる際に，咽頭に直接水が流れ込むのを防ぐために，舌背には注がず，必ず口腔底に水をゆっくり注いでから嚥下させなければならない．嚥下後には，反復して嚥下を2回行ってもらうようにする．嚥下の状態を確認しながら，むせの有無，呼吸切迫の有無，湿性嗄声の有無などを観察する．

3）評価方法

判定は，1〜5点までの5段階である（表2）．嚥下ができずにむせたり，呼吸が切迫したりする場合は1点．嚥下ができれば2点以上となる．2点は嚥下後に呼吸が切迫し，不顕性誤嚥が疑われる場合である．3点は嚥下後に呼吸自体に変化はなく良好であるが，むせたり，湿性嗄声が出現する場合である．4点は嚥下後に呼吸は良好でむせもない場合，5点は4点の状態に加えて反復嚥下が30秒以内に2回可能な場合である．なお，4点以上の場合には最大2回繰り返して，最も悪い状態で判定する[8]．

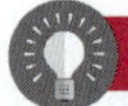

クリニカルヒント

1 姿勢の評価

嚥下機能については，口腔機能や咽頭，喉頭の機能に視点が向きがちであるが，座位姿勢や臥床時の姿勢の影響を受けることも多い．脳卒中やパーキンソン病などは嚥下障害が多く出現する疾患の代表であり，いずれも体幹，頭頚部を垂直に保持することが制限される疾患である．このような姿勢の異常からも嚥下障害が出現しやすくなるため，嚥下機能の評価に加えて姿勢の観察にも注意が必要である．

(1) 姿勢の異常と嚥下障害

骨盤の後傾，脊柱の円背などが生じるこ

とで，前方頭位になることが多く，下顎が前方に位置することで舌骨下筋には伸張ストレスが加わり，嚥下運動時の喉頭挙上を抑制することにつながる．

(2) 体軸の回旋と嚥下障害

片麻痺患者では麻痺側肩甲帯に内転方向への連合反応が出現する．この姿勢は，肩甲舌骨筋に伸張刺激が加わることで喉頭挙上を抑制する．

2 義歯の確認

嚥下障害は高齢者に多くみられ，高齢者では義歯を使用していることが多い．嚥下機能を確認する際には，可能な限り義歯を装着した状態で評価を実施する必要がある．

文献

1) 日本摂食嚥下リハビリテーション学会医療検討委員会：嚥下造影の検査法（詳細版）日本摂食嚥下リハビリテーション学会医療検討委員会2014年度版．日摂食嚥下リハ会誌 18：166-186，2014
2) 日本摂食嚥下リハビリテーション学会医療検討委員会：嚥下内視鏡検査の手順 2021改訂．日摂食嚥下リハ会誌 25：268-280，2021
3) 小口和代ほか：機能的嚥下障害スクリーニングテスト「反復唾液嚥下テスト」(the Repetitive Saliva Swallowing Test：RSST) の検討 (1) 正常値の検討．リハ医 37：375-382，2000
4) 北村　哲ほか：保険薬局における高齢者嚥下機能低下の実態調査とリスク因子の解析．日老薬会誌 1：8-13，2018
5) 中島　誠：RSST（反復唾液嚥下テスト）．ブレインナーシング 35：652-654, 2019
6) 小口和代：反復唾液嚥下テスト(RSST)．MED REHABIL 240：21-25，2019
7) 日本脳卒中学会 脳卒中ガイドライン委員会編：2-1 全身管理 (5) 栄養など．脳卒中治療ガイドライン2021〔改訂2023〕，協和企画，東京，33-34，2023
8) 日本摂食嚥下リハビリテーション学会 医療検討委員会：摂食嚥下障害の評価【簡易版】，2015．https://www.jsdr.or.jp/wp-content/uploads/file/doc/assessment2015-announce.pdf (2022年12月25日閲覧)

11 日常生活活動の評価

今岡真和

1 基本的ADL(BADL)の評価

■1 評価の目的

生活機能には基本的な日常生活活動(basic activities of daily living：BADL)と手段的な日常生活活動(instrumental activities of daily living：IADL)がある．BADL，IADLともに具体的な評価に基づき，理学療法効果を定量的に検証するための指標として大変重要である．また，BADL，IADLの各評価尺度の特徴を十分理解して利活用することが大切であり，対象者に応じて評価を使い分けることで信頼性，妥当性のある評価指標となる．

■2 評価の信頼性

日常生活活動(activities of daily living：ADL)を評価するためには，評価に用いる指標やスケールが妥当であるか事前に検者は理解していなければならない．また，被検者の生活状況などを評価するわけであるから，可能な限りにおいて実際の生活場面を評価することが重要である．信頼性という視点から，観察による評価の場合には検者が別の人に代わっても同じような結果となるか(検者間信頼性)，評価基準が統一されており主観による判定とならないよう妥当性があるかということも把握しておく必要がある．また，自記式(自らが記載する方法)の評価では，生活機能に変化がないのであれば，いつ誰が測定しても同じ結果となるかという信頼性の担保が重要となる．

■3 BADL評価測定尺度

BADLを評価尺度でアセスメントすることは，基本的なADLにおける自立を阻害している要因を明確化，数値化することとなる．そのため，理学療法プログラムの目標設定やプログラム内容の立案の重要な資料となる．また，反復的に測定することで理学療法プログラム効果の判定や自立度の経時的変化を可視化できる．評価尺度として，国内外で多く使用され臨床において使用頻度が高いBarthel Index(BI)，Functional Independence Measure(FIM)を詳しく紹介する．その他にBADL評価ができる指標として，PULSES profile，Katz Index，Kenny Self-Care Evaluationなどが挙げられる．

(1) BI

Barthel Index(BI)(表1)[1)]は，1965年に発表された評価尺度であり，複数回の改定により現在のBIとなった．対象者の各項目に対する遂行能力を客観的に評価するため「できるADL」が評価されることとなる．つまり，BIの得点は「しているADL」に基づいていないことを十分に理解したうえで評価内容を吟味しなければならない．

評価方法は，医療従事者による観察と聞きとりを通じて評価される．評価項目は，食事，移乗，整容，トイレ動作，入浴，歩行，階段昇降，着替え，排便コントロール，排尿コントロールの10項目からなり，各項目内の得点は移乗と歩行は4段階の15点，10点，5点，0点が配点され，整容と入浴は2段階の5点，0点が配点され，その他の6項目は3段階の10点，5点，0点が配点されている．得点が高いほど「できるADL」の自立度が高いことを表し，合計100点が最大得点となる．

表1 Barthel Index (BI)

項目		点数	判定	状態
1	食事	10点	自立	自助具などの装着可，標準的時間内に食べ終える
		5点	部分介助	おかずを切って細かくしてもらうなど
		0点	全介助	全介助
2	車椅子からベッドへの移乗	15点	自立	自立，ブレーキ，フットレストの操作も含む
		10点	監視（見守り）	最小限介助または監視を要する
		5点	部分介助	座ることは可能であるがほぼ全介助
		0点	全介助	全介助または不可能
3	整容	5点	自立	自立（洗面，整髪，歯磨き，ひげ剃り）
		0点	部分介助・全介助	部分介助または不可能
4	トイレ動作	10点	自立	自立（衣服の操作，後始末を含む、ポータブル便器などを使用している場合はその洗浄も含む）
		5点	部分介助	部分介助，体を支える，衣服の操作，後始末に介助を要する
		0点	全介助	全介助または不可能
5	入浴	5点	自立	自立
		0点	部分介助・全介助	部分介助または不可能
6	移動	15点	自立	45m以上の歩行，補装具（車椅子，歩行器）の使用の有無は問わず
		10点	監視・部分介助	45m以上の介助歩行
		5点	部分介助	歩行不能の場合，車椅子にて45m以上の操作可能
		0点	全介助	上記以外
7	階段昇降	10点	自立	自立，手すりなどの使用の有無は問わない
		5点	部分介助	介助または監視を要する
		0点	全介助	不能
8	着替え	10点	自立	自立，靴，ファスナー，装具の着脱を含む
		5点	部分介助	部分介助，標準的な時間内，半分以上は自分で行える
		0点	全介助	上記以外
9	排便コントロール	10点	自立	失禁なし，浣腸，坐薬の取り扱いも可能
		5点	部分介助	時に失禁あり，浣腸，坐薬の取り扱いに介助を要する者も含む
		0点	全介助	上記以外
10	排尿コントロール	10点	自立	失禁なし，収尿器の取り扱いも可能
		5点	部分介助	時に失禁あり，収尿器の取り扱いに介助を要する者も含む
		0点	全介助	上記以外

（文献1を基に作表）

BIを使用した評価では，20点以下ではほぼ全介助となっていることを示す．また，予後予測として60点以上のcerebral vascular accident（CVA）患者は，60点未満の患者と比較して退院までの在院日数が短いことが報告されている[2)]．

(2) FIM

Functional Independence Measure（FIM）（表2〜4）[3)]は，1983年に開発されたADL評価尺度であり，介護負担に着目した評価尺度となっている．また，評価するADLは「しているADL」であるため，実際に対象者が行っている生活機能を数値化することが可能となる．BADL評価の中で最も信頼性や妥当性があるとされ，病院，施設および在宅の現場で幅広く使用されている．

評価項目は，運動13項目と認知5項目の計18項目から構成され，どのような疾患を有する対象者にも適応でき，評価者も専門職である必要はないことが特徴である．自立については「完全自立」と「修正自立」に分けられ，介助についても介助量に応じて「監視（見守り）」，「最小介助」，「中等度

表2 FIM各項目

	項目		点数
運動項目	セルフケア	食事	
		整容	
		清拭	
		更衣（上半身）	
		更衣（下半身）	
		トイレ	
	排泄	排尿コントロール	
		排便コントロール	
	移乗	ベッド，椅子，車椅子	
		トイレ	
		浴槽，シャワー	
	移動	歩行，車椅子	
		階段	
認知項目	コミュニケーション	理解（聴覚，視覚）	
		表出（音声，非音声）	
	社会的認知	社会的交流	
		問題解決	
		記憶	
		合計	点

（文献3を基に作表，筆者訳）

表3 FIM運動項目採点時の基準

	点数	介助量
自立	7	完全自立
	6	修正自立
介助	5	監視（見守り）・準備・指示・促しが必要
	4	75％以上自分で実施（最小介助）
	3	50％以上75％未満は自分で実施（中等度介助）
	2	25％以上50％未満は自分で実施（最大介助）
	1	25％未満しか自分で実施しない もしくは全介助

（文献3を基に作表，筆者訳）

表4 FIM認知項目採点時の基準

	点数	介助量
自立	7	完全自立
	6	修正自立（時間がかかる，安全性の配慮）
介助	5	監視（見守り）・準備・指示・促し以外に10％未満の手助け
	4	75％以上90％以下は自分で実施（最小介助）
	3	50％以上75％未満は自分で実施（中等度介助）
	2	25％以上50％未満は自分で実施（最大介助）
	1	25％未満しか自分で実施しない もしくは全介助
理解・表出・問題解決		複雑/抽象的事項を一人でできる：7〜6点
		簡単な日常生活において介助が必要：5〜1点
社会的交流・記憶		一人でこなせる：7〜6点
		手助けをする必要がある：5〜1点

（文献3を基に作表，筆者訳）

介助」，「最大介助」，「全介助」の5段階に分類される．

得点は最低で18点，最高は126点であり，点数が高いほどBADLの自立度が高いことを示す．FIMはBIと異なり，評価が1〜7点と点数の幅があるためBADLの変化を捉えやすいというメリットがある．加えて「しているADL」を実際の生活場面で評価するため，必要な介助量を正確に把握することが可能である．ただし，評価項目が18項目と多く，評価にかかる時間が長いこと，点数の判定に一定の知識を有している必要があることがデメリットである．

2 手段的ADL（IADL）の評価

1 IADL

IADLは，社会的な生活機能を指し，地域社会において自立した生活を送るために必要な活動能力を指すものである．評価項

表5 Lawton IADL

項目	男性	女性
A. 電話の使用		
1. 自分から電話をかける(電話帳を調べたり，ダイヤル番号を回すなど)	1	1
2. 2，3のよく知っている番号へ電話をかける	1	1
3. 電話を受けるが，自分からはかけない	1	1
4. 電話を全く使用しない	0	0
B. 買い物		
1. すべての買い物を一人で行う	1	1
2. 小額の買い物は一人で行う	0	0
3. すべての買い物に付き添いを要する	0	0
4. 買い物は全くできない	0	0
C. 食事の支度		
1. 献立，調理，配膳を適切に一人で行う		1
2. 材料があれば適切に調理を行う		0
3. 調理済食品を温めて配膳する．また調理するが栄養的配慮が不十分		0
4. 調理，配膳を他者にしてもらう必要がある		0
D. 家事		
1. 自分で家事を行う．または重度作業のみときどき援助を要する		1
2. 皿洗い，ベッドメイキング程度の軽い作業を行う		1
3. 軽い作業を行うが十分な清潔さを維持できない		1
4. すべての家事に援助を要する		1
5. 家事には全くかかわらない		0
E. 洗濯		
1. 自分の洗濯は自分で行う		1
2. 靴下程度の小さなものは自分で行う		1
3. すべて他人にしてもらう		0
F. 交通手段		
1. 1人で公共交通機関を利用する．または自動車を運転する	1	1
2. タクシーを利用し，他の公共交通機関を使用しない	1	1
3. 介護者または他者と一緒なら公共交通機関を利用する	1	1
4. 介護者付きでのタクシーまたは自動車の利用に限られる	0	0
5. 全く利用しない	0	0
G. 服薬管理		
1. 適正量，適正時間の服薬を責任をもって行う	1	1
2. 前もって分包して与えられれば正しく服薬する	0	0
3. 自分で服薬の管理ができない	0	0
H. 家計管理		
1. 家計管理を自立して行う(予算，小切手書き，借金返済，請求書支払い，銀行へ行く)	1	1
2. 日用品の購入はするが，銀行関連，大きなものの購入に関しては援助を要する	1	1
3. 金銭を扱うことができない	0	0

(文献4より筆者訳)

目の構成内容は自宅内の動作ではなく，より広い生活空間や社会活動を想定している．また，IADLは地域の特性，文化，個人に大きな影響を受ける．本項では，国内で使用頻度が高い評価法を中心に概説する．

(1) Lawton IADL

Lawton IADL(表5)[4]は，1969年に開発され，「電話の使用」，「買い物」，「食事の支度」，「家事」，「洗濯」，「交通手段」，「服薬管理」，「家計管理」の8項目で構成される．原典では，男女で評価に取り込まれる項目が異なり，男性では「食事の支度」，「家事」，「洗濯」は評価項目に含まれない．男女共同参画社会の現代では，男性も女性と同じ8項目評価とする方が実際のIADL

表6 NCGG-ADL

1	足の爪を自分で切れますか	はい	いいえ
2	一人で外出できますか	はい	いいえ
3	バスや電車を使って移動できますか	はい	いいえ
4	日用品の買い物ができますか	はい	いいえ
5	請求書の振込(窓口, ATM)ができますか	はい	いいえ
6	電話番号を調べることができますか	はい	いいえ
7	掃除機かけができますか	はい	いいえ
8	お金の管理ができますか	はい	いいえ
9	薬の管理ができますか	はい	いいえ
10	家の鍵の管理ができますか	はい	いいえ
11	食事を作れますか	はい	いいえ
12	電子レンジを使えますか	はい	いいえ
13	ガスコンロ(ガスレンジ)を利用できますか	はい	いいえ

(文献5より)

を反映できると思われる．各項目は「可能」であれば1点，「不可能」もしくは「一部可能」で0点となる．評価に要する時間はおおむね10分程度であることから比較的簡便な尺度である．しかしながら，実際場面の評価ではなく自分自身で報告するような情報提供であるため，過大・過小評価となる可能性がある．また，得点が1点か0点のため，細かなIADL能力の変化はわからない．

(2) NCGG-ADL

NCGG-ADL(表6)[5]は，National Center for Geriatrics and Gerontology - Activities of Daily Living Scaleであり，2013年に国内で開発された比較的新しいIADL評価尺度である．本尺度は健常高齢者，要支援高齢者，要介護高齢者の分類を目的に開発された．

評価方法は，13項目を「はい」，「いいえ」のいずれかで回答し，「はい」の回答数の合計が得点となる．得点が高いほどIADLが高く自立していることを示す．できるかどうかを問う質問項目が列記されており，特定条件下においてできる(例：家族がいれば，用具が用意されていればなど)というようなことも想定されるため，詳細な判定基準やカットオフ値などに関しては開発された報告書を参照することが推奨される．

(3) 基本チェックリスト

基本チェックリスト(表7)[6]は，2006年4月に介護保険制度の改正に伴い作成された生活機能を全般的に評価する25項目のリストである．生活機能が低下した要支援・要介護状態に陥る恐れのある対象者を早期に把握するために活用されている．近年ではフレイルの判定にも用いられ，要支援・要介護リスクがある者を抽出するだけでなく，フレイルリスクがある者の抽出にも利活用されているリストである．評価項目は日常生活関連動作5項目，運動器5項目，栄養2項目，口腔機能3項目，閉じこもり2項目，認知機能3項目，うつ5項目の計25項目で構成される．使用方法は各項目に「はい」，「いいえ」のいずれかを回答して得点を把握する．併せて，構成項目ごとに領域別リスクも客観的に把握することが可能である．総得点は最高で25点，最低で0点であり，高いほど要支援・要介護リスクが高いことを示す．フレイル定義[5]としては，4〜7点はプレフレイル，8点以上はフレイルとして報告されている．簡便で5分程度の自記式にて評価可能なことから地域在住高齢者を対象とした評価では非常に多くの機会で実施されている．

基本チェックリストは，IADLを包含し

表7 基本チェックリスト

	No.	質問項目	回答：いずれかに○をお付けください	
日常生活関連動作	1	バスや電車で1人で外出していますか	0.はい	1.いいえ
	2	日用品の買い物をしていますか	0.はい	1.いいえ
	3	預貯金の出し入れをしていますか	0.はい	1.いいえ
	4	友人の家を訪ねていますか	0.はい	1.いいえ
	5	家族や友人の相談にのっていますか	0.はい	1.いいえ
運動器	6	階段を手すりや壁をつたわらずに昇っていますか	0.はい	1.いいえ
	7	椅子に座った状態から何もつかまらずに立ち上がっていますか	0.はい	1.いいえ
	8	15分位続けて歩いていますか	0.はい	1.いいえ
	9	この1年間に転んだことがありますか	1.はい	0.いいえ
	10	転倒に対する不安は大きいですか	1.はい	0.いいえ
栄養	11	6ヵ月間で2〜3kg以上の体重減少がありましたか	1.はい	0.いいえ
	12	身長　　cm　　体重　　kg　　(BMI=　　)(注)		
口腔機能	13	半年前に比べて固いものが食べにくくなりましたか	1.はい	0.いいえ
	14	お茶や汁物等でむせることがありますか	1.はい	0.いいえ
	15	口の渇きが気になりますか	1.はい	0.いいえ
閉じこもり	16	週に1回以上は外出していますか	0.はい	1.いいえ
	17	昨年と比べて外出の回数が減っていますか	1.はい	0.いいえ
認知機能	18	周りの人から「いつも同じ事を聞く」などの物忘れがあると言われますか	1.はい	0.いいえ
	19	自分で電話番号を調べて，電話をかけることをしていますか	0.はい	1.いいえ
	20	今日が何月何日かわからない時がありますか	1.はい	0.いいえ
うつ	21	(ここ2週間)毎日の生活に充実感がない	1.はい	0.いいえ
	22	(ここ2週間)これまで楽しんでやれていたことが楽しめなくなった	1.はい	0.いいえ
	23	(ここ2週間)以前は楽にできていたことが今はおっくうに感じられる	1.はい	0.いいえ
	24	(ここ2週間)自分が役に立つ人間だと思えない	1.はい	0.いいえ
	25	(ここ2週間)わけもなく疲れたような感じがする	1.はい	0.いいえ

(注)BMI＝体重(kg)÷身長(m)÷身長(m)が18.5未満の場合に該当とする

(文献6より)

たスクリーニング検査であり，うつ，閉じこもり，低栄養など多岐にわたる領域を評価可能である．一方，対象者の病歴など個別具体的な医学的情報を評価できないため，理学療法士は専門的視点から，それらの視点の評価を付加して総合的な評価となるようにすることが重要である．

3 身体活動量の評価

1 身体活動

(1) 身体活動(PA)

身体活動(physical activity：PA)は安静時と比較して多くのエネルギーを消費するすべての動作と定義される．運動と混同されて使用されることが多いが，PAは激しい運動だけでなく歩行や家事活動など生活活動が含まれるということを理解しなければならない．

身体活動を積極的に行うことは世界保健機関(World Health Organization：WHO)が推奨しており，心疾患，脳血管障害，糖尿病，高血圧，がん，うつ，認知症，フレイルなど様々な健康問題の予防に効果が期待できるとされる．

(2) 身体活動(PA)の評価

PAの評価方法は複数あり，加速度計を活用する方法，質問紙を用いる方法，二重標識水法の3つが代表的な方法である．このうち，加速度計と質問紙は比較的簡便に実施ができることから，本項においてもこの2つを概説する．

加速度計はセンサの軸の数によって1軸センサ，3軸センサがあり，軸数の多いセンサでより正確な活動量計測が可能となる．加速度計は，活動の強度別に活動時間を算出することやエネルギー消費量を計測することができる．一方で，機械の特徴として測定する日数や1日の装着時間の影響を受けること，どのようなシチュエーションにおける身体活動であるか具体的な把握ができないこと，機器の種類によっては入浴や水泳などの場合に外す必要があることがデメリットとして挙げられる．また，近年ではスマートウォッチやスマートフォンにも加速度計が搭載されているため，一般に測定が簡単にできるようになっているが，加速度センサの測定情報から身体活動量を算出する方法は統一されておらず，測定機器によって算出結果に違いが生じる．

質問紙は，国際標準化身体活動質問票(International Physical Activity Questionnaire：IPAQ)[7)]が国内でも比較的多く使用されている．IPAQでは高強度，中強度，歩行，座位行動の4つの段階の実施状況と実施時間を調査して，全体のMETs(metabolic equivalents)・時を算出できる．また，IPAQはショートバージョンとロングバージョンがあり，評価にあてる時間を多く確保できるのであればロングバージョンを活用することが望ましい．なお，どちらの調査票もオンラインで公開され無料で使用することができる[8,9)]．

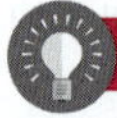

クリニカルヒント

1 BADL評価

BI，FIMなどはBADLを客観的に数値化する優れた評価方法であるが，質的な評価を同時に行い，点数が下がっている要因を「どのBADLがどのようにできないか」，「なぜBADLは制限されているか」という目線で分析することが重要であり，介入プログラムの立案につなげることが可能となる．

2 IADL評価

Lawton IADL，NCGG-ADL，基本チェックリストなど網羅的にIADLを評価できるスケールを紹介したが，疾患の特異性や個々人の暮らしている地域特性，社会状況は千差万別であり，本当の意味でIADL項目を網羅して評価できるということではない．そのため，個々人の生活背景を丁寧に問診聴取することが重要である．

文 献

1) Mahoney FI, et al：Functional evaluation：The Barthel index. Md State Med J 14：61-65, 1965
2) Granger CV, et al：Stroke rehabilitation：analysis of repeated Barthel index measures. Arch Phys Med Rehabil 60：14-17, 1979
3) Granger CV, et al：Advances in functional assessment for medical rehabilitation. Top Geriatr Rehabil 1：59-74, 1986
4) Lawton MP, et al：Assessment of older people：self-maintaining and instrumental activities of daily living. Gerontologist 9：179-186, 1969
5) 国立長寿医療研究センター（主任研究者：島田裕之）：平成24年度 厚生労働省老人保健事業推進費等補助金 老人保健健康増進等事業 要支援者のIADL等に関する状態像とサービス利用内容に関する調査研究事業，2013. https://www.ncgg.go.jp/ncgg-kenkyu/documents/roken/rojinhokoku2_24.pdf（2022年9月9日閲覧）
6) Satake S, et al：Validity of the Kihon Checklist for assessing frailty status. Geriatr Gerontol Int 16：709-715, 2016
7) 村瀬訓生ほか：身体活動量の国際標準化—IPAQ日本語版の信頼性，妥当性の評価—．厚生の指標 49：1-9，2002
8) 東京医科大学公衆衛生学分野：国際標準化身体活動質問票（short version）．https://www.tmu-ph.ac/news/data/short_version_last7_days.pdf（2024年3月27日閲覧）
9) 東京医科大学公衆衛生学分野：国際標準化身体活動質問票（long version）．https://www.tmu-ph.ac/news/data/long_version_last7_days.pdf（2024年3月27日閲覧）

12　生活の質の評価

佐藤圭子

1 QOLの評価

QOL（quality of life）は生活の質，生命の質，人生の質などと訳され非常に広範な概念を有している．そのため，QOLの評価が使用される分野や研究内容は幅広く，それぞれが定義するニュアンスが異なることから曖昧な概念であるといわれることもある．一定の定義は存在しないことが現状ではあるが，QOLの評価を行う際には混乱を招かないためにも，使用者が目的や定義を明確に示す必要がある．

私たち理学療法士が患者に対して使用するQOLは身体的・精神的・社会的側面に着目されることが多い．このように，医療の影響を受ける健康と直接関連のあるQOLはhealth-related QOL（HRQOL）と呼ばれ，他のQOLとは区別される．環境や経済状態などのように，人の健康に間接的に影響するが医学的介入により直接医療の影響を受けない部分のQOLはnon-health related QOLといわれる[1)]．下妻[2)]はHRQOLについて身体面，心理面，社会面，役割・機能面だけでなく，生存の質に関わるスピリチュアリティなどの複数の要素から構成される多次元的概念を有しているとしており，医療分野においてQOLの評価を行うことは治療効果を身体的側面に限らず多次元的に捉えることを可能にすると考えられる．

保健医療分野のHRQOLの評価は当初，がん患者に対する研究において用いられることが多かった．現代では，医療評価における患者立脚型アウトカムの一つとして用いられている．これは患者中心の医療において医療を受ける側の治療効果に対する判定，すなわち患者の主観が重要視されていることを示している．

表1　HRQOLを測定する尺度の分類

分類	小分類	尺度の例
プロファイル型	包括的尺度	SF-36®
		SF-12®
		SF-8™
	疾患特異的尺度	WOMAC（変形性関節症）
		SIS（脳卒中）
		EORTC QLQ-C30（がん）
		SGRQ（慢性閉塞性肺疾患）
選好に基づく尺度（効用値尺度）		EQ-5D
		SF-6D

WOMAC：Western Ontario and McMaster Universities Osteoarthritis Index，SIS：Stroke Impact Scale，EORTC QLQ-C30：European Organization for Research and Treatment of Cancer Quality of life Questionnaire，SGRQ：St. George's Respiratory Questionnaire

HRQOLの評価尺度は，プロファイル型と選好に基づく尺度に分類される（表1）．前者はQOLに含まれる領域（domain）をそのまま多次元で評価することが特徴であり，包括的尺度と疾患特異的尺度に分けられる．包括的尺度は，疾患の有無にかかわらず共通する要素によって構成されている尺度である．つまり，病気の人もそうでない人も連続的にQOLを測定することができる．疾患特異的尺度は，疾患特有の症状や影響を踏まえてQOLを測定する尺度である．一方，後者の選好に基づく尺度は効用値尺度とも呼ばれ，複数の領域を最終的には1つの点数（効用値）として算出し，一次元で表す．

ここでは，プロファイル型の包括的尺度であるSF-36®と選好に基づく尺度であるEQ-5Dを紹介する．

表2 SF-36® の下位尺度

下位尺度	英語名と略号
①身体機能	physical functioning (PF)
②日常役割機能（身体）	role physical (RP)
③体の痛み	bodily pain (BP)
④全体的健康感	general health (GH)
⑤活力	vitality (VT)
⑥社会生活機能	social functioning (SF)
⑦日常役割機能（精神）	role emotional (RE)
⑧心の健康	mental health (MH)

（文献3を基に作表）

1 SF-36®

MOS 36-Item Short-Form Health Survey（SF-36®）はHRQOLに含まれる様々な領域（domain）についてスコアを算出することができる．全36項目の質問から8つの下位尺度［身体機能・日常役割機能（身体）・体の痛み・全体的健康感・活力・社会生活機能・日常役割機能（精神）・心の健康］を求めることができる（表2）[3]．この8つの下位尺度以外にも健康全般についての1年間の変化を尋ねる項目が含まれているが，この項目は下位尺度得点の算出には用いられない．8つの各尺度は0〜100点に換算され，それぞれの尺度を単独で多次元のまま使用することが可能である．そのため，どの領域が低下しているか評価しやすい．また，国民標準値との比較検討が可能で，点数が高いほどQOLが高いという特徴を有する．さらに，これら下位尺度の上位概念として3つのサマリースコアも算出することができ，それぞれ「身体的側面のQOLサマリースコア（physical component summary：PCS）」，「精神的側面のQOLサマリースコア（mental component summary：MCS）」，「役割/社会的側面のQOLサマリースコア（role/social component summary：RCS）」と呼ばれる．

SF-36®を使用するには使用申請が必要である（Qualitest：https://www.qualitest.jp/よりオンライン申請可）．SF-36®において回答負担が大きく感じられる場合は，短縮版とされるSF-12®やSF-8™の活用も検討するとよい．さらに，スタンダード版（振り返り期間が過去1ヵ月）とアキュート版（振り返り期間が過去1週間）も公開されている．

表3 日本語版EQ-5Dの5項目法

移動の程度	段階
私は歩き回るのに問題はない	1
私は歩き回るのにいくらか問題がある	2
私はベッド（床）に寝たきりである	3
身の回りの管理	
私は身の回りの管理に問題はない	1
私は洗面や着替えを自分でするのにいくらか問題がある	2
私は洗面や着替えを自分でできない	3
ふだんの活動（例：仕事，勉強，家事，家族・余暇活動）	
私はふだんの活動を行うのに問題はない	1
私はふだんの活動を行うのにいくらか問題がある	2
私はふだんの活動を行うことができない	3
痛み/不快感	
私は痛みや不快感はない	1
私は中程度の痛みや不快感がある	2
私はひどい痛みや不快感がある	3
不安/ふさぎ込み	
私は不安でもふさぎ込んでもいない	1
私は中程度に不安あるいはふさぎ込んでいる	2
私はひどく不安あるいはふさぎ込んでいる	3

（文献4を基に作表）

2 EuroQol 5-Dimension（EQ-5D）

EQ-5Dの評価方法には5項目法（表3）[4]と視覚評価法（図1）[4]があり，いずれも自記式である．5項目法は5項目の質問に3段階で回答する方法であり，効用値に換算して日本版換算表を用いることでQOLを評価する．視覚評価法はVisual Analogue Scale（VAS）のように20cmの垂直に引かれた線を用いて目盛上であてはまる状態を選ぶ．EQ-5Dを使用する場合，EuroQolのウェブサイト（https://euroqol.org/）より申請が必要である．

健康状態がどれぐらい良いか悪いかを人々が述べるのを手助けするために，（温度計にいくぶん似た）目盛を描きました．あなたが想像できる最も良い状態に100，また，あなたが想像できる最も悪い状態には0が付けられています．

あなた自身の今日の健康状態がどれぐらい良いか悪いか，あなたの考えでこの目盛に示して下さい．このことは，下の四角から，あなたの現在の健康状態がその程度良いか悪いかを示す目盛の点まで，1 本の線を引くことで行って下さい．

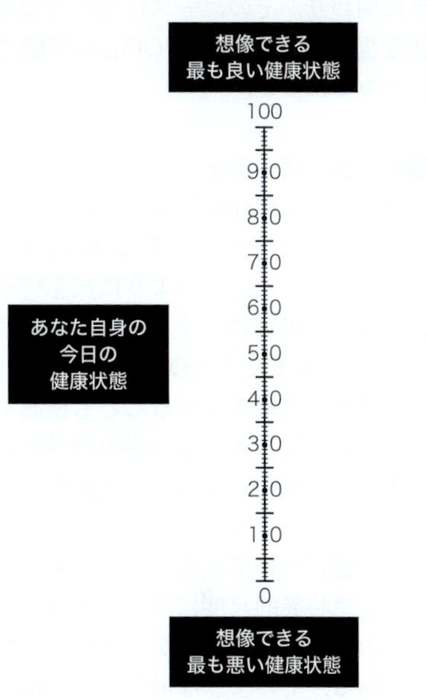

図1 日本語版EQ-5Dの視覚評価法（縮刷）

（文献4より）

クリニカルヒント

1 臨床におけるQOL評価

理学療法士が関節可動域などの身体機能評価や歩行などの動作分析を行い，治療の効果判定を行うことは日常的なことである．しかし，QOLの評価はどのくらい活用されているだろうか．

ある疾患において同様の治療を行い，医療者側からみて結果は同じであるにもかかわらず，その捉え方や感じ方が患者によって異なることがある．また，ADLが自立していることが必ずしも精神的な健康に結び付かない患者に出会うこともある．人は多様性に富んでおり，その価値観は生まれ育った環境や時代，文化やその時々の心身の状況や社会的状況などによって作られている．そのため，患者が我々の行為に対してどのように感じるかは千差万別ということになる．このようなことを踏まえると理学療法の効果判定に，患者立脚型評価の側面を持ち合わせておくことの必要性を感じる．患者立脚型評価（patient-reported outcome measures：PROMs）とは，患者目線の主観的な評価を行うということである．QOLの評価は計量心理学を基に患者の主観を客観的に捉えることができるよう信頼性と妥当性が検証されている．つまり，QOLの評価を実施することで医療者の想いに偏らない治療のアウトカムを科学的に把握することができるのである．そのような患者立脚型のQOL評価を行うことは患者のニーズを多次元的に把握することとなり，日頃気づくことのできていない患者のニーズを垣間見ることにつながるかもしれない．そして，理学療法の効果を身体的側面にとどまらず多面的に判定することにもなる．より広い視野で理学療法士として患者に関わり，そのニーズに合わせた理学療法を提供するためにもQOLの評価を活用してみてほしい．

2 評価尺度の選定

例えば，変形性関節症は関節変形に伴う疼痛を主症状とし，次第にADLなどの活動が制限される．このように疾患特有の症状を有する患者に対する治療効果や経時的な変化を踏まえたQOL評価を行う場合，疾患特異的尺度を用いることも検討するとよい．前述したように，疾患特異的尺度は疾患の症状特性を踏まえたQOLを問う質問項目となっているため，ADLなどに及ぼす影響について詳細を捉えやすい．しかし，疾患特異的尺度には，精神面，いわゆる心の健康を測る項目が含まれていないこともある．そのような場合には，精神面の評価を含むSF-36®などと併せて用いることで不足した内容を補填することができる．また，特定の疾患に限らずその枠を超えてQOLを評価したい場合は，包括的尺度を用いるとよい．包括的尺度はある疾患群のQOLを他疾患群や健常群と比較することが可能である．したがって，まずは自身が患者のQOLについて何を評価したいのか，効果検証したいのかを明確にすること，さらに評価尺度の特性を理解して何を選定するか，あるいはどう組み合わせて用いるかということに趣向を凝らすことが，臨床で活きるQOL評価につながると考えられる．

文　献

1) 土井由利子：総論—QOLの概念とQOL研究の重要性．J Natl Inst Public Health 53：176-180，2004
2) 下妻晃二郎：QOL評価研究の歴史と展望．行動医学研究 21：4-7，2015
3) Qualitest株式会社：SF-36®．https://www.qualitest.jp/qol/sf36.html（2024年1月13日閲覧）
4) 日本語版EuroQol開発委員会：日本語版EuroQolの開発．医療と社会 8：109-123，1998

1 関節可動域制限

谷口匡史・市橋則明

1 関節可動域制限の原因

1 ROM制限とは

関節可動域（range of motion：ROM）測定は，ROM制限の有無を判定し，理学療法介入の前後におけるその変化を定量的に評価することに役立つ．しかしながら，ROM測定により得られた角度は，制限因子に関する情報を提供するものではない．すなわち，ROM評価において重視するべきは制限因子を特定することであり，ROM制限が生じている真の問題点を抽出することにある．ROM制限に対する理学療法アプローチは制限因子の種類によって異なるため，制限因子を鑑別することは，効果的な理学療法を展開するうえで非常に重要となる．

2 ROM制限の制限因子

ROM制限の原因として，8種類の制限因子があり，痛み，皮膚の癒着や伸張性低下，関節包の短縮や癒着，筋腱の短縮や筋膜の癒着，筋緊張の増加（筋スパズム），関節内運動の障害，腫脹や浮腫，骨の衝突に分類できる[1]．ただし，実際にはROM制限に関与する因子は一つに限定されるものばかりでなく，混在することが多い．制限因子を鑑別するためには，疾患特性やその経過など医学的情報を踏まえた評価がポイントとなる．

ROM評価の基本は他動による測定であり，最終域での制限因子を特定することにある．自動ROMの測定では，筋力や協調性による影響を受ける．自動と他動ROMの差を評価することにより，筋力や協調性の影響をどの程度受けているかを把握することができるが，自動ROMは制限因子の特定には適さないことに注意が必要である．

表1 ROM制限因子の種類とエンドフィール

制限因子の種類	エンドフィール
痛み	無抵抗性
皮膚の癒着や伸張性低下	軟部組織伸張性
関節包の短縮や癒着	軟部組織伸張性（急に硬くなる）
筋腱の短縮や筋膜の癒着	軟部組織伸張性（徐々に増加）
筋緊張の増加	筋スパズム性
関節内運動の障害	様々（無抵抗性，軟部組織伸張性，弾性静止性など）
腫脹や浮腫	軟部組織接触性・伸張性
骨の衝突	骨性

2 関節可動域評価のポイント

1 エンドフィール（最終域感）

ROM評価において制限因子を特定するためには，エンドフィール（最終域感）に注意することが重要である．エンドフィールとは，他動運動の最終域で検者が感じる抵抗感をいう．それぞれの制限因子には，対応するエンドフィールの特徴があるため（表1），ROM最終域の徒手抵抗を注意深く評価する．このエンドフィールの評価に加えて，二関節筋の作用を考慮した筋短縮テストを組み合わせながら制限因子を限定していくことがポイントとなる．

2 二関節筋を考慮した筋短縮テストによる制限因子の鑑別

ROM制限の中でも最も頻度の高い制限因子の一つが筋腱および関節包の短縮による制限である．エンドフィールにより筋腱

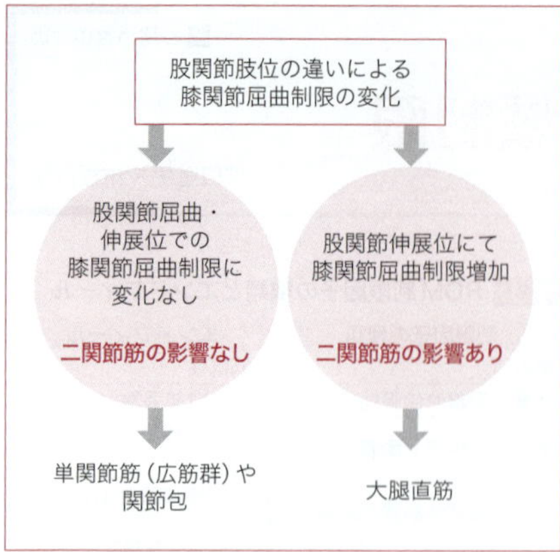

図1 膝関節屈曲制限の鑑別手順

または関節包の短縮による伸張性低下を起因としたROM制限であると判断される場合，これらの制限因子の鑑別には，二関節筋の作用を考慮した筋短縮テストが用いられる．これは二関節筋が伸張・弛緩した2つの肢位でROMを測定・比較することで，制限因子を鑑別するための情報を得ることができる．

例えば，膝関節屈曲制限に関与する制限因子を特定する場合（図1），股関節および膝関節に作用する二関節筋が影響するため，股関節肢位を変えた際の膝関節屈曲制限の変化を確認する必要がある．二関節筋である大腿直筋は，股関節屈曲位よりも股関節伸展位の方が伸張される肢位となる．つまり，股関節屈曲位よりも股関節伸展位にて膝関節屈曲制限が顕著となる場合には，二関節筋である大腿直筋の短縮が制限因子であると判断できる．一方，股関節肢位の違いによらず，膝関節屈曲制限が変化しない場合には，単関節筋（広筋群）もしくは関節包の影響があると判断できる．このように他関節においても，二関節筋の作用を考慮することで制限因子となっている筋腱のうち，ROM制限により影響を与えている筋を鑑別することが可能となる．制限因子となる筋腱の違いによりストレッチ方法が異なるため，効果的な理学療法介入のためにこの鑑別は重要である．

3 関節可動域制限の評価の実際

1 ROMの測定方法と参考可動域

ROM評価の手技および手順として，基本的肢位にて基本軸を固定し，移動軸が最大可動域に至った状態でゴニオメーターを用いて関節角度を測定する．各関節におけるROM評価のための運動方向と基本軸および移動軸の詳細は，日本整形外科学会・日本リハビリテーション医学会により定義されている「関節可動域表示ならびに測定法」を参照されたい[2)]．なお，2022年4月に改訂版が発行され[2)]，主に足関節・足部の表示（回内・回外，内がえし・外がえしの定義）が変更されている．正確なROM測定値の取得のためには，被検者の安静肢位を確保した状態で基本的肢位に位置させ，関節近位が十分に固定された状態であることがポイントとなる．検者は，移動軸となる体節を動かす．この際，なるべく近位部を持ち，被検者がリラックスした状態であるかに注意する．

2 制限因子に対するエンドフィールの特徴とその鑑別

(1) 痛み

有痛性疾患，特に手術後など急性疼痛を認める時，ROM最終域に至るまでに痛みに伴う防御性収縮によってROM制限が生じることがある．痛みが制限因子の場合，無抵抗性のエンドフィールとなる．この場合，本来のROM制限を評価できていないため，痛みや精神的緊張の緩和を図ることが正確な制限因子の特定につながる．ROM評価の際には，痛みや精神的緊張を軽減するよう患者をリラックスさせることが不可欠である．そのためには必要に応じて安楽肢位に調整し，重力を利用して患肢を脱力させることが有効である．

(2) 皮膚の癒着や伸張性低下

外傷創や術創，熱傷治癒による皮膚の伸張性低下が制限因子となり，軟部組織伸張性のエンドフィールとなる．その伸張感は創部周囲に限局し，患者は皮膚のつっぱり感を訴えることが特徴である．

(3) 関節包の短縮や癒着

長期間の安静固定など不動によって生じた関節包の短縮や癒着を認める時，そのエンドフィールは軟部組織伸張性であり，ROM最終域で急に抵抗感が生じることが特徴である．関節包の短縮や癒着は，筋や腱による制限因子と混在することが多いため，筋短縮テストを行うことで制限因子を鑑別することが必要となる．また，筋収縮やストレッチにより即時的なROM拡大を認めない場合，関節包による制限因子の影響が大きいと推察することもできる．

(4) 筋腱の短縮や筋膜の癒着

関節疾患に伴う炎症や筋機能障害によって生じる筋腱の短縮や筋膜の癒着が制限因子の場合には，軟部組織伸張性のエンドフィールとなり，ROM最終域に近づくにつれ，徐々に抵抗感が大きくなることが特徴である．共同筋が複数ある場合には，筋短縮テストや伸張痛・圧痛を確認することにより制限因子となっている個別筋を特定することが重要である（「クリニカルヒント」(p.69)に詳述）．

(5) 筋緊張の増加

持続的な筋緊張の亢進状態によりROM制限が生じた状態であり，そのエンドフィールは筋スパズム性である．最終域で急に抵抗感を感じる場合もあれば，全範囲にわたって抵抗感を感じる場合もある．痙縮や固縮によって筋緊張が亢進している場合や姿勢異常・筋力不均衡による一側の筋緊張増加によって生じることが多い．全く抵抗感なく他動運動している時，急に筋収縮によって動きが遮られるような抵抗感を感じることが特徴であり，多くの場合，患者は痛みを訴える．構造的な筋の短縮を認めない一過性のROM制限であるため，リラクセーションやストレッチにより即時的にROM拡大が観察されれば，筋緊張の増加によるものと鑑別できる．

(6) 関節内運動の障害

関節内運動の制限によって生じ，関節の遊びが減少した状態を指す．この場合には，エンドフィールは無抵抗性や軟部組織伸張性，弾性静止性など様々であるが，関節包の短縮や癒着に起因することが多い．例えば，肩甲上腕関節の関節包短縮によって上腕骨頭の上方偏位を認める場合，上肢挙上に伴う関節包の伸張による軟部組織伸張性のエンドフィールとなることもあれば，肩峰下インピンジメントによる痛みによって無抵抗性のエンドフィール，もしくは骨の衝突のエンドフィールとなることもある．まれに半月板損傷により膝のロッキングが生じる場合，伸張されるような感覚がなく，跳ね返るような弾性静止性のエンドフィールとなることがある．関節内運動の障害によってROM制限を認める場合には，エンドフィールのみでの鑑別は難しく，関節の遊びや関節包の短縮・癒着の評価などと組み合わせて制限因子を特定する必要がある．

(7) 腫脹や浮腫

外傷や手術侵襲に伴う腫脹やリンパ性の浮腫など四肢の顕著な体積増加を認める時，ROMの制限因子となる．この場合には，軟部組織接触性のエンドフィールとなる．下腿に著明な腫脹や浮腫があり，膝関節屈曲時に大腿と下腿後面の接触によってROMが制限される例が最も多い．

(8) 骨の衝突

骨形態による関節構造上の破綻によりROM制限が生じる場合，骨と骨の接触による骨性のエンドフィールとなる．ストレッチなど理学療法の対象とはならない

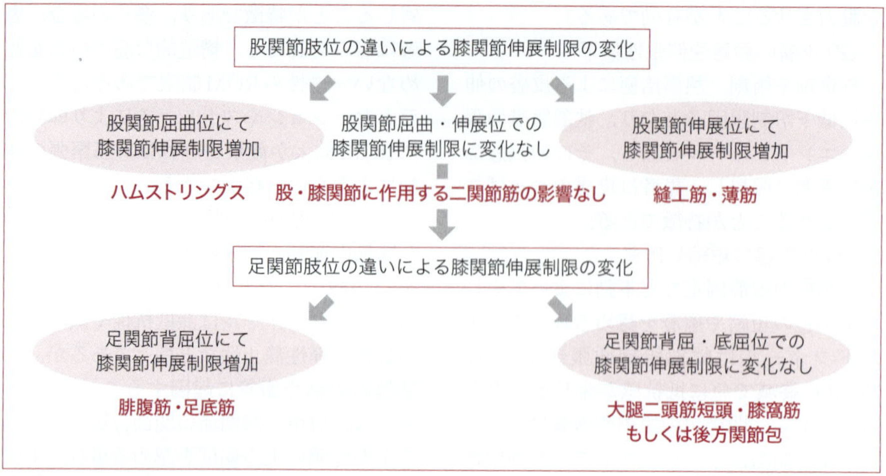

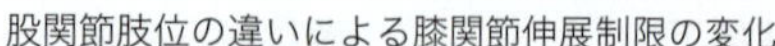

図2 膝関節伸展制限の鑑別手順

が，他の制限因子と鑑別（除外）するためにエンドフィールの確認は重要である．骨の衝突が制限因子となる場合，多くは先天的骨形態異常や骨折を含む後天的骨変形に由来するため，エンドフィールだけでなくX線などの画像評価と併せて鑑別する．

3 二関節筋を考慮した筋短縮テストによる制限因子の鑑別

エンドフィールにより制限因子が筋腱もしくは関節包であると判断される場合には，ROM制限を認める関節と隣接する関節をまたぐ二関節筋の筋短縮テストを行う．先述の通り，膝関節屈曲制限に関与する筋の特定には，大腿部前面に走行する二関節筋である大腿直筋による筋短縮の有無を鑑別すればよい（図1）．しかしながら，膝関節伸展制限に関与する筋を特定するためには，股関節および膝関節に作用する二関節筋，膝関節および足関節に作用する二関節筋がともに影響するため，股関節・足関節肢位によるROM制限の変化を確認する必要がある（図2）．

(1) 股関節肢位の違いによる膝関節伸展制限の変化

1) 股関節屈曲位にて膝関節伸展制限が増加する場合

中間位に比べて股関節屈曲位で膝関節伸展制限が顕著となる場合には，ハムストリングス（半腱様筋・半膜様筋・大腿二頭筋長頭）の短縮による影響がある．これは股関節伸展筋であるハムストリングスの股関節屈曲による張力増加によって膝関節屈曲を増強させることに起因する．

2) 股関節伸展位にて膝関節伸展制限が増加する場合

中間位に比べて股関節伸展位で膝関節伸展制限が顕著となる場合には，股関節屈曲作用を有する二関節筋である縫工筋や薄筋の短縮による影響がある．縫工筋や薄筋が股関節伸展による張力増加に伴って，膝関節屈曲を増強させることに起因する．

3) 股関節肢位の違いによらず膝関節伸展制限が変化しない場合

股関節肢位の違いによらず，膝関節伸展制限に変化を認めない場合には，股関節・膝関節をまたぐ二関節筋による影響はないと鑑別する．続いて足関節肢位の違いによ

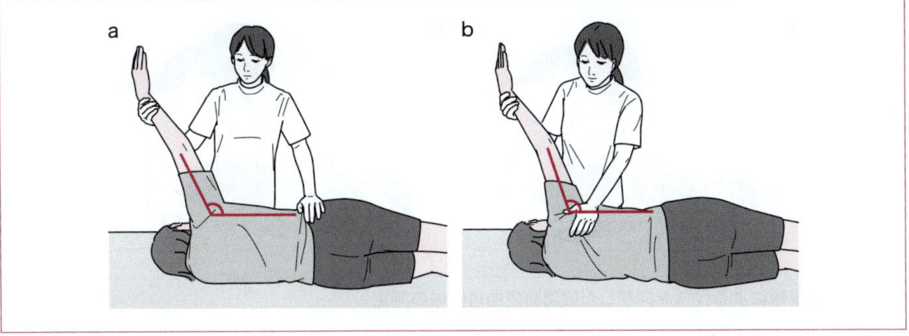

図3 肩甲骨固定の有無による肩関節外転可動域の測定

a：肩甲骨を固定していない標準測定法による肩関節外転可動域の測定.
b：肩甲骨を固定した状態でのGH関節の外転可動域の測定. 肩甲骨を固定することにより, GH関節単独の外転可動域を測定することができる. 標準測定法によって得られたROM測定値に占めるGH関節の可動性を把握でき, エンドフィールと合わせて評価することでGH関節における制限因子を特定することができる.

り, 膝関節・足関節をまたぐ二関節筋の影響を評価する.

(2) 足関節肢位の違いによる膝関節伸展制限の変化

1) 足関節背屈位にて膝関節伸展制限が増加する場合

中間位に比べて足関節背屈位で膝伸展制限が顕著となる場合には, 腓腹筋や足底筋といった足関節背屈作用を有する二関節筋の短縮による影響がある.

2) 足関節肢位の違いによらず膝関節伸展制限が変化しない場合

足関節背屈・底屈位ともに膝関節伸展制限を認める場合には, 単関節筋である大腿二頭筋短頭や膝窩筋の短縮による影響であると鑑別できる. ただし, 膝関節屈曲に作用する単関節筋の短縮が制限因子の場合, 後方関節包による制限との厳密な鑑別は難しい. エンドフィールの違いを参考にし, 患者の主観的情報, すなわち伸張痛や圧痛部位の違いも含めて総合的に判断する. また, 膝関節屈筋群に対するホールドリラックスやコントラクションリラックスを行い, 即時的な膝関節伸展制限の改善を認める場合には, 関節包ではなく筋による制限因子であると推測することもできる.

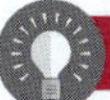

クリニカルヒント

1 ROM測定に及ぼす代償運動の影響とその対処法

(1) 肩関節

肩関節屈曲や外転ROMに制限を認める場合, 肩甲骨の動き（上方回旋・後傾・外旋）によって代償運動が生じる可能性を考慮する必要がある. 屈曲・外転ROMが制限されている場合であっても, 肩甲上腕リズムが正常であれば, 肩甲上腕関節（glenohumeral joint：GH関節）と肩甲骨の動きはそれぞれ2：1の割合で可動性を提供しているはずである. しかし, 拘縮肩のようにGH関節の可動性が限定される場合には, 肩甲骨の動きを相対的に大きくする代償運動が生じる. 標準測定法では, 肩甲骨の動きによる代償運動を考慮できていないため, GH関節と肩甲骨それぞれの可動性を区別した評価ができていないことに注意する必要がある. つまり, 肩甲骨を固定した状態においてもGH関節のROM測定を行うことでGH関節単独の可動性を評価できる（図3）.

例えば, 標準測定法で計測した肩関節屈曲ROMが140°であった場合を考えてみ

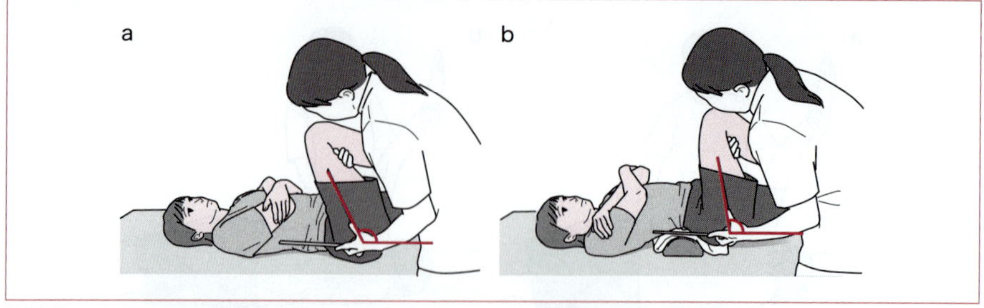

図4 骨盤後傾による代償を抑制した股関節屈曲可動域の測定

a：標準測定法による股関節屈曲可動域の測定．
b：骨盤を前傾位にした股関節屈曲可動域の測定．股関節屈曲時の骨盤後傾による代償動作を抑制するため，骨盤を前傾位に固定した状態にてROM測定を行う．

る．肩甲骨を固定した時の角度が100°であった場合，これはGH関節が100°の可動性を持つことを意味する．最大屈曲180°に対してGH関節は120°の可動性を持つことから，この例ではGH関節は20°制限されていることがわかる．本来，肩甲骨は最大屈曲180°に対して60°の可動性を持つが，この例では，肩甲骨固定により40°しか動いていないことがわかり，正常に対して20°の可動性低下があると解釈することができる．また，肩甲骨を固定した角度が80°であった場合，屈曲140°のうち，GH関節が80°，肩甲骨の動きは60°であったと判断できる．つまり，肩甲骨の可動性は正常であるが，GH関節が正常に対して40°の可動性低下（GH関節の可動性が正常120°に対して80°に制限）を認めると判断する．さらに，肩甲骨を固定した角度が120°であった場合，GH関節の可動性は正常であり，この時の制限は肩甲骨の可動性低下と判断できる．正常であれば，肩甲骨が60°の可動性を持つのに対して20°しか動いていないため，肩甲骨の可動性が40°制限を受けていると解釈することができる．このように標準測定法と肩甲骨を固定した角度の両方を計測することにより，GH関節および肩甲骨の可動性をそれぞれ評価することができる．

(2) 股関節

股関節屈曲や外転のROM測定においても，骨盤の動きによる代償運動を抑制することがポイントとなる．股関節屈曲のROM測定では，骨盤後傾による代償運動によって屈曲ROM制限が過小評価される場合が少なくない．骨盤を前傾位に固定するための工夫として，腰部・殿部にクッションを挿入して後傾しないように注意しながらROMを評価するとよい（図4）．一方，股関節内転筋群の伸張性低下による外転ROMに制限を認める場合，骨盤を中間位に固定することは容易ではない．股関節外転制限を認める患者では，標準測定法にて移動軸である大腿部を最大可動域に位置させた時，骨盤が側方傾斜（測定肢の上前腸骨棘が挙上）するように代償運動が生じることがある．このような場合には，両側の上前腸骨棘を結ぶ線を基本軸とし，移動軸とのなす角度を測定する変法が有効である．両側の上前腸骨棘を触診し，その2点に手をあてがった状態でゴニオメーターを置き，基本軸を決定する．最大可動域まで股関節を外転させた後，大腿中央線を移動軸として定める．ただし，測定側の上前腸骨棘を支点として角度を取得するため，移動軸は本来の大腿中央線から平行移動させた状態で基本軸となす角度を測定する（図

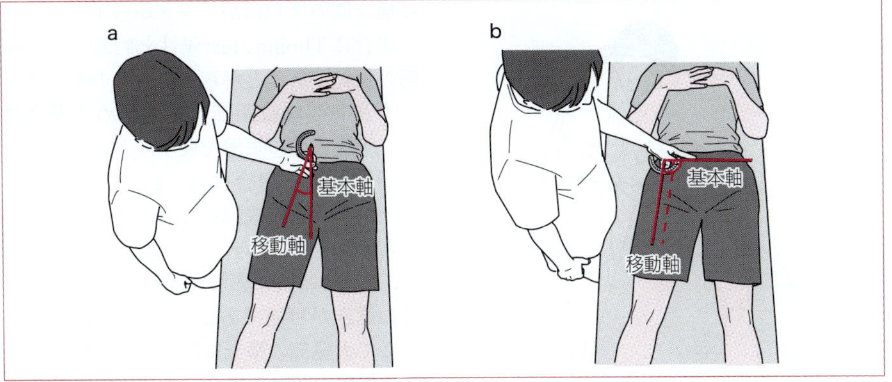

図5 股関節外転可動域の標準測定法と変法

a：標準測定法．両側の上前腸骨棘を結ぶ線に対する垂線を基本軸とし，大腿中央線となす角を計測する．
b：変法．両側の上前腸骨棘を結ぶ線を基本軸とし，その上前腸骨棘を支点に大腿中央線となす角を計測したのち，90°の差分を股関節外転ROMとして評価する．なお，点線は移動軸となる大腿中央線を示すが，変法では，実際の大腿中央線を平行移動（実線）して測定する必要がある．測定時のポイントとして，両側の上前腸骨棘に検者の手をあてがうようにゴニオメーターを置き，基本軸を固定した状態で移動軸を定めるとよい．

5）．その測定値より基本軸に対する垂線となす角度，すなわち90°の差分をとることで骨盤による代償を無視した外転ROMを取得することが可能である．

2 ROM測定肢位の違いによる制限因子の区別

標準測定法では，股関節内外旋ROMは背臥位で股関節および膝関節90°屈曲位にて測定する．これに加えて，腹臥位にて基本軸を床への垂直線，移動軸を下腿中央線として計測した股関節内外旋ROMを測定するとよい．エンドフィールにより筋が制限因子であると判断できる場合，この測定肢位の違いによりROM制限に影響する筋を鑑別することができる．例えば，腹臥位（股関節中間位）でのROM測定では，中殿筋後部線維や梨状筋は股関節外旋モーメントアームを有するため，内旋の最終域にて伸張される．一方，背臥位（股関節屈曲位）でのROM測定では，中殿筋後部線維や梨状筋のモーメントアームは内旋の作用に転換されるため，外旋の最終域にて伸張されることになる[3)]．股関節内外旋筋の作用が肢位により変化することを利用し，ROM測定時の角度だけでなく，伸張される筋を確認することによって制限因子となる筋を特定することができる．

3 ROM測定に及ぼす骨形態の影響

股関節内外旋ROMの測定では，大腿骨前捻角による骨形態の影響が含まれることがある．例えば，内旋ROM 30°，外旋ROM 60°であり，エンドフィールは骨性であった場合を考えてみる．この場合，参考可動域に対して内旋ROMの制限があると判断する．ただし，この例では，骨性のエンドフィールであることから，関節構造上の最大可動性を有することを示唆している．この潜在的要因として，小さな大腿骨前捻角によって股関節内旋ROMが減少することがあり，これに伴って股関節外旋ROMが相対的に増加する[4)]．つまり，前述の例における内旋ROM制限は骨形態による見かけ上の問題点であるといえ，制限因子が骨であることからストレッチによる理学療法の対象外となる．このように骨形態によって内外旋の可動性は影響を受ける

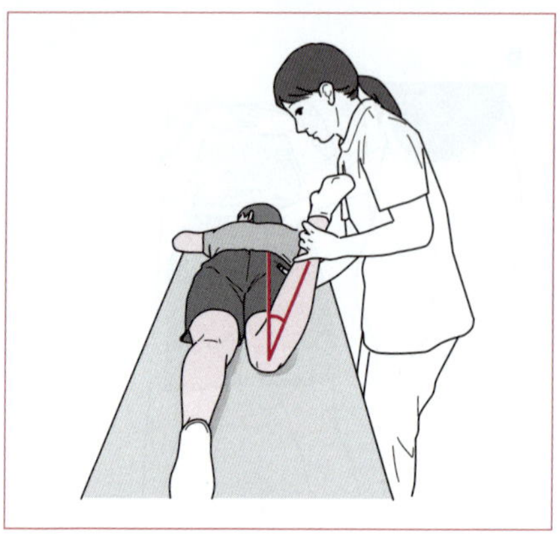

図6 Craig test

被検者を腹臥位にて膝関節屈曲90°とし，検者は大転子を触れながら股関節を内旋させ，大転子が最外側に突出する位置を決定する．この時，床に対する垂直線と下腿中央線のなす角が大腿骨前捻角に相当する．正常範囲は15〜20°とされ，これよりも大腿骨前捻角が小さい場合，股関節外旋ROMが内旋ROMに対して相対的な可動性増加を認めることが多い．

ことになるため，大腿骨前捻角を体表上から評価できるCraig testを合わせて実施しておきたい（図6）．

4 ROM制限に対する共同筋間の影響とその鑑別

筋がROM制限因子となる場合，二関節筋による影響の鑑別に加えて，共同筋のうち，ROM制限に与えるどの筋の影響がより大きいかについても検討する必要がある．この鑑別によりストレッチを行う対象筋を限定でき，効果的な理学療法を実施するうえでポイントとなる．

例えば，股関節伸展制限に対して股関節屈筋群の短縮や伸張性低下が制限因子となる時，股関節屈曲共同筋が複数存在するような場合である．この鑑別テストとして，Thomas肢位での筋短縮テストが有効である（図7）．患者を背臥位とし，非検査側を抱えるように骨盤を後傾させた状態で検査側の大腿および下腿を観察する[5]．一般的に検査側の大腿部がベッドから挙上している場合にThomas test陽性と判断し，腸腰筋の短縮があると解釈する．この際，下腿にも注目し，膝関節伸展を認める場合には，大腿直筋の短縮を疑う．大腿直筋の短縮が疑われる場合には，Ely testを行い，尻上がり現象を確認してもよい．まず，これら2つの筋短縮テストの組み合わせにより，ROM制限に影響する腸腰筋と大腿直筋の鑑別が可能である．また，Thomas肢位にて大腿部の挙上に加えて，同時に股関節外転位を認める場合，大腿筋膜張筋の短縮による影響が示唆される（図8）．この時，大腿筋膜張筋が弛緩するよう他動的にさらに股関節外転位に誘導すると大腿部の挙上が解消されることにより鑑別が可能となる．または，Ober testにて大腿筋膜張筋の短縮の有無を判断する．さらに，縫工筋の短縮を認める場合には，大腿部の挙上に加え，大腿外旋や下腿内旋が確認される．一方，Thomas肢位にて大腿部の挙上と股関節内転位を呈する場合には薄筋の短縮を疑う．この場合にも，薄筋が弛緩する股関節内転誘導にて大腿部挙上の解消を確認することで，薄筋が制限因子になっていると判断する．

このように共同筋間の作用の違いを考慮した筋短縮テストにより，制限因子となっている個別筋を特定することが可能である．

文献

1) 市橋則明：筋の構造と機能．運動療法学，第2版，市橋則明編，文光堂，東京，69-89，2014
2) 日本リハビリテーション医学会ほか：関節可動域表示ならびに測定法改訂について（2022年4月改訂）．Jpn J Rehabil Med 58：1188-1200，2021
3) 市橋則明：運動学の基礎知識．運動療法学，第2版，市橋則明編，文光堂，東京，2-34，2014
4) Chadayammuri V, et al：Passive hip range of motion predicts femoral torsion and acetabular version. J Bone Joint Surg Am 98：127-134, 2016
5) 谷口匡史ほか：関節可動域評価のABC．PTジャーナル 55：134-141，2021

図7 Thomas肢位（矢状面からの観察）

矢状面から大腿部を観察し，正常に対して，大腿部の挙上が確認された場合，股関節前面に走行する屈筋群の短縮と判断する（Thomas test陽性）．続いて，下腿部を観察し，膝関節伸展位となる場合には，大腿直筋による短縮を疑う（下図）．これは大腿直筋が二関節筋であるため，膝関節を伸展させる作用を有することによる．腸腰筋の短縮であれば，股関節屈曲のみに作用し，膝関節の伸展は生じないため（上図），下腿の位置関係から制限因子に影響する個別筋を鑑別できる．

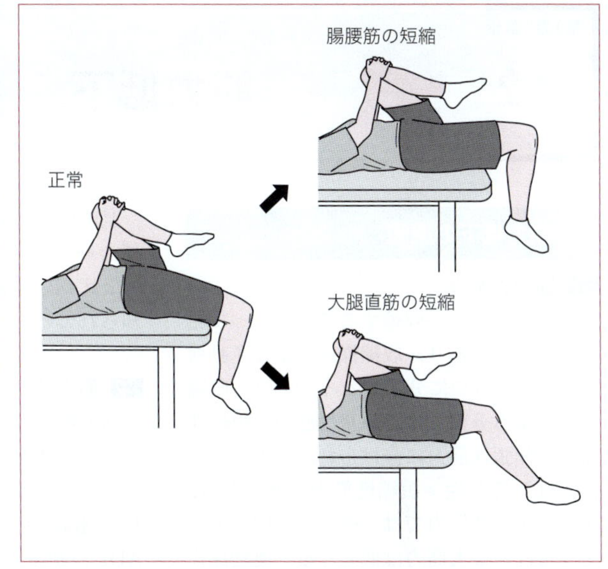

図8 Thomas肢位（前額面からの観察）

前額面での観察においても大腿部の挙上の有無を確認する．大腿部の挙上を認め，さらに股関節が外転位となる場合，大腿筋膜張筋の短縮を疑う．大腿筋膜張筋は股関節屈曲・外転作用を有するため，その短縮によって屈曲・外転位となる（上図）．それに対して，股関節屈曲・内転作用を有する薄筋の短縮による場合，屈曲・内転位となる（下図）．

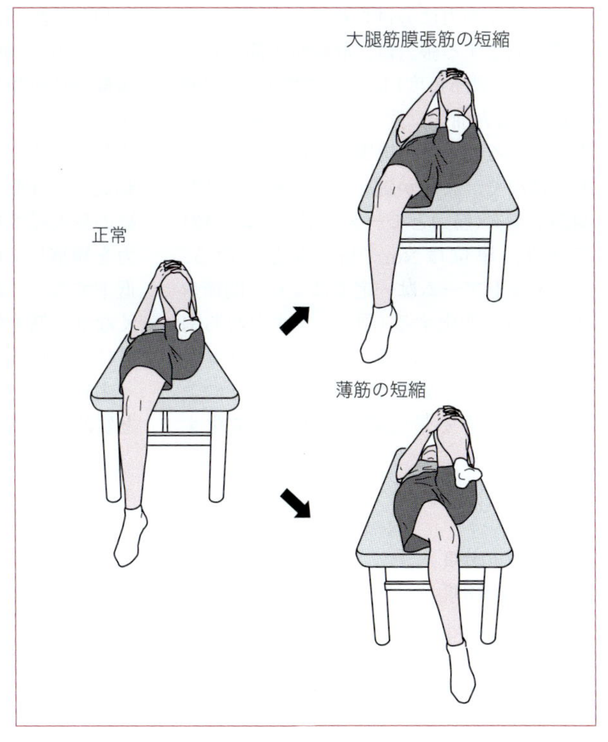

2 筋力低下

福元喜啓・市橋則明

1 筋力低下の原因

1 筋力の基礎

筋力とは，筋が収縮することによって発生する張力であり，収縮様式および運動様式によって5つに分類される（表1）．収縮様式による分類では，等尺性筋力，短縮性筋力，伸張性筋力に分けられ，最大筋力は伸張性＞等尺性＞短縮性筋力の順となる．また，短縮性筋力では一般に，速度が大きくなるほど最大筋力は低くなる．運動様式による分類では，等尺性筋力，等張性筋力，等速性筋力に分けられる．

筋が発生する張力は，収縮時の筋の長さ（すなわち関節角度）によって変化する（筋の長さ-張力曲線，図1）．また，臨床で測定している筋力は，実際には筋の張力そのものはなく，筋力が腱を介して発生させた関節トルク（筋力とモーメントアームの積）であり，単位はNmやkgmなどとなる．モーメントアームは一定ではなく，関節角度によって変化する（図2）[1]．すなわち関節角度が変わると，筋の長さとモーメントアームの2つの要素が変化することにより，発揮できる最大関節トルクも変化する．

動的収縮における筋力と筋収縮速度との積を筋パワー（W）と呼ぶ．筋パワーは筋力と比べ，運動能力との関連が強いことが知られている．

2 筋力低下の原因

筋力低下は，運動器疾患・中枢神経疾患といった様々な疾患のほか，加齢，活動量低下や長期臥床といった廃用によっても生じ，運動能力・バランス能力の低下やADLの制限の要因となる．筋力低下の原因を以下に述べる．

(1) 主動作筋の神経性要因

1つのα運動神経とそれが支配する筋線維群を運動単位と呼ぶ．α運動神経が発火すると，その運動単位の筋線維群に収縮が生じ，張力が発揮される．中枢神経系は，動員する運動単位の種類・総数やα運動神経の発火頻度などを調節することで発揮筋力を調整している（表2）．大脳の興奮性が低下するとこれらの機序がうまく機能しなくなり，筋力低下が生じる．

(2) 主動作筋の形態的要因

主動作筋の形態的要因は，筋の量的変化と質的変化に分けられる．

表1 筋力の分類

収縮様式による分類			
等尺性筋力	isometric strength	静的	筋が等しい長さで発生する筋力
短縮性（求心性）筋力	concentric strength	動的	筋が短縮しながら発生する筋力
伸張性（遠心性）筋力	eccentric strength	動的	筋が伸張しながら発生する筋力
運動様式による分類			
等尺性筋力	isometric strength	静的	等しい筋の長さ（関節角度）で発生する筋力
等張性筋力	isotonic strength	動的	等しい筋張力で発生する筋力
等速性筋力	isokinetic strength	動的	等しい筋収縮速度（関節運動速度）で発生する筋力

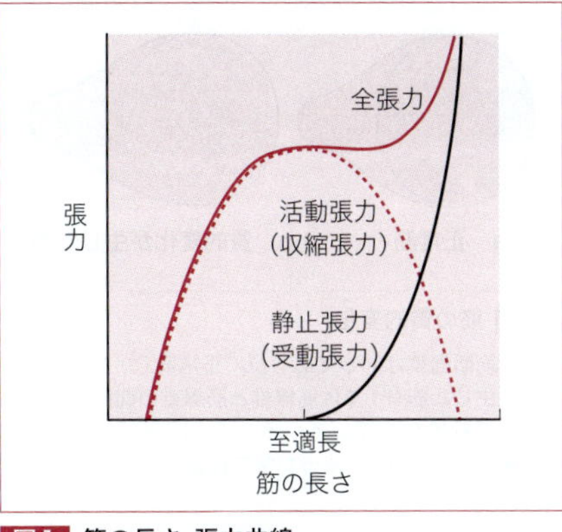

図1 筋の長さ-張力曲線

活動張力が最大となる筋の長さを至適長と呼ぶ．至適長よりも筋が伸張されると静止張力が加わるため，発揮できる全張力は短縮位よりも大きくなる．

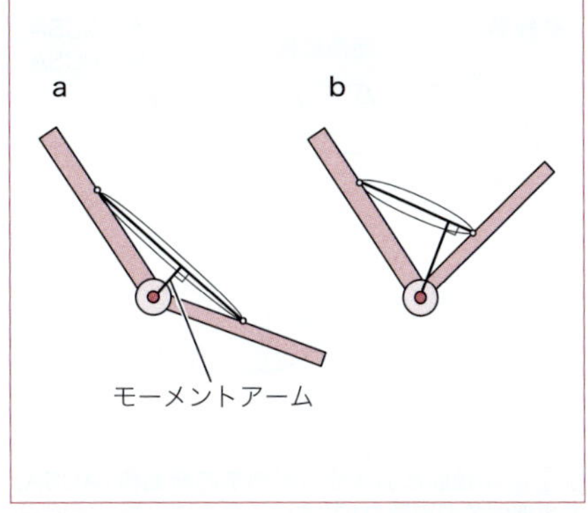

図2 関節角度によるモーメントアームの変化

この例では，関節角度がaの場合と比べbの場合の方がモーメントアームが大きいため，発揮できる関節トルクも大きい．
（文献1より）

表2 中枢神経系による筋力調節の機序

①動員する運動単位の種類と総数による調節(recruitment)	
1) 総数による調節	動員される運動単位の数が増えるに従い，発揮張力が大きくなる
2) 種類による調節	動員される運動単位が，TypeⅠ線維(遅筋)からなるS型，TypeⅡ線維(速筋)からなるFR型，FF型と徐々に大きくなることで，発揮張力が大きくなる
②α運動神経の発火頻度による調節(rate coding)	α運動神経の発火が高頻度となるに従い，発揮張力が大きくなる
③運動単位の活動時相による調節(synchronization)	複数の運動単位が同時に活動することで，発揮張力が大きくなる

運動単位のサイズは，S型<FR型<FF型であり，サイズが大きいほど運動ニューロンの細胞体や神経支配比(1つの運動ニューロンが支配する筋線維の数)が大きく，興奮閾値が高い．発揮筋力を徐々に高めていった際，まずサイズが小さく興奮閾値の低いS型から動員され，筋力の増大とともにFR型，FF型の順で動員されることを，サイズの原理と呼ぶ．
S型：slow，FR型：fast fatigue resistant，FF型：fast fatigable

1) 筋の量的変化

筋力は筋断面積に比例するため，筋萎縮(筋線維の数や太さの減少)が生じると筋力は低下する．筋量減少と筋力，身体機能の低下は，サルコペニアと呼ばれる．

筋断面積には解剖学的断面積(anatomical cross-sectional area：ACSA)と生理学的断面積(physiological cross-sectional area：PCSA)があり，PCSAの方がより筋力に影響する(図3)[1]．筋の代表的な形態として紡錘筋と羽状筋があるが，ACSAが同じ場合，羽状筋は紡錘筋よりもPCSAが大きいため，より大きな筋力を発揮できる．また，羽状筋では羽状角が大きいほどPCSAが大きくなるため，より大きな筋力を発揮できる．一方，筋萎縮が生じると羽状角の減少も生じるため，ACSAよりもPCSAの減少が顕著となる．そのため，羽状筋は紡錘筋よりも筋萎縮による筋力低下が著しいと考えられる．

加齢による筋萎縮は筋線維の種類によって異なり，速筋線維の方が著しい．この理

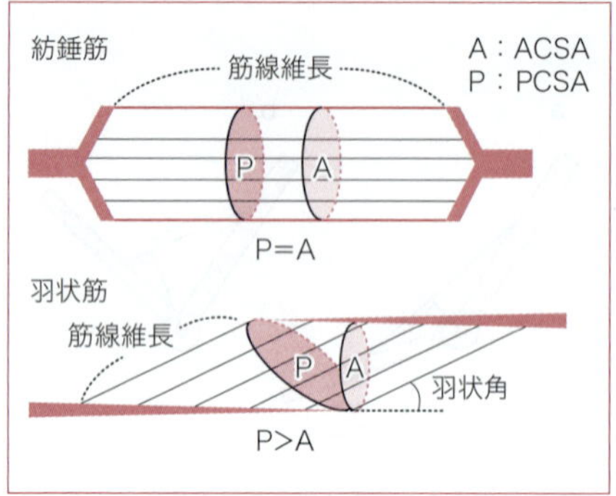

図3 紡錘筋と羽状筋の解剖学的断面積（ACSA）と生理学的断面積（PCSA）

ACSAとは筋に垂直な断面積，PCSAとは筋線維に垂直な断面積であり，ACSAよりもPCSAの方がより筋力に影響する．筋や腱と筋線維の走行が等しい紡錘筋はACSAとPCSAが等しいが，筋や腱に対し筋線維が角度（羽状角）をなして走行している羽状筋ではACSAよりもPCSAが大きくなる．すなわちACSAが等しい場合，羽状筋は紡錘筋よりもPCSAが大きいため，より大きな筋力を発揮できる．
（文献1より）

由の一つとして，サイズの原理から，速筋線維は日常生活でかかる負荷では筋活動が小さいが，遅筋線維は日常生活上の負荷でも比較的活動することが考えられている．遅筋線維であっても，ベッドレストなどの不活動になると筋萎縮が進行する．また，速筋線維の萎縮は筋パワーの低下にも大きく関与している．

2）筋の質的変化

筋萎縮（筋の量的変化）だけでなく，筋内の脂肪・線維性結合組織や筋細胞外水分などの非収縮要素の増加，いわゆる筋の質的変化も，筋力低下の原因となる（図4）．加齢や疾患に伴う筋の質的変化は筋萎縮よりも早期に生じることから，一見，筋萎縮は生じていなくても筋の質的変化が生じている場合があるので注意する．

（3）関節の腫脹や痛み

関節に腫脹（関節水腫）や痛みがあると，筋活動が神経学的に抑制されることによって発揮筋力が低下する（関節原性筋抑制）．

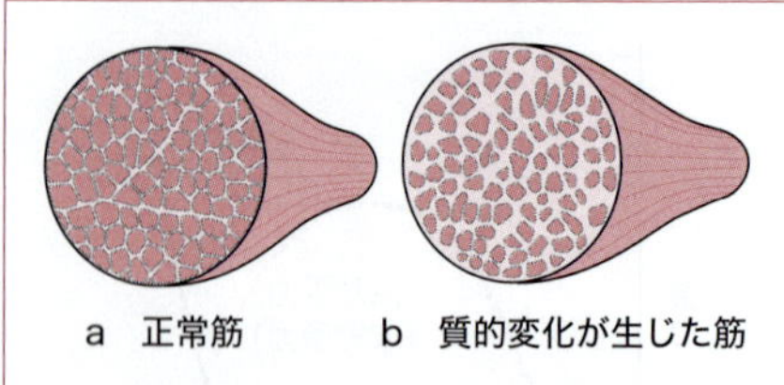

図4 筋の質的変化

一見，筋断面積は同じであるが，正常筋（a）と比べ質的変化が生じた筋（b）では筋線維と筋線維の間隙部分が拡大し，筋線維が萎縮している．この間隙部分には，脂肪・線維性結合組織や水分が含まれる．

例えば変形性膝関節症では約7割に関節水腫を認め，膝関節伸展筋力の低下に関与しているとされている．痛みは筋力を発揮した時の関節への圧迫力に応じて増大するため，痛みへの恐怖心により最大収縮を行えないことも筋力低下に影響していると考えられる．関節水腫や痛みがある場合には無理に筋力の評価やトレーニングを行わないように注意する．最大筋力発揮を行った場合の関節への圧迫力は，伸張性収縮＞等尺性収縮＞短縮性収縮の順で大きいので，特に伸張性筋力の測定は行わない方がよい．

（4）主動作筋以外の筋（拮抗筋や固定筋）の問題

拮抗筋の伸張性が低下（短縮）すると，筋の長さ-張力曲線の関係から，主動作筋の特に最終域での発揮筋力が低下する（厳密には筋力が低下するわけではなく，結果的に計測される筋力値が低くなる）．例えばハムストリングスが短縮している場合，端座位での膝関節伸展最終域ではハムストリングスの伸張に伴う静止張力が大きくなるため，膝関節伸展筋力は低下する．また，筋力発揮時に拮抗筋が収縮すると，収縮した程度に応じて発揮筋力が低下する．例えば，肘関節屈曲筋力発揮時に肘関節屈筋群が10kgの力を発揮したとしても，拮抗筋である肘関節伸展筋群が5kgの力を発揮していたとすると，肘関節屈曲筋力は

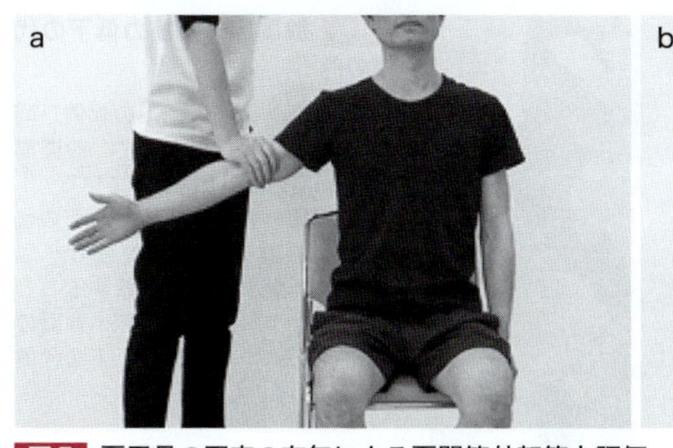

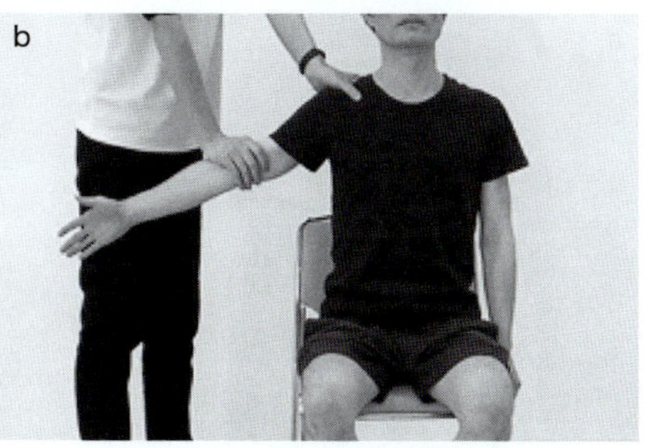

図5 肩甲骨の固定の有無による肩関節外転筋力評価

a：肩甲骨の固定なし．b：肩甲骨の固定あり．
肩甲骨を固定した時(b)と比べ固定しない時(a)で筋力が低下する場合(あるいは肩甲骨の下方回旋が生じる場合)，肩関節外転の筋力(三角筋中部線維や棘上筋)ではなく肩甲骨を固定する筋(肩甲骨上方回旋の作用を有する僧帽筋上部・下部線維や前鋸筋の筋力)が低下していることを示す．

5kgしか発揮できないことになる．拮抗筋の過剰収縮は特に高齢者や術後患者でよくみられる．

また，最大筋力発揮のためには，その主動作筋の起始部がしっかりと固定される必要がある．例えば下肢伸展挙上(straight leg raising：SLR)の場合は，大腿直筋が主動作筋であるが，骨盤を固定する筋が十分に機能しないと，大腿直筋の収縮により骨盤は前傾し，SLRの筋力が低下する．

2 筋力評価のポイント

1 一般的注意事項

筋力評価にあたって，事前に患者の疾患や服薬状況，禁忌肢位といった情報を確認しておく．最大筋力発揮を行うため，評価前の体調や評価中の疲労・痛みには十分に注意する．特に高血圧を患う患者は，筋収縮に伴う血圧上昇に注意する．服装は，評価対象となる筋が露出できるものが望ましい．いきなり最大筋力を発揮させるのではなく，軽い負荷の筋力発揮を数回行ったうえで実施するよう心がける．

2 筋力低下の原因の特定

理学療法プログラムを考案するにあたって，筋力低下の原因を特定することは重要である．痛みが原因かどうかについては，筋力発揮時に痛みが強くなるかどうかで評価し，またどの関節角度や速度で痛みが生じるかも評価する．関節の腫脹は，メジャーで関節の周径を計測し，健側と比較することで評価が可能である．拮抗筋の伸張性の低下は，拮抗筋を他動的に伸張させた際のエンドフィールを確認する．関節の最終域に近づくにつれ徐々に抵抗感が増す場合は，筋の伸張性の低下が疑われる(第1章-2-1「関節可動域制限」(p.65)を参照)．固定筋による影響は，関節の近位部を徒手的に固定するかどうかで筋力が変わるかを評価する．近位部を固定することで筋力が大きくなる場合は，主動作筋ではなく固定筋の問題が筋力低下の原因になっていると考えられる．肩関節外転筋力の測定における肩甲骨固定の例を図5に示す．

主動作筋の形態的要因の評価にはMRIなどを用いることが望ましいが，筋萎縮については四肢周径によってある程度推定することが可能である(第1章-1-7「形態測定」(p.35)を参照)．しかし，周径は筋を個別に評価できないことや，皮下脂肪や骨など筋以外の影響も受けることに留意する必要がある．近年では，簡便な生体電気イン

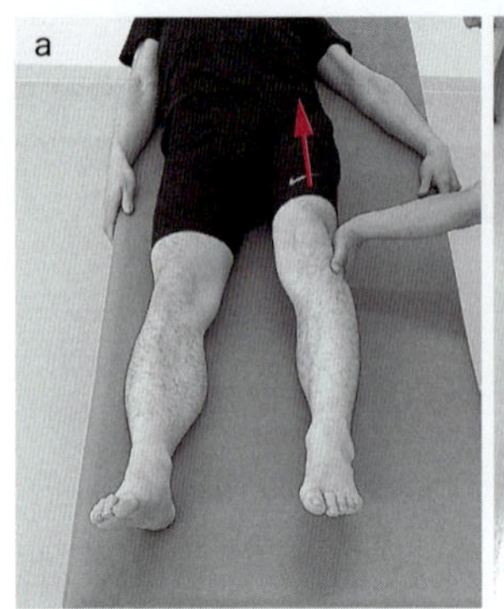

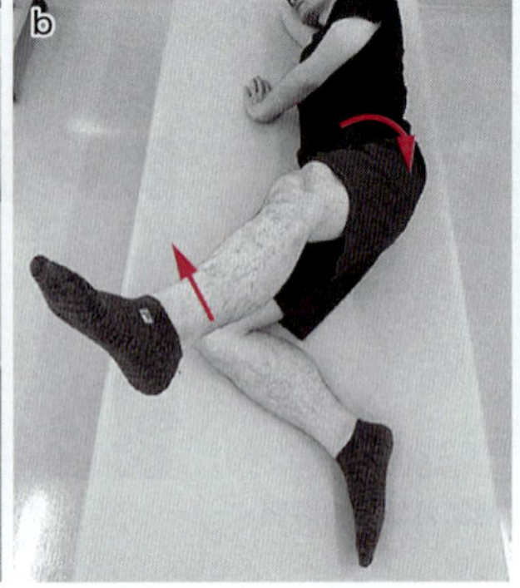

図6 股関節外転筋力低下の代償の例

a：股関節外転筋力低下の代償．同側の骨盤挙上によって，股関節外転筋力低下を代償している．
b：股関節外転・伸展筋力低下の代償．骨盤を後方回旋させ，屈曲・外旋を伴って外転することによって，股関節外転・伸展の作用を持つ筋の筋力低下を代償している．

ピーダンス法（bioelectrical impedance analysis：BIA）や超音波画像装置を用いた筋量・筋質の評価も行われている（後述）．また主動作筋の神経性要因や拮抗筋の過剰収縮の評価には筋電図などが必要となるが，臨床でこれらを評価することは難しい．筋萎縮や痛みといった他の問題がないにもかかわらず筋力が低下している場合，大脳の興奮性の低下（神経性要因）または拮抗筋の過剰収縮が原因となっている可能性が高い．

3 可動域全体での筋力評価

Danielsらの徒手筋力検査法（manual muscle test：MMT）[2]では，最終域または一定の関節角度で検者の最大抵抗に対して等尺性筋力発揮を行うという抑止テスト（break test）が採用されている．同様に，現在広く使われるようになった徒手筋力計（hand held dynamometer：HHD）も，一定の関節角度のみでの筋力評価が行われるのが一般的である．しかし，関節角度によって筋力低下の程度が大きく異なる場合がある．特に膝関節伸展筋力において，中間位（膝関節屈曲90°あたり）の筋力にはそれほど問題がないが，伸展最終域で筋力発揮が不十分となり自動伸展できないextension lagは，臨床上よく経験する．そのため筋力評価は，全可動域での短縮性収縮を行わせそれに抵抗をかけるfull arc testで実施する，複数の関節角度で等尺性筋力評価を実施する，などによって，特にどの角度で筋力が弱いかを評価することが重要である．

4 代償動作の評価

単純に一方向の関節運動をさせた時にどのような代償が起こるかを評価することも重要である．例えば股関節外転の最大筋力発揮をさせた時，同側の骨盤挙上による代償が認められる場合には，股関節外転筋力の低下が疑われる（図6a）（逆に同側の骨盤下制がある場合，骨盤を固定する筋の筋力低下が疑われる）．また側臥位で重力に抗しての股関節外転の運動をさせた時，患者や高齢者では骨盤が後方に回旋し，屈曲・外旋を伴って外転する場合がある．この場合，股関節外転と伸展の作用を持つ筋（中殿筋後部線維や大殿筋上部線維）の筋力低下が疑われる（図6b）．

3 徒手筋力検査（MMT）の実際

MMTにはDanielsらの方法[2]やKendallらの方法が知られているが，臨床ではDanielsらの方法[2]がよく用いられる．MMTは，随意的な筋収縮の有無や，重力や検者の徒手抵抗に対して発揮できる筋力の程度

表3 徒手筋力検査(MMT)の段階3以下の判定基準

判定基準	
3	重力に抗し，全可動域にわたり動かすことができる
3−	重力に抗し，全可動域の50%以上100%未満を動かすことができる
2+	重力に抗し，全可動域の50%未満を動かすことができる
2	重力を除いた肢位で，全可動域にわたり動かすことができる
2−	重力を除いた肢位で，全可動域の50%以上100%未満を動かすことができる
1+	重力を除いた肢位で，全可動域の50%未満を動かすことができる
1	筋の収縮活動を目視または触診で確認できる
0	筋の収縮活動が確認できない

から，0〜5の6段階の順序尺度として段階付けする．

MMTの段階2や3は徒手抵抗ではなく重力の有無を用いるので判定しやすいが，段階4や5は徒手抵抗を用いるため検者の主観に左右されやすく信頼性が低いという欠点がある．そのためMMTは段階3以下の筋力が弱い場合に用い，段階3を超える場合にはMMTではなく機器を用いて筋力を数値化することが望ましい．また，MMTの現在の版(第10版)では記載がなくなったが，初期の版で用いられていた+や−を付けることで(3−や2+など)，より詳細な段階付けが可能となる．全可動域の50%を動かせるかどうかを考慮して+や−を付与する，段階3以下のMMT判定基準を表3に示す．

4 機器による筋力評価の実際

1 等速性筋力評価装置

等速性筋力評価装置は，非常に高価であるが最も信頼性が高い筋力評価が可能であり，わが国ではバイオデックスシステムシリーズ(Biodex Medical Systems社製)が多く用いられている(図7)．関節角度を変えての等尺性筋力測定や，角速度を変えての等速性筋力(短縮性や伸張性筋力)の測定，筋パワーや筋持久力などの測定が可能である．アタッチメントにもよるが，身体のあらゆる部位の筋力測定に対応している．筋力はトルク(Nmなど)で表示されるが，患者の体格差を考慮し，トルクを体重で除したトルク体重比(Nm/kgなど)を用いる場合がある．

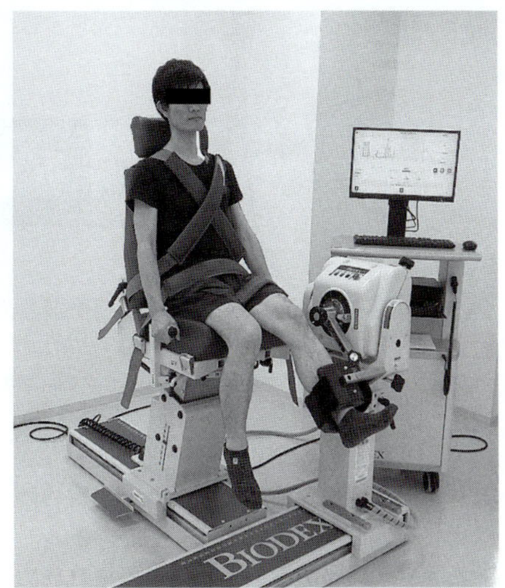

図7 等速性筋力評価装置(バイオデックスシステム4，Biodex Medical Systems社製)による筋力測定

2 徒手筋力計(HHD)

HHDは，近年ではより低価格な機種も増えてきており，理学療法士にとって身近な機器になっている．軽量のため可搬性に優れ，上下肢の各関節の等尺性筋力を簡便に計測可能である．HHDは，測定部位にあてたセンサーパッドを検者が徒手で固定して測定を行うため，検者の技術が必要となる．特に膝関節伸展筋力のような，検者が徒手で固定できないような強力な筋力を測定する場合には，固定用ベルトの使用が推奨される．HHDで得られる値は，関節中心とセンサーパッドとの距離(レバー

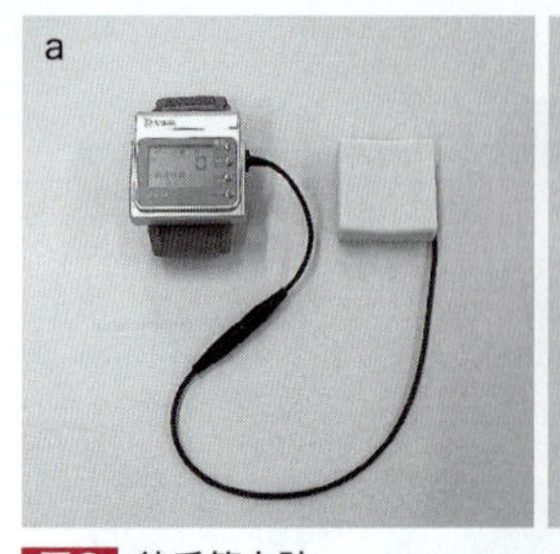
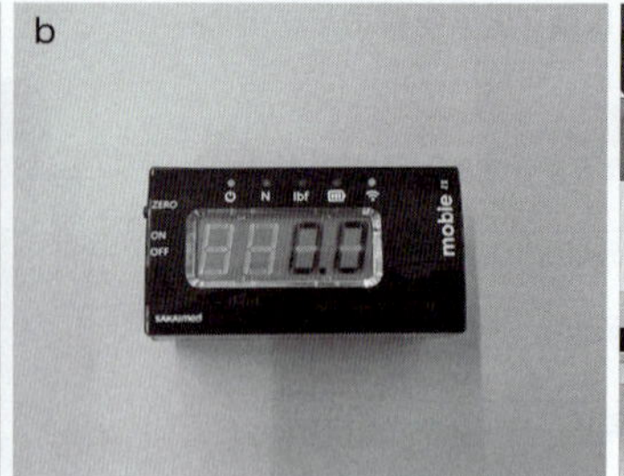

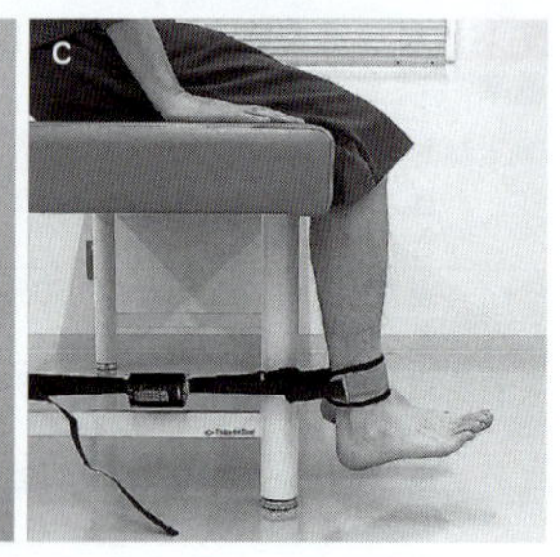

図8 徒手筋力計

a：ミュータスF-1（アニマ社製），b：モービィZII（酒井医療社製），c：固定用ベルトを用いた膝関節伸展筋力測定（モービィZII関節のプルセンサーを使用）．

アーム）によって変化するため，測定の際はレバーアームをメジャーで測り，トルクで表示する必要がある．また，等速性筋力評価装置と同様に，トルク体重比で表す場合もある．

わが国では，HHDはアニマ社製のミュータスシリーズ，酒井医療社製のモービィZシリーズがよく用いられている（図8）．

3 RFDとsteadinessによる筋機能評価

筋力評価機器を用いて筋力発揮時の時間-筋力曲線を表すことで，rate of force development（RFD）やsteadinessといったより詳細な筋機能の評価が可能である．RFDとは筋力をどれだけ素早く発揮できるかを表す指標，steadinessとは一定の筋力をどれだけ安定して（変動することなく）発揮できるかを表す指標であり，等尺性筋力発揮中に評価されることが多い．RFDやsteadinessは最大筋力と比べ，バランス能力をはじめとする運動能力や転倒リスクとの関連が強いことが報告されている．このことは，ある運動課題の達成のためには最大筋力よりも，むしろその課題に必要な筋力をどれだけ上手に発揮できるかが重要であることを示唆している．近年ではHHDでも一部の機種で筋力データを出力できるようになっており，パソコンを用いてRFDやsteadinessを評価することが可能となっている．

(1) RFD

RFDは爆発的筋力または筋力発生率とも呼ばれる．患者になるべく素早く最大筋力を発揮するように指示し，得られた時間-筋力曲線における筋力の立ち上がり具合を評価する（図9a）．時間-筋力曲線において筋力を時間で微分し（Δ筋力/Δ時間），その最大値や，筋力発揮開始後0〜30msや0〜200msといった区間ごとの平均値を用いる．特に筋力発揮開始後100ms未満までの早期RFDは，運動単位の動員やα運動神経の発火頻度といった神経筋活動をよく反映し，運動能力との関係も強いとされている．

(2) steadiness

ディスプレイ上に目標とする筋力値（最大筋力の10％や30％など）と発揮中の筋力値をリアルタイム表示し，患者にはディスプレイを確認しながら発揮筋力を目標値と一致させ続けるように指示する．一定区間中の筋力のばらつき具合を標準偏差や変動係数（標準偏差を平均値で除した値）によって表し，これらの値が小さいほど安定して筋力を発揮できている（steadinessが良好である）と解釈する（図9b）．目標値には，最大筋力の2〜80％の間で様々な値が用いられているが，特に10％以下などの低い

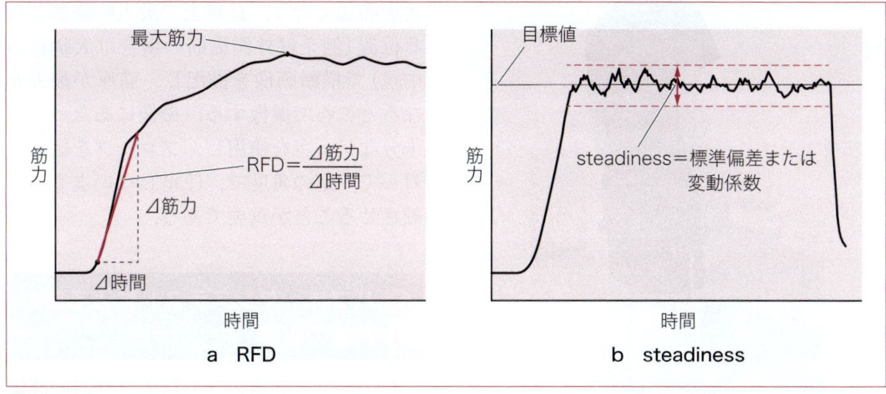

図9 時間-筋力曲線によるRFDとsteadinessの評価

表4 生体電気インピーダンス法（BIA）と超音波画像装置による筋の量的指標・質的指標と利点・欠点

	量的指標	質的指標	利点	欠点
BIA	・筋量	・細胞内外液比 ・位相角	・検者の技術を要さない	・個別の筋の評価ができない ・特に細胞内外液比は体内水分量の影響を受けるため，姿勢変化，運動や浮腫によって値が変わる ・心臓ペースメーカー挿入者には禁忌
超音波画像装置	・筋厚 ・羽状角	・筋輝度	・個別の筋の評価が可能	・検者の技術を要する ・筋輝度は，機種・設定や組織の深さによって値が変わる

細胞内外液比とは，筋の細胞内液量に対する細胞外液量の比率，すなわち収縮要素に対する非収縮要素の比率を表し，値が大きいほど筋質が悪化していることを示す．位相角とは，細胞の構造的完成度や生理的機能レベルを反映し，値が大きいほど筋質が良好であることを示す．筋輝度とは，画像上の筋の白さの度合いであり，値が大きいほど（すなわち白色に近いほど）筋内の脂肪や線維性結合組織が増加し筋質が悪化していることを示す．筋輝度の評価には，黒を0，白を255とした256階調で表示する8-bit grayscaleが用いられる．8-bit grayscaleは，フリーソフトを含む多くの画像解析ソフトに搭載されている．

目標値でのsteadinessの方が加齢や疾患によって悪化しやすいと報告されている．この理由として，高齢者や患者の運動単位には総数の減少や神経再支配に伴うサイズの拡大といった変化が生じるため，より低出力での筋力調節が困難になることが考えられている．また低い目標値のsteadinessは，バランス能力とも強く関係することが報告されている．

5 機器による筋形態評価の実際

前述のように，筋力低下の原因となる筋の形態的要因は体表からの評価が難しいが，近年では，比較的低価格で可搬性のあるBIAや超音波画像装置を用いた評価が臨床でも行われるようになってきている．表4に，BIAと超音波画像装置による筋の量的指標，質的指標と利点，欠点を示す．

1 生体電気インピーダンス法（BIA）

BIAは，異なる周波数の微弱電流を通電させた際に生じる生体インピーダンス値から体組成を推定する方法である（図10）．一般的なBIAでは，左右の上下肢と体幹の筋量をそれぞれ算出可能である．四肢筋量を身長の2乗で除した骨格筋量指数（skeletal muscle mass index：SMI）は，サルコペニア診断のための筋量評価としても用いられ，カットオフ値は男性で7.0kg/

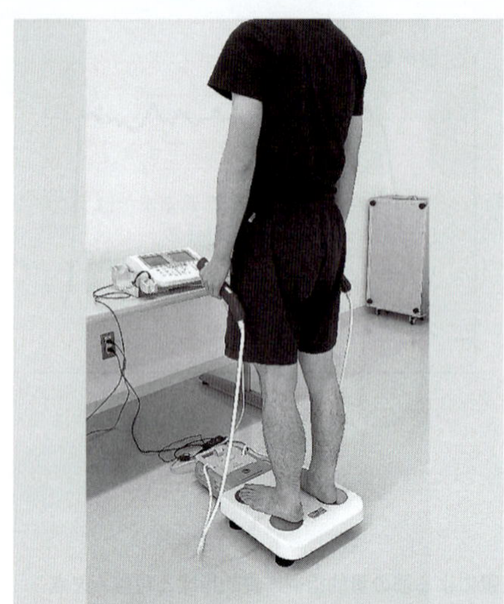

図10 生体電気インピーダンス法(BIA)(MC-780A-N，タニタ社製)による測定

m^{2}未満，女性で5.7kg/m^{2}未満である．また，BIAによる筋の質的指標として，細胞内外液比と位相角(phase angle)がある(表4)．BIAでは個別の筋の情報が得られないため，筋力低下が疑われる筋または筋群に限った評価が困難であることに留意する必要がある．

2 超音波画像装置

超音波画像装置は，プローブから生体内に超音波を発信し，その反射波(エコー)をプローブで受信して明るさ(輝度)で表示することで断層像を作る．BIA法と比べた超音波画像装置のメリットは，個別の筋の評価が可能である点にある．超音波画像による筋の量的指標には，筋厚と羽状角があり，筋厚は横断画像，羽状角は縦断画像で計測される(図11)．また，筋の質的指標には，画像上の筋の白さの度合いである筋輝度があり，一般的に横断画像で計測される(表4，図12)．

正確な超音波撮像には，検者のプローブ操作のための熟練が必要である．撮像は最大膨隆部で行う．長軸上で最大膨隆部となる位置(例えば外側広筋の場合は大腿長の中点)で横断画像を描出し，筋厚が最大となるところで撮像する．撮像にあたっては十分なジェルを使用し，プローブを組織に対して一定の角度で，圧迫しないように接触させることが重要である．

6 パフォーマンステストによる筋力評価の実際

パフォーマンステストによる筋力の評価には，椅子立ち上がりテスト，台からの立ち上がりや段差昇段高があり，筋パワーの評価には階段昇段パワーテストや垂直跳びテストがある．これらは総合的な脚伸展筋力の評価となるが，動きを伴うためにバランス能力といった筋力以外の要素も関与する．テストを行う際は，測定値を記録するだけでなく，痛みや代償の有無，動作のスムーズさなどの分析も行う．

1 パフォーマンステストによる筋力評価

(1) 椅子立ち上がりテスト

椅子立ち上がりテストは，下肢筋力を含む包括的な下肢機能を評価するためによく用いられるテストの一つである．30秒間に繰り返し立ち上がれる回数を測定値とする「30-second chair stand test」と，繰り返し5回立ち上がるための所要時間を測定値とする「5-time chair stand test」があり，高齢者や患者を対象とした場合，身体への負担が小さい5-time chair stand testが望ましいと考えられる．椅子立ち上がりテストは筋力や年齢のみでなく身長による影響も受け，身長が低いほど成績がよくなる．

一般的な5-time chair stand testでは，上肢を体幹の前で組んだ椅子座位を計測開始肢位とし，なるべく素早く5回立ち座りを行い，5回目に立位になるまでの時間を計測する[3)]．表5[4)]に，地域在住の高齢日

図11 外側広筋の超音波横断画像と縦断画像

a：横断画像（筋の長軸に垂直な画像：短軸像）．筋厚は，横断画像にて筋の表層筋膜から深層筋膜までの直線距離として計測される．

b：縦断画像（筋の長軸に平行な画像：長軸像）．羽状角は，縦断画像にて筋線維（筋束）と深層筋膜との角度にて計測される．

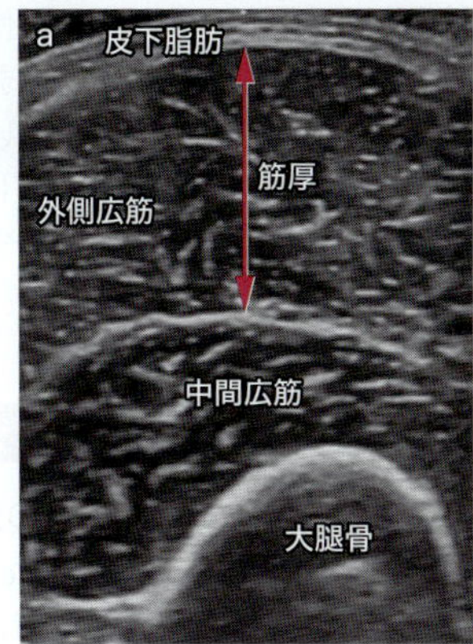

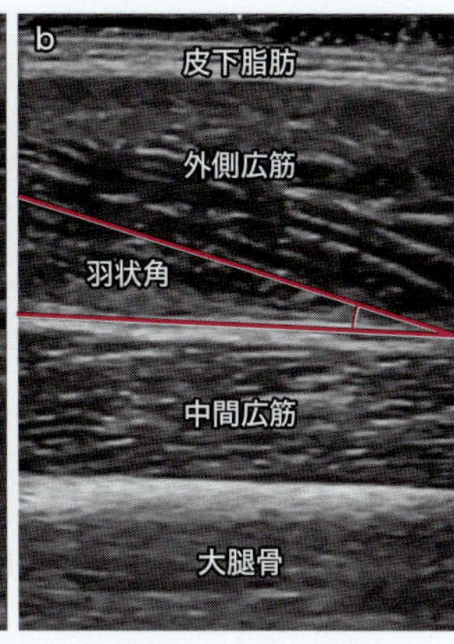

図12 高齢者と若年者の大腿直筋・中間広筋の超音波横断画像

a：高齢者．b：若年者．
高齢者（a）は若年者（b）と比べ，筋厚の減少（筋萎縮）に加え，白っぽく筋輝度が上昇している．

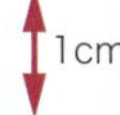

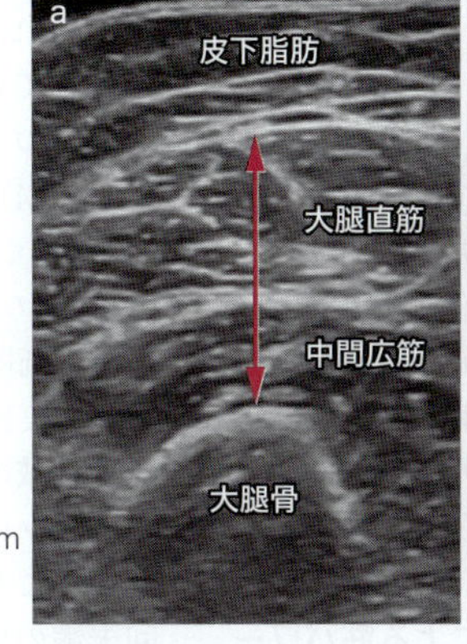

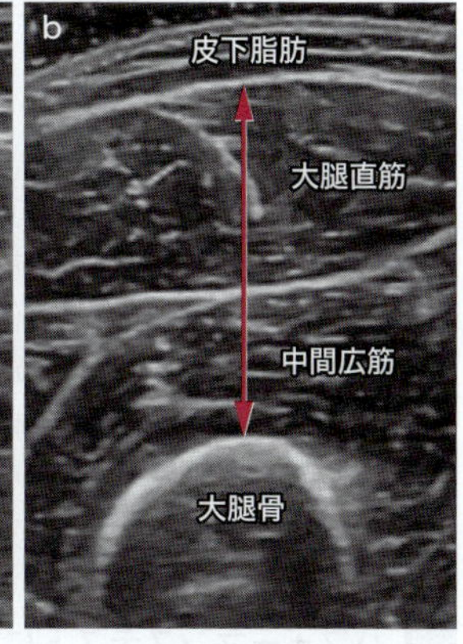

表5 地域在住の高齢日本人における5-time chair stand testの平均値

	男性		女性	
年齢	対象者数	平均値±標準偏差（秒）	対象者数	平均値±標準偏差（秒）
65～69	62	7.2 ± 1.7	102	7.4 ± 2.1
70～74	73	8.1 ± 2.1	114	7.7 ± 2.5
75～79	53	8.2 ± 2.6	77	8.3 ± 2.3
80～	35	9.9 ± 3.7	88	9.6 ± 4.1

（文献4より筆者訳）

本人における5-time chair stand testの平均値を示す．このテストはサルコペニア診断のための身体機能評価にも用いられ，カットオフ値は12秒以上である．なお，計測終了のタイミングを5回目に立位になるまでではなく，着座するまでとして計測している報告も多数存在する．

(2) 台からの立ち上がり

50～10 cmの高さの台で端座位となり，上肢を体幹の前に組んだ状態で，何cmの低さまで立ち上がりが可能かを評価する．両脚で10 cmの台から立ち上がれる場合は，片脚で50～10 cmを評価する．

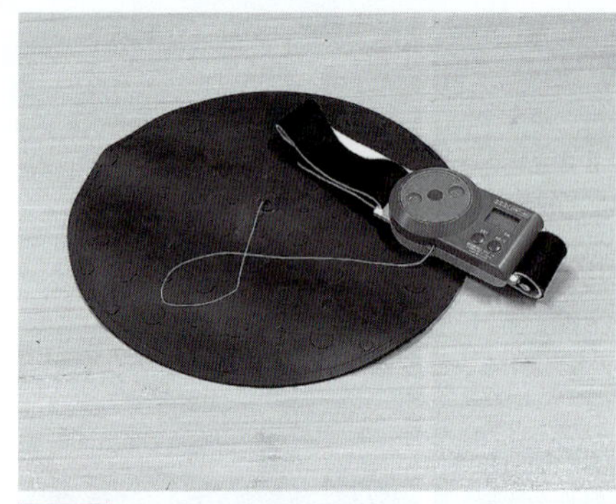

図13 デジタル垂直跳び測定器（ジャンプ-MD，竹井機器工業社製）

紐式を採用している．マット上に立った状態で腰にベルトを巻き，ベルトとマットにつながる紐をしっかり張った状態から，なるべく高く跳び上がる．

(3) 段差昇段高

10～50 cmの段差を用いて，何cmの高さまで昇段が可能かを評価する．昇段動作のみでなく，降段動作も評価することで，伸張性筋力も評価することが可能である．

台からの立ち上がりや段差昇段高は，年齢ごとの平均値やADL能力などとの関連に関するデータが乏しいという欠点がある．

2 パフォーマンステストによる筋パワー評価

(1) 階段昇段パワーテスト

階段昇段パワー（W）は，10段の階段をなるべく素早く昇段した時の所要時間（秒）を計測し，昇段高の合計値（m），体重（kg）と重力加速度（$9.8 m/s^2$）の積を所要時間で除すことで算出される．また，パワー体重比（W/kg）で表示する場合もある．

(2) 垂直跳びテスト

垂直跳びテストでは，立位でなるべく高く垂直跳びを行った高さを体重で除した値（m/kg）が用いられている．垂直跳びテストの測定方法には壁式（タッチ式）と紐式（図13）がある．

階段昇段パワーや垂直跳びテストは，高価な機器を使わないテストとして有用性は高いが，虚弱な患者にとっては運動の難易度が高いという問題があり，実施においては転倒などには十分に注意が必要となる．また，参照できるデータが少ないことも欠点である．

クリニカルヒント

1 1RMの測定

1RM（one repetition maximum，1回反復最大負荷）とは，1回だけ全可動域にわたって関節を動かすことが可能な負荷量のことである．最大等張性筋力の指標として用いられ，最大等尺性筋力の約80～85％とされている．1RMは，筋力トレーニング処方の際の負荷量を1RMに対する割合（％1RM）で設定するために用いられることが多い．

1RMの測定は，各種筋力トレーニング・評価機器のほか，重錘やダンベルを用いても実施できる．まず比較的軽い負荷で全可動域の運動を1回行わせ，休憩を挟んだ後に少し負荷量を増やして再度行わせるということを繰り返し，1RMを求める．5回未満の施行で1RMを求められることが望ましい．しかしこの方法は，トレーニング経験がない者や虚弱な患者にとっては負荷が大きく，適切に実施できない場合や痛みを生じる場合がある．そのような場合，1RMよりも低負荷で容易な10 RM（10回しか反復できない負荷量）の測定が推奨される．1RMと同様の方法で10 RMを求め，10 RM×100/73.5の推定式によって1RMを算出する．

2 筋別の筋力評価方法

ある筋に筋力低下が生じているかを個別に評価するにあたって，その筋がどのような肢位・関節角度や運動方向で最も働くかを理解しておくことは重要である．関節角

表6　筋別の筋力評価方法

	筋	関節角度と運動方向
腱板筋および三角筋	棘上筋	肩関節外旋位（full can test）にて，下垂位～45°での肩関節外転または肩甲骨面挙上
	三角筋中部線維	肩関節内旋位（empty can test）にて，肩関節外転45～90°での肩関節外転
	棘下筋	肩関節外転0°での肩関節外旋
	小円筋	肩関節外転90°での肩関節外旋
	肩甲下筋	lift off test，bear hug test，belly press test
股関節屈曲筋	腸腰筋	端座位，股関節屈曲90°での股関節屈曲
	大腿直筋	背臥位，股関節屈曲10～30°での股関節屈曲（下肢伸展挙上：SLR）
股関節伸展筋	大殿筋	腹臥位，膝関節屈曲位にて，股関節伸展位での股関節伸展
	ハムストリングス	腹臥位，膝関節伸展位にて，股関節軽度屈曲位での股関節伸展
股関節外転筋	中殿筋（全体）	股関節内外転中間位での股関節外転
	小殿筋（全体）	股関節外転位での股関節外転
	大腿筋膜張筋・小殿筋前部線維	側臥位にて，股関節外転（骨盤をやや上に向け，下肢を真上に挙上）
	中殿筋後部線維・大殿筋上部線維	側臥位にて，股関節外転（骨盤をやや下に向け，下肢を真上に挙上）
膝関節伸展筋	広筋群	端座位，膝関節屈曲60～90°での膝関節伸展

度が変わると筋のモーメントアームが変化するため発揮できるトルクも変化し，モーメントアームが最大となる角度でトルクが最も大きくなる（厳密には関節角度による筋の長さの変化もトルクに影響するが，ここでは考慮しないこととする）．同じ作用を持つ筋群の中で特定の筋の筋力評価を行う場合には，その筋のモーメントアームが最も大きくなる角度（すなわちトルクへの貢献度が最も大きくなる角度）で筋力発揮を行わせるとよい．本項では臨床で特に関わることが多い筋群について，筋が持つモーメントアームの特徴に加え，筋電図学的研究などによる知見[5]や臨床での実用性を考慮した，個別の筋の筋力評価方法を紹介する（**表6**）．

(1) 腱板筋および三角筋の筋力評価

肩関節周囲筋の中で腱板筋（棘上筋，棘下筋，小円筋，肩甲下筋）は肩関節安定化のために重要であり，腱板機能の低下は肩峰下インピンジメント症候群といった様々な肩関節障害を引き起こす．

1) 棘上筋と三角筋中部線維

棘上筋の主要な作用は肩関節外転（または肩甲骨面挙上）である．棘上筋の外転モーメントアームは肩関節外転に応じて小さくなる一方，同じ外転作用を持つ三角筋中部線維では肩関節外転に応じて大きくなる．古くからの棘上筋の筋力テストとして，上肢の肩甲骨面挙上を肩関節外旋位で（母指を上に向けて）行うfull can testと，肩関節内旋位で（母指を下に向けて）行うempty can testがあるが，棘上筋の外転モーメントアームはempty can testよりもfull can testの方が大きい．また棘上筋の筋活動は，2つのテストでの違いについて一致した見解がないものの，三角筋中部線維はempty can testよりもfull can testの方が小さいとの報告がいくつかある．これらを考慮すると棘上筋の筋力評価は，肩関節外旋位（full can test）にて，肩関節外転または肩甲骨面挙上を下垂位～45°で評価するとよい（**図14a**）．一方，三角筋中部線維を評価する場合は，肩関節内旋位（empty can test）にて，肩関節外転45～90°での外転筋力を評価するとよい（**図14b**）（ただし，肩関節内旋位での肩関節外転や挙上は，肩峰下インピンジメントを誘発しやすいため注意する）．

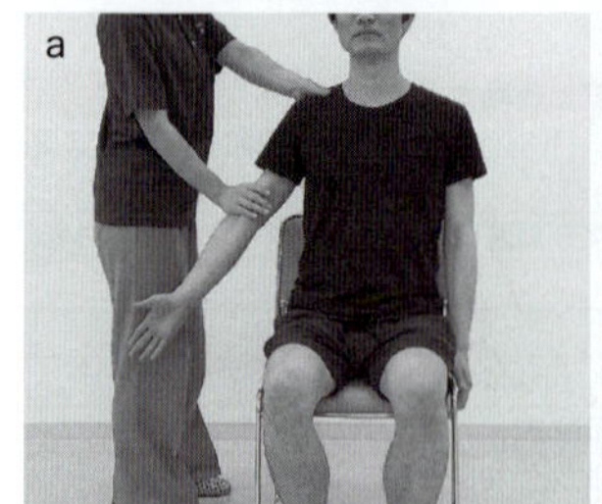
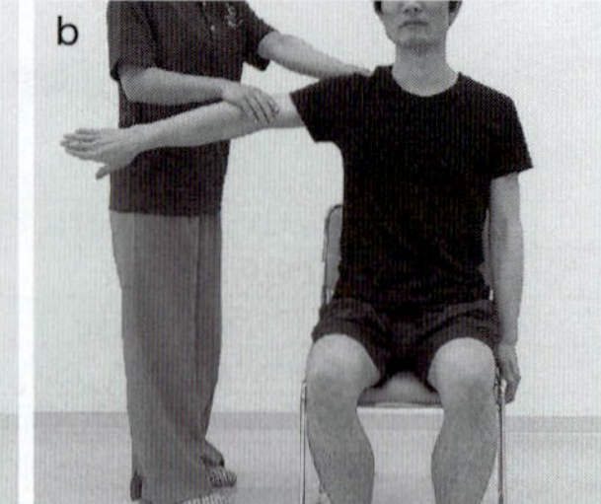

図14 棘上筋と三角筋中部線維の筋力評価

a：棘上筋，b：三角筋中部線維．

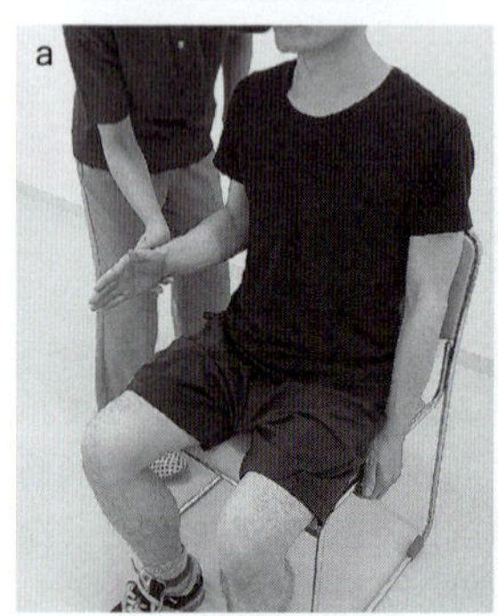
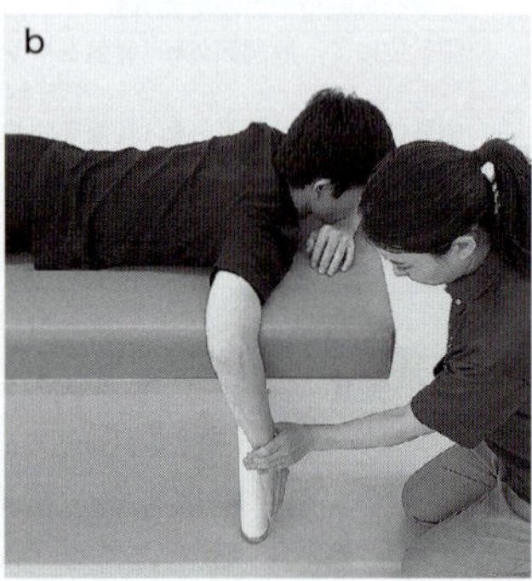

図15 棘下筋と小円筋の筋力評価

a：棘下筋，b：小円筋．

2) 棘下筋と小円筋

主要な作用は肩関節外旋である．両筋の外旋モーメントアームは，肩関節屈曲や外転に応じて小さくなる．肩関節外転角度による筋活動の違いを調べたいくつかの研究から，棘下筋は下垂位（外転0°），小円筋は肩関節外転90°での肩関節外旋で筋活動が高いことが示唆されている．このことから筋力評価は，棘下筋では下垂位（外転0°），小円筋では肩関節外転90°での肩関節外旋を評価するとよい（図15）．

3) 肩甲下筋

主要な作用は肩関節内旋である．肩甲下筋の内旋モーメントアームは，肩関節屈曲や外転に応じて小さくなるが，他の内旋作用を持ついくつかの筋も類似したモーメントアームの変化を示す．lift off test，bear hug testやbelly press testは，広背筋や大胸筋などと比べ肩甲下筋の筋活動が高いことが報告され，肩甲下筋の特異的な筋力評価方法として有用といえる（図16）．

(2) 下肢筋の筋力評価

下肢筋は強力な筋群が多いため，最大筋力発揮時には近位部（骨盤や体幹）へも大きい張力がかかる．そのため，筋力評価は安定した肢位で，患者にベッド面や座面を把持させることで骨盤・体幹を固定して実施する（ただし，前述の固定筋による影響を評価する場合にはこの限りではない）．

1) 股関節屈曲筋

主要な屈曲筋は腸腰筋と大腿直筋であるが，屈曲トルクは腸腰筋では股関節屈曲に応じて大きくなる一方，大腿直筋では股関節屈曲10～30°あたりで最大となる．そのため筋力評価は，腸腰筋では端座位（股関節屈曲90°）での股関節屈曲，大腿直筋では背臥位にて股関節屈曲10～30°での股関節屈曲（下肢伸展挙上：SLR）を評価する

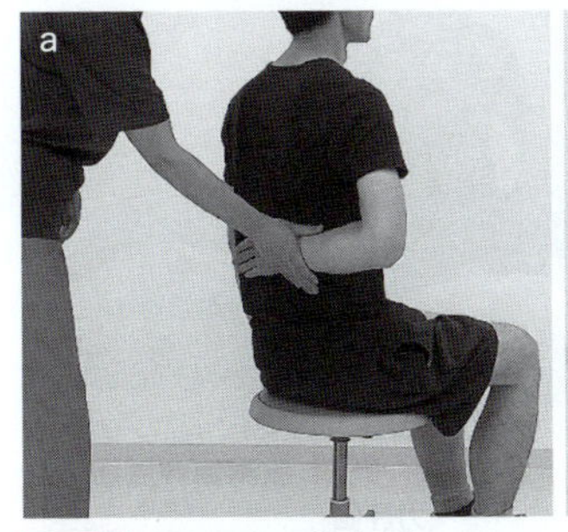

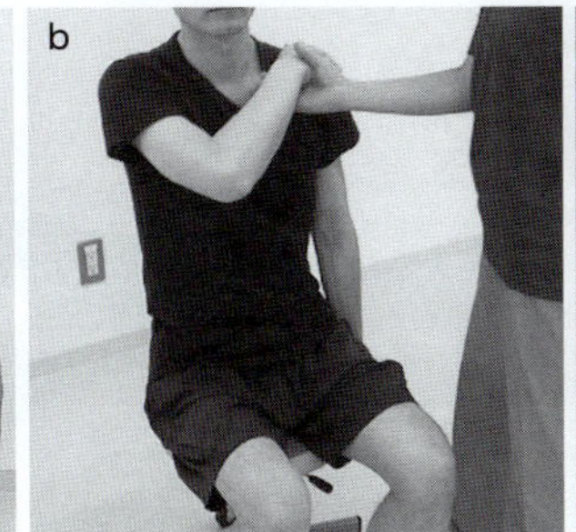

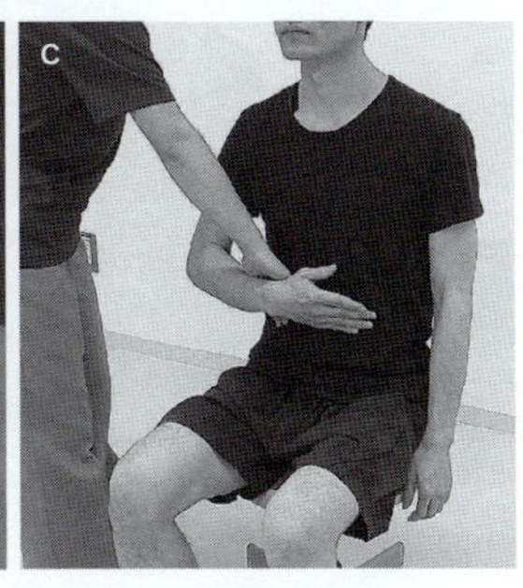

図16 肩甲下筋の筋力評価

a：肩甲下筋(lift off test)．患者の手を腰背部に置き，患者は手を腰背部から離すように肩関節を内旋する．
b：肩甲下筋(bear hug test)．患者の手を反対側の肩に置き，患者は肩を下に押すように肩関節を内旋する．
c：肩甲下筋(belly press test)．患者の手を腹部に置き，患者は腹部を押すように肩関節を内旋する．

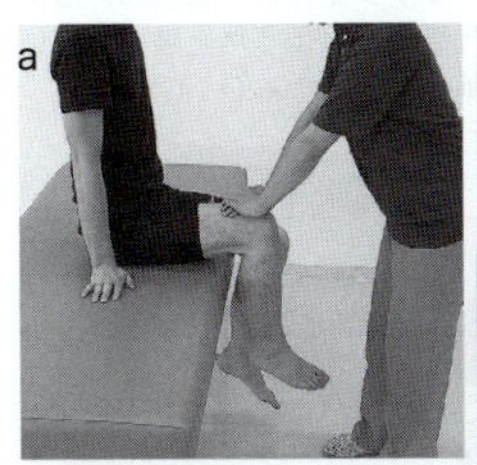

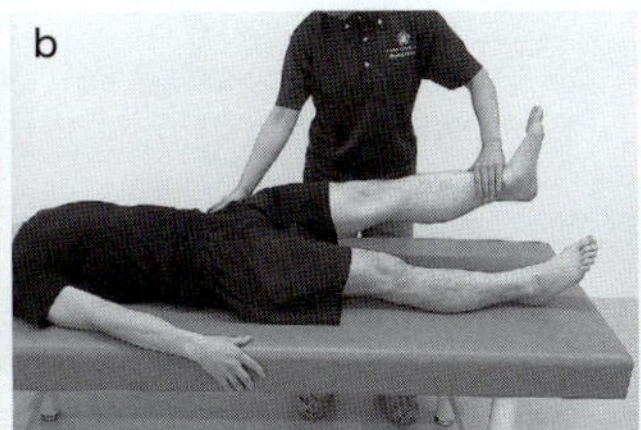

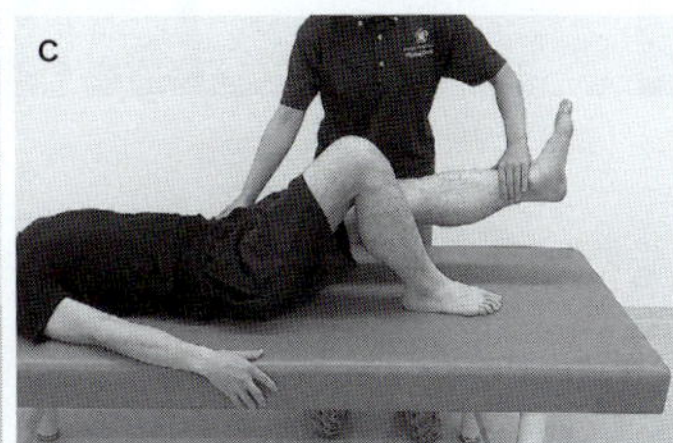

図17 股関節屈曲筋の筋力評価

a：腸腰筋．b：大腿直筋．c：大腿直筋(反対側を立膝にして行う方法)．
下肢伸展挙上(SLR)を行う際，骨盤の固定が不十分で腰椎前弯や腰痛が生じる場合は，cのように反対側を立膝にするとよい．

とよい(図17)．

2) 股関節伸展筋

主要な伸展筋は大殿筋とハムストリングスであるが，伸展モーメントアームは大殿筋では股関節屈曲に応じて小さくなり，ハムストリングスでは股関節屈曲30～40°あたりで最大となる．またハムストリングスは膝関節屈曲の作用も有するため，膝関節屈曲位では短縮位となり，股関節伸展筋力への貢献度も小さくなる．これらを考慮すると大殿筋の筋力評価は，腹臥位・膝関節屈曲位にて股関節伸展位での股関節伸展を評価するとよい．一方ハムストリングスでは，腹臥位・膝関節伸展位にて骨盤の下にクッションを入れるなどして股関節を軽度屈曲位とし，股関節伸展を評価するとよい(図18a，b)．また股関節伸展筋力は，ブリッジ動作が可能かどうか(動揺せずに保持できるか)でも評価できる．大殿筋では膝関節屈曲角度を大きく，ハムストリングスでは小さくして実施するとよい(図18c，d)．両脚ブリッジは高齢者や患者でも比較的容易に実施可能なことが多い．その場合は，より負荷の大きい片脚ブリッジを行うとよい．

3) 股関節外転筋

主要な外転筋である中殿筋の外転モーメントアームは股関節外転に応じて小さくなるため，外転位では外転筋力への貢献が小さくなる．また，股関節外転運動時の中殿筋の筋活動は股関節外転位で小さくなるのに対し，小殿筋の筋活動は股関節内外転角

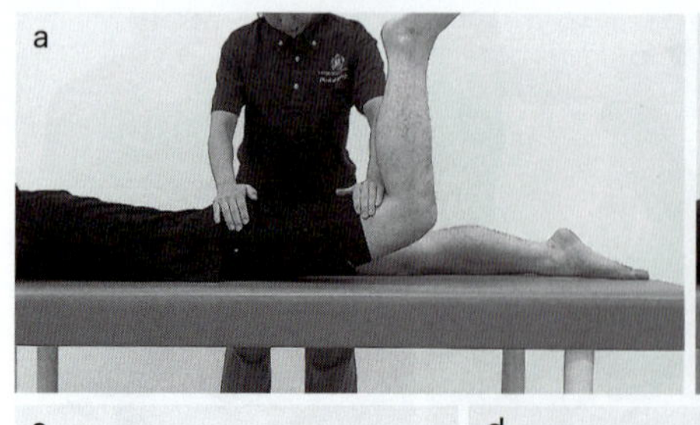
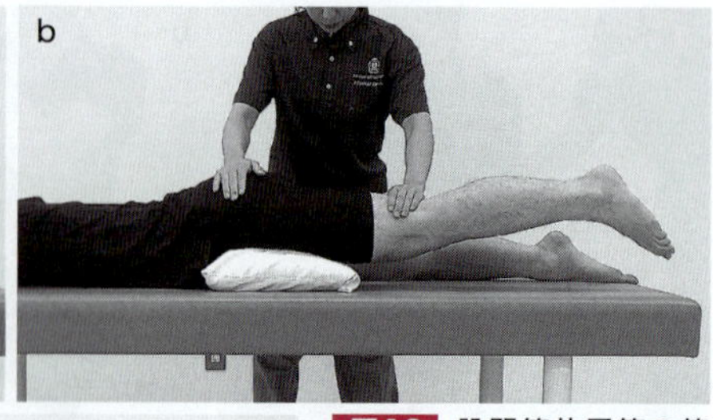
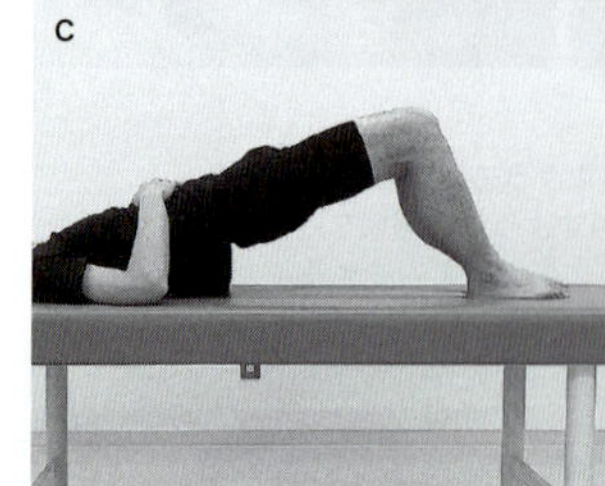
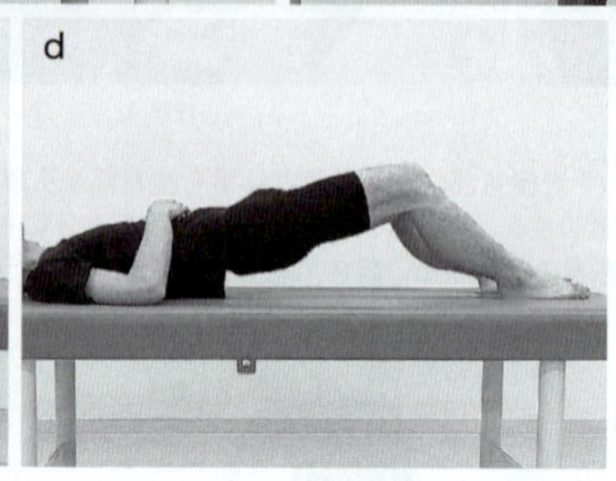

図18 股関節伸展筋の筋力評価

a：大殿筋．
b：ハムストリングス．
c：ブリッジ動作（大殿筋）．
d：ブリッジ動作（ハムストリングス）．
ブリッジ動作は，肩関節伸展で代償しないように上肢を腹部に乗せて実施する（c，d）．

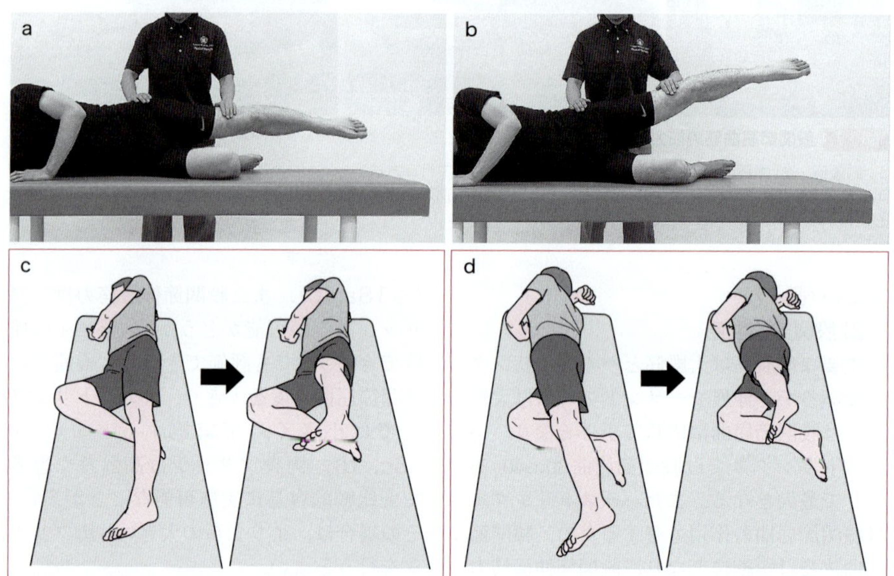

図19 股関節外転筋の筋力評価

a：中殿筋（全体），b：小殿筋（全体），c：大腿筋膜張筋・小殿筋前部線維，d：中殿筋後部線維・大殿筋上部線維．
cでは骨盤をやや上に向けた側臥位，dでは骨盤をやや下に向けた側臥位とし，真上に下肢を挙上させる．

度による違いがないと報告されている．このことから筋力評価では，中殿筋では股関節内外転中間位での外転運動，小殿筋では股関節外転位での外転運動を評価するとよい（図19a，b）．

また，外転に加え屈曲や伸展の運動方向

を組み合わせて筋力評価をすることで，より詳細な評価が可能である．例えば，股関節外転と屈曲の作用を持つ筋（大腿筋膜張筋や小殿筋前部線維）を評価する場合は，側臥位で骨盤をやや上に向けた状態で下肢を真上に（重力に抗する方向に）挙上させると，運動方向は股関節外転・屈曲方向となる（図19c）．同様に股関節外転と伸展の作用を持つ筋（中殿筋後部線維や大殿筋上部線維）を評価する場合は，側臥位で骨盤をやや下に向けた状態で下肢を真上に挙上させると，運動方向は股関節外転・伸展方向となる（図19d）．

4）膝関節伸展筋

古くから膝関節伸展の最終域には大腿四頭筋の中でも内側広筋の寄与が大きいとされてきたが，膝関節角度の変化に伴う伸展モーメントアームまたは筋活動の変化には4筋間で違いがないことが多く報告されている．このため膝関節角度によって4筋のいずれかを特異的に評価することは難しい．またSLRは負荷量に応じて大腿直筋のみの筋活動が増加するが，広筋群ではほとんど変化がないことが報告されている．このため，大腿四頭筋の中でも大腿直筋の筋力はSLRで評価し，広筋群の筋力は端座位にて膝関節伸展で評価するとよい．なお，膝関節屈曲60～70°が最大筋力を発揮しやすい角度となるが，徒手抵抗のしやすさを考慮し膝関節屈曲90°で評価をしてもよい（図20）．

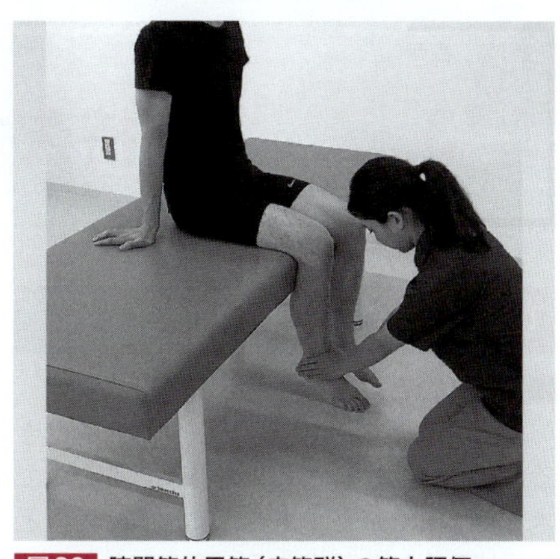

図20 膝関節伸展筋（広筋群）の筋力評価

膝関節伸展筋力は膝関節屈曲60～70°で最大となるが，筋力が非常に強いため徒手抵抗が困難な場合が多い．膝関節屈曲90°は徒手抵抗が比較的行いやすく，測定間の肢位の統一もしやすい．

文　献

1）市橋則明：筋の構造と機能．運動療法学，第2版，市橋則明編，文光堂，東京，69-89，2014
2）Avers D, et al：新・徒手筋力検査法，原著第10版，津山直一ほか訳，協同医書出版社，東京，2020
3）Guralnik, et al：A short physical performance battery assessing lower extremity function：association with self-reported disability and prediction of mortality and nursing home admission. J Gerontol 49：M85-94, 1994
4）Makizako H, et al：Reference values of chair stand test and associations of chair stand performance with cognitive function in older adults. Aging Health Res 2：100090, 2022
5）Edwards PK, et al：A systematic review of electromyography studies in normal shoulders to inform postoperative rehabilitation following rotator cuff repair. J Orthop Sports Phys Ther 47：931-944, 2017

3 持久力低下

永井宏達

1 持久力低下の原因

1 持久力とは

持久力は「一定のパフォーマンスをできるだけ長時間にわたって維持することができる能力」のことであり[1]，全身持久力と局所持久力に分類される．全身持久力は呼吸，循環器系による持久力を意味し，いわゆる「持久力」という表現はこれを指す場合が多い．同様の意味で用いられる言葉として運動耐容能がある．

局所持久力としては，筋持久力がある．筋が力を発揮し続ける能力のことであり，一定の張力で収縮を保つ能力（静的持久力）や，繰り返し反復収縮する能力（動的持久力）がある．

2 持久力低下の原因の所在

全身持久力の指標である最大酸素摂取量（$\dot{V}O_2max$）が多いほど，組織内でのアデノシン三リン酸（ATP）の再合成量が多く，運動耐容能に優れていることになる．この$\dot{V}O_2max$の低下に影響を及ぼすのは，主に呼吸器系，循環器系，骨格筋である．これらの連関をWassermanの歯車と呼ぶ（図1）[2]．この図の中の3つの歯車の機能が一部でも低下すると，持久力は低下する．機能低下の原因としては，各種疾患や，加齢などが挙げられる．この歯車のどこに問題があるかを調べる一つの手段が，後述する心肺運動負荷試験である．

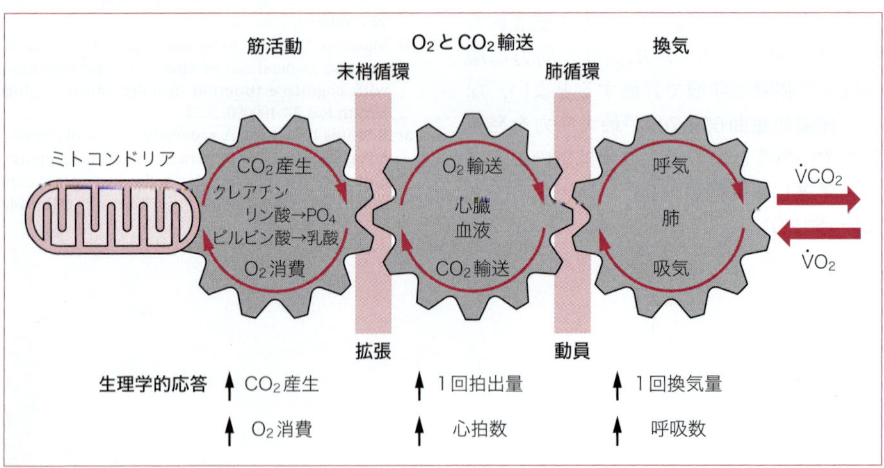

図1 Wassermanの歯車

運動中における肺呼吸と細胞呼吸が連関するガス輸送機構．

O_2：酸素，CO_2：二酸化炭素，$\dot{V}O_2$：酸素摂取量，$\dot{V}CO_2$：二酸化炭素摂取量，PO_4：リン酸

（文献2より筆者訳）

2 持久力の評価のポイント

全身持久力（運動耐容能）の評価は大きく2種類に大別され，呼気ガス分析器や自転車エルゴメーター等を用いて詳細な検査データを得る検査室での心肺運動負荷試験と，特別な器具や装置を用いずに簡便に実施することで運動耐容能や$\dot{V}O_2max$の推定を試みるフィールドテストがある．フィールドテストとして臨床で広く用いられているものには，6分間歩行試験，シャトルウォーキングテストがある．評価の主なポイントは以下の通りである．

- 検査の特性を理解し，目的に応じたものを選択し実施する．
- 評価の禁忌，中止基準を把握する．
- フィールドテストでは，患者のモチベーションや検者の指示内容が結果に影響を与えることから，マニュアルに沿った方法で実施する．
- 心肺運動負荷試験では運動耐容能の指標である，①最大酸素摂取量（$\dot{V}O_2max$），②最高酸素摂取量（peak $\dot{V}O_2$），③嫌気性代謝閾値を理解したうえで実施する．

1 最大酸素摂取量（$\dot{V}O_2max$）

$\dot{V}O_2max$は，漸増負荷運動において運動負荷が増加してもそれ以上に酸素摂取量が上昇せず限界に達した時の酸素摂取量を指す．運動による心拍出量の増加と筋での酸素利用能が限界に達したことを意味する．

2 最高酸素摂取量（peak $\dot{V}O_2$）

peak $\dot{V}O_2$は運動負荷試験によって記録された酸素摂取量の最高値である．臨床で運動耐容能を評価する場合には，下肢の疲労や呼吸困難感などによって漸増運動を継続することが困難となるため，peak $\dot{V}O_2$を$\dot{V}O_2max$の代用として用いる．

3 嫌気性代謝閾値（AT）

嫌気性代謝閾値（anaerobic threshold：AT）は，運動強度が高まる中で有酸素性代謝では酸素供給が追いつかなくなり，無酸素性代謝によるエネルギー産生が加わるポイントの運動強度のことである．

3 全身持久力の評価の実際

1 心肺運動負荷試験（CPX）

心肺運動負荷試験（cardio-pulmonary exercise testing：CPX）はトレッドミル，もしくは自転車エルゴメーターを用いて実施する．運動負荷量の調節方法はいくつかあるが，漸増負荷（ランプ負荷）は，運動負荷試験の中で代表的な手法である．主に自転車エルゴメーターを用いて，直線的に負荷を増大させる検査手法である．本検査では運動中の換気能力，心ポンプ機能や血流分布，末梢のエネルギー代謝等の情報が得られる．

(1) 手順

①患者が運動負荷試験の禁忌（表1）[3]に該当しないかどうかを事前に確認する．

②患者に心電計，血圧計等を装着する．

③自転車エルゴメーターに乗るよう指示する．その後，マスクを着用し，空気漏れがないことを確認する．

④安静時の評価を3分間程度実施する．

⑤無負荷（0 W）での準備運動を3分間行い，その後1分ごとに負荷を増加させる．ペダルの回転数が50～60回転/分となるよう声をかける．

⑥負荷の増加幅は，1分あたり5～25 Wの間とする．

⑦運動中はモニタリング項目の異常がないか常に監視する．患者の表情，皮膚の色，意識レベル等にも目を向け，患者の様子を把握する．中止基準（表2）[3]への該当がないかを監視する．

表1 心肺運動負荷試験の禁忌事項

絶対禁忌	相対禁忌
・急性心筋梗塞(3～5日) ・不安定狭心症 ・症状または血行動態の障害を引き起こす制御不能な不整脈 ・失神 ・心内膜炎 ・急性心筋炎または心膜炎 ・症候性の重度大動脈弁狭窄症 ・コントロールされていない心不全 ・急性肺塞栓または肺梗塞 ・下肢の血栓症 ・解離性動脈瘤の疑い ・コントロールされていない喘息 ・肺水腫 ・室内気での安静時酸素飽和度 ＜ 85％ ・呼吸不全 ・運動能力に影響を与えたり，運動によって悪化したりする可能性のある急性の非心肺疾患(感染症，腎不全，甲状腺中毒症など) ・検査に協力できない精神障害	・左冠動脈主幹部の狭窄またはそれに相当するもの ・中程度の狭窄性心臓弁膜症 ・安静時における未治療で重度の肺動脈性肺高血圧症または血液動態の悪化(収縮期血圧＞200 mmHg，拡張期血圧＞120 mmHg) ・頻脈性不整脈または徐脈性不整脈 ・高度房室ブロック ・肥大型心筋症 ・顕著な肺高血圧症 ・妊娠後期，または合併症のある妊娠 ・電解質異常 ・運動能力に影響を与える整形外科的障害

(文献3より筆者訳)

表2 心肺運動負荷試験の中止基準

・虚血を示唆する胸痛
・虚血性の心電図変化
・2度または3度の心ブロック
・テスト中の最高値から20 mmHgを超える収縮期血圧の低下
・高血圧(収縮期＞250 mmHg，拡張期＞120 mmHg)
・重度の酸素飽和度低下：SpO_2 80％で重度の低酸素血症の症状と徴候を伴う場合
・突然の蒼白
・協調性の喪失
・めまいまたは失神
・呼吸不全の徴候
・精神錯乱

(文献3より筆者訳)

表3 修正Borg Scale

0	感じない	nothing at all
0.5	非常に弱い	very, very slight
1	やや弱い	very slight
2	弱い	slight (light)
3		
4	多少強い	somewhat severe
5	強い	severe (heavy)
6		
7	とても強い	very severe
8		
9		
10	非常に強い	very, very severe

(文献4より筆者訳)

⑧測定中は1分ごとに修正Borg Scale(表3)[4]で呼吸困難感や下肢疲労感を評価する．
⑨患者が運動できなくなるまで(もしくは中止を申し出るまで)検査を実施する．
⑩運動負荷の後は，低強度でのクールダウンを3～5分程度実施する．

2 6分間歩行試験(6MWT)

6分間歩行試験(6-minute walk test：6MWT)は，6分間で歩くことができる距離を測定することで運動耐容能を評価するものであり，日本で最も広く実施されているフィールドテストである(図2)．検査室での運動負荷試験とは異なり，peak $\dot{V}O_2$を決定したり，運動制限因子を解明したりすることを目的としておらず，日常生活における機能障害の重症度を評価するために実施される．測定の信頼性を高めるために定められたプロトコルに沿った検査の実施が求められる．

(1)準備

1)歩行路

・室内の人の往来がほとんどない路面が硬い場所で実施．

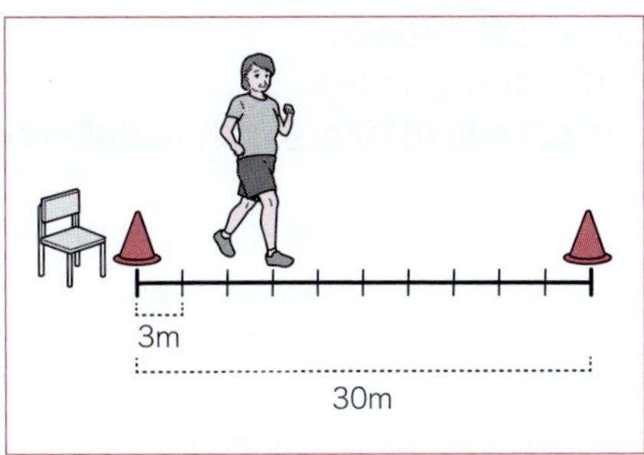

図2 6分間歩行試験（直線コースの場合）

表4 6分間歩行試験中の標準化された声かけ

開始1分	「うまく歩けていますよ．残り時間はあと5分です」
2分	「その調子を維持してください．残り時間はあと4分です」
3分	「うまく歩けていますよ．半分が終了しました」
4分	「その調子を維持してください．残り時間はあと2分です」
5分	「うまく歩けていますよ．残り時間はあと1分です」
6分	「止まってください」

（文献5より筆者訳）

・歩行コースは最低30mの長さが推奨．
・直線コースの場合は，3mごとに目印をつける．

2) 必要物品

ストップウォッチ，カウンター（回数計），椅子，記録用紙（修正Borg Scaleの表含む），小さなコーン2個（方向転換用），クリップボード，酸素吸入装置，血圧計，電話，AED（自動体外式簡易除細動器，あれば望ましい）．

(2) 手順[5)]

①スタートライン付近の椅子で安静座位をとり，理学療法士はバイタルを測定して記録する．少なくとも10分以上の安静座位をとることが望ましい．

②患者を起立させ現在の呼吸困難と全体的な疲労感を修正Borg Scaleで測定する．

③患者に次のように説明する．「この試験の目的は，6分間でできるだけ距離を長く歩くことです．この片道を今から往復します．6分間は長いですが，努力してください．途中で息切れがしたり，疲労するかもしれません．必要ならペースを落としたり，立ち止まったり休んでも構いません．壁にもたれかかって休んでも構いませんが，できるだけ早く歩き始めてください．決して走らないでください」

④必要に応じ，理学療法士が実際の歩き方の見本を見せる．

⑤患者をスタートラインに立たせる．患者と一緒には歩かない．理学療法士は試験の間，スタートラインの近くに立っておき，患者が歩き始めると同時にストップウォッチをスタートさせる．

⑥歩行中，理学療法士は誰にも話しかけず，患者への声かけは決まった言葉で，一定の声の調子で行う．患者がスタートラインに戻ってくるごとに，カウンターを1回押す．声かけは表4[5)]にある言葉を使用する．試験中に患者が歩行を中断したり，休息が必要となったりしてもストップウォッチを止めない．

⑦患者が立ち止まりそうになった場合は，次のように声をかける．「もし必要なら壁にもたれかかって休むこともできます．大丈夫と感じたらいつでも歩き続けてください」

⑧患者が歩行を中断したり，継続を拒否したりした際には，患者が座れるように椅子を移動し，試験を中断する．その後，記録用紙に距離，中断した時間，中断理由を記録する．

⑨残り15秒を示したら患者に次のように伝える．「もうすぐ止まってくださいと言います．私がそう言ったらすぐに立ち止まってください．私があなた

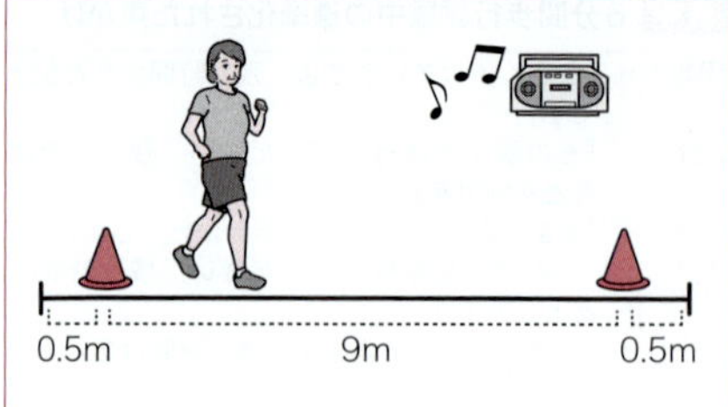

図3 シャトルウォーキングテスト

のところに行きます」

⑩ストップウォッチが6分を示したら次のように伝える．「止まってください」

⑪歩行を終了し，もし疲れているようであれば椅子を準備する．

⑫歩行後の修正Borg Scaleの呼吸困難と疲労感を記録する．

⑬パルスオキシメーターを使っていたら酸素飽和度（SpO_2）と脈拍数を記録し，総歩行距離を計算したうえで用紙に記録する．

3 シャトルウォーキングテスト（SWT）

シャトルウォーキングテスト（shuttle walking test：SWT）は最大歩行距離，もしくは運動時間を運動耐容能評価の指標とする（図3）．9mの間隔をCDの発信音に合わせて往復歩行し，1分ごとに速度を増加させる漸増運動負荷試験である．SWTは6MWTよりもpeak $\dot{V}O_2$との相関が高く，再現性も良好であることから，運動強度の処方にも用いることができる．

(1) 準備

1) 必要物品

10mの平坦な歩行路，CDプレーヤー，シャトルウーキング試験のCD（購入および登録が必要），パルスオキシメーター，10mを測定するためのメジャー，コーン．

2) 患者の準備

動きやすい服装，歩行に適した靴，歩行補助具（必要な場合），試験前2時間以内の激しい運動は避ける．

(2) 内容および手順

①CDの初めに収録されている患者への説明を聞く．

②1回目の信号音で患者は歩行を開始する．患者はCDからの発信音に合わせて9m間隔の標識の間を往復歩行する．

③試験のプロトコルではレベル1が0.5m/s，レベル2が0.67m/s，最大はレベル12の2.37m/sまである．

④息切れがひどく歩行維持が困難になった時，または他の理由で歩くのをやめた時，速度の維持ができなくなった時などに試験が終了となる．

⑤終了時のデータとして，息切れのレベル，下肢の疲労感（いずれも修正Borg Scaleで評価），心拍数，SpO_2を記録する．また，結果は総距離（m）で記録する．

⑥回復時のデータとして，心拍数，SpO_2，息切れのレベルがベースラインに回復する時間を測定する．

4 筋持久力の評価の実際

筋持久力の評価については，ゴールドスタンダードとなる評価手法が存在しているわけではないが，いくつか筋持久力を把握する方法がある[6]．いずれの評価も，基準値が存在するわけではないため，個体内でのトレーニングの効果判定等に用い，最大筋力の評価も併用する．

1 等尺性収縮での評価

筋力測定装置を用いて最大随意等尺性収縮を行わせ，最大筋力から50%に減衰した時間を計測する．

2 反復回数による評価

最大筋力の25〜60%程度の負荷量で筋

収縮を反復できる回数を評価する．メトロノームを使用して一定のリズムで反復し，運動角度の低下やリズムの乱れが生じた時点で終了とする．

3 等速性運動での評価

等速性筋力測定装置を用いる．二通りの評価方法がある．一つめは等速性の運動を繰り返し実施し，最大筋力の50%に減衰するまでの回数で評価する方法である．もう一方は，一定回数（25回や50回）もしくは一定時間（30秒や45秒）の運動を実施した際のトルクや仕事量の減衰率で判定する．

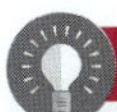

クリニカルヒント

6MWTにおいて，臨床では30mの歩行路が確保できない場合も少なくない．実際の現場では，施設の環境に応じて設定する（最低20m程度は確保できることが望ましい）．

6MWTは様々な疾患において運動耐容能を評価できる標準的な指標である．患者の運動耐容能を評価したい場合は，積極的に実施すべきテストである．

文　献

1) 石河利寛：持久力とは．持久力の科学，石河利寛ほか編，杏林書院，東京，1-13，1994
2) Wasserman K, et al：Exercise testing and interpretation：an overview. Principles of Exercise Testing and Interpretation, 2nd ed, Lea and Febiger, Philadelphia, 1-8, 1994
3) Albouaini K, et al：Cardiopulmonary exercise testing and its application. Postgrad Med J 83：675-682, 2007
4) Borg GA：Psychophysical bases of perceived exertion. Med Sci Sports Exerc 14：377-381, 1982
5) Holland AE, et al：An official European Respiratory Society/American Thoracic Society technical standard：field walking tests in chronic respiratory disease. Eur Respir J 44：1428-1446, 2014
6) 伊藤浩充：持久力低下に対する運動療法．運動療法学―障害別アプローチの理論と実際，市橋則明編，文光堂，東京，200-215，2008

4　バランス障害

大竹祐子

1　バランス障害の原因

1　バランス障害とは

身体活動における「バランス」とは，姿勢や動作の調節について安定性の観点から考えた概念であり，その言葉は広く用いられている．安定の条件とは支持基底面の中に身体重心を置くことであり，そのためには状況に応じて体節同士や身体と外部環境の関係を変化させながら，身体位置をコントロールすることが要求される．バランス障害とは，このプロセスを遂行する過程における何らかの欠如であり，姿勢や動作の安定性が担保できないことを示す．

2　バランスの構成要素

支持基底面の中に身体重心を置くという物理的な安定を得るために必要となる「バランスの構成要素」は様々あり，多くの要因が互いに影響し合って成り立っている．姿勢を作りそれを保持したり，動いたりするには，筋骨格系の働きが必須である．また，神経系との協調により筋出力の大小のコントロールを行うなどしてスムーズな運動を作り出す．感覚機能については，平衡機能に関わる視覚，前庭覚，深部感覚の寄与が挙げられる．閉眼すると開眼時より動揺が大きくなることが知られており，視覚の姿勢制御への影響は非常に大きいことがわかる．また前庭覚については三半規管にて，頭部の回転・加速を感知し，重力下での頭部の位置を把握している．さらに体性感覚（固有受容器，皮膚受容器）として主に接触面から身体の位置や動きの情報を，深部感覚にて体節間の相互関係を感知している．これら末梢からの感覚刺激は中枢神経系の機構により統合され，次の運動の指令を末梢へ返すことで姿勢調節が行われている．

動作中に限らず静止中も身体は時々刻々と体勢を変化させており，そのたびに身体のあらゆる機能が働き，影響し合っている．バランス障害はこれらのどこに支障をきたしても発生する．

2　バランスの評価のポイント

1　バランス評価を行う意義

バランス能力とは，バランスをとるために発揮する身体のコントロール能力といえ，バランス評価とはこの能力を評価することである．バランス能力が低下すると，転倒やそのリスクを高めることにつながる．転倒は，特に高齢者では時に骨折を合併するなどして機能回復を遅らせる原因となる．転倒による身体機能の低下がみられなくともその恐怖から活動性の低下や閉じこもりにつながることがある．これらはひいては要介護状態を引き起こし，寝たきりへの負のループを招く恐れがある．バランス能力の評価は「安全に生活できるか」を判断する材料となり，可能なADLのレベルを決定付ける．理学療法においてもゴールやプログラム選定に際し貴重な情報源となりうることから，理学療法評価の中でも非常に重要な部分である．

2　質量中心位置と支持基底面

バランス評価の最重要ポイントは，姿勢と動作の観察により物理的な安定が得られているかどうかを判断することである．具体的には，支持基底面内に身体重心からの垂線（重心線）が収まっているかどうかを確認する（図1）．身体重心とは，身体の体節（例えば，頭部・上腕・大腿など）の質量中心を1点に合成させた点で「体の中心」である．支持基底面とは，身体を支持している接地面を囲った部分のことを指す．身体重心の位置が低いほど，また支持基底面が広いほど安定する．

体を大きな一つの塊として考えた場合，身体重心の位置が支持基底面から脱すると安定の域を超え倒れる．しかし人間の身体は多くの体節が存在し関節によって連結していることから，体節間や空間内においてその姿勢を変化させることで，不安定な条件下でも倒れにくい状況を作ることが可能である．

Shumway-Cookら[1)]は「バランスは，身体質量中心を“安定性限界”と呼ばれる支持基底面の限界内に保持する能力」と定義している．安定性限界とは，支持基底面のうち身体の安定性を保持しながら意識的に重心移動できる範囲のことである．支持基底面内に身体重心が収まっていても，安定性限界の広さと重心動揺の大きさによってその物理的安定性は変化する．身体重心が安定性限界の端（境界近く）にあれば不安定となるし，仮に安定性限界が狭く重心動揺の大きさが安定性限界を超える場合には立位保持は難しくなる．

3 静的バランスと動的バランス

「良いバランス」とは身体重心が支持基底面内，しかもより中央にあること，その動揺はより小さいものとされているが，これは動かないことを良しとする静的なバランス指標といえる．しかしバランス評価の意義を考慮すると，ADLは重心の移動を伴うため静的評価のみでは不十分で，より臨床的で現場に還元できる評価のためには

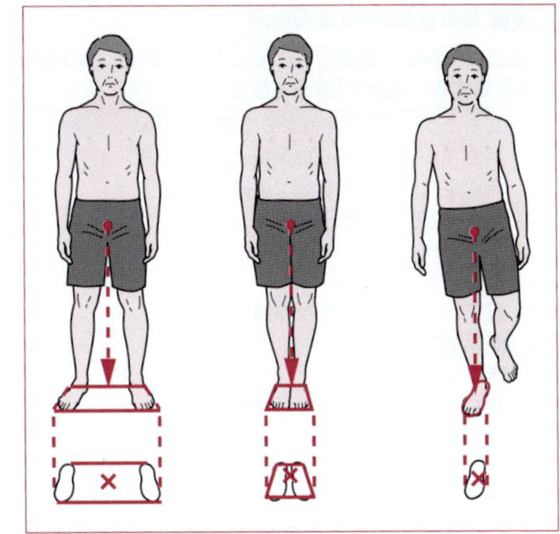

図1　バランス評価のポイント

支持基底面内に身体重心があるかどうかをチェックする．

動的な評価が重要となる．バランス評価における支持基底面と身体重心の関係について，その遂行度により3段階のレベル分けがされている．レベル1は支持基底面の中に身体重心を収めることができる能力．レベル2は支持基底面の中で身体重心を移動できる能力．レベル3は支持基底面の移動に伴い身体重心を移動できる能力．段階が進むにつれて静的から動的なバランスに変化し，そのレベルによって必要な身体機能の要素は異なる．

バランス評価においては「いかに動かずにいられるか」だけでなく，「どれだけ動けるか」「不安定な条件で安定した状況を作れるか」「どれだけ危険を回避できるか」などという，動作時にバランスを崩さないように能動的・協調的に姿勢保持できる能力，つまり動的バランスに相当する評価が重要で，むしろその後の理学療法の核心となりうる．

3 バランス障害の評価の実際

バランスは，姿勢・動作の課題の設定や

表1 Berg Balance Scale

14項目に分かれ，各項目を0（低い）から4（高い）の5段階で評価する．合計で56点となる．

1. 立ち上がり（椅子座位から立位）
2. 何もつかまらずに立位保持
3. 床に足をつかない状態での座位保持
4. 着座（立位から座位）
5. 移乗動作
6. 閉眼での立位保持
7. 両足をそろえての立位保持
8. 両手前方リーチ
9. 床のものを拾う
10. 左右の肩越しに後ろを振り返る
11. 360°方向転換
12. 踏み台昇降
13. 継ぎ足立位保持
14. 片脚立位

環境，例えば，支持基底面の広さ・接地面の形状や素材・動作をする条件などによって遂行度が左右される．評価にあたっては，まず患者の動作レベルを見極め，病態を把握し整理してから，目的に合った評価バッテリーを選択することが重要となる．例えば開眼立位が不安定であるのに，閉眼片脚立ちの評価などを行っても意味がない．検査の特性についても十分に理解・吟味し計測手段を選択する必要がある．

以下に，比較的すぐに計測でき，臨床にて多く用いられているバランス評価について紹介する．

1 Berg Balance Scale（BBS）

座位・立位・動作時など14項目（表1）の動作課題から構成されるバランスの総合的な評価バッテリーである．各項目は4点満点とし合計56点満点で評価する．45点以下であると転倒のリスクが高いとされている．

2 重心動揺検査

重心動揺計を用いて立位時の足圧中心位置の計測を行い，その動揺面積・軌跡長などからバランスの状態を客観化する方法である．重心動揺面積とは，一定時間立位をとった時の足圧中心点の動揺の軌跡を囲んだ面積のことであり，どれくらい広く動揺しているかを表す．算出方法により矩形面積，外周面積などがあるが，どれにおいても小さいほど良い（安定している）とされる．単位時間軌跡長とは1秒あたりの動揺の軌跡長で，動揺の速さを示す．明らかに通常を逸脱する動揺の場合には失調のような中枢神経系に起因する平衡障害があると考えられる．単位面積軌跡長とは，60秒間の動揺軌跡を外周面積で除した値であり，どれくらい細かく動揺しているかを表す．これはパーキンソン病などの場合，高値となる．

（1）開眼と閉眼の比較

重心動揺の開眼時と閉眼時のデータを比較し，閉眼により視覚を遮断した時に，前庭系や固有感覚系の平衡機能で補完して立位保持が可能かどうかを判断する．閉眼状態の値を開眼状態の値で除した値をRomberg率といい，数値が大きい，すなわち閉眼の動揺が開眼より大きい場合，体性感覚低下や末梢からの情報処理能力の低下などの可能性が考えられる．小脳疾患の場合は閉眼でも開眼でも動揺はあまり変わらない．

（2）姿勢安定度評価指標（IPS）

重心動揺計を使用した測定の中に，望月ら[2)]の提唱した姿勢安定度評価指標（Index of Postural Stability：IPS）がある．これは，支持基底面の中で随意的に重心移動できる範囲を示す安定域面積と，中央・前後左右の安定限界域での重心動揺の比の対数値を求めるバランス評価法である（図2）[2)]．安定の条件は，重心動揺が小さく安定域面積が大きいことであるが，例えばパーキンソン病などでは重心動揺は小さいが安定性限界も狭くなる．また安定性限界が広く端まで重心移動が可能な場合でも姿勢保持しようとすると，その境界を超えないように

図2 IPS測定方法

安静立位時と，前後左右各方向に体重移動し静止した時の，前後左右への体重移動可能範囲と重心動揺データを用いて計算する．
（文献2を基に作図）

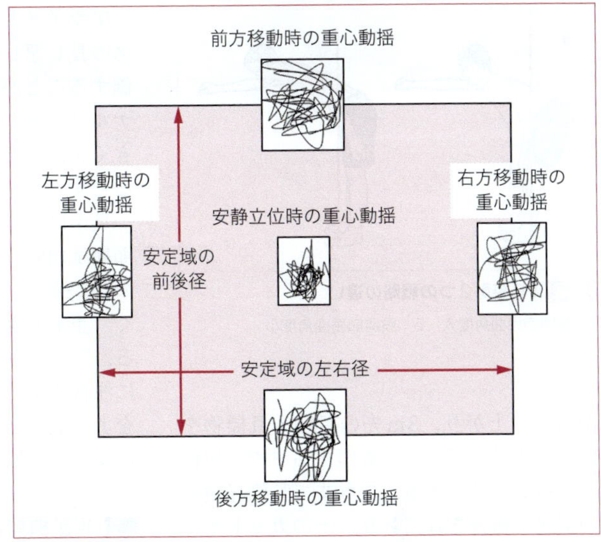

するため重心動揺は大きくなることがある．IPSは安定域面積の広さと重心動揺の大きさのどちらの要素も加味して，高度な姿勢保持条件におけるバランス能力を評価できる．歩行能力とも関連していることから，動的な立位バランスの評価バッテリーとして有用である．

3 Mann検査

両足を前後一直線上にそろえ（継ぎ足立ち），両足に体重を均等に荷重して30秒間姿勢を保持した時の身体動揺を検査する．開眼・閉眼条件および左右の足を置き換えて計測し，身体動揺の程度や方向，転倒の有無や転倒方向，姿勢保持可能時間などを調査する．特に左右方向の支持基底面が通常立位より狭いため，対象・適応に注意が必要である．

4 開眼片脚立ち

特に高齢者の運動機能を簡便に測ることができる評価法として多く用いられている．支持基底面が狭い不安定な状況下で，何秒姿勢保持が可能であるかを計測する．手が体から大きく離れる，支持脚の位置がずれる，支持脚以外の身体の一部が床に触れるなどで測定終了となる．なお保持時間だけでなく片脚立位時の姿勢を観察することも大切である．

5 ファンクショナルリーチ（FR）

ファンクショナルリーチ（Functional Reach：FR）は，立位で上肢を前方へ最大リーチさせた時の距離を測定する．物差しあるいは目盛りを刻んだ模造紙を貼付した壁の横に軽く足を開いて立ち，片側の上肢を水平に保ち手を軽く握ってこぶしを作る．バランスを崩さずに最大限上肢を前方に伸ばすことのできる距離を計測する．リーチ距離が15 cm以下の場合は，転倒歴との関連が報告されている．

6 Timed Up and Go Test（TUG）

日常生活に即した動的なバランス評価方法の一つで，高齢者の身のこなしの速さの評価として広く用いられている．椅子座位

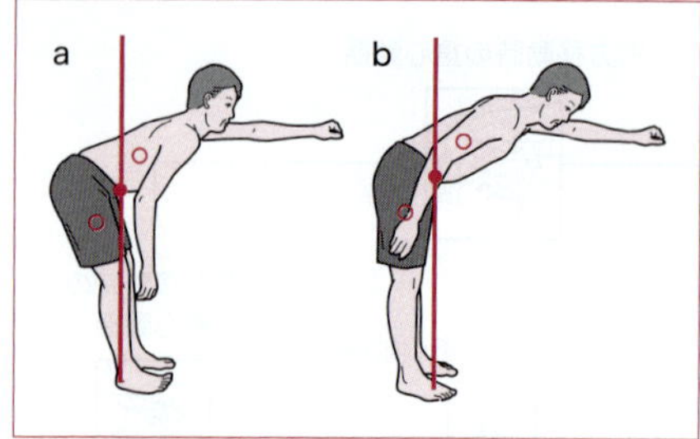

図3 FR姿勢2つの戦略の違い

a：股関節屈曲角度大．b：股関節屈曲角度小．

から立ち上がり，3m先の目印・目標物を回って椅子まで戻り，着座するまでに何秒かかるかを計測する．これまで転倒経験との関連が報告されており，そのカットオフ値は13.5秒とされている[1)]．

提示したバランス評価項目は，ほとんどが特別な機器を必要とせず簡単に短時間で測定できる．ただしその後の理学療法に活かすには，なぜそのような結果になったか，どの要素がそうさせたのかを深掘りして考察する必要があることを注意されたい．

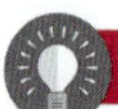

クリニカルヒント

1 アライメントの観察

バランスの評価において，身体重心が支持基底面内にあるかどうかを簡便に判断するには身体アライメントの観察が必須となる．重心は目に見えないことから，身体アライメントからその位置を目測する．一般的に，直立時には身体重心位置は身長の55%あたりの高さ，仙骨前面にあるといわれている．一方で動作中となると重心位置は都度変化するため，上半身と下半身の重心を分け主観的に合成させると把握しやすい．上半身重心は第7〜9胸椎，下半身重心は大腿部1/2と中上1/3に分けた間にあると想定すると，身体重心は2点の中点部となる．

アライメントを評価することは，バランスの良し悪しのほかに，バランス戦略も評価することができる．例えばファンクショナルリーチ(FR)の検査の際，股関節を大きく屈曲する場合と軽度屈曲する場合があるとする(図3)．大きく屈曲している方は一見手は前方に出ているが身体重心は股関節軽度屈曲位に比べて後方に位置しているのがわかる．つまり安定域の前後径は狭く，重心移動をせずにリーチを行っている．このように測定値やカットオフ値だけに注目するのではなく，身体アライメントをよく観察して重心位置を想定できるようになると評価の幅が広がる．

2 足趾機能とバランスの密接な関係

(1) 支持基底面と重心位置

体重を前方に移動すると足趾屈曲筋が働く．足趾屈曲筋は静的バランスより動的バランス，特に前後方向の安定性限界の拡大に寄与することが知られており，足趾筋力の低下や足趾の変形は，転倒のリスクを高めると報告されている．立位時に中足趾節関節が伸展する浮き趾は，後方重心となるため動作・歩行を遂行するうえでは不利となる．また代表的な足趾変形であるハンマートゥでは，内在筋力の低下によって中足趾節関節伸展位・趾節間関節屈曲位をとりやすいが，これも前足部への体重負荷が困難となる．趾節間関節を伸展して中足趾節関節を屈曲する(図4)ことが可能となると，足趾が接地でき支持基底面は広がり，重心位置が前方となる[3)]．足部ドーミングといわれる内在筋(骨間筋・虫様筋)トレーニングは，このような効果が期待できる．

(2) 安定域面積と足趾の働き

上條らの実験[4)]で，若年成人と高齢者のIPSを比較すると，高齢者で有意に低値を示した．内訳をみると2群間の重心動揺面積には差はなく，安定域の前後径に有意差がみられた．これは加齢により低下するのは，重心動揺の大きさではなく支持基底面内での足圧中心可動範囲であり，高齢者は次第に前足部へ荷重しなくなることを示している．股関節を大きく動かすいわゆるカウンターウェイトの戦略を用いることにより，重心移動範囲や筋力の発揮を最小限にしてバランスを保持していると考えられる．加齢に伴う身体機能の低下は，バランス保持に足趾を使う機会の減少につながる．バランス保持に足趾を使用する段階で足趾トレーニングを行うことがバランス能力向上のためには効果的なのではないだろうか．

(3) 重心動揺面積と足趾の働き

安定性限界の境界近くでバランスを保つには，少しの重心動揺のブレにも対応するようなコントロール能力が必要となる．特に前足部に荷重している場合，足部では唯一分節的な動きが可能である足趾が，細やかな動きによって足圧中心位置を移動させ重心動揺範囲を小さくできると予想できる．コントロールが稚拙であると，車の急アクセル・急ブレーキのように調節が雑になり，重心が安定性限界から逸脱するリスクが高くなる．安定性限界の境界近くでバランスを保つことは，能動的で高度な能力といえ，筋力より筋力発揮の調節能力が重要となる．

このように足趾の機能は姿勢制御において非常に重要であり，バランスの難易度により寄与する機能が変わってくることがわかる．本項では足趾をクローズアップしたが，足趾に限らず患者の身体機能評価・動作パターンなどを総合的に判断し，患者の機能レベルに合わせてアプローチの方法を決定すべきである．

バランスの評価をする際には，患者の疾患や機能レベルによりバランス制御の方法が異なりうること，選択すべき評価バッテリーが変わってくることを理解することが大切である．他職種との情報共有にあたって結果をシンプルに定量化して提示することは良いが，それを直視しすぎないことである．バランス評価は動作に直結し，その遂行度により患者の運動へのモチベーションも変化する．理学療法士としての観察眼を忘れず，患者が表現することに目を向けてひとりの人間を包括的に評価することを心がけたい．バランス評価のどのプロセスにおいても必要なのは，「バランス」である．

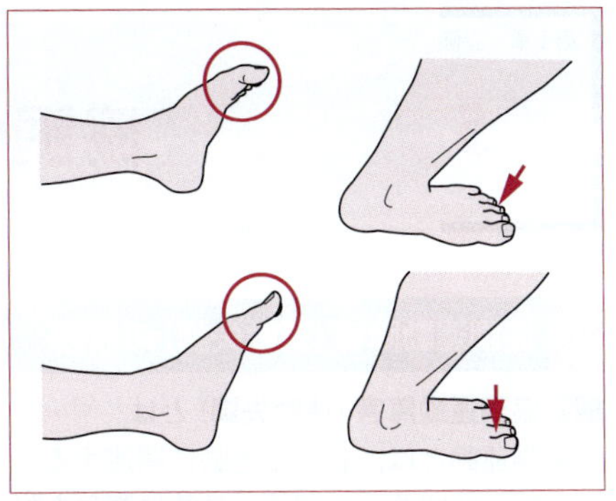

図4 足趾屈曲の違い

趾節間関節が屈曲すると支持基底面が狭くなり，床を踏みしめることが難しい．
上：趾節間関節屈曲・中足趾節関節屈曲．
下：趾節間関節伸展・中足趾節関節屈曲．

文　献

1) Shumway-Cook A, et al：立位姿勢制御．モーターコントロール，原著第4版，田中　繁ほか監訳，医歯薬出版，東京，168-196，2013
2) 望月　久ほか：重心動揺計を用いた姿勢安定度評価指標の信頼性および妥当性．理学療法学 27：199-203，2000
3) Otake Y, et al：Relationship between toe flexion movement and center of pressure position. Int J Foot Ankle 2：015, 2018
4) 上條史子ほか：高齢者の立位バランスの特徴：姿勢安定度評価指標を用いた検討．文京学院大学総合研究所紀要 18：79-84，2018

5 協調性障害

松木明好

1 協調運動障害（運動失調）の原因

1 協調運動障害（運動失調）とは

協調運動とは，目的の運動に関連する多数の筋が時間的，空間的，量的に調和を保つことで実現される円滑で合目的，かつ効率的な運動のことを指す．この協調運動を制御する神経系が損傷されることで，円滑性を欠いた運動が実行されるようになる．この運動制御障害を協調運動障害，および運動失調と呼んでいる．

2 協調運動障害（運動失調）の原因

運動失調はその原因，および損傷部位から主に小脳性運動失調，感覚性運動失調，前庭性運動失調に分類される（図1）．小脳性運動失調は小脳損傷に由来するが，小脳は対側大脳皮質と相互に投射を持っており，大脳-小脳ループと呼ばれる．これらの投射経路が損傷されることで，小脳性運動失調に似た症状が出現するが，これを大脳性運動失調と呼んでいる．また感覚性運動失調は脊髄後索損傷による脊髄性運動失調のほかに，末梢神経損傷による体性感覚障害に由来するものがある．前庭性運動失調は前庭神経核および，前庭器の損傷によって生じる．なお，明らかな運動麻痺による協調運動障害は運動失調に含めないこ

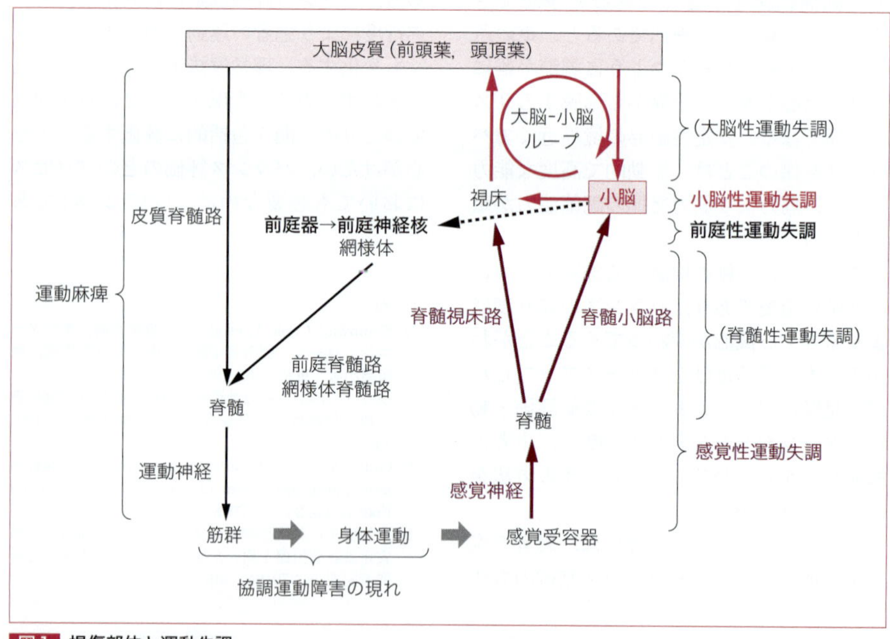

図1 損傷部位と運動失調

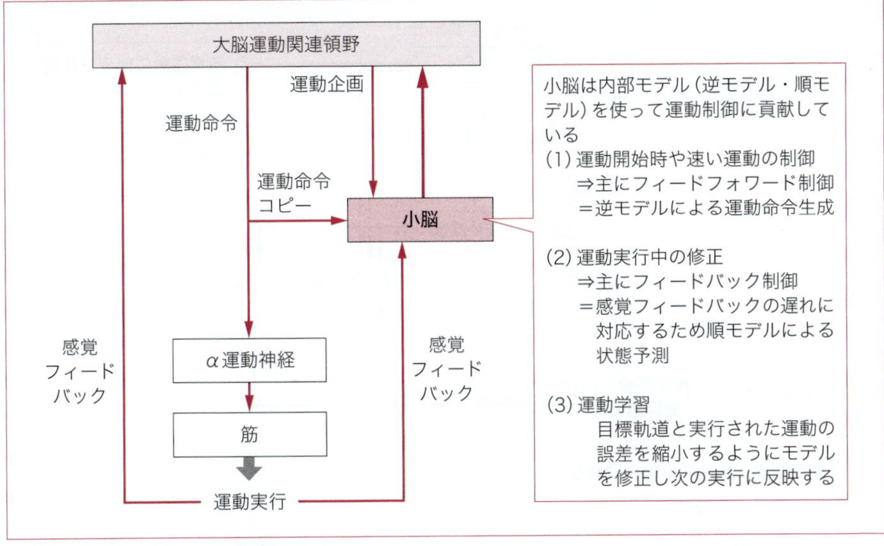

図2 随意運動制御への小脳の関わり

とが多い．

(1) 小脳性運動失調

小脳損傷に起因する運動失調である．小脳性運動失調の原因となる疾患には脳卒中，脊髄小脳変性症（spinocerebellar degeneration：SCD），多発性硬化症（multiple sclerosis：MS），脳腫瘍等がある．

小脳は随意運動制御に関わっている（図2）．運動開始時や速い運動を実行する際には小脳内部モデル（逆モデル）を使い運動命令生成に貢献し，運動をフィードフォワードに制御する．運動実行中はフィードバック制御に関わるが，実行された運動の結果として戻される感覚フィードバックの時間遅れを補うために小脳内部モデル（順モデル）を使い，未来の状態を予測し，新たな運動命令生成に貢献する．次の運動から精度を向上させるべく内部モデルを更新する（運動学習）．これらの機能によって高運動自由度の特性を持つヒトの人体でも，状況に応じた協調的な随意運動が実現されており，小脳の損傷によって協調運動が障害される．

また小脳は姿勢調節にも関わっており（図3），小脳性運動失調症例ではバランス障害が問題となる．ヒトには視覚，前庭覚，体性感覚を基に姿勢を保持するための反射・反応が備わっているが，その反射・反応の大きさの調整に小脳が関わっている．また姿勢を保持しながら随意運動を行う際，例えば上肢運動に伴う身体回転トルクや身体重心偏位により身体動揺が生じるが，この動揺を最小にするために上肢運動に先行して姿勢制御筋を収縮させる．これを予測的姿勢制御と呼び，小脳が関与している．これらの反応的，予測的な姿勢制御が障害されることでバランス能力が低下する．

(2) 感覚性（脊髄性）運動失調

脊髄後索の損傷による深部感覚障害によって生じる運動失調である．姿勢保持および運動における体性感覚フィードバックの欠如を補うため，視覚や聴覚によって実行された運動の状況をモニターする（視覚

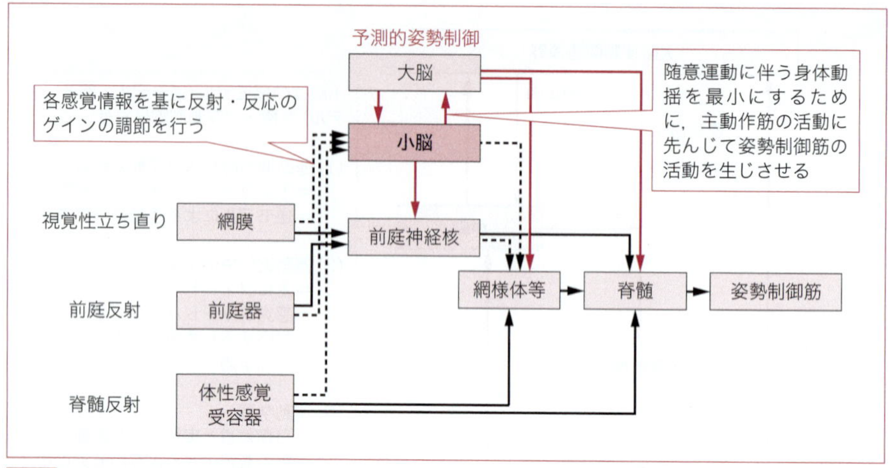

図3 姿勢制御における小脳の関わり

代償，聴覚代償）．したがって直立姿勢保持では閉眼させると身体動揺が大幅に増大し，姿勢保持が難しくなる（Romberg徴候陽性）．歩行では，足元を見つめ，踵を床に打ちつけるような歩行（踵打歩行）が特徴となる．末梢神経損傷がある場合，深部腱反射が異常（低下/消失）となるため，後索障害との鑑別のために合わせて検査しておく．

(3) 前庭性運動失調

前庭覚障害に起因する運動失調で，めまいや眼球運動障害，姿勢制御障害（バランス障害）が主症状である．片側内耳障害，片側延髄外側損傷などでは損傷側への身体傾斜，突進（lateropulsion）が認められる．感覚性運動失調と同様に視覚代償が有効であるため，閉眼によって直立位身体動揺が増大するが，この現象はラバーマット上で行うと顕在化しやすい．また，閉眼足踏み課題にて身体回旋する現象が観察される．

2 協調性の評価のポイント

1 原因の推測

疾患により協調運動障害の原因が異なる．まず疾患，診断名に即して協調運動障害の原因を推定する．その際，表1に示す各失調タイプの特徴を基に検査測定を計画し情報を整理するとよい．MS，脳卒中，多系統萎縮症など，神経変性や損傷が小脳，脳幹，脊髄に限局せず広範囲に及ぶ場合，小脳性，感覚性，前庭性の障害が重複することがあるので注意する．

小脳半球は小脳深部核（主に歯状核），視床を介して対側大脳皮質（特に前頭葉，頭頂葉）に多くの投射を持つ．また，同部位より小脳脚を介して小脳半球に投射を持っている．片側大脳運動野は対側上下肢の運動を制御しており，小脳はこの調節に大きく貢献している．したがって片側小脳半球が損傷されると同側上下肢に協調運動障害が生じる．また小脳中央（虫部）は錐体外路を介して姿勢制御に貢献しているため，同部位の損傷は体幹失調やバランス障害の原因となる．

2 評価の目的

協調性を評価する目的は，協調運動障害の有無と分布の把握，障害進行の把握，介入効果の検証が目的となる．そのため，で

表1 原因別運動失調の特徴

	小脳性	感覚性（脊髄性）	前庭性
眼振	＋	－	＋
言語障害	＋（構音障害，断綴性言語，爆発性言語）	－	－
感覚障害（位置覚，振動覚）	－	＋	－
Romberg徴候	－	＋	＋（ラバー負荷にて顕著）
四肢の失調	＋（運動時振戦，企図振戦）	＋	－
歩行	速度・歩容は変動的，酩酊様歩行	速度・歩容は一定，踵打歩行	一側への突進（lateropulsion）
主な疾患	脳卒中，脊髄小脳変性症，多発性硬化症，脳腫瘍	脊髄梗塞，脊髄炎，脊髄癆，Friedreich運動失調症	前庭神経炎，Meniere病，聴神経腫瘍，良性発作性頭位めまい，脳卒中

表2 小脳性運動失調にみられる特徴的な異常

現象	内容
振戦	視覚誘導された到達運動において標的付近で手先などに生じる低周波の震えを企図振戦という 運動軌道全般で観察される震えを運動振戦という 姿勢保持において観察される身体の震えを姿勢振戦という 企図振戦，運動振戦は指鼻試験，指追い試験で，姿勢振戦は姿勢保持課題で観察される
測定障害	標的への到達運動にて手先や足が標的より行き過ぎるのを測定過大，手前で止まるのを測定過小といい，両者を合わせて測定異常という 指鼻試験，指追い試験で観察される
運動分解	合目的，効率的な運動軌道に対して，複数の直線に分解されたような運動の軌道を辿る現象を運動分解という．指鼻試験，指追い試験で観察される
時間測定障害	運動の開始や終了が適切なタイミングから逸脱する現象を時間測定障害という
反復拮抗運動障害	肘屈伸による反復膝打などで運動の振幅や間隔を一定に保てない現象を反復拮抗運動障害という
共同収縮障害	共同して活動することで課題達成される筋群において，その活動の量やタイミングが最適値から外れることで運動が非円滑になる現象を共同収縮障害という 片足挙上時の対側下肢体幹における姿勢制御筋の収縮不全等として観察される

きるだけ定量評価を定期的に行うようにする．『理学療法ガイドライン 第2版』（日本理学療法士協会）のSCDの項ではScale for the Assessment and Rating of Ataxia（SARA）[1]，Berg Balance Scale（BBS），Functional Independence Measure（FIM）が定量的アウトカムとしてよく用いられている．

3 評価のポイント

小脳性運動失調の運動異常の特徴には，振戦，測定障害，運動分解，時間測定障害，反復拮抗運動障害，共同収縮障害がある（表2）．これらの現象は指鼻試験，手の回内・回外試験，踵脛試験等の検査（図4）にて観察することができる．これらの検査を半定量的に使用するために，SARAの基準（表3）[1]を用いるとよい．上肢運動の評価の観察のポイントを図5に示す．

また，小脳性運動失調はバランス能力，歩行能力にも影響するため，併せてバランス評価，歩行能力評価も行う必要がある．姿勢と歩行の観察のポイントを図6に示す．

3 運動失調の評価の実際

1 運動失調の定量評価

小脳性運動失調の（半）定量評価にはInternational Cooperative Ataxia Rating Scale（ICARS）とSARAがよく用いられる[2]．

ICARSは4つの大項目，19の小項目で構成される．計測時間については複数の報

表3 Scale for the Assessment and Rating of Ataxia (SARA)

1) 歩行	2) 立位
以下の2種類で判断する．①壁から安全な距離をとって壁と平行に歩き，方向転換し，②帰りは介助なしでつぎ足歩行（つま先に踵を継いで歩く）を行う． 0：正常．歩行，方向転換，つぎ足歩行が困難なく10歩より多くできる．（1回までの足の踏み外しは可） 1：やや困難．つぎ足歩行は10歩より多くできるが，正常歩行ではない． 2：明らかに異常．つぎ足歩行はできるが10歩を超えることができない． 3：普通の歩行で無視できないふらつきがある．方向転換がしにくいが，支えは要らない． 4：著しいふらつきがある．時々壁を伝う． 5：激しいふらつきがある．常に，1本杖か，片方の腕に軽い介助が必要． 6：しっかりとした介助があれば10mより長く歩ける．2本杖か歩行器か介助者が必要． 7：しっかりとした介助があっても10mには届かない．2本杖か歩行器か介助が必要． 8：介助があっても歩けない．	被検者に靴を脱いでいただき，開眼で，順に①自然な姿勢，②足を揃えて（親趾同士をつける），③つぎ足（両足を一直線に，踵とつま先に間を空けないようにする）で立っていただく．各肢位で3回まで再施行可能，最高点を記載する． 0：正常．つぎ足で10秒より長く立てる． 1：足を揃えて，動揺せずに立てるが，つぎ足で10秒より長く立てない． 2：足を揃えて，10秒より長く立てるが動揺する． 3：足を揃えて立つことはできないが，介助なしに，自然な肢位で10秒より長く立てる． 4：軽い介助（間欠的）があれば，自然な肢位で10秒より長く立てる． 5：常に片方の腕を支えれば，自然な肢位で10秒より長く立てる． 6：常に片方の腕を支えても，10秒より長く立つことができない．
スコア	スコア
5) 指追い試験	6) 鼻-指試験
被検者は楽な姿勢で座ってもらい，必要があれば足や体幹を支えてよい．検者は被検者の前に座る．検者は，被検者の指が届く距離の中間の位置に，自分の人差し指を示す．被検者に，被検者の人差し指で，検者の人差し指の動きに，できるだけ早く正確についていくように命ずる．検者は被検者の予測できない方向に，2秒かけて，約30cm，人差し指を動かす．これを5回繰り返す．被検者の人差し指が，正確に検者の人差し指を示すかを判定する．5回のうち最後の3回の平均を評価する． 0：測定障害なし． 1：測定障害がある．5cm未満． 2：測定障害がある．15cm未満． 3：測定障害がある．15cmより大きい． 4：5回行えない． （注）原疾患以外の理由により検査自体ができない場合は5とし，平均値，総得点に反映させない．	被検者は楽な姿勢で座ってもらい，必要があれば足や体幹を支えてよい．検者はその前に座る．検者は，被検者の指が届く距離の90％の位置に，自分の人差し指を示す．被検者に，人差し指で被検者の鼻と検者の指を普通のスピードで繰り返し往復するように命じる．運動時の指先の振戦の振幅の平均を評価する． 0：振戦なし 1：振戦がある．振幅は2cm未満． 2：振戦がある．振幅は5cm未満． 3：振戦がある．振幅は5cmより大きい． 4：5回行えない． （注）原疾患以外の理由により検査自体ができない場合は5とし，平均値，総得点に反映させない．
スコア　右（ ），左（ ） 平均（(右＋左)/2）	スコア　右（ ），左（ ） 平均（(右＋左)/2）

告があり，およそ15～30分かかる．失調症状がなければ0点，最重症であれば100点となる．SCDにおいては，テスト-再テスト信頼性，評価者間信頼性，内的整合性が高いこと，またBarthel Indexとの高い相関，罹病期間との中程度の正相関が報告されている．なお，SCDにおける最小臨床重要変化量（minimal clinically important difference：MCID），最小検出変化量（minimal detectable change：MDC）の報告はない．最近はICARSを踏まえて開発されたSARAがよく用いられている．

SARA（表3）[1]は8項目（歩行，立位，座位，言語障害，指追い試験，鼻-指試験，手の回内・回外運動，踵-すね試験）で構成され，正常（運動失調なし）では0点，最

3) 座位 開眼し，両上肢を前方に伸ばした姿勢で，足を浮かせてベッドに座る． 0：正常．困難なく10秒より長く座っていることができる． 1：軽度困難，間欠的に動揺する． 2：常に動揺しているが，介助なしに10秒より長く座っていられる． 3：時々介助するだけで10秒より長く座っていられる． 4：ずっと支えなければ10秒より長く座っていることができない．	4) 言語障害 通常の会話で評価する． 0：正常． 1：わずかな言語障害が疑われる． 2：言語障害があるが，容易に理解できる． 3：時々，理解困難な言葉がある． 4：多くの言葉が理解困難である． 5：かろうじて単語が理解できる． 6：単語を理解できない．言葉が出ない．
スコア	スコア
7) 手の回内・回外運動 被検者は楽な姿勢で座ってもらい，必要があれば足や体幹を支えてよい．被検者に，被検者の大腿部の上で，手の回内・回外運動を，できるだけ速く正確に10回繰り返すよう命ずる．検者は同じことを7秒で行い手本とする．運動に要した正確な時間を測定する． 0：正常．規則正しく行える．10秒未満でできる． 1：わずかに不規則．10秒未満でできる． 2：明らかに不規則．1回の回内・回外運動が区別できない，もしくは中断する．しかし10秒未満でできる． 3：きわめて不規則．10秒より長くかかるが10回行える． 4：10回行えない． (注) 原疾患以外の理由により検査自体ができない場合は5とし，平均値，総得点に反映させない．	8) 踵-すね試験 被検者をベッド上で横にして下肢が見えないようにする．被検者に，片方の足を上げ，踵を反対の膝に移動させ，1秒以内ですねに沿って踵まで滑らせるように命じる．その後，足を元の位置に戻す．片方ずつ3回連続で行う． 0：正常． 1：わずかに異常．踵はすねから離れない． 2：明らかに異常．すねから離れる(3回まで)． 3：極めて異常．すねから離れる(4回以上)． 4：行えない(3回ともすねに沿って踵を滑らすことができない)． (注) 原疾患以外の理由により検査自体ができない場合は5とし，平均値，総得点に反映させない．
スコア　右(　)，左(　) 平均((右＋左)/2)	スコア　右(　)，左(　) 平均((右＋左)/2)

(文献1を基に作表)

重症では40点となる．計測時間に関する報告は複数あり，4〜22分かかる．ICARSより短時間で計測でき，特に軽症患者を対象に熟練理学療法士が実施すると非常に短時間で計測できる．SCDにおけるMDCは3.5であるがMCIDは報告されていない．

脊髄小脳失調症(spinocerebellar ataxia：SCA)では，SARAが年に1〜2点程度増加することが報告されている．SCDではSARAが10点以下であればADLはほぼ自立，15点を超えるとADLに支障がみられるようになり，20点を超えるとほぼ全例でADLに介助を要する状態になる[3]．また，脳卒中では発症7日目のSARAが15点以上の場合，発症3ヵ月時点でADLに介助を要するという報告がある[4]．

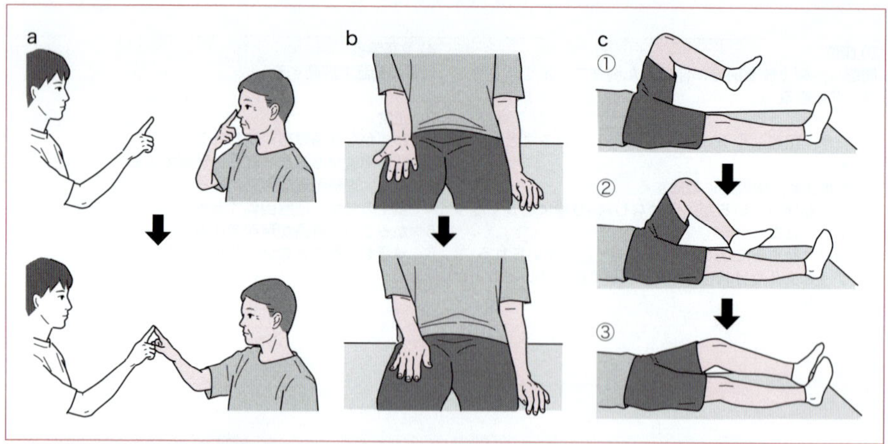

図4 協調運動障害の代表的検査

a：鼻-指試験．対座し，検査側示指を自己の鼻先と検査者の示指を往復させる．
b：手の回内・回外運動．検査側前腕の回内と回外運動を繰り返させる．
c：踵-すね試験．①検査測下肢を挙上，②対側膝に踵をつける，③脛に沿って足部まで移動．

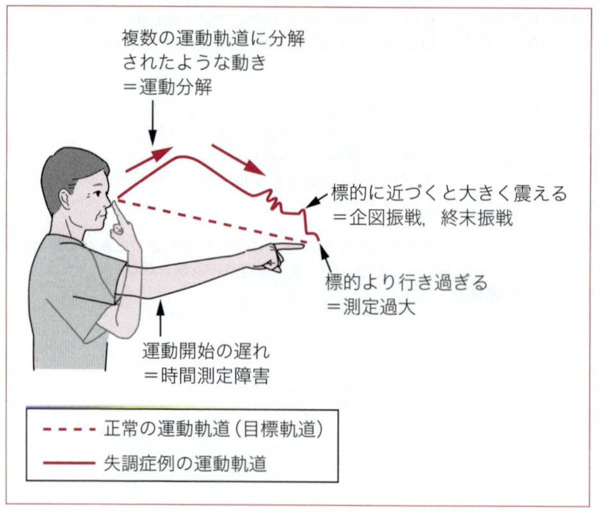

図5 小脳性運動失調症例の上肢運動の特徴（観察のポイント）

2 バランス，歩行能力の評価

小脳性運動失調を呈する脊髄小脳変性症症例のバランス評価にはBBS，SARA（バランスの項目），またBalance Evaluation Systems Test（BESTest）が用いられる．なお，このBBSとBESTestは感覚性運動失調，前庭性運動失調者のバランステストとしても有用である．

運動失調症例の歩行能力の評価にはFunctional Ambulation Categories（FAC）（表4）[5]や10m歩行試験（10m walk test：10MWT），6分間歩行試験（6-minute walk test）が使用される．FACは簡単に判定でき，理学療法計画修正の根拠に使用される．

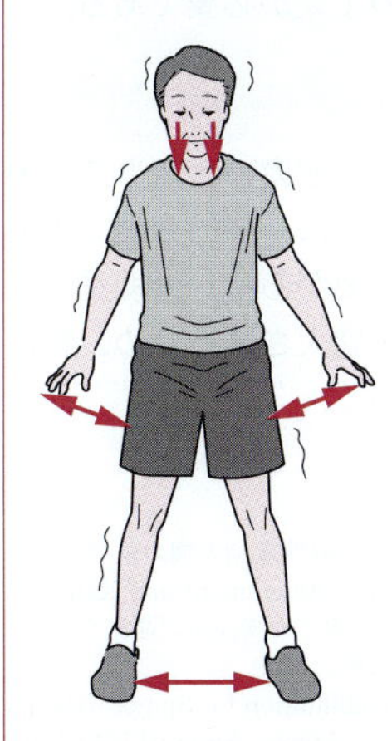

立位姿勢	歩行
視線は足元を見ていることが多い	速度は一定しない（ばらつく）が，全体的に低速となる
身体全体に低周波の震えを認める（姿勢振戦）	頭部体幹は前後左右に動揺する 失調重症側に傾きやすい
上肢は外転しバランスをとる	上肢は外転し前後の振りが縮小，もしくはなくなる
膝関節は伸展位，股関節は屈曲位となりやすい	膝関節屈伸角度は一定せず，毎歩行周期においてばらつく
歩隔は広くなる（ワイドベース）	足部接地位置が一定せず，内外前後に変動する．両脚支持期が延長する

図6 小脳性運動失調症例の姿勢・歩行の特徴（観察のポイント）

表4 Functional Ambulation Categories（FAC）

FAC	歩行特徴	定義
0	歩行不能	歩行ができない，平行棒内でのみ歩行可能，もしくは平行棒の外を安全に歩行するために複数人の見守りまたは身体的介助が必要
1	介助歩行レベル2	転倒を予防するために一人の接触介助が必要．体重を支えるだけでなくバランスを保ち，協調的運動を助けるために継続的な介助が必要
2	介助歩行レベル1	転倒を予防するために一人の接触介助が必要．バランスを保ち，協調的運動を助けるために，連続的または断続的な軽い接触の介助が必要
3	見守り歩行	身体接触を伴う介助がなくても平地歩行ができる．ただし判断力が低下している，心機能に問題がある，もしくは課題を達成するために口頭での指示が必要であることを理由に，安全確保のために一人が見守りにつく必要がある
4	平地歩行自立	平地では独立して歩行ができるが，階段や傾斜地，平坦でない場所での歩行には見守りや身体的介助が必要である
5	歩行自立	平坦でない場所，階段，傾斜地で独立して歩行ができる

（文献5を基に作表，筆者訳）

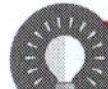

クリニカルヒント

1 計測結果のばらつきをどう軽減するか

前述した通りSARAのMDCは3.5である．これは計測施行間で結果にばらつきが生じやすいことを示している．臨床で計測する際には，できるだけ検査結果のばらつきを抑える工夫が必要である．例えば，疲労の状況を考慮して，毎回，理学療法実施前に計測したり，計測経験のある理学療法士とともに採点したり，ビデオに撮って複数回観察，また採点を検討するとよい．

小脳出血や脳幹梗塞などの脳卒中急性期では，めまいや嘔気を合併しやすい．したがって，これらの影響により運動失調症状によらないスコア低下が生じてしまうことがよくある．そのため，できるだけこれらの影響が少ない時間帯に計測したり，これらの症状の有無と程度を併記したりしておくとよい．

2 定性評価の工夫

指鼻試験のパフォーマンスはSARAの基準に沿って定量化されるが，姿勢振戦，運動振戦，企図振戦，運動分解，時間測定障害の有無は反映されない．試験実施中にこれらの現象の有無や程度をよく観察し(図5)，別途記録する必要がある．また，指鼻試験などの視覚誘導性の検査では眼球運動障害の影響を受ける．複視や動的視能力が低下している場合，その影響が小さくなるように標的を設置するなどの工夫も併せて考慮する．

上肢運動の評価には姿勢振戦や座位バランス能力の低さが影響することがあるため，背もたれ椅子を用いるなど，その影響を小さくする工夫が必要である．その一方で，上肢運動に先行する予測的姿勢制御も評価する必要がある．予測的姿勢制御の機能性を確認するには姿勢制御下で上肢の急速挙上運動時，また急速な歩き出し時の身体動揺を観察するとよい．評価対象を明確にし，背もたれの有無や姿勢保持の介助量の調整をする必要がある．

失調歩行の特徴は関節・肢節の運動範囲や速度のばらつきにある．肉眼観察のみで変化の有無を判断することが難しいため，動画撮影するなどの工夫が必要である．

3 安全性の確保

歩行能力やバランス能力のテストでは最大能力を把握するために，物的介助，人的介助を最小にする必要がある．介助量の変化は転倒のリスクを増大させるため，特に注意を払う必要がある．

文 献

1) 佐藤和則ほか：新しい小脳性運動失調の重症度評価スケールScale for the Assessment and Rating of Ataxia (SARA) 日本語版の信頼性に関する検討，Brain Nerve 61：591-595, 2009
2) Matsugi A, et al：Rehabilitation for Spinocerebellar Ataxia. Spinocerebellar Ataxia, Ambrosi PB ed, IntechOpen, London, 2021. https://www.intechopen.com/chapters/75081 (2022年12月18日閲覧)
3) Miyai I, et al：Cerebellar ataxia rehabilitation trial in degenerative cerebellar diseases. Neurorehabil Neural Repair 26：515-522, 2012
4) Yamauchi K, et al：Predictive Validity of the Scale for the Assessment and Rating of Ataxia for Medium-Term Functional Status in Acute Ataxic Stroke. J Stroke Cerebrovasc Dis 30：105631, 2021
5) Holden MK, et al：Clinical gait assessment in the neurologically impaired. Reliability and meaningfulness. Phys Ther 64：35-40, 1984

6 姿勢障害

原田和宏

1 姿勢障害の原因

1 姿勢障害とは

姿勢（posture）は，身体を保っている構えあるいは全身の形[1]であり，座位や立位といった重力環境下で行われる人間の基本動作を実現する生体力学的基盤とされる．姿勢は形態を意味するもので，その軸となる脊柱は正常では頚椎の前弯，胸椎の後弯，腰椎の前弯，仙骨・尾骨部分の後上方凸弯という特徴を持つ．

姿勢障害は，本項では形態的な異常性（postural abnormality）を表し，姿勢保持の障害（postural instability）と区別する．

姿勢障害は基本動作の実現を困難にする．基本動作の実現には力学的な安定も必要であり，理学療法士は立位姿勢を保つ様子といった機能的側面（postural control）にも着目するが，それについては第1章-2-4「バランス障害」（静的バランスの評価）（p.96）を参照いただきたい．なお，力学的な安定は瞬時だけではなく一定以上の時間が必要である．一つの姿勢を一定以上の時間にわたって維持するには，身体の重心（center of gravity）を通る垂直線（重心線）を支持基底面（base of support）の内側にとどめ続ける機能が必要であり，それが疲れずに続けられることも要件となる．

姿勢障害の評価は単に形態的な特徴を記述するだけではない．その特徴を生み出している原因を推測し，治療もしくは代償的な方策を考え，基本動作を容易にかつ安全に遂行できるようにする行為の一環として位置付けなければならない．

2 姿勢障害（異常性）の原因

姿勢障害の原因として，神経系疾患では脳卒中，パーキンソン病，小脳障害，筋ジストロフィー，筋骨格系疾患では脊椎圧迫骨折，脊柱側弯症，変形性股関節症，変形性膝関節症，関節リウマチなどが代表的である．疾患以外では，加齢による関節構成体の変性や脆弱化，職業によるover useや作業習慣がある．

反対に，姿勢障害が痛みや関節可動域制限の原因になることもある．

2 姿勢の評価のポイント

1 アライメント

座位と立位について頭部・体幹・上下肢の位置の対称性，および解剖学的基本肢位からのズレを観察する．

(1) 座位姿勢

背後（後方）からの観察では肩甲骨の高さや対称性を観察する．側方からの観察では，頭部の位置や角度，体幹の前後への傾倒，脊柱の弯曲の程度，骨盤の傾斜を見る．

(2) 立位姿勢

前額面（前方もしくは後方）および矢状面（側方）から見る．正常な立位における特徴を事前に理解しておく．

正常な立位では，直立を乱さず，それを保持するエネルギー消費が最小となる理想的なアライメントがあり[1]，図1[1]の解剖学的指標（ランドマーク）は直線になる．また，側方からの観察による矢状面アライメントは身体重心を貫く垂直線（重心線）とほぼ一致するとされ[1]，それらのズレが

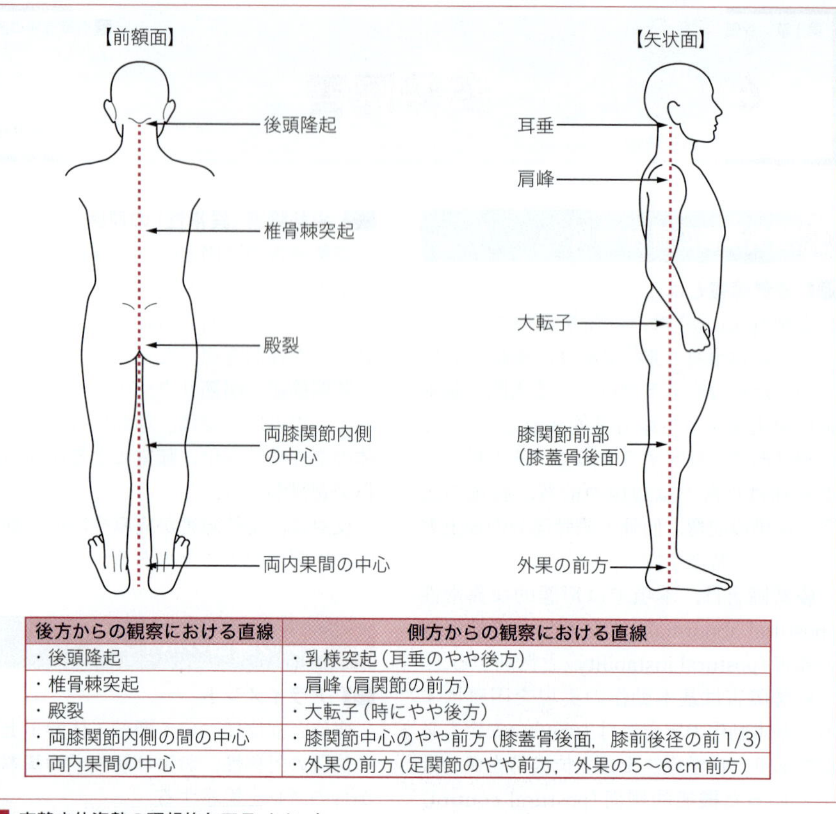

後方からの観察における直線	側方からの観察における直線
・後頭隆起	・乳様突起(耳垂のやや後方)
・椎骨棘突起	・肩峰(肩関節の前方)
・殿裂	・大転子(時にやや後方)
・両膝関節内側の間の中心	・膝関節中心のやや前方(膝蓋骨後面，膝前後径の前1/3)
・両内果間の中心	・外果の前方(足関節のやや前方，外果の5〜6 cm前方)

図1 安静立位姿勢の理想的なアライメント

(図：文献1より．表：文献1を基に作表)

表1 矢状面アライメントにおける一般的分類と特徴

分類名	矢状面における特徴
後弯前弯型(kyphosis-lordosis posture)	頭部前方位，胸椎後弯と腰椎前弯の増強，骨盤の前傾，股関節の屈曲，膝関節の伸展
後弯平坦型(sway-back posture)	頭部前方位，胸椎後弯，腰椎の平坦化，骨盤の後傾，股関節・膝関節の伸展
平背型(flat-back posture)	頭部前方位，上部胸椎の後弯，下部胸椎の平坦化，腰椎前弯の減少，骨盤の後傾
前弯型(lordosis posture)	腰椎前弯の増強，骨盤の前傾，膝関節の過伸展

大きくなれば力学的に不安定となり，姿勢制御に必要な機能の活動が大きくなる．

2 姿勢の分類

矢状面アライメントにおける一般的な分類としてKendallの分類がある．脊柱は立位においてS字状の緩い弯曲を示すが，表1にそれとのズレの特徴をまとめた．後弯前弯型，後弯平坦型，平背型は図2[2)]のようになる．

3 原因別にみた姿勢の特徴

代表的な原因と姿勢の特徴は表2の通りである．評価に際して姿勢の体位，観察方向，そして観察部位(脊柱，骨盤，下肢など)の目当てをつけると評価の効率や信頼性が高まる．

表2 姿勢障害の原因と姿勢の特徴

原因	体位	姿勢の特徴
脳卒中痙性片麻痺	立位	Wernicke-Mann肢位（麻痺側の上肢は屈筋優位，下肢は伸筋優位，内反尖足位，肩甲帯と骨盤帯の後退，非麻痺側への身体重心偏位）
パーキンソン病	座位 立位	体幹の側屈，脊柱側弯 前屈み姿勢（胸椎後弯位の増強，体幹屈曲位），股・膝の屈曲角度の増大
小脳障害	座位 立位	股関節外転，両手でベッド端を握る 両足の間隔の増加，上肢の外転位
変形性股関節症	立位	骨盤前傾，腰椎前弯の増強（高齢発症はこの限りではない），脚長差に対する膝関節の内・外反
変形性膝関節症	立位	大腿脛骨外側角の増大，荷重軸（Mikulicz線）の内側への移動，脊柱の前方傾斜の増大，腰椎前弯の減少，膝屈曲角度の増大
腰部脊柱管狭窄症	立位	（歩行中に立ち止まり）体幹前屈位にする，もしくは座位となる
関節リウマチ	立位	肩甲骨挙上，肩屈曲・内転・内旋位，胸椎後弯増大，股屈曲・内旋位，膝屈曲・外反位，尖足・扁平足・外反足
加齢変化	立位	骨盤後傾，腰椎前弯の減少，胸椎後弯の増強，股関節・膝関節の屈曲位，足関節の背屈位，両足の間隔の増加
デスクワーク習慣	座位	頭頸部前方姿勢，上位頸椎伸展，下位頸椎屈曲，腰椎前弯減少

3 立位姿勢の評価の実際

1 立位姿勢の評価の準備

臨床的観察における信頼性を高くするために，肩や膝などの骨ランドマークが視診できるとよい．立位姿勢の評価にあたり，以下の準備をしておくことが望ましい．

- 上半身は衣服を脱いでもらうか，Tシャツなど薄手の肌着程度の着用とする．
- 下半身はズボンを膝上まで上げる．
- 裸足での自然立位になる．

これらを実施するために，カーテンや衝立で仕切ることができる更衣もしくは観察スペースを必要とする．床には裸足で立ってもらえる薄手のマットが敷いてあるとよい．

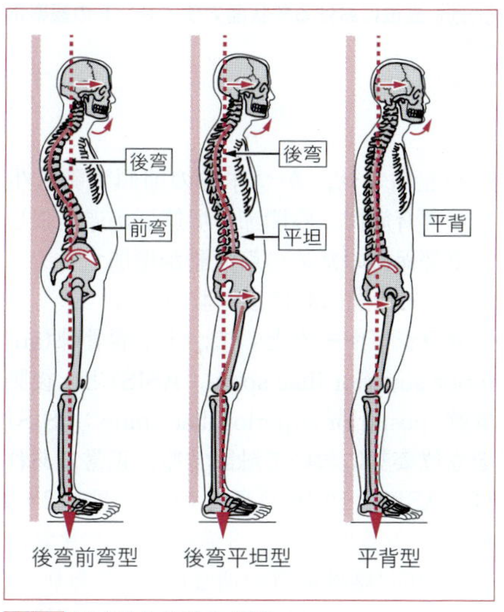

図2 代表的な姿勢の分類

（文献2より）

2 主要な特徴の臨床的観察

姿勢のアライメントと力学的な安定の観察について以下に解説する．

(1) 脊柱の矢状面アライメント

図3a[3)] は正常なアライメントである．第7頚椎を通る床への垂直線（C7垂線：C7-plumb line）は腰椎の椎体前方と股関節の後方を通る．脊椎の圧迫骨折や下肢の変形性関節症などの変性疾患では，体幹全体が前傾したり，腰椎前弯が減少したり，骨盤が後傾したりする．その時のC7垂線は図3b[3)] のように腰椎や股関節の前方に位置することになる．

重心線が前方に移動してしまうことで，腰背部の筋群では過度の筋収縮が起きてしまう[3)]．例えば，変形性膝関節症の場合，

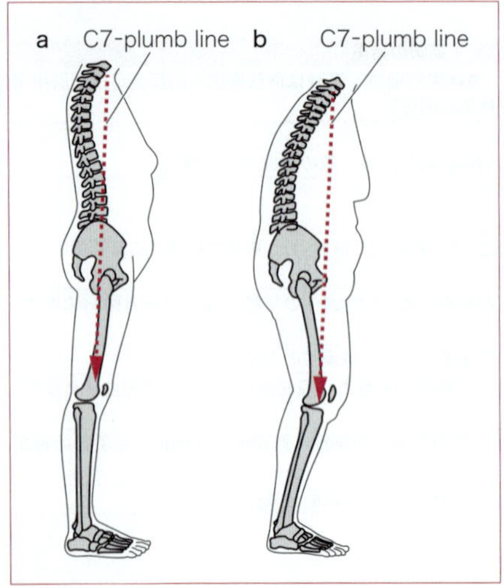

図3 立位における矢状面アライメントの観察ポイント

(文献3より)

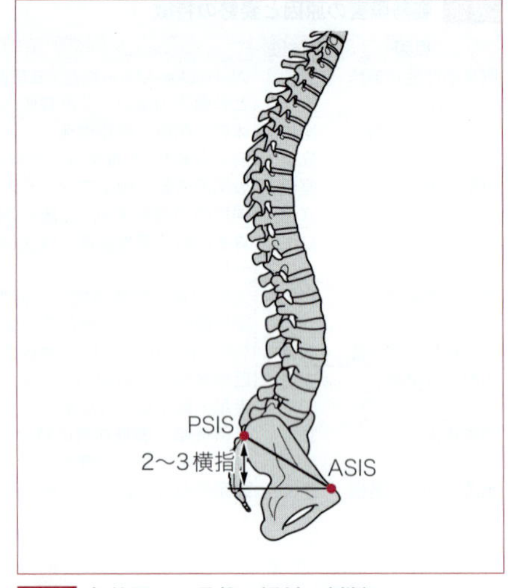

図4 矢状面での骨盤の傾斜の判断

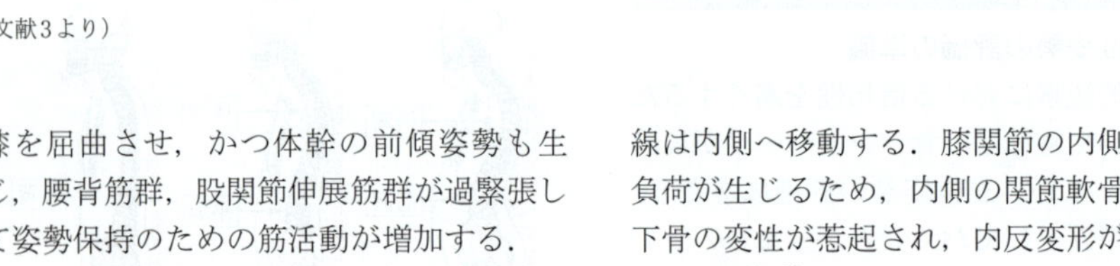

膝を屈曲させ，かつ体幹の前傾姿勢も生じ，腰背筋群，股関節伸展筋群が過緊張して姿勢保持のための筋活動が増加する．

(2) 矢状面における骨盤の傾斜

骨ランドマークとして，上前腸骨棘（anterior superior iliac spine：ASIS）と上後腸骨棘（posterior superior iliac spine：PSIS）を立位姿勢において触診する．正常であれば，ASISとPSISの高さの違いは約2～3横指である[4]（図4）．3横指以上で骨盤前傾の傾向（腰椎前弯の増強傾向）があり，2横指以下であれば骨盤後傾の傾向（腰椎前弯の減少傾向）があるとみなす．

(3) 前額面における大腿脛骨外側角と荷重軸

大腿骨の長軸と脛骨の長軸のなす角度（femorotibial angle：FTA）は，正常では176°である．また，大腿骨頭中心と足関節中央を結ぶ線を荷重軸（Mikulicz線）と呼ぶが，正常では膝関節の中心を通る．例えば，変形性膝関節症で膝関節が内反変形を起こすと，FTAは180°を越え，Mikulicz線は内側へ移動する．膝関節の内側の過重負荷が生じるため，内側の関節軟骨・軟骨下骨の変性が惹起され，内反変形が助長される（図5）[3]．

(4) 自然立位時の前額面における両足の間隔

形態的な評価に際して，両足の間隔を見て支持基底面を確認しておく（図6）．身体重心の位置（仙骨のやや前方で足底からの高さが身長の55～56％）[1]は体表面から観察できないが，支持基底面の広さは観察できる．両足の外側縁と踵後部，そして指尖で囲まれる面積の広さを見て，自然立位の保持に必要な支持基底面の大きさの参考とする．支持基底面は姿勢制御の基盤としての役割を果たし，支持基底面が大きいほど，姿勢制御機能の低下を代償している疑いがある．

なお，安静立位姿勢は頭部や身体重心が常に揺れている．揺れが小さいために観察上は静止しているように見える．揺れの小ささは姿勢制御に関する前庭系，視覚系，

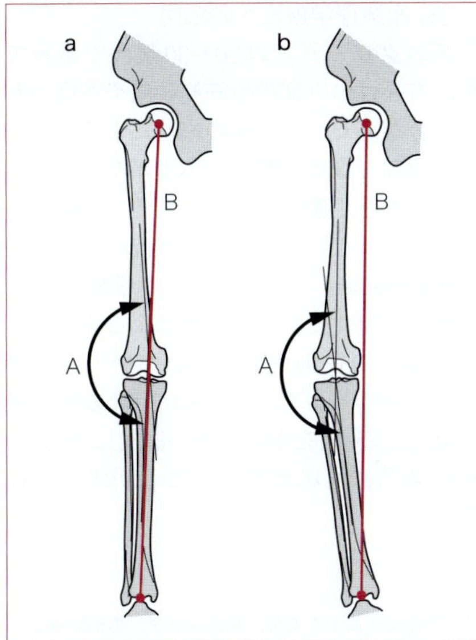

図5 前額面での大腿脛骨外側角と変形性膝関節症のアライメント

a：正常膝，b：内反膝．
A：大腿骨-脛骨角（FTA），B：荷重軸（Mikulicz線）．
（文献3より）

筋骨格系，感覚系，注意機能系による．姿勢の異常性は姿勢制御の諸機能に悪影響を及ぼし，支持基底面の変化に反映することがある．

クリニカルヒント

1 個体差の評価

臨床的に姿勢といえば，脳卒中のWernicke-Mann肢位，パーキンソン病の前屈み姿勢，変形性膝関節症の大腿脛骨外側角の増加，脊椎圧迫骨折後の円背などがあるが，それらは病態の特異性であり，評価は特異性の記述にとどまってはいけない．

(1) 数量的な計測の必要性

姿勢に異常性を呈する患者に対して，理学療法評価の結果から構造的な特徴を説明し，その後に運動療法の実施や予防的な動作方法を助言するが，数値でフィードバックすることは少ない．異常性の程度（個体差）や経時的な変化を客観的にモニタリングできれば理学療法の効果の判断にも役立つ．

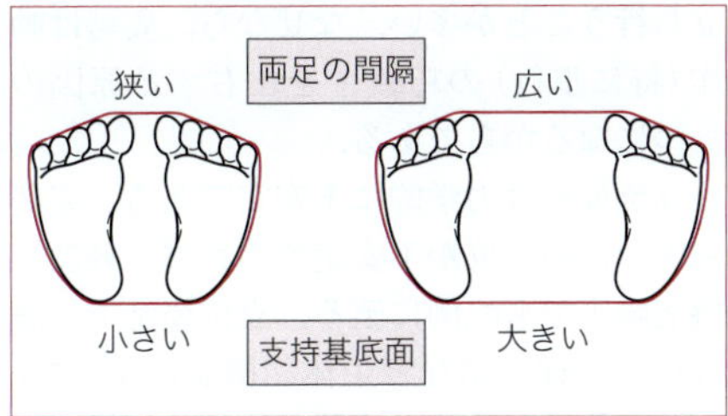

図6 静止立位の支持基底面

(2) 数量化の手段

臨床現場で用いられる計測や指標の例は以下の通りである．

- 立位によるX線学的評価
- 小型ジャイロセンサを用いた脊柱形状計測分析（矢状面での全体傾斜角，胸椎後弯角，腰椎前弯角，仙骨傾斜角）
- 画像データに基づくモーションキャプチャー（各関節角度の数値化）
- 小さなブロック（1.7cm高）を使用したoccipit-to-table distance（背臥位で顔面が床面と平行になるのに必要な後頭と床の間の距離）[5]
- 通信情報端末を用いて使用できるアプリ（立位姿勢や脊柱側弯症の分析やスクリーニングツール）

なお，脚長差といった変形や疼痛などによる身体重心の左右方向へのシフトも見逃してはならない．その場合の立位保持の機能性の評価は，フォースプレートによる床反力計測（圧力中心，左右の荷重）で行われることが多い．

2 姿勢評価の活用

(1) 運動機能検査や動作観察に先立つ評価

姿勢評価は運動機能やバランス検査に先

立ち行うことが多い．なぜなら，姿勢は動作（特に歩行）の巧緻さを左右する原因の一つになるからである．

立位姿勢は力学的に不安定である．姿勢障害のため立位が不安定であれば，軽度な機能障害でも転倒に至る．立位姿勢では筋骨格系や神経系など生体諸機能によって，頭部・体幹・四肢の位置が能動的に保持されている．生体諸機能が正常であれば身体の揺れはみられないか，ごくわずかなので，身体動揺の有無を確認しておくことが大切である．支持基底面の大きさは，生体諸機能の低下の代償によるものなのか，それとも姿勢の異常性に伴うものなのか鑑別が必要である．

なお，精神的に高揚する時に体幹は伸展して反りぎみとなり，痛みや不安感があると体幹は屈曲してうつむき加減になるため，姿勢評価の際には心理学的な状態も把握しておきたい．

(2) 理学療法治療への手がかり

姿勢の評価結果を理学療法に活かす視点が大切である．腰椎前弯の増強と骨盤の前傾を特徴とする前弯型であれば，体幹伸展筋の筋活動の増加や股関節伸展筋の筋活動の減少[6]が疑われる．同時に腰部の椎間板圧縮力が高まっている可能性もあり，それらの改善のための理学療法指導へと進む．

姿勢の異常は基本動作に必要な構えを不十分にし，動作完了までの安定性を損なわせる．脳卒中後の姿勢の左右非対称に対して理学療法の効果検証の重要性が指摘され[7]，高齢期の後弯姿勢（円背）では脊柱起立筋群の積極的な強化が姿勢改善に与える効果の検証もみられる[8]．

(3) 産業理学療法への応用

デスクワークでは20～30歳代であっても，有痛性の上部僧帽筋筋硬結や腰痛の有症割合が高く，長時間の座位による不良姿勢も原因となる．身体的不調がある中で業務を行うと生産性が制限されるため経営上も好ましくない．こうした状況は疾病勤務（presenteeism）と呼ばれ，理学療法士は労働者に対する姿勢の指導による痛みの予防や改善の役割が求められている．その他，年齢層を問わず，“きれいな姿勢，若く見える姿勢”を求める声が国民にはあり，その要請にも応えていくことが求められる．

文　献

1) 中村隆一ほか：姿勢．基礎運動学，第6版（補訂），医歯薬出版，東京，347-377，2012
2) 竹井　仁：姿勢の評価と治療アプローチ．脊髄外科 27：119-124，2013
3) 園畑素樹ほか：運動器の痛みとバイオメカニクス．疼痛医学，田口敏彦ほか監，野口光一ほか編，医学書院，東京，73-78，2020
4) 加藤　浩ほか：変形性股関節症に対する姿勢・動作の臨床的視点と理学療法．PTジャーナル 40：179-191，2006
5) Kado DM, et al：Hyperkyphotic posture predicts mortality in older community-dwelling men and women：a prospective study. J Am Geriatr Soc 52：1662-1667, 2004
6) 森　健太郎ほか：姿勢と膝関節痛．PTジャーナル 55：26-32，2021
7) Hugues A, et al：Efficiency of physical therapy on postural imbalance after stroke：study protocol for a systematic review and meta-analysis. BMJ Open 7：e013348, 2017
8) Fukuda A, et al：Effects of back extensor strengthening exercises on postural alignment, physical function and performance, self-efficacy, and quality of life in Japanese community-dwelling older adults：A controlled clinical trial. Phy Ther Res 23：132-142, 2020

7　起居動作障害

阿南雅也

1 起居動作分析・観察のポイント

1 起居動作の特徴

起居動作はADLを行ううえで，不可欠な基本的動作であり，臥位から立位までの姿勢変換に含まれる動作である．背臥位から側臥位および腹臥位への寝返り，背臥位から長座位または端座位への起き上がり，端座位から立位への立ち上がりの共通の特徴は，広い支持基底面から狭い支持基底面への過渡動作であり，いかに効率よく身体重心を移動できるかが重要となる．また，これらの動作を獲得することは，ADL拡大だけでなく，介助量軽減，健康寿命延伸にまでつながる．

2 起居動作障害の動作分析・観察

体幹に対し，四肢の遠位端が空間中で自由に運動可能な開放性運動連鎖であれば，重力による外部モーメントに対し，筋張力により生じる内部モーメントの調節によって関節運動が生じる．また，荷重位で四肢の遠位端が固定された状態で近位の四肢関節や体幹が運動する閉鎖性運動連鎖であれば，筋張力により生じる内部モーメントの調節によって床反力の大きさや床反力作用点の位置が変化する．それにより身体重心に加速度が生じることで移動が可能となる．その際，多関節の運動が協調することで円滑に身体重心が移動する．つまり，動作分析・観察の際には，筋張力により生じる内部モーメントの調節を効率的に行う動作戦略ができているかを分析・観察する必要がある．

また，疼痛や麻痺，関節可動域（ROM）制限，筋力低下などの機能障害が原因となり，起居動作障害が生じる．そのため，まず正常な起居動作のバイオメカニクス特性を理解する必要がある．そして動作分析・観察においては，身体が移動する際の正常とは異なる関節運動を把握し，その異常な関節運動が生じる原因となる運動力学的特性ならびに関節および筋などの機能障害を推察する必要がある．

2 寝返りの動作分析の実際

1 寝返りの特徴

寝返りは左右どちらかの方向へ頭部，胸部，骨盤，下肢を水平面上で生じる回旋運動により達成する動作であり，背臥位の広い支持基底面から側臥位の狭い支持基底面へ移行する．動作パターンとして，片側の上肢の挙上と頭部と胸部の回旋運動から寝返る上半身パターンと，片側の下肢の挙上と骨盤の回旋運動から寝返る下半身パターン，膝屈曲位パターンがある（図1）．このため，動作分析・観察の際にはまずどこから動き出すかを把握する．

2 上半身パターン

上半身パターンでは，主動筋は頭頚部屈筋群および腹部回旋筋群であり，例として左側へ寝返る場合，まず頭頚部屈筋群により頭頚部屈曲・左回旋運動が生じる．同時に右肩甲骨外転と肩関節屈曲・水平内転運動が生じる．頭部に追従して胸部回旋運動が生じ，その後，骨盤が回旋して側臥位となる（図1a）．動作分析・観察のポイントとして，頭頚部屈曲・回旋運動や肩甲骨外

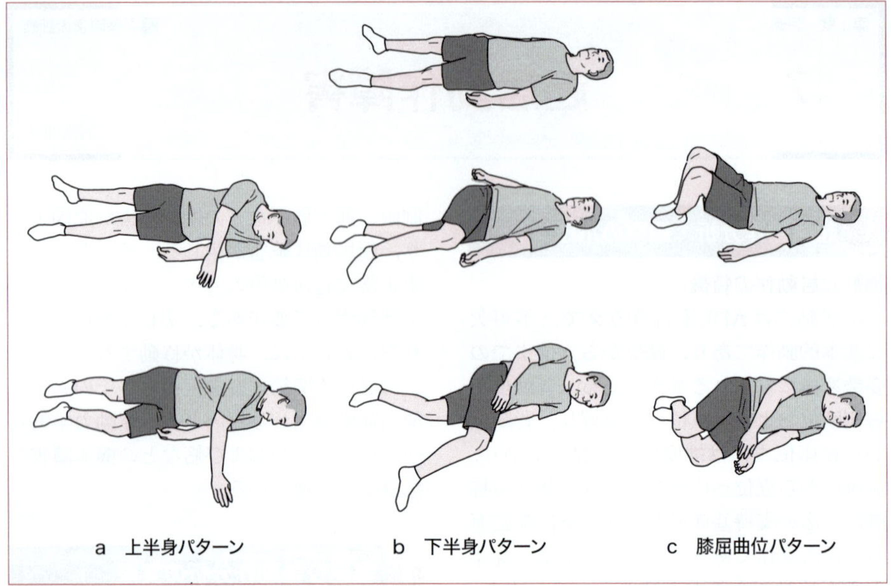

図1　寝返り

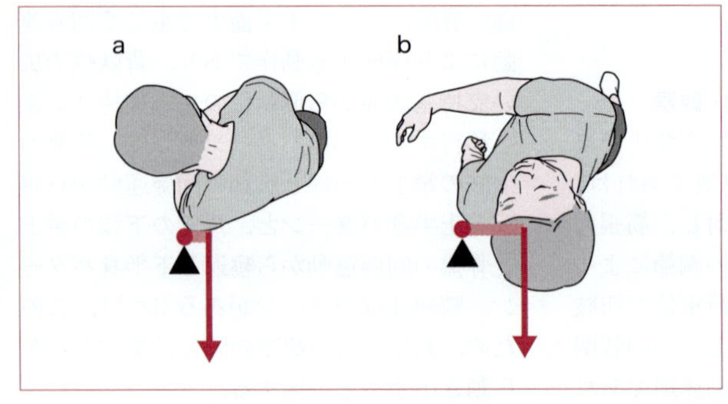

図2　寝返りの力学的分析

a：頭頸部屈曲・回旋運動や肩甲骨外転と肩関節屈曲・水平内転運動により，頭部および上肢の合成質量中心が回転中心となる左肩関節に近づく．それにより重力による外部モーメントが少なくなることで寝返りがしやすくなる．

b：頭頸部屈曲・回旋が生じないと頭部の質量中心を胸部の回転中心に近づけることができず，胸部の回旋運動の際に頸部が伸展して，回旋運動を阻害してしまう．

転と肩関節屈曲・水平内転運動によって，頭部や上肢の重力による外部モーメントを少なくした胸部の回旋運動ができているかどうかを把握する．しかし，頭頸部屈曲・回旋が生じないと頭部の質量中心を胸部の回転中心に近づけることができず，胸部の回旋運動の際に頸部が伸展して，回旋運動を阻害してしまう（図2）．

3 下半身パターン

下半身パターンでは，主動筋は股関節屈曲・内転筋群であり，股関節屈曲・内転運動に伴う骨盤回旋運動が生じる．その後，胸部が回旋して，側臥位となる（図1b）．動作分析・観察のポイントとして，股関節屈曲・内転運動によって，下肢の重力による外部モーメントを少なくした骨盤の回旋運動ができているかどうかを把握する．しかし，下肢の筋力低下などにより下肢の挙上ができない場合，足部で床を支持したまま股関節伸展運動により骨盤の回旋運動を生じさせようとする．そのため下肢の質量中心を骨盤の回転中心に近づけることができず，骨盤の回旋運動の際に下肢が残ったままとなり，回旋運動を阻害してしまう．

4 膝屈曲位パターン

体幹の可動性の制限や上下肢の筋力低下などにより，上半身パターンや下半身パターンでの寝返り動作が困難な場合，膝立て（股関節屈曲・膝関節屈曲位）から，胸部および骨盤と下肢を固定したままの回旋運動により，寝返りを行う（図1c）．この場合，体幹回旋筋による内部モーメントよりも両下肢の質量による外部モーメントが力源となることで，骨盤および胸部の回旋運動を生じさせる．この寝返りは体幹の回旋制限がある場合や，介助の際には有効な動作戦略となる．

3 起き上がりの動作分析の実際

1 起き上がりの特徴

起き上がりは背臥位の広い支持基底面から，長座位または端座位の狭い支持基底面への移行とともに，体幹および頭部を矢状面で抗重力方向へ回転させる動作である．動作パターンとして，左右対称に起き上がり長座位になるパターン，非対称的に起き上がり長座位になるパターン，非対称に起き上がり端座位になるパターンがある．

2 左右対称に起き上がり長座位になるパターン

主動筋は頭頸部屈筋群および腹筋群であり，これらの活動により頭頸部屈曲，胸部屈曲が生じて，頭部および胸部の支持基底面がなくなり，体幹を起こしていく（図3）．動作分析・観察のポイントとして，

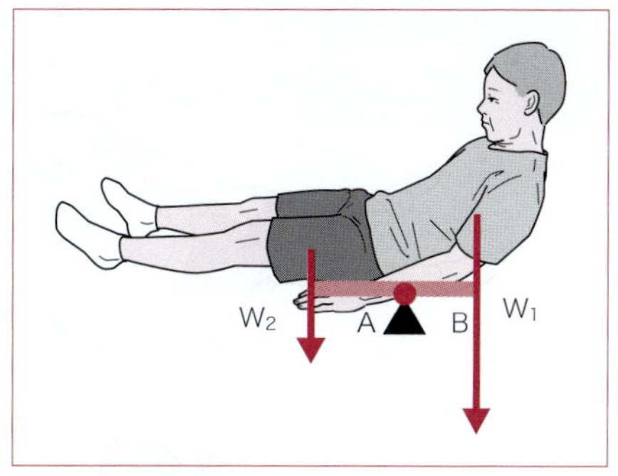

図3 左右対称な起き上がりの力学的分析

W_1：上半身の重量
W_2：下半身の重量
A：下半身の質量中心位置から股関節中心までの水平距離．
B：上半身の質量中心位置から股関節中心までの水平距離．
頭頸部屈曲運動，胸部屈曲運動によって，支点となる股関節中心から上半身重心までの水平距離（B）を短くすることで，頭部や胸部の重力による外部モーメント（W_1×B）を少なくした起き上がり動作ができているかを観察する．

頭頸部屈曲運動，胸部屈曲運動によって，頭部や胸部の重力による外部モーメントを少なくした起き上がり動作ができているかを観察する．

頭部および体幹の質量は非常に大きいため，起き上がる際にこれらの質量によって体幹を後屈させる外部モーメントに対して，主動筋である頭頸部屈筋群および腹筋群による内部モーメントが大きくないと左右対称の起き上がり動作は困難となる．その場合，両上肢を肘支持位（on elbow）にして，起き上がる場合もある．

3 非対称的に起き上がり長座位になるパターン

主動筋である腹斜筋群の活動により胸部の回旋運動とともに寝返り方向の上腕二頭筋による肘屈曲運動にて肘支持位になる．その後，胸部は反対方向へ回旋運動が生じ，上腕三頭筋による肘伸展運動にて肘支持位から手掌支持位（on hand）となり体幹を起こしていく（図4a）．動作分析・観察

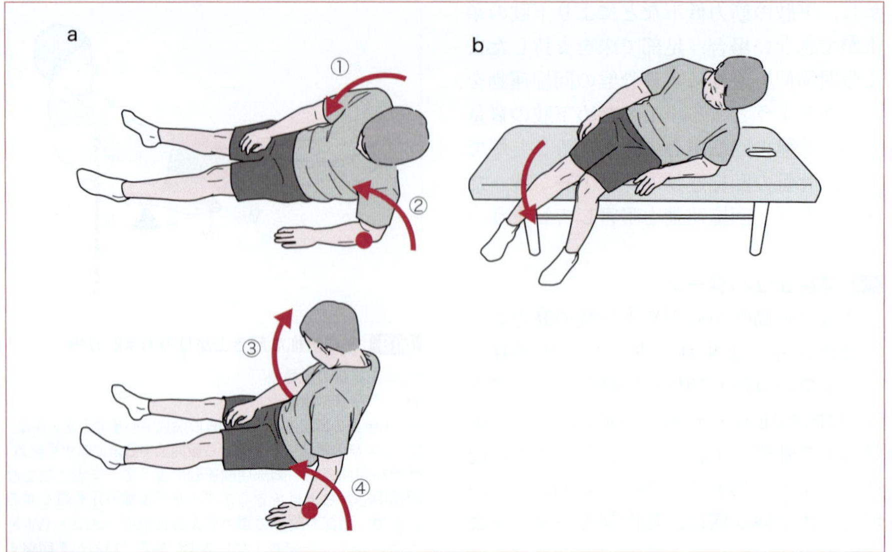

図4 非対称な起き上がり

a：非対称的に起き上がり長座位になるパターン．①胸部の回旋運動と②肘屈曲運動にて肘支持位になり，その後③胸部の反対方向への回旋運動と④肘伸展運動が生じる．
b：非対称的に起き上がり端座位になるパターン．下肢の質量を利用した重力による外部モーメントも利用する．

のポイントとして，肘支持位になるまでは寝返りと同じで，頭頚部屈曲・回旋運動や肩甲骨外転と肩関節屈曲・水平内転運動によって，頭部や上肢の重力による外部モーメントを少なくした胸部の回旋運動ができているかどうか，胸部の回旋運動と肘屈曲運動がタイミングよく行えているかを観察する．次に，胸部回旋運動の切り替えと肘屈曲伸展運動の切り替えがタイミングよく行えているかを観察する．最後に，反対方向への胸部回旋運動と肘伸展運動がタイミングよく行えているかを観察する．

しかし，体幹機能の低下が生じていると，頭部および体幹の質量による外部モーメントに対して，体幹回旋筋および肘屈曲筋による内部モーメントが発揮できず，肘支持位までの移行が困難となる．このため，ベッドサイドにおいてはベッド柵などを対側上肢で引っ張ることやベッドに対側上肢を支持させることで肘支持位まで移行させようとする．

4 非対称的に起き上がり端座位になるパターン

側臥位となるまでは寝返りと同じである．そして，両下腿をベッドから降ろしていき，寝返り方向の上腕二頭筋による肘屈曲運動が生じ，さらに下肢の質量を利用した重力による外部モーメントも利用することで頭部，胸部が支持面から離れ，肘支持位となる（図4b）．肘支持位から上腕三頭筋による肘伸展運動にて手掌支持位となり，体幹を起こして動作を完了させる．動作分析・観察のポイントとして，下肢の重力による外部モーメントを有効に利用できているか，側臥位から肘支持位，肘支持位から手掌支持位への移行がスムーズかどうかを観察する．

4 立ち上がりの動作分析の実際

1 立ち上がりの特徴

椅子からの立ち上がりは，バランスを崩すことなく座位姿勢から立位姿勢へと前上方へ身体重心を動かす過渡動作である．また，立ち上がりは殿部，大腿，足部の広い支持基底面で構成される座位姿勢から，足部のみの狭い支持基底面で構成される立位姿勢への変換過程が，比較的大きな関節運動によって達成される．立ち上がりは，①身体重心を殿部および大腿部と足部より作られた広い支持基底面から足部のみの狭い支持基底面へと移行させる，②身体重心を座位から立位の高さまで持ち上げる，という2つの機能が要求される．

立ち上がりは，大きく運動量戦略と力制御戦略に分けることができる[1)]（図5）[2)]．

(1) 運動量戦略

体幹前傾運動を通して生成された運動量が下肢へ移され，身体の動きを停止せずに新たな姿勢へと滑らかに移行するため，最も効率的な戦略であり，健常若年成人が利用する傾向にある（図5a）．この戦略を利用するには，①殿部離床前の股関節を中心とした体幹前傾運動を生み出すための体幹安定性機能，②体幹前傾運動によって生じた身体重心の前方速度を制動するために，体幹と股関節の筋群を遠心性収縮させる能力，③身体重心を鉛直上方へ素早く移動させる推進力を生み出すために股関節と膝関節の筋群を求心性収縮させる能力を必要とする．

(2) 力制御戦略

より大きな体幹前傾運動が起こり，足部で構成される支持基底面上に身体重心を前方移動させる．その後殿部離床させ，身体重心を鉛直方向に移動させる（図5b）．このため外部モーメントである重力モーメントは後方への回転モーメントは小さくなるが，上半身の運動量を利用することができず，身体重心を上方へ移動させるために大きな内部モーメントが必要になる．この戦略は安定性の制御に力点を置いているが，上半身の運動量を利用することができず，効率の低いアプローチである．つまり，力制御戦略は下肢の力を利用した戦略であり，高齢者や障害を有する者が利用する傾向にある．

2 立ち上がりのバイオメカニクス特性

(1) 身体重心の前方移動（動作開始〜体幹前傾運動）

まず，座位姿勢から体幹前傾運動により身体重心が前方移動する（図6a）．この運動開始のトリガーとなるのは，股関節屈曲筋群による内部モーメントにより，殿部の圧中心（COP）が後方移動し，その結果として体幹前傾運動による身体重心の前方移動が生じる．動作分析・観察のポイントとして，動作開始において，骨盤前傾を用いた体幹前傾運動が行えているかを把握する．

(2) 殿部離床

体幹前傾運動と下腿前傾運動が身体重心の前方移動に寄与している．その後，股関節伸展筋群や膝関節伸展筋群による内部モーメント（股関節伸展モーメントと膝関節伸展モーメント）によって大腿部の前方回転運動が生じることで殿部離床が起こる（図6b）．この瞬間に支持基底面（BOS）が足部のみになるが，外部モーメントである重力モーメントは後方への回転モーメントが発生しているため，体幹前傾によって生じた前方運動量をうまく制御する必要がある．立ち上がりにおいてはこの殿部離床をうまく行えているかを把握することが重要である．そのため，動作分析・観察のポイントとして，殿部離床のタイミングにおいての体幹前傾角度などを確認し，スムーズな殿部離床が行えているか，殿部離床後に身体重心を足部のみの支持基底面内にとどめることができているかを把握する．

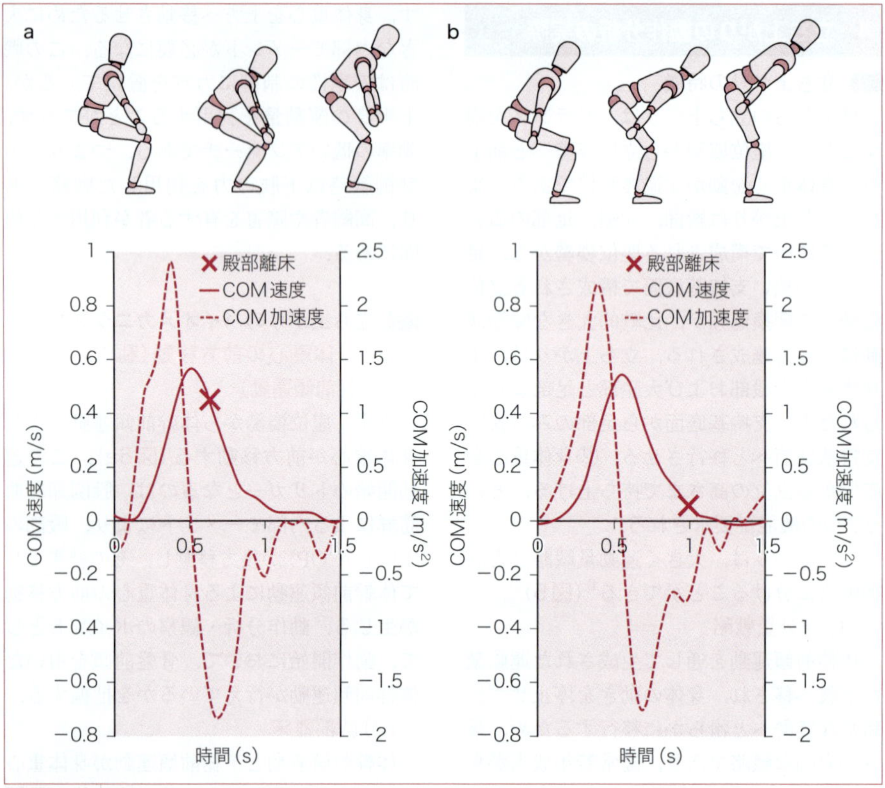

図5　動作戦略の違いによる立ち上がり

a：運動量戦略，b：力制御戦略．
力制御戦略では殿部離床時の身体重心の前方速度がゼロに近い状態となっている．
COM：center of mass（質量中心）
（上図：文献2を基に作図，下図：文献2より筆者訳）

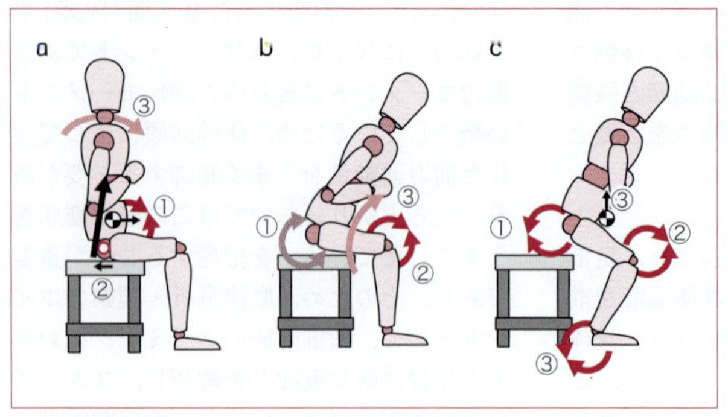

図6　立ち上がりの力学的分析

a：股関節屈曲モーメント（①）により，COPの後方移動（②）を起こし，COMの前方加速度を発生させ，体幹前傾運動（③）をしている．
b：股関節（①）および膝関節伸展モーメント（②）が大腿部の前方回転運動（③）を引き起こし，これらの運動が殿部離床を達成し，その結果BOSの移行を行っている．
c：股関節（①）および膝関節伸展モーメント（②），足関節底屈モーメント（③）により，身体重心の上方加速度を発生させ，下肢伸展運動を行っている．
COP：center of pressure，
BOS：base of support

(3) 身体重心の上方移動(股関節および膝関節伸展)

殿部離床後は体幹最大前傾および足関節最大背屈を迎え，股関節伸展筋群や膝関節伸展筋群，足関節底屈筋群による内部モーメント(股関節伸展および膝関節伸展，足関節底屈モーメント)により，股関節伸展および膝関節伸展，足関節底屈運動を生じさせて，身体重心の鉛直上方移動が生じる(図6c)．そして，体幹を直立位に戻して動作を完了する．動作分析・観察のポイントとして，股関節・膝関節・足関節の協調した伸展運動が行えているかを把握する．

クリニカルヒント

1 起居動作の動作分析・観察結果の捉え方

起居動作では，身体重心を移動させるために各関節運動や筋活動が協調することで，効率よく動作を達成させる．起居動作の動作分析・観察の結果は運動学的視点のみでしか把握できない．そのため，バイオメカニクス視点にて各起居動作を分析することが重要である．つまり，正常な起居動作との違いを観察することで，身体重心および支持基底面の位置関係から生じている床反力や関節モーメントを推察することが重要である．また，正常動作と比較して，身体重心の移動に貢献している関節運動の違いを把握し，その異常運動はROM制限が問題なのか，筋力低下が問題なのか，抗重力位での筋張力により生じる内部モーメントの調節が困難なのかなど推論形成を行っていく．その後，各種理学療法評価を行うことで，機能障害の問題を確認し，起居動作の異常が起きている原因を明らかにすることが可能である．

このように起居動作を身体重心，関節運動，支持基底面，床反力，関節モーメントなどのバイオメカニクス視点にて分析することで，正常な動作との違いを把握し，その異常動作の原因となっている機能障害を特定するトップダウンの評価を行うことが可能となる．立ち上がりを例に挙げて，動作分析を実施するための臨床的なコツや大切なポイント，分析結果を臨床に活かすための視点を紹介する．

2 立ち上がりの動作障害のバイオメカニクス特性と臨床活用

(1) 身体重心前方移動時の観察

姿勢制御能力が低下すると圧中心を制御するのが難しくなる．そのため，身体重心の前方加速度を発生させるには，外部からの力制御に頼るようになり，上肢で手すりを引いて頭部や胸部の重力による外部モーメントに依存した体幹前傾運動がみられる(図7a)．そのため，股関節を中心とした骨盤前傾運動による体幹前傾運動ではなく，胸部前傾による体幹を丸めた肢位となりやすい．動作分析・観察にて，股関節を中心とした体幹前傾運動ができていないことを把握できれば，その原因として体幹筋の筋力低下，もともと上肢に依存した動作パターンを学習しているなどの可能性を推察し，機能障害の評価を行う．

また，パーキンソン病患者や片麻痺患者などで体幹の制御が不十分な場合や股関節屈曲に制限がある場合には，体幹前傾運動が少ない体幹鉛直優位戦略(dominant vertical rise strategy)が観察される．この戦略では殿部離床までの身体重心前方移動が少ないため，殿部離床時に身体重心を足部までの支持基底面に近づけることができず，股関節伸展モーメントが十分に発揮されず，膝関節伸展モーメントに依存した動作となりやすい．動作分析・観察にて，体幹前傾運動が少ないことを把握できれば，その原因として体幹筋の筋力低下，もともと上肢に依存した動作パターン(特に手すりを押す)を学習しているなどの可能性を推察し，機能障害の評価を行う．

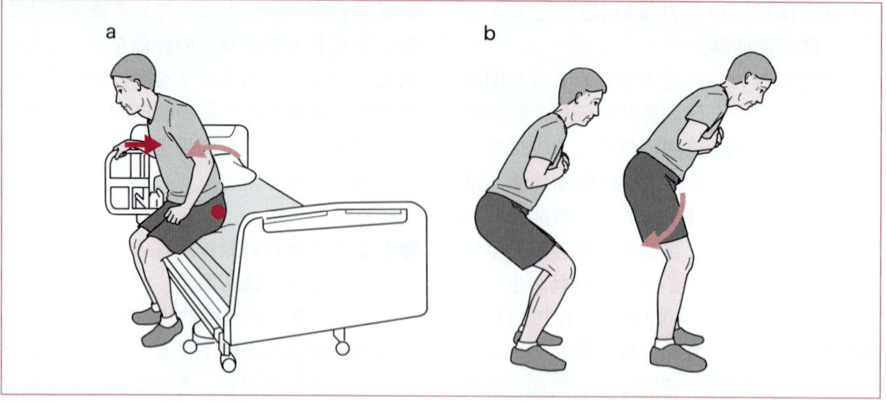

図7 立ち上がり動作が困難な症例

a：上肢で手すりを引いて頭部や胸部の重力による外部モーメントに依存した体幹前傾運動.
b：殿部離床後から最初に膝関節伸展が起こり，その後に股関節伸展によって体幹を直立位にするような動作.

(2) 殿部離床時の観察

立ち上がりにおいては，殿部離床直後の身体重心制御が最も難しいとされる．この制御ができないと，殿部離床後に再び座面に殿部が戻ってしまうsit-back[3]が生じる可能性がある．これは，殿部離床直後には足部のみの支持基底面の後縁より後方に身体重心が存在することが多く，後方への外部モーメントが発生するためである．そのために，前述した力制御戦略を用いて立ち上がりを行う．動作分析・観察にて，殿部離床時の体幹前傾角度ならびに体幹前傾運動とその後の伸展運動の切り替えがスムーズにできているかを確認する．体幹前傾運動は大きいが，屈曲から伸展運動への切り替えがスムーズでなければ，力制御戦略を用いていることが考えられる．

(3) 身体重心上方移動時の観察

殿部離床後に身体重心を鉛直上方へ移動させるのに必要な下肢筋力が低下していると，外部からの力制御に頼り上肢で手すりを押すなどの動作がみられる．また，殿部離床後の身体重心上方移動時に，通常なら股関節伸展と膝関節伸展を協調させて行うが，最初に膝関節伸展が起こり，その後に股関節伸展によって体幹を直立位にするような動作がみられることもある（図7b）．これは多関節を協調した動作が行えていない状態である．動作分析・観察にて，股関節伸展と膝関節伸展，足関節底屈の運動パターンを確認し，協調した多関節運動ができていない場合，その原因として下肢の筋力低下が推察されるが，量的な筋力評価だけでなく，スクワット動作など閉鎖性運動連鎖での多関節の協調した運動が可能なのかを評価すべきである．

文 献

1) Scarborough DM, et al：Quadriceps muscle strength and dynamic stability in elderly persons. Gait Posture 10：10-20, 1999
2) Fujimoto M, et al：Dynamic balance control during sit-to-stand movement：an examination with the center of mass acceleration. J Biomech 45：543-548, 2012
3) Riley PO, et al：Biomechanical analysis of failed sit-to-stand. IEEE Trans Rehabil Eng 5：353-359, 1997

8 歩行障害

藤本鎮也

1 歩行の評価のポイント

歩行はヒトにとっての主たる移動手段であり，多くの場合に地域社会で自立した生活を送るための前提となる．そのため理学療法士が歩行障害を評価する際には，その歩行が患者の望む生活環境において移動手段となりうるかどうか，つまり実用性についての情報を得ることが重要である．また，それと同時に実用性を低下させているボトルネック（優先度の高い問題点）を明らかにして理学療法介入を検討するため，歩行パターンの特徴を捉えて運動学的に分析する必要がある．ここでは，まず歩行障害の評価に不可欠な正常歩行についての基礎知識を整理したのち，正常歩行からの逸脱を視覚的に評価する定性的評価と定量的評価の方法，そして評価時の留意事項について述べる．

1 歩行周期

歩行は左右の下肢が交互に運動して身体を目的地まで移動させる動作であり，一側の下肢が地面に接してから，再び同側の下肢が接地するまでを歩行周期と呼ぶ．歩行周期の運動の特徴をより詳細に観察し記述する方法として，8つの事象によって8つの相に分類するランチョ・ロス・アミーゴ方式の相分けが広く用いられている（図1）[1]．

2 正常歩行の身体重心の動き

正常歩行中の身体重心（以下，重心）は上下左右に正弦曲線を描くように移動しながら前進する．上下運動は歩行周期に2回あり，振幅は約5cmである．重心が最低となる時は両脚支持期（初期接地）で，最高となる時は単脚支持期（立脚中期）である（図2）．左右運動は歩行周期に1回で振幅は約4cmである．重心は両脚支持期（初期接地）には中央に位置し，右の単脚支持期（立脚中期）で最も右に移動し，両脚支持期（初期接地）に再び中央に戻り，続く左の単脚支持期（立脚中期）で最も左に移動する．前進運動は運動方向に変化はみられないが，歩行周期に2回速度変化が生じる．この変化は重心の上下運動に対応しており，下降時に加速して上昇時には減速する．

3 歩行中の下肢の機能的役割

歩行中の下肢の機能的役割は，荷重の受け継ぎ，単脚支持，遊脚肢の前方移動の3つに大別される．荷重の受け継ぎとは，一方の下肢からもう一方の下肢へと重心が移動する時の働きであり，落下してきた重心の衝撃吸収と前上方への加速が求められる．単脚支持とは，いずれか一方の下肢のみで重心を支持している時の働きであり，矢状面と前額面における安定した支持性と重心の前方移動が求められる．遊脚肢の前方移動は，支持していない下肢を移動させ，前方に新たな支持基底面を作り出す時の働きであり，躓かないように足部と床との距離をとりながら，速やかに前方に振り出して，次の荷重受け継ぎに備えることが求められる．荷重の受け継ぎは初期接地と荷重応答期が担い，単脚支持は立脚中期と立脚終期が，そして遊脚肢の前方移動は前遊脚期と遊脚初期，遊脚中期，遊脚終期が担う（表1）[1,2]．

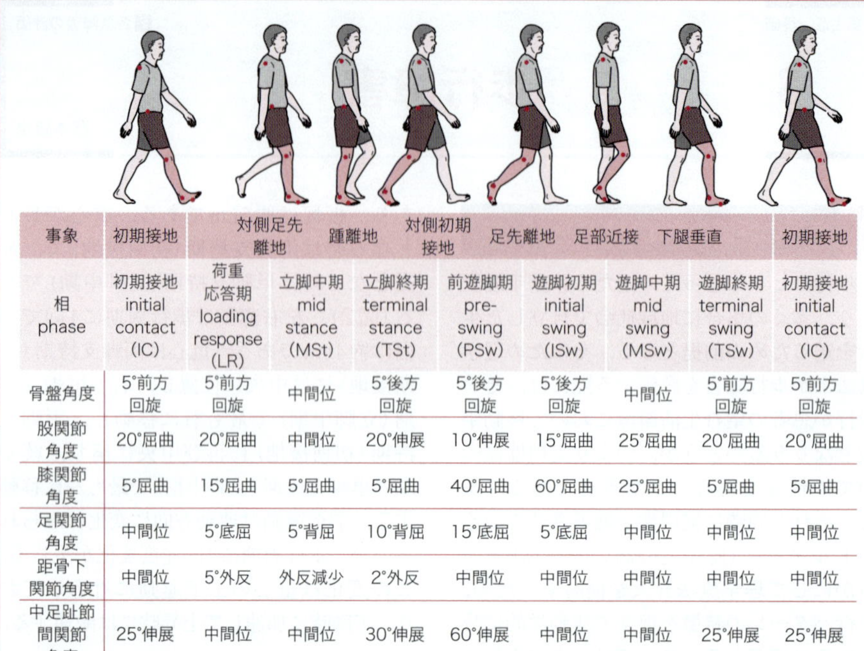

事象	初期接地	対側足先離地	踵離地	対側初期接地	足先離地	足部近接	下腿垂直		初期接地
相 phase	初期接地 initial contact (IC)	荷重応答期 loading response (LR)	立脚中期 mid stance (MSt)	立脚終期 terminal stance (TSt)	前遊脚期 pre-swing (PSw)	遊脚初期 initial swing (ISw)	遊脚中期 mid swing (MSw)	遊脚終期 terminal swing (TSw)	初期接地 initial contact (IC)
骨盤角度	5°前方回旋	5°前方回旋	中間位	5°後方回旋	5°後方回旋	5°後方回旋	中間位	5°前方回旋	5°前方回旋
股関節角度	20°屈曲	20°屈曲	中間位	20°伸展	10°伸展	15°屈曲	25°屈曲	20°屈曲	20°屈曲
膝関節角度	5°屈曲	15°屈曲	5°屈曲	5°屈曲	40°屈曲	60°屈曲	25°屈曲	5°屈曲	5°屈曲
足関節角度	中間位	5°底屈	5°背屈	10°背屈	15°底屈	5°底屈	中間位	中間位	中間位
距骨下関節角度	中間位	5°外反	外反減少	2°外反	中間位	中間位	中間位	中間位	中間位
中足趾節間関節角度	25°伸展	中間位	中間位	30°伸展	60°伸展	中間位	中間位	25°伸展	25°伸展

図1 歩行周期の相分けと各関節の肢位

(文献1を基に作図)

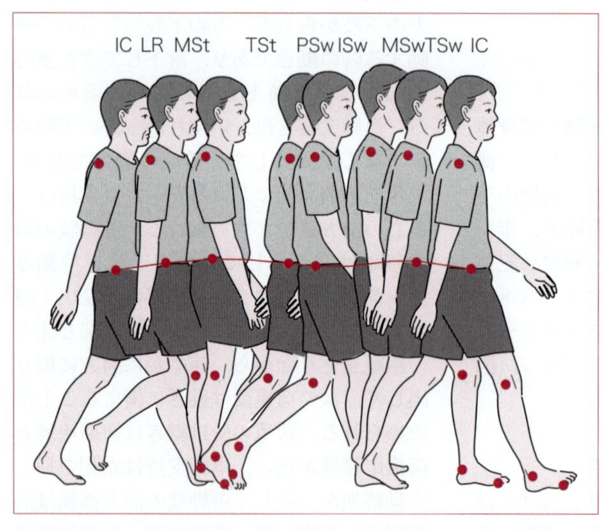

図2 矢状面から観察した歩行の身体重心上下動

IC：初期接地，LR：荷重応答期，MSt：立脚中期，TSt：立脚終期，PSw：前遊脚期，ISw：遊脚初期，MSw：遊脚中期，TSw：遊脚終期

表1 歩行周期中の下肢の機能的役割と筋活動

立脚期・遊脚期		相	機能的役割	身体各部の筋活動
立脚期 0〜62%	両脚支持期 0〜12%	初期接地 initial contact (IC) 0〜2%	荷重の 受け継ぎ	股関節：伸展筋群と外転筋群により股関節の安定性を保つ 膝関節：ハムストリングスにより膝関節の過伸展を防ぐ 足関節：背屈筋群により足関節を中間位に保ち，接地による衝撃を吸収する
		荷重応答期 loading response (LR) 2〜12%		股関節：伸筋群と外転筋群により股関節の安定性を保つ 膝関節：広筋群により膝関節の屈曲を制動し，衝撃を吸収する 足関節：背屈筋群により足関節の底屈を制動し，衝撃を吸収する
	単脚支持期 12〜50%	立脚中期 mid stance (MSt) 12〜31%	単脚支持	股関節：ハムストリングスにより股関節が伸展し，外転筋により骨盤を保持する 膝関節：立脚中期前半では広筋群により膝関節が伸展する 足関節：底屈筋群により下腿の前傾を制動する
		立脚終期 terminal stance (TSt) 31〜50%		股関節：大腿筋膜張筋により股関節の伸展を制動しながら骨盤を保持する 膝関節：床反力による膝関節の受動的伸展を腓腹筋と膝窩筋により制動する 足関節：下腿三頭筋により足関節底屈を制動し前足部支持を保つ
	両脚支持期 50〜62%	前遊脚期 pre-swing (PSw) 50〜62%	遊脚肢の 前方移動	股関節：長内転筋，薄筋，大腿直筋により股関節を屈曲する 膝関節：足関節の働きによる膝関節の受動的屈曲を屈筋群で増大する 足関節：対側の初期接地により荷重が抜け，底屈筋群の働きにより足関節が底屈し脛骨が前方に押される
遊脚期 62〜100%		遊脚初期 initial swing (ISw) 62〜75%		股関節：薄筋，縫工筋，腸骨筋により股関節の屈曲を増大する 膝関節：股関節屈曲による受動的屈曲を屈筋群により増大する 足関節：背屈筋の働きにより足関節を背屈し，足部クリアランスを確保する
		遊脚中期 mid swing (MSw) 75〜87%		股関節：遊脚初期の働きにより，ほとんど筋活動がなくても股関節の屈曲が持続する 膝関節：屈筋群の活動を減らすことで股関節の屈曲により受動的に伸展させる 足関節：背屈筋により足関節の背屈位を保ち，足部クリアランスを維持する
		遊脚終期 terminal swing (TSw) 87〜100%		股関節：遊脚終期前半はハムストリングス，遊脚期後半では大殿筋，大内転筋が股関節の屈曲を制動する 膝関節：遊脚終期前半はハムストリングスが膝関節の受動的伸展を制動し，後半は広筋群が伸展する 足関節：背屈筋の働きにより足関節を中間位に保ち，初期接地に備える

※数字は1歩行周期を100%とした時の割合を示す.

（文献1，2を基に作表）

2 歩行の定性的評価の実際

1 歩行障害の評価前情報収集

歩行障害の評価に先立って，歩行評価の目的を明確にするために，患者が歩行に関してどのような不安や問題を抱えているかを聴取する．続いて，患者の既往歴や現病歴，現在の歩行自立度や使用している歩行補助具，疼痛や疲労度などを確認する（図3）．これらは，患者の歩行能力の推測に役立ち，リスク管理を行ううえでも重要である．

2 歩行の大局的観察

歩行障害の評価にあたっては，まずは全体的な印象を捉え，次いでその印象を形成している局所的な問題を確認していく．こ

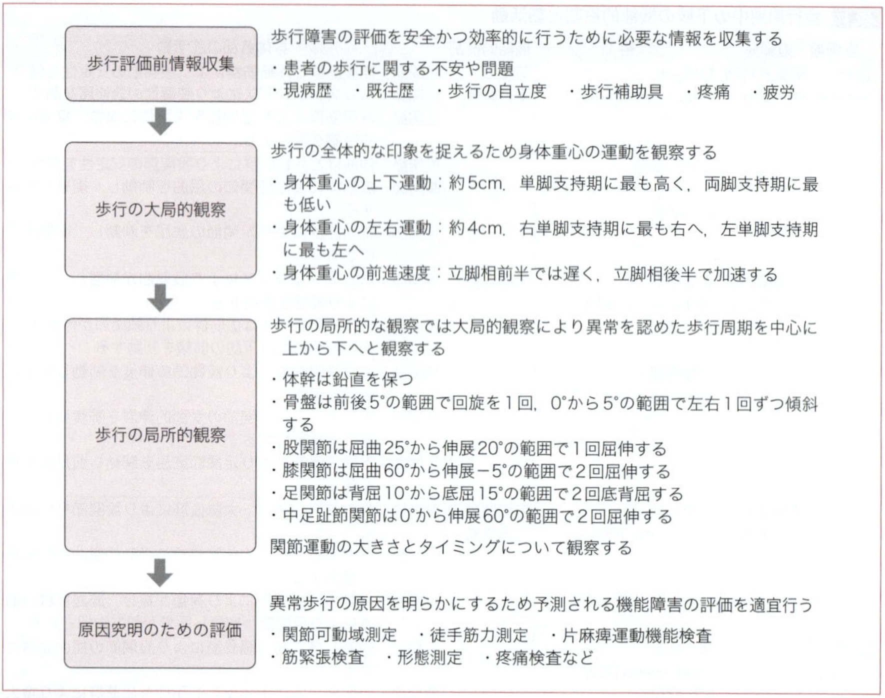

歩行評価前情報収集	歩行障害の評価を安全かつ効率的に行うために必要な情報を収集する ・患者の歩行に関する不安や問題 ・現病歴　・既往歴　・歩行の自立度　・歩行補助具　・疼痛　・疲労
↓	
歩行の大局的観察	歩行の全体的な印象を捉えるため身体重心の運動を観察する ・身体重心の上下運動：約5cm．単脚支持期に最も高く，両脚支持期に最も低い ・身体重心の左右運動：約4cm．右単脚支持期に最も右へ，左単脚支持期に最も左へ ・身体重心の前進速度：立脚相前半では遅く，立脚相後半で加速する
↓	
歩行の局所的観察	歩行の局所的な観察では大局的観察により異常を認めた歩行周期を中心に上から下へと観察する ・体幹は鉛直を保つ ・骨盤は前後5°の範囲で回旋を1回，0°から5°の範囲で左右1回ずつ傾斜する ・股関節は屈曲25°から伸展20°の範囲で1回屈伸する ・膝関節は屈曲60°から伸展−5°の範囲で2回屈伸する ・足関節は背屈10°から底屈15°の範囲で2回底背屈する ・中足趾節関節は0°から伸展60°の範囲で2回屈伸する 関節運動の大きさとタイミングについて観察する
↓	
原因究明のための評価	異常歩行の原因を明らかにするため予測される機能障害の評価を適宜行う ・関節可動域測定　・徒手筋力測定　・片麻痺運動機能検査 ・筋緊張検査　・形態測定　・疼痛検査など

図3 歩行の定性的評価の実際

の方法は次の段階の局所的観察の負担を軽減することにつながる．全体的な印象を捉える際には重心の上下左右前方移動の振幅の大きさと対称性，そして滑らかさに着目して，重心の移動が正常歩行から逸脱している印象を受ける歩行周期を特定する（図3）．そのためには，少なくとも矢状面と前額面の2方向から歩行を観察する必要がある．

3 歩行の局所的観察

歩行の局所的観察においては，最初からすべてを観察しようとせず，大局的観察で重心の移動に異常や違和感を感じた歩行周期を中心に観察していく．さらに観察部位を体幹と骨盤，股関節，膝関節，足関節と足趾の4つに分けて上から順に下に向かって観察していく（図3）．ヒトは歩行中も視覚で進行方向の状況を捉えられるように頭部を空間に定位することを優先する．そのため，正常歩行の歩行周期中に体幹は鉛直を保ち，骨盤の運動は前後5°範囲の回旋を1回と左右1回ずつ5°傾斜する（表2）[2]．その他の関節の歩行周期中の運動の特徴は，股関節は屈曲25°から伸展20°の範囲で1回だけ屈伸運動を行う（表3）[2]．膝関節は屈曲60°から伸展−5°の範囲で2回屈伸運動を行う（表4）[2]．足関節では背屈10°から底屈15°の範囲で2回の底背屈運動を行い，中足趾節関節は0°から伸展60°の範囲で2回屈伸を行う（表5）[2]．各関節の関節運動のタイミングと大きさについて，ひと通りの観察を終え，正常から逸脱した運動が観察された際には，関節可動域測定や徒手筋力測定，片麻痺運動機能検査，形態測定，変形などの評価を加え異常の原因を明らかにする．

表2　体幹と骨盤で観察される正常からの逸脱と主な原因

正常からの逸脱	観察される相								主な原因
	IC	LR	MSt	TSt	PSw	ISw	MSw	TSw	
骨盤の前傾	■	■	■	■	■	■	■	■	股関節伸筋の筋力低下，股関節の屈曲拘縮・痙縮，腹筋の筋力低下
骨盤の後傾	■	■	■	■	■	■	■	■	股関節屈筋の筋力低下，ハムストリングスの過緊張，腰痛，腰椎の伸展制限
骨盤の挙上						■	■	■	股関節屈曲制限，膝関節屈曲制限，足関節背屈制限
遊脚側の骨盤落下		■	■	■					立脚肢の股関節外転筋の筋力低下，立脚肢の股関節内転拘縮・痙縮
立脚側の骨盤落下	■	■	■	■	■	■	■	■	立脚肢の下腿三頭筋筋力低下，側弯
骨盤の過度な回旋	■	■	■	■	■	■	■	■	遊脚終期の下肢の意識的な前方移動による過度な前方回旋 腓腹筋の筋力低下や股関節屈曲拘縮による立脚終期の過度な後方回旋
体幹の後傾	■	■	■	■	■	■	■	■	股関節伸筋群の筋力低下，股関節屈筋群の筋力低下
体幹の前傾	■	■	■	■	■	■	■	■	足関節底屈拘縮・痙縮，大腿四頭筋の筋力低下，股関節伸筋の筋力低下，股関節屈曲拘縮
立脚肢への体幹側屈	■	■	■	■	■	■	■	■	立脚肢の股関節外転筋の筋力低下，立脚肢の股関節内転拘縮，立脚肢の股関節の外転拘縮 遊脚肢の股関節屈曲制限，遊脚肢の膝関節屈曲制限，遊脚肢の足関節背屈制限

注：観察される相は灰色の相で出現しうることを意味する．

（文献2を基に作表）

表3　股関節で観察される正常からの逸脱と主な原因

正常からの逸脱	観察される相								主な原因
	IC	LR	MSt	TSt	PSw	ISw	MSw	TSw	
過度の屈曲	■	■	■	■			■		股関節屈曲拘縮，腸脛靱帯の拘縮，股関節屈筋の痙縮，過度の膝関節屈曲および足関節背屈に対する代償運動（立脚相），股関節痛（単脚支持期），遊脚中期における過度の足関節底屈に対する代償
屈曲制限	■	■				■	■	■	股関節屈筋群の筋力低下，ハムストリングスの痙縮または過緊張，共同運動パターン，股関節痛，荷重受け継ぎの際に股関節伸筋への要求を減少させるための意図的な代償，足趾の引きずり
パス・レトラクト（過度の引き戻し）								■	大腿四頭筋の筋力低下，共同運動パターン，足関節または膝関節における固有感覚の障害
過度の内転	■	■	■	■	■	■	■	■	股関節外転筋の筋力低下に伴う反対側骨盤の下降，弱化した股関節屈筋群に対する内転筋群の代償，内転筋の過緊張または拘縮，脚長差
過度の外転	■	■	■	■	■	■	■	■	股関節外転筋の拘縮，脚長差，側弯による骨盤の側方傾斜，長下肢装具または大腿義足の内側縁の痛み
過度の外旋	■	■	■	■	■	■	■	■	内側ハムストリングスの痙縮，共同運動パターン，内転筋の過活動，股関節外転筋前部線維の過活動，大腿四頭筋の筋力低下
過度の内旋	■	■	■	■	■	■	■	■	内旋筋群の拘縮・痙縮，大腿骨の前捻，立脚相で大腿四頭筋が筋力低下している場合，関節の安定性を改善するための意図的な代償

注：観察される相は灰色の相で出現しうることを意味する．

（文献2を基に作表）

表4 膝関節で観察される正常からの逸脱と主な原因

正常からの逸脱	観察される相								主な原因
	IC	LR	MSt	TSt	PSw	ISw	MSw	TSw	
屈曲制限		■			■	■			大腿四頭筋の筋力低下（荷重応答期），大腿四頭筋または足関節底屈筋の痙縮（荷重応答期，前遊脚期，遊脚初期），膝関節または膝蓋大腿関節の疼痛，膝関節の伸展拘縮，ハムストリングスの過緊張，または股関節屈筋群の筋力低下による大腿部の前方移動の制限，固有感覚の障害，膝関節のスムーズな屈曲と伸展を制限する他関節の運動を伴う原始的共同運動
過伸展	■	■	■	■	■				大腿四頭筋の筋力低下（荷重応答期），大腿四頭筋および足関節底屈筋の複合した筋力低下（単脚支持期），大腿四頭筋および足関節底屈筋の痙縮，重度の足関節底屈位拘縮
急激な伸展		■	■						大腿四頭筋の筋力低下（荷重応答期），大腿四頭筋または底屈筋の痙縮（荷重応答期，立脚中期），底屈位拘縮による前足部での初期接地，膝関節の固有感覚障害
過度の屈曲	■	■	■	■				■	底屈筋の筋力低下（単脚支持期），膝関節屈曲拘縮/関節液の貯留，股関節の屈曲拘縮の代償運動（単脚支持期），膝関節屈筋の過緊張または痙縮，ハムストリングスの拘縮，共同運動パターン，膝関節の疼痛
反対側膝関節の過度な屈曲					■	■	■	■	反対側下肢の立脚相で過度の屈曲が生じるすべての要因，観察下肢を接地させるための意図的な膝関節の屈曲
動揺		■	■	■					固有感覚障害，足関節底屈筋の筋緊張亢進，大腿四頭筋の筋緊張亢進
過度の外反	■	■	■	■					関節または靱帯の不安定性，骨変形，疼痛，同側股関節外転筋の筋力低下，同側の体幹傾斜
過度の内反	■	■	■	■					関節または靱帯の不安定性，骨変形，退行性関節変化，疼痛

注：観察される相は灰色の相で出現しうることを意味する．

（文献2を基に作表）

3 歩行の定量的評価の実際

1 歩行の距離・空間因子の評価

歩行の距離・空間因子には，ステップ長，ストライド長，歩隔，足角がある．これらは歩行中の足跡を床に付けることができればメジャーと角度計を用いて簡単に評価できる項目である．足跡を付ける方法としては，靴底の踵とつま先にインクを染み込ませたティッシュペーパーを小さく折りたたんで付ける方法や靴の裏にチョークの粉を付ける方法などがある．

ステップ長は歩行時の一側の踵から対側の踵までの距離であり，通常は左右対称で身長の約45％とされる．ストライド長は歩行時の一側の踵から同側の踵までの距離であり，通常は身長の約90％とされる．歩隔は歩行中の両側の踵の前額面での間隔である．足角は足部の長軸（第2趾と第3趾の中間と踵を結んだ直線）と進行方向がなす角度であり通常は約5～7°とされ，年齢や性別によって個人差が大きい．いずれも左右の計測が可能なものは対称性の指標として有用である（図4）．

2 歩行の時間因子の評価

歩行の時間因子の基本となる通常歩行速度（walking speed：WS）は，単位時間あたりの歩行距離で表される．歩行速度計測区間を10mとする場合，その両端に加速

表5 足部と足趾で観察される正常からの逸脱と主な原因

正常からの逸脱	観察される相								主な原因
	IC	LR	MSt	TSt	PSw	ISw	MSw	TSw	
前足部接地	■								前脛骨筋の筋力弱化や足関節底屈位拘縮により足関節が過度に底屈（30°）している場合，足関節が過度に底屈し膝関節が30°を超えて屈曲した場合，踵の疼痛の代償，下肢の短縮の代償
踵接地の遅れ	■	■	■						足関節底屈位拘縮または痙縮
足底接地	■								過度の膝関節屈曲を引き起こすすべての機能障害，弱化した大腿四頭筋の代償
底屈位での踵接地	■								過度の足関節底屈を引き起こすすべての機能障害
フットスラップ	■	■							前脛骨筋の弱化
過度の足関節底屈	■	■	■	■		■	■	■	足関節底屈位拘縮または過緊張，前脛骨筋の弱化，大腿四頭筋の活動を減少させるための意図的な代償，固有受容器の障害，疼痛や関節水腫に対して足関節が緩みの肢位をとるため，遊脚終期における伸展パターンの開始として発生
過度の足関節背屈	■	■	■	■	■				中間位で足関節が固定される（例えば，固定術もしくは装具による固定）と過度の膝関節屈曲の二次的作用として生じる（荷重時），下腿三頭筋の弱化，膝関節や股関節の屈曲拘縮に適応するため，立脚終期で反対側下肢を接地させるための意図的な手段として（単脚支持期），前遊脚期では下腿三頭筋の弱化と中間位での足関節固定，前脛骨筋の過剰な活動（下肢の振り出し）
踵接地のみの延長	■	■	■	■	■				前足部の痛み，痙縮によるクロートゥ
早すぎる踵挙上	■	■	■						過度な底屈筋の活動，踵の痛み，短縮した下肢または反対側下肢の床クリアランスを補助するための意図的な代償運動，過度の膝関節屈曲の代償
踵離地の欠如・遅れ				■	■				下腿三頭筋の筋力弱化，前足部の痛み，足趾の伸展が不十分，過度の足関節背屈
引きずり						■	■	■	遊脚肢の股関節屈曲制限，膝関節屈曲制限，過度の足関節底屈
反対側の伸び上がり						■	■	■	遊脚下肢が長すぎる場合（例えば脚長差など）や膝関節の屈曲が不十分な場合，床クリアランスを得るための意図的な代償
過度の内がえし	■	■	■	■	■	■	■	■	内がえし筋の過剰な活動，内反尖足拘縮，共同運動パターンの働き，内反変形
過度の外がえし	■	■	■	■	■	■	■	■	内がえし筋の弱化，底屈位拘縮がある時に背屈可動域を広げるための代償，腓骨筋の過緊張，扁平足によるアライメント異常，外反変形
過度の足指伸展	■	■	■	■	■	■	■	■	前脛骨筋の弱化，足趾伸筋の過緊張
足趾伸展の制限				■	■				足趾の屈曲拘縮，母趾の強直，足趾屈筋群の痙縮，前足部の疼痛，立脚終期または前遊脚期における踵離地を制限するあらゆる原因
クロートゥ				■	■				足指屈筋群の過緊張，長趾屈筋と足底内在筋の筋力の不均衡，下腿三頭筋の筋力低下の代償

注：観察される相は灰色の相で出現しうることを意味する．

（文献2を基に作表）

と減速のため3mずつの予備路を加えた16mの歩行路を用意し，被検者には歩行路をいつも通りの速さで歩ききるように指示する．検者は計測区間を歩ききるのに要した時間をストップウォッチで測定して速度を算出する．

WSは下肢機能に加えて神経機能や認知機能など，多くの心身機能を反映してお

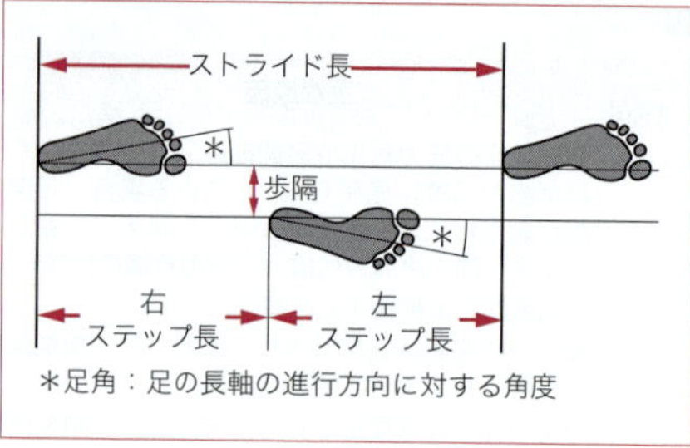

図4 歩行の距離・空間因子

り，スクリーニングやリスク評価に広く用いられる．

WSは速ければ速いほど歩行能力が高いことを意味し，ADL能力やバランス能力との相関も高い．サルコペニアやフレイルの評価基準となる歩行速度の低下は，WSが1.0m/秒以下の場合を指す．また，歩行者用青信号の秒数も一般的には歩行速度を1.0m/秒として調整されていることから，安全な屋外歩行のためにはWSが1.0m/秒以上であることが求められる．

その他の時間因子としては，歩行周期時間や立脚時間，ケイデンス等がある．歩行周期時間は1歩行周期に要する時間であり，立脚時間は1歩を踏み出すのに要する時間である．ケイデンスは単位時間あたりの歩数であり，1分あたりの歩数で表すことが多い．歩行中の10歩に要する時間を計測し，歩行周期時間は所要時間（秒）を5で割ることで，立脚時間は10で割ることによって計算できる．また，ケイデンスは10歩を所要時間で除して60（秒）を乗じることで計算できる．しかし，左右差が認められる歩行において正確に立脚時間を計測するためには加速度計などの機器が必要となる．

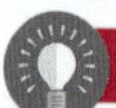

クリニカルヒント

1 歩行時の服装に留意する

歩行障害を評価するにあたって服装は非常に重要である．伸縮性が低くぴったりとした服装は関節運動を制限する．そのため，股関節では屈曲角度が最大となる遊脚中期や伸展角度が最大となる立脚終期に，膝関節では屈曲が最大となる遊脚初期に影響を及ぼす可能性がある．その一方で，とても大きくゆったりとした服装も服の下の関節運動を視覚的に捉えることが困難になる．このような場合には膝まで下衣の裾をまくることで見やすくしたり，膝や股関節の上からベルクロベルトを巻いたりすることで対応可能である．また，ベルクロベルトは歩行の大局的観察にあたっても役立つ．左右の上後腸骨棘を結ぶ線は第2仙骨棘突起上を通るため，左右の上前腸骨棘と上後腸骨棘を通るように洋服の上からベルクロベルトを巻くことで，観察面から見えるベルクロベルトの長さの中点を重心位置と仮定して観察することができる．

2 歩行時の靴に留意する

歩行障害を評価するにあたっては靴も非常に重要である．患者が履きなれた靴を観察することで患者の歩行パターンを知ることができる場合がある．靴底や中敷きの局所的な摩耗は，歩行により地面や足部と強く擦れ合うことを意味している．また，靴底より上の部分も歩行時に加わる力によって革も布も伸びて変形していく．しかし，履きなれた靴による歩行障害の評価には注意が必要である．摩耗して変形している靴は患者の歩行の特徴を誇張してしまう可能性があるためである．できるだけ裸足でも評価することが必要である．

文献

1） Götz-Neumann K：歩行周期と各相．観察による歩行分析，月城慶一ほか訳，医学書院，東京，9-22，2005
2） Perry J, et al：ペリー 歩行分析，原著第2版，武田功ほか監訳，医歯薬出版，東京，119-185，2012

9 高次脳機能障害

沼尾　拓

1 高次脳機能障害の原因

高次脳機能障害とは，脳卒中や頭部外傷などの脳の疾患および損傷を原因として認知・言語・行為・記憶・遂行機能・社会的行動に障害をきたすものを指し，それらの障害が発見された当初から分類されていった学術的な定義と，厚生労働省の事業で高次脳機能障害に対する診療報酬の整備のために定義された行政的な定義がある．

前者は失語・失行・失認などに代表され，それぞれ新たな症状が発見され，様々な下位分類がある．後者は記憶障害・注意障害・遂行機能障害・社会的行動障害の4つに分類され，診断基準が示されている．

高次脳機能は，以前は第一次運動野や第一次感覚野のように，それぞれの機能ごとに局在があると考えられていた．現在では各脳部位を結ぶダイナミックなネットワークによって複雑で機能的な役割を果たしていることがわかってきている．この各脳部位やそれらをつなぐネットワークが損傷され連携をとれなくなることが高次脳機能障害の原因と考えられている．

2 高次脳機能の評価のポイント

高次脳機能障害は上記のように脳の中の機能であり，注意力や記憶力，思考力などの障害のため，麻痺や可動域制限，筋力不足などと違い，外見上わかりにくく，本人も認識していない場合も多い．また，基本的動作よりも応用的動作やADL，社会生活に関連した障害が多いため，看護や介護資源の多い病院内生活では目立たないことも多い．そのため，評価のポイントとしては，各障害の特徴を知ったうえで，日々の生活場面の観察や，日々患者と接している看護師・介護士など他部門や家族との情報共有が重要である．

また，それぞれの高次脳機能を評価するためには意識障害と知的障害の可能性を排除する必要がある．意識障害によって意識レベルが低下していれば，より高次な脳機能である思考・記憶・注意などはできなくなり，認知症などの知的障害も同様に思考力・記憶力・注意力など全般的に高次な機能は制限されるからである．

3 注意障害と遂行機能障害の評価の実際

1 注意障害

臨床上，注意障害は方向性注意障害と全般性注意障害に分けられる．方向によって注意機能に偏りがある場合を方向性注意障害といい，主に半側空間無視などが含まれる．方向によらず全般的に注意機能が障害される場合を全般性注意障害といい，一般に注意障害という場合は全般性注意障害を指す．本項では全般性注意障害について説明する．

「注意」について定まった定義はないが，諸氏の定義をまとめると，一つ，もしくは複数の標的に対し，受動的・能動的に心的活動を振り分け，他の刺激に対する心的活動を抑制する機能と考えられる．

全般性注意機能を細分化した概念モデルにはSohlbergらによるものが臨床上使いやすい（図1）．

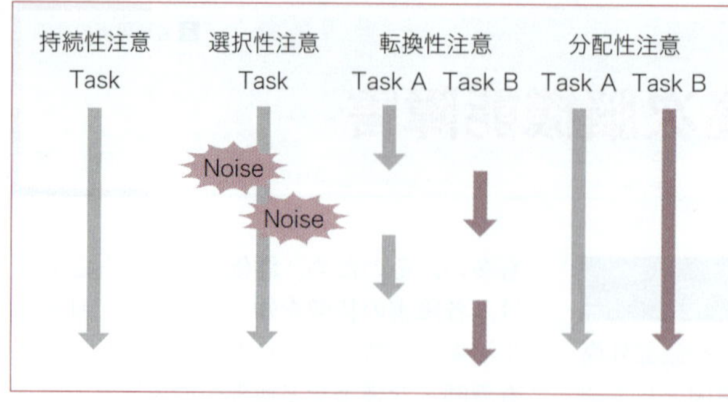

図1 Sohlbergの注意コンポーネント

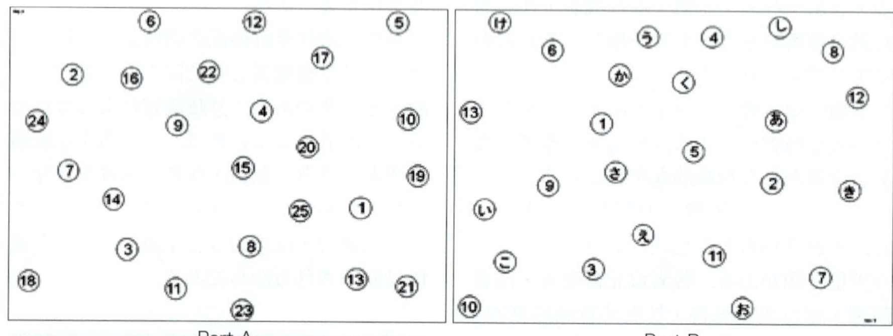

図2 Trail Making Test
（文献1より）

一定の反応行動を維持するための持続性注意，不要な刺激を抑制し本来の標的に意識を向けるための選択性注意，複数の作業を交互に行うための転換性注意，複数の作業を同時に実施するための分配性注意の4つが提示されている．

その注意障害の机上検査として有名なものにはTrail Making Test（図2）[1]がある．Part AとPart Bに分かれており，Part Aは1から25までの数字を線で結ぶ検査で選択性注意や覚醒度を評価する．Part Bは数字とひらがなを交互に「1—あ—2—い—」のように結んでいく検査であり，転換性注意や作動記憶など前頭葉機能に関わる遂行機能検査として用いられている．

机上検査の総合的評価キットとして2006年に日本高次脳機能障害学会が開発した標準注意検査法が2022年に改訂された改訂版標準注意検査法（Clinical Assessment for Attention-Revised：CAT-R）が発売されている．これは数唱や抹消課題など7つの下位項目検査からなり，臨床的かつ定量的に評価できるものとなっている．

行動評価には2008年にWhyteらが発表したMoss Attention Rating Scaleがあり，澤村らにより日本語版も報告されている（表1）[2]．主に外傷性脳損傷患者を対象としたスケールであり，2日以上観察した後に採点する．各項目にあてはまる場合を5，あてはまらない場合を1として採点する．表中（R）標記のある項目は逆転項目であり，6からあてはまる度合いの値を引いた点数とする．これにより得点の高いほど注意機能が良好であることを示す[3]．

表1 Moss Attention Rating Scale 日本語版

1. 何もしていない時には落ち着きがなく，そわそわしている(R)
2. 関連のない，または話題から外れたコメントを差し挟むことなく，会話を継続する
3. 中断したり，集中力を失うことなく，数分間課題や会話を継続する
4. 他にしなければならないこと，考えなければならないことがある時には，課題の遂行を中断する(R)
5. 課題に必要な物が，例え目に見え，手の届く範囲内にある場合でもそれを見落としてしまう(R)
6. その日の早い時間，または休息後の作業能力が最もよい(R)
7. 他人とのコミュニケーションを開始する
8. 促さないと，中断後，課題に戻らない(R)
9. 近づいてくる人の方を見る
10. 中止するように言われた後も活動や反応を継続する(R)
11. 次のことを始めるために，スムーズに課題や段階を中断できる
12. 現在の課題や会話ではなく，近くの会話に注意が向く(R)
13. 能力の範囲内にある課題に着手しない傾向がある(R)
14. 課題において数分後にスピードや正確性が低下するが，休息後に改善する(R)
15. 類似した活動における作業能力が，日によって一貫しない(R)
16. 現在の活動を妨げる状況に気づかない(例：車椅子がテーブルに衝突する)(R)
17. 以前の話題や行動を保続する(R)
18. 自身の作業の結果における誤りに気づく
19. (適切か否かにかかわらず)指示がなくても活動に着手する
20. 自身に向けられた対象物に反応する
21. ゆっくりと指示が与えられた時，課題の遂行が改善する(R)
22. 課題と関係ない近くにある物に触ったり，使い始めたりする(R)

R：Reverseは逆転項目を示している．逆転項目の採点は6－Xとなる．

(文献2より)

2 遂行機能障害

遂行機能とは，①目標の意図・設定，②目標を達成するための計画の立案，③実行手順の組み立て，④行動実行，⑤行動結果の評価，⑥行動の修正・効率化といった一連の認知・行動過程を実施する機能である．このような遂行機能には記憶・注意・認知などの高次脳機能が基盤となっているため，これらの機能に問題がないことを確認したうえで実際の遂行機能(上記①～⑥)の障害を評価する必要がある．

遂行機能障害は目的に応じて行動を管理する機能の障害であるため，すでに確立された行動様式で可能なADL等での出現頻度は少なく，新たに段取りを考えて実行したり，事態の変化に合わせて修正を加えたりするといった主に仕事などの社会的活動において障害が表れ，一見して精神年齢が低く感じられるような言動が特徴的である．

検査には前頭葉機能の検査課題を使用することが多く，その中の一つにWisconsin Card Sorting Testがある．いくつかのカードが場に提示され，別に手元に渡されたカードを場にあるカードの下に並べていくよう指示される．その際に検者によってあらかじめ決められている分類基準を想像して並べていく．1枚ごとに検者から正誤を知らされる．しばらくして検者は被検者に知らせずに分類基準を変更する．被検者はその変更を察知して修正していかなくてはならない．遂行機能障害のある場合，この変更を察知できずに以前の基準のままで並べてしまう保続が多く観察される．行動結果の評価・修正といった要素の障害が影響すると考えられる．

遂行機能障害を特異的に検査できる総合評価としては遂行機能障害症候群の行動評価(Behavioral Assessment of the Dysexecutive Syndrome：BADS)がある．これは6つの下位検査と質問表からなり，計画能力，自己監視能力，修正力，効率化など一連の遂行機能を評価するものになっている．

4 失行・失認の評価の実際

1 失行

失行は失語・失認・認知症・意欲の障害では説明できず，運動可能にもかかわらず合目的的な運動が不可能な状態とされる．つまり，言われたことは理解でき，麻痺などもないにもかかわらず，目的とする動作ができなくなる障害である．内発的な動機や手がかりが多くある日常場面で自発的に行う場合はできるが，検査場面では難しくなることが多い．また，検査場面でもスムーズに行える時とそうでない時がある．失語症を合併している場合が多く，検査の前に課題の理解を確認しなくてはならない．

評価の順番としては，口頭命令での可否を確認し，難しいようであれば模倣してもらい，それでも難しいようであれば，実際の物品を使用して行ってもらう．後者ほど手がかりが多くなり，実施が容易となる[4]．

失行全般に対する標準化された評価バッテリーとして標準高次動作性検査（Standard Performance Test for Apraxia：SPTA）がある．ジェスチャーや道具使用，着衣，構成課題など13項目について総合的に評価するものである．

以下に失行の古典的分類として挙げられる観念失行，観念運動失行，肢節運動失行の評価法について説明する．

(1) 観念失行

観念失行は複数の物品を使用した一連の動作を行うことが困難となる状態をいう．例えばお湯を沸かしてお茶を入れる行為や，洗濯機で洗濯するなどの行為が順序立てて行えなくなる．評価としては実際にお湯の入ったポット・茶筒・急須・湯呑などを用意し，お茶を入れるよう指示する．茶筒にお湯を入れようとしたり，湯呑に茶葉を直接入れたりといった間違いや，何度も同じ動作を繰り返したりといった間違いが観察される．

(2) 観念運動失行

観念運動失行は習慣的な動作のジェスチャー，模倣，パントマイムなどを指示された際に，間違えた動作になってしまう状態をいう．敬礼，じゃんけん，バイバイ，おいでおいでなどのジェスチャーやハサミ，歯ブラシ，くしなどを使う真似を指示すると，掌の向きや手を伸ばす位置が異なっていたり，歯ブラシをくしのように使用したりといった間違いが観察される．

(3) 肢節運動失行

巧緻動作において全般的に拙劣となり，物品使用・模倣・パントマイムすべてでぎこちない動きとなる．軽度の麻痺のように見えることもあるが，麻痺の場合は常に同じ動きになるのに対し，肢節運動失行の場合は動かせる方向に制限はない．粗大な運動としては前腕の回内外，手指の屈伸などを繰り返し行ってもらい，滑らかさを確認する．巧緻動作としてはコインをつまんでもらう，母指と2〜4指を交互に対立させ指腹を合わせるといった動作を行ってもらい，滑らかさを確認するとよい．

2 失認

失認とは，感覚そのものは障害されていないにもかかわらず，一つまたは複数の感覚で対象を認知することができなくなる障害である．例えば，視覚失認では視覚自体に問題がないにもかかわらず，目で見た場合に対象物が認識できなくなる．この際，手で触ったり，対象物が発する音を聞いたりするとそれが何であるか判別できる．

半側空間無視は脳損傷の反対側空間に現れる新奇または有意味の情報について，それを報告したり，反応したり，それに向かったりすることができなくなる障害である．つまり損傷と反対側空間への注意が低下する障害である．

半側空間無視はもともと失認の一種と考えられていたが，上記定義からもわかるよ

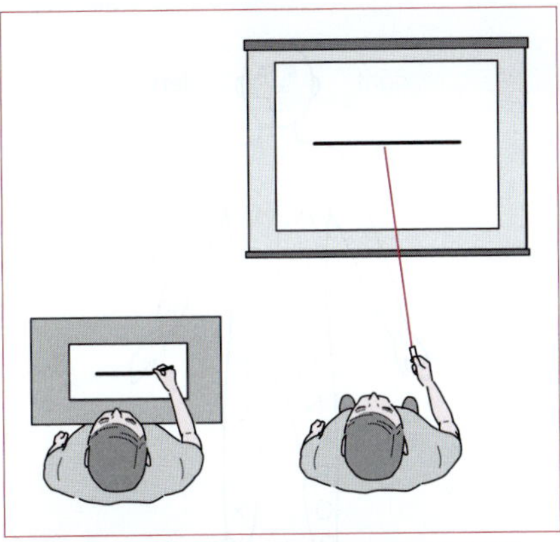

図3 近位空間と遠位空間での線分二等分試験

近位空間は机上で紙とペンで行う．遠位空間はプロジェクタで投影した線をレーザーポインタで指し示してもらう．

うに最近は空間性の注意障害と考えられるようになっている．本項では古典的な分類に従って「失認」に含めて概説する．

(1) 半側空間無視

半側空間無視は半側への注意が低下する障害であり，右脳損傷における左半側への注意が低下する症例が多い．急性期では，座位でも臥位でも常に右を向いていることで発見されることが多い．日常生活でよく観察される事象として，食事場面において左側に置いてある食物を食べ残したり，車椅子移動中，左側をよくぶつけたりするといったことがある．そのような場面を発見した際に，一番手軽な評価としては脳卒中機能障害評価法（Stroke Impairment Assessment Set：SIAS）の下位項目の視空間認知検査を行うとよい．これは正中前方に紐やメジャーを水平に50 cmの長さで提示し，中心をつまんでもらって，その中心からのずれを計測する．左半側空間無視患者の場合は紐の左部分を無視するため，つまむ位置は右にずれる．

座位がとれるようであれば，線分二等分試験（図3），線分抹消試験，星印抹消試験，図形模写などを行う．いずれも体幹正中正面に検査用紙を配置することが重要で

表2 BIT（通常検査）

検査得点	カットオフ値/最高点
合計得点	136/146
線分抹消試験	34/36
文字抹消試験	34/40
星印抹消試験	51/54
模写試験	3/4
線分二等分試験	7/9
描画試験	2/3

（文献5より）

ある．線分二等分試験は紙面上に水平に引かれた線分の中央に印をつけるよう指示する．線分抹消試験は紙面上に一見ランダムに配置された複数の短い線分すべてに印をつけてもらう．星印抹消試験は大小の星とひらがながランダムに配置されている中で小さい星のみに印をつけてもらう．線分抹消試験に比べて妨害刺激のある星印抹消試験の方が難易度は高い．

標準化された評価バッテリーとしては行動性無視検査（Behavioural Inattention Test：BIT，表2）[5]が広く使われており，通常検査と行動検査からなる．通常検査は図3と同様の机上試験を複数組み合わせたもので，各下位項目にカットオフ値が設定されており，1項目でもカットオフ値を下回ると無視ありとの判定になる（表2）[5]．

行動評価としてはADL場面上を観察するCatherine Bergego Scale（CBS：表3）[6]がある．CBSは日常生活の中で観察される行動から10項目を評価するものである．各項目について無視なしを0点，重度無視を3点とする4段階で評価する．計30点中1〜10点を軽度，11〜20点を中等度，21〜30点を重度無視とする．なお，採点不可能な項目は採点できた項目の平均点を適用する．この評価は，評価者の観察による得点と，患者自身の自己評価の得点を出し，その差を病態失認の度合いとして得点化できるという特徴がある．

(2) 身体失認

身体失認とは脳損傷後に対側半身を無視し存在しないかのようにふるまう空間無視

表3 Catherine Bergego Scale (CBS)

1. 整髪または髭剃りの時，左側を忘れる．
2. 左側の袖を通したり，左側の上履きを履くときに困難さを感じる．
3. 皿の左側の食べ物を食べ忘れる．
4. 食事の後，口の左側を拭くのを忘れる．
5. 左を向くのに困難さを感じる．
6. 左半身を忘れる（例：左腕をひじ掛けにかけるのを忘れる．左足をフットレストに置き忘れる．左上肢を使うことを忘れる）．
7. 左側からの音や左側にいる人に注意することが困難である．
8. 左側にいる人や物（ドアや家具）にぶつかる（歩行・車椅子駆動時）．
9. よく行く場所やリハビリテーション室で左に曲がるのが困難である．
10. 部屋や風呂場で左側にある所有物を見つけるのが困難である．

評価点
0：無視なし
1：軽度の無視（常に右側から探索し始め，左側へ移るのはゆっくり，躊躇しながらである．左側の見落としや衝突がときどきある．疲労や感情により症状の動揺がある）．
2：中等度の無視（はっきりとした，恒常的な左側の見落としや左側への衝突がみられる）．
3：重度の無視（左空間を全く探索できない）．

（文献6より）

の身体版であり，半側空間無視を伴っていることが多い．また，空間無視同様，右半球損傷後の左半身の無視が多く，左半身の中でも左上肢の無視が多い．日常生活場面では寝返りの際に左上肢が遅れていても気づかずに寝返ろうとすることや，車椅子座位で左手が車輪に絡まっていても気づかないなどの症状がみられる．空間無視同様，注意の低下であるため軽度の場合は促すことによって修正が可能な場合も多い．

簡便な検査として，患者の右上肢を見せて何かを答えてもらい，次に左上肢を見せて何かを答えてもらう．左身体失認患者は右上肢は認識できるが，左上肢を認識できない．この時に作話が生じ，体ではなく物と認識したり，他人の手と表現したりする身体パラフレニアが併存することもある[7]．

数値化ができる評価としてはFluff test（図4）[8]がある．図のような位置A～Yに直径2cm程度のシール計24枚を貼り，その後，患者自身に剝がしてもらう．張りつける際も剝がしてもらう際も目隠しをしたままで，なおかつ貼る場所に気づかれないようにする．剝がせない場所は無視されていると評価できる．

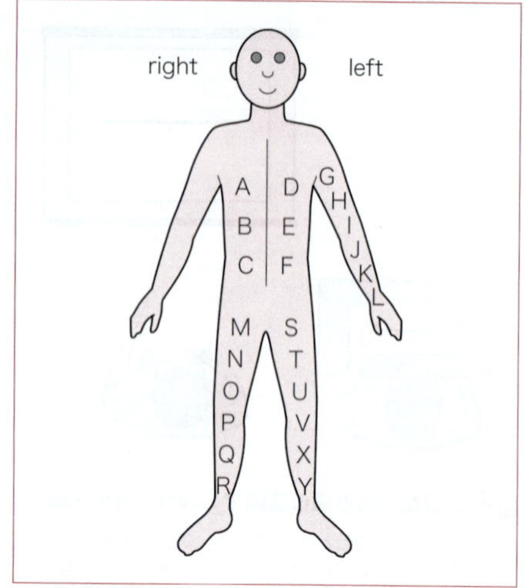

図4 Fluff test
（文献8より）

(3) 病態失認

病態失認とは自分の病態に気づかず，片麻痺の存在を否定，もしくは無視をする症状である．半側空間無視や身体失認を伴う場合も多く，右半球損傷者に多い．身体失認と似ているが，その違いは身体を無視するか，病態を無視するかの違いである．急性期で多く，「困っていることはないですか」などの問いに対し，「ない」と答え，「左手足は動きますか」に対して「動く」という認識が返ってくる．ある程度動作能力が高い場合は動かないにもかかわらず正常な手足があるかのように動作をしようとしてしまうため，転倒転落の危険がある．

簡便な検査としてはBisiachの病態失認のスコア（表4）[9]がある．上記のように，「困っていることはないですか」「具合はいかがですか」などの一般的な質問に対して麻痺症状の訴えが返ってきた場合は病態失認なしとする．訴えは返ってこないが「手を伸ばせますか」などの問いに対して「動かせません」などと答える場合はグレード1，ここで「疲れているから動かせない」などと麻痺以外の理由を作話する場合，グレード2を疑い，力を必要としないような手指の動作や感覚検査などを行い麻痺の存在を実証する．この際，左半側空間無視や身体失認を伴っている可能性を考慮し，検査する左上下肢を患者の右側に持ってきて実施する必要がある．ここで認めればグレード2，認めなければグレード3とする．

5 失語の評価の実際

失語とは脳損傷によって起こる言語機能の喪失あるいは障害のことで，思考や概念を言語に置き換える，もしくは言語を解読して意味を理解するといった高次な機能が難しくなる障害である．実際にはたどたどしい話し方になったり，言い間違いが増えたり，発話が少なくなったりする．また，話を聞いていたはずなのに理解していないなど，日常生活において会話による意思疎通が難しくなる．

理学療法の場面では初回の挨拶や問診の中で質問に答えられるか，指示に従えるかを確認する．理解面としては「起き上がれますか」「右脚を上げられますか」といった指示をジェスチャーなしで行い，従命できるかを確認する．発話面では「今日の調子はいかがですか」「困っていることは何ですか」などの質問に対する答えを聞き，発話量，流暢性，語彙量，内容などを確認する．大きな区分として左半球のWernicke野を中心とした損傷により理解面に問題が出るWernicke失語，Broca野を中心とした損傷により発話面での問題が大きいBroca失語，両方とも難しくなる全失語に分けられる．

Broca失語に似た症状に話し方がぎこちなくなる構音障害がある．構音障害は，小

表4 Bisiachの病態失認のスコア

グレード0（病態失認なし）	病状に関する一般的な質問に対して，患者が自発的に障害を報告または言及する
グレード1	患者の手足の筋力に関する質問に対して，障害を報告する
グレード2	神経学的検査を実施されて初めて障害を認める
グレード3	障害の認知が得られない

（文献9より筆者訳）

脳，一次運動野から遠位の麻痺や構音・発声器官の異常であり，高次脳機能の障害ではないため，言語機能に問題は生じていない．その鑑別は書字をさせることで判断できる．また，会話の中で気づくことができる部分としては，運動野から遠位の麻痺である四肢の麻痺などと同じように定型的な音のゆがみとなることが多い．

標準化された評価バッテリーには標準失語症検査（Standard Language Test of Aphasia：SLTA），WAB失語症検査（Western Aphasia Battery）などが用いられるが，検査に要する時間が1～2時間と長くかかり，内容も複雑なため，主に言語聴覚士に評価してもらうことが多い[10]．

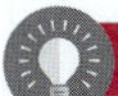

クリニカルヒント

高次脳機能障害のうち基本的動作能力の獲得に大きな障害となり，頻度も多い半側空間無視について詳細に特徴を示す．その違いを明確に評価することによってリスク管理・治療ポイントの絞り込みに役立ててほしい．

半側空間無視には細かく見ていくと様々な病態（表5）があり，それぞれが重なり合って無視の全体像を形作っている．

参照枠による違いでは，注意を向けた物体を中心として半分を見落とす物体中心空間の無視と自己を中心として空間の半側を見落とす自己中心空間での無視がある．例えば物体中心空間無視の場合は，3つの幾何学図形を模写してもらう（図5）[5]と，右，

表5　各種半側空間無視

身体からの距離	遠位 近位
運動の有無	運動性 知覚性
参照枠	物体中心 自己中心
注意惹起	能動的 受動的

真ん中，左，それぞれの図形を描くが，各図形の左側が欠損してしまう．自己空間中心無視であれば，左の図形と真ん中の図形の左側，つまり自分から見て左側の模写ができなくなる．

また，身体からの距離によって手の届かない遠位空間に優位に起きる遠位空間での無視，手の届く範囲に優位な近位空間での無視，さらに近くでは空間無視とはいわないが身体の無視（前述の身体失認）がある．遠位と近位の評価としては図3に示したようにレーザーポインタを用いて壁に映した課題を遠位課題とし，通常の机上試験を近位課題として比較することもある．より簡便には遠位は景色を口頭で描写してもらうなどするとよい．

運動の有無によっても症状に違いが出て，自身の身体を無視空間に移動・リーチさせられない運動性の無視と，無視空間からの刺激への注意が低下する知覚性の無視がある．評価としては紙と鉛筆を使う机上課題とNational Institutes of Health Stroke Scale（NIHSS）の消去現象の確認を併用するとよい．机上課題では運動を伴うため，運動性の無視，消去現象の確認は視覚，触覚，聴覚などに対し左右同時に刺激を与えた場合に無視側からの刺激を認識できなくなる現象で知覚性無視が検出できる．

近年はそれらに加えて注意の惹起方法による違いも報告されている[11]．自身で意識，もしくは他者から指摘されても能動的にターゲットに注意を向けることの難しい能動的注意（目的指向性注意）の障害，突如刺激が惹起された場合に，その刺激に注意を向けることの難しい受動的注意（刺激誘発性注意）の障害が報告されている．目的指向性注意の障害の評価は従来の机上検査で対応できるが，突如惹起される刺激への反応を評価することは難しい．最近はコンピュータを使用した刺激誘発性注意を検出する方法が報告され始めている．

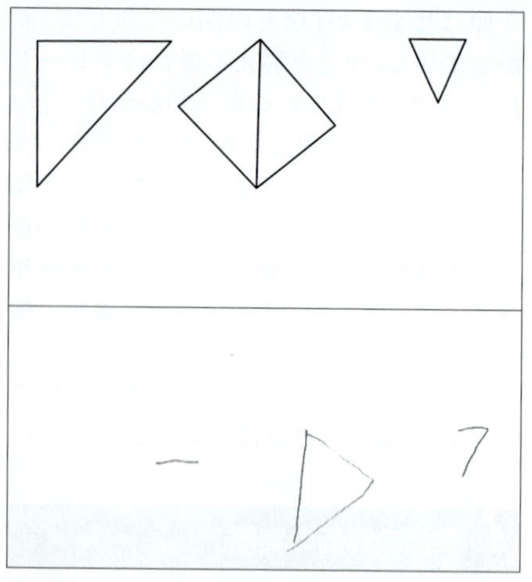

図5　3つの幾何学図形の模写

各図形の左側が欠損する物体中心空間無視の例．
（文献5より）

文　献

1）Takeda C, et al：World J Neurosci 10：68-78, 2020
2）澤村大輔ほか：高次脳機能研究 32：533-541，2012
3）豊倉　穣：注意障害．高次脳機能障害のリハビリテーション，第3版，本田哲三編，医学書院，東京，64-79，2016
4）板東充秋：失行．高次脳機能障害のリハビリテーション，Ver.3，武田克彦ほか編著，医歯薬出版，東京，59-69，2018
5）石合純夫：BIT行動性無視検査 日本版，BIT日本版作製委員会，新興医学出版社，東京，1999
6）長山洋史ほか：総合リハ 39：373-380，2011
7）能登真一：半側空間無視の関連症状．夢幻の空間—半側空間無視の評価と治療，網本　和編，ヒューマン・プレス，神奈川，116-131，2019
8）Cocchini G, et al：Neuropsychol Rehabil 11：17-31, 2001
9）Bisiach E, et al：Neuropsychologia 24：759-767, 1986
10）石合純夫：失語．高次脳機能障害学，第3版，医歯薬出版，東京，23-31，2022
11）Corbetta M：Nat Rev Neurosci 3：201-215, 2002

10　痛　み

城　由起子

1 痛みの原因

1 痛みとは

痛みは様々な疾患に伴って生じる臨床上最も多い愁訴である．痛みの生物学的な意義は生命を危険から避けることにあるが，その一方で，身体機能や社会活動，心理的な健康に悪影響を及ぼすことがある．国際疼痛学会は痛みを「実際の組織損傷もしくは組織損傷が起こり得る状態に付随する，あるいはそれに似た，感覚かつ情動の不快な体験」と定義している[1]．さらに痛みは侵害刺激によって生じる生理的な現象だけでなく，行動的，社会的，認知的な現象であることが補足説明されている[1]．つまり，痛みは他者によってその存在を否定することはできず，小児や高齢者など言語的に痛みをうまく表出できない人の痛みや，客観的に痛みの原因が見当たらない人の痛みの訴えも決して軽んじてはならない．

2 痛みの原因による分類

(1) 侵害受容性疼痛

組織の損傷や損傷の危険があるような強い生体への刺激を侵害刺激といい，そのような刺激によって侵害受容器が活性化することで生じる痛みを侵害受容性疼痛という[2]．我々が日常体験する痛みの多くは侵害受容性疼痛であり，例えば転んで膝をすりむいたり，足先を机の角にぶつけたりした時の痛みが該当する．

(2) 神経障害性疼痛

中枢および末梢の体性感覚神経系の病変や疾患によって生じる痛みを神経障害性疼痛という[3]．例えば，外傷や圧迫・絞扼による末梢神経の断裂や損傷，脳卒中や糖尿病，化学療法などによる神経損傷が原因となる[3]．また，損傷した神経は刺激に対する反応性の亢進や閾値の低下，異所性の発火といった感作を生じることがある．その結果，侵害刺激がなくても痛みが生じる「自発痛」や，刺激に対して非常に強い痛みが誘発される「痛覚過敏」，触刺激のような非侵害刺激によっても痛みが誘発される「アロディニア」を呈する[3]．

(3) 痛覚変調性疼痛

侵害受容性疼痛や神経障害性疼痛を生じるような組織の損傷や病変がないにもかかわらず生じる痛みや，組織の損傷や病変はあるものの，それにより説明ができないような痛みのことを痛覚変調性疼痛という[2,3]．以前の疼痛分類では侵害受容性疼痛や神経障害性疼痛以外の痛みを心理社会的疼痛と称してきたが，正式な分類ではなかった．痛覚変調性疼痛は上記2つの疼痛に加えて2016年に国際疼痛学会により新たに提唱された第3の疼痛分類である．痛覚変調性疼痛の場合も侵害受容性疼痛や神経障害性疼痛が発端になっていることは多く，また，これらの痛みが重複することもあるため，厳密に鑑別することは難しい．

2 痛みの評価のポイント

1 急性痛と慢性疼痛の違い

痛みには急性痛と慢性疼痛が存在し，その病態や発生メカニズムは異なるため患者の訴える痛みがどちらに該当するのかを評価する必要がある．急性痛は，明らかな組織損傷がある場合がほとんどであり，生体

表1　急性痛と慢性疼痛

	急性痛	慢性疼痛	
		急性痛の繰り返し 急性痛の遷延化	難治性疼痛
メカニズム	侵害受容器の興奮	侵害受容器の興奮	中枢神経系の機能変化 心理社会的要因による修飾
持続期間	損傷組織の通常の修復期間を超えない	損傷組織の通常の修復期間をやや超える	損傷組織の通常の修復期間を超える（3ヵ月以上）
意義	生体の危険信号	生体の危険信号としての意義は急性痛よりやや弱い	生体の危険信号としての意義はない（痛みを疾病として捉える）

（文献1を基に作表）

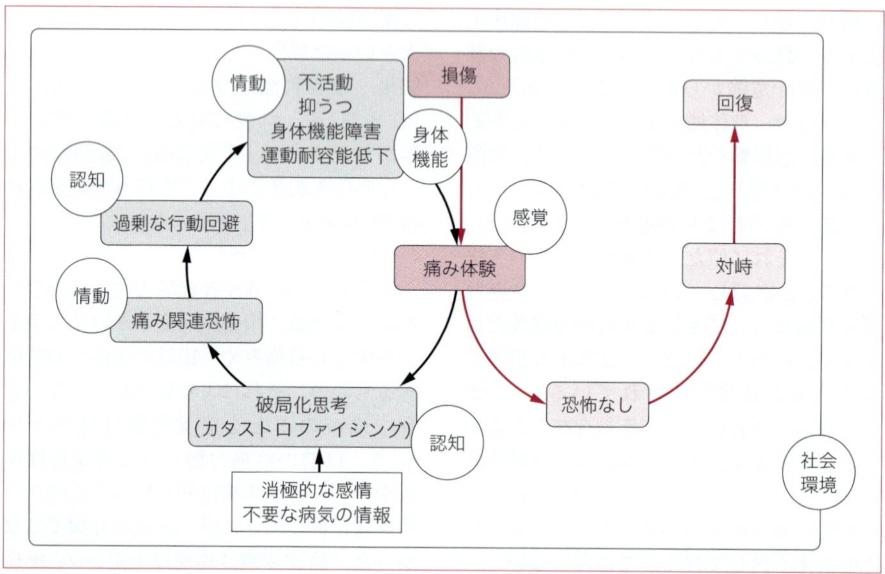

図1　痛みの恐怖–回避モデル

（文献4を基に作図，筆者訳）

の危険信号としての意義が大きい．一方，慢性疼痛は組織損傷がない，あるいは治癒しているにもかかわらず3ヵ月以上にわたって続く痛みであり，生体の危険信号としての意義は小さく，日常生活やQOLへの悪影響が大きくなる．慢性疼痛の中には，急性痛の繰り返しや急性痛が長引いたものと，それには該当しない，いわゆる難治性疼痛が存在する（表1）[1]．

2　痛みの多面性

痛みは単に「感覚」としての側面だけでなく「認知」や「情動」としての側面を有している．また，この3つの側面に対して身体機能や行動，活動性の変化が相互的に作用し，さらにこれらの関係性は社会的因子によって修飾される．このような痛みの多面性による悪循環のモデルとして「痛みの恐怖–回避モデル」がある（図1）[4]．急性痛患者では悪循環に陥らないように，慢性疼痛患者では悪循環のどの部分に問題があるのか，どの要素からであれば悪循環を断ち切ることができるかを判断するために，痛みの多面性を踏まえた評価が必要となる．

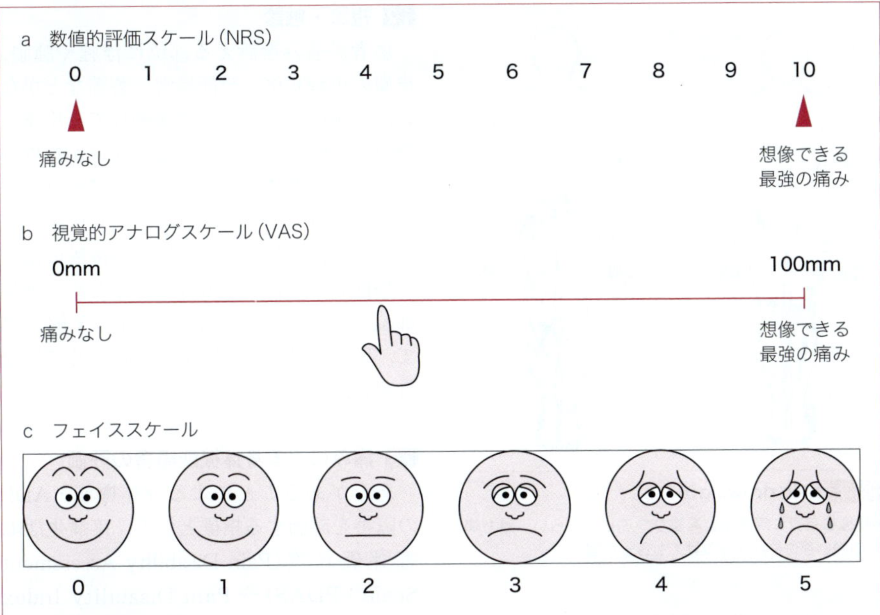

図2 痛み強度の評価
（文献5，6を基に作図）

3 痛みの評価の実際

1 痛みの問診

痛みを主訴として受診する患者は少なくない．まずは，主訴（痛みの部位・強さ・性質），現病歴（いつから痛いのか，痛みのきっかけはあるのか），痛みの変化（発症時と比べて痛みは強くなっているのか，弱くなっているのか，どういう時に痛い，あるいは楽かなど），治療歴と現治療内容やその効果などを聴取する．

（1）痛みの強さの評価

1）数値的評価スケール（NRS）

数値的評価スケール（Numerical Rating Scale：NRS）は，「痛みなし」を0，「想像できる最強の痛み」を10として，現在の痛みの程度を11段階で回答してもらう（図2a）[5,6]．痛みの強さの指標として，臨床的にはNRSが推奨されている．

2）視覚的アナログスケール（VAS）

視覚的アナログスケール（Visual Analogue Scale：VAS）は左端を「痛みなし」，右端を「想像できる最強の痛み」とした100 mmの直線上に現在の痛みの強度を指し示してもらい，左端（0 mm）からの距離で評価する（図2b）[5,6]．

3）語句評価スケール（VRS）

語句評価スケール（Verbal Rating Scale：VRS）は，例えば0を「痛みなし」，1を「わずかに痛みあり」，2を「痛みあり」，3を「強い痛みあり」と定義し，現在の痛みを選択してもらう．簡便な一方で，詳細な区分や変化を捉えづらい．

4）フェイススケール

フェイススケールは，痛みの強度を表す表情のイラストを選択し，数値化するもので（図2c）[5,6]，NRSやVASでの評価が難しい小児や高齢者で使用されることがある．

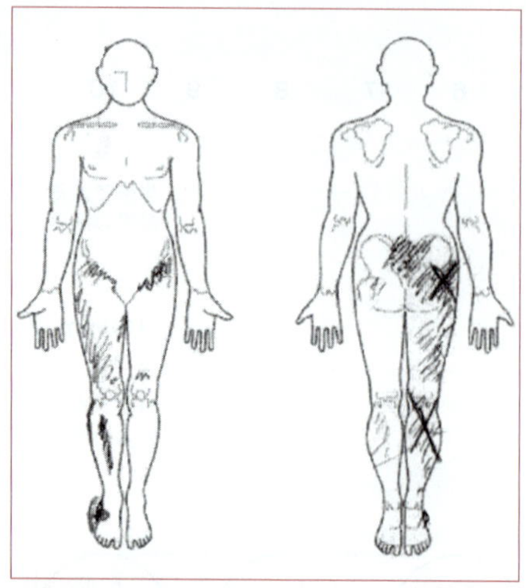

図3 pain drawing法

例）患者自身に疼痛部位を塗りつぶしてもらい，最も痛みの強い部位には×をつけてもらった図.

(2) 痛みの部位の評価

痛みの部位の評価としては，患者に痛い部位を身体図に示してもらうpain drawing法（図3）が代表的である．患者が示した図を基に医療者が患者の身体を触診しながら確認し，正確に痛みの部位や広がりを把握することが望ましい[5]．

(3) 痛みの性質の評価

痛みの強さが同じであっても，その性質は様々であり，患者は「焼けつくような痛み」「締め付けられるような痛み」といった比喩や「ズキズキする」「ピリピリする」などと表現することがある．こういった痛みの性質は，痛みの認知・情動的側面の影響を受けて修飾されることから，患者の表現をそのままカルテに記載するのが有効とされる[5]．また，痛みの性質を数値化する指標としては，McGill痛み質問票（McGill Pain Questionnaire：MPQ）や短縮版McGill痛み質問票（short-form MPQ：SF-MPQ）があり[5]，臨床的にはSF-MPQに神経障害性疼痛を反映する質問項目を加えたSF-MPQ-2が広く使用されている．

2 視診・触診

患者が痛みを訴える部位に浮腫や腫脹，皮膚の色調変化，発汗異常，萎縮などがないかを確認する．また直接触れて，冷感や熱感，筋緊張の変化，圧痛がないかを確認する．疼痛部位の腫脹，発赤，熱感は炎症徴候である．患者の中には，アロディニアなどの異常感覚や疼痛部位への接触に過度の恐怖心を抱いている者もいるため，疼痛部位に触れる際には必ず患者の了解を得て，反応を見ながら慎重に行わなくてはならない．

3 痛みによる身体機能障害の評価

痛みがあることによる身体機能・ADLの障害を評価する指標として，疼痛生活障害評価尺度（Pain Disability Assessment Scale：PDAS）やPain Disability Index（PDI）などがある．PDASはカットオフ値が10点と定められており，臨床で活用しやすい．また，各疼痛部位や疾患に対応した機能障害評価指標もある（表2）[5]．もちろん，痛みによる関節可動性や筋力，身体パフォーマンスなどへの影響，神経系の変化の関与についての評価も重要である．

4 痛みの認知・情動の評価

(1) カタストロファイジング（破局化思考）

カタストロファイジングとは，悲観的・否定的感情を指し，痛みに対するカタストロファイジングは痛みの強度や機能障害，予後に負の影響を与える．評価指標としてはPain Catastrophizing Scale（PCS）が用いられている．PCSは，カタストロファイジングの3要素である「反芻」（痛みのことをあれこれ繰り返し考えてしまう），「無力感」（痛みに対して自分は何もできないと思ってしまう），「拡大視」（痛みを必要以上に大きな存在と捉えてしまう）を分けて評価できる[5]．

表2 疼痛部位や疾患に対応した機能障害評価指標

腰痛疾患	Roland-Morris Disability Questionnaire (RDQ) Oswestry Disability Index (ODI) 日本整形外科学会腰痛評価質問票 (JOABPEQ) 疾患特異的・患者立脚型慢性腰痛症患者機能評価尺度 (JLEQ)
頚部痛	Neck Disability Index (NDI)
頚髄症	日本整形外科学会頚部脊髄症評価質問票 (JOACMEQ)
関節疾患	日本語版変形性膝関節症機能評価尺度 (JKOM) Western Ontario and McMaster Universities Osteoarthritis Index (WOMAC) Knee Injury and Osteoarthritis Outcome Score (KOOS) 日本整形外科学会股関節疾患評価質問票 (JHEQ)
がん	Support Team Assessment Schedule 日本語版 (STAS-J)
線維筋痛症	線維筋痛症質問票 (FIQ)

(文献5を基に作表)

(2) 自己効力感 (セルフエフィカシー)

自己効力感とは，何らかの課題に直面して行動する際に自分なら実行できるという自信の程度のことである．評価指標としてはPain Self-Efficacy Questionnaire (PSEQ) が広く使用されている．また，より簡便な方法としてPSEQの質問項目の内2項目 (項目5と9) のみで評価するPSEQ-2も報告されている．

(3) 運動恐怖・恐怖回避思考

痛みにより運動することが怖くなり，行動を過剰に回避することがある．こういった認知・行動的な変化は活動性の低下を招き，痛みの悪循環の要因となりうる．評価としては，Fear Avoidance Beliefs Questionnaire (FABQ) やTampa Scale for Kinesiophobia (TSK) が用いられる．TSKによる運動恐怖のカットオフ値は37点とされている．

(4) 不安・抑うつ

痛みに伴う不安や抑うつの評価にはHospital Anxiety and Depression Scale (HADS) やState Trait Anxiety Inventory (STAI) が用いられる．HADSは不安と抑うつを分けて評価できる[5)]．STAIには，現在の不安状態を評価するSTAI-Iと，その患者が持つ特性としての不安を評価するSTAI-IIがある．ただし，HADS，STAIともに痛みを主訴とする患者に特化した指標ではない．

5 活動性の評価

過度の安静や活動性の低下は痛みの増悪や慢性化を招く．また，逆に過活動や活動のペースがつかめないことが痛みの原因になっていることもある．活動性の評価としては，歩数がわかりやすい．スマートフォンに内蔵された歩数計やウェアラブルウォッチが活用しやすく，1日の活動リズムも簡便に評価でき，かつ患者の気づきを促すこともできる．

また，痛み・行動日誌を用いて，痛みに関する情報とともにその日の活動量やポジティブなイベント (やってみたこと，やってみたらできたこと) を記載してもらうことは，治療的効果も含めて有用である．

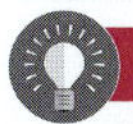

クリニカルヒント

1 痛みの理学療法評価の考え方

痛みの評価には，器質的要因の有無を明らかにして痛みの原因を見極めるための理学的評価と，患者の痛みを総合的に理解して患者が本当に困っていることを見極める機能的評価の2つの要素がある (図4)．理学的評価のみでは，患者が本当に困っていることを見過ごす可能性があり，また機能的評価のみでは重大な病態を見逃す可能性

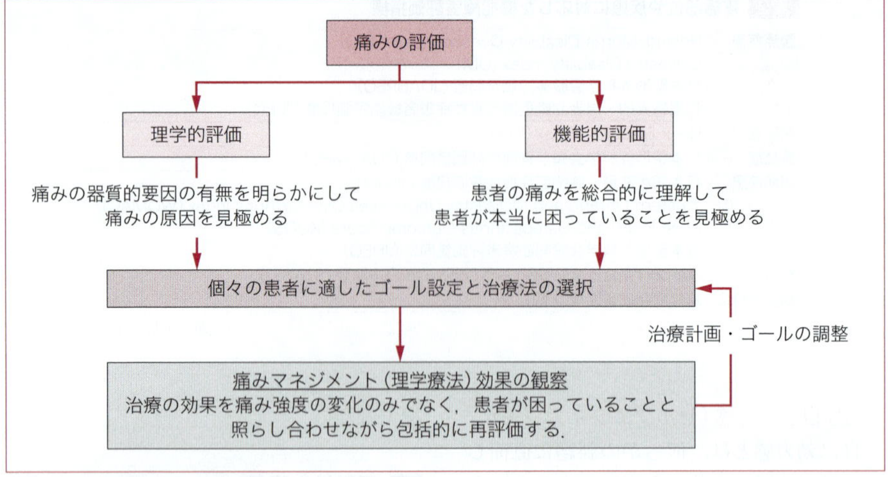

図4 痛みの理学療法評価の考え方

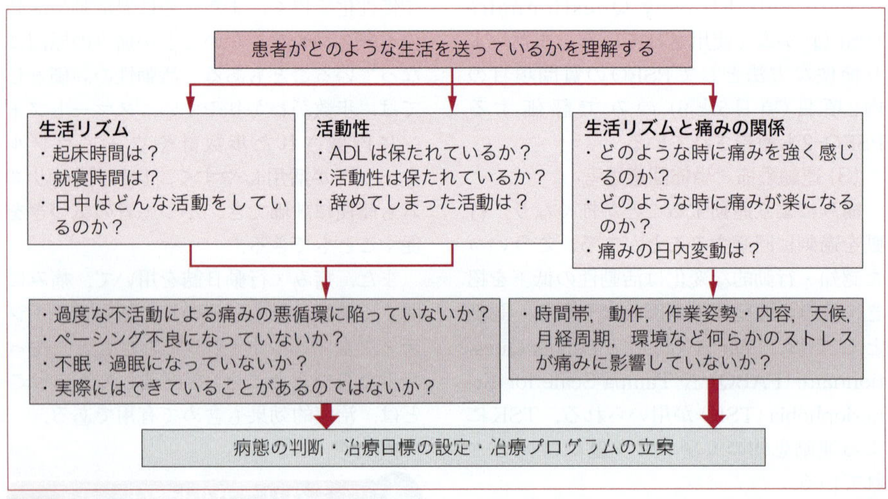

図5 1日の過ごし方の問診内容

（文献7を基に作図）

があるため，両方の視点を持って評価を行う必要がある．

理学的評価と機能的評価の結果から，個々の患者に適した目標を設定，選択した治療を実施し，効果判定のための評価を行う．効果判定は疼痛強度の変化のみに着目するのではなく，痛みのために「できなくなっていたこと」，「あきらめていたこと」がどの程度できるようになったか，身体機能やQOLは向上したかなど包括的な評価に基づいて行うことが重要である．

2 痛みによって本当に困っていることを見極める

特に慢性疼痛患者では，痛みそのものの辛さだけではなく，痛みによって休職や不登校になってしまっていたり，家事ができなかったりなど社会的・家庭内役割の喪失や，将来への不安，趣味活動が楽しめなくなったなどQOLの低下に苦しんでいる患者も少なくない．そのため，痛みそのものの解析とともに，痛みによって本当に困っていることを見極める必要がある[5]．その方法としては，1日の過ごし方を詳細に聴取することで患者がどのような生活を送っているかを理解し，活動に関わる痛みの病態を把握する（図5）[7]．また，その中から「（痛くても）できそうなこと」や「（少しでも痛みが減れば）やってみたいこと」を引き出し[5]，理学療法プログラムの立案や目標設定につなげていく．

文　献

1) 田口敏彦：痛みの生物学的意義．疼痛医学，田口敏彦ほか監，野口光一ほか編，医学書院，東京，2-6，2020
2) 古江秀昌ほか：侵害受容性，神経障害性，痛覚変調性疼痛の区別．いたみの教科書，日本いたみ財団編，医学書院，東京，6-7，2021
3) 古江秀昌ほか：侵害受容性，神経障害性，nociplastic な疼痛の区別．疼痛医学，田口敏彦ほか監，野口光一ほか編，医学書院，東京，7-10，2020
4) Vlaeyen JWS, et al：Fear-avoidance and its consequences in chronic musculoskeletal pain：a state of the art. Pain 85：317-332, 2000
5) 松原貴子：痛みの評価．ペインリハビリテーション入門，三輪書店，東京，38-62，2019
6) 厚生労働省研究班：「痛みの教育コンテンツ」．厚生労働省科学研究，「痛み」に関する教育と情報提供システムの構築に関する研究，Ver1.03，2013年11月，https://mhlw-grants.niph.go.jp/system/files/2013/133141/201323003A/201323003A0002.pdf（2024年3月28日閲覧）
7) 北原雅樹ほか：第6章 痛みの診察と評価法　A．痛みの診察．痛みの集学的診療：痛みの教育コアカリキュラム，日本疼痛学会痛みの教育コアカリキュラム編集委員会編，真興交易，東京，71，2016

11 発達障害

楠本泰士

1 発達障害の原因

小児疾患は，低出生体重児からのフォロー，脳性麻痺や筋ジストロフィー，二分脊椎，ダウン症候群のような染色体異常症，遺伝性疾患，発達障害，小児がん，心疾患，整形外科的な先天性疾患など，多岐にわたる[1].

小児疾患は乳児から成人まで，すべての年代が対象となる．新生児救命率の向上に伴い，重症心身障害児(重症児)だけでなく，人工呼吸器や胃瘻，経管栄養などの医療的ケアの必要な障害児(医ケア児)，歩行可能で話せる医ケア児も増えている．

1 脳性麻痺

様々な要因があり，周産期での問題が一番多い．胎生期には胎内感染や脳形成障害，周産期には低酸素性虚血性脳症(仮死分娩)や核黄疸，脳室周囲白質軟化症，出生後には脳炎，髄膜炎，脳血管障害などが要因としてある[2].

2 発達障害

脳機能の非定型発達によって日常生活や社会生活に困難を生じた状態と定義され，低出生体重児では発生率が増加する．DSM-5では，発達障害は，知的障害(知的能力障害)，コミュニケーション障害，自閉スペクトラム症(autism spectrum disorder：ASD)，注意欠如・多動症(attention deficit hyperactivity disorder：ADHD)，学習障害(限局性学習症，learning disorder：LD)，発達性協調運動障害(developmental coordination disorder：DCD)，チック症などに分類される[3](図1).

DCDのある児は，協調運動の獲得不足が運動機能の緩慢さや不正確さ，不器用さとして現れ，その結果，学習活動や学校生活に支障が生じることがある．DCDはASDやLD，ADHDとの合併が多い[4].

2 発達の評価のポイント

1 FCSと目標の設定

共同意思決定(共有意思決定)(shared decision making：SDM)とは，患者と医療者がエビデンス(科学的な根拠)を共有して一緒に治療方針を決定していく意思決定支援方法の一つで[5]，小児理学療法において重要な考え方である．小児疾患への理学療法では，家族を中心とした関わり(family-centered services：FCS)の実践のためにもSDMが重要である．

(1) MPOC

The Measure of Processes of Care (MPOC)はFCSの評価で，保護者が医療・療育の専門家に対してどのように感じているかを7段階(7点：非常によくあてはまる〜1点：全くあてはまらない)で評価する．MPOCには，56項目の通常版，20項目の短縮版があり，「励ましと協力」「全般的な情報提供」「子どもに関する情報提供」「対等で包括的な関わり」「尊重と支え」の5領域からなる．領域ごとに質問項目数で割った平均点を算出し，その項目が1〜4点だった場合，より良い家族中心的な関わりを行うために改善の余地がある．

図1 神経発達障害の概要

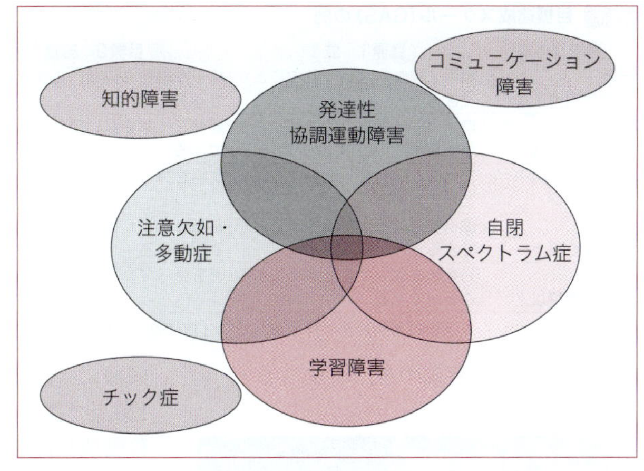

(2) 共同意思決定 (SDM)

SDMは，患者と医療者の二者が参加し，①患者と医療者が情報を共有すること，②両者が選択肢の存在とその詳細を承知すること，③両者がその都度，意思決定基準を共有しながら意思決定の合意をすることが求められる[6]．FCSを心がける際に念頭に置いて，評価結果や理学療法の説明を行う．

(3) 目標設定

具体的な目標をHopeやNeedに沿って，複数設定し，目標の達成程度を評価する．目標設定はSMART (Specific：具体性，Measurable：計量性，Achievable：達成可能性，Relevant：関連性，Time-bound：明確な期限) や5W1H (When：いつ，Where：どこで，Who：だれが，What：何を，Why：なぜ，How：どのように) での視点で具体化し，必要に応じて障害児用の目標設定アプリケーションであるAid for Decision making in Occupation Choice for School (ADOC-S) や成人用のADOCを用いる．例えば，「歩行距離の延長」という漠然とした目標ではなく，「1年後までに自宅内の移動をすべて歩行できるようにする」といった，より生活に則した目標設定を行う．

1) 目標達成スケール (GAS)

目標達成スケール (Goal Attainment Scaling：GAS) では各目標の達成の程度を5段階に記述する．現在のレベルを−2，介入後に現実的に到達可能なレベルを0，0を基準に予想より少し高いレベルを+1，かなり高いレベルを+2，予想より少し低いレベルを−1とする．この段階付けは，介入に関与しない専門家や熟達者と行い，最後に本人と家族に確認することが推奨されている．介入後に再評価を行い，前後比較をする (**表1**)[7]．

2) カナダ作業遂行測定 (COPM)

カナダ作業遂行測定 (Canadian Occupational Performance Measure：COPM) は，対象者の主観的経験を定量化する評価で，目標設定の内容に合わせて実施することで，記述的な目標設定を数値化することができる．手順は，①重要な作業，目標の決定，②優先順位の決定 (重要度の評価)，③取り組む作業，目標の遂行度と満足度の評価，④遂行度と満足度の再評価である．重要度は「非常に重要である (10点)」から「全く重要でない (1点)」，遂行度は「とても上手くできると思う (10点)」から「全くできないと思う (1点)」，満足度は「とても満足している (10点)」から「全く満足して

表1 目標達成スケール(GAS)の例

達成レベル	目標1　並ぶ	目標2　給食	目標3　外遊び
−2 かなり期待未満	順番を抜かさないで並ぶことができる	椅子を適切な位置に正すことができる	一人でダンゴムシを探して遊ぶことができる
−1 やや期待未満	ロッカーに登らないで並ぶことができる	姿勢をくずさないで食べることができる	友だちにダンゴムシのいるところを教える
0(目標レベル) 期待ライン	友だちと喧嘩をしないで並ぶことができる	食器を持って食べることができる	友だちと一緒にダンゴムシを探して遊ぶ
1 やや期待以上	違う場所に行かずに並ぶことができる	友だちと喋りすぎないで食べることができる	友だちにあげるためにダンゴムシを探す
2 かなり期待以上	列を乱さないでまっすぐに並ぶことができる	箸を使って食べることに挑戦する	友だちに教えるためにダンゴムシのことに詳しくなる

(「山口清明ほか：作業療法 37：145-152，2018」より許諾を得て「達成レベル」部分に加筆し転載)

いない(1点)」で評価する．

3 ADL評価の実際

1 PEDI

対象年齢は生後6ヵ月〜7歳6ヵ月だが，臨床ではそれ以上の年齢の患者にも使用する．Pediatric Evaluation of Disability Inventory(PEDI)は，セルフケア，移動，社会的機能の3領域からなり，それぞれ「機能的スキル」と「介助者による援助」，「調整」の3要素の評価項目からなる．「機能的スキル」は全197項目を可・不可で判定し(表2)[8]，「介助者による援助」は全20項目を6段階で判定，「調整」はスコアではなく，杖や手すりの使用などを確認する(表3)[8]．

PEDIは標準スコアと尺度スコアの2種類があり，標準スコアは暦年齢ごとに平均が50点となるように計算し，同年齢の児と比べての位置付けを表す．尺度スコアは各領域の項目を難易度順に並べ替え，0〜100点で対象者の機能状態を示す．

2 子どものための機能的自立度評価法(WeeFIM)

子どものための機能的自立度評価法(Functional Independence Measure for Children：WeeFIM)の対象年齢は生後6ヵ月〜7歳で，成人と同様に18項目(運動13項目，認知5項目)からなり，FIMと同様に介護度に応じて7段階で評価，18〜126点で採点する．FIMと異なり，運動の移動項目に這い這いが含まれ，認知項目が小児用に修正されている．

4 発達・知能の評価の実際

言語発達は，認知機能と運動機能を基礎とするため，運動-認知-言語の領域を横断的，総合的に評価する必要がある．そのため，発達検査には運動や認知，言語など複数の項目が含まれていることが多く，項目ごとに分類はできないことを前提に，理学療法士は目標設定や支援計画の修正，理学療法の実際に活かすために，各評価法の特徴を理解しておく必要がある(表4)[9]．総合的な発達検査や認知，言語機能の検査の種類は多く，対象に応じて施設ごとに使用されている．

1 新版K式発達検査

対象年齢は0歳〜成人で，「姿勢・運動」(P-M)，「認知・適応」(C-A)，「言語・社会」(L-S)の3領域を評価する．発達指数(developmental quotient：DQ)と発達年齢(developmental age：DA)を算出する．

2 田中ビネー知能検査V

対象年齢は2歳〜成人で，2〜13歳では精神年齢(mental age：MA)と知能指数(intelligence quotient：IQ)を算出，14歳

表2 PEDIの機能的スキルの内容

( )内は項目数

セルフケア領域(73)	移動領域(59)	社会的機能領域(65)
1. 食物形態の種類	1. トイレ移乗	1. ことばの意味の理解
2. 食器の使用	2. 椅子/車椅子移乗	2. 文章の複雑さの理解
3. 飲料容器の使用	3. 車への移乗	3. コミュニケーションの機能的使用
4. 歯磨き	4. ベッド移動/移乗	4. 表出的コミュニケーションの複雑性
5. 整　髪	5. 浴槽移乗	5. 問題解決
6. 鼻のケア	6. 屋内の移動方法	6. 社会的交流遊び
7. 手を洗うこと	7. 屋内の移動―距離とスピード	7. 仲間との交流
8. 身体と顔を洗うこと	8. 屋内の移動―物品を引っ張る/運ぶ	8. 物で遊ぶ
9. かぶり/前開きの服	9. 屋外の移動方法	9. 自己に関する情報
10. 留め具	10. 屋外の移動―距離とスピード	10. 時間のオリエンテーション
11. ズボン	11. 屋外の移動―路面	11. 家庭の仕事
12. 靴/靴下	12. 階段を上る	12. 自己防衛
13. トイレ動作	13. 階段を下りる	13. 地域における機能
14. 排尿管理		
15. 排便管理		

0	ほとんどの場面でその項目を遂行できない．または，能力が制限されている．
1	ほとんどの場面でその項目を遂行できる．または，以前にマスターされており，機能的スキルはそのレベルを超えて進歩している

(文献8より)

表3 PEDIの介助者による援助と調整尺度の内容

セルフケア領域	移動領域	社会的機能領域
1. 食　事	1. 椅子/トイレ移乗	1. 機能的理解
2. 整　容	2. 車への移乗	2. 機能的表出
3. 入　浴	3. ベッド移動/移乗	3. 共同問題解決
4. 上半身更衣	4. 浴槽移乗	4. 仲間との遊び
5. 下半身更衣	5. 屋内の移動	5. 安全性
6. トイレ	6. 屋外の移動	
7. 排尿管理	7. 階　段	
8. 排便管理		

介護者による援助尺度	調整尺度
5　自立	N　調整なし
4　見守り/促し/モニター	C　子ども向けの(特殊ではない)調整
3　最小介助	R　リハビリテーション器具
2　中等度介助	E　広範な調整(例．家屋改修，車椅子)
1　最大介助	
0　全介助	

(文献8より)

以上は偏差知能指数(deviation intelligence quotient：DIQ)を算出する．年齢群ごとに設定された問題は，50〜70%の児が通過する発達水準で作成されている．

3 乳幼児発達スケール(KIDS)

乳幼児発達スケール(Kinder Infant Development Scale：KIDS)の対象年齢は生後1ヵ月〜6歳11ヵ月で，発達の遅れを把握することを目的に，保護者や対象児をよく知る者が回答する．日常の対象児の行動を基に約130個の質問を○×で回答する[10]．対象児の年齢と発達が遅れているかどうかによって，使用する検査用紙(タイプA・B・C・Tの4種あり，質問項目や領域項目が異なる)を決める．合計点から換算表を用いて，総合発達年齢や総合発達指数を算出する[10]．

表4 総合的な発達検査

	検査名	対象年齢	評価領域
発達全般	遠城寺式乳幼児分析的発達検査法	0歳0ヵ月〜4歳7ヵ月	3分野6領域：運動（①移動運動，②手の運動）/社会性（③基本的習慣，④対人関係）/言語（⑤発語，⑥言語理解）
	新版K式発達検査2001	0歳0ヵ月〜成人	3領域：①姿勢・運動/②認知・適応/③言語・社会
	DENVER II，デンバー発達判定法	0歳0ヵ月〜6歳0ヵ月	4領域：①粗大運動/②言語/③微細運動-適応/④個人-社会
	KIDS乳幼児発達スケール	0歳1ヵ月〜6歳11ヵ月	9領域：①運動/②操作/③理解言語/④表出言語/⑤概念/⑥対子ども社会性/⑦対成人社会性/⑧しつけ/⑨食事
	JMAP日本版ミラー幼児発達スクリーニング検査	2歳9ヵ月〜6歳2ヵ月	5領域：①基礎能力/②協応性/③言語/④非言語/⑤複合能力
認知と言語	日本版WPPSI-III知能検査	2歳6ヵ月〜7歳3ヵ月	3指標＋1得点：①言語理解/②知覚推理/③処理速度/④語い総合得点
	日本版WISC-IV知能検査	5歳0ヵ月〜16歳11ヵ月	4指標：①言語理解/②知覚推理/③ワーキングメモリ/④処理速度
	日本版DN-CAS認知評価システム	5歳0ヵ月〜17歳11ヵ月	4尺度：①プランニング/②注意/③同時処理/④継次処理
	日本版KABC-II	2歳6ヵ月〜18歳11ヵ月	8尺度：認知尺度（①継次，②同時，③計画，④学習）/習得尺度（⑤語彙，⑥読み，⑦書き，⑧算数）
	田中ビネー知能検査V	2歳〜成人	4領域：①結晶性/②流動性/③記憶/④論理推理

（文献9より）

5 姿勢・運動の評価の実際

1 遠城寺式乳幼児分析的発達検査法

対象年齢は生後0ヵ月〜4歳7ヵ月で，脳性麻痺や精神発達遅滞児などの評価として開発された．移動運動，手の運動，基本的習慣，対人関係，発語，言語理解を暦年齢で横断的に評価する[11]．用具（日用品）を用い，短時間で検査が可能で，不合格の項目が3つ続くまで測定を実施する．

2 DENVERⅡ（デンバー発達判定法）

対象年齢は生後0ヵ月〜6歳までで，疾患問わず発達の遅れや経過観察の必要性をスクリーニングする目的で実施される．個人-社会（25項目），微細運動-適応（29項目），言語（39項目），粗大運動（32項目）の4領域（計125項目）からなる．各項目には，標準的な児が達成する25％，50％，75％，90％が記載してある．各項目の観察結果と年月齢線の関係から，総合的な判定として4領域で「要注意」，「遅れ」，「拒否」の項目がいくつあるかで，「正常」，「疑い」，「判定不能」を評価する[12]．

3 GMFM

Gross Motor Function Measure（GMFM）は対象年齢に制限はなく，脳性麻痺児の粗大運動機能を，正常発達の基準と比較することを目的とした評価で，頭部外傷児やダウン症児，筋ジストロフィー児にも用いられる．5歳児が遂行可能な88項目からなり，臥位と寝返り（17項目），座位（20項目），四つ這いと膝立ち（14項目），立位（13項目），歩行・走行とジャンプ（24項目）の5領域を0〜3点の4段階（3：完全にできる，2：部分的にできる，1：少しだけできる，0：全くできない）で採点する[13]．

88項目（GMFM-88）を66項目に絞ったGMFM-66や項目数をより減らして測定が可能なGMFM-66-IS[10]，GMFM-66-Basal & Ceiling（B & C）も使用されている．いずれも採点結果をGross Motor

Ability Estimator-2 (GMAE-2) というソフトウェアに入力し，GMFM-66合計スコアと95%信頼区間，難易度マップ（Item Map）を算出し，発達上の運動課題を視覚的に確認できる．現在はアプリケーション・ソフトウェアのThe Gross Motor Function Measure App＋が販売されており，GMFM-88やGMFM-66，GMFM-66-IS，GMFM-66-B＆Cなどの使用が選択でき，最新のGMAE-3が内蔵され，用途に合わせて使用する．

6 反射・反応の評価の実際

1 乳幼児健康診査における検査

(1) 引き起こし反応

1ヵ月児では頭が後屈し，上肢は伸展または軽度屈曲，下肢は開排位となる．発達の異常や遅れを示す具体例には，引き起こし反応にて身体が棒のように突っ張る，頭が極端に後屈する，肘関節が完全に伸展し肩が抜けそうになる場合などがある．3～4ヵ月児の引き起こし反応で，60°まで引き起こしても頭部が後屈している場合は定頚しておらず，発達の遅れを考える．

(2) その他の反射・反応

中枢神経系の成熟状態の推察，反射の強弱や左右差から障害像の推察のために，ルーティング反射，緊張性迷路反射（tonic labyrinthine reflex：TLR），非対称性緊張性頚反射（asymmetrical tonic neck reflex：ATNR），Moro反射などを適宜確認する．反射の多くは在胎28週から出現し，生後6ヵ月頃までに消失する．

9～10ヵ月児健診では，パラシュート反応 やLandau反応などの程度を確認するとともに，つかまり立ちで，両下肢を過度に伸展し続ける児や垂直懸垂（両脇を持って引き上げ立たせる）しても，下肢を曲げて足底を接地しない児などは注意する．

2 Milaniの発達チャート表

対象年齢は生後0ヵ月～生後24ヵ月で，対象児の運動発達遅滞の有無の確認を目的とした評価である．自発行動と誘発反応からなり，自発行動は姿勢調節と自動運動を評価する．誘発反応は，原始反射や立ち直り反応，パラシュート反応，傾斜反応を評価する．チャートには，細線（原文では赤線）で互いの促通関係を，太線（原文では青線）で抑制関係が描かれており，運動発達と反射を比較しながら検査を行う．

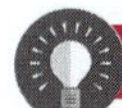

クリニカルヒント

1 低出生体重児

修正月齢で考慮した場合でも，低出生体重児は運動発達以外に様々な発達が遅れることがある．明らかな痙性の存在がなく，原因不明の場合も多い．精神発達遅滞の疑いの可能性も視野に入れ，経過を追う．

2 問診

時間がなく各評価を実施できない場合は，日常生活での不安な点や困りごとを網羅的に把握できるように，いつ（時間帯，所要時間），どこで（自宅，園，学校），誰と（家族，先生），何を（食事や衣服の種類，内容），どのように（環境，道具，動作，介助方法）など，チェックリストの文言を参考に問診や観察を行う（表5）[14]．

使用器具と家屋評価として，屋内外の移動方法やバギー・車椅子の仕様，姿勢保持具の使用時間と身体機能との適合評価，自動車の有無と使い勝手，トイレや入浴場面の家屋評価など，生活全般を把握する．

3 脳性麻痺の機能分類の評価

脳性麻痺患者では，コミュニケーション機能分類（Communication Function Classification System：CFCS）や摂食・嚥下能力分類システム（Eating and Drinking

表5　食事と更衣の関連機能のチェックリスト

食事

機能的側面（対象者の能力）	
☑口腔機能	取り込み，口唇閉鎖，舌の運動，咀嚼，食塊形成，嚥下，むせ，流涎，食べこぼし，感覚過敏
☑上肢機能	筋力，筋緊張の異常，関節可動域，巧緻運動，感覚機能，両手動作，利き手，非利き手の補助，代償動作
☑姿勢保持	座位保持能力，頭頚部-体幹のアライメント，筋緊張の異常
☑認知機能	食べ物の認識，注意の持続性・転導性，視空間認知
習慣的側面	
☑食事方法	経口摂取，経管，胃瘻
☑道具	スプーン，フォーク，箸，手づかみ，コップや皿の形状，自助具
☑学習	未学習，誤学習，意欲，興味，偏食，異食，過食，拒食，離席，落ち着き
環境的側面	
☑物理的環境	机，椅子，座位保持装置，自宅，教室，食堂，配置，環境音
☑人的環境	介助者の特徴，介助方法，声かけ，雰囲気

更衣

機能的側面（対象者の能力）	
☑粗大運動機能	筋力，筋緊張の異常，関節可動域，感覚機能，バランス，両手動作，利き手，非利き手の補助，代償動作
☑巧緻運動機能（対象の操作）	ボタン，ファスナー，ネクタイ，リボン，靴ひも，裾をたぐる，整える
☑認知機能	衣服の認識，前後左右など衣服の向き，手順，注意の持続性・転導性，視空間認知
習慣的側面	
☑方法	自分で行う，準備・整え・向きなど一部介助，全介助
☑衣服の種類	上衣（かぶり・前開き・上着），下衣（ズボン・スカート・パンツ・オムツ），その他（靴・靴下・タイツ・ストッキング・帽子・装具）
☑学習	未学習，誤学習，意欲，興味，感覚過敏，こだわり（特定の衣服や素材・ファッション）
環境的側面	
☑物理的環境	自宅，教室，施設，椅子，手すり，自助具
☑人的環境	介助者の特徴，介助方法，声かけ，雰囲気

（文献14より）

Ability Classification System：EDACS），粗大運動能力分類システム（Gross Motor Function Classification System-Expanded and Revised：GMFCS-E＆R），手指操作能力分類システム（Manual Ability Classification System：MACS）など，5段階の分類尺度が用いられる．これらは単独で使用するのではなく，複数を組み合わせて使用することで，脳性麻痺患者の日常的な機能をより包括的に表現することができ，一部は予後予測にも使用されている[15]．

文　献

1）日本医療機能評価機構：第9回産科医療補償制度再発防止に関する報告書．2019．http://www.sanka-hp.jcqhc.or.jp/documents/prevention/report/pdf/Saihatsu_Report_09_All.pdf（2022年12月13日閲覧）
2）岡　明：周産期医学 48：271-273，2018
3）American Psychiatric Association：DSM-5® 精神疾患の分類と診断の手引，日本精神神経学会 日本語版用語監修，高橋三郎ほか監訳，染矢俊幸ほか訳，医学書院，東京，2014
4）眞鍋克博ほか：PTジャーナル 52：756-762，2018
5）Charles C, et al：Soc Sci Med 49：651-661, 1999
6）Charles C, et al：Soc Sci Med 44：681-692, 1997
7）山口清明ほか：幼稚園・保育園でのコンサルテーション型作業療法の効果検証に向けた試験的研究．作業療法 37：145-152，2018
8）PEDI Research Group：PEDI—リハビリテーションのための子どもの能力低下評価法，里宇明元ほか監訳，医歯薬出版，東京，11-51，2003
9）萩原広道：認知・言語の発達．小児リハ評価ガイド—統合と解釈を理解するための道しるべ，楠本泰士編，友利幸之介編集協力，メジカルビュー社，東京，145-153，2019
10）大村政男ほか編：KIDS（乳幼児発達スケール）手引，三宅和夫監，発達科学研究教育センター，兵庫，1989
11）遠城寺宗徳：遠城寺式 乳幼児分析的発達検査法，九州大学小児科改訂新装版，慶應義塾大学出版会，東京，2009
12）Frankenburg WK：DENVER Ⅱ—デンバー発達判定法，日本小児保健協会編，日本小児医事出版，東京，2003
13）Russell D：GMFM粗大運動能力尺度—脳性麻痺児のための評価的尺度，近藤和泉ほか監訳，医学書院，東京，2000
14）草野佑介：食事・更衣．小児リハ評価ガイド—統合と解釈を理解するための道しるべ，楠本泰士編，友利幸之介編集協力，メジカルビュー社，東京，160-163，2019
15）Hanna SE, et al：Dev Med Child Neurol 51：295-302, 2009

12　呼吸機能障害

宮本俊朗

1 呼吸機能障害の原因

呼吸機能障害とは，生命活動を行うために必要な酸素を体外から取り込んだり，体内の二酸化炭素を体外へ呼出したりする機能の障害であり，障害の程度が悪化すると日常生活を著しく制限するようになる．換気やガス交換能が低下することによって呼吸機能障害を引き起こすことが多く，換気の低下には呼吸筋力の低下，気道抵抗の上昇，胸郭・肺のコンプライアンスの低下等が関与し，ガス交換能の低下には拡散障害，シャント，換気血流比不均等が影響する．したがって，呼吸機能障害は慢性閉塞性肺疾患（chronic obstructive pulmonary disease：COPD）や間質性肺疾患（interstitial lung disease：ILD），肺炎などの呼吸器疾患だけでなく，脊髄損傷や筋萎縮性側索硬化症等の神経損傷/難病や心不全などの循環器疾患によっても引き起こされる．呼吸機能障害が重症化すると呼吸不全を引き起こす可能性があり，呼吸不全は低酸素血症のみを認めるI型呼吸不全と低酸素血症と高二酸化炭素血症を呈するII型呼吸不全に分類される．

2 呼吸機能の評価のポイント

理学療法を行ううえで推奨される呼吸機能の評価は，『呼吸リハビリテーションに関するステートメント』[1]で示されており，フィジカルアセスメント・スパイロメトリー・胸部単純X線写真・心電図・呼吸困難・経皮的動脈血酸素飽和度（SpO_2）・ADL・歩数・フィールド歩行試験・握力・栄養評価が「必須の評価」として挙げられている．呼吸器疾患のみでなく，神経筋疾患や循環器疾患によっても呼吸機能障害が引き起こされるなど，呼吸機能障害に関連する原因は多岐にわたる．そのため，呼吸機能障害を引き起こす原疾患や二次的合併症の病態も入念に評価する必要がある．そのうえで，上記の「必須の評価」を行うとともに，上肢筋力・下肢筋力などの「行うことが望ましい評価」[1]や呼吸筋力，動脈血ガス分析，心肺運動負荷試験などの「可能であれば行う評価」[1]を適宜実施して，呼吸機能障害の原因を評価・解釈することが重要である．

特に，呼吸機能障害によって生じる臨床所見の中でも，呼吸困難は日常生活を大きく阻害する．呼吸機能障害の重症例になると，安静時でも呼吸困難が生じるようになり，QOLを大きく低下させてしまう．理学療法実施中の呼吸困難だけでなく，日常生活において，どのような動作でどの程度の呼吸困難が生じるのかや，どのようにして呼吸困難を回避し，どのようにして呼吸困難から回復しているのかなども詳細に聴取して評価することが重要となる．これらの詳細な評価が，患者の生活範囲の拡大とQOL向上に向けた糸口となることが少なくない．また，呼吸困難が身体活動性の低下や生活範囲の狭小化を引き起こすことによって，筋力や持久力の低下を二次的にもたらして悪循環を形成してしまうことも念頭に置いておく必要がある．

表1 代表的な異常呼吸の種類

呼吸量の異常	無呼吸	呼吸数	減少	呼吸の一時的停止	
	徐呼吸			12回/分以下	
	頻呼吸		増加	25回/分以上	
	減呼吸	1回換気量	減少	呼吸数は減少もしくは変化なし	
	過呼吸		増加	呼吸数は増加もしくは変化なし	
呼吸パターンの異常	Cheyne-Stokes呼吸	1回換気量の漸増・漸減と無呼吸を周期的に繰り返す			
	Kussmaul大呼吸	深くて緩徐			
	Biot呼吸	速い呼吸と無呼吸を不規則に繰り返す			

3 フィジカルアセスメント(視診・触診・打診・聴診)の実際

1 視診・触診

(1) 全身の視診と触診

全身状態の把握のため，皮膚や皮下組織，爪の血色を観察する．低酸素血症をきたしている場合，口唇，四肢末梢の皮膚，爪床などが紫青色〜暗赤色となるチアノーゼを認めることがある．視診で血色を確認するとともに，四肢の末梢を触診して，冷感も評価するとよい．また，COPD患者を始めとした呼吸機能障害を呈する患者では，栄養状態が悪いことも少なくない．全身の視診・触診によって，皮膚の乾燥状態や光沢などを評価することは，栄養状態を含む全身状態の解釈に役立つ．また，慢性的な低酸素血症や睡眠時無呼吸を呈する患者では，手指または足趾の末梢指節軟部組織の腫大によって，指先が太鼓のばちのように膨隆したばち指を認めることがある．

(2) 頸部の視診と触診

呼吸機能障害患者は，呼吸補助筋を過剰に使用して呼吸をしていることが少なくない．胸鎖乳突筋，斜角筋等の呼吸補助筋が呼吸時にどの程度活動しているかを視診・触診で評価する．また，これらの呼吸補助筋の筋緊張の程度も触診で把握しておく．その他，無気肺や胸水等の影響で気管が左右に偏位している場合がある．頸部の視診・触診を通して，気管偏位を確認しておくことは患者の病態理解に有用である．

(3) 胸郭・腹部の視診と触診

呼吸に伴う胸郭運動や腹部の膨隆の回数を数えることによって呼吸数の評価が可能となる．呼吸が浅い患者では，胸郭・腹部の視診のみで呼吸数を把握することが困難な場合があるため，胸郭上や剣状突起下方の腹部に手を置いて，触診で呼吸数を評価するとよい．また，呼吸数だけでなく，呼吸のタイミングや深さ，胸式呼吸と腹式呼吸の様子や呼吸パターン，呼吸時の胸郭運動の左右対称性等を評価することも重要である．これらの視診・触診は，安静呼吸時だけでなく，努力性呼吸時においても評価しておく．表1に代表的な異常呼吸の特徴を示す．

また，触診によって，胸郭の可動性・弾

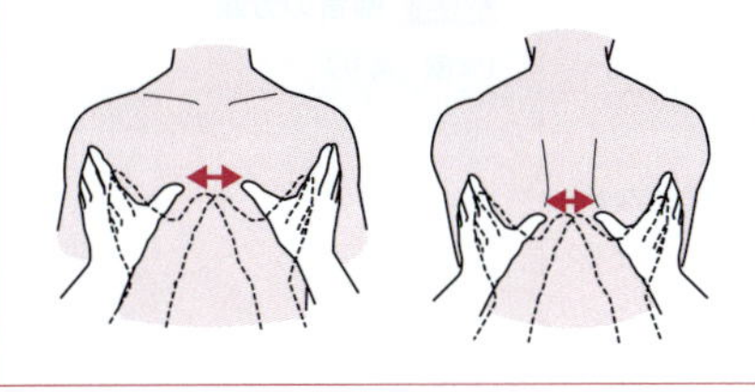

図1 胸郭可動性の評価

前部胸郭と後部胸郭に手をあて，呼気終末時（点線）と吸気終末時（実線）の母指間の距離の差を胸郭の可動性として評価する．

性を評価する．前部胸郭，後部胸郭に手をあてて，呼吸による理学療法士の両母指間の距離の変化から呼吸時の胸郭の可動性を評価する（図1）．胸郭の可動性の評価は，安静呼吸時および努力性呼吸時の両方を実施しておくとよい．また，胸郭の可動性を定量化する場合はメジャーを使用して，腋窩や剣状突起の高さで呼気終末時および吸気終末時の胸囲を計測してその差分を算出するとよい．胸郭の弾性を評価するためには，呼気時に胸郭の運動方向に軽く圧迫を加え，手掌面に感じる胸郭からの跳ね返りの力を胸郭の弾性として質的に評価する．

気道内分泌物が多い患者の胸郭を触診した際に，手掌にブツブツとした振動を感じることがある．この所見をrattling（ラトリング）といい，気道内分泌物の貯留が疑われる．

2 打診

打診では胸部の体表を叩くことによって音響を発生させ（図2），その反響音によって肺内の状態を把握することができる．一般的に，打診によって評価できる病変は体表から3～5cm程度とされている．打診音は打診部の含気量によって変化し，清音・鼓音・濁音の3つに分類される（表2）．

3 聴診

膜型聴診器を使用して左右対称に肺音を聴取する．肺音は，空気が気道に流入出する際の乱気流によって生じる．そのため，比較的太い気道である気管や気管支では流速が速く気流が乱れるため，肺音が大きくなる．一方で，細気管支や終末細気管支では肺音が小さくなり，肺葉では乱流がほとんど生じないため肺音は発生しないとされている．

肺音の分類を図3[2]に示す．断続性ラ音である水泡音は，気道内に存在する液体膜が呼吸によって破裂する際に生じる音とされており，肺水腫や気道内分泌物を伴う肺疾患などで聴取される．捻髪音はILDなど，硬化して開きにくくなった肺胞が空気の流入によって開いた時に生じるラ音である．また，連続性ラ音である笛音やいびき音は，気道狭窄によって生じると考えられ

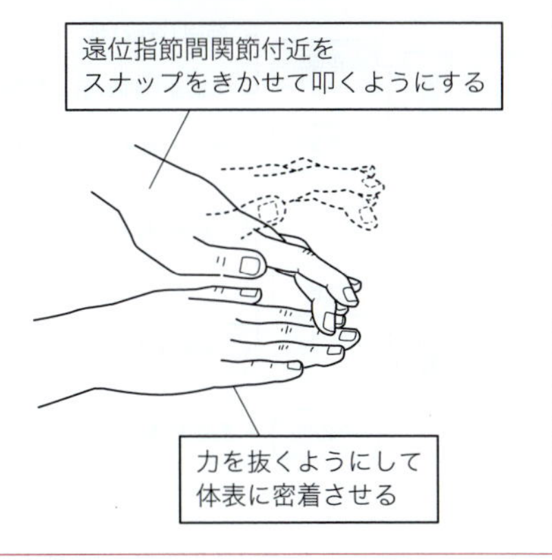

図2 打診

表2 各打診音の特徴

	特徴
清音	含気量が多い肺野の打診で発生する．健常な肺野の打診音である．
鼓音	清音よりも含気量が多いため，跳ね返りが強い打診音である．正常では胃泡部で聴取され，気胸や重症COPD症例などの含気量が多い場合は，胸部で異常所見として聴取される．
濁音	含気量の少ない部位で聴取される．健常者では心臓や肝臓の打診で発生し，胸水や無気肺がある場合に胸部の異常所見として聴取される．

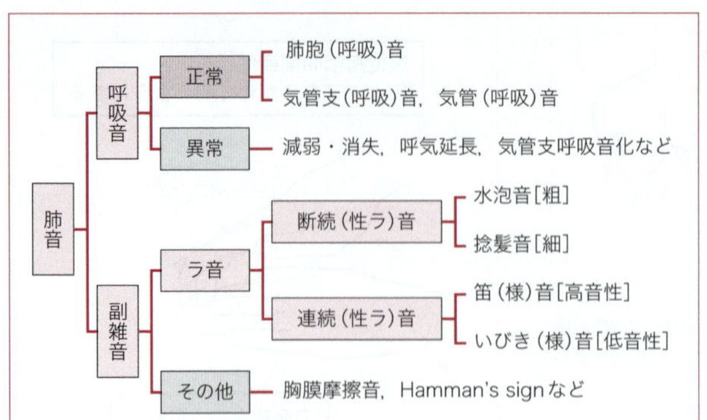

図3 肺音の分類
（文献2より）

ており，COPD，気管支拡張症，喘息などの患者で認められる所見である．聴診の際は，聴診音を正常呼吸音か副雑音かなどに分類するだけでなく，副雑音が吸気時に聞こえるのか，呼気時に聞こえるのかを評価することも肺の病態を評価するうえで重要である．臨床上，肺音の評価は，気道内分泌物の同定や胸水の有無の確認のために実施することも多い．

4 スパイロメトリーの実際

1 スパイロメトリーの実施

スパイロメトリーは肺に出入りする空気の量を測定する検査であり，測定した空気量と時間との関係を曲線にしたものがスパイログラムである．スパイロメトリーは短時間で呼吸機能を評価することができるため，呼吸機能検査で最も用いられる検査である．スパイロメトリーは肺活量の測定と1秒量・1秒率の測定で構成される．

(1) 肺活量測定と肺気量分画

肺活量の測定はノーズクリップを使用して実施する（図4）．結果はスパイログラムで表示され，4つの肺の基本的容量（1次分画：volume）と4つの肺の全体容量（2次分画：capacity）に分けられた肺気量分画が得られる（図5）．ただし，機能的残気量や残気量はガス希釈法や体プレチスモグラフィなど，スパイロメトリー以外の特殊な機器を使用しないと測定することができない．

(2) 1秒量・1秒率の測定

肺活量測定では，最大吸気位から最大呼気位までゆっくりと呼出して計測するが，1秒量・1秒率の測定では，最大吸気位から最大呼気位まで一気に呼出して測定を行う．一気に吐き出して計測した肺活量を努力肺活量といい，得られたスパイログラムを努力呼出曲線という．努力呼出曲線から，1秒間に呼出された空気量である1秒量（forced expiratory volume in 1 second：FEV_1）が得られ，努力肺活量に対する1秒量の百分率として1秒率（FEV_1%）が算出される．

2 換気障害の分類

体格と年齢を考慮に入れた予測肺活量（男性：0.045×身長［cm］−0.023×年齢［歳］−2.258，女性：0.032×身長［cm］−0.018×年齢［歳］−1.178）を求め，予測肺活量に対する実測肺活量の百分率である%VC（% vital capacity）を算出する．FEV_1%が70%未満の場合を閉塞性換気障害，%VCが80%未満の場合を拘束性換気障害，閉塞性換気障害と拘束性換気障害の両方を有する場合を混合性換気障害として分類する．

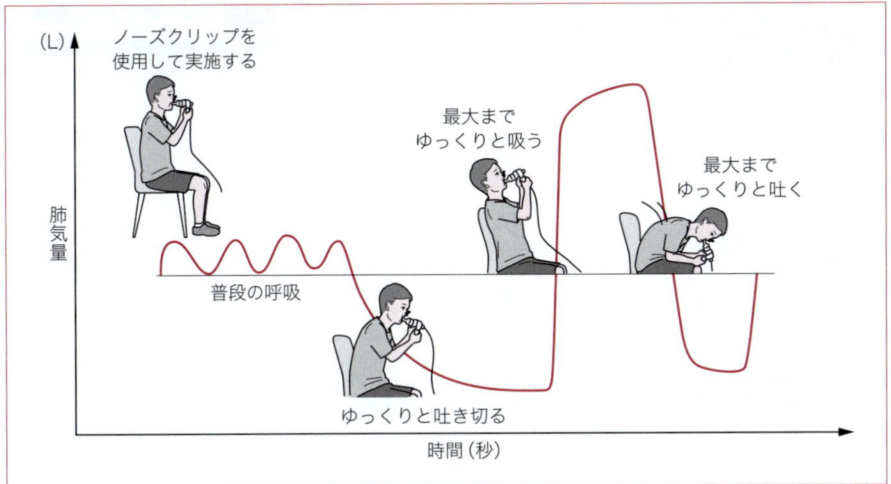

図4 スパイロメトリーの実施

図5 肺気量分画

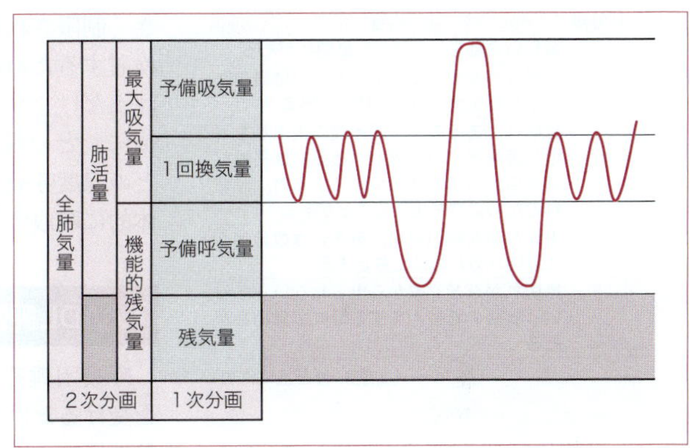

3 フローボリューム曲線

努力呼出曲線をもとに，気流速度を縦軸に，肺気量を横軸にして描かれた曲線をフローボリューム曲線という（図6）．気流速度（$\dot{V}$）の最大値を最大呼気流速（peak expiratory flow：PEF）やピークフローと呼び，拘束性換気障害でも閉塞性換気障害でも低下する．また，呼出中の肺気量が努力肺活量の75%，50%，25%となった時点での気流速度である$\dot{V}_{75}$，$\dot{V}_{50}$，$\dot{V}_{25}$の低下は1秒率とともに閉塞性換気障害の評価に用いられる．$\dot{V}_{75}$は上気道の閉塞・狭窄を，$\dot{V}_{50}$や$\dot{V}_{25}$は末梢気道の閉塞・狭窄を反映しており，早期の閉塞性換気障害のスクリーニングに有用である．

5 呼吸困難評価の実際

呼吸困難とは「呼吸に伴って自覚する不快な感覚の総称」であり，主観的な症状である．したがって，低酸素血症や換気障害などの医学的所見の程度とは一致しないこともあり，その対処方法を見出すことは理学療法を実施するうえで非常に重要であ

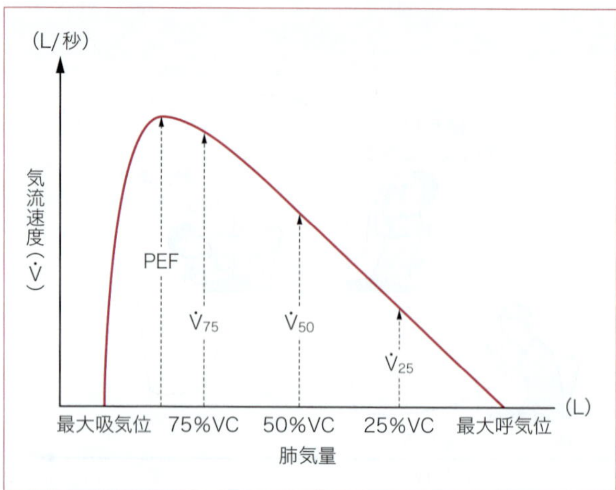

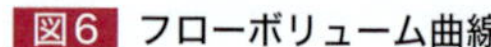
図6 フローボリューム曲線

PEF：最大呼気流速，VC：肺活量

表3 修正MRC息切れスケール

グレード分類	内容
0	激しい運動をした時だけ息切れがある
1	平坦な道を早足で歩く，あるいは緩やかな上り坂を歩く時に息切れがある
2	息切れがあるので，同年代の人よりも平坦な道を歩くのが遅い，あるいは平坦な道を自分のペースで歩いている時，息切れのために立ち止まることがある
3	平坦な道を約100 m，あるいは数分歩くと息切れのために立ち止まる
4	息切れがひどく家から出られない，あるいは衣服の着替えをする時にも息切れがある

（文献3，4を基に作表）

る．一般的に呼吸困難は「息苦しさ」であるが，その他，「胸や喉が締め付けられる感じ」と訴える患者も存在し，多くの要因が複雑に作用した結果であるともいえる．

呼吸困難の評価は，大きく分けてADLにおける呼吸困難を評価する方法と，運動療法などの労作を負荷した際に生じる呼吸困難を評価する方法がある．前者では，修正MRC（Medical Research Council）息切れスケール（表3）[3, 4]やFletcher-Hugh-Jones分類があり，後者では労作前後や労作中に修正Borg ScaleやVisual Analogue Scale（VAS），Numerical Rating Scale（NRS）を用いて評価を行う．呼吸機能障害を有する患者では，呼吸困難によってADLが大きく制限される．呼吸困難への対処方法を検討するためには，上述の呼吸困難の定量評価だけでなく，どのような動作を行った時に，どの程度の呼吸困難が生じるのか，どの程度呼吸困難が持続するのかなど，具体的に聴取することも非常に重要となる．

6 ADL評価の実際

呼吸困難そのものでADLが大きく制限を受けるだけでなく，呼吸困難で生じる活動性低下によって生じる筋力および持久力の低下によっても，ADL能力は大きく低下する．呼吸機能に大きな負荷がかかるような階段昇降動作等だけでなく，一見負担が軽そうに見える整容動作でも制限を受けることが多い．整容動作や洗体動作では，上肢運動を伴うため，呼吸運動で使用している呼吸補助筋が上肢運動に動員されてしまう．そのため，呼吸運動に対する呼吸補助筋の参加が制限され，呼吸困難が生じやすくなる．したがって，上肢運動を伴うような整容動作や洗体動作では，呼吸機能障害を認める患者において制限を受けることが多い．

表4 6分間歩行距離の予測式

男性	予測歩行距離＝(7.57×身長cm)－(5.02×年齢)－(1.76×体重kg)－309
女性	予測歩行距離＝(2.11×身長cm)－(5.78×年齢)－(2.29×体重kg)＋667

(文献7より筆者訳)

一般的なADL評価では，Barthel IndexやFunctional Independence Measure (FIM) を用いることが多いが，呼吸機能障害を有する患者のADLを詳細に評価するには，呼吸機能障害を考慮に入れたADLの評価ツールを使用するとよい．わが国では，長崎大学呼吸器ADL質問票 (Nagasaki University Respiratory ADL Questionnaire：NRADL)[5] が多く使用されている．NRADLでは，10項目(食事，排泄，入浴，屋内移動，階段昇降，外出・買い物など) のADL動作それぞれに対して，動作速度(0～3の4段階)，呼吸困難(0～3の4段階)，酸素投与量(0～3の4段階) を評価する．さらに，連続歩行距離の評価を取り入れており，呼吸機能障害を反映したADLの評価が可能である．

7 運動耐容能の評価の実際

運動耐容能はICFによると「身体運動負荷に耐えるために必要な，呼吸や心血管系の能力に関する機能」であり，全身持久力や有酸素運動能力が含まれる．運動耐容能の評価指標には，最大酸素摂取量，嫌気性代謝閾値，歩行距離が用いられることが多く，トレッドミルや自転車エルゴメーターを使用した心肺運動負荷試験のほか，6分間歩行試験 (6-minute walk test：6MWT) や漸増シャトルウォーキングテスト (incremental shuttle walk test：ISWT) などのフィールドテストによっても評価される．ここでは，安価で簡便に実施できる6MWTとISWTについて解説する．

1 6分間歩行試験 (6MWT)

6MWTでは，被検者の至適な歩行速度で6分間できるだけ長い距離を歩行してもらい，その歩行距離を評価する．通常，30mの平坦な直線コースを往復して歩行する．米国胸部学会のガイドライン[6]では，テスト中は6分間に何度休憩してもよいことを伝えること，検者は付き添って歩かないこと，声かけは1分ごとに決まった内容を伝えることなどが推奨されている．テスト中は，酸素療法や歩行補助具は使用してもよく，開始時と終了時の心拍数，SpO_2，修正Borg Scaleを用いた呼吸困難や下肢疲労感を評価する．主要な結果は，6分間歩行距離 (6-minute walk distance：6MWD) であり，予測歩行距離 (表4)[7] に対する6MWDの割合も運動耐容能の評価として用いられる．臨床的には，同一被検者において歩行距離の変化を検討することが一般的であり，6MWDの臨床的に意義のある最小変化量はCOPD患者において30mであるとされている[8]．また，6MWDが低い患者では死亡リスクが高まるとされており，300m未満では予後が悪いとされている．

2 シャトルウォーキングテスト (ISWT)

シャトルウォーキングテストには負荷が漸増するISWTと定常負荷で実施する耐久シャトルウォーキングテスト (endurance shuttle walk test：ESWT) があるが，一般的にはISWTが用いられる．ISWTは，10mのコースを一定間隔で発信される外部音のペースに従って往復して歩行する．外部音のペースは，1分ごとに速くなるため，漸増運動負荷試験の一種である．テストの最大歩行時間は20分であるが，歩行が継続できなくなるか，または，要求されるペースに追いつくことができなくなった時点で終了となる．主要な結果は歩行距離で，ISWTの臨床的に意義のある変化は47.5mであるとされている[8]．ISWTでは，6MWTと同様に，歩行距離だけでなく，心拍数やSpO_2，修正Borg Scaleを使用した呼吸困難や下肢疲労感も評価しておく．

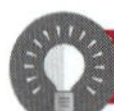

クリニカルヒント

1 胸郭の可動性と弾性の評価

触診で患者の胸郭の可動性を評価する際，両手掌を胸郭の表面にあてて，呼気終末と吸気終末における両母指間の距離の差を指標にする．この場合，呼気終末で両母指が接触する程度に手掌を胸郭上に置いておくと，吸気時の胸郭の拡張性が把握しやすくなる．また，胸郭の弾性の評価で胸郭に対して手掌で軽く圧迫を加えるが，事前に努力性呼吸時に胸郭がどの程度の範囲で可動するかや，胸郭の各部位が可動する方向を把握し，胸郭の運動学を考慮に入れて圧迫の程度や方向を決定するとよい．

2 肢位の違いによる呼吸困難

関節可動域検査や徒手筋力検査などの評価時には，患者に一定時間の臥位をとってもらうことが多くなる．一般的に，患者は臥位をとっている方が安楽であることが多いが，呼吸機能障害を有している患者では，必ずしもそうではない．臥位よりも座位の方が呼吸困難を感じにくいことがある．これには，肢位の違いによって腹腔内圧の変化が生じ，横隔膜の収縮効率が変化することが一因となっている．背臥位では腹腔内背側の横隔膜近傍の腹腔内圧が腹部臓器の位置関係で高まるが，座位では横隔膜近傍の腹腔内圧は相対的に低くなる．このことが横隔膜の収縮効率に影響すると考えられている．その他，肺うっ血の増悪や換気量の低下も背臥位における呼吸困難に影響する．

3 筋力の評価

一般的に，呼吸筋力を評価する際には，口腔内圧計を使用して最大吸気内圧を測定し，60 cmH_2Oを下回る場合に呼吸筋力が低下していると考える．近年では，COPDなどの呼吸機能障害を有する患者は，呼吸筋力だけでなく全身性の骨格筋障害を有すると考えられている．そのため，握力や四肢の筋力を評価することの重要性が高まっており，『呼吸リハビリテーションに関するステートメント』[1]において，握力が「必須の評価」，四肢の筋力が「行うことが望ましい評価」，呼吸筋力が「可能であれば行う評価」とされている．四肢の筋力は，徒手筋力テスト（manual muscle test：MMT）やMMTを応用したMRC筋力スコアで評価するとよい．

文　献

1) 植木　純ほか：呼吸リハビリテーションに関するステートメント．日呼吸ケアリハ会誌 27：95-114, 2018
2) 三上理一郎：ラ音の分類と命名．日医師会誌 94：2050-2055，1985
3) Bestall JC, et al：Usefulness of the Medical Research Council（MRC）dyspnoea scale as a measure of disability in patients with chronic obstructive pulmonary disease. Thorax 54：581-586, 1999
4) 中村 健ほか：息切れの評価法．Jpn J Rehabil Med 54：941-946，2017
5) 日本呼吸ケア・リハビリテーション学会ほか編：ADL評価表．呼吸リハビリテーションマニュアル—運動療法—，第2版，照林社，東京，170，2012
6) ATS Committee on Proficiency Standards for Clinical Pulmonary Function Laboratories：ATS statement：Guidelines for six-minute walk test. Am J Respir Crit Care Med 166：111-117, 2002
7) Enright PL, et al：Reference equations for the six-minute walk in healthy adults. Am J Respir Crit Care Med 158（5 Pt 1）：1384-1387, 1998
8) Singh SJ, et al：An official systematic review of the European Respiratory Society/American Thoracic Society：measurement properties of field walking tests in chronic respiratory disease. Eur Respir J 44：1447-1478, 2014

第2章

運動療法

1　関節可動域トレーニング

中村雅俊・市橋則明

1　関節可動域トレーニングの理論

1　関節可動域トレーニングとは

関節可動域（range of motion：ROM）制限は臨床上，多くの理学療法士が治療に苦慮する問題であり，その治療法として一般的にはストレッチングやcontinuous passive motion（CPM）も含めた他動的な関節運動が挙げられる．ストレッチングは介入方法によりスタティックストレッチング，バリスティックストレッチング，ダイナミックストレッチング，固有受容性神経筋促通法（proprioceptive neuromuscular facilitation：PNF）応用ストレッチングが挙げられる．特に理学療法士が臨床現場で用いる手技としてはスタティックストレッチングやPNF応用ストレッチングが多いが，スポーツ現場で特にウォーミングアップ時にはダイナミックストレッチングが指導されることが増えてきている．これらのストレッチングに関する基礎的な知識・効果について理解することは，適切な理学療法を実施するために重要である．

2　ストレッチングの種類とその効果

(1) スタティック（静的）ストレッチング

理学療法士が最も臨床現場で使用するストレッチングであり，反動や弾みをつけずにゆっくりと筋を伸張するストレッチングである．スタティックストレッチングはゆっくりとしたスピードで筋を伸張するため伸張反射による筋収縮が生じない．また，患者の痛みの限界を超えることや筋の限界を超えることはないため，筋損傷などのリスクが少なく行えるという利点を有している．

スタティックストレッチングによりROMが増加するメカニズムとして，筋伸張に伴うIb抑制（自原抑制）による筋緊張の低下が関連すると考えられている．またスタティックストレッチングによる筋緊張の低下には筋線維の周囲を取り囲む筋膜の柔軟性の変化が関連している可能性も示されている．加えて，近年ではスタティックストレッチングによるROMの増加には，筋緊張や柔軟性の変化に加えて，ストレッチングにより生じる伸張感や痛みに起因するストレッチングに対する感覚（stretch tolerance）の変化が関連することが多く報告されている．

一方，スタティックストレッチングは筋緊張の低下や神経筋活動の減弱を引き起こすことにより，スタティックストレッチング直後に筋力低下やスポーツパフォーマンスの低下を引き起こすことが指摘されている．そのため，現在ではスポーツ現場においてウォーミングアップでスタティックストレッチングを単独で行うことは推奨されていない．一方，その他のウォーミングアップルーティン（有酸素運動やダッシュ，ジャンプ，競技特異的な運動）と一緒に行うことで，筋力やパフォーマンスの低下が生じないことが明らかになっているため，ウォーミングアップルーティンの一部に組み込んで行うことがよいと考えられる．また，長期的なスタティックストレッチング介入では筋力低下やパフォーマンスの低下は生じないため，一過性の筋力・パフォーマンス低下だけに注意すればよい．また，スタティックストレッチングに具体的なプログラム（時間・強度・頻度・方法）については後述するが，筋を作用と反対方向に伸張することが基本である．

(2) バリスティックストレッチング

スタティックストレッチングとは異なり，反動をつけて筋肉をストレッチングする方法である．図1に示す通り，下腿三頭筋（アキレス腱）のバリスティックストレッチングを行う場合は，自ら弾むように反動をつけることで実施する．この反動をつけることで筋紡錘が刺激され，筋緊張を増加させる可能性があるため，スポーツ競技前に行うウォーミングアップとして取り入れるには有効であると考えられている．一般的に知られているラジオ体操も一種のバリスティックストレッチングに含まれると考えられる．一方，筋緊張を増加させてしまう可能性があるため，筋緊張の増加に伴うROM制限が生じている患者に対しては不適切である．加えて，大きな力が筋肉に加わる可能性があるため，筋組織や腱組織が限界を超えて伸張される可能性も含まれており，筋腱傷害を引き起こす危険性がある．

(3) ダイナミック（動的）ストレッチング

筋肉が収縮する際に拮抗筋を抑制する相反性神経支配を利用したストレッチング手法である．下肢筋に対するダイナミックストレッチングの例を図2に示す．ダイナミックストレッチングの特徴としては，リズミカルに関節運動を行うために特にウォーミングアップに使われることが推奨されているストレッチング手技であり，サッカーでよく行われているブラジル体操もこのダイナミックストレッチングの一種であると考えられている．ダイナミックストレッチングはROMの増加に加えて，筋力や運動パフォーマンスの増加につながることも多く報告されている．現在，ダイナミックストレッチングに関してはできるだけ速い関節運動が推奨されているが，バリ

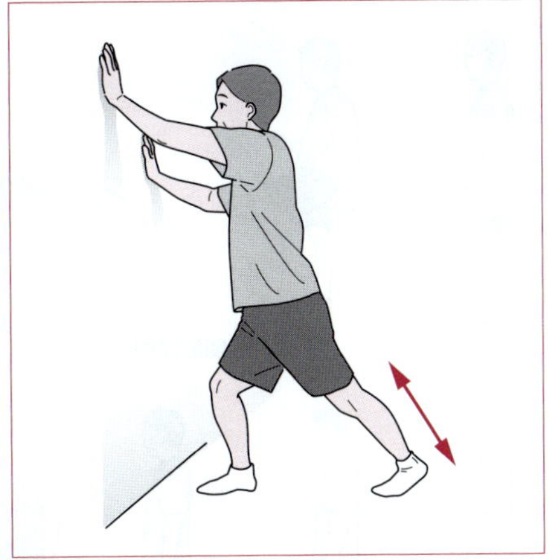

図1　下腿三頭筋のバリスティックストレッチングの例

反動をつけて足関節を底屈・背屈することによるバリスティックストレッチング．

スティックストレッチング同様，素早い関節運動によって筋腱傷害を引き起こす可能性がある．そのため，関節運動のスピードや範囲は徐々に素早く・大きくすることが推奨されている．

(4) ホールドリラックス

このストレッチング法は，ストレッチングを行いたい筋の等尺性収縮とストレッチング（弛緩）を交互にする方法である（図3）．ホールドリラックスによる筋の柔軟性改善効果も示されているが，スタティックストレッチングとどちらが筋の柔軟性改善に有効かは明らかになっていない[1)]．

(5) コントラクトリラックス

コントラクトリラックスはホールドリラックスと同様にスタティックストレッチングを行い，その後にROM全体で短縮性収縮を行う．その後，リラックスしてもらい，理学療法士は再度，スタティックストレッチングを実施する．

(6) ホールドリラックス・アゴニストコントラクション

図4にハムストリングスを対象にした

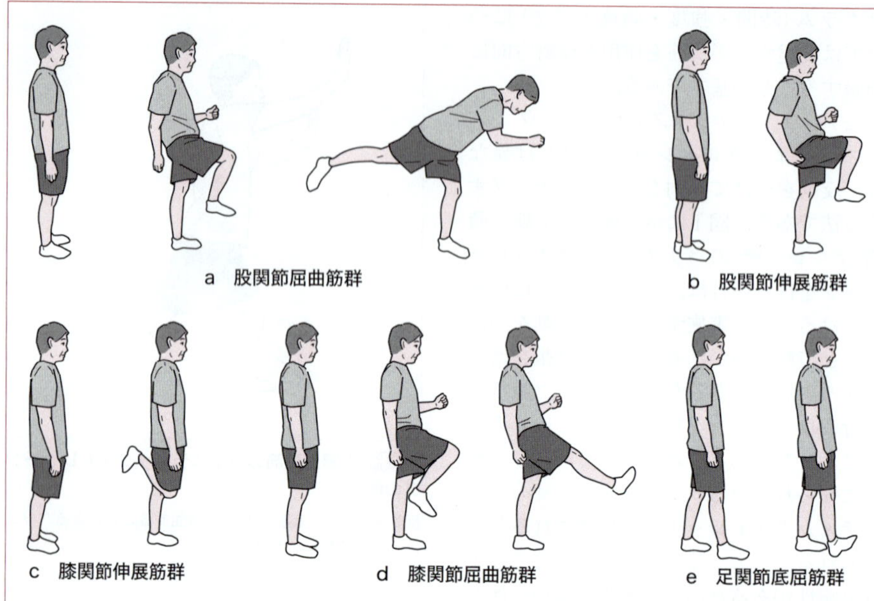

図2　下肢筋を対象としたダイナミックストレッチングの例

伸ばしたい筋肉に対する拮抗筋の収縮によりストレッチングする方法．

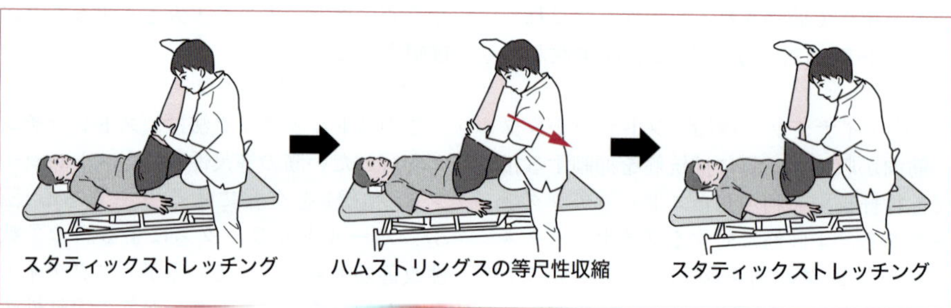

図3　ハムストリングスに対するホールドリラックス

最初はハムストリングスに対するスタティックストレッチングを行い，その後，ストレッチングを行っている筋の等尺性収縮を促す．その際に理学療法士は関節が動かないようにしっかりと固定をする．また，その後，最初のスタティックストレッチングよりも大きな角度でストレッチングを実施する．

ホールドリラックス・アゴニストコントラクションの方法を示す．最初はホールドリラックスを行ってもらい，その後にスタティックストレッチングと拮抗筋の等張性収縮を行ってもらうことでより大きな筋伸張を行う．

2　関節可動域トレーニングの実際

1　柔軟性改善のためのストレッチング時間

ストレッチング（特にスタティックストレッチング）を処方する際に重要になるストレッチング時間について，多くの成書で

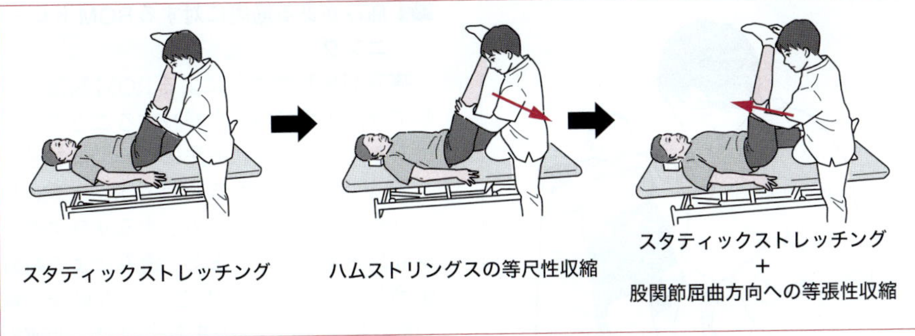

図4 ハムストリングスに対するホールドリラックス・アゴニストコントラクション

最初はハムストリングスに対するスタティックストレッチングを行う．その後，ホールドリラックスと同様にストレッチングしている筋の等尺性収縮を行い，その後，スタティックストレッチングに加え，拮抗筋である股関節屈曲筋群の等張性収縮を促しながらより筋を伸ばしていく．

は30〜60秒程度が推奨されている．しかし，これらのストレッチング時間では主にストレッチングに対する感覚（stretch tolerance）のみの変化が生じ，筋の柔軟性向上効果は期待できないことが報告されている．具体的に各筋の柔軟性向上に必要なストレッチング時間は明確ではないが，腓腹筋で120秒[2]，ハムストリングスは180秒[3]のストレッチング時間が必要という報告があり，大きな筋ほど長めのストレッチ時間が必要な可能性がある．そのため，ROMトレーニングを処方・実践する際にはROMの変化よりも長めのストレッチング時間を設定する必要がある．また，実際に120秒間のストレッチングを処方する際に，1回で120秒間のストレッチングを行う場合でも30秒を4回実施する場合でもROM改善効果は同程度であると考えられている．そのため，1回で長時間のストレッチングが実施できない場合，1回のストレッチング時間は短くても，セット数を多くすることで総時間を担保する形で処方することも臨床上有効な方法である．ただセット数を増やす場合，セットの間の休憩時間は短く設定する方が有効である[4]．また，長期的なストレッチング介入においては短期間の介入においては筋の柔軟性改善効果を示しているものは少ないため，8週間以上の比較的長期間の介入期間を設ける必要があると考えられている．

2 柔軟性改善のためのストレッチング介入頻度

介入頻度に関しては，できるだけ頻回に行うことが推奨されており，最低，週3回以上の介入頻度で行うことで柔軟性改善があることが示されている[5]．そのため，ストレッチング介入の頻度はできるだけ高頻度，最低でも週3回以上行うことが推奨される．

3 柔軟性改善のためのストレッチング介入強度

ストレッチングの強度に関しては，「痛みを感じることなく最大限伸張感を感じる」という強度が推奨されることが多い．実際に患者に痛みがある場合には防御性の筋収縮やそれに伴う筋損傷が生じることで，ROMや筋の柔軟性を損なう可能性がある．しかし，近年の研究では痛みが生じても耐えることができる強度でのストレッチングをはじめとする高強度のストレッチ

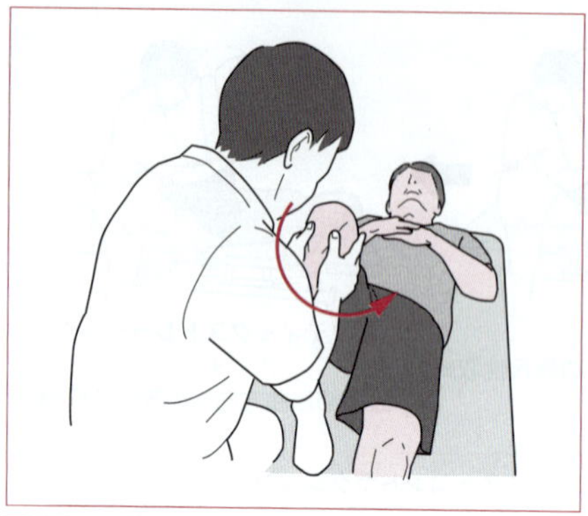

図5 関節運動学に従った膝関節屈曲運動

脛骨を内側も外側も前方に引き出しつつ（後方に押し込まない）膝関節を屈曲する際に，内側より外側を多く引き出すことで膝関節を内旋方向（脛骨外側を前に引き出す）へ誘導する．

ングの有用性も示されている．高強度のストレッチングは筋損傷を生じさせずに柔軟性を大きく改善することが報告されているが，痛みを伴う強度でのストレッチングは患者のコンプライアンスが悪くなる可能性があるため，その点を留意して実施するべきである．

クリニカルヒント

1 関節運動学に従ったROMトレーニング

膝関節屈曲方向へのROMトレーニングの一例を図5に示す．関節運動学に従って，脛骨を後方に押し込むのではなく，前方に引き出しながら，脛骨の内旋方向へ誘導するように膝屈曲運動を行う．また，インピンジメント症候群・腱板損傷をはじめとする肩関節疾患患者における肩関節挙上トレーニングを行う際には，関節窩に対して上腕骨頭が上方に偏位することが多い．そのため，肩関節挙上トレーニングの際には上腕骨頭が上方に移動しすぎないように止めるようにしながら挙上運動を行う．

2 痛みがある筋肉に対するROMトレーニング

痛みが生じることによるROM制限に対しては，まずは痛みを軽減することが重要である．痛みの緩和方法についてはアイシングをはじめとする物理療法，CPMやマッサージなどをはじめとするリラクセーションを実施する．また，痛みによる筋緊張増加（スパズム）が生じている場合，軽い筋収縮を促しながら関節の自動介助運動を行うことにより痛みや筋緊張の軽減を図ることも有効である．例えば，膝関節周囲の術後早期には痛みに対する防御性の筋収縮が強く，無理なROMトレーニングは逆効果になる，図6に膝関節に対する術後早期の自動介助運動における大腿四頭筋のリラクセーション例を示す．軽い股関節屈曲動作を反復することで大腿四頭筋，特に大腿直筋のリラクセーションが図れる．また，図7には大胸筋，図8には肩甲骨周囲筋のリラクセーション法の一例を示す．肩関節周囲に痛みがある場合には患者前腕を理学療法士の腋窩で挟み込みつつ，前腕部で上肢全体を支持することで緊張を生じさせないように注意する．

3 骨盤の固定を意識したストレッチング方法

スタティックストレッチングの基本は筋肉の作用と反対方向の関節運動を実施する必要がある．しかし，起始部を固定せずにストレッチングした場合，十分なストレッチング効果を得ることができない．これは股関節や肩関節のストレッチングの時に顕著に現れるため，効果的なストレッチングを行うためには骨盤や肩甲骨の固定が重要である．そのため，筋肉の作用を考えるだけではなく，起始部を固定するために骨盤もしくは肩甲骨を徒手や反対側の関節運動を介して固定することが重要である．起始部の固定ができているストレッチングと固

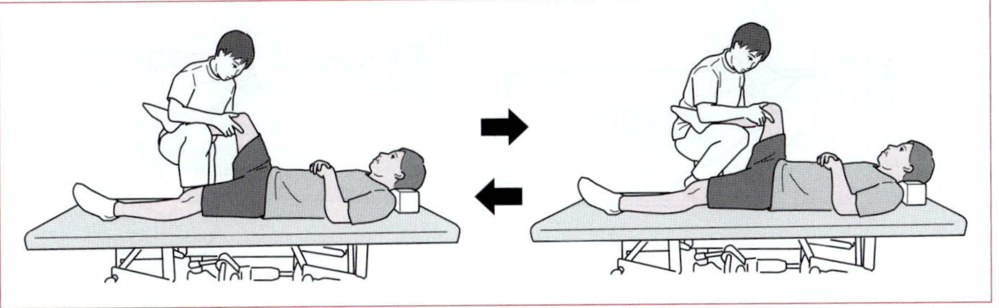

図6 大腿四頭筋のリラクセーションを目的とした自動介助運動

患者の下腿を理学療法士の大腿部で支える，かつ両腕で固定しながらゆっくりと股関節屈曲動作を行う．その際に下腿を乗せている理学療法士の下肢を倒すようにしながら膝関節の屈曲を促していくことで，大腿四頭筋のリラクセーションを目指す．

図7 大胸筋のリラクセーション法

a：背臥位にて患者の上肢全体を理学療法士の腋窩と前腕でしっかりと支持する（肩甲骨面外転60〜90°付近の痛みが生じにくい範囲）．大胸筋の起始部や筋腹部を圧迫することで大胸筋のリラクセーションを行う．筋緊張が低下してくるに伴って水平外転方向へ徐々に伸張していくことを利用して大胸筋のストレッチングを実施する．

b：大胸筋のセルフ・リラクセーション法の一つとして肩関節を外転した位置で背臥位をとる．大胸筋の緊張が落ちてきたら，徐々に挙上角度を上げていき，大胸筋のストレッチングを実施する．

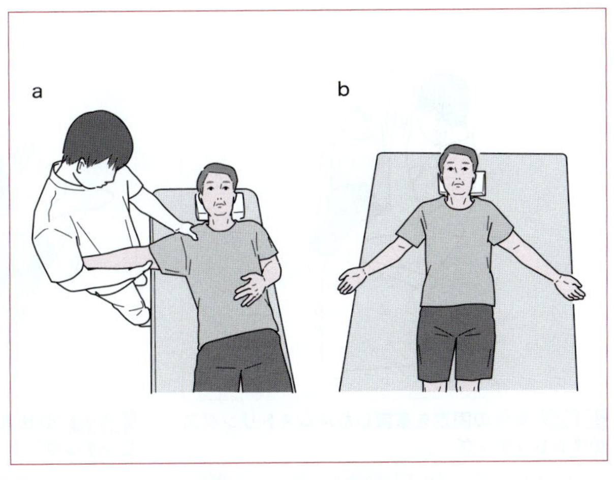

定できていないストレッチングについて図示する．図9には大腿直筋，図10にはハムストリングス，図11には梨状筋・中殿筋後部線維のストレッチングを示す．骨盤の固定に加えて，図11に示す梨状筋・中殿筋後部線維のストレッチングではこれらの筋以外の部位である股関節前方に痛みを訴える場合がある．その際には股関節の痛みを軽減するために，股関節屈曲角度を減らして，内転（水平内転）方向へのストレッチングを強調することや，固定している手で大腿骨を下方に押すことで骨頭を下方に引き下げるという方法をとることを推奨する．

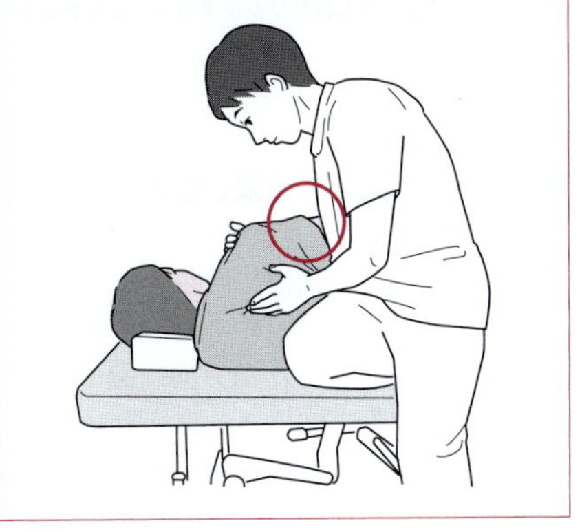

図8 肩甲骨周囲筋のリラクセーション法

側臥位にて患者上腕部を腋窩の下から理学療法士の前腕を通すようにしっかりと支える（赤丸）．肩甲骨を動かしながら肩甲骨周囲筋の筋緊張が低下しているのを確認する．

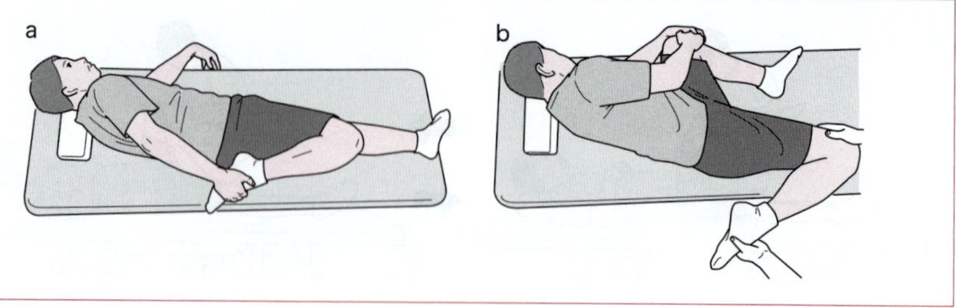

図9　大腿直筋のストレッチング

a：骨盤の固定が不十分な大腿四頭筋ストレッチ.

b：反対側股関節屈曲により骨盤を後傾することで固定した例．骨盤の前傾を止めるために反対側の股関節を屈曲させ，骨盤を後傾位に固定することで効果的なストレッチングが可能となる.

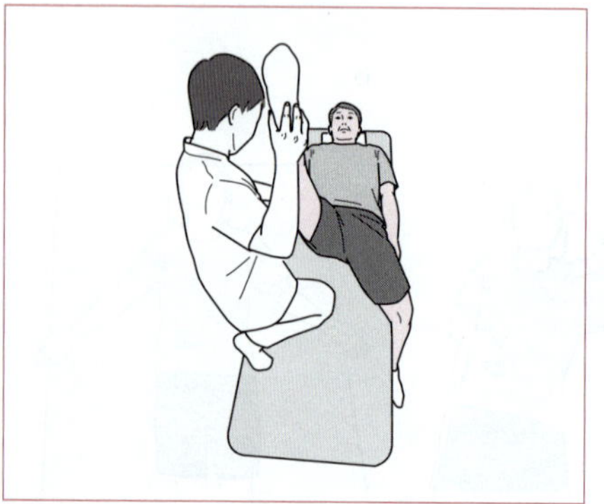

図10　骨盤の固定を意識したハムストリングスのストレッチング

反対側の股関節を伸展して（ベッドから降ろす），骨盤を前傾位に固定してハムストリングスのストレッチングを行う.

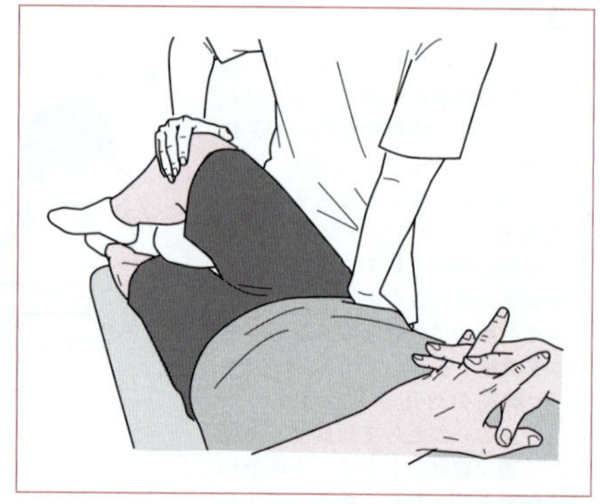

図11　梨状筋・中殿筋後部線維に対するストレッチング

ストレッチングする側の骨盤の回旋を固定するために，上前腸骨棘を圧迫することで固定し，股関節屈曲・外旋位より内転・屈曲方向へストレッチングする.

4 肩甲骨の固定を意識したストレッチング方法

前述の股関節と同様に肩関節のストレッチングにおいても肩甲骨の固定が重要となる図12には肩関節外転方向，図13には肩関節水平内転方向のストレッチングを示す．徒手にて肩甲骨の動きを固定しながらストレッチングを実施するが，ストレッチングしている部位と患者の伸張感の訴えが一致するか否かを聴取しながら実施する．仮に一致しない場合，他のストレッチング方法に切り替えることを考え，どの関節運動方向も制限されている場合，ストレッチングしている部位と患者が伸張を感じている部位が一致しているところを中心に実施する.

5 皮膚の癒着・伸張性低下に対するROM運動

手術や外傷・火傷などによる皮膚の癒着や伸張性の低下に関しては，関節運動を行うよりも術創部付近の皮膚を指で動かすこ

図12 肩関節外転方向へのストレッチング

a：肩甲骨の固定が不十分な肩関節外転.
b：肩甲骨の上方回旋を固定した肩関節外転.
肩甲骨の外側縁を圧迫することで，肩甲骨の外転・上方回旋を防止するように肩甲骨を固定した状態で肩関節外転方向へストレッチングする.

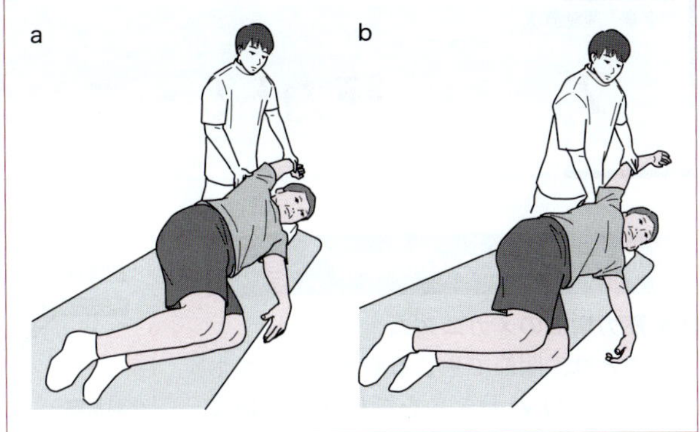

図13 肩関節水平内転方向へのストレッチング

a：肩甲骨の固定が不十分な肩関節水平内転.
b：肩甲骨の外転を固定した肩関節水平内転.
肩甲骨の外側縁を圧迫することで，肩甲骨の外転を防止するように肩甲骨を固定した状態で肩関節水平内転方向へストレッチングする.

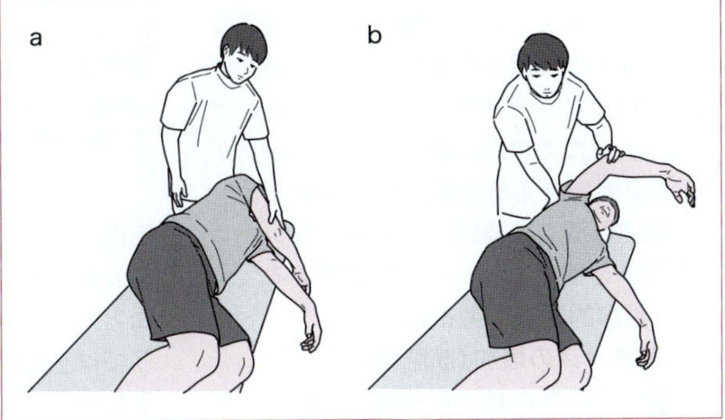

とで癒着を剝がしたり皮膚に対してストレッチングを行ったりすることが効果的である.

文 献

1) Jeffreys I：第13章 ウォームアップとストレッチング．ストレングストレーニング＆コンディショニング，第3版，Baechle TR, et al eds，金久博昭ほか監，ブックハウス・エイチディ，東京，332-337，2010
2) Nakamura M, et al：Time course of changes in passive properties of the gastrocnemius muscle-tendon unit during 5 min of static stretching. Man Ther 18：211-215, 2013
3) Nakamura M, et al：Static stretching duration needed to decrease passive stiffness of hamstring muscle-tendon unit. J Phys Fitness Sports Med 8：113-116, 2019
4) Nojiri S, et al：Effect of static stretching with different rest intervals on muscle stiffness. J Biomech 90：128-132, 2019
5) Nakamura M, et al：Effects of static stretching programs performed at different volume-equated weekly frequencies on passive properties of muscle-tendon unit. J Biomech 103：109670, 2020

2　筋力トレーニング

八木優英・市橋則明

1 筋力トレーニングの理論

1 筋力増加のメカニズム

筋力とは，関節で生じる回転モーメント（関節トルク）の大きさを評価する指標である．この関節トルクには，筋で生成された筋張力と筋の作用線と関節との距離であるモーメントアームが影響する．また筋張力に影響する要因は形態的要因と神経的要因に大別される．適切な筋力トレーニングを実施するためには，筋力トレーニングがこの2要因に与える影響，筋力トレーニングの原理原則，各要因への最適なトレーニング方法を整理することが重要である．

(1) 形態的要因による筋力増加

1）筋サイズの増加（筋肥大）

筋肥大は筋断面積や筋体積の増加として計測可能であり，筋力トレーニング開始後6～8週で明らかな筋肥大がみられるようになる．長期的に筋力トレーニングを実施すると，筋肥大が減速またはプラトーに達することから，筋肥大には限界が存在すると考えられる．筋肥大には運動に伴う機械的ストレスと代謝的ストレスが作用する．また，男性ホルモンや成長ホルモン，筋内代謝産物などの内分泌系の因子は運動刺激と合わさって著明な筋肥大効果をもたらす．成長ホルモンは筋に直接作用するとともに，肝臓から筋肥大効果の強いインスリン様成長因子1の分泌を促す．このインスリン様成長因子1は肝臓での産生に加えて，激しい運動時には筋で大部分が産生され，筋線維に取り込まれる．

筋力トレーニングによる筋肥大効果には，上下肢の差や共同筋間の差，さらには筋内の部位差がある．一般的に上肢筋では下肢筋よりも筋肥大効果が大きい．この理由として，ADLで筋に加わる負荷が下肢筋では上肢筋より高いため，下肢筋は筋力トレーニングに反応しにくい可能性が考えられる．また筋間や筋内の部位による筋肥大効果の差には，筋力トレーニング中の筋の収縮様式や筋活動量の違いなどが関連すると考えられる．

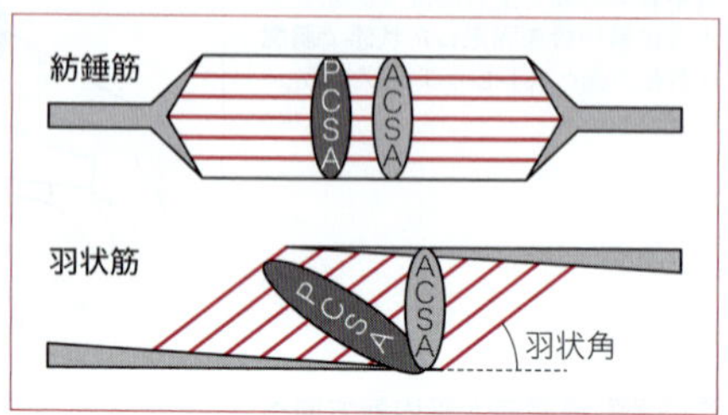

図1　解剖学的断面積（ACSA）と生理学的断面積（PCSA）

紡錘筋では，ACSAとPCSAが同じ大きさとなる．一方で，羽状筋ではACSAよりPCSAが大きくなる．

2）羽状角の増加

筋断面積には筋の長軸に直行する解剖学的断面積（anatomical cross-sectional area：ACSA）と筋線維の走行に直行する生理学的断面積（physiological cross-sectional area：PCSA）があり（図1），ACSAよりPCSAの方が筋力と強く関連する．筋の長軸に対して筋線維がなす角度である羽状角は筋力トレーニングによって増加する．筋厚が同じ（ACSAが同じ）でも羽状角が増加するとPCSAが増加するため，筋力トレーニングによる羽状角の増加は筋力増加に貢献すると考えられる．

3) 筋線維の変化

筋力トレーニングによって筋線維数の増加と筋線維の肥大が生じる可能性がある．動物実験では非常に高負荷な筋力トレーニング後に筋線維数の増加が確認されている．ヒトでも動物実験と同様に筋力トレーニングによって筋線維数が増加するという報告があるが，ヒトでは筋線維が増加するほどの高負荷でのトレーニングが難しく，主に筋線維が肥大するという考えが一般的である．また筋線維は遅筋線維であるTypeⅠと速筋線維であるTypeⅡに大別され，TypeⅡはTypeⅡaとⅡxに分類される．筋力トレーニングにより，TypeⅡaとⅡx間でタイプが移行し得るが，TypeⅠとTypeⅡ間での移行が生じる可能性は低いと考えられている．筋力トレーニングによる筋線維肥大効果は，TypeⅡの方がTypeⅠよりはるかに大きい．これらのことから，筋力トレーニングによってTypeⅠとⅡ間での線維タイプの移行は生じないが，筋断面積に占めるTypeⅡの断面積の割合は増加すると考えられる．

(2) 神経的要因による筋力増加

1) 中枢神経系の興奮性の改善

運動単位は1つの運動ニューロンが支配する筋線維のグループであり，運動の最小機能単位である．中枢神経系は発揮筋力の調整のために，運動単位の動員を3つの機序で調整している．その機序は動員される運動単位の種類と総数（recruitment），α運動神経の発火頻度（rate cording），運動単位の活動の同期化（synchronization）である．筋力トレーニングにより中枢神経系が変化することで，運動単位の動員数の増加，発火頻度の増加，同期化の改善が生じる．これらの変化には，大脳皮質や皮質下での興奮性の改善，網様体脊髄路の機能が関わる可能性がある．神経的要因の変化による筋力増加効果は筋力トレーニング歴の浅い初心者で大きい．

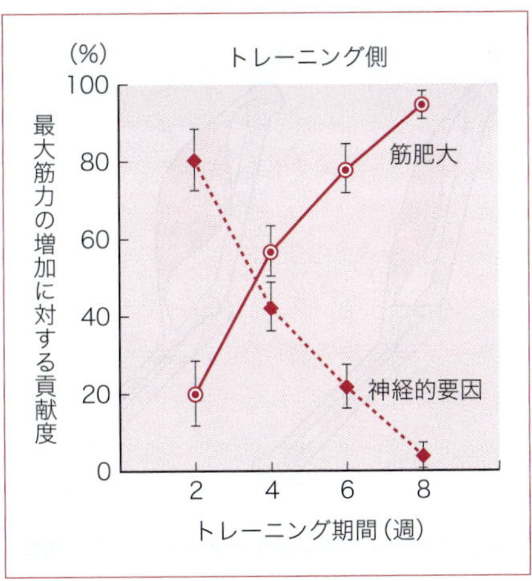

図2 トレーニング効果の経時変化（男性）

男性における筋力増加に対する筋肥大と神経的要因の貢献度を示している．トレーニング開始2週の時点では筋力増加への貢献度の大部分を神経的要因の適応が占めるが，トレーニング期間が進むにつれて神経的要因の適応の貢献度は低下し，筋肥大の貢献度が増加する．
（文献1より筆者訳）

2) 筋力増加への神経的要因の関連が分かりやすい3つの例

1つめは筋力トレーニング開始直後に生じる筋力増加である．この時期には大きな筋肥大は生じていないため，神経的要因の改善が筋力増加に大きな影響を与えている（図2）[1]．2つめはイメージトレーニングや声かけによる筋力増加である．筋収縮をイメージすることや筋力発揮中に大声で声援を送ることで，神経的要因が変化し，筋力が増加する．3つめは筋力トレーニングのクロスオーバー効果による筋力増加である．片側の筋力トレーニングを行った後に，反対側の同一筋の筋力が増加することがある．これらの例では明らかな筋肥大が生じていないにもかかわらず筋力が増加しており，主に神経的要因が影響しているといえる．また，これらの筋力増加には中枢神経系の変化によって主動作筋の活動が増加する影響に加えて，共同筋，固定筋，拮

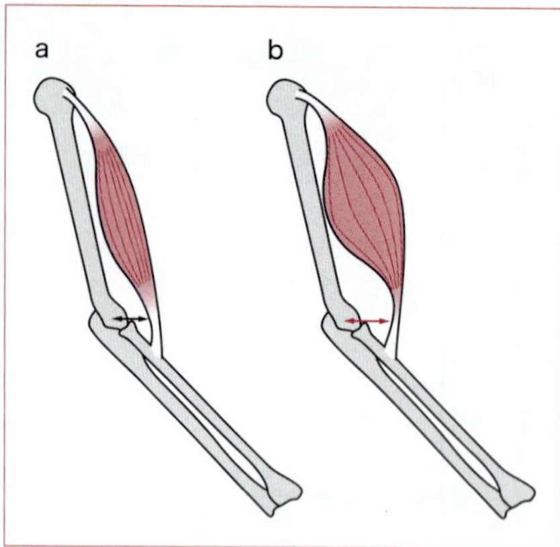

図3 トレーニングよるモーメントアームの増加

トレーニング前(a)とトレーニング後(b)のモーメントアームを示す．筋肥大が生じることで，トレーニング前のモーメントアーム(黒矢印)よりもトレーニング後のモーメントアーム(赤矢印)が増加することがわかる．

抗筋などへの学習効果による筋力発揮スキルの向上が影響している．

(3) モーメントアームの変化

モーメントアームは筋の作用線と関節中心との距離である．筋が肥大すると，筋が関節から離れた位置を走行することとなり，モーメントアームが増加する場合がある(図3)．

2 筋力トレーニングの原理・原則

(1) 筋力トレーニングの原則

筋力トレーニングには過負荷の原則，特異性の原則，バリエーションの原則があり，3つの原則を満たした筋力トレーニングプログラムを実施することが重要である．

1) 過負荷の原則

筋力トレーニング強度がある一定レベルより強くなければ，筋力改善・筋肥大効果が期待できないという原則である．過負荷の原則を満たすための必要条件は負荷強度や運動量(トレーニングボリューム＝負荷強度×運動回数×セット数)などである．例えば，高負荷な筋力トレーニングでも運動量が小さい，頻度が極端に少ないと筋力増加は見込めない．

表1 最大挙上重量に対する相対的負荷量とその負荷で反復可能な回数との関係

最大挙上重量(1RM)に対する割合(%)	反復可能な回数
100	1
95	2
93	3
90	4
87	5
85	6
80	8
77	9
75	10～12
70	12～15
67	15～18
65	18～20
60	20～25
50	～30
1/3	50～60

強度は，一般的には最大挙上重量(1 repetition maximum：1RM)の60～70%以上の負荷設定が推奨される．ただし，筋力トレーニング習慣のあるアスリートでは80%以上の高負荷な強度が推奨される．運動回数は1セットあたりの回数とセット数で決まる．1セットあたりの運動回数は，最大挙上重量に対する相対的負荷量とその負荷で反復可能な回数との関係からおおよそ決められる(表1)．高負荷で反復回数の少ない筋力トレーニングでは，大脳の興奮水準などの神経的要因への適応効果が期待でき，60～70%で反復回数を増やした筋力トレーニングでは筋肥大効果が期待できる．また1回の筋力トレーニングでは，2～3セット程度を実施することが望ましい．筋肥大効果はトレーニングボリュームに依存して大きくなり，高い筋肥大効果を得るためには1週間に少なくとも9～10セットのトレーニングが必要である．ただし，筋肥大に必要な蛋白合成には限界があることや，過度な疲労により設定強度でのトレーニングを実施できなくなる

可能性を考慮すると，トレーニングボリュームを大きくしすぎるとトレーニング効果がプラトーに達したり，効果が小さくなったりする可能性がある．

一般的には，中程度から高負荷なトレーニングが行われるが，最近では，低負荷なトレーニングでもこれらのトレーニングと同程度の筋肥大効果が認められている．これは，低負荷なトレーニングでも反復回数（運動回数×セット数）を増やすことで，高負荷低反復回数トレーニングとトレーニングボリュームを同等に設定できるためである．例えば，80％1RMにて10回を3セット行う高負荷低反復回数の筋力トレーニングと40％1RMにて20回を3セット行う低負荷高反復回数の筋力トレーニングでは同じトレーニングボリュームである．低負荷トレーニングを疲労困憊近くまでの高反復回数で実施することで筋力改善効果も得られるが，高負荷トレーニングの方が筋力増加率は大きい．ただし，高齢者や患者では高負荷な筋力トレーニングが難しい場合があるため，低負荷高反復回数トレーニングが有効な手段である．

2）特異性の原則

ある種の能力は同類の運動を用いた筋力トレーニングによって特異的に高められるという原則である．筋力トレーニングの構成要素のうち，収縮様式，運動速度，運動時の関節角度などが特異性に関わる．筋の収縮様式には等尺性，伸張性，短縮性，等張性，等速性などがあり，筋力トレーニングと同一の収縮様式の筋力改善が他の収縮様式の筋力改善よりも大きくなる．また，一定の運動速度で筋力トレーニングを行った場合には，その運動速度での筋力改善効果が大きい．さらに，関節角度にも特異性があり，等尺性筋力トレーニング時にはトレーニング時の関節角度で筋力が特異的に向上する．例えば，膝関節90°で膝関節伸展トレーニングを実施した場合に，膝関節90°付近の筋力が特異的に向上する．近年では，筋力トレーニングの波及範囲について，関節角度特異性に加えてトレーニング時の筋束長特異性が報告されている[2]．これは，低負荷トレーニングでは，筋力トレーニング時の筋束の長さと最大筋力の増加が認められた筋束の長さが同等であるという特異性である．例えば，足関節底屈20°での底屈筋の低負荷筋力発揮時と背屈0°～底屈10°での最大筋力発揮時では筋束長が同等であるため，底屈20°での低負荷トレーニング後には背屈0°～底屈10°で筋力増加が得られる．

このような多くの特異性を考慮すると，椅子からの立ち座り動作に必要な膝関節伸展筋力を獲得するためには，椅子からの立ち上がり動作を筋力トレーニングに用いることが最も効率的である．仮に膝関節伸展筋力の低下によって立ち上がり動作を行えない場合には，動作中の収縮様式を考慮し，膝関節伸展筋に対する短縮性トレーニングが等尺性トレーニングより効果的であると考えられる．

3）バリエーションの原則

バリエーションの原則とは，効果的な筋力トレーニングを続けるためにプログラム構成要素をトレーニング期間中に変化させる必要があることを指す．筋力トレーニングによる刺激に対して身体は比較的早期に適応し，それ以上の効果が得られにくくなる．そのため，負荷強度やトレーニングボリュームの変化を期間ごとに行うこと（ピリオダイゼーション）で，同じ筋力トレーニングを繰り返すより大きな筋力増加が得られる．変化させる構成要素の組み合わせは無数にあるため，理論的にはピリオダイゼーションは無限にある．ここでは代表的な線形ピリオダイゼーション，リバースピリオダイゼーション，波状ピリオダイゼーションについて説明する．線形ピリオダイゼーションでは，初期には低負荷・高反復回数で筋力トレーニングを行い，徐々に高負荷・低反復回数トレーニングに移行させる．リバースピリオダイゼーションではその逆である．線形ピリオダイゼーションは最大筋力やパワーなどの改善効果が高く，リバースピリオダイゼーションは筋持久力に対する改善効果が高い．非線形の波状ピリオダイゼーションは，様々な要素の筋機能を改善するプログラムを順番に行う方法であり，他のピリオダイゼーションより筋力改善効果が大きいとされる．

3 目的に合った筋力トレーニング[3)]

(1) 最大筋力法

最大筋力法とは，最大筋力の90〜100％の負荷を用いて最大努力で筋力トレーニングを行う方法である．このトレーニングでは，主に神経系の適応による筋力増加効果が期待できる．さらに，爆発的筋力（筋力発揮率）の改善，すなわち最大筋力を発揮するまでの時間が短縮する．前十字靱帯の再建術後の患者では大腿四頭筋の筋萎縮が改善しても，患側の膝関節伸展筋力が健側より弱いままのことがある．このような患者では，術前後の痛みや不安定感によって，大腿四頭筋の筋活動低下などの神経的要因による筋力低下が継続している可能性がある．大脳の興奮水準を可能な限り高め，できるだけ多くの筋線維を動員するような，最大筋力法による筋力トレーニングが有効である．最大筋力法は，負荷が大きな筋力トレーニングであるため，わずかな疲労でも筋力トレーニングの継続が困難となる．したがって，比較的長いセット間の休息を設け，疲労に注意しながら筋力トレーニングを実施する．

(2) 最大反復法

最大筋力の60〜70％の負荷を用いて疲労困憊の限界まで反復する筋力トレーニング法である．主に筋肥大による筋力増加が起き，神経系の適応への効果は少ない．一般的なセット間の休息時間は30秒である．例えば，免荷やギブス固定後の患者では，筋力トレーニングにより筋力がある程度回復しても筋萎縮が継続している場合がある．このような患者では，セット間の休息を短くした最大反復法が有効である．

(3) スピード・筋力法

比較的軽い負荷に対して，最大努力で弾性的に少数回トレーニングを行う．主動作筋と拮抗筋の協調性の改善など，筋力発揮の機能的改善を目的とした筋力トレーニングである．競技的な専門種目とできるだけ一致する運動様式で行う．

(4) プライオメトリクス

筋の伸張–短縮サイクルを活用し，筋伸張後にすばやく短縮性収縮を行う筋力トレーニングである．筋力増加に加えて，腱の硬さの増加によるパフォーマンスの改善効果や，神経的要因の適応による爆発的筋力（筋力発揮率）の改善効果がある．他のトレーニングで得られた最大筋力増加や筋肥大効果をスポーツ動作の俊敏性改善などへと活用するための橋渡し役のような目的で使用されることが多い．筋の伸張–短縮サイクルにおける筋力発揮時間の長さで，収縮時間の短いリバウンドタイプと収縮時間の長いプレスタイプに大別される．リバウンドタイプとしては台から飛び降りて，すぐに最大跳躍を行うドロップジャンプがあり，プレスタイプとしてはその場で反動をつけて跳躍するカウンタームーブメントジャンプがある．

2 筋力トレーニングの実際

The American College of Sports Medicineのガイドライン[4)]を主に参考にして，筋力トレーニングの運動負荷と頻度，運動の種類，その他の注意点やポイントについて解説する．

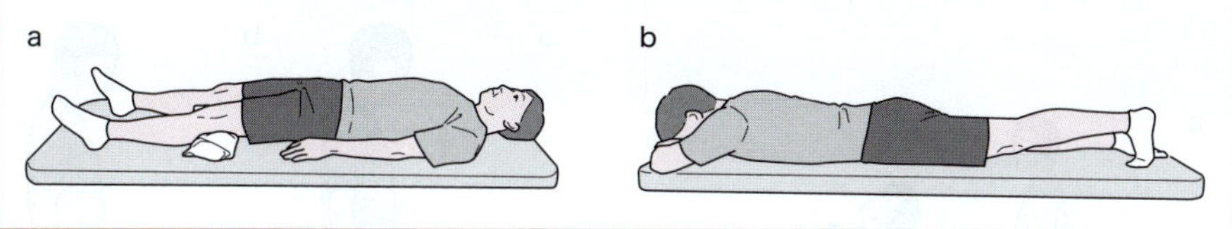

図4 セッティング

背臥位でのセッティングでは膝下のタオルを押しつぶすように膝を伸展する（a）．踵が浮かないように注意する．腹臥位でのセッティングでは足先に荷重をしたまま膝を伸展させる（b）．

1 運動の負荷と頻度

患者や筋力トレーニング初心者であれば，最大筋力の60～70％ 1RMを1セットあたりの運動回数8～12回で行う筋力トレーニング，筋力トレーニング経験者では80～100％ 1RMでの筋力トレーニングが推奨される．1回のセット数を3セット程度，週に2，3回の実施を目標とする．ただし，負荷はあくまで目標であり，向上させたい能力によって負荷を調整することが重要である．また，設定した負荷での筋力トレーニングを設定回数より1，2回多く実施できれるようになれば，2～10％程度の負荷を増加させる．神経系の適応による筋力増加や筋力発生率の増加を目的とするなら，セット間の休息を2～3分設け，疲労によりトレーニング回数やトレーニングボリュームが減ることを避ける．

2 運動の種類

(1) 運動の種類の選択

短縮性，伸張性，等尺性などの筋力トレーニング時の収縮様式を組み合わせて実施することが望ましい．また開放性運動連鎖（open kinetic chain：OKC）と閉鎖性運動連鎖（closed kinetic chain：CKC）を組み合わせる．下肢や上肢全体の筋力増加を狙う際には多関節トレーニングを行うとよい．特定の能力を向上させたい場合には特異性の原理に従って，目標の動作や収縮様式に合わせた運動を実施する．筋力トレーニングの具体的な方法は非常に多く，すべてを記載することは難しいため成書を参照いただきたい[3]．ここでは大腿四頭筋の筋力トレーニングの実際の方法を示す．

(2) 大腿四頭筋のOKCトレーニング

1) 膝関節伸展運動

下腿に重錘負荷やセラバンドでの牽引負荷をかけ，膝関節伸展運動を行う．大腿四頭筋はADL中に様々な収縮様式で働くため，収縮様式や収縮速度を変化させて筋力トレーニングを行うとよい．下肢伸展挙上運動を大腿四頭筋の筋力トレーニングに用いる場合があるが，股関節屈曲運動の要素が強く，負荷を増やすと大腿直筋の筋活動が著しく増加する．広筋の筋力トレーニングを行うためには，膝関節伸展運動の方がよい．

2) セッティング

背臥位や腹臥位で実施できる筋力トレーニングである．背臥位では，膝下に入れたタオルを押すように踵を床につけたまま膝を伸展させる（図4a）．腹臥位でのセッティングでは足関節と足趾を背屈し，床に足趾をつけたまま膝を伸展させる（図4b）．患者によっては背臥位のセッティングでは力を入れにくい場合でも，腹臥位でのセッティングでは力の入れ方が伝わりやすいことがあるため，腹臥位でのセッティングは有効な筋力トレーニング方法である．また腹臥位でのセッティングはCKCトレーニングに近い方法であるため，荷重位でのト

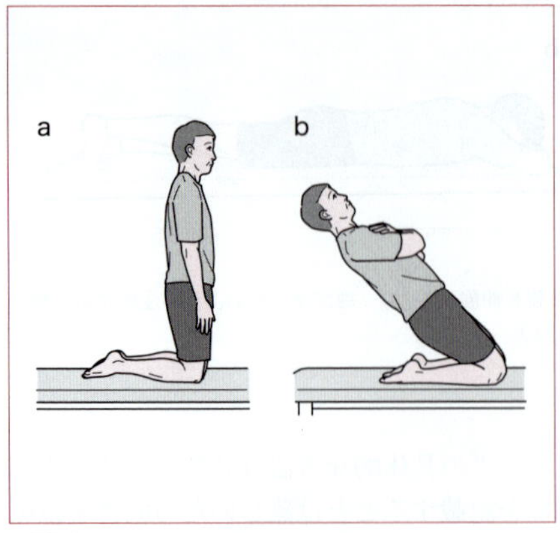

図5 ニーリングクアドリセプス

まず膝立ちとなる(a)．膝立ちから体幹を後方に倒す(b)．股関節や体幹の屈曲が生じないように注意する．

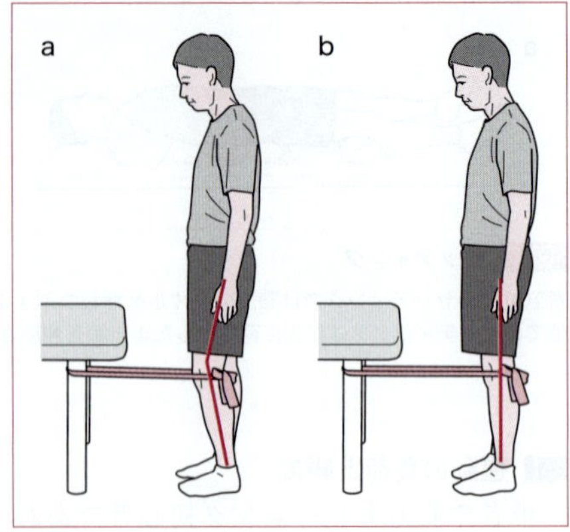

図6 立位セッティング

膝関節を曲げた状態でセラバンドを膝窩にかける(a)．セラバンドの抵抗に抗するように膝を伸展させる(b)．骨盤の同側回旋や股関節屈曲が生じないように注意する．

レーニングへと移行しやすい．

(3) 大腿四頭筋のCKCトレーニング

1) ニーリングクアドリセプス

膝立ち姿勢から体幹を後方へと倒し，大腿四頭筋の伸張性収縮を行う(図5)．この運動では大腿直筋でも広筋群でも最大随意収縮の60%以上の筋活動が生じ，機器を使うことなく筋力トレーニングに必要な負荷を得られる．

2) 立位セッティング

ベッドの脚や柱にセラバンドを括り，その輪の中に下肢を入れる．膝窩にセラバンドをかけて，セッティングを行う(図6)．柱から離れて立ったり，硬いセラバンドを用いたりすることで負荷を増加できる．前十字靱帯損傷患者ではセラバンドを膝窩より近位にかけて運動を行う．

3) スクワット

スクワット動作を両脚で行うと大腿四頭筋では最大随意収縮の約30%の筋活動が生じ(図7a)，片脚で行うと50%に活動量が増加する．できるだけ深くまで膝を曲げることでより大きな大腿四頭筋の筋活動量が得られる．また，荷重を足部の後方に移動させる，または上半身を直立にすることで大腿四頭筋の筋活動が増加する(図7b, c)．大腿部や膝関節の内側にボールを挟んでスクワット動作を行うことで，内側広筋が外側広筋よりも活動するため内側広筋の選択的な筋力トレーニングとなる(図7d)．

4) 立ち上がり動作

立ち上がり動作では大腿四頭筋の大きな筋活動が生じるため，筋力トレーニングとして有効である．座面の高さを低くすることで負荷を大きくできる．10cmの台で両脚立ち上がりができた場合には，片脚立ち上がりを高い台から行う．この運動も座面を下げていくことで負荷量を増加できる．

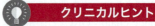

クリニカルヒント

筋萎縮が軽度で，除痛などによる神経的要因の改善や，固定筋や拮抗筋の運動学習効果により即時的に筋力の改善が得られる患者もいる．一方で，主動作筋の萎縮や活動低下が筋力低下の原因である患者も多くいる．筋力低下への痛みや他部位の影響に

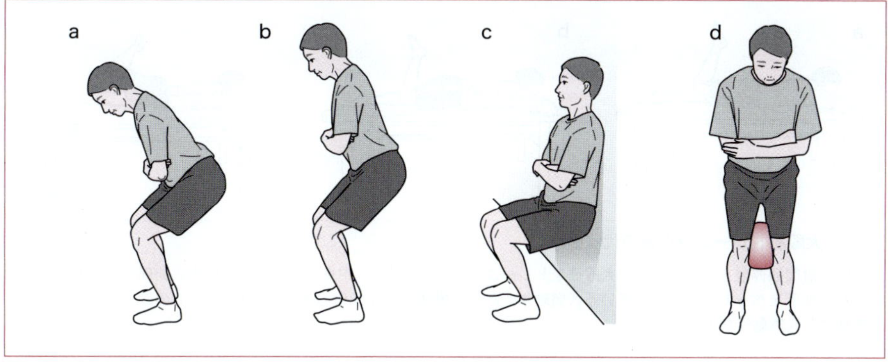

図7 スクワット

一般的には図のように膝関節屈曲，股関節屈曲を行う（a）．足部の後方に荷重をかけることで，大腿四頭筋の筋活動が増加する（b）．体幹を直立にし，空気椅子のような方法のスクワット動作でも大腿四頭筋の活動が増加する（c）．スクワットの際にボールを膝関節の内側に挟むことで内側広筋が外側広筋より活動する（d）．

注目しすぎるあまり，主動作筋の問題を過小評価し，筋肥大・筋力改善効果の乏しい筋力トレーニングを続けてしまっては患者の主訴や問題解決に至らない．そのため，筋力低下とその関連要因を詳細に評価し，適切な筋力トレーニングを行うことが重要である．さらに，一般的な筋力トレーニング方法で対象筋をうまく収縮できない患者に対しては，評価結果や運動学などの知識に基づき運動方法を修正することが重要である．推奨される筋力トレーニング方法を熟知したうえで，患者の疼痛や医学的状況，筋力低下の要因，理学療法の目的に合わせて方法や負荷を選択することがポイントである．具体例を示しながら，注意点とその工夫を記載する．

1 股関節伸展トレーニング

(1) 筋の作用に注目した工夫

股関節伸展筋の主動作筋である大殿筋には，股関節外転の作用を持つ上部線維と内転の作用を持つ下部線維がある．股関節術後患者では筋力トレーニング中に萎縮の重度な線維が収縮しにくいことがあり，萎縮が重度で，筋肥大させたい線維の筋肥大効果が得られにくいことがある．このような患者に対しては，大殿筋の各部位が有する股関節伸展以外の作用に注目して，筋力トレーニングの方法を工夫する．例えば，上部線維の収縮が得られにくい場合には股関節外転と伸展を組み合わせ，下部線維の収縮が得られにくい場合には股関節内転と伸展を組み合わせる（図8）．このように筋の中でも筋肥大をさせたい部位の作用を運動に組み合わせることがポイントである．

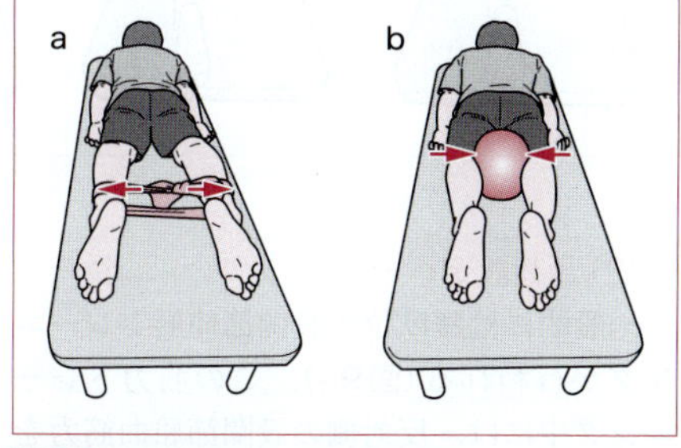

図8 大殿筋のトレーニング

大殿筋の上部線維のトレーニングには，セラバンドを両足で引っ張るように股関節外転を行いながら股関節を伸展させる（a）．下部線維のトレーニングにはボールを大腿部で挟み股関節内転を行いながら股関節を伸展する（b）．

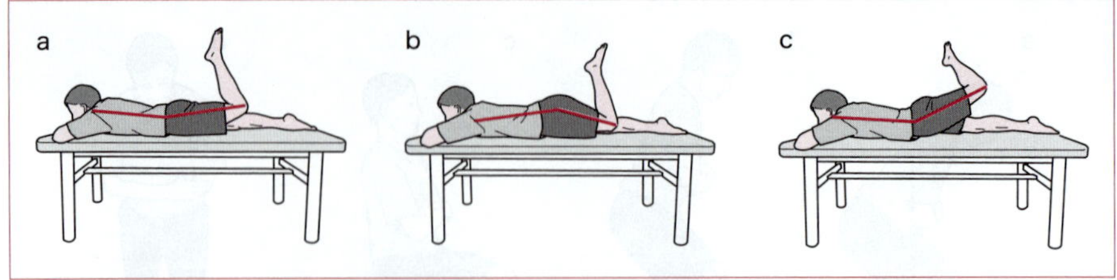

図9　大殿筋トレーニング時の代償動作

腹臥位で股関節伸展を行うことで，大殿筋をトレーニングできる（a）．中央の図では反対側の大腿部でベッドを押すことで左大腿部をベッドから浮かせている代償動作であり，股関節は屈曲位のままである（b）．右の図では骨盤前傾や回旋を強めた代償動作がみられる（c）．

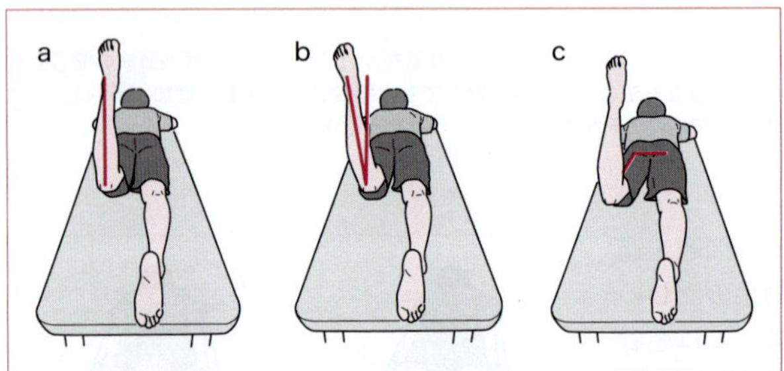

図10　股関節伸展トレーニング時の工夫

腹臥位で見かけ上の股関節内外旋・内外転中間位で行うと（a），骨形態によっては股関節外旋位や内転位になり，股関節痛が生じる場合がある．X線画像やCraig testを参考にして，股関節軽度内旋位（b）や軽度外転位（c）でトレーニングを行うことで，大殿筋の大きな収縮が得られる場合がある．

（2）負荷設定への工夫

一般的には腹臥位で股関節伸展トレーニングが行われる（図9a）．この筋力トレーニング中には，反対側の股関節屈曲筋力を発揮し，トレーニング側の股関節が屈曲位のまま，ベッドから大腿部が浮き上がる代償動作や（図9b），脊柱起立筋などの筋収縮による骨盤の回旋や前傾の代償動作がみられる（図9c）．このような代償動作は筋力評価の際にもみられ，股関節伸展筋力が過大評価されている場合が多い．その結果，筋力トレーニング負荷が高く設定されてしまい，運動回数やセット数が少なくなり，狙ったトレーニング効果を得られない場合があるので注意が必要である．代償動作をさせないように筋力評価を行ったうえで目的に合った筋力トレーニング負荷に設定すること，また筋力トレーニング実施中にも代償動作に注意し，負荷を調整することがポイントである．

（3）骨形態を考慮した工夫

股関節の骨形態には個人差が大きく，一般的に女性では男性に比べて大腿骨の前捻角が大きい．また頚体角にも個人差がみられる．下腿をベッドに垂直にして股関節伸展運動を行った場合には（図10a），前捻角の大きな患者では股関節は外旋位となる．殿部筋は股関節外旋作用を持つため，この方法では筋が軽度短縮位となり収縮が入りにくい場合がある．さらに，股関節外旋位での伸展運動では股関節前面に痛みを有する患者が多い．患者の股関節回旋や内外転角度を変化させ，大殿筋の収縮が得られやすく，また痛みのない方法で筋力トレーニングを実施することがポイントである（図10b，c）．

（4）筋力トレーニング肢位に対する工夫

股関節伸筋のCKCトレーニングの一つにブリッジ動作がある．ブリッジ動作では足部位置や足部の高さを変化させることで

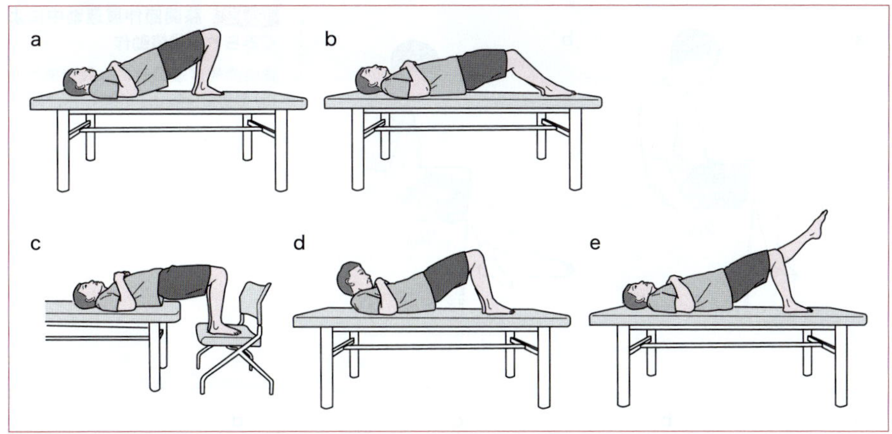

図11　ブリッジ動作

膝を曲げたブリッジでは大殿筋の筋活動が増加する(a). 一方で膝を伸ばした方法ではハムストリングスの筋活動が増加する(b). 足部の位置を下げ, 股関節伸展位でのブリッジ(c)や, 頭を持ち上げて腹筋の力を入れ骨盤後傾させて行うブリッジ(d), 片脚でのブリッジでは大殿筋の活動量が増える(e).

大殿筋の筋活動を大きくすることができる(図11a〜c). また, 頭部挙上を行い, 腹筋を収縮させてブリッジ動作を行えば, さらに大殿筋の筋活動を増加できる(図11d). 片脚でのブリッジでは両脚でのブリッジと比べて, 股関節伸展筋の活動が大きくなる(図11e). 片脚でのブリッジでは最大随意収縮の60%程度の筋活動が得られるため筋力トレーニングに有効である. 以上より, 大殿筋へのトレーニングは足部位置を下げ, 膝関節を90°屈曲位とし, 頭部を挙上して片脚で行うブリッジが効果的である. このように, 共同筋の活動を抑え, 対象筋への効果的な筋力トレーニングを行うためにトレーニング肢位を規定することがポイントである.

2 膝関節伸展トレーニング

(1) 広筋群へのトレーニングの工夫

膝関節伸展の主動作筋は大腿四頭筋であり, 膝関節疾患のみならず下肢疾患や高齢者でも筋力低下や筋萎縮がみられる. 前述のようにOKCでの膝関節伸展トレーニングには端座位での膝関節伸展運動がよく行われる. 多くの膝関節疾患患者では広筋群が萎縮しやすく, また大腿四頭筋の中で大腿直筋が優位に活動するような筋活動パターンは膝関節負荷を増大させ, 病態悪化につながる可能性がある. そのため, 端座位での膝関節伸展トレーニングにおいても広筋群の収縮が得られるようにトレーニングを行うことがポイントである.

端座位での膝関節伸展では, 大腿直筋が強く働く患者では股関節屈曲や骨盤の後傾などの代償動作がみられやすい(図12). 大腿直筋が強く働く患者では, 広筋群の筋腹を患者に触らせるフィードバックにより(図13a), 広筋群の収縮が得られやすくなる. ただし, 高負荷トレーニングではどの筋が働いているかが患者にわかりにくいため, まず低負荷膝関節伸展運動中に広筋の収縮を確認させると患者に広筋の収縮が伝わりやすい. さらに大腿直筋に対するストレッチング後にトレーニングを行うことで広筋群の収縮が得られやすくなる場合がある. 股関節屈曲が生じやすい患者には,

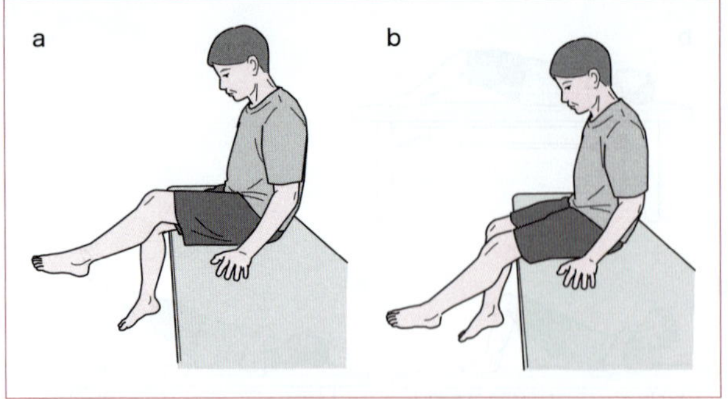

図12 膝関節伸展運動中によくみられる代償動作

膝関節伸展運動時には股関節屈曲(a)や骨盤後傾(b)がよくみられる.

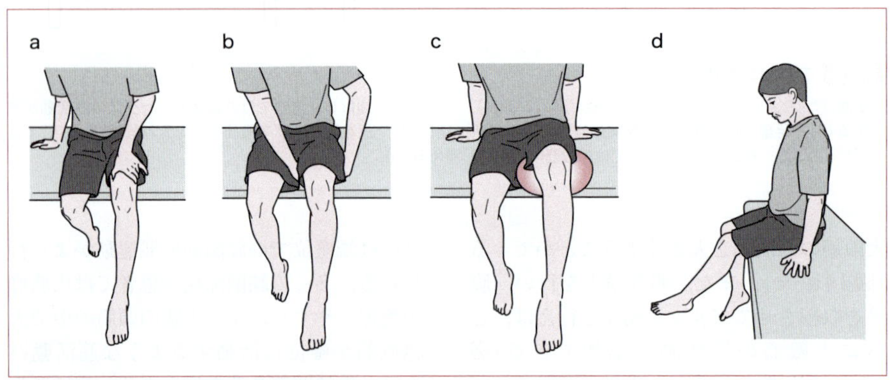

図13 広筋群の収縮が得られやすい方法

膝関節伸展運動時には患者自身に広筋を把持させ，収縮が入っていることを確認させるとよい(a). また大腿の下に患者自身の手を置き，股関節屈曲が起きて大腿が手から浮かないように注意させる(b). それでも股関節屈曲運動を行ってしまう場合には，大腿の下に入れたクッションを押さえるように股関節伸展をさせて膝関節伸展を行うとよい(c). 骨盤後傾で大腿直筋の代償を行う患者には骨盤前傾位でのトレーニングを行う(d).

大腿の下に患者の手を置き股関節屈曲によって大腿がベッドから浮いていないことをフィードバックするとよい(図13b). どうしても股関節屈曲を行ってしまう場合には，大腿の下にクッションを置き，クッションを押しつぶすように股関節を伸展させながら膝関節伸展を行うとよい(図13c). 骨盤の後傾により大腿直筋の代償を行う患者では，骨盤前傾位でのトレーニングが有効である(図13d). このような患者ではハムストリングスの過緊張や短縮がみられる場合があり，筋力トレーニング実施前のハムストリングスへのストレッチングが有効である.

(2) 痛みに対する工夫

膝関節伸展運動中に膝痛によって，膝関節伸展域の筋力が特異的に低下する場合がある. 角度特異的な筋力低下は，筋量の低下より神経的な抑制が問題であることが多い. このような患者では，筋力低下が大きい膝関節角度での筋力トレーニングが特異性の原則を満たす. ただし，その場合には本来有するはずの最大筋力に対して小さな負荷での筋力トレーニングとなり，過負荷の原則を満たせない. このような場合には，まず神経系の興奮性が改善し，多くの

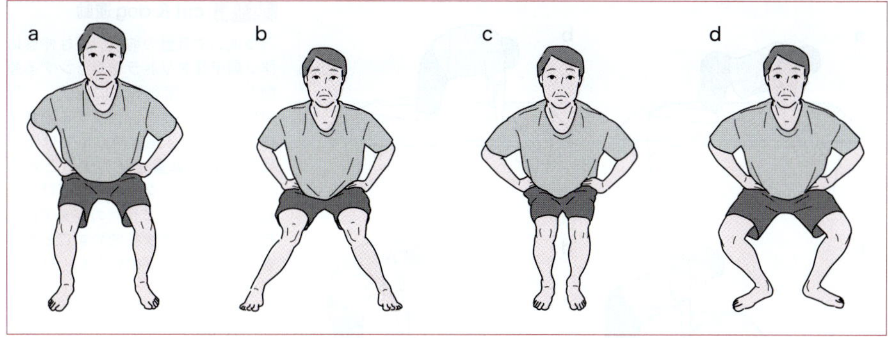

図14 スクワットでの足幅と足角

膝関節負荷を増加させず，大腿四頭筋の大きな筋活動を得るためには足幅を中程度（肩幅程度）で足を外転させないようにスクワットを実施する（a）．足幅を広くしすぎると膝関節外反になりやすく膝関節に痛みが生じやすい（b）．足幅を狭くしたり（c），足を外転位にしたりすると（d）膝関節内側への圧が高まりやすい．

運動単位を動員できるように，痛みのない角度で過負荷の原則に従って筋力トレーニングを行う．そして，痛みの改善と神経の興奮性の改善が得られれば，特異性の原則に従って膝関節伸展域での筋力トレーニングに移行する．

筋力トレーニング時に痛みを訴える患者には負荷を加える位置を変えることによって痛みを軽減できる場合がある．一般的には膝関節伸展運動時には下腿遠位に重錘やセラバンドで抵抗をかけるが，脛骨近位に抵抗を加えて筋力トレーニングを行うことで痛みが軽減する場合がある．

変形性膝関節患者や半月板損傷患者では，膝関節への力学的負荷が膝痛につながることがある．これらの患者に対するスクワットを用いたトレーニングでは，膝がつま先よりも前に出ないことなどに注意することが多い．それに加えて，足部を内外転中間位とし，足幅を肩幅程度に開いてスクワットを行うことで（図14a），大腿四頭筋の筋活動を維持しつつ，膝に加わる力学的負荷を減少させることができ，痛みなくトレーニングを実施できることがある[5]．図14bのようにスクワット中に足幅を広くすると膝関節が外反し，膝関節に痛みが生じる場合がある．図14c，dのように足幅を狭くしたり，足角を広げて足を外転位にしたりすると膝関節に加わる力学的負荷が高まりやすい．また，大腿に対して下腿が過度に外旋するなど大腿骨と脛骨の運動の異常により，スクワット動作で痛みが出ることがある．筋力トレーニング前にストレッチングや他部位への運動などで異常運動を軽減すること，筋力トレーニング中に鏡を用いて動作のフィードバックを行うこと，理学療法士が大腿や下腿を把持して運動を修正することがポイントである．

3 肩甲骨周囲筋トレーニング

前鋸筋，菱形筋などの肩甲骨周囲筋のトレーニングとして，四つ這いでのcat & dog運動がよく用いられる．四つ這いで骨盤の前傾，脊柱伸展に伴い肩甲骨をリトラクションする運動（dog）と（図15a），骨盤を最大に後傾し，肩甲骨をプロトラクションする運動（cat）を繰り返す（図15b）．このトレーニングでは，最大筋力の測定が困難であるために適切な回数を規定しにくい．このような場合には，筋力トレーニング中に肩甲骨の運動を評価し，一定の運動速度で代償動作が出現せずに反復できる最

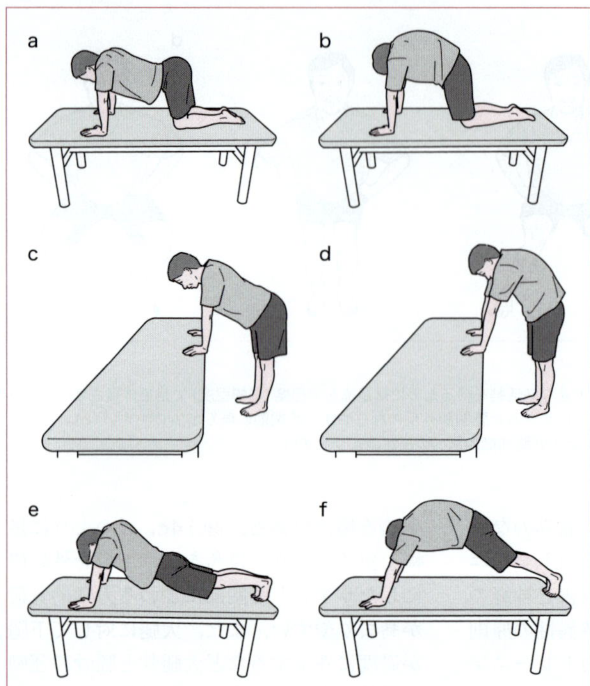

図15 cat＆dog運動

四つ這いで骨盤の前傾，脊柱伸展に伴い肩甲骨をリトラクションする運動と(a)，骨盤を最大に後傾し，肩甲骨をプロトラクションする運動を繰り返す(b)．座位や立位では上肢に加わる荷重量を減らすことができ，トレーニングの負荷を下げられる(c，d)．腕立て伏せの姿勢では上肢に加わる荷重量を増やすことができ，トレーニングの負荷を上げられる(e，f)．

大回数をセットあたりの運動回数と規定するとよい．また，この運動では重錘やセラバンドで運動負荷を調整することが難しい．筋力が弱い患者では，四つ這いでの運動では負荷が強すぎる可能性があるため，座位や立位で前方のベッドに手をついた状態で行うと，低負荷でのトレーニングを実施可能である(**図15c，d**)．逆に高負荷で運動を行うためには，腕立て伏せの状態から運動を実施するとよい(**図15e，f**)．

文　献

1) Moritani T, et al：Neural factors versus hypertrophy in the time course of muscle strength gain. Am J Phys Med 58：115-130, 1979
2) Tanaka H, et al：Influences of fascicle length during isometric training on improvement of muscle strength. J Strength Cond Res 30：3249-3255, 2016
3) 市橋則明：筋力低下に対する運動療法．運動療法学，第2版，市橋則明編，文光堂，東京，221-252，2014
4) American College of Sports Medicine：American College of Sports Medicine position stand. Progression models in resistance training for healthy adults. Med Sci Sports Exerc 41：687-708，2009
5) Asayama A, et al：Influence of stance width and toe direction on medial knee contact force during bodyweight squats. J Biomech 129：110824, 2021

第2章　運動療法

3　筋持久力トレーニング

横山茂樹

1 筋持久力トレーニングの理論

1 筋持久力とは

筋持久力(muscle endurance)とは,「一定の身体活動(パフォーマンス)においてできるだけ長時間にわたって筋収縮を維持もしくは繰り返すことができる能力」である. 特に身体活動は, 個々の関節であるパーツの運動と, 隣接する関節と関節とのユニットによる協調運動から構成されていることから, ①単関節運動による筋持久力と, ②上下肢や体幹などの多関節運動による筋持久力に分類できる(表1).

単関節運動における筋持久力は, 局所の関節運動より筋線維タイプとエネルギー供給系といった生理学的要因からの影響を受けやすく, 筋機能改善や筋出力向上が期待できる. 一方, 多関節運動による筋持久力では, 関節運動の効率性・協調性といった運動学的要因を考慮する必要がある. これらのことから, 筋持久力トレーニングを実施するにあたって, 目的とする運動に適した単関節(パーツ)および多関節(ユニット)運動を取り入れた多角的なプログラムを立案することが肝要である.

表1　筋持久力の分類

	単関節運動による筋持久力	多関節運動による筋持久力
運動学的特性	開放性運動連鎖	閉鎖性運動連鎖
具体例	重錘を用いた膝伸展運動など	スクワット運動など
期待できる効果	筋機能改善 筋出力の向上	関節間の協調性改善 パフォーマンスの向上

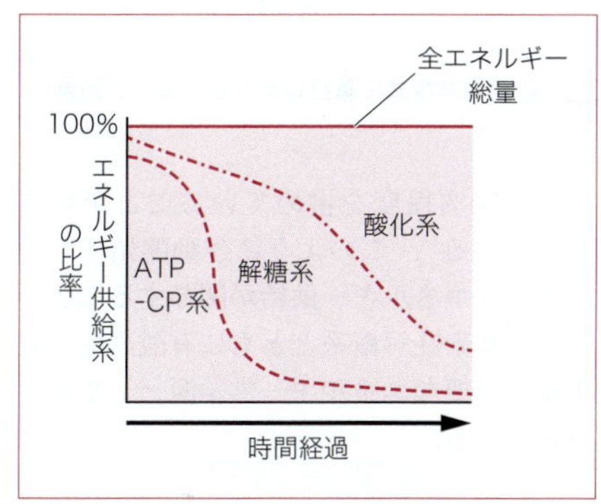

図1　筋収縮時のエネルギー供給比率

時間経過とともに筋収縮力は低下し, 全エネルギー総量も低下するものの, 各時点でのエネルギー総量を100%としている.
ATP：アデノシン三リン酸, CP：クレアチンリン酸

2 筋持久力に寄与するエネルギー供給系

筋線維タイプは生理学的・代謝的特性より速筋線維であるFG(fast-twitch glycolytic)とFOG(fast-twitch oxidative glycolytic)および遅筋線維であるSO(slow-twitch oxidative)に分類される.

高強度運動ではFGの筋線維タイプの寄与が大きく, 短時間ではATP-CP系, さらには解糖系から無酸素性エネルギーの供給を受ける(図1). 特に中・強度の負荷量による反復回数や筋収縮持続には, 解糖系が主なエネルギー源となる. 一方, 低〜中強度の持続した運動ではSOの筋線維タイプの寄与が大きく, 酸化系の有酸素性エネルギーから供給される. さらにFOGは, SOとFGの中間的な筋収縮特性を有していることから, 筋持久力強化に関与する可能性が最も高い.

近年, 20〜30秒程度で疲労困憊に至る高〜中強度の運動において, 有酸素性エネルギー供給量が運動に必要な全エネルギー

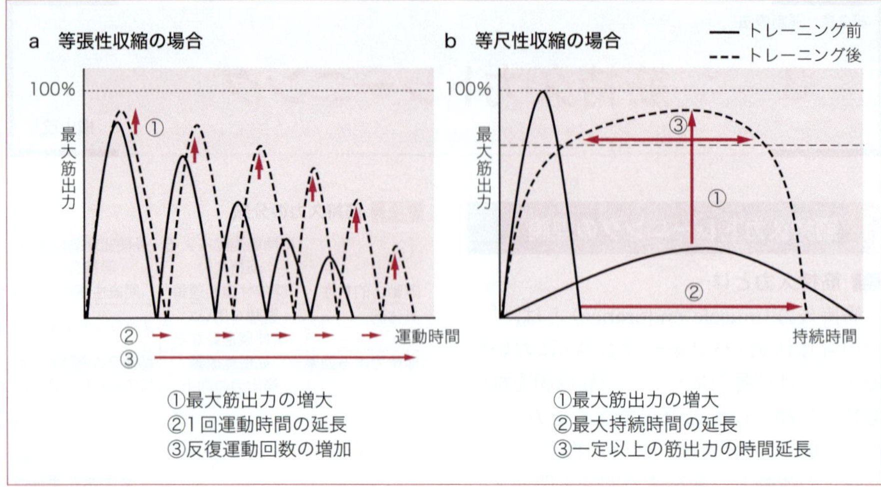

図2　筋収縮様式に着目したトレーニング効果

の20～30％程度を占めていることが報告されている[1]．このように運動開始後から有酸素性エネルギー供給が関与することから，無酸素性解糖系とともに有酸素性の酸化系も重要なエネルギー供給源として注目されている．

3 筋持久力トレーニングに期待される効果

等張性収縮による運動では，筋は収縮と弛緩を繰り返すことによって，運動開始時より筋への血流量を高めながら筋力を発揮する．このため有酸素性（酸化系）のエネルギー供給による影響も受けやすい可能性があり，①最大筋出力の増大と併せて，②1回運動時間の延長，③反復運動回数の増加といった効果が期待される（図2a）．一方，等尺性収縮による運動では，持続的な筋収縮によって筋内圧が上昇することから筋血流量は一時的に抑制される．このため筋収縮時間が長いほど無酸素性，特に解糖系エネルギー供給から影響を受ける可能性があり，①最大筋出力の増大とともに，②最大持続時間の延長，③一定以上の筋出力の時間延長といった効果が期待される（図2b）．

このことから筋持久力トレーニングを実施するにあたって，その目的を明確にしたうえで筋収縮様式の特徴を踏まえて理学療法プログラムを組み立てる．

4 筋持久力トレーニングの条件設定

筋持久力トレーニングを実施するにあたって，負荷法とその運動強度，反復回数もしくは持続時間，セット数とセット間の休息時間，およびトレーニング頻度とその期間などの条件を考慮する必要がある．

(1) 負荷法

負荷の設定方法は，相対的負荷法と絶対的負荷法に大別される．

相対的負荷法とは，個別の筋における最大挙上重量（1 repetition maximum：1RM）に対する相対的割合の負荷を加えて測定する方法であり，重錘バンドやセラバンドを用いた運動が挙げられる．絶対的負荷法は，最大挙上重量に関係なく一定の負荷量を与えて測定する方法であり，スクワット運動やヒールアップ（カーフレイズ）運動が挙げられる．

表2 運動強度と時間・回数の関係

運動強度(%1RM)	等尺性収縮による持続時間(秒)	等張性収縮による反復回数	主な効果
50% 60% 65% 70%	40〜60 18〜30	25〜30 20〜25 18〜20 12〜15	筋持久力
75% 80% 85%	12〜18	10〜12 8 6	筋肥大
90% 95% 100%	6〜10	4 2 1	筋力増強・神経因子の改善

1RM：最大筋力に対する割合

（文献2を基に作表）

(2) 運動強度および反復回数・持続時間

局所筋持久力の至適強度として，運動強度の約50%以上から速筋線維が収縮し始めるとともに，筋内圧上昇による筋血流量低下や筋内の低酸素化を生じることから，相対的負荷法では50〜70% 1RMの運動強度により等張性運動の場合は反復回数を30〜12回以上，等尺性運動の場合は収縮持続時間を60〜18秒間を目安に設定する（表2）[2]．

一方，絶対的負荷法では，自重負荷により主観的運動強度，特に局所の末梢性疲労の運動強度として「かなり重い」〜「重い」を目安とする（表3）[2,3]．

(3) セット数，セット間の休息時間およびトレーニングの頻度

セット数やセット間の休息時間は，運動強度や反復回数・持続時間などの影響を受けるが，原則的にはATP-CP系エネルギー源の再合成や血中乳酸濃度の回復状況を考慮する必要がある．一般的に筋肥大を目的とした筋力トレーニングでは，2〜5セット，セット間の休息時間を30〜90秒間を目安に設定する．またトレーニング頻度について，初心者では週4日，経験者では週2〜3日で効果が最適となる．これらの条件設定は筋持久力トレーニングにおいても参考になると考えられるが，筋持久力改善に重点を置く場合，低めの強度（50% 1RM程度）で1セットあたり15〜25回，セット数は2セットを超えないように行うことが推奨されている[4]．

表3 主観的運動強度

表示	主観的自覚度	運動強度(%1RM)
20	非常に重い	100
19		95
18	かなり重い	93
17		90
16	重い	87
15		85
14		80
13	やや軽い	77
12		75
11	軽い	70
10		67
9	かなり軽い	65
8		60
7	非常に軽い	50
6		

（文献2，3を基に作表）

2 筋持久力トレーニングの実際

1 開放性運動連鎖（open kinetic chain：OKC）環境下における膝伸展運動

筋持久力向上には，原則的に“低〜中強度”により“中〜高頻度”の反復運動（もしくは収縮時間），セット間の休息時間を短く設定したトレーニングが推奨される．椅子座位における膝伸展運動では，重錘バンド（図3a）もしくはセラバンド（図3b）を用いた方法がある．

重錘バンドを用いた等張性運動の場合，臨床では1RMの計測が困難である．このため，①治療者は，被検者（患者）の主観的

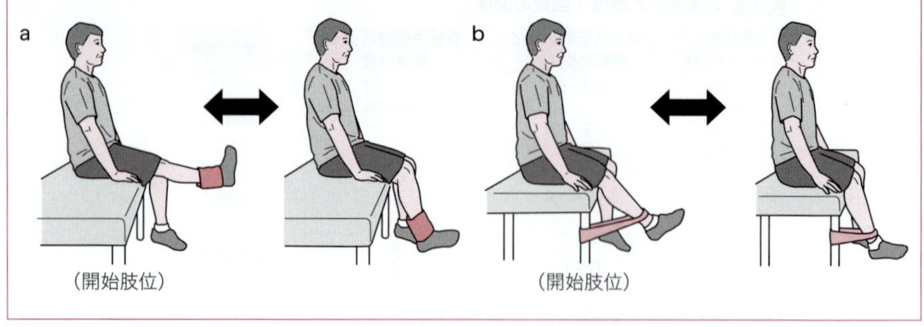

図3 開放性運動連鎖（OKC）環境下における膝伸展運動

a：重錘バンドを用いた場合，b：セラバンドを用いた場合．
aおよびbの開始肢位を膝伸展位とする．膝屈曲運動はゆっくりと下腿を降下させて，遠心性収縮を引き起こす．動作を切り返す角度は，常に抵抗をかけて筋が収縮している状態を保つために，膝屈曲70～80°程度を目安とする．その後，ただちに膝伸展運動を行い，開始肢位まで戻す．

運動強度が65～80％となる「重い」～「かなり重い」という重錘バンドの負荷量を選択する．続いて，②疲労困憊に至るまでの反復回数を計測する．③表2を参照として，反復回数から1RMを算出する．具体的には，片脚膝伸展運動を4kgの重錘バンドで8回できた場合，4kgは80％1RMに相当する．このため4kgを80％にて除して，1RM＝5kgとなる．このような間接法により負荷量を算出して運動強度を決定する．

セラバンドを用いた等尺性運動の場合，セラバンドの伸張度によって抵抗量を決定することから，主観的運動強度の「重い」～「かなり重い」を目安として，筋収縮を引き出したい膝関節角度を設定する．筋持久力向上には表2を参照として18～30秒保持する．セット数およびセット間休息時間は疲労困憊の程度や設定した関節角度を保持できる範囲で設定する．また，セラバンドによる特性から膝伸展位から屈曲方向へセラバンドが縮みながら運動する際，動作速度をゆっくりと屈曲することにより遠心性収縮を得るように実施する．ただしセラバンドを用いた場合，運動強度が主観に頼ることから意欲など心理面の影響を受けることを考慮する．

2 閉鎖性運動連鎖（closed kinetic chain：CKC）環境下におけるスクワット運動

スクワット運動は，重力下（自重）における大腿四頭筋とハムストリングスの協調された閉鎖性運動連鎖（CKC）による絶対的負荷法の運動である．OKC環境下では大腿四頭筋とハムストリングスは主動作筋と拮抗筋の関係にあるが，CKCにより共同筋として膝屈曲・伸展運動が行われる．至適強度を決定する指標として，主観的運動強度，特に末梢性疲労度の「重い」～「かなり重い」を目安にする．さらに重力を利用して遠心性収縮を中心とした運動条件で実施することによって，より機能的な筋収縮の協調性が獲得できる可能性がある．

具体的には，スクワット運動の開始肢位は，重心を下げた膝屈曲位とする（図4）．開始後に重心を上方へ移動する際には求心性収縮となるが，重心移動が下方へ変換された際には遠心性収縮となる．そして，再び重心を下げた膝屈曲位において下方への重心移動を減速することによって，最も重力からの影響を受ける．この時，膝関節は

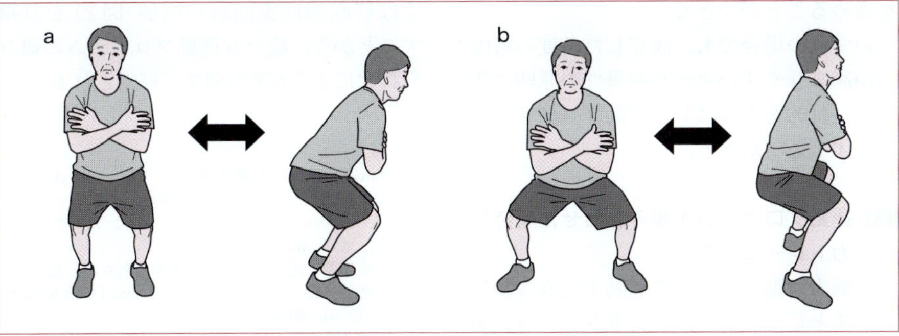

図4 閉鎖性運動連鎖(CKC)環境下におけるスクワット運動

a：つま先を平行に向けた状態(neutral position)．b：つま先を外側に向けた状態(toe-out position)．
aおよびbの開始肢位は，重心を下げた膝屈曲位とする．1動作(膝伸展〜屈曲運動)ごとに膝屈曲位を保持する(1秒〜数秒程度)．運動中，つま先と膝の向きは同じ方向とし，膝外反が起こらないように注意する．膝屈曲位を開始肢位とすることによって，膝関節伸筋および屈筋の同時収縮が促通される．さらに膝屈曲位から動作切り替え時に膝屈曲位を保持(伸筋と屈筋の同時収縮)することによって，膝関節の安定化を促すことが期待できる．

屈曲位の状態で，大腿四頭筋とハムストリングスが同時収縮を引き出すことができる．

クリニカルヒント

1 運動速度に着目した条件設定

近年，トレーニング時の関節運動を低速度で実施する筋発揮張力維持スロー法が紹介されている[5]．この方法では，筋内圧を上昇させて血流量を抑制することによって筋への負荷を高めることで筋力および筋持久力が増強できる．セラバンドや重錘バンドを用いた運動やCKCによるスクワット運動など幅広い運動で実施できることや，高齢者や障害者にも適応できることから臨床でも有用な方法である．

セラバンドや重錘バンドを用いた運動でも重力の影響を受けることから，特に重力から介助を受ける方向の運動時(座位による運動であれば膝屈曲運動)には，運動速度をゆっくり行うように意識することが重要である．これにより対象筋は遠心性収縮を行うことができ，日常生活場面に即した筋収縮様式となる．このような影響はCKCによるスクワット運動でも同様の効果が期待できる．

具体的には，動作速度を求心性および遠心性の収縮時間をいずれも2〜3秒程度に設定する．また動作方向の転換時に1秒程度の等尺性収縮を入れると，さらに運動強度を高めることができる．

2 "特異性の原則"に基づく運動プログラム設定

重錘バンドを用いた運動はセラバンドよりも，重力の影響を受けやすい．例えば椅子座位による膝伸展運動では膝関節の最終伸展位に最も負荷量が大きくなる．生理学的に筋出力発揮が最も大きくなる範囲は筋長中央1/3の可動域であることから，大腿四頭筋の場合はこの範囲と一致しない．しかし歩行動作を考慮すると，立脚初期時の体重支持を行う際には膝関節は軽度伸展位において安定性を高める必要がある．

一方で，セラバンドの場合は張力が発生するために，筋力および筋持久力を強化したい関節運動範囲を設定しやすい．このため筋長中央1/3の可動域において運動強度を高めて実施することにより，筋出力発揮を高めることができる．

いずれの場合でも，設定した角度の筋出力が高まりやすいという特異性の原則に基づき，目的を明確にして運動プログラムを設定する必要がある．

3 運動プログラムを組み合わせた筋持久力トレーニング

有酸素運動と筋力増強運動を組み合わせた方法として，コンカレントトレーニング（concurrent training：CT）が紹介されており[6]，近年では高強度インターバルトレーニングと有酸素運動を組み合わせた運動プログラムの効果検証も取り組まれている．一方で，CTについては筋肥大を抑制してしまう“慢性干渉”が議論されており，今後は筋持久力トレーニングに適した対象や条件設定について検討する余地がある．

筋持久力トレーニングでは，①最大筋出力の増大と，②筋収縮持続時間の延長もしくは筋収縮反復回数の増加（図2）を目指すことから，様々な運動プログラムの組み合わせによるCTの開発が期待される．

文　献

1) Powers SK, et al（橋本健志訳）：第3章 生体エネルギー反応．パワーズ運動生理学，内藤久士ほか監訳，メディカル・サイエンス・インターナショナル，東京，68-69，2020
2) 大藏倫博：運動機能を改善させるために必要な運動生理学―筋力向上の観点から―．Jpn J Clin Res Dys 8：49-54，2018
3) Borg GA：Psychophysical bases of perceived exertion. Med Sci Sports Exerc 14：377-381, 1982
4) Schoenfeld B（寺田　光ほか訳）：第4章 筋肥大におけるレジスタンストレーニング変数の役割．骨格筋肥大のサイエンスとトレーニングへの応用．後藤勝正監訳，ナップ，東京，73-122，2021
5) Davies TB, et al：Effect of movement velocity during resistance training on dynamic muscular strength：A systematic review and meta-analysis. Sports Med 47：1603-1617，2017
6) Petré H, et al：Development of maximal dynamic strength during concurrent resistance and endurance training in untrained, moderately trained, and trained individuals：A systematic review and meta-analysis. Sports Med 51：991-1010，2021

第2章　運動療法

4 バランストレーニング

前田佑輔

1 バランストレーニングの理論

立位におけるバランス能力は，身体重心(center of gravity：COG)を特定の範囲内に維持する能力を指す．COGがその範囲を逸脱すると転倒するため，新しい支持面を構築する必要がある．そのためには，視覚系，体性感覚系，前庭系の各感覚器からの感覚入力(入力系)により自身のCOGの位置や身体各部の状況を知覚し，大脳や小脳などの中枢神経系が感覚情報を統合(統合系)して，必要な運動指令を各筋に出力(出力系)することが必要となる．

入力系に関して，視覚は空間における身体各部位の位置や動きを検出し，フィードバックの役割を果たす．また，周辺環境の検知や目標物との位置関係の認知に関与し，後述する予測的バランスへのフィードフォワードにおいて役割を果たす．体性感覚は，各関節の位置や動きを認識するものである．関節内の結合組織や線維組織内の固有受容器により，関節運動の方向，速度を検出する．また，機械受容器により皮膚に対する圧力刺激を検知したり，筋紡錘やゴルジ腱器官により筋・腱の伸張や張力を知覚したりする．特に立位においては，足底面の触圧覚からの感覚入力が非常に重要とされる．前庭覚は，半規管や耳石器が頭部への加速度を検出することにより，身体の平衡および頭部と眼球の協調運動に関わる．半規管は頭部を動かすことによる回転加速度を検知する．耳石器は直線的な加速度を検知するとともに，頭部を傾斜した時の重力方向との角度変化を検出する．

統合系に関して，大脳の連合野および基底核などの上位中枢が適切な運動プランを立案するとともに，中位・下位中枢が関与する姿勢反射を統合する．中位中枢の小脳および運動野などは，プランニングされた運動が正確・円滑になるような運動プログラムを計画し，運動プランと感覚フィードバックより得られた運動の誤差を検出することによって運動を修正する．脳幹・脊髄などの下位中枢が運動ニューロンや介在ニューロンを通じて運動を実行する．

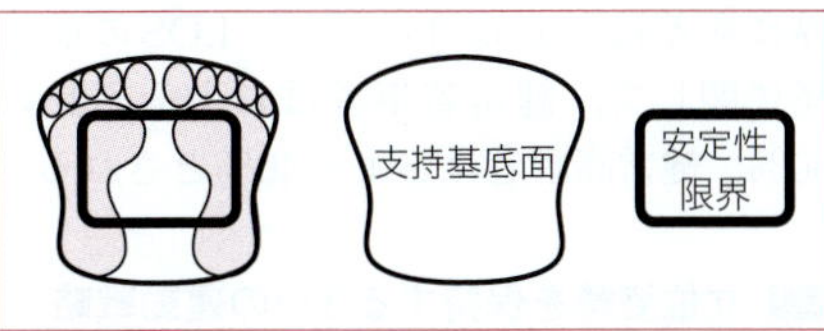

図1　支持基底面(BOS)と安定性限界(LOS)

出力系に関して，運動指令を遂行するための筋骨格系の機能が必要となる．長時間姿勢を保持するための筋持久力，急速な運動やその修正のための筋出力，運動戦略やステッピングを遂行するための各関節の柔軟性などが含まれる．

1 支持基底面および安定性限界と重心動揺

支持基底面(base of support：BOS)とは，立位において足部により囲まれる領域を指し，これが大きいほど姿勢は安定する(図1)．また，安定性限界(limit of stability：LOS)とは，立位において足部を動かすことなく足圧中心(center of foot pressure：COP)を随意的に動かすことのできる範囲を指す(図1)．BOSに対するLOSの大きさは個人によって異なり，加齢や疾病により狭小化するとされる．健常若年者は静止立位での重心動揺は小さく，LOSが大きい．片麻痺患者や運動失調のある患者は立位時の重心動揺が大きく，LOSが小さいことが特徴的である．重心動揺範囲がLOSの中心にあれば安定性は高く，境界にあるほど安定性は低い．LOSの前後径に関して，健常若年者はおよそ足長の60%，健常高齢者はおよそ40%とされる．

2 立位姿勢を保持する3つの運動戦略

外乱を受けた際に立位姿勢を保持する方策（戦略，strategy，ストラテジー）には3種類ある．比較的小さい外乱を受けた時，主に足関節を用いた身体運動により姿勢を保持するものを足関節戦略（ankle strategy）という．やや大きい外乱を受けた時，主に股関節を用いた身体運動により姿勢を保持するものを股関節戦略（hip strategy）という．さらに大きな外乱を受けた時，下肢を踏み出して新しい支持面を作って姿勢を保持するものを踏み出し戦略（stepping strategy）という．幅の狭い棒の上に乗っている時には小さい外乱に対しても股関節戦略が出現することがある．また，高齢者は足関節戦略より股関節戦略を用いる傾向があるなど，外的環境や身体状況によって戦略の出現は変化する．

3 立位姿勢保持に関する感覚適応

感覚入力が変化した際の立位保持について，健常者であれば1つの感覚系からの情報が遮断されたり不正確になったりした場合であっても，その他の感覚系で補うため動揺量は著明には増加しない．中枢内において正確な感覚入力の重みは増加し，不正確なものは重みが低下する．これは感覚入力の重みづけ（sensory reweighting）と呼ばれ，特定の感覚入力の相対的な重要度を変化・修正して，姿勢保持を安定化させる．

4 バランス能力の4つの側面とその評価

バランス能力は，静的バランス，動的バランス，予測的バランス，反応的バランスに分類される[1]．①静的バランス（static steady-state balance）は座位あるいは立位姿勢を保持し続ける能力を指す．②動的バランス（dynamic steady-state balance）は歩行などの動作において転倒せずに動作を継続する能力を指す．③予測的バランス（proactive balance）は自身のリーチ動作などの予測される内的な動きに対して姿勢を保持する能力を指す．④反応的バランス（reactive balance）は非予測的な外乱に対して姿勢を保持する能力を指す．これら4つの能力は異なる要素で構成されており必ずしも相関しないため，それぞれ評価する必要がある．

(1) 静的バランス

重心動揺測定（開眼・閉眼，開脚・閉脚）にてCOPの軌跡を記録することによって評価する．また，Romberg testや，片脚立位保持時間などを用いる．

(2) 動的バランス

歩行速度の計測などにより動的保持バランス能力を評価する．

(3) 予測的バランス

Timed Up and Go Test（TUG），Functional Reach Test（FRT）などのバッテリーテストにより評価する．

(4) 反応的バランス

外乱刺激に対する姿勢保持（復元力）やステッピングの出現状況により評価する．

5 バッテリーテスト

以下に示すバッテリーテストでは，標準値やカットオフ値を参照することにより姿勢制御の総合力を簡便に評価できる．

TUGは，背もたれ・ひじ掛け付き椅子を用いた端座位にて開始し，3m先の目標物を回って元の椅子に着座するまでの時間を計測するものである．歩行補助具を用いてもよい．カットオフ値として，10秒以下では移動自立，11～13.5秒以上で移動不安定性あり，30秒以上で要介助とされる．Berg Balance Scale（BBS）は静的保持・動的保持・予測的バランスなどいくつかのバランス側面を総合的に評価できる．14項目をそれぞれ0～4点，合計56点で評価するもので，46点以上で自立レベルとされる．FRTは静止立位から前方への最大リーチ距離を計測するものである．15cm以下では転倒リスクが高いとされるが，身長を考慮していないため解釈には注意が必要である．これらのバッテリーテストを活用する際は，カットオフ値を参照しつつ，経時的な点数やタイムの変化からバランス能力の改善具合を捉えることが必要である．

6 姿勢制御におけるフィードフォワードおよびフィードバック

フィードフォワードとは，内的な運動や予測可能な外乱に対して，あらかじめプランニングされた運動指令により姿勢を制御することである．これによりその後に起こる姿勢の変化による影響を最小限にすることが可能となる．フィードバックとは各感覚器官から中枢神経系に送られる感覚情報を指し，これにより運動が修正される．フィードフォワードは予測的バランスに，フィードバックは反応的バランスにそれぞれ強く関与する．

2 バランストレーニングの実際

1 静的バランス

静的な姿勢保持が不安定な場合に実施する．静的バランストレーニングでは，端座位⇒立位⇒タンデム肢位⇒片脚立位など支持基底面の減少に伴い不安定性が増すため，徐々に難易度を上げるように進めていく．立位については，開眼・閉眼・視覚撹乱（図2）など視覚条件を変えたり，開脚・閉脚・継ぎ足など支持基底面の広さを変えたりなど，難易度を調整する．各肢位において，動揺の大きさ，方向などを定性的に評価するとともに，保持時間の計測などの定量的評価を実施しトレーニングプログラムを検討する．

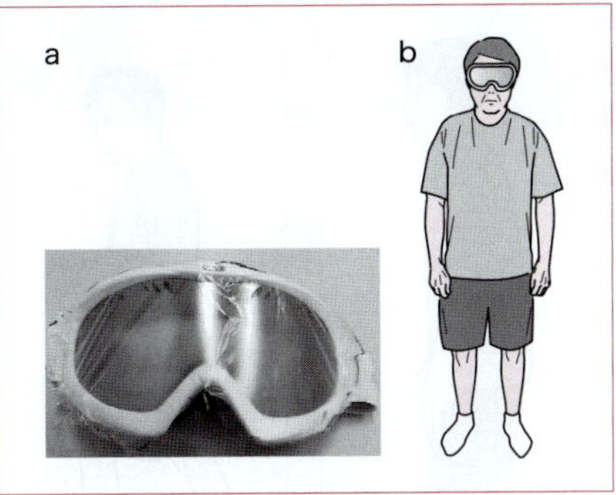

図2 視覚撹乱ゴーグル

a：半透明のフィルムを貼付したゴーグル．
b：ゴーグル着用での立位．

上記のトレーニングについて，さらにラバーマット上での立位保持を実施する．支持面の状況が絶えず変化するため，体性感覚入力が撹乱され感覚統合能力が要求される．また，必要な筋出力も絶えず大きく変化するため，素早い運動出力の修正が必要となる．

2 動的バランス

不安定支持面上での立位保持により，動的バランス能力の向上を図る（図3）．また，高速・低速を交互に切り替えるなど，速度に変化をつけて歩行したり，歩行中に頭部運動を入れたりすることによって動的バランスが強化される．応用歩行動作として，横歩き，後ろ歩き，継ぎ足歩行なども有効である．また最大速度での障害物またぎ動作訓練により，ステッピング速度の向上が期待できる（図4）．

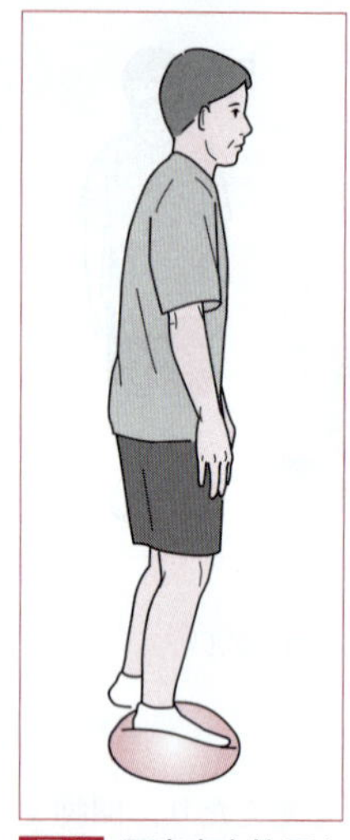
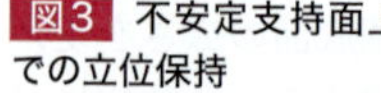

図3 不安定支持面上での立位保持

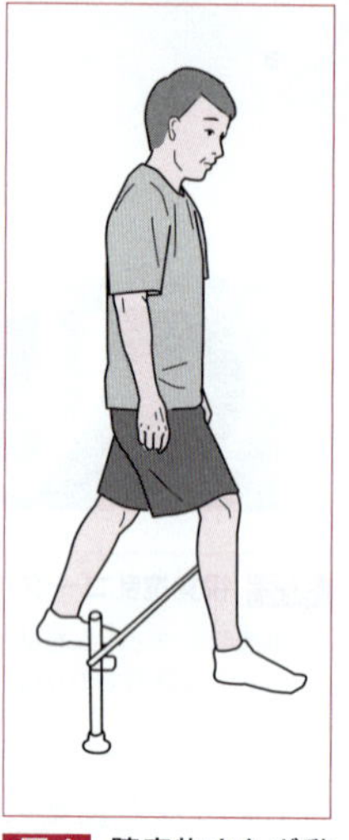

図4 障害物またぎ動作

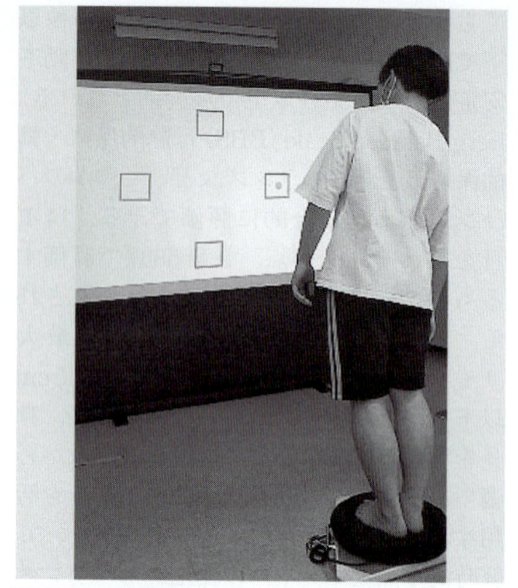

図5 COP移動トレーニング

3 予測的バランス

全方向に対してリーチ動作を行う．ボール蹴りやキャッチボールも有効である．

予測的バランスを強化する手段の中に視覚フィードバックを用いたものがある．立位保持時にCOPを目標位置に動かすトレーニングをする際，COP位置をディスプレイに映すことにより自身の体性感覚と視覚情報を一致させ，運動の修正を強化することが可能となる（図5）．視覚以外に聴覚刺激や振動刺激によりフィードバックを与えることも有効である．前述と同様のCOP移動トレーニングにおいて，目標の位置にCOPが到達した際に聴覚刺激を与えたり，足底面に設置した振動モーターの駆動により振動刺激を与えたりする．図6はCOPを後方に移動させ目標の範囲に入った時，踵に設置した振動モーターが駆動するとともに，音声によりフィードバックを与えていることを示す．これによりLOS内でのCOP位置の正確な認識を促すことになる．さらに，徐々に目標を外側に広げて「振動・音声が感じられるまで体を傾ける」トレーニングを実施することにより，正確なCOP位置の認識とLOSの拡大を図ることができる．

4 反応的バランス

徒手的な外乱に対するステップ動作を誘発する．前方，後方，右方，左方，および斜め方向など，あらゆる方向に対するステップ動作を実施する．側方外乱について，高齢者は下肢を交差させるステップ動作（クロスオーバーステップ：例えば，右方向の外乱に対して，左下肢のステップにより姿勢制御を行うもの）が出現しやすくなる（図7）．これは右下肢に荷重がかかった際に右下肢をステップすることが困難なためであり，これが出現すること自体が反応的バランス能力の低下を示すとされる．さらにクロスオーバーステップは下肢が絡まる可能性があり転倒リスクが高い．したがって側方外乱に対して外乱側の下肢をステップするように導くことが望ましい．

歩行時の外乱刺激応答により，バランス能力が向上したという報告がされてい

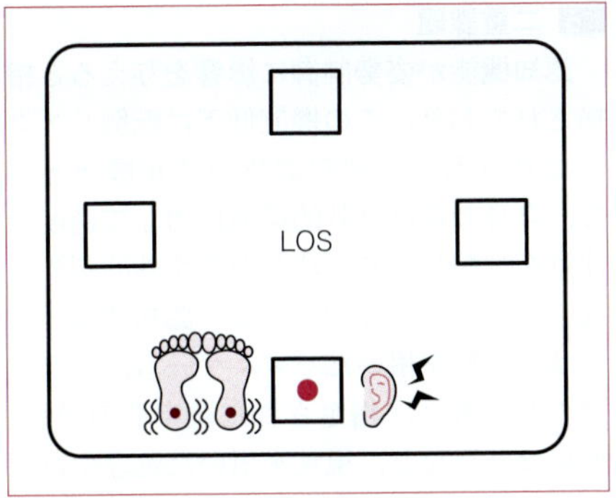

図6 LOS内でのCOP移動トレーニングにおける振動・音声フィードバック

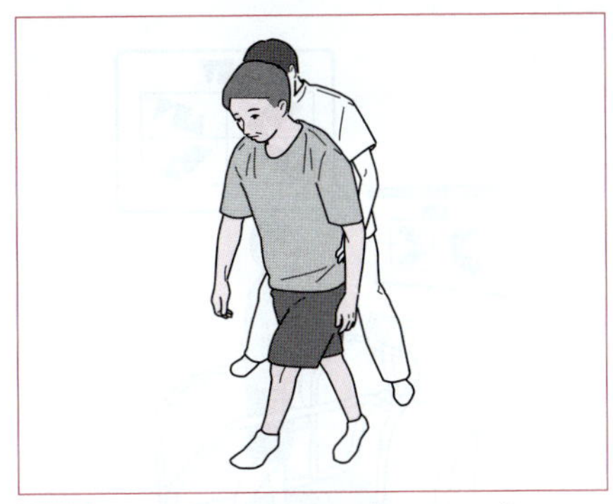

図7 側方外乱（クロスオーバーステップ）

る[2)]．トレッドミルでの歩行の際に，非予期的に速度を変更して外乱を与えることにより，反応的バランス能力向上を図る．また，立位の状態から非予測的に前後に床面を動かしたり，身体の向きを変えて左右方向へ床面を動かしたりすることにより反応的バランスを促通できる．

クリニカルヒント

1 バランストレーニングの回数および頻度

バランス能力向上のためには，適切な頻度で長期間トレーニングを継続する必要がある．トレーニングが少ないと効果が上がらず，多すぎると患者のモチベーション低下につながる．適度なトレーニング時間として，1回あたり30〜45分程度（ウォームアップ，レジスタンストレーニング，バランストレーニング，クールダウン），1週間あたり3回，時間にして90〜120分程度を一つの目安にするとよい[3)]．

2 レジスタンストレーニングとの組み合わせ

レジスタンストレーニングのみによるバランス能力の効果については肯定的なものと否定的なものの両方が報告されている．理想としてはバランストレーニングとレジスタンストレーニングを組み合わせることが望ましい．体幹および下肢の抗重力筋に対するマシンを用いたレジスタンストレーニングや，自重によるスクワットなどにより，TUGやFRTの向上が期待できる．また股関節外転筋の筋力強化は側方ステップに対して効果的である．

3 exergame（エクサゲーム）

近年注目されているバランストレーニングとして，exergame（エクサゲーム）がある．市販のテレビゲームやVR（virtual reality）などを用いるもので，従来のトレーニングと比較してドロップアウトが少ないことが特徴の一つである．ゲーム中のスコアやタイムなど数値目標を提示したり，結果をフィードバックしたりすることにより患者の内的モチベーションを刺激することができる．ある種のエクサゲームにおいては，webカメラにより全身が映し出され，視覚的フィードバックが強化されるものもある．バランス能力向上の他に，感覚統合能力の向上，転倒自己効力感（fall efficacy）の改善，気分・注意などの認知面に対する効果が報告されている[4)]．

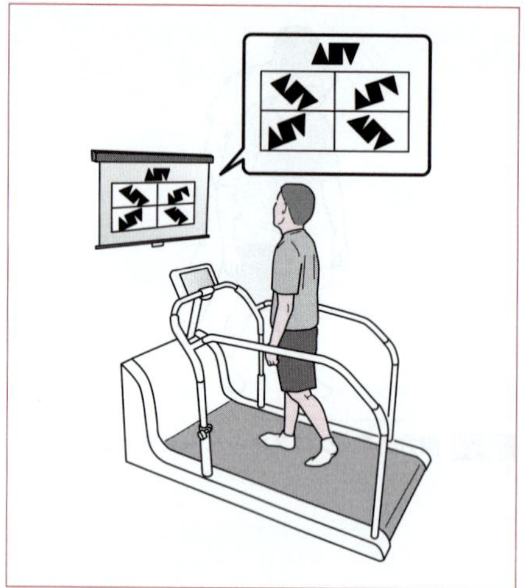

図8 二重課題（パズルゲームをしながら歩行・バランス訓練）

4 足趾および足底面への介入

高齢者は足趾の筋力の低下や足底面の感覚能力が低下しているとされる．足趾の柔軟性および筋力を向上させるため，タオルギャザーや足趾での把持訓練が効果的である．また，凹凸のあるマットを用いて足底面を刺激することにより，感覚機能を向上させる可能性がある．

5 前庭覚と視覚の協調

歩行路の壁に文字・数字が記載された紙を貼っておき，歩行中に頭部を回旋させてそれを読みとるトレーニングを実施する．

6 二重課題

認知機能が姿勢制御に影響を与えると指摘されており，この機能低下は転倒リスクとなりうる．姿勢制御時の認知機能として，自身の運動と外的環境に対して適度に注意を分配したり，注意を乱す外的刺激を抑制したりする役割がある．認知課題としては，図形を用いたパズルゲーム，トランプの並べ替え，指定された数字群の逆唱，簡単な計算など，視覚を用いた処理や口頭での課題遂行がある（図8）．バランス能力と認知機能の両側面に対して同時に介入することができる[5]．

文　献

1) Kiss R, et al：Associations between types of balance performance in healthy individuals across the lifespan：A systematic review and meta-analysis. Front Physiol 9：1366, 2018
2) McCrum C, et al：A systematic review of gait perturbation paradigms for improving reactive stepping responses and falls risk among healthy older adults. Eur Rev Aging Phys Act 14：3, 2017
3) Lesinski M, et al：Effects of balance training on balance performance in healthy older adults：A systematic review and meta-analysis. Sports Med 45：1721-1738, 2015
4) Chen Y, et al：Comparison between the effects of exergame intervention and traditional physical training on improving balance and fall prevention in healthy older adults：a systematic review and meta-analysis. J Neuroeng Rehabil 18：1-17, 2021
5) Park J H：Is dual-task training clinically beneficial to improve balance and executive function in community-dwelling older adults with a history of falls？ Int J Environ Res Public Health 19：10198, 2022

5　協調性トレーニング

犬飼康人

1　協調性トレーニングの理論

1　協調運動障害（運動失調）とは

神経変性疾患，脳血管障害や頭部外傷，脳腫瘍などで小脳や小脳への入出力に関与する領域（大脳皮質・視床・脊髄・脳幹・前庭器官など）が障害されると，協調的な運動が困難になる運動失調が出現する[1]．協調運動障害である運動失調とは，筋力低下とは無関係に随意運動の方向や範囲が部分的に変化し，姿勢やバランスを維持するために必要な随意的あるいは反射的な筋の収縮が損なわれる運動障害である．感覚の入力ならびに運動の出力に関与する小脳は内部モデルの形成にも関与するため，運動のフィードバック制御とフィードフォワード制御の双方に障害が生じる．一方，脊髄（後索）性運動失調の場合は，固有感覚障害が主となるためフィードバック制御の運動が障害される．

2　協調性トレーニングを行う際に理解すべき運動の自由度と肢節内と肢節間の協調性

(1) 運動の自由度

運動失調を中心とした協調性運動障害に対して，協調性トレーニングを行う際には運動の自由度について理解しておく必要がある．上肢においては，肩関節：3，肘関節：1，前腕：1，手関節：2，合計7つの関節運動の自由度があり，下肢においては，股関節：3，膝関節：1，足関節：2，合計6つの関節運動の自由度がある．関節運動の自由度を変数とすると，上肢運動では7つ，下肢運動では6つの変数の組み合わせや関節の角度によって運動が決定する．円滑かつ協調的な運動を実現するためには，運動に関与する筋群の活動をコントロールする中枢神経系の活動が必要不可欠であり，関節運動の自由度が高い運動（変数の多い）ほど，中枢神経系による筋活動のコントロールは困難となる．協調性運動障害を呈する患者では，過剰な筋活動による関節の固定や正常動作とは異なる運動戦略により，関節運動の自由度を減少させることで運動や動作を実現させることも多い．協調性トレーニングを行う際には，患者が呈する症状に応じて運動の自由度を考慮した課題設定を行う必要がある．

(2) 肢節内協調性と肢節間協調性

肢節内協調性とは，一側の上肢または下肢の協調性を意味する．上肢の運動を例に挙げると，遠位部である手指や手関節などの遠位関節には道具の操作など巧緻動作が求められるのに対して，中間関節である肘関節は身体と対象物との距離の調整，近位関節である肩関節は方向の調整など各々の関節に求められる役割は異なる．また，遠位関節には巧緻運動を中心とした運動性が求められるのに対して，近位関節には遠位関節が十分な運動性を発揮するための基盤となる安定性が求められる．一方，肢節間協調性とは，左右の上肢，左右の下肢，上肢と下肢の協調性を意味する．例えば歩行時には，左右の下肢は交互運動が要求される．この歩行時の左右下肢の交互運動では，支持脚側には安定性が求められるのに対して遊脚側には運動性といった異なる役割が要求される．したがって，歩行時では一側の下肢の肢節内協調性のみならず左右の下肢間での肢節間協調性が必要であることを考慮しておく必要がある．さらに，床の物を拾う動作などでは上肢と下肢に加えて体幹も含めた協調性が必要となるなど，目的とする運動・動作により必要となる運動協調性が異なることを理解しておくことが必要である．その上で，協調性トレーニングの課題設定を行う際にはどのような協調性を改善することで目的とする運動・動作の実現につながるのかを熟考する必要がある．

3 協調性トレーニングを行う際に考慮すべき課題の難易度

(1) 支持基底面と重心位置

協調性トレーニングを行う際には，「どのような運動」を「どのような姿勢」で行うのかという「運動」と「姿勢」の掛け合わせから課題設定を検討する必要がある．協調性運動障害（失調）を呈する患者の多くは，随意運動の障害のみならず下肢・体幹の失調症状により姿勢安定性も不良であることが多く，姿勢の不安定性は動作時の協調運動障害を助長する場合も少なくない．姿勢保持は支持基底面と重心位置の関係に左右され，背臥位→座位→立位の順に制御することが困難となる．さらに，重心位置の高さが同様であっても，開脚立位→閉脚立位→タンデム立位→片脚立位といったように支持基底面が狭くなるほど姿勢制御は困難となる．例えば，端座位と立位で上肢のリーチ動作を行うと立位で行う際の方が失調症状は増大しやすいが，同じ立位という姿勢でも両下肢をワイドベースとして支持基底面を広げることで動作が安定する場合がある．したがって，協調性トレーニングの課題設定を行う際には，支持基底面と重心位置の関係から課題の難易度を調整することが重要である．

(2) 静的バランスと動的バランス

ADLを改善させるためには，四肢の随意運動（協調性）の改善だけなく重心移動が伴う動作能力ならびに重心移動を円滑に行える姿勢制御能力の改善が必要となる．姿勢制御は支持基底面内に重心位置を保持しておく静的バランスに比べて，支持基底面内での重心移動や支持基底面外への重心移動が伴う動的バランスの方が困難となる．また，重心移動を伴う動的バランスにおいては前後・左右の一軸のみの動作より，二軸（前後＋左右）→三軸（前後＋左右＋上下）と制御すべき関節運動の自由度が増えるに従い制御することが困難となるため，動作の運動方向まで考慮した課題設定が重要となる．

(3) 運動の課題数

失調などの協調性運動障害は単一課題時よりも複数課題時の方が顕著となりやすい．したがって，四肢の協調性トレーニングは，視覚などのフィードバックなどを与えながら課題に集中して行う単肢の運動から始め，徐々に制御する四肢の数を増やしたり認知課題を与えたりするなどして課題の難易度を上げていく．

2 協調性トレーニングの実際

協調運動障害の改善を目的とした協調性トレーニングの基本は動作の繰り返しによる運動学習が中心となる．しかしながら，やみくもに運動を繰り返すのは合理的なトレーニングとはいえない．したがって，前述した協調性トレーニングの理論に基づき，運動課題を患者に応じて設定する必要がある．一般的には，脳卒中のような局所的な病変の場合は，神経の可塑的変化により協調性トレーニングが効果的であるのに対して，進行性の変性疾患（例：脊髄小脳変性症など）においては，運動機能の現状をできるだけ長期に維持し，進行を遅らせることが協調性トレーニングの成果となると考えられる．Frenkel運動は，もともとは脊髄癆による感覚障害性の運動失調に対して考案されたものであり，脊髄後索病変により出現する深部感覚障害が原因で生じる運動障害に対して，視覚の代償的フィードバック能力を高め，協調性を改善しようとするアプローチ方法である．ゆっくりとした単純な運動から複雑な運動へと反復運動を段階的に進めていくことで，最終的には多関節での協調的な運動の再学習を促していく．Frenkel運動自体の効果を検討した報告は見つからないが，そのコンセプトは協調性トレーニングを立案していくうえで参考になる．

さらに，運動失調などの協調運動障害に対しては，従来より症状改善を目的として重錘負荷や弾性緊縛といったアプローチが用いられている．これらのアプローチについては確固たるエビデンスは報告されていないが，症状改善に有益に働く場合は一時的な対症療法として選択を考慮してもよいかもしれない．さらに，協調運動障害によりバランス機能や姿勢安定性に問題が生じている場合は，動的関節トレーニングとして不安定板やバランスディスク，フォームラバー上での座位や立位などの姿勢保持トレーニングなども効果的である[2]．近年では，経頭蓋磁気刺激や経頭蓋直流電気刺激など，非侵襲的脳刺激法を運動療法と組み合わせることで有益な治療効果が得られるとの報告も増えている．

1 歩行機能の向上に向けた具体的なアプローチ

(1) 背臥位

背臥位は，支持基底面が広く重心位置が低いため最も安定性の高い姿勢であり，四肢の失調をはじめとした協調運動障害に対して，最も安定して介入しやすい姿勢といえる．下肢の運動の場合は，股関節の屈曲・伸展などの関節運動の自由度が制限された運動から開始し，徐々に内転・外転や内旋・外旋など関節運動の自由度を高めた運動へと移行する．また，最初は床面を滑らせるような運動から開始し，徐々に空間での制御が必要になるような課題へと移行していく．さらに，肢節内協調性と肢節間協調性の観点から，まずは運動側のみに集中して運動を行う課題から，対側下肢に安定性を求める課題へと移行し，最終的には歩行時に必要となる交互運動へと移行していく（図1）．

(2) 座位

背臥位に比べて不安定である座位においては，まずは安定した姿勢保持の獲得が第一目標となる．座位保持が困難な場合は，両側上肢支持の座位から片側上肢支持，上肢支持なしでの座位保持へと段階的に行っていく．また，股関節外転位とし支持基底面を広げることで安定性が向上する患者もいるので，上肢支持に頼るだけでなく下肢のアライメントにも目を向ける視点が重要である．姿勢保持が安定してくれば，一側の上下肢の屈曲運動や外転運動など体幹と四肢の協調性を意識した運動を開始し，左右交互運動や上下肢の協調性を意識した運動へと段階的に進めていく．また同時進行的にリーチ動作など前後・左右への重心移動を伴うバランス制御課題の中で肢節間協調性の改善を図っていくことも重要である．

(3) 立位

立位においても，まずは安定した姿勢保持の獲得を目指す．座位同様に股関節外転位とすること（支持基底面を広くすること）で姿勢が安定する患者は少なくないため，立位保持が不安定な場合は，まず安定する両下肢の間隔から開始し，徐々に閉脚での姿勢保持へと段階的に移行していく．立位保持の安定性の向上と平行して，重心移動の伴う動的バランスへのアプローチも行う．まずは，左右・前後といった一軸の重心移動から開始し，斜め前や斜め後の前後・左右が組み合わさった方向への重心移動を学習していく[3]．この際にも，閉脚立

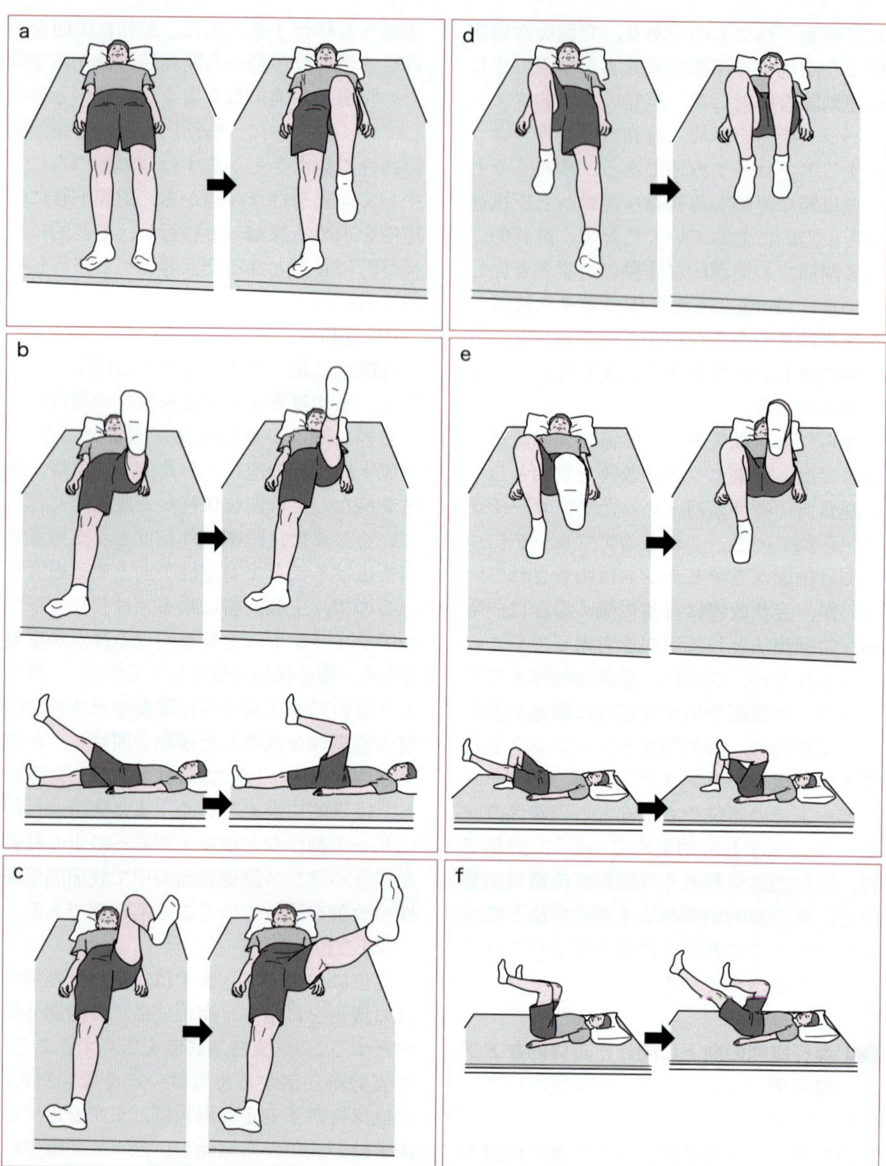

図1 背臥位での運動課題の調整の例

a：最初は屈曲・伸展など関節運動の自由が制限された状態での運動から開始する．
b：運動肢下肢を空間での制御が必要な状態で屈曲・伸展運動を行う．
c：関節運動の自由度を増やし，股関節外転・外旋位を加えた伸展運動を行う．
d：aと同様の運動課題を対側下肢に姿勢保持しておく（下肢が動かないように止めておく）課題を加えて行う．
e：bと同様の運動課題を対側下肢に姿勢保持しておく（下肢が動かないように止めておく）課題を加えて行う．
f：eと同様の運動課題を対側下肢に空間で保持しておく（下肢が動かないように止めておく）課題を加えて行う．

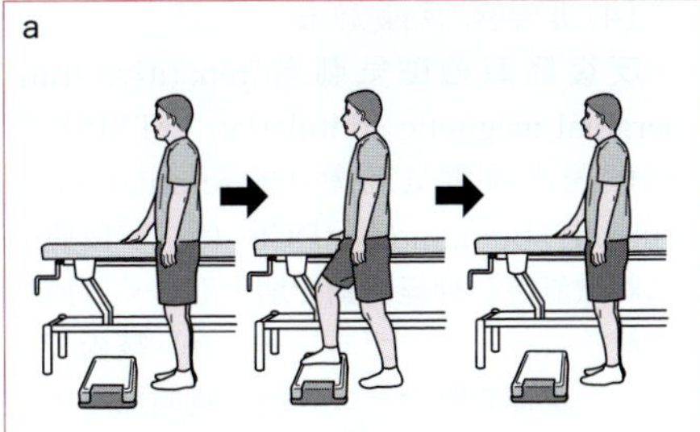

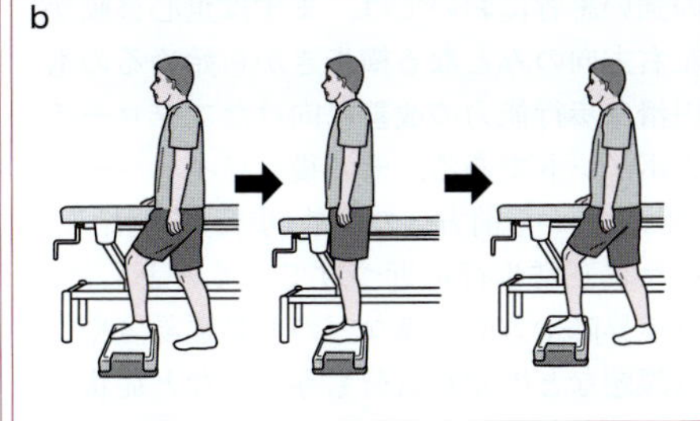

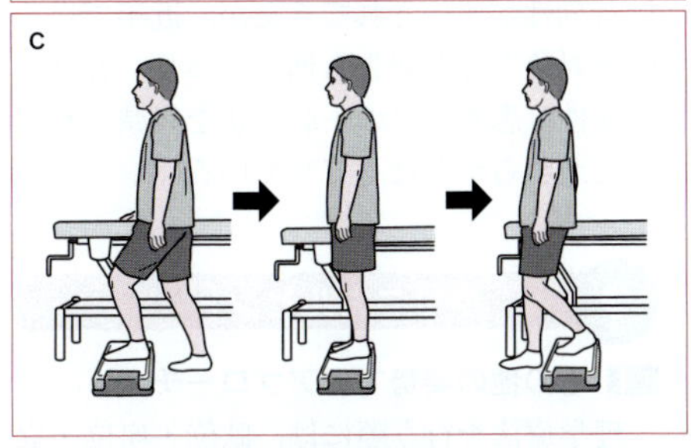

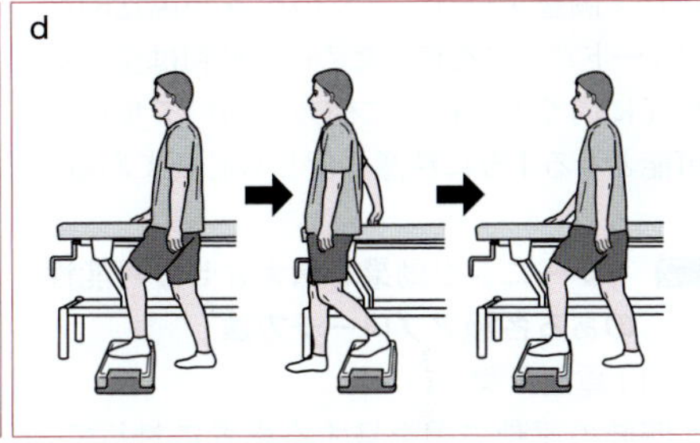

図2 立位での運動課題の調整の例

a：ステップ台の上に左右交互にステップを行う.
b：ステップ台に片方の下肢を置いておき，反対の下肢をステップ台までステップする．その後は，元の姿勢に戻るように後ろにステップする（左右交互に行う）.
c：aと同様にステップ動作を行い，ステップ台に昇った後は前方にステップする（左右交互に行う）.
d：ステップ台を跨ぐように前後・上下への重心移動が同時進行的に行えるようなステップを行う（左右交互に行う）.

位は姿勢制御が困難となるため，不安定性が顕著となる場合などは，まずは開脚立位で重心移動が安定して行える範囲・方向を拡大していき，徐々に閉脚立位での姿勢制御の学習・獲得へとつなげていく．歩行能力の改善を目的とする場合は，前段階としてステップ動作の練習も有効である．ステップ動作においては，前方へのステップがよく臨床上では用いられるが，前方へのステップ時には前後方向かつ左右方向への重心移動が伴うため，特にステップ側下肢に失調症状がある場合などは左右方向へのステップから開始した方がよい患者も多い．また，前方へのステップが安定してきたら，前後・左右に加えて上下の重心移動も伴う段差のステップ（図2）や，より大きな重心移動や高度な姿勢保持能力が要求されるタンデム肢位へのステップ動作など難易度を調整しながら，歩行能力ならびにADL能力の改善につなげていく．

(4) 歩行

上肢に運動失調など協調性運動障害を呈する患者にとっては，杖を使用しての歩行は困難である場合が多く，そのような患者には歩行器（ウォーカー）を使用して歩行練習を行う方がよい．協調性運動障害を呈する患者でも歩行器などで上肢支持がある環境下では，歩行が可能になることは少なくない．しかし，上肢支持の環境下でのトレーニングのみを行っていると，上肢への過度な依存が引き起こされるリスクもあるため，理学療法においては極力上肢の支持を減少させた中での姿勢制御ならびに歩行能力の再学習を促していくことも重要である．支持基底面の移動を伴う歩行においても，立位でのステップ動作時と同様に前方への移動は前後・左右の重心移動が伴う．そのため，不安定性を呈する患者や恐怖感の強い患者においては，まずは重心移動が左右方向のみとなる横歩きから始めるのも円滑な歩行能力の改善に向けたアプローチのポイントである．その後，ワイドベース（開脚位）から前方への移動（歩行）を開始し，徐々に正常歩行に近づけていくとともに，段差昇降や方向転換などの運動難易度や二重課題などの認知負荷も与えるなど症状に応じて調整を行う．多くの患者が視覚的なフィードバックを得るために，最初は視線が足元に向くので徐々に前方を向いて歩行が可能となるように注意や促しも必要である．

2 トレーニング効果を増大させる可能性のある各種アプローチ方法

(1) 重錘負荷

四肢の運動失調を呈する患者に対して，250〜500g程度の重錘負荷を加えることで，失調症状が軽減することが期待できる．症状が改善する機序としては，患肢への集中力の増加や重錘負荷による固有受容感覚などからの感覚フィードバックの増大などが関与していると考えられている．

(2) 弾性緊縛

小脳性運動失調などで筋緊張が低下している患者には，股関節や肩関節などの四肢近位関節部や体幹部などを弾性包帯などで適度に圧迫する弾性緊縛が有効な場合がある．循環障害が生じない程度の圧迫を加えると，物理的な安定性が向上する効果の他に，筋紡錘などからの求心性入力が増加することが効果の機序として考えられている．

(3) 動的関節トレーニング

通常の床面や座面と比べて不安定となるバランスディスクやフォームラバー上で座位・立位保持トレーニングなどを行うことで，姿勢安定性の向上が期待できる．不安定な支持面上での姿勢調整を行うことで，筋・腱などの固有受容器からの感覚入力が増大し，神経・筋の協調性の改善に貢献すると考えられている．

(4) 非侵襲的脳刺激法

反復経頭蓋磁気刺激（repetitive transcranial magnetic stimulation：rTMS）や経頭蓋直流電気刺激（transcranial direct current stimulation：tDCS）は，非侵襲的に刺激直下の神経活動を増大もしくは減弱させるニューロモデュレーション技術である．一次運動野などの大脳皮質領域を中心に有効性が報告されてきたが，近年では小脳を対象とした報告も増えており，脊髄小脳変性症患者などの失調症状を軽減させることが明らかとなってきている[4,5]．

クリニカルヒント

1 その他の姿勢でのアプローチ

理学療法を行う際には，臥位・座位・立位といった姿勢でアプローチを行うことが多いが，特に体幹や四肢近位関節の安定性の向上や肢節間協調性の改善などには四つ這いでのアプローチも有効である[3]．まずは，四つ這いでの姿勢保持の課題から，上下肢の一肢を水平まで挙上させる課題，その後対角線上の上下肢（左上肢＋右下肢，右上肢＋左下肢）を水平まで挙上させる課題など段階的に行っていく（図3）．さらに，四つ這いの姿勢で左右・前後への移動を行うことで，肢節間協調性の改善を図っていきながら歩行能力・ADL能力の向上につなげていく．また，座位では姿勢安定性が保たれているが，立位になると姿勢保持が不安定になる患者では足組みをした座位保持や足組み座位での重心移動練習・リーチ動作なども必要に応じて取り入れていく．さらに，立位の前段階として座面を高くした高座位なども行いながら支持基底面を徐々に殿部から足部のみへと移行していく過程を経験させることも有効である．その後の立位においては，まずは背中を壁に軽く触れた状態での立位や左右への横歩きを経験させ，壁から理学療法士の手で背

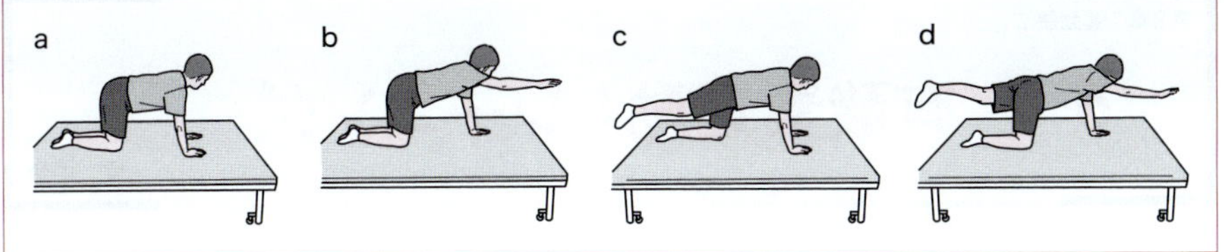

図3 四つ這いでのアプローチ

a：まずは四つ這いの姿勢を安定して保持できることを目指す.
b：一側上肢を水平まで挙上させる課題を左右交互に行う.
c：一側下肢を水平まで挙上させる課題を左右交互に行う.
d：b，cの課題が行えるようになったら，対角線上の上下肢を水平まで挙上させる課題を左右交互に行う.

部に触れておく状態へ移行し，徐々に手を離していくなど背面の支持面を減らしていくことで立位保持が可能となる患者もいるので，同じ立位保持課題の中でも難易度を調整していく視点が重要である.

2 立ち上がり・着座のアプローチ

運動失調を呈する患者では，股関節と膝関節の協調的な活動が困難となるため，立ち上がりや着座時に特徴的な動作を行いやすい．具体的には，立ち上がり時は膝関節の伸展が生じた後に股関節の伸展が生じ，着座時には股関節の屈曲が生じた後に膝関節の屈曲が生じるような股関節と膝関節の協調的な伸展・屈曲運動が低下する．そのような場合に，「膝をもう少し曲げて」といった口頭指示では動作の改善は困難な場合が多いため，他の動作を通じて股関節と膝関節の協調的な活動を学習していく方が合理的である．例えば床の物を拾う動作（症状に応じて高さ調整は行う）では，股関節の屈曲のみならず膝関節の屈曲が必然的に要求されるため，股関節と膝関節の協調的な活動の改善につながりやすい.

3 ボール投げ

ボール投げは体幹・下肢には安定性が要求され，上肢には運動性が要求される運動課題であり，肢節間協調性を改善するには効果的な運動課題である．まずは，端座位で自らボールを投げることから開始し，その後は正面のボールを捕る練習も行う．ボールを投げる・捕る動作にはいずれも予測的な姿勢制御も要求されるため，実用的なバランス能力の改善を図る際にも有効である．ボールの投げ方はまずは下から投げることから始め，その後体幹の回旋運動が加わるような左右に回旋を加えた投げ方，上方からの投げ方など難易度調整を行っていく．ボール捕る際にもまずは正面から開始し，その後少しずつ左右に振られたボールの捕球へと移行していく．端座位で安定してくれば，立位で行うなど患者の症状に応じて難易度を調整することで，実用的な肢節間協調性の獲得につなげる.

文献

1) Timmann D, et al：Lesion-symptom mapping of the human cerebellum. Cerebellum 7：602-606, 2008
2) Keller JL, et al：A home balance exercise program improves walking in people with cerebellar ataxia. Neurorehabil Neural Repair 28：770-778, 2014
3) Synofzik M, et al：Motor training in degenerative spinocerebellar disease：ataxia-specific improvements by intensive physiotherapy and exergames. Biomed Res Int 2014：583507, 2014
4) Zesiewicz TA, et al：Comprehensive systematic review summary：Treatment of cerebellar motor dysfunction and ataxia：Report of the Guideline Development, Dissemination, and Implementation Subcommittee of the American Academy of Neurology. Neurology 90：464-471, 2018
5) Yap KH, et al：Pharmacological and non-pharmacological management of spinocerebellar ataxia：A systematic review. J Neurol 269：2315-2337, 2022

第2章　運動療法

6　有酸素運動トレーニング

椿　淳裕

1　有酸素運動トレーニングの理論

1　有酸素運動と無酸素運動

ヒトが運動や動作，活動を行うためには，適切なタイミングや強度での筋の収縮と弛緩が必要である．この筋の収縮と弛緩を行うためにはアデノシン三リン酸（adenosine triphosphate：ATP）が不可欠で，このATPの再合成に酸素を用いるか否かで運動が区別される．酸素を用いてATPの再合成を行うものを有酸素運動，酸素を用いないものを無酸素運動と呼ぶ．厳密には，いかなる運動でも両者は混在するため有酸素あるいは無酸素のみの運動は存在しないが，本項では有酸素でのATPの再合成の割合が圧倒的に多い運動を有酸素運動とし，説明する．

2　有酸素能力と全身持久力

「体力」には，広く身体的要素のみならず精神的な要素も含まれるが，「狭義の体力」は全身持久力を指すことが多い．この全身持久力は，運動時にどれだけ身体に酸素を取り込むことができるかを示す最大酸素摂取量（$\dot{V}O_2max$）でその程度を評価できる．また，後述する心肺運動負荷試験（cardiopulmonary exercise testing：CPX）によって無酸素性作業閾値（anaerobic threshold：AT）を求めることができ，このAT時の酸素摂取量により，個人の有酸素能力を評価することができる．

3　有酸素能力の規定因子

酸素を用いてATPの再合成をする能力が高いほど，運動を長時間持続して行うことができる．この有酸素能力は3つの因子で規定され，Wassermanの歯車として有名である．その3つとは，①肺，②心臓・血液，③骨格筋である．①肺で取り込まれた酸素は，②血液を介して心臓から全身に送り出される．運動を行うために必要な酸素は，③骨格筋に届き，ATPの再合成に用いられる．③骨格筋でのATPの再合成で生じた二酸化炭素は，②血液を介して心臓に戻り，①肺から体外へ排出される．

全身持久力の低下は有酸素能力の低下を意味し，3つの歯車のいずれかあるいは複数が機能不全に陥っている状態にあると考えることができる．慢性閉塞性肺疾患に代表される呼吸器疾患では，肺の機能不全により酸素の取り込みや二酸化炭素の排出を十分に行うことができず，有酸素能力が低下する．慢性心不全などの循環器疾患では，心臓の機能不全によって酸素を含んだ血液を送り出すことができず，有酸素能力が低下する．骨格筋の機能不全は骨格筋を使用する機会や頻度の低下，つまり身体不活動が原因として多く，有酸素性のATP再合成の能力が低下する．骨格筋の機能不全は，健康な人であっても生じる有酸素能力低下の要因であるが，特に呼吸器や循環器の疾患を有する人では身体活動量の低下が著明であり，2つ以上の歯車の機能不全を生じることも珍しくない．

4　心肺運動負荷試験（CPX）

（1）計測方法と負荷方法

個人の有酸素能力を評価できる$\dot{V}O_2max$やATを求めるには，運動負荷を加え，それに対する生体の反応を計測する．これを心肺運動負荷試験（CPX）と総称し，理学療法の領域では，専用の測定機器を用いて呼気をサンプリングし，それに含まれる酸素および二酸化炭素の量から運動に伴う生体内での反応を推測する方法が用いられることが多く，呼気ガス分析と呼ばれる．

評価のための負荷の加え方には，様々な方法が存在する．軽い負荷から段階的に負荷量を上げる方法が広く用いられているが，加わった負荷に応じて骨格筋が収縮し運動が行われる生体の特性を考慮すると，数秒ごとに小刻みに負荷を増やす方法（ランプ負荷法）が生体の反応を評価するには合理的である．このような負荷方法がランプ負荷法であり，理学療法の領域では標準的な方法である．

負荷を加える代表的な装置には，トレッドミルと自転車エルゴメーターがある．患者の転倒リスクが少なく，運動中の血圧を計測しやすい自転車エルゴメーターが選択されることが多い．一方，自転車エルゴメーターはトレッドミルに比べて運動に参加する骨格筋が相対的に少ないことから，$\dot{V}O_2$maxが低くなるなどの特性は理解しておく必要がある．

呼気をサンプリングするセンサーをエアシールマスクとともに装着し，自転車エルゴメーター上で十分に安静を保持する．3～4分の安静状態の測定から開始した後，3～4分のウォーミングアップの時間を設け，その後ランプ負荷に移行する．トレッドミルでの負荷試験の場合には，立位により安静を保持する．負荷運動中には，可能な限り一定のペースで症候限界まで運動を継続するよう指示する．症候限界と判断した後には負荷を下げ，クールダウンの時間を設けて検査を終える．

検査中には，胸部誘導による心電図および心拍数のモニター，上腕部での血圧のモニターなどにより運動中の安全管理を行うとともに，虚血閾値なども確認する．また，自覚的運動強度を1分ごとに聴取する．

表1　CPXによって測定できる項目と略称

項目	略称
酸素摂取量	$\dot{V}O_2$
二酸化炭素排出量	$\dot{V}CO_2$
呼吸数	RR
1回呼気換気量	TV E
1回吸気換気量	TV I
分時換気量	$\dot{V}E$
ガス交換比または呼吸商	RまたはRQ
呼気終末酸素濃度	ETO_2
呼気終末二酸化炭素濃度	$ETCO_2$
酸素摂取量に対する換気当量	$\dot{V}E/\dot{V}O_2$
二酸化炭素排出量に対する換気当量	$\dot{V}E/\dot{V}CO_2$
代謝当量	METs
心拍数	HR
収縮期血圧	SBP
拡張期血圧	DBP
酸素脈	$\dot{V}O_2$/HR

(2) 計測項目と評価方法

CPXによって得ることのできる項目は様々あり，代表的な項目と略称を表1に示す．何をどのように評価したいかによって必要な項目を選択する．計測中は各指標が経時的にプロットされる画面を確認することができる．同時にデータとして保存されることから，ATの判定を含めた計測後の解析に使用することができる（図1）．

運動処方における運動強度設定の目安として，患者のATを推定することが多い．CPXの結果からATを判定[1]するには，大きく2つの方法がある．

1) V slope法

ランプ負荷法によって低強度から徐々に運動強度を増やして運動する場合，ある強度から有酸素運動だけではその強度での運動に必要な筋収縮ができなくなり，無酸素でのATPの再合成を追加することで強度に合わせた筋収縮が可能となる．この無酸素運動が加わると二酸化炭素がより多く産生されるため，二酸化炭素排出量が増え始める．この変化は，横軸を酸素摂取量，縦軸を二酸化炭素排出量とした散布図におい

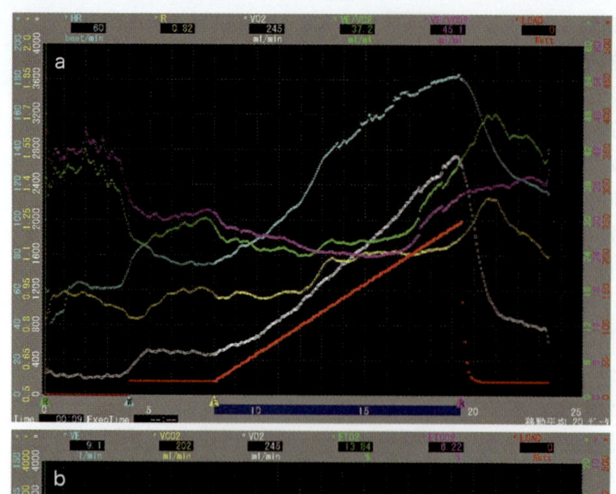

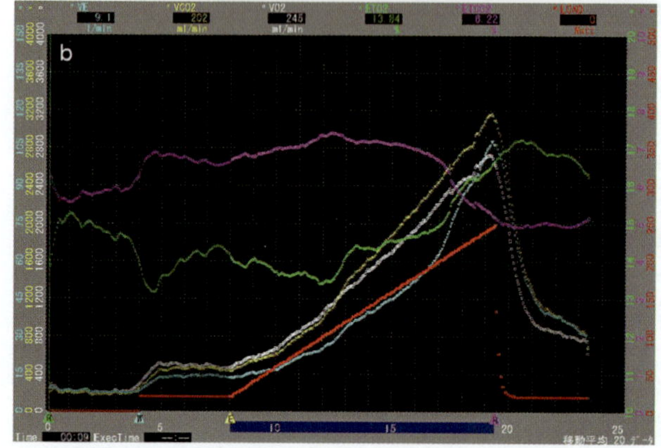

図1　運動習慣のある健常大学生を対象としたCPXの結果

計測した項目の経時的な変化を基に，無酸素性作業閾値を推定する．判断する指標やその変化は，本文を参照のこと．a，bともに，同じ患者の結果を示しており，白で示した酸素摂取量，赤で示した負荷量を除き，プロットしている項目が異なる．横軸は時間で共通している．aは紫：二酸化炭素排出量に対する換気当量，緑：酸素摂取量に対する換気当量，水色：心拍数，黄色：呼吸数，白：酸素摂取量，赤：負荷量．bは紫：呼気終末二酸化炭素濃度，緑：呼気終末酸素濃度，白：酸素摂取量，黄色：二酸化炭素排出量，水色：分時換気量，赤：負荷量．各項目の略称については，表1を参照のこと．

て，変曲点として現れる（図2）．この変曲点をATと判断する．

2) タイムトレンド法

図1に示す経時的変化に基づく各指標の変化の仕方に着目し，ATを判定する方法である．ガス交換比Rの運動強度の対する上昇点，二酸化炭素排出量に対する換気当量（$\dot{V}E/\dot{V}CO_2$）が増加せずに酸素摂取量に対する換気当量（$\dot{V}E/\dot{V}O_2$）が増加する点，呼気終末二酸化炭素濃度（$ETCO_2$）が増加せずに呼気終末酸素濃度（ETO_2）が増加する点，分時換気量（$\dot{V}E$）の酸素摂取量（$\dot{V}O_2$）に対する上昇点などを基準として判断する．

(3) トレーニング効果の判定

CPXの結果は，トレーニングの効果判定としても用いる．有酸素能力の改善は，AT時あるいは最大負荷時の酸素摂取量の増加として現れる．また，同一負荷時の心拍数や収縮期血圧の低下も有酸素能力の改善によってもたらされる．これらの改善が得られるまでの期間や程度は，トレーニング前の状態やトレーニングの内容によっても異なる．トレーニングの実際については次で説明する．

5　一般的なトレーニングの原理

トレーニングに対する適応を期待する場合，4つの原理が働くことを認識しておく必要がある．すなわち，過負荷の原理，特異性の原理，個別性の原理，可逆性の原理である．これは，有酸素運動トレーニングにも当てはまる．

(1) 過負荷の原理

普段よりも高い強度で運動することにより，組織や臓器はこの過負荷に対して適応していく．

(2) 特異性の原理

トレーニングに対する応答は，課された負荷の種類や動員された筋量や筋線維タイプ，関与するエネルギー産生経路，筋の収縮速度や収縮様式に特異的である．

(3) 個別性の原理

与えられたトレーニングの負荷や刺激に対して，すべての人が同じように反応するわけではない．多くの要因がこの個人差に関与する．

(4) 可逆性の原理

過負荷に対し適応して獲得した機能の変化は，トレーニングを中止すると急速に失われる．

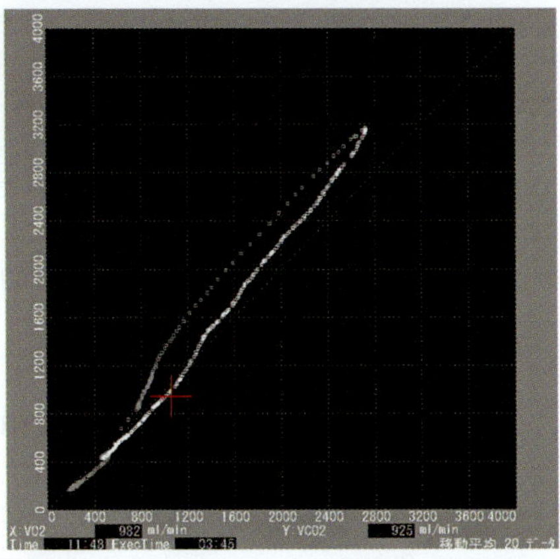

図2 V slope法でのATの判定（図1の被験者のもの）

CPXにおけるランプ負荷中の酸素摂取量を横軸に，同じタイミングでの二酸化炭素排出量を縦軸にとり，作成した散布図である．無酸素性作業閾値（AT）を超えると酸素摂取量に比べて二酸化炭素排出量が増えるためプロットに変曲点が現れる．赤の十字で示した点がこの変曲点にあたり，ATと判断できる．

2 有酸素運動トレーニングの実際

1 運動処方とその原則FITT

身体能力や社会的背景などを含め，患者一人ひとりに合わせて運動をプログラムすることを運動処方という．この運動処方は，古くから4つの要素FITT，すなわち頻度（frequency），強度（intensity），時間（time），種類（type）で構成される．

(1) 運動頻度（frequency）

どれくらいの頻度で運動するかであり，週あたりの日数または1日あたりの回数とで示す．運動強度によって推奨される頻度は変わるが，中強度の有酸素運動では少なくとも週に5日，高強度の運動を実施する場合には少なくとも週に3日が推奨される．

(2) 運動強度（intensity）

どれくらいの強さで運動するかを示したものである（表2）[2]．安全に有酸素運動トレーニングを行うにあたって，その強度の設定は最重要といえる．一般の健康な人よりも日々トレーニングを行っているアスリートは安全域が広く，一方で高齢者や疾患を有する人では安全域が狭いため，根拠のない無責任な強度設定は生死を脅かす重大な事故につながる可能性もあり，避けなければならない．

$\dot{V}O_2max$に対する割合（% $\dot{V}O_2max$）または最高酸素摂取量（$\dot{V}O_2peak$）に対する割合（% $\dot{V}O_2peak$），最大心拍数または最高心拍数に対する割合（% HRmaxまたは% HRpeak），代謝当量（METs）などで表す．有疾患者を対象に，運動耐容能の改善を期待してトレーニングを実施する場合には，中強度運動として% $\dot{V}O_2max$または% $\dot{V}O_2peak$の40〜60%の強度を処方す

表2 生理学的指標に基づく目標運動強度の設定方法

指標	方法	算出式
酸素摂取量	最大（最高）酸素摂取量予備能に基づく方法	[（最大/最高酸素摂取量－安静時酸素摂取量）×％目標運動強度]＋安静時酸素摂取量
	最大（最高）酸素摂取量に基づく方法	最大/最高酸素摂取量×％目標運動強度
心拍数	最大（最高）心拍数予備能に基づく方法	[（最大/最高心拍数－安静時心拍数）×％目標運動強度]＋安静時心拍数
	最大（最高）心拍数に基づく方法	最大/最高心拍数×％目標運動強度
METs	最大（最高）酸素摂取量に基づいたMETsでの算出方法	（最大/最高酸素摂取量÷3.5mL/kg/分）×％目標運動強度

（文献2を基に作表，筆者訳）

表3 Borgによる自覚的運動強度（RPE）

15段階スケール	
6	
7	非常に軽い
8	
9	かなり軽い
10	
11	軽く感じる
12	
13	ややきつい
14	
15	きつい
16	
17	かなりきつい
18	
19	非常にきつい
20	

カテゴリースケール		
0	何も感じない	
0.5	非常に弱い	（かろうじてわかる）
1	やや弱い	
2	弱い	（軽い）
3	ちょうどよい	
4	やや強い	
5	強い	（重い）
6		
7	かなり強い	
8		
9		
10	非常に強い	（ほぼ最大）
*	最大	

（文献3を基に作表，筆者訳）

るが，これはCPXによって求めたATがこの範囲に入ることが多いためであり，この範囲であればどの強度でもよいと早合点することは避けなければならない．CPXが実施できているのであれば，個人の検査結果に基づく強度設定を行う必要がある．％HRmaxまたは％HRpeakで強度を表現する場合でも，中強度運動の場合には，酸素摂取量と同様に40～60％の強度が妥当とされるが，個人の運動耐容能に合わせた強度設定が必要である．

また運動の実施者が，その運動をどの程度の強さと自覚しているかを表出する自覚的運動強度（rating of perceived exertion：RPE）を用いる方法もある（**表3**）[3]．原型スケールで11～13を目安とすることが妥当とされ，また原型スケールを10倍するとその時の心拍数に近いともいわれる．しかし，RPEは本人の自覚に基づく指標であり，年齢や運動習慣，病態によっても運動に対する心拍応答は異なる．よって，運動中の心拍数や血圧の変動などの客観的，他覚的な情報を評価し，RPEを補助的な指標として捉えておく方が望ましい場合も多い．

CPXに基づき強度設定する場合には，ターゲットとする強度を心拍数や負荷装置による物理的な値として示す．

(3) 運動時間（time）

運動を継続する時間であり，分単位で示すことが多い．推奨される運動時間は，運動強度によって異なり，中強度での有酸素運動では，1日に30～60分で週に150分以上が推奨される．また高強度で運動を実施する場合には，1日に20～60分で週に75分以上が推奨される．この時間は，1回10分以上の運動を積算してもよいとされる．

(4) 運動のタイプ (type)

運動の様式や種類であり，有酸素運動トレーニングでは，ウォーキング，ジョギング，水泳などがあり，患者の身体機能などを基に決定する．

これに2つの要素VP，すなわち量 (volume)，漸増/改訂 (progression/revision) を加えたFITT-VPとする考え方が示されている．

(5) 量 (volume)

運動頻度，運動強度，運動時間を掛け合わせ，運動の量 (運動頻度×運動強度×運動時間＝運動量) として示す．

(6) 漸増/改訂 (progression/revision)

トレーニングにおいて，低負荷・短時間から開始し，徐々に強度と時間を増やす．また運動処方自体を定期的に，かつ適切に見直す．

2 リスク管理

運動前や運動中は，絶えず患者の状態に注意を払い，安全に運動が実施できているかを判断しながら進める必要がある．心電図における不整脈の出現やST変化，血圧や心拍数，脈拍の変化，経皮的動脈血酸素飽和度 (SpO_2) の低下などの他覚的指標に加え，患者本人の自覚的な指標の変化も含めて，運動の実施や継続の可否を判断する．さらに運動後も迷走神経反射による血圧低下などを生じる可能性があり，これを避けるためにクールダウンの時間を設けるなどし，安易に目を離すことなく安全な状態であるかどうかを判断する (表4)[4]．

表4 運動療法実施中の中止基準

絶対的中止基準
・患者が運動の中止を希望
・運動中の危険な症状を察知できないと判断される場合や意識状態の悪化
・心停止，高度徐脈，致死的不整脈 (心室頻拍・心室細動) の出現またはそれらを否定できない場合
・バイタルサインの急激な悪化や自覚症状の出現 (強い胸痛・腹痛・背部痛，てんかん発作，意識消失，血圧低下，強い関節痛・筋肉痛など) を認める
・心電図上，Q波のない誘導に1mm以上のST上昇を認める (aV_R，aV_L，V_1 誘導以外)
・事故 (転倒・転落，打撲・外傷，機器の故障など) が発生
相対的中止基準
・同一運動強度または運動強度を弱めても胸部自覚症状やその他の症状 (低血糖発作，不整脈，めまい，頭痛，下肢痛，強い疲労感，気分不良，関節痛や筋肉痛など) が悪化
・経皮的動脈血酸素飽和度が90%未満へ低下または安静時から5%以上の低下
・心電図上，新たな不整脈の出現や1mm以上のST低下
・血圧の低下 (収縮期血圧<80mmHg) や上昇 (収縮期血圧≧250mmHg，拡張期血圧≧115mmHg)
・徐脈の出現 (心拍数≦40/min)
・運動中の指示を守れない，転倒の危険性が生じるなど運動療法継続が困難と判断される場合

(日本循環器学会/日本心臓リハビリテーション学会．2021年改訂版 心血管疾患におけるリハビリテーションに関するガイドライン．https://www.j-circ.or.jp/cms/wp-content/uploads/2021/03/JCS2021_Makita.pdf．2024年5月閲覧)

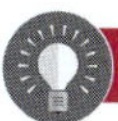

クリニカルヒント

1 心拍数に応じた運動強度の設定

運動の負荷量が増加するに従い，酸素摂取量は増加する．また酸素摂取量の増加は，心拍数の増加とも比例することから，心拍数は運動負荷量の目安として利用できる．この特性を利用して，心拍数を運動処方における運動強度の設定に利用する方法がある．これは，CPXができない環境等で有効な方法である．具体的な設定方法として，表2における最大 (最高) 心拍数予備能に基づく方法が利用されることが多い．安静時の心拍数と年齢に基づく予測最大心拍数との差により，心拍数を増加させることのできる予備能から強度を設定しようとする方法であり，Karvonen法と呼ばれる．算出例を以下に示す．

例) 75歳，安静時の心拍数が65回/分の人に対し，40%強度の運動を処方する場合

予測最大心拍数：220−75 (年齢) ＝145回/分

安静時心拍数からの心拍数増加の予備能：145（予測最大心拍数）－65（安静時心拍数）＝80回/分
目標心拍数：80（心拍数増加の予備能）×0.4（目標とする強度）＋65（安静時心拍数）＝97回/分
以上より，有酸素運動中の心拍数が97回/分となるような強度での運動を処方する

注意しなければならないこととして，疾患の治療のために心拍応答を低下させる薬剤を服用している場合には，運動時の心拍数の増加が抑えられる．よって，処方されている薬剤にも十分配慮し，運動強度の指標とする必要がある．この場合，安静時の心拍数に10または20をプラスした心拍数を目標心拍数とする．

2 運動中は有効な情報収集の時間

監視下で運動療法を行う場合，運動を行っている時間は様々な情報を収集することができる．運動に対する反応や運動療法を行うことに対する患者自身の変化にとどまらず，家族構成や家屋環境，周辺情報など，理学療法の実施や継続において有用な情報を得ることができる．単なる運動時間と捉えることなく，積極的に情報収集の時間として活用して欲しい．

文　献

1）斎藤宗靖：Cardiopulmonary Exercise Test—心肺運動負荷試験．運動負荷試験入門，中外医学社，東京，144-156，2001
2）American College of Sports Medicine：General Principles of Exercise Prescription. ACSM's Guidelines for Exercise Testing and Prescription, 11th ed, Wolters Kluwer, Philadelphia, 142-166, 2022
3）Borg GA：Psychophysical bases of perceived exertion. Med Sci Sports Exerc 14：377-381, 1982
4）日本循環器学会/日本心臓リハビリテーション学会：2021年改訂版 心血管疾患におけるリハビリテーションに関するガイドライン．https://www.j-circ.or.jp/cms/wp-content/uploads/2021/03/JCS2021_Makita.pdf（2024年5月22日閲覧）

第2章　運動療法

7　姿勢改善トレーニング

木山良二

1 姿勢改善トレーニングの理論

長時間の異常姿勢の保持は，特定部位への過負荷を生じやすく，疼痛の原因となることが多い．また，脊柱のアライメントはバランス能力にも影響するとされている．

患者の姿勢は骨格や筋，関節，神経系，疼痛などの状況に応じて，本人が最適と判断して選択されたものである．観察された姿勢の異常と患者の症状や他の検査結果と関連付けて，姿勢改善トレーニングの必要性や方針を検討する．

1 姿勢の評価

静止立位の姿勢を評価する際は，前額面では左右の非対称性，矢状面では重心線と下肢関節中心，頭部，胸郭，骨盤の位置関係，骨盤の傾斜等を確認する（第1章-2-6「姿勢障害」（p.111）参照）．矢状面における骨盤の傾斜は，上前腸骨棘と上後腸骨棘の高さで確認でき，上後腸骨棘が2〜3横指高いのが一般的である．骨盤の傾斜は，腸腰筋や腹筋群，大殿筋，ハムストリングス等によって制御されており，これらの筋の弱化や短縮により変化する．Wiles[1]は矢状面における姿勢を，骨盤の傾斜と脊柱のアライメントに基づいて分類している（図1）．

姿勢を観察する際には，短縮している筋や伸張されている筋の特定に加え，関節モーメントを考えることで，力学的負荷を推定することができる．例えば，頭部の前方偏位では外的な頚部屈曲モーメントの増大により頚部伸筋群の負荷が大きくなる．また，スウェイバックを呈する者では，股関節に対して上半身重心を後方に位置させることで外的な股関節伸展モーメントを生じさせ，股関節伸筋群の弱化を代償していることが推測される（図2）．

骨格や筋は個人によって異なるため，姿勢にも個人差がある．そのため，正常姿勢を規定することは困難である．患者の症状と観察された姿勢の逸脱が関連すると考えられる場合に，異常姿勢と判断できる．

2 一部のアライメント変化の他部位への波及

一部のアライメント変化は他関節にも影響を与え，全身のアライメントを変化させることを考慮して姿勢を分析する．骨盤や足部に起因するアライメント変化の連動性は，運動連鎖と呼ばれ，骨盤アライメントに起因する下行性運動連鎖と足部アライメントに起因する上行性運動連鎖がある（図3）．

変形性股関節症等による股関節伸展制限は，代償的な骨盤前傾や腰椎前弯の増強，脊柱側弯を伴いやすく，腰痛の原因となることがある（hip-spine syndrome）．また，変形性膝関節症等による膝関節伸展制限は，腰椎前弯の減少を伴いやすく，脊柱のアライメントを変化させ，腰部への力学的負荷を増加させる（knee-spine syndrome）．

このようなアライメントの連動性を考慮して，観察された異常がどこに起因するものか，もしくは他の部位のどのようなリスクに関連するかを考えながら，患者の姿勢全体を把握する．

3 姿勢改善トレーニング

姿勢改善トレーニングでは，短縮してい

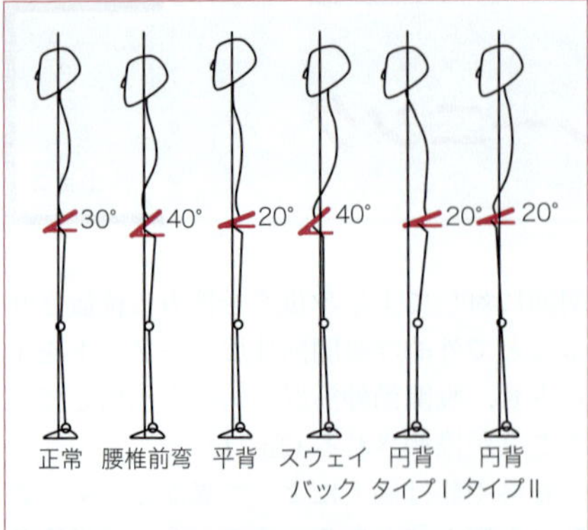

図1 Wilesによる姿勢の分類

（文献1を基に作図，筆者訳）

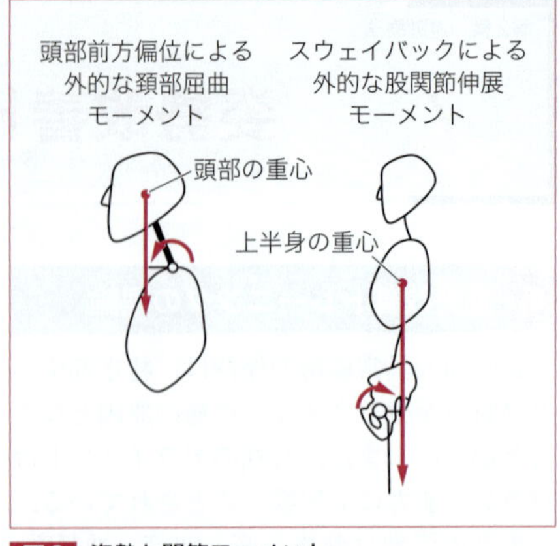

図2 姿勢と関節モーメント

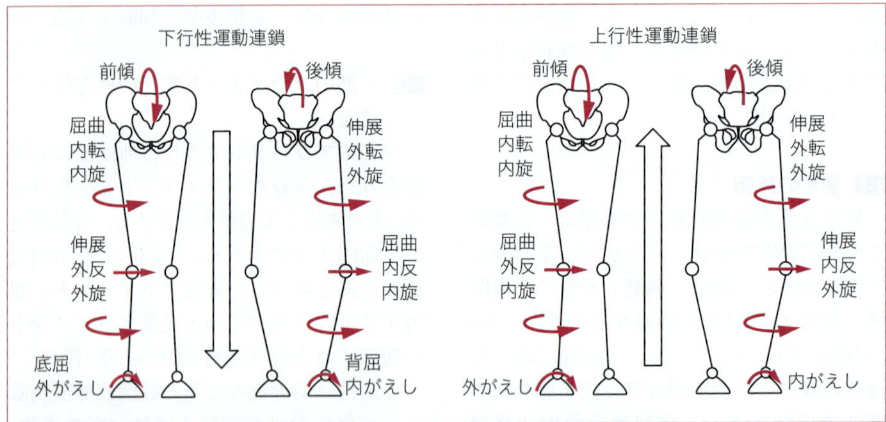

図3 運動連鎖

る筋のストレッチ，弱化している筋に対する筋力トレーニング，スタビライゼーショントレーニングを組み合わせて行うのが一般的である．しかし，理学療法士の介入時間だけでは姿勢を改善することは難しいため，セルフエクササイズや普段の生活の中で正しい姿勢を維持することへの意識付けも重要である．

4 環境の整備

静止立位だけではなく，日常的に保持することの多い姿勢とその環境についても評価を行うことが重要である．疲労や疼痛を誘発しやすい姿勢を確認し，可能ならば環境を調整することで姿勢の異常を抑制する．例えば，デスクワークで座位を長時間とる者では，机や椅子，ディスプレイの高さなどの調整が有効である．

2 姿勢改善トレーニングの実際

1 頭部の前方偏位に対するトレーニング

頚部筋のストレッチやスタビライゼーショントレーニングを行い，頭長筋，頚長

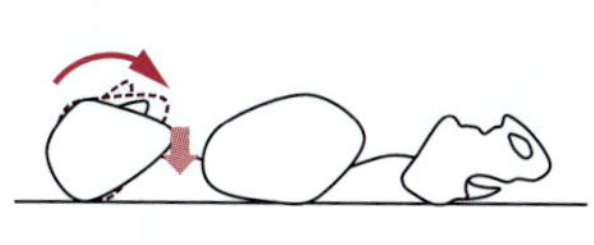

顎の引き込み（背臥位）
（2〜8秒保持 ×8〜10回）

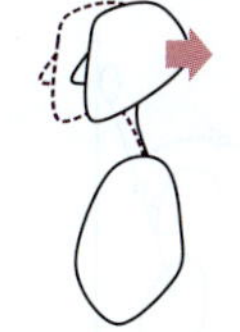

顎の引き込み（座位）*
（2〜8秒保持 ×8〜10回）

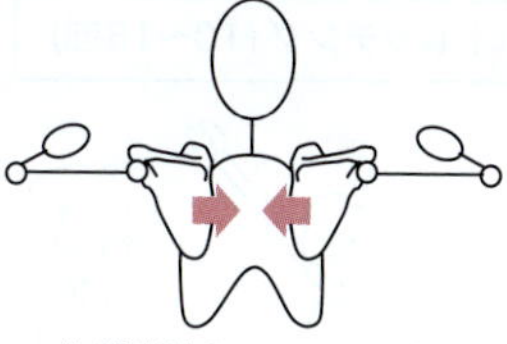

上部背筋トレーニング*
（6秒保持 ×8〜10回）

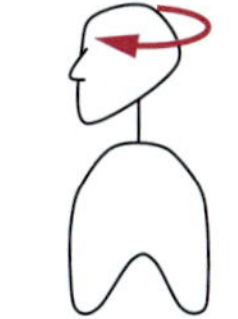

頚部筋のストレッチ*

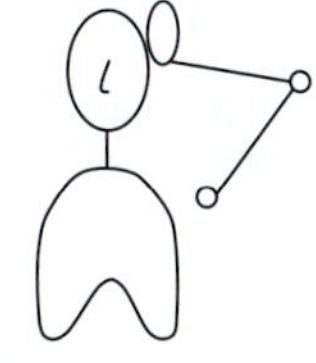

自己抵抗による
頚部筋トレーニング
（前後左右各10秒 ×3回）

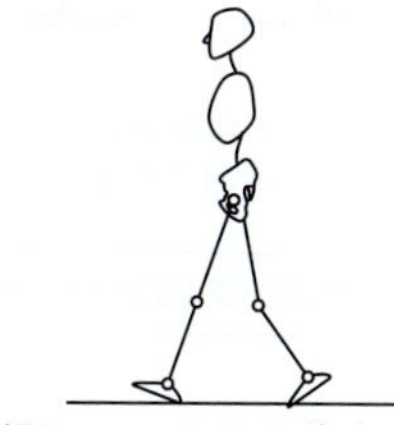

頭部をニュートラルポジションに
位置させた歩行

図4 頭部前方偏位に対するトレーニング

*1日数回実施

筋，頚半棘筋，多裂筋等の頚部深層筋群による安定化機能を高める（図4）．また，頭部の前方偏位には胸椎後弯も伴うことが多いため，上部背筋の筋力トレーニングも重要である．患者の状態に合わせて運動の種類を選択し，難易度と負荷量を調整する．頚部深層筋群のトレーニングでは，負荷が大きすぎると表在筋の活動が誘発されるため，低負荷で行うように注意する．無作為化比較試験（randomized controlled trial：RCT）では10〜12週間を介入期間としているものが多い[2)]．頭部の前方偏位に対する姿勢改善トレーニングの有効性については，メタアナリシスでも確認されており，2017年に刊行された米国理学療法協会の頚部痛に対する臨床診療ガイドライン等でも推奨されている[3)]．

2 脊柱後弯と腰椎前弯に対するトレーニング

脊柱後弯の増強は椎間板への負荷を増加させる．腰椎前弯の増強は骨盤前傾を伴うため，腰椎に作用する剪断力を増加させ，腰椎すべり症のリスクファクターとなる．脊柱後弯に対しては，胸腰椎の伸展方向へのストレッチと脊柱起立筋や腰背部筋の筋力トレーニングを行う（図5）[4〜6)]．座位で実施するストレッチについては，日中数回実施するように指導する．

腰椎前弯に対するトレーニングとしては，腰背部や股関節のストレッチに加え，図6[7,8)]に示すようなスタビライゼーショントレーニングを行い，腹横筋や骨盤底筋群，多裂筋による腰椎の安定化機能を高める[7)]．スタビライゼーショントレーニングでは，呼吸に合わせてゆっくり運動を行うように指導する．

脊柱アライメントに対する運動療法の効果を分析したRCTでは8〜18週間を介入期間としているものが多い．これらのトレーニングの効果については有効性を示すRCTがあるものの，メタアナリシスでは腰

ストレッチング（10〜15回）

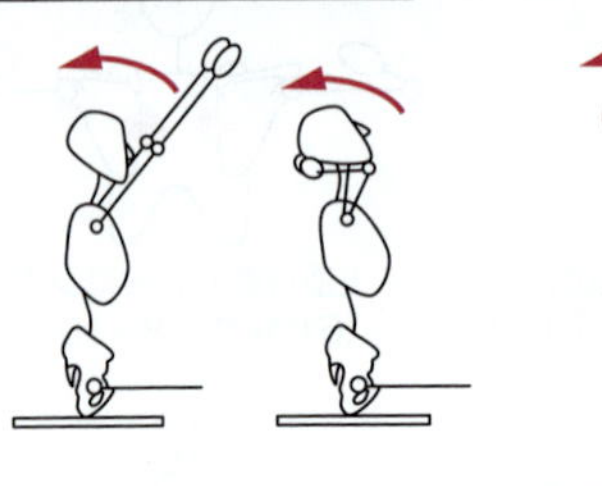

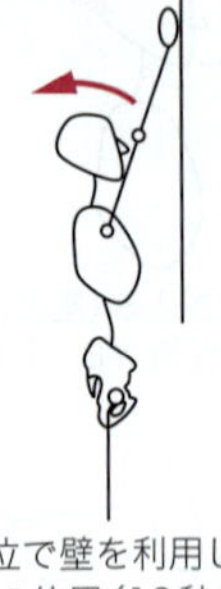

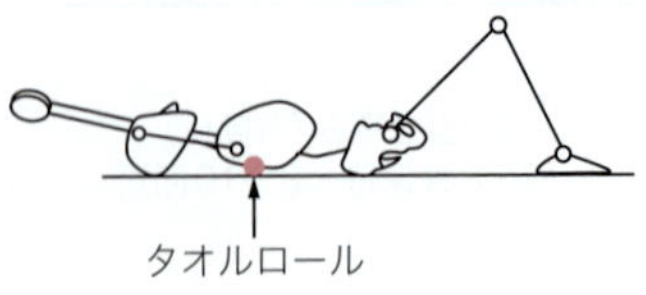

座位で体幹胸郭の伸展（3〜10秒保持）

立位で壁を利用した体幹の伸展（10秒保持）

タオルロールを用いた胸郭のストレッチ（30〜180秒保持）

筋力トレーニング（8回/セット×3）

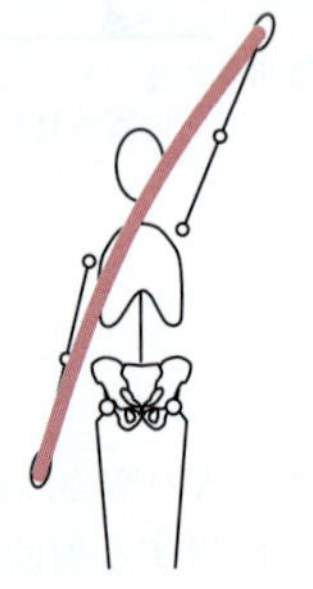

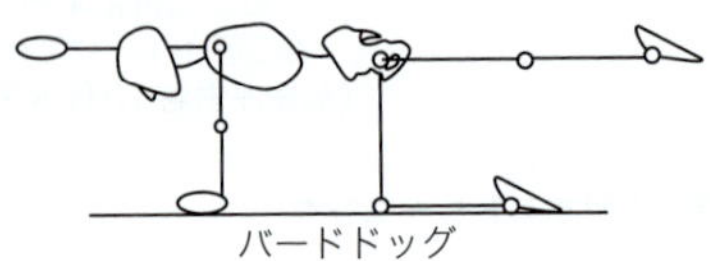

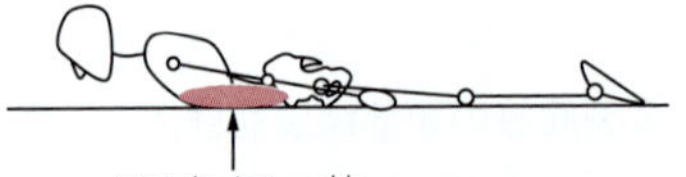

背臥位・立位でのセラバンドを用いた上肢挙上

腹臥位での胸郭の挙上（上肢の肢位で負荷を調整）

図5 脊柱後弯に対する運動療法

（文献4〜6を基に作図，筆者訳）

椎のアライメントの改善に否定的なものもあり，今後のさらなる検討が待たれる[9]．

3 日常生活の指導

姿勢への介入では，姿勢トレーニングに加え，普段の生活の中でできるだけ姿勢の異常を抑制するように指導する．特定の部位への過負荷が長時間継続しないように，定期的に正しい姿勢や負荷の少ない姿勢をとることが重要である．例えば，体幹を前傾した立位姿勢や座位姿勢を長時間保持する必要がある者には，1時間に1回程度体幹を伸展して椎間板への負荷を軽減するなどの指導が有効である．

クリニカルヒント

1 座位姿勢と立位姿勢の比較

座位でみられる姿勢異常は，下肢のアライメント異常の影響を受けにくいため体幹に起因することが多い．一方，立位でのみ観察される姿勢異常は下肢の影響が大きい．

2 正しい姿勢への誘導

姿勢の逸脱が観察された場合には，正しい姿勢に誘導することも重要である．例えば腰部脊柱管狭窄症等で，椎間孔の狭窄により神経根症状を呈している症例では，体幹を前傾，側屈させて椎間孔を拡大し代償

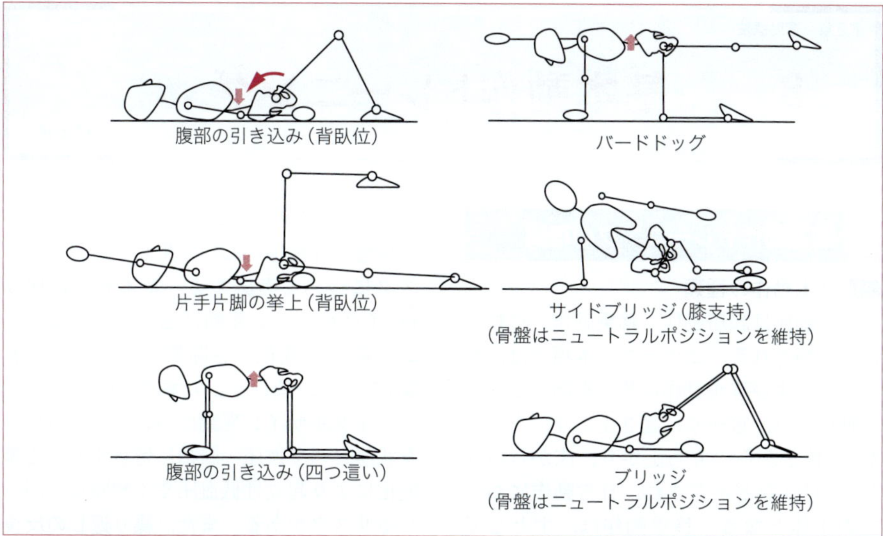

図6 腰椎前弯に対する運動療法

各運動とも10秒×10回.
（文献7〜8を基に作図，筆者訳）

することが多いが，体幹を正中位に戻すことで症状が誘発される．正しい姿勢に誘導することで，観察された姿勢の原因が明らかになることもある．

3 正しい姿勢の認識

姿勢異常を呈する者の中には，自分で自身のアライメント異常を認識しにくい者もいる．このような場合は，壁を背にした立位を保持させて，体表と壁との隙間を認識させることで，アライメント異常を認識しやすくなる．また，上半身の左右対称性については，鏡を用いたフィードバックを行う．普段の生活でも自身のアライメントを確認するように指導し，姿勢の修正を促す．

文 献

1) Wiles P：Postural deformities of the anteroposterior curves of the spine. The Lancet 229：911-919, 1937
2) Diab AA：The role of forward head correction in management of adolescent idiopathic scoliotic patients：a randomized controlled trial. Clin Rehabil 26：1123-1132, 2012
3) Blanpied PR, et al：Neck pain：Revision 2017. J Orthop Sports Phys Ther 47：A1-A83, 2017
4) Jang HJ, et al：Effects of corrective exercise for thoracic hyperkyphosis on posture, balance, and well-being in older women：A double-blind, group-matched design. J Geriatr Phys Ther 42：E17-E27, 2019
5) Bautmans I, et al：Rehabilitation using manual mobilization for thoracic kyphosis in elderly postmenopausal patients with osteoporosis. J Rehabil Med 42：129-135, 2010
6) Katzman WB, et al：Study of hyperkyphosis, exercise and function（SHEAF）protocol of a randomized controlled trial of multimodal spine-strengthening exercise in older adults with hyperkyphosis. Phys Thera 96：371-381, 2016
7) Nava-Bringas TI, et al：Stabilization exercises versus flexion exercises in degenerative spondylolisthesis：A randomized controlled trial. Phys Ther 101：pzab108, 2021
8) Suh JH, et al：The effect of lumbar stabilization and walking exercises on chronic low back pain：A randomized controlled trial. Medicine（Baltimore）98：e16173, 2019
9) González-Gálvez N, et al：Effects of exercise programs on kyphosis and lordosis angle：A systematic review and meta-analysis. PLoS One 14：e0216180, 2019

8　基本動作トレーニング

村上賢一

1　基本動作トレーニングの理論

1　基本動作の種類

基本動作は起居動作，移乗動作，移動動作に分類される．このうち，本項では，起居動作および移乗動作に焦点をあてる．起居動作には，寝返り，起き上がり，立ち上がり（椅子からの立ち上がり，床からの立ち上がり）などが含まれ，日常動作においての主体となる．移乗動作は，主として“車椅子から”，もしくは“車椅子へ”の乗り移りとされており，機能障害および能力低下を呈した患者においては，活動の場を変更する際に重要な動作である．

理学療法の目的として，これらの基本動作の再建は，患者の自立度に直結するため積極的介入が求められている背景がある．

2　基本動作トレーニングの留意点

(1) 動作分析と臨床推論（クリニカルリーズニング）

基本動作トレーニングに先立ち，理学療法評価として動作分析を実施することにより，患者像を明確にすることができる．臨床で基本動作の動作分析を行う利点は，①基本動作そのものの遂行能力を観察し，不自由な点から再建に役立つ情報を得ること，②基本動作を観察し，影響する機能障害を推測することである．ここでは，動作分析により機能障害の仮説を形成し，それを実際の機能テストで検証するという仮説演繹法に準じた手続きをとることにより，基本動作トレーニングにおける科学的思考に基づいた理学療法介入が可能となる[1]．

(2) リスク管理（安全性）

疾患・外傷等において生じうる特有のリスクについて考慮する．基本動作に伴う「バイタルサイン変動」「必要とされるバランス能力の変化」「各関節への負荷等の影響」などが，項目として挙げられる．

バイタルサイン変動については，特に全身状態として血圧・脈拍に留意する．姿勢変化により起立性低血圧や不整脈などが生じるリスクがある．また，繰り返しの反復動作練習により，心機能や自律神経系への負荷が大きくなる．

バランス能力の変化については，特に転倒・転落リスクに留意する．動作中の動的バランスや終了肢位での静的バランスが低下している場合には，適切なハンドリングや介助を必要とする．

各関節への負荷等の影響については，荷重される関節や合目的性から逸脱した関節運動に関連する関節の損傷に留意する．特に，肩関節・手関節・足関節などの多軸性の関節は，損傷リスクが高い．

3　理学療法介入

(1) 理学療法の立案

基本動作の遂行に不自由が生じている場合に，臨床推論の帰結として具体的な理学療法を立案する．ここでは，機能障害および能力低下それぞれへの理学療法を検討していくことになる．動作分析から，機能障害を推測し，実際に対応する関節可動域測定や筋力検査などの機能評価を実施する．その結果から，機能障害を明らかにし，理学療法の立案へとつなげる．

また，不自由が生じている基本動作自体

への基本動作トレーニングも直接的に実施するよう立案する．これらの理学療法は，それぞれの特性を理解したうえで，同時並行的に取り入れていくことが効果的である．

(2) 運動学習理論

運動学習は，「熟練パフォーマンスの能力に比較的永続的変化を導く練習や経験に関係した一連の過程である」と定義されている[2]．基本動作トレーニングの治療計画の立案においては，いかに「後天的に神経回路に固定される学習による記憶を形成するか」が鍵となる．そのため，運動学習理論に基づき，各動作を繰り返すこと（反復動作練習）が重要である．機能障害が生じた場合にも，新たな身体機能において遂行可能と予測される動作パターンを繰り返し行うことで実行性を高め，さらに繰り返し行うことで長期保存を目指す．そして，理学療法においては，言語教示，デモンストレーション，ハンドリング，フィードバックなどの多様な強化子を用いて運動学習を強化している．

運動学習の過程として，Fittsは運動の過程を認知相，連合相，自動化相の3段階に分類している[3]．基本動作トレーニングの治療計画において，認知相としての「何を行うのか」，連合相としての「どのように行うのか」，自動化相としての「どうやって運動時の注意を減少させていくか」，これらのどの水準での理学療法の立案になるのか精査していく．

(3) ハンドリング技術と効果

ハンドリングは，患者の適切な運動を引き出すために行われる用手的（徒手的）操作の総称である．ハンドリングの要素は，第一に運動学習における「強化子」としての活用が挙げられる．患者の動作に先行して身体の一部を操作（刺激）し，目的とする運動・動作を引き出すことで，能動的な運動を外部から誘導していく．一方で，受動運動として，正しい運動パターンをデモンストレーションする方法も用いられている．能動運動と受動運動での運動学習効果の検証では，能動運動の方が有効であることが示されており，理由として「意図した運動の予測」と「運動の結果」の誤差を，運動を繰り返すことでこの誤差を修正し，運動の精度やスキルを高めることができるとされている[4]．第二に，「支持」としての要素がある．基本動作に必要な筋活動が不足している場合に，その力をハンドリングにより補填することで，一連の運動パターンを経験することが可能となる．

2 基本動作トレーニングの実際

1 動作パターンの選択・練習

(1) 基準となる動作パターンの選択

ヒトの運動・動作には柔軟性があり，環境や状況に応じた動作パターンを選択している．基本動作トレーニングにおいては，患者の最終的な獲得されるべき基準となる動作パターンを予測する．難易度が高い場合には，はじめから基準となる動作パターンで練習するのではなく，段階的に難易度を上げることも検討する．

基準となる動作パターンの第一候補は，健常成人に最も出現頻度の高い動作パターンである．これは，エネルギーコストが最小となり，合目的的である．しかし，機能障害が生じている場合には，エネルギーコストが最小な動作パターンの選択は困難であることも多く，適した動作パターンを理学療法評価の結果から検討することが勧められる．また，リスク管理上，獲得される動作パターンが制限されることも考慮に入れる．

(2) 実生活を想定した動作パターンの練習

基準となる動作パターンを選択し，もしくは同時進行的に，実生活を想定した動作課題設定をする．例としては，起き上がり

表1 練習方法の分類と定義

分類の特徴		
練習課題の分割	全体法	課題のはじめから終わりまでを行い，それを反復する
	部分法	あらかじめ課題内容を部分に分けて順次実施する
練習密度の調整	集中法	一定量の練習をまとめ，施行間に休息を入れずに連続的に練習する
	分散法	休息を長く，あるいは頻回にとって練習する
練習条件の変動性	固定練習	同じ運動技能を一定の条件で繰り返し練習する
	変動性練習	練習条件を変化させて練習する

（文献5より許諾を得て改変）

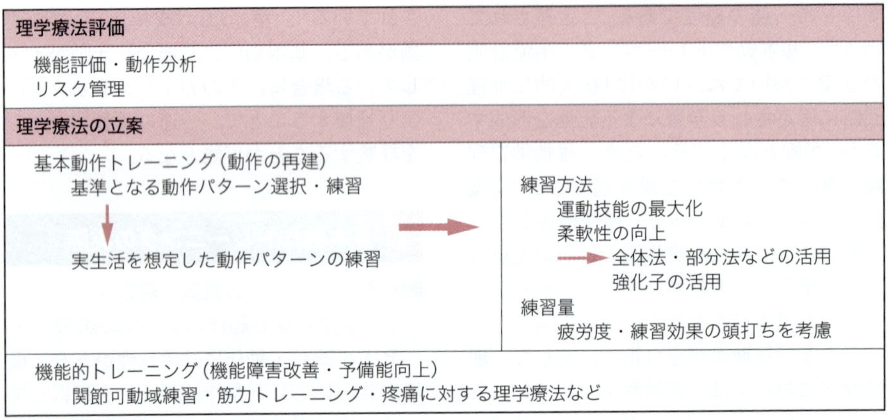

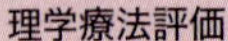

図1 理学療法の評価と立案

であれば，ベッドや布団などの使用物品による要因や，左右などの動作方向による要因などを課題設定に加えることを検討し，安定して動作を遂行できるよう練習をする（定型性の確立）．その他にも，必ずしも同一環境での動作遂行に限られないことを想定し，実行可能な動作パターンが増加するよう練習をする（柔軟性の向上）．さらに，家族やスタッフによる監視下での練習や，安全が保障されていれば非監視下での自己練習機会も導入する．

2 練習計画[5]

基本動作トレーニングを計画する場合，練習課題の分割，休息のタイミング，練習条件，練習課題の組み合わせ方を検討する．運動学習理論の特性を考慮することで，効果的な練習方法を計画できる（表1[5]，図1）．

(1) 全体法と部分法

各基本動作トレーニングにおいて，全体法と部分法で実施する．椅子からの立ち上がり動作の場合，開始肢位の椅子座位から終了肢位の立位までの一連の過程を練習するのが全体法であり，開始肢位の椅子座位から離殿までを繰り返し練習し，最後に椅子からの立ち上がり動作の一連の過程を練習するのが部分法である．部分法には，純部分法，漸進的部分法，反復部分法が挙げられるが，特に患者の苦手とする部分を集中的に練習してから全体の練習をする方法が多用されている．

(2) 集中法と分散法

練習間に休息を入れずに連続的に行う集中法と，練習間に休息（時間・回数を規定する）を入れて行う分散法を用いる．集中法と分散法には，それぞれの学習理論的利点が検討されており，やや分散法に学習効果が高い報告がなされている．

(3) 固定練習と変動性練習

同じ動作パターンを一定条件で繰り返し練習させる固定練習と，練習条件を変化させて練習する変動性練習を用いる．変動性練習の場合，椅子からの立ち上がり動作においては，椅子の高さや座面の材質，椅子のみではなくベッドや便器などの条件，環境の広さなどの要因を変化させる．学習効果としては，固定練習よりも変動性練習の方が効果的である．

3 練習量

基本動作トレーニングにおいて，適切な練習量のエビデンスは明確に示されていない．練習回数は多いほどよいが，その練習効果は身体機能に依存し頭打ちとなる．患者の場合，練習時の機能障害の状態に影響を受けるため，パフォーマンスを評価し，適切な練習量を図る必要がある．また，練習量は疲労度に留意し，調整する．

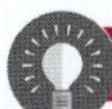

クリニカルヒント

1 身体運動学に基づく動作分析

基本動作トレーニングの練習計画において，鍵となるのが理学療法評価である．特に動作分析にて，①機能障害を推測することと，②遂行上の苦手な部分を特定することが求められる．動作遂行が困難な際に，それが基本動作トレーニングにて改善する余地があるのか，または機能障害自体を改善させてからでないと動作の改善は見込めないのかなど，その可能性を検討していく．

2 運動技能の最大化

各基本動作の獲得において，「独立して実施できる」ことが求められている．運動技能としては，フォーム，正確さ，速さ，適応性の要素があり，これらを身体機能に合わせ最大化していくことが求められる．練習計画では，動作の円滑さや安全性も含めた運動技能を高めることを考慮することで，具体性のある理学療法の立案が可能となる．

3 機能障害改善と予備能向上

基本動作トレーニングと機能障害改善は同時進行的に実施される．基本動作トレーニングのみであっても，動作上で使用される機能が強化される可能性はあるものの，その強度で十分なのかは検討されるべきである．また，ヒトは常に身体機能を全力で使用しているわけではない．特に，日常生活においては余力を残しつつ活動しているため，基本動作を遂行する最低限の身体機能以上に向上させなければならないことも十分に留意することが勧められる．

4 選択される頻度の高い各動作パターンと注目すべきポイント

獲得される基本動作は，患者の疾患・外傷による機能障害の重症度に依存するため，一概に規定することは困難である．その点を考慮したうえで，選択される頻度の高い基準となる各動作パターンや個別のポイントを挙げたため（表2，図2），参考にしていただきたい．

文　献

1) 藤澤宏幸：臨床運動・動作分析とは．データに基づく臨床動作分析，文光堂，東京，2-4，2016
2) Schmidt RA：運動学習の概念．運動学習とパフォーマンス，調枝孝治監訳，大修館書店，東京，155-158，1994
3) Fitts PM, et al：Phase of Skill Learning. Human Performance. Brooks/Cole Publishing Company, Belmont, 8-15, 1967
4) 鈴木博人：ハンドリングによる動作指導と運動学習．理学療法38：159-166，2021
5) 鈴木博人：練習計画法と運動学習．理学療法38：453-463，2021

表2 選択される頻度の高い各動作パターンと介入ポイント

動作の種類	選択頻度の高い動作パターン	介入ポイント
寝返り動作	頭頚部・上肢から開始	頭頚部・体幹の屈曲回旋 寝返り方向への上肢リーチ
起き上がり動作	部分回旋（非対称）パターン	頭頚部・体幹の屈曲回旋 起き上がり方向への上肢リーチ
椅子からの立ち上がり動作	安定戦略	体幹前傾（股関節屈曲）による離殿 立位での重心移動量（左右方向）
床からの立ち上がり動作	高這いを経由するパターン	安定した四つ這い～高這い 高這い位から両上肢離床した時のバランス機能
移乗動作	非障害側または身体機能が高い下肢を回転軸としたパターン	起立時・回転時のバランス機能 着座時の殿部衝突

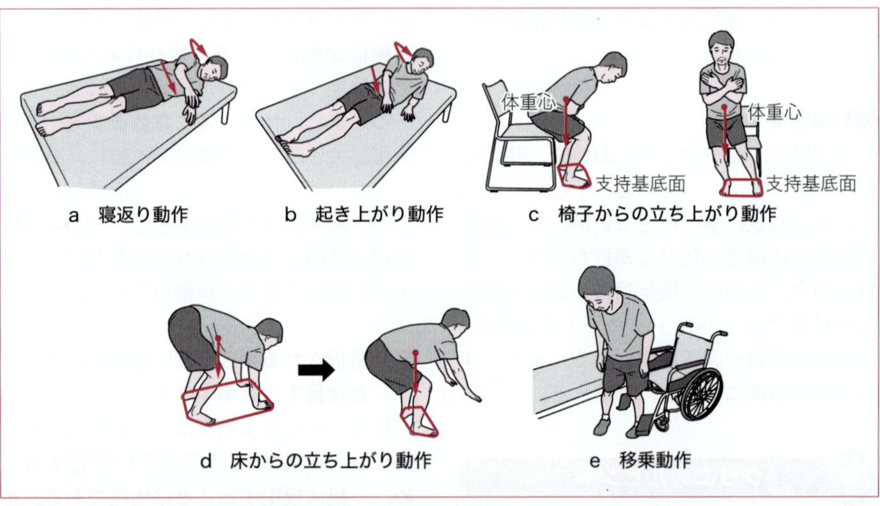

図2 選択される頻度の高い各動作パターンと注目すべきポイント例

a：動力源（筋力）を補償するよう頭頚部・体幹の屈曲回旋や寝返り方向への上肢リーチを用いる．

b：動力源（筋力）を補償するよう頭頚部・体幹の屈曲回旋や起き上がり方向への上肢リーチを用いる．

c：立位時の支持基底面に体重心（投影点）を入れるよう体幹前傾し離殿する（左図）．立位や立ち上がり時の安定のため左右方向の重心移動が十分にできる（右図）．

d：高這いから両上肢離床した時に，立位での支持基底面に体重心（投影点）を円滑に移動できる．

e：起立時・回転時に転倒しないよう姿勢制御できる（物的保持下でも可）．強く殿部衝突しないようゆっくり着座できる．

第2章　運動療法

9 歩行トレーニング

関口雄介

1 歩行トレーニングの理論

1 神経科学的な基本知識

(1) 階層化された制御機構

中枢神経系の高位レベルである大脳皮質は外部環境での歩行や複数の課題を行いながら歩行する等の複雑な歩行を制御する役割を持つ（図1）[1]．中位レベルである大脳基底核は脊髄，脳幹の神経核や運動皮質と密接な連絡があり，筋緊張の調節，歩行の発現や調節に関わる（図1）[1]．また，小脳は筋緊張や四肢運動の位相の制御を行い，肢

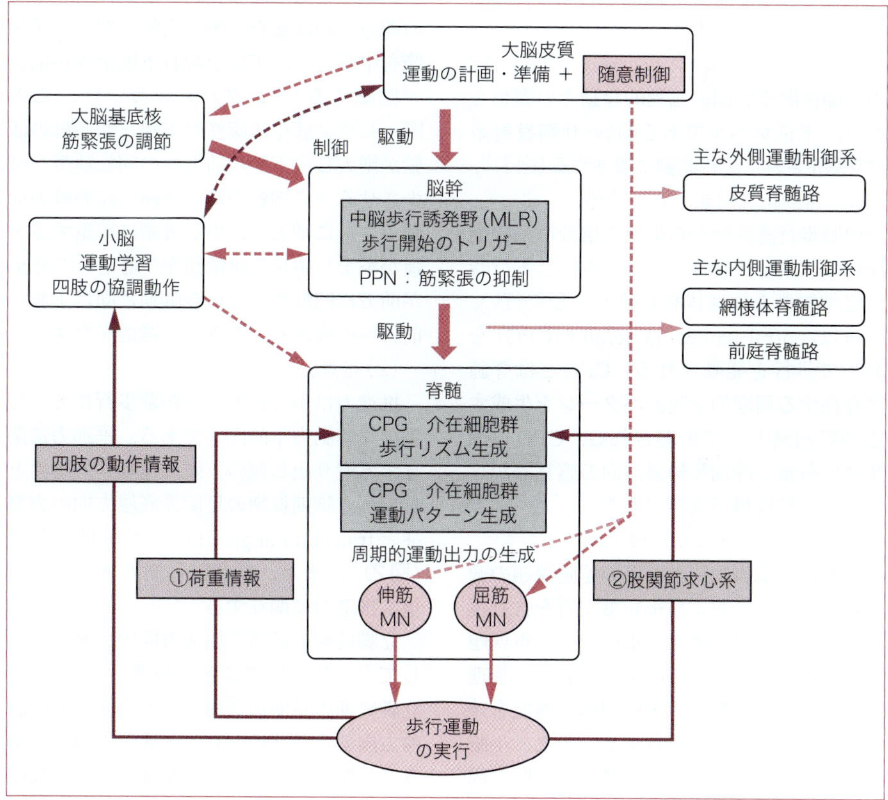

図1 歩行に関与する神経機構

歩行に関与する中枢神経系の各領域はネットワークを形成し，階層性の制御をなす．歩行は自律的な運動であり脊髄の活動の貢献度が高くなるが，様々な環境下での歩行は多様な脳の活動を要す．
MLR：midbrain locomotor region（中脳歩行誘発野），PPN：pedunculopontine tegmental nucleus（脚橋被蓋核），CPG：central pattern generator，MN：motor neuron（運動ニューロン）．
（文献1より改変）

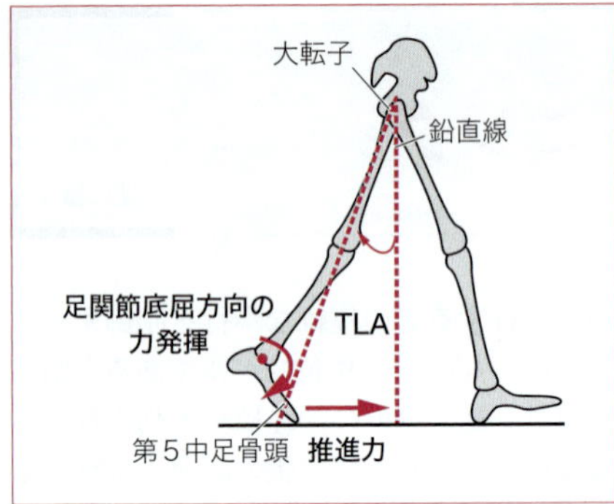

図2 足関節底屈方向の力とtrail limb angle (TLA)

TLAは第5中足骨頭と大転子を結んだ線と大転子を通る鉛直線がなす角で計算される．
（文献3より筆者訳）

内の関節間や肢間の協調的な動きの調整を行う．下位レベルである脳幹-脊髄投射系は自動化された歩行制御に関与する（図1）[1]．

(2) 自動化に関する制御機構

中脳歩行誘発野から生じた信号は脳幹網様体に収束し，歩行リズムの生成と歩行時の姿勢制御を網様体脊髄路を介して行い，さらにcentral pattern generator（CPG）を介して歩行を発動させる．CPGとは脊髄に存在する周期的な運動パターンを生成する神経回路として定義される．CPGの調整には荷重と股関節伸展方向の感覚器からの固有感覚情報が重要である．

(3) 適応に関する制御機構

不整地や障害物跨ぎなどの運動課題の適応には，前庭系および後頭葉皮質を含む視覚系による制御を要す．歩行中の二重課題に対する適応には行為の順序を計画，管理および注意を分配する実行制御の機能を兼ね備えた前頭前野が関与する．また，小脳では，歩行中に環境の変化に伴い下肢の固有感覚情報とCPGおよび皮質脊髄路から入力された意図した運動の情報から誤差が生じた場合，補正信号を計算し大脳皮質運動野や脳幹の各神経核に情報を送る．結果的に運動の補正が生じ，環境に適応する．

2 生体力学的な基本知識

基本的な歩行の運動学的な特性を把握する．特に踵，足関節，中足趾節関節が有するロッカー機能は身体を推進するうえで重要な機能である．このような特性を把握したうえで歩行パフォーマンスにとって重要な推進力，エネルギー効率，安定性について理解する．

(1) ロッカー機能

歩行時は初期接地から荷重応答期にかけ，接地した踵を支点とし足部が床方向へ回転する（ヒールロッカー）[2]．接地時の衝撃吸収とともに前脛骨筋の活動により下腿の前方への回転を促す．立脚中期には足関節を中心とし，下腿を含む下肢全体が前方へ回転する（アンクルロッカー）[2]．この際，ヒラメ筋や腓腹筋の下腿三頭筋群の活動が増大し，下腿の前方への回転速度を減少させる．立脚終期には下腿三頭筋群の活動がさらに増大し，中足骨頭に荷重すると踵が挙上し中足足趾関節を中心として足部が前方に回転する．前遊脚期に向け下肢の前方への推進を促進させる機能を有する．

(2) 推進力

推進力は歩行速度や長距離歩行にとって重要な運動力学的因子である．推進力に関与する蹴り出し側の下肢の運動学的特性として，立脚期終期の足関節底屈方向の力発揮とtrail limb angle（TLA）が挙げられる（図2）[3]．また，蹴り出し側の下肢への荷重も推進力に関与する．

立脚終期の股関節屈曲方向の力発揮に関しても，振り出すことで推進へつながる．立脚終期の足関節底屈方向の力と股関節屈曲方向の力発揮はトレードオフの関係があり，足関節底屈方向の力発揮の低下を股関節屈曲方向の力発揮により代償し，下肢の振り出しを行う．

(3) エネルギー効率

身体の質量中心の運動は1歩行周期中に上下方向に5cm，側方方向に4cm移動する

図3 歩行中の上下および側方方向の身体重心の軌道

いずれも単脚支持期付近でピークを迎える．歩行中の質量中心（赤丸）の軌道は歩行を再建するうえで重要な知見である．

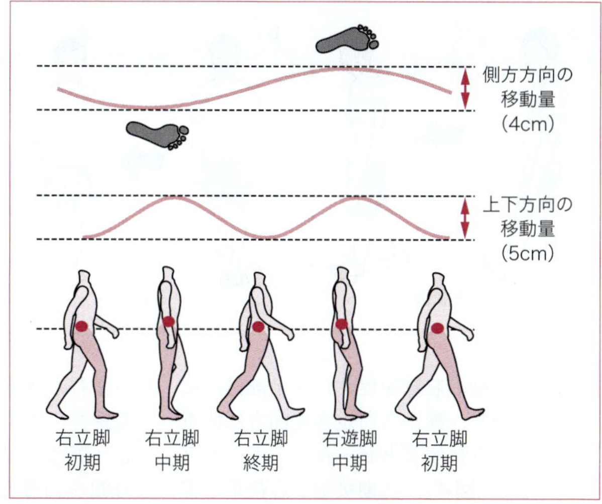

（図3）．身体の質量中心の上下方向の運動は歩行中のエネルギー効率に影響する．単脚支持期における身体の質量中心の上下方向の運動は最高地点（位置エネルギーが最大）で進行方向の速度は最小（運動エネルギーが最小）となる．骨盤挙上や下肢分回しなどの代償動作により質量中心の上下方向の振幅から逸脱した歩行はエネルギー消費が増大する．また，他のエネルギー効率増悪の要因として，遊脚期の股関節屈曲方向の力の増大，遊脚期時間の短縮とされている．

(4) 安定性

一般的に質量中心が足部で構成される支持基底面上に位置すると立位は安定するとされているが，単脚支持期の際，足部の支持基底面より内側に質量中心は位置する．側方方向の制御は距骨下関節や股関節で制御されるが，前方方向の制御と比較し，発揮される力や運動範囲が制約されるため，慎重に制御されていることを示唆する．転倒者は歩行中の側方方向の制御が不十分であることが指摘されている[4]．

(5) 運動連鎖と運動学的な影響

狭義の運動連鎖は足部の運動が近位部の姿勢に，骨盤の運動が遠位部の姿勢に影響することを指す．臨床では必ずしも運動連鎖と一致しない現象が存在する．神経系や筋骨格系の姿勢制御システムの破綻とも関与するが，身体の質量中心の位置が変化すると，運動連鎖とは関係なく質量中心の変化に応じて下肢の関節運動が生じることが主な要因と考える．そのため，歩行中も運動連鎖と運動学的な影響の双方を考慮する必要がある．

2 歩行トレーニングの実際

1 部分的歩行トレーニング

部分的歩行トレーニングとは，歩行パターンの構成要素を分類し，部分的に練習を行う方法である．撮影した歩行映像や歩行観察から課題となる運動学的特性を捉え，練習を実施する．部分練習での評価や対策が適切な姿勢や関節運動での全体練習に結び付く．

(1) 初期接地から荷重応答期を想定したステップ練習

ステップ位で保持した前脚へ前方向や側方への体重移動を実施する．前脚へ側方への体重移動を行い，股関節外転筋と同時に

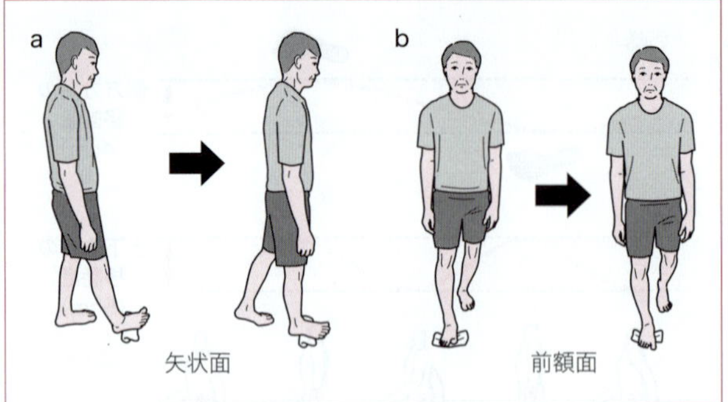

図4 矢状面(a)と前額面(b)からみた初期接地から荷重応答期を想定したステップ

膝関節伸筋群の収縮を促す．中足部付近にタオルを敷き，踵から荷重させ前方に体重移動するようにするとヒールロッカーを再現しやすい(図4)．初期接地から荷重応答期で過度に膝屈曲位となる場合，理学療法士が膝窩部に徒手で抵抗を加え，それに抗することで膝関節伸筋群や大殿筋の収縮を促す．初期接地から荷重応答期で過度に膝伸展位となる場合，足関節背屈筋の筋力低下や足関節底屈筋の痙縮により早期に足関節底屈位となることが挙げられる．足関節底屈制動の装具の着用やテーピングで過剰な足関節底屈や内反を予防し，踵接地から膝屈曲を誘導することや過度な骨盤後方回旋を徒手で予防することが重要である．

(2) 片脚立位での練習

単脚支持期を想定した練習となる．片脚立位保持が困難な場合，支持側と反対側下肢に段を置くことや，手すりやテーブルを使用するなど，姿勢保持できる環境設定に留意する．歩行を想定したうえで単脚支持側への側方への体重移動，前方への体重移動を行う．

前額面上では単脚支持脚と反体側の骨盤下制，単脚支持脚側への胸椎側屈や骨盤の単脚支持側への側方偏位に注意を払い，口頭指示や徒手による誘導，環境設定にて適宜修正を図る．特に股関節外転筋群の活動を促す必要があるが，距骨下関節での制御も重要となる．紐上での単脚支持側下肢への左右の体重移動は，距骨下関節での運動も誘導しやすい(図5)．単脚支持側へ荷重した際は足部内側への荷重を意識させると対側への骨盤傾斜を予防できることが多い．骨盤の位置が単脚支持側へ過剰に偏位する場合，紐を基準として口頭で骨盤の位置を指示，または徒手で誘導を行う．

(3) 立脚終期から前遊脚期を想定したステップ練習

ステップ位で保持した後脚の練習となる．患肢を後脚とした際に姿勢保持が困難となる症例の場合，適切な姿勢保持可能なステップ長の設定を変更する．基本的にはステップ位での前後方向の体重移動の練習を実施し，可能であればステップ位から後脚を振り出す練習も実施する．また，後脚の過度な膝屈曲，過伸展，過度な足角や後脚側への骨盤回旋，胸郭回旋に留意し，必要であれば徒手的に修正を行う．前遊脚期での股関節屈曲方向の振り出しが不十分な患者に対しては，踵部にタオルを敷き，踵から荷重し大腿を前方に振り出すように意識させる(図6a)．また，足関節底屈方向への蹴り出しが不十分な患者に対しては，前足部にタオルを敷き，前足部に荷重させ蹴り出しの練習を行う(図6b)．

2 全体的歩行トレーニング

(1) 平地での歩行トレーニング

歩行トレーニングを実施するうえで重要

図5 台を利用した紐上での片脚立位の左右体重移動

aは右脚に荷重量が多く，bは左右均等，cは左脚に荷重量が多い．それぞれ，左右に体重移動を行う．特にTrendelenburg徴候が認められる症例は，対側への骨盤傾斜を予防する観点から台の使用が有効である．

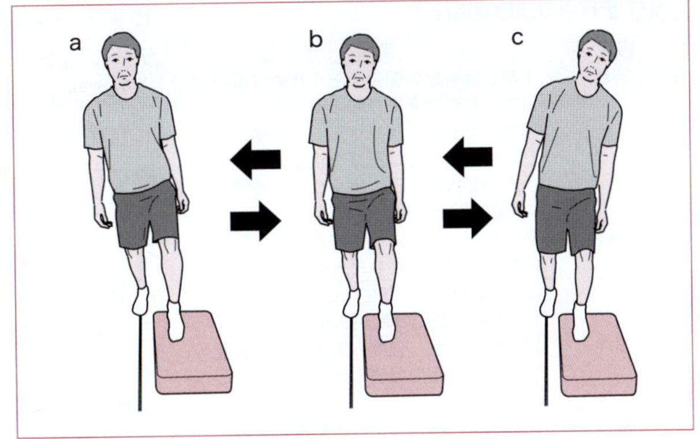

図6 立脚終期から前遊脚期を想定したステップ練習

aは股関節屈曲方向の振り出しを意識した練習，bは足関節底屈方向の蹴り出しを意識した練習を示す．

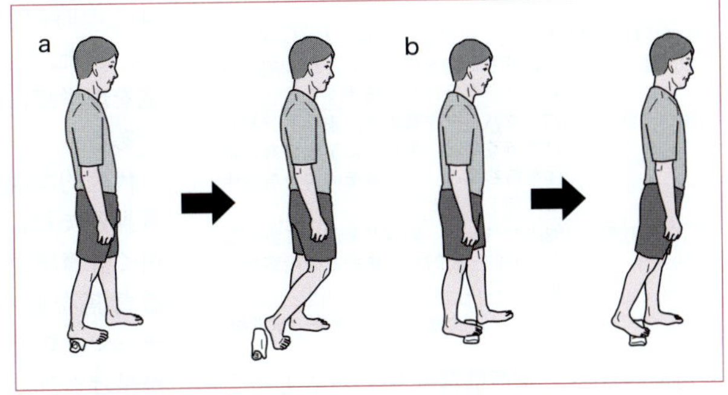

な点として，適切な装具，靴，歩行器および杖の選定やインソールの作製が挙げられる．トレーニング後は，部分練習で実施した内容が修正できているかという視点で評価も行い，今後の部分練習に反映する．必要であれば動画や鏡を用いて歩容の修正点を患者にフィードバックする．歩行の練習量の設定も重要であり，症例の目標に応じて段階的に行う．身体の左右方向の動揺が大きく歩隔が一定しない症例においては，床に歩隔より狭い間隔で2本のテープを貼り，その直線上のテープの上を歩行させ，歩隔が一定かつ狭い条件での歩行を学習させる．

また，呼吸器，循環器疾患を呈した症例には病態を踏まえたうえで運動強度の設定を行う．歩行練習中の息切れ，呼吸困難感，顔色等の評価は重要であり，必要であれば心電図や血圧，酸素飽和度の評価も行い，歩行トレーニング中のリスク管理も行う．また，歩行リズムを改善したい場合，メトロノームなどを用いたリズム聴覚刺激はケイデンスの改善が得られる場合があり，特にパーキンソン病の症例にとって有用である．

(2) 機器を用いた歩行トレーニング

1) トレッドミル歩行機器

歩行速度や歩行時間の設定を行うことが可能である．一定した歩行速度や歩行時間の設定が可能なため，歩行リズムや歩行速度の低下に課題がある症例やリスク管理が必要な症例にとって利用価値は高い．また，平地での歩行トレーニングより立脚終期の股関節伸展方向の運動を促しやすい．免荷装置，神経筋電気刺激装置や経頭蓋直流電気刺激装置といった他の機器との併用

表1　歩行中の課題適応能力

内容	定義
障害物跨ぎ	下肢と障害物の衝突を防ぐために環境にある障害物を乗り越える
時間	混雑したショッピングモールでゆっくり歩く，もしくは道路を渡る時に速く歩くのが大変など，歩くことに時間的な制約がある
認知課題を含む二重課題	歩きながら会話に参加するなど，認知的なタスクを行いながら歩くこと
地形	階段，スロープ，芝生など，平面で柔らかい箇所や凹凸のある路面を歩くこと
周囲の環境	照明の明るさ，温度，気象条件，騒音レベル，周囲の環境に対する慣れなどの要因
姿勢変換	振り返る，歩きながら物を取るために屈むなど，歩行中の姿勢に変化があること
運動課題を含む二重課題	水の入ったコップを持ちながら歩く，床に落ちた物を拾うなど，付加的な運動タスクを行いながら歩くこと
身体への負荷	バックパックを背負う，重いドアを開けて歩くなど，歩行中に重量のある物体を持ち運ぶ，またはそのような物体を操作すること
通行への対処	他人やペット，車などを避けて歩くなど，静的・動的な対象物との衝突を回避すること

（文献5を基に作表，筆者訳）

も可能となる．免荷装置を用いることでより重度な介助を要する患者の介助量が減り，より長時間の歩行トレーニングが可能となる．また，神経筋電気刺激装置を用いることで，中枢神経疾患の症例で介助だけでは改善が困難な遊脚期の足関節背屈や立脚終期の足関節底屈方向の力発揮も可能となる．

2) ロボット

ロボットを使用した歩行練習は，患者の歩行能力を向上させるための新しいアプローチとして近年着目されている．これらのロボットは，患者が正しい歩行パターンの学習を補助するための様々なセンサーやフィードバック機能を備えている．また，ロボットは，重度に歩行機能が低下した患者が安全かつ効率的に歩行練習を行うことができるように，体重支持や下肢の運動のアシストなどの機能も提供する．自立支援を目的とした自立支援型ロボットと歩行リハビリテーションのみを目的としたリハビリテーションロボットの2種類に分類される．

(3) 課題指向型の歩行トレーニング

自宅や社会での生活に向け症例ごとに様々な歩行に関する課題が存在する．表1のような課題に適応する能力が求められる[5]．先行研究[5]では記載されていなかったが，和式での生活は裸足歩行が必要となるため，裸足歩行もトレーニングすべき事項の一つである．

具体的には患者や家族と話し合い，問題となる課題に焦点を絞る．各課題の難易度はその時の患者の能力に合わせて調整する．また，可能な限り実際の課題を行う環境を理学療法の現場で再現することは重要である．

代表的な課題として認知課題を伴った二重課題では，「特定の数から連続して数を引く計算課題」「特定のカテゴリーに含まれる言語を並べ続ける言語課題（例：魚がテーマならサンマ，アジ，カツオ…など）」が挙げられる．

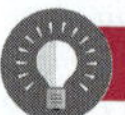

クリニカルヒント

1 歩行の目標設定のコツ

患者と家族の希望や家庭および自宅周囲の環境も踏まえたうえで，予後予測の知見から現実的な目標設定を行う．日常生活上で必要な歩行距離や歩行速度，歩行する環境を具体的に目標に設定するのが望ましい．定期的に客観的評価指標を測定し，目標に対しての達成度を患者に知らせることもモチベーションの維持に必要な要素である．

2 歩行介助のコツ

(1) 平地での歩行トレーニング

歩行困難な患者の歩行介助にとって重要な点は環境設定と介助方法である．長下肢装具を含めた装具の選定，平行棒や杖の使用，介助人数の設定は，歩行中の適切なアライメントや運動を誘導するうえで重要である．また，歩行中の質量中心の運動を意識した体重移動，体幹姿勢の直立位での保持，下肢の振り出しの介助のタイミング，足部の接地位置に留意し介助を行う．

(2) トレッドミル歩行トレーニング

トレッドミル歩行中の立脚終期で介助を要する場合がある．特に中枢神経疾患患者において立脚終期の後方への骨盤回旋，膝過伸展，過度な足関節底屈により，下肢振り出し時の足部クリアランスが不十分になることがある．足関節に対しては装具の調整，膝過伸展に対しては介助者の膝や徒手で屈曲方向に介助，過剰な骨盤回旋を徒手で予防するなどの対処を行う．

(3) 骨盤・体幹の介助

歩行中に体幹が前傾している場合，理学療法士の母指が肩甲骨下付近に触れるように手で胸郭を後方より介助し，胸椎伸展させ肩甲骨の過剰な外転位を修正すると同時に，胸郭回旋を誘導し上肢の振り出しも促す．上半身の質量中心の高位が第7〜9胸椎レベルであり，肩甲骨下付近の胸郭を介助することは胸郭の運動を誘導しやすい（図7）．

歩行中に体幹回旋が低下している場合，骨盤に対し胸郭の回旋を促す必要がある．体幹前傾位や胸郭側屈位となり，体幹回旋が低下している場合もあり徒手で中間位に位置するように修正が必要である．また，胸郭の回旋ではなく骨盤回旋運動が正常より逸脱している場合は，異常な骨盤回旋運動を徒手にて修正する．徒手で骨盤または胸郭を介助することで体幹回旋が改善するとともに上肢の振りが増大し，ステップ長が増大することも期待できる．また，リズムよく胸郭の回旋を介助で促すことで，歩行時のリズムが改善する場合がある．胸郭伸展位での胸郭の回旋を促す課題として，バランスボールを持って回旋させる課題もある．

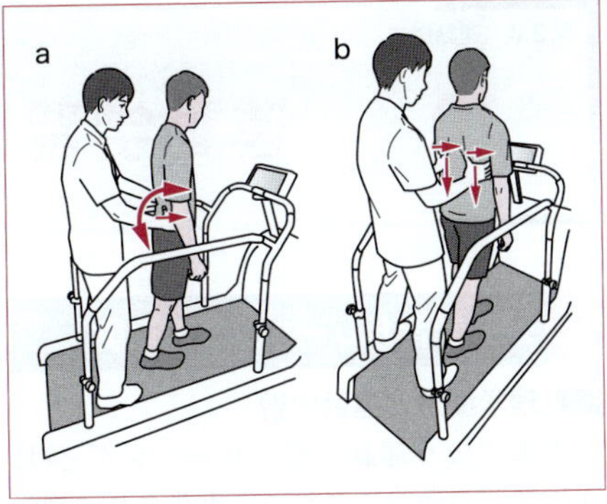

図7 骨盤と体幹の介助

a：骨盤後退している場合，骨盤の前後傾を適切な位置に修正し，立脚終期に片側骨盤が後方に位置するタイミングで過剰な後方に位置することを防止する．
b：手指と手掌全体で下部胸郭を把持し，肋骨を下制させ胸椎伸展を促すように圧をかける．同時に左右交互に前方に圧をかけ胸郭の回旋を促す．

3 自主トレーニング指導のコツ

患者の歩行の問題となる課題について明確に伝える．可能であれば，映像，画像等を用いて指導する．部分練習であれば一人でも練習可能なことが多いため，どの部分練習をどのように自主トレーニングするかを検討する．最終的に一人で自主トレーニングが可能かどうかの確認を行う．入院中であれば病棟の看護師に，自宅に退院後であれば家族にもトレーニング内容について伝えておくことを勧める．

文　献

1) 関口雄介：歩行障害① 基礎（神経生理・バイオメカニクス）．神経理学療法学，第3版，森岡　周ほか編，医学書院，東京，200-210，2022
2) Perry J, et al：第3章 基本的な機能．ペリー 歩行分析，武田　功統括監訳，弓岡光徳ほか監訳，医歯薬出版，東京，9-29，2007
3) Hsiao H, et al：The relative contribution of ankle moment and trailing limb angle to propulsive force during gait. Hum Mov Sci 39：212-221, 2015
4) Bizovska L, et al：Local dynamic stability during gait for predicting falls in elderly people：A one-year prospective study. PLoS One 13：e0197091, 2018
5) Balasubramanian CK, et al：Walking adaptability after a stroke and its assessment in clinical settings. Stroke Res Treat. 2014：591013, 2014

第2章　運動療法

10　運動学習トレーニング

上原信太郎

1 運動学習トレーニングの理論

1 理学療法と運動学習

本書で扱う運動学習トレーニングとは，運動学習の理論に基づいて実践される理学療法介入のことを指す．理学療法の対象となる患者の多くは，運動麻痺や筋力低下，関節可動域制限など様々な運動機能障害を呈している．このような身体を健常時とは異なる新しい身体と捉えるならば，運動機能やADL能力を再建することを目的の一つとする理学療法は，患者が新しい身体を用いて運動を習得（運動学習）することを支援する介入と言い換えることができる．そして，理学療法士には患者の運動学習を効果的かつ効率的に促すコーチとしての役割が求められる．この役割を全うするためには，運動学習に関する幅広い理論的知識とそれを具現化する実践的技能の両方を身に付けておく必要がある．

2 運動学習の基盤となる4つの学習則

運動学習は実験心理学をはじめ様々な研究領域で扱われてきた学際的テーマであり，その現象を説明する理論は多岐にわたる．本項では，近年のシステム神経科学や計算論的神経科学の分野で理解が進んでいる4つの学習則について概説する（表1）[1~3]．

（1）感覚予測誤差に基づく学習

感覚予測誤差に基づく学習とは，運動結果の予測（感覚予測）と実際に運動を実行した際にフィードバックされる感覚との差異，つまりは感覚誤差に基づいてこの誤差が減少するように運動指令を修正する学習過程のことを指す．目的とする素早い身体運動を実現するために適切な運動指令（筋出力）を瞬時にシミュレートする高度なモデル，またはその神経機構は内部モデルと呼ばれ，感覚予測誤差に基づく学習は最適な内部モデルの獲得に寄与する．新規の運動を学習する際にゆっくりとしたぎこちない制御から素早く滑らかな制御が実現されていく過程は，この感覚予測誤差に基づく学習を反映している．この学習の中心的神経基盤は小脳にあると考えられており，事実，小脳に変性病変を患う者は当該学習則に依拠した学習過程に支障をきたすことが知られている．

（2）報酬に基づく学習

運動はその結果として得られる成否の情報によっても修飾される．例えば，好ましい結果（運動の成功＝報酬）につながりやすい運動は次第に強化され，より高い確率で発揮されるようになる．反対に，好まし

表1　運動学習の基盤となる4つの学習則

運動学習則	（1）感覚予測誤差に基づく学習	（2）報酬に基づく学習	（3）使用に基づく学習	（4）認知的戦略に基づく学習
類似表現	適応学習	強化学習	繰り返し学習	明示的学習
一次的動因	感覚予測誤差（予測と実際の不一致）	結果の知識	課題特異的な運動の繰り返し	パフォーマンスの知識
主な脳領域	小脳	大脳基底核	一次運動野	前頭前野

（文献1～3を基に作表）

くない結果（失敗）をもたらす運動は次第に発揮されなくなる．運動の失敗は新しい運動を探索する誘因となり，より好ましい運動に至るために重要な役割を果たす．このように，成功と失敗という二値情報に基づいて運動が修飾される過程を報酬に基づく学習，または強化学習と呼ぶ．この学習は，特に予測した報酬の期待値と実際の報酬との誤差が鍵となる．報酬に基づく学習は大脳基底核がその中心的役割を担い，例えばドパミン神経細胞の減少によって大脳基底核の機能が低下しているパーキンソン病患者は，当該フィードバック情報に基づいた運動の修正機能が低下する．

(3) 使用に基づく学習

使用に基づく学習とは，運動の繰り返しが動因となる運動の学習過程のことを指す．この学習は，繰り返された運動の習慣化に寄与する．ただし，この学習が有効に働くためには単純に運動を繰り返すだけでは不十分であり，繰り返される運動に目標を付加し，運動結果に関するフィードバック（成否の情報）が付与される必要がある．使用に基づく学習には，大脳皮質のうち特に運動指令の最終出力経路である一次運動野がその神経基盤として貢献していると考えられている．

(4) 認知的戦略に基づく学習

認知的戦略に基づく学習とは，運動戦略に関する明示的な思考に基づいた運動の学習過程のことを指す．運動学習における認知的思考の介在は，運動が自動化に移行する前，すなわち学習の初期段階で特に貢献する．前頭葉，とりわけ外側前頭前野の損傷を有する患者は，認知的思考に依拠した運動の修正が適切に実行されにくい傾向にあるとされる．認知的戦略は理学療法士からの口頭指示によって明示化し，適切な方向へと誘導することもできるため，臨床との親和性が特に高い学習則といえる．

2 運動学習トレーニングの実際

1 運動課題の設定

(1) 課題目標

ある運動の学習を促したい場合，その運動が動員されることで達成される運動課題を設定する．例えば，上肢の到達運動を学習対象として想定する場合には，到達目標となる物体を準備し，その物体に向かって手を伸ばすという運動課題を設定する．このような具体的な課題目標を付与することで，対象物から手先位置までの空間的誤差や目標達成の成否など，運動学習を成立させるために不可欠なフィードバック情報を生成することができる．

ここで注意しておきたいのは，課題目標は1つであったとしてもそれを実現する運動と関節運動の組み合わせは無数に存在するという点である．目標物への上肢到達運動を例に挙げると，目標位置まで手先を移動させる際の軌道とそれを実現する肩・肘関節の動きの組み合わせは多数存在する．これに体幹の動きも加えると，目標を達成できる運動の組み合わせは無数に存在することになる．この中から時間・エネルギー効率的に適したものを選択し学習を進めていくには，まずは患者自身に運動探索（試行錯誤）の機会を与えることがポイントとなる．報酬に基づく学習則に従えば，運動を繰り返す中で運動目標の達成につながらない運動は徐々に避けられ，最大限の目標達成につながる運動が次第に繰り返されるようになる．このような運動探索の過程を経ることで，その時点での身体状況や運動環境に適した運動へと導くことができる．

一方で，運動探索を通じて1つの運動に収束した場合であっても，必ずしも真に適した運動ではない可能性も考慮しなければならない．例えば，脳卒中後に後遺障害として残存する上肢運動麻痺は，経過とともに徐々に改善を示す．この場合，ある時期

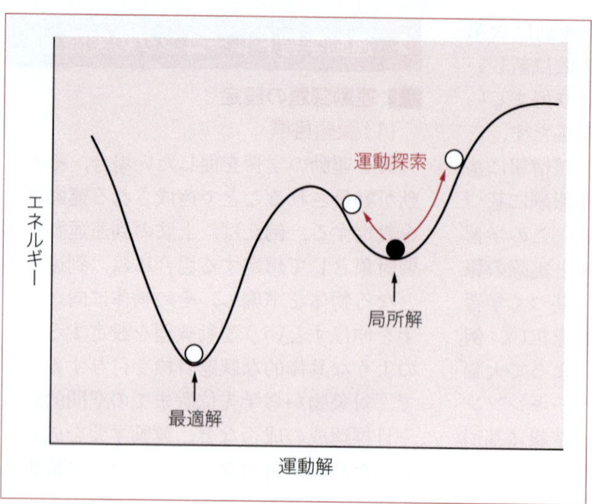

図1 運動に要するエネルギーと運動解との関係性

では体幹の代償に大きく頼る運動が適していた一方で，麻痺の改善に伴って肩・肘関節運動の寄与率を高めた運動の方が時間・エネルギー効率的に適したものになる．したがって，身体状況の変化に応じて，より適した運動を獲得するよう促すことも必要となる．一度身に付けた運動の“クセ”を取り除くのが難しいように，局所的な最適運動解に収束した場合にはそこからの脱却は容易ではない．場合によっては，口頭指示によって運動の方略や組み合わせに関する明示的知識を提供することで探索の手がかりを与えることも有用である(図1)．

(2) 難易度

課題の難易度は学習にとって2つの点において重要である．第一に，運動探索の程度に影響するという点である．運動探索の程度は課題達成率が低下するにつれて大きくなることから，課題の難易度が高い場合には運動探索が引き起こされやすくなる．これは，より適した運動に出会う可能性を高める一方で，1つの運動に収束しにくい状況を生み出す．反対に，難易度を低く設定した場合は運動探索行動が抑えられ，1つの運動への収束と繰り返しによる習慣化へと誘導することができる．第二に，モチベーションに影響するという点である．ヒトは課題の難易度が高すぎる，または低すぎるような極端な状況に曝露されると，その課題に取り組もうとするモチベーションを失ってしまう．一般的に，課題の成功率がおよそ60〜70％になるように難易度を調整するのがよいとされ，運動が成熟するのに伴って課題の成功率が同範囲に収まるよう，その都度最適な難易度を設定することが望ましい[4]．

課題の難易度は，運動課題に関する様々なパラメータを変更することで調整可能である．例えば，運動のパラメータに制約条件を設けることもその一つである．フィードフォワード制御によって実現される素早い運動の多くは，運動の速度と正確性の間にトレードオフの関係性が成立する(図2)．そのため，例えば運動の速さに下限を設けた(ある程度速い運動を要求した)場合には運動の正確性は低下し，結果的に課題の難易度は高くなる．同様に，ゆっくりとした運動であってもより正確な運動を要求する条件を付与することで課題難易度は高まる．また，制御するべき運動を補完

図2 運動速度と正確性の間のトレードオフ

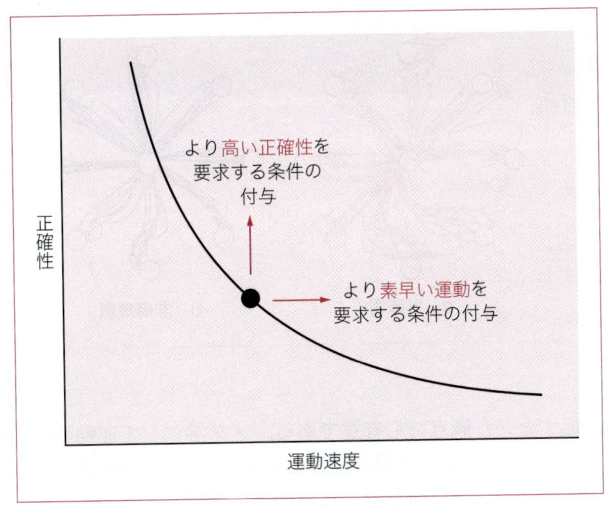

または制限することも難易度を調整する手段の一つとして挙げられる．例えば，装具や補助具によって一部の肢節運動を補完または制限することで患者自身が制御するべき運動の自由度が下がり，課題を遂行することの難易度は低下する．このように，装具や補助具は運動機能を補うことにとどまらず，運動課題の難易度調整のためのパラメータとしての機能も有している．

(3) 多様性

トレーニングを通じて学習した運動は，ADL能力向上に寄与しなければ意味がない．トレーニングの内容をADL能力に汎化させるためには，日常生活で要求される実際の運動の多様性を考慮し，トレーニングする運動課題にも多様性を持たせること，さらには実際の日常生活場面を模した，または同様の状況・環境下での実行によって学習の転移を促すことが必要となる．

運動課題の多様性については，例えば上肢到達運動の対象となる目標物の空間位置を変化させることで実現できる．空間位置を変えることで，運動の距離・方向・高さに変化を生み出し，動員する筋の組み合わせや筋発揮量とそのタイミングなど，異なる制御を経験・学習する機会を提供できるようになる．ただし，類似する運動のトレーニングを実行する際には学習の干渉作用について配慮する必要がある．運動課題の特性にも依存するが，1つの運動を学習すると次に行う運動の学習が遅延したり，次に行う運動の学習によって前に学習した運動の記憶が弱まったり，相互に干渉する可能性がある[5]．したがって，干渉の影響を最大限減らした効率的な学習を促すために，どの程度の試行数をひとまとまりとし，どのようなスケジュールでトレーニングするのがよいのか（例：ブロック練習かランダム練習）など，最適な方略については都度検証しながら進めていく必要がある．学習した運動の記憶はその時に曝露されていた状況や環境といった文脈に紐付けられる．そのため，たとえ同じ運動課題であったとしても，文脈に応じて一部異なる記憶として定着するとされる．このような観点からも，実際の日常生活場面やそれを模した状況や環境下でのトレーニングを組み込むことの重要性が説明できる．

課題に多様性を持たせることはメタ学習

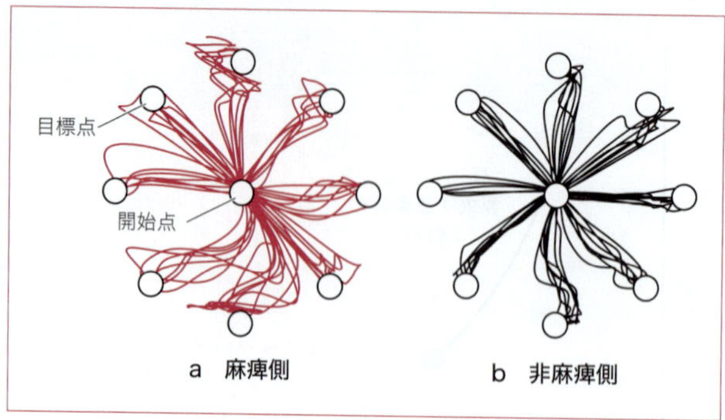

図3 到達運動中の手先位置の軌跡

脳卒中後片麻痺患者が水平面上での到達運動を麻痺側(a)，非麻痺側(b)で行っている際のそれぞれの手先位置の軌跡を表す．

を促すという観点でも有益である．メタ学習とは，いわゆる“学習の仕方を学習する”ことを指す．多様性を持った運動課題を経験しこれを学習する過程で，共通項を抽出するなど様々な学習に対応できる戦略を身に付けることにつながる．メタ学習が進むことで運動課題間での学習の転移・汎化も期待できるようになる．

(4) 繰り返し

いうまでもなく，運動の学習には繰り返しが必要である．運動の繰り返しは使用に基づく学習の主動因であり，学習した運動の定着や習慣化に寄与する．前述したように，繰り返される運動に関するフィードバック，特に報酬となるような情報を付与することが定着・習慣化を高めるための鍵となる．

2 補助的手段の活用

(1) フィードバック情報の顕在化

運動に関するフィードバック情報を顕在化することは，学習を促すための補助手段として有用である．特に，感覚や注意の問題によって運動に関するフィードバック情報を効果的に取得できない患者に対しては，むしろ不可欠な手段であるともいえる．顕在化するための手段の一つに，リハビリテーションロボットや各種運動計測システムの活用が挙げられる．これらを用いて運動課題実行中の身体運動を可視化または数値化することで，目標となる運動との誤差や運動の成否についての情報を顕在化することができる(図3)．また，運動結果に基づいた理学療法士からの“褒め”言葉は，場合によっては報酬としての意味合いを包含する．そのため，言葉自体もフィードバック情報を顕在化する手段の一つとして捉えることができる．ただし，褒めはいわゆる外的報酬であり，運動の継続的実施につながるような内的報酬とは異なる点に注意する必要がある．継続的な運動課題の実施，ひいては運動学習の促進へと導くためには，運動課題に取り組むことやその結果に対して患者自らが感じる内発的な喜びの感情(例：できなかった運動ができるようになる，拙劣だった運動が上手になることに対する喜びなど)を実感させることがポイントとなる．

(2) 運動観察・運動イメージの活用

他者の運動を観察することは運動学習を促す手段として有用である．特に，患者が新規の運動課題に取り組む際には，運動を観察することで運動の全体像や要素ごとの運動を視覚的に把握することができ，認知的戦略による学習を動員するきっかけとなる．理学療法士自身が運動の見本を提示することも観察学習を促すことに貢献する．この時，患者自身の言葉で観察した運動について言語化してもらうこともポイントである．理学療法士による口頭での誘導も併せながら，取り組むべき運動を焦点化・明示化するとよい．

また，実際の運動実行を伴わずに心的に運動を想起する運動イメージも学習を補助する手段として有用であると考える．運動イメージを用いて習得している運動をシミュレートすることで，実際に身体を動かすトレーニングと比較して効率は下がるものの，ある程度の学習効果が期待できる．ただし，実行することができない運動を想起することは難しいため，イメージによる学習効果は期待できないことも事実である．したがって，運動イメージはすでにある程度習得している運動を対象として，さらなる学習を促す補助的手段として活用するとよい．

クリニカルヒント

運動学習トレーニング，すなわち運動学習理論に基づいた理学療法介入には，クリニカルパスのように体系化されたものは存在しない．前述してきたように，様々な運動課題とそれを構成する各種パラメータの組み合わせによって，多種多様なトレーニングプログラムが立案されうる．これは同時に，患者にとっては非効率的，あるいは無意味なプログラムが提供されるリスクをも含むことになる．そのため，理学療法士には，個々の患者の疾患，病態，障害，さらには性格を含む特性を考慮したうえで，常に最適な手段を検証・実践することが求められる．

例えば，脳卒中に代表される中枢神経疾患によって脳組織に損傷がある症例の場合，損傷領域によってはある学習則に何かしらの障害が生じている可能性を考慮する．理学療法士には，介入を実践する中で，どのようなフィードバック情報の付与が運動の変化を引き起こしやすいかを探索・検証し，学習能力における問題点の把握，有用な学習プログラムの立案へとつなげていく姿勢が大切である．また，元来あるいは疾病由来の性格によっては，提供する運動課題に対して高い内発的動機のもと自ら学習を進めることのできる患者がいる一方で，理学療法士による介在（誘導やフィードバック情報の提供）を多く必要とする患者も存在する．理学療法士自身も患者の運動能力の改善を報酬に，試行錯誤を繰り返しながらよりよいプログラムが提供できるよう学習し続けることが大切である．

文献

1）Leech KA, et al：Updates in motor learning：implications for physical therapist practice and education. Phys Ther 102：1-9, 2022
2）上原信太郎：非侵襲的脳刺激法を用いた運動学習メカニズムの探索．体育の科学 72：449-454, 2022
3）Spampinato D, et al：Multiple motor learning processes in humans：defining their neurophysiological bases. Neuroscientist 27：246-267, 2021
4）道免和久：運動学習から考察するリハビリテーション臨床．Jpn J Rehabil Med 56：391-397, 2019
5）Krakauer JW：Motor learning and consolidation：the case of visuomotor rotation. Adv Exp Med Biol 629：405-421, 2009

11　痛みに対するトレーニング

大鶴直史

1 痛みに対するトレーニングの理論

1 痛みの定義

理学療法の患者は多様な痛みを抱えている．痛みの定義は，2020年に国際疼痛学会において改定がなされ，日本疼痛学会においてその日本語訳が作成された．その定義は，「実際の組織損傷もしくは組織損傷が起こりうる状態に付随する，あるいはそれに似た，感覚かつ情動の不快な体験」である．この定義において理解すべきことは，痛みは個人的な経験であり，生物学的，心理的，社会的要因によって影響を受けること，感覚ニューロンの活動だけから推測はできないということなどが挙げられる．これらの点は，特に慢性化した痛みに対処する場合に，非常に重要である．なぜならば，器質的な原因ばかりの探索では改善が難しいばかりでなく，逆に痛みの改善を阻害してしまう可能性すらあるからである．しばしば理学療法の現場において，MRIなどの画像所見に基づいて，器質的な変性が痛みの直接的な原因であるという説明が行われることがあるが，その説明によって患者の痛みに対するネガティブな考えが強まり，痛みや身体機能の改善に悪影響を及ぼす可能性が示唆されている[1]．

2 急性疼痛と慢性疼痛

患者から同じ身体の痛みとしての訴えがあったとしても，それが急性疼痛であるか慢性疼痛であるかによって，考えられうる原因や対処方法は全く異なる．骨折など外傷による急性疼痛は，明確な組織損傷や炎症反応があり，生体における警告システムの役割を担っている．このような痛みに対しては，炎症を抑えたり，組織への負荷を減らしたりするアプローチが有効だと思われる．その一方で国際疼痛学会によって「治療に要すると期待される期間の枠を超えて持続する痛み，あるいは進行性の非がん性疼痛に基づく痛み」と定義されている慢性疼痛は，痛みの意味が急性疼痛とは異なる．慢性疼痛になると，器質的損傷が痛みの原因であるとは限らず，中枢神経系の可塑的な変化によって痛みが修飾されると考えられている．つまり慢性疼痛においては，本来の生体警告システムとしての役割はなく，痛みを感じている場所に原因があるとは限らない．よって，患者が痛みを訴えている部位への局所的なアプローチでは，痛みの改善が得られないケースが多く存在する．実際に，慢性疼痛においては心理的，社会的な要因によって痛みが変調することが知られている[2]．よって，その介入においても生物学的要因だけでなく，心理的，社会的な要因を包含的に捉えた全人的なアプローチが必要となる（図1）．

3 痛みの悪循環のモデル（恐怖回避モデル：fear-avoidance model）

痛みは器質的な原因だけでなく，心理的な要因から強い影響を受けることが知られている．そのような中で，痛みの慢性化における悪循環を説明するモデルとして，恐怖回避モデル（fear-avoidance model）が提唱されている（図2）[3]．痛みが適切に回復していく患者では，痛みに対する過度な恐怖を生じずに，適切に対峙することができる（図2右のサイクル）．その一方で，痛

図1 痛みを修飾する様々な要因

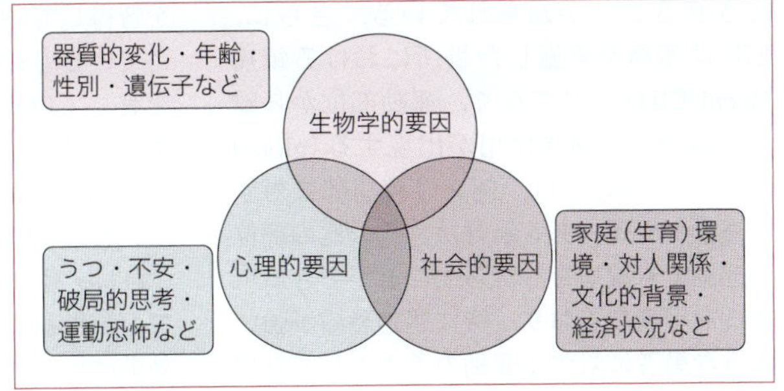

図2 痛みの悪循環のモデル(恐怖回避モデル:fear-avoidance model)

(文献3を基に作図)

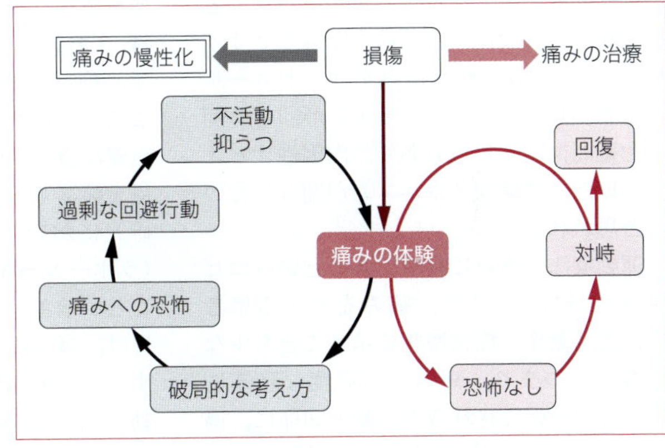

みが慢性化していく患者では，痛みに対する破局的思考(pain catastrophizing)，運動に対する過度な恐怖(kinesiophobia)などにより，極端な回避行動をすることによって，不活動や抑うつが助長され，それが痛みを増大していくという悪循環が起こると考えられている(図2左のサイクル)．破局的思考とは，痛みに対する無力感(痛みから逃れられる手段がないという考え)，反芻(痛みのことばかりを繰り返し考えてしまう)，拡大視(痛みを必要以上に過大に捉えてしまう)を特徴とする，痛みに対する過剰に悲観的な考えである．慢性化および難治化した痛みでは，この恐怖回避モデルの悪循環から抜け出すためのサポートをすることが重要である．具体的には，後述する認知行動療法と呼ばれる心理療法を取り入れながら，痛みに悪循環を及ぼす行動を患者とともに理解し，改善のための意思決定を共有しながら運動療法を生活の中に取り入れる．

4 痛みに対する介入としての運動療法

「Exercise as medicine」と呼ばれるように，運動療法は精神疾患，代謝性疾患，循環器疾患，筋骨格系疾患，がんなど多くの疾患に対して有益である．痛みにおいても2021年に発行された『慢性疼痛診療ガイドライン』において，運動療法は推奨度の高い介入として位置付けられている．運動による痛みの抑制はexercise-induced hypoalgesia(EIH)と呼ばれている[4]．EIHは，有酸素運動でもレジスタンストレーニングでも生じ，痛み閾値や痛みの耐性閾値を増加させることが知られている．さらに，EIHは運動を実施した場所における鎮痛（local EIH）だけでなく，運動部位から離れた場所にも鎮痛作用が出現する（global EIH）．このことは，例えば有痛部に対する運動が困難である場合は，その他の部位の運動でも鎮痛をもたらすことができる可能性を示唆しており，特に運動恐怖が強いような患者に対する運動の導入として有用である．このEIHがどのように起こるかの神経基盤に関しては，いまだはっきりとはわかっていない．古くは内因性オピオイド（体内で生成される痛みをコントロールする物質）が有力視されてきたが，その関与を疑問視する報告もあり，内因性オピオイド以外の多様なメカニズムが関与していると思われる．

運動療法が痛みに有用であるというエビデンスがある一方で，痛みを有する患者は，過活動後の症状増悪を示すことも少なくない．つまり，痛みへの過度な恐怖によって引き起こされる不活動と同様に，過剰な活動も痛みを増悪させる可能性がある．よって，患者にとって至適な活動量調整（ペーシング）を行うことが重要である．方法としては，日記形式などによる1日の大まかな活動記録，万歩計やスマートフォンによる歩数記録，三軸加速度計などによる活動量計測によって，活動量と症状増悪の関係を患者とともに検証しながら，活動量を調整することが有用である．

5 痛みに対する介入としての心理療法

痛みと心理には密接なつながりがある．そのような中で，心理療法の一つである認知行動療法（cognitive behavioral therapy：CBT）が，慢性疼痛に有用であることが示されている[5)]．認知行動療法とは，日常生活の中での出来事に対する認知（考え方，捉え方）と，それに伴う行動を変えることで，痛みに対する効果的な対処の仕方を習得していくものである．慢性疼痛を抱えている患者は，痛みに対する偏った考えを有している場合も多い．例えば，「運動すると必ず痛くなるから，運動をしたくない」といったような過度な運動恐怖を抱いていることがある．理学療法士の立場からすれば，運動療法が痛みに有効であるとしても，患者が運動を実施しなければ，その効果は得られない．このような患者独自の痛みに対する信念のようなものが，痛みに悪影響を及ぼしていると考えられる場合には，CBTによって認知再構成を促すことで，症状の軽減を図る（具体例は後述）．ここで，CBTを実施するにあたって最も重要な点は，患者と情報を共有し，信頼関係を構築することにある．これまで多くの研究において，患者との信頼関係の構築（ラポール形成）が，介入効果を左右することが示されている．ラポール形成のためには，痛みに対して患者に共通の理解を促すための患者教育も重要な要素である．運動が痛みを軽減するのになぜ有用であるか，必ずしも痛い部分に器質的な要因があるわけではなく動かしても問題ないこと，むしろ不動は痛みを強めてしまう可能性があることなど，対話の中で患者の痛みに対する偏った考えを是正する取り組みを行う必要がある．

2 痛みに対するトレーニングの実際

1 仮想症例から考える心理および運動に対するアプローチ

(1) 仮想症例の情報

30代の女性で，3年前に特に誘因なく頚部に痛みが出現した．頚椎椎間板ヘルニアと診断されたが，痛みが強く退職した．その後も痛みが改善しなかったために，2年前に頚椎前方固定術を施行したが，痛みは持続した．複数の病院に行き，様々な治療を受けたが改善していない．

主訴は頸部痛であり，安静時痛があり(Numerical Rating Scale(NRS)：6)，運動方向にかかわらず頸部を動かすと痛い(NRS：8)．そのため，頸部を日常生活で動かすことはほとんどない．標準的な日常生活としては，午前の比較的痛みが少ない時間に買い物や家事などをすませるが，その後症状が増悪し，3時間程度寝ている．頸部痛が生じると，首が締め付けられているようで，死んでしまうのではないかという恐怖心がある．

(2) 仮想症例の心理的評価

仮想症例の記述から，いくつかの心理的特徴が推察される．第一に強い運動恐怖がある可能性である．運動恐怖の評価には，Tampa Scale for Kinesiophobia(TSK)という質問紙が広く用いられている．TSKは，痛みに対する恐怖などからの運動や行動の過剰な制限を評価するものであり，17項目の質問(各項目最大4点，最大合計68点)で構成される．カットオフ値は37点とされている．第二の特徴としては，痛みの破局的思考が強い可能性である．頸部痛によって死を意識するといった，拡大視(痛みを必要以上に過大に捉えてしまう)に該当するような発言が認められる．痛みの破局的思考の評価には，Pain Catastrophizing Scale(PCS)が用いられることが多く，13項目の質問(各項目最大4点，最大合計52点)で構成される．カットオフ値は30点とされている．

(3) 仮想症例に対するアプローチ

このような運動恐怖が非常に強い症例においては，運動の導入に苦慮することが多い．運動すると痛いということが，過去の経験から繰り返し学習されており，運動という条件に対して痛みが連合してしまっているためである．この場合，痛みが出ない運動からの漸増が基本となる．運動導入後にまた痛みが出現してしまうと，運動に対するアドヒアランスが低下する原因ともなるため，運動量を患者と相互に相談し，コントロールすることが重要である．具体的には，実施した運動や活動とその後の痛みを患者自身に記録してもらう．この記録は，運動量を決定するためにも重要であるが，実際に記録すると，患者が訴えるほど運動と痛みに経時的な関連性が認められないこともある．そのような場合，この記録内容が患者にとっての運動が怖いという信念(運動したら必ず痛いという考え)を変容するための，貴重な情報となることがある．最も大切なことは，fear(恐怖)からsafe(安全)への転換をするために，患者と共有できる材料を増やすことである．運動手法としては，有痛部位の局所的な運動を無理して実施する必要はなく，全身の有酸素運動でも有効である．なぜなら運動による鎮痛は，運動部位以外にも起こるためである．

また，活動量という観点からは，午前の過活動によってその後の症状増悪を認めている．これを繰り返している場合は，ペーシング障害を疑う．一般的に，慢性疼痛患者においては1日の活動量の増減幅を少なくする方がよいと考えられているため，午前の過活動分を午後に回すというような，活動量の分散化も重要である．

その他，仮想症例は破局的思考が強いことがみてとれる．頸部の痛みによって，死んでしまうのではないかというような偏った考えに働きかけるためには，コラム法などの認知変容手法を用いる．コラム法の例を図3に示す．慢性疼痛を抱える患者においては，破局的思考などに特徴付けられる自動的に頭に浮かぶ考え(自動思考)によって，自分を苦しめることがある．その時に自動思考とは異なる別の考え方(適応的思考)を繰り返しトレーニングすることで，感情を落ち着かせ苦悩を軽減することを図る．

状況：料理をしていたら，頚部痛が強くなってきた

自動思考：
このまま死んでしまうかもしれない

感情：悲しみ(90点)

適応的思考：
これまでも時間がたてば痛みは落ちついたから，大丈夫だ

感情の変化：悲しみ(60点)

図3 認知再構成の例(5つのコラム法)

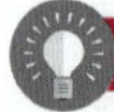

クリニカルヒント

1 痛みには多様な評価が必要である

痛みは生物学的要因だけでなく，心理的要因や社会的要因が深く関与する．そのため，患者の痛みを修飾している要因を見出すことは，容易なことではない．よって，多様な評価を通じて，患者とともに取り組むべき課題を検討し，患者に主体性を持って意思決定をしてもらうことが重要である．筋力や関節可動域，痛みの部位や強度のみの評価にとどまらず，前述の破局的思考や運動恐怖以外にも，うつや不安などの心理的評価，自己効力感やQOLの評価など全人的な評価を必要とする．痛みの特性を深く知るためには，日常生活における活動と痛み症状の関連(ペーシングを含む)を検討することや，さらにはその人がこれまでどのような環境で生きてきたか(成育歴，職歴，家族・友人・職場の人との人間関係など)の聴取なども重要となる．それほどまでに痛みを修飾している因子は多様であり，何が患者を苦しめているのか，その要因を患者と医療者の双方が協力して検討し，相互理解のもとで取り組むべき課題を決めてアプローチしていくことが解決の糸口になると思われる．

文　献

1) Rajasekaran S, et al：The catastrophization effects of an MRI report on the patient and surgeon and the benefits of “clinical reporting”：results from an RCT and blinded trials. Eur Spine J 30：2069-2081, 2021
2) Meints SM, et al：Evaluating psychosocial contributions to chronic pain outcomes. Prog Neuropsychopharmacol Biol Psychiatry 87 (Pt B)：168-182, 2018
3) Vlaeyen JWS, et al：Fear-avoidance and its consequences in chronic musculoskeletal pain：a state of the art. Pain 85 (3)：317-332, 2000
4) Rice D, et al：Exercise-induced hypoalgesia in pain-free and chronic pain populations：state of the art and future directions. J Pain 20：1249-1266, 2019
5) Ehde DM, et al：Cognitive-behavioral therapy for individuals with chronic pain：efficacy, innovations, and directions for research. Am Psychol 69：153-166, 2014

第3章

物理療法

1 表面温熱療法

森　拓也・中野治郎

1 生理学的作用

1 表面温熱療法の目的

表面温熱療法は，物質そのものの熱，赤外線等の熱エネルギーを用いて，皮下の血管や感覚神経に作用し，局所の循環の改善や疼痛の軽減，リラクセーションを図る療法である．日本国内では，ホットパック，パラフィン浴，渦流浴，赤外線照射等を用いるのが一般的である．近年では，疼痛軽減目的のみならず，脳卒中後遺症の痙縮抑制に効果的[1]など，様々な疾患由来の機能障害に対する幅広い臨床応用が期待される物理療法である．

2 熱エネルギーの基礎知識

(1) 熱の伝達

1) 伝導

伝導とは，熱源と接触している部位に対し，熱力学第二法則により高温側から低温側へ熱が伝達する仕組みである．理学療法診療機器では，熱源を直接患部に接触させるホットパックが代表的である．熱源の接触部位とその温度に依存する伝達形式であるため，局所的な温熱療法に適している．

2) 対流

対流とは，熱の温度差によって生じる流体（気体または液体）から固体へ熱が伝わる仕組みである．前項の熱伝導との違いとして，対流は物体の移動を伴う点が挙げられる．理学療法診療機器では，渦流浴が代表的である．熱源に流体を利用することで，熱のコントロールが容易であり，手先などの細かい部位にも対応することが可能である．

3) 輻射

輻射とは，熱が電磁波に乗り運ばれる現象である．理学療法診療機器では，赤外線（遠赤外線）を輻射する赤外線機器が代表的である．電磁波を介した熱伝達のため，患部に衣類などが存在しても皮膚に到達することが可能であり，また，広範囲の熱伝達に適している．

3 熱エネルギーの身体への生理学的作用

(1) 疼痛軽減作用

表面温熱刺激は，疼痛の軽減効果が期待できる．疼痛は，疼痛箇所の侵害受容器が反応し，Aδ線維（一次疼痛），C線維（二次疼痛）による末梢神経からの入力信号により，脊椎後角を通り，視床下部へ求心性の入力が入ることにより生じる[2]（図1）．疼痛箇所に温熱刺激を加えることで，Aδ線維，C線維ともに閾値の上昇が起こり，視床下部への入力が減少する結果，疼痛の軽減につながることが報告されている[3]．また併せて，筋の過緊張などによる代謝産物の蓄積による二次的な疼痛に関しても，温熱作用による血管拡張作用や，筋弛緩の効果により疼痛の軽減が見込める[2]．これらには後述の(2)(3)の作用によるものである．

(2) 局所循環改善作用

表面温熱刺激は，血流循環促進が期待できる．温熱刺激は，自律神経系に作用し，副交感神経の活性を促す[4]．そのため，末梢血管拡張作用による血流循環促進作用，代謝亢進による新陳代謝作用の効果がある[4]．表面温熱療法の禁忌に血栓症や局所循環不良部位が挙げられることもこれらの

図1 温熱刺激による除痛の作用機序（概略図）

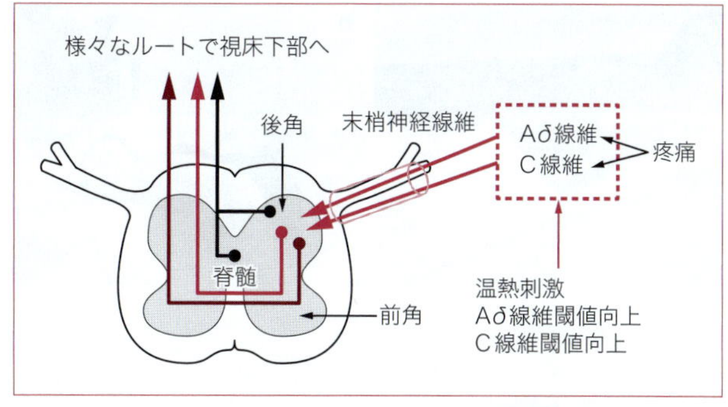

生理学的作用の側面からいえる．

(3) リラクセーション作用

表面温熱刺激は，リラクセーション作用も期待できる．前述のように副交感神経を活性するため[4]，過剰な筋活動は抑制され，末梢循環が改善することで，リラックス効果が得られる（精神的な緊張状態の緩和）とされている．また表面温熱刺激は，リラクセーションに加え，ポジティブな思考への心理的変化についても数多く報告されている．これらの知見は，機能障害改善目的以外の用途としても温熱療法が利用できる可能性が示唆される．

(4) 関節可動域（ROM）増加作用

表面温熱療法は，ROMの増加を引き起こすことが数多く報告されている．一方で，温熱刺激は軟部組織そのものの伸張性には影響せず，ストレッチと併用したとしても軟部組織の伸張性は増加しないことが報告されている[5]．つまり，温熱刺激によるROM改善は(1)で前述した疼痛閾値の上昇により生じる現象といえる．

(5) その他の作用（生理学的作用の増減）

これらの(1)〜(4)の表面温熱療法は，刺激の部位，範囲，温度によって，生理学的作用効果の程度が異なることが報告されているため，どの生理学的作用をどの程度促すかについては，ケースごとの検討が必要である．

2 機器・実施手順

1 ホットパック

(1) 機器

ホットパックは湿熱と乾熱の2種類に大別される．湿熱は浴槽内に一定の温度の湯源を準備し，その中でホットパックを温めることで熱源を作成する（図2a）．乾熱は電気を熱へと変換し熱源を作成する（図2b）．湿熱は熱伝導率が高いメリットがあるが，一定時間で熱の保持が減少してゆく．乾熱は一定した温熱刺激を加えられる利点があるが，熱伝導速度，熱伝導率は湿熱に劣る．

(2) 実施手順

①ホットパックを準備する．②設定温度は40℃を目安に設定する．③患部に対し接地面を広く接触させる．④治療時間は20分以上を目安に実施する．

(3) 適応

慢性的な疼痛部位，過度の筋の緊張状態，リラクセーション目的の利用．

(4) 禁忌

急性期の炎症部位，悪性腫瘍，循環不良部位，出血している部位，出血傾向の強い部位，細菌感染による化膿性疾患，感覚障害（知覚鈍麻）の部位，その他医師が不適当と判断したもの．

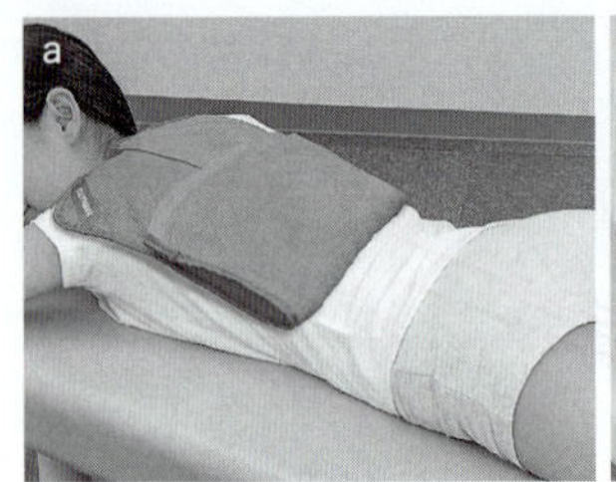

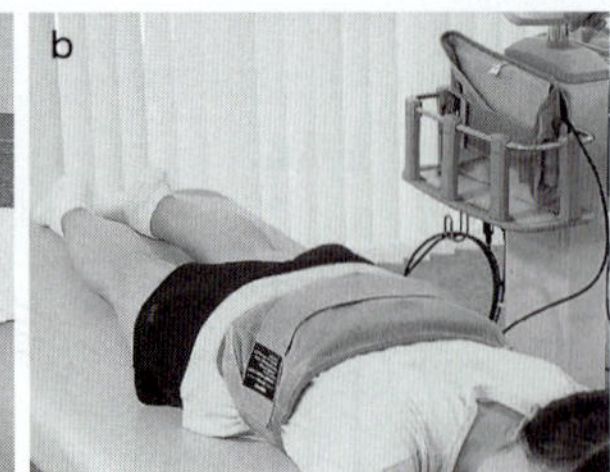

図2 ホットパックの治療風景

a：湿熱式ホットパック．ハイドロタイザー．
b：乾熱式ホットパック．ホットリズミー．
（ミナト医科学株式会社よりご提供）

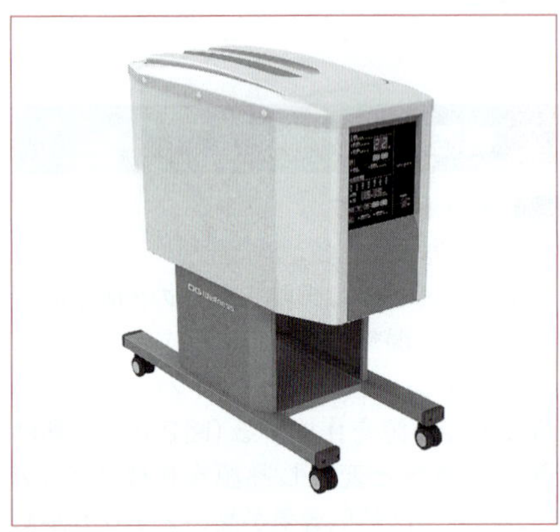

図3 パラフィン浴装置

パラフィン浴装置NS-212．
（オージー技研株式会社よりご提供）

2 パラフィン

(1) 機器

浴槽型のヒーター装置(図3)の中で，パラフィン浴装置に融点43〜45℃の固形パラフィンと流動パラフィンを100：3の割合で混合した後に，ヒーターの通電を行い，槽内のパラフィンを加温する．加温設定温度は，パラフィンの融点温度以上である45〜65℃の範囲で治療目的に応じて，任意に設定し，溶融パラフィンを浴槽内で作成する．なお，近年では，融点が50℃に調整された治療用パラフィンも市販されている．パラフィンの熱伝導率は，水の0.5倍以下と小さく，加熱目標温度の設定は適宜調整が必要である．

(2) 実施手順

①槽内の温度を設定する．②患部を洗浄する．③槽内のパラフィンの温度を直接確認する．④浴槽内に患部を浸ける．⑤患部を浴槽より出す．⑥外気温に触れパラフィンが固まると再度浴槽内に浸ける．⑦⑤と⑥を8回前後を繰り返し，パラフィンの層(パラフィングローブ)を作る．なお，パラフィンの層を作成する繰り返しの回数は，温熱刺激の持続時間や温度を調整する上では，任意の回数で層を調整してもよい．⑧一定の層で安定したらタオルで巻き，ビニール袋を被せて保温する．⑨設定した治療時間の間⑧の状態を維持して温熱療法を実施する．

(3) 適応

温熱による疼痛，関節痛の緩解を目的とした部位であり(4)の禁忌にあてはまらない部位．特に手指や上肢などの関節構造が複雑な部位に対し，均一な温熱を与えることに適している．

(4) 禁忌

悪性腫瘍，開放創，感覚障害，感染部位，急性炎症，急性損傷，血栓がある領域およびその周辺，最近出血した領域(出血が起こりやすい領域)，直前に局所刺激剤を使用した領域，妊婦の腹部や腰部，皮膚疾患，その他医師が不適当と判断したもの．

3 渦流浴

(1) 機器

浴槽に40℃前後の温水を循環させた渦

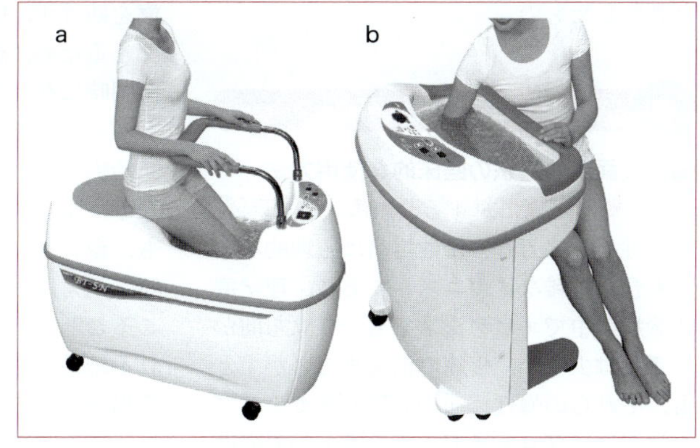

図4 渦流浴の種類と治療風景

a：渦流浴バイサタイザー（下肢用）．
b：渦流浴バイサタイザー（上肢用）．
（ミナト医科学株式会社よりご提供）

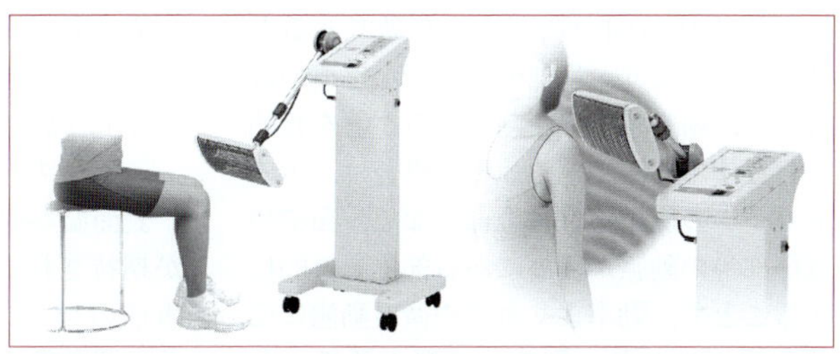

図5 赤外線機器の治療風景

赤外線機器：ハートビーマ．
（ミナト医科学株式会社よりご提供）

流浴装置である．浴槽内のノズルにより噴流を発生し，温水を循環させ，神経・筋・皮膚に刺激を与える（図4）．温熱効果とマッサージ効果が期待される．

(2) 実施手順

①浴槽内温度を治療実施の温度に設定する．この際の注意は，事前に治療者が肌で温度を確認することである．②治療対象部位を浴槽内に浸ける．③ノズルより温水を噴流させる．④目標の時間まで浴槽内に浸けておく．

(3) 適応

疼痛のある部位（特に上肢，下肢単位の広範囲での疼痛部位）．

(4) 禁忌

心臓疾患，悪性腫瘍，感染症，結核性疾患，血圧異常，急性疾患，極度の衰弱，妊婦，知覚・皮膚過敏症，その他医師が不適当と判断したもの．

4 赤外線機器

(1) 機器

基本的に電気ヒーターにより，赤外線を発生させ，赤外線の効果により患部を温熱治療する機器である（図5）．輻射による熱伝導のため，広範囲でかつ衣類の上からでも温熱療法が実施できる特徴がある．

(2) 実施手順

①赤外線装置の電源をオンにする．②患部から15cm以上離した適度な距離にて温熱を実施する．③設定した治療時間の間，温熱療法が実施される．

(3) 適応

疼痛のある部位，身体の硬直のある部位．

(4) 禁忌

膠原病，ポルフィリン症，光線療法により増悪する疾患，有熱性疾患，悪性腫瘍，急性炎症，化膿性炎症，低血圧，悪性貧血，知覚障害，光線過敏症，内出血傾向，血流障害のある部位，その他医師が不適当と判断したもの．

クリニカルヒント

1 表面温熱療法の臨床的な使用方法

(1) 慢性疼痛に対する温熱療法

急性疼痛に対し，慢性疼痛は心理的な要素も含む複雑なメカニズムであり，理学療法診療の中でエビデンスをもって立ち向かう手段は少ない．疼痛の消失までいかずとも，それらの慢性疼痛の心理的ネガティブな状況にアプローチできる手段として表面温熱療法（ホットパック）は有効であると考える．つまり，患部の直接的な疼痛の改善より，副交感神経を刺激することを目的とした使用方法である．その場合は，ホットパックの使用部位は患部でなく，頸部や鼠径部等の動脈が表層にある部位を標的にすることで，効率よく血管や循環動態に温熱刺激が加わり，副交感神経の活性，リラックス効果を得やすい．また，より個別のリラックス効果を得るには，特定の部位でなく，患者自身が訴える「温めることで心地よい場所」等を対象とする場合がある．これらはクリニカルヒントとしての臨床上の知見であるが，慢性疼痛に対する一つの治療手段として実施してみる価値がある．また，これらの手法は医学的な管理は特段不要であり，自主的に在宅でも実施可能であるため，反応が良好な場合は，慢性疼痛の自己管理手段の一助にもなりえる．

(2) 二次障害への温熱療法

足部の骨折や下肢の手術に伴う杖歩行や，左右非対称の歩行は，二次障害としての腰痛発症が多く報告されている．理学療法の診療時間である20～40分の中では，当該の患部（下肢）の治療で治療時間を終えることが少なくない．二次障害治療に時間をとられ，一次的な患部の治療時間を失えば本末転倒である．このような場合に，ホットパック等の表面温熱療法は，一次治療を妨げず，同時に二次障害部位にも実施できるため，患部と二次障害部分を短時間で同時にケアできる．例えば，事前にホットパックを腰背部にセッティングしたうえで治療にあたることで双方のケアが可能となる．また，腰痛に対する除痛効果以外にも，臨床上，様々な副次効果も期待できる．例えば，前述したリラックス効果が起こることで，四肢の脱力や過緊張の抑制される結果，患部の治療が効率よく実施できる場合もある．特に理学療法の対象疾患では，二次障害に腰痛が出現する疾患が多いため，表面温熱療法の同時治療について検討してみる価値がある．

(3) 治療前のコンディショニングとしての温熱療法の実施

表面温熱療法は，リラクセーション効果が期待される中，容易に実施できるため，事前のコンディショニングにも有効である．運動療法実施前の温熱療法によるリラクセーションを含めた，一定のコンディショニング実施後の運動療法は，患者のモチベーションは高く，アグレッシブな一面を示す．生理学的には副交感神経刺激と交感神経刺激の交互作用により，集中力の増加等が裏付けられる．臨床の待ち時間の有効利用にもなり，一石二鳥の効果を得られる可能性がある．

文　献

1) Matsumoto S, et al：Short-term effects of thermotherapy for spasticity on tibial nerve F-waves in post-stroke patients. Int J Biometeorol 50：243-250, 2006
2) Colloca L, et al：Neuropathic pain. Nat Rev Dis Primers 3：17002, 2017
3) 前田真治ほか：温熱療法における知覚神経線維の閾値の変化．日温気候物理医会誌 63：143-150，2000
4) Wang G, et al：Exploring the relationship between the speed-resolved perfusion of blood flux and HRV following different thermal stimulations using MSE and MFE analyses. PLoS One 14：e0217973, 2019
5) Fujita K, et al：Effects of a thermal agent and physical activity on muscle tendon stiffness, as well as the effects combined with static stretching. J Sport Rehabil 27：66-72, 2018

第3章　物理療法

2 深部温熱療法

鮫島康太

1 生理学的作用

深部温熱（ジアテルミー）効果は外部から熱を伝導するホットパック等の表在熱とは異なり，身体深部で熱が産生される．深部温熱はジアテルミー（diathermy）とも呼ばれ，超短波，極超短波（microwave），超音波が含まれ，電磁波（超短波・極超短波），音波（超音波）が身体内に入ることにより熱エネルギーに変換されるエネルギー変換熱となる．

周波数は医療用として超短波27.12 MHz（波長約11.1 m），極超短波2,450 MHz（波長約12.5 cm）が主に使用されている．

深部の組織全体の温熱が認められているが，その中でも特に筋層への温熱効果が高い[1]．表1に示すように生体では水分子を多く含む組織ほど温熱効果が高く，脂肪や骨では低くなる．温熱効果で組織内の血流を増加し，発痛物質（ブラジキニン，ヒスタミン等）の除去を促進し，疼痛閾値の上昇を引き起こし，局所代謝がコラーゲン線維の伸張性を高めることで筋スパズムを緩和する[2]．

電磁波での治療を効果的に行うためには逆二乗の法則，Lambertの余弦則を理解しておくべきである．電磁波は照射距離に応じて広がっていく，入射角度によって強度が変化するという特徴がある．

逆二乗の法則とは，光源と物体の距離と照射面積強度が反比例する法則のことである．光源からの距離Lの時に照射面積強度が1と仮定する．距離が2Lとなった時には照射面積強度が2の二乗で反比例するので，照射強度1/4と変化する．また距離1/2Lとなると照射強度4となる．

表1　体組織の誘電率

組織	誘電率
血液	80
筋	72～76
脂肪	15
皮膚・骨	5～16

乾燥空気を1とした時の相対値を示す．

Lambertの余弦則とは，光源が治療部位に対して垂直な線となっている時の照射強度を100%とした時に，これを結ぶ線がなす角の余弦（cosθ）で照射強度が変化することをいう（図1）．

2 機器・実施手順

1 機器

(1) 超短波治療

超短波はアプリケータによってコンデンサー法とコイル法（誘導電解）があり，どちらかを選択し，治療を行う．

コンデンサー法とは，2枚のコンデンサー（導子）で治療部位を挟み電気回路の一部とすることで身体に温熱を発生させる方法である．

コイル法とは，コイルから放出される電磁波が身体に浸透することにより身体の深部を温熱することができる[3]．

(2) 極超短波治療

極超短波のアプリケータは長方形と半球型のタイプ（図2a）や，2wayと接触のタイプ（図2b）が開発されている．アプリケータの形により照射強度に違いがあり，照射強度が最高となるのは半球型では半径の中央，長方形では中央部となる．最低と

角度による吸収係数

光源	θ	COSθ
①	0°	1.000
②	30°	0.866
③	45°	0.707
④	60°	0.500
⑤	90°	0.000

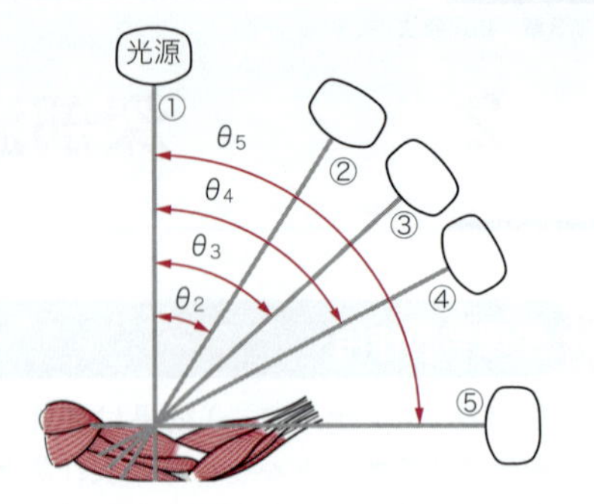

図1 Lambertの余弦則

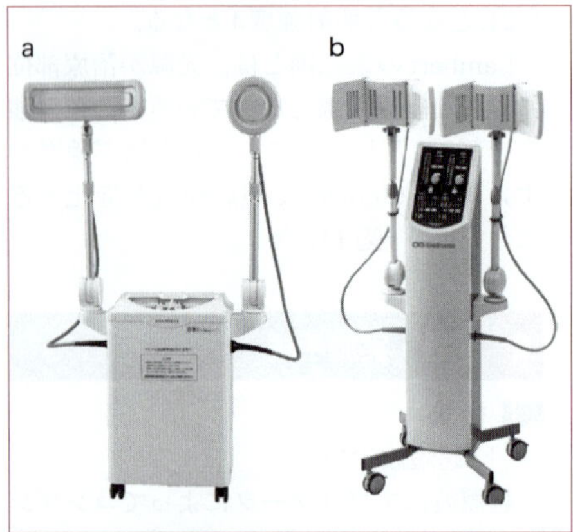

図2 極超短波機器の種類

a：エモシア（PH-W4720B）.
b：マイクロサーミー（ME-9250）.
（a：株式会社日本メディックスよりご提供，b：オージー技研株式会社よりご提供）

なるのが半球型では中央部と外縁部，長方形型では外縁部となる.

2 実施手順

(1) 実施前の確認

①医師やカルテ（現病歴，既往歴等）から治療部位，実施可能な患者か，禁忌事項がないかを確認する．患者にインフォームドコンセントを行う.

②アクセサリーや時計，精密機器（補聴器，携帯電話，クレジットカード等）は熱傷や精密機器の故障の恐れがあるため外してもらい，1m以上離れた場所に置いてもらうように声をかける.

③湿布，絆創膏やガーゼがある場合は外してもらう，汗をかいている場合は拭き取りを行う．そうすることで発赤，熱傷のリスクを避ける[4].

④バイタルサインの確認をする.

⑤知覚低下・脱失への対応としては前もって感覚障害の検査を行っておく.

⑥治療時間は10～20分に設定する.

(2) 超短波

コンデンサーのアプリケータやコイルを患部に設置する．この時タオルを患部と治療導子の間に挟みスペーサーとする．この時の距離は患部から2～3cmを保つ．電極の配置により磁場の集中が変わるため配置には注意する．また不安定な姿勢で治療すると患者が動いてしまい，導子がずれ治療効率が落ちてしまうため患者が安定した楽な肢位で治療を行っていく.

温熱の程度は患者自身が心地よく温かいと感じる程度に出力を設定する．超短波は身体の深部を温熱することができるが，導子の設定においては前述した通り，超短波の流れに大きく影響する．導子設置角度や導子の患部への距離が等しくない等のことがあると温熱効果が一部分に偏ってしまうため，導子を設置する際には，患部への距離を等しく，かつ平行に向き合うようにする（図3a）．

(3) 極超短波（マイクロウェーブ）

極超短波アプリケータは照射部位から10 cm程度の距離に置き照射する（図3b）．皮膚に接触するとホットスポット（熱点）となるため，熱傷となる恐れがあるためである．

アプリケータの角度は照射部位に対して垂直になるようにする．これはLambertの余弦則により照射強度に影響が出るためである．また，導子の形態により熱分布が異なるため留意し施行する．

妊娠中の理学療法士の施行は避ける．これは極超短波は身体に対して接触させずに治療を実施することから，空間に拡散してしまうためである．

3 適応

・軟部組織の伸張性低下
・関節可動域（ROM）制限
・亜急性期以降の外傷
・慢性炎症性の関節疾患（疼痛緩和作用）
・疼痛コントロール

4 禁忌

・金属インプラント部（人工関節，プレート固定部）
・成長期の骨端部
・乏血組織（眼，睾丸，胃等）
・心臓
・悪性腫瘍
・妊娠中の腹部
・自律神経疾患
・急性期や強い炎症期
・知覚障害部
・血友病

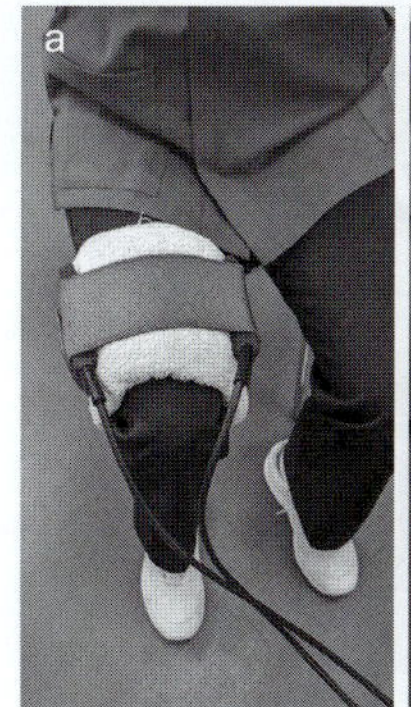

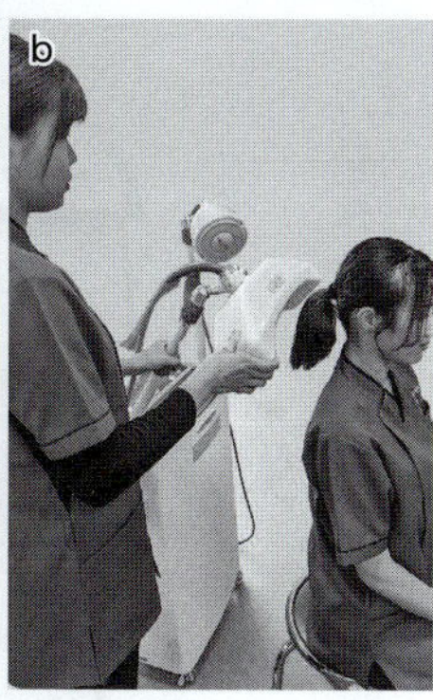

図3 深部温熱療法機器の設置

a：超短波療法のアプリケータ設置方法．
b：極超短波療法のアプリケータ設置方法．

クリニカルヒント

1 各温熱療法の使い分け

臨床の現場において疼痛軽減やROM制限が問題点となることがしばしばみられる．その際には疼痛の原因部位，ROM制限の原因組織により温熱療法機器を使い分けなければならない．ホットパック等の伝導熱の場合には皮下数cmまでの温熱効果とされているが，エネルギー変換熱である深部温熱療法は骨表面まで温熱効果を到達させることができる．皮膚血管の拡張等を目的とする場合であれば伝導熱のホットパック等でよいが，筋など深部にある組織に温熱効果を出したい場合であれば，超短波，極超短波療法が適している．

また，超短波療法はスペーサー越しに患部にあてるため，温熱効果を導子の範囲に絞り込み治療を行うことができる．それに対して極超短波療法では患部より約10 cm程度離して施行し，導子面から広がりながら患部に到達するため，導子よりも広範囲に温熱効果が得られる．

2 運動療法との併用

ストレッチと併用することでROM改善

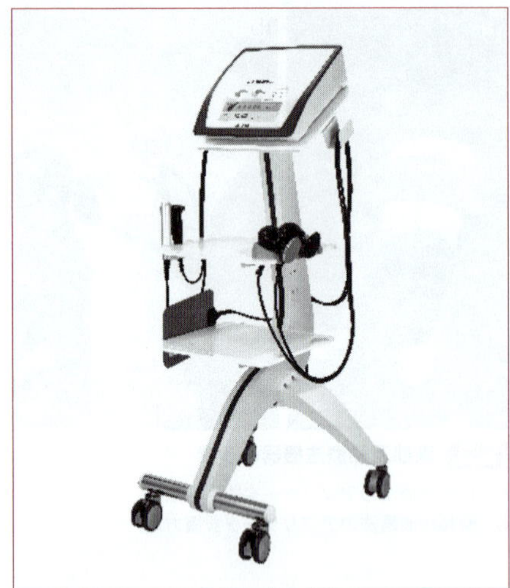

図4 フィジオラジオスティムプロ　P-RF-PRO
（酒井医療株式会社よりご提供）

の効果が認められている報告が多数散見されており，臨床現場においても運動療法前に実施することで運動療法の効果をより向上させることができる．

慢性疼痛による運動制限がある場合にも有用となる．慢性疼痛を軽減させることで可動域と動作が改善し運動療法の効果が向上することが考えられる．

3 新しい深部温熱療法

近年，深部温熱療法としてラジオ波を用いた高周波物理療法機器（図4）が承認を得て各医療機器メーカーから発売されている．ラジオ波治療器のメリットとしてはROM運動を行いながら，温熱刺激を融合

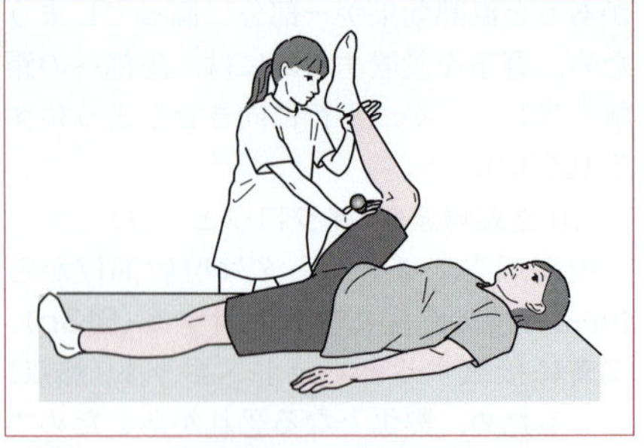

図5 ラジオ波治療器を用いたROM運動

理学療法士が導子をあて，ROM運動・ストレッチ等を行うことで膝関節部や膝屈筋群へと温熱刺激箇所を変えながら運動療法が行える．

することができること，温熱部分を一部位のみでなく動きの中で変えることで広範囲に温熱治療効果が得られることである（図5）．これまでは深部温熱療法直後に運動療法を実施しなければ効果を上げることができなかったが，ラジオ波では温熱療法と運動療法を同時にすることで，そこをカバーすることができる．

文　献

1）Cameron MH（渡部一郎訳）：ジアテルミー．EBM物理療法，原著第3版，医歯薬出版，東京，409，2010
2）烏野　大：第3章 温熱療法　4.エネルギー変換熱（超短波療法，極超短波療法）．テキスト物理療法学，濱出茂治ほか編，医歯薬出版，東京，100，2016
3）椰野浩司：極超短波療法．エビデンスから身につける物理療法，庄本康治編，羊土社，東京，105，2017
4）藤野英己：LECTURE 4 温熱療法（3）エネルギー変換熱：超短波療法，極超短波療法．理学療法テキスト 物理療法学・実習，石川　朗総編，日高正巳ほか編，中山書店，東京，41，2014

第3章　物理療法

3　寒冷療法

加藤茂幸

1 生理学的作用

1 寒冷療法の目的

寒冷療法(cryotherapy)は寒冷刺激によって組織温度を低下させ疼痛を軽減しつつ，組織の損傷を最小限に抑えて回復の促進につなげる物理療法である．生理学的作用として血管収縮，感覚受容器の閾値の上昇，神経伝導速度の低下，新陳代謝の低下，毛細血管浸透圧の低下などがある．用いる機器・手法にはアイスパック，アイスマッサージ(クリッカー)，アイシングシステム，極低温療法，コールドスプレーなどがある．医療施設のみならず，スポーツ活動場面において急性外傷後の応急処置(RICE処置)の一つとしても実施されている．

2 寒冷療法の生理学的作用

(1) 血液循環への作用

組織が冷却されることで血管収縮に伴う血流量の変化が生じる．末梢血流速度の低下と局所血流量の減少が起こる．また，その後，寒冷刺激を続けると血流量が増加する現象が手指などでみられる(寒冷血管拡張反応).

(2) 神経活動への作用

冷却により感覚受容器の閾値が上昇し，かつ神経伝導速度が低下する．その結果として疼痛が軽減する．

(3) 新陳代謝への作用

新陳代謝が低下することで発痛物質の産生が抑制される．

(4) 毛細血管の透過性への作用

損傷した組織では毛細血管の透過性が亢進し，血漿成分が漏出することによって浮腫が生じる．冷却効果によって毛細血管の透過性が低下し，浮腫の抑制につながる．

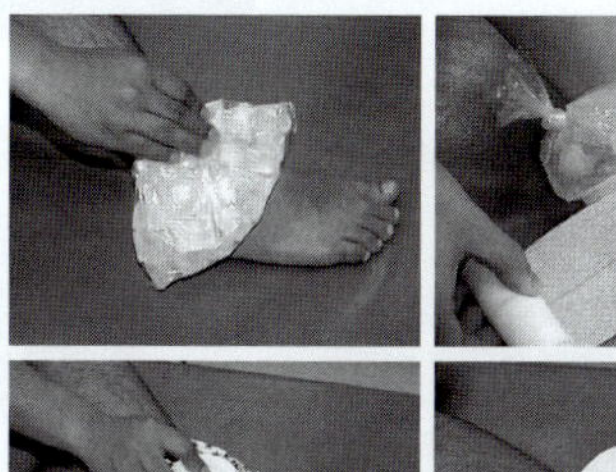
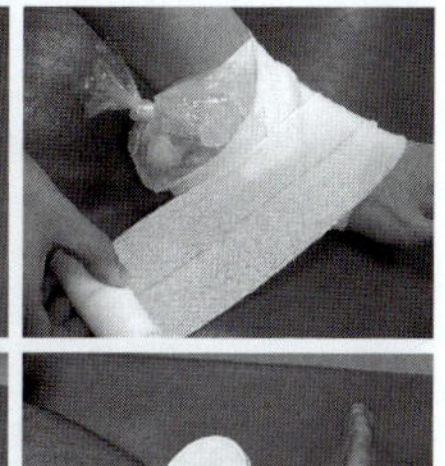
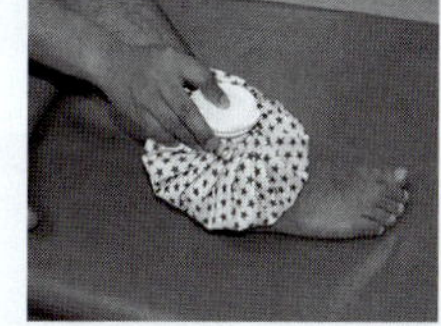
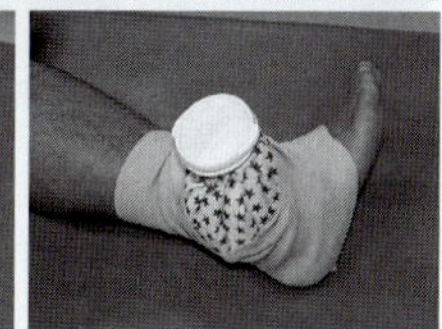

図1　アイスパックを弾性包帯で固定

(5) 脊髄反射活動への作用

筋紡錘活動が抑制され，筋緊張が低下する．

(6) 組織粘性への作用

深部組織の温度低下により組織硬度が上昇し，筋粘弾性が増す．

2 機器・実施手順

1 アイスパック

氷嚢やビニール袋に氷を適量入れてアイスパックを作る．その際，袋内の空気をできるだけ抜いて袋を閉じる．凍傷の危険を考慮しアイスパックが直接皮膚に触れないよう薄い布やタオルなどの上から身体にあてるとよい．さらにアイスパックがずれないよう弾性包帯やラップを巻いて患部に密着させる(図1)．至適時間は20分程度であるが，患者が感じる感覚(冷たさ，痛み等)が消失した時点で終了する．皮膚温低

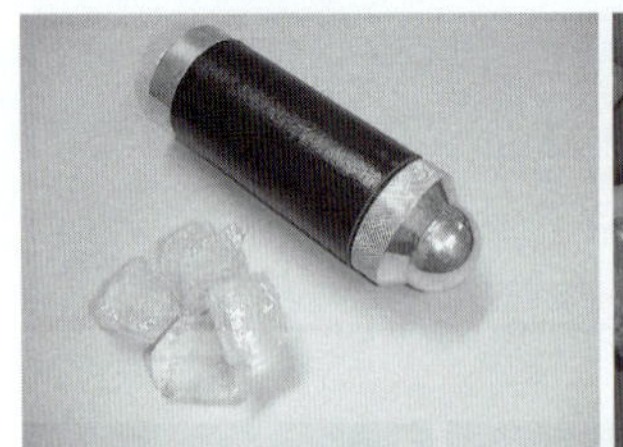
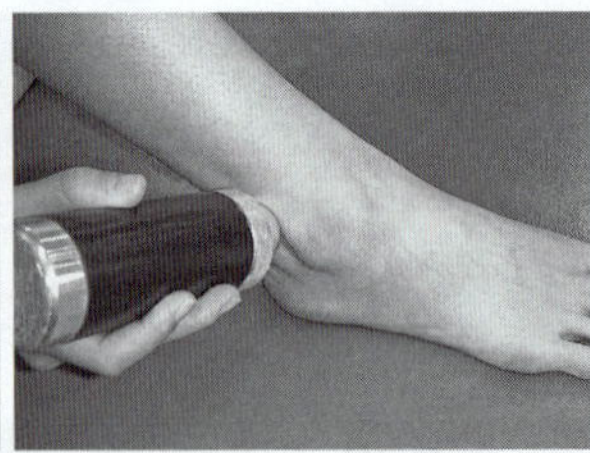

図2 クリッカーによるアイスマッサージ

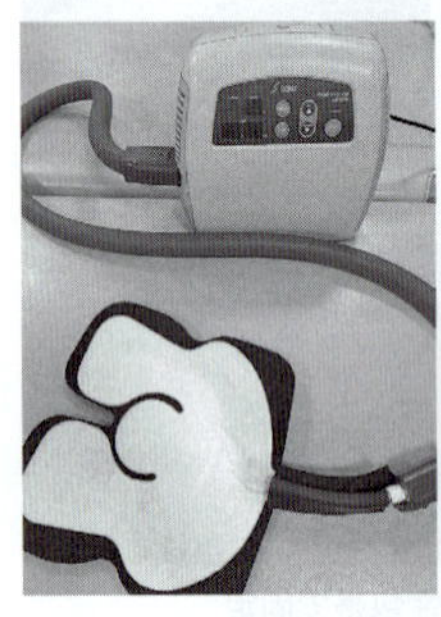
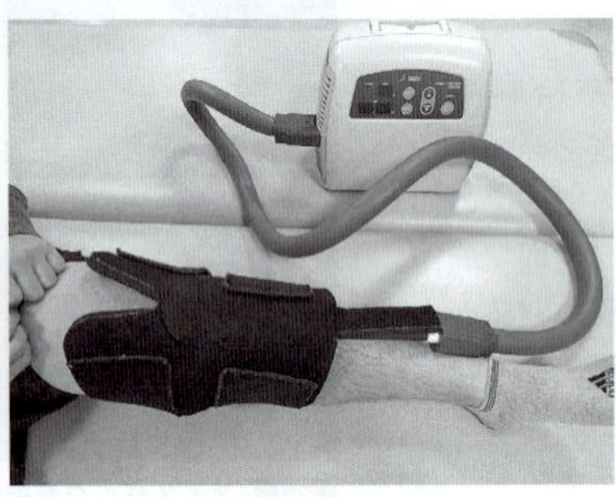

図3 冷却装置(アイシングシステム)例①

アイシングシステムCE4000(日本シグマックス株式会社). 専用の冷却液が循環する仕組みである. 冷却時間, 冷却温度(0〜13℃)を設定できる.

下による凍傷には注意が必要である.

2 アイスマッサージ(クリッカー)

クリッカーの容器に3対1の割合で氷と食塩を入れて準備する. よく振ることで金属部分の温度が下がる. クリッカーの金属部分を患部にあて軽く圧迫しながらマッサージを行う(図2). クリッカーは常に動かし, 1ヵ所にとどめないようにする. ピンポイントで冷却できるので小範囲の部位に適している. 至適時間は5〜10分程度であるが, 患者が感じる感覚(冷たさ, 痛み等)が消失した時点で終了する.

3 アイシングシステム

アイシングシステムは冷却した液体を循環させる装置(冷却機器)である. 専用の冷却液が循環するタイプ(図3)と, 装置に氷と水を入れて冷却水を循環させるタイプ(図4)がある.

アイシングシステムは手術後の患部への持続的冷却に適している. 人工膝関節全置換術後の疼痛に対して寒冷療法の有効性が示されており[1], 痛みの抑制に効果がある. アイシングシステムは臨床現場において術後の疼痛に対して活用されている.

図4のアイシングシステムは冷却水とともに空気が循環するタイプであり, 間欠的な圧迫が加わることで患部との密着度が高まる. 下肢全体をすっぽり覆うことで暑熱下でのスポーツ活動後のクールダウンに最適であり, アイスバスと同等の効果を得られる.

4 コールドスプレー

コールドスプレーの利点は氷等の準備がいらず, 携帯に便利という点である. 使用上の注意として, 1点へ集中的に冷却を行うとその部位が凍傷になる可能性が高いことが挙げられる. 一定距離(20〜30cm)を保ちつつ, 左右上下に動かしながら皮膚表面へ数秒間噴霧する(図5). 衣服の上から噴霧すると皮膚表面の状態を観察できないため注意を要する. 冷却効果はノズルと患

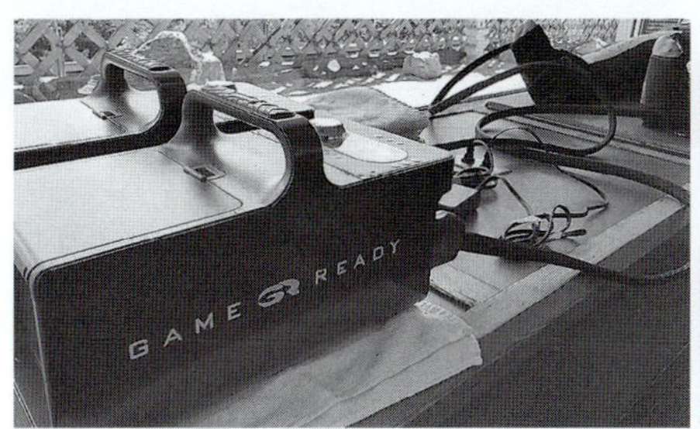

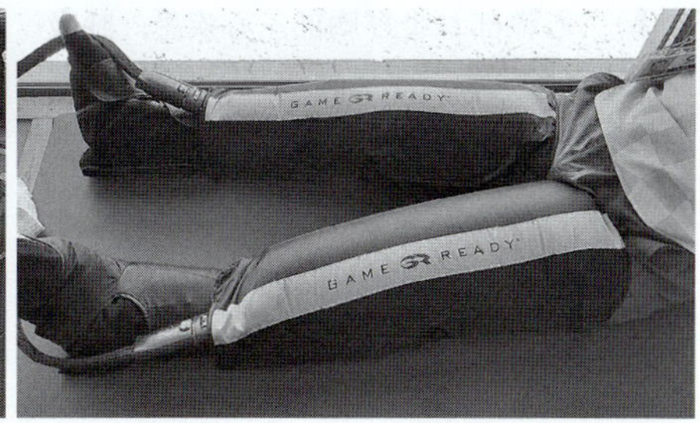

図4 冷却装置（アイシングシステム）例②

Game Ready®（Cool Systems社）．装置本体と専用器具（ラップ）はホースでつながっており，本体から冷却水がラップ内を循環するとともに空気も循環する．ラップは肩，膝，腰など部位に応じて様々な形状のものがある．冷却時間，冷却温度（1〜10℃），圧力（5〜75mmHg）は本体のダイヤルで設定する．

部の距離に依存するため，凍傷のリスクと冷却効果の両方を考慮した調節が重要となる．ただし，コールドスプレーは皮膚表面を冷やすのみであり，深部まで冷却することは難しい．加えて，長時間の持続的な効果は得られない．これらを考慮し目的に合わせて使用する必要がある．

5 極低温療法

極低温療法ではマイナス冷気を噴霧して患部を冷やす．局所を冷却する場合は，−30℃の冷気がノズルから噴霧する装置を用いる．治療部位とノズルを一定距離（4〜5cm）離しつつ，スライドしながら噴霧する．至適時間は3分程度である．極低温療法のメリットは短時間で冷却することができる点である．ただし，凍傷を防ぐため皮膚表面を観察しながら噴霧する必要がある．

全身（頭部以外）を冷却する場合は，胴体と下半身を冷却するためのブースがあるクライオセラピー装置を用いる．ブース内に−110〜140℃の冷気をためて全身を冷却する．至適時間は2〜3分程度である．このWBC（whole-body cryotherapy）[2]はスポーツ活動後の疲労回復等を目的に一部の施設で行われている．

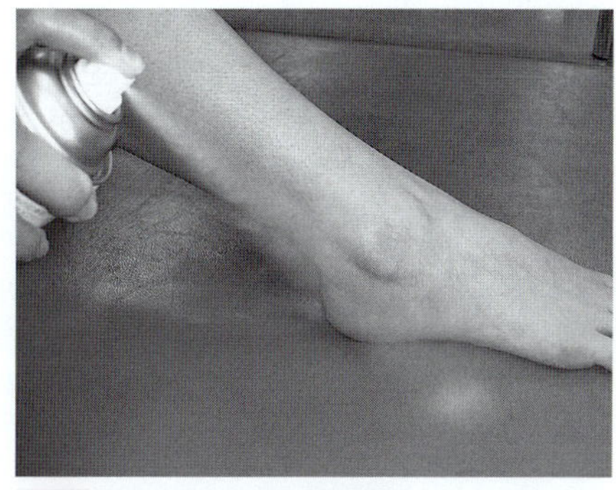

図5 コールドスプレーを噴霧

3 適応

寒冷療法は次の症状に対して適応する．

①局所の疼痛（術後痛，関節痛）
②急性期の炎症（打撲，捻挫等による非開放性外傷）
③筋スパズム（痛みに起因する筋緊張）
④中枢性神経疾患の筋緊張亢進

4 禁忌

1 避けるべき患者または部位

末梢循環障害，寒冷過敏（寒冷アレルギーなど），感覚障害（表在感覚の低下，消失），Raynaud病，開放性損傷（開放性外傷），心臓部および胸部，心疾患，呼吸器疾患，腎疾患，意思疎通が困難な者（意識レベル低下など）．

2 注意が必要な患者

寒冷に対して拒否的な者（高齢者，小児など）．

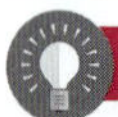

クリニカルヒント

1 インフォームドコンセント

実施する寒冷療法の方法と効果について説明する．寒冷アレルギー，感覚障害，末梢循環障害等について事前に確認し実施の判断をする．また，過去に寒冷療法を受けたことがあるかどうかを確認し，経験がない場合はどのような感覚かを事前に伝えるとよい．感覚は時間経過とともに変化する．一般的には，はじめは冷たく感じるが徐々にヒリヒリとした感覚に変化し，最終的に感覚がなくなる．不快に感じたら我慢せず申し出るよう伝える．

2 アイシングの是非

炎症反応自体は身体を正常に回復させるための必要な過程であり，アイシングはその修復過程を妨げることになるのではという議論がある．筋損傷後のアイシングは筋再生を遅らせる可能性が報告されている[3)]が，一方で，疼痛を緩和する目的で使用することは効果的であり，足関節捻挫後[4)]や肩関節の疼痛，膝関節の前十字靱帯再建術後の疼痛[5)]について実証されている．実際の臨床においては，冷却と圧迫を同時に加えることが多い．また，寒冷療法と経皮的電気神経刺激療法を組み合わせて併用したり，運動療法前後に寒冷療法を組み入れたりすることで効果を発揮する．

3 膝関節術後（人工膝関節全置換術後，前十字靱帯再建術後）の疼痛

術後早期にアイシングシステム等を使用して運動療法実施前および実施後にそれぞれ膝関節を冷却する．運動療法時の術創部の疼痛抑制を目的としており，膝関節全体を冷却することがコツと考える．アイスパックを用いる場合は2～3個用意し，膝窩部や側面も含め関節全体を冷却するとよい．術創部の疼痛を抑制しつつ関節可動域拡大および筋力強化を行う．

4 筋緊張抑制

筋緊張抑制を目的にアイスパックや極低温の冷気（極低温療法）などによる冷却を行う．脳血管障害片麻痺や脳性麻痺（cerebral palsy：CP）の四肢の痙縮筋に対する効果が期待できる．寒冷療法によって筋緊張の亢進を抑制させることで運動療法をスムーズに行うことが可能となる．

文　献

1) Ni SH, et al：Cryotherapy on postoperative rehabilitation of joint arthroplasty. Knee Surg Sports Traumatol Arthrosc 23：3354-3361, 2015
2) Patel K, et al：Whole-body cryotherapy in sports medicine. Curr Sports Med Rep18：136-140, 2019
3) Kawashima M, et al：Icing after eccentric contraction-induced muscle damage perturbs the disappearance of necrotic muscle fibers and phenotypic dynamics of macrophages in mice. J Appl Physiol (1985) 130：1410-1420, 2021
4) Bleakley CM, et al：Cryotherapy for acute ankle sprains：a randomised controlled study of two different icing protocols. Br J Sports Med 40：700-705, 2006
5) Raynor MC, et al：Cryotherapy after ACL reconstruction：a meta-analysis. J Knee Surg 18：123-129, 2005

第3章　物理療法

4 超音波療法

森下勝行

1 生理学的作用

1 超音波療法の目的

超音波療法とは，超音波の非温熱作用や温熱作用を用いて種々の生理学的効果を引き起こし，疾患や外傷で生じた組織損傷や機能障害を改善させる治療法である．主に，超音波の非温熱作用による炎症・浮腫の軽減や組織治癒の促進，温熱作用による疼痛，関節可動域（ROM）制限，筋機能異常などの改善に用いられる．

2 超音波の基礎知識

(1) 超音波の特徴

超音波は，ヒトの不可聴域である20kHz以上の音波であり，音波の進行方向と波を伝導する媒質の振動方向が同じ縦波である．縦波は，媒質（分子）に疎と密の部分を交互に発生させながらエネルギーを伝達する疎密波である（図1）．超音波は，気体・液体・固体は伝播するが，真空では伝わらない．そのため，超音波を生体内に伝播させるためには伝播物質（カップリング剤）が必要となる．一般的に，超音波のカップリング剤には超音波伝導率が高い超音波用ジェルまたは脱気水が使用される．

(2) 超音波の伝播特性

超音波は，組織内に照射されると吸収・反射・屈折・干渉が生じ，組織深層に伝播するとともに減衰する．超音波の強度が半減する深さを半価層という．超音波は水分含有量が多い組織では吸収されにくく，蛋白質（コラーゲン）含有量が多い組織でよく吸収されて熱が発生する．また，超音波の周波数が高いほど吸収率は高くなる．反射は，音響インピーダンスの異なる組織間で生じ，特に骨・金属と軟部組織間で顕著となる．金属自体は超音波を反射することや，熱伝導性に優れるため加温されない．そのため，超音波は，整形外科手術で金属インプラントを挿入した部位に対しても照射可能である．ただし，金属は加温されないものの，反射率が高い金属と軟部組織の境界部は加温される．

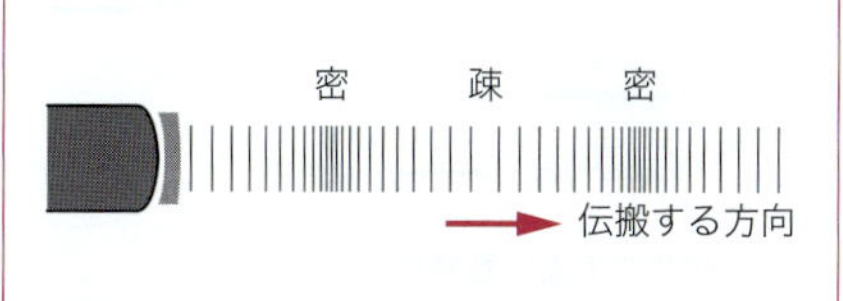

図1 超音波が伝播する様子

超音波（縦波，疎密波）は，周波数に応じた分子の疎密運動を引き起こし，種々の生理学的作用を発生させる．

3 超音波療法の治療パラメータ

(1) 周波数（frequency）

周波数（Hz）は，1秒間に生じる波（振動）の数である．超音波療法は，1MHz（1秒間に100万回の振動）と3MHz（1秒間に300万回の振動）が選択できる．1MHzは皮下2〜5cm（半価層2.5cm）の深層組織，3MHzは皮下2cm（半価層0.8cm）までの浅層組織に適用する（図2）．

(2) 照射時間率（duty cycle）

照射時間率（%）は，超音波の照射時間と休止時間の合計の比または百分率である．照射時間率100%（連続性超音波）は，超音波が連続的に照射されている状態であり，照射時間率100%未満（パルス超音波）は超音波の照射時間と休止時間がある間欠

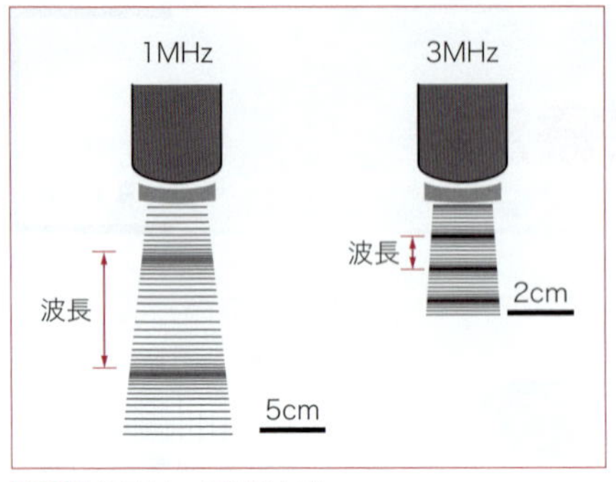

図2 超音波の周波数特性

3MHzは1MHzより波長が短く，指向性が高いため，エネルギーが浅層で収束する．1MHzはその逆でエネルギーが拡散するため深層まで伝播する．

的な照射である（図3）．

(3) 強度（intensity）

強度（W/cm^2）は，超音波導子（アプリケータ）から出力される超音波の単位面積あたりの力である．アプリケータ全体における最高強度を空間最高強度，平均強度を空間平均強度という．超音波治療器の強度は，空間平均強度が使用されている．

4 超音波療法による温熱作用と非温熱作用

超音波療法は，温熱作用と非温熱作用（機械的作用）があり，超音波の照射時間率と強度を高くすることで温熱作用，その反対により非温熱作用を得ることができる．具体的には，温熱作用が照射時間率100％（強度1～2W/cm^2），非温熱作用は照射時間率50％以下（強度0.1～1W/cm^2）で適用する．

(1) 超音波療法による温熱作用

超音波による温熱作用は，組織内に吸収された超音波エネルギーが分子を高速に振動させて発生する摩擦熱（エネルギー変換熱）に由来する．超音波による温度上昇は，コラーゲン含有量の多い，骨，軟骨，腱，靱帯，関節包，筋膜，潰瘍組織に生じやすい．骨格筋は，筋線維の走行に対して超音波を垂直照射すると平行照射に比べて吸収係数が高く加温しやすい．3MHzは1MHzより組織の吸収係数と温度上昇が3倍高く，より短時間で加温できる．超音波の温熱作用は，目的とする生理学的作用を誘導できる温度になるよう強度と照射時間を調整する必要がある（表1[1]，図4）．

(2) 超音波療法による非温熱作用

超音波の非温熱作用は，超音波の微細振動を利用した機械的作用であり，温熱の発生を避けた低強度のパルス超音波によって得られる．超音波のキャビテーションとマイクロストリーミング作用により，細胞膜透過性やイオン移動を促進し，細胞活性や組織代謝を高める．その結果，炎症の早期沈静化，細胞間隙の組織液の流動による浮腫の軽減，骨や軟部組織の治癒促進などが起こる（図4）．

1) キャビテーション

超音波の流れに沿った組織液や血液などの液体に生じる小さな気泡の発生をキャビテーションという．安定したキャビテーションは，小さな気泡の安定した収縮と拡張の反復であり，細胞の活性度が向上する．不安定なキャビテーションは，気泡径が短時間で大きく変化し，気泡が破裂することで空洞化現象を招き，組織損傷を引き起こす．

2) マイクロストリーミング

キャビテーションにより気泡が振動した部位の周辺で起こる局所の小さな液体の流れ（渦巻き流）をマイクロストリーミングという．

5 フォノフォレーシス

フォノフォレーシスとは，超音波のキャビテーション効果により皮膚角質層の透過性を高め，経皮薬の皮膚浸透を促進する治療法である．経皮薬は，主に消炎鎮痛を目的とした非ステロイド性消炎鎮痛薬が使用されている．連続性超音波やパルス超音波の両方で効果が得られる．実施方法は，超

図3　照射時間率

a：連続的に超音波が照射されている（ONは連続照射）．
b：間欠的に超音波が照射されている（ONはパルス照射，OFFは休止）．
照射時間率は，照射時間率（%）＝（照射時間/照射時間＋休止時間）×100で算出する．パルス照射時間が5ms，休止時間が5msであれば，（5ms/5ms＋5ms）×100＝50%となり，照射時間率は50%，その比は1：2となる．

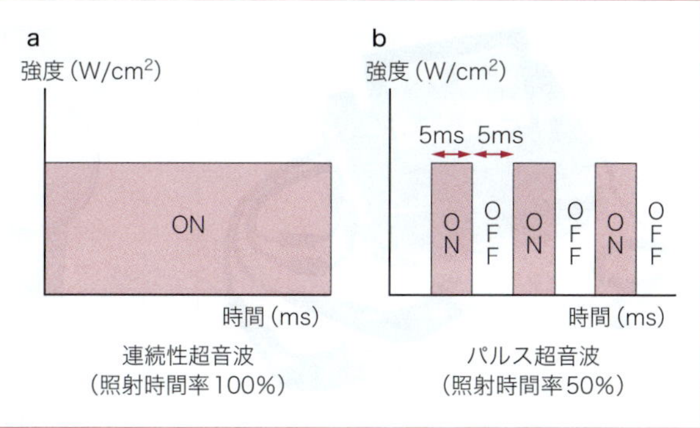

表1　周波数と筋温の上昇率の関係　単位：℃/分

強度（W/cm²）	周波数（1MHz）		周波数（3MHz）	
	半価層（2.5cm）	半価層の2倍深層（5cm）	半価層（0.8cm）	半価層の2倍深層（1.6cm）
0.5	0.04	0.06	0.30	0.31
1.0	0.16	0.16	0.58	0.58
1.5	0.34	0.31	0.82	0.96
2.0	0.40	0.34	1.50	1.30

（文献1を基に作表，筆者訳）

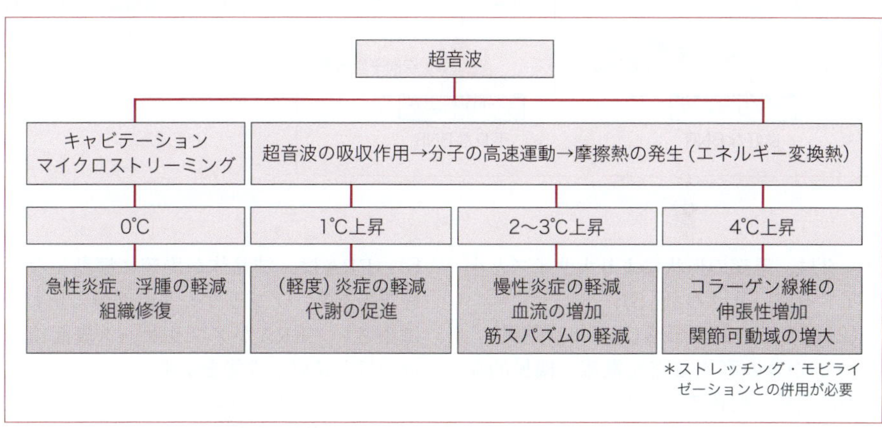

図4　超音波療法による温度変化と生理学的効果の関係

音波の照射前または照射後に薬剤を皮膚に擦り込ませて適用する．フォノフォレーシスによる鎮痛効果は，超音波療法または非ステロイド性消炎鎮痛薬の単独施行よりも高いとされている．

2　機器・実施手順

1　機器

(1) 超音波治療器の概要

本体で，周波数，照射時間率，強度，照射時間などの設定が可能である．アプリ

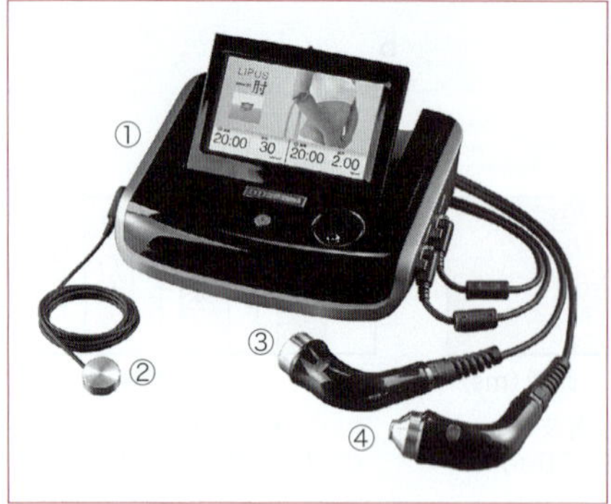

図5 超音波治療器(イトーUST-770, 伊藤超短波株式会社製)

①本体
②低出力パルス超音波の固定型アプリケータヘッド
③超音波療法のアプリケータヘッド(大サイズ)
④超音波療法のアプリケータヘッド(小サイズ)
(伊藤超短波株式会社よりご提供)

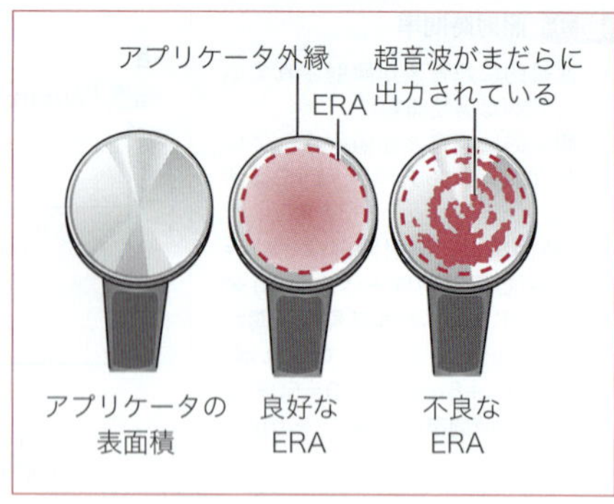

図6 有効照射面積(ERA)

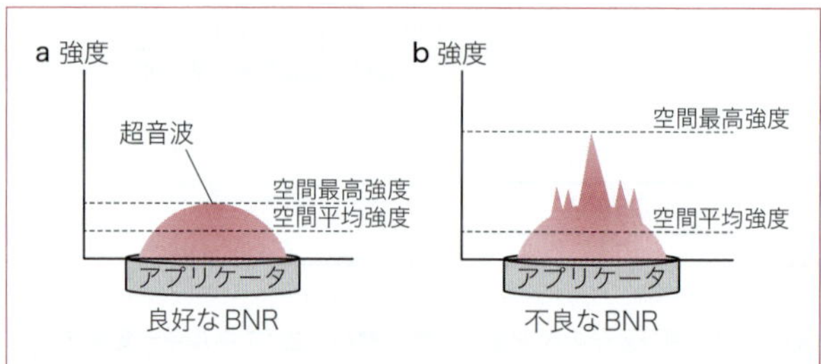

図7 ビーム不均等率(BNR)

a:超音波出力の均等性が高くドーム状に照射される.
b:超音波出力の均等性が低く,超音波がスパイク状に照射される.

ケータは,患部の形状により大サイズと小サイズを使い分ける(図5).

(2) 超音波の発生原理(逆ピエゾ効果)

1・3MHzの高周波交流電流を機械的な振動に変換し超音波を発生している.この原理は,圧電特性のある結晶体に通電することで結晶体が圧縮し,断電すると元に戻る性質である逆ピエゾ効果(逆圧電効果)が利用されている.結晶体はアプリケータに内蔵されている.

(3) 有効照射面積(ERA)

有効照射面積(effective radiating area:ERA)とは,アプリケータ全体に対して超音波が実質的に照射される面積をいう(図6).ERAは,結晶体が均等に振動しない性質のため,アプリケータの面積よりも常に小さい.ERAがアプリケータ表面積に近いほど良好な性能を示す.

(4) ビーム不均等率(BNR)

ビーム不均等率(beam non-uniformity ratio:BNR)とは,ERA内で出力される超音波の空間最高強度と空間平均強度の比である(図7).BNRは1に近いほど良好であり,アプリケータから出力される超音波が均一であることを示す.BNRは5:1以下が推奨され,BNR 6:1以上では使用に注意を要し,BNR 9:1以上では使用を禁止する.例えば,BNR 6:1で強度2W/

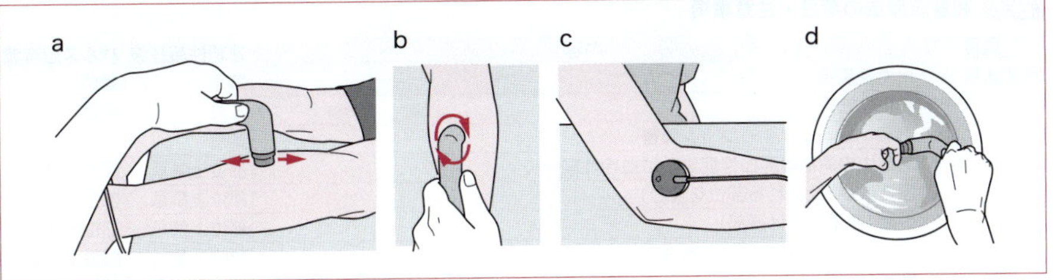

図8 超音波療法の実施方法

①直接法(a〜c):直接法のカップリング材は超音波用ジェルを使用し，アプリケータまたは皮膚上に塗布して実施する.
②間接法(d). 水中法のカップリング材は脱気水を使用し，アプリケータと患部の距離は1cm前後離して実施する(水道水は超音波伝導率が低いため可能な限り脱気水を用いる).
a:ストローク法. 直線状に往復して移動する.
b:回転法. 重なり合うように回転させながら移動する.
c:固定法. 局所にエネルギーが集積しやすく，熱点，定在波，空洞化現象を引き起こし，組織を損傷させる可能性がある. 低出力パルス超音波に限定した適応となる.
d:水中法. アプリケータと対象部位が十分密着できない骨の凹凸部が適応となる. 照射中は余計な曝露がないよう理学療法士の手は水中に入れないように注意する.

cm^2を設定するとアプリケータ中心の空間最高強度は12 W/cm^2にも及ぶ. 空洞化現象は8 W/cm^2以上の強度で生じるため，強度とBNRの関係に留意しながら出力設定を行う必要がある.

2 実施手順

(1) 適応と禁忌の確認，インフォームドコンセント

第一に，適応と禁忌を判断する. 第二に，患者に，超音波療法の治療歴の確認，目的と方法，効果，リスクなどを説明し同意を得る.

(2) 照射条件の設定

周波数は，原因組織の深さで決定し，照射時間率と強度は非温熱作用または温熱作用など目的に応じて設定する. 実施方法は，直接法(移動法:ストローク法・回転法，固定法)または間接法(水中法)とし(図8)，照射範囲はERAの2倍以内，アプリケータ移動速度はBNR 5:1以下なら1cm/秒，6:1以上なら4cm/秒とする. 照射時間は10分間，治療頻度3〜5回/週，治療期間4〜8週間を基本とし，治療効果や症状の変化により調節する.

(3) 治療上の注意点

アプリケータは，皮膚に密着させながら治療対象組織に対して垂直に向けて照射する. アプリケータと皮膚の間に隙間があると空気が介在し超音波が伝導しないため注意する. 超音波照射中にピリピリ感や骨膜痛(鈍痛)が生じた場合，超音波用ジェル量が少なくなっていることや強度が高いことが予測されるため調節する.

3 適応

1 症状

①炎症(腫脹)，②浮腫，③疼痛，④癒着，⑤瘢痕，⑥ROM制限(拘縮)，⑦筋機能異常(筋スパズム・防御性収縮・筋収縮不全).

2 疾患

①軟部組織損傷(筋・腱・靱帯損傷，挫傷・打撲・捻挫)，②変形性関節症(特に膝関節)，③肩関節周囲炎，④腰痛症，⑤腱障害(腱症・腱炎・腱鞘炎)，⑥関節炎，

表2 超音波療法の禁忌・注意事項

項目	内容	連続性超音波	パルス超音波
身体状態	出血性疾患	禁忌	禁忌
	骨化性筋炎	禁忌	禁忌
	認知・コミュニケーション障害	禁忌	注意
	活動中の深部静脈血栓症または血栓性静脈炎	部位上禁忌	部位上禁忌
	悪性腫瘍（疑われる部位を含む）	部位上禁忌	部位上禁忌
	妊婦（腹部または腰部）	部位上禁忌	部位上禁忌
	最近放射線照射を受けた組織	部位上禁忌	部位上禁忌
	結核	部位上禁忌	部位上禁忌
	末梢循環障害	部位上禁忌	注意
	感覚障害	部位上禁忌	注意
	感染症	部位上禁忌	注意
	皮膚疾患	部位上禁忌	注意
	急性損傷	部位上禁忌	注意
	炎症組織（急性炎症，慢性炎症の悪化を含む）	部位上禁忌	注意
	活動中（成長期）の骨端部	注意	注意
	損傷や脆弱性などのリスクを伴う皮膚	注意	注意
	慢性創傷	注意	安全
局所部位	眼	禁忌	禁忌
	前頚部（頚動脈洞）	禁忌	禁忌
	生殖器（特に睾丸）	禁忌	禁忌
	中枢（脊髄）・末梢神経 （L2以上の椎弓切除術や二分脊椎には慎重に適用し，脊髄が超音波に曝露される可能性のある部位の直上は避ける）	注意	注意
	再生中の神経	注意	注意
インプラント	電子機器（ペースメーカーなど）	部位上禁忌	部位上禁忌
	プラスチック，セメントインプラント （金属インプラントは可能）	部位上禁忌	注意

（文献2を基に作表，筆者訳）

⑦関節リウマチ，⑧脊椎変性疾患（腰椎椎間板ヘルニア・腰椎脊柱管狭窄症），⑨神経絞扼性障害（手根管症候群・梨状筋症候群），⑩石灰沈着性腱板炎，⑪骨折．

4 禁忌

超音波療法の禁忌・注意事項は，連続性超音波とパルス超音波を分けて考える必要がある．例えば，炎症を伴う疾患では連続性超音波は温熱作用があるため禁忌または注意となるが，パルス超音波では注意を払えば適応可能となる（表2）[2]．

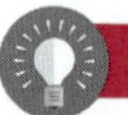

クリニカルヒント

1 病期に応じた照射条件設定のコツ

（1）炎症期

炎症期は，組織損傷部に好中球やマクロファージの集積を促進させ，貪食作用と線維芽細胞成長因子・血管内皮細胞増殖因子の分泌を活性化するため，超音波の非温熱作用またはフォノフォレーシスを用いる．筋・腱・靱帯などの軟部組織損傷による炎症や浮腫の改善，組織治癒を目的とする．照射条件は，照射時間率20％，強度0.1～0.5 W/cm^{2}に設定する．

（2）増殖期

増殖期は，線維芽細胞や血管内皮細胞を活性化し，蛋白合成や血管新生を促進する必要がある．同時に，痛みによる防御性収縮や線維化に伴う拘縮が形成され始める時期のため，超音波は炎症を考慮しながら非温熱作用から温熱作用に切り替える．照射条件は，照射時間率50〜100％，0.5〜1W/cm^{2}に設定する．

(3) 再形成期

再形成期は，コラーゲンの合成と分解，再配列，typeの変化，瘢痕形成が起こり，組織の抗張力が増大する．超音波の温熱作用を高めて，拘縮や疼痛によるROM制限や筋機能異常の改善を図る．照射条件は，照射時間率100％，強度1〜2W/cm^{2}に設定し，積極的にストレッチングや軟部組織・関節モビライゼーション，ROM治療と併用する．

2 ストレッチング・ROM治療との併用

軟部組織の粘弾性を効果的に改善させるためには，熱による粘性変化と力学的負荷による弾性変化が必要となる．このため，ROM制限の原因となる組織に対して超音波療法(熱)とストレッチング(力学的負荷)を同時施行する．超音波療法直後にストレッチングを併用するよりも同時施行の方が治療時間の短縮化を図る意味でも効果的である．ストレッチングやROM治療は，吸着固定型のマルチアプリケータを適用すると徒手による関節操作が容易となる(図9)．

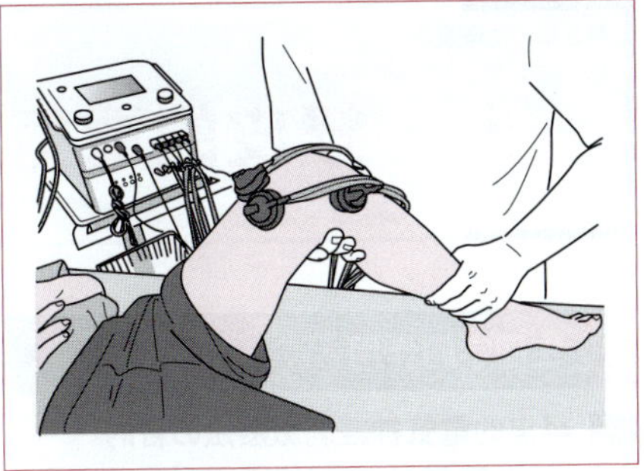

図9 超音波療法とROM治療の併用

吸着固定が可能なマルチアプリケータを原因組織上に設置して徒手的治療を実施する．複数のアプリケータ間を設定した周期で順番に照射するオートローテーション機能が搭載されており，定在波を抑制し固定法でも安全に治療可能である．超音波治療器(アストロンDS-602，株式会社テクノリンク製)を使用．

3 神経絞扼性障害に対する超音波療法

腰椎椎間板ヘルニアや腰部脊柱管狭窄症の術後下肢遺残症状に対しては，側臥位にて責任高位の神経根近傍に超音波を照射する[3]．手根管症候群や梨状筋症候群は患部に照射を行うが，可能であれば正中神経の神経滑走運動や，梨状筋リリースおよび坐骨神経の神経モビライゼーションなどを併用する[4,5]．神経滑走運動や神経モビライゼーションでは，吸着固定型のマルチアプリケータを用いると手技との同時施行が可能となる．

文　献

1) Draper DO, et al：Rate of temperature increase in human muscle during 1MHz and 3MHz continuous ultrasound. J Orthop Sports Phys Ther 22：142-150, 1995
2) Rennie S：Electrophysical agents －Contraindications and precautions：An evidence-based approach to clinical decision making in physical therapy. Physiother Can 62：1-80, 2010
3) 石田和宏ほか：腰椎後方手術後の遺残症状に対する超音波療法の効果；無作為単盲検プラセボ対照比較試験．理学療法学 34：226-231，2007
4) Tamara Y, et al：Sensory nerve conduction velocity predicts improvement of hand function with nerve gliding exercise following carpal tunnel release surgery. J Clin Med 10：4121, 2021
5) Ahmad Siraj S, et al：Physiotherapy for piriformis syndrome using sciatic nerve mobilization and piriformis release. Cureus 14：e32952, 2022

5　経皮的電気神経刺激療法

中野治郎

1 生理学的作用

1 経皮的電気神経刺激療法の目的

経皮的電気神経刺激療法（transcutaneous electrical nerve stimulation：TENS）は低周波に分類される電気刺激によって皮膚下の感覚神経を刺激し，神経生理学的作用に基づいて痛みをコントロールする治療法である．

2 電気の基礎知識

(1) 電流の種類と極性

電流の種類には直流，交流，パルス電流がある．TENSに用いられるのは，瞬間的な電流が連続して通電されるパルス電流であり，単相性と二相性のものがある（図1）．単相性のパルス電流の極性（陽極と陰極）は変わらないが，二相性の場合は通電中に極性が入れ替わる．

(2) 波形

波形は正弦波，矩形波，三角形波，台形波，棘状波のいずれかになる（図1）．また，二相性の波形には対称性と非対称性がある．TENSの場合は，長時間刺激しても皮膚に変化が起こりにくく，かつ痛み刺激が少ない二相性・対称性・三角形（または台形）の波形がよく用いられる．

(3) 電流強度

神経線維に対する通電が一定の電流強度（mA）を超えると脱分極という現象が生じる．電気強度をゼロから徐々に増大させていくと，最初に脱分極するのは感覚神経のAβ線維であり，ピリピリした感覚が生じる．強度を増大させていくと次に運動神経線維が脱分極して筋収縮が生じ，さらに増大させると感覚神経のAδ線維が脱分極して痛みが生じる．

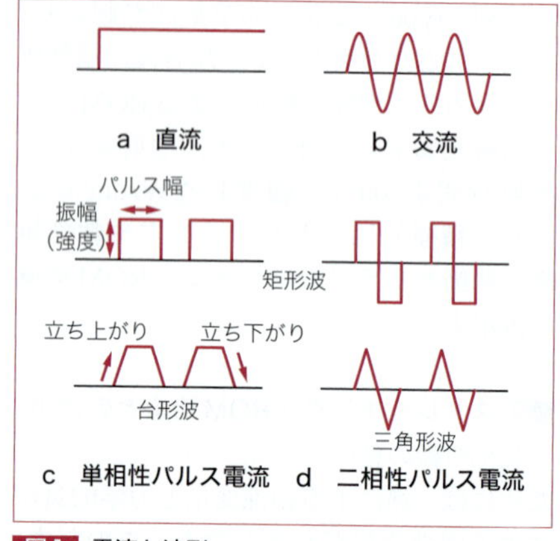

図1　電流と波形

(4) パルス幅

電気の波形1つの横幅にあたるのがパルス幅または持続時間（μs）であり，パルス幅が長くなるほど弱い電流強度で神経線維が脱分極する．また，各種の感覚神経および運動神経それぞれにおいて脱分極しやすいパルス幅が異なる．感覚神経Aβ線維のみを分極させるには100 μs以下，運動神経線維を脱分極させるには200 μs以上に設定する．パルス幅がさらに大きくなると感覚神経Aδ線維，C線維が脱分極するため痛みが発生しやすくなる[1)]．

(5) 周波数

1秒間に何回の通電が行われるかが周波数であり，単位はHz（ヘルツ）またはpps（pulse per second）である．周波数の違いによって得られる感覚が異なり，チクチク，ピリピリ，ジーンなど様々である．治

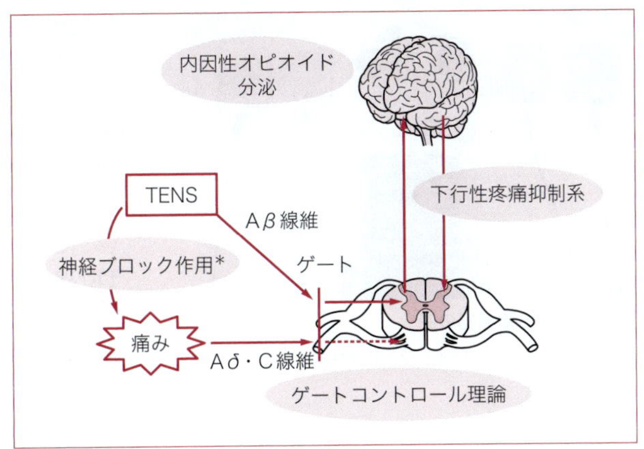

図2 TENSの鎮痛作用メカニズム

*神経ブロック作用は直流または単相性パルス電流で作用する.

療中に周波数を変調することにより，神経の順応（慣れ）を避けることができる.

3 TENSによる鎮痛作用

(1) 末梢における神経ブロック効果

直流電流や単相性パルス電流を通電すると，陽極の直下では神経が過分極状態となり興奮性が抑制される（図2）．また，陰極の直下では神経の興奮性が一時的に高まるものの，通電を長時間行うことにより興奮性を抑制することができる．二相性パルス電流を用いる条件ではこの効果は得られない.

(2) 内因性オピオイドの分泌

TENSを実施すると中枢神経系内に内因性オピオイドが分泌され鎮痛作用が得られる（図2）．分泌される内因性オピオイドは電流の周波数によって異なるといわれている．低頻度（2 Hz程度）ではエンケファリンとβエンドロフィンが分泌して数時間にわたる鎮痛作用をもたらし，また高頻度（100 Hz程度）ではダイノルフィンが分泌して即時の鎮痛作用をもたらすが持続性は低い[2].

(3) 下行性疼痛抑制系

下行性疼痛抑制系とは中脳中心灰白質から脊髄後角に対して作用する神経抑制のことで，末梢から伝わる痛みを脊髄後角でブロックする（図2）．運動を行うと痛みが感じにくくなるのはこの神経機構の働きによるものである．下行性疼痛抑制系には前述した内因性オピオイドが関わるため，TENSによっても作動する.

(4) ゲートコントロール理論

末梢組織における痛み刺激は感覚神経Aδ線維およびC線維によって脊髄-脳へ伝わっている．この状況において，感覚神経Aβ線維を刺激すると脊髄後角の痛み経路が閉ざされ（ゲートが閉まって），鎮痛作用が得られるという（図2）．この理論は古くから存在するが，現在は修正されて下行性疼痛抑制系の作用がゲートコントロール理論の一部に含まれている.

2 機器・実施手順

1 機器

TENSには低周波治療器と総称されるものを使用する．小型機器は2〜4チャンネルを持ち，電極は双極法でゲルパッドを使用するものが多い（図3）．医療用の低周波治療器の多くはTENSだけでなく，他の目的の電気刺激治療にも使用できる.

大型低周波治療器は複数人を同時に治療

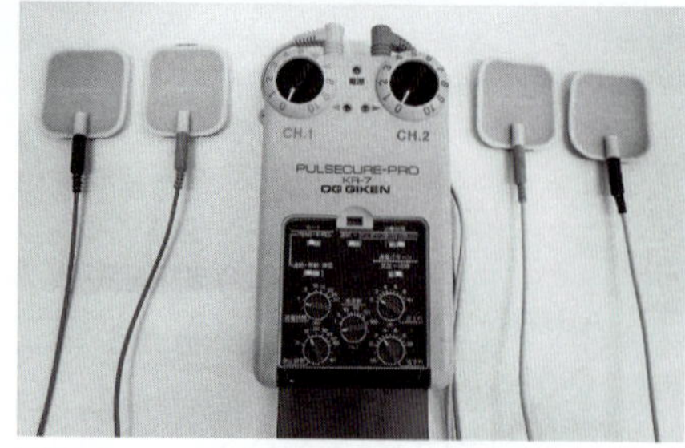

図3 TENS治療器の例

パルスキュアー・プロ（オージー技研株式会社）.

することが可能で，電極は素早く着脱できるバキューム機能付きの吸盤式となっている．電極は尖った形状をしたSSP（silver spike point）電極を採用したものが多い．超音波治療器と低周波治療器を組み合わせた複合式治療器も販売されている．

2 インフォームドコンセント

TENSの実施方法と効果について説明する．また皮膚アレルギー，心臓ペースメーカー，妊娠の有無を確認して実施を判断する．過去にTENSの治療を受けたことがあるかどうかを確認し，経験がない場合はどのような感覚を受けるのかを伝える．

3 電極の貼付方法

(1) 痛みのある部位を挟んで配置する方法

痛みが発生している組織が明らかである場合は，その部位を挟むように電極を貼付する（図4）．ただし，術創部は挟まないようにする．

(2) 髄節レベルの皮膚領域に沿って配置する方法

痛みの場所が曖昧であったり，痛みがある場所に電極を貼付できない場合は，痛みと同じ髄節レベルの皮膚領域（デルマトーム）に沿って電極を配置する（図4）．同髄節レベルであれば傍脊柱部や反対側でもよい．

(3) 硬節領域と皮膚領域を一致させて配置する方法

痛みのある組織が骨，軟骨，靱帯または関節包とわかっている場合は，痛みの場所の硬節領域（スクレロトーム）に相当する皮膚領域に沿って電極を配置する[3)]（図4）．

(4) 特殊な効果を狙う方法

TENSは痛み以外の身体症状を軽減することもできる．呼吸困難の軽減を期待する場合は僧帽筋上部（背部C6〜Th1レベル），嘔気や食欲不振の軽減を期待する場合は背部Th4〜Th6レベル，便秘解消を期待する場合は足関節内側（脛骨神経）に電極を貼付する[4)]（図4）．

(5) 注意事項

電極の一部が剝離した状態で通電すると電気密度が過剰に高まり，痛みや熱傷のリスクがあるため注意が必要である．また電極と電極の距離が長くなると電気が深部にまで達するので筋収縮が起こりやすくなることを考慮しておく．

4 通電条件

(1) 一般的なTENS

通常は，感覚神経Aβ線維のみを脱分極させて筋収縮は起こさないようにするためパルス幅を小さく設定する（50〜100 μs）．周波数は100 Hzがよく用いられ，ピリピリと感じる．刺激強度は患者が快適と感じる強度とし，治療時間は長時間行うことが望ましい．

(2) 低頻度TENS

神経痛や慢性痛を治療する場合は，内因性オピオイド分泌を期待して周波数を低頻度（1〜20 Hz）とし，パルス幅を200 μs以上に設定する．適度な筋収縮が起きてピクピクと感じ，リラックス効果も得られる．

(3) バーストモードTENS

100 Hz程度の一連のパルス電流を1つの電流の塊として扱うものをバースト波という．バースト波とバースト波の間隔を変調

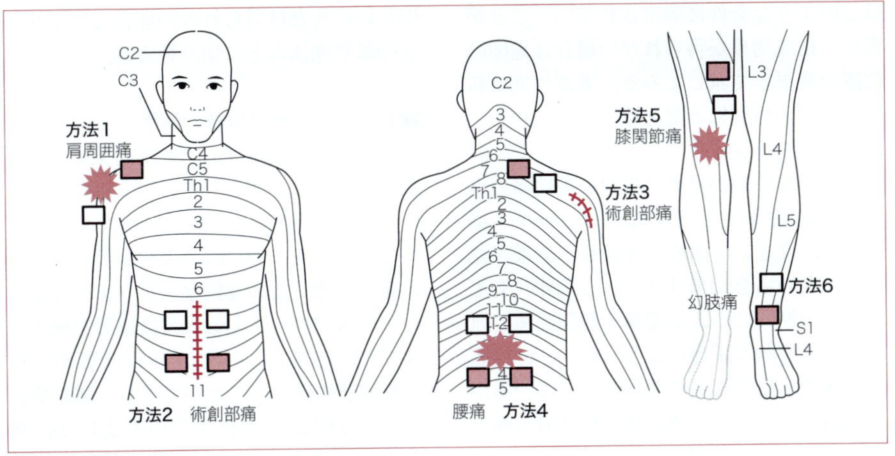

図4 電極の配置

方法1：痛みがある部位を挟んで配置する．
方法2：術創部両脇に配置する．陽極と陰極で術創部を挟まない．
方法3：術創部と同じデルマトーム領域に配置する．
方法4：広範囲の痛みには2チャンネルを用いて治療する．
方法5：膝関節のスクレロトームはL3領域なので，それに相当するデルマトーム上に電極を配置する．
方法6：幻肢痛や電気自体に痛みが生じる場合は，反対側の同じデルマトーム領域に配置する．

させることにより神経の順応を抑えることができ，筋収縮を伴っても不快感が少ない．

(4) TENSプログラム

多くの低周波治療器には機器特有のTENSプログラムが設定されている．周波数，強度，波形，刺激間隔などの条件を変調させ，神経の順応を防ぎながら効果的な鎮痛効果が得られるよう設計されている．

3 適応

TENSは次の症状に対して適応することができる．①術後痛，②関節痛，③慢性腰痛，④神経障害性疼痛，⑤がん性疼痛，⑥幻肢痛，⑦痛み以外の身体症状（呼吸困難・便秘・嘔気・食欲不振）

4 禁忌

1 避けるべき患者または部位

①心臓ペースメーカー使用患者，②頚部と咽頭部（頚動脈洞上），③血栓がある部位．

2 注意が必要な患者または部位

①妊婦の腹部，②感覚障害，③認知症，④心疾患，⑤アレルギーのある患者，⑥術創部および出血部，⑦悪性腫瘍を挟む電極配置．

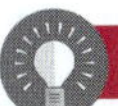

クリニカルヒント

1 通電条件設定のコツ

(1) 急性痛の場合

炎症による急性痛の場合は，通電条件を周波数100 Hz，パルス幅80 μsに設定する．市販の低周波治療器のTENSモードはこのような条件に固定されていることが多い．鎮痛効果が得られない場合は電極の位置を変更して試してみる．電流強度は筋収縮がない程度にとどめる．

(2) 慢性痛の場合

明らかな原因が見当たらない慢性痛の場合は，通電条件を周波数5Hz，パルス幅200μsに設定して治療を開始し，効果が認められない場合は急性痛と同じ条件に変更する．長期間にわたる腰痛や膝関節痛の原因は，慢性的な炎症によるものか，神経因性疼痛や不動性疼痛の要素を含んでいるかが明確でないため，急性痛と慢性痛の両方に対する条件を試してみるのがよい．TENSプログラムを利用するのもよいが，まずは上記のプロセスを踏んでTENSの効果を確かめることが勧められる．電流強度に関しては，TENSの主目的は感覚刺激の入力であるため筋収縮が生じない程度とするが，筋収縮を起こしてはならないということではなく，むしろ適度な筋収縮によるマッサージ効果を狙うこともできる．そのことも踏まえて患者にとって適度な電流強度を設定する．なお，慢性痛の患者では下行性疼痛抑制系が働かない可能性があることも考慮し[4]，効果が得られない場合は運動療法を主とするアプローチに切り替えることが勧められる．

(3) がん性疼痛の場合

がん患者にTENSを適応する場合は，腫瘍の位置とオピオイド薬の処方をチェックする．TENSは腫瘍に対する悪影響はないとされているが，背部に電極を貼付する場合は脊椎転移の有無を確かめ，ある場合は電極で腫瘍を挟まないようにする．また，オピオイド薬の作用は低頻度TENSによる内因性オピオイドの作用と被るため，TENSの効果が打ち消されてしまう．この場合は高頻度(80～100Hz)の周波数に設定する[5]．情緒が不安定な患者は電気刺激を辛く感じることもあるため，効果が少ない，または得られない場合はマッサージや温熱療法などに切り替える．

2 TENSと運動療法の併用

TENSには即時的な鎮痛効果があり，また通電中は必ずしも安静にする必要はないため，運動療法と組み合わせて実施することができる．例えば，大腿頚部骨折術後の痛みが強いため運動療法がうまく進まないケースでは，小型低周波治療器を携帯させてTENSを行いつつ，歩行練習や関節可動域運動を行うことができる．運動療法の前にTENSを実施するのもよいが，痛みが強い場合はTENSの鎮痛効果は持続しないため，TENSと運動療法を同時に行うのが効果的である．

3 TENSの自己管理

TENSは痛みが強い時には1日何度でも実施するべきである．入院患者に対しては小型低周波治療器を貸し出して，ベッドサイドで実施するのがよい．背部に電極を貼付する場合は看護師や家族に依頼することを検討する．また，市販の低周波治療器でも鎮痛効果は期待できるため，特に外来患者には家庭用の治療器を購入してもらうことを検討する．ただし，機器の購入が勧められるのは，TENSの効果が明らかで，かつ自己管理ができるケースに限る．

文　献

1) Shapiro S, et al：第11章 電気治療序論．EBM物理療法，原著第4版，Cameron MH ed，渡部一郎訳，医歯薬出版，東京，239-258，2015
2) Sluka KA, et al：Spinal blockade of opioid receptors prevents the analgesia produced by TENS in arthritic rats. J Pharmacol Exp Ther 289：840-846, 1999
3) 徳田光紀：TENS．エビデンスから身につける物理療法，庄本康治編，羊土社，東京，189-206，2017
4) 大住倫弘：痛みの中枢制御機構．Pain Rehabilitation 10：1-6，2020
5) Nakano J, et al：Effects of transcutaneous electrical nerve stimulation on physical symptoms in advanced cancer patients receiving palliative care. Int J Rehabil Res 43：62-68, 2020

第3章　物理療法

6　干渉波電流刺激療法

吉田英樹

1 生理学的作用

1 干渉波電流刺激療法の目的

干渉波電流とは，2つ以上の異なる周波数の電流を生体内で交差させた際に，電流同士が干渉し合ったところで生じる新たな電流のことである．この干渉波電流を用いて，主に疼痛の軽減や筋スパズムの改善を目的とした電気刺激療法が干渉波電流刺激療法である．

2 干渉波電流の発生原理

干渉波電流を生体内で発生させるためには，2つ以上の異なる周波数の電流を交差させるように通電する．この電流は搬送電流と呼ばれ，周波数1,000～10,000 Hzの中周波が用いられる．また，この搬送電流の周波数の差が，干渉波電流の周波数となる．例えば，4,000 Hzと4,100 Hzの中周波を搬送電流として用いた場合，生じる干渉波電流の周波数は100 Hzである（図1）．ただし，干渉波電流の振幅（電流強度）は，波の干渉により変調され，増幅と減衰を繰り返す波形となる．

3 干渉波電流刺激療法による疼痛軽減作用

干渉波電流刺激療法により疼痛が軽減される機序は経皮的電気神経刺激（transcutaneous electrical nerve：TENS）療法と同一であり，ゲートコントロール理論や内因性オピオイドの分泌，下行性疼痛抑制系などが関与すると考えられている（第3章-5「経皮的電気神経刺激療法」（p.260）を参照）．なお，中周波領域の刺激では，Wedensky抑制という神経ブロック効果による鎮痛が特徴的である[1,2]．Wedensky抑制では，末梢痛覚神経の絶対不応期が連続的に引き起こされるため，顕著な神経ブロック効果が期待できる[1]．

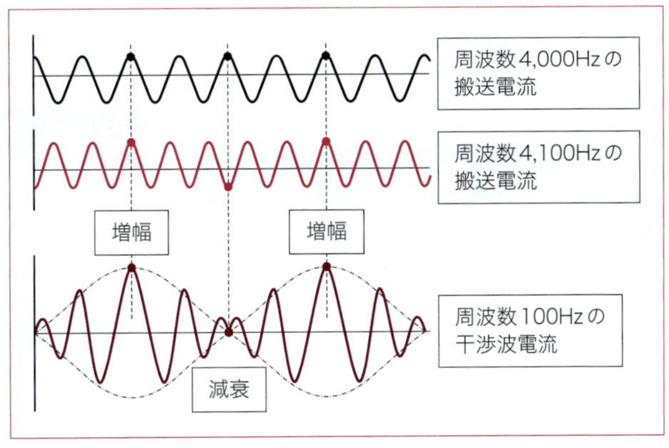

図1　搬送電流として周波数4,000 Hzと4,100 Hzの中周波を用いた場合に生じる干渉波電流の模式図

4 干渉波電流刺激療法による筋スパズム改善作用

何らかの理由で筋スパズムが生じると，筋緊張の亢進に伴い筋血流が低下し，疼痛を生じることが多い．干渉波電流刺激療法では，干渉波電流の特徴である振幅（電流強度）の増減により「うなり」のような筋収縮が生じ，筋血流や筋スパズムの改善につながる．

5 干渉波電流刺激療法の利点・欠点

干渉波電流刺激療法の利点としては，①皮膚抵抗の軽減，②深部の刺激が可能なこと，③変調に伴う順応の起こりにくさ，などが挙げられる[3]．①については，搬送電流に用いられる中周波は，低周波よりも皮膚抵抗が低くなるため，低周波を用いるTENSや神経筋電気刺激療法（neuromuscular electrical stimulation：NMES）などと比較して皮膚のピリピリ感が少なく，患者へのストレスも少なくなる傾向にある．②については，干渉波電流の発生部位が生体内の深部となるため，TENSやNMESと比較して深部の神経や筋を刺激できる．③については，干渉波電流の特徴である振幅（電流強度）の増減により刺激が変化するため，神経の順応が起こりにくくなる．

一方，干渉波電流刺激療法の欠点としては，干渉波電流の発生にはある程度のスペースが必要となるため，四肢末梢などの狭い部位での実施が難しいことが挙げられる．

2 機器・実施手順

1 機器

干渉波電流刺激療法の機器は，「干渉電流型低周波治療器」と呼ばれることが多い．これは，前述した通り，干渉波電流の周波数が低周波となることに由来する．また，多くの機器で，素早い着脱が可能なバキューム機能付きの吸引電極が採用されているが，患者の中にはこの電極の吸着感を嫌う者もいる．一部の機器では，TENSなどで多用されるゲルパッドを使用するため，電極タイプの異なる複数の機器を用意できれば理想的である．

2 インフォームドコンセント

TENSやNMESなどの他の電気刺激療法と同様に，実施方法や期待される効果について説明したうえで同意を得る．

3 電極の貼付方法

干渉波電流刺激療法では，2組（計4個）の電極を用いて，標的部位（疼痛部位や収縮を促す筋など）を中心に2組の電極が交差するように貼付して実施する方法（4極法）が基本である（図2）．その他，3組（計6個）の電極を用いて刺激感の増大を図る6極法や，1組（計2個）の電極を用いて比較的狭い部位でも実施可能な2極法などもあるが，これらは機器の性能・機能に依存した方法であり，すべての機器で必ずしも実施可能とは限らない．

4 通電条件・治療時間

電流強度は，患者が耐えられる最大強度とする[2]．治療時間は15～30分とされるが，定説はない[2]．なお，筋収縮を起こす場合は，筋疲労や筋肉痛の出現に十分に注意する．

3 適応

先に述べた通り，疼痛の軽減や筋スパズムの改善がよい適応となる．

4 禁忌

通常の電気刺激療法の禁忌ならびに注意事項に準ずる．

クリニカルヒント

1 腰部疾患術後の遺残下肢症状に対する干渉波電流刺激療法

腰部疾患術後に遺残する下肢症状は，神経障害性疼痛（疼痛やしびれなど）と考えられる．この神経障害性疼痛に対しては，TENSの有効性に関する報告は非常に少ないが，干渉波電流刺激療法の有効性は報告されており，積極的に実施すべきである[4,5]．神経障害性疼痛に対して，干渉波電流刺激療法が効果を示す明確な理由は未解明であるが，TENSと比較して干渉波電流刺激療法では皮膚抵抗が減少するため，より深部の神経を刺激できることが要因の一つと考えられている．

2 尿失禁に対する干渉波電流刺激療法

理学療法場面での実践例はまだ少ないが，下腹部側と殿部側の電極を交差させることで干渉波電流を骨盤内で発生させ，深部の骨盤底筋群を刺激することで尿失禁の治療が可能な機器が市販されている[3]．尿失禁に対する干渉波電流刺激療法は，高齢化の進展に伴い，今後需要が増えると見込まれる．

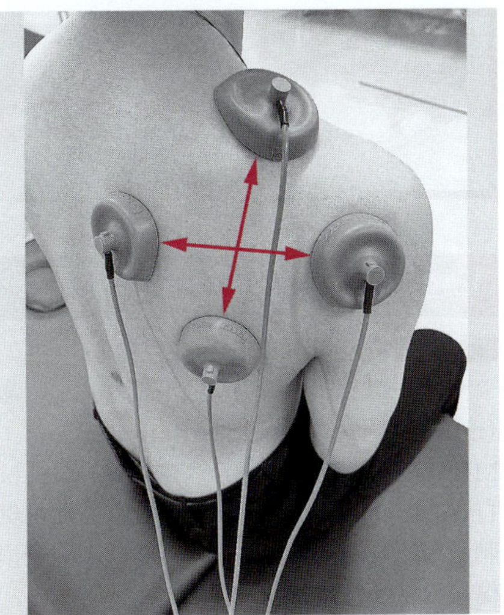

図2 基本的な4極法による電極貼付の例（バキューム機能付きの吸引電極を使用）

文　献

1）田舎中真由美：中周波電気治療の神経ブロック効果と臨床応用．PTジャーナル 38：183-188，2004
2）宮城島一史：干渉電流療法（IFCS）．Crosslink 理学療法学テキスト 物理療法学，吉田英樹編，メジカルビュー社，東京，189-198，2020
3）坂口　顕：干渉電流療法．最新理学療法学講座 物理療法学，鳥野 大ほか編，医歯薬出版，東京，129-132，2021
4）宮城島一史ほか：腰椎後方手術の術後にみられる遺残下肢症状に対する初回電気療法の即時効果．J Spine Res 4：1019-1023，2013
5）宮城島一史ほか：腰部疾患手術後の遺残下肢症状に対する電気療法の継続効果．理学療法学 45：291-296，2018

第3章　物理療法

7　マイクロカレント療法

坂口　顕

1 生理学的作用

1 微弱電流刺激（MES）の目的

マイクロカレント療法は微弱電流刺激（microcurrent electrical stimulation：MES）を用いた治療法である．MESは1mA（1,000 μA）以下の電流を用いた電気刺激であり，創傷治癒の促進や軟部組織損傷後の組織修復を促す目的で用いられる．

2 MESを理解するための基礎知識

(1) 生体内電荷と損傷電流

生物の細胞には内外の電位差があり，ヒトや生物の皮膚は「生体内電荷」という微弱な静電気を帯びている[1]．皮膚に傷ができた際には欠損部分の抵抗値が下がるため，その傷に向かって電流が発生し，これを損傷電流という（図1）[2]．

(2) 細胞・血球成分の集積

MESは「損傷電流」を人工的に作ることによって，組織修復を促進する．したがって，炎症期には陰性に荷電しているマクロファージを引き寄せるために陽極を用い，それ以降は陽性に荷電している線維芽細胞を引き寄せるために陰極を用いることが推奨され，特に褥瘡などに用いるMESは陽極と陰極を選択できる直流微弱電流（low intensity direct current：LIDC）が使用されてきた（図2）[3]．LIDCでは治療後に電荷が残存することで皮膚損傷等の弊害が生じる恐れがある．そのため，LIDCでは残存した電荷をクリアにするシャント作業を

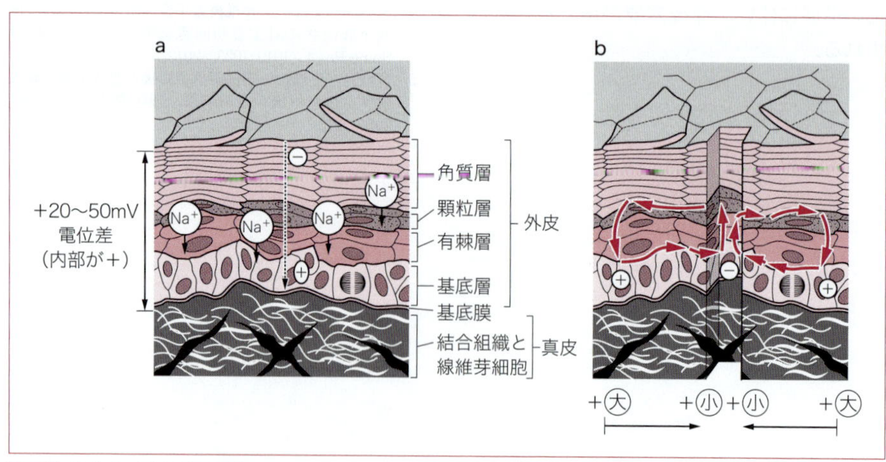

図1 生体内電荷と損傷電流

a：何も損傷されていない組織では，Na^+の膜輸送などによって，電位が保たれている．
b：ひとたび損傷が起きると，その部位は欠損し，抵抗が弱くなり，その部位に向かって電流が発生する．
（文献2より筆者訳）

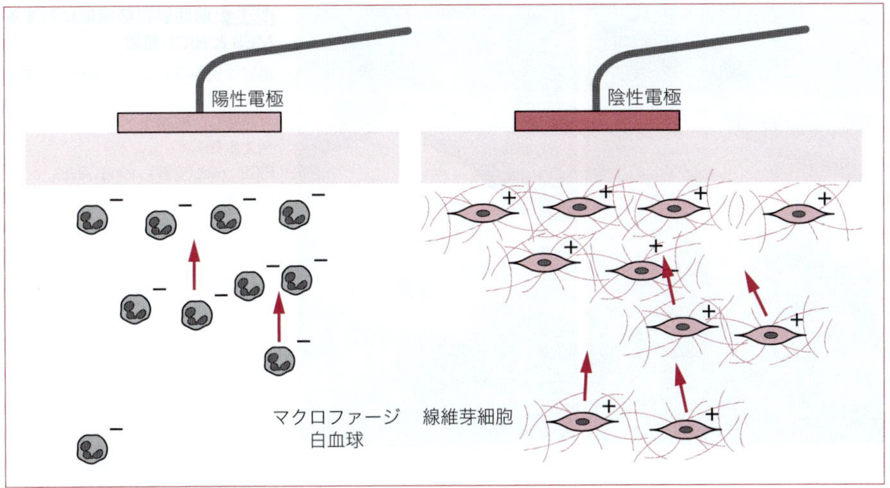

図2　細胞の集積を促すMES

マクロファージ・白血球は陰性帯電，線維芽細胞は陽性に帯電している．現在の病態がどの時期にあるのかを理解し，どのような効果をもたらす必要があるのかを踏まえたうえで，極性を選択する．
（文献3より）

行う必要がある．

(3) 各種成長因子の発現

微弱な電気刺激により蛋白質やアデノシン三リン酸（ATP）の合成が促進される[4]などの報告があり，種々の物質が影響を受けることが考えられている．組織損傷後の修復過程においては，様々な成長因子（growth factor：GF）が相互に影響しながら必要な蛋白質が合成され組織修復が完成する（**表1**）．MESは，これら種々のGFの発現を促進することで組織修復を促進すると考えられており，近年では形質転換増殖因子（TGF）の産生増加などが報告されている[5]．

特に，近年スポーツ現場などで用いられているMESは，陽極と陰極が交互に入れ替わる「二相性MES」であることが多い．この場合，LIDCのように細胞や血球成分の電気的集積によるものとは考えにくく，微弱な電気的刺激が何らかのトリガーとなってGFの発現促進に関わっていると考えられている．

表1　各種成長因子（GF）とその役割

成長因子（GF）	役割
上皮成長因子 epidermal GF（EGF）	表皮の細胞の成長を促進する
血小板由来成長因子 platelet-derived GF（PDGF）	血小板中に存在する間葉系細胞の増殖・遊走を促進する
血管内皮増殖因子 vascular endothelial GF（VEGF）	血管内皮の細胞分裂，遊走を促し，血管新生を促進する
線維芽細胞増殖因子 fibroblast GF（FGF）	コラーゲン線維の産生を行う線維芽細胞の活性を促進し，創傷治癒や血管新生に関与する
形質転換増殖因子 transforming GF（TGF）	線維芽細胞の活性やPDGFの産生を促進するなど，種々の細胞やサイトカインの活性に関与している

2　機器・実施手順

MESを実施できる機器は，非常にコンパクトな携帯型の専用器から，詳細な設定が可能な大型の機器まで様々である．ベッドサイドで実施する褥瘡治療や，スポーツ外傷後の急性期に実施する場合は，携帯型

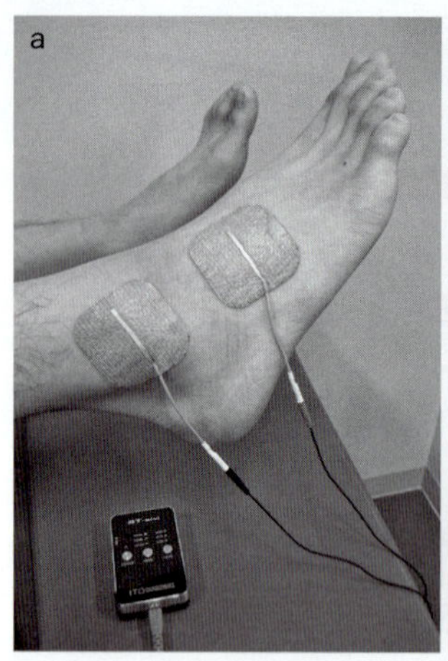

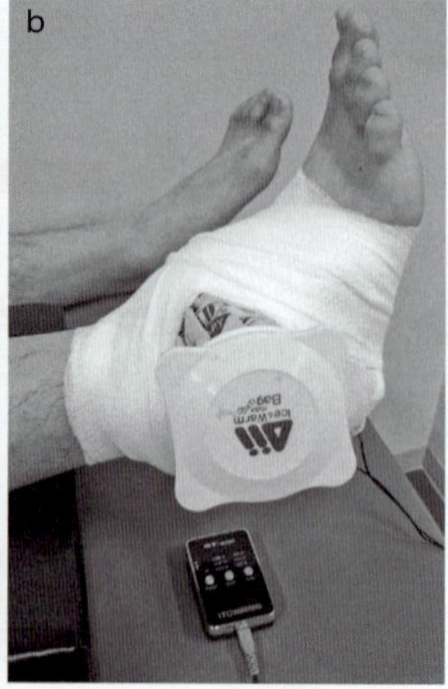

図3 前距腓靱帯損傷に対するMESとRICE処置

患部を挟み込むように電極を配置し(a)，その上からアイスパックなどで冷却し，包帯などを用いて圧迫を加える(b)．
RICE：rest(安静)，icing(冷却)，compression(圧迫)，elevation(挙上)

機器の使い勝手がよい(図3)．

しかしながら，陽極や陰極を指定したり，パルス幅を指定したりするなどの詳細な設定が必要である場合は携帯型では難しく，大型の機器が必要である．また，超音波療法の導子を電極として用いるコンビネーション治療などができる機器がスポーツ外傷後などでは有用である(図4a)．MESを設定する際のパラメーターは以下の通りである[6]．

①極性：陽極・陰極・二相性．
②周波数：比較的低い周波数で実施することが多く，1Hz以下の設定も使用することがある．
③強度：50～500 μA以下の強度で実施することがほとんどである．
④パルス幅：1秒を超えるなど，比較的長いパルス幅を用いる場合もある．
⑤刺激時間：20分程度から12時間持続的に使用する場合もある．
⑥電極貼付：患部を挟み込むように貼付する．ただし，褥瘡治療ではドレッシング材に銀電極を挿入して用いるなど，電極に工夫が必要である．

3 適応

1 褥瘡・難治性潰瘍

『褥瘡予防・管理ガイドライン 第5版』において，電気刺激療法は創の縮小に対して推奨度1Aであり，推奨されている[7]．

2 スポーツ外傷後

特に捻挫や外傷後の急性期において，腫脹の軽減に有用である．急性期の腫脹は，患部の圧を高めることで疼痛を生じさせやすいため，それによる疼痛緩和も見込まれる．

4 禁忌

一般的な電気刺激療法の禁忌に準ずるが，創部に対しては感染に注意しながら実施する．

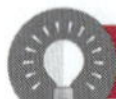

クリニカルヒント

打撲などの受傷後に強い疼痛が残存するケースでは，超音波療法(非温熱)と二相性MESのコンビネーション治療を実施すると，即時的に疼痛の軽減が得られる．図

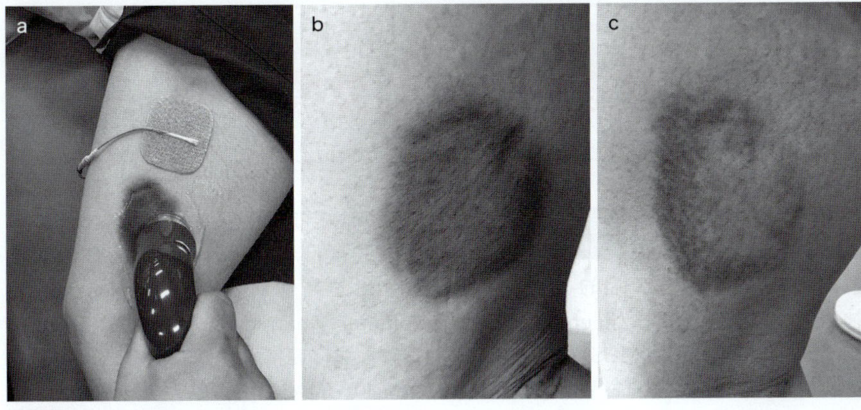

図4 MESと超音波のコンビネーション治療例

大腿部打撲後の皮下出血である．受傷後5日経過して強い疼痛が軽減しなかった．二相性MESと超音波療法のコンビネーション治療を実施したところ，即時的に疼痛はほぼ消失した．その後1日12時間の二相性MESを実施したところ，翌日以降も疼痛は消失し，皮下出血は日を追うごとに軽減した．
a：受傷5日目に超音波療法とMESのコンビネーション治療を実施．
b：受傷7日目（5日目以降12時間のMESを実施）．
c：受傷9日目（12時間のMESを継続）．

4に治療例を示す．このように，出血や腫脹がある部分に対して二相性MESを実施することで，組織の移動を促し，腫脹の軽減，疼痛の軽減が図られる．

文　献

1）Ojingwa JC, et al：Electrical stimulation of wound healing. J Invest Dermatol 121：1-12, 2003
2）館　正弘：褥瘡と血管新生．医のあゆみ 219：517-519，2006
3）坂口　顕：急性外傷後の微弱電流刺激（マイクロカレント）の効果．臨スポーツ医 35：532-533，2018
4）Cheng N, et al：The effects of electric currents on ATP generation, protein synthesis, and membrane transport of rat skin. Clin Orthop Relat Res 171：264-272, 1982
5）Konstantinou E, et al：Microcurrent stimulation triggers MAPK signaling and TGF-β_1 release in fibroblast and osteoblast-like cell lines. Cells 9：1924, 2020
6）坂口　顕：治療促進のための電気刺激療法：MES. コンディショニング・ケアのための物理療法実践マニュアル，川口浩太郎編，文光堂，東京，108-110，2016
7）日本褥瘡学会学術教育委員会 ガイドライン改訂委員会：褥瘡予防・管理ガイドライン（第5版）．褥瘡会誌 24：29-85，2022

第3章　物理療法

8 神経筋電気刺激療法

山田崇史

1 生理学的作用

1 神経筋電気刺激療法の目的

神経筋電気刺激療法(neuromuscular electrical stimulation：NMES)は，電気刺激により，運動神経を興奮させることで骨格筋の収縮を誘発し，神経筋機能の改善を図る治療法である．したがって，運動神経に障害がないことが前提条件となる[1]．なお，脱神経筋など，電気刺激により筋細胞自体の興奮を誘発する場合は，単に筋電気刺激(electrical muscle stimulation：EMS)と呼ばれる．

2 NMESの基礎知識

(1) 負荷強度

NMESの効果は，骨格筋に対する負荷強度が高いほど大きい[1]．通常，NMESの負荷強度は，最大随意収縮力に対するNMES誘発性筋力の割合(%maximum voluntary contraction：%MVC)で表される．なお，健常者では，NMESにより最大で40～60%MVCの筋力が誘発でき，これはスクワットと同等あるいはそれ以上の運動強度である．

(2) 刺激強度

NMESによって誘発される筋力は，動員される運動単位の数に比例する[2](図1a)．したがって，負荷強度を高めるためには，耐えうる最大の電流(パルス幅および振幅)を通電し，より多くの運動単位を動員する必要がある．

(3) 刺激頻度

NMES誘発性筋力は，刺激頻度の増加

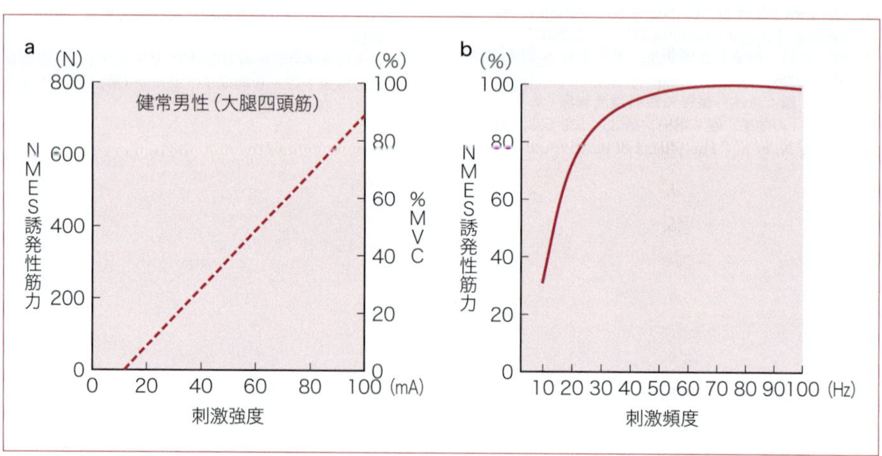

図1 NMES誘発性筋力(参考値)

a：刺激強度(mA)とNMES誘発性筋力の関係．
b：刺激頻度(Hz)とNMES誘発性筋力の関係．

図2 NMESによる筋力増強作用

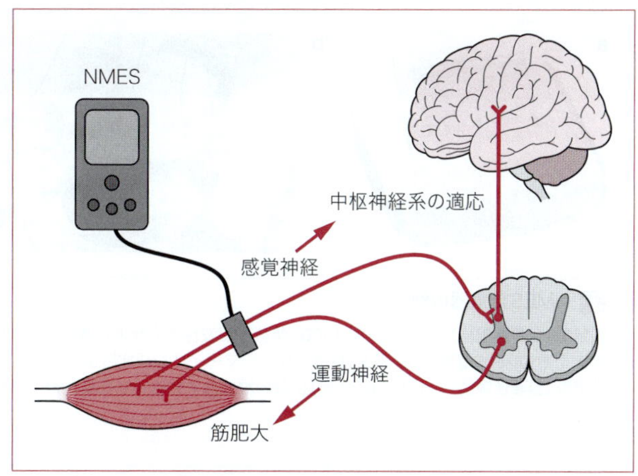

とともに増大する（図1b）．負荷強度を高めるためには50 Hz以上の高頻度刺激が推奨されるが，人工的な疲労（筋細胞膜の興奮性低下）が生じやすくなるため，刺激持続時間は10秒以内に設定する．

(4) 運動単位の動員パターン

NMESでは，運動単位の動員パターンが随意運動（サイズの原理）とは異なり，速筋線維が動員されやすいという特徴を有する[3]．また，同じ運動単位が繰り返し動員されるため，随意運動よりも疲労が生じやすい．

3 NMESによる筋力増強作用

(1) 神経系の適応

NMESでは，運動神経を介して骨格筋の収縮が誘発されるとともに，感覚神経を介した求心性入力により，中枢神経系の調節および適応が生じて随意収縮力が増大する[1,4]（図2）．

(2) 骨格筋の適応

NMESによる骨格筋の肥大率は，負荷強度に依存する[5]．これは，筋線維への機械的ストレスによって，筋蛋白質の合成が促進されるためである．

2 機器・実施手順

1 機器

2つ以上のチャンネルを有する固定型（図3a，b）ならびに携帯型NMES治療器（図3c）が広く用いられている．なお，自着性電極は特定の筋を，一方，ベルト式電極はより広範囲の筋を対象とする．

2 実施手順

以下に，大腿四頭筋のNMESトレーニングを例に，実施手順の概略および注意点を示す（図4）．

(1) インフォームドコンセント

NMESの実施方法と効果について説明する．また，後述の禁忌事項を確認し，実施の是非を判断する．

(2) 電極の貼付

電極には，自着性電極が用いられる．骨格筋内には，運動単位の神経終末が集まる部位が存在し，それは運動点と呼ばれる．運動点への電極の貼付により，効率的な筋収縮が得られることから，NMES開始時には運動点の場所を特定する．

(3) NMES誘発性筋力の測定

筋力測定装置を用い，事前に膝関節伸展

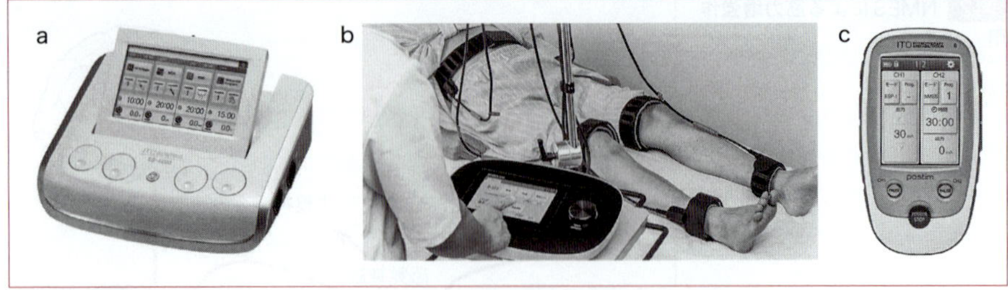

図3 NMES治療器の例

a：固定型（自着性電極）：イトーES-4000（伊藤超短波株式会社より許諾を得て掲載）
b：固定型（ベルト式電極）：B-SES（株式会社ホーマーイオン研究所より許諾を得て掲載）
c：携帯型（自着性電極）：イトーpostim（伊藤超短波株式会社より許諾を得て掲載）

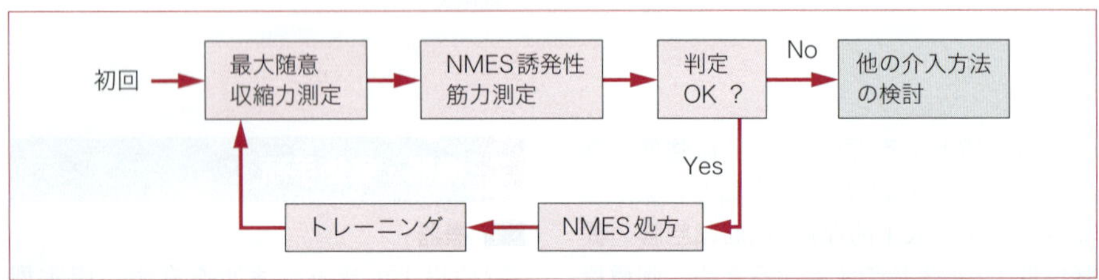

図4 NMESの実施手順

NMES開始1～2週間で，NMES誘発性筋力が15%MVCに満たない場合，他の介入方法を検討する．

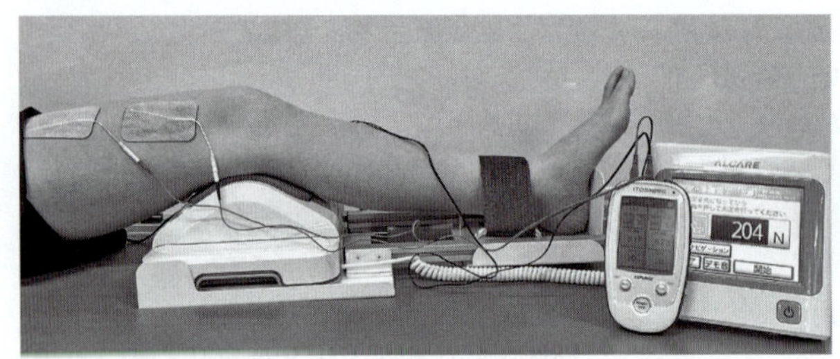

図5 最大随意収縮力およびNMES誘発性筋力の測定

NMES治療器：イトーESPURGE（伊藤超短波株式会社）
筋力測定装置：ロコモスキャン®（アルケア株式会社）

MVCを測定する（図5）．その後，トレーニング刺激条件（パルス幅100～400 μsの二相性矩形波，50 Hz以上の刺激頻度，耐えうる最大の電流強度）でのNMES誘発性筋力を測定し，%MVCを算出する[1]．

(4) NMESトレーニング

筋力増強効果を高めるために，各セッションは低強度・長時間ではなく，高強度・短時間で実施する（例：2秒収縮4秒休息，10分間100収縮）．また，神経系および骨格筋の適応を促すために，2日に1回のトレーニングを8週間以上継続する[1]．

3 適応

NMESは，次の対象に対して適応することができる．①傷病等による廃用中の神経筋機能の維持，②廃用後の回復，③競技者を含む健常者の神経筋機能の改善．④速筋線維の萎縮を特徴とする高齢者や種々の疾患患者（慢性閉塞性肺疾患，ステロイドミオパチー），⑤傷害などにより随意的な高強度トレーニングを実施できない患者や競技者など．

4 禁忌

1 避けるべき患者または部位

埋込型電子機器のある部位，②頚部と咽頭部（頚動脈洞上），③血栓がある部位．

2 注意が必要な患者または部位

①妊婦の腰部や腹部，②感覚障害，③認知症，④術創および出血部，⑤悪性腫瘍を挟む電極配置．

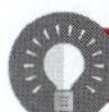

クリニカルヒント

1 刺激強度設定のポイント

刺激強度は，NMESトレーニング開始2～3回目までは低く設定し（<35mA，<20%MVC），その後，漸進性に増大させる（>50mA，>40%MVC）．なお，NMES開始1～2週間で，NMES誘発性筋力が15%MVCに満たない患者については，non-responderとして他の介入方法を検討する[4]．

2 ハイブリッド訓練法

例えば，NMESにより大腿四頭筋を収縮させる際，拮抗筋であるハムストリングスを随意的に収縮させる．これにより，大腿四頭筋には，伸張性収縮が負荷されることで，等尺性収縮よりも高い機械的負荷が加わるとともに，ハムストリングスを鍛えることができる．また，NMES実施中に，随意的な筋収縮を行うことで疼痛が緩和され，より強い負荷が可能となる[4]．

3 NMESの自主トレーニング

患者自身が，NMES負荷中の強度設定を行うことで，より高い電流を負荷できる場合が多い[4]．また，入院患者などへは，携帯型NMES治療器を貸し出し，自主トレーニングを処方する．なお，その場合，患者にはNMES負荷時の最大電流値を記録してもらうとともに，理学療法士は1～2週間ごとにMVCならびにNMES誘発性筋力（%MVC）を測定・評価する．

文献

1) Maffiuletti NA：Physiological and methodological considerations for the use of neuromuscular electrical stimulation. Eur J Appl Physiol 110：223-234, 2010
2) Adams GR, et al：Mapping of electrical muscle stimulation using MRI. J Appl Physiol (1985) 74：532-537, 1993
3) Gregory CM, et al：Recruitment patterns in human skeletal muscle during electrical stimulation. Phys Ther 85：358-364, 2005
4) Maffiuletti NA, et al：Clinical use of neuromuscular electrical stimulation for neuromuscular rehabilitation：What are we overlooking ? Arch Phys Med Rehabil 99：806-812, 2018
5) Ashida Y, et al：Effects of contraction mode and stimulation frequency on electrical stimulation-induced skeletal muscle hypertrophy. J Appl Physiol (1985) 124：341-348, 2018

9　機能的電気刺激療法

山口智史

1 生理学的作用

1 機能的電気刺激療法の目的

機能的電気刺激療法（functional electrical stimulation：FES）は，体表に貼付した電極もしくは体内への埋め込み電極により神経や筋を刺激し，神経活動や筋収縮を促すことで，完全に失われた機能を補う（機能補填）ことを目的としている．理学療法においては，このFESによる機能補填により，麻痺肢の筋収縮を促し，生活動作を獲得するために使用されることが多い．

2 FESの基礎知識

FESは，目的動作を達成する合目的的な筋収縮を得るための刺激設定が重要である．一方，筋収縮に伴う筋疲労について考慮した設定が必要である．

(1) 刺激強度

筋収縮が得られる強度（運動閾値上）が用いられ，目的とした運動が遂行できる強度が必要である．電気刺激により関節運動を伴うような筋収縮を得るためには，疾患の有無にかかわらず，高い刺激強度が必要なことが多い．したがって，疼痛や刺激前後の皮膚の状態・筋疲労などに十分な注意を払う必要がある．

(2) パルス幅

パルス幅（パルス持続時間）が長くなるほど電気量（エネルギー）が大きくなる．疼痛への配慮から200～500 μsが選択される．

(3) 刺激周波数

十分な筋収縮（強縮）を得るためには，高い周波数（20 Hz以上）が必要である．一方で，高い周波数では，筋疲労が生じやすいため，刺激強度や刺激-休息時間に配慮が必要である．

(4) 刺激-休息時間（duty cycle）

FESでは，目的とした動作や機能に必要な刺激タイミングで通電（on time）し，それ以外では電気が動作を阻害しないように，休息時間（off time）を設定する必要がある．

(5) 刺激波形

臨床で使用されるFES装置は，電極下の化学変化（イオン化）による組織損傷を防ぐ目的で，対称性もしくは非対称性の二相性波形（矩形波や三角波）で設定されていることが多い．

(6) 立ち上がり・下がり時間

立ち上がり時間（ランプ・アップ）は，1パルスの電流強度がピークになるまでの時間で，立ち下がり時間（ランプ・ダウン）は，ピークからゼロになるまでの時間である．矩形波では急激な立ち上がり・下がりになるため，疼痛や不快感を生じやすい．そのため，刺激前後に1秒程度を設けることが多い．

(7) 介入時間

FESは機能補填を目的としているため，目的とした動作や機能に必要な刺激タイミングと介入時間の設定が必要になる．一般的に長時間の刺激を行うことは少ないが，刺激装置は長時間装着することがあるため，電極貼付と装置の装着部位の皮膚状態を確認する必要がある．

3 FESの効果機序

FESの効果機序は，電気刺激によりα運動線維を刺激することで得られる筋収縮によるものである．この筋収縮により残存した機能が維持・改善することで治療効果が得られる(表1).

さらにFESは感覚神経を賦活することで，求心性に脊髄を上行した神経活動は，感覚野および運動野を賦活し，一次運動野から脊髄運動ニューロンへの下行性出力を増加させる(図1). また，感覚神経の神経活動は，シナプスを介して刺激筋の脊髄運動ニューロンへ到達する. 同時に，随意運動や動作時には一次運動野から同一の脊髄運動ニューロンへ入力が到達することで，多くの脊髄運動ニューロンが興奮する. これらのFESによる神経活動の賦活と随意運動による脊髄への下行性出力の増加が組み合わさることで，刺激した筋の随意運動を促す[1]. つまり，動作時にFESを併用することで，刺激筋の皮質脊髄路の興奮性を選択的に高め，この一次運動野から脊髄への下行性出力の増加が繰り返されることで，神経伝達においてシナプスの可塑的な変化が起こり，動作に関連した中枢神経系の再構築が促進すると考えられる[2]. さらに，電気刺激はIa抑制性介在ニューロンを介して，拮抗筋の脊髄運動ニューロンを抑制する(相反性抑制)ことで，痙縮筋の活動を抑制する[3].

表1 FESによる筋収縮から得られる効果

補填される機能	得られる効果
筋機能	・筋萎縮の防止 ・筋力・筋持久力の維持・改善 ・脂肪増加の抑制 ・糖尿病の予防と改善 (インスリン抵抗性の改善)
循環機能	・末梢循環の改善 ・浮腫の予防・改善 ・深部静脈血栓症の予防 ・褥瘡の予防・改善
その他の機能	・随意性向上 ・痙縮減弱 ・骨粗鬆症の予防 ・うつ予防と改善 ・神経障害に伴う不適応な神経可塑性の予防と改善

2 機器・実施手順

1 機器

わが国の電気刺激装置には，医療機器承認を受けた「汎用機能式筋肉電気刺激装置」，「歩行神経筋電気刺激装置」，「低周波治療器」がある. FESとして使用される頻度が高いのが前者2つであり，上肢用FES装置として「汎用機能式筋肉電気刺激装置」，下肢用FES装置として「歩行神経筋電気刺激装置」がある(図2).

2 実施手順

FESを適切に使用するためには，以下の項目について確認し，リスク管理を徹底する必要がある.

①インフォームドコンセントを実施し，治療の目的，時間，期間を説明する.
②禁忌や注意の項目を確認する.
③感覚のスクリーニング検査を行う.
④皮膚状態(乾燥状態や擦過傷など)を確認する.
⑤皮膚抵抗を下げるため，アルコール綿で皮脂や汚れを清拭し，電極を貼付する.
⑥電極が剝がれないように，テープやバンドで固定する.
⑦刺激強度を徐々に増加し，刺激中は皮膚状態と痛みに注意する.
⑧目的の動作や機能が適切に行えているか，安静状態と活動状態で確認する.
⑨実施後に皮膚状態を確認する.

3 適応

FESの適応疾患は，脳卒中，脳外傷，脊髄損傷，脳性麻痺，多発性硬化症などの中枢神経疾患で，上肢・下肢・体幹機能，呼吸機能，排尿・排便機能や性機能などの障害に対して使用される. 神経学的に安定している，下位運動ニューロン障害がな

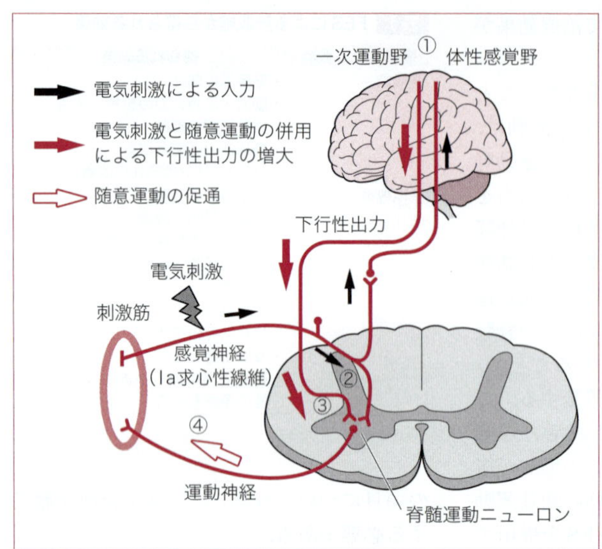

図1 FESの随意運動促通の効果機序

①FESにより感覚神経を賦活することで，求心性に脊髄を上行した神経活動は，感覚野および運動野を賦活し，一次運動野からの運動ニューロンへの下行性出力を増加させる．
②感覚神経の賦活は，シナプスを介して刺激筋の脊髄運動ニューロンに到達する．
③同時に，随意運動によって一次運動野から同一の運動ニューロンへ入力が到達することで，多くの運動ニューロンが興奮する．
④これらの刺激による入力増加と随意運動による脊髄への下行性入力の増加が組み合わさることで，随意運動を促通する．

a
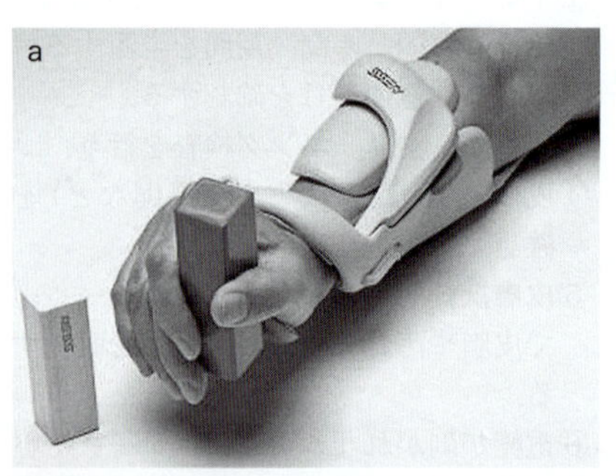

b
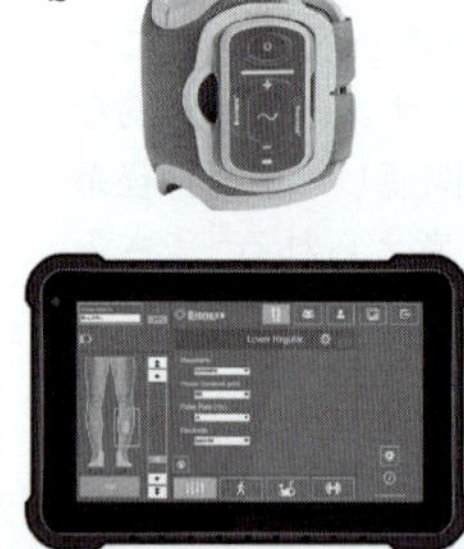
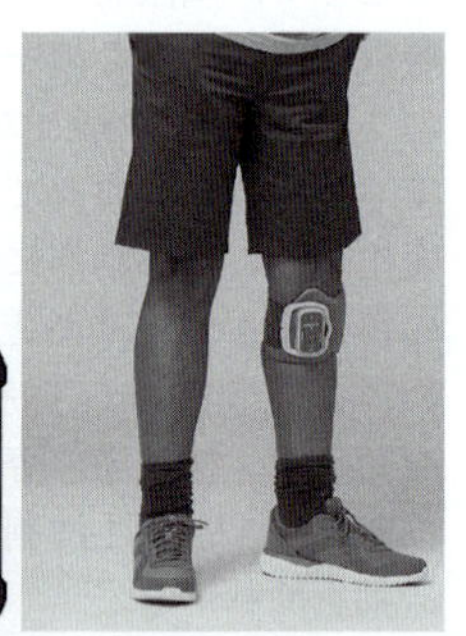

図2 FES治療器の例

a：NESS H200® (Bioness Inc.製)．b：NESS L300™ (Bioness Inc.製)．
(パラマウントベッド株式会社よりご提供)

い，痙縮が動作を阻害しない，著明な関節拘縮がない，高い意欲がある，家族の支援が期待できることが必要である．

4 禁忌

1 避けるべき患者または部位[4)]

①生体制御装置（ペースメーカー，シャントバルブなど）を使用している患者（理由：機器の誤作動の可能性），②てんかん患者への刺激（理由：てんかん誘発の可能性），③深部静脈血栓症や血栓性静脈炎を合併している患者（理由：血栓乖離の可能性），④出血部位や未治療の出血性疾患の患者（理由：出血や血流増加の可能性），⑤感染症，骨髄炎，結核の患者（理由：炎症悪化の恐れ），⑥頚動脈洞（理由：頚動脈反射を誘発の可能性），⑦心臓をまたぐ電極配置（理由：不整脈の誘発の可能性），⑧妊婦の腹部や腰背部（理由：胎児への影響の懸念）．

2 注意が必要な患者または部位[4)]

①創傷部位，皮膚疾患，その他（乾燥な

表2 FESによる脳卒中後の歩行障害への効果と神経生理学的な効果

歩行障害への効果		神経生理学的な効果
足関節の背屈角度の増加	6分間歩行距離の延長	前角細胞の促通
股関節の屈曲角度の増加	歩行非対称性の改善	脊髄相反性抑制の改善
膝関節の屈曲角度の増加	Physiological Cost Indexの改善	屈曲反射の促通
両脚支持期の時間の改善	バランス能力の改善	皮質脊髄路興奮性の増大

（文献4より）

ど）（理由：痛みを誘発する可能性），②感覚障害（低下・脱失）（理由：高強度となり組織損傷の可能性），③循環器系疾患や内部障害系疾患（理由：皮膚や血管の脆弱性），④認知機能低下（理由：機器操作や同意取得が困難）.

クリニカルヒント

FESは，目的とした動作や機能に必要な刺激強度と刺激タイミングの設定が重要である．適切な設定が行われていない場合には動作を阻害し，歩行であれば転倒などを引き起こすため，患者の状態や動作を確認しながら実施していくことが必要である．必要に応じて，理学療法士自身を対象としたデモンストレーションを行うことで安全性や様子を示し，安心感を得ることも有効である．

1 適応疾患例：脳卒中片麻痺

上肢では麻痺肢の手関節背屈と手指伸展筋群を刺激することで，開排動作を補うために使用されることが多い．下肢では歩行の遊脚相に総腓骨神経を刺激し，運動麻痺を呈した足関節の背屈筋を収縮させることで，麻痺肢のtoe clearanceを確保することを目的に用いられることが多い．一方で脳卒中患者を対象とした場合，機能維持・改善を期待して使用されることが多く，その効果が多く報告されている（表2）[4]．

2 適応疾患例：脊髄損傷

下肢に対するFESと座位でも実施可能な背もたれ付きの自転車エルゴメーターの併用は，効率的に運動が可能であり，安全性や実用性が高いことから，発症後の不活動による廃用症候群の予防や改善を目的として実施される頻度が高い．一方，上位脊髄損傷患者（Th5以上）では自律神経機能障害を有し，心拍数や1回拍出量，心拍出量の増加などにより運動が制限されるため実施に注意が必要である．

また，呼吸機能，体幹機能，排尿・排便機能や性機能の補填を目的としてFESが使用される．呼吸機能の補填を目的としたFESでは，頚髄損傷患者（C4レベル以上）の横隔神経へFESを適用し，呼吸を補助する．体幹機能へのFESでは，胸髄損傷患者（Th4〜Th12レベル）の脊柱起立筋を刺激し姿勢保持を補助するために使用されることがある．またFESを腹筋群へ適用することで咳嗽を補助することが可能である．排尿・排便機能や性機能が低下した脊髄損傷患者では，脊髄円錐，仙骨神経根，骨盤神経へFESを適用することで，各機能を補うことが可能である．

文献

1）Yamaguchi T, et al：Real-time changes in corticospinal excitability during voluntary contraction with concurrent electrical stimulation. PLoS One 7：e46122, 2012
2）Bhatt E, et al：Effect of finger tracking combined with electrical stimulation on brain reorganization and hand function in subjects with stroke. Exp Brain Res 182：435-447, 2007
3）村岡慶裕ほか：治療的電気刺激による脳卒中患者の足関節筋群における2シナプス性Ia相反抑制の変化．リハ医 37：453-458，2000
4）山口智史：電気刺激療法の実際②：機能的電気刺激（FES）．物理療法学，第5版，網本 和ほか編，医学書院，東京，155-161，2020

10 磁気刺激療法

阿部玄治

1 生理学的作用

1 磁気刺激療法の目的

磁気刺激の生理学的作用は電気刺激と同様と考えられており，誘導電流によって神経の脱分極を引き起こすことができる．末梢への磁気刺激［末梢磁気刺激（peripheral magnetic stimulation：PMS）］療法は，急性・慢性疼痛や痙性麻痺の改善，筋力増強手段として用いられる[1]．脳への磁気刺激［経頭蓋磁気刺激（transcranial magnetic stimulation：TMS）］療法は，うつ病や脳卒中後の麻痺の改善などを目的に行われる．

2 磁気刺激の特徴

磁気刺激は，刺激コイルへ一過性の電流を流して生じるパルス磁場による誘導電流を利用したいわゆる「電極を用いない電気刺激」である[2]（図1）[3]．PMSによる刺激効果メカニズムは電気刺激と同様と考えられており，刺激強度の増大に伴ってIa神経線維が興奮することで刺激を感じ，次にα運動神経の脱分極によって筋収縮が誘発される．磁気刺激は皮膚の侵害受容器を直接刺激しないために，刺激強度を強くしても電気刺激と比べて疼痛や不快感を最小限に抑えて筋収縮を誘発できる[2]．また衣服の上からでも刺激が可能であり，体幹筋や四肢近位筋を標的筋とすることもできる．パルス磁場は骨によるエネルギー減衰が小さいため，頭蓋上へ刺激した際には大脳の神経を興奮させることが可能となる．

3 磁気刺激の種類

近年，持ち運び可能で比較的安価なPMS機器が開発された．最大刺激強度は約0.9tesla，最大刺激周波数は50Hz，パルス幅350μs，連続刺激時間は2秒間となっており，刺激強度と刺激周波数は可変である．刺激強度と刺激周波数を変化させることで，目的に応じた刺激設定をすることができる．脳の可塑的変化を目的としたTMSでは，パターン化された刺激によって長期増強様効果や長期抑制様効果を図る．1Hz以下の低頻度刺激は刺激部位に抑制性の効果を，5Hz以上の高頻度刺激は刺激部位に興奮性の効果をもたらす．その他，50Hzの高頻度3連発刺激を5Hzで行うシータバースト刺激，4連発刺激を用いた刺激方法などがある．

2 機器・実施手順

1 末梢磁気刺激（PMS）

電気刺激療法に準じて刺激強度，刺激周波数，刺激時間や刺激部位の選定をする．疼痛に対しては，不快感のない刺激強度で20Hzの刺激を疼痛部位に対して15分程度実施する．筋力増強を図る際には耐えうる最大刺激強度で実施する．磁気刺激により誘発される関節運動は刺激周波数と刺激時間によって変化するが，前腕伸筋群に対して手関節背屈がみられる最小刺激強度の2倍の刺激を1秒間実施した際には，30Hzの刺激で十分な手関節背屈運動がみられたと報告される[4]．コイルは理学療法士や患者自身で保持するか，固定装置に固定する（図2）．PMS療法の実施前には，被検者

図1 前腕へのPMSによる刺激メカニズム

（文献3より筆者訳）

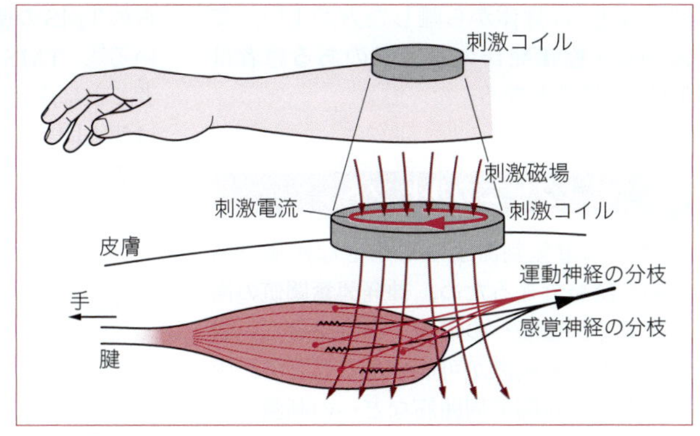

図2 PMSの刺激時の様子

a：前腕伸筋群への刺激．
b：足関節背屈筋群への刺激．

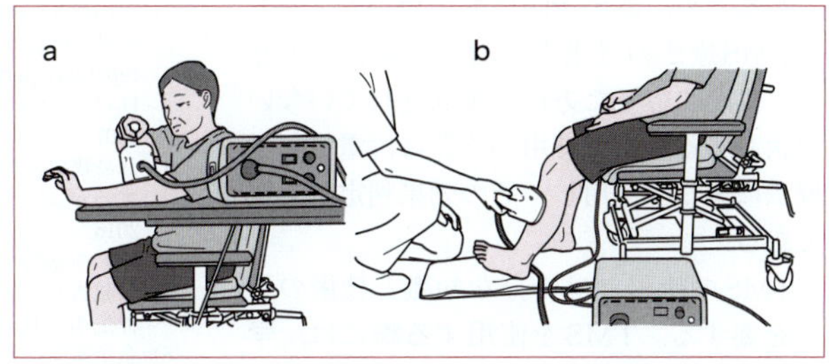

の前腕などへ試しの刺激をすることで刺激による感覚を理解してもらう．また刺激時の患者の衣服は，薄手であれば着用したままでよい．

2 経頭蓋磁気刺激（TMS）

刺激コイルには8の字型，円形，ダブルコーンコイルなどがあり，限局した部位への刺激には8の字型コイルを用いるなど目的に応じて使い分ける．患者ごとにTMS療法の目的やねらいとする効果機序に応じて刺激部位や刺激強度を選定する．脳卒中後の運動麻痺の改善を目的に行うTMS療法では，刺激部位に興奮性の効果を持つ刺激法は患側半球へ，刺激部位に抑制性の効果を持つ刺激法は健常半球へ応用される．刺激前後の運動誘発電位などから刺激効果を判定し，刺激直後に理学療法を実施する．

3 適応

PMS療法による治療の適応には，骨折後の筋力増強や腰痛軽減を図る運動器疾患や脳卒中後の運動機能や痙性麻痺の改善，摂食嚥下障害に対する活用が期待できる．わが国において反復したTMSによる保険適用は成人のうつ病に対する治療に限定されており，薬剤難治性の精神疾患および神経疾患に対する治療法として期待されている[5]．

4 禁忌

PMS療法，TMS療法ともに刺激部位に近接する金属や心臓ペースメーカーを有する患者は絶対禁忌となる．PMSの禁忌は電気刺激に準ずるが，磁場の影響を受ける電子機器（携帯電話，クレジットカード，時計など）は身体から離した方がよい．てんかん・痙攣発作のリスクのある患者はTMSの禁忌となる．

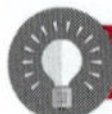

クリニカルヒント

PMSは電気刺激よりも小さな疼痛で筋収縮を誘発できるため，神経興奮閾値の高い患者や深層筋への応用が期待できる．衣服の上からも刺激が可能であることで，腹部や背部，股関節周囲筋などへの刺激も可能となる．さらに電極パッドの貼付が不要であるため，感染予防にもつながる．一方でPMS療法の効果を検討した報告は少なく，目的に応じた方法が確立されていない現状がある．臨床で用いる際には電気刺激療法に準じて使用し，その効果判定が必要である．

TMSの使用には十分な知識と技術の習得を要する．TMSを使用する際には，学術団体などから発出されているガイドラインを遵守する．また，理学療法関連学会からのTMSの使用に関する声明も出されている[6]．TMSの刺激部位や刺激強度は患者ごとに選定する必要があり，刺激効果には個人間差もあることに十分留意すべきである．

文　献

1) Izumi S：Development and clinical application of a high-frequency repetitive peripheral magnetic stimulator. Jpn J Rehabil Med 57：431-438, 2020
2) Abe G, et al：Difference in pain and discomfort of comparable wrist movements induced by magnetic or electrical stimulation for peripheral nerves in the dorsal forearm. Med Devices（Auckl） 13：439-447, 2020
3) Struppler A, et al：A fronto-parietal network is mediating improvement of motor function related to repetitive peripheral magnetic stimulation：A PET-H_2O^{15} study. Neuroimage 36(Suppl 2)：T174-186, 2007
4) 八島建樹ほか：磁気刺激による手関節背屈運動に関する研究．バイオメカニズム会誌 40：103-109, 2016
5) 臨床神経生理学会 脳刺激法に関する小委員会：磁気刺激法の安全性に関するガイドラン（2019年版）．臨神生 47：126-130，2019
6) 金子文成ほか：経頭蓋磁気刺激の理学療法領域における使用に関する声明．理学療法学 49：95-98, 2022

11　光線療法

竹内伸行

1 生理学的作用

1 光の基礎知識

(1) 波動性と粒子性

光は波動性と粒子性の性質を持つ．この2つの性質を有するものを量子という．光の量子は光子（photon）で，光子の数が多いほど強い光となる．光線療法には温熱作用と光化学作用がある．光を電磁波と捉えた波動性の性質が温熱作用を，粒として捉えた粒子性の性質が光化学作用を生み出すと考えることができる．また光線療法では，一般に電磁波（波動性）の波長の違いで分類することが多い．波長とは電磁波の山（谷）から山（谷）の距離（m）で表される．周波数（Hz）は1秒間に繰り返す波の数（振動数）である．

(2) 光のエネルギー

光のエネルギーは周波数（振動数）に比例する．このため周波数が高い（短波長）ほど高エネルギーを有し生体への影響も大きい．波長が短い紫外線や放射線は赤外線に比べてエネルギーが大きく生体に対する作用も強い．

(3) レーザー光

レーザーは人工の光で，いくつかの特徴がある．

1) 単色性

光の波長が単一である性質を単色性といい，非常に狭い波長域だけを含む場合を単色性が良いという．レーザー光は単一波長のため「単色性が良い」あるいは「単色光」と呼ばれる．太陽光などの自然光は複合波長である．

2) 指向性

光が直進する性質を指向性という．レーザー光は指向性が強くほとんど広がらないが，自然光は広がりをみせる．指向性が強い光は単位面積あたりのエネルギー密度が高いため，局所の熱感や熱傷に注意が必要である．

3) 干渉性

複数の波が互いに強め（弱め）あう性質を干渉性（コヒーレンス）という．仮に2つの波の位相と強度（振幅）が同じ（波の山[谷]と山[谷]が揃っている状態）であれば，波と波を重ねると強度は2倍になる．山と谷が真逆の波を重ねると互いに打ち消し消滅する．位相が等しい光をコヒーレント光，不揃いな光をインコヒーレント光という．レーザー光は干渉性が強いコヒーレント光である．

2 光線療法の目的

光線療法は温熱作用と光化学作用に基づいて疼痛緩和，創傷治癒促進，軟部組織伸張性向上，局所循環改善などを目的に行う．

(1) 温熱作用

物質を構成する分子は常に振動（運動）しており，振動によって熱が生じて温度が上昇する．分子の振動が停止すると熱を全く持たなくなるため，その物質の温度は−273.15℃（絶対零度）となる．この振動は物質ごとに固有の振動数（周波数）があり，生体分子の固有振動数は赤外線の振動数（周波数）とおおむね一致し，分子は赤外線と共振し振動する．この振動の摩擦熱で組織を加温する．光線療法の多くは近赤外線領域の光を照射する．近赤外線は皮膚

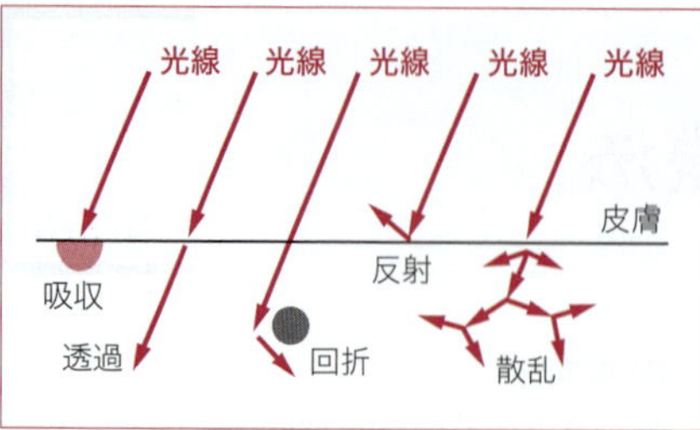

図1　生体における光伝播のイメージ

で吸収されにくく，ヘモグロビンや水分にも吸収されにくいため深部温熱作用に優れる．一方，遠赤外線は皮膚で吸収されやすく温覚受容器を刺激して温感を得やすいが深部温熱作用は劣る．

(2) 光化学作用

光子は最小単位のエネルギーを持つ光の粒である．光を照射すると光子が細胞に吸収され化学反応が生じる．これが光化学作用である．光化学作用により病的な神経機能の正常化，炎症抑制，末梢血管拡張，コラーゲン生成などが期待できる．

(3) フォトバイオモデュレーション

近年，光線療法が生体に与える作用の総称としてフォトバイオモデュレーション (photobiomodulation) と表現されるようになってきた．日本語訳としては光生物学的活性化や光生体調節などが用いられている．

3 生体組織における光の伝播

光を生体に照射すると吸収，透過，回折，反射，散乱が生じる (図1)．光の一部は吸収され熱エネルギーに変換され，一部は組織を通り抜ける (透過)．透過できない組織を回り込み (回折)，組織表面や境界面で一部は跳ね返される (反射)．さらに組織内では様々な方向に進行する (散乱)．

ほとんどの生体組織は強い散乱体[1]のため，光は生体に照射されると同心円状に周辺部および深部へと拡散する[2] (図2)．エネルギー密度の高い低出力レーザーを照射しても過度な熱感や温感を感じないことも多いが，これは光が散乱し局所の吸収および熱への変換が少ないためである．ただし，ホクロや毛根など色の濃い組織は吸収率が高く過度の熱感や熱傷のリスクが生じる．

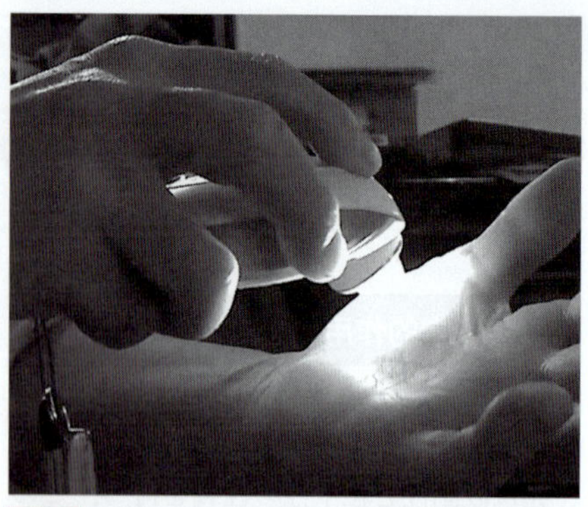

図2　180mWレーザーによる散乱光 (近赤外線カメラ画像)

肉眼では直径数mm程の光として観察されるレーザー光でも，近赤外線カメラで確認すると直径10cm程度の散乱光を確認できる．

2 機器・実施手順

1 機器

(1) 低出力レーザー

光線療法で用いる低出力レーザー治療器は，近赤外線領域の波長 (単一波長) のものが多い．出力は機種によって異なり，国内では主に数十〜数百mW前後，1,000mW程度，10W程度のものがある．機器により，常に光が照射される連続照射 (図3a，図4a) を行うものと，照射と休止を数ms間隔で繰り返すパルス照射 (図3b，図4b) を行うものに大別される．パルス照射は出力を高めながら熱傷リスクを低減している．一般に出力が1,000mWを超える機器では組織の温熱作用が期待できる．一方，数10m〜100mW前後の出力では明確な温感は乏しく組織レベルの温熱作用はな

図3 低出力レーザー治療器

a：出力を60〜180mWで変更可能な治療器（ソフトレーザリーJQ-W1，ミナト医科学株式会社）

b：最大出力10Wの治療器（ファインレーザーEL-1000，オージー技研株式会社）．

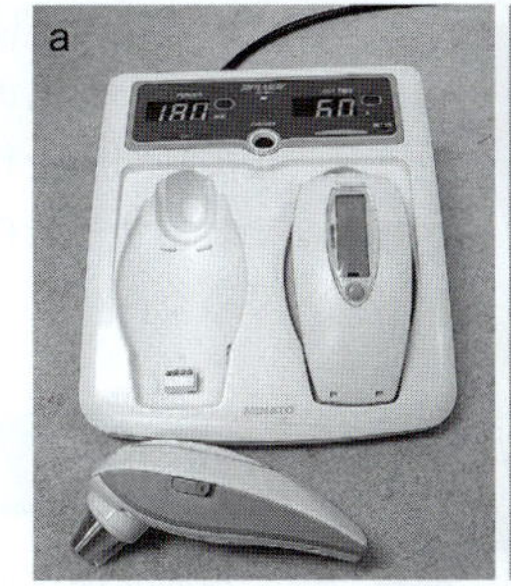

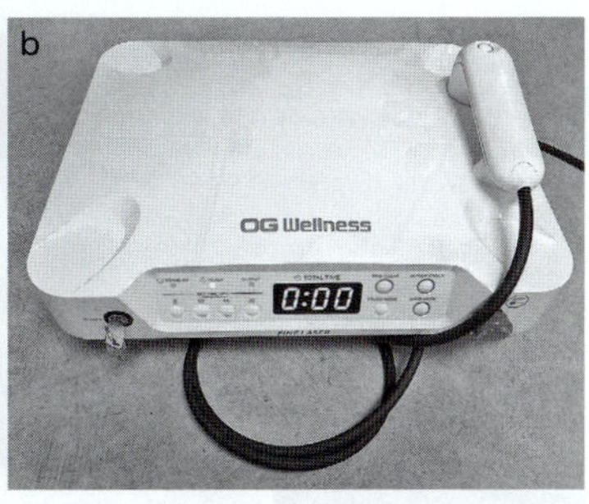

図4 連続照射とパルス照射のイメージ

a：連続照射のレーザー光は常に照射されている．

b：パルス照射は，照射（on）と休止（off）を繰り返す（on：20ms，off：180msの例）．

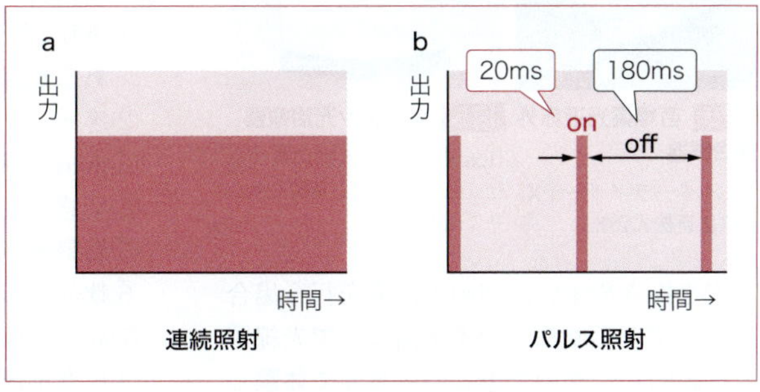

いか小さい．ただし，毛根やホクロなど色の濃い組織に照射した場合は刺痛様の熱感を知覚することがある．また，エネルギー密度が高いため，細胞レベルの温熱作用が生じる可能性は否定できないが，詳細は曖昧である．なお，発光原理の違いで半導体レーザーやガスレーザーなどに分類されるが，理学療法では主に半導体レーザーが使われている．

(2) 直線偏光近赤外線

直線偏光近赤外線治療器（図5）は波長と偏光の特性が重要である．波長はおおむね600〜1,600nmである．600nmより短いと血中ヘモグロビンに，1,600nmより長いと水分に吸収されやすい．近赤外線治療器はこの間の波長の赤外線を照射するため生体深達性が高い．

太陽光などの自然光は電場と磁場が様々な方向に振動するランダム光である．直線偏光フィルターにランダム光を通過させると一定方向の振動成分を取り出せる．これを直線偏光[3]といい，直線偏光の光による創傷治癒促進効果が報告されている[4]．

(3) キセノン光線

キセノン光治療器（図6）はキセノンガスを媒質に発生させた光を照射する．キセノンガスを媒質とすることで，紫外線から赤外線までの広い波長帯の光（複合波長）を安定して得ることができる[5]．理学療法で使われる機器では光学フィルターにより紫外線は除去されているが，皮膚の殺菌などを目的とする場合は紫外線も照射される．

2 インフォームドコンセント

治療法と効果，注意点を説明する．特に光を直接見ないことや，過度の熱感を感じた場合は我慢せずに知らせるように伝える．眼球保護ゴーグルが設定された機器では，患者と治療者に装着する．

光線療法は，他の物理療法よりも患者が

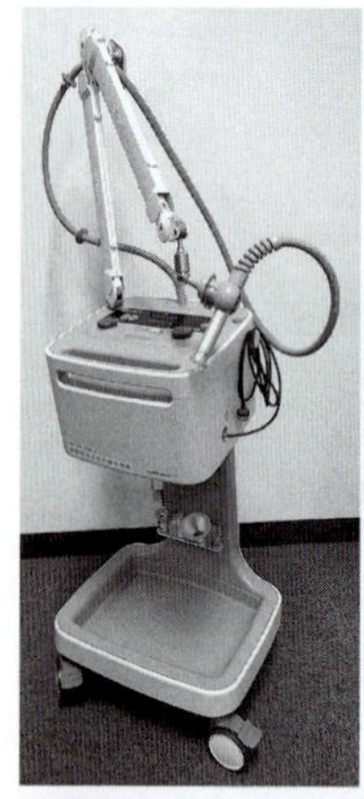

図5 直線偏光近赤外線治療器
（スーパーライザーPX，東京医研株式会社）

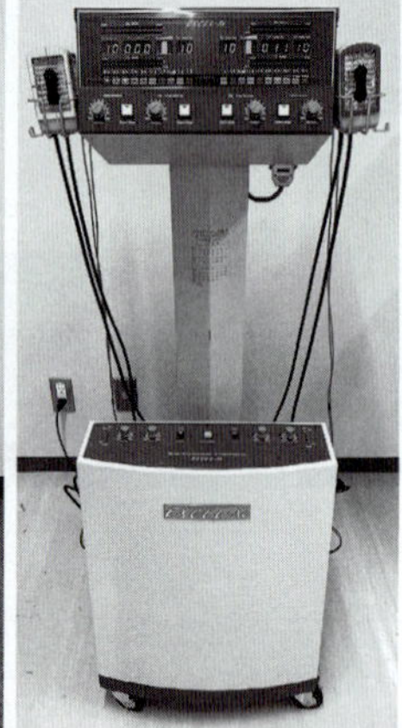

図6 キセノン光治療器
（Excel-Xe，日本医広株式会社，弘前大学 吉田英樹先生よりご提供）

不安を抱きやすい．初めて治療を行う場合は，まず理学療法士の手掌面などで光線照射を説明し，次いで患者の手掌面で体験してもらった後に実際の患部に照射すると不安を取り除きやすい．

3 照射方法

(1) 手持ち照射と固定照射

理学療法士が照射プローブを持って照射する手持ち照射と，機器のアームに固定して照射する固定照射がある．手持ち照射は，複数箇所を数秒ごとに移動しながら照射するため広範囲の照射に適する．固定照射は限局した範囲の照射に適しており理学療法士の照射技術の影響が小さいが，患者の変化や照射中の異常に気づきにくい．

(2) 接触照射と非接触照射

皮膚に照射プローブ先端を接触させる方法を接触照射という．触覚過敏や皮膚疾患などでプローブを接触できない場合は非接触照射を行う．非接触照射ではプローブ先端を皮膚から数mmあるいは数cm離して照射する．なお，光線療法機器の中にはプローブが皮膚に触れたことを感知した場合にのみ光を照射する機構（センサー）が備わっているものも多い．このような機種で非接触照射を行う場合は，治療者の指などでセンサーを作動させるなどの工夫が必要である．

3 適応

光線療法の適応は幅広く，以下の治療に用いられている．ただし，様々な病態の急性期は禁忌になることが多い．

①炎症（急性炎症期において温熱作用がある光線療法は禁忌）
②疼痛
③末梢神経の異常（過活動，低活動）
④交感神経系の過活動
⑤筋緊張亢進
⑥軟部組織伸張性低下
⑦局所循環障害
⑧皮膚創傷
⑨軟部組織損傷

4 禁忌

温熱作用がある機器の場合は温熱療法の禁忌とおおむね共通するが，一般的な光線療法の禁忌および注意点として次の項目がある．

①悪性腫瘍
②眼窩部
③妊娠中患者の腹部や腰部周囲
④出血傾向のある患者
⑤深部静脈血栓症のある部位
⑥生殖器
⑦放射線療法を受けた組織
⑧コミュニケーション障害や認知障害
⑨光線過敏症
⑩乏血組織（甲状腺，眼球，精巣など）や浮腫などの循環障害部位
⑪高齢者や著しく体力が低下した患者
⑫急性炎症部位（温熱作用がない機器は

図7 散乱光を考慮した照射法

a：創傷治癒促進目的として創部に光線療法を行いたい場合の例．ドレッシング材辺縁部に照射することで，創部にも散乱光が到達し治療が成立する場合がある．どの程度の距離まで許容されるのかは明確になっていない．

b：照射された光線は，生体内で同心円状に広がり創部に到達する（イメージ）．

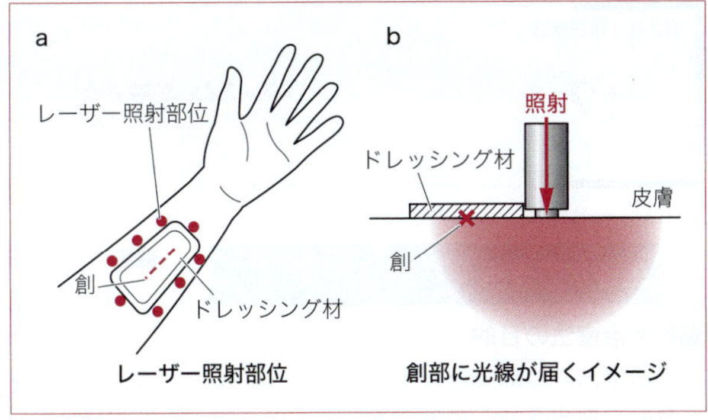

適応となる場合がある）

⑬ホクロやアザなどによる肌の色が濃い部位

クリニカルヒント

1 機器の違いに注意する

光線療法機器は，その外観から照射光の違いを判別することは難しい．波長や出力，レーザー光か否かなどにより適応や禁忌も異なるため，使用機器の特性を理解することが重要である．

2 炎症の急性期および疼痛緩和

炎症を生じる病態の急性期では温熱は原則禁忌である．出力が100 mW前後の機器は組織レベルの温熱作用はほとんどないため急性炎症は適応となる．一方，出力1,000 mW程度およびそれ以上の機器は温熱作用があるため禁忌となる．各機器による温熱作用の有無は一概に判断することは難しいため，使用機器の特徴を考慮したうえで適応と禁忌を考える必要がある．

疼痛緩和を目的とする治療では，触覚など通常の感覚に影響を与えず，痛覚のみを抑制することが望ましい．求心性神経のうち触覚はAβ線維，急性痛はAδ線維，慢性痛はC線維を伝導する．低出力レーザーはAβ線維には影響せず，Aδ線維とC線維の活動を抑制することが報告されている[6,7]．

3 散乱光を考慮した照射法

どの光線療法でも一般に患部への照射を基本とする．しかし，包帯やドレッシング材などで直接照射できないことも多い．生体内では，肉眼で光を観察できる範囲よりも広範囲に光が散乱する（図2）．この性質を利用して，包帯やドレッシング材の辺縁部に照射し治療可能となる場合がある（図7）．ただし，距離が遠くなるほど強度は減弱する点は理解が必要である．患部からどの程度の距離まで許容されるかは明確になっていない．

文 献

1) 粟津邦男：生体組織の光学特性値計測・算出．光学 41：444-449，2012
2) 大城貴史ほか：レーザー光による光活性化作用—LLLTによる創傷治癒促進効果の正しい理解のために—．日レ歯誌 27：27-31，2016
3) 近藤宏明：直線偏光近赤外線治療器の紹介．ペインクリニック 18：903-907，1997
4) 御子柴憲彦ほか：偏光した近赤外発光ダイオード光による創傷治癒効果の基礎研究．日レ医誌 6：179-182，1986
5) 金井昭文：キセノン光治療．北里医学 44：81-86，2014
6) 竹内伸行ほか：10 W半導体レーザーのパルス照射が電流知覚閾値と電流痛覚閾値に与える即時効果—健常成人を対象とした基礎的検討—．日レ医誌 40：309-313，2020
7) 橋本聡一ほか：疼痛緩和におけるレーザー治療の役割．日レ医誌 28：58-67，2007

12 水治療法

坂野裕洋

1 生理学的作用

1 水治療法の目的

水治療法には部分浴と全身浴があり，その目的や期待される効果が異なる．

(1) 部分浴

部分浴は四肢末梢を水中に浸漬する方法であり，その目的は用いる水の温度や含有成分によって異なる．一般的に，体温(37℃)よりも高い水温は温熱療法，低い水温は寒冷療法に準じた目的で使用される．また，二酸化炭素や硫化水素，炭酸水素塩などを含む場合は，それぞれの物質が有する化学的作用に準じた目的で使用される．

(2) 全身浴

全身浴は，体幹を含む身体の大部分を水中に浸漬する方法であり，その目的は水の特性である静水圧や浮力，抵抗(造波抵抗，粘性抵抗，圧力抵抗)などを用いた，運動療法の補助や運動効果の促進である．

2 水治療法の基礎知識

(1) 水温(図1)

体温より高い水温は組織温度を上昇させ，「温かい」主観的感覚を引き起こすとともに，発汗や呼吸数の増大，末梢血管の拡張や心拍数の増加，血液粘度の低下や血管透過性の亢進などの呼吸・循環動態を亢進させる．一方，体温より低い水温は組織温度を低下させ，「冷たい」主観的感覚を引き起こすとともに，末梢血管の収縮や血管透過性の低下，血液粘度の増加，神経伝導速度の低下や感覚閾値の上昇などの循環動態や神経活動を抑制する．なお，43℃以上の熱刺激や15℃以下の冷刺激は，侵害刺激となり「痛み」を引き起こすこと[1]，熱傷や凍傷の危険があることから，使用には十分な注意が必要である．

(2) 含有成分

水治療法では，使用する水に含まれる成分によって，様々な化学的作用を得ること

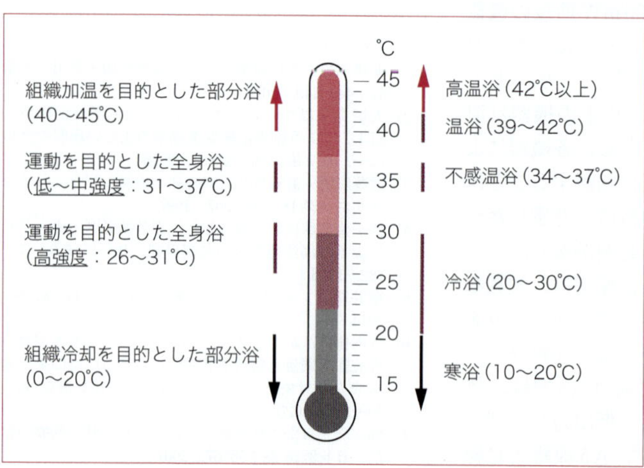

図1 水治療法で用いられる水温と名称

表1 一般的に用いられる主要成分と生理学的作用

主要成分	有効濃度	生理学的作用
二酸化炭素	1,000 ppm以上	・末梢血管拡張，血流増加 ・ボーア効果（Bohr effect） ・洗浄作用
硫化水素	1,000 mg/L以上	・末梢血管拡張，血流増加 ・皮膚角質の軟化・溶解 ・殺菌作用
炭酸水素塩	1,000 mg/L以上	・皮脂の乳化 ・抗炎症作用

ができる（表1）．一般的に水治療法で用いられる化学物質には，二酸化炭素や硫化水素，炭酸水素塩などがあり，血管拡張による末梢循環の改善，創部の殺菌や洗浄などによる創傷治癒の促進を目的に使用される．なお，十分な化学的作用を得るためには，含有濃度が重要であり，二酸化炭素では1,000 ppm以上，硫化水素や炭酸水素塩では1,000 mg/L以上の濃度が必要となる．

(3) 静水圧

静水圧は，水中で静止している際に働く圧力であり，その力は方向によらず一定で，水深1 cmごとに0.76 mmHg上昇する（図2）．全身浴において，静水圧は呼吸・循環機能に大きな影響を及ぼす．呼吸機能に関して，静水圧による胸郭の圧迫は，肺活量や予備呼気量を減少させる[2,3]．また，循環機能に関して，静水圧による総末梢血管抵抗の増大は，静脈還流量を増加させる．そのため，呼吸不全や心不全を有する患者では注意が必要である．

(4) 浮力

浮力とは水が物体を鉛直方向に押し上げようとする力であり，その大きさは物体が押しのけている水の質量と等しい．そのため，浮力は物体の密度と体積の乗算によって求めることができ，水中に浸漬している体積が大きいほど大きくなる（図3）．水治療法では，荷重制限や荷重時痛を有する患者に対して，浮力による体重免荷を目的に，全身浴を併用した運動療法が行われる．

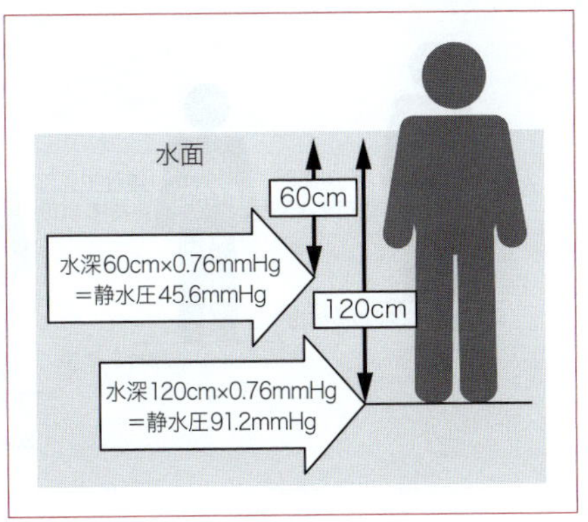

図2 水深と静水圧の関係

(5) 抵抗

水は空気の約800倍の密度であることから，水中では陸上と比べて運動に対する抵抗を強く受ける．この抵抗には，運動によって生じた波による造波抵抗，水との摩擦による粘性抵抗，運動方向に対して身体の前面と後面に生じた圧力差による圧力抵抗があり，水と接する面積や運動速度に比例して大きくなる．

3 水治療法で期待される効果

(1) 温水を用いた部分浴

温水を用いた部分浴では，組織温度の上昇に伴う生理学的反応を利用して，疼痛の軽減や関節可動域（ROM）の改善，創傷治癒の促進などの効果が期待できる．

(2) 冷水を用いた部分浴

冷水を用いた部分浴では，急性外傷後の炎症症状を抑制し，二次的な周辺組織の損傷を予防することで，外傷からの早期回復を促進する効果が期待できる．

(3) 交代浴

交代浴では，患部を温水と冷水に交互に繰り返し浸漬することで，末梢血管を調節している交感神経系が賦活し，急激な血管の収縮と弛緩を生じる．このような血管径の変化は，末梢血管の血流や透過性，血管壁に生じる圧力やずり応力を大きく変化さ

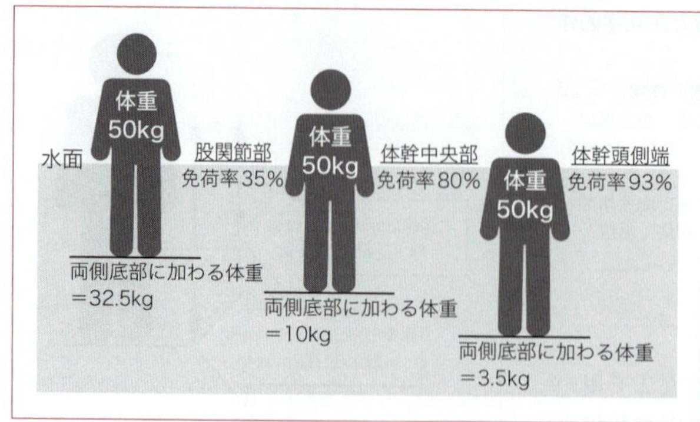

図3 体積と浮力の関係

体重を50kgで仮定した場合，体幹頭側端まで水中に浸漬すると両足底に加わる体重は3.5kg（免荷率約93%）となる．また，体幹中央部まで水中に浸漬すると両足底に加わる体重は10kg（免荷率約80%），股関節部まで水中に浸漬すると両足底に加わる体重は32.5kg（免荷率約35%）となる．このように，水中に浸漬する体積が大きくなるほど，身体に加わる浮力も大きくなる．

せる．その結果，末梢循環や血管内皮機能の改善が期待できる．

(4) 渦流浴

渦流浴では，温水を用いた効果に加えて，水流による動水圧によって患部に機械刺激を加えることで，血流促進や疼痛軽減，リラクセーションなどのマッサージ効果が期待できる．また，炎症期を脱して閉創した創部の皮脂や壊死組織の洗浄にも有効である．

(5) 全身浴

1) 運動機能に対する作用

水の浮力は，抗重力位での自重負荷を軽減する．歩行では，体重の約3倍の力が荷重関節に加わるため[4]，軽度の免荷であっても荷重関節に加わる力学的ストレスが大きく減少する．そのため，変形性関節症や関節リウマチの患者，肥満者などでは，歩行時の関節痛の軽減や変形の進行予防が期待できる．また，水の浮力や抵抗は，水中運動において運動負荷となる．そのため，陸上運動と比べて関節への力学的ストレスを軽減しながら筋力増強を行うことが可能となり，運動機能の改善に有益である．

2) 循環機能に対する作用

静水圧による末梢血管抵抗の増大は，中心血液量と静脈還流量を増加させる．その結果，左心室の拡張終末期容積が増大して心臓の収縮力が高まり，1回心拍出量が増加する．一方，心拍数は減少するが，1回心拍出量と心拍数の乗算である心拍出量は約30%増加する[5]．また，静脈還流量の増加による心房や心室の拡大は，心房性ナトリウム利尿ペプチドや脳性ナトリウム利尿ペプチドを介して尿生成を促進し，循環血漿量を減少させる．このような循環機能の変化は，心臓機能の向上に有益であるが，重度の心不全や低血圧症の患者では症状増悪の危険性が高く注意が必要である．

3) 呼吸機能に対する作用

水中では，静水圧によって胸郭が圧迫される．この圧迫は，呼気時の胸郭の動きに対して補助的に作用し，吸気時の胸郭の動きに対して抵抗として作用する．そのため，慢性閉塞性肺疾患に対する水中での呼気トレーニングは有益であるが，呼吸不全では症状増悪の危険性がある．

4) 代謝機能に対する作用

水中運動では，水の浮力や抵抗の影響で陸上運動と比べて運動負荷が増大する．また，温水を用いた全身浴では，体温上昇により組織代謝が亢進する．このことから，温水を用いた全身浴では，陸上と比べて消費エネルギーが増加する傾向にあるため，肥満者の体重管理を目的とした運動療法に有益である．

2 機器・実施手順

部分浴・交代浴・渦流浴に共通する実施手順には，以下の①～⑤がある．

①事前に実施の目的と条件(温度や時間)，予測される危険性などをカルテから確認する．

②実施に際しては，バイタルサインを確認し，患部を十分に露出して創部や皮膚の状態，腫脹や疼痛，機能障害の程度などを評価し，浸漬部位の洗浄と治療説明を行う．

③実施中は，患部が安楽な姿勢となるように配慮し，水で衣服が濡れないようにタオルなどで保護する．

④温水を用いる場合には，湯気を浴びないように注意し，冷水を用いる場合は，タオルやアンダーラップなどで患部以外の冷却を避ける．

⑤実施後は患部の水滴をふき取り，創部や皮膚の状態，腫脹や疼痛，機能障害の程度などを再度評価し，バイタルサインと自覚症状を確認して終了する．

1 部分浴

(1) 機器

部分浴では，対象部位を十分水中に浸漬できる容量の機器を準備する．具体的には，部分浴用の上肢浴槽や下肢浴槽，簡易的にはバケツなどを用いる．

(2) 実施手順

一般的には，組織の加温を目的とする場合は40～45℃，冷却を目的とする場合は0～20℃の温度範囲とし，治療時間は10～20分程度とする．なお，初回は刺激が弱い温度で短時間から実施し，実施回数を重ねる中で温度と時間を増加させることが望ましい．

2 交代浴

(1) 機器

交代浴は，四肢末梢を温水と冷水に交互に浸漬する．そのため，対象部位を十分水中に浸漬できる容量のバケツや水槽を2つ並べて準備する．

(2) 実施手順

一般的には，温浴から開始して温浴で終了する．なお，浮腫や腫脹の軽減を目的に使用する場合には，温浴から開始して冷浴で終了する．

治療時間は20～30分間とし，温浴4～5分，冷浴1～2分を交互に繰り返して実施する．なお，初回は温水4分，冷水1分で20分程度から実施し，実施回数を重ねる中で治療時間を増加させることが望ましい．

3 渦流浴

(1) 機器

渦流浴では水流を発生させるエジェクターが装備されている専用の浴槽を準備する．

(2) 実施手順

一般的には，40～45℃の温度範囲とし，治療時間は10～20分程度とする．なお，初回は40℃で10分程度から実施し，実施回数を重ねる中で温度と時間を増加させることが望ましい．

4 全身浴

(1) 機器

全身浴では，水の特性である静水圧や浮力，抵抗などを用いて運動療法による機能改善効果を促進する．そのため，水温や水位を調整可能で，体幹を含む身体の大部分を水中に浸漬できるハバードタンクや水中トレッドミル装置，プールなどを用いる．また，必要に応じてライフジャケットや浮き輪，ビート板などの浮き具を準備する．

(2) 実施手順

①事前に実施の目的と条件(温度や水位，

時間），予測される危険性などをカルテから確認する．また，全身浴では利尿が促進されるため，患者は事前に排泄を済ませておくことが望ましい．

②実施に際してはバイタルサインを確認し，浸漬部位の洗浄と治療説明を行う．

③一般的には，水泳やアクアビクスなどの高強度な運動を行う場合は26～31℃，ROM練習や水中歩行などの低～中強度の運動を行う場合は31～37℃の温度範囲とし，治療時間は15～45分程度とする．なお，30℃以上の水温を使用する場合は，運動によって産生される熱の放散が阻害され，熱中症を生じる危険性があるため注意が必要である．

④実施中は，患者の顔色や覚醒状態，呼吸や心拍数を確認し，低血圧症状に注意を払う．また，自覚的運動強度や心拍数で，運動強度や疲労の程度を確認し，適宜負荷量の調整や休憩を行う．なお，水中では心拍数が抑制されることを念頭に置いて判断する必要がある．

⑤水中歩行では，強化したい部位や機能に応じて，前歩き，横歩き，後ろ歩きなどを指導する．運動に対する水の抵抗は，運動の速さや範囲，水と接する面積を大きくすることで増大するため，運動の大きさや動かす速さ，運動方向によって運動負荷を調節する．なお，浮き具を使用することで，浮力や抵抗を増加させることができるため，目的に応じて使用を検討する．

⑥アクアビクスは，水中で行うエアロビクスであり，水の浮力や抵抗によって，陸上と比較して関節への負担を軽減しながら，効率的な有酸素運動を行うことができ，体重管理を目的としたカロリー消費運動として最適である．

⑦実施後は，患部の水滴をふき取り，バスタオルや毛布で体温の低下を予防し，バイタルサインと自覚症状を確認して終了とする．なお，その際にはふらつきや意識消失，転倒に十分な注意を払う．

3 適応

1 部分浴

温水を用いた部分浴は，①末梢循環障害，②関節拘縮，③侵害受容性疼痛，④炎症期を脱して閉創した創部に適応し，運動療法前の前処置として用いられる．また，冷水を用いた部分浴は，外傷後の急性炎症で生じる①腫脹，②疼痛，②熱感，③発赤に適応し，運動療法後の後処置としても用いられる．

2 交代浴

交代浴は，末梢循環障害に適応する．

3 渦流浴

渦流浴は，①末梢循環障害，②関節拘縮，③侵害受容性疼痛，④炎症期を脱して閉創した創部に適応し，運動療法前の前処置として用いられる．

4 全身浴

全身浴は，①荷重制限，②荷重時痛，②肥満，③筋力低下，④慢性閉塞性肺疾患に適応する．

4 禁忌

1 部分浴

温水を用いた部分浴では，①急性の炎症症状，②開放創，③出血傾向がある場合，④血流が途絶した部位，⑤感覚が脱失している部位，⑥重度の皮膚疾患，⑦悪性腫瘍などが禁忌となる．また，冷水を用いた部分浴では，①末梢循環障害，②開放創，③寒冷過敏症，④自律神経障害，⑤感覚が脱失している部位，⑥重度の皮膚疾患などが禁忌となる．

2 交代浴

交代浴の主な禁忌は部分浴に準じる．

3 渦流浴

渦流浴では，①急性の炎症症状，②開放創，③出血傾向がある場合，④血流が途絶した部位，⑤感覚が脱失している部位，⑥重度の皮膚疾患，⑦悪性腫瘍などが禁忌となる．

4 全身浴

全身浴では，①発熱，②急性の炎症症状，③重度の心不全，④重度の呼吸不全，⑤尿閉症，⑥感染性の皮膚疾患，⑦月経，⑧気管切開，⑨胃瘻，⑩人工肛門，⑪開放創，⑫褥瘡，⑬重度の認知症，⑭意識障害，⑮閉口できない口腔顔面麻痺，⑯重度の低血圧症などが禁忌となる．

クリニカルヒント

1 衛生管理

水治療法室は，湿度が高くなりやすく，浴槽は細菌（レジオネラ菌や緑膿菌など）の温床となりやすい．そのため，治療室の換気と乾燥に留意し，衛生管理ノートを作成して，使用する水の交換や塩素系薬剤での消毒を原則毎日実施する．

2 食事と温浴のタイミング

食後は，消化吸収のために胃や消化器の血流が増加する必要がある．一方，温水を用いた部分浴や渦流浴，全身浴では，体温上昇に伴う熱放散を促すために末梢の血流が増加する．したがって，食後に温浴を行うと消化不良を生じる恐れがあり，食後1時間は実施を避けることが好ましい．

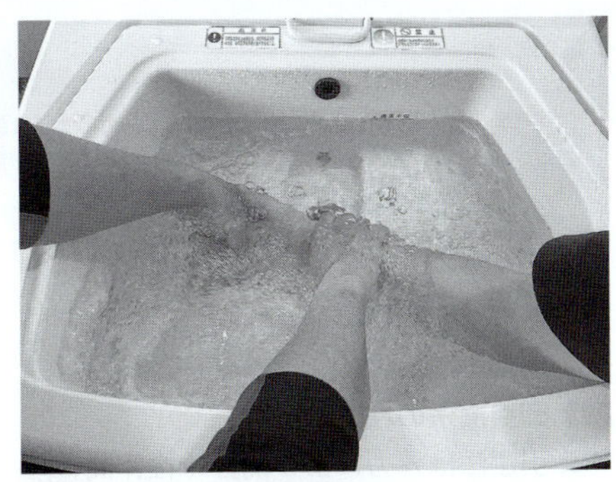

図4 渦流浴と運動療法の併用

3 他の温熱療法との使い分け

部分浴では，手部～前腕や足部～下腿といった広範囲を温水に浸漬するため，ホットパックなどの表在温熱と比較して深部組織の温度上昇が良好となる．また，実施中に患部を動かすことができることも他の温熱療法とは異なる部分浴の特徴である．そのため，運動時痛を伴う結合組織由来のROM制限に対して，温水を用いた部分浴や渦流浴とROM練習を併用することで，効果的な介入が可能になる（図4）．一方，実施部位が四肢末梢に限られるため，肩関節や股関節の周囲，体幹部などは他の温熱療法を用いる必要がある．

文 献

1) 富永真琴：TRPチャネルと痛み．日薬理誌 127：128-132，2006
2) Prefaut C, et al：Human lung mechanics during water immersion. J Appl Physiol 40：320-323, 1976
3) Robertson CH, et al：Lung volumes in man immersed to the neck：dilution and plethysmographic techniques. J Appl Physiol Respir Environ Exerc Physiol 44：679-682, 1978
4) Paul JP, et al：Forces transmitted at the hip and knee joint of normal and disabled persons during a range of activities. Acta Orthop Belg 41：78-88, 1975
5) Arborelius M Jr, et al：Hemodynamic changes in man during immersion with the head above water. Aerosp Med 43：592-598, 1972

13 牽引療法

平山和哉

1 生理学的作用

1 牽引療法の種類

牽引療法は外力により関節や椎体間の離解を行う治療法である．長管骨に対して直接的に牽引を行う直達牽引，徒手的に牽引を行う徒手牽引，患者自身の体重を利用する自己牽引などの種類がある．わが国の牽引療法においては電動式（機械的）脊椎牽引（頚椎牽引および腰椎牽引）がよく使用されている．

2 脊椎牽引の効果

①椎間関節の離開：これにより椎間孔を拡大し，神経根の圧を減少する．

②軟部組織の伸張：筋・腱・靱帯などの軟部組織を伸張することで関節可動域（ROM）の改善効果が期待できる．

③椎間板髄核脱出の減少：椎間板内圧の陰圧化と椎体前後靱帯の伸張による機序が考えられている（図1）[1]．

④筋弛緩効果：ゴルジ腱器官を刺激しIb抑制が生じる．

理論的には以上のような仮説が考えられているが，明確な根拠をもって支持されている仮説は少ない．例えば，椎間関節の一時的な離解は可能であってもそれが持続的に維持されるかは不明である[2]．

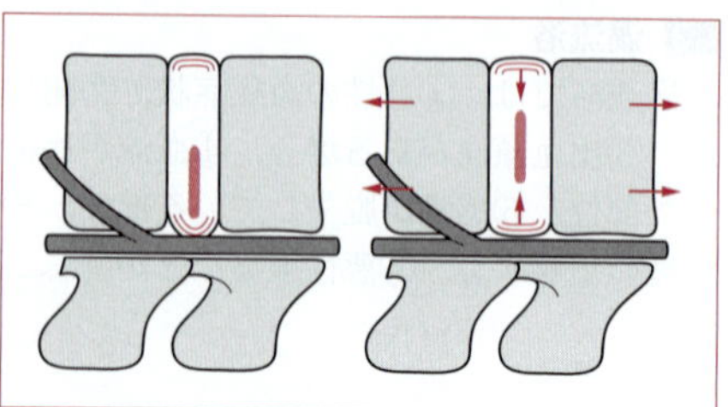

図1 牽引による変位髄核の復位化
（文献1より）

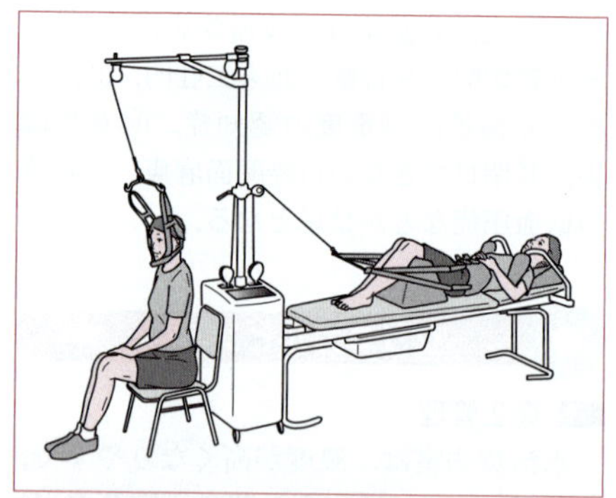

図2 従来型頚椎・腰椎牽引装置

2 機器・実施手順

1 機器

電動式牽引装置では徒手牽引と比べ長時間の実施，コンピュータ制御により設定した条件での一貫した治療が可能である．旧来より使用されている従来型の牽引装置（図2）に対して近年ではラウンドチルト型牽引装置が開発された（図3）．これは座席自体が傾斜するために，患者負担を少なく目的とする姿勢をとらせることが可能となっている．以下に装置の設定条件を示す．あくまで目安であり，個々の患者に合わせて修正することが重要である．

2 肢位・牽引角度

頚椎：基本的に座位姿勢で行われる．頭部前方突出位では頚椎長軸方向ではなく伸

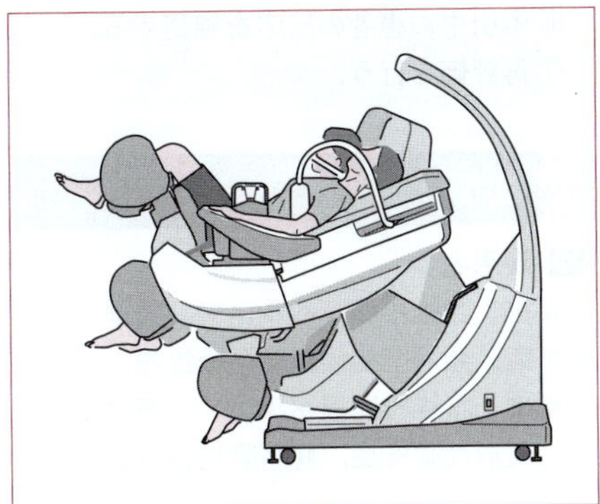

図3 ラウンドチルト型頸椎・腰椎牽引装置

表1 頸椎牽引療法に推奨される設定値

	総牽引力	牽引期/休止期(秒)	総牽引時間(分)
初期/急性期	13〜20kg	持続的	5〜10
関節離開	22.5kg(または体重の50%)	15/15	20〜30
筋スパズム軽減	体重の25%	5/5	20〜30
椎間板の問題または軟部組織の伸張	体重の25%	60/20	20〜30

(文献1より)

展方向への牽引となってしまう点に注意する(図4).治療対象とする髄節と牽引角度との関係については上位頸椎：垂直方向から前方へ約0〜15°，中位頸椎：約15〜30°，下位頸椎：約30〜45°が推奨されている[2)].ラウンドチルト型牽引装置では牽引角度も機器上で設定可能である.

腰椎：椎体後方の離解を目的とし，背臥位で股関節屈曲位として腰椎前弯が減弱する肢位をとらせて実施されることが多い.治療対象とする髄節と股関節屈曲角度との関係についてはL3〜4：約75〜90°，L4〜5：約60〜75°，L5〜S1：約45〜60°が推奨されている[2)].海外では椎間板に対しての効果を期待する場合に腹臥位での牽引も行われているが，対応している機器はわが国では一般的でない.

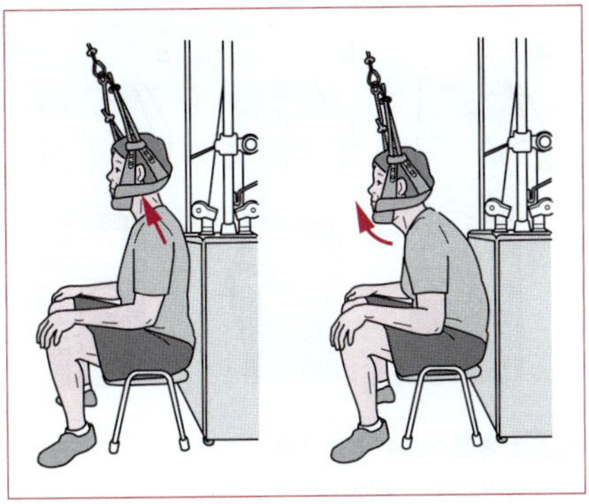

図4 頭部前方突出位での牽引方向

頭部前方突出位(右)では頸椎伸展方向への牽引となってしまう.

表2 腰椎牽引療法に推奨される設定値

	総牽引力	牽引期/休止期(秒)	総牽引時間(分)
初期/急性期	3〜4kg	持続的	5〜10
関節離開	9〜13kg(または体重の7%)	15/15	20〜30
筋スパズム軽減	5〜7kg	5/5	20〜30
椎間板の問題または軟部組織の伸張	5〜7kg	60/20	20〜30

(文献1より)

3 連続性

持続牽引と間欠牽引があり，比較すると間欠牽引で患者が心地よさを感じやすく，より強い牽引力を利用することができる.脊椎牽引は間欠牽引で行われることが多い.

4 牽引力・時間

以下のような設定が推奨されている(表1，2)[1)].腰椎椎間関節の離解には体重の50%の力が必要であるが，高強度での牽引は症状の増悪を引き起こすという報告もあるため，初回は低強度での牽引を実施し，治療回ごとに最大効果が得られるまで徐々に牽引力を高めていくことを推奨する[1)].

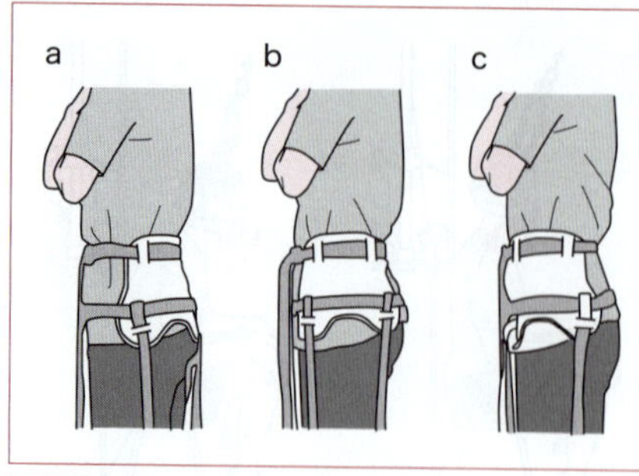

図5 骨盤ベルトのかけ方

a：後方寄り．b：中間位．c：前方寄り．

5 治療頻度

治療頻度ごとに有効性を比較した研究報告はないが，効果が認められた場合には毎日行うことによる弊害はない．ただし受動的な治療であるため，依存を引き起こさないよう実施期間を決めて行うべきであろう．

6 実施手順

①処方の確認，事前評価を実施する．

②牽引療法の適応を判断し，インフォームドコンセントを行う．

③患者に治療肢位をとらせ，吊り具等を装着する．

頚椎：吊り具は左右対称に装着するように注意する．

従来型腰椎：骨盤ベルトは前方に装着し過ぎると腰椎前弯を増強してしまうため，椎体後方の離解を目的とするのであれば，骨盤ベルトは後方寄りにかける（図5）．

ラウンドチルト型腰椎：骨盤ベルトはなく，患者をシートに深く座らせ腰ベルトを装着する．

④牽引力，牽引時間等の条件を設定する．

⑤非常用停止スイッチを患者に持たせ，開始スイッチを押す．

⑥牽引中の患者の反応を確認する．

⑦再評価を行う．

3 適応

1 疾患名

頚椎：頚椎椎間板ヘルニア，頚椎症性神経根症，頚肩腕症候群，頚椎捻挫．

腰椎：腰椎椎間板ヘルニア，腰椎椎間板症，変形性腰椎症，筋筋膜性腰痛症．

2 症状・病態

頚部・腰部の疼痛，椎間板突出，神経根症状（坐骨神経痛含む），神経根インピンジメント，傍脊柱筋のスパズム，頚椎・腰椎の可動域制限．

4 禁忌

1 絶対禁忌

運動全般が禁忌：不安定な骨折，脊髄圧迫症例，脊髄手術直後．

急性の損傷や炎症：外傷や手術直後，関節リウマチ．

過可動性・不安定性部位：関節リウマチによる環軸関節の亜脱臼，ダウン症候群等．

高度の骨粗鬆症，炎症性脊椎疾患，悪性腫瘍，明らかな脊髄あるいは馬尾神経の損傷，重篤な心臓疾患および肺疾患，椎骨動脈不全．

激しい疼痛が牽引で完全に消失する場合：完全神経ブロックを生じ，神経症状が悪化している可能性がある．

2 相対禁忌

顎関節症（頚椎牽引），妊婦（腰椎牽引における骨盤ベルトが過度の腹圧をかける恐れがある），脊椎分離・すべり症（すべり症による神経根症状には適応となる場合がある），仙腸関節障害（仙腸関節の不安定性がある場合）．疼痛の増悪あるいは神経症状が中枢に近い領域から末梢へ波及していく（末梢化現象）が生じた場合は中止する．

クリニカルヒント

1 適応判断とclinical prediction rule

システマティックレビュー[3]や各国ガイドラインにおいても言及されているが，脊椎牽引に関する研究の多くは研究の質が低く，明確なエビデンスは得られていない．また，肯定的な研究においてもその効果は限定的であるとされている．脊椎牽引は頚椎・腰椎疾患全般に対して有効とはいえないが，適応を見極めて使用すれば効果を得ることは可能である．

臨床研究においても非特異的腰痛のように多様な腰痛を対象とした場合に腰椎牽引の効果は明らかではないが，牽引が有効な腰痛サブグループの存在について言及されている[4]．腰痛のみの症状よりも神経根症状などの下肢症状が存在する患者に対して牽引による効果が期待できる可能性がある．加えて，わが国の腰椎椎間板ヘルニアを対象として作成された，腰椎牽引の短期的な効果が期待できる患者を予測するclinical prediction ruleでは，①腰椎伸展可動域が小さい，②恐怖回避思考（fear-avoidance beliefs questionnaire work：FABQW）が低い，③分節的な低可動性がない，④発症から5日以内，⑤急激な発症機転である，という5因子が抽出された[5]．因子①と③からは伸展ROMが小さい者に牽引の効果があるが，局所的に低可動性を示す分節があると牽引の効果は“柔らかい”部位つまり低可動性のある分節以外に作用してしまうと解釈できる．②からは心理社会的因子が強いと牽引は無効であるという点，④と⑤からはヘルニア塊が柔らかい時点，つまり神経根症状の発症直後の方が牽引の効果的な可能性があると解釈できる．そのような判断基準に加えて，自己牽引や徒手牽引を利用して疼痛が誘発されないか，症状の変化はあるかを事前評価で確認することも有用であろう．

2 運動療法の併用

物理療法全般にいえることであるが，即時的な効果があったとしても漫然と牽引療法を継続することは勧められない．再発予防の観点からも姿勢や動作パターンの修正，身体機能の改善などを目的とした運動療法を併用して行うべきである．

文　献

1) Cameron MH：牽引．EBM物理療法，原著第4版，渡部一郎訳，医歯薬出版，東京，381-410，2015
2) 目黒　力：牽引療法．物理療法学，改訂第3版，松澤　正ほか監，金原出版，東京，221-237，2021
3) Wegner I, et al：Traction for low-back pain with or without sciatica. Cochrane Database Syst Rev 2013 (8)：CD003010, 2013
4) Fritz JM, et al：Is there a subgroup of patients with low back pain likely to benefit from mechanical traction? Results of a randomized clinical trial and subgrouping analysis. Spine (Phila Pa 1976) 32：E793-800, 2007
5) Hirayama K, et al：Developing a clinical prediction rule to identify patients with lumbar disc herniation who demonstrate short-term improvement with mechanical lumbar traction. Physical Therapy Research 22：9-16, 2019

14　振動刺激療法

澳　昂佑

1　生理学的作用

1　振動刺激療法の目的

振動刺激療法とは身体を振動させることで生物学的応答を誘発する物理療法である．振動刺激は低侵襲であるにもかかわらず，様々な生物学的応答を引き出すことができる物理療法であり，運動療法と併用することで，理学療法の効果を増幅させることができる．振動刺激の生物学的応答は筋収縮増加，筋緊張抑制・促進，感覚入力の増幅，ホルモンバランス調整など様々である．これらの作用は振動刺激の周波数，振幅，また刺激する身体の部位，施行方法によって異なる．つまり，振動刺激の生理学的作用と効果を理解し，患者の状態に合わせて適応することが重要となる．

2　振動刺激の生理学的作用

(1) 筋収縮増加

随意収縮中の筋への負荷は筋へ加わる質量と加速度の積で決まるため，随意収縮中の筋に振動刺激による加速度が加わることで筋へ加わる負荷を増幅させることができる．この作用を利用し，筋力トレーニング中の筋へ振動刺激を加えることで，効率的な筋力トレーニングを行うことができる[1]．またこの効果には振動刺激による緊張性振動反射などの神経生理学的反応も関与していると考えられている[2]．

(2) 筋弛緩・緊張抑制

筋に対する80 Hz未満の周波数の振動刺激は振動刺激直後に刺激筋の運動ニューロンプールへのシナプス後抑制を誘発し，筋弛緩による筋の柔軟性を獲得することができる．また神経筋疾患の緊張を抑制することで痙縮を軽減させることができる[2]．

(3) 筋緊張促進

100 Hzの高い周波数の振動刺激を筋に施行すると緊張性振動反射を誘発し，刺激筋に筋収縮が誘発される．一方，刺激筋の拮抗筋には相反抑制による緊張抑制や筋弛緩が生じる．このメカニズムを応用し，痙縮筋の拮抗筋に100 Hzの振動刺激を施行することで拮抗筋は緊張性振動反射により筋収縮が生じる．そして痙縮筋は相反抑制により筋緊張が抑制される[2]．

(4) 皮膚への感覚入力

振動刺激は足底の固有受容器に感知され，継続することによって中枢神経系の働きが高まり，バランス機能が強化される[3]．

(5) 骨生産の増加

骨への振動刺激は骨生産を増加させ，骨密度を改善させる[4]．

(6) ホルモンバランスの調整

振動するプレート上でスクワットなどの運動をすることで随意収縮中の筋の活動量が増加し，テストステロンの増加，コルチゾールの低下，成長ホルモンの増加などが誘導される[1]．これらにより，体脂肪の減少を促すことができる．

(7) 血管の拡張

血管に対する振動刺激は血管拡張作用があり，動脈硬化の予防効果が期待される[1]．

2　機器・実施手順

1　機器

振動刺激療法に使用する振動刺激は全身へ適応する全身振動刺激（whole body

vibration：WBV）と局所の筋に利用する局所筋振動刺激（focal muscle vibration：FMV）がある．WBVはプレート型のものであり，その上に乗ることで全身を振動し，種々の効果を引き出す（図1a）．骨生産の増加や筋力トレーニング効果の増幅，それに伴うホルモンバランスの調整や，感覚入力によるバランス機能の改善に使用されることが多い．FMVには小型のハンディタイプが多い（図1b）．局所へ振動刺激を行うことが可能であることから筋の柔軟性の改善や神経筋疾患の痙縮を抑制するために使用されることが多い．

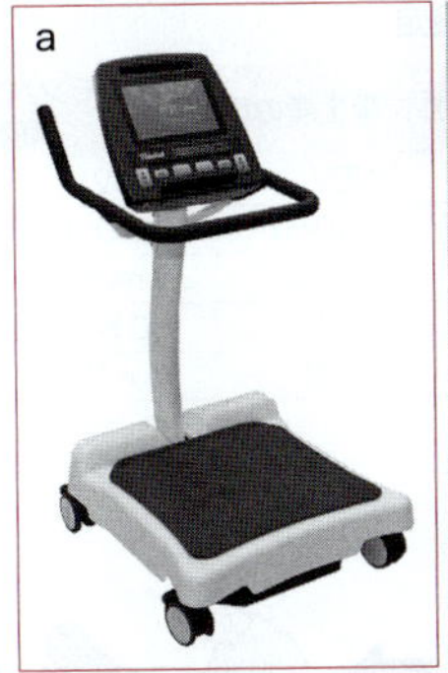

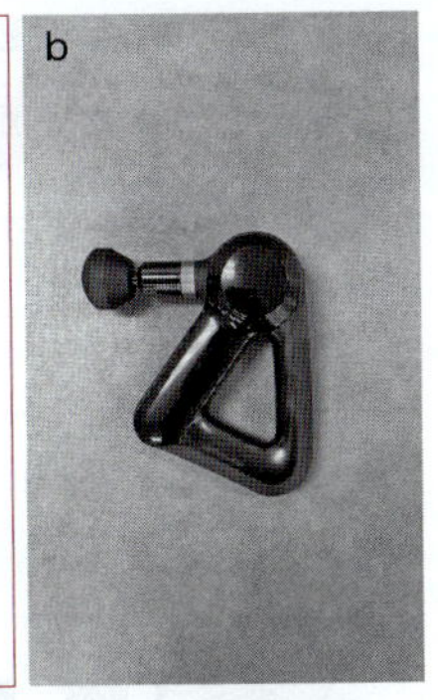

図1　全身振動刺激装置（a）と局所振動刺激装置（b）

a：from FooT（株式会社タカトリ）
b：Theragun Elite™（ソースネクスト株式会社）

2 インフォームドコンセント

振動刺激療法で使用する周波数は高いものであれば50Hz以上のものもある．また，振幅は2mm前後が多い．このような振動刺激は日常で経験しないため，患者には十分な説明とデモンストレーションが必要となる．特に全身振動刺激を立位で使用する場合は，脳の振動を感じ，気分不良となることもある．膝関節は軽度屈曲位とし，脳への振動が減少するようポジショニングの指導を行う．必ず10秒ほどの短時間での振動刺激を患者に体験させ，同意を得て実施する．

3 刺激方法および設定

(1) 全身振動刺激（WBV）

筋力トレーニング，骨密度の改善，ホルモンバランスの調整等を目的とする場合は周波数40Hz以下・振幅1mm以上とする（表1）．筋力トレーニングの場合はさらに振動するプレート上でスクワット等を実施することでより効果が増幅する[1]．それぞれ6ヵ月ほどの継続にて介入効果がある．

(2) 局所筋振動刺激（FMV）

筋の柔軟性の改善や神経筋疾患の痙縮を抑制するために行う．相反抑制メカニズムを使用する場合は周波数100Hz以下，振幅1～2mm，治療時間2分間とし痙縮筋の拮抗筋に振動刺激を加える[2]（表1）．シナプス後抑制を使用する場合は周波数80Hz以下とし（表1），痙縮筋に直接施行する[2]．それぞれ即時効果がある．

(3) 足底振動刺激療法

足底の固有受容器は周波数40Hz・振幅2mmの振動刺激で感知され，5分以上継続することで足底の固有受容器を利用したバランス機能が即時的に向上する[3]（表1）．継続することでバランス機能が改善する．足底全体を刺激する必要があるため，WBVで使用するプレート型の振動刺激装置が有効となる．

3 適応

振動刺激は前述した生理学的応答による効果を期待し，次の症状に対して適応することができる．①筋力低下，②神経筋疾患の痙縮，③筋の柔軟性の低下，④バランス機能の低下，⑤骨粗鬆症による骨密度の低下，⑥肥満．

4 禁忌

1 絶対禁忌

妊娠中：振動を与えることで流産や早産

表1 刺激方法および設定

目的	筋収縮増加	骨生産の増加	ホルモンバランスの調整	筋弛緩・緊張抑制	筋緊張促進	皮膚への感覚入力
使用する刺激	WBV	WBV	WBV	FMV	FMV	足底振動刺激
周波数	≦40Hz	≦40Hz	≦40Hz	≦80Hz	≦100Hz	≦40Hz
振幅	≧2mm	≧2mm	1mm	1〜2mm	2mm	1〜2mm
時間	90秒×5	10分	60秒×5セット	2分	2分	5〜10分
介入期間	6ヵ月	6ヵ月	6ヵ月	即時効果	即時効果	即時効果

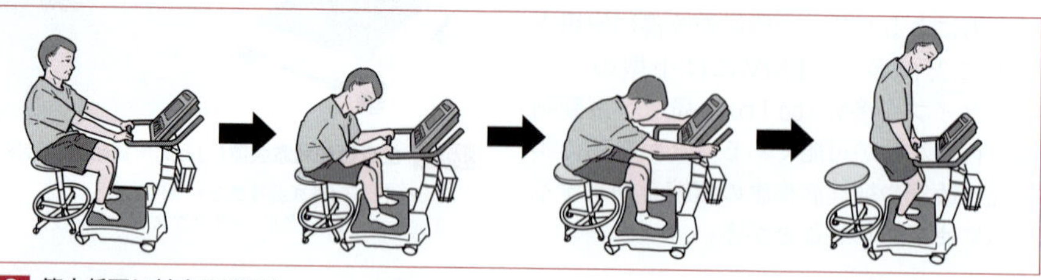

図2 筋力低下に対するWBV

振動刺激装置のプレート上に足を乗せ，荷重していく．徐々に荷重量を増加させ，最終的に立位でのスクワット姿勢として，各筋肉に加わる加速度を段階的に増加させていく．

の危険性が高まる．

深部静脈血栓症：振動刺激により，血栓が剥離する危険性が高まる．

てんかん等の既往歴がある患者：症状が悪化する可能性がある．

ステント術・バイパス術後患者：体内のステントに影響を与える可能性がある．

2 医師の指導の下で注意して行うべき場合

心循環器疾患術や外科的治療による新しい外傷，人工関節，急性ヘルニア・椎間板症・脊椎分離症，重度の糖尿病，急性疾患，ボルト・プレートなど金属類を体内へ付けている場合などは症状や病態を悪化させる可能性があるため，医師の指導の下で使うべきである．

クリニカルヒント

1 筋力低下に対するWBVのコツ

筋力低下に対するWBVは振動刺激による加速度を利用するため，プレートからの加速度の伝達が強い場合に効果が高まる．つまり周波数や振幅は高ければ効果が高まり，伝達の強い足関節・膝関節・股関節の順に効果が高い．また振動するプレート上に乗るだけで筋力トレーニングを行うことができるため，自ら立位での運動や筋力トレーニングを行うことが難しい患者にも適応できることが何よりのメリットである．立位保持が困難な患者でも座位から徐々に荷重を増加させ，膝屈曲位での立位へ移行していく（図2）．可能であればWBVの機器の上でスクワットをするなどの様々な筋力トレーニングを施行していく．

2 痙縮筋に対するFMVのコツ

痙縮筋・筋の柔軟性の低下に対する振動刺激療法はシナプス後抑制や相反抑制メカニズムなどの神経生理学的作用を誘導するものである．つまり一時的な痙縮の軽減や柔軟性の改善を図ることはできるが，可逆的な変化を誘導することはできない．臨床応用としては運動療法の前のコンディショニングとして，施行することが望ましい．振動刺激によるシナプス後抑制や相反抑制メカニズムの即時効果が持続するのは30

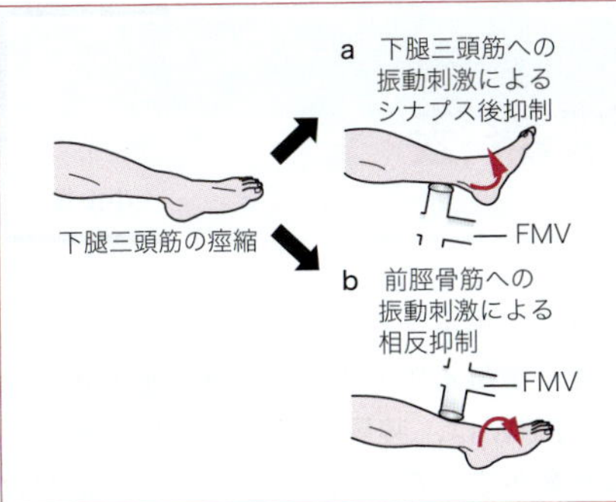

図3 痙縮筋に対するFMV

下腿三頭筋の痙縮に対しては，下腿三頭筋に対するシナプス後抑制を目的とした場合(a)と，拮抗筋である前脛骨筋に対する相反抑制を目的とした場合(b)がある．それぞれ指標筋に対して筋腱移行部〜腱に伸張位で施行する．持続効果は30分程なので施行直後からストレッチなどの運動療法を併用する．

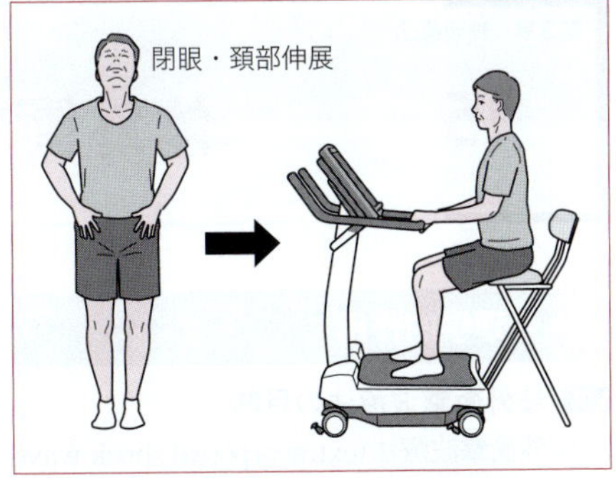

図4 バランス機能の低下に対する振動刺激療法

閉眼・頚部伸展にて視覚情報を除き，前庭感覚を不安定にした条件で体性感覚優位である条件で立位バランスを保持できない場合に足底振動刺激療法を施行する．足底振動刺激は座位で荷重をかけずに行うことが望ましく，即時効果があるため，介入後にバランストレーニングなどの運動療法を行う．

分程である．そのため，効率的に痙縮や柔軟性を改善させるためには，振動刺激直後からストレッチや動作練習を開始するのがよい．指標となる筋を伸張位にすることと筋腱移行部〜腱に対して直接実施すると効果的である(図3)．また様々な神経生理学的作用が複雑に関与していると考えられるため，患者ごとに各施行方法を組み合わせて適切な方法を模索することも重要である．

3 バランス機能の低下に対する足底振動刺激療法の適応

バランス機能には，視覚，前庭感覚，体性感覚から必要な感覚情報に重みを変更しバランスを保持するメカニズムである，感覚の重み付けが存在する．しかし多くの場合，視覚に依存し，体性感覚を利用しない誤った感覚の重み付けによって，バランス機能が低下する．この場合，まず，バランス機能における体性感覚の重み付けについて評価する必要がある．

評価として，立位保持中に閉眼させ，視覚情報を除き，さらに頚部伸展させ，前庭感覚を不安定にした条件での立位の動揺を確認する．この閉眼・頚部伸展での立位保持は視覚，前庭感覚，体性感覚のうち体性感覚を利用した条件となる．立位を保持できない場合は足底振動刺激療法にて足底から体性感覚の入力を促す必要がある(図4)．継続することで体性感覚の利用を促し，バランス機能を改善させることが可能である．また荷重をかける必要はないため，座位にて実施できる．

4 骨粗鬆症による骨密度の低下・肥満に対する振動刺激療法

骨密度の改善や肥満改善に対する振動刺激療法は即時効果ではないため，6ヵ月以上，継続することが必要である．継続するためには，理学療法を実施する前に必ず施行するなど振動刺激療法を習慣化することが重要である．

文　献

1) Park SY, et al：J Exerc Rehabil 11：289-295, 2015
2) Kolbaşı EN, et al：Eur J Neurosci 56：4141-4153, 2022
3) Oku K, et al：Somatosens Mot Res 37：238-244, 2020
4) Marín-Cascales E, et al：Medicine (Baltimore) 97：e11918, 2018

15 体外衝撃波療法

小山貴之

1 生理学的作用

1 体外衝撃波療法の目的

体外衝撃波療法(extracorporeal shock wave therapy：ESWT)は，高エネルギーの集束型衝撃波(focused shock wave：FSW)あるいは拡散型圧力波(radial pressure wave：RPW)を生体に照射することで，除痛や血管新生，骨・腱組織の修復などを促進する目的で用いられている．

2 衝撃波の原理

衝撃波は非連続性の圧力波であり，連続性の超音波のように局所の熱エネルギーが上昇して熱損傷を生じる危険性が少ない．衝撃波が通過する媒体の密度がエネルギーの発生に関与している．骨や腱組織のように密度が変わる構造体の境界部で反射・屈折しエネルギーが放出されるため，骨・関節組織への作用が期待される．

衝撃波の発生原理とその特徴は，装置の種類によって異なる(表1)．FSWは，装置内で発生させた圧力波をレンズを介して焦点部に集束させる．発生方式は電磁誘導方式，電気水圧方式，ピエゾ圧電方式がある．RPWは，装置内でコンプレッサーにより発生させた圧縮空気をパルス状に開放させ，ピストンが衝撃体にぶつかることで圧力波を生み出す空気圧方式が用いられている(図1)．FSWが10～20nsのごく短時間で急激に立ち上がり100MPaに達するのに対し，RPWは3μsの比較的緩やかな立ち上がりで5～20MPaの圧力レベルを生じさせる．

3 除痛作用

自由神経終末の破壊や変性[1)]，サブスタンスPやカルシトニン遺伝子関連ペプチドの免疫反応減少[2)]といった研究成果から除痛作用が説明されており，単回照射で直後の除痛が認められることもある．破壊された自由神経終末の再生には数週間を要するため，その間，自由神経終末が変性することで疼痛が一定期間軽減する．さらに複数回の照射により，血管新生による治癒機転が促進されることでも除痛が期待される．

表1　体外衝撃波の特徴

	集束型衝撃波 focused shock wave (FSW)	拡散型圧力波 radial pressure wave (RPW)
連続性	非連続パルス	非連続パルス
熱損傷の危険性	なし	なし
焦点	あり	なし
圧力レベル	100MPa	5～20MPa
圧力波の立ち上がり	10～20ns	3μs
発生方式	電磁誘導方式 電気水圧方式 ピエゾ圧電方式	空気圧方式
エネルギー	0.01～0.25mJ/mm^2	1～4bar
エネルギー深達度	焦点部位に集束させることで正確に深部に照射可能	エネルギーが拡散し減衰するため2cm程度の浅層

4 組織修復

血管新生や骨芽細胞増殖に関わる因子の増加[3]が組織修復を促進させる．照射によりコラーゲンレベルの上昇[4]も認められている．これらの作用により腱や骨の再生が促進されるとともに，長期的な除痛効果が得られる．

2 機器・実施手順

1 治療機器

(1) 理学療法士が使用可能な機器

体外衝撃波治療器には，FSWとRPWの装置がある．国際衝撃波治療学会のガイドラインでは，FSWは訓練された医師のみが使用し，RPWは医師の診断後であれば看護師や理学療法士が使用してもよい．理学療法士はRPWのみを用いるため，RPW機器の使用方法を概説する．

(2) 基本構造

RPWの基本構造は，内部で圧力波を発生させるハンドピースと，皮膚の接触部位として圧力波を生体に伝える振動ヘッドアプリケーターで構成される（図1）．アプリケーターは部位や目的に応じて種類があり，照射面積や深達度，エネルギー密度が異なる（図2）．

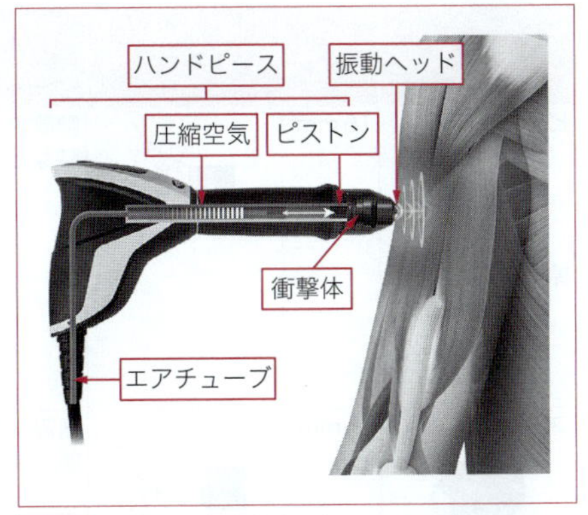

図1 拡散型圧力波（RPW）
（酒井医療株式会社よりご提供の画像に加筆）

2 インフォームドコンセント

疼痛部位に対して圧力波を照射するため，初回使用では強い不快感と痛覚体験をすることが多い．そのため，圧力波の効果を説明するとともに，どのような衝撃を感じるのか，疼痛誘発の可能性などについて丁寧に説明する必要がある．

3 実施手順

(1) 照射設定

エネルギーの照射強度は一般的なRPWではbarで示される．1〜4barまで強度の調整ができ，多くの腱障害では1.6〜2bar程度での照射が行われる．低出力から開始し，疼痛誘発の有無を確認しながら徐々にbarを上げることで，疼痛や不快感を最小限にするように配慮する．照射数は一般的に治療1回あたり2,000発程度を実施する．刺激周波数は8〜15Hz程度の範囲で症状の有無などを確認しながら調節する．圧力波よりもバイブレーションによるマッサージ効果を狙うハンドピースでは，30Hz程度のさらに高い周波数を用いる．

(2) 治療回数

システマティックレビューにおいて，7日間の間隔を空けて3回照射することが推奨されている[5]．一次的な組織破壊に対して，二次的な組織再生のための間隔を設けるように意図されている．

(3) 実施方法

実施部位にゲルを塗布し，振動ヘッドアプリケーターを患部に垂直に押しあてる（図3）．多くの機種では，部位や症状・疾患名を選択すると，推奨のアプリケーターと強度・頻度・回数が表示される．実施経験の少ない患者に対して行う場合は，強度・頻度を下げて開始し，疼痛自制の範囲内で徐々に推奨値に上げていく．

種類	φ	イメージ	使用部位	深度(mm)	エネルギー密度※最大(4bar)時(mJ/mm²)
ビーム 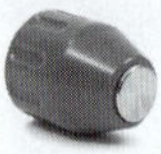 標準* 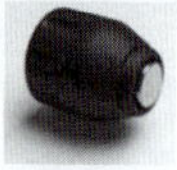	15mm	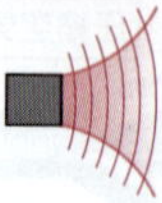	腱障害，石灰沈着性腱板炎，踵骨棘など	0〜40	0.304
フォーカス 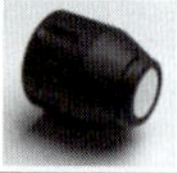	15mm	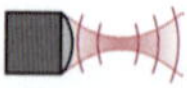	痛み領域の表層部，浅頭筋，頚部，頭部，個別のトリガー	0〜20	0.128
ポイント 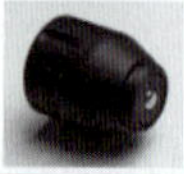	6mm	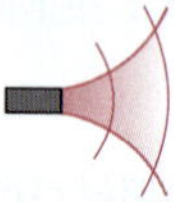	ポイント治療	0〜40	0.256
ディープ 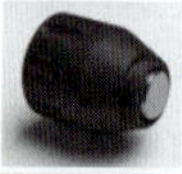	15mm	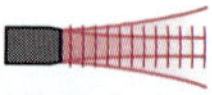	低圧：皮膚深部損傷 高圧：石灰化などの深部原因および高エネルギーを必要とする場合	0〜60	0.504
D-Actor I 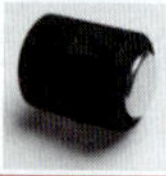	20mm	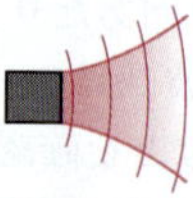	筋膜トリガー治療，筋および結合組織，線維形成の溶解，筋中層部の治療	0〜50	0.384
D-Actor II 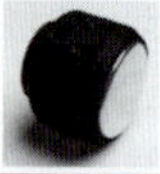	35mm	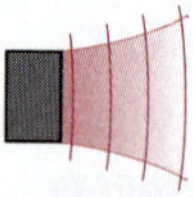	筋膜トリガー治療，筋および結合組織，背筋，皮膚弾性，トリガー診断，線維形成の溶解，筋中層部の治療	0〜50	0.368
V-Actor 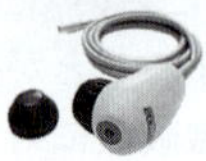			特定したトリガーポイントの治療，筋および周辺の結合組織の活性化		

図2 振動ヘッドアプリケーターの種類

*「標準」は旧バージョンの呼称.
(酒井医療株式会社よりご提供)

3 適応

国際衝撃波学会の2016年合意声明における標準適応疾患として，**表2**に示す疾患への効果がすでに実証されている．また，エビデンスは不十分であるが臨床的に有用とされる疾患として，石灰化を伴わない腱板障害や鵞足炎，上腕骨内側上顆炎，内転筋腱症症候群，Osgood-Schlatter病，シンスプリント，足・足部腱障害などがある．このほか慢性期の痙縮に対する改善効果も認められており，運動器領域だけでなく中枢神経領域においても適応が広がっている．

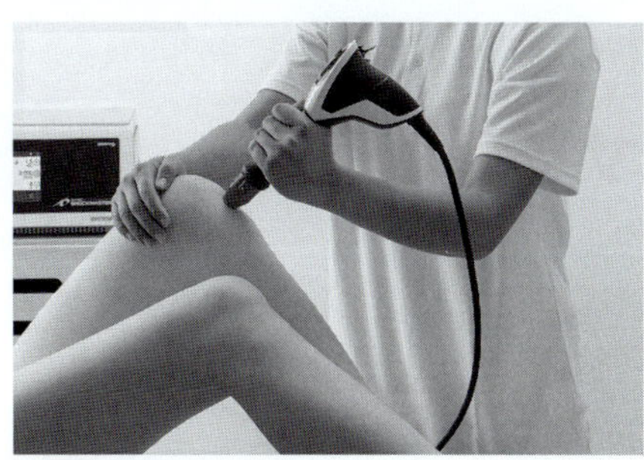

図3 ハンドピースのあて方

（酒井医療株式会社よりご提供）

表2 体外衝撃波療法の適応疾患

・石灰沈着性腱板炎
・上腕骨外側上顆炎
・大転子痛症候群
・膝蓋腱炎
・アキレス腱炎
・足底腱膜炎（骨棘あり/なし）
・骨の遷延治癒
・骨の非癒合（偽関節）
・疲労骨折
・関節障害を伴わない無血管性骨壊死
・関節障害を伴わない離断性骨軟骨炎
・創治癒不全
・皮膚潰瘍
・非全周性の熱傷

4 禁忌

RPWの場合，照射域内の悪性腫瘍と胎児のみが禁忌とされる．圧力波の特性上，ペースメーカー等の医療機器植込み患者，心臓疾患，知覚障害，急性疼痛などへの適用は注意して実施する必要がある．

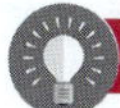

クリニカルヒント

1 臨床実践における留意点

RPWは理学療法士が使用可能であり，除痛効果や組織修復が期待できる．しかしながら，適応となる疾患の多くは一部の筋腱の過使用による障害が多い．そのため，過使用となっている原因の分析を理学療法評価の中で行い，問題となる機能不全の改善に取り組む必要がある．RPWの実施のみではなく，徒手療法や運動療法を併用して機能改善を促すことで，RPWの治療効果が相乗的に高まるだけでなく，再発予防が期待できる．

2 振動ヘッドアプリケーターの選択と実施手順

振動ヘッドアプリケーターは，圧力波，圧力波＋バイブレーション，バイブレーションの3種類に分けられる．筋緊張が高い場合や筋拘縮，癒着部位に対しては，マッサージ効果の得やすいバイブレーション（図2：V-Actor）から実施して周囲の軟部組織を緩め，続いて圧力波＋バイブレーション（図2：D-Actor）を使用し，最後に圧痛点や筋硬結部位に圧力波のみを照射するといった臨床使用が実用的である．

文　献

1) Hausdorf J, et al：Selective loss of unmyelinated nerve fibers after extracorporeal shockwave application to the musculoskeletal system. Neuroscience 155：138-144, 2008
2) Takahashi N, et al：Application of shock waves to rat skin decreases calcitonin gene-related peptide immunoreactivity in dorsal root ganglion neurons. Auton Neurosci 107：81-84, 2003
3) Wang CJ, et al：Shock wave-enhanced neovascularization at the tendon-bone junction：an experiment in dogs. J Foot Ankle Surg 41：16-22, 2002
4) Orhan Z, et al：An experimental study on the application of extracorporeal shock waves in the treatment of tendon injuries：preliminary report. J Orthop Sci 6：566-570, 2001
5) Schmitz C, et al：Efficacy and safety of extracorporeal shock wave therapy for orthopedic conditions：a systematic review on studies listed in the PEDro database. Br Med Bull 116：115-138, 2015

16　空気圧式マッサージ療法

福島卓矢

1 生理学的作用

1 基礎知識

心臓から拍出された血液は動脈を介して輸送され，分岐した毛細血管で組織との物質交換が行われる．末梢組織では，毛細血管に並行するように毛細リンパ管が走行する．毛細血管からしみだした血漿は(間質液)，その90%が毛細血管に再吸収され静脈を介して還流し，残りの10%は毛細リンパ管に吸収されてリンパ液となり，最終的に静脈角で合流し還流する．リンパ管は蛋白などを輸送するため，リンパ管が機能不全を起こすと回収されなかった蛋白が間質液中に増加する．そのため，膠質浸透圧上昇によって水分が引きつけられた結果，間質液が増加し浮腫が生じる．

2 空気圧式マッサージ療法の目的

空気圧式マッサージ療法は圧迫療法の一つであり，四肢に装着するスリーブが空気圧によって膨張と収縮を繰り返すことで循環の改善を図る治療法である．圧迫療法には持続的圧迫と間欠的圧迫があり，空気圧式マッサージ療法は間欠的圧迫療法である．その一つに，間欠的空気圧迫療法(intermittent pneumatic compression：IPC)がある．

3 IPCの効果

(1) 循環改善作用

圧迫によって間質腔の静水圧，すなわち脈管外圧を上昇させることで，脈管から間質腔への体液流出を抑制することに加え，間質腔にある体液を脈管内に戻すことで，

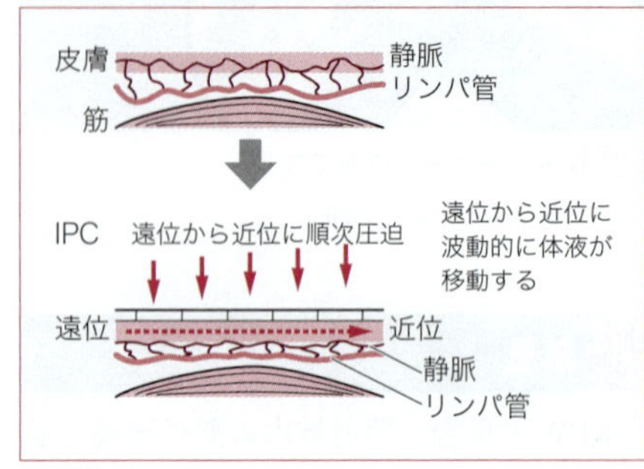

図1　ミルキング作用

循環を改善させる．

(2) ミルキング作用

間欠的圧迫では，圧迫に伴う脈管の圧変化により血管やリンパ管内の体液が遠位から近位へ波動的に押し出される．これをミルキング作用と呼ぶ[1]（図1）．さらに，圧迫減少により，間質腔からの新たな体液が管腔内に再充満し，次の圧迫サイクルでの押し出す準備となる．

(3) 組織温度の上昇

圧迫療法適用部の断熱作用によって表在組織温の上昇が得られる．これによって，温度感受性を持つコラゲナーゼなどの酵素活性が高まり，瘢痕形成の抑制が期待できる．

2 機器・実施手順

1 機器

IPCは圧迫圧や治療モードの制御を行う本体，空気を通すホース，患部への圧迫と除圧を繰り返すスリーブから構成される（図2）．機器によって圧迫部位に応じたス

リーブの種類，圧迫圧や治療モードが異なるものの，圧迫圧や治療モードが複数選択できる機器が多い．また，気室が複数のスリーブもあり，ミルキング作用も期待できる．

2 実施手順

(1) インフォームドコンセント

IPCの実施方法と効果について説明する．また，末梢神経障害，皮膚の脆弱性や創の確認を行ったうえで，治療実施の判断をする．

(2) 機器の準備

1) ホースをスリーブの空気取入口に接続したうえで，ホースのプラグを本体に差し込む．
2) スリーブとホースの破損がないか確認するとともに，機器が正常に作動するか点検する．

(3) 実施方法

1) 全身状態および圧迫部位の確認を行う．
2) スリーブを実施部位に装着する．
3) 圧迫圧，治療モード，時間を設定する．
4) 治療開始後と終了時に，疼痛や末梢神経障害が出現していないかを確認する．

3 適応

①静脈血栓塞栓症（venous thromboembolism：VTE）の予防
②リンパ浮腫
③静脈うっ滞性潰瘍

4 禁忌

1 IPCの禁忌

①心不全
②肺水腫
③深部静脈血栓症（deep vein thrombosis：DVT），肺血栓塞栓症（pulmonary thromboembolism：PTE），血栓性静脈炎
④蜂窩織炎などの急性皮膚炎
⑤重度の末梢動脈疾患や動脈不全性潰瘍
⑥重篤な低蛋白血症
⑦重度の末梢神経障害
⑧動脈再建術
⑨急性期の外傷や骨折

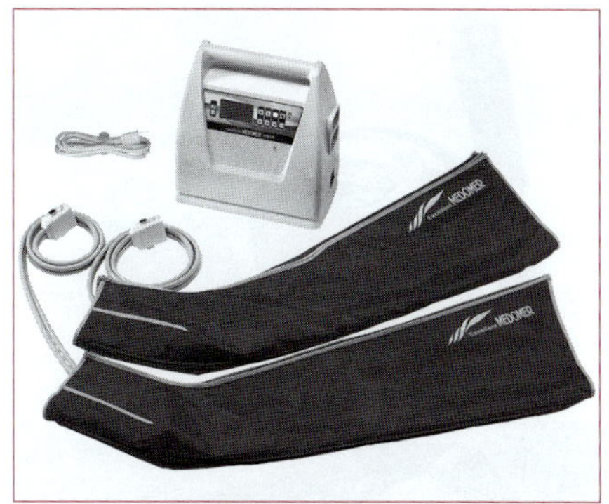

図2 リンパ浮腫に対するIPC
（エクセレントメドマー EXM-12000A，日東工器株式会社よりご提供）

2 注意を要する場合

①末梢神経障害
②患肢の疼痛またはしびれ感
③精神機能障害
④診断未確定
⑤悪性腫瘍
⑥脳卒中または重篤な脳血管障害
⑦感染創
⑧表在にある末梢神経
⑨皮膚脆弱
⑩植皮部分

クリニカルヒント

1 VTE予防に対するIPCの適応

VTEはPTEおよびDVTの総称であり，長期臥床や麻痺などに伴う血流停滞，疾患や手術に伴う血管内皮障害や血液凝固能亢

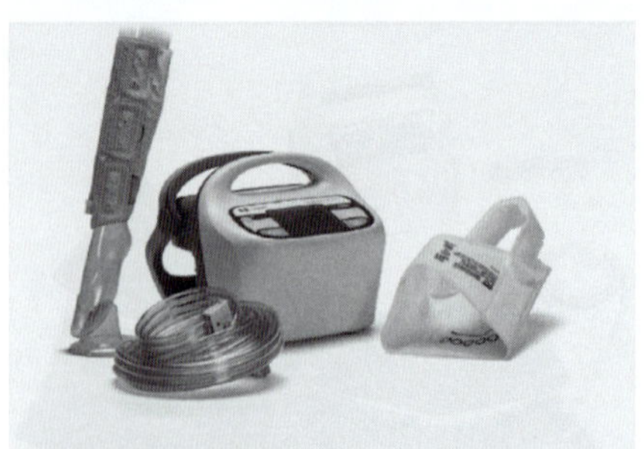
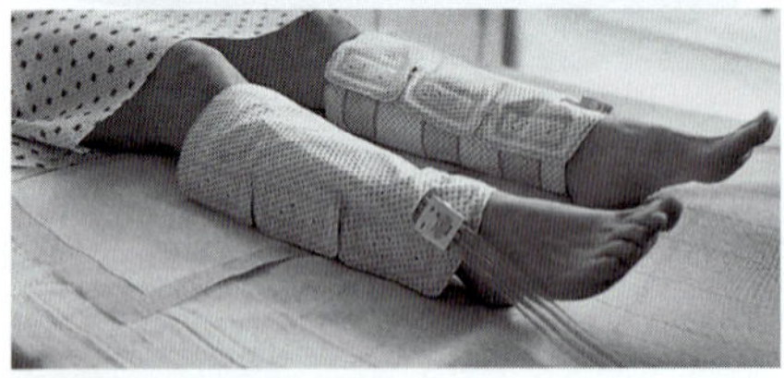

図3 VTE予防のIPC
(SCD™700，カーディナルヘルス株式会社よりご提供)

進を危険因子としている．IPCは循環改善作用により，下肢静脈うっ滞を減少させることができ，PTEとDVTを減少させることが示されている(図3)．周術期においては，原則として手術前，あるいは手術中より装着を開始し，少なくとも十分な歩行が可能となるまで施行することが推奨されている[2)]．実際の使用に関する標準化はなされていないが，足底や足部に対しては130〜160 mmHg，下腿や大腿に対しては20〜60 mmHgの圧迫圧が用いられており，圧迫間隔や圧迫回数の設定を含め，機器ごとに異なっている現状にある．

2 VTE予防に対するIPCの考え方

早期歩行および運動療法はVTE予防の基本であるが，術中・術直後の安静を強いられる時期や鎮静管理中などのVTE高リスク症例においてもIPCは有用である[2)]．IPC装着症例に介入した際には，装着部位とスリーブの間に指2本が入るようスリーブを調整し，機器が正常に作動しているか確認する必要がある．下腿を圧迫する際には腓骨頭への過度な圧迫がないか確認し，腓骨神経麻痺のリスクが高いと判断される場合にはスリーブの位置を調整する必要がある．また，鎮静管理下の症例に対しては，股関節が外旋することで腓骨頭を圧迫し，腓骨神経麻痺を呈するケースもみられる．IPCを実施する前に，腓骨頭の位置をマーキングしポジショニングを行うなどの工夫が望ましく，二次的な合併症を引き起こさないよう多職種で共有することが重要である．

3 リンパ浮腫に対するIPCの適応

リンパ浮腫は，リンパ管内に回収されなかったアルブミンなどの蛋白を高濃度に含んだ体液が間質に貯留した状態であり，わが国で最も多くみられるのは，がん治療に伴うリンパ浮腫である．リンパ浮腫に対するIPCの治療効果に関して，上肢・下肢ともに有効性を示す報告はあるものの報告数が少ないことが課題として挙げられているため，『リンパ浮腫診療ガイドライン』においては，行うことを考慮してもよいが質の高いエビデンスが十分でないとされている[3)]．わが国の臨床場面ではリンパ浮腫に対してIPCが積極的に用いられているとはいえない現状にあるが，国外ではリンパ浮腫治療としてIPCを取り入れている施設が多い．IPCの方法は確立されていないものの，一般的には1サイクル30〜120分，圧迫圧は30〜60 mmHg，連日実施するとされている．また，複数の気室を持つスリーブの方が，効果が速く現れる可能性がある．リンパ管・リンパ節の損傷，リンパ節郭清などの閉塞性リンパ浮腫には，IPCの前にリンパドレナージを実施することが望ましいとされている[4)]．IPCのリンパ浮腫の予防効果に関しては研究が乏しく推奨度は評価されていない[3)]．

4 リンパ浮腫に対するIPCの考え方

リンパ浮腫に対しては，スキンケア，リンパドレナージ，圧迫療法，圧迫下運動療法からなる複合的理学療法に日常生活指導を加えた複合的治療が標準治療である[5]．IPCは圧迫療法の一つであるが，圧迫中に運動療法が行えないことから実臨床で多く用いられていない側面があるものの，治療に上手く組み込むことで効果が高まる可能性がある．実際の治療場面ではリンパドレナージでリンパ流を刺激したうえでIPCを施行し，IPC終了後には弾性着衣や弾性包帯を継続して着用し，浮腫軽減効果が持続するよう工夫する必要がある．また，IPCは波動的な圧迫によるマッサージ効果によって，リラクセーション効果も得られることがある．がんの続発的リンパ浮腫の中には精神心理面の低下を呈している症例もみられており，IPCが快刺激となる可能性もあるため，強い圧迫圧で苦痛を感じていないか個別の配慮を行いながら実施する必要がある．

5 静脈性潰瘍

静脈性潰瘍は静脈還流障害により生じる潰瘍で，静脈圧上昇により皮膚炎を生じ，これに小外傷が加わり潰瘍を生じることが多い．圧迫療法は静脈循環を改善し，静脈圧の上昇を抑えることで潰瘍の改善につながるとされている．IPCは静脈性潰瘍を改善する可能性はあるが，弾性包帯の代替法として適用できるかは明らかになっていない[6]．IPCは他の圧迫療法で解決できない場合に推奨されており，患者の良好なコンプライアンスが得られるとされている[1]．

文　献

1) Cameron MH：第19章 圧迫．EBM物理療法，原著第4版，渡部一郎訳，医歯薬出版，東京，411-439，2015

2) 日本循環器学会：肺血栓塞栓症および深部静脈血栓症の診断，治療，予防に関するガイドライン（2017年改訂版）．https://www.j-circ.or.jp/cms/wp-content/uploads/2017/09/JCS2017_ito_h.pdf（2022年12月8日閲覧）

3) 日本リンパ浮腫学会ガイドライン委員会：Ⅲ．診断・治療 CQ15．リンパ浮腫診療ガイドライン，2024年版，日本リンパ浮腫学会編，金原出版，東京，82-85，2024

4) Lymphedema Framework：Intermittent pneumatic compression. Lymphoedema Framework Best Practice for the Management of Lymphoedema. International consensus. MEP Ltd, London, 31, 2006

5) 日本リンパ浮腫学会ガイドライン委員会：Ⅰ．総論 B．予防と治療，リンパ浮腫診療ガイドライン，2024年版，日本リンパ浮腫学会編，金原出版，東京，14-24，2024

6) O' Meara S, et al：Compression for venous leg ulcers. Cochrane Database Syst Rev 11：CD000265, 2012

第4章

義肢装具・補助具

1　義　手

長倉裕二

1　種類

1　切断部位別種類

上肢切断の切断部位（図1）[1]について，前腕義手では前腕ソケット・手継手・手先具で構成され，上腕義手ではこれに肘継手が加わり，前腕支持部・手継手・手先具で構成される．

2　機能別種類

(1) 装飾義手（cosmetic upper limb prosthesis）

ソケットと装飾用手袋（cosmetic glove）をつなぐ部分はスポンジやフォームラバーで外装し，軽量化を図っている（図2）．

外見を美しくするために作られた義手で主な目的は，身体的な機能を補完するだけでなく，失われた手や腕の代替物として，人々の自尊心を高めることなどである．デメリットとしては機能性が備わっていない

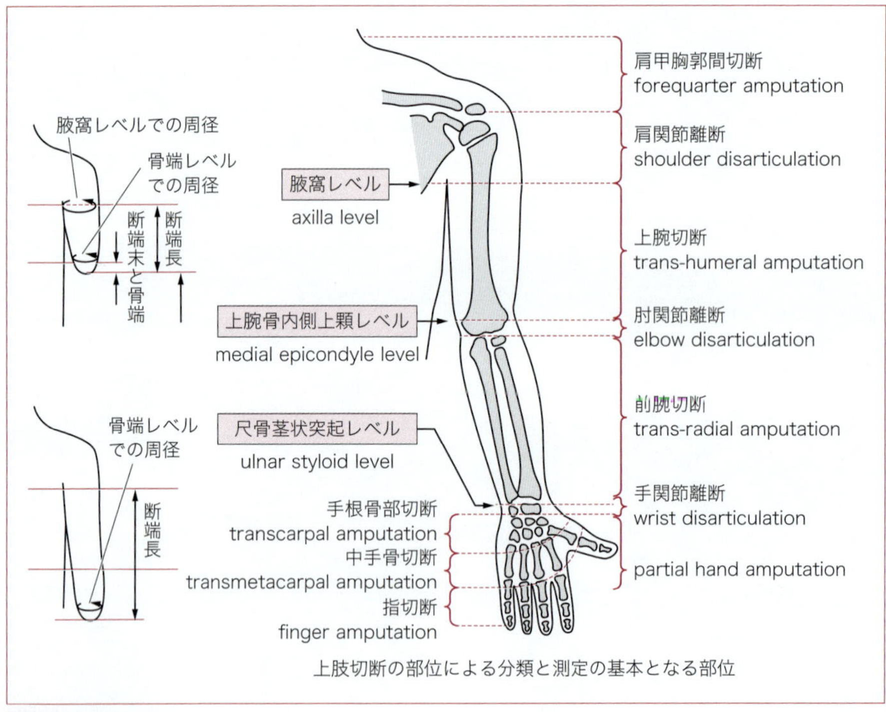

図1　切断部位

（文献1より）

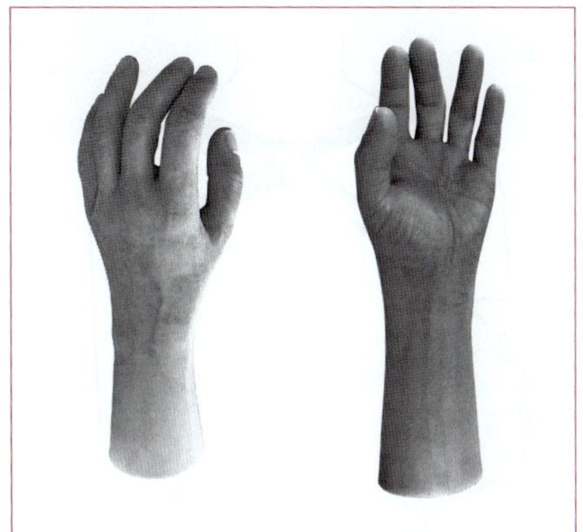

図2 装飾義手用手先具

（橋本　寛氏（川村義肢株式会社）よりご提供）

ものが多く，若干価格が高くなることが挙げられる．

(2) 作業用義手（work arm）

目的の作業に合わせた手先具を取り付け，農業や山林木工作業用に利用されている（図3）．

職業によって異なる機能を提供するため個人に合わせたカスタマイズが可能だが，一部の職業にしか適用されない場合があるため，多くの種類の手先具が必要となる．

(3) 能動義手

主として肩甲帯や体幹の運動を義手の制御のために用いるもので，ケーブルを介して手先具の開閉を行う構造で，コントロールケーブルシステムと呼ばれている（図4）．前腕義手（図5）[2,3] に加え，上腕義手ではもう一つのケーブルを介して肘継手のロックとアンロックを行い（図6）[2]，手先具には能動フックや能動ハンドを用いる（図9d，e参照）[4]．リテーナーやリフトレバーの位置の調整によってケーブルハウジングを介したケーブル操作が効果的な動作を可能とする．高度な機能性が要求される場合や精密な動作が必要な場合に有効だが，有効性を高めるためには十分なトレーニングが不可欠である．

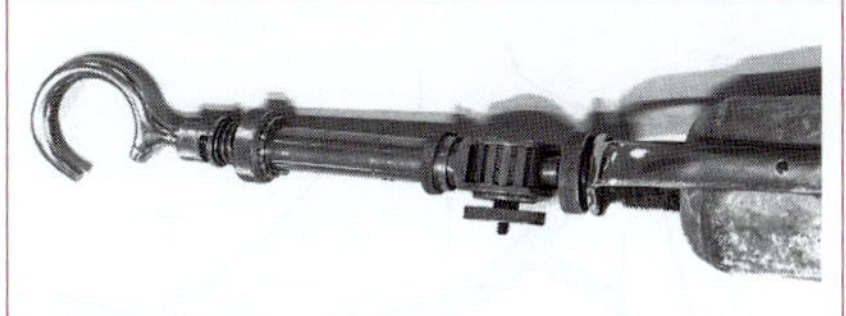

図3 作業用義手

（橋本　寛氏（川村義肢株式会社）よりご提供）

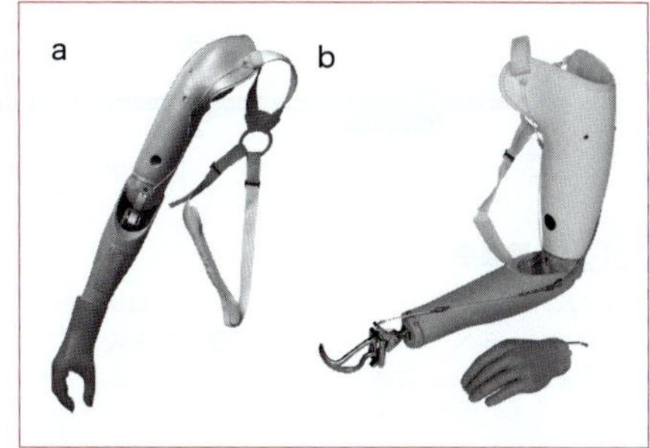

図4 能動義手

a：上腕義手（グローブ），b：上腕義手（フック）．
（オットーボック・ジャパン株式会社よりご提供）

(4) 筋電義手

手継手や手先具の動きを電動で行うもので，残存肢の筋収縮信号をソケット内に埋め込まれているセンサーで感知して，アクチュエータのオンオフと増減をコントロールするものである（図7）．より自然な動きを実現することができ，個人の生活水準を向上させることが可能だが，そのためには適切なトレーニングや繊細な調整をメーカーや義肢装具士とともに行う必要がある．

3 義手部品

義手の主な構造について記す．

(1) ソケット

一般的には上腕ソケット，前腕ソケットともにハーネスで固定する．その他には吸着式ソケットなどがある．

1) 上腕ソケット

ハーネスで懸垂する差し込み式（図4a）や全面接触吸着式などがある．

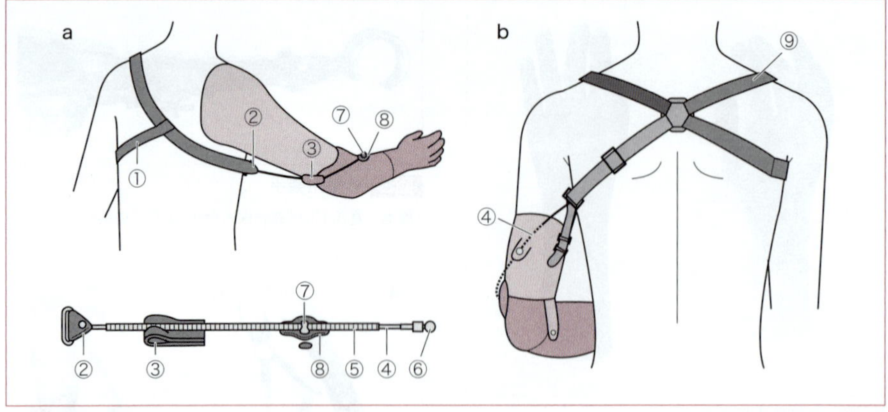

図5　前腕義手

①9字ハーネス，②ケーブルハンガー，③クロスバー，④ケーブル，⑤ケーブルハウジング，⑥ボールターミナル，⑦リテーナー，⑧ベースプレート，⑨8字ハーネス．
（a：文献2より，b：文献3より）

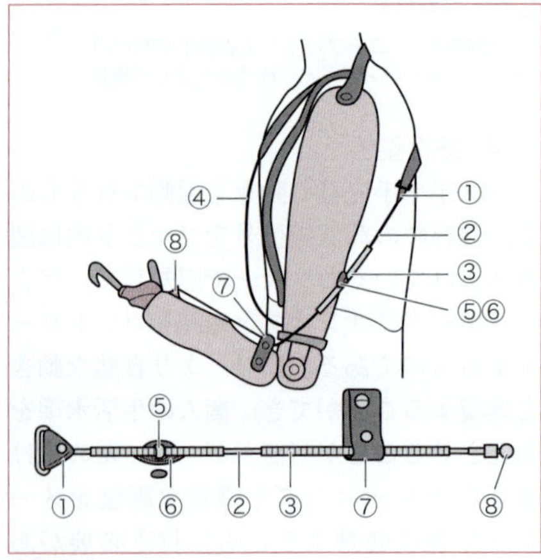

図6　上腕義手

①ケーブルハンガー，②ケーブル，③ケーブルハウジング，④肘コントロールケーブル，⑤リテーナー，⑥ベースプレート，⑦リフトレバー，⑧ボールターミナル．
（文献2より）

2) 前腕ソケット

カフやハーネスで懸垂するミュンスター式（図8a），自己懸垂が可能なノースウェスタン式（図8b）などがあり，ライナーを利用した吸着式などがある．

(2) 手継手

手先具（terminal device：ターミナルデバイス）を取り付ける構造で手先具を固定し交換できるようになっており，回旋や角度調整も可能となっている（図8c）．

(3) 肘継手

ロックとアンロック（フリー）を切り替える．コントロールケーブルをケーブルハウジングで固定する方法やプーリー型でケーブルでの操作を向上させるものなどがある（図8c）．

(4) 手先具

用途に合わせて取り換えられるようになっている．

1) 装飾用手袋

シリコーン樹脂や塩化ビニール製のものが主流で，特に健側の手の形，色などに近似するように作製され，アクリル爪付きでマニキュアなどを塗れるものも出てきている（図2）．

2) 作業用手先具

曲鉤（C-hook），双嘴鉤（mechanical claw）などがあり，作業に合わせて様々な種類がある（図9a，b）[4]．

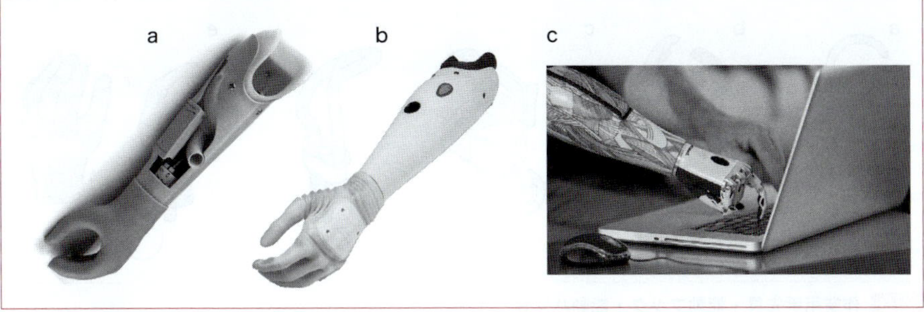

図7 筋電義手

a：成人用筋電義手．b：ミケランジェロ前腕義手．c：bebionic示指でのキー操作．
（オットーボック・ジャパン株式会社よりご提供）

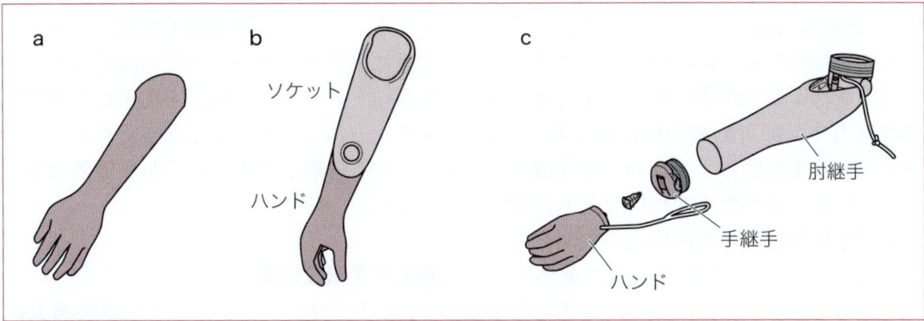

図8 義手部品

a：ミュンスター式．b：ノースウェスタン式．c：手継手と肘継手．

3) 能動フック（utility hook）

手鉤型に弯曲したフックで手指の挟む機能を代償する手先具でアルミ合金やステンレス製がある（図9d）[4]．

4) 能動ハンド

5本の指のうち親指と人差し指，中指で把持するものや，5本の指すべてで把持するものがある（図9e）[4]．代表的なものにAPRLハンドやDorranceハンドがある．

(5) コントロールケーブル

手先具，肘継手とハーネスを連絡するコントロールケーブルは単式と複式があり，単式は前腕義手での手先具の開閉を行い（図5a）[2]，これに加え複式は上腕義手（図6）[2]での肘関節の屈曲伸展を行う（図5a）[2]．

(6) ハーネス

役割は義手の懸垂，義手を操作する効率の良い力の伝達，義手の着脱がある．

1) 8字ハーネス

上腕義手で利用され，背部で交差し8の字で構成する（図5b）[3]．両側肩甲骨外転によりコントロールケーブルを牽引する．

2) 9字ハーネス

前腕義手の腋窩ループからコントロールケーブルを介し，手先具の開閉を行う（図5a）[2]．

クリニカルヒント

1 切断から装着練習に至るまで

切断レベルが決定され切断術の方法が決

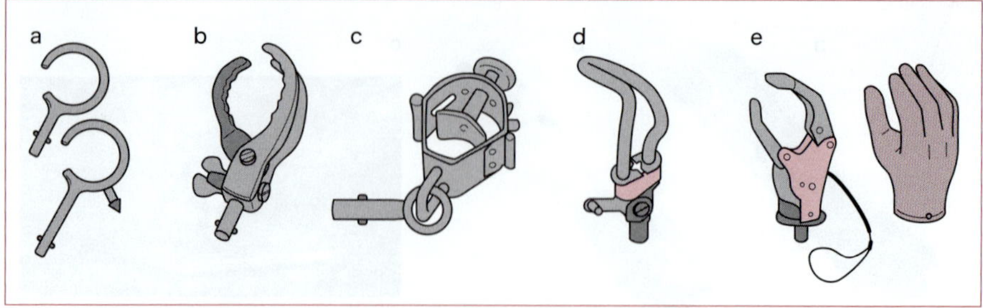

図9 作業用手先具・能動フック・能動ハンド

a：曲鉤，b：双嘴鉤，c：鍬持ち金具，d：能動フック，e：能動ハンド．
（文献4を基に作図）

まり，切断後のsoft dressingやrigid dressingなどの義肢装着方法などを施行するとともに義肢の決定が行われる．仮義手として利用されることが多い能動義手では切断側の筋力や関節可動域の確保はもちろん，健側にも義手を操作するための身体機能が要求される．そのため切断側とともに健側における肩甲帯や肩関節周辺の機能を十分に発揮させるための装着練習が重要となる．ターミナルデバイスとしての手先具の選択と操作は実際の作業に合わせたものが必要となるため，日常生活と職場復帰につながる部品の選択と装着練習が重要となる．特に装飾用手袋に関しては健側の手に近似した色や大きさが重視され，耐久性も大きく異なるため目的に合わせたものを選択することが重要である．

2 筋電義手

能動義手と筋電義手の装着練習を併用する場合，先に能動義手の操作スキルを習得したのちに筋電義手の装着練習を行う場合があるが，両者の義手の操作は全く異なるため，それぞれのメリットとデメリットを理解したうえで装着練習を行うことが望ましい．能動義手では肩，肘関節の角度によって把持能力が変化し，一定の角度での操作を推奨されることが多いが，筋電義手ではそれらの角度とは関係なく操作が可能となる．しかし，筋電義手ではソケット内電極によるオンオフや速度の操作に対して専用のトレーニング機器を利用した専門的なトレーニングが必要となるため，これらに対する理解ができているかが重要なカギとなる．

3 小児四肢切断

1960年前後に妊婦における睡眠導入剤として使用されていたサリドマイド薬剤は生まれた胎児の四肢に重篤な催奇性を示したことから，薬害として世界的な問題となった．特に薬害被害者が多かったドイツではこの上肢の奇形に対して乳幼児期から義手を適応してきたので，小児用筋電義手の開発と適応が進められてきた歴史がある．

文献

1）澤村誠志：上肢切断の部位・測定の方法と義手の名称．切断と義肢，第2版，医歯薬出版，東京，103，2016
2）高田治実ほか：コントロールケーブルシステム．義肢装具学テキスト，改訂第3版，細田多穂監，磯崎弘司ほか編，南江堂，東京，371，2017
3）澤村誠志：ハーネスとコントロールケーブルシステム．切断と義肢，第2版，医歯薬出版，東京，148，2016
4）国立障害者リハビリテーションセンター：義手．http://www.rehab.go.jp/innovation/dictionary/gishu/（2024年5月31日閲覧）

第4章　義肢装具・補助具

2 義足

西山　徹

1 種類

1 義足の構造

義肢には骨格構造と殻構造の2種類があるが，下肢切断者に用いる義足では骨格構造のものが多い．骨格構造はモジュラータイプとも呼ばれ，ソケット，支持部，継手，足部の各部品によって構成されている．

2 ソケット

(1) 大腿義足ソケット

大腿義足のソケットでは，機能分類上，吸着式，ライナー式，差込み式に分類できる．

1) 吸着式ソケット

断端周径よりもソケット内径を小さくし，断端とソケットが密着することで吸着作用を生じさせて自己懸垂作用を持たせている（図1a）．利点としては，断端の力の伝達効率が良く，義足を制御しやすいことが挙げられるが，ソケット装着時の動作難易度が高く，非切断側下肢や上肢の機能が低下している切断者では装着が困難となる．吸着式ソケットでは，ソケットの形状によって四辺形ソケットと坐骨収納型ソケット（ischial-ramal containment socket：IRC），MAS®（Marlo Anatomical Socket）に分類できる．

2) ライナー式ソケット

シリコーンライナーを用いて断端に密着させ，ソケットを装着するものである（図1b）．懸垂は，ライナーの先端にピンアタッチメントを付け，義足本体のアタッチメント機構で結合する方法や，ライナーの外周にゴムを巻くことでライナーとソケットの間を密閉し，懸垂機能を持たせる方法がある．

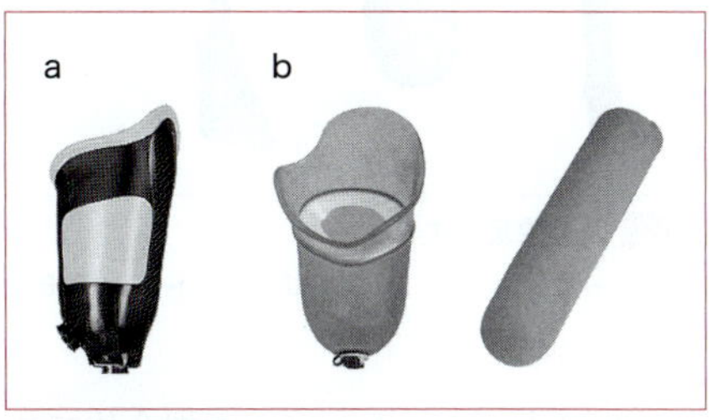

図1　大腿義足ソケット

a：吸着式ソケット，b：ライナー式ソケット．
（オットーボック・ジャパン株式会社よりご提供）

3) 差込み式ソケット

断端とソケットの間に余裕があり，断端に適当な厚さの断端袋を用いることでソケットの締め付けを調整し装着するものである．ソケット自体に自己懸垂機能がないため，肩吊り帯などで懸垂する必要がある．現在は，切断者自身が差込み式ソケット以外を希望しない等の特別な理由がない限り，新規で処方されることは少なくなってきている．

(2) 下腿義足ソケット

下腿義足のソケットは，差込み式，PTB（patellar tendon bearing）式，TSB（total surface bearing）式に分類でき，これらは体重支持の方法が異なっている．差込み式ソケット（図2a）は大腿コルセットと脛骨粗面で体重を支持するのに対し，PTB式ソケット（図2b）は，選択的に断端の軟部組織で体重が支持できるようにしたものである．この2つは，ソケット自体に懸垂機能はなく，大腿コルセットやカフベルトによって懸垂を行っている．近年では多くの下腿義足でTSB式（図2c）が使用されてい

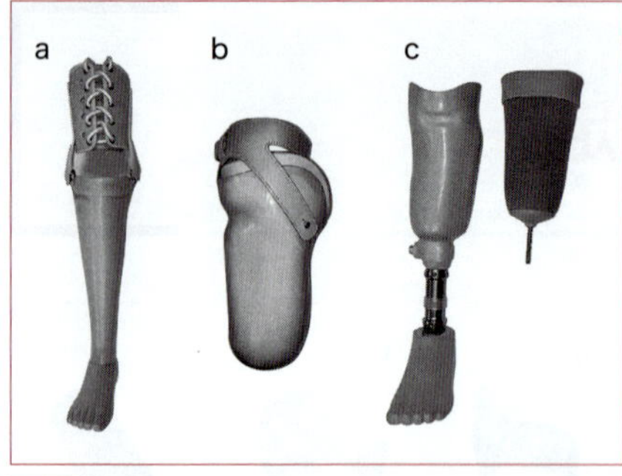

図2 下腿義足ソケット

a：差込み式ソケット，b：PTB式ソケット，c：TSB式ソケット.

る．TSB式ソケットとは，断端全体で体重を支持する形状をしており，インナーソケットにシリコーンライナーを用いることで自己懸垂機能を持たせている．

3 足部

足部は，無軸足部（図3a），単軸足部（図3b），多軸足部（図3c），エネルギー蓄積型足部（図3d）に分類できる．

無軸足部とは足継手軸がないものであり，代表的なものにSACH足（solid ankle cushion heel foot）がある．単軸足部では，距腿関節にあたる継手により，底背屈の運動が可能である．前方/後方バンパーによって背屈/底屈を調整する．多軸足部では，底背屈の動きに内外反や回旋の動きが可能であり，不整地での歩行に適応できる利点がある．

エネルギー蓄積型足部とは，カーボンなどの高弾性素材を用いることでエネルギーの蓄積，放出を行う足部の総称である．もともとはスポーツ用義足（図4）として開発された足部ではある[1,2]が，最近はスポーツ時に限らず様々な場面で使用されている．

4 膝継手

(1) 単軸膝継手と多軸膝継手

膝継手には回転軸が1つで構成されている単軸膝継手と，複数で構成されている多軸膝継手がある．単軸膝継手は，その回転軸を中心に屈伸方向に回転するのに対し，多軸膝継手は，個々の軸を合成したものが仮想の回転中心（瞬間回転中心）となる．多軸膝継手の瞬間回転中心は，膝継手の完全伸展位では上後方に位置している．そのため荷重線よりも回転軸を後方に位置することが容易であり，立位時の安定性が得られる特徴がある（図5）．

(2) 立脚相制御

大腿義足使用時の立脚相を制御する方法は，随意制御と不随意制御に分けて考える必要がある（図6）．随意制御とは，股関節伸展筋を活動させることで膝継手に伸展モーメントを発生させるものである．不随意制御とは，切断者の身体運動による制御ではなく，義足によって立脚相を制御するものであり，膝継手の回転軸を荷重線の後方に位置させることなどの調整によって安定性を得るアライメント制御（アライメントスタビリティ）と膝継手の立脚制御装置によるものに分類される．立脚制御装置には，動的安定性と静的安定性の2種類があり，動的安定性はさらにバウンシング（bouncing）とイールディング（yielding）に分けられ，静的安定性はpositive lockingとnon-positive lockingに分類できる．

positive lockingとは膝継手伸展位で膝継手をロックすることが可能な構造となっている固定膝が該当し，切断者で随意制御が不十分な場合など，立位の安定性に問題が生じる場合に用いられる．non-positive lockingとは荷重ブレーキ膝（安全膝）が該当し，膝継手に荷重がかかると膝軸が上下の部品に挟まれ，摩擦が生じブレーキがかかる構造である．

バウンシング（図7a）は，立脚相に軽度

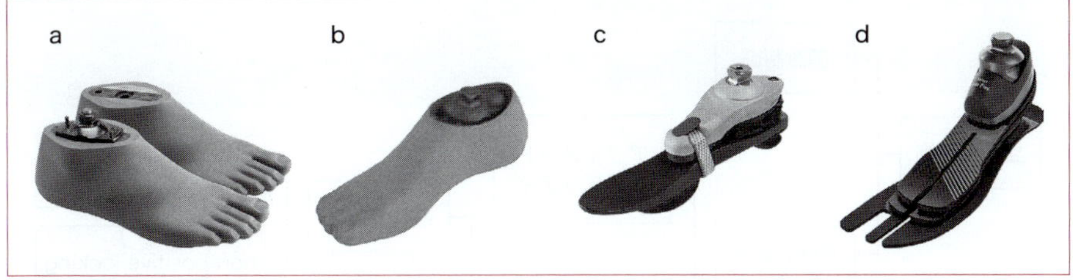

図3　義足足部

a：無軸足部，b：単軸足部，c：多軸足部，d：エネルギー蓄積型足部．
（オットーボック・ジャパン株式会社よりご提供）

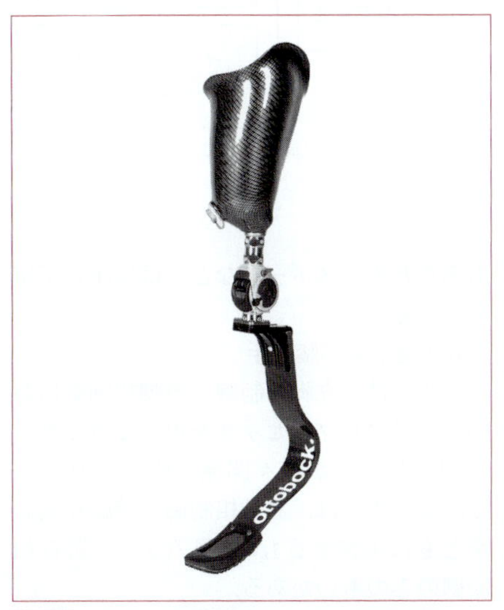

図4　スポーツ用義足（エネルギー蓄積型足部）

（オットーボック・ジャパン株式会社よりご提供）

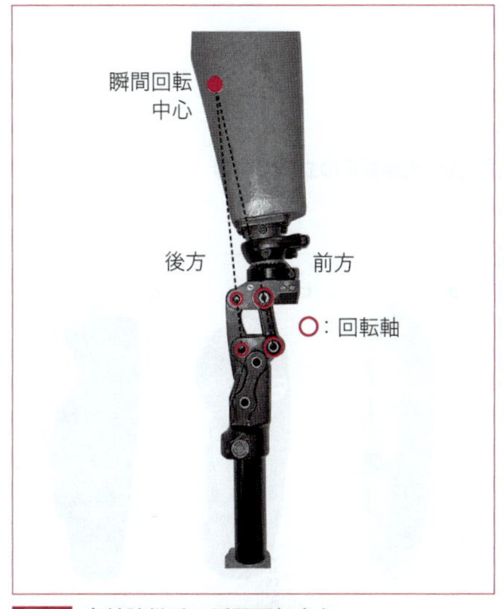

図5　多軸膝継手の瞬間回転中心

膝継手が屈曲する軸と，遊脚相に大きく屈曲する軸の2つの運動軸が特徴であり，初期接地時に床からの衝撃を吸収しながら膝折れを防止することが可能である．また，この軽度屈曲をしている際は，膝がロックしているため，立位時の安定性が良好で，低活動者にも適応できる．

イールディング（図7b）は，膝継手に荷重をしている際に，油圧抵抗などで緩徐に膝が屈曲する特徴がある．この機構により，坂道や階段降段時に交互に歩行することが可能となる．しかしながら，この機構を使いこなすためには練習が必要になり，身体機能の高い切断者に用いることが多い．

(3) 遊脚相制御

大腿義足では膝関節の屈伸運動ができないため，遊脚相の随意的な制御は困難である．遊脚相の制御がない場合には，足部の跳ね上がりや，ターミナルインパクトなどの異常歩行が出現しやすくなる．この異常歩行を改善させるためには，遊脚相制御装置が必要となる．遊脚相制御は，伸展補助装置と機械的摩擦装置，流体制御装置に分類できる．伸展補助装置とは，バネやゴム

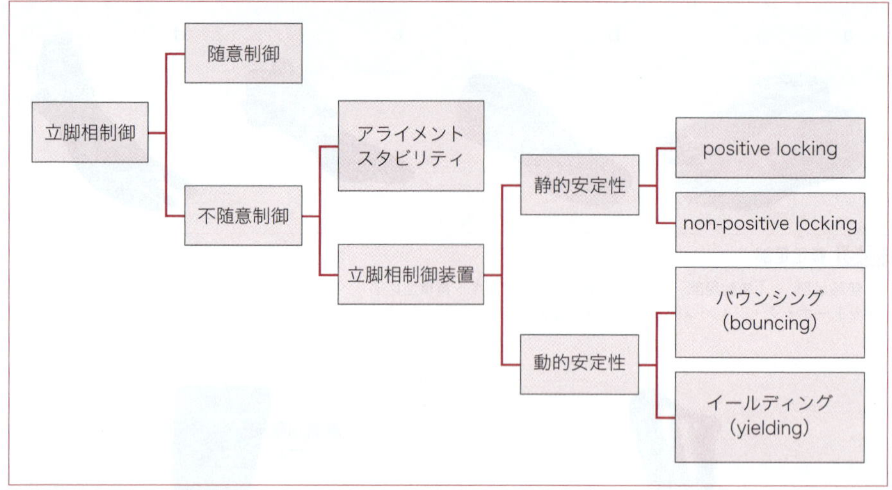

図6 大腿義足の立脚相制御

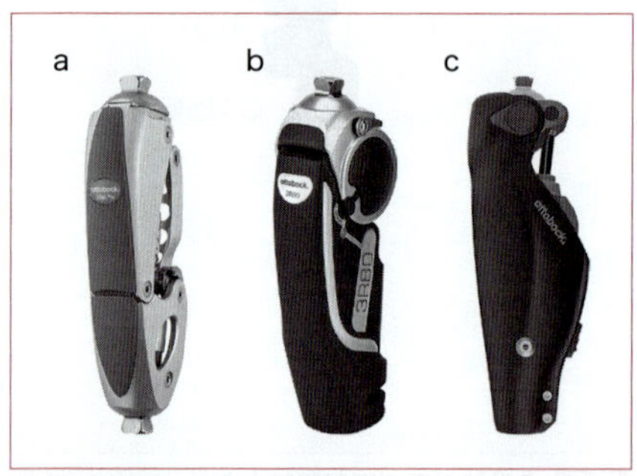

図7 膝継手

a：バウンシング機構，b：イールディング機構，c：電子制御膝継手．
（オットーボック・ジャパン株式会社よりご提供）

などにより膝継手の伸展を補助し，屈曲時は抵抗する構造となっている．機械的摩擦装置とは，膝軸周囲に摩擦を生じさせ，膝継手の屈曲・伸展を制御する．この摩擦量が一定のものを定摩擦膝と呼び，角度に応じて変化するものを可変摩擦膝と呼ぶ．流体制御装置とは，空圧や油圧によって膝継手の屈曲・伸展を制御するもので，空圧の制御の方が運動は滑らかであるが，大きな抵抗力に対して瞬間的に制御できない場合もあるため，スポーツなどでは油圧式が適している[3]．

(4) 電子制御膝継手

近年では，立脚相制御と遊脚相制御においてマイクロプロセッサを用いて行う電子制御の膝継手が様々開発・販売されている．その中には，立脚相制御と遊脚相制御をともに実施するもの（図7c）と，遊脚相制御のみのものがある．

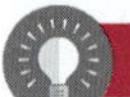

クリニカルヒント

1 パーツの選択

義足には多種のパーツが存在するため，対象の切断者に適切なパーツを選択することが重要である．義足装着の簡便性を考慮する場合は，ソケットはライナー式が望ましく，両側切断者や身体的機能が落ちている高齢者でも体力を温存して装着が可能である．しかしながらライナーの装着は，手指の巧緻性が低下している場合は困難になることもあるので注意が必要である[1]．

膝継手を選択する際には，対象者の活動レベルを考慮する必要がある．立位の安定性を最優先する場合は，固定膝が適応となるが，膝継手に可動性がないため歩行時にはぶん回し歩行などの異常歩行が出現しやすくなる．そのため，安定性と義足による歩行を考慮する場合は，アライメント制御が容易な多軸膝継手や，動的安定性のバウンシングを選択することが望まれる．また，より難易度が高い動作（坂道歩行や階段降段など）を考慮する場合は，動的安定性のイールディングが適応となる．

足部を選択する際には，安定性の他に歩行路を考慮する必要がある．安定性を優先する場合は，無軸足部や単軸足部を選択し，足部の運動範囲を制限することが有効である．しかしながら，屋外での歩行も想定している場合は，横断勾配がついた歩道や不整地での歩行が求められるため，足部の底背屈のみならず内外反の運動が可能な多軸足部が望まれる．エネルギー蓄積型足部の一部もこの内外反に相当する運動が可能なものが存在する．

2 イールディング機構に対する練習方法

膝継手に荷重をしている際に，緩徐に膝が屈曲する特徴があるイールディングでは，その機構を使いこなすために練習が必要になる．大腿義足使用者が随意的に膝折れを防止するためには，義足に荷重している際に股関節伸展筋を活動させ，膝継手に伸展モーメントを発生させる必要がある．しかしながらこのイールディング機構では，荷重時に膝継手が屈曲すると同時に股関節も屈曲する動作（他の膝継手であれば膝折れを生じてしまう動作）が必要である．そのため，立位時に義足を前に出し，荷重した状態で膝継手が屈曲する運動を反復し，イールディング機構が働いている際は膝折れが生じないことを理解する必要がある（図8）．

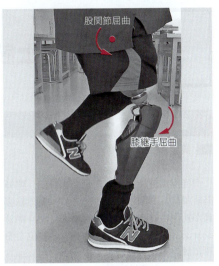

図8 イールディング機構の練習方法（荷重時）

3 義足がQOLに及ぼす影響

下肢切断者のQOL評価では，義足を普段から使用している者の方が良好な結果であることが示唆されている．そのため，日常生活の移動を義足歩行で実施することが重要であり，安全な歩行を獲得するための理学療法が求められている．また，QOLに影響を及ぼす要因としては，機能面以外にも「義足による服装の制限」が重要になっている[4)]．よって，義足の選択の際には機能面のみならず多角的な視点で捉える必要がある．

文　献

1) 山崎伸也ほか：義足．義肢装具のチェックポイント，第9版，日本整形外科学会・日本リハビリテーション医学会監，赤居正美ほか編，医学書院，東京，110-171，2021
2) 内山孝夫：足継手．義肢装具学テキスト，細田多穂監，磯崎弘司ほか編，南江堂，東京，277-283，2009
3) 野坂利也：義足 総論：構造と部品．リハビリテーション義肢装具学，清水順市ほか編，メジカルビュー社，東京，88-101，2017
4) 西山　徹：大腿切断者のQOL評価．日義肢装具会誌 35：255-258，2019

3 上肢装具

森　健次郎・中野治郎

1 種類

1 肩装具

(1) 肩外転装具 (図1a)

肩回旋筋腱板損傷，肩鎖関節脱臼，腕神経叢損傷，肩関節術後の患者には肩外転装具が使用される．目的に合わせてゼロポジション，屈曲・外転位，内旋・外旋位を簡単に調整することが可能である．

(2) アームスリング

脳血管障害患者において弛緩性麻痺に伴う肩関節亜脱臼がある場合は，肩関節疼痛と肩手症候群の予防目的でアームスリングが使用される．種類として，肘屈曲タイプと肘伸展タイプの2種類がある．

1) 肘屈曲タイプ (図1b)

三角巾がよく用いられるが，アームスリングなどのループ式でも三角巾と同等の効果が期待できる．アームスリングは肩関節内転・内旋位で上肢を体幹に密着させることで支持性を得ている．

2) 肘伸展タイプ (図1c)

肩カフと前腕カフから構成されており，肩カフが前腕カフを持ち上げることで，肩関節にかかる荷重を軽減させる．また，肘関節軽度屈曲位・肩関節外旋位となるため，上肢は自然な肢位を保持することができる．

2 肘装具

(1) 肘固定装具

関節リウマチ，動揺性関節，肘関節拘縮に対しては，関節の保持や変形防止を目的に肘固定装具が使用される．側方向の不安定性がある場合は両側支柱付き肘関節装具を用いる．また，肘関節部に継手を取り付け，屈曲・伸展拘縮の矯正や制限をすることができる．継手の種類はダイヤルロック式継手 (図2a)，ターンバックル式継手 (図2b)，タウメル式継手 (図2c)，ウルトラフレックス式継手 (図2d) などがある．

3 手関節装具

(1) 手関節固定装具

手関節の炎症や疼痛，痙縮を呈した脳血管障害，脊髄損傷の患者には手関節固定装具が使用される．代表的なのは手指を含めて固定するパンケーキ型 (図3a) であり，他に手関節のみを固定するタイプもある．

(2) 手関節背屈装具

1) 静的装具

上腕骨骨幹部骨折や上腕部の持続的圧迫による高位橈骨神経損傷によって下垂手 (drop hand) が生じる場合は，手関節を機能的肢位 (約30°背屈位) に固定するカックアップ装具 (図3b) が使用される．カックアップ装具の代わりに軟性装具を用いる場合もある．

2) 動的装具 (ダイナミックスプリント)

Monteggia骨折や橈骨頭の骨折・脱臼による低位橈骨神経 (後骨間神経) 損傷によって下垂指 (drop finger) が生じる場合は，カックアップ装具にアウトリガーを外付けしたオッペンハイマー型 (図3c)，トーマス型 (図3d) が使用される．手関節背屈に伴う中手指節関節 (metacarpophalangeal joint：MP関節) や近位指節間関節 (proximal interphalangeal joint：PIP関節) の屈曲を防ぐことができる．

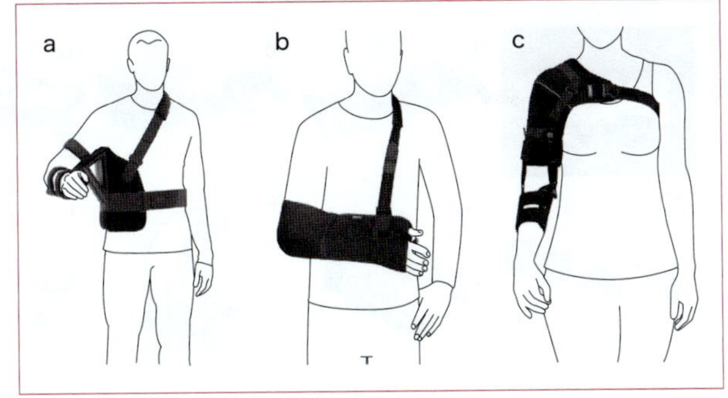

図1 肩装具

a：肩外転装具.
b：アームスリング（肘屈曲タイプ）.
c：アームスリング（肘伸展タイプ）.
（オットーボック・ジャパン株式会社よりご提供）

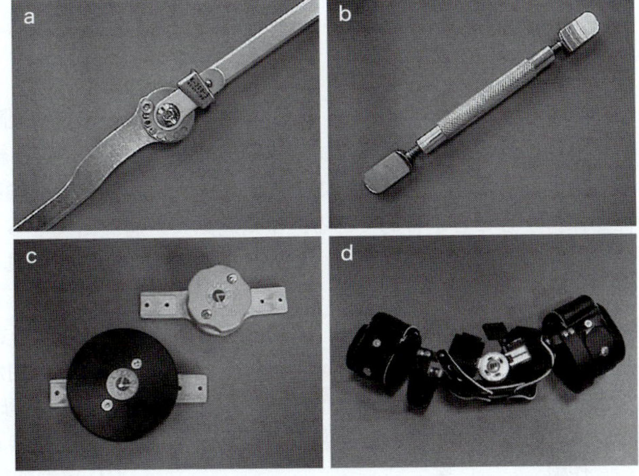

図2 肘装具

a：ダイヤルロック式継手.
b：ターンバックル式継手.
c：タウメル式継手.
d：ウルトラフレックス式継手.
（株式会社田村義肢製作所よりご提供）

(3) 対立装具

高位正中神経を損傷した円回内筋症候群において手関節のコントロールと母指対立機能が障害される場合は長対立装具が使用される（図3e）．手関節を軽度背屈位で固定し，母指対立位に保持し，つまみ動作や握り動作の補助を目的とする．また，手指の伸展が困難となる手指伸筋腱断裂に対しては，ゴムひもでPIP関節，遠位指節間関節（distal interphalangeal joint：DIP関節）を伸展させるダイナミックスプリント（図3f）が使用される．

手根管症候群やde Quervain病などにより低位正中神経損傷することで母指対立機能が障害される場合は，短対立装具（図3g）が使用される．手関節は固定せず，母指のみを対立位に保持し，つまみ動作や握り動作の補助をする．また，ワイヤー式指伸展装具のスパイダースプリント（図3h）も使用することがある．

(4) 把持装具

高位・低位正中神経麻痺，第6頸髄損傷によって母指・示指・中指の屈曲が困難となる場合は，把持装具が使用される．装着した状態で手関節を背屈させると，示指と中指のMP関節が他動的に屈曲するよう設計されており，手の把持機能を代償することができる（図3i）．

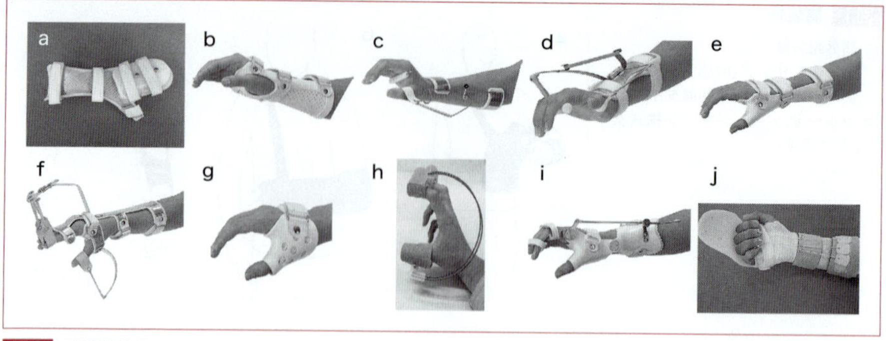

図3　手関節装具

a：固定装具，b：カックアップ装具，c：オッペンハイマー型，d：トーマス型，e：長対立装具，f：ダイナミックスプリント，g：短対立装具，h：スパイダースプリント，i：把持装具，j：クライナート変法．
（a：株式会社田村義肢製作所よりご提供，b〜i：株式会社長崎かなえよりご提供，j：長崎労災病院よりご提供）

(5) 背側装具

手指屈筋腱損傷術後に爪にフックを接着しゴムバンドで張力を加えることで，屈曲位を保持することが目的である．早期運動療法を実施する場合は，クライナート（Kleinert）変法（図3j）を用いる．

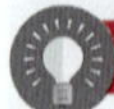

クリニカルヒント

1 個人のニーズに合わせた装具の選定・作製

上肢装具を考える際に，患者のニーズを把握する必要がある．例えば，橈骨神経麻痺にはカックアップ装具が使用されるが，同じカックアップ装具でも固定ベルトが掌側にあるものと，背側にあるものがあり，それぞれ目的が異なってくる．掌側型は固定強度が高まる反面，手掌が覆われるためパソコンやペンなど机上操作などのパフォーマンスが背側型と比べて劣る．一方，背側型は，固定力は劣るものの，掌側が覆われていないため日常生活場面で手指の使用が可能な利点がある．このように病態のみに目を向けるだけではなく，個人のニーズや生活背景に合わせてカックアップ装具を作製することが重要になる．

2 末梢神経障害に対する上肢装具の使い方

(1) 正中神経麻痺

手根管症候群の初期では，しびれや夜間痛が出現することがある．その場合は，手関節固定装具（図3a）を用いて手関節を中間位に保つとよい．手関節内圧は中間位で最も低くなり，神経への圧迫が軽減する．

そして病期が進行すると，母指球筋の萎縮が生じて母指対立機能障害を呈するため，短対立装具に変更する．

(2) 橈骨神経麻痺

上腕骨骨幹部骨折による橈骨神経麻痺は一過性神経伝導障害であるケースがほとんどであり，自然回復が期待できる．また睡眠時の上腕部の圧迫による橈骨神経麻痺も，個人差はあるもののおおよそ数ヵ月で回復する．したがって，上肢装具は拘縮予防が主な目的となる．

低位橈骨神経麻痺の場合は，橈側手根伸筋が残存するため，手関節背屈は可能である．しかし，母指〜小指のMP関節伸展と母指橈側外転が困難となる．母指〜小指のMP関節伸展と母指橈側外転を補助するために，臨床場面では，ワイヤー式指伸展装具のスパイダースプリント（図3h）を使用する機会が多い．場合によっては，カックアップ装具や短対立装具を併用する場合もある．

3 脳血管障害患者に対するアームスリングの使い方

(1) 構造の観点から

肘屈曲タイプ (図1b) のアームスリングは作製が容易でかつ安価であり，自己装着も行いやすいため，急性期の早期離床で使用しやすい．しかし，肘を常時屈曲位にするため，屈筋群の筋緊張亢進，長期間の利用は肩関節内転・内旋，肘屈曲拘縮が生じることがある．一方，肘伸展タイプ (図1c) は肘関節軽度屈曲位・肩関節外旋位に保持するため，肩関節内転・内旋，肘屈曲拘縮は生じにくい．ただ，肘伸展タイプは上腕と前腕のストラップによって牽引するため，締め付けによる末梢部の血流障害に注意が必要である．また，装着は煩雑なため自己装着を目標とする場合は，ストラップを別に追加するなどの工夫が必要である．これらのことを考慮して患者の能力とニーズに合ったタイプを選択する．

(2) 亜脱臼に対する効果の観点から

脳血管障害患者の肩関節の亜脱臼は複合性局所疼痛症候群 (complex regional pain syndrome：CRPS) となるリスクがあるため[1]，悪化させないことが重要である．肘伸展タイプは亜脱臼を悪化させず関節可動域 (ROM) を維持できるが，肘屈曲タイプは逆に亜脱臼，肩関節疼痛が悪化することがあり，ROM制限の発生にもつながる[2]．肘屈曲タイプは安価で使いやすいという理由からよく用いられるが，CRPSを予防する観点からは肘伸展タイプが勧められる．

なお，いずれのタイプのアームスリングでも亜脱臼を改善することは困難とされている．理学療法としては亜脱臼に対して肯定的なエビデンスが示されている機能的電気刺激 (functional electrical stimulation：FES) 療法などの併用を発症早期から実施していく必要がある．FESの推奨パラメータを表1[3]に示す．

表1 脳卒中後の亜脱臼に対する機能的電気刺激の推奨パラメータ

電極貼付部位	棘上筋＋三角筋後部線維
強度	筋収縮が確認できる程度
周波数	10～36 Hz
パルス幅	200～250 μs
時間	30～60分
オン：オフ時間	1：5～1：1
頻度	3～7回/週
期間	4～8週
時期	特に急性期

（文献3を基に作表，筆者訳）

(3) 歩行に対する効果の観点から

肘屈曲タイプを装着した場合は，歩行練習や生活場面で不自然な肢位となるため，ボディイメージの低下，姿勢アライメントの悪化が生じる．一方，肘伸展タイプは，姿勢アライメントを矯正し，歩行パフォーマンスを改善する効果が期待できる．実際，肘伸展タイプのアームスリング装着下での歩行介助において，麻痺側遊脚期の歩行介助量の軽減を自覚できる．また，麻痺側立脚期の延長も期待できる．

4 手の機能を代償する装具

脳血管障害による上肢の筋緊張亢進は手および手指の屈曲拘縮を発生させ，麻痺の改善にも悪影響を及ぼす．そのため，発症初期から特に手関節・手指屈筋群，前腕回内筋群の筋の伸張性を維持することが重要であり，それらの筋群の持続伸張が可能な装具を使用することが効果的である．装具は手の機能に合わせて選定することが重要となる (図4)[4]．

なお，筋の伸張性を維持するためには理学療法のみならず，ボツリヌス療法の併用も効果的である．

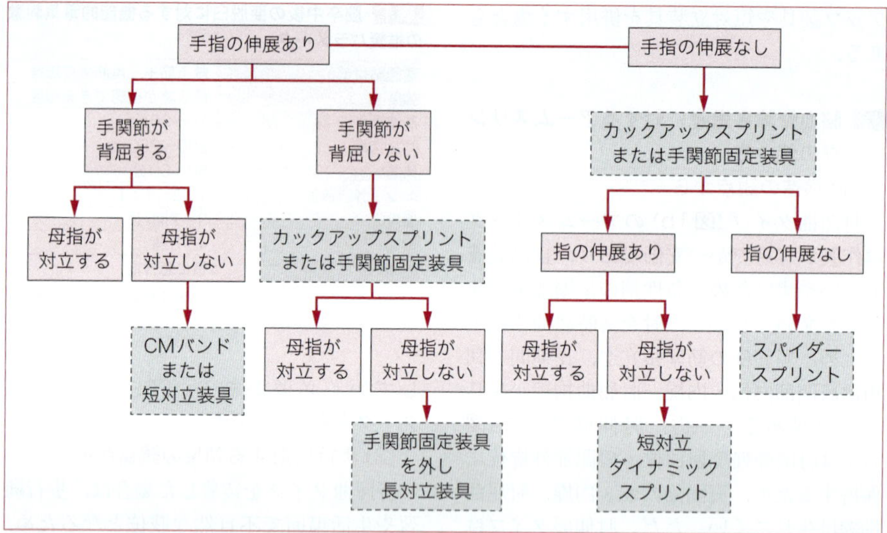

図4 手の機能を代償する装具の適応

CM：carpometacarpal（手根中手）
（文献4より）

文 献

1) Yu-Chi Su, et al：A meta-analysis and meta-regression of frequency and risk factors for poststroke complex regional pain syndrome. Medicina 57：1232, 2021
2) Bladel A, et al：A randomized controlled trial on the immediate and long-term effects of arm slings on shoulder subluxation in stroke patients. Eur J Phys Rehabil Med 53：400-409, 2017
3) Lee J, et al：Effectiveness of neuromuscular electrical stimulation for management of shoulder subluxation post-stroke：a systematic review with meta-analysis. Clin Rehabil 31：1431-1444, 2017
4) 猪狩もとみ：痙縮に対する装具療法の最近の知見〜上肢装具を中心に〜．バイオメカニズム会誌 42：231-236，2018

第4章　義肢装具・補助具

4 下肢装具

春名弘一

1 種類

1 下肢装具の分類

給付制度による分類では，治療を目的として医師の指示のもと一時的に使われる治療用装具と，障害者の日常生活及び社会生活を総合的に支援するための法律（障害者総合支援法）に位置付けられた自立支援給付の一つである更生用装具がある．他にも装具の材料による分類や機能的な分類，目的別分類に分けられる．下肢装具の名については，American Academy of Orthopedic Surgeons（AAOS）が提唱した装具の制御する関節に基づく分類（表1）が一般化してきている．

表1 AAOSによる分類

下肢装具の名称	AAOSによる分類	装具の解説
骨盤帯付き長下肢装具	HKAFO：hip knee ankle foot orthosis	骨盤から足底に及ぶ構造を持ち，股，膝，足関節の動きを制御する
股装具	HO：hip orthosis	骨盤から大腿部に及ぶ構造を持ち，股関節の動きを制御する
長下肢装具	KAFO：knee ankle foot orthosis	大腿部から足底部に及ぶ構造を持ち，膝関節と足関節の動きを制御する
膝装具	KO：knee orthosis	大腿部から下腿部に及ぶ構造を持ち，膝関節の動きを制御する
短下肢装具	AFO：ankle foot orthosis	下腿部から足底部に及ぶ構造を持ち，足関節および足部の動きを制御する
足底装具	FO：foot orthosis	足底部と履物の間に挿入して歩行を円滑に行わせる目的を持つ

2 下肢装具の部品と機能

下肢装具は，主に治療用装具として理学療法士が使用する頻度の高い装具である．下肢装具は金属，プラスチック，革などの材料を使用して，制御する必要のある関節に基づいて部品を組み合わせて製作される（図1）．医師が装具を処方する際に装具の機能や部品について助言することは理学療法士の重要な役割である．

(1) 支柱

装具の支柱は下肢装具のフレームであり，体重を支えるために強い強度が必要である．また，継手と一体となり関節運動を作る重要な役割を果たす．支柱の素材としては金属，カーボン，プラスチック等があり，素材により強度や重さが異なるため，運動機能，体重，活動度を考慮して選定する．

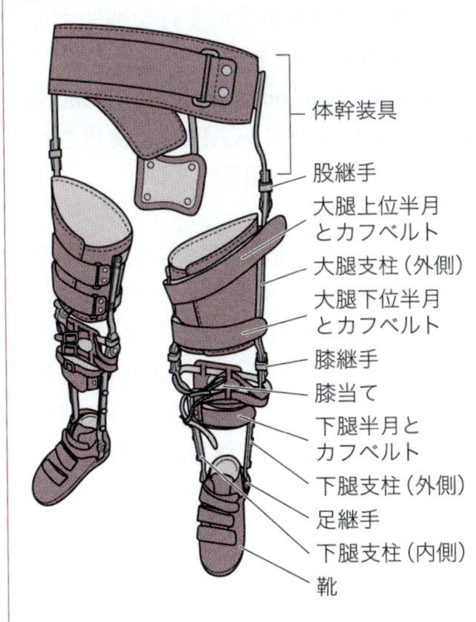

図1 下肢装具の部品

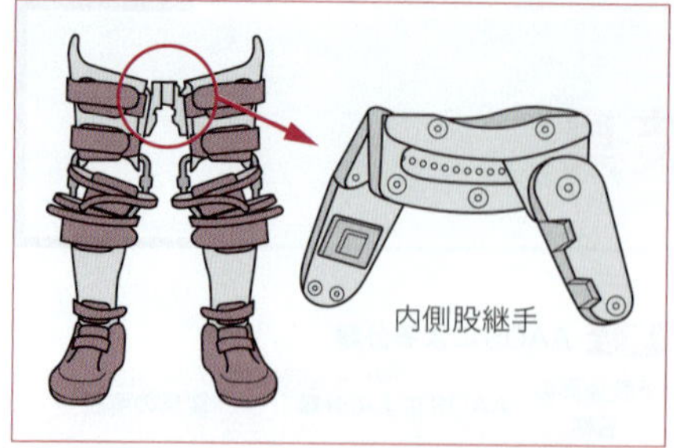

図2 内側股継手付き長下肢装具システム

(2) 半月

半月は支柱に取り付けられ，装具が発生する矯正力を身体に伝える役割がある．下肢と装具を固定するために，半月の前方にはカフベルトが取り付けられている．

(3) 継手

継手は支柱と連結し，人体の関節位置に取り付けられている．下肢装具の継手には股継手，膝継手，足継手がある．

1) 股継手

股関節の位置に取り付けられ，股関節の動きを制御する．股関節の外側に取り付けられる股継手を外側股継手と呼ぶ．

その他，対麻痺患者の歩行を補助する目的で内側股継手付き長下肢装具システム（knee ankle foot orthosis with medial single hip joint：MSH-KAFO）に使用される内側股継手がある（図2）．

2) 膝継手

膝関節の位置に取り付けられ，膝関節の動きを制御する．リングロック膝継手（図3a）は膝伸展角度0°で固定することが可能で，ロックを外すと自由に屈曲することができる．脳卒中片麻痺患者の治療用装具として長下肢装具が製作される際によく利用される．ダイヤルロック膝継手（図3b）は膝関節を任意の角度で固定することができる継手である．3 way joint膝継手（図3c）は膝伸展0°固定，軽度屈曲位制限，遊動の3パターンの制御が可能な継手である．SPEX（spring assisted extension）膝継手（図3d）は継手部分にバネを使うことで，膝伸展補助および膝屈曲制動が可能となる．オフセット膝継手（図3e）は継手そのものに関節を制限する機能はなく，屈曲方向へ自由に動く継手である．継手の軸が支柱の中心線よりも後方にあり，立位・歩行時に床反力作用線が膝継手の前方を通りやすくなることで膝折れを防止する．多軸膝継手（図3f）は継手が複数あり，大きな膝屈曲運動が可能となる．

3) 足継手

足関節の位置に取り付けられ，足関節の動きを制御する．一般的な足継手は底背屈方向の運動のみを許す一軸性であり，制御には以下の種類がある（図4）．

①固定：背屈方向へも底屈方向へも動かない．

②遊動：背屈および底屈方向に自由に動く．

③制限：目的に応じて任意の角度から関節運動を制限することが可能となる．

④制動：継手に可動性があるが，動いた方向に抵抗がかかり，生体の遠心性収縮を補う役割がある．

この他，足継手には補助の機能もあるが，足継手が発生する補助力は小さく，歩行に与える影響が少ないため省略する．

足継手はこれまで多くの種類が開発されているが，足継手を検討する際にはどのような足関節の制御が必要であるかを十分検討したうえで選択することが重要である．

(4) 足部

装具の足部には靴，足部覆い，プラスチック足部がある（図5）．

1) 靴

患者の足部を採寸し，オーダーメイドで製作される．扁平足や外反母趾，左右の脚長差がある場合には整形靴として製作する．

2) 足部覆い

つま先部分が露出されている靴であり，

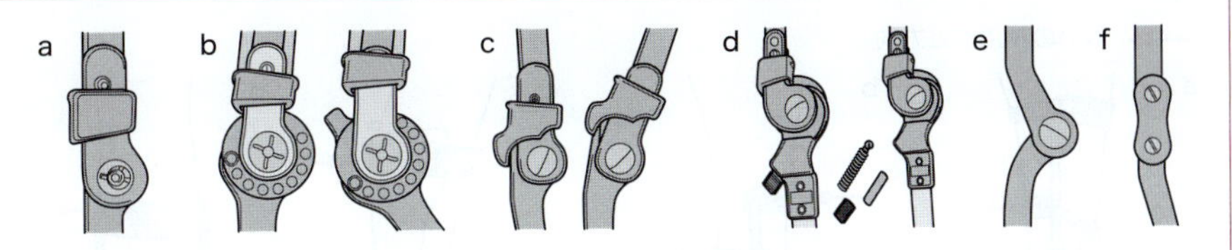

図3 膝継手

a：リングロック膝継手，b：ダイヤルロック膝継手，c：3 way joint膝継手，d：SPEX膝継手，e：オフセット膝継手，f：多軸膝継手．

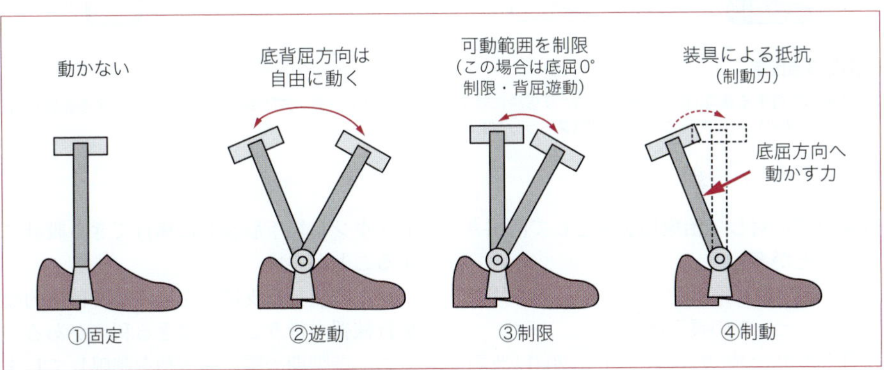

図4 足継手の制御

靴の着脱が容易となる利点がある．一方で，屋外の利用には適さないため屋内のみでの使用に限定される．

3) プラスチック足部

屋内（室内）ではこのまま装具を装着し歩行することも可能で，屋外で使用する際にはプラスチック足部の上から靴を履くこともできる．

3 装具が身体に与える力—3点固定の原理

装具によって身体の関節を制御する際には3点固定の原理が用いられる（図6）．例えば，膝折れに対して長下肢装具を活用する場合（図6a）は，膝当てにより膝関節を前方から後方に向かう矯正力を与え，大腿および下腿半月により後方から前方に向かう矯正力を与える必要がある．

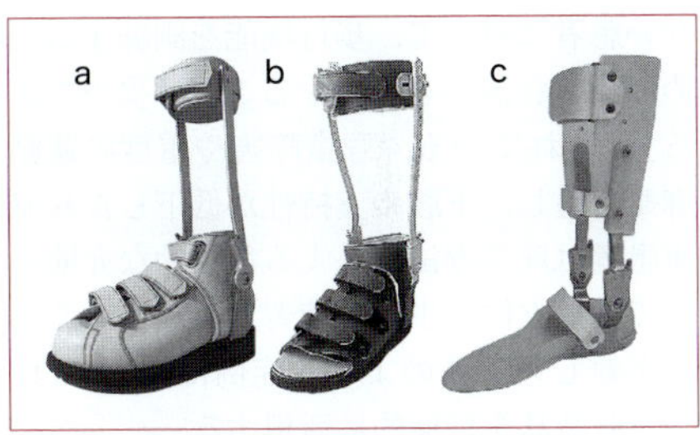

図5 下肢装具の足部

a：靴（整形靴），b：足部覆い，c：プラスチック足部．

4 長下肢装具

(1) 長下肢装具の使用目的と対象

長下肢装具（knee ankle foot orthosis：KAFO）は膝および足関節を制御する装具であり，神経障害により膝折れなどの膝関節を制御できない病態に広く使用される．特に下肢の支持性の低い，重度の脳卒中片

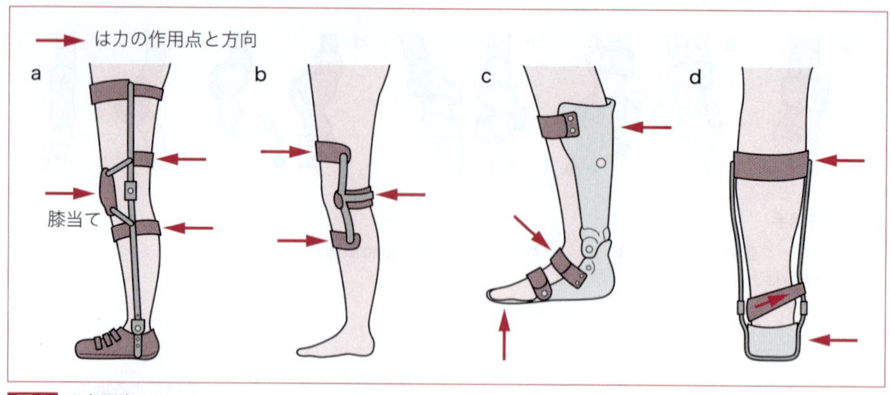

図6 3点固定

a：膝折れに対する装具（長下肢装具），b：反張膝に対する装具（スウェーデン式膝装具），c：尖足に対する装具（底屈制限短下肢装具），d：内反に対する装具（ストラップ）．

麻痺患者に対して治療用装具として活用されることが多い．

(2) 脳卒中片麻痺患者に対する治療用装具としての長下肢装具

『脳卒中治療ガイドライン2021〔改訂2023〕』[1)]では，「脳卒中後片麻痺で膝伸展筋筋力もしくは股関節周囲筋筋力が十分でない患者に対して，歩行機能を訓練するために長下肢装具を使用することは妥当である」とされている．意識障害や重度の運動麻痺を呈し，下肢の支持性が低下した片麻痺患者は理学療法士による徒手的な介助のみでは，立位，歩行の練習量を確保することが難しい．このような症例に対しては，長下肢装具を積極的に活用する．

歩行の力学的なパラダイムは倒立振り子モデルであり，立脚期に身体重心を上昇させることが重要となる．立脚期で身体重心を上昇させるためには，装具の足継手の機能として底屈制動を活用しヒールロッカーを補助することが有効である[2)]．長下肢装具を活用した装具療法においては，前型交互歩行による積極的な歩行練習を実施することの効果が報告されている[3)]．また，下肢の支持性が向上すると長下肢装具をカットダウンし短下肢装具に移行できる設計にすることが多い．

長下肢装具は支持性を補償して積極的な歩行練習を行うことができる利点がある一方で，遊脚期の膝屈曲運動を制限してしまう．この課題に対して既存の長下肢装具の膝継手に装着し，センサーにより歩行のフェーズを推定し適切なタイミングで膝関節の屈曲・伸展トルクを発生させることが可能なオルソボット®が開発された（図7）．

5 短下肢装具

(1) 短下肢装具の使用目的と対象

短下肢装具（ankle foot orthosis：AFO）は足関節および足部を制御する装具であり，神経障害により足関節の随意性や筋力が低下した病態に主に使用される．

『脳卒中治療ガイドライン2021〔改訂2023〕』[1)]では，「脳卒中後片麻痺で内反尖足がある患者に対して，歩行機能を改善させるために短下肢装具を使用することが勧められる」とされている．また，『理学療法ガイドライン 第2版』[4)]においても脳卒中患者に対して歩行能力の向上などを目的に短下肢装具を使用することを推奨している．

図7 オルソボット®

（サンコール株式会社よりご提供）

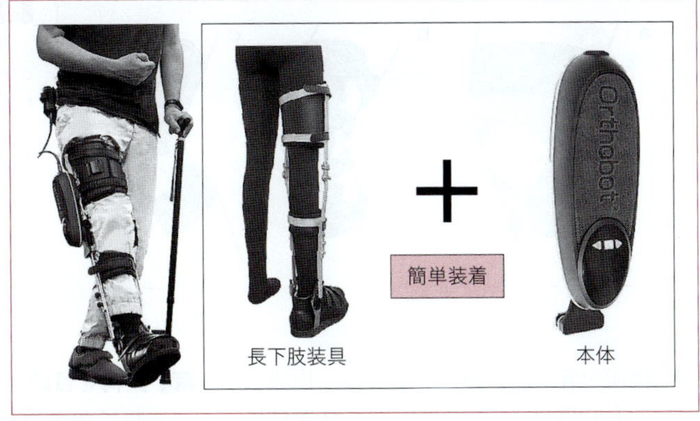

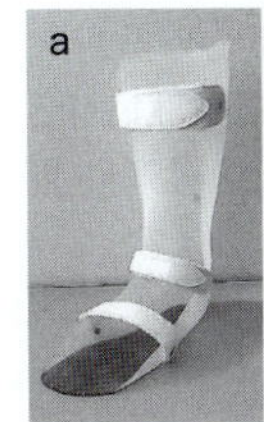

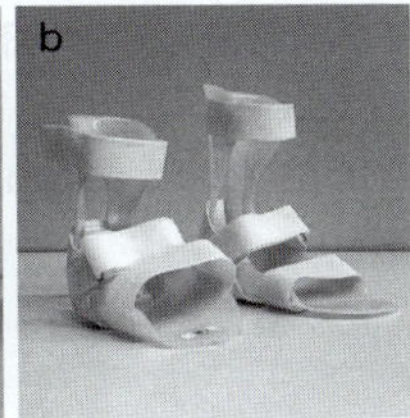

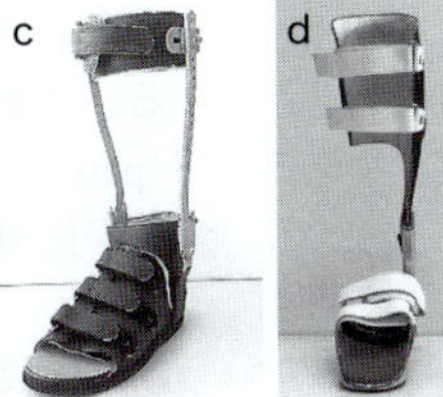

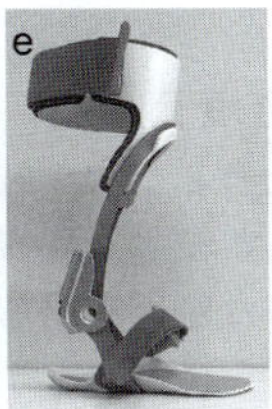

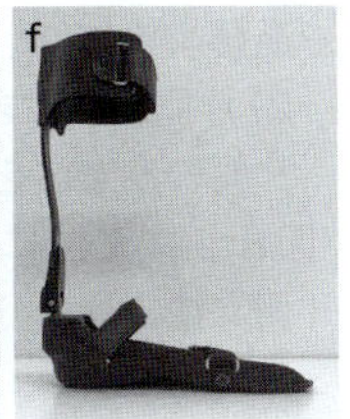

図8 主な短下肢装具

a：靴べら型プラスチック製短下肢装具（シューホンAFO），b：オルトップ®AFO（パシフィックサプライ株式会社），c：両側支柱付き短下肢装具（コンベンショナルAFO），d：片側支柱付き短下肢装具，e：油圧制動継手付き短下肢装具（Gait Solution Design，パシフィックサプライ株式会社），f：調整式後方平板支柱型短下肢装具（RAPS® AFO，東名ブレース株式会社）．

短下肢装具は日常生活でも扱いやすい下肢装具である．そのため，治療用装具のみならず更生用装具としても活用されることが多い．短下肢装具は素材による分類，足継手の有無による分類，継手の機能の分類などがある．

(2) 足継手を有さない短下肢装具

1) 靴べら型プラスチック製短下肢装具（シューホーンAFO）

足継手のない短下肢装具である（図8a）．プラスチック製の後方板ばね支柱付き短下肢装具の代表的な形状であり，伝統的な短下肢装具である．

軽量で見た目がコンパクト，患者が扱いやすいなどの利点があるが，初期角度や制動力を変更できないという欠点があるため，治療用装具には適さない．

2) オルトップ®AFO

オルトップ®AFO（図8b）は踵がくり抜かれており，靴が履きやすいという特徴があるが，装具の制動力が少ないため，軽度の下垂足患者に適した短下肢装具である．

(3) 継手付き短下肢装具

足継手を有した短下肢装具であり，角度や制動力を調整可能なタイプもある．

1) 両側支柱付き短下肢装具（コンベンショナルAFO）

内外側の両側に金属製の支柱のある短下肢装具である（図8c）．足継手は調整式一方向制御足継手（通称：クレンザック継手）または調整式二方向制御足継手（通称：ダブルクレンザック継手）を用い，底背屈の

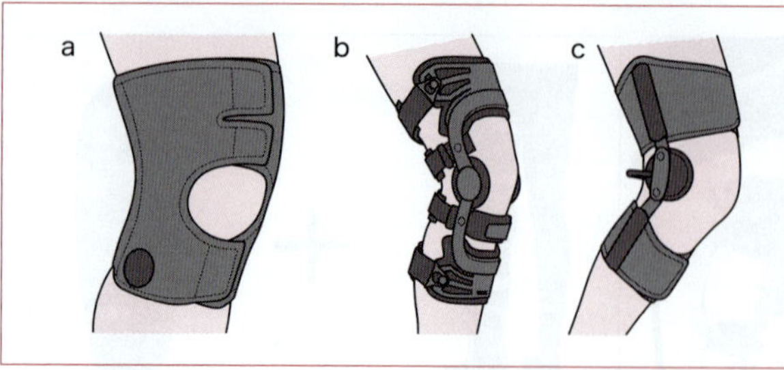

図9 膝装具
a：軟性膝装具．
b：硬性膝装具．
c：反張膝に対する膝装具．

制限機能を有する．特徴としては，内側に支柱を有し内反ストラップ（図6d）を付属することが可能なため，内反の矯正に効果を発揮する．

2）片側支柱付き短下肢装具

片側のみ支柱を有した短下肢装具である（図8d）．素材にカーボンを使うことで，片側支柱でも十分な剛性を得ることが可能としている．

3）油圧制動継手付き短下肢装具

Gait Solution（図8e）継手で，油圧ダンパーを用いて足継手による底屈制動機能を有する短下肢装具である．ヒールロッカーを補助する目的で，荷重応答期の足関節底屈運動を許しながら，前脛骨筋の遠心性収縮を補う短下肢装具である．背屈方向は遊動で，自由に動くため立脚中期のアンクルロッカーを妨げない．

4）調整式後方平板支柱型短下肢装具

調整式後方平板支柱型短下肢装具（adjustable posterior strut AFO：APS-AFO）は，底背屈の両方向の角度制限が可能である．また，後方支柱を変更することで制動力を設定することもできる．後方に取り付ける支柱は平板形状を有しており，平面には可撓性が高く，側面には剛性が高いという特性を活かし，歩行時の下腿の運動方向を進行方向に規定するという機能的な特徴を持つ（図8f）．

6 免荷を目的とした装具

下肢にかかる荷重を免荷する装具である．足底面全体を完全に浮かせた免荷十分型と前足部を接地させた免荷不十分型がある．下腿や足部を免荷する際にはPTB（patella tendon weight bearing）短下肢装具が使用される．

7 膝装具

膝装具（knee orthosis：KO）は，膝関節の固定・動揺・不安定性・拘縮などの治療を目的に膝関節を制御する装具である．膝の不安定性が軽度の症例に対しては軟性膝装具（図9a）や側方支柱付きサポーターが使用される．膝不安定性の強い症例に対しては硬性膝装具（図9b）が使用される．その他，膝十字靭帯損傷，反張膝に対する膝装具（図9c）などもある．

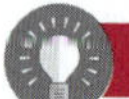

クリニカルヒント

1 歩行中の足関節運動と筋活動

歩行中の足関節運動と筋活動を図10[5]に示す．ケーデンスは年齢・性別・脚長・心理的要因でも幅広く変化するが，正常範囲は110～130歩/分といわれている．仮にケーデンス120歩/分で歩いた場合では，1歩行周期にかかる時間は約1秒間になる．このわずか1秒あまりの短時間で，足関節運動に関わる主動作筋と筋収縮様式の組合せは，①前脛骨筋・遠心性収縮，②下腿三

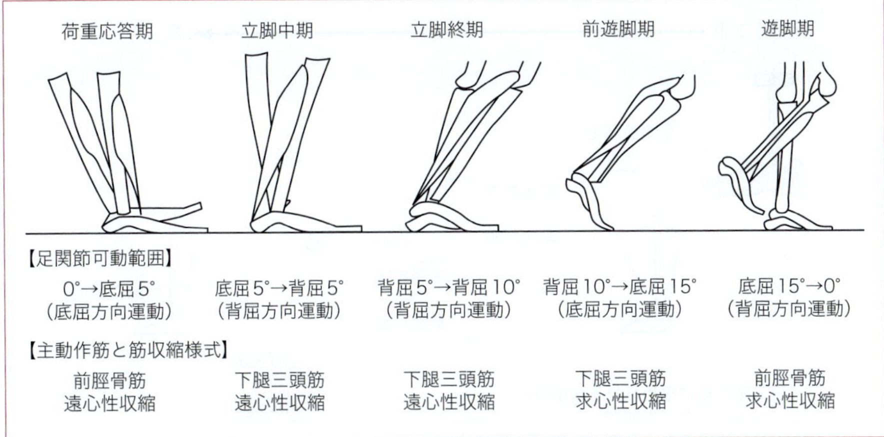

図10 歩行中の足関節運動と筋活動

（文献5より）

頭筋・遠心性収縮，③下腿三頭筋・求心性収縮，④前脛骨筋・求心性収縮の4つのパターンであり，これらが素早く切り替わる．足関節角度においては，背屈10°～底屈15°の可動域を有し，プレスイング時の底屈運動の角速度は，約250 deg/秒にも達する計算となる．これらの正常歩行に必要な筋収縮や可動性のすべてを補助できる下肢装具は存在していない．そのため，健常者が短下肢装具を装着すると歩きにくくなり，機能障害を有する患者においても同様に，装具による必要以上の矯正力を加えてしまうと歩きにくくなってしまう．下肢装具を検討するうえでは，動作分析を含めた理学療法評価により患者の逸脱動作と要因を整理し，患者に必要な下肢装具の機能を決定することが重要である．

2 短下肢装具が発生する力

短下肢装具が発生する力とは，装具足関節部が変形する際に元に戻ろうとする力である．例えば，靴べら型短下肢装具（シューホーンブレース）を背屈方向に変形させようとした場合には，装具は底屈方向の矯正モーメントを発揮する．一方で背屈遊動機能の継手付き短下肢装具を背屈方向に動かしても装具は矯正モーメントを発揮しない．短下肢装具の検討するうえでは，背屈および底屈方向それぞれの矯正モーメントの必要性を評価し，継手の機能を選択することが重要である．また，装具の剛性が高いほど発生する矯正モーメントは大きくなることから，患者の下肢機能に合わせて装具および継手の剛性を検討する．装具および継手の剛性（装具の機械特性）については，義肢装具士が高い専門性を有しているため，相談するのがよい．

3 短下肢装具に求められる機能

短下肢装具の機能は，歩行中のどの時期にどのような矯正モーメントを発生するかによって決まる．歩行補助のために①ヒールロッカーを補助する「底屈制動」，②アンクルロッカー（運動：背屈運動）を妨げない「背屈遊動」，または，③過度な背屈に対する「背屈制限」，④遊脚相での背屈位の保持を目的とした「底屈制限」の4つの機能が基本となる．

「底屈制動」機能は荷重応答期の足関節底屈運動を許しつつ，装具による背屈方向

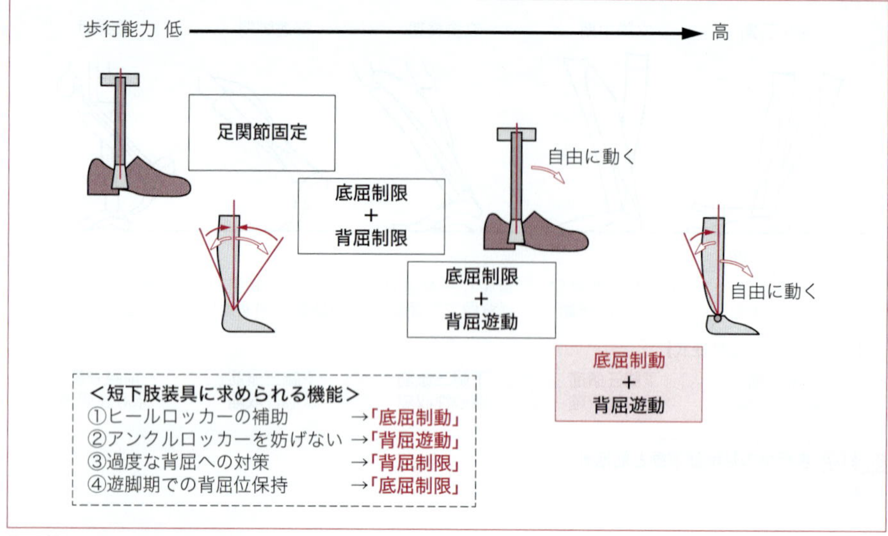

図11 歩行能力別足継手の機能

(文献6より許諾を得て改変)

の矯正モーメントを発生させる．底屈制動機能を有効に活用することにより，ヒールロッカーを補うことが可能となり，滑らかな荷重の受け継ぎが期待できる．立脚中期のクリティカルイベントはアンクルロッカーであるが，この時期の下腿前傾運動(背屈運動)を妨げないためには「背屈遊動」機能が有効であり，逆に下腿三頭筋の筋力低下などによる過度な背屈に対しては「背屈制限」機能が必要となる．

山本[6)]は片麻痺患者の歩行に必要な足継手の機能について「歩行能力別足継手の機能」という考え方(**図11**)を提唱している．これは，上記①〜④の足継手の機能を「足関節固定」，「底屈制限＋背屈制限」，「底屈制限＋背屈遊動」，「底屈制動＋背屈遊動」の4タイプに分類する考え方で，歩行状態の変化に合わせて角度や制動力を調整する必要があることが表現されている．

文　献

1) 日本脳卒中学会 脳卒中ガイドライン委員会編：2-3 歩行障害 (2) 装具療法．脳卒中治療ガイドライン 2021〔改訂2023〕，協和企画，東京，272，2023
2) Haruna H, et al：Change in the mechanical energy of the body center of mass in hemiplegic gait after continuous use of a plantar flexion resistive ankle-foot orthosis. J Phys Ther Sci 25：1437-1443, 2013
3) Abe H, et al：Impact of alternate gait training using knee-ankle-foot orthoses with oil damper ankle hinge in patients with subacute severe hemiplegia. Brain Sci 11：1430, 2021
4) 日本神経理学療法学会：第1章 脳卒中理学療法ガイドライン．理学療法ガイドライン，第2版，日本理学療法士協会監，日本理学療法学会連合 理学療法標準化検討委員会ガイドライン部会編，医学書院，東京，26-27，2021
5) 春名弘一ほか：脳卒中片麻痺患者に対する下肢装具の最近の動向．理学療法 34：344-353，2017
6) 山本澄子：動作分析にもとづく片麻痺者用短下肢装具の開発．理療科 18：115-121，2003

第4章　義肢装具・補助具

5　体幹装具

井川達也

1 種類

1 頚椎装具

(1) 頚椎カラー

頚椎カラーには，軟性タイプ（図1a）とプラスチックを頚部の形状に沿って型取るモールド式の2種類がある．軟性タイプは患部の安静や保温，心理的効果などの作用を持つが，装具による関節運動制限の効果は比較的弱い．モールド式は頚椎から上位胸椎に対して比較的強い関節運動制限の効果があり，頚椎にかかる頭部の重量を免荷する役割も果たしている．

(2) フィラデルフィアカラー

フィラデルフィアカラーは，「あご受け」の機能を有し，前方では下顎から胸部，後方では後頭結節から肩にかけて覆うように装着する（図1b）．関節運動制限の効果は頚椎カラーより高く，頚部の屈曲・伸展・回旋方向の運動を制限できる．

(3) SOMIブレース・アドフィットUDブレース

SOMIブレースは胸骨，後頭骨，下顎骨を固定する（図1c）．関節運動制限は，すべての運動方向に対応している．装具を装着したまま背臥位姿勢をとることができる．SOMIブレースと似た規格であるアドフィットUDブレースは，胸椎の支持部が前後両方に存在することから，頚部の伸展を十分に制限できる（図1d）．

(4) 適応

頚椎装具は，頚椎捻挫や骨折，頚椎徐圧術もしくは固定術後などで処方される．頚椎の骨折がなく，頚部の安静が必要な場合には軟性頚椎カラー，頚椎から胸椎に及ぶ椎体固定術後ではSOMIブレースやアドフィットUDブレースが処方されることが多い．ただし，各装具の処方は重症度や治療目的で異なるため，主治医との十分な情報共有が重要である．

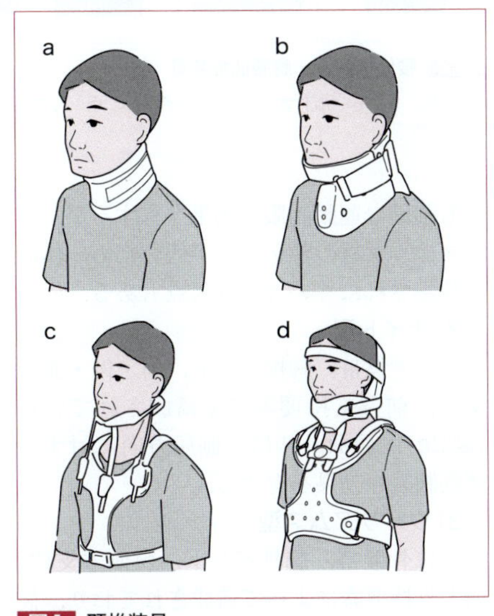

図1　頚椎装具

a：軟性頚椎カラー，b：フィラデルフィアカラー，c：SOMIブレース，d：アドフィットUDブレース．

2 胸椎・腰椎装具

(1) 腰仙椎装具

1) 軟性・モールド式

装具の装着により腹腔内圧が高められ，免荷と運動制限に作用する．軟性腰仙椎装具（図2a）は綿布もしくは合成繊維のメッシュ材にて製作され，モールド式（図2b）はプラスチック材を身体の形状に合わせて成型し，製作される．モールド式は軟性よ

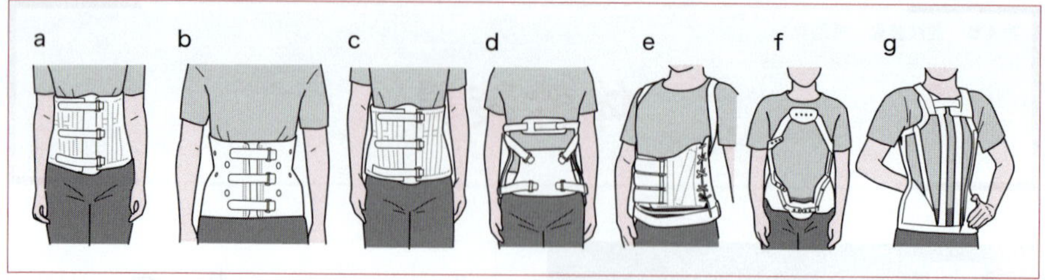

図2　腰仙椎装具・胸腰仙椎装具

a：軟性，b：モールド式，c：ナイト型，d：ウィリアムス型，e：ナイトテーラー型，f：ジュエット型，g：スタインドラー型．

りも強固な運動制限の効果を有するが，プラスチック材の熱伝導性が低いため，体温が放熱されにくいという欠点もある．

2) ナイト型

主に骨盤帯，胸椎バンド，前・後・側方支柱，前方支持要素にて構成されている(図2c)．屈曲，伸展，側屈方向に対する運動制限の効果を有する．

3) ウィリアムス型

主に骨盤帯，胸椎バンド，斜側方支柱，前方支持要素によって構成されており，後方支柱はない(図2d)．胸椎バンド，骨盤帯，前方支持要素の3点固定によって腰椎の伸展方向の運動制限の効果を有する．

(2) 胸腰仙椎装具

1) ナイトテーラー型

ナイト型を基盤に，肩甲棘の位置まで後方支柱が延長されている(図2e)．また，肩甲間バンドと腋窩ストラップを有する．腋窩ストラップでは胸椎の伸展が促され，前方支持要素では腰椎の前弯が制限される．さらに，側方支柱では体幹の側屈と回旋も制限される．

2) ジュエット型

胸骨パッド，恥骨上パッド，胸腰椎パッドによって構成される(図2f)．3点固定の原理を用いて，腰椎屈曲運動制限の効果を有する．腰椎圧迫骨折後の管理として，腰椎伸展位を保持することを目的に処方される場合が多い．

3) スタインドラー型

二重骨盤帯および，各2本の前・後・側方支柱を有している(図2g)．モールド式胸腰仙椎装具と同様に，体幹全方向に対する高い運動制限の効果を発揮する．

(3) 適応

腰椎装具は，脊椎圧迫骨折や胸部および腰部の徐圧，固定術後などに処方される．胸椎・腰椎装具の適応においては，3点固定の原理の考え方が用いられ，治療対象の椎体が装具の上端と下端の範囲に内包されているかという観点で判断される(図3)．例えば，胸腰椎移行部(第12胸椎，第1腰椎あたり)に脊椎圧迫骨折がある場合にはジュエット型装具，中位胸椎(第7，8胸椎あたり)では，スタインドラー型装具が適応となる．なお，胸椎・腰椎装具の処方においても，主治医の治療方針について十分な情報共有を行うことを推奨する．

3 側弯症装具

(1) ミルウォーキー型

ネックリング，後頭パッド，前方支柱，2本の後方支柱，胸椎パッド，腋窩パッド，骨盤帯によって構成される，側弯症に代表的な装具である(図4a)．一側の胸椎パッドと，骨盤帯および対側の腋窩パッドを用いた3点固定の原理にて，脊柱変形を矯正する作用を有する．なお，この装具の大きな欠点として，ネックリングが衣服か

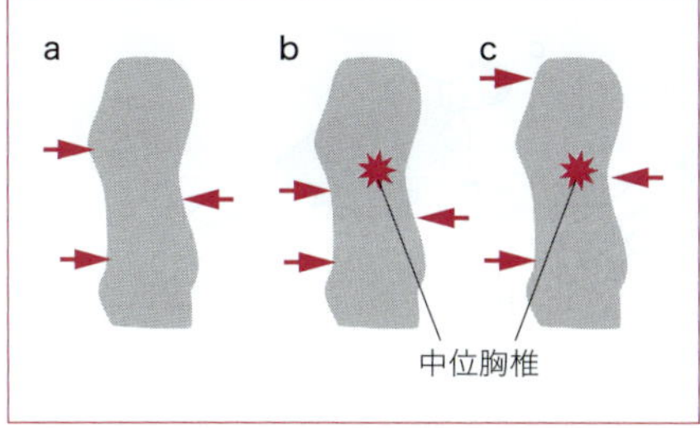

図3 3点固定の原理

a：3点固定の原理.
b：中位胸椎に対する誤った固定例.
c：中位胸椎に対する正しい固定例.

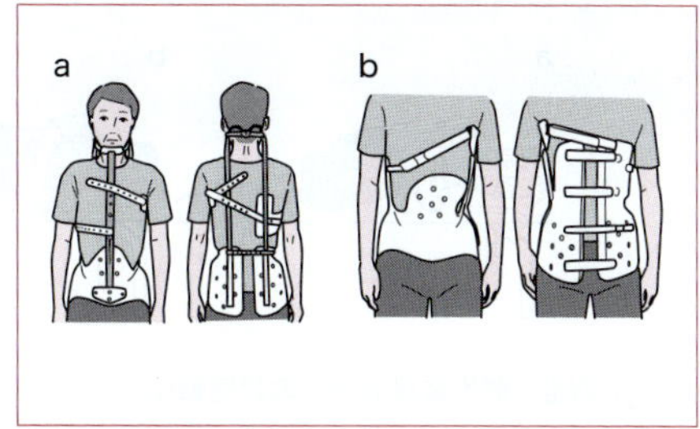

図4 側弯症装具

a：ミルウォーキー型.
b：アンダーアーム型（大阪医大型：O.M.C）.

ら見えてしまう点がある．そのため，適応となる患者の多くが外観を理由に処方を拒否する場合が少なくない．

(2) アンダーアーム型

プラスチック製の装具で，骨盤帯の一側が胸椎まで延長されている（図4b）．胸椎まで伸びたパッド部分と対側のパッドおよび骨盤帯を用いた3点固定にて，脊柱の変形が矯正される．主に頂椎が第8胸椎以下の側弯に適しており，第7胸椎以上の脊柱変形に対しては矯正力がない．ミルウォーキー型と比べ，ネックリングがないことから処方は受け入れられやすい．この規格の代表的な装具としては，大阪医大型（O.M.C）などがある．

4 抗力を具備した継手付き体幹装具

継手付き体幹装具（trunk solution：TS）は骨盤の前傾と体幹の伸展を促すことを目的に開発された装具である．胸部支持体，鋼製フレーム，骨盤支持体によって構成され，骨盤支持体の両側にはバネによる抗力を有する継手が搭載されている．継手による抗力はバネの張力によって変更でき，抗力で胸を後方へ押す力を装具が与えることで腹筋群を賦活させる仕組みである（図5）[1]．いくつかの研究報告では，高齢者における歩行中および安静呼吸中の腹筋群の

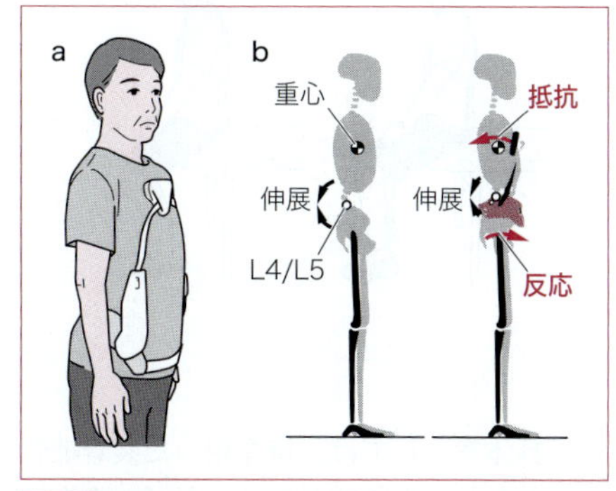

図5 継手付き体幹装具（TS）

a：TS装着時の様子.
b：TSの生体力学的作用.
（b：文献1より）

筋活動の増加が明らかとなっている[1,2]．また，脳卒中患者や人工膝関節術後患者の歩行パフォーマンスが向上することも報告されている[3,4]．

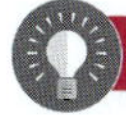

クリニカルヒント

1 ADL練習—頚椎装具編

頚胸椎装具を装着する際，手元を目で確認できないために，難渋する場面が時折見受けられる．この場合，入院中や退院後の患部管理，患者のADLに支障が出る可能性があるため，装具の装着練習を理学療法プログラムに含めることを検討した方がよ

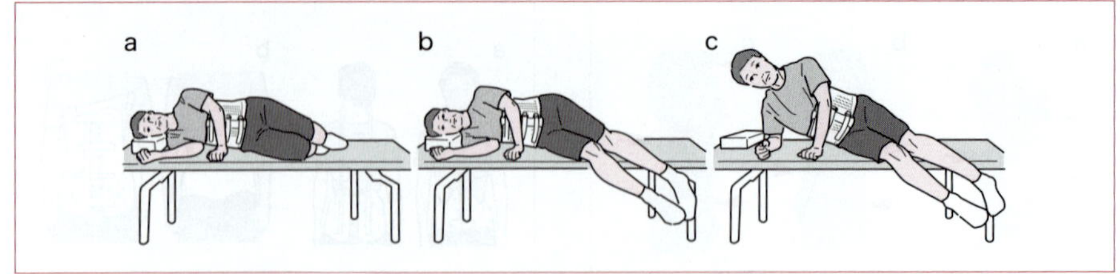

図6 胸椎・腰椎装具装用下の起居動作

a：側臥位をとる．b：下肢を降ろす．c：上肢と体幹の力で起き上がる．

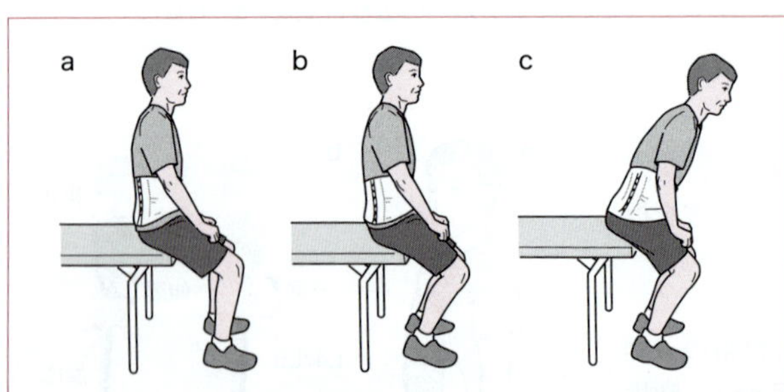

図7 胸椎・腰椎装具装用下の起立動作

a：手前に腰かける．
b：足を後ろに引く．
c：股関節を屈曲させて起立する．

い．具体案としては，鏡を用いた装着練習などがあり，視覚的なフィードバックを併用しながら装着手順を学習することで，効率的かつ正確に装着の練習ができる．

2 ADL練習─胸椎・腰椎装具編

胸椎・腰椎装具着脱は臥位にて行うことが望ましい．ただし，装具装着後は，起き上がりや立ち上がり，着座動作の場面で動作が困難となる場合があり，動作指導を行う必要がある．起き上がり動作では，患者はまず側臥位をとり，次に両下肢をベッドから降ろし，最後に体幹部の回転運動と上肢のプッシュアップ動作を併用することで容易に起き上がることができる（図6）．ADL能力が低い患者の場合には，ベッドのリクライニング機能を積極的に使用することも推奨される．立ち上がりや着座動作では，まずできるだけ前方に座ってもらい，次に両側の足を後ろ側に引いてもらい，最後に屈曲相の際の股関節屈曲運動をより大きく行うように指導するとよい（図7）．下肢の筋力が低い患者では，一側上肢を用いて離殿を補助することで，より容易に動作できるようになる．このように固定部分に負担をかけない動作を指導することも理学療法士の役割の一つだといえる．

文献

1) 勝平純司ほか：抗力を具備した継手付き体幹装具の開発と評価─平地歩行における体幹筋活動の計測─．日義肢装具会誌 27：112-119，2011
2) Katsuhira J, et al：Efficacy of a trunk orthosis with joints providing resistive force on low-back load in elderly persons during static standing. Clin Interv Aging 10：1413-1420, 2015
3) Katsuhira J, et al：Efficacy of a newly designed trunk orthosis with joints providing resistive force in adults with post-stroke hemiparesis. Prosthet Orthot Int 40：129-136, 2016
4) 前田和也ほか：抗力を具備した継手付き体幹装具の使用が健常高齢者と人工膝関節全置換術患者のパフォーマンステストに与える影響．日義肢装具会誌 31：262-267，2015

第4章　義肢装具・補助具

6 靴型装具・インソール

久保峰鳴

1 種類

1 靴型装具

(1) 構造

靴型装具とは，一般的な「靴」(以下，一般靴) の構造に加え，機能的な構造を追加した装具である．靴型装具は，靴の高さと開きにより，以下のように分類される[1]．

1) 高さによる分類 (図1)

・短靴：果部より2〜3cm低い．
・チャッカ靴：ほぼ果部までの高さ．
・半長靴：果部を覆う高さ．
・長靴：下腿2/3までかかる高さ．

2) 開きによる分類

・バルモラル (内羽根)：前方がV字型に閉じている．
・ブラッチャー (外羽根)：前方が両側に大きく開いている．
・外科開き：開きが飾革まで連続している．

図2[2] は代表的な一般靴と靴型装具の内部構造を示したものである．一般靴の構成要素は基本的に靴型装具にも用いられる．靴型装具の特異的な部品には，延長された月形しん，ロングシャンク等に加え，内部補正と外部補正がある．代表的なものを以下に述べる．

3) 内部補正

ロングシャンク：踏まず芯を前足部まで延長し，中足骨頭部への圧集中を減少させられる．

4) 外部補正

①ロッカーバー：靴底の前足部をローリング形状にしたものであり，プッシュオフを補助する．

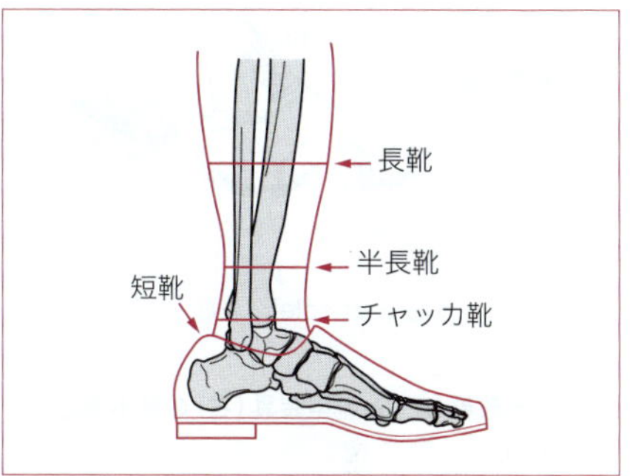

図1 腰革の高さによる靴型装具の分類

短靴：果部より2〜3cm低い，チャッカ靴：ほぼ果部までの高さ，半長靴：果部を覆う高さ，長靴：下腿2/3までかかる高さ．

②サッチヒール：踵後方に楔状のクッションを設定することで，踵接地時の衝撃緩衝ができる．

③カットオフヒール：踵後方を斜めに削ったものであり，踵接地時の衝撃緩衝ができる．

④トーマスヒール：踵内側を踏まず芯まで延長することで，内側アーチの支持を行える．

⑤フレアヒール：踵側面を広げることで，安定性を向上させられる．

(2) 効果

1) 起立歩行時の足部バランス改善[3]

・変形の支持もしくは順応
・変形の矯正
・矯正ギプスおよび術後矯正肢位の維持
・脚長差および足長の補正

2) 過度の圧迫に対する免荷[3]

・疼痛部 (患部) の保護
・疼痛性または不安定な関節の運動制限
・荷重の再分配によるストレスの解消

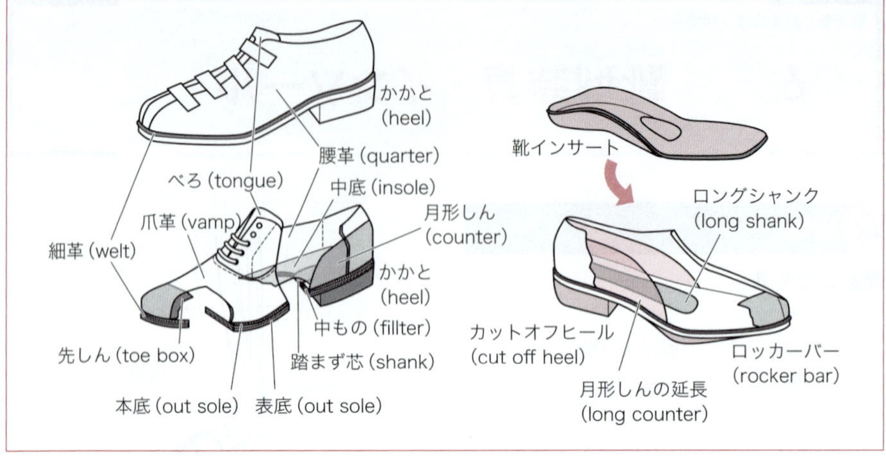

図2 一般靴(左)と靴型装具(右)の基本構造

(文献2より)

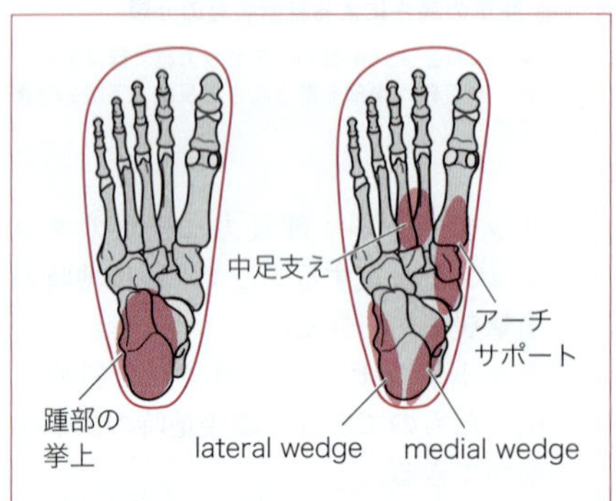

図3 足底から見た代表的なインソールの適応部位(右足底面)

インソールの適応部位に応じた効果が得られる.

2 インソール

(1) 構造

インソールは，アウトソール(シューズの底面)，その内側にあるミッドソール(中間部分)とともに，シューズのソール(底)を構成する部品の一つであり，靴型装具に挿入されていることが多い．一般的には，足底と唯一接する部分であるため，衝撃緩衝や足部の変形の矯正を目的に使用され，足部の領域に応じた形状や材質を変化させることで，荷重時に目的に応じた介入をすることができる．

(2) 効果

インソールとは，足部の補正要素を盛り込んだ構造であり，複数の要素が組み合わされていることが多い．図3に代表的なインソールの適応部位をまとめた．基本的に足アーチの支持構造によって足部変形の矯正あるいは保持を行う．また，潰瘍やベンチ形成等の過度な圧が原因となる障害部位では，周囲の組織で荷重するよう介入することによって部分的な除圧が可能である．

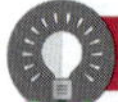

クリニカルヒント

1 足部評価

足部障害に対するインソールの処方には，足部アライメントの評価が必須である．健常人にもバライアビリティがあり，疾患の既往歴がなくても異常がみられる者も多い．臨床の現場では，荷重時の立位で行う，Foot Posture Index (FPI)[4] の評価が行われている．FPIは，X線画像や特別な機器は必要なく，理学療法士が実施できる簡便な評価方法であり，回内足と回外足の判断をすることができる．具体的には，回内足の場合medial wedgeやアーチサポート，回外足の場合lateral wedgeを適用する等，靴型装具やインソール作製に必要な足部情報を把握することができる（図4）[4]．

2 靴型装具の適応

患者の症状に対し，求められている目的に応じて，適応を行う．以下に靴型装具の代表的な適応症例と工夫を述べる．

(1) 外反母趾

外反母趾は，扁平足を有していることも多いことからインソールのアーチサポートや中足支持によるアーチ矯正，母趾の革部分の拡張やくり抜きによる除圧，中足部での締め付け等を行う．母趾のMP関節伸展の可動域制限がある場合，ロッカーバーを作製する．

(2) 内反足

足関節ベルトを足部の外側から内側に配置することで，内反抑制ができる．アウターソールにおいては，逆トーマスヒール等を用いることが有効である．

(3) 関節リウマチ

関節リウマチは，骨や関節の変形，関節可動域制限が原因で足底面にベンチを形成していることが多く，インソールによる除圧，圧力の分散が望まれる．ただし，多関節的に炎症や可動域制限が生じていることが多いため，足部や足関節機能を優先しすぎて，その代償に脊柱・膝関節・股関節等の負荷が増加しないよう，注意を払う必要がある．

(4) 脚長差

変形性関節症のような疾患により，左右の脚長差が生じている症例に対し靴型装具で下肢の長さ調整を行うことが多い．

3 インソールの適応

インソールの適応には，アライメントの評価に基づき，メカニカルストレスが加わる部位や方向を理解して実施することが重要である．以下に足部のアライメント異常とインソールの適応例をまとめた（図5）．

①内側アーチサポート：扁平足，凹足，回内足
②中足支え：横アーチの扁平化
③lateral wedge：凹足，回外足
④medial wedge：扁平足，回内足
⑤補高：脚長差
⑥踵部挙上：アキレス腱断裂

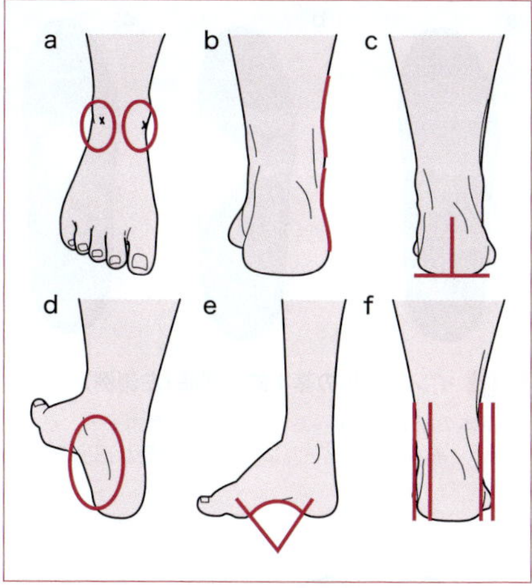

図4 Foot Posture Index（FPI）

a：距骨頭の触診．距骨頭を触診し，内側頭が触知されやすければ回内足，外側頭が触知されやすければ回外足として判断する．
b：外果上下の曲線カーブ．外果下端の曲面が上端の曲面よりも弯曲程度が深い場合は回内足，平坦であれば回外足と判断する．
c：踵骨位置．踵骨が外反位の場合は回内足，内反位の場合は回外足と判断する．
d：距舟関節部隆起．距舟関節面が隆起していれば回内足，凹面であれば回外足と判断する．
e：内側縦アーチの高さと適合度．アーチが平坦化していれば回内足，アーチが顕著に高ければ回外足と判断する．
f：後方から見た後足部に対する前足部内外転．小趾側の足趾が母趾側の足趾よりも見えやすい場合は回内足，母趾側の足趾が小趾側の足趾よりも見えやすい場合は回外足と判断する．
これらの6項目で，回内足と回外足を前足部から後足部までを含め総合的に判断することができる．
（文献4を基に作図）

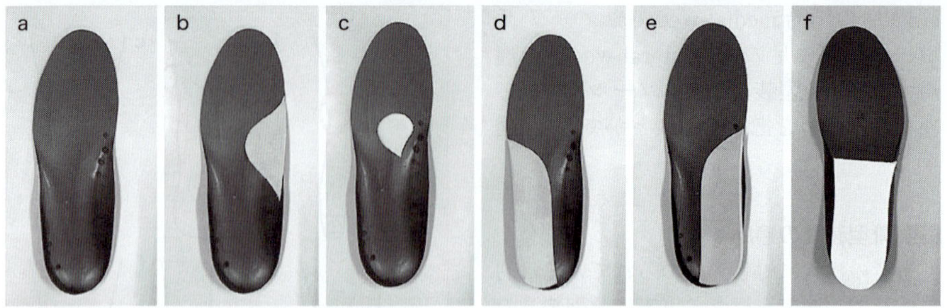

図5 インソールの基本的な部品（左側例）

a：基本のインソール．b：内側アーチサポート．c：中足支え．d：lateral wedge．e：medial wedge．f：踵部挙上（足底）．基本のインソールに，患者に必要な部品を加えて，試用しながら製作を行う．

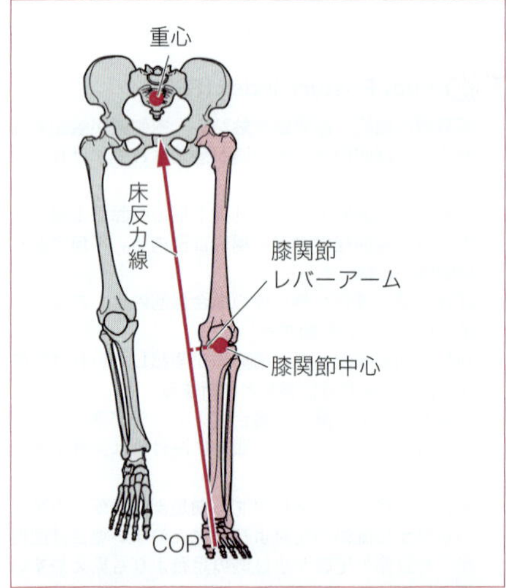

図6 前額面における膝関節レバーアームとCOP位置の関係

COPから生じる床反力線と膝関節中心位置の距離でレバーアームは決定される．

4 膝関節疾患に対するインソールの適応

内反型変形性膝関節症や腸脛靱帯炎などは，過剰な膝関節への内反ストレスが発症や悪化の要因となる．一般的に膝関節への内反ストレスは，膝関節内反モーメント（knee adduction moment：KAM）が指標として用いられることが多い．KAMのレバーアームは，床反力線と膝関節中心の距離で決定される（図6）．そのため，床反力線が起始する足圧中心（center of pressure：COP）を外側に変位させることで前額面上内反方向の膝関節レバーアームを短縮させ，結果としてKAMを減少させることができる．また，変形性膝関節症患者は，扁平足を有すると膝関節の内側圧迫力が大きくなることが報告されている[5]．よって，COP位置を外側に変位させるためのlateral wedge，内側アーチを増加させるためのアーチサポート機能を有したインソールの処方が有効である．逆に，鵞足炎や膝前十字靱帯損傷のような膝関節の外反ストレスがリスクになる疾患では，lateral wedgeを処方すると前額面上外反方向の膝関節レバーアームが延長し，膝関節の外反ストレスを増大させてしまう．

文献

1) 高嶋孝倫：靴型装具・足底装具の構造と適応．J Clin Rehabil 20：1109-1114，2011
2) 高嶋孝倫：靴型装具．最新義肢装具ハンドブック，三上真弘ほか編，全日本病院出版会，東京，232-238，2007
3) 加倉井周一ほか：I．整形外科靴（靴型装具）．装具学，第3版，日本義肢装具学会監，加倉井周一編，医歯薬出版，東京，24-52，2003
4) Redmond AC, et al：Development and validation of a novel rating system for scoring standing foot posture：the Foot Posture Index. Clin Biomech（Bristol Avon）21：89-98, 2006
5) Kubo T, et al：Association between foot posture and tibiofemoral contact forces during barefoot walking in patients with knee osteoarthritis. BMC Musculoskelet Disord 23：660, 2022

第5章

各種疾患別理学療法

1 急性期脳卒中片麻痺

久保田雅史

1 疾患概要と基本方針

1 疾患概要

脳卒中は，血管の詰まりや狭窄によって生じる脳梗塞（虚血性脳卒中）と，血管が破れて出血する脳出血（出血性脳卒中）に分けられる．脳梗塞は，TOAST（Trial of Org 10172 in Acute Stroke Treatment）分類[1]によって①アテローム血栓性脳梗塞，②心原性脳塞栓症，③ラクナ梗塞，④他の原因による脳梗塞，⑤原因不明の脳梗塞に分けられる[1~3]．また，TOAST分類には該当しないが，脳主幹動脈の穿通枝入口部のアテローム病変によって生じるbranch atheromatous disease（BAD）は橋傍正中動脈，レンズ核線条体動脈が好発部位であり，発症後に症状が増悪しやすく注意が必要である．発症早期の血栓溶解療法や機械的血栓回収療法は，このペナンブラ領域の血流回復を促し，症状改善につながる．

脳出血は，脳実質内の出血である脳出血と，くも膜下出血に分けられる．脳出血の多くは高血圧性脳出血であり，脳出血の約8割を占める．好発部位は被殻や視床，橋，小脳である．

くも膜下出血は，主に外傷性と非外傷性に分けられる．非外傷性くも膜下出血は，脳動脈瘤の破裂によって生じるものが多く，次いで脳動脈解離や脳動静脈奇形などが原因として挙がる．くも膜下出血で脳動脈瘤治療を行った後4〜14日時に脳血管がスパズム（攣縮）を起こしやすく，脳血流低下による症状増悪をきたす可能性があり，注意深く観察する．

2 基本方針

脳卒中急性期リハビリテーションに関する基本方針は，『脳卒中治療ガイドライン2021〔改訂2023〕』（表1）[4]や，『理学療法ガイドライン 第2版』[5]などの診療ガイドラインを基本に考える．具体的には下記の7つの視点が肝要である．

(1) 病態に合わせた早期離床

発症後早期に離床を促すことが，機能予後を改善させることは多くの大規模試験で明らかになってきている．ただし，これは一律に早ければ早いほど良いのではなく，病態に合わせて可能な限り早くから離床を進めるものである．また，離床時の血圧変化などを注意深く観察し，リスク管理を十分理解しておく．

(2) 短時間・高頻度の運動療法

発症急性期に，一度に長時間の離床は転帰に悪影響を与える可能性が示されている．短時間の離床を高頻度行うことが重要であり，これは理学療法士のみが行う離床では難しい．病棟看護師らと連携し，1日の生活をマネジメントしていく姿勢が理学療法士には求められる．

(3) 残存する皮質脊髄路の興奮性を促す

脳卒中後の脳の機能回復は主に3つのphaseに分けられる．発症後早期の機能回復には，残存領域の機能回復が重要であり，いかに皮質脊髄路の興奮性を高められるかが重要である．

(4) 学習性不使用の防止

麻痺肢は感覚障害や運動麻痺が生じ，運動する頻度が減少すると，脳は環境に適応するため，不使用を学習していく．そのため，発症早期から麻痺側の使用を積極的に

表1 『脳卒中治療ガイドライン2021〔改訂2023〕』における急性期リハビリテーション(抜粋)

推奨度	エビデンスレベル	推奨文
A	高	合併症を予防し，機能回復を促進するために，24〜48時間以内に病態に合わせたリハビリテーションの計画を立てることが勧められる
A	高	脳卒中急性期症例は，多職種で構成する脳卒中専門チームが，持続したモニター監視下で，集中的な治療と早期からのリハビリテーションを計画的かつ組織的に行うことのできる脳卒中専門病棟であるStroke Unit(SU)で治療することが勧められる
A	中	脳卒中急性期リハビリテーション評価においては，汎用され，信頼性・妥当性が検証されている評価尺度を用いることが勧められる(詳細は本文評価の項目参照)
A	中	リハビリテーションプログラムは，脳卒中の病態，個別の機能障害，日常生活動作(ADL)の障害，社会生活上の制限などの評価およびその予後予測に基づいて計画することが勧められる
A	中	十分なリスク管理のもとに，早期座位・立位，装具を用いた早期歩行訓練，摂食・嚥下訓練，セルフケア訓練などを含んだ積極的なリハビリテーションを，発症後できるだけ早期から行うことが勧められる
A	中	脳卒中急性期リハビリテーションは，血圧，脈拍，呼吸，経皮的動脈血酸素飽和度，意識，体温などのバイタル徴候に配慮して行うよう勧められる
B	中	急性期から理学療法や嚥下評価，呼吸リハビリテーションなどを積極的に行うことは，肺炎の発症を少なくするため妥当である
C	中	早期離床を行う上では，病型ごとに注意すべき病態を考慮しても良い
C	低	積極的に早期退院させ地域でリハビリテーションを行う方法については，日本においては十分な有効性は確立していない

(文献4を基に作表)

促し，不使用の学習を防止することが重要である．

(5) 合併症の予防

急性期脳卒中の合併症には肺炎(17〜22%)，尿路感染症(24〜28%)，せん妄(10〜48%)，心筋梗塞(7%)，転倒(22〜29%)，疼痛(34〜57%)，痙攣(3%)，褥瘡(3〜21%)，肺塞栓症(1%)，深部静脈血栓症(2〜3%)，うつ病を含む精神疾患(12〜56%)などがある．これらの合併症が生じると，一時的に合併症治療のために離床などの運動療法が行えないリスクや，死に至る可能性がある．脳卒中発症後に急性期から積極的なリハビリテーションを滞りなく進めるためには，合併症予防に注力する．

(6) 予後予測を基にした目標設定

発症早期からの的確な予後予測は，医療者側と患者本人のみでなく家族を含めて目標を共有し，あらかじめ環境調整していくためには重要である．また，発症早期に運動麻痺，ADL，歩行機能，modified Rankin Scale(m-RS)などの総合的帰結など，各レベルにおいての予後が予測できれば，リハビリテーションプログラムの策定内容も大きく変わる可能性がある．

(7) 連携の充実

急性期脳卒中の連携には，院内での多職種との連携(横の連携)と，発症前の生活状況，急性期リハビリテーション後の回復期リハビリテーション，退院後の地域リハビリテーションとの連携(縦の連携)の2つの視点が重要である．脳卒中専門病棟(stroke unit：SU)は，脳卒中急性期に集中的な治療と早期からのリハビリテーションを組織的に行うことができる脳卒中患者専用の病棟である．多職種からなる専属の脳卒中チームで構成されており，医師，看護師，理学療法士などのリハビリテーション専門職種，ソーシャルワーカーなどが高度に連携し，目標を共有し，実践していく．

2 評価

1 画像評価(図1)

脳梗塞の評価にはMRIが最も有効であ

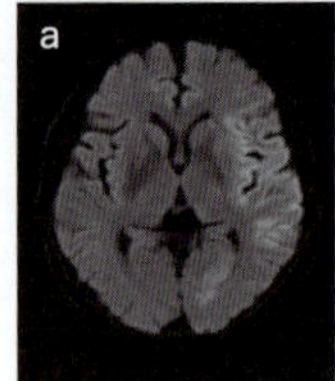

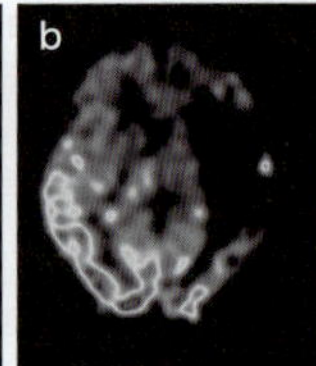

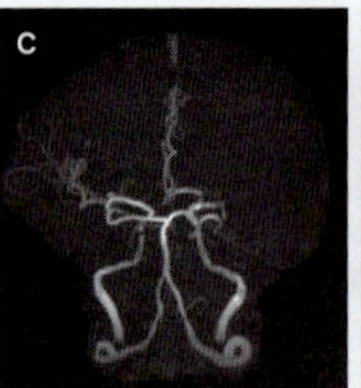

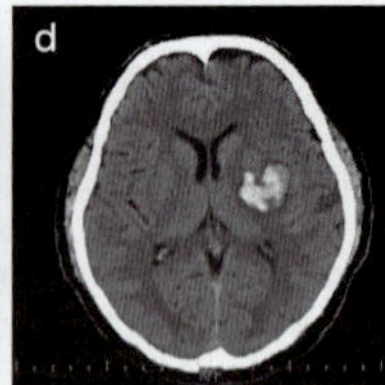

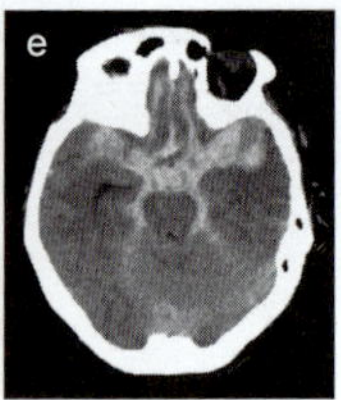

図1 画像評価

a：DWI，b：ASL，c：MRA，d：CT（脳出血），e：CT（くも膜下出血）．

る．特に急性期（発症2〜6時間後）には，diffusion weighted imaging（DWI）にて高信号域，ADC（apparent diffusion coefficient）mapにて低信号域で示される．脳灌流イメージングとしてarterial spin labeling（ASL）があり，造影剤を使用せずに脳血流低下領域を検出できる．このASLでの脳血流低下範囲とDWIでの高信号域範囲とがミスマッチする場合には，ペナンブラの領域を示している可能性が高く，急性期治療のターゲットとして考えられている．さらにMRAは頭頸部の血管狭窄・閉塞や動脈瘤を評価する際に重要となる．

脳出血の評価はCTが有用である．CTはMRIより短時間で撮像可能であり，金属類などが体内にあっても撮像可能である．脳出血急性期では高輝度となり，慢性期には低輝度となる．くも膜下出血ではくも膜下腔に出血が広がる．

2 血液データ

脳卒中では，リスク因子となる病態の確認，他疾患の除外，合併症の評価などの目的で血液生化学検査を行う．炎症反応は白血球数，赤沈，CRPなどを，貧血では赤血球数，ヘモグロビン値などを，凝固系異常では血小板，PT-INR，APTT，Dダイマーなどを，糖代謝は血糖，HbA1c，尿ケトン体などを，脂質代謝では総コレステロール，LDL，HDL，中性脂肪などを，栄養状態ではアルブミン，総蛋白などをチェックする．

3 理学療法評価（疾患特異的評価）

- Stroke Impairment Assessment Set（SIAS）：麻痺側運動機能，筋緊張，感覚，関節可動域（ROM），疼痛，体幹機能，高次脳機能，非麻痺側機能の各項目を，0点から3点あるいは5点で評価する．
- 脳卒中重症度スケール（Japan Stroke Scale：JSS）：意識，言語，無視，視野，眼球運動，瞳孔，顔面麻痺，足底反射，感覚，運動の得点を統計的に算出された重み付けにより合計して評価する．
- National Institutes of Health Stroke Scale（NIHSS）：意識レベル，注視，顔面麻痺，運動機能，感覚障害，言語・構音障害，注意障害など11項目を評価する．0点が正常で，点数が大きいほど重症とされる．

3 理学療法プログラム

1 リハビリテーションの開始

長期臥床による深部静脈血栓症，誤嚥性肺炎，褥瘡を予防し，運動機能，生活能力を回復させるためには早期からのリハビリテーションが有効である．一方で，重症で呼吸・循環動態が不安定である場合や，原疾患の病状が進行性・再発性である場合には安静臥床を優先する．『脳卒中治療ガイドライン2021〔改訂2023〕』では，急性期リハビリテーションの開始時期においては，「合併症を予防し，機能回復を促進するために，24〜48時間以内に病態に合わせたリハビリテーションの計画を立てることが勧められる（推奨度A，エビデンスレベル高）」[4]とあり，遅くとも発症24〜48時間までには病態に合わせたリハビリテーションの計画を立て，安全性に配慮したうえで，早期からのリハビリテーションを実施することが推奨されている．具体的には，脈拍数，心拍数，血圧（収縮期・拡張期・平均），呼吸数，体温，SpO_2，心電図モニターにおける不整脈や，意識状態・動悸・息切れ・胸部症状・めまい・嘔気などの症状を安静時および運動時に十分監視し，中止基準[6]を参考にしながら離床を進めていく．また，下記の通り病型の特徴を理解してリスク管理に努める[7]．

(1) ラクナ梗塞

発症早期からの離床が可能である．ただし，神経症状が進行的に悪化する場合があるため，注意深い観察が必要である．特に穿通枝動脈の病変であるBAD症例は神経症状悪化リスクが高い．

(2) アテローム血栓性脳梗塞

主幹動脈（特に内頸動脈，中大脳動脈（M1），脳底動脈）の閉塞や狭窄の場合，進行性に神経症状が悪化するリスクがあり，離床は発症後48〜72時間と遅らせる．

(3) 心原性脳塞栓症

心エコーにて左房内血栓や心不全徴候がなければ離床可能．広範囲脳梗塞の場合，脳浮腫の増悪リスクがあり注意する．

(4) 脳出血

発症24時間までは血腫の増大や水頭症出現に注意し，みられなければ離床可能．血圧コントロールが不良な症例や，抗凝固薬を内服していた症例などは注意する．

(5) くも膜下出血

脳室・脳槽ドレナージやスパイナルドレナージ挿入中は離床できない（ドレーンをクランプすれば離床可能）．脳槽灌流を行っていない場合は発症後24時間までの再出血，血腫増大がなければ離床可能．

2 良肢位・体位管理・動作指導

褥瘡，肺炎，浮腫，麻痺側肩関節疼痛，拘縮などを予防する目的で良肢位，ROM運動，体位交換，動作方法の習熟が重要である．

(1) ポジショニング

非麻痺側への寝返りでは，麻痺側上肢を伸展外旋位のままに保持することが少なくない．寝返り前に麻痺側上肢を十分非麻痺側に持ってくること，寝返り後に麻痺側上肢を軽度屈曲位とする．麻痺側への寝返りでは，麻痺側上肢が体の下に入り，体重で押しつぶされることがある．麻痺側の肩関節を軽度外転位・肩甲帯を外転しながら寝返るようにする．座位では骨盤位置に注意し，左右に大きく傾斜した座位や，仙骨座りにならないよう注意する．誤嚥性肺炎予防には，背臥位を避ける．側臥位，前傾側臥位，ヘッドアップ30°程度を基本とする．

(2) ROM運動

拘縮を生じさせないためにも，早期からROMの全範囲を運動させる．随意収縮が可能であれば自動運動または自動介助運動で行い，随意収縮が困難であれば他動運動で愛護的に行う．

(3) 体位交換

急性期脳卒中では，意識障害や重度運動麻痺によって自ら姿勢を変換できないうえに，麻痺側の感覚障害によって褥瘡の発生リスクが高い．通常は2時間以内に必ず姿勢を変更するよう看護師と共同して管理する必要がある．

(4) 動作指導

脳卒中による感覚障害は，麻痺側上下肢の肢位が不良になりやすい．また，動作時にベッド柵や車椅子などに接触して外傷を生じやすい．麻痺側に注意した動作パターンを早期から繰り返し指導する．

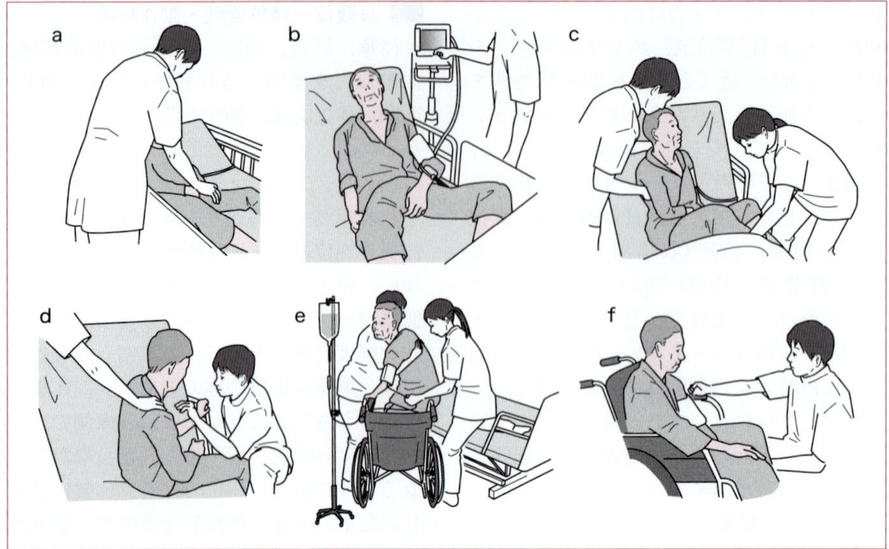

図2　発症早期の離床

a：バイタルや意識レベルを確認しながら，四肢の熱感や湿り具合を確認し，離床が可能か確認する．
b：ヘッドアップしながら血圧変化や意識レベルの変化などを確認する．
c：複数名で離床に関わることで安全に実施可能．
d：端座位では足底をしっかり床に接地し，非麻痺側で手すりを把持して安定性を高める．
e：移乗では，ルート管理と移乗介助などがあるため，複数名で関わることで安全性を担保する．
f：車椅子乗車しても骨盤後傾で仙骨座りにならないよう，左右に偏りが生じないよう注意する．

3 座位練習と立ち上がりトレーニング

座位姿勢でもヘッドアップ座位，長座位，端座位などがあるが，リスク管理を十分行いながら，可能な限り早期から端座位でのトレーニングを行っていく（図2）．端座位は重力刺激が多く，覚醒度も高まり，体幹筋も賦活しやすい．一方で起立性低血圧などが生じやすく，注意する．日常生活で座位姿勢が確保できれば，食事動作や看護師のケア，病棟でのレクリエーションなどに座位で参加できるため，座位姿勢の時間が延長しやすい．

脳卒中急性期には，体幹や麻痺側の筋緊張が低下するため，座位姿勢は前額面では骨盤および脊柱は麻痺側へ崩れ，矢状面では骨盤は後傾して脊柱は後弯した姿勢となりやすい（図3a）．脊柱がアップライトな姿勢となるよう骨盤位置を調整し，体幹への抗重力活動を促す（図3b）．座位保持が可能となれば，前方や側方へのリーチ動作をすることで，骨盤から体幹の筋活動をさらに高める．

座位姿勢の傾きを理解し，修正を促すためには，鏡を用いた視覚的フィードバックや，側方へ壁を用意してもたれながら身体への感覚入力，座圧センサーを用いたバイオフィードバックを活用する．安定した座面での座位保持が可能となれば，不安定クッションなどの上に座位保持を促し，トレーニングしていく．

立ち上がりの課題は，麻痺側下肢（膝関節や股関節周囲筋）の活動を促すことができ，結果として座位の安定性にも寄与する．理学療法士は患者の膝折れが生じない

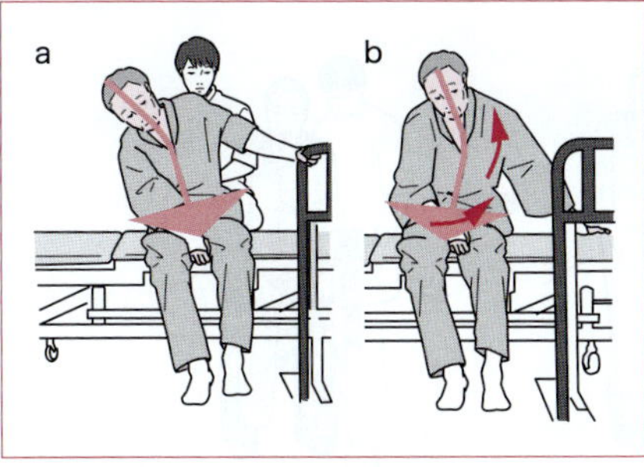

図3 重症脳卒中症例の座位練習

座位開始時は麻痺側骨盤下制し体幹が麻痺側へ傾斜した座位(a)であり介助が必須であったが，骨盤から脊柱がアップライトな姿勢となる位置に骨盤を調整し，非麻痺側で抗重力姿勢を安定して制御する練習を行うことで自力座位保持が可能となる(b).

よう十分膝関節を安定させ，反復して立ち上がりおよび着座を促す(図4)．麻痺側が重度の麻痺で随意運動がいまだ困難な状態であっても，立ち上がりの際に大腿四頭筋が収縮することはまれではない．立ち上がりの際に膝蓋腱部を触診しておくと，大腿四頭筋の収縮による膝蓋腱の緊張を触知できる．

4 立位と歩行トレーニング

『脳卒中治療ガイドライン2021〔改訂2023〕』では，「十分なリスク管理のもとに，早期座位・立位，装具を用いた早期歩行訓練」を「発症後できるだけ早期から行う」よう勧められている[4]．発症早期から重力環境での再適応を図ることで，不要な安静による廃用症候群や合併症を予防し，早期に歩行やADLを獲得することで，社会生活の復帰につながる．

下肢の運動麻痺が重度であれば，まずはマルチスタンドなどを用い，股関節伸展位で体幹のアップライトな姿勢保持を促す(図5a)．ある程度の体幹安定性が確保されれば，麻痺側長下肢装具を用いて立位および歩行練習へ移行する．身体機能の変化が大きい急性期では，長さ調節可能な脱着

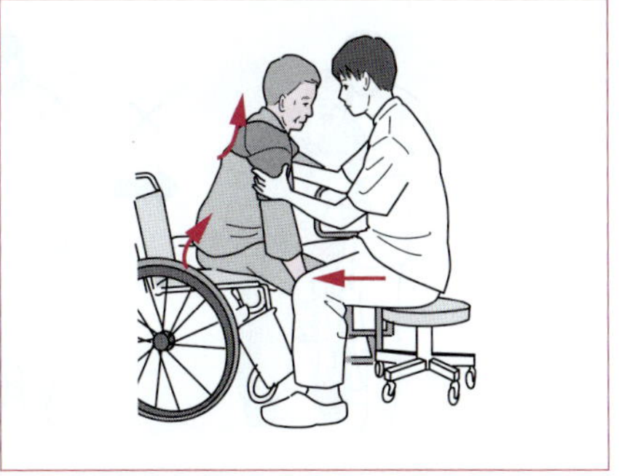

図4 座位から立ち上がり・着座のトレーニング

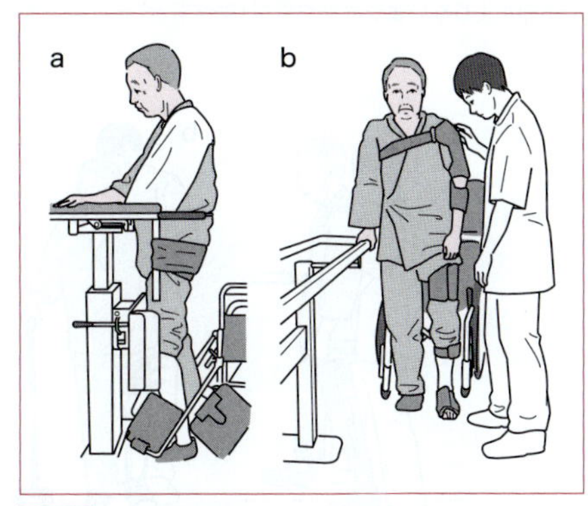

図5 立位保持練習

a：マルチテーブルでの立位トレーニング.
b：KAFOでの平行棒内立位トレーニング.

式長下肢装具(knee ankle foot orthosis：KAFO)があるとよい(図5b)．まずはKAFOを装着した立位練習を反復する．平行棒にて，股関節伸展0°になるよう直立の立位を保持するよう促す．非麻痺側のみでの立位から，麻痺側へ荷重をしっかり負荷した立位へと左右の重心移動を練習する．その際，麻痺側へ荷重時に体幹の側屈や股関節屈曲などが生じないよう注意する(図6)．

KAFOを使用し麻痺側での荷重が少し可能となってきたら，平行棒内を歩行していく(図7a)．遊脚期の振り出しが困難であれば理学療法士が介助する．体幹が前傾

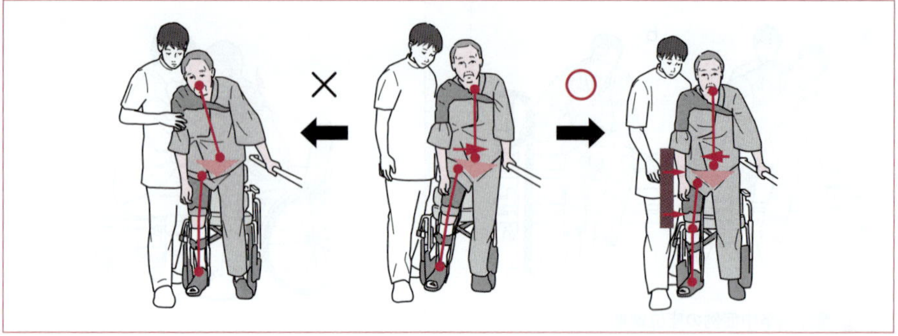

図6 KAFOを用いた荷重練習

体幹の傾斜などが生じることなく，麻痺側へ荷重を促す．左図は麻痺側股関節屈曲し体幹前屈側屈がみられる．股関節の屈曲が生じないよう介助や監視（動作指示）を行い，骨盤の側方移動量が適切となるよう指示や介助を行う．

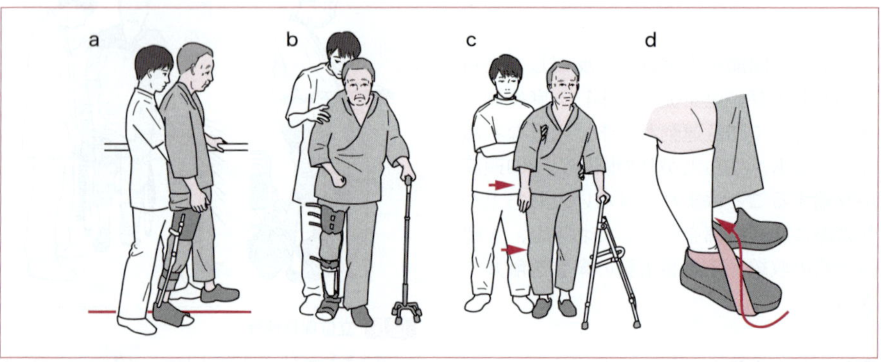

図7 歩行練習

a：KAFOでの平行棒内歩行トレーニング，b：KAFOでの杖歩行トレーニング，c：麻痺側支持性の介助，
d：弾性包帯を用いた背屈補助装具（矢印のように第5趾側から巻き上げると内反を制御できる）．

しないよう注意し，麻痺側立脚後期に股関節が十分伸展した歩行となるよう促す．平行棒内で安定すれば，四脚杖やT杖など上肢介助量を軽減させた歩行とする（図7b）．さらに立脚期に大腿四頭筋収縮を触知できるようになれば，長下肢装具の膝継手のロックを外した状態で荷重練習や歩行練習へと移行していく．立脚期の麻痺側での支持性向上に伴い，膝継手より近位の部分は外して短下肢装具（ankle foot orthosis：AFO）とする．立脚期の麻痺側安定性が不十分であれば，理学療法士が麻痺側下肢を外側から補助し，立脚期の安定性を促す（図7c）．下垂足のみが残存した症例であれば，弾性バンドを8の字で装着し，背屈補助を行いながら歩行練習を実施する（図7d）．

4 リスク管理・禁忌事項

1 神経症状評価

急性期における脳卒中の再発は5〜9%であり，脳梗塞症例の神経症状増悪は発症1週間以内に11〜18%程度と高率である．その要因には糖尿病の既往，主幹動脈病変，BAD，再開通後の過灌流症候群，出血性梗塞など多岐にわたる．そのため，微細な変化を見逃さない毎日の評価が重要である．

2 血圧・脈・心電図モニター

通常，脳血流は脳循環自動調節能によって脳灌流圧が60〜150 mmHgの範囲であれば一定の脳血流量が維持されるよう調整されている．しかし脳卒中急性期では脳血流自動調節能が破綻し，脳血流が平均動脈血圧に依存して変化する．また自律神経障害が生じると軽度の刺激での急激な血圧上昇や起立性低血圧を生じる．脳梗塞は虚血性疾患であり，血圧の低下は病態悪化のリスクとなるため，原則降圧治療は行わないが，収縮期血圧＞220 mmHgまたは拡張期血圧＞120 mmHgの高血圧が持続する場合に限り降圧療法が推奨される．また，離床に伴う血圧の低下には特に注意が必要である．脳出血急性期では，収縮期血圧＜140 mmHgに早期に降圧することが推奨されている．脳出血症例では高血圧時の運動療法によってさらに血圧が高まることに注意が必要である．

3 呼吸

急性期脳卒中では，呼吸状態，舌根沈下の有無，肺音を定期的に確認し，経皮的動脈血酸素飽和度（SpO_2）＞94％を維持することが推奨される．異常肺音や痰の性状から，誤嚥性肺炎のリスクを評価する．

4 体温

脳卒中急性期では中枢性高熱，感染症に伴う発熱，同一姿勢で臥床することによるうつ熱がある．感染症には，神経因性膀胱による逆行性感染や留置した尿道カテーテル関連の汚染などによる尿路感染症や，嚥下障害や口腔内汚染などによる誤嚥性肺炎が生じやすい．38℃以上は運動療法の中止を検討する．

5 脳血管攣縮

くも膜下出血後に最も注意すべきことは，発症後4〜14日後に生じやすい脳血管攣縮（スパズム）である．脳血管が攣縮すれば，局所の血流が低下し，脳梗塞を呈す．脳血管攣縮の症状には，頭痛，不穏，見当識障害，意識障害，運動麻痺の出現などがあり，これらの症状を認めたら，ただちに主治医に報告し，詳細な検査を行う必要がある．

6 深部静脈血栓症（DVT）

深部静脈血栓症（deep vein thrombosis：DVT）からの肺塞栓（pulmonary embolism：PE）は致死的な合併症である．Dダイマーの急激な上昇はDVTを疑う指標の一つであるが，心原性脳塞栓症やTrousseau症候群でも高値を示す可能性が高い．下腿の浮腫やHomans徴候（足関節背屈で腓腹筋に疼痛）があれば詳細な評価が必要となる．予防には，下肢運動や歩行の敢行，弾性包帯，下肢間欠的圧迫装置などの使用が推奨されている．

クリニカルヒント

1 離床のための情報収集

離床の可否を検討するためには，情報収集が重要である．ベッドサイドに行く前に，診療録を十分把握しておく．画像所見や投薬状況，血液データ，現病歴，社会的背景のみでなく，昨夜の睡眠量，食事量，排尿排便量，覚醒状況などもチェックする．担当看護師との情報共有によって，本日の血圧変動，嘔吐や痙攣などの有無，看護ケア時の反応などを情報収集し，病態変化に気がつくことができるようにしておく．

2 ROM運動

ROM運動は，治療としての運動が関節の損傷につながらないよう注意する．肩関

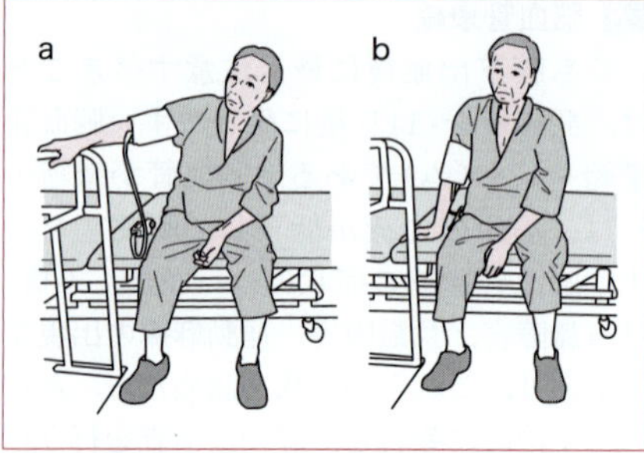

図8 離床の介助方法で座位姿勢は異なる（aとbは同一症例）

a：臥位から動作の不安定性に配慮せず座位まで介助すると，座位姿勢が不安定で，非麻痺側で手すりを押してしまう．
b：臥位から安全かつ患者の動作を優先して介助を行えば，不安感を増悪せずに座位姿勢が安定する．

節可動域運動の際に，肩甲骨周囲筋の筋緊張が低下していると肩関節屈曲時に肩甲上腕関節のインピンジメントが生じるリスクがある．その場では感覚障害などで痛みを訴えない場合もあるが，後々疼痛が増強してくる場合もある．肩関節亜脱臼予防などのために行う三角巾保護は，肩関節内旋位となるため，肩関節内転内旋位で拘縮しやすい．発症早期からの予防的ROM運動が必要である．

3 早期座位保持と機能予後

急性期脳卒中症例が，早期に端座位保持が安定して可能になるかどうかは非常に重要な分かれ道である．座位が不安定なままであると，病棟での移動や座位での活動に複数の看護師の監視や介助が必要となるため，離床時間は著しく減少する可能性が高い．また，TWIST（Time To Walking Independently After Stroke）algorithm[8]では，発症1週間でTrunk Control Test（TCT）が40点以上であれば，発症6週時に歩行可能と予測している．機能予後の視点からでも，発症後早期に座位保持安定性を獲得することがいかに重要かがわかる．

4 離床と血圧モニタリング

一般的な脳卒中後の血圧モニタリングでは，上腕に巻いたカフ（マンシェット）で計測する．離床中は，ためらわず頻回に測定することが多いため，上腕のカフは外さない．さらに，離床中には理学療法士が常に患者の橈骨動脈に触れておき，拍動が触知しにくくなることで血圧低下を推測する（一般的には，橈骨動脈の拍動が触れにくくなると収縮期血圧80 mmHg未満）．また，起立性低血圧時に生じやすい症状をよく理解し，理学療法士は常に質問を投げかけたコミュニケーションを図ることで，わずかに意識が遠のいて返答が遅延することや，視線の焦点が合わなくなることを察知することができる．

5 座位保持困難症例における座位トレーニング

正中位に保持された座位保持自体にはそれほど大きな筋収縮は不要である．座位を行った際に座位保持が困難となっている場合には，座位保持に貢献する要因と，座位保持を阻害する要因とに分けて考える．

端座位保持困難な症例の多くは，起き上がりなどの基本的動作にも介助が必要である．勢いよく起き上がりを介助すると，不安感・恐怖心が高まり，端座位になった際にpusher現象のように，非麻痺側で手すりや床を“押す”動作がみられることがある．安全にゆっくり，可能な限り患者の動きに合わせて動作を行うと，座位保持を阻害する要素が軽減し，即時的に座位姿勢が改善する（図8）．このように，座位姿勢保持時間を確保することに注力するのではなく，発症早期から座位姿勢を評価し，安定した座位獲得を促していく．

6 発症早期からの歩行練習

脳卒中を発症し，歩行困難となった患者に対しての歩行練習開始は，可能な限り早期から実施する．高齢者や様々な合併症を有している症例では，脳卒中後の臥床は短期であっても廃用症候群の進行につながる．抗重力活動を積極的に行うことが重要であり，歩行が可能であれば，歩行練習の時間確保を優先したい．その際，過用や誤用には注意が必要である．例えば立脚期に反張膝を呈すような歩行パターンは避けたい．特に重度な麻痺や感覚障害などがあって膝関節を十分に制御できない場合には，AFO装具（またはKAFO）やウォーカーケインなどを積極的に使用し，安定性を高める（図9）．

一方で，発症早期には歩行速度より安定性を優先して麻痺側立脚後期に股関節屈曲位のままで三点揃え型歩行（または二点揃え型歩行）をとりやすい．また，歩行リズムを促していくためには前型歩行を優先し，麻痺側・非麻痺側の歩幅を同等程度になるよう促し，立脚後期の麻痺側股関節伸展に意識を向けるとよい．これは，発症早期の段階において，発症前の歩行イメージを想起しやすい点も影響しているように考えられる．

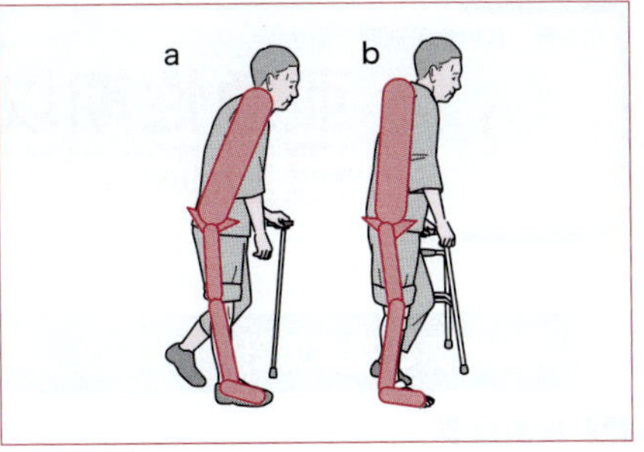

図9 反張膝の歩行パターン

a：不安定なT杖を用い，立脚中期以降に反張膝，股関節屈曲，殿部が後方へ引け，体幹前傾の姿勢となる．

b：ウォーカーケインで安定性を高め，立脚中期以降に膝関節軽度屈曲位で制御され，体幹は直立位（アップライト）の姿勢となる．

文 献

1) Adams HP Jr, et al：Classification of subtype of acute ischemic stroke. Definitions for use in a multicenter clinical trial. TOAST. Trial of Org 10172 in Acute Stroke Treatment. Stroke 24：35-41, 1993
2) 高木　誠ほか：第1章 脳卒中の基本知識．脳卒中：基礎知識から最新リハビリテーションまで，正門由久ほか編著，医歯薬出版，東京，12-39，2019
3) Hart RG, et al：Embolic strokes of undetermined source：the case for a new clinical construct. Lancet Neurol 13：429-438, 2014
4) 日本脳卒中学会 脳卒中ガイドライン委員会編：脳卒中急性期．脳卒中治療ガイドライン2021〔改訂2023〕，協和企画，東京，4-5，27-53，2023
5) 日本理学療法学会連合 理学療法標準化検討委員会ガイドライン部会編：理学療法ガイドライン，第2版，日本理学療法士協会監，医学書院，東京，2021
6) 日本リハビリテーション医学会 リハビリテーション医療における安全管理・推進のためのガイドライン策定委員会編：第2章 運動負荷を伴う訓練を実施するための基準．リハビリテーション医療における安全管理・推進のためのガイドライン，第2版，診断と治療社，東京，24-58，2018
7) 高見彰淑：連載第2回 脳血管疾患理学療法のリスク管理．理学療法学 39，135-140，2012
8) Smith MC, et al：The TWIST algorithm predicts time to walking independently after stroke. Neurorehabil Neural Repair 31：955-964, 2017

2 亜急性期以降の脳卒中片麻痺：運動障害を中心に

生野公貴

1 疾患概要と基本方針

1 疾患概要

脳卒中は脳梗塞，脳出血，くも膜下出血に分類され，それぞれ急性期治療が実施される．脳卒中後の病状は損傷する部位や病巣の程度によって様々であり，脳の機能局在に応じて運動麻痺，感覚障害，認知障害，高次脳機能障害（失語，失行，失認），意識障害，嚥下障害，疼痛といった機能障害が出現する．脳卒中後の神経学的回復は最初の3ヵ月以内が大きく，発症後数週間の機能改善が6ヵ月後の転帰を予測する[1]．

2 基本方針

脳卒中後亜急性期とは一般的に発症2週間後から6ヵ月までの間とされており，回復期とも呼ばれる．基本的には脳卒中により生じた一次的な障害（運動麻痺や感覚障害，高次脳機能障害）と急性期管理や運動障害によって生じる二次的な障害（廃用症候群など）の改善がリハビリテーションの主たる目的となる．回復期は神経ネットワークの可塑性変化に極めて重要なフェーズと考えられており，機能回復に注力し，良好な可塑性変化を誘導することが求められる．しかし，病巣や損傷の程度，元々の併存疾患によっては，それらの機能障害の回復には限界がある．したがって，影響を受けた活動制限・参加制約に関しては何らかの代償手段を確立するアプローチが必要となる．つまり，回復期リハビリテーションでは，「回復的アプローチ」と「代償的アプローチ」の両方が重要であり，患者の症状，病態，経過，社会背景に合わせて両者のアプローチを適切な配分で実施していくことが肝要である．

2 評価

患者の障害構造を把握するために，ICFに基づいて評価結果を分析・統合する．評価項目はRehabilitation Measures Database（https://www.sralab.org/rehabilitation-measures）に詳しく記載されている．

1 血液データ

急性期での各血液データの推移を確認し，全身状態の改善度，合併症の評価を行う．特に高齢脳卒中患者は嚥下障害などによりサルコペニアを発症しやすく，アルブミンやC反応性蛋白（CRP）なども確認する．また，亜急性期で重要な項目はDダイマーであり，これは深部静脈血栓症を疑うマーカーである．深部静脈血栓は死亡につながる重篤な肺塞栓を引き起こす可能性があり，脳卒中患者はほぼ全例に発生リスクを有するため，必ず確認しておく．

2 画像評価

理学療法における脳画像評価は診断に用いるのではなく，想定される障害を事前に把握する，または症状の病態を理解するために実施する．CTでは出血病変などは高吸収，脳脊髄液や梗塞病変は低吸収を示す．MRIではCTよりもより詳細な構造の描出が可能であり，病変部位を特定するのに有用である．急性期の梗塞は拡散強調画像（diffusion weighted image：DWI），髄液が低信号となるT1強調画像，髄液が高信号となるT2強調画像のほか，解剖的構造が見やすく病変も検出しやすいFLAIR (fluid attenuated inversion recovery) 画像等がある．近年では，白質線維を描写する拡散テンソル画像 (diffusion tensor image：DTI) を用いた評価も実施されており，皮質脊髄路の残存から予後予測に活用することが可能である．

各スライスと解剖学的位置，機能局在を把握しておくことで，脳画像から出現する症状を予測できるが，画像で判断しにくい病変や神経線維のネットワークの障害により，必ずしも症状と損傷部位が一致しない場合もあるため，臨床症状を観察・分析することが重要である．

3 理学療法評価

(1) 脳卒中全般の評価

1) National Institutes of Health Stroke Scale (NIHSS)

脳卒中急性期患者における機能評価指標である．11項目からなり，意識障害や視野，上下肢の随意運動，運動失調，感覚，言語，構音，消去現象などを評価する．重症度が順序尺度でスケーリングされており，得点が高いほど重症となる．全体像を把握するのに有用である．

(2) 運動障害

1) Fugl-Meyer Assessment

脳卒中患者の運動機能，バランス，感覚，関節可動域・関節痛を評価する評価尺度で155項目からなり，3段階の順序尺度 (0：不可，1：一部可，2：可能) で評価される．主に運動機能項目の上肢66点満点，下肢34点満点が使用されている．世界標準的な運動機能評価であり，信頼性および妥当性に優れている．精度の高い予後予測に活用でき，経時的変化を追うのにも優れているため，定期的に評価すべき項目である．

(3) 筋緊張

1) Modified Ashworth Scale

関節を他動的に動かした際の被動抵抗を評価する6段階評価である．世界で標準使用されている評価であるが，信頼性が低いことが問題である．

2) Modified Tardieu Scale

筋緊張を反射性要素と非反射性要素に分けて評価可能な検査である．異なる速さで被動抵抗や引っかかりが生じる角度を評価する．

(4) 上肢能力

1) Action Research Arm Test (ARAT)

ピンチ能力，把持・把握能力，粗大運動を測る上肢能力検査であり，専用の物品を使用する．信頼性および妥当性は高い．

(5) バランス

1) Timed Up and Go Test (TUG)

椅子から立ち上がって3m歩行し，ターンして着座するという動的な歩行バランス評価であり，13.5秒が転倒リスク予測のカットオフ値として用いられている．

2) Berg Balance Scale (BBS)

座位・立位・片足立ち・移乗・床の物を拾うなどの静的・動的バランスを組み合わせた包括的バランス検査であり，ADLとの高い妥当性が報告されている．自立度の判定や，バランス能力の経過を追うのに有用である．

3) The Balance Evaluation Systems Test (BESTest)

6つの異なるバランスシステムである①生体力学的要因 (biomechanical constraints)，②安定性限界/垂直定位 (stability limits/verticality)，③予測性姿勢制御 (anticipatory postural adjustments)，④姿勢反応 (postural responses)，⑤感覚定位 (sensory orientation)，⑥歩行の安定性 (stability in gait) を評価する総合バランステストであり，測定項目を省略したMini-BESTestやBrief BESTestが開発さ

れている．

(6) 筋力

1) 5回立ち上がりテスト

簡便に下肢筋力が測定できるパフォーマンステストである．椅子から手を使用せずに5回反復して起立着座を繰り返す検査で，下肢筋力や歩行能力との関連がある．

(7) 歩行能力

1) 10m歩行テスト

助走路を設けた10mの直線歩行路を最大（または任意）速度で歩行し，その速度を測定する．同時に歩数を計測することで，平均歩幅を算出することが可能である．

2) 6分間歩行テスト

運動耐容能評価である．6分間にできるだけ長い距離を歩くように指示し，その距離を計測する．測定前後の血圧や脈拍，歩行実施後の疲労度も聴取しておくと全身持久力低下の問題点を把握できる．

3) Functional Ambulation Category (FAC)

簡易な歩行自立度の評価である．動作観察より6段階に歩行を分類し，0が歩行不能，1が常に介助が必要，2が軽介助，3が見守り，4が平地歩行自立，5は環境問わず自立である．信頼性および妥当性に優れた評価である．

(8) ADL

1) Barthel Index

ADL能力の評価であり，整容，入浴，食事，トイレ，階段昇降，更衣，排便・排尿コントロール，歩行または車椅子移動，椅子/ベッド間移乗の10項目から構成されている．最高得点は100点で，得点が高いほど良好な動作能力を示す．

2) Functional Independence Measure (FIM)

認知（5項目）と運動（13項目）の下位尺度からなる18項目の評価である．各項目で必要な介助の程度を7段階で評価する．全項目の得点の合計は18～126点であり，実際の「しているADL」に基づいて評価する．わが国における回復期リハビリテーション病棟においても主要なアウトカムとして位置付けられており，詳細な評価マニュアルが存在するため，十分理解してから評価する必要がある．

(9) QOL

1) Stroke Impact Scale

脳卒中に特異的な総合的な健康状態の評価法であり，QOLを中心として広く世界的に使用されている．日本語版では慢性期脳卒中片麻痺患者での信頼性，妥当性が確認されている[2)]．

2) EuroQol 5-Dimension (EQ-5D)

医療技術の経済評価にも用いることができる5項目からなる質問紙評価である．

3 理学療法プログラム

理学療法プログラムは，評価結果からそれぞれの機能障害，活動制限，参加制約の予後予測を行い，患者や家族の希望，環境，社会背景を踏まえて，最終的なゴール設定を行い，短期的なゴール設定に細分化しながら，各問題点に対する介入を実施していく．各国のガイドラインを参照し[3～6)]，エビデンスレベルの高い介入を中心に説明する（表1，2）．

1 課題指向型練習

課題指向型練習とは，筋骨格系および神経系等のシステムを働かせるために，特定の機能課題に焦点をあてたトレーニング方法である．その構成要素は，明確なゴール設定，漸増的な負荷，文脈特異的な環境，実生活物品を使用する，フィードバックを行うなどである．上肢機能改善に対しては，目標に必要な動作を含む課題であり，コップやコインなど実物品を使用した練習を実施する．下肢機能改善に対しては，ス

表1 上肢運動障害に対する理学療法

	脳卒中治療ガイドライン(2021)〔改訂2023〕[3]	AHA/ASA Guideline (2016)[4]	Canadian Stroke Best Practice (2019)[5]
課題指向型練習	推奨度A エビデンスレベル高 (軽度～中等度に対して)	クラスI エビデンスA	考慮する必要がある 急性期A　慢性期A
constraint-induced movement therapy		クラスIIa エビデンスA	
電気刺激療法	推奨度B エビデンスレベル中 (中等度から重度に対して)	クラスIIa エビデンスA	考慮する必要がある 急性期A　慢性期A
ミラーセラピー	推奨度B エビデンスレベル高		考慮する必要がある 急性期A　慢性期A
メンタルプラクティス		クラスIIa エビデンスA	Should be considered 急性期A　慢性期B
バーチャルリアリティー		クラスIIa エビデンスB	Can be used 急性期A　慢性期A
ロボット	推奨度A エビデンスレベル高	クラスIIa エビデンスA	
筋力増強練習		クラスIIa エビデンスB	Should be considered 急性期A　慢性期A

- 脳卒中治療ガイドライン2021〔改訂2023〕
  推奨度A：強い推奨．行うよう勧められる・行うべきである．
  推奨度B：中等度の推奨．行うことは妥当である．
  エビデンスレベル高：良質な複数RCTによる一貫したエビデンス，もしくは観察研究などによる圧倒的なエビデンスがある．今後の研究により評価が変わることはない．
  エビデンスレベル中：重要なLimitationのある(結果に一貫性がない，方法論に欠陥，非直接的である，不正確である)複数RCTによるエビデンス，もしくは観察研究などによる非常に強いエビデンスがある．もしさらなる研究が実施された場合，評価が変わる可能性が高い．
- AHA/ASA Guideline (2016)
  クラスI：手技や治療が有用で効果的であるという証拠，または一般的な同意が得られている．
  クラスII：手技や治療の有用性・有効性について，相反する証拠や意見の相違がある場合．IIaは有用であるというエビデンスが優位である．
  エビデンスA：複数の無作為化比較試験またはメタアナリシスから得られたデータ
  エビデンスB：単一の無作為化比較試験または非無作為化試験から得られたデータ
- Canadian Stroke Best Practice (2019)
  A：無作為化比較試験のメタアナリシスによるエビデンス，または2つ以上の無作為化比較試験から一貫した見解が得られている．望ましい効果が望ましくない効果を明らかに上回っている，または望ましくない効果が望ましい効果を明らかに上回っている．
  B：単一の無作為化比較試験から得られたエビデンス，または2つ以上の十分にデザインされた非無作為化試験または非対照試験，大規模な観察研究からの一貫した見解．望ましい効果が望ましくない効果を上回る，あるいは密接に均衡している，あるいは望ましくない効果が望ましい効果を上回る，あるいは密接に均衡している状態．

(文献3～5を基に作表)

テップ練習，段差昇降，起立着座，サイドステップ，またぎ動作などがあり，特定の機能課題をサーキット形式で実施する方法もある．発症6ヵ月以内の患者において，積極的な課題指向型練習は筋力および機能的動作を向上させるという強いエビデンスがあり，現在のリハビリテーションの主軸となる運動療法である．

2 CI療法

CI療法(constraint-induced movement therapy)は，神経科学の知見を基に，学習された麻痺(learned non-use)を改善させるため，麻痺肢の強制使用と段階的使用，日常生活への汎化プログラムを合わせた介入方法である．オリジナル方法は1日6時間，2週間の段階的使用(shaping)，日中90％の時間の非麻痺側上肢の拘束，ADLへの汎化プログラム(transfer pack-

表2 下肢運動障害に対する理学療法介入

	理学療法ガイドライン 第2版(2021)[6]	AHA/ASA Guideline (2016)[4]	Canadian Stroke Best Practice(2019)[5]
筋力増強練習	条件付き推奨 エビデンスD(非常に弱い) 運動機能(−)	推奨I エビデンスA (歩行能力改善のために)	考慮する必要がある 亜急性期C，慢性期B 運動機能(+)
持久力練習	強い推奨 エビデンスC(弱い) 運動機能(+)	推奨IIa エビデンスA (歩行能力改善のために)	実施すべき 急性期A，慢性期A
メンタルプラクティス	ステートメント提案 (歩行能力改善のために)		考慮する必要がある エビデンスA 運動機能(+)
電気刺激療法 (FES，NMES，TENS)	ステートメント提案 運動機能(+)	推奨IIa エビデンスA (歩行能力改善のために)	実施すべき 急性期A，慢性期A 運動機能(+)
課題指向型練習(サーキットトレーニング含む)	条件付き推奨 エビデンスD(非常に弱い) 運動機能(−)	推奨IIa エビデンスA (歩行能力改善のために)	実施すべき 急性期A，慢性期A
トレッドミルトレーニング		推奨IIa エビデンスA (歩行能力改善のために)	実施すべき 急性期A，慢性期A 運動機能(−)
ロボット	条件付き推奨 エビデンスC(弱い) 運動機能(−)	推奨IIa エビデンスA (歩行能力改善のために)	考慮してもよいかもしれない 急性期A，慢性期A 運動機能(−)

- 理学療法ガイドライン 第2版
  エビデンスC(弱い)：効果の推定値が推奨を支持する適切さに対する確信は限定的である，エビデンスD(非常に弱い)：効果の推定値が推奨を支持する適切さにはほとんど確信できない

運動機能：Fugl-Meyer AssessmentやMotricity Index，筋力等の運動機能を指し，(+)は肯定的な結果，(−)は否定的または比較対象群と効果に差がなかったことを示す.
FES：機能的電気刺激，NMES：神経筋電気刺激，TENS：経皮的電気神経刺激

(文献4〜6を基に作表)

表3 持久力トレーニングの運動処方

	一般的	高強度
頻度	週3〜5日，20〜40分	週5〜7日，60分
強さ	12〜13RPE，40〜59%HRR	14〜16RPE，60〜80%HRR
備考	漸増的，心拍数や血圧のモニタリング，セット間2〜4分休憩	

RPE：rating of perceived exertion(主観的運動強度)，Borg Scaleが用いられる．12〜13は「ややきつい」レベルに相当する．14〜16は「きつい」レベルである.
HRR：heart rate reserve(予備心拍数)．最大心拍数(220−年齢)から安静時心拍数を差し引いた数値．このHRRの何%に相当する運動であるかということを運動強度として用いる．例えば，75歳の人で安静時心拍数が65拍/分，運動強度50%に相当する運動の場合，((220−75歳)−65拍/分)×50%+65拍/分=105拍/分になる．この場合，運動中に心拍数が110拍/分まで上がっていれば50% HRRの運動ができていることになる.

age)からなるが，練習時間や頻度，拘束時間を軽減した修正版CI療法も開発されている．各国のガイドラインにおいて上肢機能の改善に高いエビデンスレベルで推奨されているが，適応は軽度運動麻痺者である点に注意が必要である.

3 持久力トレーニング

心肺フィットネスを改善するために実施するトレーニングであり，バイタルサインを確認しながら，FITT(Frequency：運動頻度，Intensity：運動強度，Time：運動時間，Type of exercise：トレーニングの種類)の原則に従って処方する．トレッドミル歩行練習など歩行を使用するものや，自転車エルゴメーターでのペダリング運動で実施する．脳卒中患者に対してはリスクを評価したうえで，高齢者に対する設定方法と同様の負荷量で設定する(表3)．期待される作用としては心肺フィットネス($\dot{V}O_2max$)の向上，骨格筋筋力および筋持

久力の増大，神経保護機能である．持久力トレーニングは通常のケアと比較して，移動能力障害を改善させる中等度のエビデンスがある．重症であればあるほど日常の活動量が少なくなるために持久力低下が進行するほか，軽症患者においても急性期加療や入院環境によって低活動を強いられているため，すべての患者に早期から持久力トレーニングを開始する．退院後も持久力低下は生活範囲狭小化の主要な要因となるため，入院中から定期的な身体活動をモニタリングし，退院後の活動および参加を担保できる運動耐容能を確保することが極めて重要である．

4 バランス練習

バランス能力は日常生活の自立度や転倒に直結する問題となるため，非常に重要なトレーニングとなる．バランスは姿勢を保持しながら支持基底面内に重心をとどめるまたは制御する能力のことであり，主に静的バランスと動的バランスに分類される．動的バランスには外乱負荷応答，随意運動，ステッピングが含まれる．また，バランスを構成するシステムとして，①生体力学的要因，②安定性限界/垂直定位，③予測性姿勢制御，④姿勢反応（postural response），⑤感覚定位，⑥歩行の安定性があり，それぞれの要素を評価して原因となる要因に対する個別の介入も重要である．

5 筋力増強練習

筋力増強練習は上下肢の運動障害を改善させる強いエビデンスがある．方法としてはレッグプレスなどの機器を用いた抵抗運動などで処方される（表4）．筋力増強練習は，低強度よりも高強度の方が下肢機能改善の効果が高く，他の介入よりも優れているが，歩行能力，バランスなどに対しては，他の介入と有意な差はなく，筋力増強練習によって痙縮は増悪しない．

表4 筋力増強練習の運動処方

頻度	週2〜3日，10〜15回1〜3セット
強さ	1RM30〜50%から最大50〜80%
方法	ウェイトマシン，フリーウェイト，弾性バンド
備考	漸増的，心拍数や血圧のモニタリング，セット間2〜4分休憩

RM：repetition maximum（最大反復回数）
フリーウェイトや弾性バンドで負荷を設定する場合は，主観的運動強度（RPE）を用いるとよい．10〜15回動作を反復する間にBorg Scaleにて「きつい」（15）から「かなりきつい」（17）に到達する負荷を選択する．

6 電気刺激療法

電気刺激療法は体表から経皮的に電気刺激を入力することにより，末梢神経が脱分極し，感覚入力や筋収縮が生じる生理学的作用を介入に応用したものである．様式や介入目的により名称が異なり，主に筋萎縮や筋力の改善を目的としたものを神経筋電気刺激，動作の再建を目的としたものを機能的電気刺激，痛みや痙縮の軽減を目的としたものを経皮的電気神経刺激と呼ぶ（表5）．

上肢運動機能に対する電気刺激療法では運動機能を改善するという強いエビデンスがあるが，効果量は少ない．重度運動麻痺者に生じる肩関節亜脱臼に対しても用いられ，急性期から積極的に介入すべきである（図1）．電気刺激療法は標準的なリハビリテーションに付加することで効果があり，筋力増強練習や課題指向型練習，ミラーセラピーなど他の介入と併用することが重要である（図2）．

7 ミラーセラピー・運動イメージ

ミラーセラピーとは麻痺側と非麻痺側の間に鏡を置き，非麻痺側での運動を行うことで，その鏡像が鏡に映し出され，その鏡像を見ることであたかも自分の麻痺肢が動いているように錯覚させ，運動機能の改善を図ろうとするものである．上肢，下肢に応用可能であるが，運動障害やADLを改善させるという中等度のエビデンスが報告

表5　電気刺激療法の種類と効果

名称	経皮的電気神経刺激 (transcutaneous electrical nerve stimulation：TENS)	神経筋電気刺激 (neuromuscular electrical stimulation：NMES)	機能的電気刺激 (functional electrical stimulation：FES)
目的	痙縮抑制 感覚改善 パフォーマンス改善	筋萎縮予防 運動麻痺改善 筋力改善 ADL改善	筋萎縮改善 運動麻痺改善 上肢能力改善 歩行能力改善
主な作用メカニズム	感覚入力による中枢性変調効果 Ⅰα感覚入力による相反抑制	運動神経脱分極による筋収縮（遠心性効果） 感覚入力による中枢性変調効果 Ⅰα感覚入力による相反抑制	運動神経脱分極による筋収縮（遠心性効果）（NMESより強度↓回数↑） 感覚入力による中枢性変調効果 Ⅰα感覚入力による相反抑制 動作練習反復による学習効果
主な刺激パラメータ	強　度：感覚強度～運動閾値強度 周波数：10～200 Hz 部　位：神経や経穴，痙縮拮抗筋 時　間：20分～1時間	強　度：運動強度（可能な限り強く） 周波数：20～80 Hz 部　位：神経・筋（モーターポイント） 時　間：20分～1時間	強　度：運動強度（関節運動が生じる） 周波数：20～35 Hz 部　位：神経・筋（モーターポイント） 時　間：20分～8時間（日中装着）
利点と欠点	強度が弱いため副作用が少ない 動作練習に併用できる	超急性期から実施可能 重症者においても適応可能 痛みが生じる	長時間の実施が可能 高価（専用の機器が必要）
適応	中等症～軽症	重症～中等症	重症～軽症

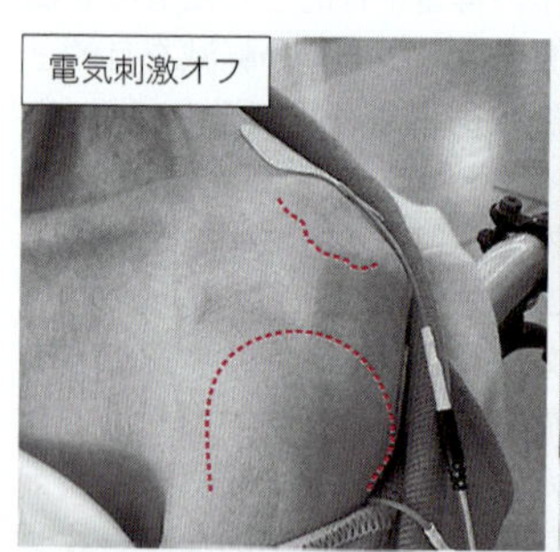

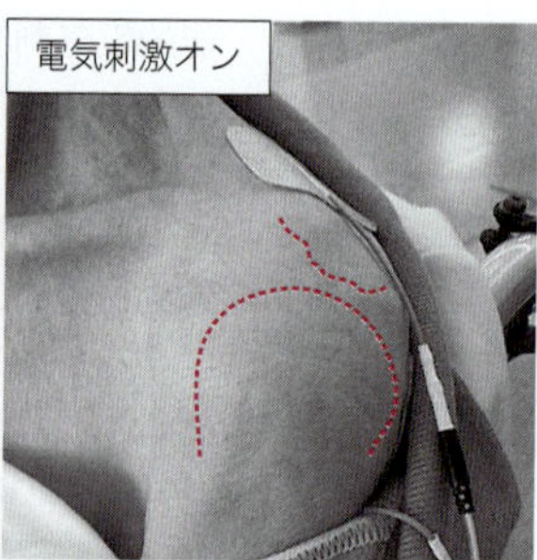

図1　肩関節亜脱臼に対する電気刺激

棘上筋と三角筋後部線維に電極を貼付している．慢性期よりも急性期での長時間（1日1時間以上）の介入で改善効果が高い．

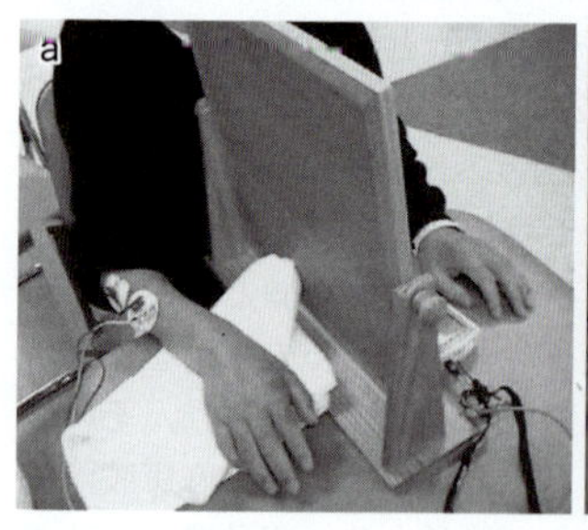

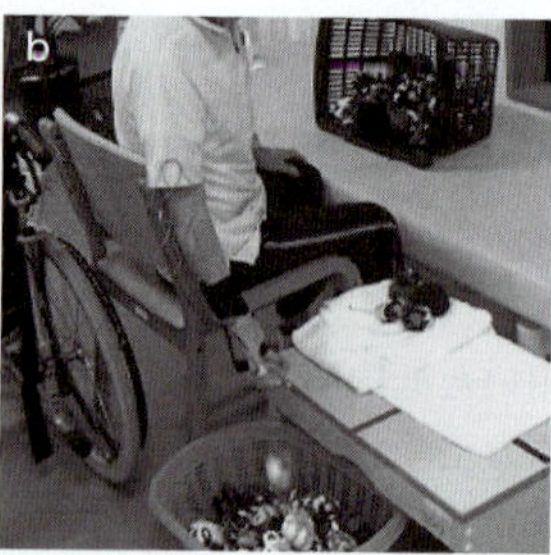

図2　電気刺激療法との併用介入例

a：電気刺激とミラーセラピーの併用．総指伸筋に刺激を与えている．

b：上肢課題指向型練習（ボールのリーチ・把持操作課題）との併用．総指伸筋に刺激を与え，手関節には背屈を補助するスプリントを着用し，課題の難易度を調整している．

表6 短下肢装具(AFO)の適応症例と種類

AFOの固定性	適応症例	AFOの種類
底屈：固定 背屈：固定	底屈・背屈ともに重度麻痺	ダブルクレンザック(固定)，PDC(固定)，シューホーンAFO(リジッド)
底屈：固定 背屈：遊動・制限	底屈筋群の拘縮，内反尖足(高度痙縮)，下垂足，反張膝	ダブルクレンザック(背屈フリー)，PDC(背屈フリー)
底屈：制限 背屈：制限	底屈・背屈中等度麻痺，痙縮中等度	ダブルクレンザック，PDC
底屈：制動 背屈：制動	底屈・背屈軽度～中等度麻痺，痙縮軽度	シューホーンAFO(フレキシブル)，UDフレックス，オルトップ®AFO，APS-AFO，ウォークオン®
底屈：制動 背屈：補助(遊動含む)	下垂足，背屈軽度麻痺	タマラックAFO背屈補助，ジレットAFO背屈補助，PDC補助，ゲイトソリューションデザイン

PDC：plantar/dorsiflexion control，AFO：ankle foot orthosis，APS-AFO：adjustable posterior strut-AFO

されている．しかしながら，最も有効な重症度や病態は明確になっておらず，効果的な介入期間，量，頻度，詳細な方法はいまだ明確ではない．

8 装具療法

歩行の再獲得を目指すうえで，早期から下肢装具を使用することが強く推奨されている．下肢装具を処方する目的は治療用と機能代償(更生)用の2つがある．治療用装具は，積極的な立位・歩行練習を行うための装具であり，重度麻痺であれば早期から長下肢装具(knee ankle foot orthosis：KAFO)による立位・歩行練習が開始される．脊髄には歩行のリズムを生成する中枢パターン発生器(central pattern generator：CPG)が存在し，股関節の交互屈伸運動と下肢への荷重情報を提供することで歩行様の周期的な筋活動が出現する．長下肢装具を用いて介助下で2動作前型歩行を実施することで，重度片麻痺症例においても随意運動以上の筋活動を惹起することが可能となる．下肢支持性が向上してくると短下肢装具(ankle foot orthosis：AFO)に移行する．

短下肢装具は，材質(金属支柱，プラスチック，カーボン)や足継手の種類によって足関節底背屈の制動または制限を行うものであり，患者の運動機能や歩容をよく分析して適用する(表6)．固定性のある短下肢装具の設定では，立位時における下腿の前傾角度(shank to vertical：SVA)の設定が重要である．SVAによって立位・歩行に対する力学的作用が異なるため，動作観察・分析を行って角度を設定する．例えば，立脚初期に大腿四頭筋の収縮を認めず膝折れが生じる場合，膝屈曲モーメントを減少させるため，SVAを少なくする．一方，立脚期で膝が過伸展する，または重心が後方に残存し，前方への重心移動を促したい場合はSVAを大きくする．

9 ロボット

ロボット治療は理学療法士の介助が必要な動作，または理学療法士の介助では実現できない動作を提供することが可能であり，課題特異的な動作練習を高頻度で実施することができる．ロボット治療は機器により理論背景やコンセプトに違いがあるが，多くは機能改善のための運動学習の促進を目的としており，①練習量，②難易度調整，③動機付け，④フィードバック，⑤転移性などの要素が含まれている．

ロボットは大きく分けて2種類あり，エンドエフェクタータイプと呼ばれる末端(上下肢)が固定されてサポートされるもの，外骨格タイプと呼ばれるロボットが上下肢関節の動きを誘導するものがある．近年では，ウェアラブルタイプのものが存在する．機器によって，それぞれ目標とする動作や関節運動のアシスト制御の方法が異なるため，それぞれのロボットの持つ特徴を理解し，患者に適応可能かどうか判断することが重要である．

4 リスク管理・禁忌事項

1 深部静脈血栓症

亜急性期リハビリテーションにおいて，まず確認すべきことは深部静脈血栓症(deep vein thrombosis：DVT)である．脳卒中は意識障害や運動麻痺等の病態，長時間臥床や血管内脱水等の問題からDVTを発症しやすい．DVTのスクリーニング検査には高感度Dダイマーが用いられる．その他，急性期病院での治療状況や長期臥床例，炎症，脱水，左片麻痺，肥満，DVTの既往があるハイリスク群はDダイマーが正常範囲であっても注意が必要である．血液検査値だけに頼らず，浮腫の左右差，発赤，圧痛，足背動脈触知などの理学検査を実施し，少しでも異常を検知すれば主治医に相談する．入院時のみならず，入院中も継続して発症リスクがあるため，常に注意が必要である．

2 転倒・転落

脳卒中患者は運動麻痺や感覚障害によりバランスを崩しやすく，また高次脳機能障害等によって危険認識が乏しくなる場合もあり，転倒リスクは非常に高い．転倒が多い時期は入院後初期の段階であり，時間帯は朝6時から10時までと夕方4時から8時までが多い．つまり，食事や排泄などで移乗・移動する時間帯であり，かつ人的資源が少ない環境である．転倒場所は居室やトイレが多く，入院時当日から患者の動作能力や危険認知能力を評価し，安全に移乗・移動可能かどうかベッド周囲の環境やADLの自立度を決定する必要がある．転倒を引き起こしやすい要因は，年齢，性別，動作能力，運動機能，バランス機能，認知機能などが挙げられている．転倒予防に関しては，入院時に多職種でカンファレンスを実施し，ベッド周囲の環境面，日中の安静度の確認，ADLの介助量の確認を行う．また，複数回転倒を防ぐために，一度転倒すれば即座にカンファレンスを実施し，その原因について多職種で議論し，環境設定やケア等を見直すことが重要である．

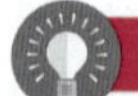

クリニカルヒント

1 pusher現象とlateropulsion

pusher現象とはあらゆる姿勢で身体が麻痺側へ傾斜し，そのうえ，非麻痺側上下肢を押すことに使用し，姿勢を修正しようとする介助に抵抗してしまう現象を指す．

評価にはScale for Contraversive Pushing (SCP) があり，座位と立位でそれぞれ姿勢や押す現象，修正介助への抵抗で得点化する．点数が高いほど重症度が高く，pusher現象なしは0点，最重症の場合は6点となる．Burke Lateropulsion ScaleはSCPに背臥位と移乗，歩行の項目を含み，点数が高いほど重症度が高く，尺度が細かいため経過を追うのに優れている[7]．

pusher現象の出現に関わる責任病巣は内包，側頭葉，視床，島皮質，中大脳動脈領域などである．右半球損傷患者に多く出現し，また回復も遅延する．特徴としてはすべての症例で運動麻痺を合併している．その他，半側空間無視や感覚障害，病態失認などの症状との関連も報告されているが，pusher現象の出現メカニズムはいまだ不明な点が多い．

介入方法として，視覚フィードバックを用いるものや体性感覚フィードバックを用いるもの，長下肢装具やロボットを用いて，課題難易度を調整しながら姿勢保持・歩行練習を実施するが，エビデンスレベル

図3 重度歩行障害者に対する歩行練習

a：ニーブレースと短下肢装具装着下の2動作前型歩行練習．長下肢装具（KAFO）がない場合はこのように代用可能であるが，固定性が不十分になる場合があり，必要に応じて長下肢装具の作製を検討する．

b：BWSTT（body weight support treadmill training）．体重を50％以内で免荷させ，一定の歩行速度で対称的になるよう体重移動や麻痺側下肢の遊脚期を介助する．

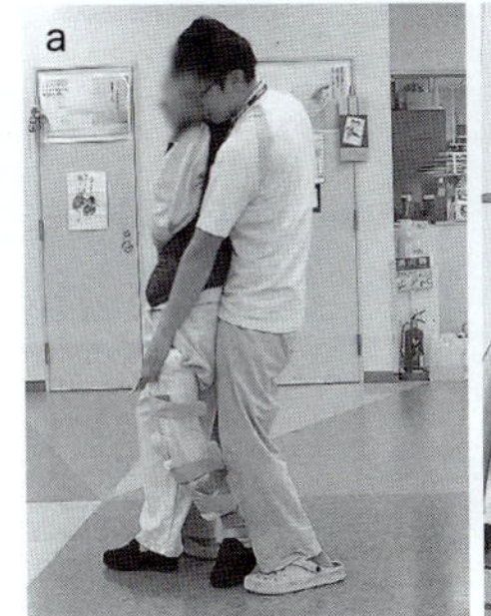

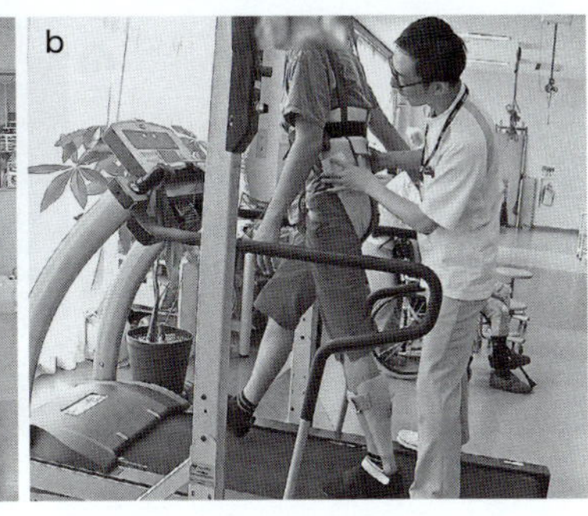

の高い介入はないのが現状である．

2 重症度別歩行障害に対するアプローチ

亜急性期では「回復的アプローチ」と「代償的アプローチ」の両輪が重要であり，歩行障害においてもこのコンセプトは変わりない．理学療法士は，患者の目標に合わせて最適な練習を選択する必要がある．ここでは，歩行の重症度に合わせた練習方法の例を提示する．

(1) 重度歩行障害（自立歩行困難例，FAC 0〜2レベル）に対して

重度の運動麻痺や年齢，合併症や併存疾患等によって歩行が全介助となる場合は，歩行の自立度を向上させるという目的のほか，立位・歩行練習を通じて，座位耐性や全身持久力を高める目的が存在する．運動麻痺が重度で随意運動が不可能な患者は，随意的に下肢を屈伸することができず，長下肢装具がないと姿勢を保持することができない．しかしながら，CPGの賦活による歩行関連筋活動の惹起は可能となるため，CPGを駆動させるのに重要な荷重情報と股関節の交互屈曲伸展を実現させるロボット治療や体重免荷装置（body weight support system）などの機器を用いた歩行練習や長下肢装具を用いた2動作前型の介助歩行練習を行う（図3）．このCPGの賦活は，杖を用いた3動作揃え方のゆっくりとした歩行では得られないため，CPGの賦活を利用した歩行練習と自立度向上のための代償歩行獲得に向けた歩行練習とは明確に区別すべきである．どちらか一方が優れているというわけではなく，両者それぞれに利点を有するので，状況に合わせて適宜その分量を調整することが求められる．両者に共通する重要な点は，歩行練習量を十分確保することである．

(2) 中等度歩行障害に対して（歩行速度0.4〜0.8 m/s，FAC 2〜4レベル）

歩行がある程度可能な患者においては，歩行能力を改善させるために最低限の歩行練習量が重要である．理学療法1セッションあたりのステップ数と反復回数が，歩行速度の改善の最も強力な予測因子であることが明らかにされており，1セッションあたり平均2,460ステップ，30セッションが必要なことが示されている[8]．バイタルサインの変動に留意し，可能な限り高強度の歩行練習を実施することが望ましい．

その他，膝ロッキング，内反尖足，足関節背屈不全，Trendelenberg徴候，ぶん回し歩行などの歩容異常に関しては，動作分析を行い，その原因に対して個別の理学療法介入が求められる．

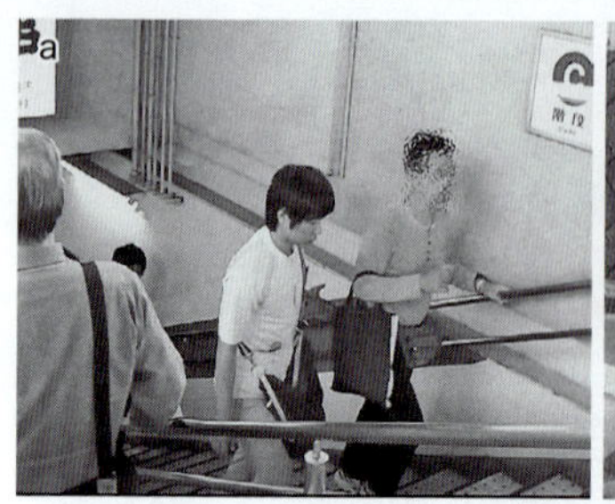

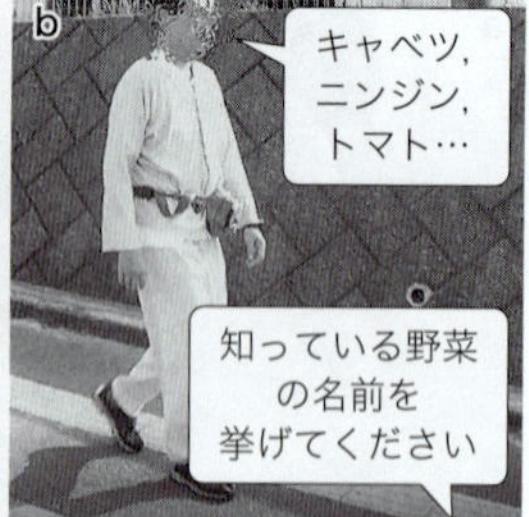

図4 実環境に応じた歩行練習
a：実際の通勤時間帯を想定し，人混みの中での駅の階段昇降練習.
b：坂道にて二重課題下（歩行＋語想起課題）歩行練習.

(3) 軽度歩行障害に対して（歩行速度0.8m/s以上，FAC 3～5）

ある程度の歩行速度を有し，自立度も高い患者においては，より活動範囲を拡大した生活場面での歩行能力向上を目指すべきである．歩行能力が高い者であっても，生活環境を想定し，屋外歩行や跨ぎ動作，段差昇降練習を行う必要がある．屋外は，不整地，斜面，段差や車に対する注意など，屋内の環境とは大きく異なる．脳卒中患者は長距離歩行や横断歩道を渡る，階段やエスカレーター，雨天，混雑した環境といった環境要因を回避する傾向があり，これにはバランスに対する自己効力感が影響するため，退院後の実環境に即した屋外歩行練習が必要となる．

歩行の自動性に対しても評価が必要である．脳卒中患者では運動障害や認知機能低下により歩行の自動性が障害されている場合が多く，二重課題負荷時に歩行速度や歩行のリズムが低下する症状がみられる．二重課題下において歩行能力の低下を示す患者は転倒リスクが高いため，二重課題下で歩行パフォーマンスが低下する要因（認知機能の低下や運動障害の重症度，姿勢保持戦略など）に対して介入を行う必要がある（図4）．

文　献

1) Kwakkel G, et al：Impact of time on improvement of outcome after stroke. Stroke 37：2348-2353, 2006
2) 越智光宏ほか：Stroke Impact Scale version 3.0の日本語版の作成および信頼性と妥当性の検討．Journal of UOEH 39：215-221，2017
3) 日本脳卒中学会 脳卒中ガイドライン委員会編：脳卒中治療ガイドライン2021〔改訂2023〕，協和企画，東京，2023
4) Winstein CJ, et al：Guidelines for adult stroke rehabilitation and recovery：A guideline for healthcare professionals from the American heart association/American stroke association. Stroke 47：e98-e169, 2016
5) Teasell R, et al：Canadian Stroke Best Practice Recommendations：Rehabilitation, Recovery, and Community Participation following Stroke. *Part One：Rehabilitation and Recovery Following Stroke*；6th Edition Update 2019. Int J Stroke 15：763-788，2020
6) 日本理学療法学会連合 理学療法標準化検討委員会ガイドライン部会編：理学療法ガイドライン，第2版，日本理学療法士協会監，医学書院，東京，2021
7) D'Aquila MA, et al：Validation of a lateropulsion scale for patients recovering from stroke. Clin Rehabil 18：102-109, 2004
8) Henderson CE, et al：Predicting Discharge Walking Function With High-Intensity Stepping Training During Inpatient Rehabilitation in Nonambulatory Patients Poststroke. Arch Phys Med Rehabil 103：S189-S196, 2022

3 亜急性期以降の脳卒中片麻痺：高次脳機能障害を中心に

渡辺　学

1 疾患概要と基本方針

1 疾患概要

(1) 高次脳機能とは

脳卒中は脳血管の破綻による脳の損傷である．脳は生命を維持するために身体を介して動くことで環境に適応するための中枢システムである．環境適応のため様々な情報を処理・統合し行動を起こす機能をすべて高次脳機能という．高次脳機能には低次なものから高次なものまで階層性があるといわれているが，それぞれ個別に機能しているわけではない．低次機能を統合することで，より高次の機能を作り上げていると考えられている．

(2) 高次脳機能障害が単独で出現することはまれである

脳は神経ネットワークを組むことで機能を作り上げていることから，局所の脳損傷であっても高次脳機能障害は複数が同時に出現することがほとんどである．また，半側空間無視のように病巣反対側空間への注意障害が視覚や運動などの各要素に影響するものもあれば，失行のように行為を構成する要素の一部が障害されることで全体の行為に影響を与えるものもある．

(3) 理学療法は高次脳機能障害を改善できるか

高次脳機能障害の改善には特定の障害に対して直接アプローチするだけではなく，プライマリーな運動感覚機能や注意・記憶などの土台となる認知機能など，下位の中枢神経機能に働きかけそれらの再統合を図ることで回復する可能性もある．環境に適応するには身体を介して行動するため，運動（身体認知と運動制御）は多くの高次脳機能に影響を与える（図1）．

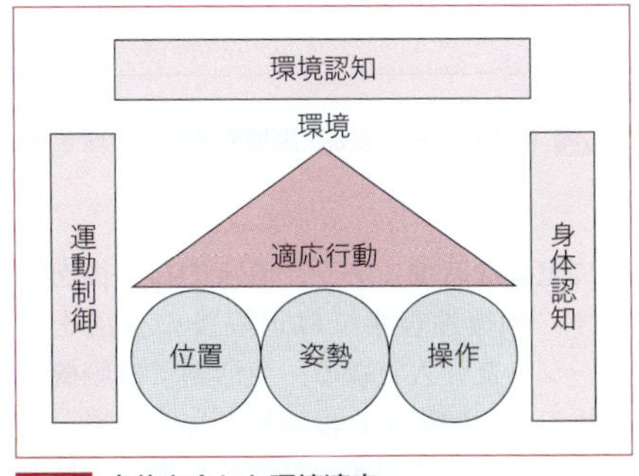

図1 身体を介した環境適応

環境に適応するには行動しなければならず，身体を介した運動が必要になる．対象物との位置関係や姿勢を調整して操作を行うためには，自己の身体がどのような状態にあるかを認知し，身体運動を意図通りに制御できなければならない．反対に，身体認知や運動制御を調整することで適切な行動へ変容できる機会が生まれる．

(4) 生活機能の向上が主目的である

高次脳機能は多くの情報を統合して成立することから，神経損傷により障害を起こすと完全な修復は困難であることがほとんどである．代償手段も講じながら生活機能を向上させることに主眼を置く．

2 基本方針

(1) 病期に合わせた包括的介入

介入は病期に合わせた多角的なアプローチが必要となる（図2）．高次脳機能障害の理学療法には，①直接的な機能改善を図るもの，②代償的な手段を講じるもの，③脳機能全体の底上げを図るものの3つのアプローチがある．これらを病期に合わせて行う．亜急性期から回復期では脳機能の再構

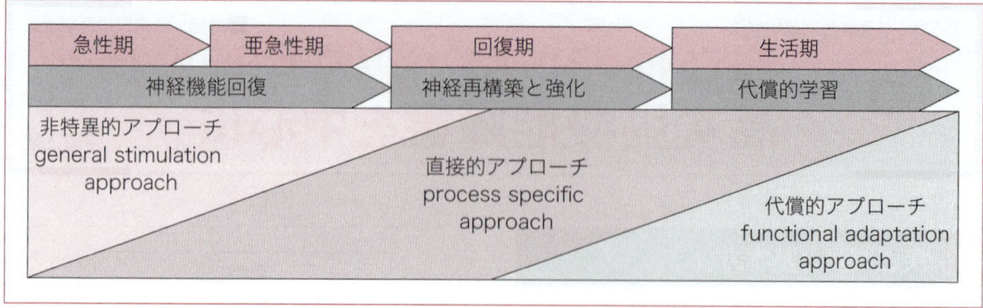

図2 各病期における高次脳機能障害への理学療法アプローチ

築に重要な時期であり，直接的な回復を目指す．回復期後半では退院後の生活をイメージした介入となる．生活期では脳機能の緩やかな回復または維持となるため，日常生活の課題に沿った具体的な働きかけが中心となる．また，患者の置かれた環境を重視しながら，身体機能障害，社会的行動障害，経済的問題，就学就労や地域コミュニティの問題などを含めた様々な課題に対して多職種がそれぞれの専門性を活かして支援していく必要がある．

(2) 理学療法の基本方針

理学療法は，身体をどの程度安全で機能的に使用できるかを判断し，適切な方法を発見して学習を促すことが重要な役割である，高次脳機能障害に対しては，理学療法で可能な，すなわち運動と関連した介入方法やアイデアを試し，直接的・間接的に回復を図りながら生活に適応できるようにすることを基本方針とする．

2 評価

1 脳画像評価

損傷部位から出現する可能性のある高次脳機能障害と影響を受ける情報処理経路を予測する．局所症状だけでなく，脳画像では確認しにくい虚血領域や，損傷した神経と機能的に連絡のある遠隔領域の神経機能障害によって出現する症状もあることに留意する．

2 情報収集・行動観察・問診

環境条件や時間の違いから得られる情報を他の医療従事者や家族からも収集し，異常行動を列記する．理学療法における行動観察では，麻痺した身体を有効に利用しようとする努力や工夫がみられるかが観察のポイントとなる．問診では特に，障害に気づいているか，どのように異常を認識しているかを聞き出すことが重要である．

3 神経心理学検査

陽性判定だけでは意義が低い．どのような要素が障害されているかの評価を行うことが重要である（個別内容については第1章-2-9「高次脳機能障害」(p.133) を参照）．

4 理学療法評価・評価的介入

理学療法では運動や基本動作との関連性を評価する必要がある（例えば，「廊下歩行で右に偏るのは，線分二等分試験で右に偏るので，左半側空間無視が影響しているのではないか」など）．課題以外に言語指示や環境条件を変化させた時の反応の変化も評価する．負の反応だけでなく良好な反応がどのような刺激や条件でみられるのかも評価する．

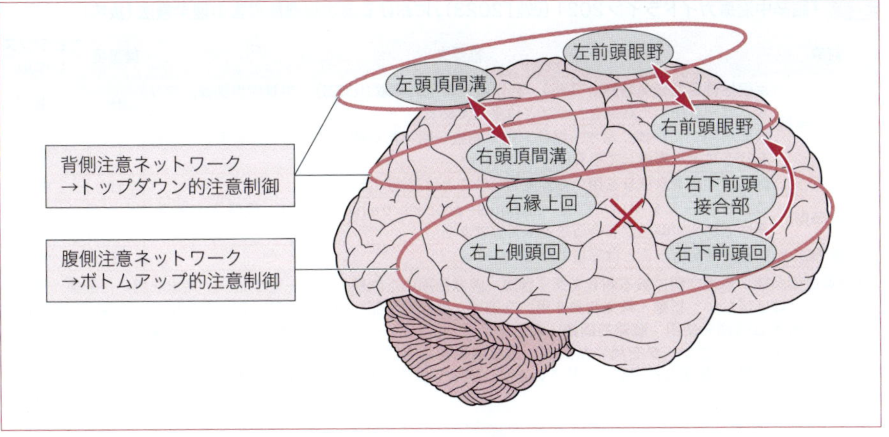

図3 空間性注意に関わる神経ネットワーク

空間性注意は予期しない顕著な刺激に反応するボトムアップ的注意と，意図して関心のある対象を探索するトップダウン的注意があり，前者は下頭頂小葉から下前頭回に至る腹側経路，後者は上頭頂小葉から上前頭回に至る背側経路で処理されると推論されている．また，左右半球は半球間抑制により互いの過活動を抑制しながら右半球が空間性注意に関する優位性を持っているとされている．臨床的には右半球の腹側経路が破壊されることが多いため，左半球の活動を制御しつつ背側経路による代償を促進することが直接的治療の中心となる．

3 理学療法プログラム

1 半側空間無視

半側空間無視とは，麻痺側の身体や外部空間を認知することや行動を起こすことが（抑制的に）選択されないものである．患者は行動が非麻痺側へ偏る．口頭指示での麻痺側誘導が困難である．右半球損傷による左無視が大半を占める．

(1) 理学療法における目標

麻痺肢の使用や管理ができること，無視側空間への動作指向を拡大し空間を有効に利用できること，無視側にある対象物に気づき反応できること，非無視側を向く非対称姿勢の正中化を図ることなどが理学療法における目標となる．

(2) 病態メカニズム

右半球の損傷により左空間の予期しない目立った刺激への注意が障害され，さらに関心のある対象を左空間で探索する注意機能も相対的に低下するために生じるとの説がある（図3）．

(3) ガイドラインが推奨する治療法

『脳卒中治療ガイドライン2021〔改訂2023〕』[1]（表1）では，反復性経頭蓋磁気刺激や経頭蓋直流電気刺激の使用が妥当であるとされているが，機器が高価なため使用可能な施設は限られる．視覚探索訓練も妥当とされるが長期効果に乏しい．プリズム順応法は効果に否定的な意見もあるが，長期効果やADLへの般化を報告したものが多い．ほかに考慮してもよい治療法としてミラーセラピーが挙げられている．『理学療法ガイドライン 第2版』[2]では，limb activation trainingが条件付き（重症例対象，短期的効果）で推奨されている．

(4) 理学療法プログラム

評価により無視の影響が強い機能と残存する機能を判断し，亜急性期から回復期では前者に対して直接的アプローチを行い，麻痺肢の使用や姿勢の改善を図る（図4～6），生活期では後者を利用して代償的アプロー

表1 『脳卒中治療ガイドライン2021〔改訂2023〕』における高次脳機能障害の理学療法（抜粋）

対象	推奨文	推奨度	エビデンスレベル
半側空間無視	反復性経頭蓋磁気刺激（rTMS），経頭蓋直流電気刺激（tDCS），視覚探索訓練，プリズム眼鏡を用いた訓練を行うことは妥当である	B	中
	鏡像を用いた訓練，冷水・振動・電気刺激を用いた訓練，アイパッチを用いた訓練を行うことを考慮しても良い	C	低
失行	戦略的訓練や身振りを用いた訓練を行うことは妥当である	B	中
注意障害	コンピュータを用いた訓練，attention process training（APT），代償法の指導，身体活動や余暇活動を行うことは妥当である	B	中
記憶障害	記憶訓練を行うことは妥当である	B	中

注）視覚探索訓練：無視空間にある刺激を探す課題．鏡像を用いた訓練：ミラーセラピー．冷水を用いた訓練：実施されることはほぼない．振動・電気刺激を用いた訓練：麻痺側頸部への刺激．アイパッチを用いた訓練：非無視側視野を遮蔽する眼鏡を使用．戦略的訓練：ストラテジー・トレーニング．身振りを用いた訓練：ジェスチャー・トレーニング．コンピュータを用いた訓練：注意機能検査をコンピュータ上で行う．記憶訓練：代償法のほかにPQRST法や間隔伸張法などが紹介されているが，理学療法では間接的なものになる．

（文献1を基に作表）

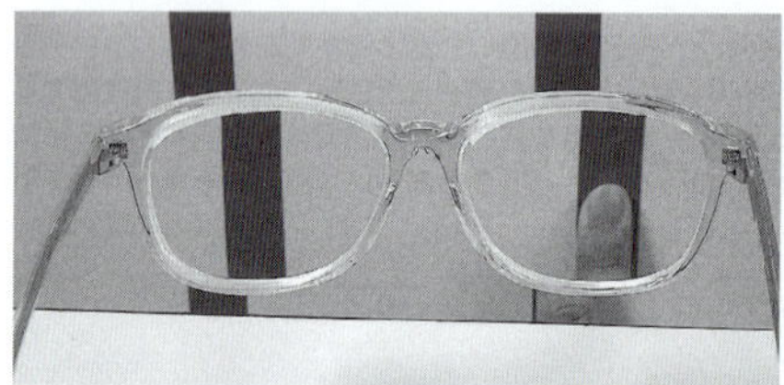

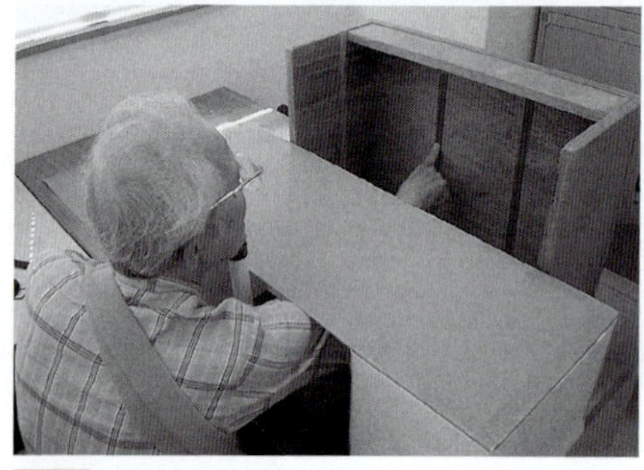

図4 プリズム順応法

視野が右に10°偏るプリズム眼鏡を装着し前方の目印へのリーチを50回ほど反復する．眼鏡をはずした後に半側空間無視症状の改善効果が現れる．1日2回を5週間行う．

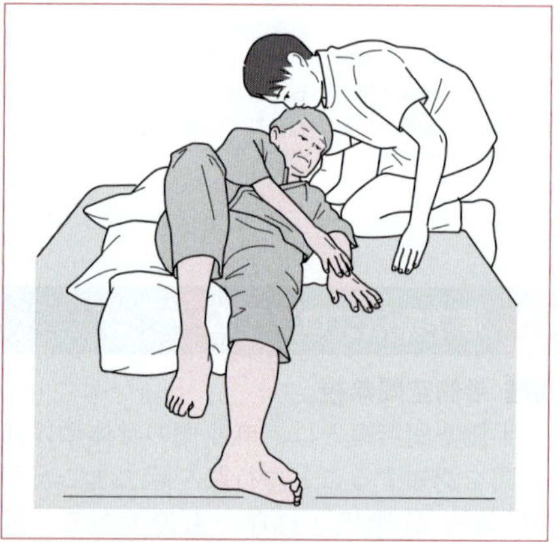

図5 limb activation trainingの応用

左半側空間無視患者に対して右手で左の肩から手に向かい触れてもらいながら，介助により頭部や上半身を挙上し，左手の触れている部分を目視で確認してもらう．慣れてきたら起き上がりまで誘導することを繰り返し，自ら実行できるようにする．

チを行い，有効な空間範囲を拡大する．

2 pusher現象

pusher現象とは，身体の垂直認知が傾き，麻痺側に身体を能動的に傾ける症状である．麻痺側への転倒恐怖感は弱いが非麻痺側へは強いため，麻痺側に転倒することへの言語的忠告が無効である一方，非麻痺側への他動的な姿勢矯正には抵抗を示す．右半球損傷による左への身体傾斜が多い．

（1）理学療法の目標

身体正中姿勢を獲得すること，適切な転倒恐怖感に修正すること，非麻痺側上下肢の使用を有効なものにすることなどが理学

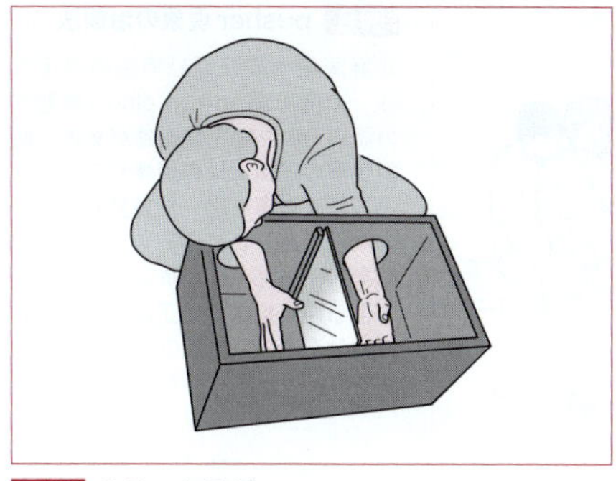

図6 ミラーセラピー

身体正面に鏡を立て，非麻痺側の手が映るようにする．麻痺側の手は鏡の裏で鏡像に重なる位置に置く．患者は鏡像を見ながら非麻痺側の手を動かす．

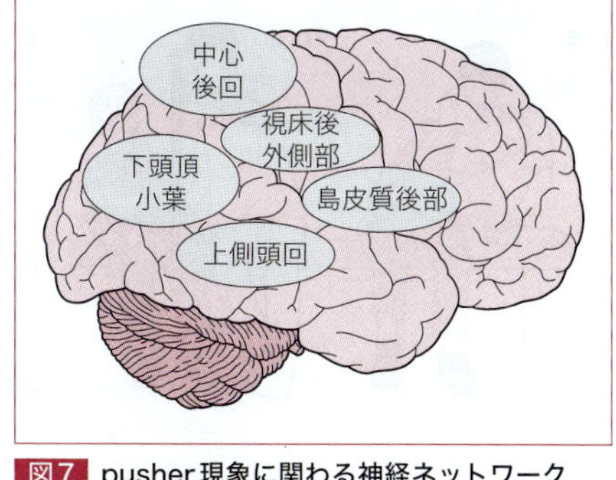

図7 pusher現象に関わる神経ネットワーク

pusher現象が発現する病巣には下頭頂小葉や下側頭回のほかに，視床後外側部（身体垂直認知や重力知覚の処理），島皮質後部（恐怖感の認知），中心後回，皮質下が挙げられ，これらは上行性両側性前庭経路と呼ばれる神経ネットワークに一致する．臨床症状では頭部の傾きは正常で体幹が傾くことから，前庭覚以外の重力知覚系の障害が関与している可能性も考えられている．

療法における目標となる．

(2) 病態メカニズム

視覚的な垂直知覚（視覚的垂直定位）は正常だが，身体の垂直知覚（身体的垂直定位）が傾いており，そのミスマッチが麻痺側に傾斜する誤った姿勢制御方略を選択させてしまうとの説明がある．しかし否定的な意見も多く，発現メカニズムは定かではない．前庭機能とは別の重力知覚機能の関与も推察されている（図7）．

(3) ガイドラインが推奨する治療法

pusher現象の報告が限られており，参考となるガイドラインは見当たらない．

(4) 理学療法プログラム

異常な転倒恐怖感は比較的早期に修正が可能である．次に身体的垂直定位の修正は段階的に実施していく．姿勢の異常の認識と，残存する正常な知覚（視覚的垂直定位）の自覚を促す．視覚的垂直指標に身体の傾きを合わせ，垂直姿勢を学習した後，傾斜姿勢から垂直姿勢への運動戦略（過剰な非麻痺側上下肢の使用を制限）と姿勢変更の自由度を高める（様々な姿勢に随意的に変更できる）（図8）．さらに座位・立位などの姿勢保持から起居・移動での姿勢バランス学習をトレーニングしていく．

3 失行

失行とは，運動・認知・理解の障害とは異なり，道具の使用動作やジェスチャーの表出・模倣といった認知的運動能力が障害されるものである．患者は道具の持ち方や操作に不適切さを示すが，常に出現するわけではないことや麻痺の影響と解釈されてしまうことにより見過ごされやすい．失語を合併する場合には代償方法となる身振りによる身体的コミュニケーションが成立しにくくなる．右手利きの左半球損傷で生じやすいが，左右の上肢に症状がみられる．

(1) 理学療法の目標

模倣による動作学習ができること，他者の動作意図を認知できることなどが理学療法における目標となる．

(2) 病態メカニズム

行為の生成メカニズムは神経ネットワークによる説明が試みられている（図9）．道

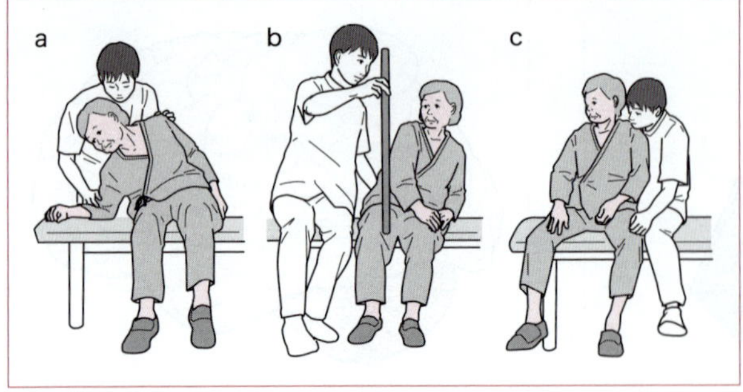

図8 pusher現象の治療法

非麻痺側への転倒恐怖感の修正には，非麻痺側へのon elbow姿勢への誘導(a)や寝返り運動がある．傾斜姿勢の認識には点滴棒やテープなどの垂直指標を用いた視覚的フィードバックとそれに姿勢を合わせる運動学習がある(b)．非麻痺側上下肢による押す現象の修正には，床への非接触(c)や手すりの位置を前方にするなどが報告されている．

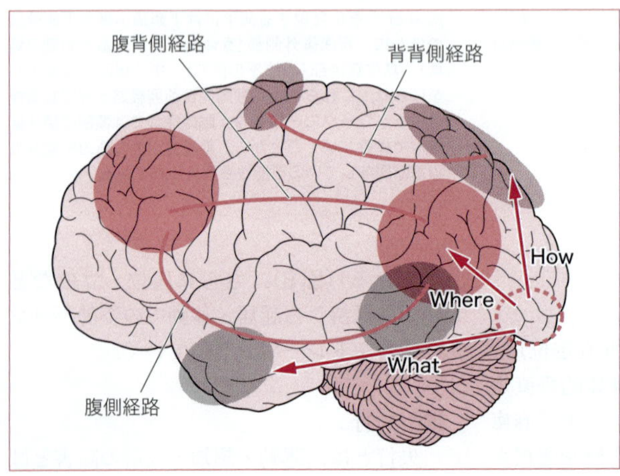

図9 失行に関わる神経ネットワーク

習熟動作は言語的な意味記憶(この道具は○○するものである)，動作の意味記憶(この動作は○○するものである)，動作そのものの記憶(動かし方)からなり，それぞれ腹側経路(側頭葉を中心)，腹背側経路(頭頂葉と前頭葉の腹側)，背背側経路(頭頂葉と前頭葉の背側)を介して頭頂葉後方–運動前野システムで処理される．ネットワークのいずれかの部位が損傷すると行為を形成する過程に障害を生じると考えられている．

具の使用行為の計画は左頭頂葉で形成され，それが左運動前野に送られると運動の計画へと変換が行われ，運動の計画は脳梁を介して右運動前野に送られると想定されている．そのため左運動前野周囲における損傷は，右片麻痺と同時に左上肢の失行を生じると考えられている．

(3) ガイドラインが推奨する治療法

『脳卒中治療ガイドライン2021〔改訂2023〕』[1]では，戦略的トレーニングや身振りを用いたトレーニングを行うことは妥当であるとされている(表1)．海外のシステマティック・レビューでは誤りなし学習を有効とするものもある．

(4) 理学療法プログラム

道具の使用やジェスチャー模倣の課題において，視覚情報，体性感覚情報(徒手的誘導や道具への接触)，聴覚情報(言語的説明や道具の音)が統合され，適切な動作にたどり着けるように練習をする．失敗の少ない(簡易な)課題から始め，誤反応をできるだけ排除するように注意深く進める(図10)．

4 注意障害

注意障害とは，複数の事象から適切なものへ意識を移動・集中させることが障害されるものである．患者は気が散りやすい，見落としやすい，別のことに切り替えられ

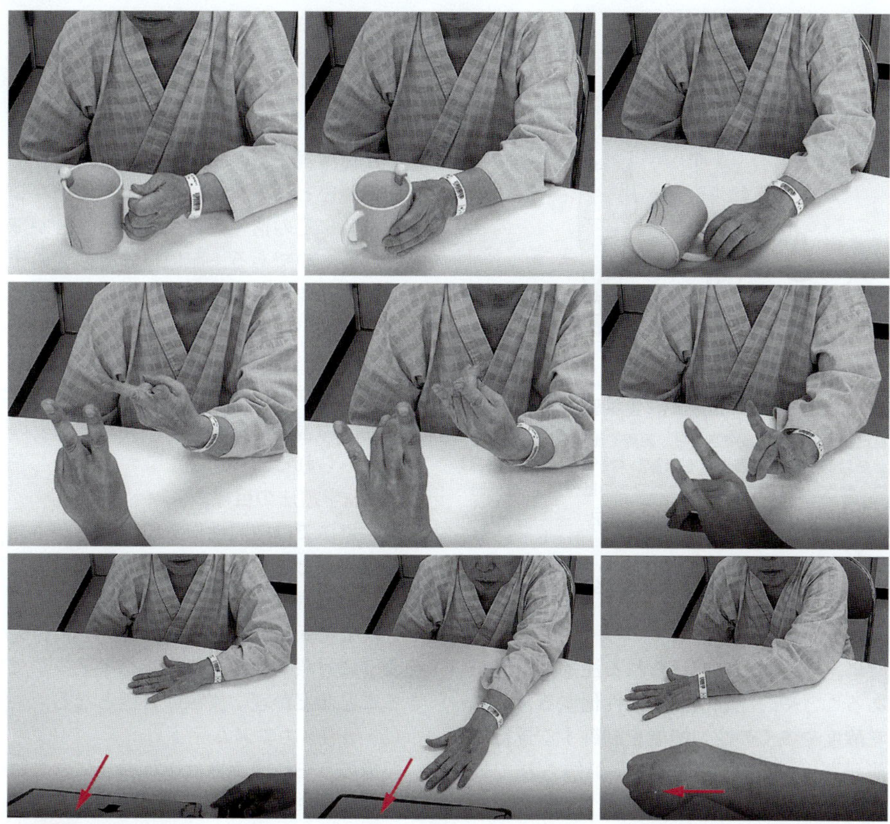

図10 失行の治療法

持ち方の誤りに対しては，道具の使用方法を提示してから適切な持ち方と適切な動かし方を徒手的に誘導する．ジェスチャー障害に対しては，単純な肢位や姿勢を，他者の観察や他動的に作られた自己の姿勢に対して，模倣・イメージ・再現することから始め，段階的に意味ある動作や複雑なものへと進めていく．
上段：コップの向きを変えて握る．
中断：2本指でもV字よりキツネの形が難しい．方向を変えるとさらに難易度が上がる．
下段：矢印方向を手の向きや動きに変換する課題（矢印は紙上に図示した矢印の向きを表している）．

ない，同時に複数のことに気を配ることができないなどの症状を示し，課題を適切に時間通りに行うことができない．ぼんやりして中断してしまうケースもある．移動では衝突や転倒の危険を伴うことがある．

(1) 理学療法の目標

全般的な認知機能の活性化を図ること，運動や動作を失敗する確率を減らしていくこと，衝突・転倒・道具や器具の操作ミスによる事故を防ぐことなどが理学療法の目標となる．

(2) 病態メカニズム

注意には選択性や分配性などの全般性注意と，空間上特定の方向に注意を向ける方向性注意とがある．後者の代表的障害が半側空間無視である．全般性注意は条件に応じて注意の集中と分配を切り替える，関心のある対象を探索することと不意で強い刺激への反応とを瞬時に切り替えるなど，注意の要素を制御する機能がある．また，同

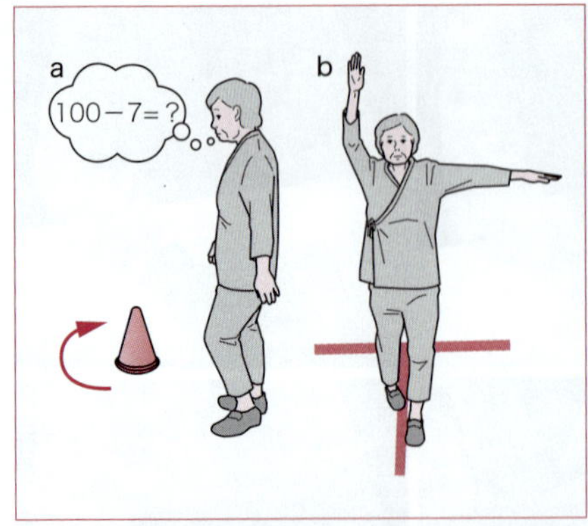

図11 注意障害の治療法(二重課題トレーニング)

自己認識力が高まってきたら，転倒や衝突を回避することを目的として周囲環境を確認しながら行う移動練習や，動作課題と言語課題(または2つの動作課題)を同時に実行する二重課題トレーニングを行う．二重課題は分配性注意の改善に有効といわれている．例としてaは計算をしながら立ち止まらずに歩く課題，bは指示通りに腕を動かしながら線上を歩く課題である．

時に一定時間内に向けられる注意は限界があることや，注意機能を活性化するために覚醒度や多くの認知機能を制御する遂行機能が深く関わっていることが知られている．

(3) ガイドラインが推奨する治療法

『脳卒中治療ガイドライン2021〔改訂2023〕』[1)](表1)で示されている治療法のうち，attention process training(APT)は注意の要素のうち成績が低いものから反復練習を行っていくものだが，最新の第3版は注意障害の重症度に限らず実生活を想定した課題が含まれており，その要素を運動療法に組み込むことが可能である．また，推奨にある身体活動とは，筋力トレーニング，バランス練習，有酸素運動といった一般的運動療法を指し，これにレクリエーションを加えると選択的注意の改善が持続するとの報告がある．

(4) 理学療法プログラム

亜急性期では，基本動作や一般的運動療法などの非特異的刺激により脳全体の神経活動を向上させ認知機能の底上げを図る．自己認識力が高まってきたら，注意負荷を加えた運動課題や動作練習を行う(図11)．

5 記憶障害

記憶障害とは，新しい情報を脳に保存し必要な時にその情報が再生されることが障害されるものである．記憶にはその場の作業遂行に必要な短期記憶と，のちの生活に必要な意味・体験・手続きを憶える長期記憶とがある．患者は短期記憶(作業記憶)の障害により，何をしているのかわからなくなる，障害物に気づくのが遅れるなどの症状がみられる．

(1) 理学療法の目標

理学療法では空間性作業記憶障害が主たる治療対象と思われる．安全に移動するため通路や障害物の位置や動きを認識できること，姿勢保持や道具の操作を適切に行えるように対象物の向きや形状をイメージできることなどが理学療法の目標となる．

(2) 病態メカニズム

記憶のうち作業記憶は遂行機能に含まれると考えられている．視空間情報や言語情報を一次的に保持し，長期記憶と照合しながら情報を整理していくと考えられている．

(3) ガイドラインが推奨する治療法

『脳卒中治療ガイドライン2021〔改訂2023〕』[1)]では記憶訓練が妥当とされているものの，長期的な改善はもたらさないと説明されている(表1)．視空間性作業記憶の治療には，図形や図の配置の記憶，図のイメージ回転などの課題が報告されている．

(4) 理学療法プログラム

理学療法では，姿勢や身に着けているもの，車椅子の構造や操作手順，障害物の配置や進行路などを記憶して，さらに動きながら確認するといった方法がある(図12)．治療期間は病期にかかわらず長期になることが多い．個々の課題実施前に達成目標や

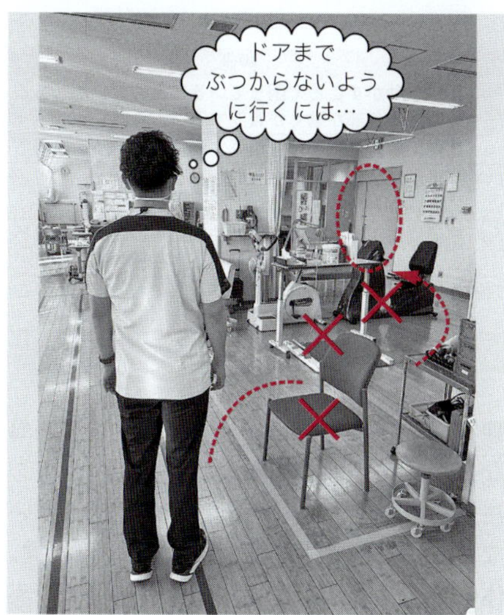

図12　視空間性作業記憶障害の治療法

姿勢や付帯物のイメージ，車椅子の構造や操作手順，障害物の配置や進行路などを記憶して動きながら確認する方法が挙げられる．車椅子の操作など慣れない道具や複数の操作行程があるものは難しい．誤りやすい部分を抽出した反復練習や長期的な治療により，手続き記憶や陳述記憶などの長期記憶への移行が必要になる．いずれも課題実施前に目的や記憶する内容を確認し，誤反応が生じた時，または終了後にフィードバックを行うことが重要である．

記憶する内容を確認し，終了時にフィードバックを行うことが重要である．

4　リスク管理・禁忌事項

患者は自己の高次脳機能障害に気づかないことが多い．行動上，事故発生リスクが高くなるため，他者による観察が必要になる．家族を含めて精神的な負担も大きくなるため，丁寧でわかりやすい説明を行う必要がある．臨床では検査や治療による過大な負荷が脳そのものへの負担となる（破局反応）．これらのリスクは医療者側が十分な知識を有することにより回避することが可能である．

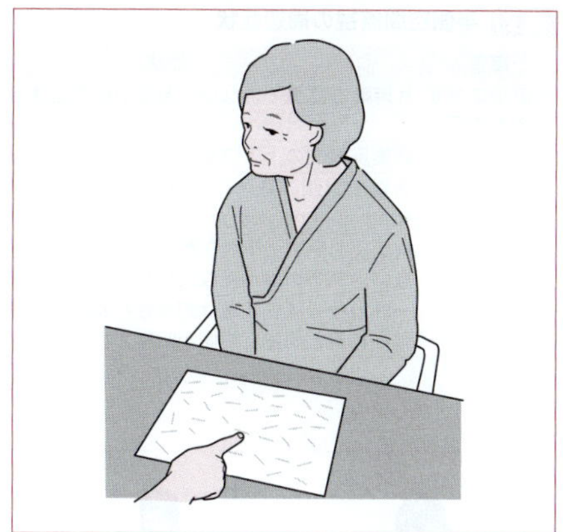

図13　半盲患者にみられる代償的動作

クリニカルヒント

1　半側空間無視

(1) 半盲との鑑別

麻痺側を見ようとしないのは半側空間無視なのか，（同名性）半盲によるものかで判断に迷う．半盲のみであれば患者は眼球を非麻痺側に偏位させて対象を視野内に収めようとする代償行動がみられる（図13）．半側空間無視のみの場合はそのような代償行動がみられない．半盲と半側空間無視（特に重度）が合併しているかについては，脳画像上の病巣（視放線が損傷していないか），自己中心無視と物体中心無視の乖離（半盲の場合乖離することはない），消去現象（左右同時刺激の時のみ麻痺側に反応しないのは半側空間無視のみ）などで確認するが，判断が難しいことが多い．半盲を合併しても半側空間無視症状は重症化しないとの報告はあるが，改善は不十分になるとの意見が多い．

(2) 話しかけるのは右からか左からか

半側空間無視の改善のために，非無視側の刺激を少なくして無視側は多くする方法をとることがある．しかし会話や説明において無視側から話しかけるのは，顔が向か

表2 半側空間無視の周辺症状

障害	症状	評価
片麻痺に対する病態失認	片麻痺を認識できない，あるいは否定する	身体を動かすことで困っていることはないか，あるいは身体各部が動くか質問する
半側身体失認	病巣反対側の上下肢を自分のものと認めない	病巣反対側の上下肢を視認させ誰の手足かを尋ねる
身体に対する半側無視	病巣反対側の身体に注意を向けることができない(personal neglect)	病巣反対側の手足に触れてもらう
運動無視	病巣反対側の上下肢を動かそうとしないか動きが少ない，あるいは不良な肢位でも無関心である	病巣反対側の上下肢を努力性に動かしてもらったあと，両側同時使用の動作を行ってもらう
消去現象	一側単独の感覚刺激は知覚されるが，両側同時に刺激されると病巣反対側が知覚されない	片側あるいは両側同時に感覚刺激を与え，左右どちらが刺激されたかを答えてもらう

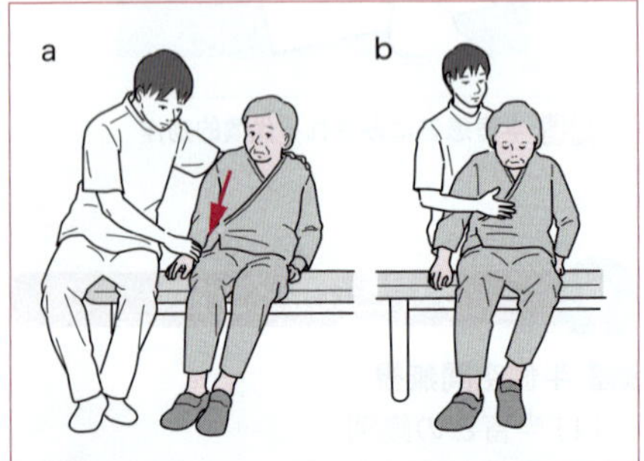

図14 listing phenomenon(左麻痺例)

pusher現象は他動的姿勢矯正に対する抵抗を特徴とするが，listing phenomenonを示す患者では姿勢バランスの崩れによる転倒を防ごうとして非麻痺側上下肢で接触面を押している(a：矢印)．これに不適切な他動的姿勢矯正を行えば防御反応により抵抗する．患者自身が転倒恐怖感をどのように抱いているかを聴取するとともに，徒手的姿勢矯正操作においては，ゆっくり行う，接触面を広くする，接触する部位に注意する(胸郭をはさむなど)(b)，などの変更により反応が変わらないかを確認する．

ないだけでなく理解の低下につながるといわれている．特に自己認識力が乏しい間は非無視側から話しかけた方がよいことが多い．転倒を防ぐため説明の時は姿勢が安定した状態で非麻痺側から行い，運動実行時は麻痺側から介助するようにする．

(3) 半側空間無視の周辺症状ではないか

麻痺側の反応が乏しいのは半側空間無視が原因とは限らない．高次脳機能障害だけでもほかに半側身体失認や病態失認などが挙げられる(表2)．これらは半側空間無視に合併しやすいが，半側空間無視とは別の独立した障害である．治療や対処方法が異なるため判別が必要になる．患者の訴えを注意深く聞き(麻痺そのものを否定していないかなど)，刺激する感覚の種類(視覚，体性感覚，聴覚)や課題の条件(判断か実行かなど)を変えてみる．

2 pusher現象

(1) 傾くのはpusher現象か

麻痺側への姿勢傾斜現象はpusher現象だけでなく，lateropulsion(Wallenberg症候群にみられる側方突進現象)，listing phenomenon(転倒予防に対する非麻痺側上下肢の過剰使用)でもみられる(図14)．

(2) 右上下肢の使用を許すか

pusher現象では非麻痺側上下肢を外転伸展して麻痺側に押すため，治療では非麻痺側上下肢を床に触れさせない，手すりをつかむのであれば支持物を身体正面に配置するなどの工夫がなされる．しかし，麻痺が重度であれば立位・歩行練習や移乗の際には非麻痺側上下肢を使わざるを得ない．立位練習では体幹を麻痺側に回旋した姿勢で行う，壁の角を利用する，歩行練習では長下肢装具を使用し手はフリーとして接地位置を矯正する，移乗では手は介助者をつかんでもらい麻痺側方向に行うなどの工夫がある．

3 失行

(1) 失語を合併する場合

失行が生じる病巣は失語も生じる可能性

が高く，失行と失語が合併している患者も少なくない．その場合はコミュニケーションや指示がさらに難しくなる．失行や失語がともに重度の場合は難しいが，失語は2語文（2単語で構成）理解が得られれば言語的介入が可能といわれている．失行も相手の行動を全く理解できないことは少ないため，動作模倣の見本を示す，お互いの表情がわかりやすいように配置する，徒手的に誘導するなどの工夫を行う．

（2）action observation therapyは有効か

行為の発現を構成する脳領域がミラーニューロン（相手の行動を模倣するのに活動する神経）の存在する部位とオーバーラップする部分があることから，失行の治療として第三者の運動や行動を患者が観察することで自己の運動プログラムが生成されることをねらうaction observation therapy（行動観察療法）を用いることが報告されている．急性期や病巣が広範な重症例を除き，ジェスチャー模倣が困難な患者には適応となる．標的とする動作は何でもよいが，道具を使用した方が簡易であり，観察する動作のポイントや道具の特徴を説明することで効果が高くなる．効果はジェスチャー知覚に現れるが，継続的なトレーニングによりADLが向上することも報告されている．

4 注意障害

（1）環境制約は有効か

注意障害では課題を実行する時に，課題以外のものに注意が逸れないように，静かで目につくものが少ない環境にすることが多い．多くの場合は有効だが，注意障害が軽症で自己認識が回復している患者では，治療として意図的に注意の逸れやすい環境とすることもある．また，注意が逸れやすい刺激の特徴を評価し，それを実行すべき課題に取り込むこともある．

（2）時間制約は有効か

注意には容量があるとされ，健常者であっても時間制約があると課題成績は低下する．注意障害の患者ではトレーニングとして時間制約を設けるとかえってミスが増えることが報告されている．日常生活では時間制約があることが多いが，時間内に素早く実行する能力を高めるよりも，事前にスケジュール化することや課題を行いやすい環境に整えておく，時間が足りなくなった時の対処法をあらかじめ決めておく方が有効である．

5 記憶障害

（1）手続き学習は可能か

手続き記憶とは非陳述記憶と呼ばれる長期記憶で，いわゆる体で覚えるものである．記憶障害の中では脳卒中による影響は少ないといわれている．よって片麻痺に対する運動療法が有効となるが，手続き学習には陳述記憶（これまでの言語的な記憶）やほかの認知機能が阻害因子となることが多い．したがって，言語的な説明ではわかりやすく，多くしすぎないように配慮する．また，患者が課題をどのように捉えているかを把握し，正しい方向へ導く．

引用文献

1）日本脳卒中学会 脳卒中ガイドライン委員会編：高次脳機能障害．脳卒中治療ガイドライン2021〔改訂2023〕，協和企画．東京，289-291，2023
2）日本神経理学療法学会：第1章 脳卒中理学療法ガイドライン．理学療法ガイドライン 第2版，日本理学療法士協会監，日本理学療法学会連合 理学療法標準化検討委員会ガイドライン部会編，医学書院，東京，38-43，2021

参考文献

・石合純夫：高次脳機能障害学，第3版，医歯薬出版，東京，2022
・鈴木孝治ほか：高次脳機能障害マエストロシリーズ（4）リハビリテーション介入，医歯薬出版，東京，2006
・阿部浩明編：高次脳機能障害に対する理学療法，文光堂，東京，2016

4　生活期脳卒中片麻痺：6ヵ月以降

奥田　裕

1 疾患概要と基本方針

1 疾患概要

脳卒中片麻痺者は，急性期・回復期には著しい回復を示すが，生活期になると心身機能・活動レベルの改善が平坦化してくる．就労等の社会的活動の機会も減少し，筋力や体力の低下も生じやすい．疾患の特性上，高齢者が多いため，加齢による影響も考慮する必要があり，長期的な心身機能・活動レベルの維持を目的に対応する必要がある．呼吸機能，嚥下機能の低下による肺炎や転倒による骨折，脳卒中の再発にも注意する．

2 基本方針

(1) 身体活動量の向上，生活範囲の拡大

ベッド上での生活時間が長い場合は，離床時間を増やす．外出の機会が少ない場合は，外出機会を増やし，社会参加を促す．外出範囲も近所から公共交通機関の利用へと段階的に広げていく．

(2) 自己管理

理学療法に依存するのではなく，自己管理での心身機能の維持・向上を図る．理学療法士を含めた専門家は，自己管理のサポートを行う．

(3) 廃用の予防

不動による廃用のみならず，麻痺側の不使用による廃用も予防する．

(4) 合併症の予防

肺炎や骨折などの合併症の予防に努める．脳卒中後の抑うつ，不安に関しても留意する．

(5) 介護者，家族へのサポート

本人が安心して持続的な生活ができるよう，介護者や家族へのサポートも必要である．介助方法や環境整備等を実施する．経済的な内容など，理学療法士では対応できない内容に関しては，担当の介護支援専門員（ケアマネジャー）等に相談する．家族に対する心理的なサポートが必要な時もある．

(6) 状況に合わせた環境調整

退院後の生活が長くなると，活動レベルの変化に伴い退院時に調整した家屋環境では実情に合わなくなることも多い．定期的に評価し，必要に応じて環境の再調整を行う．特に，転倒や急変による入院などの事象が生じた際には，環境の再調整が必要となることが多い．下肢装具に関しては，耐用年数が3年と設定されているものが多い[1]ため，経年劣化に伴う調整や，装具の再作製も検討する．

(7) 多職種連携

生活期の関わりにおいては，特に多職種連携が重要となる．一人の利用者に対して，いくつかの異なる事業所からの専門職が関わることも多いため，サービス担当者会議やリハビリテーション計画書なども活用して連携する．

2 評価

1 リハビリテーション計画書[2]

介護保険領域では，リハビリテーション計画書を作成し，利用者の同意を得て理学療法を実施する．リハビリテーション計画書は，理学療法士，作業療法士等が作成

し，初回はサービス提供開始からおおむね2週間以内，その後はおおむね3ヵ月ごとにアセスメントとそれに基づくリハビリテーション計画の見直しを行うことと[3]されている．リハビリテーション計画書はICFに対応している．

(1) 心身機能・構造

心身機能・構造に関しては，「現在の状況」「活動への支障」について，評価する．項目には，筋力低下，麻痺，感覚機能低下，関節可動域制限，摂食嚥下障害，失語症・構音障害，見当識障害，記憶障害，高次脳機能障害，栄養障害，褥瘡，疼痛，精神行動障害が含まれる．その他，歩行に関しては，6分間歩行試験かTimed Up and Go Testにて評価し，服薬管理に関しては，自立しているかどうかで評価し，認知機能に関してはMini-Mental State Examinationか改訂長谷川式簡易知能評価スケールにて評価し，コミュニケーションの状況の項目に関しては，自由記載となっている．

(2) 活動（基本動作）

「リハビリテーション開始時点」と「現在の状況」について，寝返り，起き上がり，座位保持，立ち上がり，立位保持の項目で，自立かどうかを評価する．

(3) 活動（ADL）

「している」状況について，「リハビリテーション開始時点」と「現在の状況」で自立かどうかを評価する．Barthel Indexが活用され，食事，イスとベッド間の移乗，整容，トイレ動作，入浴，平地歩行，階段昇降，更衣，排便コントロール，排尿コントロールの項目で構成されている．

(4) 活動（IADL）

Frenchay Activities Indexが活用され，食事の用意，食事の片付け，洗濯，掃除や整頓，力仕事，買物，外出，屋外歩行，趣味，交通手段の利用，旅行，庭仕事，家や車の手入れ，読書，仕事の項目で構成されている．

2 その他

(1) 活動調査

生活期脳卒中者に対する理学療法では，通所リハビリテーションや訪問リハビリテーションなどで関わることが多く，理学療法は週1，2回の関わりが多い．心身機能・構造，活動レベルを維持するためには，日々の生活活動調査を実施し，理学療法介入時間以外の活動についても把握をしておくことが重要である．理学療法実施日と非実施日のそれぞれの1日の過ごし方について，タイムテーブルを作成すると視覚的に確認できてよい．活動量計を使用した評価も有効であるが，高価な活動量計の使用が困難であれば，日々の歩数を評価することも有効である．Konoら[4]は，軽症脳梗塞患者の再発予防の目標値として1日6,025歩が目安となるとしている．

(2) 理学療法評価

活動レベルを維持するために，転倒予防は重要であり，転倒に関する評価を行う必要がある．転倒の評価として，実際の動作場面でのADL評価，バランスの評価，環境の評価が必要である．バランスの評価として，片脚立位時間は簡便で，目標設定や自主練習にも使用しやすい．片脚立位に関しては，脳卒中者が対象ではないものの，日本整形外科学会[5]では開眼片脚立位時間15秒未満を運動器不安定症としており，Vellasら[6]は，5秒の片脚立位ができない高齢者は転倒傷害の可能性が高いとしている．その他に，呼吸や嚥下機能の評価，認知症の検査なども実施しておくとよい．年齢や能力によっては，就労に関する評価や，自動車運転に関する評価なども必要になる．就労や自動車運転には，特に高次脳機能の評価が重要である．

表1 『脳卒中治療ガイドライン2021〔改訂2023〕』における亜急性期以後のリハビリテーション診療（抜粋）

推奨度	エビデンスレベル	推奨文
A	高	在宅で生活する生活期脳卒中患者に対して，歩行機能を改善するために，もしくは日常生活動作（ADL）を向上させるために，トレッドミル訓練，歩行訓練，下肢筋力増強訓練を行うことが勧められる.
A	高	地域におけるグループ訓練やサーキットトレーニングを行うことが勧められる.
B	低	復職を目指す場合，就労意欲，就労能力，職場環境を適切に評価した上で，産業医との連携のもとに職業リハビリテーションを行うことは妥当である.
C	中	インターネットなどを用いた遠隔リハビリテーション診療を導入することを考慮しても良い.
A	中	自動車運転再開の希望がある場合，その可否を慎重に判断することが勧められる.
B	高	患者の行動変容を長期的に継続させるために，対面，郵便，オンラインなどによって自己管理プログラムを提供することは妥当である.
B	中	家族もしくは介護者に対して，対面，郵便，オンラインなどによる支援を提供することは妥当である.
B	中	日常生活動作（ADL）障害に対して，在宅リハビリテーションを行うことは妥当である.

（文献7を基に作表）

3 理学療法プログラム

『脳卒中治療ガイドライン2021〔改訂2023〕』[7]では，「患者の行動変容を長期的に継続させるために，対面，郵便，オンラインなどによって自己管理プログラムを提供することは妥当である（推奨度B，エビデンスレベル高）」とあり，生活期脳卒中者に対する理学療法では，参加レベルを高め，心身機能・活動レベルを維持するための自己管理が可能となるように介入を行う（表1）.

急性期・回復期病院を退院した脳卒中者は，入院時に実施できていたことができない，逆に実施できなかったことができるようになることが多くみられる．状況に応じて，環境の再調整，装具の再検討なども必要である．特に装具は，心身機能の変化や装具の経年劣化等により，調整や変更等を必要に応じて実施する.

脳卒中者では，非麻痺側を中心とした生活指導により，麻痺側の不使用による廃用を引き起こす可能性が高い．理学療法では麻痺側への寝返りや麻痺側への荷重練習などを積極的に実施し，可能であれば日々の生活の中で自主練習として実施するように促す.

在宅であれば，少しずつ生活範囲を広げていけるよう目標設定をしながら介入していく．ベッド上生活であれば，トイレ・リビングまで，屋内の移動が可能であれば屋外へ移動できるよう練習していく．屋外への移動には，玄関の出入りや玄関から道路までの環境によって難易度が異なる．例えば日本家屋の多くは，玄関に段差があり，安全に実施できるよう段差の確認と練習が必要となる．家族の協力があれば，家族に対しての介助指導を行う．階段を使用しないと屋外から玄関まで行けない家もあり，階段昇降練習が必要となる場合もある.

生活期になると，個々の患者に合わせたプログラムが必要とされる．以下に，重症度別に理学療法プログラム例を紹介する.

1 中等度～重度介助レベル

(1) 寝返り・起き上がり練習

寝返り・起き上がりの介助が必要な場合，介護者の負担が非常に大きくなる．家族や介護者の介護負担の軽減目的においても，起居動作練習は重要である．寝返り・起き上がり動作は，体幹の回旋を伴う運動であり，体幹の可動域・筋力向上目的の練習としても実施できる．起き上がりが自立していない場合，家族への介助指導も実施

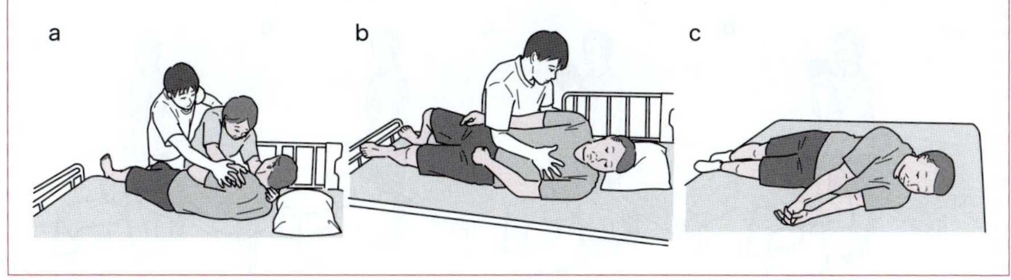

図1 寝返り・起き上がり練習

a：家族への介助指導．b：麻痺側への寝返り練習．c：自主トレーニングでの麻痺側への寝返り練習．

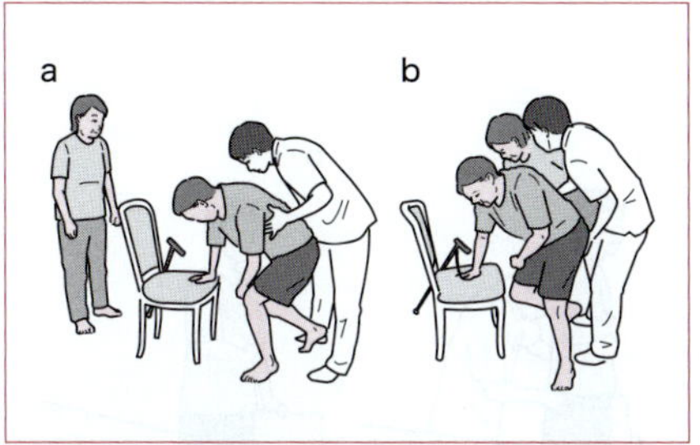

図2 床への移動，床からの立ち上がり練習

a：理学療法士の介助の下での床への移動，床からの立ち上がり練習．可能であれば家族にも見学してもらう．
b：徐々に家族の介助だけで実施できるように促していく．

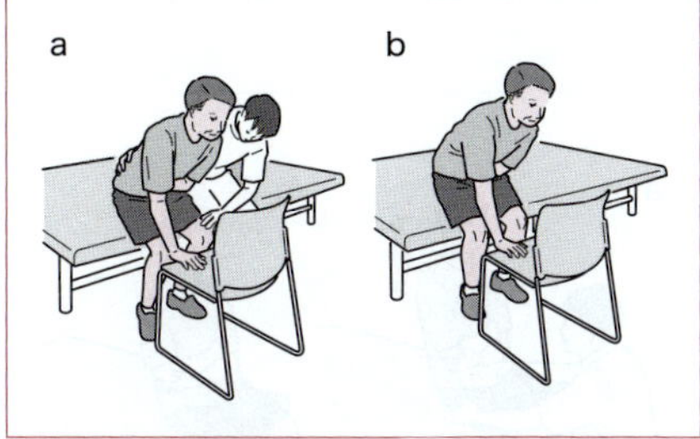

図3 立ち上がり練習

a：椅子を用いた立ち上がり練習．理学療法士は麻痺側に座り，膝屈曲位での麻痺側への荷重を促す．
b：自主トレーニングでの椅子を用いた立ち上がり練習．

する（図1a）．また，理学療法では積極的に麻痺側への寝返り練習も実施し，麻痺側への荷重の機会を作る（図1b）．自己管理ができる場合，自主トレーニングとしても麻痺側への寝返り練習を実施する（図1c）．

(2) 床への移動，床からの立ち上がり練習

中等度・重度介助レベルの患者において，床への移動は実用的ではないが，転倒時の対応として必要とされることも多い．理学療法士の介助の下，何度か練習を行い（図2a），実施方法を学習し，その後家族への指導を行う（図2b）．

2 軽介助～監視レベル

麻痺側下肢への荷重練習を積極的に実施する．自主トレーニングを指導することにより，理学療法実施日・実施時間以外でも練習をするように促していく．

(1) 立ち上がり練習

立ち上がりの前方重心移動を誘導するために，椅子を用いた立ち上がり練習は有効である．理学療法士は麻痺側に位置し，膝屈曲位での麻痺側への荷重を促していく（図3a）．自己管理ができるようになれば，椅子を用いて自主トレーニングを実施する（図3b）．

(2) 片脚立位練習

片脚立位練習は，非麻痺側，麻痺側どちらも実施していく．特に，麻痺側支持において，膝折れやロッキング，股関節屈曲しないように留意する．立位バランスの安定や，転倒のリスク管理目的で，手すりを使

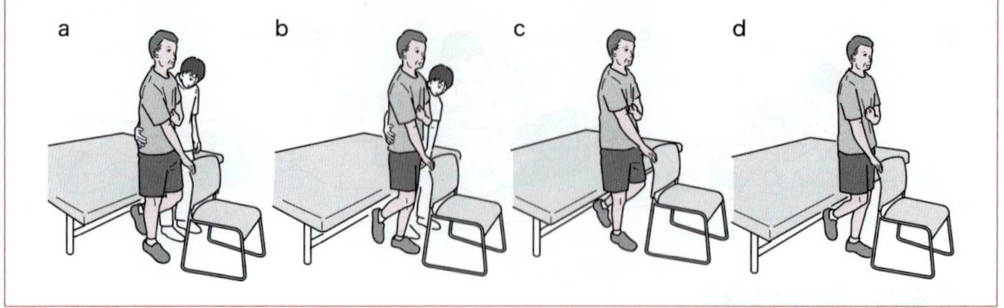

図4 片脚立位練習

a：介助での非麻痺側での片脚立位．b：介助での麻痺側での片脚立位．c：自主トレーニングでの非麻痺側での片脚立位．d：自主トレーニングでの麻痺側での片脚立位．

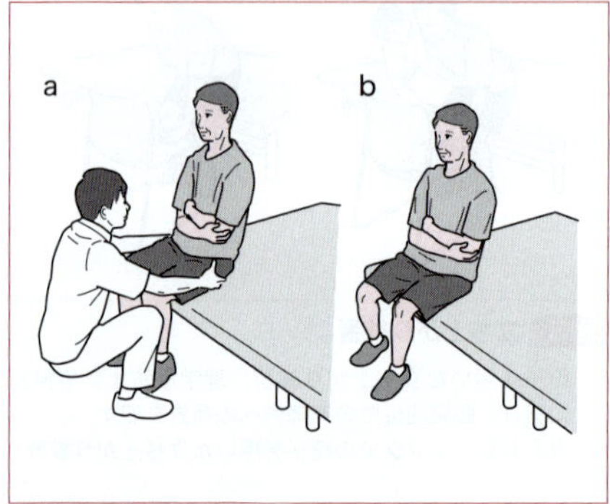

図5 お尻歩き練習

a：前方へのお尻歩きでは支持側股関節の屈曲内旋内転が生じる．理学療法士は患者の正面に位置し，支持側股関節の回旋運動が生じるように誘導する．
b：自主トレーニングでのお尻歩き練習．

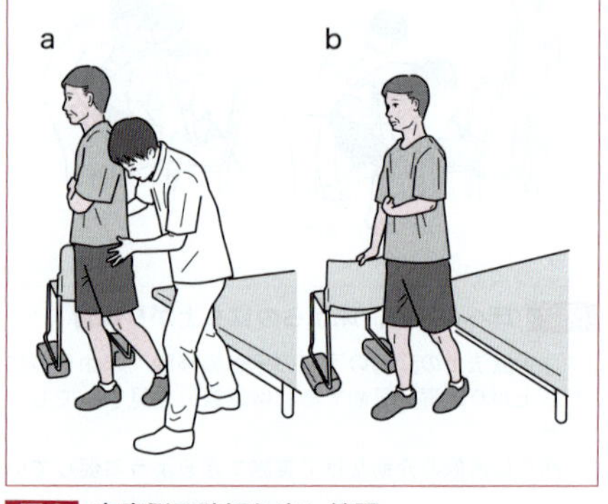

図6 麻痺側下肢振り出し練習

a：介助での麻痺側振り出し．
b：自主トレーニングでの麻痺側振り出し．

用して上肢支持をする．在宅などでは，図4のように椅子の背もたれを手すり代わりに使用することも多い．この際，上肢で体重を支えないようにする．自己管理ができるようになれば，自主トレーニングを実施する．特に麻痺側での片脚立位では，膝折れやロッキングが生じないように介助や指導をする（図4b，d）．

(3) お尻歩き練習

座位での左右の重心移動や体幹の立ち直り，骨盤回旋の練習として，お尻歩きも有効である．支持側股関節の回旋運動が生じるように誘導する（図5a）．安全にできるようになれば，自主トレーニングを実施する（図5b）．

(4) 麻痺側下肢振り出し練習

歩行において，非努力的な麻痺側の振り出しを行うように，麻痺側の振り出し練習を行う（図6）．十分に股関節を伸展した麻痺側の立脚終期（ターミナルスタンス）から，スムーズな非麻痺側への重心移動とともに，非努力的な麻痺側の振り出しを学習する．自己管理ができるようになれば，自主トレーニングを実施する．

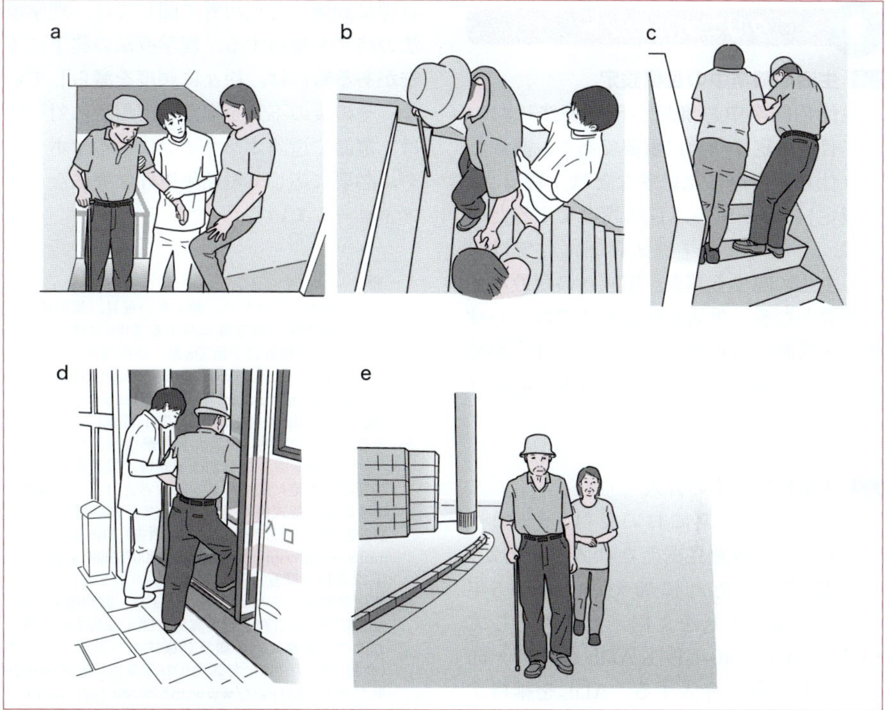

図7 自宅外移動・歩行練習

a〜c：階段昇降練習：最初は理学療法士が家族に介助法を指導し，徐々に家族が実施できるように練習していく．
d：バス乗降練習．
e：家族と一緒に屋外歩行練習：少しずつ理学療法士の介入を減らし，家族の介助だけで屋外歩行が実施できるようにしていく．

3 歩行自立レベル

(1) 自宅外移動・歩行練習

自宅内での歩行が安定していても，自宅外への移動に関して，不安を抱えている家族も多いため，介入を必要とされることも多い．何度か理学療法士と練習し，徐々に家族に介助指導を行う．少しずつ理学療法士の介入を減らし，家族と外出できるように促していく（図7）．

(2) 活動性の高い脳卒中者に対して

活動性が高く，就労を継続しているような脳卒中者では，非麻痺側の過活動等により腰や頚部，非麻痺側上肢の痛みなどを生じ，理学療法を依頼されることがある．このような場合，消炎鎮痛目的のマッサージを求められることも多い．理学療法では，痛みに対する評価を実施し，痛みを生じさせている動作の原因を追究し，姿勢や動作指導を実施していく．

4 リスク管理・禁忌事項

脳卒中は脳血管の疾患であり，循環器障害の結果生じている．そのため，背景として心血管系のリスクを有しており，主治医管理による血圧コントロール等をしていることが多い．血圧には十分に配慮して理学療法を実施する．

クリニカルヒント

1 生活期脳卒中の目標設定

生活期脳卒中片麻痺の理学療法において，目標設定は非常に重要である．高齢となり仕事を引退した患者などは，特に「目標設定」に難渋する．目標設定をするためには，一般的な理学療法評価だけではなく，生活に関する調査，家族への聴取などが重要となる．生活期理学療法では，心身機能・活動レベルだけではなく，社会参加レベルが改善するような目標設定を心がけたい．

2 生活期脳卒中の介入

急性期・回復期においては，3ヵ月・6ヵ月後の生活を見据えた介入をするが，生活期では，それに加え，1年後・5年後・10年後の生活を見据えた介入をしていく．5年後・10年後もADLを維持・向上できるように介入する．ADLを維持するポイントとして，麻痺側も含めた廃用予防と，非麻痺側の過用予防である．麻痺側不使用による筋力低下，非麻痺側過活動による痛み，身体重心位置の非麻痺側偏位によるバランス低下など，非対称性にも着目して介入する．

3 生活期脳卒中理学療法の介入期間

自己管理や家族の管理によって機能や活動の維持ができるようになった利用者や，目標に到達した利用者に関しては，理学療法の終了も検討する．理学療法の終了に不安がある時には，徐々に頻度を減らしていく．その後の不安を抱える利用者に対しては，電話や遠隔オンラインによるサポートや，必要に応じて短期集中理学療法などでフォローしていく．

文献

1) 厚生労働省：福祉用具，補装具の種目，購入等に要する費用の額の算定等に関する基準（平成18年9月29日 厚生労働省告示第528号，最終改正：令和5年3月31日）．https://www.mhlw.go.jp/stf/seisakunitsuite/bunya/hukushi_kaigo/shougaishahukushi/yogu/index.html（2023年6月29日閲覧）
2) 厚生労働省：令和3年度介護報酬改定について．リハビリテーション・個別機能訓練，栄養管理及び口腔管理の実施に関する基本的な考え方並びに事務処理手順及び様式例の提示について，別紙様式2-2-1，2-2-2（リハビリテーション計画書）．https://www.mhlw.go.jp/content/12404000/000755882.xlsx（2022年12月12日閲覧）
3) 厚生労働省：リハビリテーション・個別機能訓練，栄養管理及び口腔管理の実施に関する基本的な考え方並びに事務処理手順及び様式例の提示について（令和3年3月16日 老認発0316第3号，老老発0316第2号）．https://www.mhlw.go.jp/content/12404000/000755018.pdf（2023年6月29日閲覧）
4) Kono Y, et al：Predictive impact of daily physical activity on new vascular events in patients with mild ischemic stroke. Int J Stroke 10：219-223, 2015
5) 日本整形外科学会：症状・病気をしらべる．「運動器不安定症」．https://www.joa.or.jp/public/sick/condition/mads.html（2022年12月12日閲覧）
6) Vellas BJ, et al：One-leg balance is an important predictor of injurious falls in older persons. J AM Geriatr Soc 45：735-738, 1997
7) 日本脳卒中学会 脳卒中ガイドライン委員会編：亜急性期以後のリハビリテーション診療．脳卒中治療ガイドライン〔改訂2023〕，協和企画，東京，261-268，2023

5 頭部外傷

守屋正道

1 疾患概要と基本方針

1 疾患概要

頭部外傷とは，直接的または間接的に外力が作用して頭蓋内外の組織に器質的ないし機能的損傷を生じるものを総称する．大脳皮質あるいは(および)皮質下の広範囲な損傷によって高次脳機能障害を，びまん性軸索損傷によって前頭葉機能障害あるいは(および)側頭葉機能障害を呈することが多い．頭部外傷において，注意・遂行機能障害や記憶障害は復職・復学などの社会復帰に際し大きな障壁となる．一方で，錐体路損傷によって片麻痺を，脳幹損傷によって四肢麻痺を呈することがある．しかし，純粋なびまん性軸索損傷では運動麻痺を呈することはまれである．頭部外傷における身体運動障害は，受傷直後ではADLの制限要因となるが，退院後生活期では歩行や階段昇降を含め自立することが少なくない．

2 基本方針

頭部外傷は，自動二輪に乗車する若年男性と歩行中の高齢女性が交通事故により受傷することが多い[1)]．理学療法の基本方針として，前者は中長期的な予後を踏まえたうえでの社会復帰に向けた介入が，後者は廃用症候群を予防するために可及的早期の離床を中心としたADLトレーニングが重要となる．さらに，交通事故などで受傷する患者は頭部外傷のみで来院することは少なく，四肢や胸部，骨盤部などの骨折や臓器損傷を合併している症例も多い．このような不慮の事故が大半を占める頭部外傷だが，自傷(自殺企図)による外傷も1～2割ほど存在し，救命後の精神心理的フォローも重要である．

2 評価

1 外傷初期診療(ICU搬入時評価)

わが国で普及している標準的な外傷初期診療(Japan Advanced Trauma Evaluation and Care：JATEC)の系統的診療手順に則り，生命維持のための生理学的異常の検索と蘇生を最優先することが推奨されている．まずはMIST(表1a)による情報から症例の受入準備を開始する．搬送されてきた症例はPrimary survey(表1b)で生理学的異常をきたす致死的損傷部位の検索を行いながら蘇生可否の判断をする．続くSecondary survey(表1c)で解剖学的な外傷の発見と応急処置を行う．2段階のアプローチを経て根治治療が行われる．理学療法士にとって，患者の情報を表1に沿って整理しながら収集し，状態を理解するとよい．

2 PADISガイドライン

米国集中治療医学会(Society of Clinical Care Medicine：SCCM)がPADISガイドライン[2)]を発表して以降，集中治療室でPain：痛み，Agitation：不穏，Delirium：せん妄，Immobility：不動，Sleep：睡眠を考慮した管理が一般的となった．PADISガイドラインを参考に，頭部外傷の患者に対して理学療法士が考えるべきポイントを列挙する．

表1 JATECによる外傷初期診療

a MIST

M	Mechanism（外傷転機）
I	Injury（損傷部位）
S	Sign（症状・症候）
T	Treatment（行った処置）

b Primary survey

A	Airway（気道）
B	Breathing（呼吸）
C	Circulation（循環）
D	Dysfunction of CNS（中枢神経系の異常）
E	Exposure & Environmental control（脱衣・体温管理）

TAF3XMAPD	
T	Cardiac Tamponade（心タンポナーデ）
A	Airway obstruction（気道閉塞）
F	Flail chest（フレイルチェスト）
X	Tension pneumothorax（緊張性気胸）
X	Open pneumothorax（開放性気胸）
M（X）	Massive hemothorax（大量血胸）
A	Abdominal hemorrhoage（腹腔内出血）
P	Pelvic fracture（骨盤骨折）
D	切迫するD

c Secondary survey

A	Allergy（アレルギー）
M	Medication（薬剤）
P	Past history（既往歴）/Pregnancy（妊娠）
L	Last meal（最終経口摂取）
E	Event（発生状況）

PATBED2X	
P	Pulmonary contusion（肺挫傷）
A	Aortic rupture（外傷性大動脈破裂）
T	Tracheobronchial rupture（気管気管支破裂）
B	Blunt cardiac contusion（鈍的心損傷）
E	Esophageal rupture（食道破裂）
D	Diaphragmatic rupture（横隔膜破裂）
X	Pneumothorax（気胸）
X	Hemothorax（血胸）

(1) 痛み

1) 自己申告が可能/不可能な患者への評価

痛みの自己申告が可能な場合には，口頭または視覚による0～10のNumeric Rating Scale（NRS）が有効で実践的なスケールである（特に視覚的NRSがよい）．不可能な場合には，Critical-Care Pain Observation Tool（CPOT）とBehavioral Pain Scale（BPS）を用いる．しかし，頭部外傷による患者は，意識レベルに関連した痛み関連行動を示し，表情の変化は観察されにくいことも理解しておく必要がある．

2) 痛みを軽減するための非薬理学的介入

マッサージや音楽療法・冷却療法・リラクセーション手技が条件付きで推奨されるが，エビデンスは不十分であり今後の報告が待たれる．推奨には至らないがvirtual reality（VR）について検討されていることにも注目しておきたい．

(2) 不穏

浅い鎮静（light sedation）が推奨される．客観的鎮静モニタリングは標準化されていないが，Bispectral Index（BIS）の有用性について測定の課題とともに記載されている．

(3) せん妄

アセスメントはConfusion Assessment Method for the ICU（CAM-ICU） やIntensive Care Delirium Screening Checklist（ICDSC）が広く用いられている．せん妄の予測因子として，①年齢，②認知症，③アルコール依存歴，④入院カテゴリー，⑤緊急入院，⑥ICU入室時の平均動脈圧（mean arterial pressure：MAP），⑦副腎皮質ステロイドの使用，⑧呼吸不全，⑨ICU入室時の血中尿素窒素が挙げられている．

表2 Japan Coma Scale (JCS)

I 刺激しなくても覚醒している	
1	ほぼ意識清明だが，今ひとつはっきりせず，清明とはいえない
2	時，場所または人物がわからない
3	自分の名前または生年月日がわからない
II 刺激すると覚醒する	
10	普通の呼びかけで容易に開眼する
20	大きな声または身体を揺さぶることにより開眼する
30	痛み刺激を加えつつ呼びかけを繰り返すと，かろうじて開眼する
III 刺激しても覚醒しない	
100	痛い刺激に対し，払いのけるような動作をする
200	痛み刺激に対し，手足を動かしたり，顔をしかめる
300	痛み刺激に反応せず，動かない

（文献3を基に作表）

表3 Glasgow Coma Scale (GCS)

1 開眼 (E：eye opening)	
4	自発的に開眼
3	呼びかけにより開眼
2	痛み刺激により開眼
1	開眼しない
2 言語反応 (V：verbal response)	
5	見当識あり
4	混乱した会話
3	不適当な発語
2	理解不明な音声
1	発生なし
3 運動反応 (M：motor response)	
6	命令に応じて可
5	痛み刺激部位に手足をもってくる
4	痛み刺激に手足を引っ込める（逃避）
3	痛み刺激に上肢を異常屈曲させる
2	痛み刺激に四肢を異常伸展させる
1	全く動かさない

（文献4を基に作表，筆者訳）

(4) 不動

重症患者に対するリハビリテーション・モビライゼーションを推奨している．安全に実施する開始基準や中止基準については「4-1 理学療法の開始基準・中止基準」(p.387)に記載する．

(5) 睡眠

ルーチンに生理学的睡眠モニタリングを使用することは推奨されないが，日常的に患者の睡眠についてRichards-Campbell睡眠調査票のような検証済み評価ツールや非公式のベッドサイド評価のどちらかを使用して睡眠をモニターすべきとされている．ただし，Richards-Campbell睡眠調査票は，意識清明かつ見当識が保たれていなければ評価の有効性・信頼性が乏しいことも理解しておく必要がある．

睡眠のための非薬理学的介入は，アロマセラピー，指圧，音楽などが挙げられているが，実施するに至るエビデンスが得られていない．

3 意識レベル

意識障害の評価にはJapan Coma Scale (JCS)（表2）[3]とGlasgow Coma Scale (GCS)（表3）[4]がある．頭部外傷に対する理学療法を実施する際には，刻々と変化する意識障害の程度を素早く正確に評価する必要がある．頭蓋内圧 (intracranial pressure：ICP) 亢進に基づく上位脳幹圧迫・偏位が主要な病態であるため，覚醒障害の推移を把握することを念頭に置きたい．ICPが亢進すると自己調節能が下限を超えて脳灌流圧 (cerebral perfusion pressure：CPP) が低下し脳血流量が低下し始め，脳虚血に起因する二次的脳損傷の発生につながる．そのため，ICPに加えてCPPの管理も重要となる．CPPは平均動脈圧 (MAP) とICPの差で定義されている (MAP-ICP)．頭蓋内圧コントロールの目的で頭位を30°挙上位で管理することが古くから推奨されている．重症モニタリング中には不用意にベッドの頭位角度を変えないように注意が必要である．

4 高次脳機能

『頭部外傷治療・管理のガイドライン 第4版』では，全般的認知機能はWechsler Adult Intelligence Scale 3rd edition (WAIS-III) やコース立方体組み合わせテスト，記

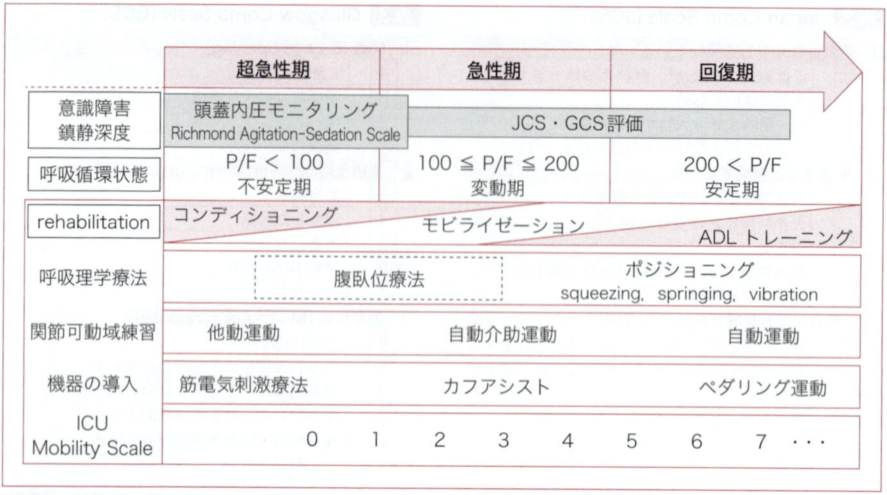

	超急性期	急性期	回復期
意識障害 鎮静深度	頭蓋内圧モニタリング Richmond Agitation-Sedation Scale	JCS・GCS評価	
呼吸循環状態	P/F < 100 不安定期	100 ≦ P/F ≦ 200 変動期	200 < P/F 安定期
rehabilitation	コンディショニング	モビライゼーション	ADLトレーニング
呼吸理学療法		腹臥位療法	ポジショニング squeezing, springing, vibration
関節可動域練習	他動運動	自動介助運動	自動運動
機器の導入	筋電気刺激療法	カフアシスト	ペダリング運動
ICU Mobility Scale	0　1　2	3　4　5	6　7　・・・

図1　頭部外傷患者に対する理学療法フロー（超急性期から急性期）

超急性期からの積極的な理学療法が重要なのは言うまでもないが，頭部外傷の理学療法においては頭蓋内圧の変化を逐一確認しながら介入する必要がある．ICPセンサーによって随時モニタリングできるのであれば評価は容易だが，永続的に挿入しているわけではない．意識障害をJCS・GCSで評価するとともに顔色や呼吸の様子など微細な変化にも配慮し，段階的かつ慎重に進めることが望ましい．

P/F：動脈血酸素分圧（PaO_2）/吸入酸素濃度（FiO_2）

（文献6より改変）

憶機能はWechsler記憶検査（Wechsler Memory Scale：WMS-R）やRivermead行動記憶検査（Rivermead Behavioral Memory Test：RBMT），注意機能はTrail Making Test（TMT）やClinical Assessment for Attention（CAT），遂行機能はBehavioral Assessment of the Dysexecutive Syndrome（BADS）やWisconsin Card Sorting Test（WCST）などを用いて総合的に行うことを推奨している[5]．頭部外傷で特に問題となる注意障害についてはFrontal Assessment Battery（FAB）を，遂行機能障害についてはDysexecutive Questionnaire（DEX）を追加評価する場合もある．認知機能のスクリーニング検査（ミニメンタルステート検査（Mini-Mental State Examination：MMSE）），改訂長谷川式簡易知能評価スケール（Hasegawa Dementia Rating Scale-Revised：HDS-R）のみで評価するだけでは不十分であることも追記しておく．臨床場面において検査ができないほど重症であることも日常的に多く経験され，しかも多彩な症状が重複していることも想定されるので注意を要する．

3　理学療法プログラム

1　超急性期から急性期（図1）[6]

頭部外傷による患者の理学療法開始基準は明確なエビデンスが存在しない．救急搬送された症例の多くは鎮静・鎮痛を必要とし，減圧開頭術（外減圧術や内減圧術）などの外科的な処置を施行することも少なくない．術後は，脳室ドレナージチューブやICPセンサーが挿入されているだけでなく，人工呼吸器をはじめとする様々な機器で管理されているため，個々の状態に応じた実現可能な最適な理学療法を模索・判断する必要がある．

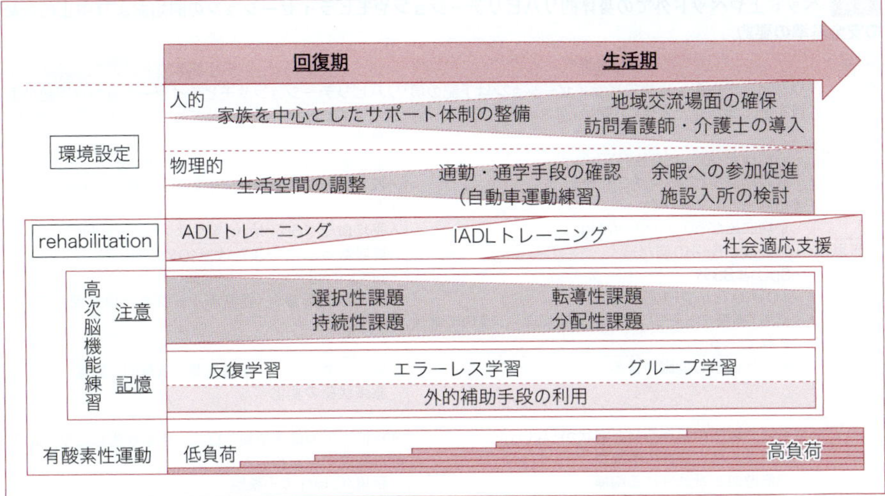

図2　頭部外傷患者に対する理学療法フロー（回復期から生活期）

回復期以降に顕在化することが多い高次脳機能障害に可及的早期から介入することが求められる．頭部外傷によって社会復帰が遅延する要因として，環境設定の遅れがしばしば見受けられる．障害に対する要素的な理学療法と並行した中長期的な支援体制を多職種で構築することが望ましい．数年以上の支援が必要となる場合も少なくない．
（文献6より改変）

2　回復期から生活期（図2）[6]

回復期以降，身体運動機能障害よりも高次脳機能障害・社会的行動障害が顕在化する．一般的に，身体運動機能は比較的早期から回復が認められるが，高次脳機能・社会的行動障害は回復に時間を要する．しかも一見しただけでは障害が認知されづらいことも配慮し，理学療法を進捗する必要がある．有酸素運動は急性期から開始することが望ましいが，状態が安定してくる回復期・生活期ではより積極的に導入することが身体活動量を向上させるだけでなく，心理社会的にも好影響を得ることとなる．

4　リスク管理・禁忌事項

1　理学療法の開始基準・中止基準

SCCMのガイドライン[7]や，日本集中治療医学会の早期リハビリテーションのエキスパートコンセンサス[8]は，超急性期からのリハビリテーションを推奨している．ここでは，PADISガイドラインの「不動」の項にある基準を引用する（表4）[2]．血管作動薬の持続投与や人工呼吸器管理は，理学療法の開始の妨げにはならないことを強調したい．不必要な不動化を避け積極的に座位・立位へと運動を負荷することが重要であると認識されつつある．

2　理学療法実施中における注意

意識障害の遷延によって自己喀痰が不可能な場合や従命が困難な場合には，安静臥床に伴う呼吸器合併症を予防することや人工呼吸器早期離脱に向けた体位呼吸療法が重要となる．腹臥位や前傾側臥位など病変部位を上側とする体位管理は，単に分泌物の排出や酸素化の改善だけでなく人工呼吸器関連肺損傷，biotraumaによる多臓器不全への進行を予防する．しかし，頭部外傷においてはICPのコントロールを優先するために頭位挙上でのポジショニングとなる場合も少なくない．積極的な呼吸理学療

表4 ベッド上やベッド外での身体的リハビリテーションやモビライゼーションの開始および中止のための安全基準の要約

系	開始基準[a]	中止基準[a]
系	リハビリテーションやモビライゼーションは下記の項目を全て満たしたときに「開始」できる：	リハビリテーションやモビライゼーションは下記の項目のいずれかひとつでも当てはまったときには「中止」される：
心血管系	・心拍数が60～130拍/分. ・収縮期血圧が90～180 mmHg. または ・平均血圧が60～100 mmHg	・心拍数＜60拍/分または＞130拍/分. ・収縮期血圧＜90 mmHgまたは＞180 mmHg. または ・平均血圧＜60 mmHgまたは＞100 mmHg
呼吸器系	・呼吸数が5～40回/分 ・SpO_2≧88% ・F_IO_2＜0.6かつPEEP＜10 ・気道（挿管チューブまたは（気管切開）が適切に確保されている	・呼吸数＜5回/分または＞40回/分 ・SpO_2＜88% ・適切な気道確保（挿管チューブまたは気管切開）への懸念
神経系	・声がけに対し開眼できる さらに，以下の臨床所見と症状が「ない」： ・新規または症候性の不整脈 ・心筋虚血が懸念される胸痛 ・不安定な脊髄損傷や病変 ・不安定型の骨折 ・活動性またはコントロールされていない消化管出血	・指示に従えない，意識混濁，攻撃的，興奮といった意識状態の変化 さらに以下の臨床所見や症状，事象が生じたり，臨床的に関連が明らかなとき： ・新規/症候性の不整脈 ・心筋虚血が懸念される胸痛 ・人工呼吸器との非同調 ・転倒転落 ・出血 ・医療機器の誤抜去または誤作動 ・患者または医療者の観察によって報告された苦痛
その他	以下の状態でも運動を行ってよいかもしれない ・一般に股関節の運動を避ける必要がある大腿シースを除く大腿部血管アクセス・デバイス ・持続腎代替療法実施中 ・血管作動薬投与	

SpO_2＝酸素飽和度

[a]公表されている臨床研究やエクスパートオピニオンに基づくが，臨床的判断の代わりとすべきではない．すべての値は，個々の患者の臨床症状や「正常」値，病院内での最近の傾向，臨床家が規定した目標や目的といった観点から，必要に応じて解釈または修正されるべきである．

（文献2を基に作表）

法のためのポジショニングや離床は，脳灌流を著しく上昇もしくは低下させる恐れがある．特に頚部屈曲により静脈還流が障害されるとICPが上昇するため，十分配慮しポジショニングを選択する必要がある．

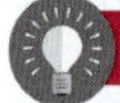

クリニカルヒント

1 看護師との連携

急性期においては理学療法士がモビライゼーションコーディネーターとなり，誰が，どれだけ，どのような介入をするのか多職種でディスカッションしながら進捗すると効率がよい．24時間体制で患者のケアに携わる看護師と共同でポジショニング・モビライゼーションを実施することは日常的であり積極的にコミュニケーションを図るべきである．さらに，土日や夜間は理学療法士の介入が困難なことが多いため看護師に十分な申し送りと，必要であれば介入方法についての指導を行い，シームレスな対応を準備するとよい．回復期から生活期においては，リハビリテーション室での介入にとどまらず病棟での支援が欠かせない．できるだけ自立できるよう見守りながら支えることができるのも理学療法士よりも看護師の協力によるところが大きい．在宅復帰や職場復帰を可及的早期に想定した環境設定も必要である.

2 管理栄養士・薬剤師との連携

意識障害や注意・遂行機能障害が遷延する頭部外傷患者において栄養管理・服薬管理をどうサポートするかを管理栄養士・薬剤師と相談しておく必要がある．自身で完結できる場合と家族を含めた介入が望ましい場合の線引きは難しい．理学療法士が該当する障害に対して適切に評価し，障害像を十分に把握し，情報共有しながら進めていくことが求められる．意識障害の遷延による発動性の低下により，十分な栄養量を摂取できない場合など，栄養状態や身体機能を頻回に評価し，多職種カンファレンス等で情報共有することが必要となる.

3 心理士との連携

冒頭で記した通り，頭部外傷は若年の受傷者が多い特徴がある．多彩かつ多様な症状に対して画一的な対応では限界があるため，障がい学習や自己の気づき(self-awareness)の観点から整理し，障がい理解を基に行動をコントロールして適応力を高めることが注目されている．その際に，臨床では気づきに難渋することが非常に多いため特筆するが，強制や誘導のような方法ではなく，あくまで「気づき」を与えることに注力したい．症例ごとの症状特性に適合した方法を多職種で模索・検討し，連携して介入することが頭部外傷の理学療法において重要となる.

文 献

1) 日本外傷データバンク：Japan Trauma Data Bank Report 2022. https://www.jtcr-jatec.org/traumabank/dataroom/data/JTDB2022.pdf (2023年9月1日閲覧)
2) Devlin JW, et al：Clinical Practice Guidelines for the Prevention and Management of Pain, Agitation/Sedation, Delirium, Immobility, and Sleep Disruption in Adult Patients in the ICU. Crit Care Med 46：e825-e873, 2018
3) 太田富雄ほか：意識障害の新しい分類法試案—数量的表現(Ⅲ群3段階方式)の可能性について．脳神経外科 2：623-627，1974
4) Teasdale G, et al：Assessment of coma and impaired consciousness. A practical scale. Lancet 2：81-84, 1974
5) 河井信行：外傷に伴う高次脳機能障害．頭部外傷治療・管理のガイドライン，第4版，日本脳神経外科学会・日本脳神経外傷学会監，頭部外傷治療・管理のガイドライン作成委員会編，医学書院，東京，198-211，2021
6) 守屋正道ほか：救命救急センターにおけるリハビリテーション．日大医雑誌 78：3-5，2019
7) Barr J, et al：Clinical practice guidelines for the management of pain, agitation, and delirium in adult patients in the intensive care unit. Crit Care Med 41：263-306, 2013
8) 日本集中治療医学会早期リハビリテーション検討委員会：集中治療における早期リハビリテーション〜根拠に基づくエキスパートコンセンサス〜．日本集中医誌 24：255-303，2017

6 脳腫瘍

草場正彦

1 疾患概要と基本方針

1 疾患概要

脳腫瘍は，頭蓋内組織に発生する新生物（腫瘍）のことを意味する．脳腫瘍の発生頻度は年間に約2万人で10万人あたり15人が発症する．50歳代での発症が多く，種類によっては小児でも発症するが，具体的な発生原因については不明である．治療は手術療法，化学療法，放射線治療など多岐にわたり，治療内容や発症部位により様々な症状が引き起こる．悪性脳腫瘍の場合，再発し，病期に応じた対応が求められることが，脳卒中患者に対する理学療法介入と異なる点である．脳腫瘍の組織学的分類や予後，治療内容やその副作用，病期について知り，理学療法介入する必要がある．

2 基本方針

脳腫瘍の理学療法に関する基本方針は，『がんのリハビリテーション診療ガイドライン 第2版』[1]を基本に考える．具体的には下記（1）～（3）の視点が肝要である．

（1）組織学的分類と予後の確認

脳腫瘍の分類を図1に示す．脳腫瘍の組織学的分類により，経過が大きく異なり，他のがんではTNM分類やステージ分類を用いるが，脳腫瘍の悪性度はⅠ～Ⅳのグレードで示される．グレードにより生存率が異なる．今後は，組織学的分類だけでなく分子遺伝学的な分類により，予後や治療が変わってくる可能性がある．また転移性脳腫瘍の予後分類に関しては，Recursive Partitioning Analysis（RPA），Graded Prognostic Assessment（GPA），Diagnosis Specific Graded Prognostic Assessment（DS-GPA）が用いられる．腫瘍の組織学的分類を把握し，患者の予後を知る必要性がある．

（2）治療内容と副作用の確認

膠芽腫を含む悪性神経膠腫の場合，手術後の後療法としてStuppレジメンと呼ばれる放射線治療（60Gy，1日1回2Gy，30回照射）と化学療法（テモゾロミド）を用いる．患者によっては再発時などにベバシズマブを使用する．放射線治療の副作用として，早期に嘔吐，吐き気，めまい，不眠などの

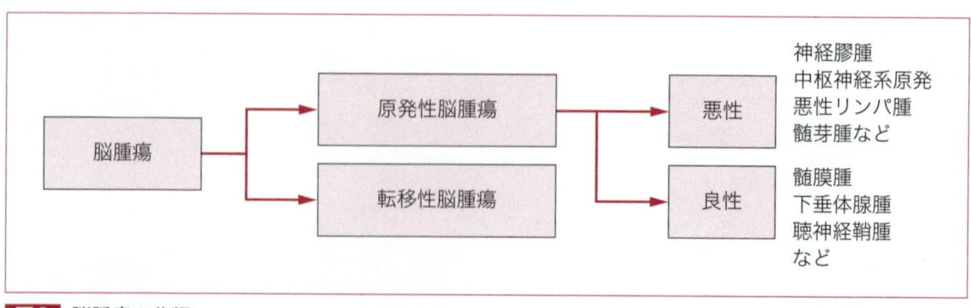

図1　脳腫瘍の分類

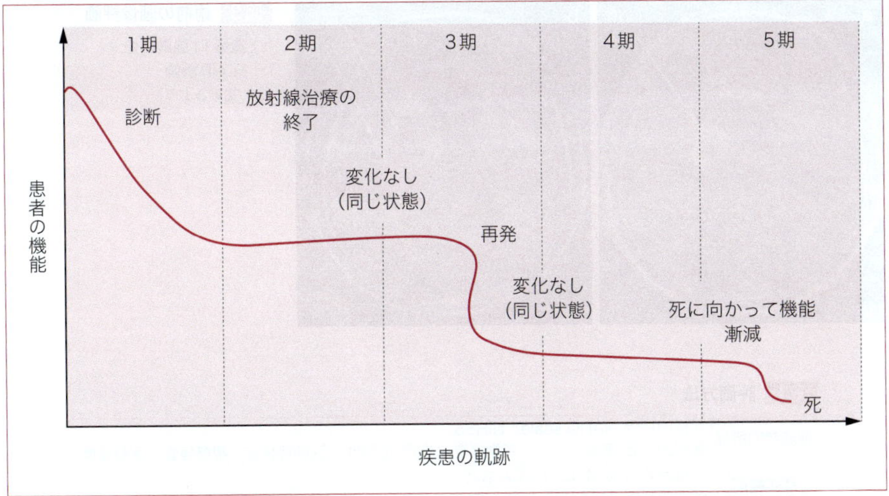

図2 悪性神経膠腫の疾患の軌跡と患者の機能

（文献2を基に作図）

症状を呈する．また放射線治療とテモゾロミドを併用した患者は，pseudoprogressionや放射線脳壊死が起こる場合がある．化学療法（テモゾロミド）の副作用は全般的に軽い骨髄抑制（白血球や血小板の減少），吐き気と嘔吐，便秘，体のだるさや頭痛などである．転移性脳腫瘍はがん病巣の進展度に応じた治療をし，手術療法，放射線治療（全脳照射や定位放射線治療），化学療法などが用いられる．全脳照射の副作用は，放射線宿酔，皮膚炎と脱毛，一過性耳下腺腫脹などがある．遅発性の副作用として，認知機能が低下する可能性がある．

(3) 病期の確認

悪性神経膠腫の患者において，脳腫瘍診断時（1期），初期放射線治療終了時（2期），腫瘍再発時（3期），死亡までの状態悪化（4期），終末期（5期）の5つの時期に大まかに分類できる（図2）[2)]．また転移性脳腫瘍の場合は，原発巣や転移巣の状態によっても生命予後が異なる．患者の軌跡，生命予後と病期を考慮した理学療法プログラムの立案が重要である．例えば，終末期に近い病期に患者や家族が退院を希望している場合は，退院時期を逃さず早急な介入が求められる．

2 評価

1 画像評価

(1) 画像評価のポイント

1) 脳腫瘍の部位を確認し，どのような機能障害が引き起こるか予測する．
2) 腫瘍の悪性度を確認する．
3) 脳浮腫の有無を確認する．脳浮腫はT2強調画像もしくはFLAIR（fluid attenuated inversion recovery）画像で確認可能．
4) 実際に患者の神経学的所見を日々評価しながら，機能障害の原因を予測する．

(2) 症例

(1) の画像評価のポイントに沿って図3[3)]の脳画像をみる．

1) 術前の脳画像（図3a）で，左内包後脚

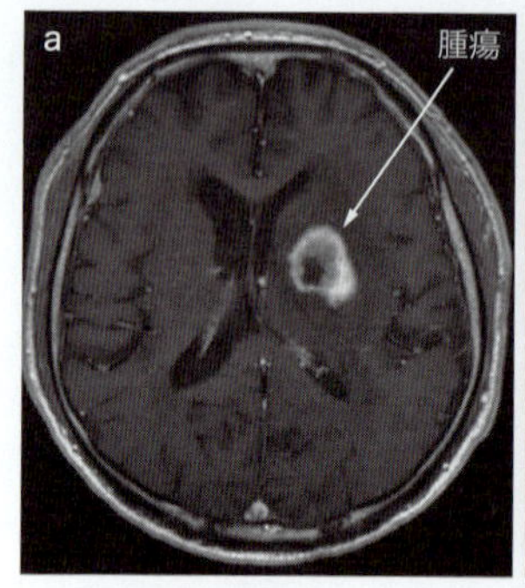

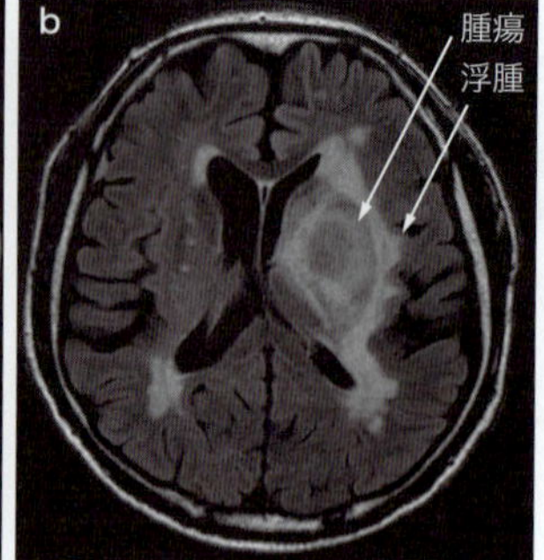

図3 術前の画像評価

a：造影T1強調画像.
b：FLAIR画像.
（a：文献3より）

表1 評価方法

神経学的所見	包括的評価	NANO scale, NIHSS
	個別的評価	意識レベル, 感覚検査, 歩行/協調性, 脳神経検査, 視野検査, 運動機能
認知機能	包括的評価	MMSE, MoCAなど
	個別的評価	TMT, digit spanなど
ADL	包括的評価	BI, FIMなど
	個別的評価	睡眠, セルフケア, 仕事, 移動, 趣味など
QOL	包括的評価	FACT-G, FACT-Brなど
	個別的評価	痛み, ストレス, 不安, 気分, 倦怠感
てんかん発作		Engelスコアなど

NANO：Neurologic Assessment in Neuro-Oncology, NIHSS：National Institutes of Health Stroke Scale, MMSE：Mini-Mental State Examination, MoCA：Montreal Cognitive Assessment, TMT：Trail Making Test, BI：Barthel Index, FIM：Functional Independence Measure, FACT-G：Functional Assessment of Cancer Therapy-General, FACT-Br：Functional Assessment of Cancer Therapy-Brain

（文献4を基に作表）

近傍に脳腫瘍を認めるため，運動麻痺を呈していることが推測できる.

2) 悪性脳腫瘍は圧迫と浸潤，良性腫瘍は圧迫が機能低下に関与する．この症例は悪性神経膠腫であることが予想されており，術後も運動麻痺が残存する可能性がある.
3) 図3bのFLAIR画像より腫瘍の周りに脳浮腫を認める．機能低下は浮腫も関与している可能性がある.
4) 術前の神経学的所見の評価により軽度の左片麻痺を呈しており，術後にわずかな改善を認めたが，軽度の片麻痺は残存したままであった．脳腫瘍が内包後脚に浸潤している可能性がある.

2 理学療法評価

脳腫瘍患者を担当した場合，①神経学的所見，②認知機能，③てんかん発作，④ADL，⑤QOLの5つの側面に分けて評価することが重要である（表1）[4]．これらの評価に加えて，関節可動域（ROM）や一般的な脳卒中患者に用いる評価である筋緊張検査や下肢機能の評価バッテリーであるShort Physical Performance Battery，持久力評価などを検討する，6分間歩行試験などの評価も有用である.

3 理学療法プログラム

1 術前後の理学療法

術前から，神経学的所見や精神面，ADLを評価し，術後の早期離床に関する

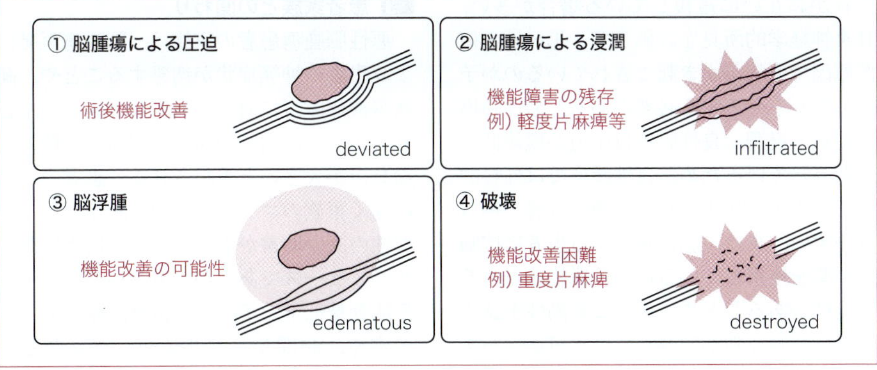

図4 脳腫瘍患者の白質路の障害

（文献5を基に作図）

オリエンテーションを行う．術後は，介入前に血液データである凝固系（Dダイマー）や，CT画像において脳出血などがないかを確認する．介入時には，術前との神経学的所見の変化に注目する．術後早期から早期離床し，多職種で連携しながらADLの拡大を促していく．

2 放射線治療・化学療法中の理学療法

悪性神経膠腫の場合，放射線治療を実施し，開始数週あたりから倦怠感が増大することが多い．この時期には，食事摂取量や離床頻度が減少し，ADLが低下する症例が散見される．精神面や倦怠感を評価しつつ，倦怠感が強い場合は軽負荷での筋力増強練習や歩行練習などの運動療法，座位時間延長などを実施し，この時期にADLを低下させないことが重要である．化学療法を使用している場合，他のがん患者と同様に，血球を確認しつつ介入する．また，放射線治療・化学療法終了後のゴール設定に関して，多職種で情報共有する．

3 退院後の生活を想定した退院時の指導

退院時には社会復帰する持久力や体調も不十分な場合が多い．外来化学療法を受けながら社会復帰のタイミングを探っている患者が多く存在する．いかに筋力増強練習や歩行練習などの運動療法の継続が重要か，指導する必要がある．

4 リスク管理・禁忌事項

脳腫瘍の増大，腫瘍内出血や急性水頭症により，頭蓋内圧亢進症状（頭痛，悪心・嘔吐）や神経学的所見が急速に変化する可能性がある．理学療法介入中のてんかん発作による転倒にも注意する．また髄液播種の有無を確認するために，髄液検査を実施することがある．髄液検査後は髄液の漏出を防ぐため，安静時間が必要である．転移性脳腫瘍の場合，原発の状態や骨転移，他の疾患の既往など，より多面的なリスク管理を要する場合が多い．

クリニカルヒント

1 症状の原因を推測しながら理学療法介入する

脳腫瘍患者の白質路の障害は，①脳腫瘍による圧迫，②脳腫瘍による浸潤，③脳浮腫，④破壊が関与する（図4）[5]．またそれそれがお互いに重複している場合が多い．日々神経学的所見を評価して，①～④の何が原因で症状が引き起こされているのか予測しながら介入する必要がある．悪性腫瘍は圧迫と浸潤，良性腫瘍は圧迫が機能低下に関与しているため，良性腫瘍では外科的に圧迫因子を摘出すれば，機能改善が得られやすい．また，脳浮腫がある患者に抗脳浮腫薬を使用している場合は機能改善する可能性があることや，症状に変動性を認める場合は脳浮腫が関与している可能性があることが推測できる．病棟ADLを上げる時期や装具処方の時期を考える際に，機能改善の予測が重要となる．他に，抗てんかん薬を使用している場合は傾眠傾向となりやすく，患者の使用している治療も症状を引き起こす原因となりうるため，治療内容とその副作用についても知る必要がある．神経学的所見の細かな変化を捉えながら，日々介入することが重要である．

2 装具作製時期

悪性脳腫瘍患者が下肢の運動麻痺を呈している場合，装具を作製する時期は慎重に検討しなければならない．生命予後が長くない悪性脳腫瘍患者の場合，装具作製が遅れて退院時期が遅くなることがないよう，治療方針や方向性，理学療法の進捗を定期的な多職種カンファレンスを通して共有する必要がある．

3 患者家族との関わり

悪性脳腫瘍患者の家族は，脳腫瘍再発により患者の神経症状が増悪することや，高次脳機能障害に対する対応など他のがん患者と比べて，独特の課題に直面し，精神的な負担が大きいと予想される．患者のみではなく家族のニーズを適切に聞き出し，個別性の高い助言が求められる．例えばケースバイケースであるが，患者への関わり方や活動量低下を予防する指導，福祉用具の選定や，訪問リハビリテーションなどのサービスの導入などの提案が必要な場合がある．

文　献

1) 日本リハビリテーション医学会 がんのリハビリテーション診療ガイドライン改訂委員会編：第8章 脳腫瘍．がんのリハビリテーション診療ガイドライン，第2版，金原出版，東京，189-200，2019
2) Philip J, et al：A proposed framework of supportive and palliative care for people with high-grade glioma. Neuro Oncol 20：391-399, 2018
3) Kusaba M, et al：Preoperative evaluation of white matter fibers using diffusion tensor imaging in patients with muscle weakness due to a brain tumor. Acta Med Hyogo 43：55-60, 2019
4) De Witt Hamer PC, et al：Functional outcomes and health-related quality of life following glioma surgery. Neurosurgery 88：720-732, 2021
5) Jellison BJ, et al：Diffusion tensor imaging of cerebral white matter：a pictorial review of physics, fiber tract anatomy, and tumor imaging patterns. AJNR Am J Neuroradiol 25：356-369, 2004

7 脊髄損傷：頸髄

長谷川隆史

1 疾患概要と基本方針

脊髄損傷は，外傷または疾病によって脊髄神経が損傷もしくは機能不全となり，脳からの下行性（運動）および脳への上行性（感覚）の神経伝導がその部位（髄節）で遮断もしくは損傷した病態の総称として用いられる．

2018年に実施された外傷性脊髄損傷についての疫学調査[1]によると，推定発生率は100万人あたり49人，受傷原因は平地転倒が最も多く，次いで交通事故，低所からの転落であった．好発年齢は70歳代であり，受傷時の平均年齢は66.5歳，男女比は3：1で男性に多かった．重症度はFrankel Dが最多（46.3%）となり，Frankel Aが11.0%，Frankel Bが9.7%，Frankel Cが33.0%であった．また，頚髄損傷が88.1%と大部分を占め，うち骨傷のない損傷（非骨傷性頚髄損傷）が70.7%であった．

脊髄損傷は脊髄の損傷部以下の運動障害や感覚障害，自律神経障害などを主な病態とする．頚髄損傷においては，損傷を受けた髄節レベルが1つ変化すると獲得できる動作能力が大きく異なる．さらには，損傷の程度（完全損傷または不全損傷）による影響も大きい．また合併症としては，褥瘡，異所性骨化，痙縮，疼痛，骨萎縮，呼吸器感染症，尿路感染症などが問題となり，頚髄損傷においては自律神経過反射，起立性低血圧，体温調節障害もみられる．

脊髄損傷は損傷を受けた髄節の高位，および損傷の程度により，機能改善や動作獲得の予後が大きく異なる．このため，理学療法開始時（発症早期）に脊髄損傷の神経学的分類のための国際標準評価（International Standards for Neurological Classification of Spinal Cord Injury：ISNCSCI）を実施し，神経学的損傷レベル（neurological level of injury：NLI）とASIA機能障害尺度（American Spinal Injury Association Impairment Scale：AIS）にて，脊髄損傷の損傷高位と麻痺の重症度を分類する．また，完全頚髄損傷においてはZancolli分類も実施する．評価結果を基に身体機能と動作能力の予後予測を既存の情報を基に実施する．現状の動作能力については脊髄損傷に特異的なADLの評価指標であるSpinal Cord Independence Measure（SCIM）などを基に評価し，現状と予後予測を照らし合わせて目標設定を実施し，理学療法プログラムを立案する．

効果的な理学療法介入のためには，多職種連携も非常に重要となる．理学療法開始時には，障害の告知状況や全身状態，脊椎の安定性等について医師に確認する．病棟での生活状況や理学療法の目標や進捗状況を医師，看護師，作業療法士，言語聴覚士と共有しながら，実践していく．また，ソーシャルワーカーとも早期から連携し，在宅復帰を目指した家屋改修や転院調整，身体障害者手帳の申請等も適宜進めていく．

2 評価

1 画像所見

脊椎の損傷高位は単純X線像を基に評価する．脊髄実質の損傷はMRIにて評価を行うが，受傷直後には損傷した脊髄実質

表1 Zancolli分類

臨床上のグループ	C髄節（下限）	基本となる機能筋	部分群	
I 肘関節屈曲	C5	上腕二頭筋 上腕筋	A 腕橈骨筋は作用しない	
			B 腕橈骨筋は作用する	
II 手関節背屈	C6	長橈側手根伸筋 短橈側手根伸筋	A 手関節背屈が弱い	
			B 手関節背屈が強い	I 円回内筋と橈側手根屈筋は作用しない
				II 円回内筋は作用するが，橈側手根屈筋は作用しない
				III 円回内筋・橈側手根屈筋・上腕三頭筋とも作用する
III 手外筋による手指伸展	C7	総指伸筋 小指伸筋 尺側手根伸筋	A 尺側の手指の伸展は完全であるが，母指と橈側の手指は麻痺している	
			B 手指の伸展は完全だが，母指の伸展は弱い	
IV 手外筋による手指屈曲と母指伸展	C8	深指屈筋 示指伸筋 長母指伸筋 尺側手根屈筋	A 尺側の手指の屈曲は完全で，橈側の手指と母指の屈曲は麻痺している 母指の伸展は完全である	
			B 手指の屈曲は完全だが，母指の屈曲は弱い 手掌の筋は弱く，手指の手内筋は麻痺している 浅指屈筋は作用しているかあるいはしていない	

（文献2より改変）

とその周辺組織はT2強調画像の高信号が明瞭となる．受傷後1〜3ヵ月においてはT1強調画像の低信号が出現し，脊髄損傷部の終末像である脊髄実質の軟化や壊死（軟化巣）を示す．

2 血液データ

脊髄損傷では，リスク因子となる病態の確認，他疾患の除外，合併症の評価などの目的で血液生化学検査を行う．炎症反応は白血球数，C反応性蛋白（CRP）などを，貧血では赤血球数，ヘモグロビン値などを，凝固系異常では血小板，Dダイマーなどを，栄養状態ではアルブミン，総蛋白などを，異所性骨化については血清アルカリホスファターゼ（ALP）などをチェックする．

3 理学療法評価（疾患特異的評価）

(1) 脊髄損傷の神経学的分類のための国際標準評価（ISNCSCI）

世界的に最も広く普及しており，2024年1月現在での最新版は2019年，日本語版もある（https://asia-spinalinjury.org/wp-content/uploads/2021/07/ASIA-ISNCSCI-SIDES-1-2_July-2021.pdf）．AISとNLIにて，脊髄損傷の麻痺の程度と損傷高位を分類する．

(2) Zancolli分類

C6を中心に詳細な上肢機能分類がなされており，頸髄損傷の損傷高位を細分化するには便利である（表1）[2]．損傷高位と移動や移乗などの動作能力が関連することが報告[3]されているため，わが国では頸髄損傷者の損傷高位を判定する際に広く用いられている．損傷高位ごとの動作能力の到達率は複数の施設から報告されており，患者のゴール設定を行う際には有用である．

(3) Spinal Cord Independence Measure（SCIM）

脊髄損傷に特異的なADLの評価指標である．セルフケア，呼吸と排泄管理，移動の3領域から構成され，17項目100点満点である．自己採点方式の評価法であるSpinal Cord Independence Measure-Self Report（SCIM-SR）の日本語版も作成されている．

4 予後予測

(1) 機能予後

受傷後72時間あるいは受傷後30日のAISから受傷後1年のAISにおける回復予測からすると，72時間時点でAIS BまたはCであった者の半数以上は，1年後にさらなる機能回復が期待でき，30日時点に

表2 Zancolli分類による残存機能レベル別のADL到達目標

	C4	C5A	C5B	C6A	C6BI	C6BII	C6BIII	C7	C8
食事	△	△	○	○	○	○	○	○	◎
整容	×	△	○	○	○	○	○	○	◎
更衣	×	×	△	△	○	◎	◎	◎	◎
排尿 男性	×	×	△	○	○	○	○	○	◎
女性	×	×	△	△	△	○	○	○	◎
排便	×	×	△	○	○	○	○	○	◎
入浴	×	×	△	△	○	○	◎	◎	◎
移動	△	△	○	○	○	○	○	○	◎
移乗	×	△	○	○	○	○	◎	◎	◎
自動車運転	×	×	×	△	○	○	○	○	○

×：全介助
△：条件（福祉用具，自助具，環境設定など）によって自立が可能な場合がある
○：条件によってほとんどの場合が自立可能
◎：特異例を除いて福祉用具，自助具などを活用せず自立可能

（文献7より）

おいてもAIS Cは半数以上がAIS Dへ改善していた[4,5]．一方，わが国の調査においては受傷後72時間以内においてAIS Aと分類された患者203例中35例（17％）がAIS Aからの回復を示し，35例中34例（97％）が受傷後8週間以内に回復を示した[6]．以上のことから，不全損傷の中でもAIS BとCは大いに機能改善が期待できる．また，AIS Aに分類される外傷性脊髄損傷者が受傷後8週間以内にAIS Aからの回復を示す可能性を考慮しなければならない．

(2) 動作能力の予後

完全頚髄損傷者の到達レベルはZancolli分類による残存レベルごとに獲得可能な動作のおおむね上限が確立している（表2）[7]が，不全頚髄損傷者では病態と症状が多彩であるため，到達レベルは大きく変わり歩行能力の再獲得も期待できる[8]．van Middendorpら[9]は，発症後15日以内のASIA評価基準に基づく神経学的機能（各髄節の筋力と感覚）と年齢のうち，受傷後1年後の屋内歩行自立に関連する因子は，年齢（65歳未満），大腿四頭筋（L3）と腓腹筋（S1）の筋力，L3とS1の触覚であったと報告している．また，わが国において，受傷後6週までに下肢の随意収縮が出現した者は実用歩行を獲得したと報告されている[10]．Arijiらは受傷後1ヵ月時のC6・C8・L3のmotor score，SCIM item 13，WISCI Ⅱ（Walking Index for Spinal Cord Injury version Ⅱ），受傷時年齢が受傷後6ヵ月後時のSCIM total-scoreに関連したと報告しており，その予測式も示している[11]．

3 理学療法プログラム

受傷によって身体機能が大きく変化する脊髄損傷においては，急性期からの適切な理学療法介入が患者の最終的な到達レベルに大きな影響を及ぼす．このため，残存能力の維持・向上，動作の阻害因子となるような機能障害や褥瘡・肺炎などの2次的合併症の予防に留意しながら，損傷高位や麻痺の重症度を問わず，脊椎の安定性が保たれており，呼吸・循環状態に問題がなければ，早期に離床を確立することを目指す．

1 呼吸理学療法と離床

急性期では副交感神経が優位となるため気道内分泌物が増加するが，特に完全頚髄損傷では呼気筋が麻痺し，自力での咳嗽が困難であるため，腹式呼吸や排痰介助などの積極的な呼吸理学療法を実施し，肺炎を

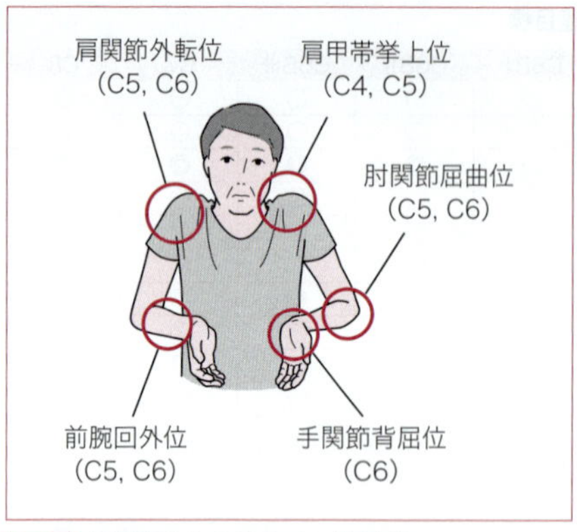

図1 損傷高位と生じやすい拘縮位

引き起こさないように注意する．不活動が数日間継続すると筋力や筋線維サイズ等が減少することが一般的に知られているが，脊髄興奮性も増加するため[12]，特に全体の約70％に痙縮が発現[13]する不全頚髄損傷者においては不活動の是正が重要となる．このため，脊椎の安定性が保たれており，全身状態に問題がなければ，早期に離床の確立を目指す．頚髄損傷者においては，起立性低血圧により離床に難渋する場合があるため，The Grading of Recommendations Assessment, Development and Evaluation（GRADE）を用いた論文[14]において強い推奨とされている腹帯による腹部圧迫を行い，また，使用する車椅子は，剪断力による仙骨部に褥瘡を予防するために，チルト（ティルト）・リクライニング車椅子を使用する．

2 機能改善

受傷早期に努力性が強い四肢の運動を行うと，麻痺が重度の筋よりも動かしやすい麻痺が軽度の筋や反応しやすい痙縮筋を過剰に使用する傾向がみられ，筋活動の不均衡や関節可動域（ROM）制限が生じる．拘縮は動作獲得の阻害因子となり，改善に多大な時間を要することもあるため，損傷レベルごとの特徴を理解し，適切な対応が必要である（図1）．まずはリラクセーション（力を抜くこと）を行い，自動介助運動から自動運動へと段階的に実施していく．

3 ROM運動

特に体幹や肩甲帯の柔軟性は，動作獲得に大きな影響を与えるため，ROMの維持・拡大を実施する．異所化骨の形成されやすい受傷後早期は，関節運動の負荷は軽度に止める．関節周囲の腫脹や熱感に注意しながら行う．

4 理学療法プログラム：完全頚髄損傷

横断的な麻痺によって，生後獲得していたバランス制御機構が破綻しているため，脊髄損傷者に特有な上肢帯や頭頚部などの残存部位の動かし方や麻痺部位の動かし方を理解し，新しい姿勢制御を学習することが必要になる．残存部位の動きを基に麻痺部位を動かすためには，身体の柔軟性が非常に重要となる．

(1) 寝返り

上腕三頭筋に麻痺がみられる完全頚髄損傷者の寝返りは，肩外旋，前腕回外し（両手掌を天井に向ける），肘を伸展ロックさせたまま上肢を挙上する（図2）．

寝返る方向と反対方向へ両上肢を振り，その後，頚部を屈曲しながら寝返り方向へ両上肢を突き出しながら振り出すことにより，頚部と上肢で生じた回転力が麻痺域である胸郭から骨盤下肢へ効率よく伝達され，身体が回転する．

手首にウェイトバンドを装着したり，枕や三角マットを使用したり，足を交差することによって難易度を調整する．

(2) 起き上がり

ズボンのポケットや殿部に手を差し込み，肘の屈曲を利用して体幹を起こし，肩を伸展して両肘支持位となる．その後，左右に重心を移動させながら肘を伸展し，両

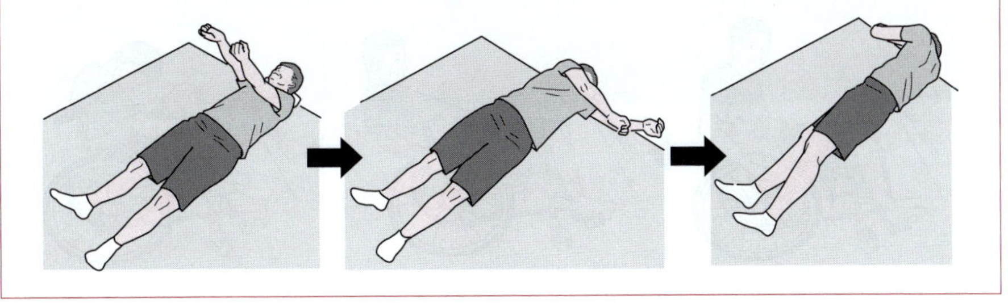

図2 寝返り動作

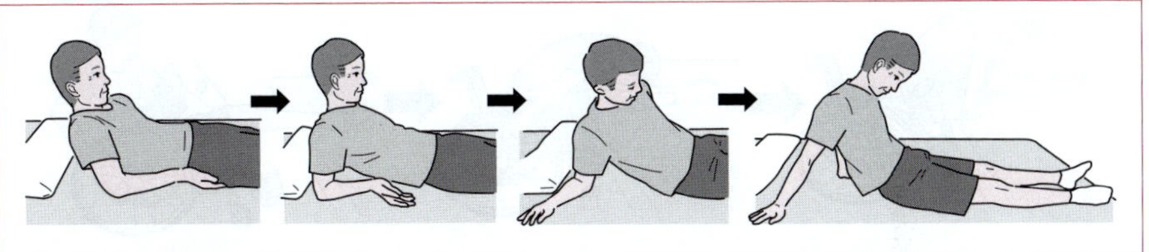

図3 起き上がり動作

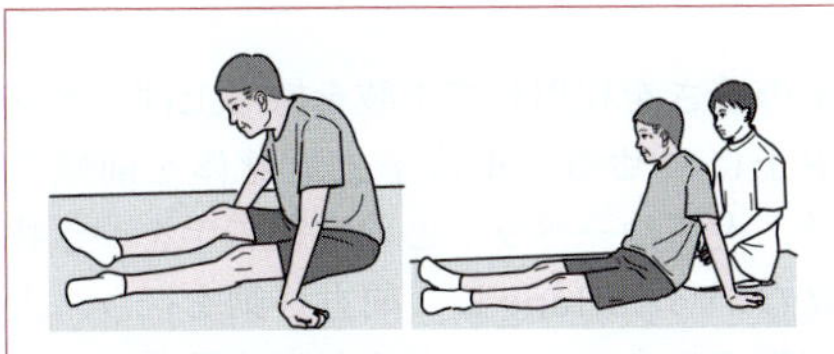

図4 長座位

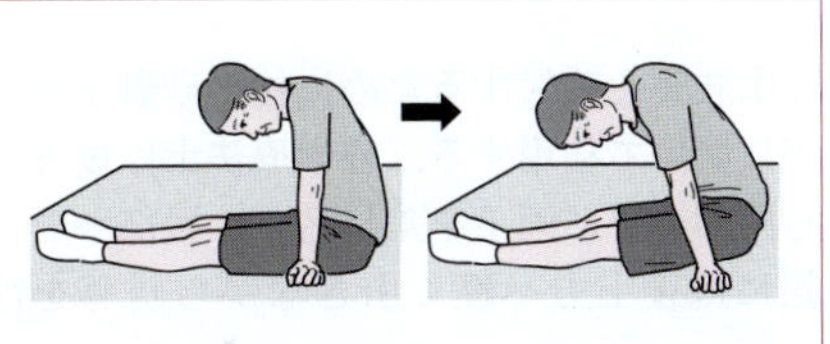

図5 プッシュアップ

手支持へと起き上がり，長座となる(図3)．寝返って側臥位となり，上肢の外転と頭部の屈曲で上半身を持ち上げて両肘支持(puppy)位をとり，左右に体重を移動しながら肘で足尖方向に移動し，起き上がる方法もある．ベッド上では柵を利用し，寝返りから起き上がる方法を選択する場合が多い．

(3) 長座・端座

上腕三頭筋に麻痺がみられる完全頚髄損傷者では，安定した座位を保持するために，前腕回外，肩外旋による肘関節の代償的な伸展ロックが必要となる．代償的に肘を伸展ロックさせるためには，手関節背屈や肘伸展の可動性が重要となり，肩を屈曲・内転方向に働かせることにより可能となる．また，体前方と後方に両手をつくための肘ロックと肩甲帯下制や前方突出などの力源を利用し姿勢変換も行う(図4)．

(4) 長座位プッシュアップ

除圧動作やベッド上移動，前方移乗時に必要な動作である．長座位プッシュアップは肩関節を回転軸として体前傾を行い，肩甲骨の外転，僧帽筋による体幹の吊り上げ，さらに前傾した上部体幹の重量を利用して殿部を挙上する(図5)．

手のつく位置は大転子付近で，肘をロックし十分に荷重する．練習開始当初は有効

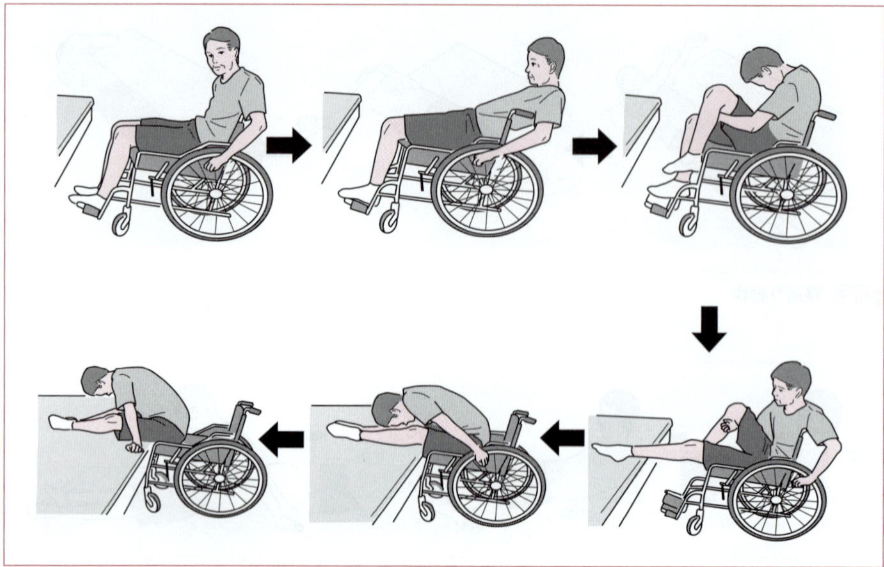

図6 前方移乗

な上肢長を確保するために枕や砂嚢を手の下に置いて利用する．理学療法士は後方から殿部の下に両手を差し込み，殿部挙上の際には後上方へ軽く引きながら誘導を行う．

(5) 前方移乗

車椅子をベッドに対して直角に配置させ，①車椅子上で殿部前方移動，②下肢操作(挙上・足組み)，③長座位移動からなる動作である．完全頸髄損傷者が習得すべきマット上の基本的動作が多く含まれているため，側方移乗の獲得が期待できるレベルであっても前方移乗から取り組むべきである．

ベッドと30cm程度の間を空け，車椅子をベッドに対して垂直に配置する．両肘をグリップ，両手をハンドリムに引っかけて体幹を伸展させ，殿部を前方に移動させる．片手をグリップに引っかけ，反対側の前腕を大腿遠位部(膝窩)に差し込み，グリップにかけた肘の屈曲と後方に傾けた体幹の重さを利用して下肢を持ち上げ，ベッド上に乗せる．車椅子上で身体を前傾させ，大車輪→ベッドという順で手をつき替えながらpushingして前方移動を行う．大車輪のみをpushingすると車椅子がベッドから離れて転落する危険性がある(図6)．

(6) 側方移乗

トイレや自動車などへの移乗を考えると，側方移乗が必要となる．転倒リスクが高いため，安全な環境設定の配慮が必要である．

ベッドに対して斜め30°に車椅子を配置する．サイドガードとの干渉を回避するために殿部を前方に移動し，移動方向と反対に軽度回旋させる．体幹屈曲運動に伴いプッシュアップし，同時に頭頸部を反対側に回旋させて殿部を移動させ，ベッドに移乗する(図7)．

5 理学療法プログラム：不全頸髄損傷

不全頸髄損傷の中でもAIS CとDでは

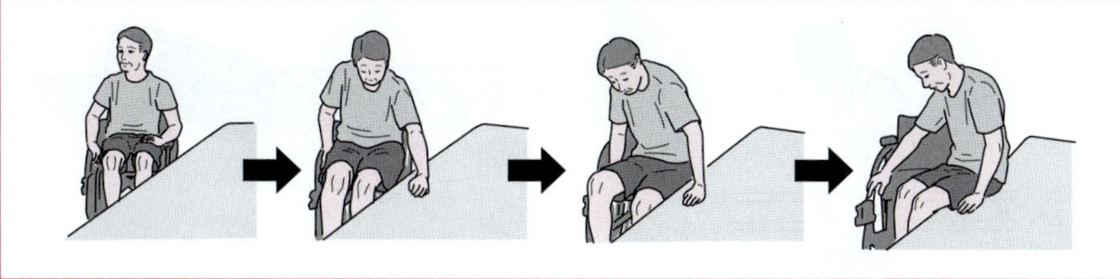

図7 側方移乗

歩行再獲得の可能性が高く，歩行再獲得を目標とした理学療法において重要となるのは，適切な運動指令を送信して歩行運動を発現し，歩行中の動作位相ごとに生じる体性感覚情報（荷重情報と股関節求心系）から円滑な四肢の協調運動を実現することである．脊髄損傷による感覚障害や筋緊張異常により，適切な運動指令を送信して円滑な四肢の協調運動を実現することが困難となる場合には，動作の難易度を調整することが重要となる．

脊髄レベルで生じる可塑的性質に関して，受傷後の神経線維自体の可塑性（anatomical plasticity）と感覚刺激の繰り返し入力による可塑性（synaptic plasticityあるいはuse-dependent plasticity）があり[15]，歩行トレーニングによる機能回復のための理学療法は後者を理論的根拠に捉えた試みである．また，動作の反復（量）や歩行周期に応じた合目的的な神経入力もまた歩行再獲得には不可欠な要素となる．正しい動作の繰り返しとそれに付随する感覚情報（神経入力）を生起させ，歩行の運動調節に関与する神経結合を高めることが機能改善の原理となる．

(1) 歩行トレーニング

歩行トレーニング方法による効果を比較したシステマティックレビューにおいては[16]，歩行トレーニング間での有意な差はないものの，歩行能力改善の可能性が示されている．また，『理学療法ガイドライン第2版』[17]においても，体重免荷型トレッドミル歩行トレーニング（body weight supported treadmill training：BWSTT）群およびロボット使用群と対照群の介入前後の歩行速度・歩行耐容能の改善は同等であると判断されており，症例の個別性に配慮し，実施することが望ましいと結論付けられている．また，BWSTTやロボットを用いた歩行トレーニングは主にトレッドミル上で行うため，ステッピングに特化したトレーニングとして位置付けられる．このため，平地歩行トレーニングと併用して実施することが望まれる．

長下肢装具（knee ankle foot orthosis：KAFO）を用いた歩行トレーニングにおいて，下肢装具の役割は，運動の自由度を制約し，運動制御を単純化することである．KAFOは膝関節と足関節を固定しているため，患者は膝折れを心配することなく麻痺肢へ荷重することができ，歩行獲得のために重要とされる脊髄の中枢パターン発生器（central pattern generator：CPG）の活動惹起に関連する股関節の動きに重点を置いた介入をより容易にする（図8）．CPGは自発的なリズム発現を生じる神経システムであるが，歩行中の動作位相ごとに生じる下肢荷重情報と股関節屈曲伸展による求心性入力情報が運動リズムの安定化，立脚-遊脚の位相転換のトリガーとして円滑な歩行運動出力の生成に貢献する[18,19]．

(2) 起居移乗動作・基本動作トレーニング

前述した早期からの歩行トレーニングは重要であるが，ADLが自立していない不

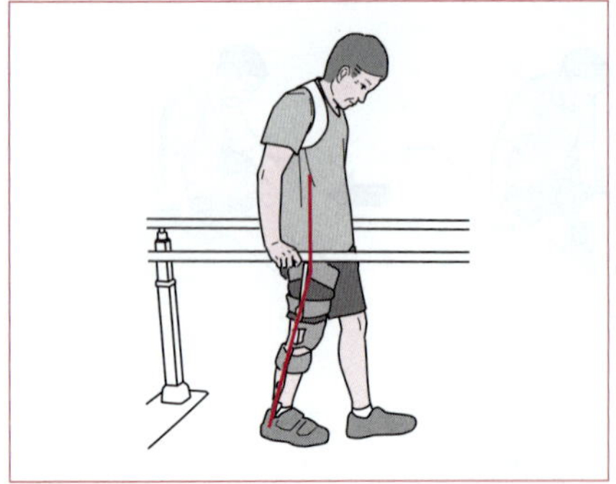

図8 KAFO歩行トレーニング

股関節伸展が可能.

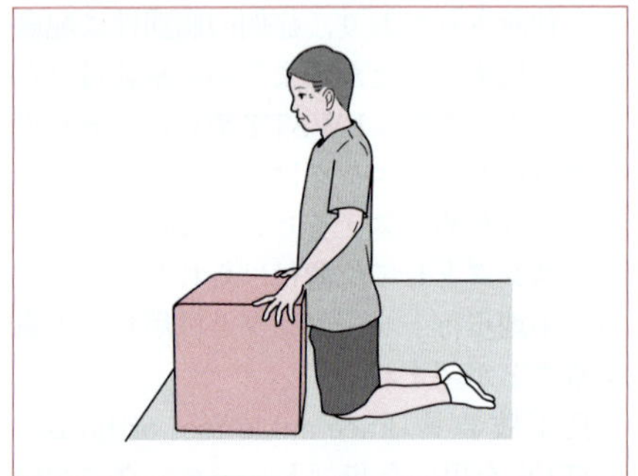

図10 膝立ち

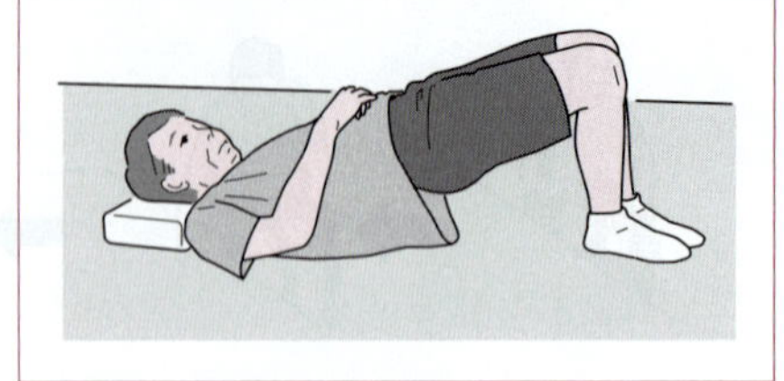

図9 ブリッジ動作

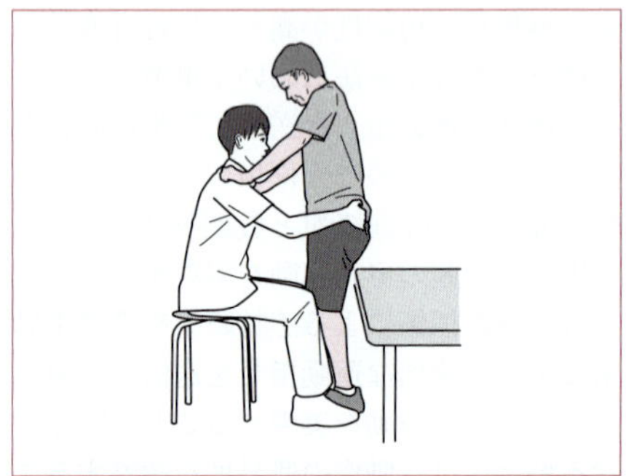

図11 立ち上がり・立位

全脊髄損傷者については，早期自立を目指して起居移乗動作トレーニングを積極的に実施する．また，歩行をはじめとした動作能力の向上を目的とした基本動作トレーニングも継続的に実施する．

代表的な基本動作トレーニングを下記に示す．

1) ブリッジ動作

ブリッジ動作は体幹部のバランス制動が少なく，股関節周囲筋の支持性が必要となる(図9)．殿部をどの程度挙上できるか，腰椎伸展を抑制した骨盤軽度後傾位での挙上ができるかを評価することも可能である．さらに，片脚ブリッジやブリッジしたままの足踏み運動では支持側股関節のより強い伸展・内旋と腹部の筋活動が必要とされ，歩行に近い筋活動様式となる．腹部や殿部の筋活動が低下している症例では努力性の動作となり，下肢伸展筋の筋緊張異常が多く認められる．不全対麻痺者では上肢による代償を除くため，上肢は挙上位で行う．

2) 膝立ち

膝立ちは立位の前段階と考えられ，体幹部を制動しながらの股関節周囲筋の支持性が必要となる(図10)．不全脊髄損傷者は中殿筋や大殿筋などの仙髄レベルに麻痺が強いことが多く，骨盤を前傾位にし，腰椎は過伸展位をとりやすい傾向にある．このため，殿筋と腹筋の筋活動を評価することが重要である．

3) 立ち上がり・立位

膝折れを防止するために理学療法士は前方に腰かけ，理学療法士の下腿を患者の膝蓋腱あたりにあて，立位をとる(図11)．左右前後の重心移動や膝屈伸運動を促す．最終的には片脚での支持ができ，対側下肢を脱力できるように進める.

4 リスク管理・禁忌事項

1 深部静脈血栓症

深部静脈血栓症(deep vein thrombosis：DVT)からの肺塞栓症は致死的な合併症であるため，発症予防と早期発見が重要である．長期臥床，下肢麻痺などよる血流の停滞などによって起こるとされており，急性期では21～41％に合併するとの報告がある．特に弛緩性麻痺の場合は注意する必要がある．下肢周径の左右差がある場合には医師に相談し，下肢エコー検査等で詳細な評価を行う．予防には，弾性ストッキング，足関節背屈のROM運動が有効である．

2 異所性骨化

受傷後1～6ヵ月に多いとされ，好発部位は股関節であり，次いで膝関節，肘関節に多い．明確な原因は明らかとなっていないが，外傷や局所の感染，DVTが危険因子として挙げられている．腫脹，熱感，ROM制限等がみられた場合には医師に相談し，骨シンチグラフィ等で詳細な評価を行う．薬物治療が第一選択となるが，発生した骨化を縮小する効果はないため，早期発見が非常に重要である．

3 褥瘡

発生頻度の非常に高い合併症であり，再発リスクも高い．褥瘡の発生には圧迫と組織耐久性が関与する．圧迫は圧力・時間・接触面積，組織耐久性は栄養状態，浸潤や摩擦・ずれなどが要因となる．好発部位は肢位によって異なり，背臥位では仙骨部や踵部が多く，座位では坐骨部，尾・仙骨，大転子である．発生リスクの評価としてはBraden Scaleがある．予防には好発部位を定期的に観察することが重要である．また，長時間過ごすベッド上ではマットレスの選定とポジショニング，車椅子上ではプッシュアップ等の除圧動作の習得が重要である．『理学療法ガイドライン 第2版』[17]では，坐骨部の褥瘡予防対策として専門的な褥瘡予防教育や適切な座面クッションについて指導することがステートメントとして提案されている．

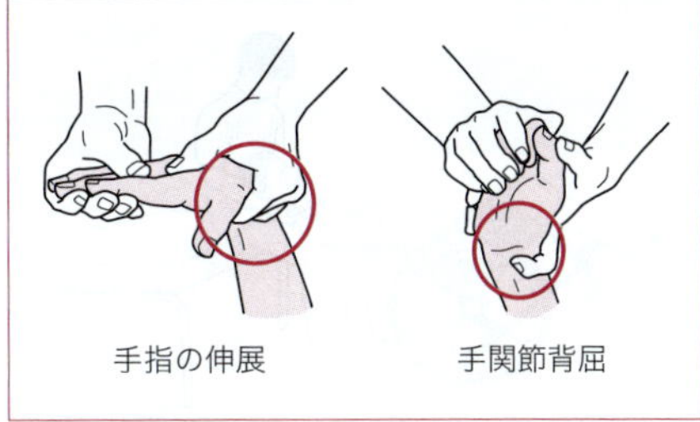

図12 ROM運動

クリニカルヒント

1 ROM運動

テノデーシスアクションを意識して行う．手指の伸展は手関節掌屈位で行い，手関節背屈は手指を屈曲位で行う(図12)．

2 普通型車椅子乗車時の起立性低血圧に対する対処方法

リクライニング車椅子から普通型車椅子への移行期に起立性低血圧が出現した場合には，理学療法士が介助しながら車椅子を後方に倒し，頭低位・下肢挙上を行う．症状が改善したら，再度車椅子を戻すことを繰り返し，普通型車椅子乗車時間を拡大していく(図13)．

3 BWSTT

理学療法士が適宜介助を行うことができ，CPGの活動惹起に関連する股関節の動きに重点を置いた介入を行うことができる．適切な歩容が維持できるように歩行速

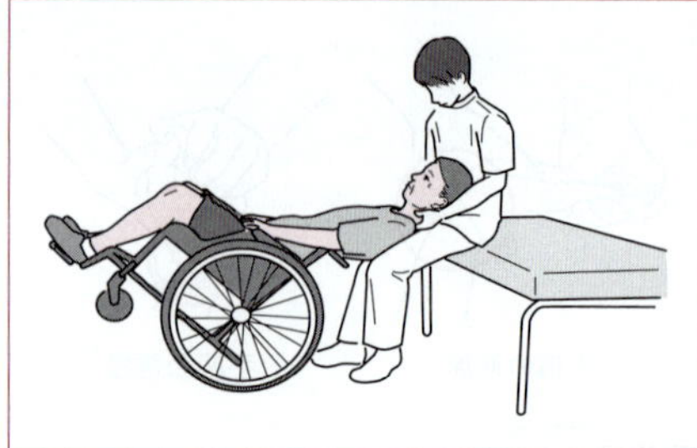

図13 起立性低血圧に対する対処方法

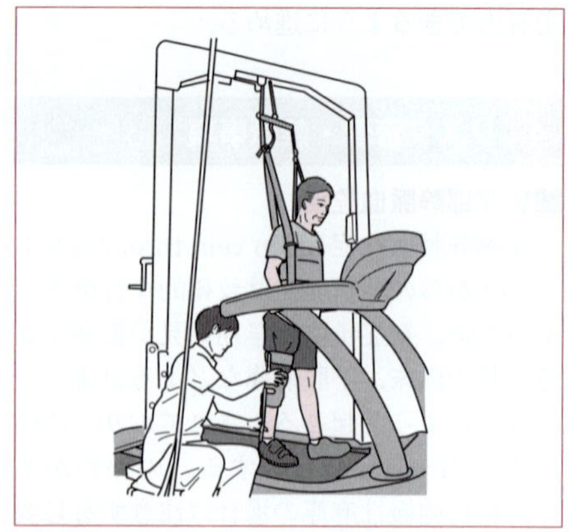

図14 BWSTT

度や体重免荷量を設定することにより，疲労度を考慮しながら歩行トレーニング時間を担保することが可能となる（**図14**）．

文　献

1) Miyakoshi N, et al：A nationwide survey on the incidence and characteristics of traumatic spinal cord injury in Japan in 2018. Spinal Cord 59：626-634, 2021
2) Zancolli E：Surgery for the quadriplegic hand with active, strong wrist extension preserved. A study of 97 cases. Clin Orthop Relat Res 112：101-113, 1975
3) Mizukami M, et al：Relationship between functional levels and movement in tetraplegic patients. A retrospective study. Paraplegia 33：189-194, 1995
4) Burns AS, et al：Clinical diagnosis and prognosis following spinal cord injury. Handb Clin Neurol 109：47-62, 2012
5) Scivoletto G, et al：Neurologic recovery of spinal cord injury patients in Italy. Arch Phys Med Rehabil 85：485-489, 2004
6) Kawano O, et al：How much time is necessary to confirm the diagnosis of permanent complete cervical spinal cord injury? Spinal Cord 58：284-289, 2020
7) 兵庫県社会福祉事業団 総合リハビリテーションセンター リハビリテーション中央病院：脊髄損傷者の退院後生活に関する追跡調査―当センターにおける脊髄損傷のリハビリテーション―. https://www.hwc.or.jp/hospital/file/sekison01.pdf（2024年1月15日閲覧）
8) Scivoletto G, et al：Prediction of walking recovery after spinal cord injury. Brain Res Bull 78：43-51, 2009
9) van Middendorp JJ, et al：A clinical prediction rule for ambulation outcomes after traumatic spinal cord injury：a longitudinal cohort study. Lancet 377：1004-1010, 2011
10) 須堯敦史ほか：脊髄損傷者におけるFrankel分類の回復過程．日脊髄障害医会誌 22：94-95，2009
11) Ariji Y, et al：A prediction model of functional outcome at 6 months using clinical findings of a person with traumatic spinal cord injury at 1 month after injury. Spinal Cord 58：1158-1165, 2020
12) Campbell M, et al：Effect of immobilisation on neuromuscular function in vivo in humans：A systematic review. Sports Med 49：931-950, 2019
13) Holtz KA, et al：Prevalence and effect of problematic spasticity after traumatic spinal cord injury. Arch Phys Med Rehabil 98：1132-1138, 2017
14) Eschlböck S, et al：Evidence-based treatment of neurogenic orthostatic hypotension and related symptoms. J Neural Transm (Vienna) 124：1567-1605, 2017
15) Raineteau O, et al：Plasticity of motor systems after incomplete spinal cord injury. Nat Rev Neurosci 2：263-273, 2001
16) Mehrholz J, et al：Locomotor training for walking after spinal cord injury. Cochrane Database Syst Rev 11：CD006676, 2012
17) 日本神経理学療法学会：第2章 脊髄損傷理学療法ガイドライン．理学療法ガイドライン，第2版，日本理学療法士協会監，日本理学療法学会連合 理学療法標準化検討委員会ガイドライン部会編，医学書院，東京，72-73，2021
18) Dietz V, et al：Locomotor activity in spinal man：significance of afferent input from joint and load receptors. Brain 125：2626-2634, 2002
19) Kawashima N, et al：Shaping appropriate locomotive motor output through interlimb neural pathway within spinal cord in humans. J Neurophysiol 99：2946-2955, 2008

8　脊髄損傷：胸髄・腰髄

江口雅之

1 疾患概要と基本方針

1 疾患概要

近年，外傷による脊髄の損傷部位は頚髄が多く増加傾向にある．脊髄損傷では損傷高位により感覚，運動など残存機能が決定される．胸髄，腰髄で損傷すると対麻痺となる．脊髄の横断性障害では損傷部位以下の体性感覚を失い，自身の身体イメージは損傷部位以下では消失する．そのため動作を獲得するには麻痺部位の肢位や相対的位置関係を再学習する必要がある．胸髄損傷は第5章-1-7「脊髄損傷：頚髄」(p.395) で述べられた頚髄損傷に比べて上肢機能に問題がないため動作に必要な力源が多く残存する．また手指機能など巧緻動作も可能であり，車椅子ADLの自立する可能性は高い．さらに脊髄の損傷高位が尾側に近い腰髄損傷では起立，補装具を用いた歩行と車椅子を併用する移動手段も期待できる．

脊髄損傷では，体性神経の障害は運動と知覚であり横断性の運動完全麻痺は障害像が容易に想像される．しかし，体性神経と同時に自律神経の障害が生じる上位胸髄で損傷した場合では，自律神経の影響を受けやすく姿勢による血圧の変動などに注意が必要である．

2 基本方針

脊髄損傷の急性期では脊髄ショックにより損傷部位以下の脊髄機能が失われる．このため急性期では脊髄ショックから離脱する時間の経過に伴い徐々に機能が変化する．急性期の脊髄損傷では損傷高位と麻痺の程度を予測し合併症の予防に配慮する．

脊髄損傷対麻痺者（以下，対麻痺者）では両上肢機能は温存する．上肢を力源としたADLを獲得するためには残存部位の運動を麻痺部位に連鎖させることが必要である．下肢，体幹が不安定な状態で上肢を円滑に動かすには効果的な運動学習が肝要である．

(1) 自律神経症状と離床

自律神経症状は脊髄損傷の随伴症状であり第5胸髄節以上で損傷した場合に高頻度で発生する．自律神経の症状は多岐にわたるが，脊髄損傷者の離床を進めるうえで問題となる症状が起立性低血圧である．対麻痺者であっても胸髄上部損傷であれば起立性低血圧が問題となることが多い．離床に際し頭位を調整しやすいリクライニングタイプの車椅子やチルト機能を備えた車椅子を使用する．離床時の血圧や意識レベルの変化に注意し，適切に姿勢を調整する必要がある．

(2) ADL動作練習と身体イメージの再構築

急性期の対麻痺者では損傷部位以下の身体イメージが消失した状態である．残存部位を動かした際に伝わる麻痺部位の抵抗感が身体の連続性を認識する一つの刺激となる．動作練習は安定した臥位から徐々に支持面と接触する残存部位を減らし動作練習を進める．上肢支持による動作獲得は身体のテコである，体幹上肢の基本軸と移動軸が逆転することを意味する（図1）．日常生活において一般的な上肢の運動は体幹を基本軸とし上肢を移動軸とした運動である．脊髄損傷の日常生活では運動学的特性を理解し動作練習を進めることが重要である．

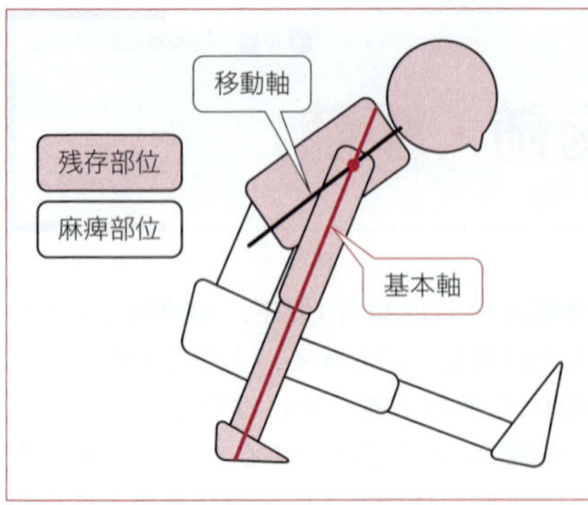

図1 動作練習

(3) 合併症の予防

脊髄損傷の合併症には呼吸障害，褥瘡，痙縮，尿路感染，異所性骨化，深部静脈血栓症，うつ病などの精神疾患などがある．これらの合併症が生じると理学療法の進行を妨げ，症状によっては著しく遅延する原因になりえる．脊髄受傷後の早期から合併症のリスクを認識し進めることが重要である．また脊髄損傷では受傷時にほぼ障害が確定している．そのため患者自身に合併症について理解してもらい自己管理を促す必要がある．患者や家族に対する情報提供や教育を併せて実施する．

(4) 予後予測を基にした目標設定

脊髄損傷は脊髄を損傷した時点で障害がほぼ確定する．損傷髄節，麻痺の程度から獲得可能なADLを予測し，家族を含め環境調整を進める．脊髄完全損傷では損傷髄節により残存機能が決定されるため到達可能な動作能力は予想しやすい．しかし，脊髄不全損傷では症状が多岐にわたるため早期から予後を予測することは難しい．身体機能の変化を観察しながら経時的に予後予測を修正し，家族を含め情報共有しながら進めることが重要である．近年，脊髄不全損傷の機能予後をある程度予測するアルゴリズムが示されているが[1,2]実用歩行に至るかどうかは経過をみながら慎重な判断が必要である．

2 評価

1 画像評価

脊髄損傷では骨傷の有無を確認するにはX線画像やCTが有効である．脊髄の状態を確認するには，脊髄造影(ミエログラフィー)やMRIが有効である．

2 血液データ

脊髄損傷の合併症の評価として血液生化学検査を行う．異所性骨化や炎症反応はCRP，ALP，白血球数，血沈などを，貧血はヘモグロビン値，赤血球数などを，深部静脈血栓症などの凝固系異常はDダイマー，APTT，PT-INRなどを，褥瘡の発生リスクは栄養状態を総蛋白やアルブミンなどで確認する．

3 理学療法評価(疾患特異的評価)

American Spinal Injury Association (ASIA)：International Standards for Neurological Classification of Spinal Cord Injury (ISNCSCI) (第5章-1-7「脊髄損傷：頚髄」(p.395)を参照).

3 理学療法プログラム

1 理学療法の開始

(1) 胸髄損傷

長期臥床による深部静脈血栓症，褥瘡を予防し，動作能力や生活リズムを回復させるためには早期からの理学療法介入は有効である．一方で脊柱の安定性や手術の有無により離床の時期は異なる．しかし脊柱の安定性を補うため体幹装具を装着し離床することは少なくない．また上位胸髄損傷(第5胸髄以上)では自律神経障害による起立性低血圧症状が離床を阻害することがある．安全に早期離床を行うためにはこれら

図2 脊柱の屈曲可動性

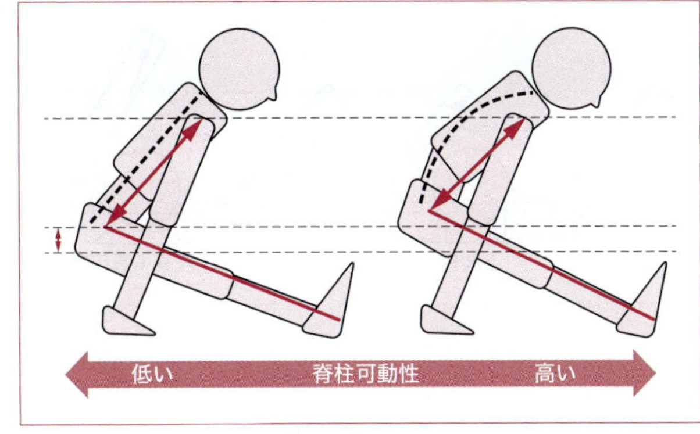

の注意点を把握しておく必要がある．

(2) 腰髄損傷

腰髄損傷では骨損傷レベルは第12胸椎，第1腰椎間に多く認められる．そのため胸腰椎移行部の可動性が損なわれる可能性があり動作時の運動効率が低下する可能性が高い．脊髄損傷のADLでは両上肢で支持し殿部を移動させるプッシュアップ動作が最も必要かつ欠かせない動作である．両上肢支持で殿部を持ち上げる際に脊柱の屈曲可動性は体幹のテコの長さに関係する（図2）脊柱の固定の範囲を把握し必要な上肢筋力獲得のための上肢筋力強化は積極的に行う必要がある．

2 良肢位・体位管理・動作指導

褥瘡，肺炎，浮腫，拘縮を予防する目的で関節可動域（ROM）運動，体位交換，動作練習が重要である．

(1) ポジショニング

寝返りでは，下肢が解剖学的肢位のようにやや開脚した肢位により上部体幹が回旋しても骨盤帯が十分に回旋できないことがある．下肢を重ねることで効果的に上肢の回転運動が体幹下肢に運動連鎖する．座位では仙骨座りにならないように注意する．ベッドアップは必ず身体を起こしてから行いベッドマットレスと背中にズレ力が加わらないように背抜きをする（図3）．ベッドアップはしっかり起こすことで仙骨部のズレ力を軽減させる．

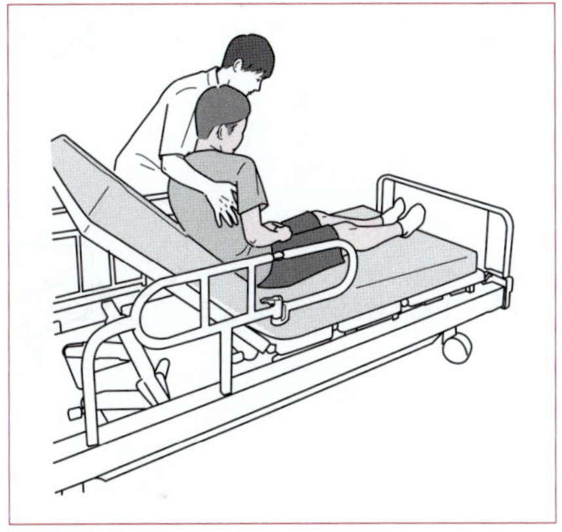

図3 ベッドアップ

(2) ROM運動

拘縮予防のためROM運動は早期から下肢関節を中心に多動的に行う．SLR（straight leg raising）の可動域に制限がある場合は脊柱への影響を考慮し愛護的に行う．

(3) 体位変換

脊髄損傷では損傷髄節以下の運動麻痺や感覚障害により褥瘡の発生リスクが高い，通常は2時間以内の体位変換を行う必要がある．

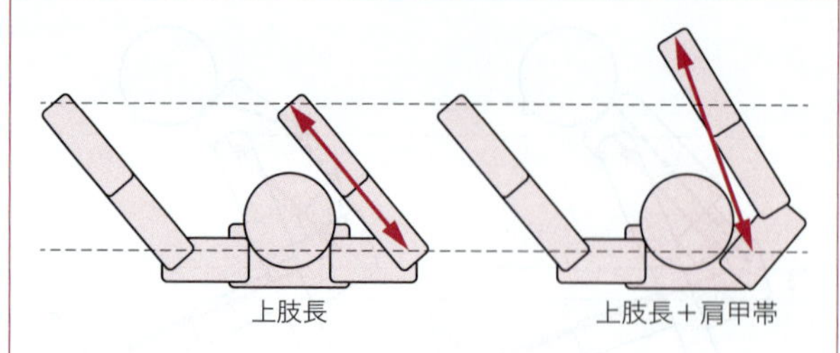

図4 寝返り動作

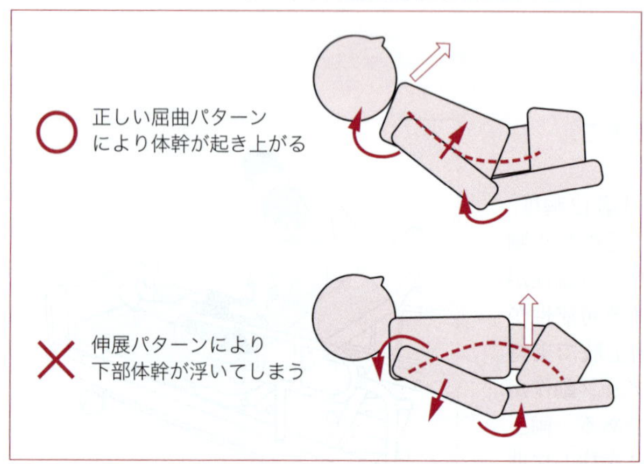

図5 起き上がり動作

(4) 動作指導

脊髄損傷では損傷部位以下の感覚障害により自己の姿勢を自覚することは困難である．そのため動作時に殿部を車椅子に接触して褥瘡を発生させる原因となる．姿勢や動作を視覚的にフィードバックし動作を反復練習する．

3 寝返りと起き上がり練習

対麻痺者の寝返りでは，上肢を左右に振ることで得られる慣性力を利用し身体を回旋させる．上肢の慣性力は上肢長が長い方が有利に働く(図4)，上肢を寝返る方向に振ると同時に肩を前方に突き出し相対的に上肢長を変化させ運動エネルギーを有効にする．

起き上がり動作では臥位から，①on elbow，②on hand，③長座位と上肢の運動により姿勢を変化させる．身体を起こす動作では頸部，肩関節から順に屈曲パターンで動作は可能となる，しかし肩関節を伸展方向に運動させて肘でベッド面を押すことで肘を支点に体幹が伸展し，下部体幹が上がり頭部を起こすことが困難となることがある(図5)．臥位からon elbow の動作では体幹を起こすための運動を順に指導し，効率よく運動連鎖を促し正しい運動パターンを学習する．

4 プッシュアップ動作と移乗練習

プッシュアップ動作は長座位から両上肢で殿部を持ち上げる動作である．対麻痺者

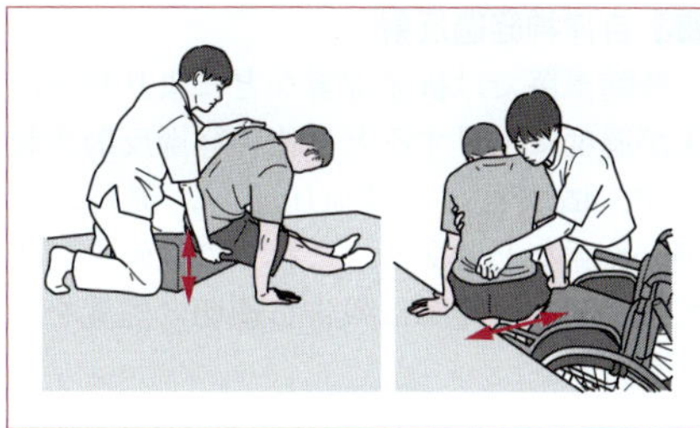

図6　移動動作（練習）

にとって長座位は両手のわずかな接触面しか支持を実感できないため適切に本来の支持基底面に重心を収めることが難しく不安定な動作である．上肢支持による動作獲得は身体のテコの基本軸と移動軸が逆になることに留意し進める（図1）．

対麻痺者は上肢機能と上部体幹の運動能力が残存しているため四肢麻痺者に比べプッシュアップ能力は高く殿部を高く保持しやすいといえる．移乗動作ではプッシュアップ動作を基本に体幹を回旋させ殿部を目的の高さに合わせ着座させる（図6）．移動動作練習を行う際に理学療法士は側方より誘導し，患者の知覚残存部位に一方の手を添えるなどして転倒転落の不安を軽減させることに努める．

5 車椅子操作

車椅子移乗は早期より積極的に行う．ベッドをベッドアップ60°ほどで座位感覚や上肢操作とバランスを確認し車椅子移乗を進める．車椅子は使用者の身体寸法に合わせ選択する．特にフットサポートやアームサポート，背もたれの高さは車椅子座位姿勢の安定性に影響するため適切な車椅子寸法か確認する．

車椅子操作は安定座位からブレーキ操作ができるか，ハンドリムのリーチ範囲が十分か確かめ，ゆっくりと車椅子を前進させることから始める．方向転換，後進の操作へ練習を進める．

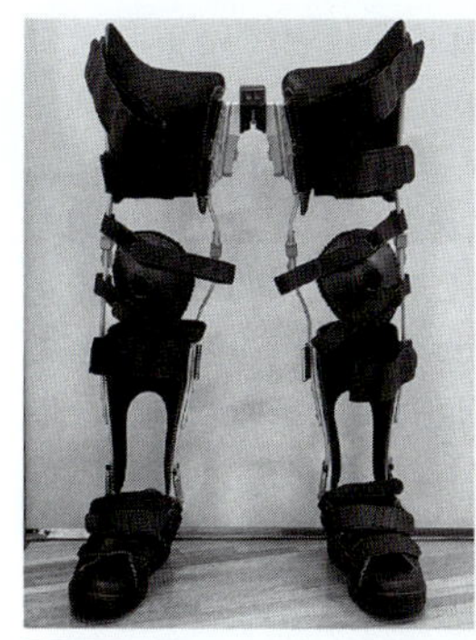

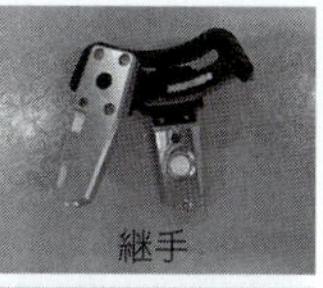

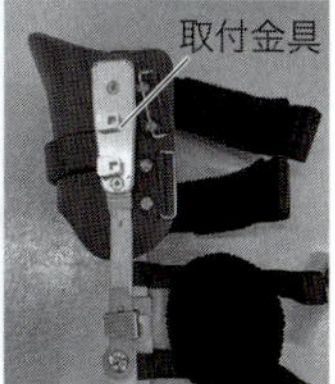

図7　内側股継ぎ手付き装具

6 立位と装具療法

対麻痺者の立位練習は車椅子ADLの獲得が優先されるため行わないこともある．脊髄損傷者に立位練習をする意義は，①下肢の痙縮筋を持続的荷重刺激により筋緊張の亢進を抑制する[3,4]，②立位による荷重刺激により骨量や関節機能を維持する，③立位姿勢による視線の変化で心理的有効性が期待できるなど，身体の器質的，心理的効果が挙げられる．立位練習に必要な装具は内側股継ぎ手付きを選択することが多い．脊髄損者が立位を保持するためには両股関節の前後方向と左右方向の力を調整する必要がある．内側股継ぎ手付き装具では左右の長下肢装具を継ぎ手で連結しているため容易に立位姿勢が保持できる（図7）．立位保持が可能となれば平行棒内歩行練習へと移行できる．また歩行練習により歩行補助具を用いた屋内歩行を獲得する対麻痺者は多いが，移動手段として実用歩行に至る例はまれである．

4 リスク管理・禁忌事項

1 神経症状評価

脊髄損傷では受傷直後は脊髄ショックの状態にあり，神経反射をはじめ伝導路としての機能をすべて失う．脊髄損傷のショック状態は受傷後24時間ほどで侵害刺激に対する屈曲反射から回復し，徐々に神経症状が明らかになる．脊髄の器質的損傷による症状かショック状態による症状か早期の段階では判別が難しい．臨床的にショック状態の離脱は肛門反射の回復を目安としている．肛門反射が回復した後も損傷部位以下の麻痺が存在すれば脊髄ショックの影響ではなく器質的損傷による障害と判断する．

2 血圧・脈・心電図モニター

通常，臨床では運動負荷を心拍数や血圧で確認することが多い．しかし，第5胸髄節以上で損傷した脊髄損傷の場合は，自律神経障害により交感神経が遮断されることにより副交感神経が優位となる．これにより運動負荷を漸増しても心拍も血圧も上昇することはない．患者自身の疲労感や運動の反応を観察し，過負荷にならないよう注意が必要である．

3 呼吸

脊髄損傷では受傷時に体幹に強い外力が加わるため肺損傷を合併していることがある．また自律神経障害を有する場合では，副交感神経が優位となるため気道分泌物が増加する．そのため酸素飽和度を確認し肺音や痰の状態を確認する．

4 体温

脊髄損傷では排泄障害により腎盂腎炎や尿路感染症に伴う発熱，発汗障害によるうつ熱がある．うつ熱状態であれば，速やかにクーリングを行うことで体温は正常に改善するが，尿道カテーテル関連の汚染による感染症やカテーテルの閉塞による尿閉状態により発生する腎盂腎炎では高熱となる．38℃以上の発熱では運動療法の中止を検討する．

5 自律神経過反射

脊髄損傷では排尿障害などにより膀胱内圧が過度に上昇すると自律神経過反射を起こす．徴候としては血圧上昇，発汗，紅潮，徐脈などである．これらの徴候を認めたら医師，看護師に報告し適切に処置をしてもらう．

6 深部静脈血栓症

脊髄損傷者では下肢の運動麻痺により深部静脈血栓の発生リスクは高い，下肢の熱感や腫脹などの変化に注意する．また弾性ストッキングの使用は予防に有効である．

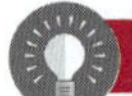

クリニカルヒント

1 離床のための情報収集

脊髄損傷では脊柱の骨傷だけでなく，その他の部位に外傷がないか確認する．具体的には上肢の骨折や内臓器の損傷の有無を確認する．上肢や上肢帯に骨折がある場合では上肢の荷重を制限することがある．両上肢で支持し動作を行う脊損者では離床や動作獲得に遅延が生じる．

損傷髄節を確認し第5胸髄節以上であれば起立性低血圧症状に注意が必要である．

脊髄損傷では急性期治療から社会復帰までの包括的リハビリテーションが必要となる．そのため自宅や職場の環境を聴取することが必要である．車椅子ADLが可能か建物の出入り口やトイレの構造などの確認は重要である．また社会資源を有効利用するため保険の種別や利用可能な各種制度を確認する．

2 ROM

対麻痺者のROMはADL自立のため正常可動域以上の可動域を必要とする．しかし，脊柱の状態や損傷部位の術式を考慮する必要がある．脊柱の損傷部位の安定性を損なうことは姿勢不良や痛み褥瘡の発生原因になりえる．損傷部位以下の感覚障害により痛みが消失していることが多い，痛みの訴えがないことを想定し下肢を動かす際に骨盤帯の動きを確認する．受傷前よりSLRの可動性が減少していることも多く，痙性発現前であってもハムストリングスの柔軟性が減少している場合は，下肢のテコの作用で脊柱に過負荷が生じるリスクがある．下肢のROM運動は反対側の下肢を固定し代償運動による骨盤帯の動きを制限する．受傷早期から予防的可動域運動は脊柱の安定性に配慮が必要である．

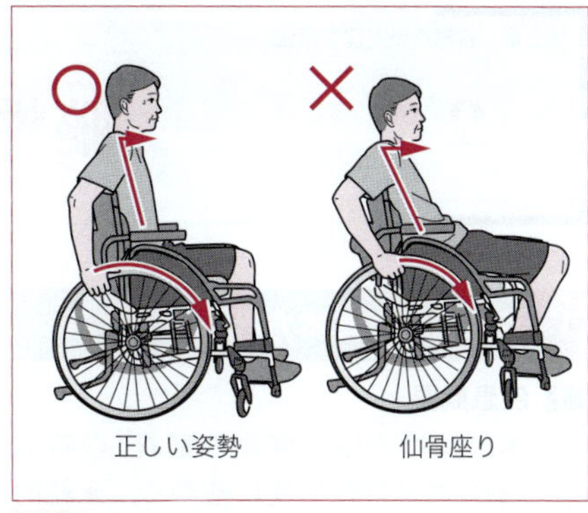

図8 車椅子座位姿勢

3 離床と起立性低血圧症状

対麻痺者の血圧モニタリングは第5胸髄節より尾側であれば一般的な血圧測定と橈骨動脈の拍動を察知することで血圧の低下を推察できる．第5胸髄節より頭側であれば四肢麻痺者と同様に自律神経障害により副交感神経優位な状態である．そのため，血圧は臥位でも収縮期血圧100 mmHg未満であることが多く，頭位を上げると1分ほどで低血圧症状が生じる．理学療法士はコミュニケーションを図り視野のかすみ（視野が白くかすむ）や声の音量が変化（声が遠く感じる）していないかなど質問し，血圧の低下を察知する．

4 車椅子座位と操作練習

自律神経障害のない対麻痺者では，早期から普通型車椅子が使用可能である．車椅子を使用するにあたり安定した姿勢保持を確保する．対麻痺者の車椅子座位は客観的に安定した姿勢に見えるがそれほど安定していない．バックサポートに接する後方は十分な支持が得られるが，前方については上肢支持の他に前方への転倒を防ぐことができない．車椅子バックサポートは後方に5°ほど傾斜している．これにより座位での重心は股関節の後方に存在し安定する．これに対し過度にバックサポートにもたれる仙骨座りでは，体幹が前傾し頚下がり姿勢となり褥瘡のリスクや車椅子操作時の上肢リーチの減少による駆動効率低下の原因となる（図8）．安定した座位姿勢を獲得し習慣化するには，早期から車椅子座位姿勢に注意すべきである．

文　献

1）古関一則：脊髄不全損傷者の歩行能力の予後予測に関する研究―リハビリテーション病院における後方視的検討―．理学療法学 42：271-279，2015
2）van Middendorp JJ, et al：A clinical prediction rule for ambulation outcomes after traumatic spinal cord injury：a longitudinal cohort study. Lancet 377：1004-1110, 2011
3）Fang CY, et al：Robot-Assisted Passive Exercise for Ankle Hypertonia in Individuals with Chronic Spinal Cord Injury. J Med Biol Eng 35：464-472, 2015
4）Chang YJ, et al：Effects of continuous passive motion on reversing the adapted spinal circuit in humans with chronic spinal cord injury. Arch Phys Med Rehabil 94：822-828, 2013

9 脳性麻痺

横井裕一郎

1 疾患概要と基本方針

1 疾患概要

日本における脳性麻痺の定義[1]の特徴は，「脳の非進行性病変に基づく，永続的な，しかし変化しうる運動および姿勢の異常」，「将来正常化するであろうと思われる運動発達遅延は除外する」であり，運動障害を中心に述べられていた．その後，2004年にWorkshop in Bethesdaでの定義[2]では，「活動の制限」に加え，「感覚，認知，コミュニケーション，認識，それと/または行動，さらに/または発作性疾患が付け加わる」とした．つまり脳性麻痺は運動障害に加え，発達途上の障害かつ脳神経障害に起因する感覚・認知など身体機能全体的な障害とした．したがって従来の身体の障害への対応に加えて，知覚と運動の相互的関連性に対する発達支援が必要となった．実際に複雑な障害像であり，視覚・聴覚障害，言語障害，呼吸障害，摂食障害，てんかん発作などがあり，股関節脱臼や側弯，四肢の変形拘縮などの運動器の障害が加わる．

発生率は，オーストラリアの2018年の研究では出生児1,000人中1.4人以下で，そのうち43%は早産児であった[3]．日本では子どもの出生数の減少により，脳性麻痺の発生数が減少している．

2 基本方針

脳性麻痺リハビリテーションの基本方針は，子どもと家族の生活や思いが重要視されてきている．特にF-words（図1）[4]ではICFを子ども向けに変更して，fitness，function，friends，family，fun，そしてfutureの6つのFで始まる言葉でまとめ，子どもを評価することを推奨している．

脳性麻痺の子ども（以下，「子ども」は脳性麻痺の子どもを示す）の年齢や障害を考慮しつつ，正常発達，正常運動の獲得を主目標とはせずに，子どもと家族にとって必要なことを一緒に考え，目標を設定する．そして理学療法士は子どもの発達特徴，障害特徴を踏まえ，子どもと家族に対する支援を行う．

脳性麻痺の運動機能の発達・獲得は，Gross Motor Function Measure（GMFM）の年齢曲線[5]とGross Motor Function Classification System（GMFCS）の関連研究によると，6歳までに粗大運動が獲得され，7歳以降では新たな粗大運動獲得は期待できない（図2）[5]．さらにはGMFCSのレベルⅢ～Ⅴは，運動機能が低下する可能性が示された．運動獲得の限界を考慮して，子どもの個性，個別性，運動機能に環境調整を加えながら，現状の機能をフルに活かし，多様性のある発達を支援する理学療法になりつつある．

現在，子どもたちは学校，児童発達支援事業，訪問リハビリテーション，放課後等児童デイサービスなどの施設を，複数同時利用していることが多い．これらの各専門職が協力した「地域生活基盤型発達支援」を念頭に理学療法を行う．

(1) 子どもの年齢による理学療法の考え方

1) 乳児期

多くの発達が期待され，保護者の育児開始として重要な時期である．知覚運動経験を多くするために，家族と協力し，発達課題を明確にして，環境設定も含めた支援を

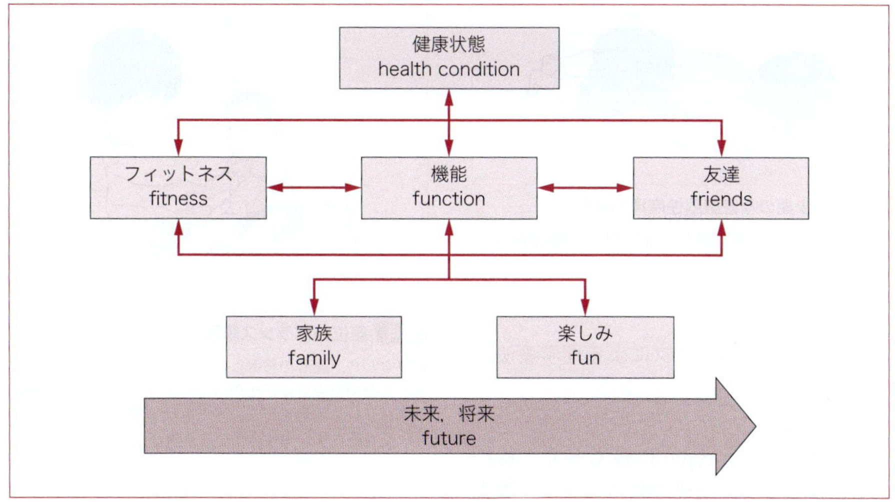

図1 小児用の国際生活機能分類（F-words）

（文献4より改変）

行う．子どもの欲求を大切にして，育児や遊びの中に子どもが自発的に運動して探索する機会を増やし，総合的な発達の獲得を目標とする．

同時に遊び方，食事方法，座位の設定などの生活全般の発達・育児支援を行う．理学療法士は，子どもの感情を理解し，運動・知的発達を含めた発達状況を保護者に伝えて，子育ての楽しさややりがいを確認してもらうようにする．

2) 幼児期

幼稚園など社会参加が増加する時期である．粗大運動機能の向上と活動量の増加，ADL，遊びの中での運動機能の獲得を目標とする．また，遊びを工夫した理学療法を行う．子どもの全体的な発達を支援するために，保護者，幼稚園教諭，保育士などと協同支援する．小学校入学の準備として，学校生活を想定した学校内の実用的な移動方法，学習用の椅子の設定，学校内のADLの獲得を目標とした理学療法を行う．

3) 学童期

学校などの社会参加のために，実用的移動手段および運動機能の獲得・維持を目標とする．また社会の中で課題について，学校，保護者を交えた話し合いを行う．社会参加の必要性に応じて電動車椅子を使用する．この時期は成長に伴う二次障害である変形や拘縮の予防のために身体の自己管理を学ぶ．卒業後の生活を想定した公共交通機関による移動方法やADLの練習を行う．

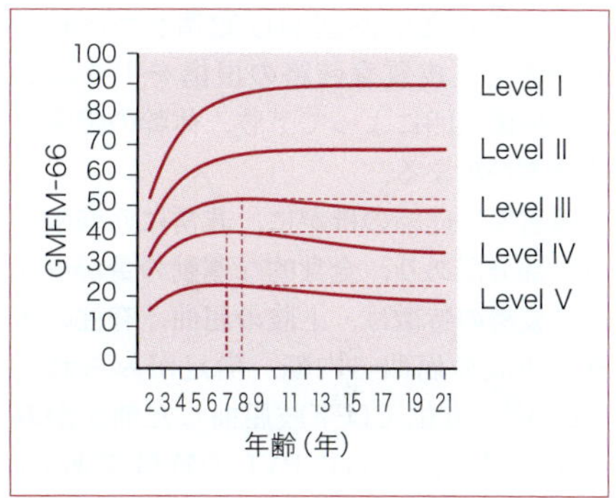

図2 GMFCSごとのGMFMと年齢の曲線

7〜8歳頃が運動のピークに達する．Level III〜Vは徐々に運動機能の低下がみられる．

（文献5より）

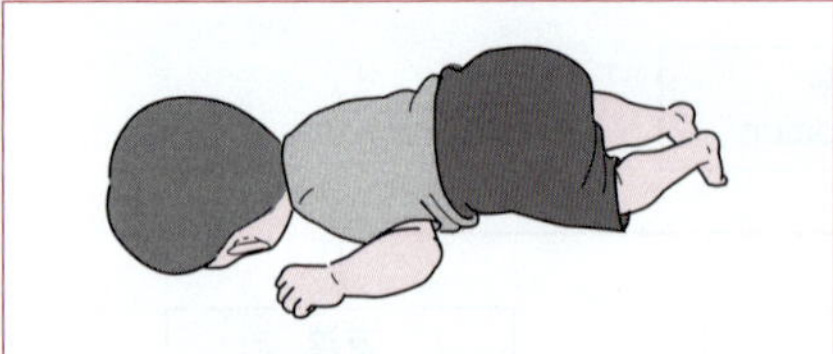

図3 幼少期の痙直型脳性麻痺の姿勢

全身的に屈曲筋群の筋緊張が亢進している特徴がある.（文献6を基に作図）

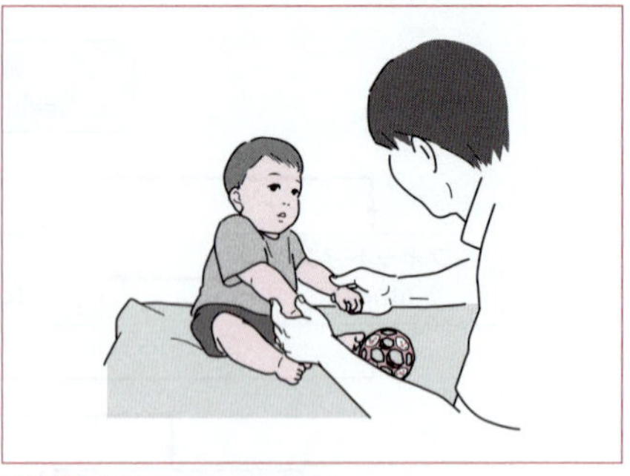

図4 座位のバランス練習

遊びながら，重心の移動に伴い全身の伸展の筋緊張の亢進や上肢の引き込みが出現しないように，ゆっくり誘導してバランス練習を行う．子どもは理学療法士の顔を見て，反り返らずに体幹全面の筋を働かせている．

(2) 脳性麻痺のタイプによる理学療法の考え方

1) 痙直型

痙直型（spastic type）は最も多く，特に四肢麻痺が多く，上位運動ニューロン障害による痙縮を有する．原因は早産に起因する脳室内出血と脳室周囲白質軟化症（periventricular leukomalacia：PVL）である．PVLは在胎28週から32週までに起こりやすく，皮質脊髄路の損傷を引き起こし，損傷範囲によって下肢，体幹の障害の重症度が決まる．

障害像は痙縮のほかに，非常に筋緊張が低い部分があり，全身的な運動の量が少ない．姿勢の特徴は，上肢の屈曲，脊柱の後弯，下肢の屈曲と内転，尖足がみられる（図3）[6]．立位では下肢屈曲した前かがみ姿勢が多い．さらにPVLの特徴である，視覚認知障害がみられる．

理学療法では，身体の外側方向への自発的な運動を多くして，筋緊張亢進を軽減させる．痙縮が運動を制限していれば，運動を介助しながら可動性を増やしていく．座位では体幹の抗重力伸展，股関節の屈曲と骨盤の可動性を増やしながら，座位の多様なバランスを獲得する（図4）．立位・歩行では足底接地した抗重力伸展位で，左右への重心移動によるバランスや下肢の交互性を学習する．歩行器を使用した歩行は子どもの状況を見つつ，早期に導入して，立位・歩行を獲得させる．ただし痙直型は，成長に伴い痙縮が強くなる場合がある．その際，医師によるボツリヌス菌毒素投与や筋延長術が行われることがあり，その後の理学療法を行う．

視覚認知障害や身体イメージの低下が顕在化することがあるので，幼少期から課題の遂行と視覚・聴覚や体性感覚が結び付くように理学療法を行う．

2) アテトーゼ型

アテトーゼ型（athetose type）は，欧米ではdyskineticタイプといわれ，不随意運動を有する．主原因は大脳基底核の黄疸であるが，近年は多くが低酸素性虚血性脳症に起因する広範囲の脳損傷で，アテトーゼと痙直が混合した重度障害が多い．さらに非対称性緊張性頚反射（asymmetric tonic neck reflex：ATNR）などの原始反射によって，左右非対称の姿勢がみられる（図5）[6]．

不随意運動は，頚部，肩甲帯，上肢にみられ，大きいくねくねした動きや，動作に伴って一気に反り返るジストニアという筋緊張亢進があり，筋緊張の幅が非常に大きい．随意運動中に不随意運動が混在し，一気に筋緊張が高まることがある．不随意運動や急激な筋緊張亢進をコントロールすることや，頭部の正中位保持が難しいため，頸部や肩甲帯，腰背部での代償的固定を学習する．上肢が後方に引かれ，両手を合わせる動きは難しく，上肢機能の低下，目と手の協調性発達が獲得されにくい．また発声発語障害によるコミュニケーション障害を伴うことが多い．

理学療法では，頭部の正中位保持と両手を前に出した活動の中で，目と手の協調性を経験しながら，左右対称的姿勢の獲得を目標とする．座位姿勢では体幹の過剰な伸展や，体幹の筋緊張が一気に低下することがある．この原因が頭部の正中位保持の困難さであれば，座位保持装置のヘッドレストを使用し，筋緊張の変動を最低限に抑えながら，目と手の協調性を経験する．介助での立位，下肢の交互ステップが可能であれば，歩行器を導入して歩行練習を行う．

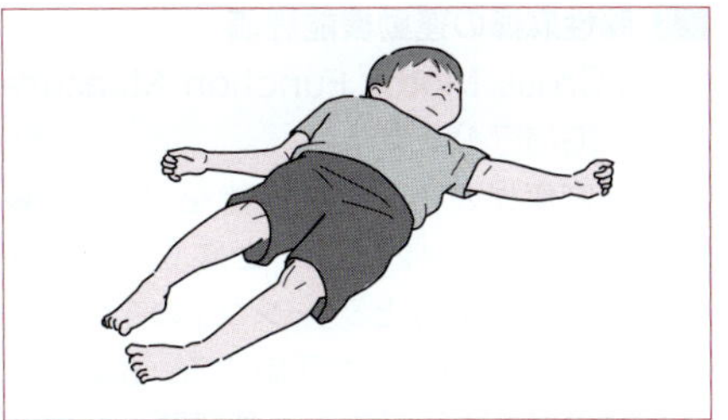

図5　幼少期のアテトーゼ型脳性麻痺の姿勢

筋緊張の変動や不随意運動がみられる．左右差のある姿勢で，非対称性緊張性頚反射などの原始反射の影響を受けやすい特徴がある

（文献6を基に作図）

2 評価

1 全体的な把握

日常生活での移動方法や姿勢の評価，大まかに巧緻動作，視覚面，聴覚面などの特徴，興味や遊び，食事の状態，親子関係，保護者が問題と感じていることや目標・目的，保護者の障害の捉え方を把握する．「できること」を活かす目標を考えながら評価する．家族状況，子育てを支援してくれる人の有無なども把握する．

2 出生歴，治療歴の確認

母親の出生前の状況や出生中，出生後の情報を収集する．また出生前の母親の体調や精神状態なども含める．新生児集中治療室（neonatal intensive care unit：NICU）での治療内容，新生児呼吸窮迫症候群とその管理状態，投薬状況などの情報を収集する．

3 発達歴の確認

運動獲得経過，運動獲得時期を確認して，今後の発達を予測して目標設定の参考とする．同時に巧緻運動，社会性，視覚，聴覚など知覚面の反応，摂食評価（ミルク飲みの量，食形態，好き嫌いなど）なども評価・情報収集して，子どもの発達全体を確認する．

4 発達評価

発達評価は健常児の月齢や年齢で表される．子どもの発達を運動機能，コミュニケーションや社会性，摂食機能の総合的な評価と，発達目標の設定が可能である．ただし，発達評価は反応性に課題がある．発達の小さな変化を捉えるためには，発達評価と脳性麻痺用の評価法，記述主体の質的な評価を組み合わせる．

(1) 遠城寺式乳幼児分析的発達検査法[7]

運動（移動運動，手の運動），社会性（基本的習慣，対人関係），言語（発語，言語理解）と全体的な発達状態を評価できる検査法である．対象年齢は0歳から4歳8ヵ月である．

(2) DENVERⅡ（デンバー発達判定法）[8]

個人-社会，微細運動-適応，言語，粗大運動の4領域を評価して子どもの発達を全体的に捉える判定法である．対象年齢は0～6歳である．

5 脳性麻痺の運動機能評価

(1) Gross Motor Function Measure (GMFM)[9〜11)]

脳性麻痺児の粗大運動機能を「臥位と寝返り」,「座位」,「四つ這いと膝立ち」,「立位」,「歩行,走行とジャンプ」の5つの大項目,合計88の項目で評価する.5歳時点での健常児の遂行可能な運動課題としており,それを100%としている.項目の評価は0〜4までの4段階で採点する.近年はGMFM-66[12)]によって,66項目の評価をGross Motor Ability Estimatorと項目の難易度を示すItem Mapを使用して,目標設定や運動獲得経過を検討する.

(2) Gross Motor Function Classification System (GMFCS)[13)]

脳性麻痺児の粗大運動機能を5段階レベルで分類した評価である.対象年齢は18歳までで,「2歳の誕生日の前日まで」,「2〜4歳の誕生日の前日まで」など,年齢区分によって各運動レベルが細かく定義されている.12〜18歳では,レベルⅠ:制限なしに歩く,レベルⅡ:歩行補助具なしで歩く,レベルⅢ:歩行補助具を使用して歩く,レベルⅣ:自力移動が制限されている,電動車椅子での移動は可能,リハビリテーション室や学校では歩行器使用にて歩行可能,レベルⅤ:補完的な技術を使っても自力移動が非常に制限されている,である.

(3) Manual Ability Classification System (MACS)[14)]

MACSは脳性麻痺児の手指操作能力を5段階のレベルに分類した判別的評価尺度である.対象年齢は4〜18歳である.

6 ADLの評価

(1) 子どもの能力低下評価表 (Pediatric Evaluation of Disability Inventory : PEDI)[15)]

生後6ヵ月から7歳半まで,またその年齢帯での身体機能を有する障害のある子どもや発達の遅れのある子どもが対象となるADLの全体的な評価法である.PEDIはセルフケア73項目,移動59項目,社会的機能65項目の3領域に対して,機能的スキル尺度,介助者による援助尺度,調整尺度の3つの尺度で評価する.

(2) 子どものための機能的自立度評価法 (Functional Independence Measure for Children : WeeFIM)[16)]

成人用のFIMを基に生後6ヵ月から7歳程度までを対象とした,運動項目13と認知項目5の18項目からなる,介護度に応じた7段階でのADL評価である.

7 質的評価 (姿勢・運動の評価)

子どもの自然な運動の中から,できること,できないこと,どのように行っているか,姿勢・運動を評価する.評価には運動学や生体力学,神経障害学を中心に特徴的な姿勢・運動を捉え,同時に運動と身体像,重力方向の知覚,物や環境をどのように知覚してフィードバック・フィードフォワードしているかを分析する.また優位に使用している知覚情報を考慮して,知覚と運動の関係を分析する.

8 一般的な理学療法評価

(1) 筋緊張評価

筋緊張の強さ,分布状況,性状,特徴を評価する.筋緊張の強さはModified Ashworth Scaleにて身体各部位を評価する.姿勢による筋緊張の変化についての評価も行う.

(2) 関節可動域,変形

股関節は屈曲・内転に固定されることが多く,脱臼の恐れがあるため,定期的に評価する.股関節周囲に可動域制限がある場合や明らかな左右差がみられる場合は,X線画像から股関節脱臼の有無を確認する.また膝関節屈曲,足関節底屈も同様に評価する．脊柱側弯についても確認し，必要に応じてX線画像で評価する．

9 理学療法の目標

以前の脳性麻痺の治療は，「正常運動の獲得，近づくこと」，「障害の改善」が目標となっていた．近年では従来の目標を踏襲しつつ，地域で生活する家族と子どもにとっての幸せを尊重する考え方になっている．その考え方の詳細は，前述したF-words等の資料を参考としたい．

3 理学療法プログラム

1 治療の考え方

基本は，可能な限り「遊び」の中に治療の要素を入れることである．子どもの理解力の向上に伴い，一般的な治療が可能となる．近年のガイドライン[17,18]，システマティックレビュー[19]を参考に，その一部の治療理論，概念について紹介する．

2 ダイナミックシステムズアプローチ[20]

運動の制御は，中枢神経系に加えて，筋骨格系や環境因子の影響を受けるとした．運動制御の機能的な枠組みには，中枢神経系，生体力学，筋骨格系，環境，動機付け，課題，情緒が含まれ，これらの相互作用によって運動行動が引き起こされる．子どもの場合は，年齢，性格，姿勢運動能力段階などに加え，環境である家族，家庭，学校，また課題をしたいと思っているか，課題に必要な技能を持っているかを考える必要がある．それぞれを評価して，発達の制限因子を特定して，それにアプローチする方法である．

3 課題指向型アプローチ

課題指向型アプローチ（task-oriented approach）は，課題に対する問題解決を優先として障害を捉えて進めていく．日常で必要とされる機能的な能力の改善や運動機能の獲得が目標となる．課題難易度，運動量の設定が重要で，繰り返し行うことで運動発達・獲得を目指す．したがってリハビリテーション場面の練習のほかに，現実的な日常の環境条件下で具体的な課題に対する処理能力を高めることが重要である[21]．

4 家族中心型アプローチ

長年，治療方針などの意思決定は多くが医療者側の意向であった．家族中心型アプローチ（family centered approach）は，意思決定の主体が本人を含む家族にあることを意味している[22]．運動機能の向上を目標とする理学療法を否定するものではないが，子どもとその家族の生活を広く捉えた中で，理学療法士が的確にいくつかの条件，選択肢を提示して，家族と子どもが治療方針や目標を選択するものである．理学療法士の経験則だけではなく，研究結果に基づいた予後予測，目標設定などを子どもや家族と話し合い，方針を確認して進める．

5 機能的セラピー[23,24]

機能的セラピー（functional therapy）は，子どもが日常生活で経験する具体的な運動技能に関する問題点の解決に焦点をあてた治療プログラムである．目標および目標の評価・検討は，これらの問題点と直接的に関連があるものにすべきであるとしている．この臨床推論では日常生活に必要で子どもが自発的に遂行する実用的な機能的動作の目標設定が重要である．機能的評価を進めて制限因子を見極めて理学療法の手段と方法を駆使して実行する．

6 トレッドミルを使用した歩行練習[18]

トレッドミル歩行（図6）は歩行機能，移動機能，バランス能力，粗大運動を向上させる効果があり，歩行練習を提案している．

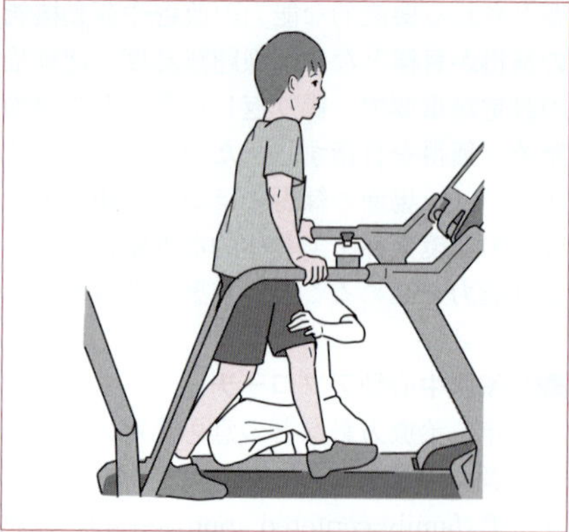

図6 トレッドミル歩行

トレッドミル歩行は，歩行練習を繰り返し行うことが可能なため，歩行練習量を増やしながら，歩容の改善を目的とした歩行パターンの学習が可能である.

7 筋力強化練習

筋力強化は，痙縮を強化するとされていたが，脳性麻痺に下肢筋への筋力強化を行い，粗大運動改善の効果が報告されている[25, 26]．子どもの場合は一般的な筋力強化練習は難しいので，運動の繰り返し練習が望ましい．例えば立ち上がり練習や階段昇降なども有効である．ただし中等度～重症な児の場合，障害ゆえに随意運動が困難，かつ筋力強化練習が困難である.

8 constraint-induced movement therapy (CIセラピー)[27]

非麻痺側を固定して使用しないようにして，片麻痺となった上肢を主に使用して上肢機能の回復，発達を促すセラピーである．脳性麻痺の場合は片麻痺以外にも，両麻痺，四肢麻痺に用いられる．この場合は機能的に良い上肢を固定して，機能的に低下している上肢を繰り返し多く使用して，機能を向上させる.

4 リスク管理・禁忌事項

1 摂食と呼吸の問題

障害が重度になると，誤嚥と呼吸状態の悪化が課題となる．誤嚥しないように摂食時の姿勢や食形態などを検討する.

2 筋・骨・関節の問題

代表的な脳性麻痺の二次障害である側弯と股関節脱臼は，筋緊張亢進・低下や日常の姿勢異常などによって作られる．また障害度や栄養状態によっては，骨折の危険性がある．画像評価を行い，予防を前提に日常姿勢管理，理学療法を実施する.

3 てんかん発作とその治療

痙攣や脱力など様々な症状の発作がある．意識障害を伴う場合，外傷や溺水などに注意する．また薬物治療で発作を抑えている場合，副反応で眠気を伴うことがあるため，投薬時間の確認が必要となる.

クリニカルヒント

1 障害像は運動障害と知覚・認知障害が密接に関連している

例えば斜視がある場合，物が重なって見えるため（複視），片方の眼だけで見るように発達する．その結果，奥行き知覚が曖昧になり，正確なリーチ動作が困難になることもある.

2 身体イメージの歪み，正常な運動経験が少ない

例えば尖足立位を長年経験している場合，爪先で床に接地することが「正常」として認知している．したがって下腿三頭筋の筋緊張を低下させて，足底全体による床接地をさせても，結局，尖足に戻る．身体だけでなく，知覚的な受け入れが必要であるため，知覚運動学習として根気強く関わる.

3 子どもは発達途上である

他の分野と最も異なる考えは，子どもは発達途上であり，長い先の人生があるという点である．そして家庭，学校生活の中の遊びや学習を中心として子どもは発達する．遊びを基本に，理学療法的要素を入れて子どもと家族を支援する．

文 献

1) 厚生省：特別研究「脳性小児麻痺の成因と治療に関する研究」，昭和43年度第2回班会議，1969
2) Bax M, et al：Proposed definition and classification of cerebral palsy, April 2005. Dev Med Child Neurol 47：571-576, 2005
3) Australian Cerebral Palsy Register：Report of the Australian Cerebral Palsy Register, Birth Years, 1995-2012, published in November 2018
4) Rosenbaum P, et al：The 'F-words' in childhood disability：I swear this is how we should think！ Child Care Health Dev 38：457-463, 2012
5) Hanna SE, et al：Stability and decline in gross motor function among children and youth with cerebral palsy aged 2 to 21 years. Dev Med Child Neurol 51：295-302, 2009
6) 山川友康：脳性麻痺．図解 理学療法技術ガイド—理学療法臨床の場で必ず役立つ実践のすべて，第4版，石川　齊ほか編，文光堂，東京，623-630，2014
7) 遠城寺宗徳：遠城寺式乳幼児分析的発達検査法—九州大学小児科改訂新装版，慶應義塾大学出版会，東京，2009
8) Frankenburg WK：DENVERⅡ—デンバー発達判定法，日本小児保健協会編，日本小児医事出版社，東京，2003
9) Russell DJ, et al：The gross motor function measure：a means to evaluate the effects of physical therapy. Dev Med Child Neurol 31：341-352, 1989
10) Russell D, et al：Gross Motor Function Measure Manual, 2nd ed., Gross Motor Measure Group, Ontario, 1993
11) Russell D, et al：GMFM　粗大運動能力尺度—脳性麻痺児のための評価的尺度，近藤和泉ほか監訳，医学書院，東京，2000
12) Russell DJ, et al：Gross Motor Function Measure (GMFM-66 & GMFM-88) User's Manual, Mac Keith Press, London, 2002
13) Palisano R, et al：Development and reliability of a system to classify gross motor function in children with cerebral palsy. Dev Med Child Neurol 39：214-223, 1997
14) Eliasson AC, et al：The Manual Ability Classification System (MACS) for children with cerebral palsy：scale development and evidence of validity and reliability. Dev Med Child Neurol 48：549-554, 2006
15) PEDI Research Group：PEDI—リハビリテーションのための子どもの能力低下評価法，里宇明元ほか監訳，医歯薬出版，東京，2003
16) 里宇明元ほか：こどものための機能的自立度評価法（WeeFIM）．総合リハ 21：963-966，1993
17) 日本リハビリテーション医学会 診療ガイドライン委員会ほか編：脳性麻痺リハビリテーションガイドライン，第2版，日本リハビリテーション医学会監，金原出版，東京，2014
18) 日本小児理学療法学会：第4章 小児理学療法ガイドライン．理学療法ガイドライン，第2版，日本理学療法士協会監，日本理学療法学会連合 理学療法標準化検討委員会ガイドライン部会編，医学書院，東京，138-149，2021
19) Novak I, et al：State of the evidence traffic lights 2019：Systematic review of interventions for preventing and treating children with cerebral palsy. Curr Neurol Neurosci Rep 20：3, 2020
20) Teresa EPほか：脳性まひ児の24時間姿勢ケア—The Chailey Approach to Postural Management，今川忠男監訳，三輪書店，東京，55-56，2006
21) 山川友康ほか：脳性麻痺の理学療法の変遷と展開．理療ジャーナル 45：455-463，2011
22) 樋室伸顕：家族を中心とした理学療法．理療ジャーナル 51：1095-1102，2017
23) Ketelaar M：脳性まひ児と両親のための機能的治療アプローチ，今川忠男監訳，三輪書店，東京，97-129，2004
24) 今川忠男：脳性まひの理学療法介入におけるクリニカルリーズニング．理療ジャーナル 43：125-132，2009
25) Damiano DL, et al：Functional outcomes of strength training in spastic cerebral palsy. Arch Phys Med Rehabil 79：119-125, 1998
26) Dodd KJ, et al：A systematic review of the effectiveness of strength-training programs for people with cerebral palsy. Arch Phys Med Rehabil 83：1157-1164, 2002
27) Hoare BJ, et al：Constraint-induced movement therapy in children with unilateral cerebral palsy. Cochrane Database Syst Rev 4：CD004149, 2019

10　筋ジストロフィー

三浦利彦

1　疾患概要と基本方針

1 疾患概要

筋ジストロフィーとは「筋線維の変性・壊死を主病変とし，臨床的には進行性の筋力低下をみる遺伝性疾患」と定義される．筋肉（骨格筋，心筋，平滑筋など）の変性や壊死によって運動機能障害や呼吸障害，心機能障害や嚥下障害などの様々な臨床症状をきたす遺伝性疾患の総称である．

2 基本方針

筋ジストロフィーの代表的疾患はDuchenne（デュシェンヌ）型筋ジストロフィー（Duchenne muscular dystrophy：DMD）である．『デュシェンヌ型筋ジストロフィー診療ガイドライン2014』[1)]や『理学療法ガイドライン 第2版』[2)]などの診療ガイドラインがある．成長期や学童における疾患の初期では過用による筋へのダメージや，運動量の低下による廃用を考慮し，立位や歩行などの運動機能の発達や維持を目的に行う．進行した症例では呼吸障害や心機能低下がみられるため内部障害に対する理学療法も必要になる．

3 筋ジストロフィーの分類と臨床的特徴

筋ジストロフィーは発症年齢や遺伝形式によって分類される（表1）[3)]．それぞれ異なる特徴がある．代表的なものを以下に述べる．

(1) ジストロフィノパチー

ジストロフィン遺伝子の変異が原因で起こる筋ジストロフィーをジストロフィノパチーという．X染色体連鎖潜性遺伝形式をとる進行性疾患で，DMDは筋ジストロフィーで最も発生頻度が高く（男子出生3,000〜3,500人に1人），重症である．Becker型筋ジストロフィー（Becker muscular dystrophy：BMD）はDMDの軽症型であり，発生頻度はDMDの1/10程度と推測される．

(2) 福山型先天性筋ジストロフィー

福山型先天性筋ジストロフィー（Fukuyama type congenital muscular dystrophy：FCMD）は，わが国に特異的な疾患であり，常染色体潜性遺伝形式をとる先天性筋ジストロフィーである．重度の筋ジストロフィー症状に加え，多小脳回を基本とする高度な脳奇形（滑脳症や小脳嚢胞など）による中枢神経症状や近視，白内障などの眼症状を合併することがある．生後から乳幼児早期に筋緊張低下，筋力低下で発症し，乳児期より関節拘縮を認める．運動障害は重症で，2歳前後で座位獲得するも歩行獲得はまれである．全例に精神発達遅滞，半数に痙攣を認める．

(3) 筋強直性ジストロフィー

筋強直性ジストロフィー（myotonic dystrophy：DM）は，成人で最も頻度の高い常染色体顕性遺伝形式をとる難治性遺伝性疾患である．1型（DM1）と2型（DM2）があるが，わが国ではほとんどがDM1である．筋強直（ミオトニア）や進行性筋萎縮など骨格筋症状のみならず，心伝導障害，耐糖能障害，認知機能障害，白内障などの多彩な全身症状を呈する．

表1 筋ジストロフィーの臨床病型・病名

臨床病型	病名
ジストロフィノパチー	Duchenne型筋ジストロフィー
	Becker型筋ジストロフィー
	女性ジストロフィノパチー
肢帯型筋ジストロフィー	肢帯型筋ジストロフィー1型
	肢帯型筋ジストロフィー2型
先天性筋ジストロフィー	福山型先天性筋ジストロフィー
	Walker-Warburg症候群
	muscle-eye-brain病
	その他のα-ジストログリカノパチー
	インテグリンα欠損型
	メロシン欠損型
	Ullrich病
	ラミン欠損型
	強直性脊椎症候群(常染色体潜性)
	強直性脊椎症候群(X染色体連鎖)
	ダイナミン2欠損型
	テレソニン欠損型
	ミトコンドリア異常を伴う先天性筋ジストロフィー
筋強直性ジストロフィー	筋強直性ジストロフィー1型
	筋強直性ジストロフィー2型
顔面肩甲上腕型筋ジストロフィー	顔面肩甲上腕型筋ジストロフィー1型
	顔面肩甲上腕型筋ジストロフィー2型
Emery-Dreifuss型筋ジストロフィー	Emery-Dreifuss型筋ジストロフィー(1〜7型)
眼咽頭型筋ジストロフィー	眼咽頭型筋ジストロフィー

(文献3より改変)

2 評価

1 代表的な臨床症状と運動発達の特徴

独歩獲得は平均的には18ヵ月である．3〜5歳時に転びやすい，走れないなどで気づかれることが多い．下腿筋の仮性肥大，登攀性起立(Gowers徴候)，動揺性歩行などの症状が出現し，自然経過では12歳までに歩行消失する(図1)．運動能力や活動性の低下に伴い関節拘縮や脊柱側弯が進行する(図2)．平均15歳で座位保持困難となり，支持が必要になる．

2 ジストロフィン欠損部位と全身症状

DMDの主病態は筋力低下であるが，ジストロフィンは骨格筋のみではなく，心筋や平滑筋(消化管・血管)，脳(特に海馬に多い)にも存在するため，様々な臨床症状や合併症をきたす(図3)．

3 厚生省(現：厚生労働省)機能障害度ステージ分類(図1)

平均寿命の延長によりステージⅧ以降の患者が多くなったが，呼吸管理や心不全治療などの医療環境，電動車椅子やスイッチ，環境制御装置などの支援技術の利用状況や生活環境により，その活動や参加は大きく影響を受けることになる．

4 歩行可能期の運動機能評価

床からの立ち上がり時間，Timed Up and Go Test，2分および6分間歩行などの定量的運動機能評価を行う．North Star Ambulatory Assessment(NSAA)は17項目の運動課題を3段階(0〜2点：34点満点)の運動パターンで評価する．

ステージI	階段昇降可能 a：手の介助なし b：手の膝おさえ
ステージII	階段昇降可能 a：片手手すり b：片手手すり＋手の膝おさえ c：両手手すり
ステージIII	椅子からの起立可能
ステージIV	歩行可能 a：独歩で5m以上 b：一人では歩けないが物につかまれば歩ける（5m以上） 1）歩行器　2）手すり 3）手びき
ステージV	四つ這い可能
ステージVI	ずり這い可能
ステージVII	座位保持可能
ステージVIII	座位保持不可能

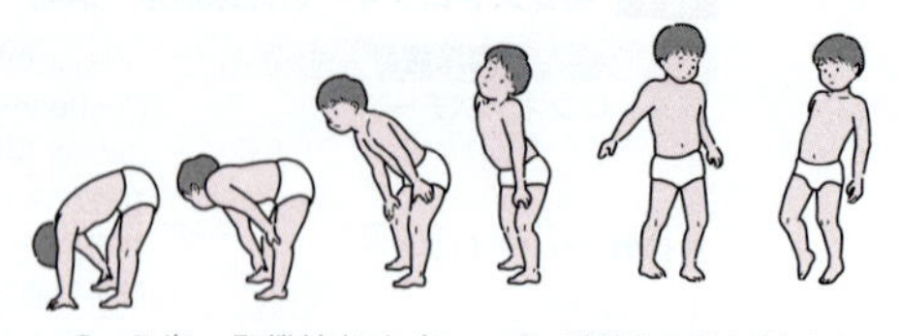

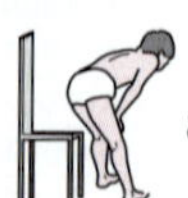

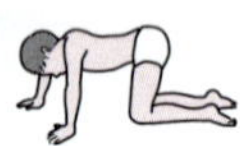

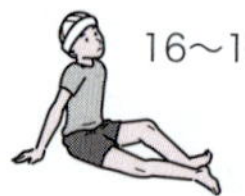

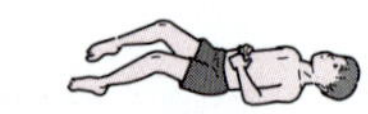

図1　DMDの厚生省（現：厚生労働省）機能障害度ステージ分類と特徴的な症状

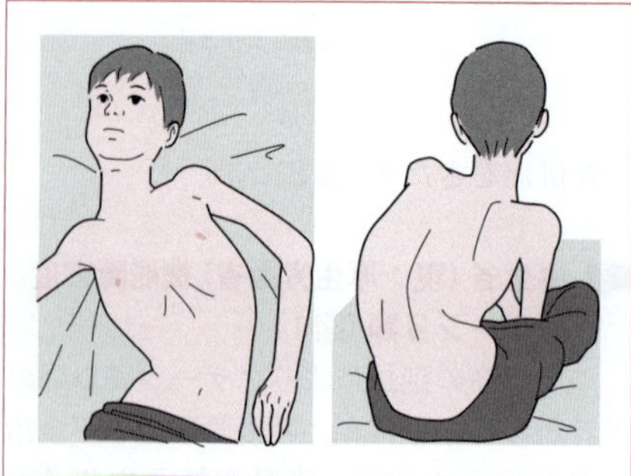

図2　DMDにみられる胸郭と脊柱の変形

5 呼吸機能評価

(1) 肺活量（VC）

肺活量（vital capacity：VC）は，横隔膜の筋力低下により座位から臥位になると著明に低下し，睡眠時の低換気の原因となるため，両姿勢で評価する．

(2) 咳のピークフロー（PCF）

咳のピークフロー（peak cough flow：PCF）は，12歳以上では年1回，もしくは咳機能低下が疑われる場合に評価する（図4）．12歳以上で自力の咳のPCFが270L/分以下の場合は，徒手や機械による咳介助を導入する[4]．

(3) 最大強制吸気量（MIC）

最大強制吸気量（maximum insufflation capacity：MIC）は，救急蘇生バッグなどで肺内に空気を送気した後，声門を閉じて3秒程度息溜め（エアスタック）できる空気の量である[4]（図5）．MICは肺の健常性（微小無気肺の有無など）と胸郭可動性，咽頭喉頭機能（声帯を閉じる）の総合的な指標となる．

3 理学療法プログラム

疾患の進行や年齢，臨床症状に適応した理学療法介入を行う（表2）．

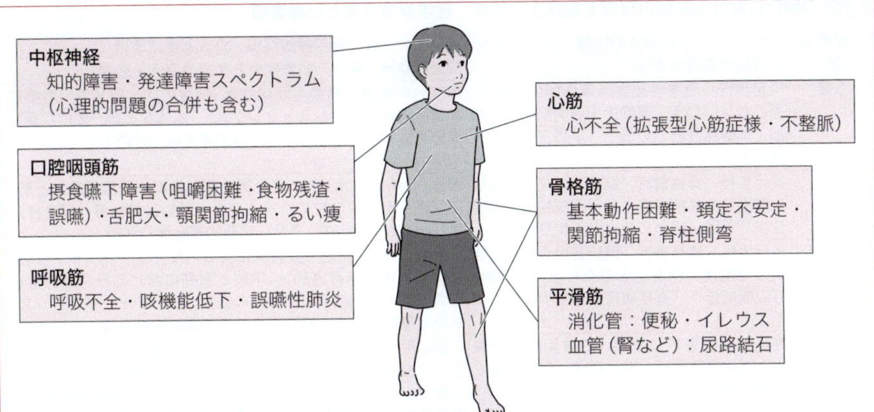

図3 DMDにおけるジストロフィン欠損部位と臨床症状

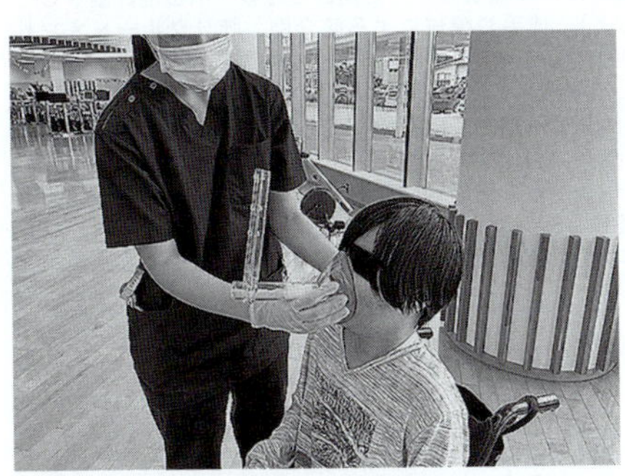

図4 咳のピークフロー（PCF）評価

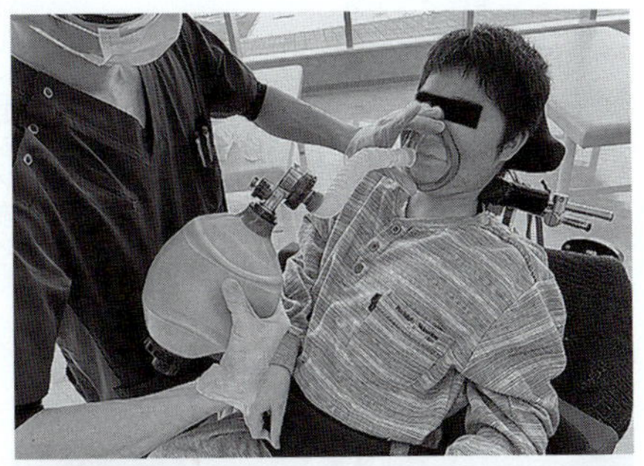

図5 最大強制吸気量（MIC）と肺リクルートメント（LVR）のための吸気介助

1 歩行可能期

(1) 下肢の関節可動域運動

立位歩行能力の維持を目的に，腸腰筋やハムストリングス，下腿三頭筋を中心に行う．

(2) 起立運動

長下肢装具や起立テーブルなどで立位運動を行う．進行により過度な腰椎前弯による代償姿勢は，脊柱前弯や胸郭扁平化を強めるリスクもあるので注意する．

2 車椅子使用期

(1) 姿勢管理

日常的に靴べら式短下肢装具（shoehorn brace：SHB）を使用して尖足変形を予防する．書字や食事などの机上の動作を可能にするため，体幹を前傾させる傾向がある．骨盤後傾と脊柱後弯から，代償的な頚部の伸展拘縮が増強すると将来的な嚥下機能や呼吸機能（咳機能）低下に影響するので避ける．

(2) 車椅子シーティング

車椅子座位での過度な骨盤の後傾や前傾，左右差は脊柱側弯を急激に進行させるため，シーティングによる座位保持を行う．上肢機能が有効な場合はアシスト式の簡易電動車椅子が使用でき，上肢・体幹の良好な運動を引き出すことで運動量の低下や脊柱変形を予防する．

表2　DMDにおける年齢の目安と臨床上の特徴，理学療法介入と配慮事項

年齢	臨床上の特徴	理学療法評価・介入と配慮事項
～2歳	歩行能力獲得の遅延	関節可動域，筋力，動作能力と発達の評価・観察
3～5歳	尖足歩行，登攀性起立，走りたがらない，ぎこちない動き，肩関節・股関節伸展，頚部・体幹屈曲筋力の低下，下腿三頭筋の仮性肥大	家族への指導：関節可動域運動（腓腹筋，ヒラメ筋，腸腰筋，大腿筋膜張筋，ハムストリングス），水泳などの一般的な運動，関節可動域と筋力の評価，定量的運動機能評価
6～8歳	尖足歩行，脊柱前弯，腕振りの減少，階段昇降困難，易疲労性，歩行距離制限，動揺性歩行著明，床からの立ち上がり困難	水泳（Halliwick水泳）など良質な運動推奨，関節可動域と筋力の評価，家族や学校に対する運動・活動量の指導，起立台（くさび）を使用した立位運動，定量的運動機能評価
9～11歳	歩行消失，装具歩行：腱延長術や脊柱固定術の可能性，椅子からの立ち上がり困難，呼吸機能低下，脊柱側弯，自立歩行能力低下	下肢装具の使用（短下肢装具による内反尖足予防，長下肢装具による立位・歩行運動），学校と家庭における日常姿勢管理，呼吸障害・咳機能低下の徴候の観察，シーティングとアシスト式簡易電動車椅子，脊柱側弯，四肢関節拘縮評価
12～14歳	呼吸障害の進行，肥満，四肢関節拘縮増大，脊柱側弯進行，移乗動作，日常生活に介助必要	可能な限り立位運動継続，肥満，関節拘縮の管理，定期的な呼吸・咳機能評価（PCF，MICなど），徒手と機械による咳介助，活動自立のためのシーティングとアシスト式簡易電動車椅子，家族や学校への電動リフト指導，教員などと連携し，パソコンなどの支援技術による就学支援
15～17歳	日常生活全介助，人工呼吸器の必要性（最初は夜間のみ），呼吸不全・心機能低下の進行	上肢装具（balanced forearm orthosis：BFO）を含めた日常生活支援のための環境設定，定期的な呼吸・咳機能評価（PCF，MICなど），徒手や機械による咳介助，肺リクルートメント（LVR），体位排痰法の指導，電動ベッドや低反発，エアーマットなどの考慮，家族や教員との就労や活動支援の協働
18歳以上	終日人工呼吸器が必要，日常生活全介助，呼吸管理をしなければ死亡のリスク増，心機能低下，嚥下障害により誤嚥性肺炎のリスク増大，気管切開により活動性やQOLが低下	定期的な呼吸・咳機能評価（PCF，MICなど），徒手や機械による咳介助，肺リクルートメント（LVR），体位排痰法の指導，シーティングした電動リクライニング車椅子，人工呼吸器の車椅子搭載，チンコントロールなど電動車椅子自走環境，ポジショニング，皮膚ケア，大学進学や就労活動支援

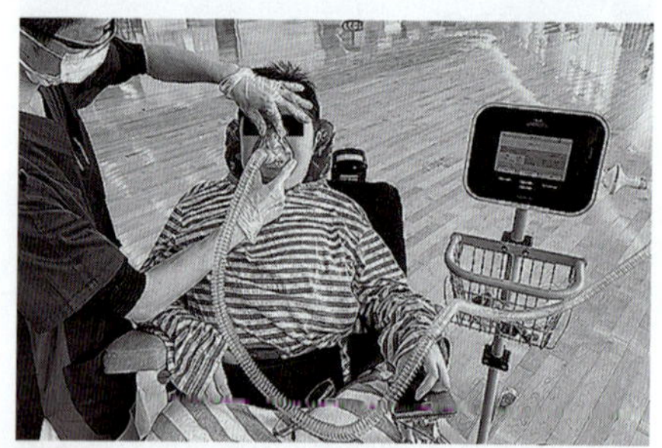

図6　機械による咳介助（MIE）

3　呼吸管理期

痰づまりや誤嚥による窒息，誤嚥性肺炎などの急性増悪を予防し，緊急挿管や気管切開を回避して，活動性とQOLを維持しやすい非侵襲的換気療法（noninvasive positive pressure ventilation：NPPV）を継続するための呼吸理学療法を行う[4]．

(1) 徒手や機械による咳介助

自力の咳のPCFが270L/分以下に低下した場合は，咳介助を導入する．

1) 徒手による咳介助（MAC）

徒手による咳介助（manually assisted coughing：MAC）は，咳に合わせて胸腹部を圧迫介助する呼気介助と，救急蘇生バッグなどで吸気介助を行う．それぞれ単独に行うか，不十分な場合は吸気介助の後に呼気介助を併用する[5,6]．

2) 機械による咳介助（MIE）

機械による咳介助（mechanical insufflation-exsufflation：MIE）は，機械的な強制吸気（陽圧）による肺の拡張の後，強制呼気（陰圧）にシフトすることで気道クリアランス（咳介助）を行う排痰法である[5,6]（図6）．

3) 肺リクルートメント（LVR）

12歳以降でVCが1,500mL以下もしくは% VCが40%以下になったら，1日3回，肺リクルートメント（lung volume recruitment：LVR）による深吸気を行うことで微小無気肺を予防し，肺の健常性を維持する．LVRの吸気介助方法は，①NPPV（従量式）の1回換気を数回溜める，②MIEの陽圧，③救急蘇生バッグ，④舌咽呼吸の4つがある[5,6]．

4 リスク管理・禁忌事項

1 心不全

多くは10歳代に左室収縮能の低下を認め，慢性心不全の経過をたどる．20%の患者では10歳代前半までに顕著な心筋症を呈し，急速に重症心不全となることがある．脳性ナトリウム利尿ペプチド（brain natriuretic peptide：BNP）もしくはN末端プロBNP（N-terminal pro BNP：NT-proBNP），心エコーによる心機能評価に基づいたリスク管理を行う[1]．

2 心理的影響

進行性の筋疾患では，失われていく運動機能により繰り返される喪失体験から，自尊感情や自己効力感の育成を弱めてしまうことがある．家庭や学校などにおいて必要な経験ができるように配慮する．

3 至適運動量の決定

運動中から翌日に筋痛や筋疲労を残さない程度が推奨される．呼吸機能や心機能を考慮して，運動量と運動方法を検討する[1]．

クリニカルヒント

1 筋ジストロフィーにおける呼吸リハビリテーション

人工呼吸を必要とする筋ジストロフィーでは，痰づまりや誤嚥による窒息，誤嚥性肺炎などの急性増悪を予防し，緊急挿管や気管切開を回避して，活動性とQOLを維持しやすいNPPVを継続することが重要である．日常的に自走可能な電動車椅子を活用することで寝たきりを予防し，合併症や廃用症候群を予防することで，心身の健康状態を維持する．

2 呼吸リハビリテーションの客観的効果判定

呼吸筋の筋力低下は宿命的であり，過度な呼吸筋トレーニングは行えない．呼吸リハビリテーションにより微小無気肺や繰り返す肺炎，不動化による胸郭可動性や変形を予防することにより，肺の健常性や胸郭可動性，咽頭喉頭機能を維持することを目標とする．VCは加齢と原疾患の進行とともに低下するが，MICは維持することができるため効果判定に利用する．陽圧喚起による圧損傷（気胸など）のリスクを軽減し，NPPVやMIEなど治療効果と安全性を高める理学療法を行う．

文献

1) 日本神経学会ほか監：デュシェンヌ型筋ジストロフィー診療ガイドライン2014，南江堂，東京，2014
2) 日本小児理学療法学会：第4章 小児理学療法ガイドライン．理学療法ガイドライン，第2版，日本理学療法士協会監，日本理学療法学会連合 理学療法標準化検討委員会ガイドライン部会編，医学書院，東京，188-189，2021
3) 難病情報センター：筋ジストロフィー（指定難病113），「筋ジストロフィー病型・病名一覧表」．https://www.nanbyou.or.jp/entry/4522（2022年12月19日閲覧）
4) Bach JR，大澤真木子監訳：神経筋疾患の評価とマネジメントガイド，診断と治療社，東京，1999
5) Toussaint M, et al：228th ENMC International Workshop：Airway clearance techniques in neuromuscular disorders Naarden, The Netherlands, 3-5 March, 2017. Neuromuscul Disord 28：289-298, 2018
6) Chatwin M, et al：Airway clearance techniques in neuromuscular disorders：A state of the art review. Respir Med 136：98-110, 2018

11 パーキンソン病

藤谷　亮

1 疾患概要と基本方針

1 疾患概要

パーキンソン病（Parkinson disease：PD）は中脳黒質のドパミン産生細胞の変性により生じる神経変性疾患である．発症頻度は高齢者で高く，50〜60歳代での発症が多い．40歳以前に発症するものを若年性パーキンソニズムという．わが国の有病率は100〜180人/10万人とされている．加齢が発症に寄与することから，今後患者数の増加が予想されている．進行性疾患であるが生存率は一般人と比較し，発症後10〜15年は変わらず（緩徐進行型），死因は誤嚥性肺炎が多い．

PDの診断はパーキンソニズム（3大症状：無動，振戦，筋強剛）の中で無動がみられることが必須であり，加えて筋強剛，安静時振戦のうち少なくとも一つがみられること，症状の左右差，ドパミン製剤への良好な反応（症状の軽減）が診断条件とされる[1]．

発症は中脳黒質緻密部のドパミン神経細胞が変性し，α-シヌクレインを豊富に含んだレビー小体が出現することで生じる．しかし，変性の要因やレビー小体形成のメカニズムについて加齢以外はまだ明らかになっていない．そのためPDの進行を抑制する神経保護治療はなく，薬物療法や運動療法といった対症療法が中心となる．

症状は錐体外路障害に由来する運動機能障害，注意機能障害などの認知機能障害，起立性低血圧などの自律神経症状，また精神症状など多岐にわたる．

PDの運動障害はドパミン産生細胞の変性により，大脳基底核の機能低下が生じることで生じる．大脳基底核の機能は随意運動の調節（抑制と選択），認知機能と学習であり，中でも随意運動の調節は直接路と間接路，またハイパー直接路の働きにより行われている（図1）．PDでは直接路の選択された運動を適切なタイミングで引き起こす働き（運動のブレーキを解除する）がドパミン産生細胞の変性により低下，ハイパー直接路と間接路の働き（運動へのブレーキをかける）のみが残り，結果として間接路の働きが増強されるため無動などの運動障害が生じる．ドパミン製剤の投与は直接路に働きかけることで直接路を高め，視床下核への電気刺激や破壊療法はハイパー直接路と間接路の働きを抑えることで錐体外路機能を向上させることができる[2]．

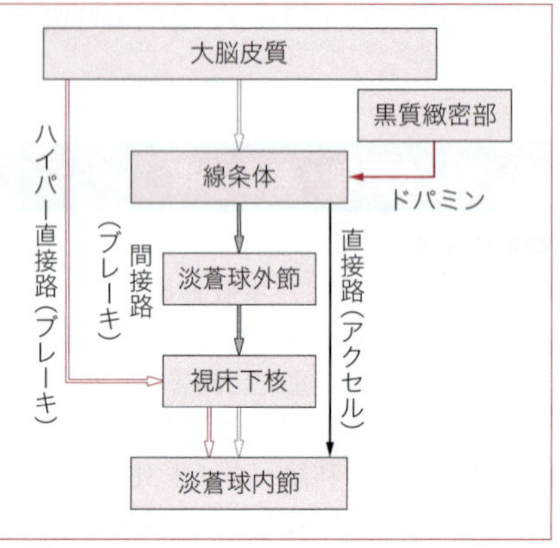

図1　淡蒼球内節への3経路
白抜き矢印は興奮性，塗りつぶし矢印は抑制性を示す．

代表的な運動症状として3大症状（無動，振戦，筋強剛）が特徴的であり，姿勢反射障害を加え4徴候とすることもあるが，姿勢反射障害は初期に出現することはほとんどない．

無動（akinesia，bradykinesia）は運動開始の遅延，運動範囲の減少，動作緩慢として観察される．文字が小さくなる小字症，不明瞭かつ声量の低下，仮面様顔貌なども無動に関連する．自動運動時の運動範囲の減少として評価され，上肢ではfinger tapping，手指の屈曲伸展，前腕の回内外，下肢ではfoot pat，歩幅などで評価できる．

振戦（tremor）は4～6 Hzで安静時に出現する．初発症状として出現することが多い．手指で確認される丸薬まるめ運動（pill rolling tremor）の他にも口腔，下肢などにもみられる．振戦は見た目に現れるため心理的負担に起因するが，食事などのADL動作などへの影響は少ない．

筋強剛（rigidity）は，筋緊張の増加に伴い関節を他動的に動かした際の抵抗が増大している状態を示す．従来は「固縮」の表現が広く使用されていた．抵抗感の違いから他動運動範囲を通じて一定の抵抗を示すものを鉛管様強剛，小刻みな引っかかりを示すものを歯車様強剛という．対側の手指の開閉などとともに他動運動を行うと筋強剛が増強される．錐体路徴候である痙縮と異なり，伸張反射の亢進，速度依存性を認めない．

姿勢反射障害は進行に従い出現してくる（Hoehn and Yahr（H-Y）分類Ⅲ度）．崩れたバランスから立て直すこと，踏み出し戦略，保護伸展反射により支持基底面を拡大して転倒を防ぐことが困難となり転倒リスクが高まる．代表的なテストとして患者を後方へ引き後方突進現象の有無を確認するpull testが用いられる．

進行として初発症状は後述の自律神経症状である便秘，嗅覚障害や睡眠障害から始まるが，PDの症状と自覚されることは少ない．運動症状は振戦で始まることが多く（7割程度），進行は一側の上肢（もしくは下肢）から始まり，同側下肢（上肢）⇒対側上肢（下肢）⇒同側下肢（上肢）というようにN字型，逆N字型に進行する．

表1　パーキンソン病の非運動症状

自律神経症状	その他
・便秘 ・排尿障害 ・発汗障害 ・起立性低血圧 ・食事性低血圧 など	・不安，不眠 ・下肢痛 ・疲労 ・流涎 ・認知障害（中期以降に顕著）

その他の運動症状として特徴的な屈曲（前屈）姿勢を呈することが多く，姿勢の悪化はバランスなどの運動能力低下だけでなく，呼吸や嚥下機能にも影響を与える．

特有の跛行として，歩行の開始や途中で停止してしまうすくみ足，歩行速度が増加してしまう加速歩行，歩幅が減少する小刻み歩行があり，これらの跛行は転倒リスクを増加させる．すくみ足は方向転換時，狭路，到着地点目前，精神的緊張により誘発されやすい．

非運動症状は運動症状より20年前以上前に嗅覚障害，排尿・便秘などの自律神経症状，認知障害などがみられる（表1）．これらの症状は薬の投与により増悪するものもあり，転倒リスクの増加やQOL低下に関連する．認知障害は初期から遂行機能障害，注意障害などを呈し，進行に従い記憶障害が出現してADL低下に影響を及ぼすとパーキンソン病認知症（Parkinson disease with dementia：PDD）となる．

2 基本方針

PDの基本的方針として，ドパミン製剤による運動症状の軽減が図れることから，薬物療法による症状軽減が基本戦略の柱となる．薬物療法において抵抗性を認める場合や副作用などを考慮し，手術療法が適応となることもある．それらに加え運動療法を行うことで症状の改善が得られ有用であることから，重症度に応じた運動療法の介入が求められる[3]．

(1) 薬物療法

PDはL-ドパなどのドパミン製剤の補充により効果的に運動症状の軽減が図れる．しかし，半減期が短く服薬開始から5年が経過すると，症状の日内変動が出現しやすくなる．そのため長期投与による副作用(精神症状，ON・OFF現象，ウェアリングオフ，ジスキネジアなど）に注意した薬剤の調整が必要となる．副作用への対応としてドパミン受容体に作用するドパミンアゴニスト製剤，脳内のドパミン濃度を上昇させL-ドパの効果を延長させるモノアミン酸化酵素B(monoamine oxidase B：MAOB）阻害薬などがある．理学療法においては服薬による症状の改善状況(ON, OFFの時間帯と改善状況）を確認し，副作用や自律神経症状の増悪などの情報も収集する必要がある．

(2) 手術療法

手術療法としては，非可逆的な破壊術よりも，可逆的な深部電気刺激法が用いられることが多い．また近年では胃瘻造設により持続的にドパミン補充療法を行う持続経腸療法などもある．脳深部刺激療法では薬物療法で改善が困難な運動症状や薬物の減量を期待して間接路の働きを弱めるために視床下核，視床腹中核，淡蒼球内節などが適応部位となる(図1)．

(3) 運動療法

運動療法においては，運動機能の回復，廃用を中心とした二次的機能障害の予防，日常生活の維持・改善など様々な効果を示す報告がなされており，投薬と同様に理学療法の提供に関して期待されるところは大きい．そのため，重症度や症状に応じた適切な運動療法を提供するため治療目標や介入項目を明らかにする必要がある[4]．外的刺激（キュー）を利用した歩行練習は，PD特有の歩行障害であるすくみ足や小刻み歩行の症状改善に効果を示す．またPDは抗重力下で特有の屈筋優位姿勢や左右に傾きを伴うPisa徴候を呈することもある．これらの姿勢障害は後方安定性を低下させ，バランス障害や歩行障害の一因となるため姿勢改善の運動療法も加える必要がある．

(4) チームアプローチ

理学療法士が行う運動療法とともに，上肢を中心とした可動域，巧緻動作，患者家族への教育といった作業療法が介護者の負担軽減につながる．また言語聴覚士が行う呼吸訓練，構音訓練，嚥下訓練などにより発声や嚥下の症状改善がみられる．また臨床心理士の早期からの介入による本人・家族の心理的負担の軽減など，長期的な視点に立ったチームアプローチが必要である．

(5) 外的刺激

PDの運動症状は外部刺激により改善することから，視覚・聴覚・触覚といった外部からのキュー（刺激）によりすくみ足が改善する．聴覚によるキューが最も歩行障害に有効とされる．

2 評価

1 理学療法評価

可動域，筋力においては体幹や近位関節で初期から制限や低下を認める．特に体幹，股関節可動域は軽微であっても姿勢・動作に影響を及ぼすことから注意が必要である．服薬状況により運動機能が異なるため，ON・OFF時両方のADL把握が必要である．また固縮により持久力が低下し疲労しやすく，それに伴う転倒や活動性の低下について問診等を加える必要がある．

2 疾患特有の評価

(1) Hoehn and Yahrの重症度分類(H-Y分類)：部分的(表2)

PD特有の重症度評価としてH-Y分類(Yahrの重症度分類）が広く用いられる．

表2 Hoehn and Yahrの重症度分類，生活機能障害度，理学療法介入の関連

Hoehn and Yahrの重症度分類			生活機能障害度		目標と理学療法介入
Stage		基準		基準	
I	初期	症状は一側のみ	I	日常活にほとんど介助を要しない	機能面：筋力・持久力強化，姿勢改善 活動面：認知運動療法（二重課題可），バランス訓練 生活面：活動性の向上（家族，運動，生活指導など）
II		症状が両側に認められる			
III	中期	姿勢反射障害が出現する	II	日常生活，通院に介助を要する	機能面：呼吸機能訓練，筋力・持久力・姿勢の維持 活動面：認知運動療法（二重課題の回避），バランス訓練，外的刺激の利用 生活面：活動性の維持（社会的役割）
IV		日常生活に部分的介助が必要			
V	後期	車椅子，寝たきりの生活となる	III	日常生活に全面的な介助を要し，独立では歩行・起立不能	生命機能の維持（呼吸，嚥下など），褥瘡，拘縮予防 QOL維持，介護指導，家屋・福祉用具の選定など

重症度を把握できることで，必要な目標と理学療法介入を類推するために用いられる．特定疾患として難病医療費助成が受けられるのはH-Y分類Ⅲ度以上，かつ生活機能障害度Ⅱ度以上が対象となる．

(2) UPDRS (Unified Parkinson Disease Rating Scale)：包括的

4つのパート（精神機能，ADL，運動機能，治療の合併症）から構成され，PDの症状を点数化できるとともに，各パートのみでも使用可能なことから，外科的手術や投薬調整等の治療効果判定，また運動療法の効果判定などに用いられることが多い．ON時，OFF時に分けて評価する．

(3) 姿勢反射障害

PDは進行とともに易転倒性が高まる疾患である．転倒はADLやQOL低下の大きな要因となる．そのため単に姿勢やバランス評価だけでなく，問診，自律神経症状，投薬，環境を含めた評価が必要となる．姿勢反射障害においては後方への転倒傾向が顕著となりやすいため，特有の評価としてpull testが用いられることが多い．その他はFunctional Reach Test（FRT）やTimed Up and Go Test（TUG）やFunctional Balance Scale（FBS）などの評価（いずれも推奨グレードA）を用いるが，特に動作の切り替え時，二重課題，精神的緊張状態（あせり，不安など），また起立性低血圧，排尿障害などの自律神経症状とも関連するため，問診を含め個別の環境や条件下での評価が必要となる．

(4) 歩行障害

1) すくみ足

ON時でも出現することが多く，1歩目を出すことが困難となる現象．特に方向転換，歩き始め，狭路，ドアの部分，外部刺激，目的地付近などでみられることが多いため歩行評価に環境条件として加えるとともに，外的刺激で補正が可能となることもあるため，環境調整の効果も含めて評価しておくとよい．

2) 小刻み歩行

10m歩行評価の際に歩数をカウントし，歩行率と歩幅を算出する．通常PDは歩幅の減少に対して歩行率の増大が確認される．

3) 二重課題

PDでは重症度がH-Y分類のⅢから2つ以上の課題処理能力が低下することで，歩行や動作に障害が生じる．そのため歩行評価時に計算や物品呼称，お盆を持つなどの認知負荷を加え評価を行うことで，歩行や動作時に生じる変動性，安定性の低下を評価する．

4) 複合課題

TUGに代表される立ち上がり，方向転換を含むような課題はPD特有の姿勢反射障害を検出可能である．

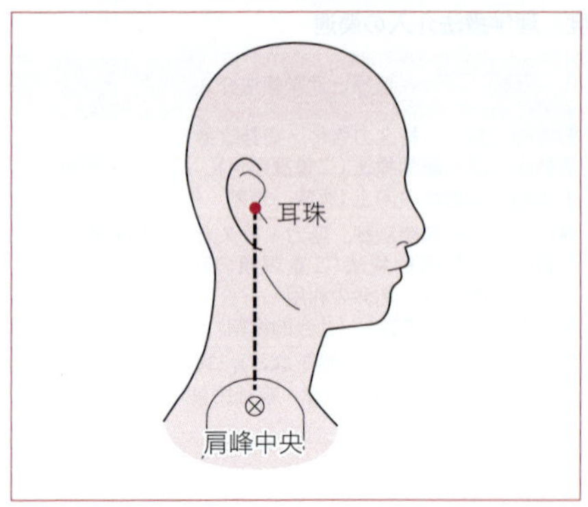

図2 姿勢簡易計測法

肩峰中央を通る垂線に対して，耳珠の位置が前方に変位しているほど，頭部前方変位となっていることがわかる．肩峰の上に頭部を配置するように意識することで姿勢修正の指標としても使用が可能．

3 理学療法プログラム

1 重症度に合わせた運動療法

H-Y分類を基にした運動療法（表2）が一般的に使用されるが，個々の身体，ADL，QOLの状況に応じて運動療法は変更する必要がある．H-Y分類の初期（I，II度）では，表2に示すように活動性の向上，社会性の維持・向上を主目的として中等度の負荷で運動療法を実施し，この時期ではあえて二重課題を負荷した運動療法を提示し，認知負荷をかけることで運動における予備力の維持・向上を図る．うつ症状がI度に多いことにも注意が必要である．

中期（III，IV度）になると姿勢反射障害が出現することから易転倒性を考慮し，二重課題を回避，外的刺激を使用し歩行やバランス練習を行う．また動作緩慢や動作の遂行に時間を要する課題に関しては，運動の解体（運動の手順を分ける．例：立ち上がり，座骨を前面に移動，足を引く，深くお辞儀をして，足に荷重を十分に移してから立ち上がるなど）と運動イメージの再構築などの認知運動療法を行う．

後期（StageV）については嚥下機能，呼吸機能へのアプローチの優先度が向上する．自律神経障害も顕著となる場合は，バイタルサイン，体重管理に留意して運動療法を施行するとともにQOL維持のためにも外出支援，摂食に関する要望，経口管理，胃瘻造設等のインフォームドコンセントを図ることなども必要となる．

2 運動療法に対する負荷

神経難病に対する運動負荷に関しては，過用性筋力低下について考慮され運動負荷が軽く設定されることが多い．しかし，PDにおいては中等度以上の負荷で筋力増強および，持久力強化が行われることが推奨される．臨床において筋萎縮は可動域の制限や姿勢変化と関連し，その可動域の改善には筋断面積の向上が必要であると感じる．近年の様々な研究においても負荷の高い様々な集団体操や運動療法において効果が示され，高い運動負荷が推奨されている．

3 姿勢に対する理学療法

屈筋優位姿勢となるPDの姿勢障害は歩行やバランスだけでなく，呼吸・嚥下にも影響を与える．そのため姿勢評価と姿勢に対する介入は必須である．簡便な評価法としては耳珠と肩峰中央のなす角を評価する方法（図2），壁にもたれた際の後頭部の距離を測る方法がある．座位と立位の両方で計測することで，矢状面上の上部体幹の姿勢評価に加え総合的な姿勢評価が簡便に可能である．また理学療法として腹臥位療法（机上・立位でも可）は可動域の維持・改善に一定の即時効果を認める．腹臥位に加え抗重力伸展筋群の筋力強化，定位の再学習を加えることで姿勢に与える効果がみられる．その他にもトレッドミル歩行（後進歩行を含む）や全身振動トレーニングなどは一活性に姿勢を改善させ歩行・バランス能力を高めることができる．

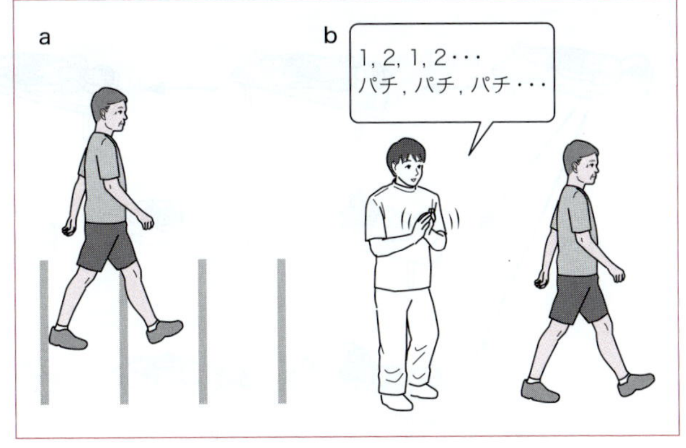

図3 外的刺激（手がかり）の活用

a：床に引かれた線を視覚刺激としてすくみ足や小刻み歩行の改善に用いている．
b：声かけや拍手などの聴覚刺激をaと同様の目的で用いている．

4 社会性の保持

様々な社会に属していることは，QOL維持・改善においても重要な点であり，パーキンソン病友の会のような患者団体だけでなく，家族とともに生活の悩みなどを共感・共有できる社会媒体との接触を発症初期から持つことで，正しい知識に囲まれた状態で生活を営むことができる．

5 外的刺激の利用

外的刺激の利用（図3）については科学的根拠がはっきりしている運動療法ではあるが，初期から用いることには否定的な意見もみられる．そのため外的刺激をその他の運動療法と併用する形がよい．

6 合併症

投薬に伴う合併症が多く挙げられるとともに，進行に従い運動症状だけでなく，自律神経症状，認知障害が顕著にみられるようになる．ADL・QOLに支障をきたす合併症としては起立性低血圧，嚥下障害が挙げられる．起立性低血圧に対しては弾性ストッキングの着用，食後低血圧に注意した生活活動が求められる．嚥下に対しては姿勢，ポジショニング，L-ドパ製剤の効果にも注意し，食事時間や食形態を変更・調整する必要がある，食事時間の長時間化，誤嚥性肺炎の徴候（むせ，発熱等），また体重減少について情報収集・評価し，そのような徴候が少しでもあれば経管栄養等の検討が必要となる．

4 リスク管理・禁忌事項

1 転倒

転倒に伴う外傷はADL，QOL低下の大きなリスク要因となるため，バランス機能評価のみならず環境調整，作業についても評価・介入が必要となる．PD患者では過去1年間に80％の患者が転倒を経験し，H-Y分類Ⅲ，Ⅳ度では約30％において転倒骨折がみられた．骨折箇所は大腿骨が最も多く，転倒場所は居間が多い．PD患者が過去1年間に2回以上転倒していれば，以後3ヵ月以内に転倒予測が68％でき，1回以下では以後3ヵ月以内での転倒しない患者を81％予測できる[5]．その他にも罹患期間，歩行の際の上肢の振りの減少，重症度，認知症なども転倒との関連が指摘されている[6]．

2 服薬状況

PDの運動症状改善には服薬管理が不可

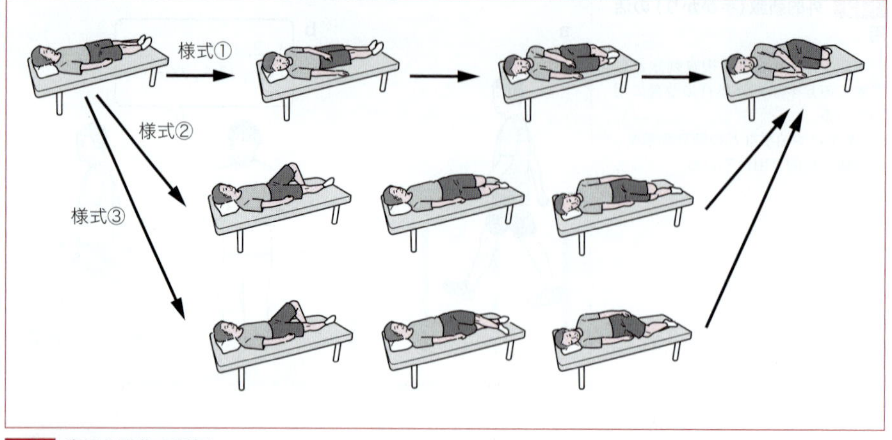

図4 寝返り動作の評価

様式①：背臥位⇒頭部回旋⇒上部体幹回旋⇒下部体幹回旋⇒側臥位
様式②：背臥位⇒股関節屈曲⇒床を蹴って下部体幹回旋⇒上部体幹回旋⇒側臥位
様式③：背臥位⇒股関節屈曲⇒下肢の重さで下部体幹回旋⇒上部体幹回旋⇒側臥位
動作のレベルとしては頭側から始まる体軸内回旋の寝返り（様式①）は難易度が高い．それに対して回旋力として下肢のブリッジングを使用する様式②，下肢の重さを使用する③の順で難易度は低下する．しかし，様式②は低反発の敷き布団，様式③は重い掛け布団との相性が良くないことを考慮する必要がある．

欠である．L-ドパ製剤の長期服用により様々な副作用が出現するものの，運動症状の改善効果は高い．そのため服薬状況をON-OFF表で確認するとともにBest ON時のADL，OFF時のADLについても同様に確認を行う．特に夜間，在宅で生活する際の身辺ADLの問題は，介助を要する本人，介護を行う家族双方のQOLに直結する．

クリニカルヒント

PDのADL障害は寝返り動作から障害されることが多い[7]．早期からこれらの動作の評価を行うとともに，動作に関連する身体機能に関して介入を行う．寝返り動作（図4）は体幹の回旋，肩関節，股関節など近位関節の連動性と可動域が必要となるため，各関節の動作練習は重要である．また，寝返りには複数の動作様式（頭部から始まる体軸内回旋を伴う寝返り，下肢から始まり下肢の重さや，ブリッジングを使用した寝返りなど）があり，運動イメージや運動の解体などの認知運動療法を行うとともに寝具の条件と相性の良い寝返り様式があることに注意が必要である．実際の寝具を利用した場合，どの様式が効率的，かつOFF時でも可能かを評価する．

体幹回旋を促す場合，通常は介助用具として使用されるスライディングシートを使用する方法（図5）もある．寝具と体幹により生じる摩擦抵抗を軽減することで体幹の回旋運動を容易にすることができ，寝返り動作の再学習にも効果的に使用が可能である．また寝返りが困難な事例においても寝具の上に使用することでADLが自立する症例もある．ただし，起き上がりや座位，また座位から臥位への移行の際に安全性が低下しないかなど，実際の導入にはリスクへの配慮が必要となる．

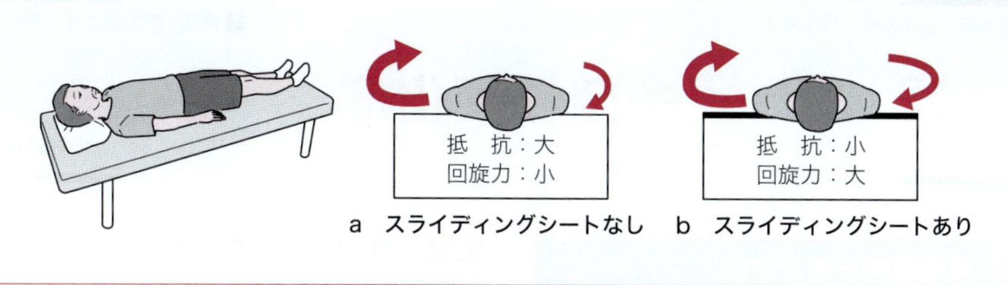

図5　スライディングシートの活用と作用

上部体幹はその形状（楕円形），また楔状の肩甲帯があるため回旋が容易ではない．特に寝返り側においてはマットレスとの摩擦力が大きく回旋力が低下する．その摩擦力を低減させることは寝返り環境を改善することにつながる．bの環境を作ることで寝返り時の抵抗が減少し，寝返り側への回旋力が相対的に増加する．

文　献

1）「パーキンソン病診療ガイドライン」作成委員会編：序章 パーキンソン病とは．パーキンソン病診療ガイドライン2018，日本神経学会監，医学書院，東京，4-17，2018

2）Chiken S, et al：Altered dynamic information flow through the cortico-basal ganglia pathways mediates Parkinson's disease symptoms. Cereb Cortex 31：5363-5380，2021

3）「パーキンソン病診療ガイドライン」作成委員会編：第11章 パーキンソン病のリハビリテーション．パーキンソン病診療ガイドライン2018，日本神経学会監，医学書院，東京，87-88，2018

4）「パーキンソン病診療ガイドライン」作成委員会編：第4章 非薬物療法．パーキンソン病診療ガイドライン2018，日本神経学会監，医学書院，東京，211-213，2018

5）Pickering RM, et al：A meta-analysis of six prospective studies of falling in Parkinson's disease. Mov Disord 22：1892-1900, 2007

6）Wood BH, et al：Incidence and prediction of falls in Parkinson's disease：a prospective multidisciplinary study. J Neurol Neurosurg Phychiatry 72：721-725，2002

7）望月　久ほか：パーキンソン病患者の動作障害：重症度による変化．東京衛生局学会誌 80：174-176，1988

12 多発性硬化症

坂野康介

1 疾患概要と基本方針

1 疾患概要

多発性硬化症（multiple sclerosis：MS）は，中枢神経系の炎症性脱髄疾患（神経線維を覆う髄鞘が脱落する）であり，多彩な神経症状をもたらす空間的多発と，症状の再発と寛解を繰り返す時間的多発がみられる．病因は，自己免疫異常による病態機序が考えられ，有病率は10万人あたり14.3人で，男女比は1：2.4と女性に多く，平均発症年齢は約32歳である[1)]．

病変部位に依存した症状がみられ，中でも易疲労性，Uhthoff現象はMSに特徴的である（表1）．病型は，主に再発寛解型と一次性進行型に大別される．多くは再発寛解型にあたり，その約半数は二次性進行型へ移行する（図1）．

病期は，急性期（発症数時間から数日の症状増悪），回復期（数週間から数ヵ月の自然寛解），安定期（寛解後の症状安定）に分けられる．急性期治療は，ステロイド療法（メチルプレドニゾロンの大量静脈内投与）による炎症症状の鎮静化が中心となり，回復期や安定期は，リハビリテーションおよび再発予防を目的にMS疾患修飾薬（disease-modifying drug：DMD）が投薬される．近年はDMDの進歩により，再発寛解型から二次性進行型へ移行する患者は著減している[2)]．一方で，明らかな再発症状のない“silent progression”と呼ばれる臨床経過もみられるようになった[3)]（図2）．“silent progression”の臨床経過であっても，再発寛解型と同等に脳萎縮が進行するとされており，初期MSは再発有無にかかわらず，慢性かつ潜在的に進行することも考慮しておく必要がある．

表1　多発性硬化症（MS）の症状

視覚障害	複視，眼振，視野のぼやけ，視野欠損，眼痛
感覚障害	表在覚・深部感覚の低下，異常感覚（チクチクするような痛み） Lhermitte徴候（頚部前屈による背部電撃痛），有痛性強直性痙攣（手足のつっぱりと放散痛）
運動障害	片麻痺，対麻痺，四肢麻痺，痙縮，運動失調，バランス・歩行障害，構音障害，嚥下障害
認知機能障害 精神症状	注意障害，情報処理機能低下，遂行機能障害，長期記憶障害，抑うつ，脱抑制，多幸，人格変化
その他	易疲労性，Uhthoff現象（体温上昇に伴う神経症状の増悪） 膀胱直腸障害（尿意切迫感・頻尿・失禁），性機能低下

2 基本方針

MSに関する理学療法に関する基本方針は，『多発性硬化症・視神経脊髄炎診療ガイドライン2017』[4)]や患者数の多い欧米のレビュー[5)]を基に考える．

(1) 予後予測を基にした目標設定

一次性進行型での発症や二次性進行型への移行は長期予後がよくない場合が多い．他にも，発症年齢が高い，男性，初発5年後までの再発頻度が高い，初発時に小脳症状や括約筋障害がある，初発時の回復が不完全である場合などは，長期予後の不良因子である．理学療法における予後予測（改善期待度）には，病型や病歴把握が重要となる．

(2) 病期に合わせた理学療法や社会的サポート

急性期では，ステロイド療法に伴う廃用

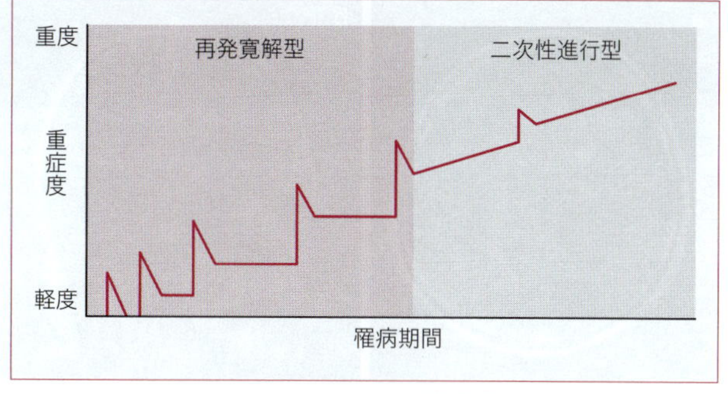

図1 再発寛解型から二次性進行型への移行する臨床過程

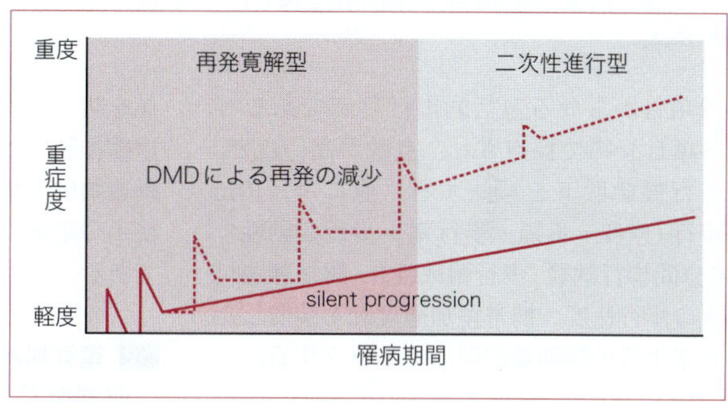

図2 MS疾患修飾薬（DMD）の進歩とsilent progressionによる現代的な臨床経過

症候群の予防や早期離床を目的とする．回復期では病変部位に応じた機能的欠損の回復を標的とし，中でも運動麻痺，痙縮，バランス・歩行障害を対象とした理学療法が重要となる．安定期では，易疲労に応じたライフスタイルの指導や就労に対する支援が必要となる．

2 評価

1 画像評価

病変病巣の評価にはMRIが有効であり，T2強調画像，FLAIR像にて高信号域で示される（図3）．FLAIR矢状断では，側脳室から皮質へ向けた楕円形病変（Dawson's finger）がみられる．再発の場合は，ガドリニウム造影像により活動性の高い新規病巣と瘢痕化した古い病巣を区別し把握することが重要である．脳室拡大等の脳萎縮は運動機能や認知機能に影響する．

2 理学療法評価

(1) 身体重症度評価

Kurtzke総合障害度スケール（Expanded Disability Status Scale of Kurtzke：EDSS）が最も使用される[6]．「歩行スコア」と「7つのfunctional systemスコア（錐体路機能，小脳機能，脳幹機能，感覚機能，膀胱直腸機能，視覚機能，精神機能）」を基に，0〜10で区分され，点数が高いほど，重症である．上肢・認知機能を含んだMultiple Sclerosis Functional Composite（MSFC）の併用も推奨される．

(2) 歩行評価

EDSSが歩行距離と自立度に重点を置いているのに対し，Multiple Sclerosis Walking Scale-12（MSWS-12）は，歩行・走行・階段・立位バランス・歩行効率等の全

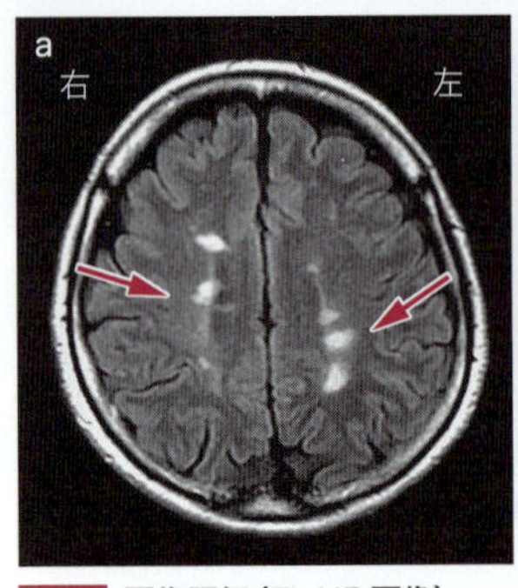

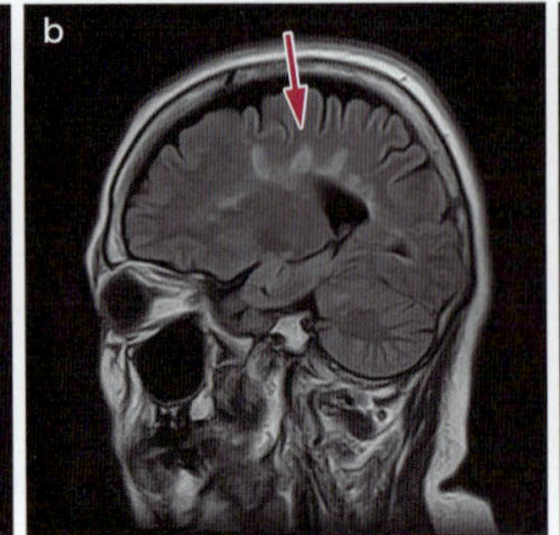

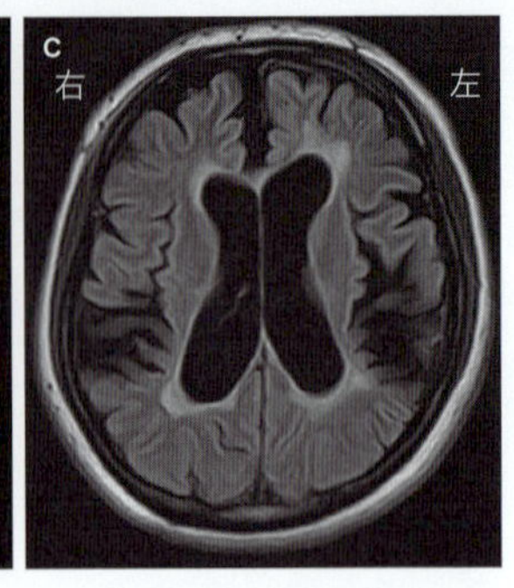

図3 画像評価(FLAIR画像)

a：軸位断(水平断). 脳室周囲の多発性の病変(矢印). b：矢状断. Dawson's finger(矢印). c：軸位断(水平断). 脳室の拡大.

12項目からなる包括的歩行評価である[7]. 各項目1〜5で採点され, 点数が高いほど, 歩行機能低下を意味する. 他には, 10m歩行(速度・歩幅・歩行率・歩行変動性), 6分間歩行試験(歩行耐久性), 認知課題付きの歩行速度, 携帯型加速度計を装着した日常生活の活動量評価もチェックする.

(3) バランス評価

Balance Evaluation Systems Test (BESTest)はMSのバランス能力評価に適している. 他に, 閉眼での立位重心動揺, 動的立位やFunctional Reach Testによる安定性限界の測定も行うとよい.

(4) 疲労評価

Fatigue Severity Scale (FSS) やModified Fatigue Impact Scale (MFIS)は, 生活や就労の身体疲労, 思考や意欲に対する疲労の側面を評価できる. ともに点数が高いほど, 易疲労性を意味する. 他に, Borg Scaleの使用, 運動前後のバイタルや表情の観察を行う.

3 理学療法プログラム

1 廃用症候群の予防(良肢位保持・呼吸理学療法・他動運動)

急性期や症状が重度の場合は, 褥瘡予防のための頻繁な体位変換, 呼吸器系の合併症を防ぐための呼吸理学療法, 拘縮予防や痙縮抑制のための他動的な運動を行う. 他動運動は上肢屈曲筋や下肢伸展筋に対して徒手や足関節矯正台を用いた伸張が効果的である.

2 電気刺激療法

前脛骨筋に対する神経筋電気刺激法(neuromuscular electrical stimulation：NMES)は, 痙縮の抑制や麻痺筋の機能回復に適した方法と考えられる. 運動療法の前のNMESの実施, 機能的電気刺激法(functional electrical stimulation：FES)を用いた歩行練習は歩行効率向上にもつながる.

3 歩行練習

ハーネスや歩行器, 水治療のような免荷条件における歩行練習は, 下肢筋力や持久力の改善が見込める. MSでは遊脚期での足関節背屈低下, 立脚期での過剰な膝関節屈曲(Buckling knee pattern), 立脚後期の蹴り出しの低下が頻繁に観察され, 下肢装具や歩行アシストシステム(LOKOMAT®やHAL®)を用いた歩行練習により歩行再教育を促す. 日常生活や就労内容を模した二重課題下での歩行練習は社会生活への参加を高めることが期待できる.

表2 易疲労性に対する運動療法の例

報告者	対象となる身体重症度(EDSS)	運動プログラム	運動強度	運動頻度	改善した疲労評価
Rasova K[8] (2006)	≦6.5	自転車エルゴメーター	最大酸素摂取量($\dot{V}O_2max$)の60%で20〜30分	週2回×8週間	MFIS
Kileff J[9] (2005)	4.0〜6.0	自転車エルゴメーター	最大心拍数の60〜80%で30分	週2回×12週間	FSS
Dalgas U[10] (2010)	3.0〜5.5	下肢のマシンエクササイズ	15RM・10回・3セットから開始し，2週間ごとに漸増し，11週目で8RM・8回・3セット	週2回×12週間	FSS
McCullagh R[11] (2008)	—	複合トレーニング(持久力・筋力・バランス)	Borg Scaleの9〜13の運動強度内で10分×4種目(他にウォームアップとクールダウン各5分)	週2回×12週間	MFIS

RM：repetition maximun(最大反復回数)

表3 理学療法を実施するうえで留意すべきMS疾患修飾薬(DMD)の投与方法や副作用

薬剤名	投与方法	投与頻度	理学療法において留意すべき副作用
インターフェロン・β1a	筋注	週に1回	投与翌日に多いインフルエンザ様症状(発熱・頭痛・倦怠感) 注射部位反応(疼痛・かゆみ・発赤)，抑うつ
インターフェロン・β1b	皮下注	隔日	投与翌日に多いインフルエンザ様症状(発熱・頭痛・倦怠感) 注射部位反応(疼痛・かゆみ・発赤)，抑うつ
フィンゴリモド	経口	毎日	導入初期の徐脈
ナタリズマブ	点滴静注	4週に1回	投与直後の頭痛・発熱・疲労(直後の運動療法は控えた方がよい)
グラチラマー酢酸塩	皮下注	毎日	注射部位反応(疼痛・かゆみ・発赤)，頻脈
フマル酸ジメチル	経口	毎日	消化器症状(下痢・腹痛・嘔気)
シポニモド フマル酸	経口	毎日	血圧上用
オファツムマブ	皮下注	4週に1回(導入初期は1〜2週に1回)	投与当日と翌日の発熱，注射部位反応(疼痛・かゆみ・発赤)

4 易疲労性に対する運動療法

表2のような運動強度における自転車エルゴメーターやレジスタンストレーニングがよく用いられ，疲労スコアが改善する有効例は多い．

5 排尿障害に対する練習

Kegel体操に代表される骨盤底筋の強化から随意的に尿道の閉鎖圧を高める練習，飲水からの時刻を決めて排尿をする等の指導も必要となる．

4 リスク管理・禁忌事項

1 薬物療法に伴う副作用の確認

ステロイド療法は，大量投与時期から漸減時期まで数ヵ月に及ぶこともあり，易感染性に注意した環境設定や体調確認が必要である．また，DMDには理学療法を行ううえで留意した方がよい副作用があり，投与方法や副作用の正しい知識が必要である(表3)．

2 非熱耐性を考慮した負荷や環境設定

Uhthoff現象のある患者では，運動による発熱や暑い気候に反応して，一過性に歩行やバランスが低下することがある．完全に脱髄している神経では0.5℃の温度上昇で神経伝導が遮断されることもあり，運動前後の体温測定，涼しい室内環境や首元を冷やすなどの工夫が必要である．

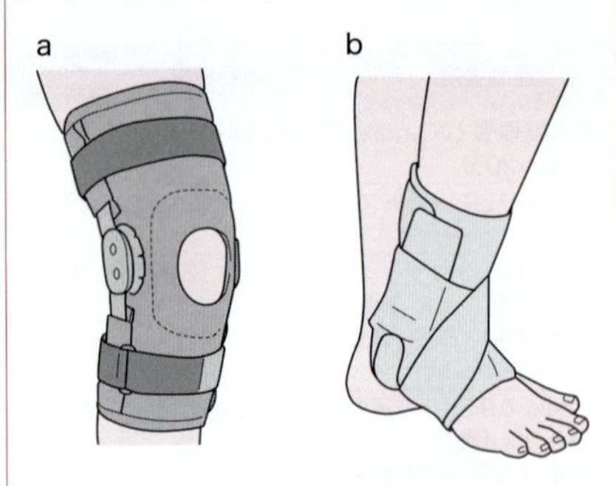

図4 膝関節支持や足関節背屈を補助する下肢装具

a：膝関節軟性装具（単軸ヒンジ付き）．歩行時の膝折れやearly stance期に膝関節を屈曲させるbuckling knee pattern，長距離歩行で膝関節支持性低下を呈する患者に有効．

b：足関節軟性装具．軽度の足関節内反を呈する病初期〜中期の患者に有効．

クリニカルヒント

1 早期からの補装具や歩行補助具の検討

MS患者の転倒率は45〜64歳の中年期・生産年齢で最も高い[12]．背景には就労先への通勤や長時間の家事等が考えられ，早期から膝関節支持や足関節背屈を補助する下肢装具（図4），杖やノルディックポール等の社会生活に溶け込みやすい歩行補助具導入の検討が求められる．

2 易疲労性に関する自己管理指導

まずは，呼吸状態や歩容変化等の疲労に伴う患者固有の特徴を理解してもらい，日常生活や就労・余暇活動の中で，それらの特徴が生じた場合は休息を入れるように自己管理する必要性を指導する．

3 webトレーニングの導入

webベースの運動療法や遠隔リハビリテーションは，MS患者にとってネックとなる施設との往復負担を最小限に抑え，さらに自己効力感の向上も報告されている．保険診療内での介入には限界があると思われるが，様々な社会資源やデジタル資源の情報を提供することは重要である．

4 就労復帰の支援

就労復帰に向けては，就労に関する様々な情報（通勤手段，就労内容，就労時間や頻度，就労先の疾患理解など）を聴取する．公的職業紹介機関や就業先と身体精神的問題の共有や理解を促す等の社会的サポートが必要である．

文 献

1）吉良潤一ほか：第5回多発性硬化症・視神経脊髄炎全国臨床疫学調査結果 第2報．令和2（2020）年度 厚生労働科学研究費補助金（難治性疾患政策研究事業）神経免疫疾患のエビデンスに基づく診断基準・重症度分類・ガイドラインの妥当性と患者QOLの検証，2020
2）Brown JWL, et al：Association of initial disease-modifying therapy with later conversion to secondary progressive multiple sclerosis. JAMA 321：175-187, 2019
3）Hauser SL, et al：Treatment of multiple sclerosis：A review. Am J Med 133：1380-1390.e2, 2020
4）「多発性硬化症・視神経脊髄炎診療ガイドライン」作成委員会編：多発性硬化症・視神経脊髄炎診療ガイドライン2017，日本神経学会監，医学書院，東京，286-290，2017
5）Khan F, et al：Rehabilitation in multiple sclerosis：A systematic review of systematic reviews. Arch Phys Med Rehabil 98：353-367, 2017
6）Kurtzke JF：Rating neurologic impairment in multiple sclerosis：an expanded disability status scale（EDSS）. Neurology 33：1444-1452, 1983
7）Hobart JC, et al：Measuring the impact of MS on walking ability：the 12-Item MS Walking Scale（MSWS-12）. Neurology 60：31-36, 2003
8）Rasova K, et al：Comparison of the influence of different rehabilitation programmes on clinical, spirometric and spiroergometric parameters in patients with multiple sclerosis. Mult Scler 12：227-234, 2006
9）Kileff J, et al：A pilot study of the effect of aerobic exercise on people with moderate disability multiple sclerosis. Clin Rehabil 19：165-169, 2005
10）Dalgas U, et al：Fatigue, mood and quality of life improve in MS patients after progressive resistance training. Mult Scler 16：480-490, 2010
11）McCullagh R, et al：Long-term benefits of exercising on quality of life and fatigue in multiple sclerosis patients with mild disability：a pilot study. Clin Rehabil 22：206-214, 2008
12）Matsuda PN, et al：Falls in multiple sclerosis. PM R 3：624-632, 2011

13　筋萎縮性側索硬化症

菊地　豊

1 疾患概要と基本方針

1 疾患概要

筋萎縮性側索硬化症（amyotrophic lateral sclerosis：ALS）は，上位運動ニューロン（upper motor neuron：UMN）および下位運動ニューロン（lower motor neuron：LMN）が選択的かつ系統的に変性する運動ニューロン疾患（motor neuron disease：MND）の一つである．臨床像としては，運動ニューロン障害により四肢麻痺，球麻痺，呼吸筋麻痺を呈し，ADLが低下していく．人工呼吸器装着した長期生存例では感覚障害，外眼筋麻痺，膀胱直腸障害，褥瘡も生じる．認知機能の低下が50％程度でみられる．

（1）疫学

発症年齢は20歳代から80歳代までと幅広く，発症のピークは70歳代前半，男女比は3：2で，発症率は2.2人/10万人/年，有病率は9.9人/10万人と推計されている[1]．

（2）治療法

根本治療はなく，症状進行速度を緩和する疾患修飾療法と呼吸器管理や栄養管理などの対症療法が治療の中心である．薬剤はグルタミン酸拮抗薬であるリルゾールと，フリーラジカルスカベンジャーであるエダラボン（ラジカット®）がある．

（3）診断

国際的診断基準はgold coast criteriaと，わが国では特定医療費（指定難病）受給者証用の指定難病診断基準がある．UMN徴候とLMN徴候が複数身体部位でみられることが必須である．

2 基本方針

ALSの理学療法における基本方針は，『筋萎縮性側索硬化症（ALS）診療ガイドライン2023』[2]（表1）や，『理学療法ガイドライン 第2版』[3]などの診療ガイドラインに準じて考える．

（1）自己決定に向けた準備の支援

ALSは急速に症状進行し様々な機能障害が出現する疾患である．経口摂取が困難になった場合の経管栄養や胃瘻造設，呼吸障害による人工呼吸器補助など，患者には数多くの自己決定が求められる．患者自身が療養生活に主体的に取り組める支援の一環として理学療法が位置付けられる．

（2）病態理解と患者教育

患者が主体的に療養生活に取り組むには，患者自身が自己の疾患を理解することが必要である．理学療法を通して，現在のできることとできないことの理解と代償手段の必要性への理解につながり，有効な環境整備を可能にする．

（3）症状進行に応じた理学療法

症状進行速度のバリエーションの幅が大きく，理学療法の進め方も大きく異なる．アプローチが奏功するタイミングを逸してしまわないように，予後に関わる要因について定期的に評価を行い，頻回に状態把握を行うことが望ましい．

（4）適切な運動負荷による機能低下予防

適切な運動負荷は患者の機能低下の予防に有用である一方，過剰な運動負荷，トレーニングは筋力低下を悪化させる可能性がある．呼吸機能が低下している場合では，運動負荷量により呼吸症状やADLを悪化させないように負荷量への配慮が求め

表1 『筋萎縮性側索硬化症（ALS）診療ガイドライン2023』におけるリハビリテーション（抜粋）

Questions and Answers（Q&A）	回答
リハビリテーション医療の目的は何か	●心身機能・日常生活活動を可能な限り維持・改善し，社会参加を促し，患者と家族の生活の質（quality of life：QOL）を維持・向上させることである．
四肢体幹に対するリハビリテーション医療はどのように行うか	●関節可動域（range of motion：ROM）エクササイズ・体位変換・日常生活動作（activities of daily living：ADL）練習を行う． ●軽度～中等度の筋力低下の筋に対しては，適度の筋力増強訓練・有酸素運動が一時的に有効である可能性がある． ●過剰な運動負荷は，筋力低下を悪化させる可能性があり，翌日に筋肉痛・疲労感・呼吸器症状の出現・増悪がないよう注意深く行う．
構音障害に対するリハビリテーション医療は何が有用か	●構音障害の進行予防につながる有効なリハビリテーション治療は確立されていないが，代償的手段の指導などでコミュニケーション障害のサポートを行うことができる．
ALS患者にはどのような補助具が有用か	●頚部・四肢体幹に装着して機能を補助するものと，日常生活活動を補助するもの，移動手段となるもの，他者とのコミュニケーション手段となるもの，および情報通信機器が有用である．
生活の質（quality of life：QOL）の評価に使われる尺度にはどのようなものがあるか	●ALS患者に対するQOL評価尺度には複数あり，評価目的に合った評価尺度を選ぶことが求められる．治療介入やケア介入の有効性を評価するのか，臨床症状，健康状態，生活の満足度に関するQOLを評価するのかにより選択する．
患者と介護者の生活の質（quality of life：QOL）を向上させるためにはどのようなことが有用か	●理学療法士（PT）・作業療法士（OT）・言語聴覚士（ST）が患者のニーズに応じたリハビリテーション治療を行うことや，臨床心理士の介入は，患者のQOLの維持に寄与する． ●非侵襲的人工換気（NIV）療法は患者のQOLを向上させる可能性がある． ●診断時点から行う多職種連携チームによる患者ケアは患者のQOLを，また，患者ケアと介護者アプローチは介護者のQOLを向上する． ●介護負担感は介護者のQOLに影響を与えるため，介護者が必要とするケアやサービスを適切に提供する．
（ALS患者の）性行動・妊娠・出産についてはどのように指導するか	●患者と配偶者・パートナー間での合意があれば性生活に関して制限を加える必要はない．妊娠・出産も可能であるが，母体や胎児への影響，人工呼吸器装着の可能性を念頭に置き対応する必要がある．

（「日本神経学会監修：筋萎縮性側索硬化症（ALS）診療ガイドライン2023，p.172，173，175，176，178，180，182，2023，南江堂」より許諾を得て転載）

られる．

(5) 残存機能の有効活用

低下した機能を残存機能で補うのに，補装具の適切な利用が必要となる．症状進行パターンから，残存機能の予測を行い，可能な限り長く使える補装具を選択していく．

(6) 多専門職チームアプローチ

ALSで生じる生活機能障害は多岐にわたることから理学療法のみで対応しきれるものではない．多専門職チームアプローチが患者の健康関連QOLを改善する報告があり，多専門職チームアプローチの一つとして理学療法を位置付ける．

2 評価

1 運動障害の特徴と進行パターン

(1) 神経徴候

UMN徴候は筋緊張亢進や共同運動パターンといったupper motor neuron syndromeを呈し，LMN徴候は変性髄節に対応した線維性攣縮や筋萎縮，深部腱反射の減弱を呈する（表2）[4]．UMN徴候とLMN徴候は筋機能（筋張力発揮，筋持久力，筋伸展性）の低下を引き起こす．UMN徴候

表2 上位・下位運動ニューロン徴候

領域	脳幹	頸髄	胸髄	腰仙髄
上位運動ニューロン徴候 ・反射の病的拡大 ・筋緊張亢進	・下顎間台 ・咽頭反射 ・口尖らし反射亢進 ・偽性球麻痺 ・強制あくび，泣き，笑い ・病的反射亢進 ・痙縮	・腱反射亢進 ・Hoffmann反射 ・痙縮 ・萎縮筋腱反射保持	・腹皮反射消失 ・腹筋反射亢進 ・痙縮	・腱反射亢進 ・Babinski徴候 ・痙縮 ・萎縮筋腱反射保持
下位運動ニューロン徴候 ・筋力低下 ・筋萎縮 ・線維束性攣縮	・下顎 ・顔面 ・軟口蓋 ・舌 ・咽頭	・頸部 ・上腕 ・前腕 ・手 ・横隔膜	・背筋 ・腹筋 ・胸郭	・背筋 ・腹筋 ・下肢

（文献4を基に作表）

は，筋が対応できる負荷を超えると共同運動や連合反応を誘発する．LMN徴候は出現している髄節に隣接した部位に広がる傾向にあり，動筋と拮抗筋の筋力不均衡を呈する．

(2) 臨床病型

UMN徴候が優位なものを原発性側索硬化症（primary lateral sclerosis：PLS）型，LMN徴候が優位なものを進行性筋萎縮症（progressive muscular atrophy：PMA）型とし，徴候が現れている身体部位で上肢型，下肢型，球麻痺型，呼吸筋麻痺型に分類される．

病型により，症状出現の順序[5]が異なり，それに伴い胃瘻やNPPV（non-invasive positive pressure ventilation，非侵襲的陽圧換気）などの医学的管理や生活環境設定の変更等，起こりうるイベントの順番が変わる．一般に四肢発症では，Z字型に進展する場合が多く，上肢なら対側上肢，同側下肢，対側下肢へと進行していく．この場合は補装具や生活環境整備を急ぐ必要があるが，呼吸の医学的管理の問題は比較的進行してからとなることが多い．一方，球麻痺症状や呼吸筋から発症する例では，早期から栄養管理や呼吸管理の問題が生じる．

2 症状進行速度

(1) 規定要因の把握

症状進行速度に影響を及ぼす要因には，生命予後と機能予後で異なる．生命予後に関わる要因としては，①高齢発症，②球麻痺発症，③初発症状に頸部屈筋の筋力低下を有すること，④上肢の近位筋優位の筋力低下，⑤リルゾール内服がないことである[1]．病型を問わず，最初に出現した症状から次に出現した症状までの期間が短い場合は症状進行が急速であり，中でも発症から球麻痺症状の出現までの期間が短い場合には注意が必要である．栄養状態の指標であるBMI（body mass index）は年間2.5以上低下で予後不良[6]である．

3 ALSFRS-R

ALSの日常生活機能評価であるALS Functional Rating Scale-Revised（ALSFRS-R）を定期的に測定する．ALSFRS-Rでみた機能予後は，①高齢発症，②性別（女性）が規定因子である[1]．

ALSの機能障害の進行パターン（図1）[7]は，①急速進行型（全体の13%），②単調進行型（全体の24%），③経過の途中で進行速度が変化するシグモイド型（全体の15%），④緩徐進行型（全体の48%）の4つに分類される[1]．

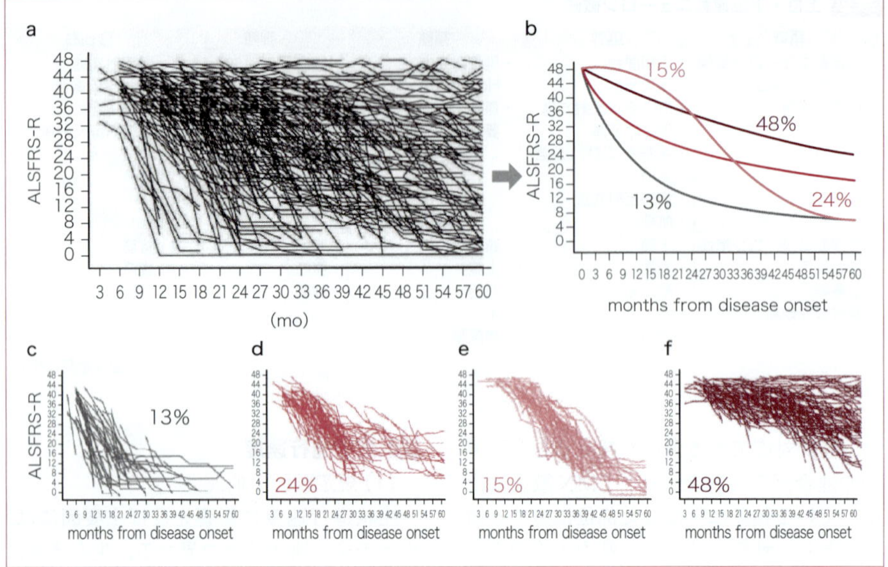

図1 ALSFRS-Rでみた進行パターン

a：465例の全例では多様なスコア変化をしている．
b：変化のパターンを①急速進行型（rapid decline cluster），②単調進行型（intermediate decline cluster），③シグモイド型（sigmoidal decline cluster），④緩徐進行型（moderate decline cluster）の4つに分類できる．
c：急速進行型，d：単調進行型，e：シグモイド型，f：緩徐進行型．

（文献7より）

4 筋力評価

徒手筋力評価（manual muscle test：MMT）が一般的だが，発症初期段階では徒手筋力計を用いた計測を行うことで，軽微な症状の変化の把握に役立つだけでなく，筋力をスコア化することで，症例の歩行能力の把握にも役立つ．筋力トレーニングを行う場合には，様々なsplit表現型（split hand，split elbow，split leg，split foot）がある[8)]ことを念頭に個別に各筋の評価を行う．

5 呼吸理学療法評価

努力性肺活量（forced vital capacity：FVC），（咳嗽時）最大呼気流量（cough peak flow：CPF），最大強制吸気量（maximum insufflation capacity：MIC），肺強制吸気量（lung insufflation capacity：LIC），鼻腔吸気圧（sniff nasal inspiratory pressure：SNIP），最大吸気圧（maximum inspiratory pressure：MIP），最大呼気圧（maximum expiratory pressure：MEP）が用いられる．その他，状態に応じて終日，経皮的動脈血酸素飽和度（SpO_2）計測やカプノモニターなどが用いられる．進行に伴い口唇閉鎖が困難になるため，FVC，CPF，LICはマスク下で計測する．

3 理学療法プログラム

1 診断早期

(1) 筋力トレーニングとホームエクササイズの指導

発症・診断早期の段階ではADLも自立しており運動障害が軽微で残存機能があることから，症状をみて筋力トレーニング[2)]

やホームエクササイズ[3)]の指導を行う．筋力トレーニングでは，特異的な運動方法はなく，split現象を念頭に個別に筋力を評価して負荷量を調整する．筋力トレーニングの対象となるのはMMTで3以上の筋で，最大負荷量の目安は自重とし，毎日の疲労感などをモニタリングし調整していくことが望ましい．

2 ADL一部介助段階

(1) 環境整備

四肢の筋力低下が進行し，起居動作などのADLに一部介助が必要となる段階では，短下肢装具，頚椎装具，上肢装具，スプリングアームバランサーなどの各種補装具の検討や，電動ベッド，電動車椅子，リフター，住宅改修などの生活環境整備を行う．

(2) 二次障害予防

筋力の不均衡により運動範囲の制限が目立ってくる．MMT2以下になり抗重力活動が困難になると，日常生活での使用頻度減少による可動域制限が大きくなりやすい．筋力の不均衡部位に焦点をあてて関節可動域トレーニングを実施する．

(3) 栄養障害対策

代謝亢進により著しく体重減少がみられる時期でもあるため，嚥下も含めた栄養状態の把握が必要となってくる．エネルギー消費過多にならないように運動量の調整や，休息を取り入れるなどの対応が必要となる．

3 ADL全介助段階

日常的に同一肢位・姿勢をとる機会が増え，関節の変形が生じやすくなる．特に生活環境でテレビや意思伝達装置の位置が同じ向きになっていると，姿勢の変形を助長しやすくなるため，姿勢の左右対称性を確保できるように，適宜生活環境の調整を行う．

4 呼吸理学療法

ALSに対する呼吸理学療法では発症早期における呼吸筋トレーニングが推奨されている．threshold PEPを用い，最大筋力の30〜50%程度の負荷で実施する．

気道クリアランスは末梢気道と中枢気道で対応する手技が異なるため，目的に応じて使い分ける[9)]．手技の導入はFVCが目安になる．FVC 80〜75%以下では介助咳の導入の検討が必要となる（図2）[10)]．

4 リスク管理・禁忌事項

同じ運動ニューロン疾患であるポリオ後症候群でみられるoverwork weaknessの問題がALSでも起こりうる危険性が指摘されている．

筋力低下が著しい筋や負荷により易疲労性が強く生じ，筋力低下がみられる筋に対する積極的な筋力トレーニングは控えた方がよいと考えられる．MMTにて3以上を対象とした筋力トレーニングでは，トレーニングによる有害事象がないことが報告されており，MMT3以上を対象とすることが望ましい．筋量が保たれている段階では，血液検査データのCPK（クレアチンホスホキナーゼ）が負荷量の参考になることもある．

クリニカルヒント

1 患者の疾患理解の確認の重要性

ALSは神経変性疾患の中で最も進行速度が速く，その障害の苛烈さから“難病の中の難病”と言われることがある．医師からの病状説明は患者の与える心理的な影響の大きさからbreaking bad newsと言われ，段階的な説明が推奨されている．診断早期では患者に対する病状説明が途中段階にあることも少なくない．理学療法士が誤って医師が説明していない内容について説明し

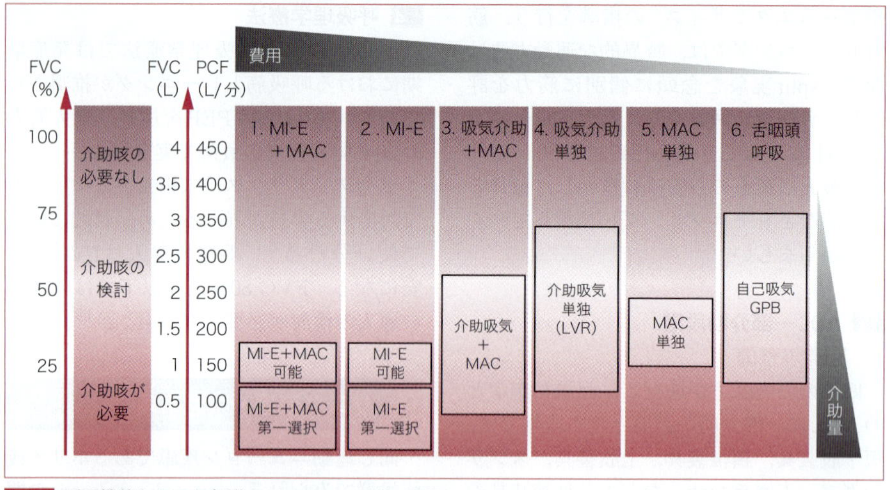

図2 呼吸機能からみた気道クリアランス手技の選択

FVC75%以下では介助咳の検討が必要となる．患者の口腔・咽頭機能に応じて手技を検討する（ALSでは舌咽頭呼吸は難しいことが多い）．

FVC：forced vital capacity（努力肺活量），PCF：peak cough flow（咳嗽最大流量），MI-E：mechanical insufflation exsufflation（機械的咳嗽介助法），MAC：manual assist cough（徒手的咳嗽介助），LVR：lung volume recruitment（肺容量動員法），GPB：glossopharyngeal breathing（舌咽頭呼吸）

（文献10より筆者訳）

てしまうと患者の医療チームに対する不信感につながりかねない．患者が医師の説明をどのように理解しているかを尋ねておくことが重要になる．このようなやり取りを通して，患者のおおよその疾患についての理解度を確認し，説明の食い違いによるトラブル回避につなげる．

2 症状進行速度の速さに応じた目標設定

特に進行速度の速い症例において，目標設定を患者の機能的側面のみにあてると常に目標を下方修正する手続きを繰り返すことになり，理学療法による目標設定そのものが患者の機能喪失感を強めてしまう危険性がある．3 goal modelを参考に基本的目標として，患者の価値観やライフゴールといった側面に焦点をあてるのがよい[11]．特に患者にとって価値のある活動は患者の状態変化に応じて変化していくことを念頭[12]に，状態に応じて見直していく柔軟な対応が重要となる．

3 先進的治療としてのロボットアシスト歩行練習

運動意図を反映した生体電位信号（筋電位）によって動作補助を行う装着型ロボットスーツ（Hybrid Assistive Limb®：HAL®）による歩行練習が開発され，わが国では2016年度診療報酬改定より「歩行運動処置（ロボットスーツによるもの）」として算定可能となっている．1回20～30分の装着下での歩行練習を9回実施し，ALSを含めた神経筋疾患患者の2分間歩行距離が10%程度即時的に改善することが報告されている[13]．9回1クールとした歩行練習を間欠的に1年間に3回行ったケースシリーズ報告[14]では，ベースラインと比較して1年後のケイデンスの向上，2分間歩行距離が維持される傾向にあった．全国的に実施できる施設は限られているが，ALS患者における治療選択肢の一つとなっている．

文　献

1) 中村亮一ほか：多施設共同ALS患者レジストリとバイオマーカー研究．医学のあゆみ 272：503-510，2020
2) 筋萎縮性側索硬化症診療ガイドライン作成委員会編：筋萎縮性側索硬化症（ALS）診療ガイドライン2023，日本神経学会監，172-182，2023
3) 日本神経理学療法学会：第3章 神経難病理学療法ガイドライン．理学療法ガイドライン，第2版，日本理学療法士協会監，日本理学療法学会連合 理学療法標準化検討委員会ガイドライン部会編，医学書院，東京，77-90，2021
4) Brooks BR, et al：El Escorial World Federation of Neurology criteria for the diagnosis of amyotrophic lateral sclerosis. Subcommittee on Motor Neuron Diseases/Amyotrophic Lateral Sclerosis of the World Federation of Neurology Research Group on Neuromuscular Diseases and the El Escorial "Clinical limits of amyotrophic lateral sclerosis" workshop contributors. J Neurol Sci 124：96-107, 1994
5) Fujimura-Kiyono C, et al：Onset and spreading patterns of lower motor neuron involvements predict survival in sporadic amyotrophic lateral sclerosis. J Neurol Neurosurg Psychiatry 82：1244-1249, 2011
6) Shimizu T, et al：Reduction rate of body mass index predicts prognosis for survival in amyotrophic lateral sclerosis：a multicenter study in Japan. Amyotroph Lateral Scler 13：363-366, 2012
7) Watanabe H, et al：A rapid functional decline type of amyotrophic lateral sclerosis is linked to low expression of TTN. J Neurol Neurosurg Psychiatry 87：851-858, 2016
8) Eisen A, et al：The strength of corticomotoneuronal drive underlies ALS split phenotypes and reflects early upper motor neuron dysfunction. Brain Behav 11：e2403. doi：10.1002/brb3.2403
9) Chatwin M, et al：Airway clearance techniques in neuromuscular disorders：A state of the art review. Respir Med 136：98-110, 2018
10) Toussaint M, et al：228th ENMC International Workshop：Airway clearance techniques in neuromuscular disorders Naarden, The Netherlands, 3-5 March, 2017. Neuromuscul Disord 28：289-298, 2018
11) Vermunt NP, et al：A three-goal model for patients with multimorbidity：A qualitative approach. Health Expect：528-538, 2018
12) Neudert C, et al：Patients' assessment of quality of life instruments：a randomised study of SIP, SF-36 and SEIQoL-DW in patients with amyotrophic lateral sclerosis. J Neurol Sci 191：103-109, 2001
13) Nakajima T, et al：Cybernic treatment with wearable cyborg Hybrid Assistive Limb（HAL）improves ambulatory function in patients with slowly progressive rare neuromuscular diseases：a multicentre, randomised, controlled crossover trial for efficacy and safety（NCY-3001）. Orphanet J Rare Dis 16：304, 2021
14) Morioka H, et al：Effects of long-term hybrid assistive limb use on gait in patients with amyotrophic lateral sclerosis. Intern Med 61：1479-1484, 2022

14 ギラン・バレー症候群

保苅吉秀

1 疾患概要と基本方針

1 疾患概要

ギラン・バレー症候群(Guillain-Barré syndrome：GBS)の原著は，1916年にGeorges Guillain，Jean-Alexandre Barré，André Strohlらにより発表された「細胞反応がなく脳脊髄液の蛋白増加を伴った根神経炎症候群について―腱反射の臨床的ならびに描画上の特性に関する考察―」で根神経炎を呈した2症例の報告である[1]．

1980年代までは感冒を先行症状とする急性炎症性脱髄性ポリニューロパチー(acute inflammatory demyelinating polyneuropathy：AIDP)と考えられてきたが，Feasbyらが，電気生理学的に運動神経が早期から重症で予後不良のGBSを軸索型GBSとして報告し[2]，その後様々な症例が報告され，急性運動性軸索型ニューロパチー(acute motor axonal neuropathy：AMAN)，感覚障害を合併する時には，急性運動感覚性軸索型ニューロパチー(acute motor and sensory axonal neuropathy：AMSAN)と命名された．

わが国における疫学調査では人口10万人に対して1.15人と推定され，男女比は3：2であり，平均年齢は39.1±20.0歳である．

診断基準は，National Institute of Neurological and Communicative Disorders and Strokeの委員会が1978年に疫学調査を目的とした診断基準を作成したものが現在も広く使われている(表1)[3,4]．

治療としては免疫調整法として，血漿浄化療法[単純血漿交換法(plasma exchange：PE)，二重膜濾過法(double filtration plasmaphresis：DFPP)，免疫吸着法(immunoadsorption plasmapheresis：IAPP)]，経静脈的免疫グロブリン療法(intravenous immunoglobulin：IVIg)がある(グレードA)[5]．

補助・対症療法として，嚥下障害，呼吸不全，不整脈，感染症，疼痛などに対する対症療法，肺炎，塞栓症(静脈血栓，肺塞栓)などの予防療法，リハビリテーションなどがある(グレードC1)[5]．

2 基本方針

GBSの病態は，発症後4週間以内に先行感染を伴う両側性弛緩性運動麻痺で，おおよそ左右対称に運動麻痺を呈し，重度の場合は四肢麻痺となり，呼吸筋麻痺に進展すると人工呼吸管理が必要となる．比較的軽い感覚障害がみられるが，痛みを伴うことが多い．また腱反射は低下することが多い．その他，脳神経麻痺，自律神経障害など様々な神経症候も呈しうる．

脳脊髄液の蛋白細胞解離を伴い，経過予後はおおむね良好であることを特徴とする急性発症の免疫介在性多発根神経炎である．臨床経過は単相性で，4週以内に頂点に達し，極期を過ぎると軽快する．本項ではこの極期を過ぎ病状が安定するまでを急性期と定め，それ以降を回復期としてそれぞれの病状に合わせて理学療法を行う．

(1) 急性期

病態に合わせた理学療法介入：ベッド上からの介入が主体となり，病態に合わせ関節可動域(ROM)練習，筋力の改善，また重症例では呼吸機能の評価，自律神経系な

表1 National Institute of Neurological and Communicative Disorders and Strokeの委員会により作成されたギラン・バレー症候群診断基準

Ⅰ　診断に必要な所見
　A　二肢以上の進行性の運動麻痺．その程度は軽微な下肢の脱力(軽度の運動失調を伴うこともある)から，四肢・体幹の完全麻痺，球麻痺や顔面神経麻痺，外眼筋麻痺までである．
　B　腱反射消失．全般的な腱反射消失が原則だが，他の所見が矛盾しないものであれば遠位の腱反射消失と上腕二頭筋および膝蓋腱反射の明確な低下でもよい．
Ⅱ　診断を強く支持する所見
　A　臨床所見(重要なものから記載)
　　1．進行性であること．運動麻痺は急速に進行するが4週後までに停止する．約50%では2週までに，80%では3週までに，90%以上が4週までに症状が極期を迎える．
　　2．比較的対称性．症状の対称性は絶対的であることは稀だが，通常は一肢が障害されれば対側も障害される．
　　3．軽度な感覚障害．
　　4．脳神経障害．顔面麻痺は約50%でみられ，しばしば両側性である．他の脳神経麻痺もみられ，特に舌や嚥下筋の支配神経や，外眼筋支配神経の障害がみられることもある．時に(5%未満)外眼筋麻痺や他の脳神経麻痺で発症する場合もある．
　　5．回復．症状の進行が止まってから通常は2〜4週後に回復が始まる．回復は数ヵ月遅れることもある．大部分の患者は機能的に回復する．
　　6．自律神経障害．頻脈その他の不整脈，体位性低血圧，高血圧，血管運動性の症状などは，存在すればGBSの診断を支持する．これらの症状は動揺することがある．肺塞栓など他の原因の鑑別に十分な注意が必要である．
　　7．神経症状出現時の平熱．
　B　診断を強く支持する脳脊髄液所見
　　1．脳脊髄液蛋白．発症後1週経った後で，脳脊髄液蛋白値が上昇しているか，連続測定で上昇してくる．
　　2．脳脊髄液細胞数．脳脊髄液中の単核球の数が$10/mm^3$以下である．
　C　診断を強く支持する電気診断所見
　　経過の中のいずれかの時点で，約80%において神経伝導の遅延あるいはブロックがみられる．神経伝導速度は通常は正常値の60%未満であるが，障害は散在性のためすべての神経が障害されるわけではない．遠位潜時は正常値の3倍まで延長することもある．F波の反応をみることでしばしば神経幹の近位部あるいは根の伝導遅延が示唆されることがある．患者の20%以内では神経伝導検査は正常である．神経伝導検査は発症後数週しないと異常を示さないことがある．
Ⅲ　診断に疑いを抱かせる所見
　1．筋力低下の，著明な長く続く非対称性
　2．長く続く膀胱直腸障害
　3．発症時の膀胱直腸障害
　4．$50/mm^3$を超える脳脊髄液の単核球数
　5．脳脊髄液中の多形核白血球の存在
　6．明瞭な感覚障害のレベルの存在
Ⅳ　診断を除外する所見
　1．揮発性の有機溶剤の乱用
　2．急性間欠性ポルフィリアの診断を示唆する所見
　3．最近のジフテリアの感染歴
　4．鉛ニューロパチーに合致する所見
　5．純粋な感覚障害
　6．ポリオ，ボツリヌス中毒，ヒステリー性麻痺，中毒性ニューロパチーなどと診断できる場合

(文献3，4より)

どの病態に合わせて離床を進めていく．

1) ROM練習

運動麻痺の生じている部位に関連する関節は拘縮を生じやすく，特に観察しながら行う．ROMを確認するとともに筋の伸張性，疼痛にも注意を向けながら行う．

2) 運動麻痺に対して筋力トレーニング

弱化している筋肉，働きやすい筋肉を見ながら代償動作にならないように目的としている運動を的確に行う．また廃用にならないように留意しながら行っていく．

3) 呼吸練習・ポジショニング

呼吸機能に支障をきたしている際には胸郭の可動域，運動麻痺の状態を見ながら呼吸運動を促す．また，様々な肢位でのポジショニングを行うことで無気肺の予防や排

表2 Hoら(1995)によるGBSの脱髄型(AIDP)，軸索型(AMAN)の診断基準

AIDP	下記のいずれか一つを２神経以上で満たす． 1．MCV<90%正常下限(dCMAP>50%正常下限)または<85%正常下限(dCMAP<50%正常下限) 2．DML>110%正常上限(dCMAP>正常下限)または120%正常上限(dCMAP<正常下限) 3．確実な時間的分散の増大 4．Minimal F latency>120%正常上限
AMAN	下記の1，2を満たす． 1．上記のような脱髄基準なし 2．いずれかの神経でdCMAP<80%正常下限
unclassified	上記のいずれにもあてはまらない

MCV：motor nerve conduction velocity(運動神経伝導速度)，dCMAP：distal compound muscle action potential(遠位刺激時の複合筋活動電位)，DML：distal motor latency(運動神経遠位潜時)

(文献5，6より)

痰を促す．

4) 基本動作練習

ROM，運動麻痺の程度を見ながら動作の難易度を調整して行う．頭部体幹・四肢の機能を見ながら，症例の能力を最大限発揮できるように進めていく．

(2) 回復期～慢性期

病態の安定を確認しつつ積極的にリハビリテーションを進めながら症例ごとの機能を評価し，それぞれの日常生活を見据えて展開していく．

1) 筋力増強練習

弱化した筋力を評価しながら，基本動作や日常生活を鑑みて，目標に合わせて筋力トレーニングを行っていく．単関節に対するものや多関節に負荷をかけながらの複合的なトレーニングを行う．

2) 耐久能向上に向けたトレーニング

連続歩行，エルゴメーターなど負荷量と時間の設定を行い，持続したトレーニングを行う．

3) ROM練習

運動麻痺が継続している部位は，可動域制限も出現しやすい．徐々に改善することを期待することを前提に，日常生活を見据えて行っていく．

4) 基本動作練習

各症例の環境を聴取し，必要不可欠な動作練習を行っていく．

2 評価

GBSは基本的に病歴と臨床症候に基づいて診断される．

1 運動麻痺

2肢以上の進行性の運動麻痺，その程度は軽微な下肢の脱力から，四肢・体幹の完全麻痺，球麻痺や顔面神経麻痺，外眼筋麻痺までである．

2 腱反射

腱反射は消失．原則は全般的な腱反射の消失であるが，他の所見が矛盾しないものであれば遠位の腱反射消失と上腕二頭筋および膝蓋腱反射の明確な低下でもよい．

3 神経伝導検査

神経伝導検査(nerve conduction study：NCS)はGBSの診断に重要であり，またNCSの経時的変化がGBSの分類に役立つことがある．そのため，必要に合わせてNCSは初期評価だけでなく1～2週間後に再度評価を行う．

AIDPとAMANの診断基準を示す(表2)[5,6]．いずれかの脱髄を示唆する基準を満たすか，それとも脱髄の基準がなく軸索変性を示唆する複合筋活動電位(compound muscle action potential：CMAP)の低下を認めるかで分類する．

4 理学療法評価

(1) ROM検査

運動麻痺の影響による運動の低下に伴う関節拘縮や筋の短縮が生じることがあるので，検査にて確認していく.

(2) 徒手筋力検査 (manual muscle test：MMT)

四肢遠位部優位に運動麻痺症状が生じる．重症例になると体幹，呼吸機能にも症状が及び，これらを計測し評価していく.

(3) 感覚検査

しびれなどの異常感覚が生じることがあるので程度の評価と，運動パフォーマンスに影響があるかを確認する.

(4) 疼痛検査

筋に疼痛を生じることがあるので，その分布を見ながらどの運動で疼痛があるのか確認する.

(5) ADL

Functional Independence Measure (FIM) やBarthel Index (BI) を用いてどの項目に支障が生じているか評価する.

3 理学療法プログラム

リハビリテーションは，個々の症例の実情に応じたプログラムが必要であり画一的に勧められるメニューはなく，症例の状況に応じた多面的なリハビリテーションプログラムにより機能予後を改善する．また麻痺症状の著しい症例では，関節拘縮予防と良肢位を心がけ，回復期においても筋力負荷の強すぎる訓練は避ける[5].

1 ROM練習

自発運動が少ない，または出現していない部位においては重点的に行う．特に四肢遠位部に症状が出やすく，関節拘縮や筋の短縮が生じやすいので注意する.

2 筋力トレーニング

運動麻痺が生じている筋に対して行っていく．介助運動から行っていき，回復の状態に合わせて代償運動の有無を確認しながら，段階的に介助量を軽減していく．自身で運動可能になったら徐々に抵抗運動を行っていく．ただし，過負荷にならないように疲労度を見ながら行っていく.

3 起居動作練習

起居動作の各動作・姿勢において，ROMや運動麻痺の状態と結びつけながら，獲得しやすい動作方法の練習や指導を行う．または起居動作を通じてROM練習や筋力トレーニングを複合的に行う.

4 歩行練習

体幹下肢の状況に合わせて介助歩行から始める．手指機能が保たれているならば平行棒内歩行を行う．手指の把持が難しくても前腕での支持が可能であれば前腕支持型のサークル型歩行器を使用して行う．歩行の安定に伴い応用歩行も取り入れていく.

4 リスク管理・禁忌事項

1 自律神経障害

洞性頻脈，徐脈，高血圧，起立性低血圧，神経因性膀胱がこれまでも報告されており，注意しながら理学療法を行う.

2 呼吸・排痰

重症例においては呼吸機能に障害が及ぶ，呼吸状態悪化は生命維持にも直接的に関連するので注意深く確認しながら行う必要がある．また，機能低下により排痰が十分にできず窒息を起こす可能性もあるので十分注意して観察する.

3 深部静脈血栓症

長期臥床や，運動麻痺の不動により下腿

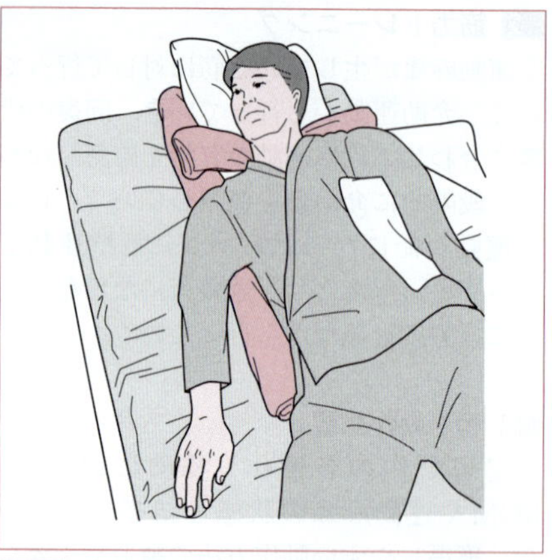

図1 ポジショニング(半側臥位)

頭部・体幹の安定を図る．頭部や体幹の働きが弱い場合は枕とは別に頚部にタオルを入れ，後頚部とベッドの間の隙間をなくす．支持側の枕の下に畳んだタオルを入れる．体側部にも同様にバスタオルをロール状にしたもので体幹の傾きを受けるようにして姿勢に崩れが生じないようにする．

三頭筋の活動が十分でないと深部静脈血栓症(deep vein thrombosis：DVT)を合併することがある．Dダイマー検査等の結果を確認する．

クリニカルヒント

1 運動負荷量に注意しながら理学療法を展開する

GBSの病状は，急激な進行と軽快が特徴である．日々の状態を評価しながら運動負荷量の調整が必要である．軽快してくる段階で運動負荷量が過多になっていないか注意しながら理学療法を行う必要がある．バイタルサインや翌日の疲労度などを確認しながら運動量を調整する[7]．また，回復してきている身体機能を見過ごしていると機能改善を停滞させてしまうので，日々の変化を見逃さないように評価することが大切である．

2 筋の疼痛に注意する

筋の伸張に伴い筋の疼痛が生じることがある．特に病初期にそのような症状がみられることが多い．不動による短縮が生じないよう，愛護的にROM練習を行う．また，姿勢や動作練習の際に筋痛が妨げになっていないか評価しながら行っていく必要がある．

3 重症例における呼吸への注意点

呼吸と排痰に配慮しながらポジショニングをしていく．人工呼吸器管理下では姿勢変換に制限が生じる．排痰の観点からは体位排痰法に基づいて行うことが理想であるが，頭部を下垂するポジションは多くの医療機関では環境設定が難しい．矢状面ではギャッジアップ肢位と水平位，前額面では背臥位と，左右側臥位を段階的に行い，痰の貯留や無気肺の予防を心がける．

4 ポジショニング時の注意点

運動麻痺の影響により側臥位になった際に頭部や体幹が安定しない時には，枕の左右両端にタオルを入れ頭部が傾かないようにする．体幹では体側にロール状にしたバスタオルなどを挟み，姿勢が歪まないようにする(図1)．頭部から骨盤までが対称的になり呼吸がしやすいよう調整する．胸郭運動が生じやすいようにバスタオルを腹部に巻く(図2)．手指は屈曲しやすく，足関節は底屈位になりやすいため筋短縮が生じないように配慮しなければならない(図3)．必要に合わせてカックアップスプリントなど，装具の一時的使用も検討する．

5 離床は段階的に

ベッドアップ，端座位，立位と段階的に離床を促す．その際に血圧，心拍数，酸素飽和濃度など自律神経等に関わる因子の確認を行いながら離床を進める．

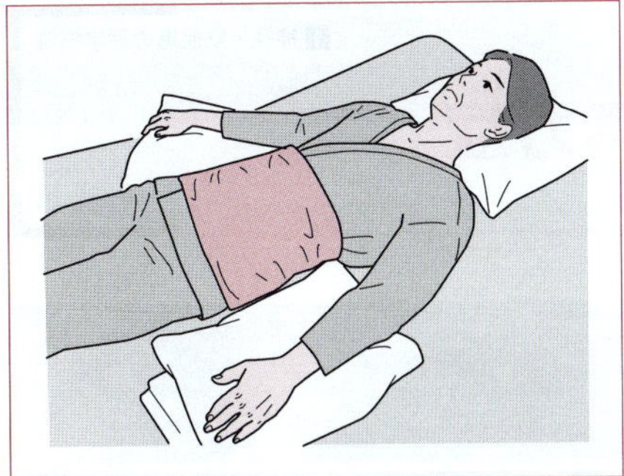

図2 ポジショニング（呼吸筋まで障害が達した場合）

呼吸筋まで障害が達した場合は，胸郭の可動域が少なく腹式呼吸になりやすい．胸腹式呼吸を再獲得するために，腹部にバスタオルなどを巻き，腹圧を高めて胸郭の可動域が増大するように調整する．心拍数，酸素飽和濃度を確認し症例の許容範囲を確認しながら行う．

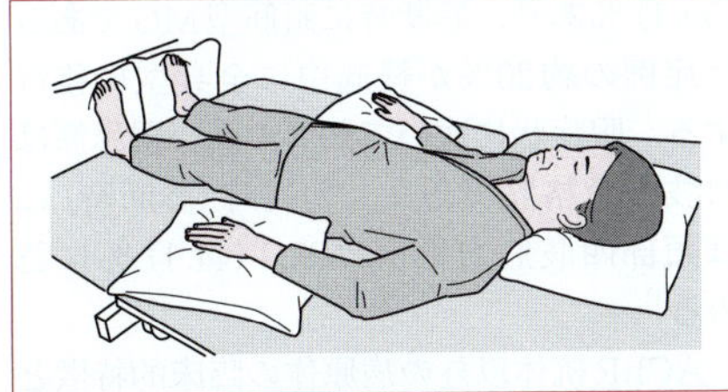

図3 ポジショニング（背臥位）

枕は後頸部までしっかりと入れ頭頸部の安定を図る．両手掌は枕などで手掌面全体が接地するようにする．フットボードにクッションなどを置き，足関節底屈位にならないようにする．その際，踵は褥瘡が生じやすいので除圧を行う．

6 立位場面での運動療法の一例（図4）

立位に介助が必要な段階では，安全に適切な姿勢が獲得しやすいように環境設定に配慮しながら行う．

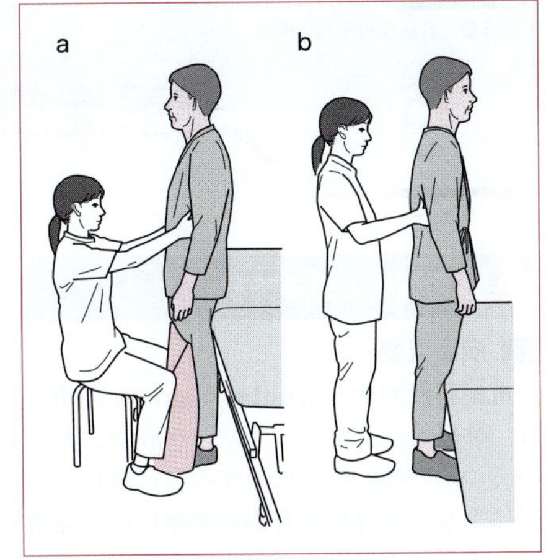

図4 立位場面での運動療法の一例

立位練習にて，下肢伸筋が弱く介助が必要な症例（a）では，昇降式ベッドで座骨結節や仙骨を支持して股関節を安定させる．前方より理学療法士の膝で症例の膝を介助する．その際，三角クッション等を用いることで両膝関節を前方より全体的に支持することができる．三角クッションの使用は症例の能力に合わせて膝への介助量を減らすことができる．またスクワットを行う際，膝の急激な脱力にも対応しやすい．体幹や股関節の運動を意識的に練習したい時（b）には，ベッド端などに膝蓋腱あたりを接して，膝折れを予防しながら行う．
※三角クッションのように，膝を支えながら床まで長さがあるものを用いると落下せずに行える．運動に対して自由度もあるので，症例の能力に合わせて膝の運動も行いやすいのが利点である．

文　献

1) Guillan G, et al：Sur un syndrome de radiculo-névrite avec hyperalbuminose du liquid cephalorachidien sans réaction cellulaire. Remarques sur les caracteres cliniques et graphiques des reflexes tendineux. Bull Soc Méd Hop Paris 40：1462-1470, 1916
2) Feasby TE, et al：An acute axonal form of Guillain-Barré polyneuropathy. Brain 109：1115-1126, 1986
3) Criteria for diagnosis of Guillain-Barré syndrome. Ann Neurol 3：565-566, 1978
4) 楠　進：ギラン・バレー症候群の歴史．Brain Nerve 67：1295-1303，2015
5) Ho TW, et al：Guillain-Barré syndrome in northern China. Relationship to Campylobacter jejuni infection and anti-glycolipid antibodies. Brain 118（Pt 3）：597-605, 1995
6)「ギラン・バレー症候群，フィッシャー症候群診療ガイドライン」作成委員会編：ギラン・バレー症候群，フィッシャー症候群診療ガイドライン2013，日本神経学会監，南江堂，東京，2013
7) 松尾雄一郎：ギラン・バレー症候群・慢性炎症性脱髄性多発ニューロパチーの歩行障害に対するアプローチ．MB Med Reha 171：75-82，2014

15 重症筋無力症

寄本恵輔

1 疾患概要と基本方針

1 疾患概要

重症筋無力症（myasthenia gravis：MG）は，神経筋接合部のシナプス後膜上にあるいくつかの標的抗原に対する自己抗体の作用により，神経筋接合部の刺激伝達が障害されて生じる自己免疫疾患である[1]．

2022年現在，MGの病因としてその病原性が認められている自己抗体は，アセチルコリン受容体（AChR）抗体と筋特異的受容体型チロシンキナーゼ（MuSK）抗体の2つであり，わが国ではMG全体の約80～85％がAChR抗体陽性，約5％がMuSK抗体陽性である[1]．残りの約10～15％がdouble seronegative MGに分類され，小児MGや眼筋型MGのように検出感度低下のAChR抗体陽性が推定されるもの，LDL受容体関連蛋白質4（LRP4）抗体，あるいは未知の自己抗体により発症するものが含まれている[1]．

MGでは胸腺異常を合併することが多く，過形成胸腺はAChR抗体産生などのMG病態に強く関連している[1]．

2 症状

MGの臨床症状の特徴は，運動の反復，持続に伴い骨格筋の筋力が低下し（易疲労性），これが休息により改善すること，夕方に症状が悪化すること（日内変動），日によって症状が変動すること（日差変動）である[1]．

初発症状は，眼瞼下垂（瞼が次第に閉じてしまう症状），眼球運動障害による複視などの眼症状が多い（図1）．初発時（診断時）には眼瞼下垂71.9（81.9）％，複視47.3（59.1）％あり，診断時に眼筋型MGであった症例の約20％が経過中に全身型に移行する．眼症状に次いで頻度の高い罹患筋は四肢の骨格筋であり，初発時（診断時）には頸部四肢筋力低下は23.1（44.1）％に認める[1]．

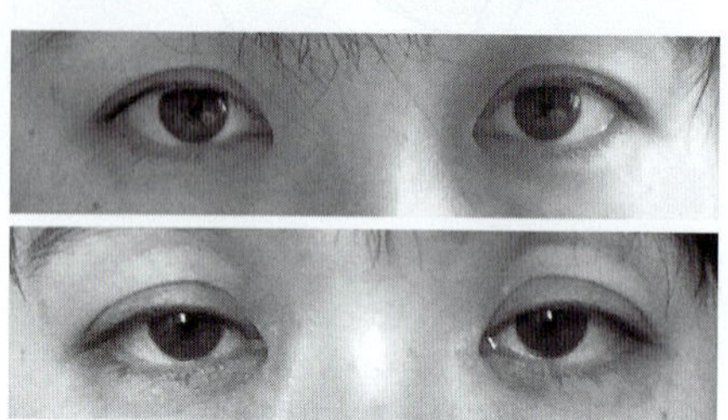

図1　眼瞼下垂（瞼が次第に閉じてしまう症状）

AChR抗体以外の病原体の臨床的特徴として，MuSK抗体陽性MGは，顔面や頚部筋力低下，球症状が中核をなし，クリーゼになりやすいことが報告されている．近年，MGの非運動症状も注目されており，他の自己免疫疾患の合併症（甲状腺疾患，関節リウマチ，全身性エリテマトーデス），円形脱毛症，心筋炎，味覚障害，精神・心理的問題，不眠，不安がある．

3 疫学・予後

わが国（2018年調査）では，MG患者は29,210人，有病率（人口10万人あたり）23.1人と推定しており，諸外国と発生率は大きく変わらない．好発年齢は小児，20～30歳，50～60歳であり，女性が男性より1.15倍ほど患者数が多い．近年は男女ともに50歳以上で発症する後期発症MG

が増加しており，ここ10年で約2倍の患者数となっている[2)].

MG患者の予後として，長期的寛解はまれであり，完全寛解4.2〜8.9%，薬理学的寛解7.6〜9.7%と両者を併せても15%程度である．MGの診断技術の向上や免疫治療の普及に伴い，死亡例，重症例，クリーゼは減少したが，完全寛解，薬理学的寛解，軽微な症状のみで生活や仕事に支障がない生活（minimal manifestations：MM）に至るMG患者は約50%であり，QOLは低く，社会的不利益（失業，収入源減少）が問題となる[1)].

4 治療

MGは自己免疫疾患であり，免疫治療が基本である．根本的治療として，自己抗体を抑制することを目的とした経口免疫治療，免疫抑制薬，免疫グロブリン大量静注療法（intravenous immunoglobulin：IVIg）がある．補助療法として，抗コリンエステラーゼ薬，血液浄化療法，胸腺摘除がある．長期ステロイド服用による弊害が大きいため，MGにおける治療目標は「経口ステロイド（プレドニゾロン）5mg/日以下でMMレベル（MM-5mg）」が早期治療戦略として実施されている．また，近年では分子標的治療薬（補体標的薬）が使用されるようになり，治療選択肢が増えている[1)].

5 基本方針

MGは長期完全寛解が得難い進行性の疾患であり，治療が生涯にわたることを認識することが理学療法戦略を立てるうえで重要となる．症状は多様であるため，安定しているように見えても就学，就労，結婚，出産，育児，介護等とライフイベントにおける社会的不利益を被ることは少なくない．その結果，不活動になりやすく，自覚なく二次的な筋力低下やフレイル・サルコペニアに陥るため継続的な運動指導は必要となる．症状の悪化で治療を要する時期においては，副作用や治療時間を考慮した介入となる．病状によっては呼吸障害・嚥下障害・構音障害によりADL制限をきたすことや過労は増悪因子であるため，十分な休息，休養をとることが重要である．MG患者自身がアドヒアランスを高め，継続的な運動を続けられるよう，絶え間なく多専門職種チームで支援をする．

2 評価

1 疾患特異的重症度，症状スコア，ADL評価

MGの重症度評価にはMyasthenia Gravis Foundation of America（MGFA）分類，Myasthenia Gravis Activities of Daily Living（MG-ADL）スケール，Quantitative myasthenia gravis（QMG）スコアがある[1)]．それぞれの特徴として，MGFA分類は現在に至るまでの最重症時の状態を評価するため治療評価にはならないこと，MG-ADLスケールは簡便なADL評価であるが自己申告であるため主観的かつQOL評価要素が強いこと，QMGスコアは客観的評価かつ疲労筋の検出力は高いが評価に時間を要することがある．近年開発されたMG composite scaleはMG-ADLスケールと，QMGスコアの長所と短所を踏まえたうえで考案されたものである（表1）[3)].

2 運動機能評価，呼吸機能評価

一般的な理学療法評価に加え，MGでは客観的数値で運動症状を捉え，また経時的評価が有効である．ハンドヘルドダイナモメーター（μTas，マイクロFETなど）を用いた筋力評価，6分間歩行距離（6-minute walk test：6MWT），スパイロメーターを用いた呼吸機能検査（努力肺活量forced vital capacity：FVC，最大咳嗽力cough peak flow：CPF）を測定する．筋力評価で

表1 MG composite scale

項目	0点	1点	2点	3点
上方視時の眼瞼下垂出現までの時間（医師観察）	46秒以上	11〜45秒	1〜10秒	常時
側方視時の複視出現までの時間（医師観察）	46秒以上	11〜45秒	1〜10秒	常時
閉眼の筋力（医師観察）	正常	軽度低下（閉眼維持可能）	中等度低下（閉眼維持困難）	重度低下（閉眼不能）
会話，発音（患者申告）	正常	時に不明瞭/鼻声	常に不明瞭/鼻声だが理解可能	不明瞭で理解が困難
咬む動作（患者申告）	正常	固い食べ物で疲労	柔らかい食べ物でも疲労	栄養チューブの使用
飲み込み動作（患者申告）	正常	まれにむせる	頻回のむせがあり食事に工夫を要す	栄養チューブの使用
MGによる呼吸状態（医師観察）	正常	活動時息切れ	安静時息切れ	呼吸補助装置の使用
頚の前屈/背屈筋力（弱い方を選択，医師観察）	正常	軽度低下	中等度低下（おおよそ半減）	重度低下
上肢の挙上筋力（医師観察）	正常	軽度低下	中等度低下（おおよそ半減）	重度低下
下肢の挙上筋力（医師観察）	正常	軽度低下	中等度低下（おおよそ半減）	重度低下
			合計（0〜50点）	

（文献3を基に作表）

は最大筋力を数回測定することにより漸減的に数値が低下すること，6MWTでは25m往復路を利用した際にラップタイムが落ちることなど，筋疲労度の評価も兼ねることができる．また，近年はスマートフォンやスマートウォッチなどに搭載している活動量計を利用することで，活動量をリアルタイムに評価することも可能となっている．

3 疲労感評価

理学療法に伴う際は一般的なバイタルサインに加え，自覚的な疲労/疲労感の評価として，Visual Analogue Scale（VAS），Visual Analogue Fatigue Scale（VAFS），Numerical Rating Scale（NRS）を用い，即時的に評価を行う．日常生活全般における倦怠感や疲労感においては日本語版簡易倦怠感尺度（Brief Fatigue Inventory：BAF）を用いる．MG患者が感じる疲労/疲労感のすべてを理解することは困難ではあるが，これらの検査を通して情報を共有する．

4 QOL評価

MG治療効果判定において患者の主観的満足度を反映するQOL評価として，MG-QOL15がある．簡便な疾患特異的QOL評価であり，国際臨床研究，治験などにも広く利用されている[1]．

3 理学療法プログラム

1 目標

MGの理学療法の目的は，ICFに基づき，生活機能を改善し，患者教育と自己管理に重点を置いて社会参加を強化することである．また，MGにおける効果的な理学療法プログラムは，患者の身体的および心理社会的機能を最大化し，患者のQOLを維持すること，二次的な合併症を最小限に抑え，患者が社会に適合するよう支援することである．拘縮や呼吸不全などの起こり得るMG合併症の管理には理学療法が不可欠である．

2 運動プログラム

典型的なMGの筋力低下は，反復的に運動により顕在化する．運動療法がMG患者にとって有益であるか有害であるかは明らかではないため依然として議論の余地があるが，筋力低下が主な問題であるため

表2 エビデンスに基づく重症筋無力症(MG)のリハビリテーション実践

運動の種類	対象者	方法	頻度	結果	著者(年)
全身運動	MG11名	30個の筋トレプログラム	10週間	膝伸展力23%の増加	Lohiら(1993)
	MG15名	抵抗運動と有酸素運動の比較	8週間に20回	両者とも不変,筋力は抵抗運動が改善	Rahbeckら(2016)
	MG10名	有酸素運動と抵抗運動	週2回,12週間	筋酵素正常,身体能力改善	Westerbergら(2017)
	MG11名	有酸素運動と抵抗運動	12週間	身体能力,QMGスコア改善	Westerbergら(2018)
	MG10名	理学療法と心理療法	3ヵ月	疲労スケール(VAFS)大幅に改善	Farrugiaら(2018)
呼吸練習	全身性MG16人	呼吸筋力と持久力練習	30分/日 6回/週 3ヵ月	吸気筋,肺活量,呼吸苦の改善	Weinerら(1998)
	安定したMG27名	自宅で行う呼吸練習	週3回,8週間	呼気/吸気筋,持久力,胸郭可動性の改善	Fregoneziら(2005)
	全身性MG10名	在宅呼吸筋持久力練習	4～6週間	呼吸持久力と総換気量が大幅に増加	Rasslerら(2007)
	MG23名	長期呼吸筋持久力練習	16週間	訓練群は呼気改善,MG症状,疲労改善	Freitagら(2018)
	MG26名	負荷による呼吸筋トレ	週5回,8週間	吸気,呼気,鼻腔内吸気の改善	Aslanら(2013)
バランス練習	MG7名	バランス戦略練習16種類		QMGスコア,TUGなどが改善	Wongら(2014)

TUG:Timed Up and Go Test

(文献4を基に作表)

筋力トレーニングは価値があるものと考えられている.

2020年にエビデンスに基づくMGのリハビリテーション実践(文献の系統的レビュー)において,無作為化比較試験(randomized controlled trial:RCT)2編,症例対照研究1編,コホート研究8編があり,3つの異なるリハビリテーションアプローチとして,身体トレーニング,呼吸トレーニング,バランストレーニングが示された(表2)[4].筋力強化や抵抗運動は有害事象を引き起こすことなく,MG患者の機能的能力の向上と筋力増強が示され,監督下での在宅フィジカルトレーニングでも同様に良い結果が得られている.呼吸トレーニングは呼吸筋力,肺活量の改善,バランストレーニングにより前庭機能が強化され,転倒のリスクが軽減することが示された.すべて機能的アウトカムの向上,疲労の軽減,QOLの向上に貢献したが,比較研究ではないためガイドライン等では推奨に至っておらず,今後この分野での理学療法研究が必要である.

3 ADL指導と運動療法のポイント

症状が安定しているMG患者に行うべきADL指導のポイントは,規則正しい生活を推奨し,筋疲労を避けるため,効率的に動く,無駄使いしないことを考慮すべきである.また,運動療法のポイントとして,一番良い体調の時間での運動,一番薬が効いている時間,近位筋の短時間の維持的なゆっくりとした運動を行い,高負荷は避けることが重要である.適度な運動負荷量として,安静時脈拍から30bpmを超えない,自覚的には運動による疲労感の訴えがない,運動によりMGの症状が悪化しない,運動後の2時間には疲れがない,次の運動に筋肉痛がない,ゆっくりとした低負荷な長く続けられる運動が有効であり,自転車エルゴメーター等の利用が推奨されている[5].

4 リスク管理・禁忌事項

1 易疲労

理学療法を実施するうえで疲労が蓄積しやすいことを認識する．特に運動習慣がないMG患者の場合，ADLが自立していたとしても軽度な運動で翌日まで疲労が蓄積することは少なくない．患者自身の自覚的疲労感を聴取しながら運動量を決めていく．

2 廃用症候群

薬物療法に沿った運動療法が有効であるため，MGの治療方針や治療効果，MG患者の状況を把握し，安定期であれば積極的に活動性を維持・向上するプログラムを取り入れる．また不安定期において安静が望ましい場合もあるが，ADL支援が必要な状況において廃用症候群に陥ることがないよう早期より理学療法介入は不可欠となる．

3 Uhthoff現象（Uhthoff's phenomenon）

体温の上昇は症状を増大させることが知られており，炎天下での外出には注意を要する．また，入浴で浴槽に入ることで悪化することもあるのでシャワーの利用を勧めることもある．したがって，理学療法における物理療法としての温熱療法は原則禁忌となる．運動療法実施時は体温を上げないことが大切であるため，室内温度を調整し，冷たい服，冷湿布，保冷剤を使用することなどを行い，運動療法後は涼しいシャワーを浴びることで筋肉疲労を減少することができる．

4 長期ステロイド服用の副作用

長期ステロイド服用により，骨粗鬆症・骨頭壊死・易骨折などの骨脆弱性，顔貌（満月様）や体型（肥満）などのコスメティカルな問題，高血糖，脂質異常症，甲状腺機能異常，消化性潰瘍，白内障等の合併症があるため，理学療法を実施する際は全身管理を含めた対応が求められる．

5 クリーゼ（筋無力性クリーゼ）

まれではあるが主に感染症等を起因として，筋脱力が急激に悪化し，呼吸筋麻痺をきたして人工呼吸器による管理が必要なクリーゼに陥ることがあるため，患者の状態把握は不可欠である．

クリニカルヒント

1 情報収集

MG患者が何に困っているのか，何に困ることが予測できるか，どのようなことをすると症状が顕在化するかなど，具体的な課題を明確にする．また同時に現病歴，診断，現在行われている治療（薬物療法）について把握する．治療により易感染であれば，感染対策として，ベッドサイドやリハビリテーション室に他患者が少ない時間帯での実施などがある．症状が重度の場合は安静が望ましいが，治療により症状がコントロールされている場合には日常生活に制限を加える必要はなく，運動や就労も可能である．

2 自己抗体検査

疾患特異的自己抗体（AChR抗体，MuSK抗体など）を把握する．double seronegative MGであっても未知なる抗体により症状が出ていることがあるため注意が必要である．また，自己抗体検査では，血液蛋白成分である免疫グロブリン（IgG，IgA，IgM，IgD，IgE）の評価も行う．特に免疫グロブリンのうち，IgGは全体の80％を占め最も多く，MG症状や薬物療法（免疫抑制薬，IVIg，血液浄化療法）で変化するため診断，治療効果判定に重要である．

3 活動性維持・向上を目的とした理学療法

活動性維持・向上を目的とした理学療法

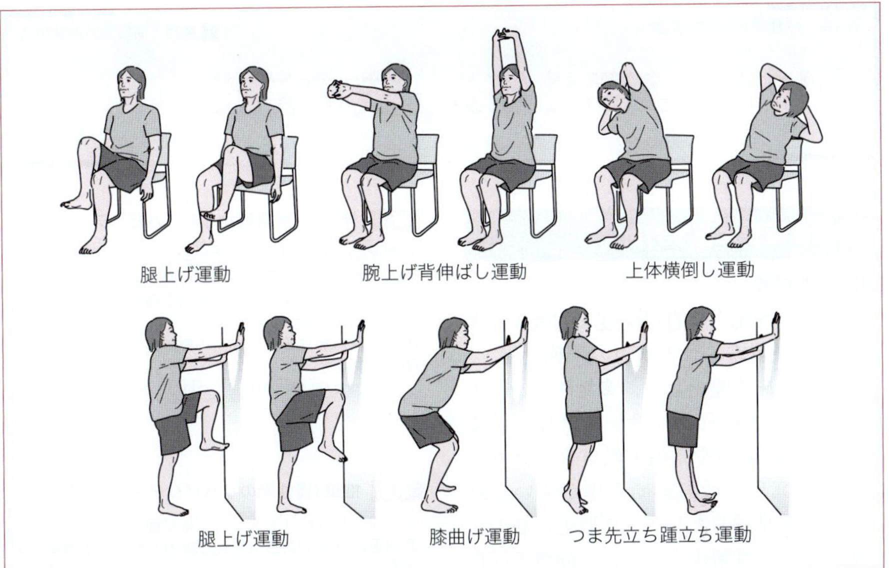

図2 自宅で簡単にできる具体的な理学療法プログラム

として，MGの疾患特異性を配慮し，低負荷，低頻度の簡単で疲労しない運動を選択する．また，運動方法の指導と同様に休息をとる指導について明確にする．夕方に症状が悪化することが多いので午前中の運動を推奨する．筆者らは患者会と協力し，日本理学療法士協会の支援のもと，継続的に自主トレーニングを推奨するため「筋肉貯金カレンダー」を作成し，運動習慣つける方法を提供している[6]．

4 具体的な運動プログラム

MGの状態が安定し，運動習慣があるMG患者であれば，ジョギングやサイクリング，またフィットネスジムなどマシーントレーニング，エルゴメーターを利用した運動継続はアドヒアランスを高め，継続的な運動につながる．また，自宅で簡単にできる具体的な理学療法プログラムとして，筆者らが提唱しているものは簡単かつ安全を配慮したトレーニングであり，座位や立位で運動を実施している（図2）．

文 献

1) 重症筋無力症/ランバート・イートン筋無力症候群診療ガイドライン作成委員会編：第1章 重症筋無力症（MG）総論．重症筋無力症/ランバート・イートン筋無力症候群診療ガイドライン2022，日本神経学会監，南江堂，東京，2-17，2022
2) 難病情報センター：重症筋無力症（指定難病11）. https://www.nanbyou.or.jp/entry/120（2022年12月23日閲覧）
3) Burns TM, et al：The MG Composite：A valid and reliable outcome measure for myasthenia gravis. Neurology 74：1434-1440, 2010
4) Corrado B, et al：Evidence-Based Practice in Rehabilitation of Myasthenia Gravis. A Systematic Review of the Literature. J Funct Morphol Kinesiol 5：71, 2020
5) Scheer BV, et al：Myasthenia gravis and endurance exercise. Am J Phys Med Rehabil 91：725-727, 2012
6) 筋無力症患者会：今日から始める365日！筋無力症的筋肉貯金カレンダー．SSKA新生（別冊），MG Japan 56，2018．https://mgjapan.org/lets-exercise-1/（2022年12月23日閲覧）

16　多発性筋炎・皮膚筋炎

橋田剛一

1　疾患概要と基本方針

1　疾患概要

炎症性筋疾患とは自己免疫学的機序により筋線維が障害される疾患の総称を指し，代表的な臨床病型として，多発性筋炎と皮膚筋炎が挙げられる．診断にはBohan & Peterの診断基準や厚生労働省自己免疫疾患調査研究班の改訂診断基準が用いられる．診断基準項目として上下肢近位筋の筋力低下，筋原性酵素の上昇，安静時の筋自発電位や線維性収縮など炎症性筋疾患に特徴的な筋電図所見と筋線維の変性および細胞浸潤などの筋病理所見が挙げられる．また，ヘリオトロープ疹，Gottron丘疹，Gottron徴候など特徴的な皮膚症状を伴うものは皮膚筋炎とされる．近年では，抗ARS抗体など筋炎特異的自己抗体が臨床病態と密接に関連し，診療のうえで有用とされている[1]．

治療の第一選択薬は副腎皮質ステロイドであり，炎症活動，筋炎の治療効果状況に応じて減量を行うことが一般的な治療の流れである．また，筋炎の再燃状況に応じては免疫抑制薬の併用や大量免疫グロブリン静注療法，生物学的製剤，血漿交換が行われることがある．

2　基本方針

『多発性筋炎・皮膚筋炎治療ガイドライン』では，「治療早期」と「慢性期」に分けてリハビリテーションの基本方針が示されている（表1，2）[2]．

(1) 急性期での理学療法戦略

改訂作業が進められている『多発性筋炎・皮膚筋炎診療ガイドライン（2020年暫定版）』でも，治療開始早期からのリハビリテーション開始は筋力回復，ADLの改善に有効で，施行が望ましいとされている[3]．急性期から理学療法を安全に進めていくことが必要となる．

表1　推奨（治療早期からのリハビリテーション）

治療早期からのリハビリテーション開始は筋力回復に有効である報告があり，有害であるとする報告はないため施行してもよいが，最終的な機能予後の改善効果については明らかではない．
また，リハビリテーションの際の最適な負荷の程度も明らかではない．

推奨度C1（科学的根拠がないが，行うよう勧められる）

（文献2より）

表2　推奨（慢性期のリハビリテーション）

慢性期のリハビリテーションは炎症の悪化を伴わず筋力回復に有効である可能性があり，行うことが勧められる．

推奨度B（科学的根拠があり，行うよう勧められる）

（文献2より）

(2) 慢性期での理学療法戦略

慢性期に筋力回復が遅延している場合，在宅生活でも理学療法を継続することが欠かせない．

2　評価

1　全身状態の把握

発熱状況，倦怠感，易疲労性の有無について確認する．検査所見が安定している場合でも，これらの症状が強い段階では理学療法介入は厳しくなるため，日々の変化・変動を含めて丁寧な確認を進める．

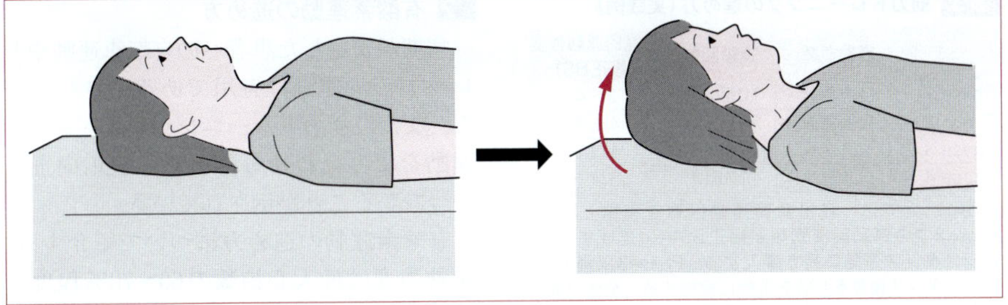

図1 ベッド上での頸部屈曲運動の評価

枕を使わない状態で，両肩をつけた肢位から頸部を持ち上げるように指示する．頸部を屈曲位にすることができず，頭頸部が挙上位となってしまう場合も多い．

2 機能障害評価

(1) 痛みの評価

筋痛の有無，部位について確認する．感じている痛みに応じて，自発痛，把握痛，運動時痛の強さについてもVisual Analogue Scale (VAS) やNumerical Rating Scale (NRS) を用いて評価する．

(2) 関節可動域 (ROM) の評価

筋の伸張性低下および皮膚伸張性低下により，四肢の屈曲，尖足などの拘縮・変形が生じていることもある．そのため関節拘縮の有無を評価する．

(3) 筋力の評価

四肢近位筋，頸部・体幹筋を中心に筋力評価を行う．握力計や徒手筋力計を利用し，筋力値の推移を把握することも望ましい．筋力低下が重度な場合には，Medical Research Council sum score (MRC sum score) を活用する．ベッド上の動作能力に関係する頸部運動についても評価を行っておくとよい (図1)．

(4) 呼吸機能・心機能の評価

間質性肺炎や心筋炎を併発している場合，息切れ，不整脈を呈する場合があり，運動時のリスク管理上，適切な情報把握が必要である．スパイロメトリー検査など呼吸機能検査データの把握を行う．運動時，体動時には不整脈を含め，バイタルサインの確認を適宜行う．

(5) その他

皮膚症状がある場合，部位の確認，両側性有無の確認を行い，運動時のこわばり感への影響を問診する．

3 基本動作の評価

動作能力低下が起きやすい動作として，起き上がり動作や床からの立ち上がり動作が挙げられる．また立位動作は可能でも，椅子やベッド，トイレ座面からの立ち上がり動作に努力を要する場合も多い．上肢挙上が困難な場合，高所へのリーチ動作や物品移動の動作障害が顕著となる．実際のやり方を確認し，評価を進めるとよい．移動能力としては，歩行や階段昇降動作の耐久性の評価も進める．セルフケアの評価は多職種と情報共有し，洗顔・洗髪動作などは模擬的な実施を通じて，動作制約の程度を確認することが必要となる．

3 理学療法プログラム

1 筋力トレーニングの進め方

四肢・体幹に対する筋力トレーニングを実施することで，筋力やADL能力が改善するとされ，理学療法士のもとで強度を上げていくことが推奨されている[4]．病期にかかわらず安全に進めるために，自覚的運動強度指標である修正Borg Scale (修正

表3 筋力トレーニングの進め方(実践例)

	運動負荷	運動回数	自覚的運動強度(修正BS)
Phase 1	自重負荷	10回反復	2～4
Phase 2	自重負荷	20回反復	4未満
Phase 3	レジスタンス	12～15RM	4以下
Phase 4	レジスタンス	10RM	5以下

Phase1，2では，自重負荷運動回数を指標とする．Phase2での運動反復回数が修正BS内で達成すると，レジスタンス運動負荷を導入する．Phase3以降では，レジスタンス運動をRMを指標に実施する．全体の進め方としては，バイタルサインや翌日の筋痛有無などを確認後，次のPhaseへ段階的に進める．
RM：repetition maximum(最大反復回数)
BS：Borg Scale

BS)を活用し，負荷量を低負荷から段階的に上げていくことが望ましい．

具体的な進め方について紹介する．股関節屈筋・伸筋群，膝関節伸筋群，足関節底屈筋群を中心にアプローチを実施する．運動強度としては理学療法初回介入時に，自重負荷運動が10回施行可能かどうか，筋疲労が修正BSで2「軽い」～4「ややきつい」かどうか評価をする．結果に応じて，自動介助運動，自動運動などトレーニング方法を選択するが，実践例の一つとして，自重負荷運動から導入開始し，反復回数を確認後にレジスタンス運動を段階的に進めるとよい(**表3**)．レジスタンス運動では，運動強度負荷はrepetition maximum(RM：最大反復回数)を用いて，12～15RMから開始，10RMまで重錘または徒手抵抗を用いて調節する．なお，トレーニング中の修正BSは5以下，翌日以降の筋疲労出現には留意する．

また，活動量向上による下肢筋力トレーニングを図るために歩行機会の増加を導くことが望ましい．入院中の活動量は運動負荷量と合わせて配慮していくことが必要であり[5]，立ち上がり動作が安全かつ円滑となるベッドの高さをあらかじめ設定し，提案する工夫が求められる．

2 有酸素運動の進め方

病期が安定した患者への自転車運動やトレッドミル運動は有用であるとされている．また，筋力トレーニングやストレッチ運動を組み合わせることで，ADL向上にもつながることが示されている．

有酸素運動の進め方について紹介する．運動強度は最大心拍数の60～70%程度を指標とし，運動プログラムは自転車運動やステップ(踏み台)運動を設定するとよい．頻度は1週間に3回，期間は6～12週間実施することが望ましい．歩行運動を中心に取り組む場合，快適歩行速度で修正BS 3程度を目安に導入開始し，運動習慣が得られると修正BS 4～5程度までの歩行時間を目安に運動指導を行うことが勧められる．

3 ホームエクササイズの進め方

ホームエクササイズとして筋力トレーニングの継続が望ましい．肩関節の関節運動や四肢・体幹への運動プログラムが勧められる(**図2**)．運動メニュー，運動回数等は継続性にも留意して設定するとよい．

4 リスク管理・禁忌事項

1 検査所見に関する情報整理

炎症期を含め，運動負荷に配慮して理学療法を進めることが望ましく，血清クレアチンキナーゼ(CK)値は運動負荷指標として活用することが多い．『多発性筋炎・皮膚筋炎治療ガイドライン』でも「血清CK値と筋力はいずれも筋炎の病勢を評価するうえで有用な指標である」と示されている[2]．理学療法開始時には炎症所見，血清CK値および治療経過に伴う検査値変動を確認する．

併せて，運動許容値については主治医，リハビリテーション医の指示を仰ぐ．

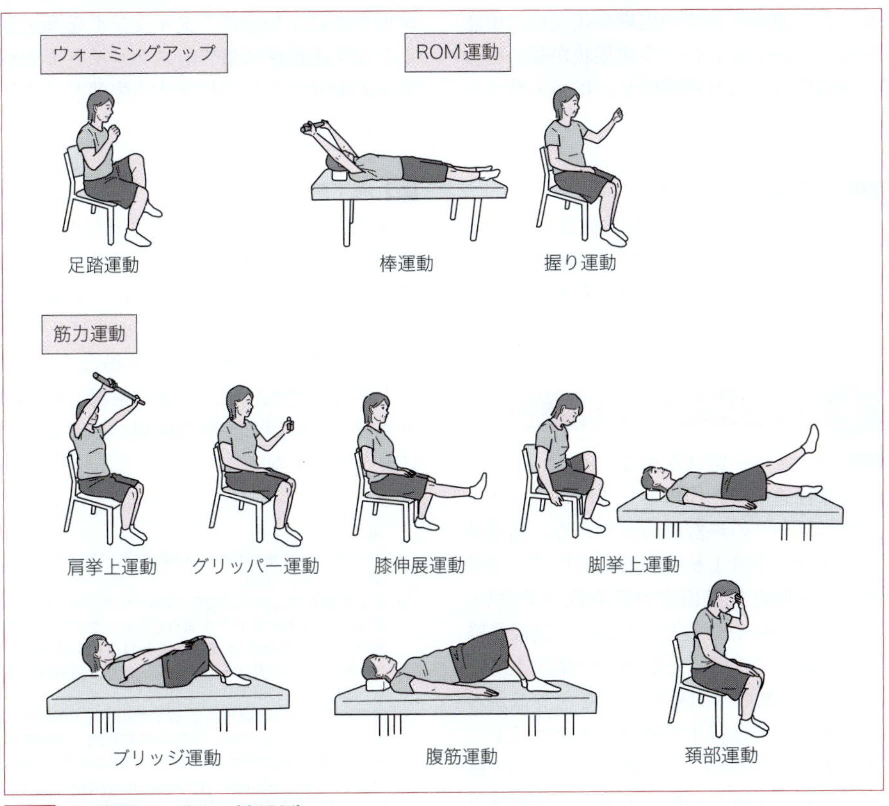

図2 自主運動プログラム（実践例）

2 呼吸機能低下・間質性肺炎合併に関する情報整理

呼吸筋の筋力低下や間質性肺炎を合併している場合には呼吸機能低下を引き起こし，動作能力に影響を及ぼす．間質性肺炎の合併は生命予後にも左右するため，運動制限の有無，運動時の配慮点についてはあらかじめ主治医に確認する．

3 投薬状況に関する情報整理

ステロイド減量を図り，免疫抑制薬を併用する治療計画と並行して理学療法介入を実践する場合が多い．投薬変更前後での筋力変化，筋痛の出現に注意し，運動負荷量や活動量変更のタイミングにも配慮する．

4 骨折の予防・配慮，特発性大腿骨頭壊死症併発への配慮

長期ステロイド投与の影響で骨粗鬆症をきたし，易骨折性のリスクが生じている可能性が多い．転倒や着座時などの急激な動作変換には十分配慮することが必要である．腰背部痛等が持続する場合は，速やかに主治医に報告し，骨折等の併発有無を確認する．また，大腿骨頭壊死のリスクを踏まえ，股関節痛の訴えには十分留意する．

5 皮膚への刺激への配慮

皮膚筋炎に特有の皮膚症状は摩擦などの刺激により悪化する可能性がある．皮膚症状により接触による皮膚刺激を最小限にす

ること，運動前後での皮膚症状変化に留意することが望ましい．皮膚症状が強い場合には皮膚科医に直接確認し，指示・助言を仰ぐとよい．

6 易感染性への配慮

投薬調整と並行した理学療法介入が多く，易感染性については十分に注意する．理学療法士側の感染予防はもちろん，運動環境面での感染対策にも留意する．

クリニカルヒント

1 筋力低下の鑑別を意識する

治療経過中の副作用として，ステロイドミオパチーへの理解は必要である．高用量のステロイドを1ヵ月以上服用している場合に，下肢近位筋優位の筋力低下が生じ，しゃがみ立ちや立ち上がり動作，階段昇降動作が困難になることが多い．臨床上ではCKが正常または同程度の値をとりながらも筋力低下が進行する場合にステロイドミオパチーを疑うが，筋炎再燃による筋力低下との判別が難しい場合も多い．臨床像と検査所見を参考にして総合的に判断する必要性が示されている[2]．

運動負荷量に比して疲労感など自覚症状が増悪される場合は，タイミングを逸することなく主治医に報告，ステロイドミオパチーの関与について相談する姿勢が必須となる．

2 嚥下障害有無の把握

嚥下障害を合併することが比較的多い．発症時期や持続期間は一定ではなく，他症状との経過も異なる場合が多い．重症度によりバルーン拡張法と嚥下リハビリテーションが有用な治療法となる場合も多い．本人からの情報収集，症状の整理，他部門と連携し，早期に適切な検査，評価に導くことが有用となる．

文　献

1) 平形道人：多発性筋炎・皮膚筋炎．Clin Neurosci 40：384-385，2022
2) 厚生労働科学研究費補助金 難治性疾患等政策研究事業 難治性疾患政策研究事業自己免疫疾患に関する調査研究班 多発性筋炎皮膚筋炎分科会編：多発性筋炎・皮膚筋炎治療ガイドライン，診断と治療社，東京，2015
3) 厚生労働科学研究費補助金 難治性疾患等政策研究事業 自己免疫疾患に関する調査研究班編：多発性筋炎・皮膚筋炎診療ガイドライン（2020年暫定版）．http://www.aid.umin.jp/achievement/guideline.html（2023年7月14日閲覧）
4) Alexanderson H：Exercise in myositis. Curr Treatm Opt Rheumatol 4：289-298, 2018
5) 阿部和夫：急性期の筋炎に対するリハビリテーション．Brain Nerve 59：431-434，2007

17　脊髄小脳変性症・多系統萎縮症

板東杏太

1 疾患概要と基本方針

脊髄小脳変性症（spinocerebellar degeneration：SCD）は小脳の変性を主体とする神経変性疾患である．主症状には歩行不安定性，バランス機能障害，構音障害がある．わが国における有病率は10万人あたり18.5人とされる．全体の2/3を孤発性SCD，1/3を遺伝性SCDが占める．わが国における遺伝性SCDはMachado-Joseph病（Machado-Joseph disease/spinocerebellar ataxia type 3：MJD/SCA3）の割合が最も多い．次いで，spinocerebellar ataxia type 6（SCA6），歯状核赤核・淡蒼球ルイ体萎縮症（dentatorubural pallidoluysian atrophy：DRPLA），spinocerebellar ataxia type 31（SCA31）の順に多い．孤発性SCDの2/3は多系統萎縮症（multiple system atrophy：MSA）である．残りが皮質性小脳萎縮症（cortical cerebellar atrophy：CCA）に分類される．SCDは疾患の総称であるため，実際の臨床では対象者の病型を把握することが重要である．病型によって以下の2点で大きな違いがある．

1 病型による症状の違い

SCDでは小脳のみに変性をきたす純粋小脳型と小脳以外にも変性をきたす多系統障害型がある．純粋小脳型の代表型にはSCA31，SCA6がある．多系統障害型にはMJD/SCA3，MSAなどがある．純粋小脳型は文字通り，基本的に小脳性運動失調が主症状となる．多系統障害型では小脳以外の脳部位の変性も起こる．よって，症状・徴候も多彩となる．

MJD/SCA3では末梢神経障害の合併も考慮する必要がある．MSAでは自律神経障害（起立性低血圧など）が高頻度で合併する．その他，錐体路症状，パーキンソニズムなどを合併する場合もある．

2 病型による症状進行速度の違い

病型によって平均的な予後に違いがある．5年生存率はMJD/SCA3で87%，SCA6で98%，10年生存率はMJD/SCA3で73%，SCA6で87%とされている．一方，MSAでは，発症より平均9.8年（中央値7.51年）で死亡に至ったとの報告がある[1]．MSAの生命予後の悪化因子には，MSA-P（パーキンソニズム型）の診断，排尿障害，発症後3年以内の転倒，発症後3年以内の尿道カテーテル挿入，発症から1年以内の神経原性起立性低血圧（neurogenic orthostatic hypotension：nOH）がある．このように，MSAは他のSCDと比較して著しく生命予後が不良である．

3 進行期別の対応について

SCDは基本的に進行性の病気である．発症初期では身体機能の改善を中心とし，後期ではADLへの介入が主体となることが一般的である．実際は，患者ごとに必要な介入が異なるため，バランス機能障害などの症状・徴候のみに焦点をあてるのではなく，生活全体を網羅した評価・介入が必要である．

2 評価

本項では 1 ～ 6 で理学療法プログラム

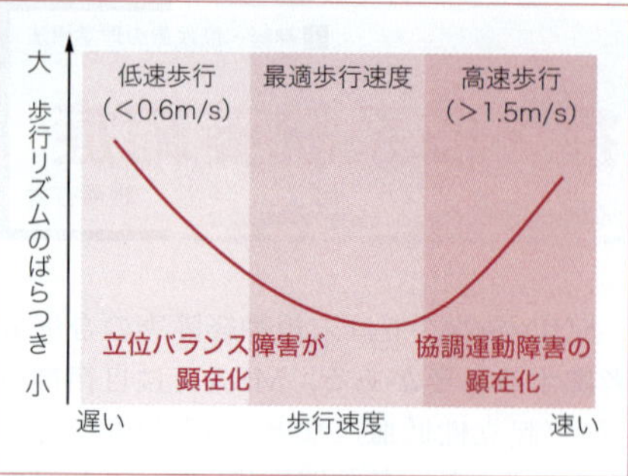

図1 歩行速度と不安定性要因の関係について

の立案に用いる基本的な評価を解説する．**7**で介入効果を明らかにするためのアウトカムについて述べる．

1 一般情報

以下の情報を聴取する．病型名，発症年数，家族歴，過去の転倒歴[2]を確認する．過去半年間の転倒歴は今後の転倒リスクを予測する重要な因子であるため必ず聴取すべきである．また，重症度の分類にはmodified Rankin Scaleが使用される．

2 歩行評価

ここでの歩行評価は，患者の歩行不安定性がバランス機能障害によるものか，協調運動障害に起因するものかを確認する目的で実施される．実際には，患者に3つの速度での歩行を実施してもらう．SCDでは低速条件で立位バランス障害の影響が大きくなる．高速条件では，協調運動障害の影響が大きくなる（図1）．このU字的な特徴を利用し，至適速度，低速，高速条件の比較で歩行不安定性の特徴を観察する．低速歩行で歩行不安定性が増す場合はバランス機能評価を行う．高速歩行で症状（下肢の協調運動障害：関節の動きがスムーズではない）が目立つ場合は失調症状の評価を行う．もちろん，両方に問題がある場合も多いため明確に区別する必要はない．

3 失調症状の評価

Scale for the Assessment and Rating of Ataxia（SARA）は失調症状を網羅的に評価できる．また，MSAでは，運動項目やADL項目を総合的に評価する統一多系統萎縮症評価尺度（Unified Multiple System Atrophy Rating Scale：UMSARS）が使用される．SARAの正確な実施方法に関しては，German Center for Neurodegenerative Diseases（DZNE）が提供している動画を参考にするとよい[3]．ここでは，失調症状のスコアリングではなく，質的な評価を重要視する．失調症状が体幹，下肢，上肢のどの部分に強くみられるのか，左右差の有無などを確認する．

4 バランス機能評価

SCDでは多角的なバランス機能評価が必要である．よって，Balance Evaluation Systems Test（BESTest）が推奨される．BESTestはバランス能力を6つ（生体力学的制約，安定限界，姿勢変化-予測的姿勢制御，反応的姿勢制御，感覚機能，歩行安定性）のシステムに分けて評価する．しかし，評価結果のみでは各項目の点数に重み付けがされていないため理学療法プログラムの立案に使用することができない．SCDに特化して間隔尺度化されたKeyformを使用することが有用である．近藤らは，48例の歩行可能なSCD症例のデータを用いてBESTestのKeyformを作成した[4]．Keyformは3つの領域から構成されている（図2）[4]．領域Aは評価項目を「歩行可能なSCD症例」において難易度が高い順に再構成したものである．簡単な項目が一番下に，難しい項目が一番上に配置される．領域Bの上段はBESTestにおける各セクションの合計点である．下段は−5から5までのオッズ比の対数（単位：ロジット）で再構成された各セクションの合計点である．ロジット（Logits）とは，上段の

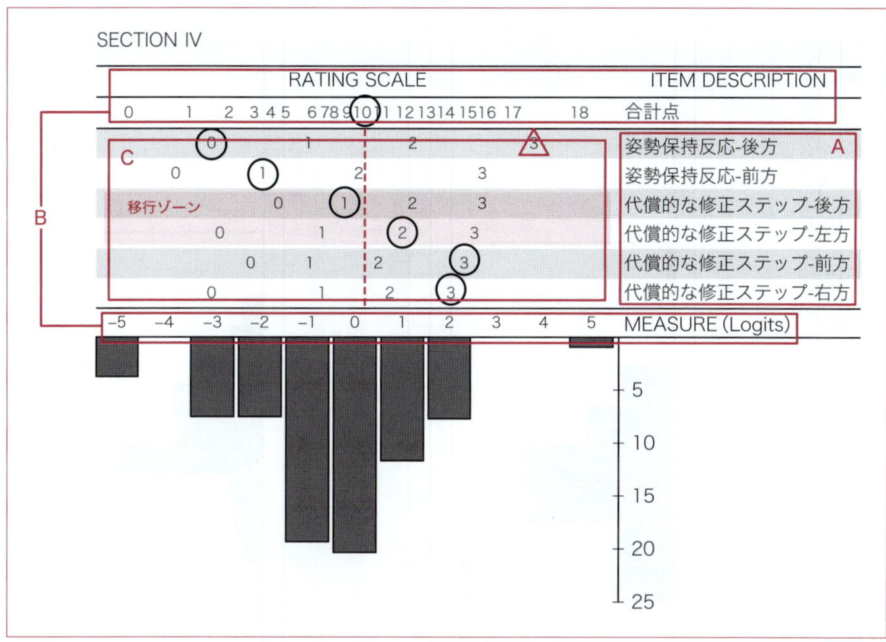

図2 Keyformの見方について

（文献4より）

BESTest合計点に関して難易度を考慮して等間隔の連続値に変換した値である．合計点から下に垂線（図2では赤点線）を引くことで，各個人の合計点をロジットに変換することができる．図2の結果では，この症例のBESTestセクションⅣの素点は10点であり，ロジットは0程度と評価される．領域Cはセクションの各項目素点を難易度を考慮し再配置したものである．難易度はロジットに対応しており，図2の赤三角で示す姿勢保持反応-後方において3点を獲得するには4ロジット必要となる．また，合計点と各項目素点のロジットが同値である場合，対象者がその素点を獲得する確率は50％と定義される．よって，確率的に合計点から引いた垂線上に各素点が収束する割合が高くなる．例えば，図2で姿勢保持反応-前方の素点が1であるが，2点を獲得する確率は50％以上である．また，姿勢保持反応-後方の素点を2に改善させるには，1ロジット必要である．最後に，図2の赤色部分で示した部分を「移行ゾーン」と呼ぶ．これは，素点が満点を取れなくなりだす部分であり，リハビリテーションプログラムにおける「適切な挑戦レベル」とされる．以上の結果を患者に説明する場合は，①代償的な修正ステップ-後方，左方を1点程度改善させることは適切な挑戦レベルである．②姿勢保持反応-前方の1点改善確率は50％以上であることを簡単に述べるようにする．このようにKeyformを用いることで，理学療法評価で得た情報を実際に何がリハビリテーションプログラムの対象になるかを明示することが可能になる．現在のところ，SCD症例に対してKeyformが利用できる評価はBESTestのみである．図3a～dはBESTestのKeyformである．なお，セクション

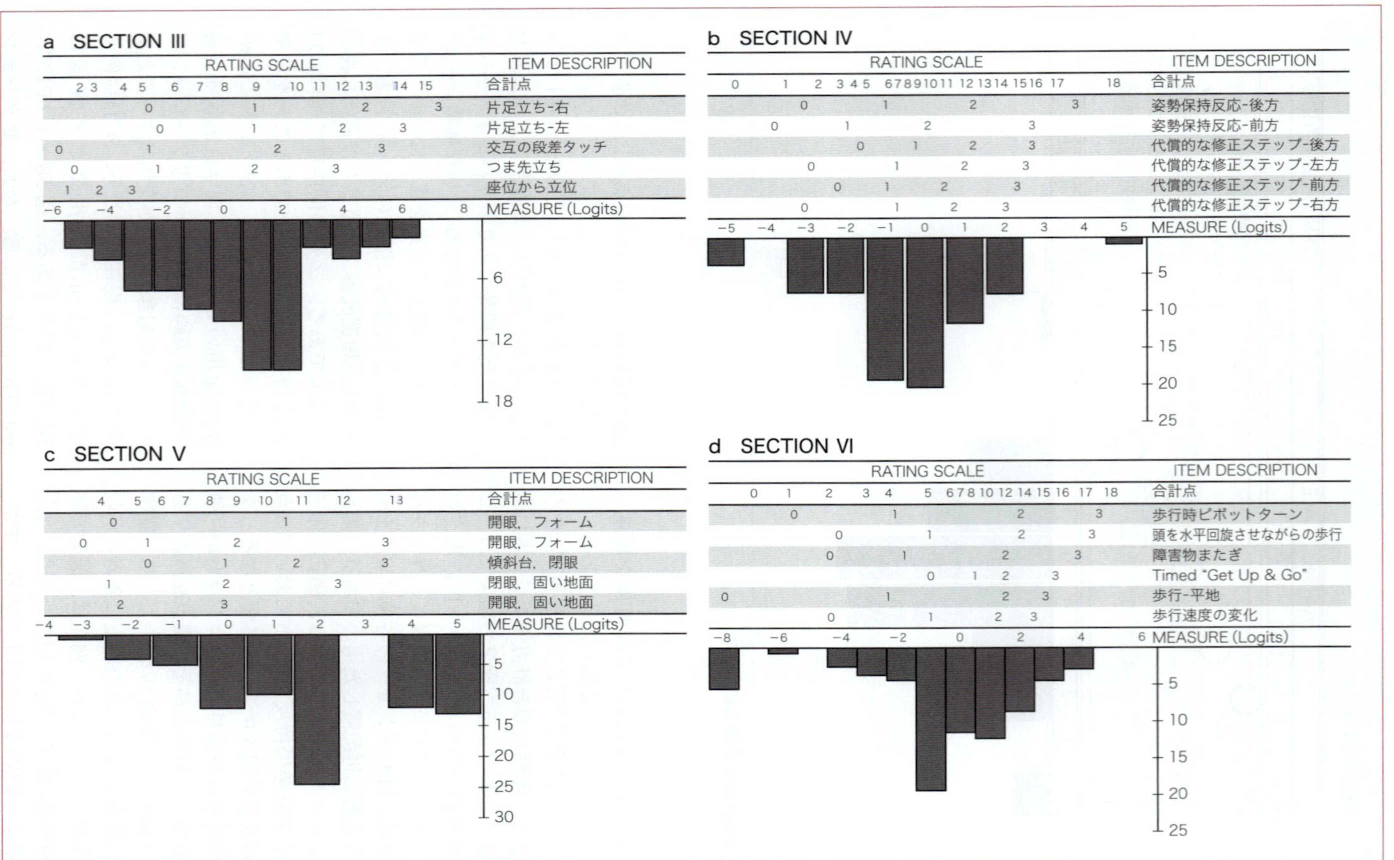

図3 BESTestのKeyform（セクションIII〜VI）

（文献4より）

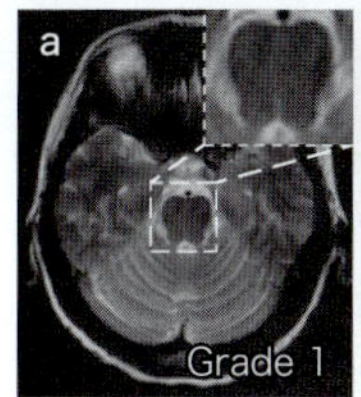

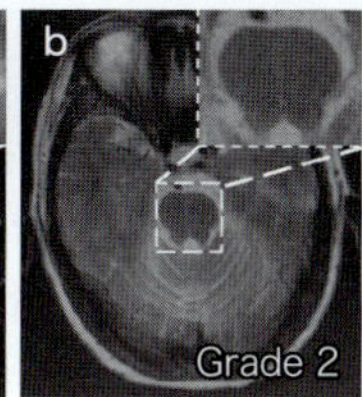

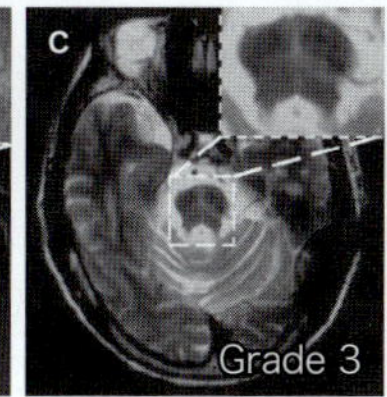

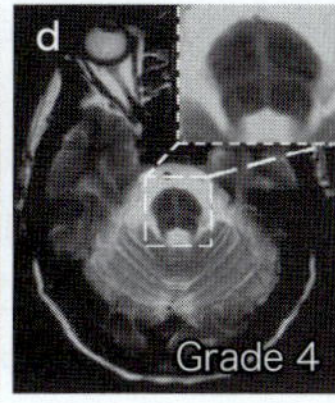

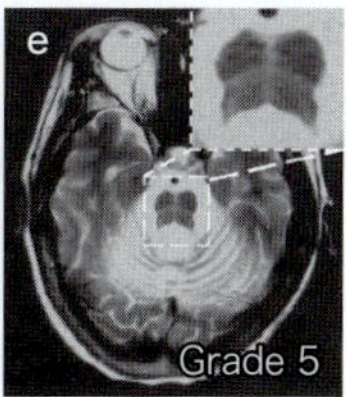

図4 hot cross bun signのGrade別MRI画像

T2強調画像の水平断面（橋レベル）を確認する．
a：高信号の垂直線が現れ始める．b：高信号の垂直線を認める．c：垂直線の出現の後に水平線が出現し始める．d：はっきりとした十字サインの完成．e：はっきりとした十字サインと橋腹側部の萎縮．

Ⅰ，Ⅱおよび項目の一部はラッシュ分析時に削除されたため，Keyformでは使用していないことに注意されたい．

5 画像所見

小脳は画像から明確な機能分化情報を得ることが困難である．一方，T2強調画像（橋レベル）の所見であるhot cross bun sign（HCBs）はMRI画像で評価可能である（図4）．HCBsはMSAやMJD/SCA3にみられる所見である[5]．中小脳脚，橋底部の萎縮で起こり，萎縮の度合いによって5段階に分けられる．重度になるほど失調症状が強いことが示されている[6]．また，脳幹は姿勢保持機能の調整を行うため，このような所見がある場合は姿勢保持機能障害の評価を実施する．これには，BESTestのセクションⅤを使用する．

6 失調症状以外の評価

SCDでは失調症状以外にも様々な症状がみられる．MJD/SCA3では末梢神経障害起因の感覚障害が起こる可能性がある．また，MSAでは自律神経障害が高確率で合併する．これらを網羅的に評価するバッテリーとしてInventory of Non-Ataxia Signs（INAS）がある[7]．Composite Autonomic Symptom Score 31（COMPASS 31）は自律神経機能（起立不耐性，血管運動，分泌運動，胃腸，膀胱，および瞳孔運動）の包括的な評価を行うための31項目の質問指標である[8]．スコアは各項目の点数×重み付け係数にて算出される．nOHが疑われる場合には起立負荷試験（head up tilt test）を実施する．2分間の安静背臥位後に立位を2分間保持し，安静背臥位と2分立位時の血圧・脈拍の差を評価する．前後の血圧差が収縮期血圧20 mmHg，拡張期血圧10 mmHg以上で起立性低血圧（OH）と判断する．また，Δ心拍数（heart rate：HR）/Δ収縮期血圧比＜0.5 bpm/mmHgも有用な指標である．臨床的には，数値データのみではなく症状の有無（意識もうろう，めまい，目のかすみ，脱力，疲労，頸部痛，肩こりなど）も重要な情報のため聴取する．

7 主要な臨床アウトカム評価について

SARAは失調症状のアウトカムとして広く使用されている．変化量の標準誤差（standard error of measurement：SEM）は1.28点である[9]．自然的研究の結果から1年間でのSARAの変化量は，MJD/SCA3＝1.41（95％ CI 0.97〜1.84），SCA6＝0.81（95％ CI 0.66〜0.97）とされている．しかし，歩行，立位，座位，言語障害以外の項目は1点の悪化に10年程度の期間を有するとの報告もある[10]．よって，上記の4項目のみで構成されるf-SARAが開発されており，臨床研究などでの使用が進められている．バランス障害の評価では，SARA歩行項目3点以下の群においてBESTestの信頼性の検討がされており，最小可検変化量（minimal detectable change：MDC_{95}）は8.7点である[11]．SCDにおける歩行障害の特徴は，歩行パラメーターの時空間的な変動である．The Gait Variability Index（GVI）は，9つの時空間パラメーター（ステップ長，ストライド長，ステップ時間，ストライド時間，立脚時間，遊脚時間，単脚支持時間，両脚支持時間，速度）を主成分分析にて重み付けして開発された複合変動スコアである[12]．Friedreich運動失調症患者群から算出されたMDC_{95}は8.6点とされている．また，近年では患者報告アウトカム（patient-reported outcome：PRO）が重要視されている．失調症状患者に最適化されたPROにPatient-Reported Outcome Measure of Ataxia（PROM-Ataxia）があるが，日本語版は未作成である[13]．

3 理学療法プログラム

1 バランス機能障害に対するアプローチ

『脊髄小脳変性症・多系統萎縮症診療ガイドライン』[14]および『理学療法ガイドライン 第2版』の「脊髄小脳変性症」[15]において集中的な理学療法が推奨されている（エビデンスに乏しいため弱い推奨）．介入量では，2〜4週間の集中運動プログラムの有用性が示されている．この神経基盤としては大脳皮質の運動関連領域の代償的な可塑性が関与しているとの見解がある．プログラム立案には，前述したBESTestのKeyformを活用する．垂線から極端に左方向にスコアが離散している項目や移行ゾーンの項目の特性を考慮してプログラムを立案するとよいであろう．現段階では，厚生労働省「運動失調症の医療基盤に関する調査研究班」リハビリテーション分科会によってまとめられた「SCD・MSA標準リハビリテーションプログラム」が網羅的な内容となっているため参考にするとよいだろう．プログラムはFunctional Ambulation Categoriesにて歩行レベル別にまとめられている．しかし，必ずしも担当患者の歩行レベルに合わせたカテゴリーを実施する必要はない．可能であれば高いレベルのプログラム内容を取り入れて，安全を考慮したうえで，チャレンジングなプログラムを立案するとよい．

2 失調症状に対するアプローチ

第2相の無作為化比較試験の結果，バランストレーニングよりもサイクリング運動（有酸素運動）が有意にSARAの点数を改善させた[16]．現時点では下肢の失調症状に対する理学療法の第一選択はエルゴメーターを用いたサイクリング運動である．サイクリング運動の負荷量は予測最大心拍数の65％（最大で80％まで）とし，頻度は週5回で5分のウォームアップ，30分のトレーニング，5分のクールダウンが標準的である．

3 ADLへの対応

『The Ataxia Medical Guidelines 2016』[17]では，ADL動作への介入について言及している．SCDの特性上，移動などに関連する困難感の訴えが割合として多くなる．しかし，上肢活動（書字，セルフケアなど）の問題についてもケースバイケースで対応することがGood Practice Point（GPP）*として推奨されている．上肢の失調症状に対するトレーニングプログラムの有用性は明らかではない．現時点では補助具などの活用が優先であろう．自宅での生活状況の把握が重要となるが，本人のみではく家族などからも情報を得て具体的な対策を検討していくことが必要である．特に，『The Ataxia Medical Guidelines

2016』では早期から転倒予防への取り組みが推奨(GPP)されている.『理学療法ガイドライン 第2版』の「脊髄小脳変性症」においても歩行補助具(杖, クラッチ, 歩行器など)の使用は推奨されている.

*Good Practice Point (GPP) は英国(イングランド, スコットランド)の診療ガイドラインで用いられる. 臨床的に重要だが, エビデンスがない, または研究を行うことが期待できない項目において, 専門家が助言を行うような内容である.

4 歩行不能期での対応

MSAやMJD/SCA3(特に若年発症)では, 早期よりADLで車椅子の使用が必要となる. このタイミングで適切な車椅子などの処方がされないと臥床時間が長くなってしまう恐れがある. 肺炎などの呼吸器関連疾患, 廃用症候群の予防に離床が重要であることを家族および介護者に説明し, 臥床時間の短縮を図ることが必要である. また, 患者によって体幹・頸部ジストニアのため座位姿勢が崩れやすい場合がある. 体幹保持パッド, ヘッドレストなどの必要性を評価し, 適切な車椅子の処方を行う.

4 リスク管理・禁忌事項

1 遺伝性疾患としての取り扱い

SCDの半数は遺伝性疾患である. それは病型名によって遺伝性か否かは明らかである. よって, 病型名そのものが遺伝情報を持っている状態であるため, 臨床では注意が必要である. 家族などへの病気の説明は医師や遺伝子カウンセラーなどの専門職が実施するべきである.

2 自律神経症状

臨床的にMSAであると診断がなされるには, 排尿後残尿量, 尿失禁, nOHのうち, 少なくとも1つの自律神経障害があることが条件である. 中でもnOHはADLの阻害要因となりやすい. 血圧低下の程度が大きい場合, 失神に至る場合もあるため転倒などに注意が必要である. また, 起立後3～10分後に起こる遅延性nOHも所見としてあるため注意する. 血圧の低下が著しい場合は, 主治医と相談し運動療法が実施可能な基準を定めておく必要がある.

3 転倒リスクへの対応

半年間のフォローアップで約60%が転倒を経験するとの報告もある.『The Ataxia Medical Guidelines 2016』[17]では転倒予防対策のため早期から理学療法士の診察を受けることを推奨している(GPP). 理学療法士は身体機能を評価し, 適切な補助具や生活環境のアドバイスを行う. 杖などの歩行補助具は, ライトタッチ効果を示す場合もあるため本人と相談のうえ, 早期から検討してもよい. また, MSAでは歩行能力が高い場合でも, nOHの程度により転倒のリスク管理として車椅子が必要になる場合もある. 家屋環境として, 立位バランス機能の低下がある場合は, 段差や浴槽の出入りなどでバランスを崩しやすいため手すりなどを検討する. 姿勢保持障害がある場合は, 開き戸を開ける, 冷蔵庫のドアを開く, 方向転換するなどの重心位置の変化がある動作時にバランスを崩しやすい.

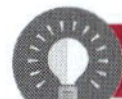

クリニカルヒント

1 体幹失調の評価：負荷テスト

体幹失調の程度を評価するためには, SARAの座位項目が使用される. しかし, 軽度な体幹失調の場合, この課題では体幹失調の有無を十分に抽出できないと考える. 筆者らは体幹トレーニング用のウォーターバッグを用いた負荷試験を追加して実施している. 課題としては, SARAの座位項目と同様に足底を浮かせた状態で座位

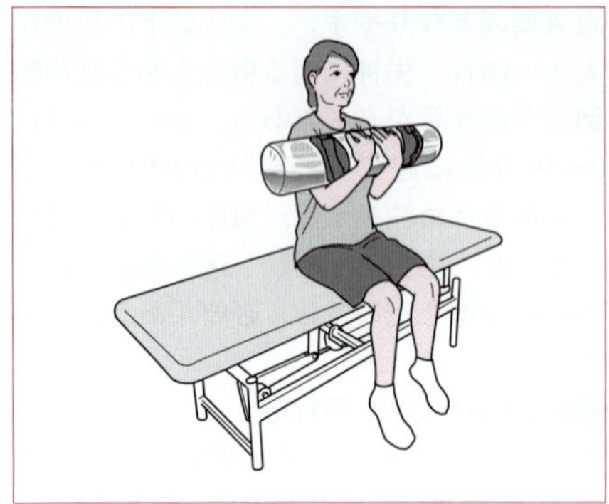

図5 体幹失調の評価：負荷テスト

をとり，ウォーターバッグを図5のように抱えるようにする．そして，可能な限りウォーターバッグを平行に保つように説明する．この際，バッグをしっかりと体に密着させるように指示し，上肢のみで調整しないように留意する．体幹失調がある場合，ウォーターバッグが増幅機の役割を担い，体幹失調（3Hz程度の揺れ）が観察されやすくなる．体幹失調があると判断した場合は，バランストレーニングの内容に組み入れる．例えば，バランスボール上での座位保持トレーニングなどがある．

2 SCDの運動学習特性

小脳は運動学習の主座であり，理学療法で運動の再学習を行う場合はSCDにおける運動学習の特徴を考慮する必要がある．SCD患者では暗黙的誤差学習の機能低下が起きると，顕在的学習，強化学習，使用量依存学習が代償するというモデルがある．実際，SCD患者では「他人から教示された」「ノイズの少ない」条件では，適切な運動学習が行えるようである．臨床においても，このような特性を考慮する必要がある．例えば，歩行の再学習を行う場合では「脛の筋肉に力が入りすぎないように」などの具体的かつ少ない情報量を心がける必要がある．また，再学習をする対象についても配慮が必要である．まず，学習の対象が症状自体になっていないかを考える．例えば，歩行時の下肢，体幹の失調症状は病態であり患者自身がそれを制御することは難しい．それらの症状の間違った代償として，患者は下肢に不要な力を込めたり，重心を固定した動作を行う．再学習の対象はこの間違った代償とする．動作時にどの筋肉の力を抜いてほしいか，重心をどのように動かしてほしいかを具体的に言語化して伝えるとよい．

文 献

1) Wenning GK, et al：Lancet Neurol 12：264-274, 2013
2) Schniepp R, et al：Cerebellum 22：85-95, 2023
3) Grobe-Einsler M, et al：Cerebellum, 2023. Doi：10.1007/s12311-023-01543-3. Online ahead of print
4) 近藤夕騎ほか：神経理学療法学 2：24-34，2023
5) Takao M, et al：Intern Med 46：1883, 2007
6) Zhu S, et al：NPJ Parkinsons Dis 7, Article number 15, 2021
7) Jacobi H, et al：Cerebellum 12：418-428, 2013
8) Sletten DM, et al：Mayo Clin Proc 87：1196-1201, 2012
9) Schmitz-Hübsch T, et al：Aktuelle Neurol 32, 2005
10) Moulaire P, et al：Mov Disord 38：35-44, 2023
11) Kondo Y, et al：NeuroRehabilitation 47：479-486, 2020
12) Gouelle A, et al：Gait Posture 38：461-465, 2013
13) Argyropoulos GPD, et al：Cerebellum 19：102-125, 2020
14) 「脊髄小脳変性症・多系統萎縮症診療ガイドライン」作成委員会編：脊髄小脳変性症・多系統萎縮症診療ガイドライン2018，日本神経学会・厚生労働省「運動失調症の医療基盤に関する調査研究班」監，南江堂，東京，2018
15) 日本神経理学療法学会：第3章 神経難病理学療法ガイドライン，脊髄小脳変性症．理学療法ガイドライン，第2版，公益社団法人 日本理学療法士協会監，日本理学療法学会連合 理学療法標準化検討委員会ガイドライン部会編，医学書院，東京，91-115，2021
16) Barbuto S, et al：Cerebellum 22：272-281, 2023
17) Ataxia UK：Management of the ataxias towards best clinical practice, 3rd ed, 2016

18 線維筋痛症

藤田信子

1 疾患概要と基本方針

1 疾患概要

線維筋痛症（fibromyalgia：FM）とは身体の広範な部位に生じる慢性疼痛と全身性のこわばりを主症状とし，随伴症状として慢性疲労，睡眠障害やうつ・不安症状などの精神症状や認知機能障害，自律神経系の症状を伴う疾患である．日本のFMの有病率は欧米と同様，人口の約2%と高く，働き盛りの中年女性に好発するが，学童期や高齢者層にも一定頻度で存在する．自殺を除いて生命予後は良好であるが，QOL，ADLは著しく障害されるため本人の苦痛は大きく，家族や職場などを巻き込んだ社会的な問題を招く場合もある．

FMの痛みは組織損傷など侵害受容器の活性化によるものではなく，また痛みを引き起こす体性感覚系の病変もないにもかかわらず生じる痛みであり，このような痛みは「痛覚変調性疼痛（nociplastic pain）」と定義付けられている．痛覚変調性疼痛の原因はいまだに不明であるが，現在のところ中枢性感作が一要因とされている．また，痛みが慢性化する機序には辺縁系（meso-cortico-limbic system）の機能不全が関与している．行動の意思決定に関連する前頭前野内側部（medial prefrontal cortex：mPFC），記憶・情動に関連する海馬や扁桃体（amygdala：Amyg）は脳報酬系の要となる側坐核（nucleus accumbens：NAc）を通じて情動を行動に変換するが，慢性痛のように慢性的なストレスや期待外れによるがっかりした状況では腹側被蓋野（ventral tegmental area：VTA）からNAcへのドパミン（dopamine：DA）投射が減少するため行動が抑制される．一方，運動はVTAにおけるDA産生を増やすことで脳報酬系を活性化させる（図1）[1]．運動療法は「座りっぱなし」生活のFMを含めた慢性痛患者の活動量を増やし，また笑いやポジティブな情動も脳報酬系を活性化させて鎮痛に働く．

2 基本方針

FMの管理は段階的なアプローチで行われること，健康関連のQOLの向上を目的とし，治療の利益とリスクのバランスをとることが必要である．非薬物療法と薬物療法を組み合わせ，患者との共同意思決定により，集学的に治療方法を決定していくことが必要となるが，初期管理では非薬物療法（主に運動療法）に焦点をあてる（図2）[2]．

2 評価

1 医学的評価（診断）

FMの診断は患者の全身の痛みと多発する局所の圧痛（圧痛点）や愁訴に依存し，fMRI（functional magnetic resonance imaging）やSPECT（single photon emission computed tomography）など脳機能画像所見やバイオマーカーなど客観的な診断手段は存在しない．FMの診断は全身的な慢性（3ヵ月以上）疼痛があることに加えて，身体部位18ヵ所のうち11ヵ所以上に圧痛点を確認する．圧痛点は検者の爪が白くなる程度（4kg/cm^2）の力で押す必要がある[3]．圧痛は自発的な痛みの訴えや行動で判断されるので，「痛いですか？」と聞くのではな

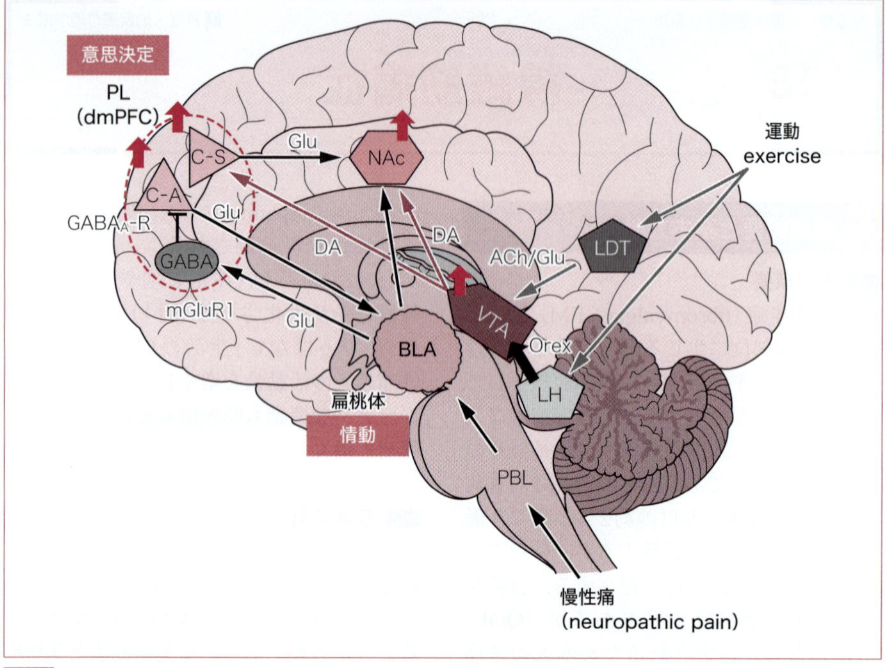

図1 運動による鎮痛（exercise-induced hypoalgesia：EIH）のメカニズム

ACh：アセチルコリン，BLA：扁桃体基底外側核，C-A：扁桃体への投射ニューロン，C-S：線条体への投射ニューロン，DA：ドパミン，dmPFC：背内側前頭前野，GABA：γ-アミノ酪酸，GABA$_A$-R：GABA$_A$受容体，Glu：グルタミン酸，LDT：背外側被蓋核，LH：外側視床下部，mGluR1：代謝型グルタミン酸受容体1型，NAc：側坐核，Orex：オレキシン，PBL：外側腕傍核，PL：前辺縁皮質，VTA：腹側被蓋野

（文献1より改変）

く，患者が自分から「痛い」と訴えたり身をよじる行動が出た場合に圧痛点として認める（図3）[3]．

2 FMの重症度評価

FMの重症度尺度として国際的に用いられているのがFibromyalgia Impact Questionnaire（FIQ）で，FMの様々な症状や障害を多面的に捉え，総合的に評価することができる疾患特異的な評価尺度である．また，日本人を対象とした日本語版Fibromyalgia Impact Questionnaire（JFIQ）[4]がある．

3 中枢性感作の評価

FMなど中枢性感作（central sensitization：CS）が要因とされる患者ではwind up現象（痛みと感じない刺激でも短い間隔で反復して刺激すると痛み刺激に変化する現象）の増幅程度が大きくなるとされている．FM以外にも慢性疲労症候群，過敏性腸症候群など，CSが病態に関与している疾患の概念を中枢性感作症候群（central sensitivity syndrome：CSS）といい，CSSの評価として（Central Sensitization Inventory：CSI）が開発されている．CSIはCSSに共通する健康関連の症状を問うPart A（CSI score）とCSSに特徴的な疾患の診断歴を問うPart Bで構成される．FM

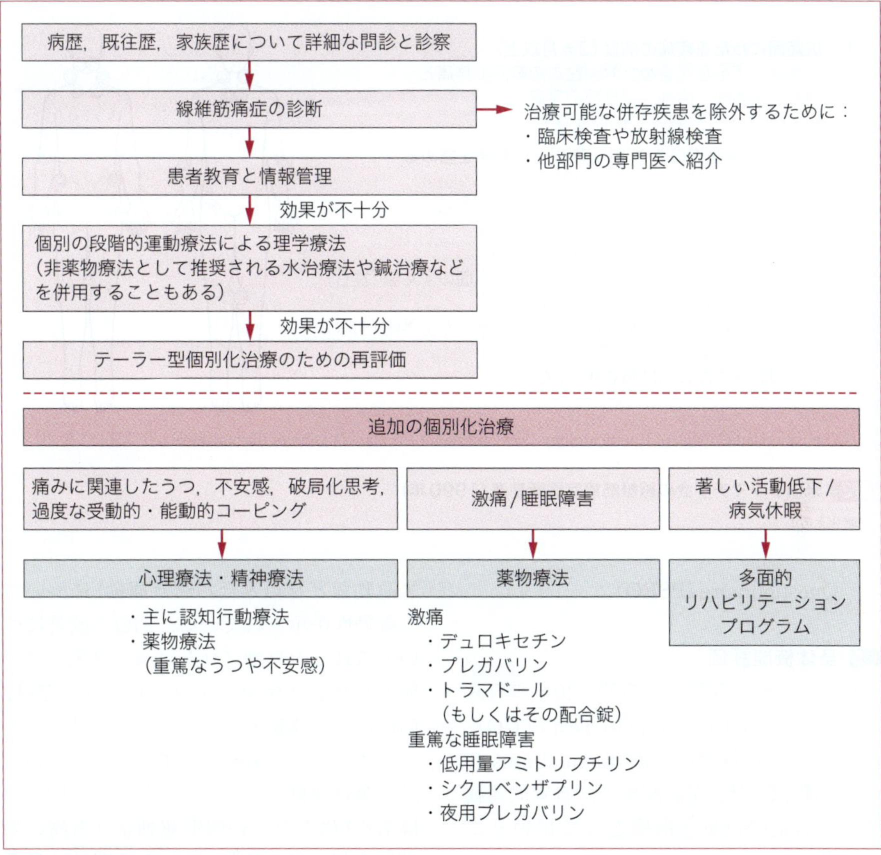

図2 線維筋痛症治療管理のフローチャート

（文献2より引用，筆者訳）

および筋骨格系疼痛障害者を対象として短縮版CSIのカットオフ値を算出したところ，20点であったと報告されている[5]．

4 痛みに関連する評価

慢性痛を患う患者の身体的苦痛は，心理的要素，社会的要素と密接に関連している．痛みを多面的に評価することによって，患者の痛みを総合的に理解し，適切な治療を選択することが可能となり，また治療の効果を評価するためにも有用と考えられる．

①痛みの強さ：Numerical Rating Scale（NRS），Visual Analogue Scale（VAS）
②疼痛生活障害評価尺度：Pain Disability Assessment Scale（PDAS）
③不安・うつ尺度：Hospital Anxiety and Depression Scale（HADS）
④痛みの破局化尺度：Pain Catastrophizing Scale（PCS）
⑤生活の質：EuroQol 5-Dimension（EQ-5D）
⑥痛み自己効力感：Pain Self-Efficacy

1. **広範囲にわたる疼痛の病歴（3ヵ月以上）**
上半身，下半身を含めた対側性の広範囲の疼痛と
頚椎，前胸部，胸椎，腰椎部の疼痛，
いわゆるaxial skeletal painが存在

2. **18ヵ所の圧痛点のうち11ヵ所以上に疼痛を認める**
後頭部：後頭骨下部筋付着部（左右）
下顎部：C5-C7における横突間帯の前部（左右）
僧帽筋：上側縁の中間点（左右）
棘上筋：内側縁付近の肩甲棘の上（左右）
第二肋骨：第二肋骨軟骨接合部，接合部上面のすぐ脇（左右）
外側上顆：上顆から遠位2cm（左右）
殿部：外側に張り出した片側殿部を四分割した上外側（左右）
大転子：転子突起の後部（左右）
膝：関節線近傍の内側脂肪体（左右）

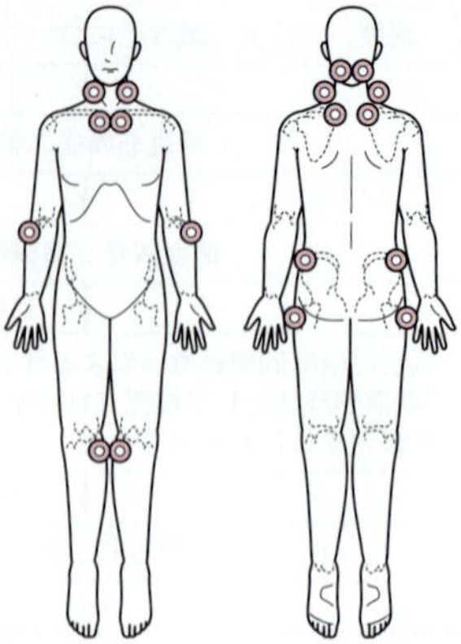

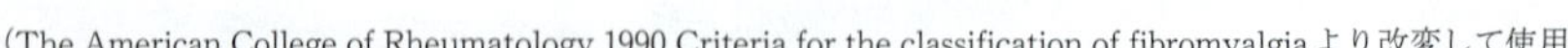

（The American College of Rheumatology 1990 Criteria for the classification of fibromyalgia より改変して使用）

図3 米国リウマチ学会の線維筋痛症診断基準（1990年）
（文献3より）

Questionnaire（PSEQ）

5 身体機能評価

長座位前屈，片脚立位時間，10m歩行スピード，Timed Up and Go Test（TUG），握力，徒手筋力評価（manual muscle test：MMT）などを計測する．自覚的運動強度はBorg Scaleを指標として用いることが多い．

3 理学療法プログラム

1 運動療法

図2に示したように，FMの第一選択治療は非薬物療法であり，中でも運動療法はFM患者の重症度，QOL，痛み，疲労感，身体機能，筋のこわばりを改善させている．

(1) 運動の種類

FMの運動療法では段階的有酸素運動（ウォーキング，エルゴメーター，水中歩行など）が強く推奨されている[2,6]．また筋力トレーニング[7]や複合運動[8]（有酸素運動，筋力トレーニング，柔軟運動，バランス運動などを組み合わせた運動）についても有効性が示されている．FIQの改善についてこれらの運動プロトコルの効果の差を検討したシステマティックレビューでは，個別に行う運動として有酸素運動は筋力トレーニングよりも高い効果量を示しているが，複合運動（組み合わせ内容に不均一性はある）はこれらの個別運動よりも高い効果量を認めている[9]．これらの運動は患者教育（以下，「3-2 患者教育」（p.475）に説明）と組み合わせることで，FM患者の症状改善の効果が上がる．一方で，柔軟運動，バランス運動を個別で行う場合，他の運動を上回るほどの効果は報告されていない．

(2) 運動実施期間と運動時間

運動の実施期間については1週間に2，3回程度，1回約30～60分間の運動を13～24週間継続すると効果量が高くなる[9]と報告されている．

(3) 運動強度

運動の強度は低負荷から中等度負荷に到達する程度の段階的運動療法が勧められている．有酸素運動では負荷量を心拍数で決

定する場合，Karvonen法で目標心拍数を52〜60％で算出するか，心拍数（220－年齢）の75〜85％を到達目標とすることが推奨されている[10)]．筋力トレーニングでは60〜65％RM（repetition maximum）をスタート地点とし，80％RMを目標に週ごとに漸増的に行うことを勧めている[9)]．いずれにしても，理学療法士は患者の耐久性および状態に応じて，運動内容，運動量を毎回調整することが重要である．

2 患者教育

慢性痛患者は痛みの経験に否定的な感情が加わることで破局化思考を生じ，その思考による恐怖や不安の強化，回避行動から活動性の低下，機能障害，抑うつなどが生じて，痛みの増悪・慢性化を招くとされている（fear-avoidance model）．患者教育ではこのfear-avoidance modelによる不活動はさらに患者の痛みを増悪させ身体機能を低下させてしまうこと，治療の目標は痛みそのものの除去や軽減ではなく，ADLやQOLを向上させることが目的であることを十分に説明し，これから行う治療や管理について患者と理学療法士が共有することが重要である．理学療法士は患者に治療の選択やその効果について正しい知識を持たせて安心感・保証を与える．また，理学療法士の管理下において運動療法を実践し，患者が成功体験と小さな自信を積み重ねることでfear-avoidance modelから脱却し，最終的に患者自身が自分の痛みの程度に合わせた運動や活動を自己決定できるように導いていく[11)]．

4 リスク管理・禁忌事項

FM患者に極端な認知・行動パターンの歪みがある場合，運動をやりすぎて痛みが増強してしまい，次の日から動くことができなくなる場合がある．この場合，患者の理学療法の管理としてペーシングが重要となる．ペーシングでは短時間から始め，運動が継続できることを確認しながら漸増することが重要である．また，重症のFM患者で全身の活動性が低下している場合は，低負荷のウォーキングでなるべく全身を広範囲に動かす有酸素運動を実施したり，痛みのない部分の運動を実施するなどして第一の目標は運動プログラムを継続することとする[12)]．

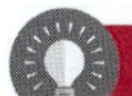

クリニカルヒント

1 患者への態度と姿勢

治療で重要なことはFM患者と医療者の信頼関係（ラポール）を構築することである．FMはその病態の解明がいまだ不明で治療法が確立していないことから，専門医を求めて多くの医療機関を受診した経験を持つ患者が多い．また，数々の医療者側とのミスコミュニケーションから，患者は信頼されていない，人格を疑われているなどと感じ，患者の尊厳を傷つける重大な結果となっている．そのため，患者の発する言葉や態度を傾聴するだけでなく，いかに患者の苦悩に共感しているかを伝えることが重要である．ラポールの構築では患者の「そうなんです」を引き出すことが大事で，患者の「でも」は心が閉じていることを表している（図4）[13)]．また，ソクラテス式問答（①感情：その時何を感じたのでしょうか，②考え：その時何か思い浮かびましたか，③行動：その時，どんなことをしましたか，④身体：その時，何か身体に変化がありましたか，⑤問題：そのことをもう少し具体的にお話いただくと）を用いて「本人が気づいていないパターン化された考え方」を見つけ，解決法を患者自身で見つけるように進ませる[14)]．運動は強制的に実施するよりも能動的に自発運動することが痛みに効果的である．患者との関係構築がで

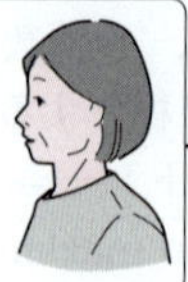
患者：
私の痛みはもう良くならないですね．
いくつもお医者さんに行ったけど，
原因がはっきりしなくて．
ぶつかってしまう関係
ぶつからない関係

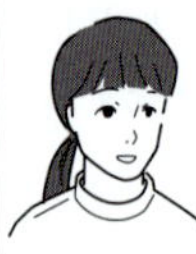
医師：
もっと元気出して．治療に協力しないとだめですよ．もっとひどい人もたくさんいますよ．

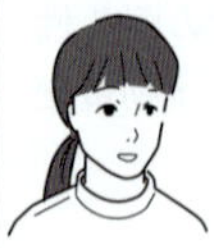
医師：
そうですか，
5年も頑張って良くならないとしたら，きっと絶望的な気持ちになるでしょうね．

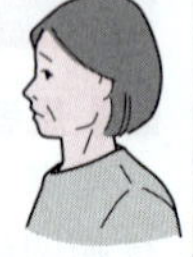
患者：
…でも …もっと大変な人がいるというのはわかるんですけど，手術でも受けたら治るんじゃないかと思っているんですけど．

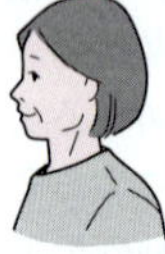
患者：
そうなんです．

図4 コミュニケーション・スキル（適切・不適切な対応の例）
（文献13より）

きた後は，患者が能動的に運動に参加できるよう進めていくことが重要である．

文 献

1) 仙波恵美子：運動による鎮痛（exercise-induced hypoalgesia）と側坐核．Clinical Neuroscience 36：1457-1460，2018
2) Macfarlane GJ, et al：EULAR revised recommendations for the management of fibromyalgia. Ann Rheum Dis 76：318-328, 2017
3) 三木健司：図表で分かる線維筋痛症ガイドライン．ペインクリニック 43：1045-1051，2022
4) 史　賢林ほか：線維筋痛症の臨床像と診断．日本臨床 76：1927-1936，2018
5) 平田幸一ほか：種々の症状を呈する難治性疾患における中枢神経感作の役割の解明とそれによる患者ケアの向上．神経治療 37：166-179，2020
6) Bidonde J, et al：Aerobic exercise training for adults with fibromyalgia. Cochrane Database Syst Rev 6：CD012700, 2017
7) Busch AJ, et al：Resistance exercise training for fibromyalgia. Cochrane Database Syst Rev：CD010884, 2013
8) Bidonde J, et al：Mixed exercise training for adults with fibromyalgia. Cochrane Database Syst Rev 5：CD013340, 2019
9) Albuquerque MLL, et al：Effects of different protocols of physical exercise on fibromyalgia syndrome treatment：systematic review and meta-analysis of randomized controlled trials. Rhematol int 42：1893-1908, 2022
10) Busch AJ, et al：Exercise therapy for fibromyalgia. Curr ain Headache Rep 15：358-367, 2011
11) 井上雅之ほか：患者教育，慢性痛教室．Modern Physician 39：549-551，2019
12) 松原貴子ほか：慢性疼痛とリハビリテーション 総論．総合リハ 44：465-475，2016
13) 三木健司ほか：線維筋痛症と整形外科疾患との鑑別．日本臨牀 76：1975-1983，2018
14) 三木健司：いまさら聞けない慢性運動器疼痛　第12回 非薬物療法（認知行動療法，運動療法），コミュニケーションスキル．日本リウマチ財団ニュース No.137，日本リウマチ財団，東京，2016

19 顔面神経麻痺

森嶋直人

1 疾患概要と基本方針

1 疾患概要

末梢性顔面神経麻痺の原因はウイルス性，外傷性，腫瘍性など様々だが，臨床的に頻度の高いものはBell麻痺とHunt症候群である．両者ともその発症機序は膝神経節で再活性化したウイルスの関与が考えられている．一般的にはBell麻痺は良好な自然治癒が認められ，7割程度は自然回復する．Hunt症候群の場合，自然治癒するのは約4割と報告され，Bell麻痺に比べて予後は不良である．

末梢性顔面神経麻痺症状としては運動神経，中間神経障害を生じる．表情筋の運動麻痺が主症状となるが，その他にも涙の分泌障害，舌前2/3の味覚障害，唾液分泌障害，難聴，耳痛，めまいなど多彩な症状を呈する場合がある．初期の障害程度によっては回復とともに病的共同運動（シンキネーシス，synkinesis）を生じる場合があり，これが理学療法の主な介入症状である．

2 基本方針

顔面神経麻痺に対する理学療法は『顔面神経麻痺診療ガイドライン』[1]を基本に考える．下記の6つの視点が重要である．

(1) 顔面神経麻痺に合わせた評価の実施

顔面神経麻痺に対しては評価の重要性が報告されており，麻痺の程度だけでなく後遺症である病的共同運動の評価項目を有することが大切である．一般的には主観的スコア法である柳原法麻痺スコア（柳原法）（図1）[1,2]，Sunnybrook法（図2）[1]が用いられる．

(2) 適切なタイミングでの予後判定

発症後早期に予後判定をすることが大切であるが，前述の柳原法や電気生理学的手法であるelectroneurography（ENoG）を用いる．自然治癒が見込まれる病気でもあるため，実際の理学療法の適応は最悪時の柳原法10点以下，ENoG値40％未満と考えられている．

(3) 麻痺の改善に遅れて出現する病的共同運動を悪化させない理学療法プログラム

発症早期には弛緩性麻痺を生じるが，初期の薬物療法と自然回復により麻痺の改善を示す．一方後遺症である病的共同運動は発症後4～12ヵ月，他の後遺症である顔面拘縮は6～10ヵ月・ワニの涙は3～6ヵ月・顔面痙攣は4～10ヵ月というように発現時期は異なる．そして麻痺を改善させようとする粗大な筋力強化は病的共同運動を悪化させるため，筋力強化は個別的かつ慎重に行う必要がある．

(4) 基本手技の実施

理学療法の基本手技[1]としては①表情筋ストレッチ・マッサージ，②拮抗筋活動による病的共同運動発現予防，③バイオフィードバック療法，④個別的筋力強化[3]がある．前述のように後遺症の発現時期が異なるため，各手技の実施時期が異なることに注意が必要である．

(5) 禁忌についての理解

一般的な末梢神経障害後の理学療法には低周波療法などの電気刺激療法が行われる場合がある．しかし，末梢性顔面神経麻痺に対して電気刺激療法を行うと，患側全体

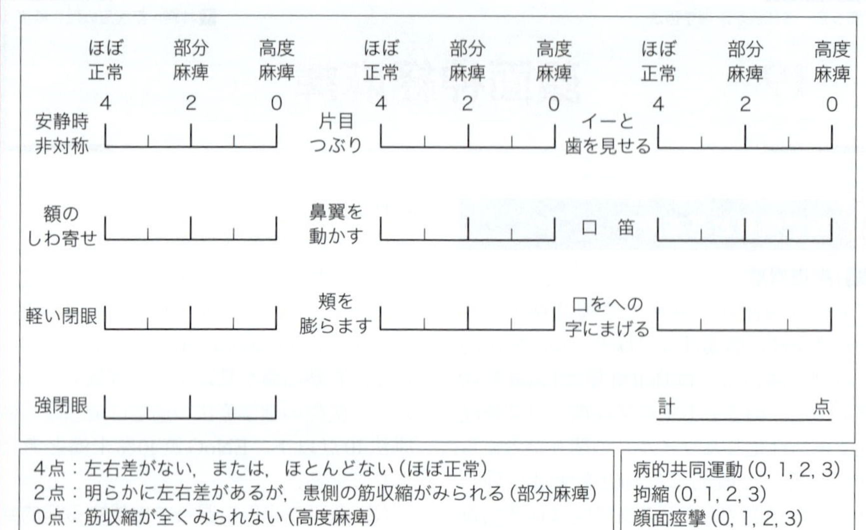

図1 柳原法
（文献1より）

の粗大で強力な筋収縮となり，神経断裂線維の迷入再生を促通し病的共同運動の原因になるため実施しない．

(6) 治癒判定の基準と時期

遷延性麻痺や病的共同運動・拘縮を伴うような中等症～重症顔面神経麻痺は長期経過を要するため，治癒判定は発症後1年以降で実施する．

2 評価

1 疾患特異的評価

運動麻痺の程度は前述のように柳原法[2]，Sunnybrook法[1]で評価する．柳原法は予後推定に優れ，他方Sunnybrook法は麻痺の程度だけでなく，末梢性顔面神経麻痺の後遺症である顔面非対称性（拘縮）や病的共同運動の程度を含んでおり，理学療法の問題点を抽出できるため優れている．

審美性の問題で社会への参加制約や心理的問題を生じるため，顔面神経麻痺に特化したQOL評価も大切である．QOL評価としては顔面神経麻痺用に作成されたFacial Clinimetric Evaluation scale（FaCE scale）日本語改訂版を用いる[4]．

2 電気生理学的検査

神経変性の程度はENoGを用いて定量的に測定することができる．発症後7～10日程度で行うENoG値は予後予測にも有用である．

3 表情の他覚的評価

病的共同運動の他覚的評価には，表情の動画撮影や表面筋電図測定等を用いる．

安静時対称性	随意運動時の対称性						病的共同運動			
眼：正常 0 狭小 1 開大 1 眼瞼手術 1		運動なし	わずかに動く	ある程度動く	ほぼ完全に動く	完全に動く	なし	軽度	中等度	重度
頬（鼻唇溝）： 正常 0 欠落 2 浅い 1 深い 1	額のしわ寄せ	1	2	3	4	5	0	1	2	3
	弱閉眼	1	2	3	4	5	0	1	2	3
	開口微笑	1	2	3	4	5	0	1	2	3
口：正常 0 口角低下 1 口角上昇・外側ひきつれ 1	上唇挙上・前歯を見せる	1	2	3	4	5	0	1	2	3
	口すぼめ	1	2	3	4	5	0	1	2	3
計 □		著明	重度	中等度	軽度	正常	病的共同運動スコア 計 □			
	非対称性 計 □									
安静時対称性スコア 計×5 □	随意運動スコア 計×4 □									
運動 □ －安静 □ －共同 □ ＝複合スコア □										

図2 Sunnybrook法

（文献1より改変）

3 理学療法プログラム

1 不全麻痺のケース（柳原法20点以上，ENoG値40％以上）

(1) 眼球（角膜）保護指導

角膜保護のために点眼薬，必要に応じて眼帯，めがね，アイパッチ等を使用するよう促す．洗顔・シャンプーの際はテープ，水中眼鏡などで目を保護するよう指導する．閉瞼補助のためテープを使って下眼瞼を外上方に引き上げるように固定する方法もよい．

麻痺の改善が乏しい症例以外は特別な理学療法介入は必要ない．

2 中等度麻痺のケース（柳原法12〜20点，ENoG値10〜40％程度）

(1) 眼球（角膜）保護指導

前述「3-1 不全麻痺のケース」で取り上げた眼球（角膜）保護指導法に準じて実施する．

(2) 表情筋ストレッチ・マッサージ指導

前頭筋・眼輪筋・頬骨筋・口輪筋・広頚筋などの表情筋に対してストレッチ・マッサージを行う．表情筋をほぐす感じでしっかり行い，顔全体は力を入れずリラックスして行うことが重要である（図3）[1,5]．各筋合わせて1日30分程度の実施を目標とする．

(3) 開瞼運動指導

発症後2ヵ月程度から上眼瞼挙筋による

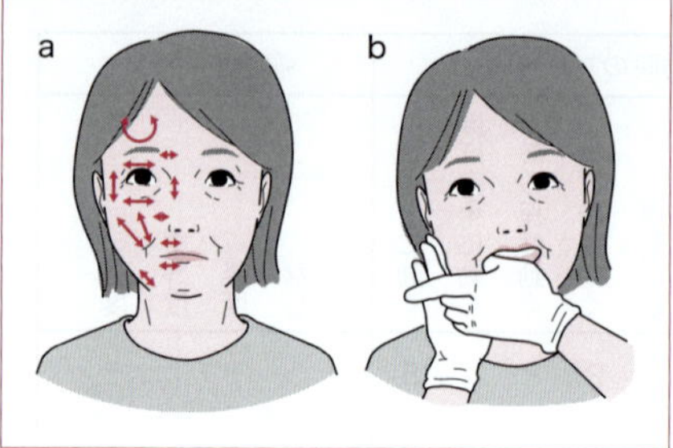

図3 表情筋ストレッチ

a：ストレッチの方向.
b：口腔内からのストレッチ.
①指導する内容
　a：表情筋を意識してストレッチを行う.
　b：口腔内からのストレッチも有効である.
②リスク管理・注意事項
　・顔に力を入れずリラックスして行う.
　・初期は様々な方向に行い，筋収縮がしっかりしてきたら収縮方向（しわ）に対し直角方向に実施する.
　・疼痛を起こさないように実施する.
③頻度
　・1日あたり10分×3セット以上を目標とする.
（文献1，5より改変）

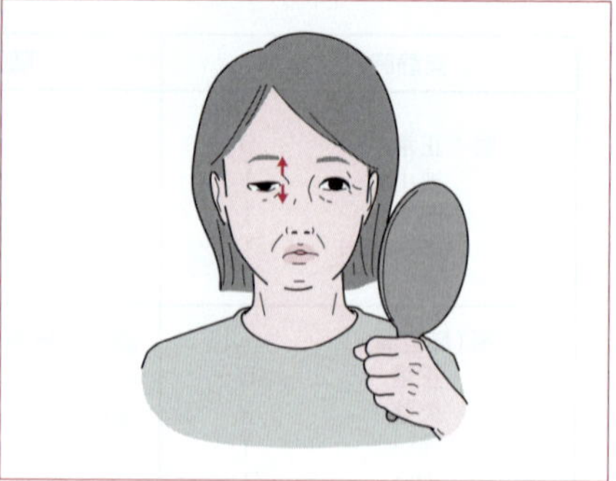

図4 視覚フィードバック

鏡を利用し左右瞼列幅の対称性を保つように意識してゆっくりと口運動（ウーと口をとがらせる，イーと歯を見せる，プーと頬を膨らませる）を実施する．粗大筋力強化にならないように実施する．頻度は10回を3セット/日.
（文献5より改変）

開瞼運動を習得し病的共同運動の予防を図る．上眼瞼挙筋は動眼神経支配筋であるため発症早期からでも実施できる．開瞼運動は前頭筋収縮を伴うと病的共同運動を助長する場合があるため「眉を動かさないよう」指導することが必要である．

(4) 個別的筋力強化指導

病的共同運動を誘発しないようにゆっくりとした個別筋収縮を行う．

(5) 病的共同運動抑制のためのバイオフィードバック指導

中等症例では全例に病的共同運動が出現するわけではないが，発症後4ヵ月程度から詳細に病的共同運動の有無を確認し，出現したら以下のプログラムを開始する．

鏡を利用し，①口唇運動（イー・ウー・プーなど）に伴う閉瞼の抑制（図4）[5]，②前頭筋収縮に伴う閉瞼の抑制を指導する．指やテープなどを使った触覚フィードバックにより，③閉瞼に伴う口角挙上等の抑制を指導する．筋電図バイオフィードバック装置を使用し①〜③を行うのも効果的である．

3 完全麻痺のケース（柳原法10点以下，ENoG値10%以下）

完全麻痺症例ではほぼ全例に病的共同運動が出現するため，発症後4ヵ月程度から詳細に病的共同運動の有無を確認し，以下のプログラムを開始する．

(1) 眼球（角膜）保護指導

前述「3-1 不全麻痺のケース」（p.479）で取り上げた眼球（角膜）保護指導法に準じて実施する．

(2) 表情筋ストレッチ指導

前頭筋・眼輪筋・頬骨筋・口輪筋・広頚筋などの表情筋に対してストレッチ・マッサージを行う．表情筋をほぐす感じでしっかり行い，顔全体は力を入れずリラックスして行うことが重要である．拘縮を起こす可能性があるケースではあるが爪を立てたり，力を入れすぎて痛みを起こさないように実施する必要がある．

(3) 開瞼運動指導

発症後2ヵ月程度から上眼瞼挙筋による

開瞼運動を習得し病的共同運動の予防を図る．前頭筋収縮を伴うと病的共同運動を助長する場合があるため「眉を動かさないよう」指導することが必要である．

(4) 個別的筋力強化指導

病的共同運動を誘発しないようにゆっくりとした個別筋収縮を行う．

(5) 病的共同運動抑制のためのバイオフィードバック指導

鏡を利用し，①口唇運動（イー・ウー・プーなど）に伴う閉瞼の抑制，②前頭筋収縮に伴う閉瞼の抑制を指導する．指やテープなどを使った触覚フィードバックにより，③閉瞼に伴う口角挙上等の抑制を指導する．筋電図バイオフィードバック装置を使用し①～③を行うのも効果的である．

4 リスク管理・禁忌事項

発症初期の顔面神経麻痺は閉瞼障害，瞬目不全が生じるため角膜障害を誘発しやすく眼球（角膜）保護指導が必要である．同時期より以下5項目に注意した指導も継続して行う．

①強く眼を閉じる，力一杯頬を膨らませる等粗大運動の禁止．
②粗大運動をしてしまったら，すぐに表情筋ストレッチを行う．
③1日中，顔のリラックスした状態を保つように心がける．
④食事や会話時に目を大きく見開くようにする．
⑤低周波治療は避ける．

特に低周波治療や強く大きい表情を作る粗大筋力強化は顔面神経断裂線維の迷入再生を促進し，病的共同運動を悪化させるため実施しない．そして表情筋の自己ストレッチ指導時には，患者が早く改善したいという気持ちもあり強く実施しすぎる場合があり，「爪を立ててストレッチしない」など皮膚損傷予防の指導が必要である．

クリニカルヒント

1 バイオフィードバック指導のコツ

バイオフィードバック運動が粗大筋収縮にならないように注意が必要である．すなわち口唇運動（イー・ウー・プーなど）に伴う閉瞼の抑制指導時は口ではなく瞼裂の狭さに注意を向けるように指導する．

2 理学療法継続のコツ

バイオフィードバック指導は徐々に難易度を上げて実施すると，意欲低下せずに継続して実施することが可能になる．例えば口唇運動に伴う閉瞼抑制指導は軽収縮負荷で開瞼維持ができたのち少しずつ収縮強度を増やす，そしてゆっくりとした収縮から早い収縮（しゃべる・食べる動作も含め）でも開瞼維持ができるよう指導内容の難易度を上げていくことが望ましい．

3 日常生活指導のコツ

初期は角膜保護・食べ方などの日常生活指導，全時期において患者が感じている心理的な負担に対する声かけ等に注意する必要がある．

4 中枢性顔面神経麻痺は実施方法が異なる

中枢性顔面神経麻痺に対しては，本項で取り上げた方法とは異なり積極的な筋力強化が必要である．

文　献

1) 顔面神経学会編：顔面神経麻痺診療ガイドライン2023年版，金原出版，東京，12-40，2023
2) 柳原尚明ほか：顔面神経麻痺程度の判定基準に関する研究．日耳鼻会報 80：799-805，1977
3) Morishima N, et al：Effect of muscle strengthening on peripheral facial palsy：A randomized controlled trial. Phys Ther Res 23：59-65, 2020
4) 飴矢美里ほか：患者アンケートを用いた顔面神経麻痺後遺症に対するリハビリテーションの効果検討．Facial Nerv Res Jpn 29：124-126，2009
5) 森嶋直人：末梢性顔面神経麻痺に対する実践的理学療法．PTジャーナル 56：1463-1468，2022

20　発達障害

儀間裕貴

1　疾患概要と基本方針

1　疾患概要

発達障害（developmental disability）という用語は脳性麻痺や視覚障害，聴覚障害を含む広い概念で，生まれつきの障害の総称として「広義の発達障害」として理解される．一方，日本において2005年に運用が開始された「発達障害者支援法」の第2条では，発達障害は「自閉症，アスペルガー症候群その他の広汎性発達障害，学習障害，注意欠陥多動性障害その他これに類する脳機能の障害であってその症状が通常低年齢において発現するもの」と定義され，これらの疾患が「狭義の発達障害」として理解されている．

幅広い病態を含む発達障害の原因は，脳を中心とした中枢神経系の機能障害と推測されている．症状の形成には環境的要因と遺伝的要因との相互作用が影響することが示されており，早期発見と早期療育，教育，そして服薬治療の重要性が指摘されている．子どもを対象とした疫学研究からは，自閉スペクトラム症（autism spectrum disorder：ASD）が約2%，注意欠如多動症（attention deficit hyperactivity disorder：ADHD）が3〜5%，特異的学習症（specific learning disorder：SLD）が約5%と報告されている[1〜3]．この発症率は近年増加傾向にあり，それぞれの疾患の合併の割合も高いことが指摘されている．

2　基本方針

運動療法と物理療法を主体とする理学療法分野では，脳性麻痺などの運動機能障害に対する介入に比べ，発達障害を有する子どもへの介入は積極的に実践されてこなかった現状がある．これは運動療法および物理療法による介入が，子どもの認知，学習，社会性などの機能発達に直接的な効果を及ぼす期待が薄いと考えられてきたからであろう．しかしながら，近年では発達障害の代表疾患といえるASD，ADHDなどに，発達性協調運動症（developmental coordination disorder：DCD）などの運動機能面の問題が高率に合併することが報告されている（図1）．また，社会性や実行機能・報酬系に関する認知機能の発達が，協調運動の発達と関連する可能性が示されている．子どもが有する運動に対する苦手意識や劣等感が，二次的な社会性のつまずき（集団場面での不適応や友人関係の不成立）の一因となっている可能性も考えられ，運動機能面に焦点をあて，早期から運動療法を中心とした理学療法を行う必要性が増している．

2　評価

ASD，ADHDにおける認知や言語の機能，学習能力などを評価するためのアセスメントツールは種々考案されているが，運動機能の評価に特化したアセスメントツールは少ない．DCDの評価に使用できる代表的なアセスメントツールとして，以下が挙げられる．

1　M-ABC2

M-ABC2（Movement Assessment Battery for Children-2nd edition）は，DCD

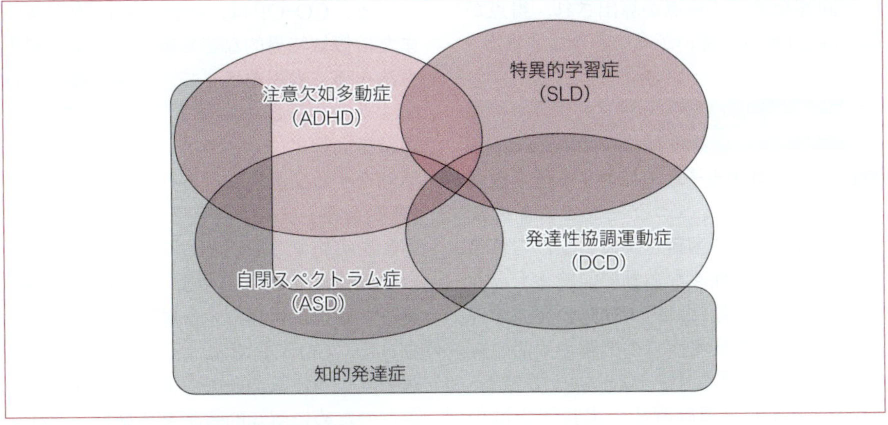

図1 発達障害における発達性協調運動症

における協調運動機能を客観的かつ定量的に評価するための国際標準評価バッテリーであり，3歳～16歳11ヵ月を対象年齢としている．評価項目は「手指の巧緻性」，「バランス」，「ボールスキル」の3領域9課題から構成され，評価実施時間が約30分と短いという利点がある．成績を年齢ごとの基準に従って得点化し，総合得点が15パーセンタイル値以下の場合には協調運動技能が暦年齢に期待される水準より低いと解釈される．2023年現在，日本語版作成のための研究と作業が進められている．

2 DCDQ

DCDQ（Developmental Coordination Disorder Questionnaire）は，DCDによる運動技能の問題が日常生活や学校生活に及ぼす影響の程度を客観的に評価するためのアセスメントバッテリーである．保護者や養育者が子どもの協調運動や器用さに関する質問について回答する質問紙であり，回答は「まったく当てはまらない」から「まったくその通り」までの5件法で行われる．対象年齢は5～15歳となっており，「身体統制」，「書字・微細運動」，「全般的協調性」に関する全15問から構成される．合計得点は15～75点の範囲で，得点が高いほどDCDの疑いが高いとみなされる．M-ABC2と同様に，DCDQも2023年現在日本語版作成のための研究と作業が進められている．

3 その他の評価

日本語のアセスメントツールとして，JPAN感覚処理・行為機能検査（Japanese Playful Assessment for Neuropsychological Abilities）やDCD checklist（DCDC）をDCDの評価に用いることができる．JPAN感覚処理・行為機能検査は4～10歳を対象とし，感覚統合障害を定量的にアセスメントすることができる．「姿勢・平衡機能」，「体性感覚」，「視知覚・目と手の協調」，「行為機能」の4領域32課題を実施し，各課題の成績を年齢ごとの基準に従って得点化したうえでパーセンタイル値を5段階の通過率で分類する．DCDCは，日本の文化的・教育的背景に適合するアセスメントツールとして2019年に開発され，小学生を対象とした日常生活における協調運動の困難について養育者や保護者が回答する質問紙である．「巧緻運動」，「粗大運動」，「ボール操作」の3領域18項目の質問に5件法で回答を求めて得点が算出され，得点が高いほどDCDの疑いが高いとみなされる．

3 理学療法プログラム

1 ASDを有する子どもに対する理学療法

ASDでは，コミュニケーション面の問題や参加における困難さが取り上げられることが多いが，様々な運動機能障害も存在している．幼児期には粗大運動の発達の遅れもみられ，生活場面での問題や生活の質の低下を引き起こす一因となっている．ASDに特異的な運動療法の実践報告は少ないが，歩行・歩容の改善を目的とした関節可動域（ROM）練習や下肢筋力増強トレーニング，バランスと固有受容感覚の促通などが報告されている．また，粗大運動の発達支援が，日常生活上の問題の改善や生活の質の向上につながることも報告されている．運動機能障害の他に，ASDを有する子どもは定型発達の子どもと比べて肥満リスクが高いため，その予防と改善を目的とした運動療法を実施していくことも重要となる．

2 ADHDを有する子どもに対する理学療法

ADHDにおいて，DCDが併発する確率は30〜50％にも及ぶと報告され，運動能力の低下に注意して理学療法評価を行う必要がある．ADHDに対する運動療法は運動機能の改善に有益であることが報告されているが，プログラムを立案するうえでは，運動遂行への注意の持続や，課題に取り組むうえでの自己制御能の調整に配慮する必要がある．

3 DCDを有する子どもに対する理学療法

DCDを主とした運動機能障害に対するエビデンスレベルの高い介入として，CO-OP（Cognitive Orientation to daily Occupational Performance）[4]が注目されている．CO-OPは，活動における全体的または領域特異的な認知戦略の使用と解決方法を導く過程を通して，スキル獲得を目指すための課題指向型アプローチである．課題指向型アプローチは，子どもが特定の活動をする文脈における行動や要因を分析（運動分解）し，子どもと運動課題および運動を実施する環境との間で，より望ましい相互作用を引き出すような方略を計画，実行，修正，再実行する過程を踏むこととされる．CO-OPでは，子どもが選んだ課題・ゴールに基づいて，子ども自身が作業遂行のために認知的戦略を発見し，それを使用できるように工夫していく．

4 リスク管理・禁忌事項

理学療法の実施にあたってのリスクや禁忌事項は特にないが，発達障害は病態の幅が広いことを考慮し，理学療法プログラムの立案・実施に際しては子どもの感覚と運動機能の発達を十分に評価し，児の状態に応じた最適な介入手段を選択する必要がある．

クリニカルヒント

DCDについて特異的なアセスメントバッテリーはあるが，その評価結果から理学療法プログラムを立案・実践することは容易ではない．具体的な理学療法介入プログラムを立案するうえでは，協調運動に必要な要素・機能を理解したうえでそれぞれを評価し，機能が未熟な部分を明確にして介入を行う必要がある．

1 協調運動に必要な要素を評価して，理学療法プログラムを考える

DCDや，ASDおよびADHDなどに併存する運動機能障害を具体的に評価し，理学療法アプローチを検討していくうえで，「協調運動に必要な要素関連図」（図2）[5]の

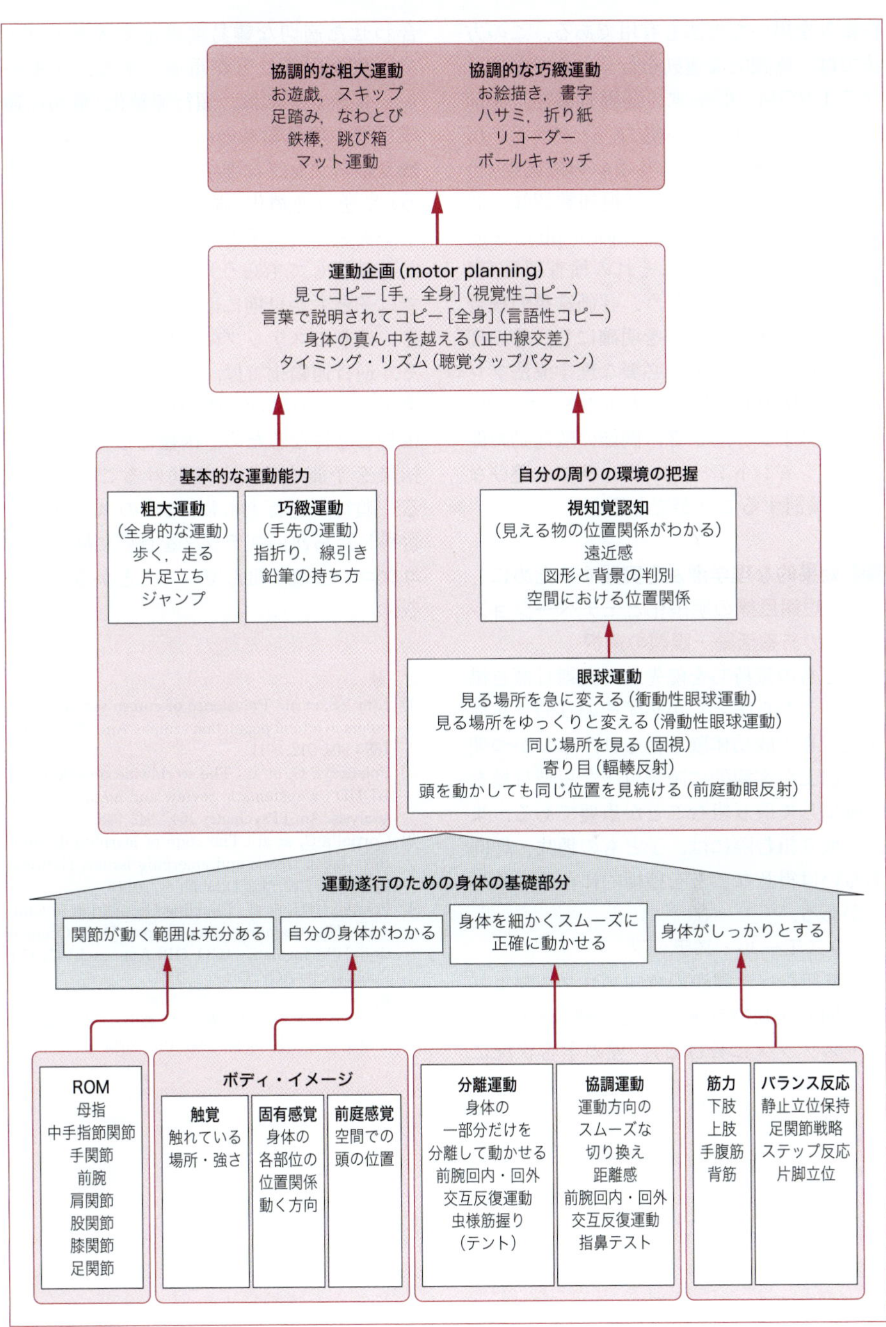

図2 協調運動に必要な要素関連図

（文献5より）

枠組みを用いた方法も有用である．この方法では，協調的な運動を行ううえで必要となる①ROM，②触覚，③固有感覚，④前庭覚，⑤協調運動，⑥筋力，⑦バランス反応，⑧粗大運動能力，⑨手の巧緻運動（分離運動），⑩眼球運動，⑪視知覚認知，⑫リズム感，⑬運動企画（motor planning）の機能について，それぞれの検査項目（表1）[5]を通して評価を行う．評価結果の統合から機能が未熟な部分を明確にし，その部分の機能改善のために必要な理学療法プログラム（ROM練習，筋力トレーニング，バランストレーニング，関節の離運動の促通，ビジョントレーニング，リズム遊びなど）を検討することができる．

2 効果的な理学療法を実践するために

(1) 短期目標の明確化とモチベーションのある活動・課題の選択

子どもの気持ちを優先して長期目標を掲げ，そこから子どもが必ずその日のうちに達成できて成功体験を得られ，なおかつ理学療法士が客観的に確認可能な短期目標を明確にして取り組むことが重要である．また，取り組む際には，子どもの趣味・趣向あるいは得意なことを積極的に利用する必要がある．

(2) スモール・ステップ

取り組むべき課題の認知プロセスおよび時空間的運動パラメータを分解し（スモール・ステップに分ける），児の学習状況に合わせた適切な難易度設定でステップ・アップを図ることが重要である．スモール・ステップには，順行連鎖化（最初に達成可否の境界領域のステップまで練習し，残りのステップは理学療法士が手本を見せる）や逆行連鎖化（課題の前半を理学療法士が実施して，子どもには最後のステップから練習してもらう）がある．順行連鎖化では子どもが早期に達成感を得ることができ，残りのステップの運動観察療法にもなる．逆行連鎖化では，その運動・課題の結果がどのようになるのかについて先に取り組むことになるため，困難としている運動結果を予測することを助けることができる．順行・逆行ともに，1つのステップを習得したら次のステップを目標に練習してコツコツと取り組んでいくことが重要である．

文　献

1) Kim YS, et al：Prevalence of autism spectrum disorders in a total population sample. Am J Psychiatry 168：904-912, 2011
2) Polanczyk G, et al：The worldwide prevalence of ADHD：a systematic review and metaregression analysis. Am J Psychiatry 164：942-948, 2007
3) Cortiella C, et al：The state of learning disabilities：facts, trends and emerging issues. National Center for Learning Disabilities, 2014
4) Polatajko HJ, et al：Enabling Occupation in Children：The Cognitive Orientation to Daily Occupational Performance (CO-OP) Approach. CAOT Publications ACE, Ottawa, 2004
5) 藪中良彦ほか：第3章-7 発達障害．Crosslink 理学療法学テキスト 小児理学療法学，藪中良彦ほか編，メジカルビュー社，東京，396-415，2020

表1 協調運動評価項目

項目
ROM
・母指（外転，対立）
・中手指節関節（背屈）
・手関節（背屈，撓屈）
・前腕（回外）
・肩関節（屈曲，伸展，外旋）
・体幹（伸展）
・股関節（屈曲，伸展，外転，外旋）
・膝関節（SLR）
・足関節（背屈）
触覚
・身体へのタッチの二点識別覚
・手の触覚定位
・足底の触覚定位
固有感覚
・指の位置覚
・立体覚
・腕の位置覚
・膝関節と足関節の位置覚
前庭覚
・閉眼での立ち直りの反応
・回転運動後眼振
協調運動
・前腕回内・回外交互反復運動（分離運動）
・指鼻テスト
・指指テスト
・ボールキャッチ
・ボールキック
・同じ場所で手を振って足踏み
筋力
・指の力
・握力
・ぶら下がり
・四つ這いでの腕立て伏せ
・壁に手をついて腕立て伏せ
・床で腕立て伏せ
・錘を持ち上げる（上方，前方，側方）
・バード・ドッグ
・体幹屈曲筋
・体幹伸展筋
・サイド・ブリッジ
・腹筋
・スクワット
・空気椅子
・手押し車
バランス反応
・頭と体幹の立ち直り反応（左右前後）
・上肢の保護伸展反応
・静止立位保持（上肢伸展テスト）
・つま先立ち保持
・つま先立ち⇔つま先上げ（足関節戦略）
・片脚立位保持
粗大運動能力
・直線歩行
・つま先歩行
・踵歩行
・継足歩行
・側方ステップ
・走行
・ジャンプ
・ホップ（片脚ケンケン）
・スキップ
・縄跳び
手の巧緻運動（分離運動）
・利き手
・指折り
・母指と他指の交互タッチ（指サークル）
・虫様筋握り（テント）［手関節背屈，MP関節屈曲，IP関節伸展］
・指ドラム
・書字と描画
・図のコピー
・鉛筆の握り方
・箸の持ち方
・ハサミ操作
・折り紙
眼球運動
・頭部と眼球運動の分離
・追視
・単眼視・両眼視
・輻輳反射
・前庭動眼反射
・視覚定位と解放
・視覚定位と解放とキャッチ
・眼球運動性眼振
視知覚認知
・奥行き知覚（遠近感）
・図地判別
・空間における位置
リズム感
・聴覚性タップパターン
運動企画（motor planning）
・視覚性コピー（指）
・視覚性コピー（全身）
・言語性コピー
・正中線交差

（文献5より）

21 前庭障害

加茂智彦

1 疾患概要と基本方針

1 疾患概要

前庭障害は大きく分けて，末梢性と中枢性に分かれる．中枢性前庭障害は延髄の前庭神経核から中脳の動眼神経核，前庭小脳，視床および前庭皮質領域へと伸びる前庭経路の障害である[1]．中枢性前庭障害を引き起こす疾患としては脳卒中や多発性硬化症などがある．末梢性前庭障害は内耳疾患，前庭構造，第8脳神経の前庭部分の病変である．末梢性前庭障害には良性発作性頭位めまい症（benign paroxysmal positional vertigo：BPPV），前庭神経炎，メニエール病，両側前庭障害，聴神経腫瘍などがある．

2 基本方針

前庭障害患者には前庭リハビリテーションが有効である．前庭リハビリテーションに関する基本方針は米国理学療法士協会の神経理学療法学会が発行しているVestibular Rehabilitation for Peripheral Vestibular Hypofunction：An Updated Clinical Practice Guideline From the Academy of Neurologic Physical Therapy of the American Physical Therapy Association[2]とコクランレビューを基本に考える．コクランレビューでは末梢前庭障害患者に対する前庭リハビリテーションはめまい症状の軽減，視線と姿勢安定性の改善，転倒リスクの軽減に関して中等度から強いエビデンスがあると結論付けている[3]．2022年に出版された前庭リハビリテーションのガイドライン[2]で報告されている，前庭障害患者に対する前庭リハビリテーションに関する推奨文をまとめた（表1）[2]．

2 評価

1 温度刺激検査：カロリックテスト

外耳道に冷水や冷風，温水や温風を注入することで外側半規管に対流による内リンパ流動を引き起こし，その結果，誘発される眼振を指標として左右の外側半規管の機能を個別に評価する検査である．CP%が20%以上をCP（canal paresis，半規管麻痺）と判定する．CPを認めれば，末梢前庭障害と判断できる．CPと認められた側が患側となる．

2 vHIT，cVEMP，oVEMP

video Head Impulse Test（vHIT）は前庭動眼反射（vestibulo-ocular reflex：VOR）の頭部と眼球のスピードをビデオで記録しコンピュータ解析する．これにより，左右別ならびに各半規管別の機能を記録・解析することができる．水平方向のvHITのgainが0.8未満かつovertサッケードが認められた場合，外側半規管の前庭障害と判断する[4]．前庭誘発筋電位（vestibular evoked myogenic potential：VEMP）は前庭の耳石器である卵形嚢・球形嚢の機能検査である．前庭誘発頸筋電位（cervical VEMP：cVEMP）にて球形嚢，前庭誘発眼筋電位（ocular VEMP：oVEMP）にて卵形嚢の評価が可能である．

3 理学療法評価

Dizziness Handicap Inventory（DHI）：

表1 Vestibular Rehabilitation for Peripheral Vestibular Hypofunction：An Updated Clinical Practice Guideline（抜粋）

エビデンスレベル	推奨グレード	推奨の強さ	推奨文
I	A	強い	急性期・亜急性期の一側前庭障害患者に前庭リハビリテーションを提供すべきである
I	A	強い	慢性期の一側前庭障害患者に前庭リハビリテーションを提供すべきである
I	A	強い	両側前庭障害患者に前庭リハビリテーションを提供すべきである
I	A	強い	一側or両側の前庭障害患者に視線安定のための特定の運動として，saccadicもしくはsmooth-pursuitの運動を提供すべきでない
II	C	弱い	慢性一側前庭障害患者には，少なくとも4～6週間，毎日最低20分間の静的および動的バランス練習を指示してもよい
III～IV	D	専門家の意見	両側前庭障害患者には6～9週間の静的および動的バランス練習を指示してもよい
II	C	弱い	慢性一側前庭障害患者には，週1回のクリニック訪問に加え，1日3～5回，毎日少なくとも20分，4～6週間のホームエクササイズを指示してもよい
III	C	弱い	両側前庭障害患者には，週1回のクリニック訪問に加え，1日3～5回，1日合計20～40分，5～7週間程度のホームエクササイズを指示してもよい
II	C	中等度	主要目標の達成，症状の消失，バランスおよび前庭機能の正常化，またはプラトーに達した場合を前庭リハビリテーション終了の理由として用いることができる

（文献2より筆者訳）

めまいやふらつきによるADLの障害度を3つのサブスケールに分けて評価することができる自己記入式の評価法である[5)]．前庭障害では最も頻繁に使用される評価の1つである．各質問に対して，はい（4点），時々（2点），いいえ（0点）のいずれかで回答を行う．点数が高いほどめまいやふらつきによるADLの障害が大きく，0～30点で軽度，31～60点で中等度，61～100点で重度の障害があると報告されている[6)]．

Dynamic Visual Acuity（DVA）：前庭障害患者のVOR機能を測定することが可能である．検査者が被検者の頭部を左右に回転させる刺激を加えた状態で視力表を読んでもらい，頭部を回転させていない状態と比較する．頭部を動かしていない時の結果と頭部を動かした時の結果に3段以上の乖離がある時，VOR機能が低下していると判断する．

Dynamic Gait Index（DGI）：歩行中における課題に対してのバランス修正能力を評価することができる．歩行中に上下左右への頭部の運動，速度や方向の変化，障害物回避などを要求する8個の課題から構成されている．各項目0点（重度障害）から3点（正常）で評価し，8項目の24点満点である．点数が高いほどバランス修正能力が高いとされており，19点未満では6ヵ月以内の転倒リスクが2.58倍増加することが報告されている[7)]．

3 理学療法プログラム

現在の前庭リハビリテーションは，①視線の安定を促進する運動（適応運動と代用運動を含む視線安定化運動），②症状を慣らす運動（慣れの運動），③バランスと歩行を改善する運動（バランス運動と歩行運動），④耐久性を高めるための歩行の4つの異なる運動要素を組み合わせた運動ベースの方法である．

1 視線安定化運動

VOR適応と代用の概念に基づき開発されている．適応とは，網膜の滑りを減少させるために，頭部の動きに応じた前庭システムの発火頻度を長期的に変化させることを目的としている[8)]．この発火頻度の変化

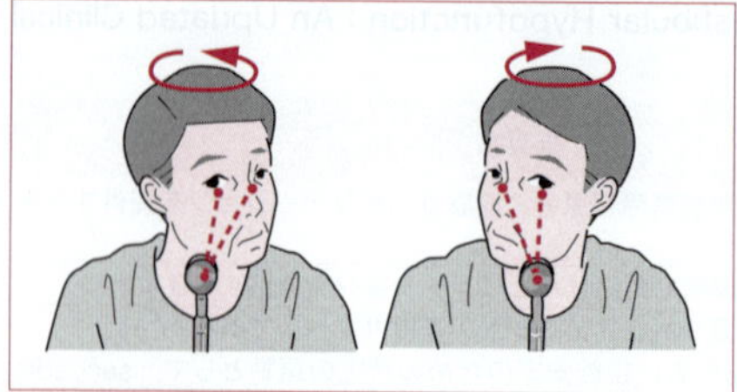

図1 視線安定化運動

固定された視標（カード）に視線を合わせ，視線をそらさないで頭部の運動を行う．

により，症状の軽減，頭部の動きに対する視線の安定性の正常化，姿勢の安定化が起こる．代用とは，失われた前庭機能を代用する戦略（代償性サッケードや眼球運動の中枢性プレプログラミング）を促進することを目的としている[9]．これらの概念に基づく視線安定化運動として静止または動いている指標への焦点を維持しながら頭部を動かす運動などがある（図1）．

2 慣れの運動

慣れとは刺激に繰り返し曝露した後に行動反応を低下させ，前庭に関連する症状を軽減させることである．慣れの運動は，症状を引き起こす特定の動作や状況に応じて実施する．軽度から中等度の症状が出る運動や視覚刺激を数回繰り返し行うことにより，時間の経過とともに症状の軽減につながる．しかし，慣れの運動で症状が軽減するメカニズムは明らかになっていない．視覚刺激として，視運動刺激やスーパーの陳列棚を撮影した動画，パソコンのスクリーンセイバーなどがある（図2）．

3 バランス運動と歩行運動

バランス運動では，支持基底面の変化（肩幅，閉脚，タンデム，片足）や，視覚情報（開眼，閉眼，視覚刺激），前庭情報（頭部を動かす），体性感覚情報（ラバーフォームなど）の入力が変化する条件でのバランス運動を行う．歩行運動では，頭部を左右，上下に動かしながら歩行を行う（図3）．

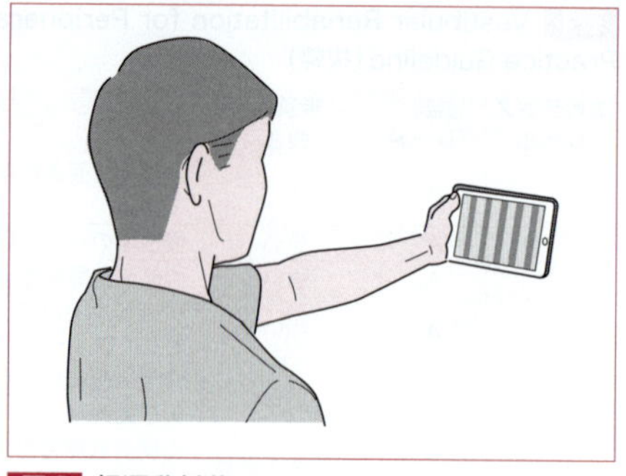

図2 視運動刺激

タブレット端末の動画は白黒の線が右もしくは左方向へ流れていく動画（視運動性眼振を引き起こす刺激）である．被検者には頭部を固定したまま，黒い線を数えるように画面を見続けることを指示する．

4 耐久性を高めるための歩行

前庭障害のある人は症状の誘発を避けるため，身体活動を制限することが多い．そのため，身体活動量を高めるための歩行も実施することがある．しかし，この身体活動量の増加を促す歩行（頭部運動やバランス要素を伴わない歩行）が，前庭機能障害患者において有益であるかは明らかとなっていない．

4 リスク管理・禁忌事項

1 転倒

前庭リハビリテーションではバランス・歩行運動において，頭部の運動を含む．そのため，ふらつきが起きやすく転倒のリスクが高い．特にDGIで19点を下回る場合は転倒のリスクが高くなるため，注意する[7]．

2 吐き気や嘔吐

急性期に前庭リハビリテーションを実施

図3 頭部を動かしながら歩行

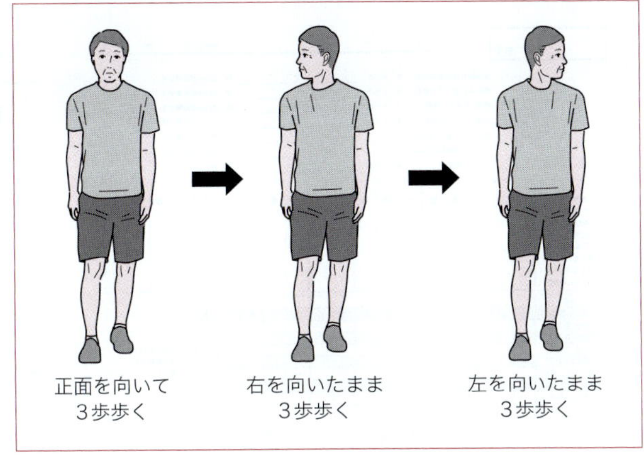

すると吐き気や嘔吐の可能性がある．その際は，前庭リハビリテーションの実施の可否を主治医に確認する必要がある．

3 運動中や運動後の一時的なめまい

前庭リハビリテーションはめまいを引き起こす運動が主となるため，運動中，運動後はめまいが一時的に強くなる可能性がある．しかし，前庭リハビリテーションによって引き起こされためまいは長くても終了後30分以内に治まる．

4 禁忌事項

前庭リハビリテーションを実施中，表2[10]の症状が現れた場合（事前に診断されている疾患の症状であれば問題ない）はすぐにリハビリテーションを中止し医師に確認する[10]．

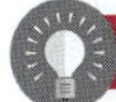

クリニカルヒント

1 前庭リハビリテーションを行う注意点

前庭リハビリテーションはめまいが起きる強度で行わないと効果がないため，患者にはめまいが起きる強度で頭部を動かすように指導する．めまいを引き起こすため，運動の継続率が低くなってしまう可能性があり，運動の継続率を高めるための工夫が必要である．例えば，目標シートをわたし

表2 重篤な病態を示す症状，症状行動，徴候について

症状
言語障害
突然または徐々に起こる片側だけの難聴
複視
視野欠損
色覚異常
両側の知覚障害またはしびれ
非皮膚細胞性パターンの知覚障害またはしびれ
顔面の知覚異常またはしびれ
記憶喪失
原因不明の体重減少
激痛の増加および拡大
症状行動
定常的
姿勢変化（例：座位から立位）のみで誘発される
前駆症状*の存在
徴候
眼球運動の異常
・持続的な自発性眼振
・頭の位置の変化を伴う，または伴わない持続的な上向き眼振，下向き眼振，回旋性眼振
・シーソー眼振
・周期性交代性眼振
・skew deviation
遠心性注視における方向交代性眼振，および新たなめまいの発生に伴うskew deviation
衰弱
運動失調性歩行
Babinski陽性

*ふらつき，顔面蒼白，めまい，唾液分泌，目のかすみ，心拍数増加

（文献10より筆者訳）

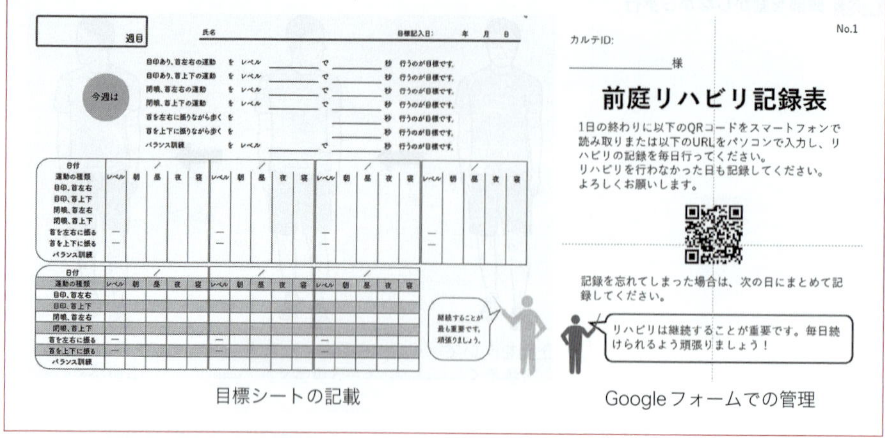

図4 運動継続率を高める工夫の例

記載してもらう方法や，Googleフォームを用いたアドヒアランス確認方法などがある（図4）.

2 視線安定化運動

視線安定化運動では，指標がはっきりと見える速度で頭部を回転してもらうことが重要である．頭部を回転する速度は1～2Hzで行うとよい．運動時間は，初めは15秒程度から始めて，徐々に増やしていき最大で90秒までとする．これを1日3～5回行う．

3 慣れの運動

慣れの運動も視線安定化運動と同様，めまいを引き起こす運動である．軽度から中等度の症状を誘発する強度で行う．次の運動に移る際は必ず運動を行う前の症状の状態に戻っている必要がある．患者によってめまいが誘発される環境，視覚条件が異なるため，患者に合わせた視覚環境の設定を行う．エモリー大学がYouTubeで公開している動画がよく使用されている（チャンネル名：Emory Dizziness and Balance）.

文　献

1) Brandt T, et al：Central vestibular syndromes in roll, pitch, and yaw planes：Topographic diagnosis of brainstem disorders. Neuro-Ophthalmology 15：291-303, 1995
2) Hall CD, et al：Vestibular rehabilitation for peripheral vestibular hypofunction：An updated clinical practice guideline from the Academy of Neurologic Physical Therapy of the American Physical Therapy Association. J Neurol Phys Ther 46：118-177, 2022
3) McDonnell MN, et al：Vestibular rehabilitation for unilateral peripheral vestibular dysfunction. Cochrane Database Syst Rev 1：CD005397, 2015
4) Riska KM, et al：Relationship between corrective saccades and measures of physical function in unilateral and bilateral vestibular loss. Ear Hear 41：1568-1574, 2020
5) Jacobson GP, et al：The development of the Dizziness Handicap Inventory. Arch Otolaryngol Head Neck Surg 116：424-427, 1990
6) Whitney SL, et al：Is perception of handicap related to functional performance in persons with vestibular dysfunction？ Otol Neurotol 25：139-143, 2004
7) Whitney SL, et al：The dynamic gait index relates to self-reported fall history in individuals with vestibular dysfunction. J Vestib Res 10：99-105, 2000
8) Gauthier GM, et al：Adaptation of the human vestibuloocular reflex to magnifying lenses. Brain Res 92：331-335, 1975
9) Schubert MC, et al：Mechanism of dynamic visual acuity recovery with vestibular rehabilitation. Arch Phys Med Rehabil 89：500-507, 2008
10) Alrwaily M, et al：A physical therapist classification system for persons with complaints of dizziness and balance dysfunction. Phys Ther Rev 20：110-121, 2015

1　関節リウマチ

島原範芳

1　疾患概要と基本方針

1　疾患概要

関節リウマチ(rheumatoid arthritis：RA)は，膠原病の一種で自己免疫疾患である．関節滑膜炎を主徴とする慢性炎症性疾患であり，肺・神経・血管などの関節以外の臓器にも病変が波及しうる全身性疾患でもある．関節炎が遷延すれば，関節破壊が進行し，より重症な身体機能障害とQOLの低下をきたす．さらに病状が進行すれば，関節外病変の出現・進行，感染症や心血管病変の合併によって，生命予後にも影響が及ぶとされる．わが国のRA患者数は，推定82.5万人とされており，男女比は1：3.21と女性に多く，好発年齢は40～60歳代とされているが，近年では高齢発症者が増加しており，高齢者では男女比が1：2～3となっている[1]．

発症原因は十分に解明されていない部分もあるものの，複数の遺伝要因と環境要因の関与が指摘されているが，遺伝疾患ではない．環境要因のうち喫煙と歯周病菌については，疾患活動性等への影響も指摘されている[1]．

2　診療ガイドライン2024と基本方針

『関節リウマチ診療ガイドライン2024改訂』治療原則における治療目標は，「RAの疾患活動性の低下および関節破壊の進行抑制を介して，長期予後の改善，特にQOLの最大化と生命予後の改善」と記載されている[2]．RA治療原則は欧州リウマチ学会(European Alliance of Associations for Rheumatology：EULAR)や米国リウマチ学会(American College of Rheumatology：ACR)のrecommendationにも記載されているが，これらは共通の原則とされておりわが国の治療原則も「EULAR recommendation 2019」が採用されている(表1)[2]．さらに，本ガイドラインでは，患者とリウマチ専門医の協働的意思決定に基づき治療選択を行い，Treat to Target(T2T)といった厳格な疾病コントロールによって速やかな寛解導入を目指すため「薬物治療アルゴリズム」(図1)[2]が設定されている．しかし，早期に効果的な治療導入をしたとしても，関節破壊や機能障害が中・長期的には進行する患者が一定数存在することから，本ガイドラインでは，世界初の試みとして「非薬物治療・外科的治療アルゴリズム」(図2)[2]が作成されており，「身体機能維持のためのリハビリテーション治療の継続」が明記されている[2]．

表1　治療原則

治療原則	A. RA患者の治療目標は最善のケアであり，患者とリウマチ医の協働的意思決定に基づかねばならない．
	B. 治療方針は，疾患活動性や安全性とその他の患者因子(合併病態，関節破壊の進行など)に基づいて決定する．
	C. リウマチ医はRA患者の医学的問題にまず対応すべき専門医である．
	D. RAは多様であるため，患者は作用機序が異なる複数の薬剤を必要とする．生涯を通じていくつもの治療を順番に必要とするかもしれない．
	E. RA患者の個人的，医療的，社会的な費用負担が大きいことを，治療にあたるリウマチ医は考慮すべきである．

(文献2より)

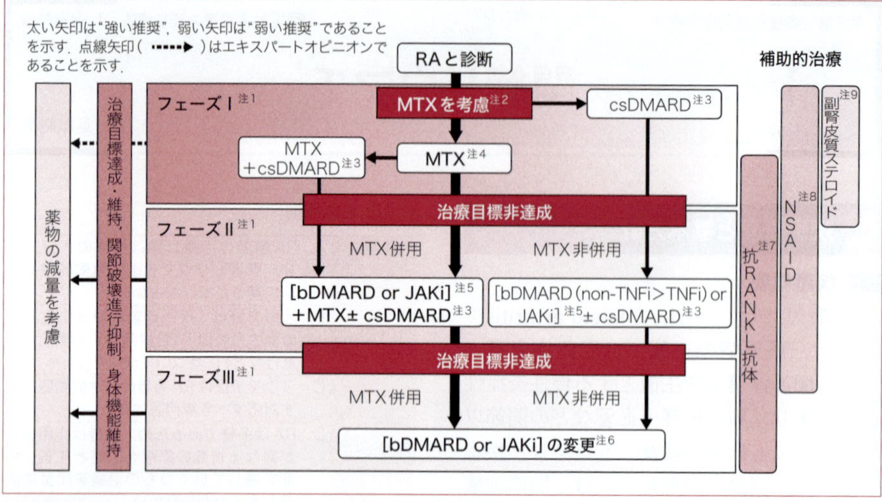

図1　関節リウマチ診療ガイドライン2024改訂 薬物治療アルゴリズム

注1：原則として6か月以内に治療目標である「臨床的寛解もしくは低疾患活動性」が達成できない場合には，次のフェーズに進む．治療開始後3か月で改善がみられなければ治療を見直し，RF/ACPA陽性（特に高力価陽性）や早期からの骨びらんを有する症例は関節破壊が進みやすいため，より積極的な治療を考慮する．
注2：禁忌事項のほかに，年齢，腎機能，肺合併症などを考慮して決定する．
注3：MTX以外のcsDMARDを指す．
注4：皮下注射投与は，内服よりも優れた有効性と同等以上の安全性が期待されるが，コスト面からMTX未投与患者ではまず内服を優先する．
注5：短期的治療ではTNF阻害薬とJAK阻害薬の有用性はほぼ同等だが，長期安全性，医療経済の観点からbDMARDを優先する．JAK阻害薬使用時には，悪性腫瘍，心血管イベント，血栓イベントのリスク因子を考慮する．
注6：TNF阻害薬で効果不十分な場合は，他のTNF阻害薬よりも非TNF阻害薬への切り替えを優先する．
注7：疾患活動性が低下しても骨びらんの進行がある患者，特にRF/ACPA陽性患者で使用を考慮する．
注8：疼痛緩和目的に必要最小量で短期間が望ましい．
注9：早期かつcsDMARD使用RAに必要最小量を投与し，可能な限り短期間（数か月以内）で漸減中止する．再燃時などに使用する場合も同様である．
RA：関節リウマチ，MTX：メトトレキサート，csDMARD：従来型合成疾患修飾（性）抗リウマチ薬，bDMARD：生物学的疾患修飾（性）抗リウマチ薬，JAKi：ヤヌスキナーゼ阻害薬，TNFi：TNF阻害薬，RANKL：receptor activator of NF-κB ligand，NSAID：非ステロイド抗炎症薬
（文献2より）

3 診療のパラダイムシフトと理学療法，リハビリテーション治療の変遷

RA診療の治療目標は，1980〜90年代の痛みの軽減から，2000年代のアンカードラッグであるメトトレキサート，生物学的製剤の導入による関節破壊の進行抑制を経て，臨床的寛解（関節の症状や血液検査などから算出される複合的評価指標を用いて算出される疾患活動性がほぼない良好な状態）・構造的寛解（関節破壊がほぼ進行しない状態）・機能的寛解（通常の日常生活が行える状態）の達成が可能となった．この大きな変化はパラダイムシフトと呼ばれ，理学療法を含むリハビリテーション医療にも大きな変化をもたらした．20世紀のRAに対する理学療法を含むリハビリテーション医療の目的は，"関節を守り"，"生活を護る"ことであった．「関節機能とADLの改善と維持」を目的に，関節保護の厳守やADL指導といった患者教育と疾患

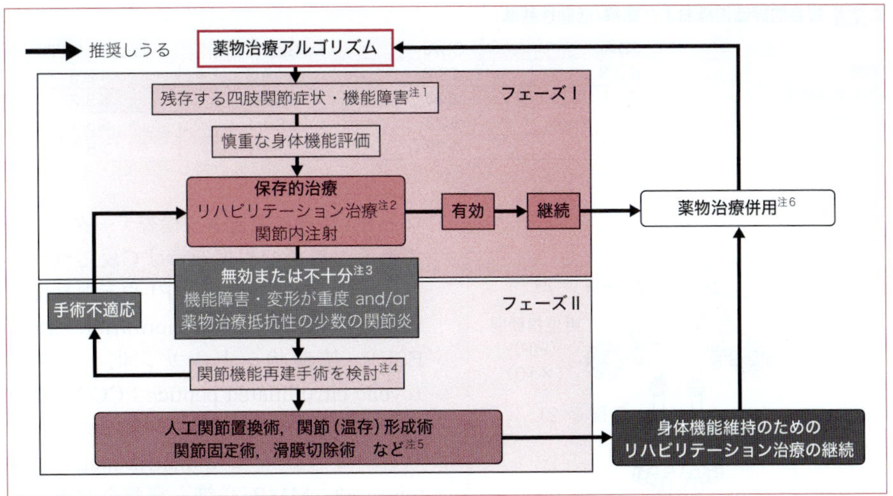

図2　関節リウマチ診療ガイドライン2024改訂 非薬物治療・外科的治療アルゴリズム

注1：骨折，感染，脊髄障害，腱断裂など急性病態や緊急手術が必要な状態を除く．
注2：装具療法，生活指導を含む．
注3：適切な手術のタイミングが重要である．
注4：手術によって十分な改善が得られない，または害が利益を上回ると判断される場合，不適応とする．患者の意思・サポート体制を考慮する．
注5：有効な人工関節置換術，関節温存手術がある場合はまず考慮する．
注6：保存的治療継続中および外科的治療後も，適正な薬物治療を常に検討する．
（文献2より）

活動性に合わせて運動の負荷量や頻度を調整した理学療法（運動療法）が主体となり，疾患活動性の増悪期には関節機能の維持と廃用予防を目的に，適切な安静や愛護的な運動療法が行われた．そして，寛解期には関節保護を考慮しながら，積極的な運動療法を実施して身体機能の改善・維持を図った．しかし，パラダイムシフトを経て，治療目標は，「疾患活動性の管理や関節破壊進行の抑制」にとどまらず，「長期予後の改善，QOLの最大化と生命予後の改善」にまで踏み込んでいる．つまり，今日のRAに対する理学療法を含むリハビリテーション医療の目的は，患者の“人生を衛る”ことであり，診断から治療期，生活期（移行期・就労期・妊娠可能/妊娠期・育児期・老年期），終末期・看取りなどのライフステージの変化の中で，「患者が望む自分らしい生活様式や社会生活の再獲得とQOLや満足度の向上を図る」ことである．

2　評価

1　疾患活動性評価

(1) SDAI，CDAI，DAS28（CRP），DAS28（ESR）

診療のみならず，RAの理学療法やリハビリテーション治療において，疾患活動性（病勢）の管理やチェックは重要である．診療の基本，第一選択は薬物治療における病勢の沈静化である．それらを評価する指標が「複合的評価指標」である，SDAI（Simplified Disease Activity Index），CDAI（Clinical Disease Activity Index），DAS28（Disease Activity Score）（CRP：C反応性蛋白），DAS28（ESR：赤血球沈降

表2 複合的評価指標および寛解/活動性基準

	SDAI	CDAI	DAS28 (CRP)	DAS28 (ESR)
寛解	≦3.3	≦2.8	<2.3	<2.6
低疾患活動性	≦11	≦10	≦2.7	≦3.2
中疾患活動性	≦26	≦22	≦4.1	≦5.1
高疾患活動性	>26	>22	>4.1	>5.1

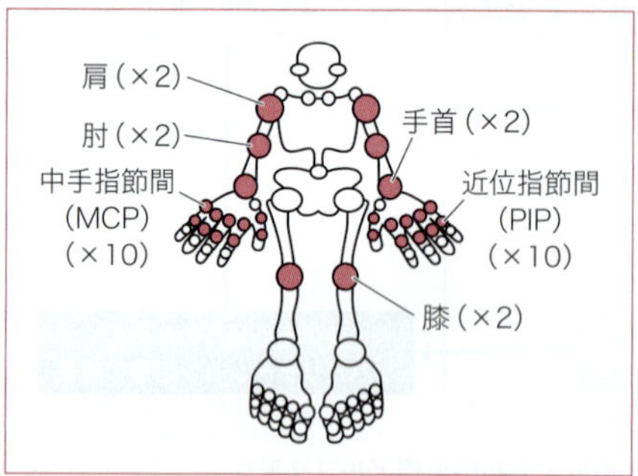

図3 複合的評価指標で評価する28関節

速度)である．疾患活動性が沈静化されていない状態では，滑膜炎による骨軟骨破壊進行や変形，その他，疼痛等に機能障害が惹起されることになる．各評価による寛解，低・中・高疾患活動性の数値を示す(表2)．SDAI，CDAI，DAS28 (CRP)，DAS28 (ESR) を算出するには，図3に示す上下肢28関節の腫脹関節数(Swollen Joint Count：SJC)，圧痛関節数(Tender Joint Count：TJC)，医師による全般的評価(Evaluator Global Assessment：EGA)であるdoctor's VAS (Visual Analog Scale)，患者自身による全般的評価(Patient Global Assessment：PGA)であるpatient's VAS，血液検査によるCRP (mg/d) とESR (mm/hr) が必要である．

(2) 朝のこわばり，握力，10m歩行速度，血液検査所見

疾患活動性の評価には，医師によるEGA，SJC，TJCのほか，検査数値が必要であり，理学療法士が自由に評価できるわけではない．理学療法士が活用できる客観的指標としては，血液検査，生化学検査などRA診療に関連する検査データが有効である．炎症の程度を示すC反応性蛋白(C-reactive protein：CRP)や赤血球沈降速度(erythrocyte sedimentation rate：ESR)，抗環状シトルリン化ペプチド(cyclic citrullinated peptide：CCP)抗体(anti-CPA：ACPA)，マトリックスメタロプロテイナーゼ-3 (matrix metalloproteinase-3：MMP-3) 等も病勢を評価する参考となる．その他，炎症による貧血等への影響として血色素量(Hb)，ヘマトクリット値(Ht)のほか，薬物毒素のスクリーニングとしての腎臓機能や肝臓機能の数値も考慮すべきである．

(3) 画像所見

代表的な評価には，SteinbrockerのStage (表3)[3] とLarsen grade分類(表4)[4] がある．

関節破壊の進行を評価する方法として，mTSS (modified Total Sharp Score) がある．X線画像所見で関節裂隙化，あるいは骨びらんを上下肢関節で点数化する．これを1年前の点数と比較し，1年間で点数の増加が0.5以下であれば構造的寛解と判断する．

2 理学療法評価

(1) 関節所見

関節所見は，運動機能評価において重要である．関節の炎症所見である腫脹や熱感の触診，手指などの小関節など一部の関節では発赤を視診で確認する，また関節の動揺性といった所見や関節周囲の軟部組織の緊張あるいは弛緩の程度，筋肉組織の緊張や硬結といった所見をとり，前述の画像所見や各種検査値と照合する．例えば，痛み

表3 SteinbrockerのStage

StageⅠ	X線所見にて骨萎縮がみられることはあるが，骨・軟骨に破壊性変化なし
StageⅡ	骨萎縮がみられ，軟骨あるいは軟骨下骨の軽度破壊を認め，X線所見では関節裂隙の狭小化がみられる．関節の運動制限があり，関節周辺の骨萎縮がみられる
StageⅢ	骨・軟骨の破壊像がみられ，関節は変形し，亜脱臼・尺側偏位・過伸展などがみられ，筋萎縮は高度である．
StageⅣ	X線所見で骨性強直が認められる．StageⅢの基準に線維性，または骨性強直が加わる．

（文献3より）

のため動かせないという患者の訴えに対して，痛みの原因が炎症による痛みなのか，拘縮や癒着といった軟部組織由来の痛みなのか，骨軟骨破壊といった構築学的問題なのか，あるいはこれらが複合的に関与しているのか，といった点を推論する時に用いる．

(2) 身体機能評価

RAに対する身体機能評価に関しては，SteinbrockerのClass（表5）[3]やHealth Assessment Questionnaire Disability Index (HAQ-DI) がある．HAQは，慢性疾患患者の身体機能障害の程度を評価するためのアンケート評価で，8項目，20問の設問からなり，それぞれ「簡単に一人でできる」から「できない」の4段階，0点から3点で評価する．各項目内の最高点の総和をカテゴリー数で割って算出する．0～0.5点を機能的寛解と評価する．HAQ-DIは，再現性が高く，従来から用いられている重症度や疾患活動性を表す指標とよく相関することが明らかにされている．しかし，HAQ-DI・modified HAQ (m-HAQ) は日常生活全般を評価するには項目が限定的なため，Functional Independence Measure (FIM) などとの併用が望ましい．また，HAQと重複する項目のあるPain Disability Assessment Scale (PDAS) は，疼痛による機能障害を評価するバッテリーであり，有痛性疾患であるRAにおいては，痛

表4 Larsen grade分類

Grade0	正常：辺縁部骨化など，関節炎とは無関係の変化があってもよい
GradeⅠ	軽度変化：関節周辺部軟部組織腫脹，関節周囲の骨萎縮，軽度の関節裂隙狭小化のうち1つ以上が存在する
GradeⅡ	明らかな初期変化：骨びらんと関節裂隙狭小を認める．荷重関節の骨びらんは除外する
GradeⅢ	中等度破壊性変化：骨びらんと関節裂隙狭小があり，侵食像はいずれの関節にも認められる
GradeⅣ	高等度破壊性変化：骨びらんと関節裂隙狭小があり，荷重関節に骨変形を認める
GradeⅤ	ムチランス型変化：本来の関節構造が消失し，荷重関節に著しい変化を認める．※脱臼や骨性強直は考慮しない

（文献4より）

表5 SteinbrockerのClass

ClassⅠ	健常人と同様にADLが可能である
ClassⅡ	少数関節に運動制限があっても自力で日常生活が可能である
ClassⅢ	他者からの介助・支援なしでは身の回りのことや作業ができない，あるいは，はなはだ困難である
ClassⅣ	身の回りのことがほとんど自力では不可能，病床に寝たきり，あるいは車椅子から離れられないほどの高度な障害を有する

（文献3より）

みと機能障害・能力障害の関係性を客観的に評価するのに有用である．

(3) 疼痛症状と関連因子の評価

RAは有痛性疾患であり，疼痛症状は患者の最大の愁訴である．また，疾患活動性や関節機能障害，ADL，日常生活関連動作 (IADL) の障害等にも影響を及ぼす．そのような症状がRA患者の心理情動的側面に影響を及ぼすことは諸家が報告しているが，それを「リウマチ気質」だと一括りにしてしまうことにはいくばくかの懸念がある．痛みをRA患者がどのように捉えているのか，不安や陰性思考といった心理情動的側面あるいは心理社会的側面も詳細に評価すべきである．その際には，客観性・再現性のある評価チャート（表6）を用いるだけでなく，面談・面接を通じて患者の社会的背景や痛みに対する愁訴など患者のナ

表6　RA患者の心理情動的側面に対する評価チャート

心理情動	Pain Catastrophizing Scale (PCS) Hospital Anxiety and Depression Scale (HADS)	破局的思考 不安・抑うつ
疼痛認知	Tampa Scale for Kinesiophobia (TSK) Pain Self Efficacy Questionnaire (PSEQ)	運動恐怖 痛みに対する自己効力感
自己効力感	General Self-Efficacy Scale (GSES)	生活全般に関する自己効力感

ラティブな側面を十分に考慮すべきである．

(4) 関節可動域（ROM）・筋力の評価

ROMや筋力は，機能改善を図る際の阻害因子として検討する必要がある．ROM評価は一般的に自動・他動，両方を評価し，他動値を記載する場合が多いが，RAの場合には両者に隔たりがある場合がほとんどである．長期罹患の患者においては，関節構成体の破綻から他動値が治療目標にならない場合もある．治療に際しては，自動値を参考としつつ，その拡大を図る方が現実的である．また，骨軟骨破壊による関節不適合によるメカニカルストレス由来の疼痛や，関節構成体に大きな問題がない早期患者でも，炎症による疼痛から，自動値，他動値に差が生じる場合がある．筋力評価である徒手筋力テスト（Manual Muscle Test：MMT）においても，自動可動域内で疼痛が惹起される範囲がある場合は，本来の筋出力を発揮できない患者も存在する．このように，客観的な評価が困難な場合も少なくない．RAにおいては自動運動が可能か否か，不可能な要因が可動域制限や筋力低下といった理学療法で対応可能な要因によるものか，炎症による疼痛，骨軟骨破壊といった対応不可能な要因による筋力発揮不全あるいは関節運動障害なのかを評価・識別することが必要である．

(5) 社会参加活動・身体活動ならびにQOLの評価

全国規模の関節リウマチデータベース「National Database of Rheumatic Diseases in Japan（NinJa）」によるデータ（2018）では，対象者の約75％がm-HAQでの機能的寛解を達成している[5]．RA診療およびリハビリテーション治療においても寛解達成による日常生活の自立だけでなく，地域での社会生活の充実やQOLの向上が求められるようになっており，身体活動や社会参加活動などを包括的に評価できるICFを考慮した評価が必要である．QOLの評価については，EuroQol 5-Dimension 5-Level（EQ-5D-5L）やMOS 36-Item Short-Form Health Survey（SF-36®）による先行研究が多い．

(6) RA患者のライフステージに応じた身体活動に関する理学療法評価

RAに対する理学療法を含むリハビリテーション治療の目的は，薬物療法による臨床的寛解の達成，外科的治療による関節機能障害とともに身体機能障害を改善することである．それは，入院等の治療期から自宅や地域（生活期）に還ることのみが目的ではなく，患者の望む生活・人生への全人間的復権である．つまり生活期の移行期・就労期・妊娠可能/妊娠期・育児期・老年期といったライフステージの中で，患者がどのような人生，生活を望んでいるのかを評価し，その希望に対する障壁が何なのかを評価する必要がある．まず，疾患活動性の関節構成体の破綻や機能障害が，患者のADL・IADLや社会参加活動にどのように影響しているのかを評価する．次いで，患者が希望する生活や人生といった個別性の高い領域，つまりナラティブな側面に焦点をあて，問題点を抽出する必要がある．特に，ADL・IADLや社会参加活動に関する動作に関する評価については，評価バッテリーによる「できる」「一部できる」

「できない」といった量的な評価だけでなく，「どのような動作で実施しているか」といった質的な評価が非常に重要である．患者が実施しているADL・IADLや社会参加活動に関する動作の中に誤用・過用にあたる動作の有無を確認することは不可欠であり，さらに，現時点でのリスクだけでなく，患者の望むADL・IADLや社会参加活動の継続が将来的な関節機能障害の惹起につながるリスクについても評価する必要がある．

3 理学療法プログラム

1 運動療法プログラムの基本的考え方

RAに対する理学療法は単独で治療効果を上げられるものではない．RAは全身性・炎症性疾患であり，その治療効果は，内科的治療（薬物療法）による疾患活動性の管理が第一選択となる．運動療法実施についても疾患活動性に対するチェックが必要であり，理学療法士は疾患活動性に合わせて運動の負荷量や頻度を調整した運動療法を実施する必要がある．疾患活動性増悪期や薬物療法導入初期には関節機能の維持と廃用予防を目的に，適切な安静や愛護的な運動療法を行う．そして，薬物療法導入後の疾患活動性寛解期には関節保護を考慮しながら，積極的な運動療法を実施して身体機能の改善・維持を図る．寛解が現実的な治療目標となった今日でも，加齢や長期罹患などによりRA患者が関節機能障害を有するリスクはいまだ高い．十分な薬物療法の上に運動療法を積み上げ，身体機能向上を図る必要がある．

運動療法実施に際しては，疾患活動性評価や検査所見，画像所見，炎症所見や関節所見といった理学所見を動員して治療にあたる必要がある．特に痛みは，炎症所見や関節所見などと合わせて適切な運動療法実施の際の判断の要となる．疾患の特性上，運動療法実施に伴う疼痛惹起を完全に抑えることは困難である．臨床的には，「運動療法実施後2〜3時間程度で痛みが鎮静化する，あるいは痛みや疲労感が翌日朝まで持ち越さないように注意を払う」といった基準が存在するが十分なエビデンスはない．RA患者の痛みは，滑膜炎や運動器の器質的，機能的病変に由来するものが大半を占める．安静時痛が強く，腫脹，熱感を有する場合は滑膜炎の炎症による痛みであることが多い．また，関節の動揺性等の理学所見やX線やMRI等の画像所見にて骨軟骨の破壊を認める場合は，運動時痛を強く訴える患者が多くなる．このように，痛みの発生要因は各所見を判断することで説明が可能であり，患者の訴えを丁寧に聴取し，運動療法実施の手技の工夫によっては痛みの程度を変化させることも可能である．しかし，これは理学療法士の技能に左右されうる領域であり，適切な評価や手技の吟味がなされないとすれば，RA患者に対する積極的な運動療法実施は難しい．

RAに対する運動療法のエビデンスは限定的である．負荷量や実施時間，頻度についての報告は，他のリウマチ性疾患や運動器疾患に対する基準と同様であるものが多い[6]．『関節リウマチ診療ガイドライン2024改訂』における運動療法の推奨度は「高い」である．推奨に際しては，運動療法は，十分な薬物療法による疾患活動性のコントロールで継続して行う必要があるが，具体的にどのような介入方法がより効果的か，またいかに継続して行うかは重要な検討課題であるとされており，エビデンスの確実性は「中」，パネルメンバーの同意度は「8.50」となっている[7]．

2 外科的治療と術後理学療法

薬物療法の進歩により大関節の人工関節置換術の手術件数は減少しつつある一方で，人工指関節や足趾関節温存の形成術などの手術件数は増加傾向にある．関節破壊に対する人工関節置換術は『関節リウマチ診療ガイドライン2024改訂』でも推奨されており，臨床的・構造的寛解を達成できなかった場合の有益な治療手段である．人工関節置換術の術後理学療法の詳細については第5章-2-2「術後理学療法」の各項目に譲るとして，RA患者の術後理学療法のポイントについて概説する．近年のRA患者に対する大関節人工関節置換術は，臨床的寛解を達成した患者の誤用・過用による変形性関節症が合併・進行した事例が多くなりつつあり，術後運動療法も良好な経過をたどることが多い．一方で，長期罹病・多関節罹患患者の術後運動療法は難渋することも少なくない．要因は大きく分けて二つあり，一つめは長い闘病生活の中で機能障害・能力障害への対応として習得された代償動作の存在である．代償動作は患者が自身のADLを何とか高め，自立させるために実施してきた合目的な動作であるが，人工関節置換術の関節，あるいは近接関節に負担をかける動作がある．もう一つは，近隣関節の拘縮や関節不安定性といった器質的問題によって人工関節置換術の関節に過度な負荷がかかる場合である．RAは全身性疾患であり，置換関節の術後機能だけでなく，上下肢の他関節の機能障害の影響，あるいは四肢と体幹の協調運動への影響，術前から術後の関節機能や身体機能全般を予見して包括的に治療する必要がある．

3 装具療法の考え方

装具（スプリントを含む）の適応部位は，頚椎・肘関節・手関節・膝関節・足関節のほか，手指関節・外反母趾・足趾関節と全身に及ぶ．目的は，①安静固定による脱臼や変形の予防，徐痛・アライメント補正，②ADLへの補助，過用や誤用に対する保護である．また，適応にはライフステージにおける要望やコスメティックな面に対しての考慮が必要となる．移行期ではADL・学業における適応を，就労期では就労継続，妊娠出産期以降は育児・家事行為といったIADL，高齢期では障害進行と退行変性との重複障害を考慮する必要がある．RAに対する装具療法は，疼痛抑制や関節の保護といった臨床的なベネフィットは大きいものの，十分なエビデンスが存在するとはいいがたく，例えば，手関節・手指機能障害についてのステートメントはガイドライン作成班同意度100％の提案のみにとどまっている．

4 ライフステージ別理学療法

寛解達成が現実的な治療目標となった今日，RA患者に対する理学療法では，ライフステージに応じた患者支援といった視点を持つことが重要である（図4）[8]．診療を一般社会から分離することなくペイシェント・ジャーニー（患者の人生）として捉え，各ステージに応じた患者のニーズを聴取し，理学療法を提供することが求められる．その例として移行期には良好な疾患活動性維持と学業継続，就労期には良好な疾患活動性の維持と就労継続，患者によっては進学・昇進などの希望もあろう．さらに旅行やスポーツ，交際や交友などのプライベートや余暇の充実も必要となる．妊娠可能/妊娠期・育児期には，妊娠・挙児の希望に対し薬物療法の調整と身体能力の維持を考慮しなければならない．育児期には，家事・育児と就労の両立といった状況の中で，誤用・過用への対応が必要である．老年期には，RAと併存疾患，老年症候群等に伴う重複障害の中で健康寿命の延伸や充実した余生といった要望への対応も重要である．理学療法士は，患者のライフステージやペイシェント・エクスペリエンス（患者経験価値）に沿った課題を把握したうえで，適切な治療目標を設定し，個別性の高い課題へ対応していく必要がある．RAの

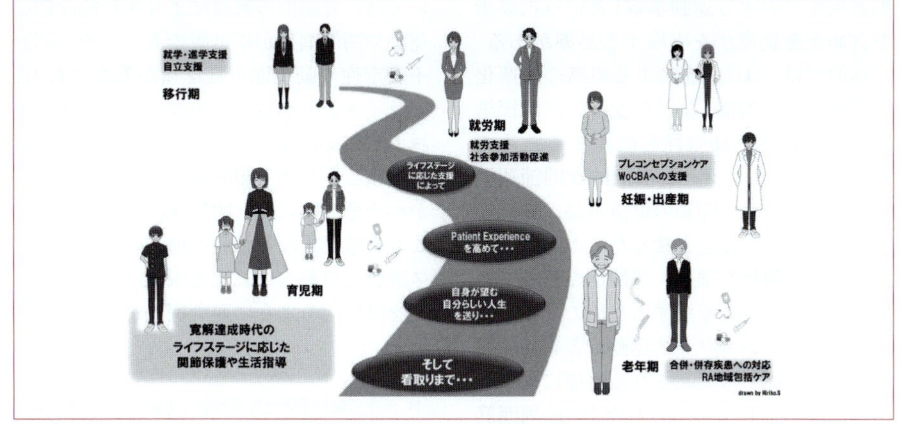

図4 ライフステージに応じた患者支援

（文献8より）

トータルマネージメントの4本柱であるケアに含まれる「関節保護指導」や「日常生活指導」，および自助具提供についても代償動作に対する対応ばかりでなく，今日の課題である誤用・過用への対応を，患者のライフステージにおける生活，社会参加活動に照らし合わせて評価・指導する必要がある．

4 リスク管理・禁忌事項

RAの理学療法における最大のリスクは，炎症増悪や骨軟骨の破壊進行，変形の惹起や進行である．SDAI，CDAI等の疾患活動性評価やESR・CRPといった血液検査所見が参考になるが，ある特定の日時のデータのみを抜粋しても大きな意味はない．数週間あるいは数ヵ月の数値の推移を確認し，増悪期か，鎮静期か，安定期かといった疾患活動性の推移を確認すべきである．さらに，局所の関節の状態や炎症所見については，日々の臨床における関節所見を評価し，検査所見や画像所見を常に確認し，総合的に推論し続けるしかない．特に，手指・足趾といった小関節では誤用・過用からの変形を予防するため，炎症発生時から腫脹が沈静化した時の軟部支持組織へのストレスを予見して，「関節変形発生・増悪」を予防するスプリント・足底板を作製することも選択肢の一つであり，RAの病態・病変を熟知したうえで，視診だけでなく，実際に触診し軟部支持組織の緊張度合いなどの理学所見を考慮しながら関節症状の推移を推論するなどの極めて高い臨床能力が求められる．日々の運動療法施行の機会が同時に関節所見評価の機会であることを念頭に，変形予防に努めたい．

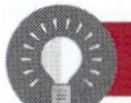

クリニカルヒント

1 運動療法の実際

運動療法の実際において，患者の関節機能・身体機能を向上させるためには，各関節の自動運動を改善・維持することが求められる．運動療法における，ROMトレーニングと筋力増強トレーニングは個別の手技である．しかし，RAの運動療法では，関節構成体の状態を確認しつつ，できるだけ筋出力を発揮し，現状の関節構成の状態で効率よく関節運動を誘発・習得する「運動器疾患に対する運動学習」といった要素を含めた運動療法を実施する必要がある．具体的には，①「炎症による組織の肥厚化や癒着による拘縮」などを改善し，関節構成体の柔軟性や伸張性を確保するためのROMトレーニング，②機能的な関節運動を誘発するための関節の位置調整，③適切な位置で関節を安定させるための力源としての筋力の調整や強化，④関節の静的安定性，動的安定性を維持するための筋出力確保のためのレジスタンス運動，⑤炎症や関節構成体破綻から惹起される疼痛に対する防御的反応として学習された「関節周囲筋の同時性収縮」を軽減し，円滑な関節運動を再学習するなど，できる限り各関節の無痛性の自動運動を促通できる状態を確保し，四肢体幹の運動機能として統合し，患者の望むADLや社会参加活動につなげていくような治療戦略が必要である．

運動療法の手技としても様々な工夫が必要である．例えば，筋出力の発揮は関節運動の力源としてだけでなく，最大筋収縮後の最大弛緩といった運動生理学的現象を利用し筋肉のリラックスを図ることに利用できる．疼痛防御性収縮による筋緊張異常亢進や虚血性の筋筋膜性疼痛を改善することにも有用である．筋緊張亢進，あるいは筋硬結による筋筋膜性疼痛はスムーズな筋収縮や弛緩を阻害するため，自動運動が可能なROM範囲内であっても運動時痛を惹起することがあり，さらには筋出力が急激に低下するような場合がある．そのような場合は低負荷による自動運動を実施し，無痛での自動運動可能なROMを徐々に拡大していくような手技も有効である．RAにおいては，骨関節の破壊により生理的な関節運動や関節固定が不可能であるため，関節不安定性や動揺性から疼痛が惹起される．アライメント不良から生理的な関節運動を誘導しにくい場合は，他動的に関節の位置を調整し，できる限り痛みなく，スムーズかつ十分な筋収縮と関節運動を誘導できることを確認しながら筋力増強のレジスタンス運動と自動介助によるROMトレーニングを併用するように運動療法を実施する．

文　献

1) 厚生労働科学研究費補助金　免疫・アレルギー疾患政策研究事業 ライフステージに応じた関節リウマチ患者支援に関する研究班編：関節リウマチ（RA）はどのような病気か？（原因・疫学）．メディカルスタッフのためのライフステージに応じた関節リウマチ患者支援ガイド，羊土社，東京，12-24，2021

2) 日本リウマチ学会編：治療方針．日本リウマチ学会関節リウマチ診療ガイドライン2024改訂，診断と治療社，東京，16-19，2024

3) Steinbrocker O, et al：Therapeutic criteria in rheumatoid arthritis. J Am Med Assoc 140：659-662, 1949

4) Larsen A, et al：Radiographic evaluation of rheumatoid arthritis and related conditions by standard reference films. Acta Radiol Diagn（Stockh）18：481-491, 1977

5) 松井利浩ほか：関節リウマチ患者の診療実態および問題点を明らかにする研究．厚生労働科学研究費補助金（免疫・アレルギー疾患政策研究事業）分担研究報告書　ライフステージに応じた関節リウマチ患者支援に関する研究，17-29，2020

6) Rausch Osthoff AK, et al：Effects of exercise and physical activity promotion：meta-analysis informing the 2018 EULAR recommendations for physical activity in people with rheumatoid arthritis, spondyloarthritis and hip/knee osteoarthritis. RMD Open 4：e000713, 2018

7) 日本リウマチ学会編：推奨61 手術・リハビリテーション16．関節リウマチ診療ガイドライン2024，診断と治療社，東京，186-187，2024

8) 日本リウマチ学会：リウマチ性疾患に必要なチーム医療のなかでの理学療法士の役割．https://www.ryumachi-jp.com/medical-staff/pt/（2023年11月1日閲覧）

2　脊椎椎体圧迫骨折

立野伸一

1 疾患概要と基本方針

1 疾患概要

脊椎椎体圧迫骨折は，骨粗鬆症性脆弱性骨折の中で高齢者に最も高頻度に発生する骨折であり，腰背部痛や姿勢異常の遺残によりADLやQOLを著しく低下させ，要支援・要介護状態を契機に健康寿命の短縮をもたらす代表的な運動器疾患である．その病態は，受傷からの時間経過や損傷椎体の骨強度により，Ⅰ 受傷直後の体動不可能な急性期疼痛型，Ⅱ 急性期を経過しても労作時痛が持続する偽関節・骨癒合不全型，Ⅲ 力学的ストレスが骨折椎体の上下に集中することによる後弯変形慢性疼痛型，Ⅳ 慢性期になっても椎体圧潰進行による脊髄あるいは脊髄円錐部圧迫に伴う遅発性脊髄麻痺型に分類できる．加えて，観血的療法の低侵襲化と除圧固定性の担保により，病型ごとの治療法は選択肢も増え一般体系化されつつある（図1）．

2 基本方針

骨粗鬆症性脊椎圧迫骨折（osteoporotic vertebral fractures：OVF）に対する治療は基本的に薬物療法や理学療法（装具療法，運動療法，徒手療法，物理療法）を柱として保存的に行われるが，安静臥床や体幹固定の期間や方法に関するエビデンスは国内外通じて十分とはいえなかった．しかし近年，安静臥床2週間の有効性が示されたことを受け，今回，理学療法プログラムのポイントとして取り入れることとした[1]．最も重要なのは，急性疼痛期の的確な初期対応によるⅡ～Ⅳ病型への進行を防止することである．

2 評価

1 医学的評価（画像評価）

X線やCT撮影にて椎体変形や終板骨折の有無は把握できるが，わずかな骨変化を鋭敏に捉えることは困難な場合がある．特に多発骨折例や骨粗鬆症の診断基準に合致する症例に関しては，MRIによる撮像を追加することで正確な損傷部位確認と確定診断に至ることが多い．MRI，T1強調画像の低信号と脂肪抑制画像STIR（short TI inversion recovery）高信号にて新規骨折の診断は可能であり，同時に重症度と予後予測に基づいた治療計画の立案やコルセット除去の判断指標となる（図2）．

2 主要な理学療法評価

(1) 疼痛の性状と評価

急性期疼痛型（Ⅰ型）の受傷直後は，①軽度の背部痛や腰背部の違和感程度のことが多く，②その後の労作により骨膜刺激性の激痛に変化し体動困難となり臥床が強いられる．加えて，③受傷時の脊椎への垂直圧縮力により，やや遅れて神経根性疼痛や感覚異常（肋間神経・大腿神経・坐骨神経領域の神経障害性疼痛）が出現することがある．慢性期Ⅱ型では，④椎体骨折部の偽関節や無腐性骨壊死（vacuum cleft）により，不安定性を誘因とする体動時の激しい腰背部痛が特徴となる，⑤椎体圧潰や脊椎変形の進行，その完成に伴う脊柱アライメントの不整（一般的には後弯変形）によるⅢ型では，慢性の筋・筋膜性腰背部痛が主訴と

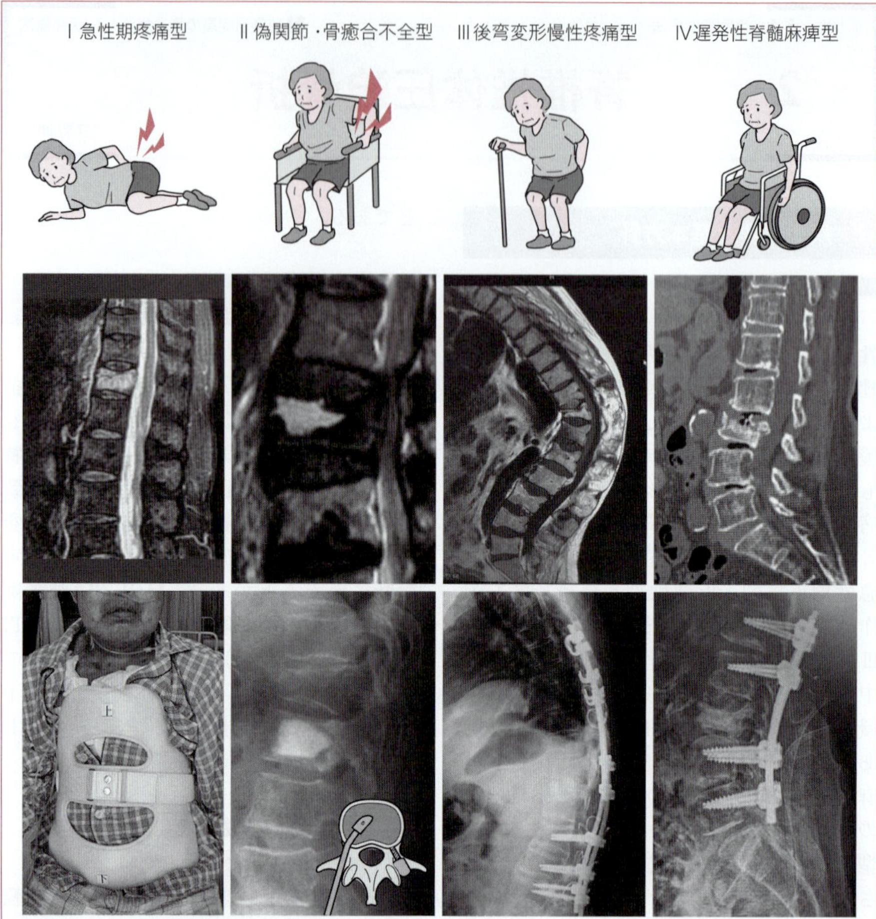

図1 脊椎圧迫骨折の病型分類と最新治療

最下段は病型ごとの代表的な整形外科的治療法（左から半硬性コルセット・経皮的椎体形成術（BKP）・多椎間矯正椎体間固定術・後方椎体除圧固定術）．

なる[2)]．全椎体を叩打し局所の疼痛や関連痛を把握し画像（MRI）所見と合わせて評価する．また，2型糖尿病患者の椎体骨折は約2/3が疼痛を伴わないことを考慮に入れておく．

(2) 脊椎アライメントの評価

胸椎と上部腰椎の圧迫骨折では前壁が後壁より低くなるため必然的に円背となる．踵と殿部を壁に着けて立ち矢状面より観察し，胸椎に圧迫骨折があると後頭部と壁に「すきま」が生じ（wall-occiput test陽性），圧潰進行や多椎体骨折の累積により，立位保持困難な全後弯を呈してくる．

(3) 神経学的評価

頚椎症性脊髄症やパーキンソンニズム，末梢神経障害などに代表される身体的転倒リスク因子のスクリーニングを目的に，筋緊張，深部反射，感覚障害，協調運動障

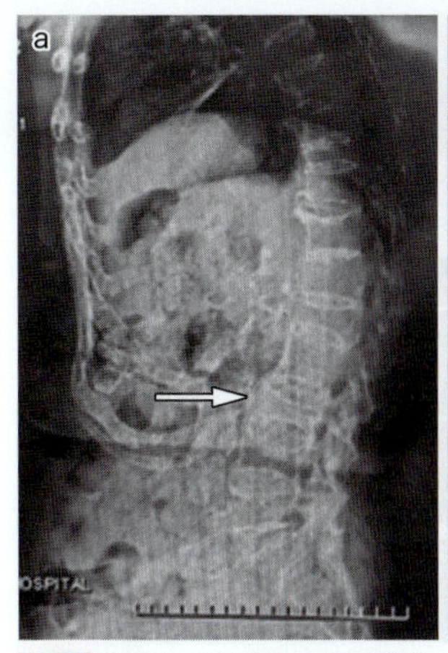

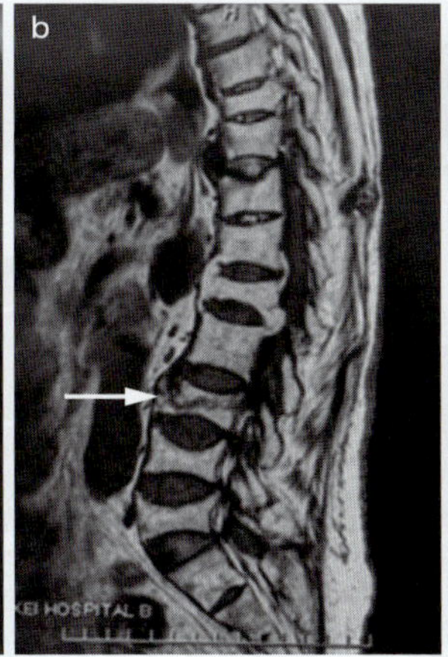

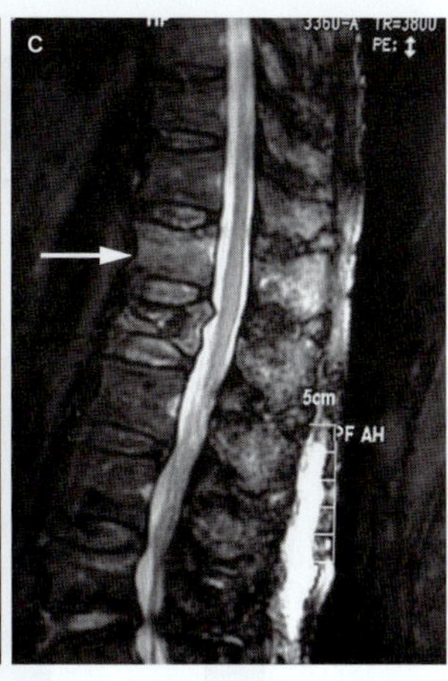

図2 MRIによる新規骨折の診断

a：骨粗鬆症性椎体多発骨折（X線像）.
b：第3腰椎新規圧迫骨折，陳旧性骨折：胸椎9，腰椎1，4，5（MRI T1強調画像）.
c：第12胸椎新規圧迫骨折（MRI STIR画像）.

害，膀胱直腸障害などの評価を動作分析と合わせて施行する．また，慢性期の遅発性脊髄障害も念頭に置く．

(4) 脊柱可動性と筋力評価

急性期の受傷椎体に過剰負荷となる可動域測定は当然ながら不可能であるが，骨癒合確認後の装具除去時もしくは陳旧性骨折例には重要な評価である．股関節や骨盤の代償運動に注意し，座位と立位にて可動域を測定し疼痛出現のチェックも重要となる．筋力評価では，背臥位にて重力に抗して上下肢や頭部と殿部の挙上が疼痛なく可能か，離床の目安を含めてチェックする．また，急性期を過ぎたらバランス能に関与する抗重力筋の評価を行う．

(5) バランス評価

身体アライメント不整は，随意運動，さらには予測的姿勢調節に影響を及ぼし，ひいては立位バランス低下をより助長する．開眼片脚立脚時間，最大1歩幅，握力，下腿周径，Functional Reach Test，10m歩行時間にて評価する．

3 理学療法プログラム

1 OVFに対するトータルアプローチ

ガイドライン策定には至っていないが，運動療法（有酸素運動，荷重運動，筋力増強運動）は，腰椎骨密度の増加による慢性腰背部痛の改善と重症化の予防をもたらし，さらに，転倒予防のバランス訓練，後弯変形予防に対する背筋トレーニングにより姿勢矯正とQOL改善にも有効とされている．

(1) 安静臥床期（受傷後2週間）

損傷椎体の安定性確保と除痛を目的に，膀胱カテーテルを留置し，背臥位または側臥位にて安静臥床とする．疼痛緩和については，消炎鎮痛薬やカルシトニン筋注で対応し，骨粗鬆症に対しビスホスホネート製剤や既存椎体骨折を有する場合は副甲状腺ホルモン皮下注を考慮する．椎体圧潰リスクや神経症候出現リスクの高い胸腰椎移行部骨折やMRI T2強調画像での高信号限局性変化や広範囲な低信号変化，椎体後壁損傷例など安静臥床を優先する場合は，同様

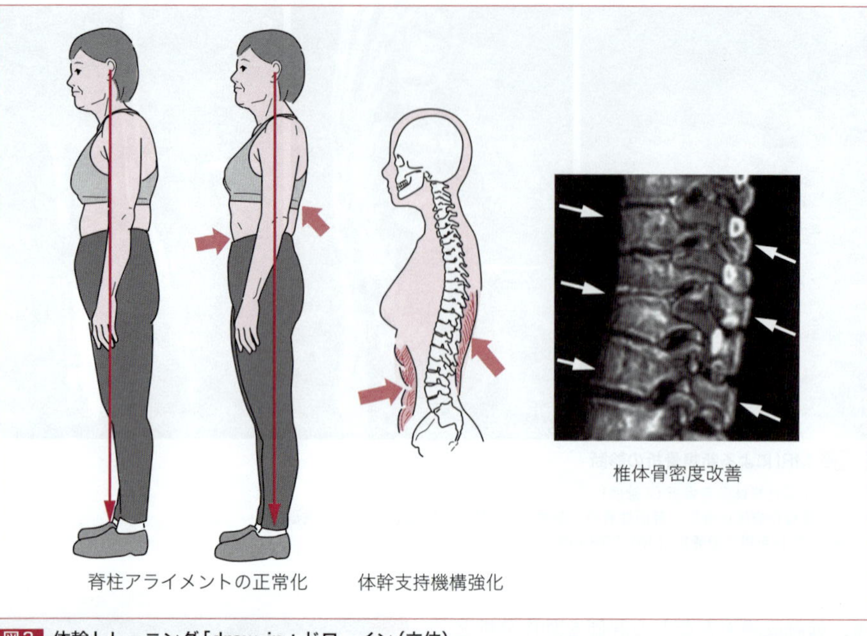

図3 体幹トレーニング「draw-in：ドローイン（立位）」

背臥位にて両膝を立て，手のひらを腹部（臍部）にあて軽く腹式呼吸でリラクセーション．次に，吸気で腹部を柔軟に大きく膨らませ，呼気で腹横筋の収縮に重点を置いて腹部全周を凹ませる．背臥位でマスターできたら座位・立位・四つ這い位・歩行時と進め習慣化していく．

に背臥位か側臥位を基本に損傷椎体癒合促進と呼吸循環器系合併症予防を考慮し30°程度のギャッチアップを許可する．この時期は，下肢筋（大腿四頭筋，中殿筋）や体幹筋の筋力低下防止や静脈血栓予防のための運動療法を疼痛自制内で行う．

(2) 離床・ADL拡大期（2〜4週）

離床は，理学的所見と画像所見からクリニカルパスに準じて，コルセット装着にて，受傷後2週を目安に開始する．損傷椎体負荷を十分考慮した移動動作と平行棒や歩行器歩行から指導する．この時期有効な体幹トレーニングとして「draw-in（ドローイン）」を導入する（図3）．

(3) 歩行・ADL自立期（4〜12週）

外固定による体幹屈曲制限を意識しながらのADL改善と歩行の自立，在宅復帰へ向けた全身持久力の向上を目的とし，栄養管理や薬物管理を含めた包括的リハビリテーションの指導を行い，4〜6週での自宅退院を目指す．ドローイン習得を含めた姿勢矯正と体幹筋トレーニングによる大腰筋および伸筋群（棘間筋＋多裂筋＋最長筋＋腰腸肋筋）の強化，骨盤・腰椎の支持機構の安定化が重要となる（図4）．また，同時に下部腰椎・骨盤・股関節のモビリティーの拡大による損傷椎体への過剰な屈曲ストレスの軽減も忘れてはならない．

(4) 後弯変形予防と二次骨折予防期（12週〜）

損傷椎体の骨癒合や脊柱変形の有無，疼痛や体幹筋力，体幹バランス能を把握し，骨密度や骨代謝骨質マーカー測定による骨強度のチェックを行い，コルセットは約3ヵ月で除去される．この時期には，体幹の前屈制限と支持性を失うことで重心線が

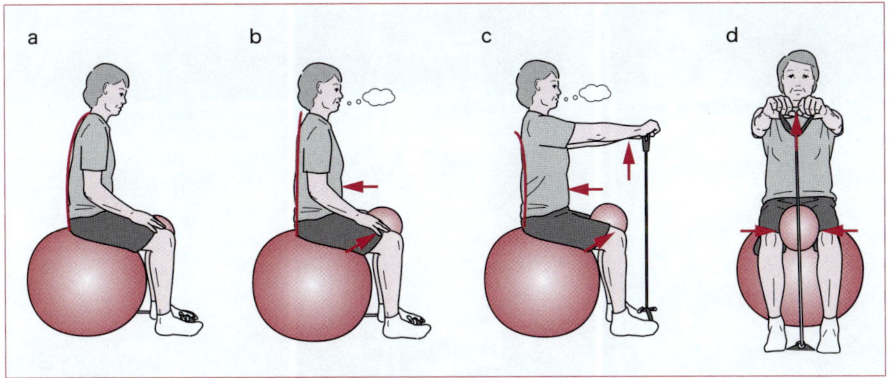

図4 脊椎圧迫骨折に対する圧潰進行・後弯変形予防エクササイズの一例

a：椅子またはバランスボール（インナーマッスル賦活）を使用.
b：息を吐きながらメディシンボールを股関節で圧縮することで座位でのドローインポジションが完成.
c，d：トレーニングチューブを両手で把持，呼気と同時に軽く挙上し体幹伸筋群の筋力賦活.

前方へ移動し，加えて，活動性の解除に伴う作業や長距離の歩行は脊椎後弯変形の誘因となるため注意を要する．重要なのは，①後弯変形を形成する骨盤後傾化および腰椎前弯減少と随伴する腰痛関連QOL低下の予防．②転倒予防プログラムとしてのロコモーショントレーニング等の導入．③活動性の高い患者についてはスポーツや趣味の再開を目指しケースごとの指導を行うことである．

4 リスク管理・禁忌事項

2022年8月，入院安静臥床2週間の有効性に関するEBM（evidence-based medicine）が発信された．

図5は予後不良MRI所見患者が疼痛軽減した7日目，ポータブルトイレ使用後の骨折椎体の圧潰進行による激烈な腰背部痛と左肋間神経痛，体動困難時の画像である．OVFにおける初期2週間の入院安静臥床は，骨折椎体の安定化に有利に働き，高齢者でも，合併症を増加させることなく高い治療効果が得られる保存療法であると結論付けられている[1)]．

クリニカルヒント

1 臨床上の複数の問題点（CQ：clinical question）を考慮した対応

（1）完全側臥位嚥下

脳梗塞や呼吸器感染症の既往を有する患者や，神経性疼痛緩和薬の投与を要するほどの重度の体動時痛により臥床を強いられる患者の摂食肢位として完全側臥位は有効である．これは，疼痛緩和による心理的効果と誤嚥性肺炎予防に加え，十分な栄養管理，それに伴う離床後の体力回復促進の有効な手段となる[3)]（図6a）．

（2）簡易調整式コルセット

臥床早期から簡易調整式コルセットを装着することで，体位変換や理学療法施行時の骨折椎体保護と疼痛軽減に有効である．また，認知症やせん妄による臥床困難例への対応やコルセット完成までに2週以上の行政手続きを要する症例も簡易調整式コルセットを装着することで安全な離床が可能となる（図6b）．

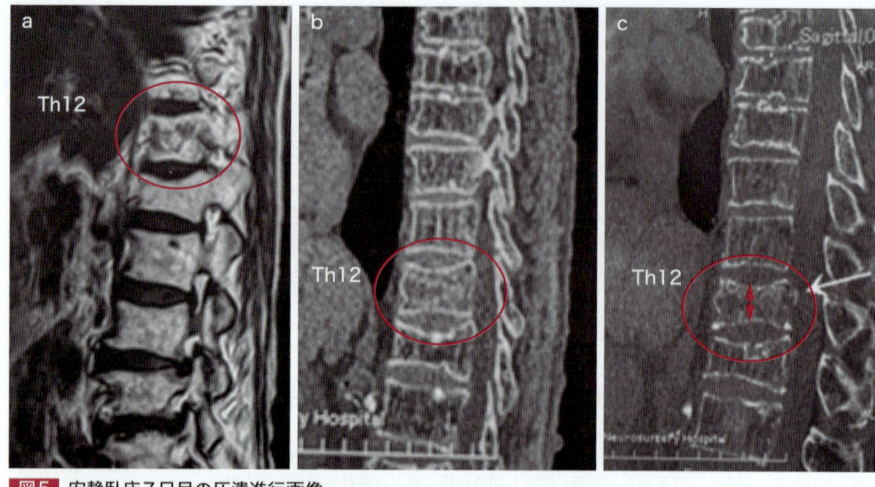

図5　安静臥床７日目の圧潰進行画像

a：予後不良MRI所見．第12胸椎（Th12）圧迫骨折．T2強調画像広範囲低信号．
b：圧潰前の第12胸椎（Th12）圧迫骨折CT画像．
c：圧潰進行，後壁損傷CT画像．

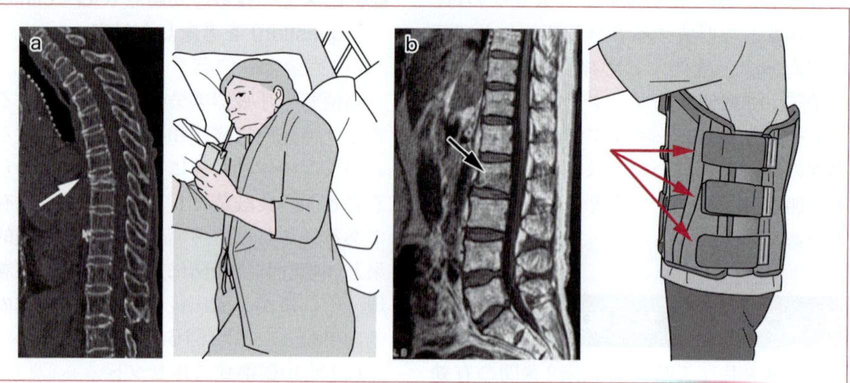

図6　臨床上の複数の問題点（CQ）を考慮した対応

a：90歳女性，脳梗塞・誤嚥性肺炎の既往，第８胸椎圧迫骨折．体動時の激しい両側性肋間神経痛と呼吸苦．栄養管理は完全側臥位嚥下で対応．
b：88歳女性，パーキンソニズム，嚥下障害，フレイル，サルコペニア症例．第２腰椎圧迫骨折（終板・後壁損傷はなく安定型骨折）．簡易調整式半硬性コルセット装着し早期離床．矢印は調整ベルト．

文　献

1）Funayama T, et al：Therapeutic effects of conservative treatment with 2-week bed rest for osteoporotic vertebral fractures：A prospective cohort study. J Bone Joint Surg Am 104：1785-1795, 2022
2）立野伸一：脊椎圧迫骨折に起因する腰痛に対する理学療法．理学療法 34：816-822，2017
3）福村直毅：嚥下障害に対する攻めのリハビリテーション—完全側臥位法．回復期リハ 14：9-13，2015

3 椎間板ヘルニア

隈元庸夫

1 疾患概要と基本方針

1 疾患概要

腰椎椎間板ヘルニア（lumbar disc herniation：LDH）とは，椎間板中央にある髄核が変性し，周辺部の椎間板線維輪の中でも脆弱している後方の線維輪を部分的あるいは完全に穿破し，椎間板組織が脊柱管や脊柱管内に突出あるいは脱出して，馬尾や神経根を圧迫し，腰痛や下肢痛などの症状を引き起こす疾患である．椎間板組織が神経根を圧迫すると炎症を引き起こし，機械的刺激と炎症性産物による化学的侵害刺激によって時に激痛を生じる．神経根を病変部位とする痛みを神経根性疼痛（根性痛）という．椎間板線維輪，前縦靱帯，後縦靱帯には感覚受容器と神経線維があり，変性髄核では線維輪から神経終末が侵入し，痛みの原因となる．このように変性した椎間板組織を病変部位とする痛みを椎間板原性疼痛という．髄核の変性や穿破の状態によって，髄核膨隆（bulging），髄核が後方線維輪を完全に破っていない髄核突出（protrusion），後方線維輪を穿破した髄核脱出（extrusion），髄核組織が母椎間板と完全に離れて脱出した髄核遊離（sequestration）に分類される．髄核脱出はさらに後縦靱帯に穿破していない靱帯下脱出（subligamentous extrusion），後縦靱帯を穿破している経靱帯脱出（transligamentous extrusion）に分類される．

下腿まで放散する下肢痛，神経根デルマトームに一致する疼痛，咳やくしゃみによる疼痛の悪化，発作性の疼痛の4つの症状に加えて，神経症状としての筋力低下，感覚障害，腱反射低下がみられ，脊髄円錐レベルでは両下肢症状や膀胱直腸障害を呈することもある．ヘルニアの局在によって神経症状は異なる．腰痛の合併頻度は若年者で高い．疼痛性の側弯や腰椎前弯の減少，体幹伸展制限もみられることが多い．

男女比は2～3：1と男性に多く，20～40歳代で好発，人口の1%が罹患している．LDHの予後はおおむね良好であるが，再発例も少なくない．好発部位はL4/5，L5/S1で全体の9割を占め，次にL3/4の順である．加齢だけでなく，重労働などの環境因子も椎間板変性の発生要因であるが，ヘルニアの発生要因であるかは明らかでなく，スポーツとの関係もいまだ結論が出ていない．遺伝的要因の関与が近年指摘されている．

最新のガイドラインでは，単独で感度と特異度が高い検査手技や方法が存在しないため，問診・患者背景，身体所見，画像診断などを組み合わせた総合的な判断での診断が推奨されている[1]．

2 基本方針

『腰椎椎間板ヘルニア診療ガイドライン2021』[1]や『理学療法ガイドライン 第2版』[2]を基本とする．

LDHの6割以上が3ヵ月を目安としてヘルニアの自然退縮を生じうるため，保存的治療が基本方針である．脱出したヘルニアにマクロファージが遊走することでサイトカイン，基質分解酵素，血管内皮増殖因子などによる血管新生がヘルニア退縮の機序とされるが不明点も多い．ヘルニアのサイズが大きいもの，髄核遊離，髄核脱出，

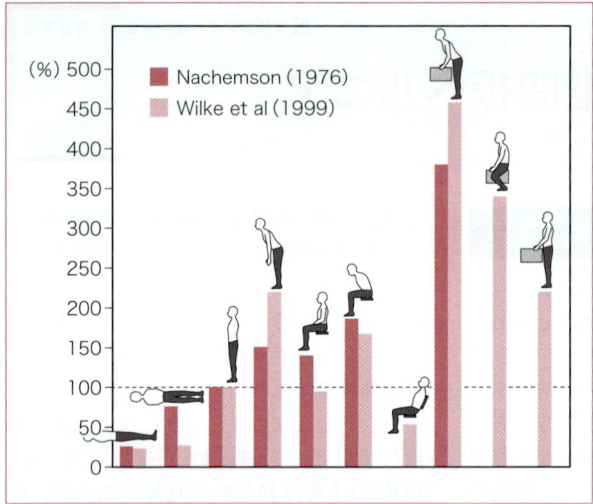

図1 椎間板内圧について

Nachemsonの報告は10kgの負荷でL3/4レベル，Wilkeの報告は20kgの負荷でL4/5レベルという違いだけでなく，Nachemsonの報告における座位は体幹が若干前傾位となっていることに留意が必要.
（文献3より）

MRIでリング状に造影されるものは自然退縮されやすい[1]．保存療法は，薬物治療，硬膜外ブロック注射，理学療法に大別される．重篤な両下肢の運動麻痺と膀胱直腸障害がある場合は早期の手術介入，保存療法の効果が乏しい場合も手術適応となる．手術を要するLDHは10～30％で，術後1～2年では保存療法より良好も，それ以降は有意差がほとんどなくなる[1]．

2 評価

1 画像評価

MRIが有用とされる．髄核の変性や穿破の状態を確認し，ヘルニアの自然退縮の可能性，経時的な変化を評価する．しかし，無症状のヘルニアも多いことに注意する．

2 理学療法評価（疾患特異的評価）

(1) 問診

1) 主訴，ニーズ，デマンド

腰痛だけでなく，下腿まで放散する下肢痛，神経根デルマトームに一致する疼痛，咳やくしゃみによる疼痛の悪化，発作性の疼痛の4つの症状を呈していることが多いことを念頭に置き，聴取する．安静時痛よりも運動時痛が強いため，どのような動作で訴えが強いのかを確認し，ゴール設定に役立てる．

2) 現病歴

症状発生の経過とその動作を聴取するが，症状が出現する前の状況も確認し，発症要因を推測し，症状の増悪や再発の予防を目指す．体幹屈曲位では椎間板内圧が高まるため（図1）[3]，体幹屈曲位での姿勢保持や動作が発症要因となりうる．LDHは突然の激痛により，短い有症期間で受診するものが多く，極端な疼痛性の側弯を有することも多い．再発例では過去の治療歴，症状の変化を確認し，理学療法のヒントを得る．

3) 症状の把握

LDHでは運動時痛が強いため，運動方向の違いによる痛みの変化も確認し，運動療法における運動方向の選択に活かす．痛みの部位，程度，種類，持続時間の4項目を確認する．部位は疼痛部位図示法（pain drawing）を使用し，障害高位の神経根デルマトームと照合することで症状との関係を推測する．程度はVisual Analogue Scale（VAS）やNumerical Rating Scale（NRS）を用い，理学療法の効果検証にも活かす．種類はMcGill pain questionnaireで評価できるが，臨床的には煩雑なため，むしろ患者の言葉を大切に聴取し，根性痛，椎間板原性疼痛，代償姿勢や動作に起因した疼痛といった原因推測に役立てる．コルセットの有効性を示すエビデンスはないが，発症直後の安静目的の処方や患者の強い希望，ドラッグストアなどで購入し使用していることもあり，依存性や長期使用による弊害の理解度を確認する．

4）職業やスポーツ内容

LDHの発生に影響するとのエビデンスは確立されておらず不明であるが，業務やスポーツ実践の継続にどのような問題が生じうるか，増悪や再発予防の検討につなげる．

5）その他

自然発生的なものが多いため，LDHの原因追求に固執せず，症状を引き起こす要因，それに対する理学療法の検討材料として問診するように心がける．

（2）視診・触診

Scoliosis Research Society（SRS）によるSRS-Schwab adult spinal deformity classificationやspinopelvic parametersを用いた脊椎のグローバルアライメントとLDHとの関係性の検証が散見されるが，発生機序との関係は不明である．

LDHでは，骨盤後傾，腰椎前弯減少，体幹屈曲位を呈することが多い．座位と立位での骨盤の前・後傾，脊柱の前・後弯，左右の非対称性としての側屈を自動ならびに他動的に矯正した場合の痛みの変化を確認する．立位では特に下肢での代償を確認する（図2）．

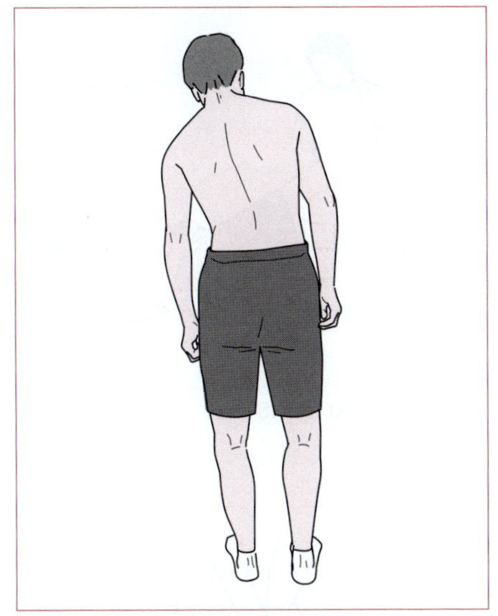

図2 椎間板ヘルニア患者の姿勢

骨盤後傾，腰椎前弯減少，体幹屈曲・側屈位で，股関節，膝関節を屈曲させた，根性痛からの逃避姿勢を呈しやすい．

骨盤と腰椎部を触診しながら，体幹屈曲，伸展，側屈，回旋運動での動きを確認する．椎間板内圧が高まることから，体幹屈曲で症状増悪するものが多い．ハムストリングスが短縮，骨盤後傾し，股関節屈曲が不十分となり，腰部の過度な屈曲で代償し，症状増悪していることもある．疼痛側の膝関節を屈曲させて，体幹，股関節屈曲による坐骨神経への刺激を軽減する代償，非疼痛側に体幹側屈しながら，体幹屈曲させる根性痛の代償もある．体幹伸展で痛みを訴える場合は，伸展時に膝関節の過度な屈曲で代償することが多い．

（3）理学的検査

疾患特異的検査として下肢伸展挙上テスト（straight leg raising test：SLR test），大腿神経伸展テスト（femoral nerve stretch test：FNS test）がある（図3）．

SLR testは股関節屈曲70°未満で膝窩から下腿背側遠位にかけて坐骨神経に沿った疼痛が出現した場合に，L4/5，L5/S1のLDHを疑うテストである．感度が高く，

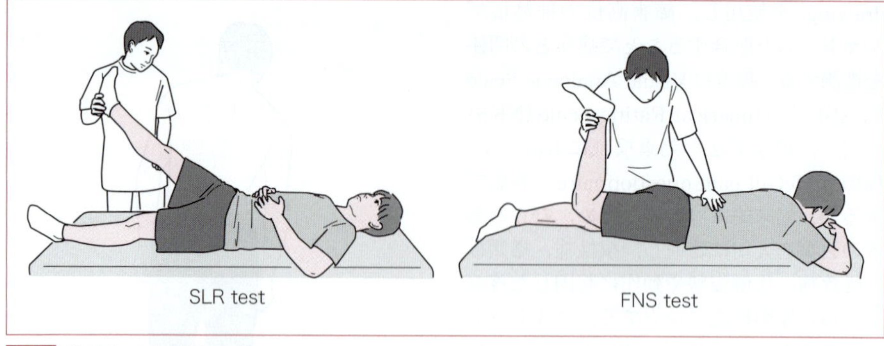

図3 SLR testとFNS test

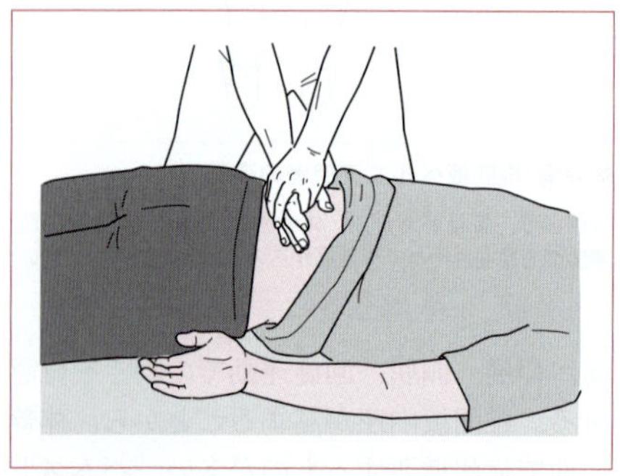

図4 腰椎に対するcentral P/A

下の手の豆状骨遠位部を棘突起にあてて，ゆっくりと背側から腹側へ垂直方向に圧を加える．

特異度が低いため，LDH以外でも陽性になりうる．SLR testで症状が出た角度より少し下げて他動的に足背屈した時の症状の出現をみるBragard test，股関節屈曲位で膝伸展した時の症状の出現をみるLasegue testなども追加して，神経根緊張徴候を確認する．FNS testは大腿前面の大腿神経に沿った疼痛が出現した場合に，L2～4のLDHを疑うテストである．感度は低く，特異度が高いことに留意する．

(4) 関節可動域(ROM)，筋伸張テスト

股関節屈曲・伸展，SLR testでのROMを確認する．Thomas testで腸腰筋，Ely testで大腿直筋の短縮を確認する．SLR testでは，神経根緊張徴候の疼痛性エンドフィールか，ハムストリングス停止部の結合組織性のエンドフィールか，制限因子を検討する．股関節伸展では腸腰筋や大腿直筋の短縮によるものか，上位LDHによる制限なのか，Ely testでの尻上がり現象を確認する．

LDHでは神経根緊張の影響がありうるため，座位と立位での体幹屈曲での腰部柔軟性の違いを両上後腸骨棘の中点と15cm上方をマークし，その距離の増減を計測するmodified modified Schöber testなどを用いて検討する．なお，屈曲で5cm以上増加，伸展で2cm以上減少が正常とされる．

椎間板は腰椎間を連結するため，各腰椎間の関節包内運動を確認する．その抵抗感の比較には，腹臥位で腰椎ごとに棘突起を介して背側から腹側に押すcentral posterior anterior (central P/A) を用いるとよい (図4)．動きに制限がある腰椎部を数回穏やかに押すと患者は疼痛が軽減することがあり，動きが過度な時や違和感を訴える時は深層筋の機能不全の可能性も検討する．

(5) 運動検査

視診・触診の項で述べたように，立位と座位での体幹屈曲，伸展，側屈，回旋運動を行わせ，骨盤と腰椎の動きを確認する．LDHでは，体幹屈曲で痛みや下肢痛が増

悪するものが多く，その程度をVASやNRSで確認し，他の運動方向との違いも確認する．LDHでは体幹伸展運動での疼痛が軽度なものが多い．座位や立位では逃避ではない構造的な問題で自動運動での矯正ができない上部体幹が偏位した側方シフトを呈していることがあり，左右の側方すべり運動による痛みの変化を確認する（図5）．

(6) 神経学的検査

障害高位の腱反射低下や感覚障害の神経脱落所見がみられる（表1）．障害高位と筋力検査における支配神経髄節を照合し，ヘルニア要因と他の要因による筋力低下を整理する．

(7) 筋力検査

神経脱落所見があるため，下肢筋力は関節部位よりも髄節ごとに検査結果を整理し，下肢周径測定も行う．体幹筋は従来の徒手筋力検査では検査肢位の問題による疼痛増悪で検査に難渋した．現在では広く普及してきた徒手筋力測定機器を用いた報告が増え，体幹筋は屈筋/伸筋が1：1.4〜2程度，つまり伸筋の方が一般的には強いことを念頭に置き，体幹筋群の筋力を測定する．また，疼痛により深部筋である腹横筋や多裂筋などの機能不全，表層筋である腹直筋や腸肋筋などの過活動がみられるため，座位や立位での四肢の運動による表層筋の過活動を確認する．背臥位で骨盤を両側から押して腹横筋，骨盤後面から腰椎方向に押して多裂筋，これらの深層筋のサポートを理学療法士が加えることによるactive SLRの状態変化から深層筋の機能不全を検討する．

(8) 基本動作観察

立ち上がりでの疼痛を訴える場合が多い．座位から離殿位までの屈曲相での骨盤前傾，離殿位から足関節最大背屈する中腰位までの離殿相での下腿前傾と腰部伸展を確認する．LDHでは骨盤前傾が不十分で腰部を過度に屈曲した屈曲相，下腿前傾が不十分な離殿相であることが多いため，それらを矯正した場合との痛みの違いも確認し，矯正が困難な場合は，股関節屈曲や腰部伸展のROM制限，腸腰筋や多裂筋の機能不全との関係を検討する．

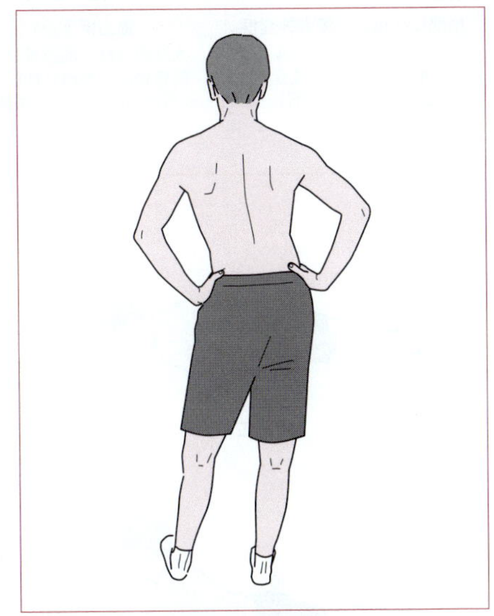

図5 側方すべりの可動性検査

図は左側方すべりを示している．股関節軽度外転位で骨盤に手をあてて，両肩を水平に保ちながら，骨盤を左右に水平移動させる．

(9) ADL・QOL評価

一般的なFunctional Independence Measure（FIM）やSF-36®（MOS 36-Item Short-Form Health Survey）といった評価だけでなく，疾患特異的評価として日本整形外科学会腰痛疾患治療成績判定基準（Japanese Orthopaedic Association score：JOA score），Roland-Morris disability questionnaire（RDQ），Oswestry disability index（ODI）などを用いる．

3 理学療法プログラム

『腰椎椎間板ヘルニア診療ガイドライン

表1 腰椎椎間板ヘルニアの障害高位の臨床診断

椎間レベル	障害神経根	筋力低下	感覚障害	腱反射
L3/4	L4	大腿四頭筋，前脛骨筋	下腿内側，第1足趾内側	膝蓋腱低下
L4/5	L5	前脛骨筋，長母趾伸筋	下腿外側，第1〜2足趾間足背	
L5/S1	S1	長母趾屈筋，下腿三頭筋	下腿後面，第5足趾外側足背	アキレス腱低下

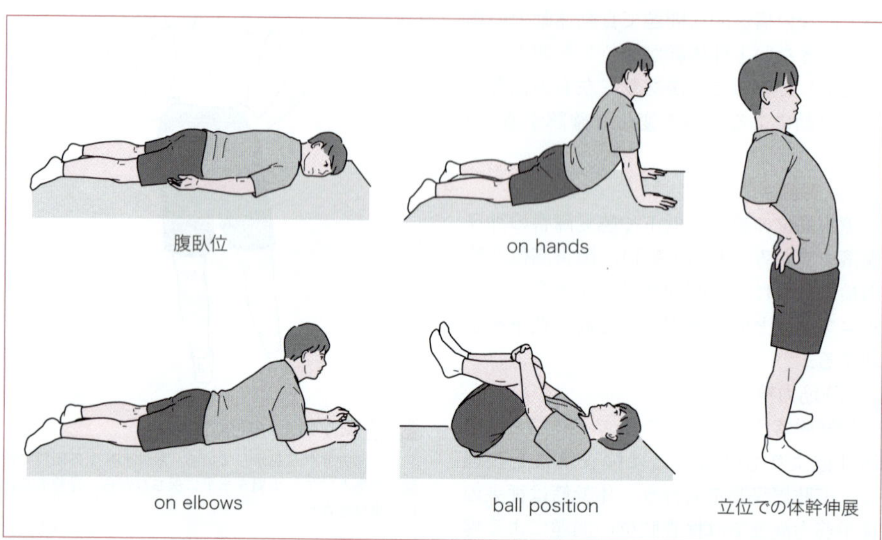

図6 McKenzieの体幹伸展運動

2021』[1]で，運動療法，牽引療法，超音波療法，コルセットといった「理学療法や代替療法の効果は限定的である」，運動療法は「さらなる検証が期待される」と述べられている．『理学療法ガイドライン 第2版』[2]では「患者の症状に応じて運動療法の内容や負荷量を設定し，脊椎安定化運動やストレッチングなどの体幹・下肢の安定性・柔軟性向上，腰椎伸展運動，有酸素運動を実施することを条件付きで推奨する」，「モビライゼーションまたはマニピュレーションを行う際には，疾患に対する基本的知識をもったうえで，十分なトレーニングを行った理学療法士に限り実施することを条件付きで推奨する」，物理療法は「牽引療法に限り条件付きで推奨する」となっている．これらを念頭に置きプログラムを立案，実施する．

1 体幹伸展運動

椎間板内圧の改善，髄核の移動からMcKenzieの体幹伸展運動を行う（図6）．

2 脊椎安定化運動

深層筋の機能不全に対して，腰椎前弯保持での四肢の運動を促す（図7）．

3 姿勢・動作指導

立ち上がり動作での過度な腰部屈曲を軽減するように腰椎前弯位での動作を指導する．座位や立位では，左右対称で，腰部が過度に屈曲していない姿勢に矯正する．

4 ROM運動

腰椎後弯，骨盤後傾と関連したハムストリングスのストレッチングを実施，指導する．必要に応じて，腰椎の徒手牽引や股関

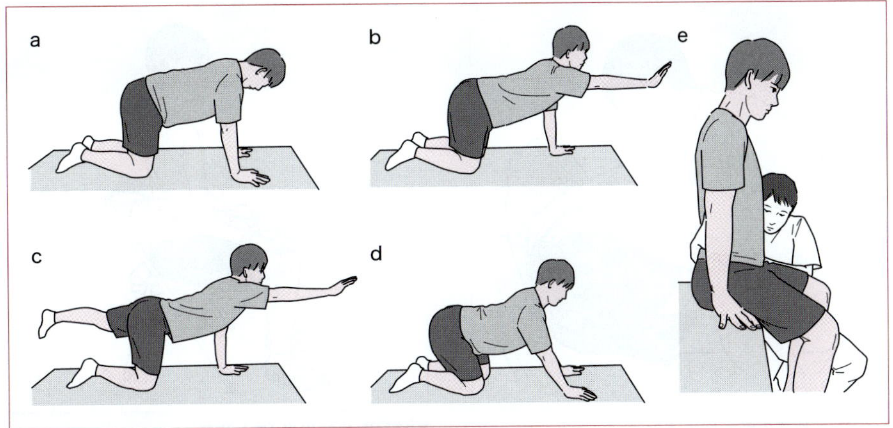

図7　腰椎椎間板ヘルニアに対する脊椎安定化運動

a：腰椎の後弯を起こさない．b：腰椎の生理的前弯を維持したままでの上肢挙上．c：腰椎の生理的前弯を維持したままでの上・下肢挙上．d：腰椎前弯位での後方移動．e：腰椎の生理的前弯を維持したままでの股関節屈曲．

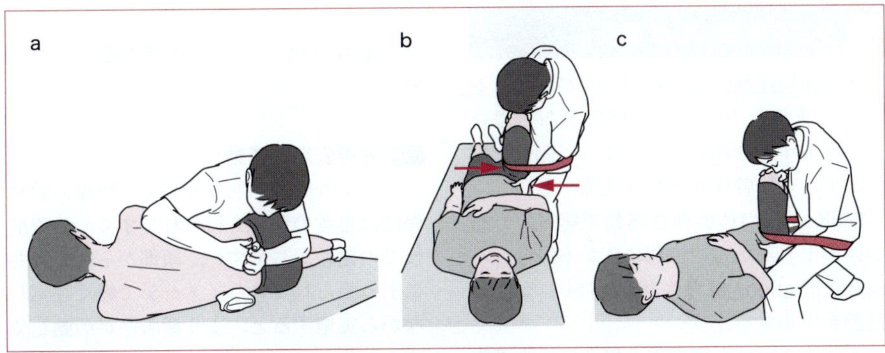

図8　腰椎の徒手牽引や股関節のモビライゼーション

a：徒手牽引．側屈しないようにタオルを入れて，股・膝関節は屈曲位．右手の第2，3指で棘突起を固定し，左前腕尺側を仙骨にあてて，理学療法士の胸で骨盤を挟み込み尾側に牽引する．

b：股関節のモビライゼーション．外側すべり．

c：股関節のモビライゼーション．外側すべりを加えながら，患者に自動運動をしてもらう運動併用モビライゼーション（MWM）を実施するとよい．

節のモビライゼーションを実施する（図8）．

5 筋力増強運動

多裂筋や腸腰筋の機能不全に対して運動を実施する（図7e，図9）．

6 生活指導

座位姿勢では，殿部後面や腰部背面と背もたれの間にタオルを設置することで骨盤の前傾と腰椎前弯をサポートするように指導する（図10）．

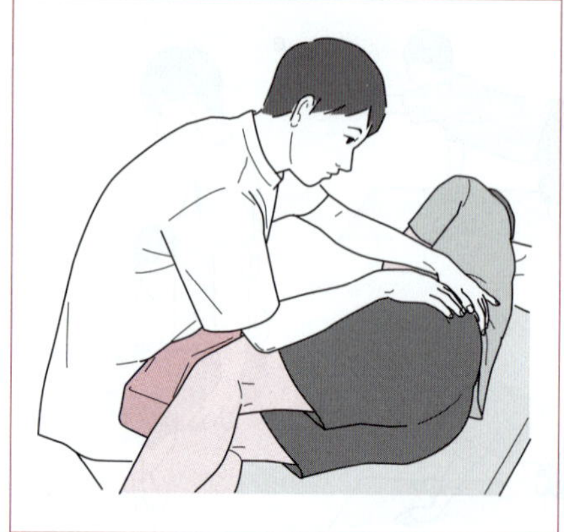

図9　多裂筋の筋力増強運動

患者に膝を大腿軸上で理学療法士側に押してくるように指示し，理学療法士は多裂筋部の筋収縮を確認する．

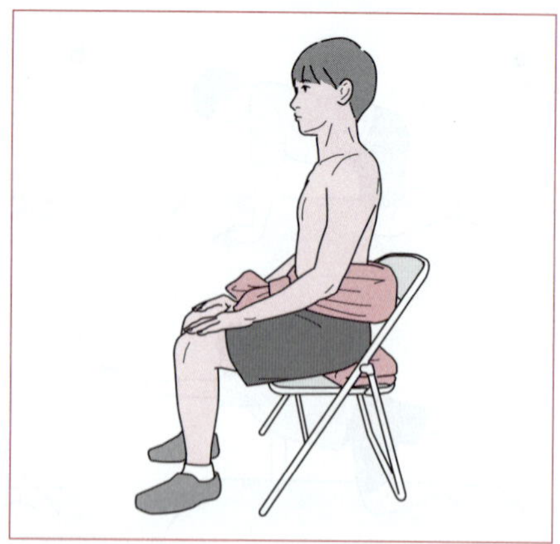

図10　生活指導（座位姿勢）

殿部後面や腰部背面と背もたれの間にタオルを設置する．背もたれがない場合は，図のようにロール状にしたバスタオルなどを腰部に巻くことで骨盤の前傾と腰椎前弯をサポートするように指導する．

4　リスク管理・禁忌事項

体幹伸展運動，腹臥位で症状が増悪する場合は運動を中止する．側弯がある場合は，側方すべり運動などによって側弯を矯正してから体幹伸展運動を実施する．

McKenzieの体幹伸展運動で疼痛の分布が体幹中心部から遠位部に広がる場合（peripheralization）は，症状が増悪するため運動を中止する．

下肢痛や腰痛が増悪する場合は手術適応となることもあるため，医師に報告，相談する．

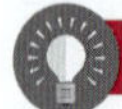

クリニカルヒント

1　体幹伸展運動

McKenzieの体幹伸展運動で痛みの分布が体幹中心部に収束してくる現象（centralization）が確認できた場合は改善傾向にあると考える．

立位での体幹伸展運動では，多裂筋部の血流動態改善や組織粘弾性の改善がみられ[4, 5]，家庭や職場などで自主トレーニング可能な即時効果が期待できる方法である．

2　脊椎安定化運動

座位での股関節屈曲運動での腰椎の前弯保持は患者の理解も得られやすく，治療前後での比較がしやすい．頭部から紐で天井に引っ張られているイメージで軽く呼気しながら実施すると，より深層筋が活動しやすくなる．

3　姿勢・動作指導

立ち上がりでは棒を縦に置いた前方リーチ動作で体幹伸展した骨盤前傾を行う．そして，棒を両上肢で持ち，上肢水平位を意識したまま立ち上がりを行うと多裂筋，腸腰筋を働かせた骨盤前傾，下部体幹伸展での立ち上がりが可能となる（図11）．

LDHでは神経根症状からの逃避姿勢として，座位や立位姿勢で体幹が側方シフトしている場合があるため，左右の側方すべり運動による痛みの軽減と姿勢矯正の自己マネジメントを目指す（図5）．

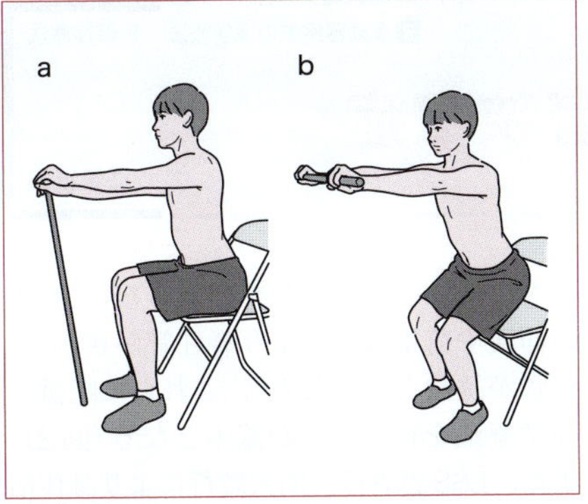

図11 姿勢・動作指導（立ち上がり）

a：棒を縦に置いた前方リーチ動作で体幹伸展した骨盤前傾を行う．
b：棒を両上肢で持ち，上肢水平位を意識したまま立ち上がりを行う．
多裂筋，腸腰筋を働かせた骨盤前傾，下部体幹伸展での立ち上がりが可能となる．

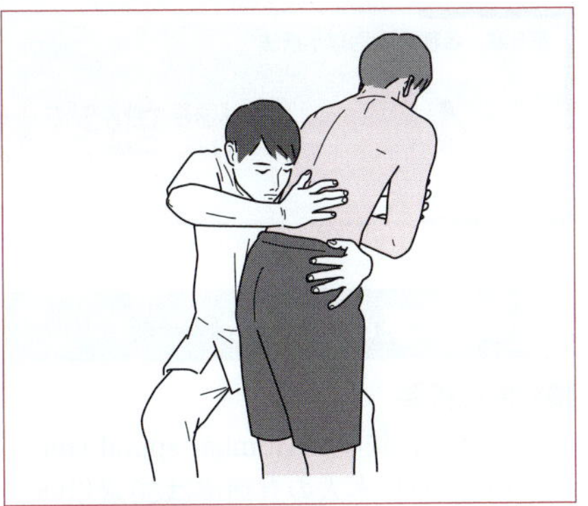

図12 ROM運動

Mulligan conceptによる持続的椎間関節自然滑走法（SNAG）を用いて，椎間板へのストレス軽減を目的に理学療法士が体幹を上方に牽引，腰椎棘突起を介して椎間関節を滑らせながらの自動運動での体幹屈曲運動を5回程度実施すると痛みなく屈曲運動が可能となることが多い．

4 ROM運動

運動時痛が多いLDH患者では運動での疼痛軽減が患者のセルフマネジメントのアドヒアランス向上となるため，Mulligan conceptによる持続的椎間関節自然滑走法（sustained natural apophyseal glides：SNAG）を用いて，理学療法士が関節モビライゼーションを行いながら，患者に自動運動をしてもらう手技が有用となる．体幹屈曲運動では，椎間板へのストレス軽減を目的に理学療法士が体幹を上方に牽引，腰椎棘突起を介して椎間関節を滑らせながらの自動運動での体幹屈曲運動を5回程度実施すると痛みなく屈曲運動が可能となることが多く，臨床上有用な手法である（図12）．

徒手牽引は急性期での即時効果が期待できる．股関節屈曲制限では，股関節のモビライゼーション，特に理学療法士が骨頭のすべりのモビライゼーションを行いながら患者に自動運動をしてもらう運動併用モビライゼーション（mobilization with movement：MWM）を実施すると前方のつまり感が改善することが多い（図8c）．

文　献

1) 日本整形外科学会診療ガイドライン委員会/腰椎椎間板ヘルニア診療ガイドライン策定委員会編：腰椎椎間板ヘルニア診療ガイドライン2021，改訂第3版，日本整形外科学会/日本脊椎脊髄病学会監，南江堂，東京，31-41，2021
2) 日本運動器理学療法学会/日本筋骨格系徒手理学療法研究会：第6章 背部機能障害理学療法ガイドライン．理学療法ガイドライン，第2版，日本理学療法士協会監，日本理学療法学会連合 理学療法標準化検討委員会ガイドライン部会編，医学書院，東京，219-247，2021
3) Neumann DA：カラー版 筋骨格系のキネシオロジー，原著第2版，嶋田智明ほか監訳，医歯薬出版，東京，341-418，2012
4) Kumamoto T, et al：Repeated standing back extension exercise：influence on muscle shear modulus change after lumbodorsal muscle fatigue. Work 68：1229-1237, 2021
5) Kumamoto T, et al：Change in the circulation and activity of the lower erector spinae muscles after repeated trunk extension movement. J Back Musculoskelet Rehabil 32：931-936, 2019

4 腰部脊柱管狭窄症

峯玉賢和

1 疾患概要と基本方針

1 疾患概要

腰部脊柱管狭窄症（lumbar spinal stenosis：LSS）の日本人の有病率は50歳以降で約10％と高齢者に多く，日本で約600万人が罹患していると推定される[1]．LSSは脊柱管や椎間孔の狭小化により，神経組織や血流の傷害が生じ，殿部から下肢の疼痛やしびれ，疲労感が生じる．立位や歩行によって症状が出現あるいは増悪し，前屈や座位で軽減することが特徴である（神経性間欠跛行）．狭窄のタイプには中心性狭窄，外側陥凹狭窄，椎間孔狭窄があり，黄色靱帯の肥厚，椎間関節の肥厚や骨棘形成，椎間板高の減少・椎間板膨隆などの加齢による変性が主要因となる（図1）．また，椎間関節や椎間板の変性による腰椎変性すべり症を合併していることが多い．MRI上，脊柱管狭窄があっても無症状であることが多いので，画像と臨床所見の両方を評価することが重要となる[2]．両側の疼痛や神経症状（筋力低下，感覚・バランス障害）がある場合は中心性狭窄（馬尾型），片側では外側陥凹や椎間孔狭窄（神経根型，神経根性疼痛）が疑われるが，混在していることもある．

2 基本方針

LSSの治療方針は，急速に神経症状が悪化することはまれであるため，保存療法（薬物・ブロック注射・理学療法など）が第一選択とされ，効果が乏しい場合は手術が検討される．理学療法には運動療法，徒手療法，物理療法，患者教育などが含まれるが，特に運動療法が有効である[2]．腰椎の伸展や荷重負荷により脊柱管が狭小し，症状が誘発されるため[2]，これらに配慮し理学療法を行うことが基本となる（図2）．また，LSS患者は，間欠跛行により身体活動量が著しく低下し，サルコペニアの有病率も高い[2]．身体活動量を増やし，サルコペニアの進行によるさらなるADL/QOLの低下を防ぐことも重要な目標となる．

2 評価

1 画像評価

MRI T2強調画像にて，中心性狭窄と外側陥凹狭窄は水平断，椎間孔狭窄は矢状断にて狭窄の有無を確認する．通常は脊柱管内や椎間孔の脳脊髄液が白く描写されるが，狭窄が強くなると写し出されなくなってくる．L4/5の中心性狭窄ではL5以下の障害，外側陥凹狭窄ではL5の障害，椎間孔狭窄ではL4の障害が生じる．

2 問診

疼痛やしびれの範囲と程度，また，どのような姿勢や運動で症状が出るのかを評価する．LSSの症状は，通常では立位や歩行，腰椎の伸展にて増悪する．痛みやしびれの範囲や増悪因子の特定は，末梢動脈疾患，糖尿病性神経障害，頚・胸髄症，変形性股・膝関節症など，他の疾患との鑑別にも有用となる．

3 間欠跛行

患者のペースで平地を歩行し，中断するまでの距離を測定する．実際の症状が確認

図1 狭窄部位によるLSSの分類

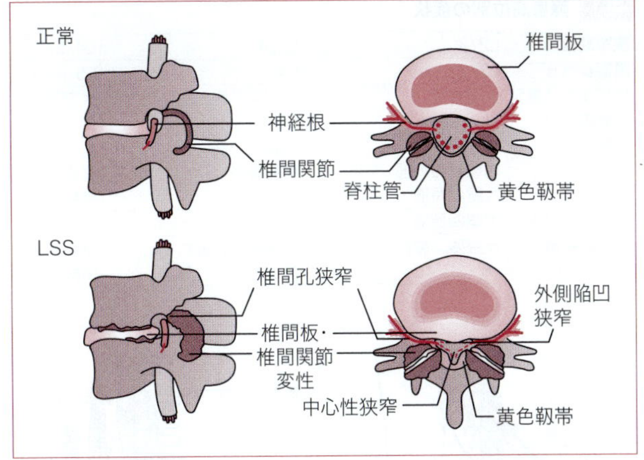

でき，治療効果判定に使用できるため，非常に有用である．

4 神経学的検査

障害レベルの特定を目的に，各髄節に沿って筋力・感覚検査，また，腱反射と病的反射の検査を行う（表1）．高齢者では，腱反射が出にくく減弱の判定は難しいが，亢進や病的反射の出現は，頚髄症などの中枢性疾患の存在を示唆する．

5 質問票

腰痛，殿部・下肢痛，殿部・下肢しびれ，それぞれのNumerical Rating Scale（NRS）（0〜10），LSS評価尺度のチューリッヒ跛行質問票（Zürich Claudication Questionnaire：ZCQ），腰痛評価尺度（Oswestry Disability Index：ODI）や日本整形外科学会腰痛評価質問票（Japanese Orthopaedic Association Back Pain Evaluation Questionnaire：JOABPEQ），QOL尺度のSF-36®，EuroQol 5-Dimension 5-Level（EQ-5D-5L）などを用いて，重症度の評価および，治療効果判定を行う[3]．

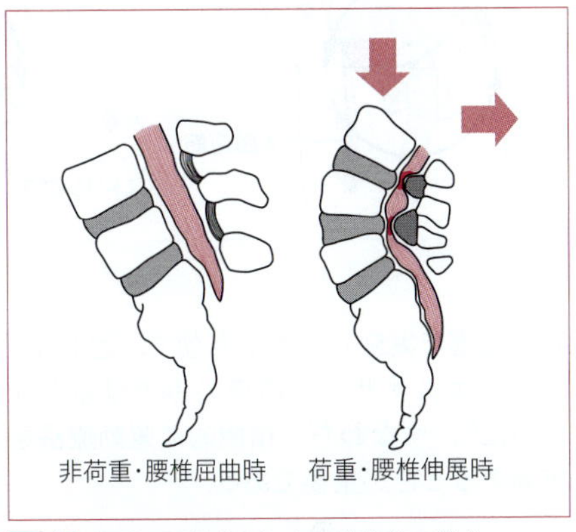

図2 荷重と腰椎伸展による脊柱管の狭小

荷重により椎間板や靭帯が脊柱管内にたわみ，腰椎伸展は脊柱管の横断面積を狭めるため，これらの状況下では神経が圧迫されやすくなる．

3 理学療法プログラム

1 理学療法のエビデンス

LSSに対する理学療法（個人に合わせた筋力トレーニング，ストレッチやマッサージなどの徒手療法，体重免荷トレッドミル・自転車エルゴメーターを各20分，ホームエクササイズ指導を週2回6週間）は，ホームエクササイズ指導のみよりも，痛みや間欠跛行を改善し[4]，1年後の手術移行を減らした[5]．また，週1回よりも2

表1　障害高位別の症状

狭窄高位	L2/3	L3/4	L4/5	L5/S
障害レベル	L3	L4	L5	S1
疼痛または感覚障害の部位	大腿前面	大腿後外側，下腿前内側	大腿後外側，下腿前外側，足背から第1趾	大腿後外側，下腿後面，足底
支配筋	腸腰筋 内転筋の一部 大腿四頭筋	大腿四頭筋 前脛骨筋	前脛骨筋 長母趾伸筋 中殿筋	長母趾屈筋 下腿三頭筋 大殿筋
腱反射の消失	大腿四頭筋	大腿四頭筋	後脛骨筋	下腿三頭筋
跛行の特徴	反張膝，膝折れ	反張膝，膝折れ フットスラップ	フットスラップ 中殿筋歩行	踵歩き

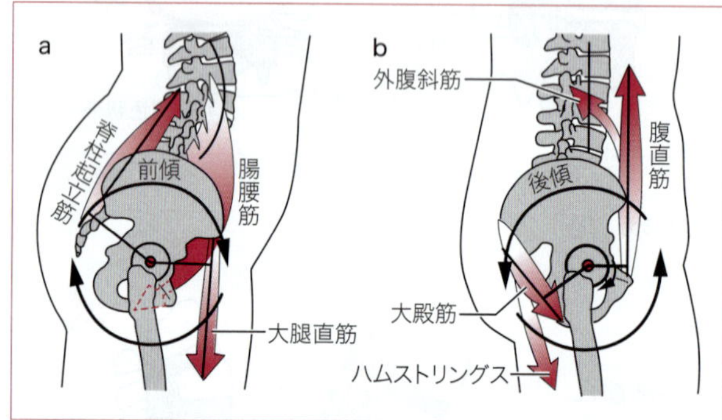

図3　腰椎前弯と後弯に作用する筋

立位にて脊柱起立筋，腸腰筋，大腿直筋が収縮すると骨盤は前傾し腰椎は前弯位になる(a)．腹直筋，外腹斜筋，大殿筋，ハムストリングスが収縮すると骨盤は後傾し腰椎は後弯位になる(b)．

（文献7より）

回の頻度で実施した方が有効で，週1回とホームエクササイズ指導のみでは差がなかった[6]．すなわち，積極的に運動療法を実施することが重要である．

2 理学療法プログラムの具体的内容

(1) 腰椎屈曲運動

腰椎前弯の増強により，脊柱管および椎間孔が狭小化し，LSSの症状を悪化させる．腰椎前弯の軽減を目的とした腰椎屈曲運動は，LSSに対する一般的な運動療法である．腰椎前弯に作用する筋に対しては，ストレッチを行い，腰椎後弯に作用する筋に対しては，筋力トレーニングを行う(図3[7]，4)．

(2) 筋力トレーニング

LSSは高齢者に多く，サルコペニアやフレイルを有していることもあるため，LSSにより筋力低下が生じている筋だけでなく，移動能力の向上を目標に下肢の抗重力筋や中殿筋に対しても筋力トレーニングを行う．重錘やセラバンドを用いた運動や，スクワット，踵上げ，横歩きなど荷重位での運動等，患者の状態に合わせて適切な負荷をかけて実施する．立位でLSS症状が増悪する場合は，体幹を前傾位にして行うとよい．

(3) 有酸素運動

自転車エルゴメーターは腰椎が屈曲位になるため，LSS症状を悪化させることなく運動ができる．体重免荷トレッドミル歩行もLSS患者に対して有用であるが，通常のトレッドミル歩行でも，手すりを把持したり，体幹を前傾位にしたりすることで長距離歩行が可能となる．

(4) 姿勢アライメント

過度な腰椎前弯位とならないようにする．胸椎の後弯や股関節伸展制限は，腰椎前弯を助長するため，全身アライメントの評価，アプローチも必要である．

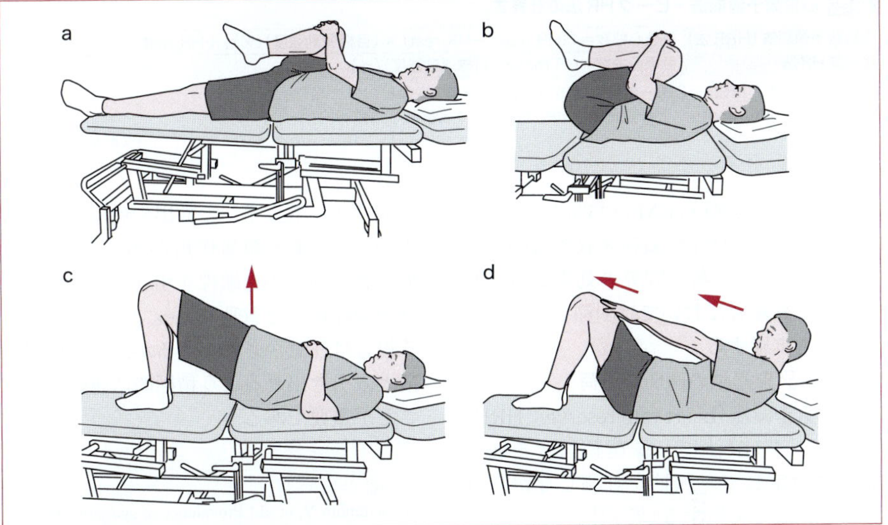

図4　腰椎屈曲運動腰椎前弯の軽減を図る運動

a：股関節屈筋群ストレッチ．片側下肢を抱えこみ，骨盤を後傾させる．対側下肢が浮かないよう注意し股関節屈筋群を伸張する．
b：脊柱起立筋ストレッチ．両側下肢を抱えこみ，骨盤を後傾，腰椎を屈曲位にし，脊柱起立筋を伸張する．
c：股関節伸筋群筋力トレーニング．両膝を立てた姿勢から殿部を持ち上げる．腰椎が前弯しないように注意する．
d：腹筋筋力トレーニング．両膝を立てた姿勢から肩甲骨下角が寝台から離れるところまで上半身を持ち上げる．

(5) 運動指導

腰椎屈曲運動や筋力トレーニングのパンフレットを作成し，毎日運動を行うよう指導する．有酸素運動は，自転車エルゴメーターや歩行を行う．痛みやLSS症状が悪化しないよう，運動方法や負荷量，歩行時に休憩をこまめに入れるなど，運動を継続してもらえるよう配慮を払う．日記帳や歩数計を使用し，毎日の運動状況を記録しながら行い，患者のモチベーションを高めることも重要である．

(6) ADL指導

間欠跛行によるADL制限や歩行が不安定な場合は，杖や歩行器の使用を促す．家事動作など立位での長時間作業が痛みにより困難な場合は，椅子に座って行うよう指導する．また，物干しや高いところに手を伸ばす動作では，台や椅子を使用し，腰椎が伸展しすぎないようにする．

4 リスク管理・禁忌事項

運動後や翌日にLSSによる痛みや症状が悪化しない範囲で漸増的に行う．神経の炎症による痛みが強い場合（神経根性疼痛）は，特に注意する．筋力低下（大腿四頭筋，前脛骨筋，中殿筋等）や感覚障害など神経症状が顕著な場合は，転倒のリスクが高くなるので症状に応じた配慮が必要である．

クリニカルヒント

1 適切な運動負荷と量

運動療法を行ううえで，効果のある負荷と量で実施することは極めて重要である．

(1) 筋力トレーニングの適切な負荷

1RM（repetition maximum）の60～80％の負荷で，8～12回を2～4セット，週2，3回実施することが推奨されている[8]．一方

表2 心拍数予備能法・ピークHR法の計算式

心拍数予備能法（HRR法）	目標心拍数＝［（HR max*－HR rest）×（目標運動強度）（%）］＋HR rest
ピークHR法	目標心拍数＝HR max×（目標運動強度）（%）

*HR max（最大心拍数）＝220－年齢や206.9－（0.67×年齢）など
HRR：heart rate reserve，HR：heart rate，HR rest：安静時心拍数

（文献8を基に作表）

で，中等度の負荷（1RMの45%以下）でも実施回数を増やせば（負荷×収縮時間×回数が同等），高負荷と同等の効果が得られるため，高齢者においては関節への負担も考慮して実施する．

（2）有酸素運動の適切な負荷

心拍数予備能（heart rate reserve：HRR）法やピークHR法で目標運動強度を40～60%に設定して，脈拍を計測しながら目標の心拍数で実施する（表2）[8]．

（3）適切な運動量

中等度の有酸素運動（3～5.9METs：早歩き，水泳，自転車が相当）を週150分以上行うことが高齢者に推奨されている[9]．歩行に換算すると1日あたり7,500歩（約75分）となる．

2 心理的アプローチ

抑うつや不安などの精神症状だけでなく，痛みに対する破局的思考や恐怖回避思考などの心理的因子は，運動療法の継続や効果に悪影響を及ぼす．心理面に介入を加えることで理学療法の効果が高まる可能性がある．理学療法士にとって，いかに患者に運動を実施・継続してもらうかは最重要課題である．患者の心理面にも配慮し，痛みに固執せず，患者の身体機能やADL・QOLに目標を設定し，運動の効果を実感してもらうことも有用である．

3 痛みに対する運動の効果

運動には，内因性鎮痛物質（オピオイドやセロトニンなど）の放出や抗炎症作用（抗炎症性サイトカインの放出や免疫細胞の変化など）による鎮痛作用がある．一方で，低活動は痛みの過敏性を引き起こす[10]．神経の炎症期など運動によって痛みが増悪する場合は注意が必要であるが，鎮痛作用を最大限引き出せるよう積極的に運動を行うことが重要である．

文　献

1）Ishimoto Y, et al：Prevalence of symptomatic lumbar spinal stenosis and its association with physical performance in a population-based cohort in Japan：the Wakayama Spine Study. Osteoarthritis Cartilage 20：1103-1108, 2012
2）日本整形外科学会診療ガイドライン委員会/腰部脊柱管狭窄症診療ガイドライン策定委員会編：腰部脊柱管狭窄症診療ガイドライン2021，改訂第2版，日本整形外科学会・日本脊椎脊髄病学会監，南江堂，東京，2021
3）金 景成ほか：脊髄外科研究に用いられるスコアリングシステムおよびその特徴②　腰椎疾患の評価システム．脊髄外科29：18-25, 2015
4）Minetama M, et al：Supervised physical therapy vs. home exercise for patients with lumbar spinal stenosis：a randomized controlled trial. Spine J 19：1310-1318, 2019
5）Minetama M, et al：Supervised physical therapy versus unsupervised exercise for patients with lumbar spinal stenosis：1-year follow-up of a randomized controlled trial. Clin Rehabil 35：964-975, 2021
6）Minetama M, et al：Therapeutic advantages of frequent physical therapy sessions for patients with lumbar spinal stenosis. Spine（Phila Pa 1976）45：E639-646, 2020
7）Neumann DA原著：筋骨格系のキネシオロジー，嶋田智明ほか監訳，医歯薬出版，東京，432，440，2005
8）American College of Sports Medicine：運動処方の指針，原書第8版，日本体力医学会体力科学編集委員会監訳，南江堂，東京，2011
9）Piercy KL, et al：The Physical Activity Guidelines for Americans. JAMA 320：2020-2028, 2018
10）Sluka KA, et al：Exercise-induced pain and analgesia？ Underlying mechanisms and clinical translation. Pain 159 Suppl 1：S91-S97, 2018

5 腰痛症

壬生　彰

1 疾患概要と基本方針

1 疾患概要

腰痛症は疾患名ではなく症状の名称である．腰痛を引き起こす原因は，脊椎由来，神経由来，内臓由来，血管由来，心因性，その他に分類される（表1）[1]．腰痛症の中でも，その痛みの原因となる病態や疾患が明らかなものを特異的腰痛と呼ぶ．特異的腰痛については，その原因となる疾患の治療により痛みが改善すると想定される．一方，痛みの原因となる病態や疾患の特定が困難である腰痛を非特異的腰痛と呼ぶ．また，一般的に腰痛の持続期間が発症から4週間未満であるものを急性腰痛，3ヵ月以上持続するものを慢性腰痛と呼ぶ．

腰痛の病態は十分に明らかとなっていない．椎間板や椎骨などの脊柱構成体や周辺軟部組織の構造的・機能的問題だけでは説明しきれない痛みが存在し，中枢神経系の変調（中枢性感作や機能再構築）を含めた様々な病態が関与していると考えられている．特に，現在または将来の痛みを伴う状況に対する否定的な認知・情動反応であり，痛みの感覚を誇張して大きく捉える傾向と定義される破局的思考，痛みに対する不安や恐怖から身体活動を過剰に制限する恐怖回避思考や不安・抑うつ，さらには家庭や仕事環境，事故や労災等に関連する補償問題などの心理社会的因子は，疼痛強度や機能・能力障害，治療効果に強く影響を及ぼすことが明らかとなっている．したがって，腰痛症を有する患者に対しては，生物心理社会モデルに基づく多面的な評価・治療が必要である．

表1　腰痛の原因別分類

1）脊椎とその周辺運動器由来	2）神経由来
脊椎腫瘍（原発性・転移性腫瘍など）	脊髄腫瘍，馬尾腫瘍など
脊椎感染症	3）内臓由来
（化膿性椎間板炎・脊椎炎，脊椎カリエスなど）	腎尿路系疾患（腎結石，尿路結石，腎盂腎炎など）
脊椎外傷（椎体骨折など）	婦人科系疾患（子宮内膜症など）
腰椎椎間板ヘルニア	妊娠
腰部脊柱管狭窄症	4）血管由来
腰椎分離すべり症	腹部大動脈瘤
腰椎変性すべり症	解離性大動脈瘤　など
代謝性疾患（骨粗鬆症，骨軟化症など）	5）心因性
脊柱変形（側弯症，後弯症，後側弯症）	うつ病
非化膿性炎症性疾患	ヒステリー　など
（強直性脊椎炎，乾癬性腰痛など）	6）その他
脊柱靱帯骨化	
筋・筋膜性	
脊柱構成体の退行性病変	
（椎間板性，椎間関節性など）	
仙腸関節性	
股関節性	

（「日本整形外科学会診療ガイドライン委員会／腰痛診療ガイドライン策定委員会編：腰痛診療ガイドライン2019，p8，改訂第2版，2019年，南江堂」より許諾を得て転載）

表2 『腰痛診療ガイドライン2019』における理学療法に関連する項目の推奨度とエビデンスレベル

CQ	推奨文	推奨度	合意率	エビデンスの強さ
腰痛の治療は安静よりも活動性維持のほうが有用か	急性腰痛に対しては，安静よりも活動性維持のほうが有用である．一方坐骨神経痛を伴う腰痛では，安静と活動性維持に明らかな差はない．	2	88.9%	C
腰痛の治療として物理・装具療法は有用か	腰痛の治療に対する物理・装具療法のなかには有用なものも存在する．しかし，高品質な研究は少なく，推奨される治療法は限定的である． 以下に各治療法のエビデンスの強さと推奨度を示す．			
	牽引療法	2	90%	C
	超音波療法	2	80%	C
	TENS	2	70%	C
	温熱療法	2	100%	C
	腰椎サポート（コルセット）	2	80%	C
腰痛に運動療法は有用か	慢性腰痛に対する運動療法は有用である．	1	90.9%	B
	急性腰痛および亜急性腰痛に対してはエビデンスが不明である．	なし		
腰痛に患者教育と心理行動的アプローチ（認知行動療法）は有用か	腰痛患者に対して，患者教育と心理行動的アプローチは有用である．	2	90%	C

●推奨度
1：行うことを強く推奨する，2：行うことを弱く推奨する（提案する），3：行わないことを弱く推奨する（提案する），4：行わないことを強く推奨する
●エビデンスレベル
A（強）：効果の推定値に強く確信がある，B（中）：効果の推定値に中程度の確信がある，C（弱）：効果の推定値に対する確信は限定的である，D（とても弱い）：効果の推定値がほとんど確信できない
（「日本整形外科学会診療ガイドライン委員会／腰痛診療ガイドライン策定委員会編：腰痛診療ガイドライン2019，p31，45，53，56，73，改訂第2版，2019年，南江堂」より許諾を得て転載）

2 基本方針

腰痛症に対する理学療法の基本方針は，『腰痛診療ガイドライン2019』（**表2**）[1]や『理学療法ガイドライン 第2版』[2]を基に考える必要がある．運動療法，患者教育および認知行動療法は腰痛患者の疼痛強度，機能・能力障害，QOL等の各種アウトカムに一定の効果を有し，各国のガイドラインにおいて実施することが推奨されている．一方で，温熱療法や超音波療法，牽引療法といった物理療法およびモビライゼーションなどの徒手療法のエビデンスは乏しく，実施の推奨度は低いのが現状である．

これらを踏まえ，理学療法を実施する基本方針は，急性腰痛であるか慢性腰痛であるかによって異なる．急性腰痛に関しては，必要以上に過度な安静を避け，身体機能・能力の低下を防ぐとともに，慢性化を予防することが重要となる．そのために，痛みや予後に関する正確な情報を基にした患者教育と，活動量維持・増加を目的とした運動療法が重要となる．一方，慢性腰痛に対しては，生物心理社会モデルに基づく多面的なマネジメントが必要となる．痛みの慢性化の過程において，破局的思考や恐怖回避思考が強くなり，身体機能・能力および活動量が低下している患者が多い．したがって，理学療法士は，患者の訴える痛みに影響を及ぼしている要因を多面的に捉えたうえで，身体機能・能力を改善させること，そして，痛みに対する思考や認知を変容させることを目標として運動療法と患者教育を実施し，日常生活の改善に導いていく必要がある．

表3 腰痛患者に必要な心理的評価

評価項目	評価スケール	カットオフスコア 判定スコア
破局的思考	Pain Catastrophizing Scale (PCS)	30点
恐怖回避思考（運動恐怖）	Tampa Scale for Kinesiophobia (TSK)	37点
不安・抑うつ	Hospital Anxiety and Depression Scale (HADS)	8〜10点：doubtful（疑いあり） 11〜21点：definite（確定）
自己効力感	Pain Self-Efficacy Questionnaire (PSEQ)	—

2 評価

1 問診・情報収集

カルテや診療情報提供書などから事前に情報を収集する．年齢，身長，体重，body mass index（BMI），職業，家族構成，家屋を含めた生活環境，余暇活動や運動習慣に加えて，現病歴（これまでの治療歴を含む）と既往歴等の情報を詳細に収集しておく．交通事故や労災等が関与している場合は，発症状況とともに就業状況や補償，係争の有無等についても確認する．また，カルテ等から十分に収集できなかった項目については，患者および家族に対して問診を行い直接聴取する．

2 画像評価

非特異的腰痛患者に対するX線撮影は積極的には推奨されていない．また，脊柱の骨棘や変形，椎間板の膨隆といったMRI上の所見についても，疼痛強度や腰痛による能力障害と関連しないことが報告されている[3)]．したがって，腰痛の原因となる構造的問題の同定や予後予測を目的とした画像評価の有用性は高いとはいえない．しかしながら，脊柱アライメントや関節可動性の確認を目的とした画像評価は運動療法を実施するうえで有用となることもある．

3 理学療法評価

(1) 疼痛評価

疼痛評価としては，安静時痛と運動時痛の有無，疼痛部位，疼痛強度，疼痛の質，疼痛緩和要因を評価する．腰痛症患者の多くは体幹の前後屈や回旋運動時の痛みを訴えるが，安静時痛も有する患者は機能障害・能力障害ともに重度であることが多い．疼痛部位は，患者自身に示すよう指示して確認する．特に慢性腰痛患者では，局所を指一本で指し示す（one finger sign）ことが難しく，手掌面で広範囲を示す（palmar sign）ことが多い．また，その際に同部の圧痛所見をとる．運動時痛を評価する際は，運動の方向を口頭で確認するのみでなく，実際に動作を数回行ってもらい，誘発される痛みの再現性を確認する．また，実際の生活のどの場面で痛みを感じるか（歩行時，重量物の運搬時など）を確認することも重要である．疼痛強度は安静時痛，運動時痛および圧痛それぞれについてVisual Analogue Scale（VAS）やNumerical Rating Scale（NRS）を用いて評価する．疼痛の質の評価は口頭で確認してもよいが，Short-Form McGill Pain Questionnaire 2（SF-MPQ-2）を用いることで詳細に評価が可能であり，侵害受容性疼痛と神経障害性疼痛の鑑別につながる可能性がある．

(2) 心理的因子の評価

腰痛に関与する心理的要因としては，破局的思考，恐怖回避思考（運動恐怖），不安・抑うつ，自己効力感などを評価する（表3）．各種質問票を用いることでスコア化が可能であり，報告されているカットオフ値などの基準を参考にすることで，心理

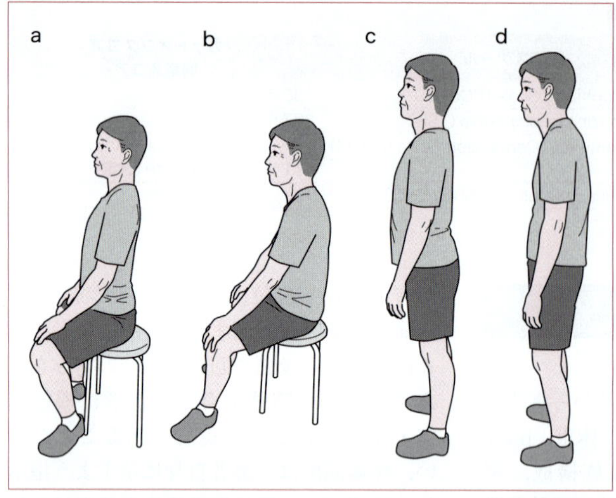

図1 腰痛患者に特徴的な座位，立位姿勢

a，c：腰椎前弯・骨盤前傾タイプ．
b，d：腰椎後弯・骨盤後傾タイプ．

的要因の影響度を推測することが可能である．

(3) 姿勢・アライメント評価

腰痛との因果関係は明らかではないが，腰痛患者は座位および立位姿勢において，腰椎前弯・骨盤前傾タイプ，もしくは腰椎後弯・骨盤後傾タイプの姿勢・アライメントをとることが多い（図1）．特に慢性腰痛患者においては，同一姿勢を保持し続けている傾向にあり，姿勢・アライメントを確認することで，関節可動域（ROM）制限や筋力低下などの機能障害の予測につながる．

(4) ROM評価

腰椎，骨盤，股関節のROMを中心に測定し，制限がみられる運動とその制限因子を評価する．特に，運動時痛がみられる運動方向についてはROM制限がみられることが多いため，注意深く測定し，誘発される痛みとの関連性を評価する．

(5) 筋力評価

姿勢・アライメントおよび職業などの生活状況から筋力低下が生じている可能性がある体幹筋を中心に評価する．また，特に慢性腰痛患者においては，活動量低下に伴って股関節を中心とした下肢筋についても低下している可能性があるため，広範囲に評価する必要がある．

(6) 疾患特異的評価（能力障害評価）

Roland-Morris Disability Questionnaire（RDQ）やOswestry Disability Index（ODI）などの疾患特異的質問票評価やPain Disability Index（PDI）などを用いて評価する．これらの質問票では，腰痛によって日常生活がどの程度障害されているかをスコア化することができるため，理学療法の目標設定と効果判定を行ううえで重要である．

(7) その他の評価

腰痛の病態に関与する可能性がある中枢性感作の評価としては，圧痛閾値や時間的荷重などの定量的感覚検査および中枢性感作に関連して生じる症状を包括的に評価する質問票であるCentral Sensitization Inventory（CSI）がある．定量的感覚検査では中枢性感作の特徴である広範囲に広がる疼痛閾値の低下を考慮し，疼痛部位のみでなく，遠隔部位でも測定する．

図2 腰背部筋，殿筋群に対するストレッチング

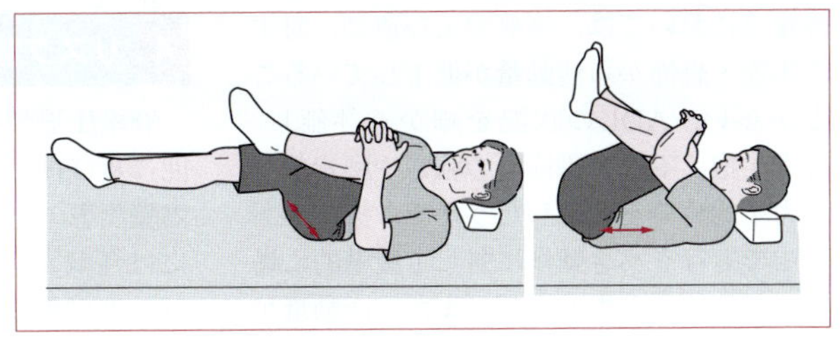

図3 股関節屈筋，大腿前面筋群のストレッチング

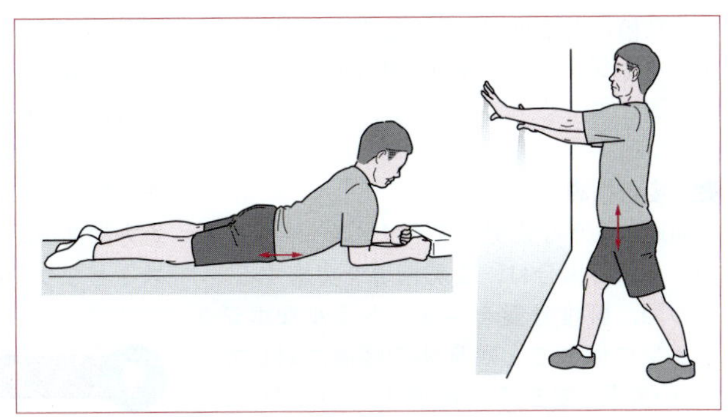

3 理学療法プログラム

1 ROM運動・ストレッチング

ROM制限がみられる関節や伸張性低下がみられる筋に対してROM運動やストレッチングを実施する(図2，3)．座位，立位姿勢で腰椎前弯・骨盤前傾タイプの場合は腸腰筋や大腿四頭筋などの股関節前面から大腿前面の筋の伸張性低下に伴う腰椎後弯・骨盤後傾可動域制限を呈していることが多い．また，逆に腰椎後弯・骨盤後傾タイプの場合は，腰背部筋や殿筋群，ハムストリングスの伸張性低下に伴う腰椎前弯・骨盤前傾制限を呈していることが多い．

2 筋力トレーニング

筋力低下が生じている体幹筋，下肢筋に対して筋力トレーニングを実施する．特に高齢者では，姿勢・アライメントの変化により，体幹屈筋群と伸筋群のインバランスが生じていることが多い．脊柱可動性が残存している場合，適切な体幹筋力トレーニングにより姿勢保持能力の改善とともに，アライメント変化と疼痛軽減が得られる可能性がある．運動時の疼痛発生に注意しながら，臥位および座位で可能な運動より導入する．また，若年者であっても，スポーツや職業など，対象者に求められる運動機能に応じてトレーニングを処方する．

3 全身運動・活動

ROM運動や筋力トレーニングなどの局所の運動のみでなく，ADLやウォーキング，余暇活動として行っているスポーツなどにより全身運動・活動量を維持・増加させることも重要である．急性腰痛においては，過度な安静状態をとり続けることなく，痛みの軽減に合わせてできる限り早く通常のADLを取り戻すよう指導する．慢

性腰痛においては，疼痛および運動に対する不安・恐怖から活動量が低下していることが多い．ADLの状況を細かく評価し，患者が抱く不安・恐怖心の強さや腰背部への力学的負荷を考慮したうえで，疼痛がある中でも行うべき動作に対して段階的に曝露していくよう指導する．また，活動量が著しく低下している患者に対しては，活動時間や歩数などで活動量をモニタリングし，数値による目標設定をしながらウォーキングやジョギング等の全身運動を段階的に指導していく．

4 姿勢指導

前述のような姿勢・アライメントの偏りがみられる場合は，姿勢指導を実施する．その際，腰椎骨盤をニュートラルなポジションに保つことが身体や腰痛に対して「良い姿勢」であると指導するのでなく，同一姿勢保持を持続することが問題であることを指導する．患者の生活状況から同一姿勢保持が生じやすいと思われる具体的な場面を取り上げ，具体的にどれくらいの時間でどのように姿勢を変換することを意識すればよいか指導する．長時間の座位や立位を強いられる職業の患者に対しては，作業環境の高さ調節や姿勢変換を調整しやすい環境設定についてのアドバイスも行う．また，ROM制限などにより姿勢の変換が困難となっている場合は，同時に運動による身体機能改善の必要性を説明する．

5 動作指導

重量物の持ち上げ動作や介護動作など，腰背部へ強い負荷がかかる動作を日常的に行う必要がある患者に対しては，動作時に対象物を身体に近づけることや身体重心を低くすること，腰部の屈伸・回旋動作を少なくすることを指導する．

4 リスク管理・禁忌事項

脊椎圧迫骨折，悪性腫瘍，感染症，広範囲に及び神経症状などの重篤な脊椎疾患や内臓疾患の合併が疑われる所見（red flags）には注意が必要である．これらの可能性は，理学療法が処方される時点で医師によって除外されていることがほとんどであるが，初期評価時および経過中に疑わしい所見がみられた場合はすぐに医師へ報告する．一方で，重篤な脊椎疾患の合併がない場合，積極的な運動を制限する理由は存在しない．理学療法士が患者の訴える痛みとその原因追求に捉われすぎてしまい，運動処方に消極的となることは腰痛慢性化のリスクとなりうる．

クリニカルヒント

1 腰痛患者のスクリーニング評価

腰痛の慢性化を予防するためには，慢性化傾向の有無を予測し，早期から適切な介入を行うことが重要となる．慢性化を予測するツールとして，Keele STarT Backスクリーニングツールがある（図4）[4]．腰痛遷延化のリスクとなる破局的思考，恐怖回避思考，不安・抑うつなどの心理的要因も考慮された9項目の質問から構成されており，総合得点と領域得点から慢性化のリスクを3群に分類することができる（図5）[5]．Low riskと判定された場合は，疼痛コントロールに加え，過度な安静をとりすぎず，できるだけ早く日常生活に戻ることを教育する．Medium riskと判定された場合は，上記に加え，前述のような一般的な理学療法を実施する．High riskと判定された場合は，心理社会的要因を詳細に評価し，それらを考慮したうえで患者の疼痛認知の修正や行動変容を目標とした認知行動療法の要素を加えた運動療法介入が必要となる．

ここ2週の間のことを考えて，次のそれぞれの質問に対するあなたの回答に印☑を記入してください．

		そうではない	そうだ
		0	1
1.	ここ2週の間，腰痛が足のほうにも広がることがあった	□	□
2.	ここ2週の間，肩や首にも痛みを感じることがあった	□	□
3.	腰痛のため，短い距離しか歩いていない	□	□
4.	最近2週間は，腰痛のため，いつもよりゆっくり着替えをした	□	□
5.	私のような体の状態の人は，体を動かし活動的であることは決して安全とは言えない	□	□
6.	心配事が心に浮かぶことが多かった	□	□
7.	私の腰痛はひどく，決して良くならないと思う	□	□
8.	以前は楽しめたことが，最近は楽しめない	□	□

9. 全般的に考えて，ここ2週の間に腰痛をどの程度煩わしく感じましたか？

全然	少し	中等度	とても	極めて
□	□	□	□	□
0	0	0	1	1

図4 Keele STarT Backスクリーニングツール

（文献4より）

2 身体機能評価のポイント

身体機能評価は，理学療法を行うターゲットを明確にするために重要である．特に慢性腰痛患者においては，痛みの遷延と活動量低下による機能障害，姿勢・アライメント異常が生じていることが多い．破局的思考や恐怖回避思考が強い患者では，腰背部を固定する傾向がある．このような患者では，腰椎-骨盤-股関節の連動性が乏しく，腰背部筋の過緊張や股関節可動域制限が生じていることが多い．この腰椎-骨盤-股関節の連動性は，側臥位で他動的に股関節を屈曲-伸展させた際の腰椎骨盤の運動を確認することで評価が可能である（図6）．姿勢・アライメントの変換が可能かどうかにつながる要因であり，異常がみられた場合は運動療法のターゲットとなる．

3 運動療法の捉え方

ストレッチングや筋力増強運動は，ROM制限や低下している筋力の強化など，個々の機能改善を目的とするとともに，これらの機能障害が直接痛みに関与している場合においては痛みの軽減も目的としたものと捉えることができる．しかし，特に慢性腰痛患者においては，機能障害と痛みの関係性が十分に明らかでないことが多いため，機能改善は得られても十分に痛みが軽減しない患者もいる．そのため，個々の運動療法はあくまでADLを改善さ

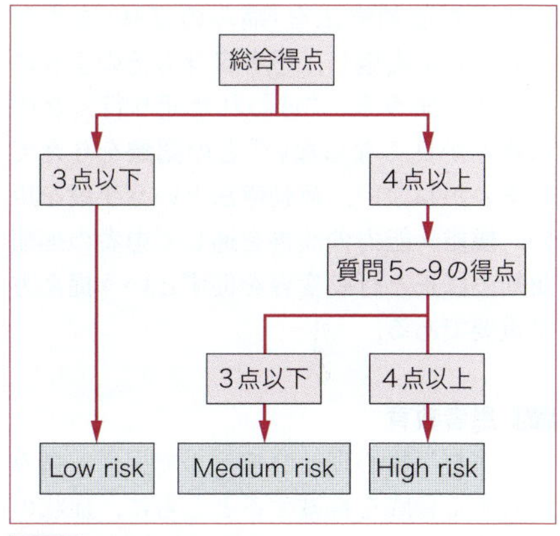

図5 Keele STarT Backスクリーニングツールのリスク分類フローチャート

（文献5より筆者訳）

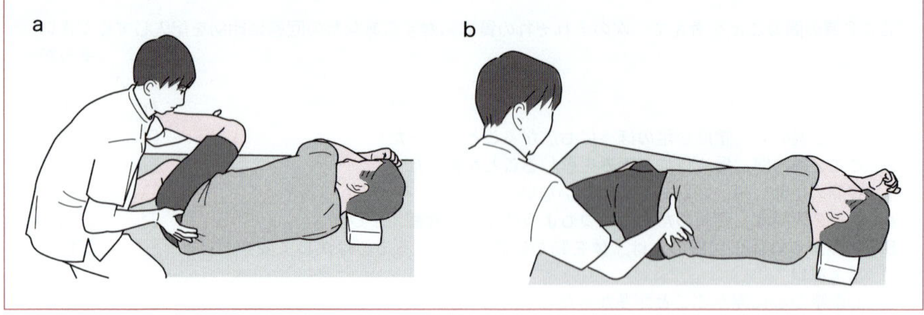

図6 腰椎–骨盤–股関節の連動性評価

a：股関節屈曲に伴う腰椎後弯・骨盤後傾の確認．
b：股関節伸展に伴う腰椎前弯・骨盤前傾の確認．
側臥位にて，他動的に股関節を屈曲・伸展させ，その際の腰椎・骨盤の運動を視覚的・徒手的に確認する．

せるための機能改善を目的とした介入と捉えた方がよいことが多い．全身運動や姿勢・動作指導についても同様であり，理学療法士が運動療法を「痛みの軽減」を主な目的として実施し，患者自身もそのように捉えてしまうと，"言われた通り行ったのに痛みが良くならない"との認識を与えてしまいかねない．運動療法という手段を用い，機能・能力の改善を通して患者の疼痛認知の修正と行動変容を促すという捉え方が重要である．

4 患者教育

腰痛を生物心理社会モデルで捉え，痛みに対する脅威を軽減するとともに，症状の改善と活動増進を促すことを目的とした神経科学に基づく教育（pain neuroscience education：PNE）は，各国の診療ガイドラインにおいて，運動療法とともに腰痛患者に対する治療のfirst-lineとして位置付けられている．PNEは，侵害受容システムを含む痛みの神経生理学に加え，中枢性感作や中枢神経系の可塑的変化による痛覚過敏のメカニズム，ストレスや過度な恐怖，不安などの心理的要因の影響などで構成される．理学療法の日常診療において，これらの内容を系統的に教育することは困難かもしれないが，評価や運動療法を実施する中で，教育的にコミュニケーションをとることは可能である．患者が痛みの神経科学，特に「腰部の器質的問題がなくても痛みは生じる」ことについて理解を深めることは，運動療法のアドヒアランス向上にもつながり，疼痛認知の修正と行動変容を促すうえで非常に重要である．

文献

1) 日本整形外科学会診療ガイドライン委員会/腰痛診療ガイドライン策定委員会編：腰痛診療ガイドライン2019，改訂第2版，日本整形外科学会/日本腰痛学会監，南江堂，東京，7-8，2019
2) 日本運動器理学療法学会/日本筋骨格系徒手理学療法研究会：第6章 背部機能障害理学療法ガイドライン．理学療法ガイドライン，第2版，日本理学療法士協会監，日本理学療法学会連合 理学療法標準化検討委員会ガイドライン部会編，医学書院，東京，219-247，2021
3) Berg L, et al：Do more MRI findings imply worse disability or more intense low back pain? A cross-sectional study of candidates for lumbar disc prosthesis. Skeletal Radiol 42：1593-1602, 2013
4) 松平 浩ほか：日本語版STarT（Subgrouping for Targeted Treatment）Backスクリーニングツールの開発—言語的妥当性を担保した翻訳版の作成．J Musculoskelet Pain Res 5：11-19，2013
5) Matsudaira K, et al：Psychometric properties of the Japanese version of the STarT back tool in patients with low back pain. PLoS One 11：e0152019, 2016

6　腰椎分離症・すべり症

勝又　哲・池津真大

1 疾患概要と基本方針

1 疾患概要

腰椎分離症は，腰椎椎弓の関節突起間部（pars interarticularis：Pars）へメカニカルストレスが集中した結果生じる疲労骨折であり，成長期のスポーツ選手に多発する．

Parsに対するメカニカルストレスは，腰椎伸展・回旋運動が同時に起こった時が最も大きい．伸展運動では両側のParsに対して前額面方向に集中し，回旋運動では回旋方向とは反対側のParsに前額面に対して約45°の方向に集中する[1)]．このようなメカニカルストレスが腰椎椎弓のParsに繰り返し加わることで腰椎分離症が発症すると考えられる．

また，Parsで椎弓と椎体の連続性が絶たれることにより，後方の椎間関節に不安定性が生じ椎間板を介して下位椎体への剪断力は増加する．成長期では，椎体成長軟骨板は剪断力に対して最も弱いため[2)]，連結部である成長軟骨板から骨端線損傷のように解離しすべりが生じる[3)]．これが腰椎分離すべり症である．成長軟骨板は骨が成熟していくと剪断力に強くなるため，骨端線閉鎖後はすべりの発生は起こらない．

2 基本方針

まず考えるべきことは，骨癒合が期待できるかどうかである．骨癒合が期待できる場合はスポーツ休止と装具療法の保存療法で骨癒合を目指す．骨癒合が期待できない場合は疼痛管理後，スポーツ復帰を目指す．特に骨が未成熟な小学生は腰椎分離すべり症が高率に生じるため，まずは骨癒合を目指す．また，腰椎分離症は疼痛が消失すればスポーツ復帰は可能であるが，それでは根本的な治療にならない．スポーツ特性からメカニカルストレスが生じる動作パターンを特定し，機能障害の改善を図り再発せずにスポーツ復帰させることが重要である．

2 評価

1 医学的評価（画像評価，病期）

病期によって骨癒合率や癒合期間が異なるため，MRI，CTによる診断が必須である．

(1) MRI，CT

MRI検査で骨髄浮腫があるか確認し，その後CT検査を実施し骨折の有無を確認する．

(2) 病期診断

MRI，CTにより腰椎分離症の病期を確定することで，骨癒合率と癒合期間が予測できる（図1）[1,4)]．

2 主要な理学療法評価

(1) 疼痛

腰椎伸展あるいは回旋で誘発される腰痛，分離椎に限局した棘突起に圧痛（pin point tenderness）を認める．疲労骨折周囲に生じた出血や浮腫が背筋群に及ぶと体幹屈曲にも疼痛が生じる．腰椎分離症に対するspecial testは現時点においては存在しないため，これらの所見を認めた場合は腰椎分離症を疑う．

(2) 柔軟性

成長期は骨の成長とともに筋の柔軟性低

	超初期	初期	進行期		終末期
MRI T2 STIR	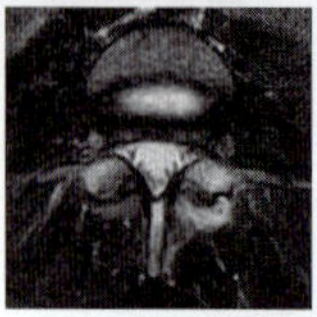 輝度変化（＋）			輝度変化（－）	
CT 水平断	骨折なし	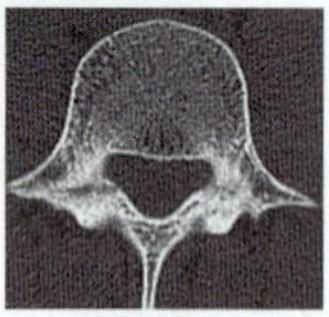	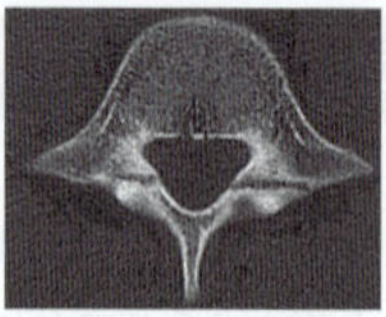		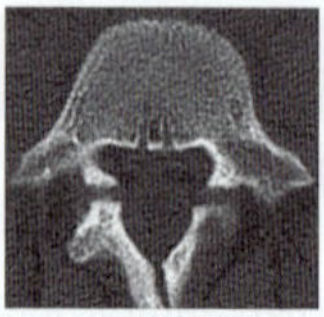
癒合率	100%	94%	64%	27%	0%
癒合期間	2.5ヵ月	3.2ヵ月	5.4ヵ月	5.7ヵ月	—

図1　腰椎分離症の病期と癒合率と癒合期間

（文献1，4を基に作図）

下の進行が特に顕著になる時期である．指床間距離（finger floor distance：FFD），踵殿距離（heel buttock distance：HBD）やしゃがみ込みなどで柔軟性を確認する．

(3) 原因動作

前述した通り腰椎分離症は繰り返しのメカニカルストレスによって発症する疾患である．そこでその要因となる動作を詳細に確認することが重要である．本人はなぜ腰が痛くなったかを理解していないことが多いため，掘り下げて聞いていくことが重要である．

3 理学療法プログラム

1 理学療法

骨癒合が期待できる場合と期待できない場合で理学療法プログラムは異なる．病期が超初期・初期・進行期（輝度変化あり）の場合，高率で骨癒合が期待できるため，スポーツ休止と装具療法を中心とした骨癒合を目指したプログラムとなる．一方，病期が進行期（輝度変化なし）・終末期の場合，骨癒合が期待できないため，疼痛管理下でスポーツを許可するプログラムとなる．

理学療法プログラムは3つのPhaseに分けて進めていく（図2）．Phase 1では疼痛管理，Phase 2では機能障害の改善，Phase 3では原因動作の改善を図り段階的にスポーツを開始し完全復帰を目指してプログラムを進めていく．

(1) Phase 1：疼痛管理

Parsの炎症による腰痛のため，まずスポーツ休止し疼痛の軽減を図る．この時期の運動療法では脊柱起立筋・多裂筋の筋スパズムの改善，ドローイン，股関節や骨盤の可動性の改善を目的としたストレッチを中心に実施する．ドローインは腰椎をニュートラルポジションに維持し，ゆっくり呼吸を行いながら臍を脊椎に向かって引き込ませ，体幹の安定化を図る運動である．

(2) Phase 2：機能障害の改善

体幹の安定性低下と隣接する胸椎，骨盤や股関節の可動性低下は，スポーツ動作中に代償的に腰椎の過伸展・回旋を生じ，結果としてParsへのメカニカルストレスが集中すると考えられる．そのため，これらの機能障害の改善を図ることが重要である．運動療法は，疼痛自制内でエアロバイクや強度を上げたスクワット（図3），ラン

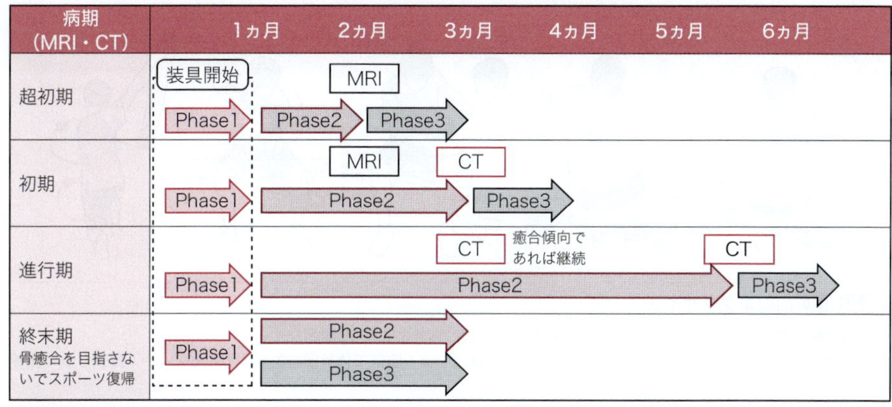

図2 病期別スケジュール

Phase 1：疼痛管理，Phase 2：機能障害の改善，Phase 3：原因動作の改善．

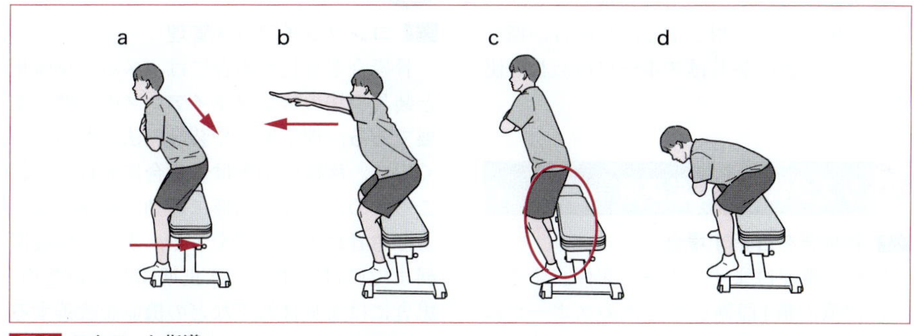

図3 スクワット指導

a：下腿を椅子に接地させることで下腿が固定され，股関節のみの運動を促す．
b：踵重心や上肢を前方に出すことで殿部の後方移動の重心がとりやすく，動作を行いやすい．
c：不良例（膝関節の運動になり下腿が前方へ移動する）．
d：不良例（体幹の前傾が強い）．

ジを開始する．その際に，Parsへのメカニカルストレスを増加させないように腰椎のニュートラルポジションを保持できるようにする．

(3) Phase 3：動作の改善

脊椎だけでなく骨盤や股関節を含めてParsへのメカニカルストレスを減らすような動作を学習する必要がある．（静的コントロールから動的コントロールへ運動強度を増加させ）ランニングや競技動作を開始する際は，片脚スクワットやオーバーヘッドスクワットなどの体幹のコントロールを十分に獲得したうえで，前方ランジ，前方ホップやスクワット姿勢から左右に並行移動，体幹回旋を組み合わせた運動を実施し，アライメントに異常がないことを確認し進めていく．また競技に合わせたエクササイズを取り入れ，動作の改善を図りながら段階的にスポーツ復帰に進めていく．

2 装具療法

骨癒合が期待できる場合は，伸展・回旋動作を制限でき骨癒合率が高い硬性装具を使用する．硬性装具は入浴以外は学校や家

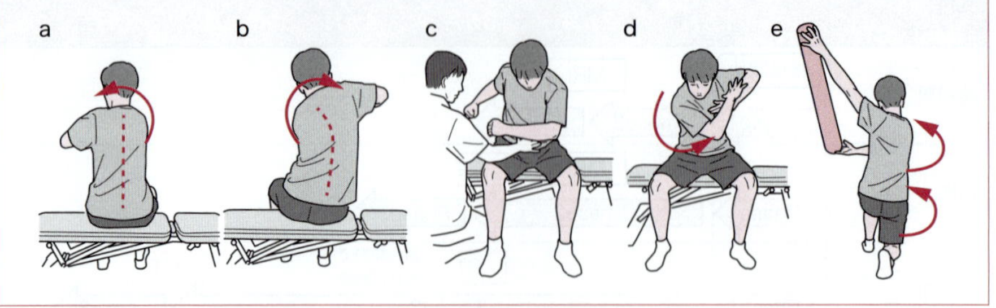

図4 体幹回旋エクササイズ

同側回旋側の腹横筋下部線維の収縮を促し，可能となれば段階的にd，eと実施していく．
a：良好例，b：不良例，体幹側屈を認める，c：腕振り動作，d：座位で体幹回旋動作（骨盤固定），e：膝立ち位で体幹回旋動作．

でも装着させる．骨癒合を認めた場合は，硬性装具からスポーツ用装具に変更し，スポーツ中のみの着用とする．骨癒合が期待できない場合の装具はスポーツ用装具を使用する．

4 リスク管理・禁忌事項

1 骨癒合を目指す場合

腰椎分離症はまずスポーツを休止することが治療の第1段階となるためスポーツは禁忌である．部活やクラブチームの練習は休止した場合でも，学校の授業の体育やキャッチボール，パス練習などをしてしまう患者が多くみられるので患者本人だけでなく保護者，チームにもしっかり理解してもらう必要がある．

2 スポーツ完全復帰

骨癒合を認めた場合，スポーツを段階的に進めて完全復帰していく．患者は長時間のスポーツ休止により安静度を守れず，プレー強度を自己判断で上げてしまう傾向にある．急速なスポーツ復帰は再発のリスクがあるため，段階的に練習を再開し，疼痛の悪化を確認しながら次の段階の練習に進めていき，再発防止に努めることが重要である．

クリニカルヒント

1 コンプライアンス管理

骨癒合を目指す場合には，スポーツ休止と装具療法のコンプライアンスの管理が重要である．理学療法や装具療法を進めていく中で，疼痛の消失は骨癒合に先行して起こるため，疼痛を指標に運動を再開しないよう患者に十分説明をする．また，競技復帰までにはスポーツ休止期間が長いため，患者には柔軟性低下などの機能を改善するための期間であることを説明していく．スポーツ復帰時にはパフォーマンスが上がることを説明し，患者のモチベーションを上げていく．コンプライアンス不良の患者においては，理学療法の頻度を増やすことや保護者に協力を促すことでコンプライアンスを徹底させる．

2 体幹回旋（図4）

体幹回旋動作で体幹側屈が増強することにより，Parsへのメカニカルストレスが増大されることが考えられるため，正常な体幹回旋動作の獲得を目指す．体幹側屈を認める場合は，腹直筋や外腹斜筋などの肋骨弓周囲の軟部組織の柔軟性低下があるため，徒手的に筋の伸張性の改善と胸椎の伸展・回旋ストレッチを行う（図5）．

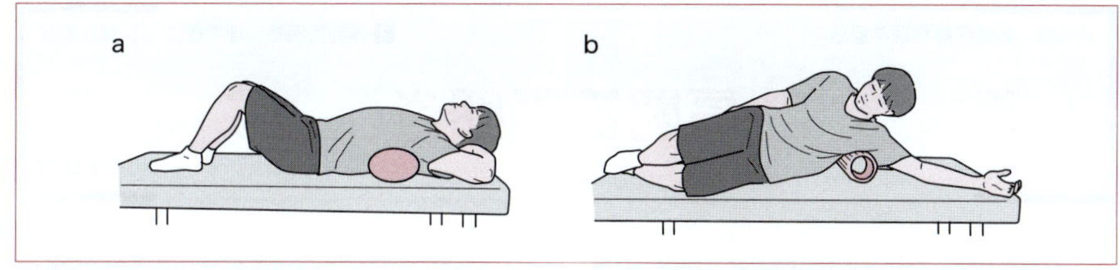

図5 胸椎ストレッチ

a：胸椎伸展可動性は膝屈曲位の背臥位でボールを背部に置いて胸を張るように促す．腰椎が前弯しないように腹圧を高めることが重要である．
b：大胸筋・前鋸筋・広背筋の筋のタイトネスが影響するため，ローラーで圧迫して筋の伸張性の改善を図る．

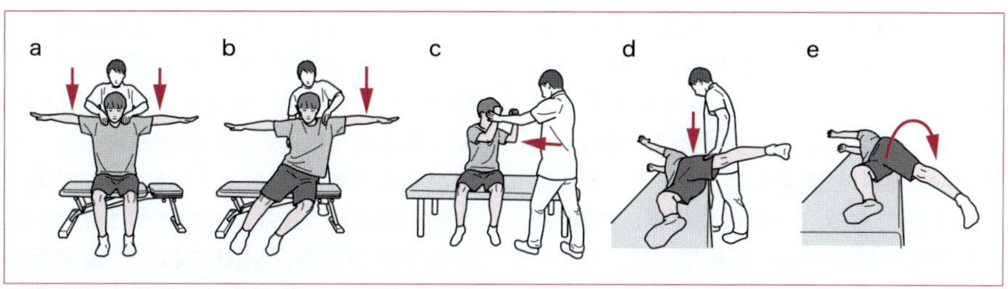

図6 体幹と股関節安定性の確認

a〜c：矢印の方向に抵抗を加え体幹が保持できるか確認する．その際に腰椎前弯増強や体幹側屈が生じないか確認する．
d：股関節内転方向に抵抗を加え，骨盤が後方回旋しないで保持できるか確認する．
e：不良例．骨盤の後方回旋を認めるため，骨盤の固定が不十分．

3 体幹と股関節の安定性

体幹と股関節の安定性は抵抗を加えて確認する（図6）．各種動作で腰部安定性が獲得できていれば競技を開始していく．

4 原因動作の修正

初回の理学療法で疼痛動作の確認を行い，動作の修正で疼痛が軽減するかを確認する．その際に疼痛動作のビデオ撮影を行い，動作修正前後の動画を保存することが望ましい．具体的な例としては，テニスであればバックハンド時に疼痛出現，フェーズではボールがインパクトする瞬間の加速期に出現，胸椎回旋の可動性は良好，股関節内旋の可動性は良好，腰椎で回旋しているので胸椎から回旋するイメージで動作すると疼痛軽減，などである．復帰前には初回の動画を確認し，よい動作のイメージを患者と共有することで原因動作をフィードバックでき，再発防止につながる．

文　献

1) Sairyo K, et al：Conservative treatment for pediatric lumbar spondylolysis to achieve bone healing using a hard brace：what type and how long ?：Clinical article. J Neurosurg Spine 16：610-614, 2012
2) Sairyo K, et al：Three dimensional finite element analysis of the pediatric lumbar spine. Part Ⅱ：biomechanical change as the initiating factor for pediatric isthmic spondylolisthesis at the growth plate. Eur Spine J 15：930-935, 2006
3) Sairyo K, et al：A review of the pathomechanism of forward slippage in pediatric spondylolysis：the Tokushima theory of growth plate slippage. J Med Invest 62：11-18, 2015
4) Sakai T, et al：Conservative Treatment for Bony Healing in Pediatric Lumbar Spondylolysis. Spine (Phila Pa1976) 42：E716-E720, 2017

7 肩関節周囲炎

春名匡史

1 疾患概要と基本方針

1 疾患概要

肩関節周囲炎は肩関節周囲組織の退行性変化を基盤に，肩関節に疼痛および関節可動域(ROM)制限を呈する疾患であり，50〜70歳の中高年に好発する．一般人口の有病率は2〜5%であり，糖尿病患者では有病率が20%にまで上昇する[1]．明らかな誘因なく症状を呈することも多く，その原因は不明である．一般に炎症期，拘縮期，寛解期に分類される．炎症期では，うずくような夜間時痛や安静時痛が生じることがあり，熱感や腫脹を認めることもある．ROM制限は疼痛によるものが主となる．拘縮期では肩甲上腕関節中心に拘縮によるROM制限を呈する．寛解期では徐々にROMの改善を認め，ADLの制限は少なくなるが，ROMの左右差やROM最終域で疼痛が生じることもある．

2 基本方針

理学療法は病期に応じてアプローチを実施する．炎症期では炎症を悪化させずにROMを維持することが主目的となり，患者への動作指導や夜間就寝時を中心としたポジショニング指導を実施する．ROM運動は疼痛がない範囲での運動が主となる．拘縮期および寛解期では，ROM制限因子を評価し，その因子へ的確にアプローチすることが重要となる．各期の分類に関しては明確なものはなく，炎症に由来すると考えられる疼痛が長期間継続する患者や，長期間経過後もROMの改善に難渋する患者もみられる．

2 評価

1 医学的評価(画像評価)

肩関節周囲炎に対する評価として，MRIなどの画像検査も有用な情報となる．ただし問診および理学所見による評価を十分に行ったうえで，それらの評価結果の裏付けとして参照すべきである．肩関節周囲炎は構造的な損傷のない軟部組織の炎症病変が主体であるため[2]，MRIにおいて炎症所見を確認し，圧痛などの理学所見と一致するか評価する．MRIにおいて炎症所見がよく観察される部位は，肩甲上腕関節の関節内(図1a，b)，腱板疎部(図1c，d)肩峰下滑液包(図1e)，結節間溝である．

2 主要な理学療法評価

問診および理学所見では疼痛とROMの評価が重要である．それぞれのポイントについて記載する．

(1) 疼痛

疼痛は夜間時痛，安静時痛および運動時痛に分けて問診する．夜間時痛は疼痛のため就寝時に覚醒することであるが，寝返り時に疼痛で覚醒するか，寝返り以外でも疼痛で覚醒するかは分けて問診する．寝返り時の疼痛は患側下側臥位への寝返りで生じることが多く，この場合は肩関節水平内転ROM制限との関係が考えられる．患側上側臥位への寝返りで疼痛が生じる患者もおり，その場合は寝返り時に患側上肢が取り残され肩関節伸展位となり疼痛が生じていることが多い．寝返り以外でも疼痛により覚醒する場合は，炎症が生じている可能性がある．この場合は，安静時痛の有無とと

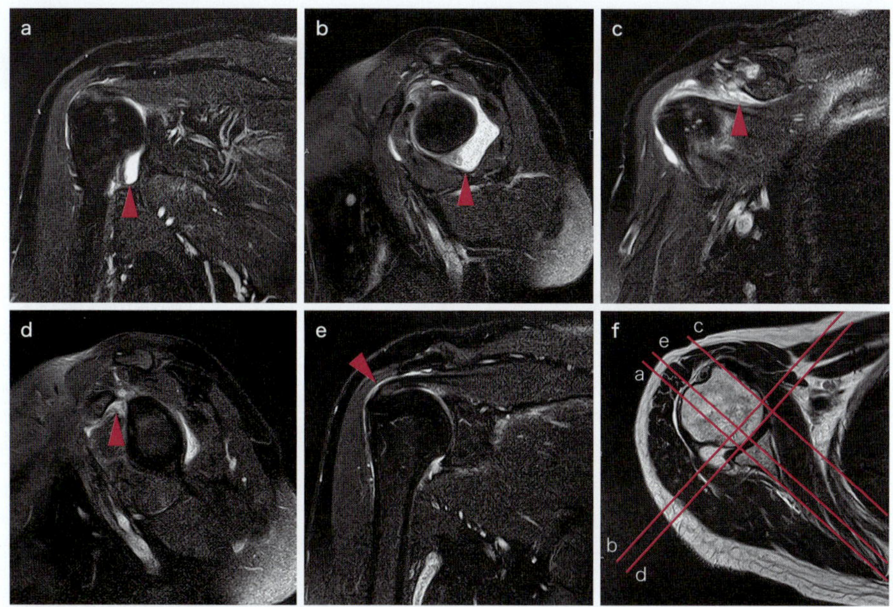

図1 MRIにおいて炎症所見がみられやすい部位の例

a〜e：脂肪抑制T2強調画像．f：T2強調画像．
a，b：関節内．c，d：腱板疎部．e：肩峰下滑液包に水腫が認められる（矢頭）．f：a〜eにおける断層面を示す．

もに，熱感や腫脹も確認する．

運動時痛に関しては，疼痛が生じる運動方向，疼痛部位および疼痛の質を評価する．拘縮期および寛解期に，肩関節挙上運動時に腋窩部に伸張痛が生じるなど，運動方向と対側の伸張痛が生じるのであれば問題は少ないと考える．しかし，炎症期はもちろん拘縮期および寛解期においても鋭痛が生じる場合は，評価およびROM運動時に不要な疼痛を生じさせてしまうと，疼痛の悪化や運動後も疼痛が残存してしまう可能性があり注意が必要である．

(2) ROM

ROMの測定方法は日本整形外科学会および日本リハビリテーション医学会が定める方法[3]が挙げられる．ただしこの基準では，肩甲骨運動をどこまで許容するかなど測定基準が明確でない部分が多い．このため，肩甲骨運動を固定する肢位と上肢の運動面を規定することが重要となる．筆者の測定基準と方法を示す（表1[4]，図2，3）．この方法は筆者の方法であり，絶対的な正解はないため，個人内および施設内で統一し，再現性を高めることが重要である．ただし，明らかに不適切と考えられる測定方法は避けるべきである（図4）．ROM測定時にはROM測定値だけでなく，疼痛も評価する．ROMのエンドフィールとともに疼痛が生じる場合は，少しROMを減じて疼痛が軽減するか評価する．疼痛が軽減する場合は，肩甲上腕関節内の圧変化など何かしら拘縮に伴う疼痛であることが多く，拘縮の改善に伴い疼痛軽減が期待できる．一方，明らかにエンドフィールを感じずに疼痛が生じる場合は，真の拘縮ではなく疼痛に伴うROM制限が考えられる．石灰沈着性腱板炎のようにインピンジメントによる疼痛である場合は，運動面を変える

表1 ROM測定基準

運動方向	体位	基本軸	移動軸	測定開始肢位	肩甲上腕関節回旋肢位	前腕回内外肢位	肘屈伸肢位	備考・注意点
外転	背臥位	胸骨	上腕骨	外転45°位	自然と生じる外旋は許容	規定なし	伸展位	上肢は前額面を保持できている範囲で肩甲骨挙上および後傾は許容する
内転	背臥位	胸骨	上腕骨	外転45°位	中間位	中間位	伸展位	対側より肩甲骨が下制，下方回旋，前傾する場合は抑制する
屈曲	側臥位	体幹	上腕骨	屈曲45°位	手掌がベッドを向く		伸展位	上肢は矢状面を保持する体幹屈曲伸展中間位で測定する
伸展	側臥位	体幹	上腕骨	屈曲45°位	手掌がベッドを向く		伸展位	上肢は矢状面を保持する体幹屈曲伸展中間位で測定する
水平内転	端座位	両側肩鎖関節を結ぶ線	上腕骨	肩甲骨面90°挙上位	中間位	規定なし	屈曲90°位	肩甲骨外転は許容する
水平外転	端座位	両側肩鎖関節を結ぶ線	上腕骨	肩甲骨面90°挙上位	中間位	規定なし	屈曲90°位	肩甲骨挙上は抑制し肩甲骨内転は許容する
下垂位外旋	背臥位	床への垂直線	尺骨	内外旋中間位	—	中間位	屈曲90°位	肩甲上腕関節中間位で肩甲骨を固定し測定する 肩甲骨外旋が生じやすいので注意する
下垂位内旋	背臥位	床への垂直線	尺骨	内外旋中間位	—	中間位	屈曲90°位	肩甲上腕関節中間位で肩甲骨を固定し測定する 肩甲骨内旋が生じやすいので注意する
外転位外旋	背臥位	床への垂直線	尺骨	内外旋中間位	—	中間位	屈曲90°位	肩甲上腕関節中間位で肩甲骨を固定し測定する 肩甲骨後傾が生じやすいので注意する
外転位内旋	背臥位	床への垂直線	尺骨	内外旋中間位	—	中間位	屈曲90°位	肩甲上腕関節中間位で肩甲骨を固定し測定する 肩甲骨前傾が生じやすいので注意する
屈曲位外旋	背臥位	両肩を結ぶ線	尺骨	内外旋中間位	—	中間位	屈曲90°位	肩甲上腕関節中間位で肩甲骨を固定し測定する
屈曲位内旋	背臥位	両肩を結ぶ線	尺骨	内外旋中間位	—	中間位	屈曲90°位	肩甲上腕関節中間位で肩甲骨を固定し測定する 肩甲骨挙上と前傾が生じやすいので注意する

※肩甲上腕関節回旋可動域，前腕および肘関節可動域制限により表中の肢位がとれない場合は，可能な範囲で近い肢位をとって測定し注釈をつける．
※内転は上腕が体側につけば0°，下垂位内旋は前腕が胸郭につけば55°としている．

（文献4より改変）

ことで疼痛およびROMが変化するか評価する．例を挙げると，外転位での内旋ROM測定時に外転位外旋から内旋運動を行うと内旋0°付近で疼痛が生じても（図5a），一度水平内転し（図5b），水平内転した肢位で内旋した後に上肢を前額面に戻すと内旋運動が可能になることがある（図5c）．強い炎症に伴う疼痛の場合は運動面を変化させてもROMの変化は少ない．

3 理学療法プログラム

1 炎症期に対する理学療法プログラム

(1) 理学療法とセルフエクササイズ

炎症期の患者に対する理学療法はROMの維持が主目的となる．理学療法士による

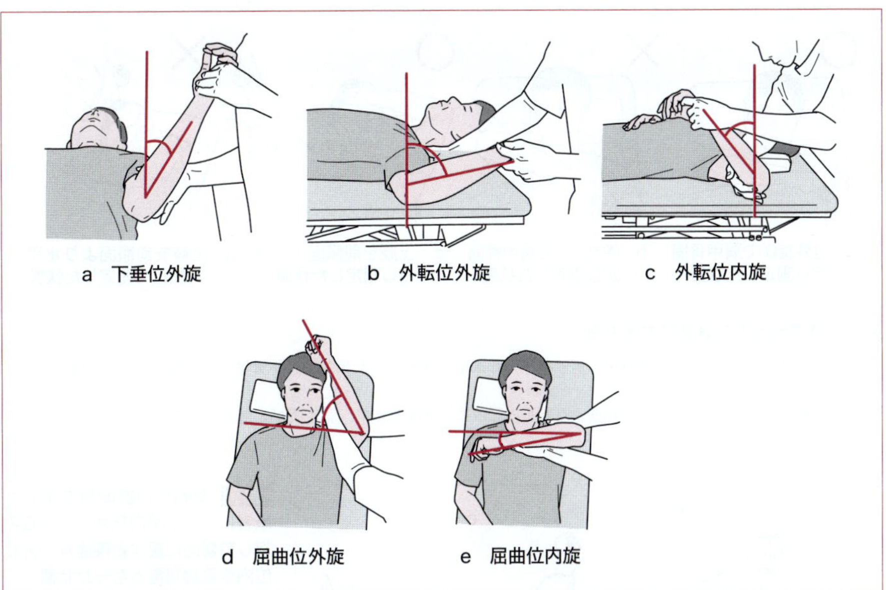

図2 回旋可動域の測定

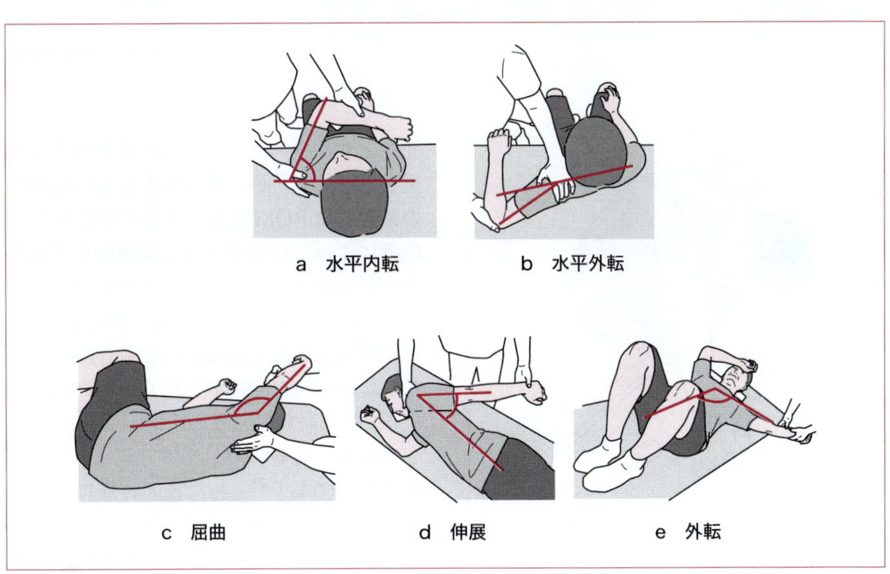

図3 水平内外転，屈曲伸展，外転可動域の測定

eは体幹の非検査側への側屈を抑制する目的で，非検査側上肢を挙上し，股関節膝関節を屈曲位とする．

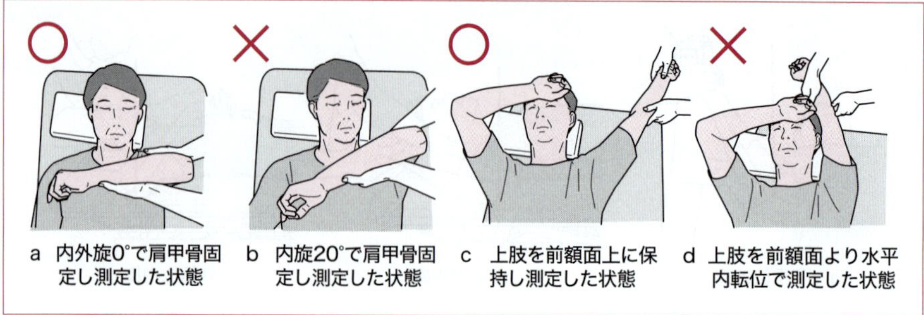

図4 不適切なROM測定方法の例

a, b：屈曲位内旋測定．bでは内旋20°まで肩甲骨を固定せず測定した結果，肩甲骨挙上の代償が生じ測定値が大きくなっている．

c, d：外転位測定．dでは上肢が前額面より水平内転位に位置する結果，測定値が大きくなっている．

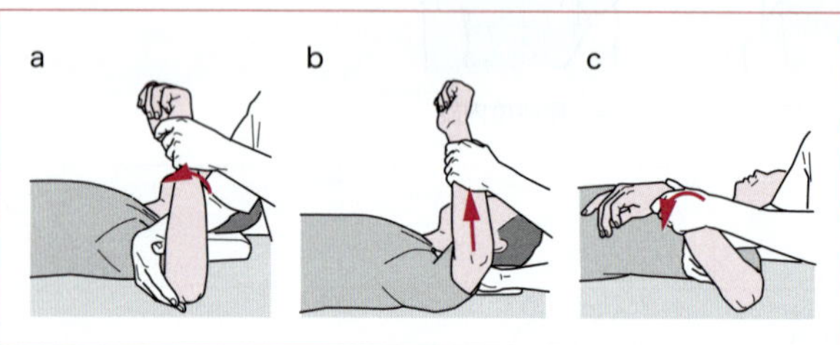

図5 外転位内旋制限を呈した患者に一度水平内転させてから内旋し前額面に戻すと疼痛なく外転位内旋運動可能となった状態

a：外転位内旋0°で疼痛を伴い制限あり．

b：水平内転した状態．

c：水平内転位で内旋してから前額面に戻すと疼痛なく内旋運動可能となった状態．

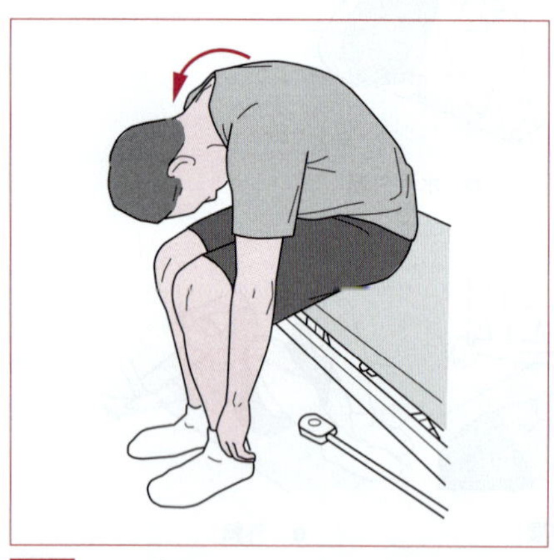

図6 stooping ex

体幹を前傾することで肩関節を挙上位とする．

介入とセルフエクササイズの併用双方が推奨されている[2)]が，痛みが生じない範囲での愛護的なROM運動とする必要がある[2)]．患者によっては疼痛が生じる運動を実施した方がよいと誤認している患者もおり，十分な説明が必要となる．筆者はROMの維持を目的にstooping ex（図6）を中心に疼痛が生じない範囲で実施するよう指導している．

(2) 夜間時痛に対するポジショニング

炎症期の患者に対してポジショニングが推奨されており[2)]，特に夜間時痛に対して重要となる．具体的には背臥位と側臥位の2種類の方法がある（図7）．ただし，一晩中ポジショニングを維持できることは少なく，ポジショニングが外れると疼痛で覚醒してしまうことはあるため，その旨を患者に説明する．このポジショニングは寝付く時に疼痛を感じる患者に効果が高い．

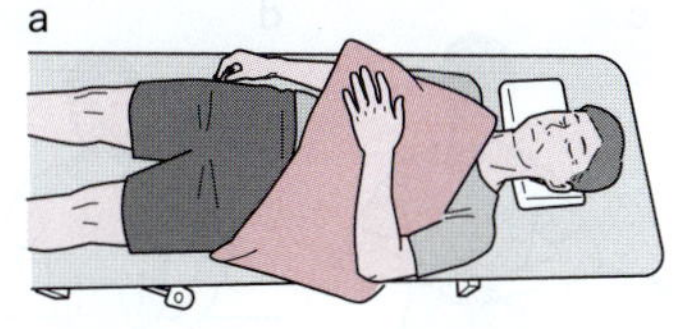

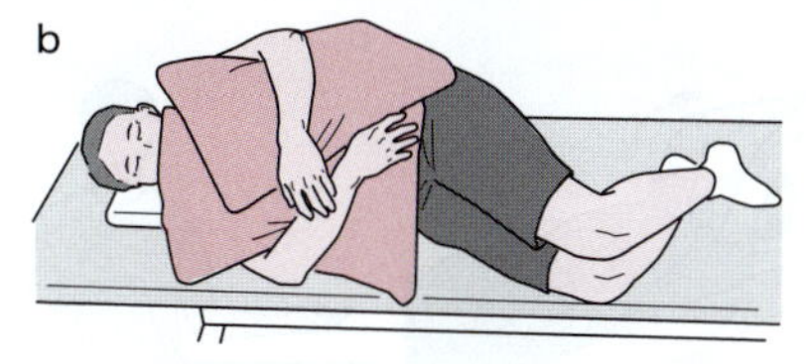

図7 夜間時痛を呈する患者に対するポジショニング指導

a：肩関節伸展を防ぐため患側上肢の下にクッションを入れる．肩関節内旋を防ぐため手部と腹部の間にクッションを入れる．

b：肩関節水平内転を防ぐため上肢とベッドの間にクッションを入れる．

(3) 疼痛コントロール

疼痛が強い場合は，患者に痛み止め薬の内服状況を確認し，医師にステロイド注射などを相談する．炎症期では痛み止め薬などの内服やステロイド注射などにより疼痛をコントロールした方がよいと考える．熱感が認められる場合はアイシングが効果的なこともある．

2 拘縮期および寛解期の患者に対する理学療法プログラム

(1) 理学療法

拘縮期および寛解期の患者に対する理学療法は，拘縮改善を目指してROM運動を実施することが主となる．ROM測定や圧痛などの評価結果を基に，ROM制限因子となる軟部組織を評価し，その軟部組織に対してアプローチを実施する．筆者がポイントと考える具体的な内容は「クリニカルヒント」(p.542) に記載する．

(2) セルフエクササイズ

セルフエクササイズの併用も実施した方がよいが，拘縮期においても痛みを引き起こさない範囲のセルフエクササイズが推奨されている[2]点は患者に説明が必要である．肩関節挙上運動，下垂位外旋運動，結帯運動でおおむね肩関節の全方向の運動になると考えられるため，これら3つの運動を中心に指導している（図8a～c）．加えて，結帯運動より内旋運動の要素が強いウエスト運動も指導している（図8d）．

4 リスク管理・禁忌事項

リスク管理に関しては，評価と同様に患者の病期を判断することが必要である．前述したように炎症期の患者に対して，疼痛を悪化させる過度な負荷での理学療法およびセルフエクササイズは禁忌となる．また拘縮期の患者に対しても，疼痛を無視した理学療法は注意が必要である．理学療法中に疼痛が悪化する場合は，それ以上の負荷が禁忌であることは当然であるが，理学療法中に疼痛が生じなくても，理学療法後や当日の夜などに疼痛が悪化することもあり，次回来院時に確認する．ただし，拘縮期および寛解期においては，セルフエクササイズ時に伸張部位以外に伸張痛でない疼痛が生じても，セルフエクササイズを継続することで疼痛が軽減する患者もみられる．この場合はセルフエクササイズ時に軽度の疼痛が生じても問題ないと考えている．

日常生活における動作指導もリスク管理において重要となる．特にリーチ動作は疼痛が生じやすい動作であり，患者に十分に説明する．基本的には肩挙上角度0°（いわゆる脇を締めた状態）での動作の方が，疼痛が悪化するリスクは少ないことが多い．

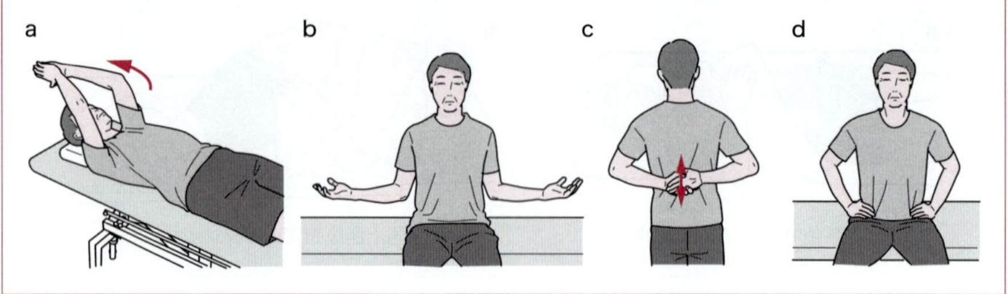

図8 拘縮期および寛解期の患者に対するセルフエクササイズ

a：両手掌を合わせての挙上運動．重力の影響を軽減する目的で背臥位での実施の方がよい場合が多い．
b：下垂位外旋運動．
c：結帯運動．殿部付近で両手を組むことが可能となれば頭側へ動かす運動とする．
d：ウエスト運動．腸骨稜に手掌をあてる運動．可能な範囲で肘が体の背側へ動かないよう実施することで，肩関節内旋運動の要素が強まる．

また，更衣動作も疼痛が生じやすい動作であり，着衣動作は患側から，脱衣動作は健側から行うよう指導する．

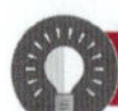

クリニカルヒント

1 圧痛

圧痛は臨床上非常に有用となる重要な評価である．疼痛を訴える部位の組織に圧刺激を加え，疼痛が再現されればその組織が疼痛原因である可能性が高い．ROM制限因子となる組織を評価するうえでは，ROM測定結果を基に制限因子となる組織を予測し圧痛評価を行う．ROM制限因子と予測した組織に圧痛がある場合，筋組織であれば筋攣縮が生じROM制限因子となっている可能性が高い．

圧痛評価でポイントとなるのは，肢位を変えて実施した結果を比較することである．人体は深層から表層まで複数の組織が存在する．大結節上の組織を考えると，表層より三角筋，滑液包，腱板，大結節となる．大結節上に圧刺激を加えて疼痛が認められた場合，三角筋，滑液包，腱板，大結節いずれの組織の圧痛か判断できない．これに対して，上腕骨を回旋させ，上腕骨回旋前と表面上同部位に圧刺激を加え（図9a，b），同様の圧痛が惹起された場合，上腕骨の回旋により大結節および大結節に付着する腱板は存在しなくなっているため，大結節や腱板の圧痛ではなく，三角筋などの圧痛の可能性が高い．同様に三角筋遠位部の圧痛において，肩関節挙上位とすると表層の三角筋は弛緩し，深層の三角筋下滑液包への圧刺激が増大すると考える（図9c，d）．このように条件を変化させた圧痛評価の結果を比較することで，圧痛の原因となる組織を絞り込むことが可能となる．

2 疼痛およびROM改善条件と悪化条件を見出すための徒手操作

肩関節周囲炎患者のROM制限因子を特定する際に，ROM測定結果や圧痛評価に加えて重要となるのが，疼痛およびROMが改善する条件と悪化する条件を見出すことである．具体的には軟部組織を徒手で誘導して評価する．肩関節屈曲運動時の大円筋を例にすると，大円筋の筋腹を指腹で軽く圧迫し，筋腹を圧迫したまま，肩関節屈曲運動に合わせて筋を圧迫した指を大円筋の遠位付着部である上腕骨小結節稜の方へ筋を伸張するように動かす（図10a）．これにより改善が認められれば，大円筋が

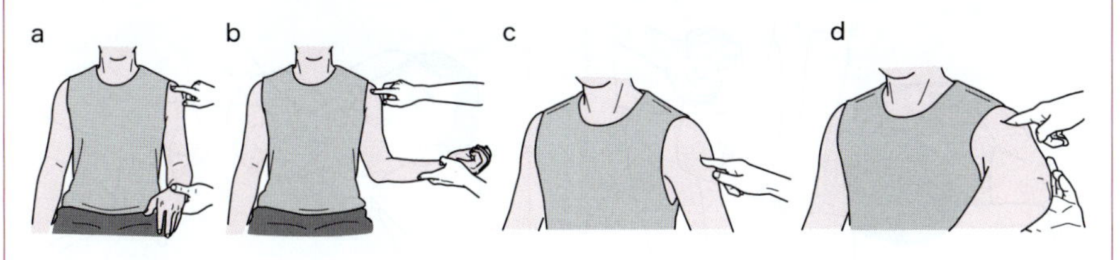

図9 肢位を変えて実施する圧痛評価の例

a：肩関節回旋中間位での大結節の圧痛評価．b：肩関節外旋位としたaと表面上同部位の圧痛評価．
a，bともに同程度の圧痛が認められた場合は，大結節や腱板の圧痛ではなく三角筋などの圧痛の可能性が高い．
c：肩関節下垂位での三角筋遠位部の圧痛評価．d：肩関節挙上位での三角筋遠位部の圧痛評価．
cよりdの方が三角筋が弛緩しているため，dで圧痛が認められた場合は三角筋深層の三角筋下滑液包の圧痛である可能性が高い．

ROM制限因子である可能性が高いと判断する．生じる変化は軽度で問題ない．逆に肩関節屈曲運動時に，大円筋の筋腹を圧迫し，近位付着部である肩甲骨下角方向へと指で大円筋を誘導して，疼痛悪化もしくはROM低下が認められれば，大円筋がROM制限因子としてより強く考えられる．ただし後者の変化は上手く再現できないことも多い印象があり，前者の改善する条件が認められればアプローチ対象になると考えている．

滑液包に関しても同様に改善条件と悪化条件を見出すための評価を実施する．肩関節屈曲運動より外転運動の方が烏口肩峰アーチ下の接触圧が高くなる[5]とされており，肩峰下滑液包滑走不全を中心とした第2肩関節による肩関節挙上制限は，屈曲運動より外転運動時に問題となることが多いと考えている．このため，肩関節外転運動時に肩外側に疼痛が生じROM制限を呈している場合，三角筋を把持して表層へ持ち上げ，三角筋と上腕骨の間にある滑液包が離開するよう操作し（図10b），疼痛およびROM制限が変化するか評価する．これにより改善が認められれば滑液包がROM制限因子である可能性が高いと判断する．

治療に関しては基本的に疼痛およびROMが改善した徒手操作をそのまま実施

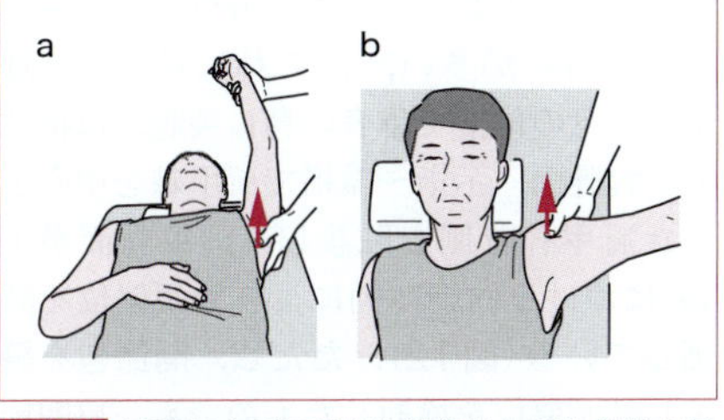

図10 疼痛およびROM改善条件と悪化条件を見出すための徒手操作

a：肩関節屈曲運動時の大円筋操作．
b：肩関節外転運動時の三角筋，滑液包操作．

すればよいと考える．それに加えて，滑液包の滑走不全に対しては，疼痛が生じない肩関節外転角度で肩関節回旋運動を実施し，上腕骨の回旋方向と逆方向に三角筋を回旋させる操作を実施している（図11）．

3 上腕骨頭と肩甲骨関節窩の求心位保持

肩甲上腕関節において，肩甲骨関節窩に対して上腕骨頭が偏位するなど，上腕骨頭と肩甲骨関節窩の求心位保持ができていないことでROM制限や疼痛が生じていることは多いと考えられる．骨頭偏位の代表的なものはobligate translationと呼ばれるものであり，関節包の局所が拘縮することにより，骨頭が対側に押し出される現象とされている[6]．拘縮に伴う骨頭偏位は，肩関

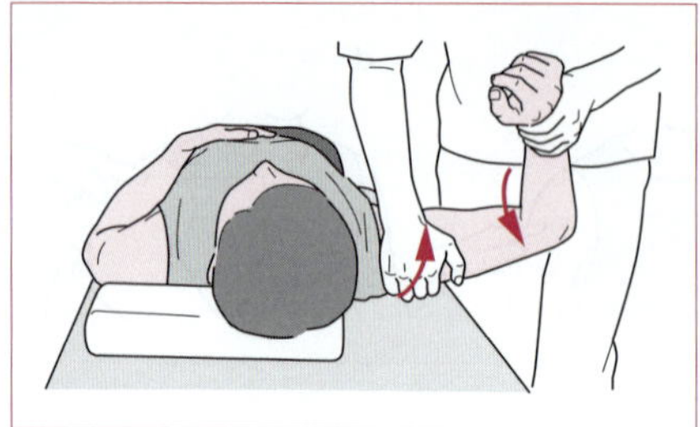

図11　滑液包の滑走不全に対するアプローチ

肩関節外転位で肩関節回旋運動を実施し，上腕骨の回旋と逆方向に三角筋を回旋させ離開ストレスを生じさせる．

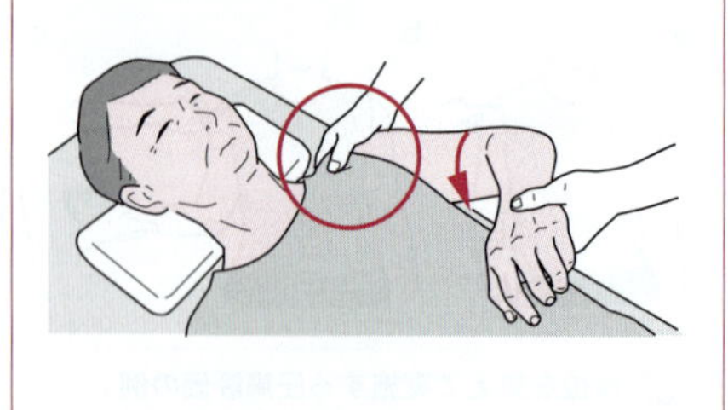

図12　上腕骨頭偏位の評価方法

理学療法士の母指で患者の烏口突起，母指球で上腕骨頭，示指〜環指で肩甲棘を中心とした肩甲骨背側を触診する（赤丸）．触診したうえで，肩甲骨面挙上45°での内旋運動時の烏口突起，上腕骨頭，肩甲骨それぞれの動きを触知し骨頭偏位を評価する．

節挙上や内旋運動時に後方組織の拘縮により骨頭が前方および上方に偏位するとされているものが多い[6,7]．これに対して，理学療法士の母指で患者の烏口突起，母指球で上腕骨頭，示指〜環指で肩甲棘を中心とした肩甲骨背側を触診し，肩甲骨面挙上45°における内旋運動により骨頭偏位を評価している（図12）．ただし，関節包を縫縮し骨頭偏位を検討したものでも，肩関節挙上および内旋運動時に有意な骨頭偏位が生じない[5]という結果もあり，骨頭偏位が生じたとしてもその原因は肩甲上腕関節の拘縮だけではないと考えている．他の原因としては，肩関節運動時に肩甲骨運動が低下し，上腕骨頭の動きに合わせて肩甲骨関節窩が動くことができず，結果として骨頭偏位が生じていることもあると考えられる．この場合は，骨頭偏位が生じ求心位保持ができていないことに対して，危険を察知し関節が自ら動きを制御しROM制限となっていると考えられる[8]．肩甲上腕関節の拘縮が原因か肩甲骨運動の低下が原因かの鑑別は，肩甲骨面挙上45°における内旋運動時に骨頭偏位が生じROM制限や疼痛が生じた場合に，骨頭偏位を徒手で抑制する，もしくは骨頭が偏位する方向に肩甲骨関節窩を動かし，肩甲骨関節窩と上腕骨頭が適合した状態（求心位）を保持することでROM向上や疼痛軽減が認められた場合は，肩甲骨運動の問題が大きいと考えている．治療は肩甲上腕関節の拘縮の問題が大きければ肩甲上腕関節のROM運動を実施し，肩甲骨運動の問題であれば肩甲骨運動へアプローチを実施する．

文　献

1) Lubis AMT, et al：Conservative treatment for idiopathic frozen shoulder：Is supervised neglect the answer？ A systematic review. Acta Orthop Traumatol Turc 56：340-346, 2022
2) 日本運動器理学療法学会：第7章 肩関節機能障害理学療法ガイドライン．理学療法ガイドライン，第2版．日本理学療法士協会監，日本理学療法学会連合理学療法標準化検討委員会ガイドライン部会編，医学書院，東京，249-272，2021
3) 日本リハビリテーション医学会：関節可動域表示ならびに測定法（2022年4月改訂）．Jpn J Rehabil Med 58：1188-1200，2021
4) 春名匡史ほか：肩関節周囲炎に対する理学療法診断の進め方．理学療法 38：39-46，2021
5) Muraki T, et al：Effects of posterior capsule tightness on subacromial contact behavior during shoulder motions. J Shoulder Elbow Surg 21：1160-1167, 2012
6) Harryman DT 2nd, et al：Translation of the humeral head on the glenoid with passive glenohumeral motion. J Bone Joint Surg Am 72：1334-1343, 1990
7) Lin JJ, et al：Effect of shoulder tightness on glenohumeral translation, scapular kinematics, and scapulohumeral rhythm in subjects with stiff shoulders. J Orthop Res 24：1044-1051, 2006
8) 山口光國：投球障害肩に対する実際の評価．投球障害肩 こう診てこう治せ ここが我々の切り口！ 改訂第2版，メジカルビュー社，東京，121-200，2016

8 腱板損傷・断裂

上田泰之

1 疾患概要と基本方針

1 疾患概要

肩腱板断裂は変性断裂と外傷断裂があり，運動時痛，夜間痛，筋力低下を呈する疾患である．肩腱板断裂の年代別の罹患率は40歳代で6.7%，60歳代で25.6%，80歳代で50.0%と報告されている[1)]．また，腱板断裂があると必ず症状が出現するわけではなく，断裂はあるが症状のない無症候性患者が全体の35%であることも明らかとなっている[2)]．

腱板断裂は断裂形態により様々な分類がある．断裂により連続性が失われている断裂は完全断裂，一部連続性が保たれている断裂は不全断裂（滑液包面断裂，関節面断裂，腱内断裂）と分類される（図1）．また，断裂サイズでは断裂が1cm以下は小断裂，1～3cmは中断裂，3～5cmは大断裂，5cm以上は広範囲断裂と分類されている．腱板断裂は棘上筋単独断裂が最も多く全体の55%，次いで棘上筋・棘下筋の複合断裂が31%であり，棘上筋・肩甲下筋断裂，棘上筋・棘下筋・肩甲下筋断裂，肩甲下筋断裂は各々全体の4%以下であることが報告されている[3)]．

2 基本方針

一度断裂した腱板は自然治癒せず，断裂した腱板筋は萎縮，脂肪変性が進行することが明らかとなっている．そのため，肩腱板断裂の保存療法では断裂した腱板に筋収縮や伸張ストレス，インピンジメントなどによるメカニカルストレスをかけずに，残存腱板の機能を高めることで断裂腱板の機能を補うことが基本方針となる．また，炎症の強い時期には医師による局所注射（ステロイド，ヒアルロン酸アルツ®など）や，非ステロイド性抗炎症薬の服薬などにより疼痛を管理しながら理学療法を進めていくことも重要である．

肩腱板断裂の保存療法の効果については，約75%で良好な治療成績であったことが報告されており[4)]，その保存療法の内訳は非ステロイド性抗炎症薬，ストレッチング，筋力エクササイズ，ステロイド注射の併用である．

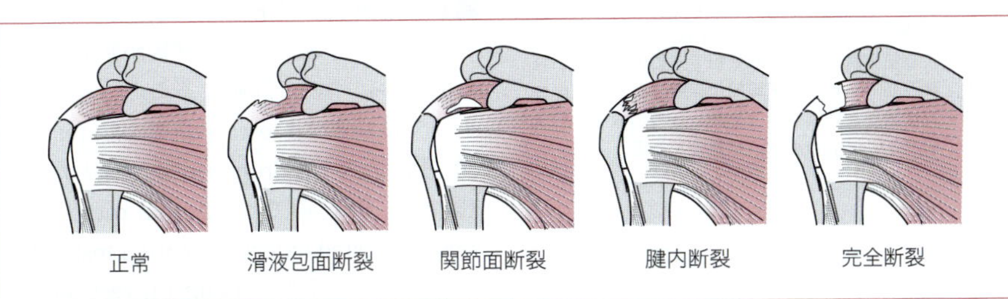

図1　肩腱板断裂の形態

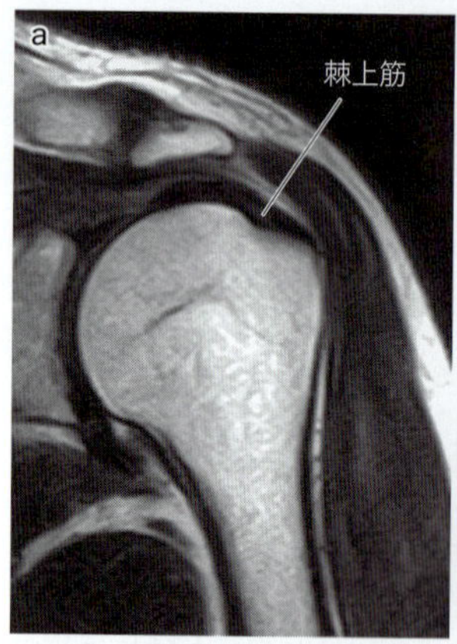

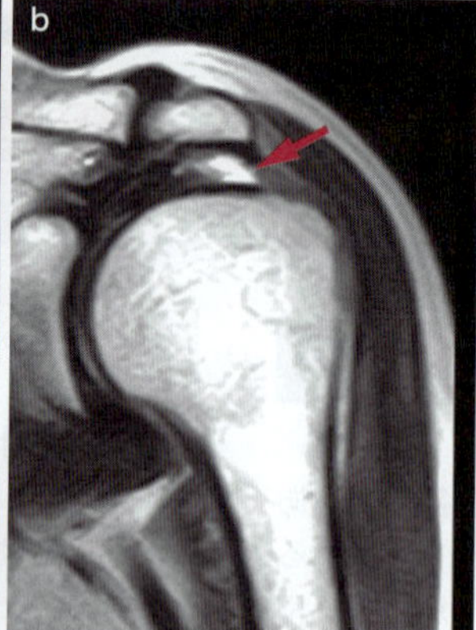

図2 MRIによる肩腱板断裂の評価

a：正常．b：棘上筋完全断裂．
棘上筋断裂はT2強調斜位冠状断にて評価を行う．断裂はbの矢印のように白い部位である．

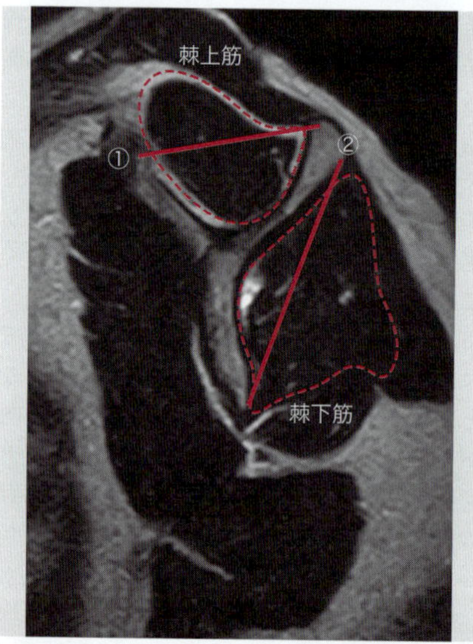

図3 MRIによる棘上筋・棘下筋萎縮の評価（tangent sign）

T2強調斜位矢状断関節窩内側レベルにて棘上筋，棘下筋の萎縮の評価を行う．tangent signとは棘上筋であれば赤線①より筋実質部の黒い部分が下方に位置していれば陽性，棘下筋であれば筋実質部が赤線②より左側に位置していれば陽性と評価する．なお，この画像では棘上筋，棘下筋ともにtangent signは陰性である．

2 評価

1 画像所見

MRIにより，どの腱板が断裂しているか（図2），腱板筋の萎縮・脂肪変性などを評価する．棘上筋や棘下筋の萎縮についてはtangent sign（図3）で評価し，脂肪変性についてはGoutallier分類（図4）で評価を行う．近年では超音波診断装置を用いた腱板断裂の評価も行われている（図5）．また，X線より肩峰骨頭間距離（図6）やcritical shoulder angle（図7）を見ることで腱板断裂の有無について評価を行うこともある．具体的には肩峰骨頭間距離が7mm以下であることや[5]，critical shoulder angleが35°以上[6]であれば肩腱板断裂を疑うとよい．

2 整形外科テスト

整形外科テストにより腱板が断裂しているか否かについて評価することも多い．棘上筋ではfull can test，empty can test，肩30°外転テスト，drop arm signなどがある（図8）．棘下筋ではexternal rotation lag signやresisted external rotation testがある（図9）．肩甲下筋ではlift off resisted testやbelly press resisted testがある（図10）．

3 疼痛の評価

疼痛の評価は，安静時痛，夜間痛，動作時痛や疼痛が起こる部位についても聴取する．安静時痛や夜間痛を訴える場合には炎症の強い時期であると解釈するとよい．また，動作時痛からはどの筋の収縮による痛みか，どのようなメカニカルストレスによる痛みかを評価する．特に上肢挙上位からの下垂時の疼痛は腱板断裂と関連することが多い．その他に烏口突起，小結節，大結節，結節間溝部の圧痛を評価する．結節間溝部の圧痛は上腕二頭筋長頭腱の病変と関連するが，その他の部位の圧痛からは炎症の程度の評価に用いるとよい．

4 筋力の評価

腱板筋力の評価として棘上筋では肩30°外転テスト，棘下筋・小円筋では下垂位での肩外旋テスト，肩90°外転位での肩外旋テスト，belly press resisted testを行う．筋力の評価は徒手筋力検査（manual muscle test：MMT）に準じて段階付けを行う．

5 上肢挙上動作の評価

肩腱板断裂患者では断裂サイズの拡大に伴い，上肢挙上時の肩甲骨挙上や上方回旋運動が大きくなる（図11）．これは上肢挙上時の求心性が損なわれることで関節窩での上腕骨頭の上方偏位が大きくなることや，相対的に腱板筋より三角筋や僧帽筋上部線維の活動が大きくなるためと考えられる．そのため，上肢挙上動作を評価することは肩腱板機能の指標となるので重要である．

6 関節可動域（ROM）の評価

ROMについては両側の肩関節の自動運動，他動運動を測定するとよい．ただし，この際，断裂腱板への伸張ストレスやインピンジメントなどのメカニカルストレスに注意して行う．

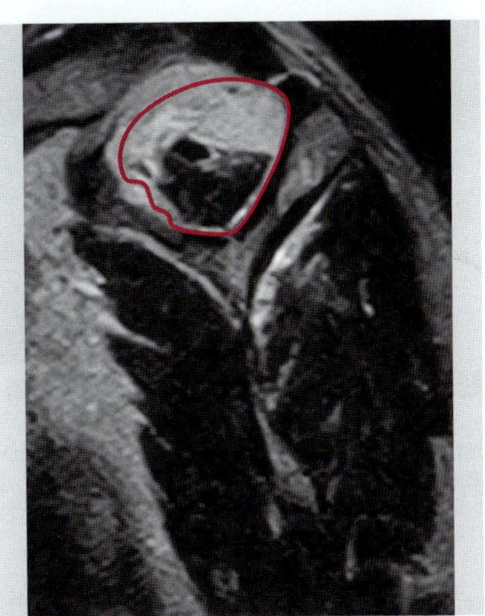

図4 MRIによる棘上筋の脂肪変性の評価（Goutallier分類）

Goutallier分類では赤線で囲まれた棘上筋の黒い部分（筋実質部）と白い部分（脂肪変性部）との割合を評価する．Grade 0：脂肪変性なし，Grade 1：脂肪変性が線でみられる，Grade 2：筋実質部が脂肪変性部より大きい，Grade 3：筋実質部と脂肪変性部が同じ割合，Grade 4：筋実質部より脂肪変性部が大きい．なお，この画像の症例では脂肪変性部が筋実質部より大きいためGrade 4と評価する．

7 機能スコアの評価

肩腱板断裂患者の機能スコアは日本整形外科学会肩関節疾患治療成績判定基準スコア（https://www.j-shoulder-s.jp/downroad/pdf/005.pdf）やWestern Ontario Rotator Cuff Index（https://orthop.washington.edu/sites/default/files/files/POOS-21_WORC.pdf）を用いて評価するとよい，これらの機能スコアにはADLの評価も含まれている．

3 理学療法プログラム

肩腱板断裂の保存療法については有効性が示されているが，その治療に含まれている理学療法は，ROMエクササイズ，肩甲

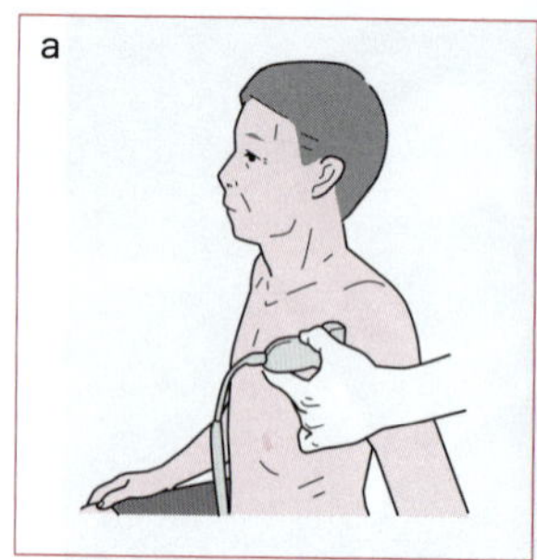

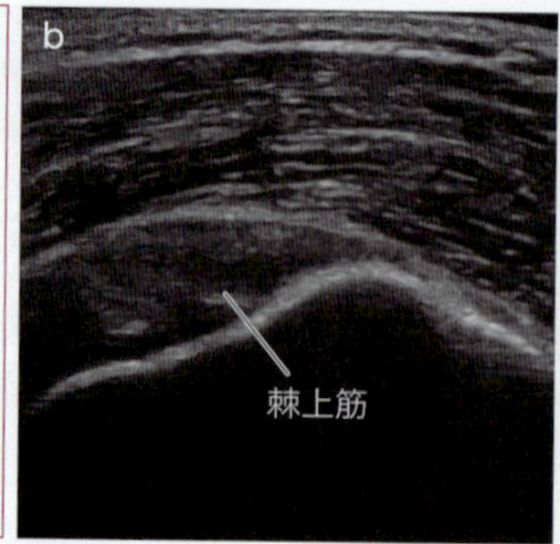

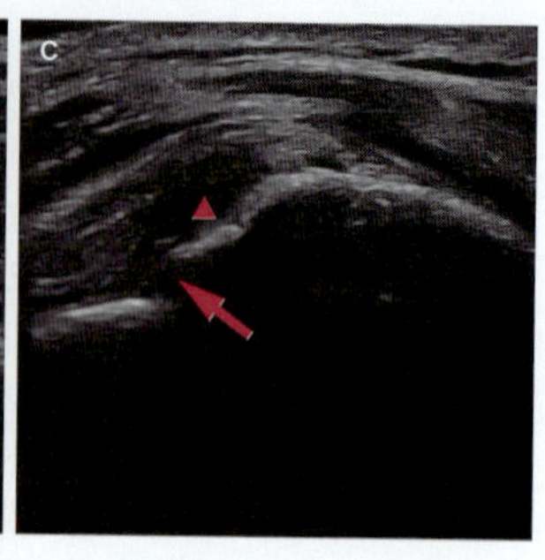

図5　超音波診断装置による棘上筋腱断裂の評価

a：撮影風景．b：正常．c：棘上筋腱断裂．
超音波診断装置での棘上筋腱断裂の評価は腰に手を置いた肢位でプローブを肩峰前方の下方にあて，棘上筋の付着部の縦断像を描出する（a）．正常（b）では連続性があるが，棘上筋腱断裂があるとcの赤三角のように棘上筋腱断裂内に黒い部分があり，これが断裂部位である．またcの矢印のように棘上筋腱の関節面の連続性が絶たれる所見がみられる．

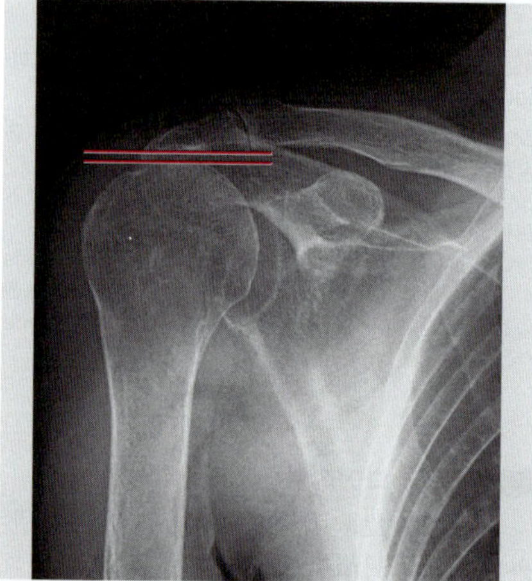

図6　X線による肩峰骨頭間距離の評価

肩峰骨頭間距離は赤線で囲まれた距離である．肩腱板断裂があると，この距離が狭小化する．

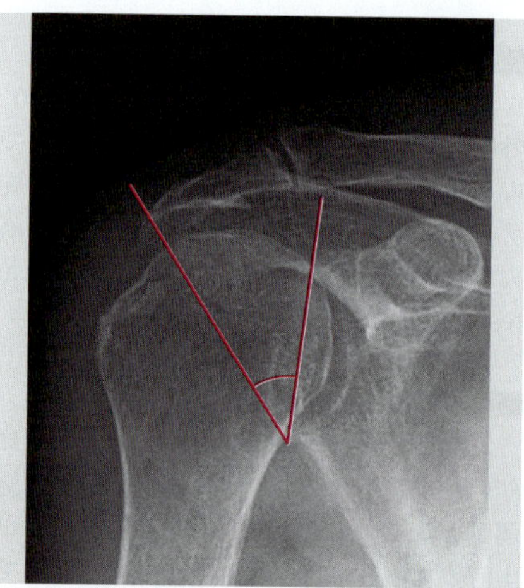

図7　X線によるcritical shoulder angleの評価

critical shoulder angleとは関節窩の上端下端を結ぶ線と，関節窩の下端と肩峰先端を結ぶ線のなす角度である．

骨周囲筋エクササイズ，肩腱板筋群の筋力強化である[4]．そのため，以下にそれらの理学療法の詳細について記述する．

1　炎症期

炎症の強い時期には無理に肩甲上腕関節の運動を行わず，肩甲骨運動の改善を主とする．特に肩甲骨の上方回旋，後傾，外旋は肩峰下でのインピンジメントの回避が期待できることから，これらの方向にエクササイズを行う．また，この時期に肩甲上腕関節の運動を行う場合は，肩甲骨面での上肢55°挙上位付近（ルーズパックポジション）での肩内旋・外旋を抵抗感のない範囲で行うとよい．

2　炎症緩解期

疼痛が軽減してくると，断裂した腱板機

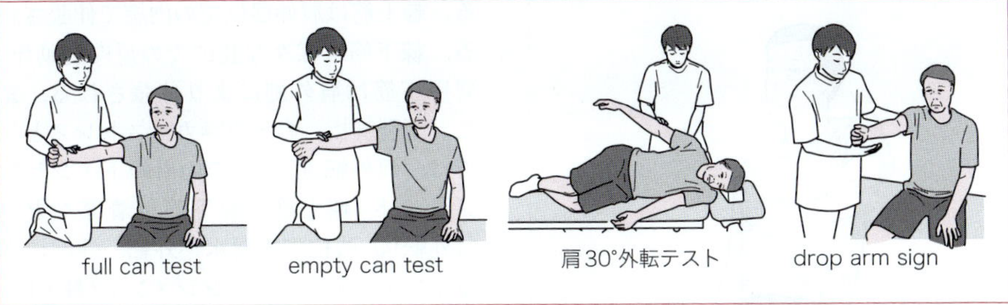

図8 整形外科テストによる棘上筋腱断裂の評価

full can testは肩甲骨面90°挙上位前腕中間位，empty can testは肩甲骨面90°挙上位前腕最大回内位，肩30°外転テストは肩外転30°の肢位で，それぞれ上肢に下垂方向に抵抗を加える．この際，抵抗に抗することができるか，疼痛が出るかを評価する．drop arm signは他動運動により上肢90°挙上位にし，支えている手を離し，挙上位が保持できるかを評価する．

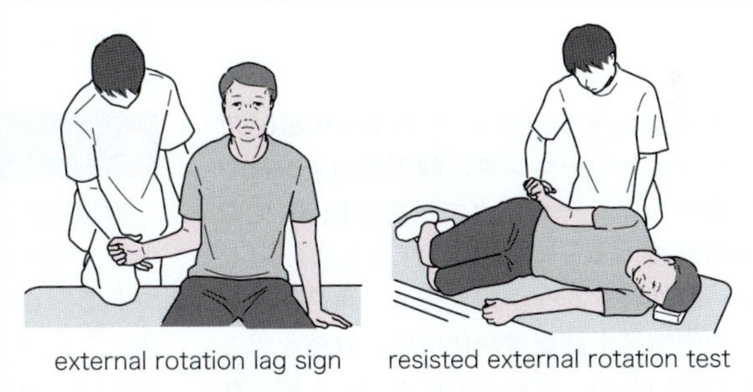

図9 整形外科テストによる棘下筋腱断裂の評価

external rotation lag signは上肢下垂位，肘90°屈曲位の姿勢から他動運動で肩を最大外旋させた肢位で支えていた手を離し，その肢位が保持できるかを評価する．resisted external rotation testは側臥位，上肢下垂位，肘90°屈曲位で前腕に下方に抵抗をかけ，抵抗に抗することができるか，疼痛が出るかを評価する．

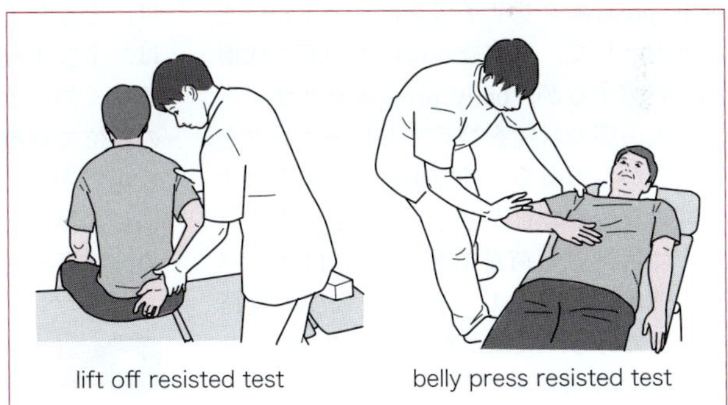

図10 整形外科テストによる肩甲下筋腱断裂の評価

lift off resisted testは背中に手をまわし，背中から手を離れるように動かしてもらう．そして，その手を背中に戻すように抵抗を加え，抵抗に抗することができるか，疼痛が出るかを評価する．belly press resisted testは手で腹部を強く押し肘を上方に上げる．そして肘に下方に抵抗をかけ抵抗に抗することができるか，疼痛が出るかを評価する．

能を補うように残存腱板の機能向上を図る．肩腱板のトレーニングを行う際には代償運動に気をつけながら行う．棘上筋の筋力トレーニングでは，僧帽筋上部線維や三角筋中部線維による代償が起こりやすく，運動としては肩甲骨挙上が起こりやすい．そのため三角筋のモーメントアームが小さい肩外転0〜40°で，肩甲骨挙上を起こさないよう肩外転エクササイズを行うとよい．棘下筋や小円筋については，棘下筋の

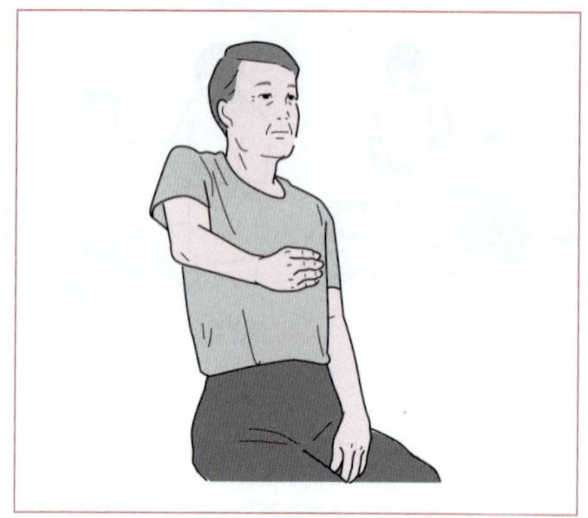

図11　肩腱板断裂患者の上肢挙上動作の特徴

肩腱板断裂症例の上肢挙上動作では，挙上初期に過剰な肩甲骨挙上，上方回旋がみられる．

横走線維のトレーニングでは肩外転0°での肩外旋トレーニング，棘下筋斜走線維や小胸筋のトレーニングでは肩外転90°位での肩外旋トレーニングを行うとよい．なお，肩外旋トレーニングでは三角筋後部線維や僧帽筋中部線維が代償的に収縮を起こしやすいため，これらの筋の収縮を抑えながら行う．肩甲下筋のトレーニングではbelly pressエクササイズを行うとよい．その理由として，肩内旋時には大円筋が代償的に収縮するが，belly pressエクササイズでは大円筋の収縮を抑えてトレーニングを行えるからである．各腱板筋へのエクササイズの負荷量の目安としては代償動作ができずに行える負荷量であり，MMT 2レベルの運動，自重もしくは500g程度の負荷で十分である．負荷が軽度なため，回数を多く行い疲労感を感じるまで行うとよい（ただし，疼痛を訴える場合には疼痛の出ない範囲での負荷量，回数で行う）．

また，ROM制限がある場合にはその改善を図る必要がある．ただし，ROM改善の理学療法を実施する際に，断裂腱板に伸張ストレスをかけないこと，メカニカルストレスをかけないことに留意する必要がある．棘上筋は肩伸展位での内旋で伸張される．棘下筋は様々な肢位での肩内旋動作，肩甲下筋は肩外旋により伸張される．また，断裂腱板へのメカニカルストレスとしては，肩外転90°肢位での肩峰下インピンジメント（棘上筋，棘下筋付着部など），肩外転90°肢位での肩水平外転，外旋によるインターナルインピンジメント（棘上筋，棘下筋付着部など），肩屈曲90°肢位での肩内旋，水平内転による烏口下インピンジメント（肩甲下筋付着部など），肩屈曲最終域での関節窩インピンジメント（棘上筋付着部など）が挙げられ，ROMエクササイズを行う際にはこれらの運動には十分気をつけながら可動域拡大を目指す．

4　リスク管理・禁忌事項

肩腱板断裂患者では断裂腱板への伸張ストレスやメカニカルストレスを避けるべきである．この点についての詳細は「**3** 理学療法プログラム」（p.547）を参照していただきたい．肩腱板断裂患者への日常生活指導として，重量物を持つことはなるべく避け，どうしても持たなければいけない場合は，上肢下垂位で肘を屈曲し，重量物をなるべく体に近づけて持つよう指導する．この肢位では腱板筋への負荷を小さくすることができる．また，就寝時には罹患側を下にして寝ると夜間痛の原因となりやすいため，注意を促すとよい．

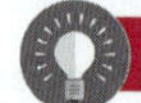

クリニカルヒント

1　予後予測

肩腱板断裂患者の保存療法を行ううえでMRIから予後予測を行う．断裂腱板や残存腱板の脂肪変性や萎縮を評価することでどの程度肩関節の機能が改善できるかについて評価しておくとよい．具体的には脂肪変性の評価であるGoutallier分類のGrade

2以上や，萎縮の評価であるtangent sign陽性であれば予後は不良である．

2 腱板筋トレーニング

腱板筋のトレーニングにおいては三角筋や僧帽筋の代償的な収縮を避けて行う必要がある．この時に代償する運動と反対方向への運動を誘導しながらエクササイズを行うと腱板筋群の選択的な収縮を得ることができる．例えば棘上筋のトレーニングにおいて肩外転運動を0〜30°の範囲で行う際に，肩甲骨挙上による代償が起こる．その際に肩外転に伴い，上腕骨が挙上するタイミングで肩甲骨を徒手で下制・下方回旋方向に誘導することで僧帽筋上部線維の収縮を抑えることが可能である（図12）．その他の腱板筋群のトレーニングにおいても，どのような代償運動が起こるかを評価し，その運動と反対方向に誘導しながらトレーニングを行うことで選択的な腱板筋のトレーニングを行うと効果的である．

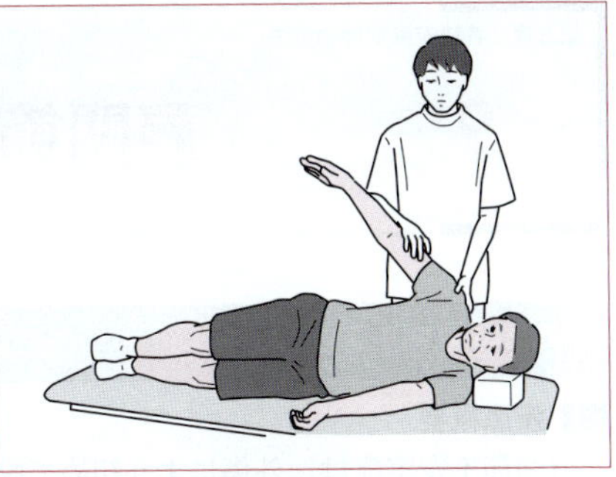

図12 棘上筋の選択的筋力トレーニング

棘上筋の選択的な収縮を促すために，側臥位での肩外転0〜30°の範囲での外転トレーニングを行う．その際，肩外転に伴い肩甲骨を下制・下方回旋方向に誘導することで僧帽筋上部線維の代償的な収縮を抑制することができる．

文 献

1）Yamamoto A, et al：Prevalence and risk factors of a rotator cuff tear in the general population. J Shoulder Elbow Surg 19：116-120, 2010
2）Minagawa H, et al：Prevalence of symptomatic and asymptomatic rotator cuff tears in the general population：From mass-screening in one village. J Orthop 26：8-12, 2013
3）Cofield RH, et al：Surgical repair of chronic rotator cuff tears. A prospective long-term study. J Bone Joint Surg Am 83：71-77, 2001
4）Petri M, et al：Non-operative management of rotator cuff tears. Open Orthop J 21：349-356, 2016
5）Goupille P, et al：Value of standard radiographies in the diagnosis of rotator cuff rupture. Rev Rhum Ed Fr 60：440-444, 1993
6）Moor BK, et al：Age, trauma and the critical shoulder angle accurately predict supraspinatus tendon tears. Orthop Traumatol Surg Res 100：489-494, 2014

9　肩関節不安定症

亀山顕太郎

1 疾患概要と基本方針

1 疾患概要

肩関節不安定症は，外傷により初めて脱臼をし，その後脱臼を繰り返す「外傷性肩関節不安定症」と，明らかな外傷がないのに異常に肩が緩く症状を呈する「非外傷性肩関節不安定症」に分けられる[1]．肩関節不安定症を論じる時には，外傷性か非外傷性かをしっかり区別する必要がある．

(1) 外傷性肩関節不安定症（反復性肩関節（亜）脱臼）

当院のデータでは，初回脱臼後の23.1%が2回目以降の脱臼を起こし「外傷性肩関節不安定症」に移行していた．2回目の脱臼を起こした患者が3回目の脱臼を起こす確率は79.0%，3回目の脱臼を起こした患者が4回目の脱臼を起こす確率は89.1%であった．よって，2回目の脱臼を起こした時点で手術を考慮する必要がある[2]．

また，外傷性肩関節不安定症は，90%以上が前方に脱臼する．前方への脱臼を繰り返すものを「前方不安定症」という．

(2) 非外傷性肩関節不安定症（動揺性肩関節ほか）

非外傷性肩関節不安定症は，動揺性肩関節（82.4%），習慣性肩関節脱臼（9.4%），随意性肩関節脱臼（7.9%），持続性肩関節脱臼（0.3%）に分けられる[2]．動揺性肩関節は「多方向性不安定症（multidirectional instability：MDI）」ともいわれる．これら4病態はお互いに行き来することがある[2]．

2 基本方針

(1) 外傷性肩関節不安定症

外力により肩関節が脱臼した際に生じる関節唇，関節上腕靱帯，関節窩などの損傷により物理的な肩関節の安定化機構の破綻が要因で脱臼が引き起こされるため，基本的には，保存的な治療ではなく手術療法が選択される．

(2) 非外傷性肩関節不安定症

非外傷性肩関節不安定症の保存療法の効果は高いとの報告が多い（表1）[3]．基本的には保存的な治療で経過を観察していく．

2 評価

1 医学的評価（画像評価）

外傷性肩関節不安定症と非外傷性肩関節不安定症の鑑別のポイントは，Hill-Sachs損傷（上腕骨頭の後外方に骨軟骨欠損），Bankart病変（関節窩前下方における関節唇と下関節上腕靱帯の破綻）の確認である．Hill-Sachs損傷は，単純X線のみで有無を判断してはいけない．CTを用いてなおHill-Sachs損傷がなければ，非外傷性肩関節不安定症の可能性が高い[2]．また，非外傷性肩関節不安定症の画像所見では，単純X線のスリッピングが特徴的である[2]（図1）．

2 主要な理学療法評価

(1) 不安定性の評価

不安定性の評価には，下方への不安定性を評価するsulcus signおよび前方への不安定性を評価する前方不安定感テスト，後方への不安定性を評価する後方不安定感テ

表1 非外傷性肩関節不安定症に対する保存療法の効果，自然経過を検討した先行研究

エビデンスレベル	内容
レベル1	40歳までの肩不安定症患者に関する保存療法の有効性を調査した結果，12〜25歳までの肩関節不安定症患者の半分が，手術をしなくても経過観察で安定していた．
レベル2	前方不安定性のあるアスリートがシーズン中に復帰できるかを調べた結果，37%がシーズン中に不安感を経験したが，ほとんどの選手がシーズンを問題なく終了することができた．ただ，長期的な効果に関してはわかっていない．
レベル3	肩関節不安定症患者で保存的にリハビリテーションプログラムを実施した者の予後を調べた結果，肩関節不安定症患者にとって保存療法は有効であり，日常生活を問題なく過ごすことができるようになっていた．肩の弛緩が改善するわけではないが，肩の症状が改善することを自覚していた．しかし，手術の既往がある者，労働災害関連，精神的疾患を合併している患者に関してはリハビリテーションの効果は低いことがわかった．
レベル4	肩関節不安定症患者の自然経過を調べた結果，オーバーヘッドスポーツを中止したグループの改善率は，オーバーヘッドスポーツを続けたグループよりも8.7倍大きかった．

エビデンスレベル1は「システマティック・レビュー/無作為化比較試験（RCT）のメタアナリシス」を，レベル2は「1つ以上の無作為化比較試験（RCT）」を，レベル3は「非無作為化比較試験」を，レベル4は「分析疫学的研究（コホート研究），分析疫学的研究（症例対照研究，横断研究）」を表す．

（文献3を基に作表）

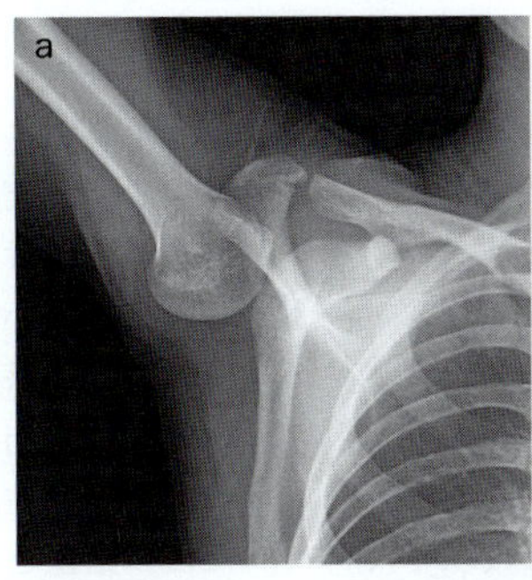

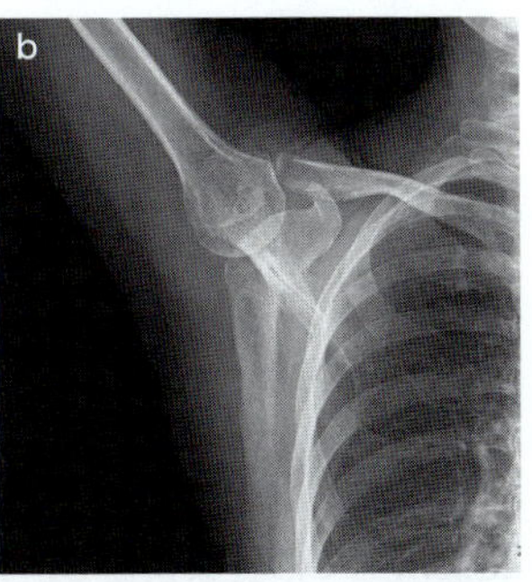

図1 スリッピング例（a）と正常例（b）

ゼロポジション近似肢位にてX線撮影をした際に，上腕骨が関節窩から滑り落ちているような状態が観察できる．

ストがある．理学所見の下方，前方，後方不安定性およびゼロポジションでの回旋可動域の増大のうち，2項目以上陽性の症例は外傷性肩関節不安定症では27%，非外傷性肩関節不安定症では98.6%であった[1]．

(2) 関節可動域（ROM）

ROMの評価に際してはいわゆる拘縮とは違い，肩甲骨の位置や脊柱のアライメントを動きやすい方向へ誘導することで，即時的に可動域が改善することが多々ある．よって，ROMを単純に評価するというよりは，どうすれば可動域が改善するかを評価するイメージが重要である（図2）．

(3) 筋力

筋力評価においても，筋力がないのか，筋力を発揮するための条件が整っていないのか，また筋力を発揮しないことで不安定性を抑制しているのかなど，あくまでも，現象だけではなく機能と照らし合わせて評価することが重要である[4]．

(4) 姿勢

非外傷性肩関節不安定症の治療では，背筋を伸ばし姿勢を正すように意識をさせることが特に重要である．胸を張るだけで，下方不安定性が消失することも多々ある．よって，立位，座位ともに過度な骨盤の後傾や胸椎後弯がないかに着目してアライメントの評価を行う．また，静的なアライメントだけではなく，挙上動作時にしっかり胸が張れているかなど，上肢の動きに対する動的なアライメントの変化にも注目する．アライメントを変化させることで即時

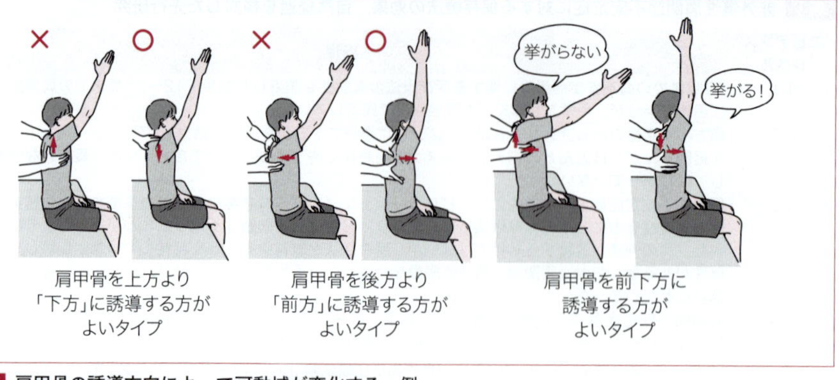
×
○
×
○
挙がらない
挙がる!
肩甲骨を上方より
「下方」に誘導する方が
よいタイプ
肩甲骨を後方より
「前方」に誘導する方が
よいタイプ
肩甲骨を前下方に
誘導する方が
よいタイプ

図2 肩甲骨の誘導方向によって可動域が変化する一例

この患者は，肩甲骨を上方に誘導するより下方に誘導した方が，また後方に誘導するより前方に誘導した方が可動域がよい．また，上記を合わせて肩甲骨を上後方に誘導した場合と前下方に誘導した場合ではさらに差が開く．このように単純に可動域を評価するのではなく，どの方向に誘導すると可動域が改善するかを評価することで，治療のヒントを導き出すことが重要である．

的に症状が軽減するかも都度確認し，その患者に合った適切な姿勢を探ることが必要になる．

(5) その他の症状

外傷性肩関節不安定症は，外傷時に腋窩神経損傷を合併することもある．さらに，40歳以上では腱板損傷を，40歳以下では関節唇損傷を伴う可能性が増加する．すべてを脱臼の症状と決めつけずに評価し，対応するように心がける必要がある．

非外傷性肩関節不安定症は，動揺性肩関節一つをとっても，「肩がこる」程度のものから疼痛や不安定感などからスポーツ活動が困難なもの，挙上が困難で日常生活でも支障をきたすものなど多岐にわたるため，まずは患者の訴えを確認する必要がある．

3 理学療法プログラム

1 外傷性肩関節不安定症

外傷性肩関節不安定症に関しては，特定の肢位で不安定性が出現することが多いため，不安定性が生じる肢位を回避させることで，ある程度の症状を減らすことは可能となる．ただ，あくまでも症状の出現を軽減させるだけであって不安定性が改善するわけではない．

基本的に保存療法として理学療法士が関わるのは，初回脱臼後の復帰であり，できる限り外傷性肩関節不安定症に移行しないための措置といえる．

(1) 脱臼後の管理（固定）

脱臼後の固定は3週間程度行うことが多い．肩関節外旋位での固定がよいという報告もあるが，基本的に医師の指示に従う．この期間の理学療法は，肩甲胸郭関節に生じる過剰な筋緊張を除去することがメインになる．

(2) 固定期間後の理学療法

固定期間後は，肩甲骨周囲のリラクセーションを中心に徐々に可動域トレーニングや筋力トレーニングを進めていく．また，関節位置覚，運動覚に代表される固有受容感覚の低下が不安感を引き起こしている場合には，これらに対する荷重下でのアプローチが効果的なこともある．四つ這いで体幹の伸展や屈曲を行うCat & Dogなど軽度な負荷のトレーニングから徐々に高負

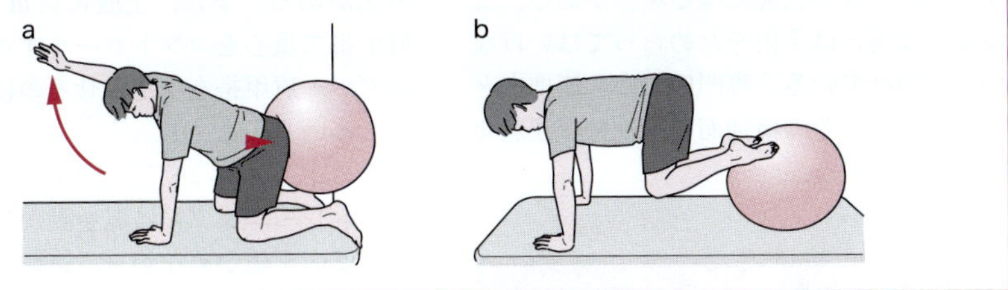

図3 上肢に荷重を加えながら行う高負荷なトレーニングの一例

aは，左手を患側としたトレーニングである．右手を挙上し左手で体を支えながら，バランスボールを殿部でつぶしている．bは，両足をバランスボールに乗せながら，両手で体を支えて，股関節を屈曲するトレーニング．前鋸筋など肩甲帯周囲，またそれに付随した体幹の筋機能の向上を目的としている．

荷なトレーニング（図3）に移行する．

(3) 再発防止のための理学療法

また，可動域の回復とともに肩関節にかかる負担をどうすれば減らせるかを指導する必要がある．ラグビーなどのコリジョンスポーツに至っては，両手でタックルをするなど肩関節外転外旋方向への負担を軽減させる技術的なトレーニングも重要である．これは，2回目の脱臼が起きて外傷性肩関節不安定症に移行してしまい手術を行うことになったとしても，術後復帰する際には必要な知識・トレーニングにもなる．

2 非外傷性肩関節不安定症

(1) 理学療法の考え方

肩関節が不安定でも症状がないことを多く経験する．保存療法では，肩関節の弛緩を改善するのではなく，症状を改善させることが重要だということを念頭に置く必要がある．

(2) エビデンスから考える運動療法プログラム

保存療法では，腱板や肩甲胸郭関節筋群の筋力強化，症状が出る可動域での固有受容感覚性コントロールトレーニング，関節覚の向上，運動パターンの再学習を行うなどが有効と報告されている．また，肩の不安定性を軽減するためのテクニックに関しても多くの報告があるが，単独で効果があるというエビデンスの報告はない．これは，不安定症の症状が多岐にわたるため，統計的にも一つのアプローチでよくなるわけではないことを表している．

(3) エビデンスから考える肩甲胸郭関節に対するアプローチ

肩甲胸郭関節の筋機能に関するシステマティックレビューにて，肩関節不安定症に関する2件の報告のうち，1件は肩関節の運動時に僧帽筋上部の活動が正常に比べて高くなると報告しているのに対し，もう1件は変わらないと報告している．同様に僧帽筋下部と前鋸筋の活動についても統一した見解は得られていない．これは，肩関節不安定症患者の低下している肩甲胸郭関節周囲の筋力に一定の傾向はなく，個々によって違うことを表している．よって，患者個々の治療選択が重要になる．

4 リスク管理・禁忌事項

外傷性肩関節不安定症に関しては，外転外旋方向は脱臼リスクがあるため注意が必要である．

非外傷性肩関節不安定症の中でも，習慣性肩関節脱臼に関しては，精神発達への影響が大きい年齢で発症すると，運動ができないためにうつ状態になる場合がある．このような場合は手術をためらってはいけないといわれている．専門医と密に連携をとりながら，患者の精神面にも十分な注意を払う必要がある．

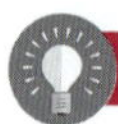

クリニカルヒント

肩関節不安定症の理学療法のポイントは，「柔らかい肩関節を硬くすること」ではなく，「肩関節以外の硬いところを柔らかくすること」[5]である．

1 肩甲骨の誘導

その人に合った肩甲骨の誘導をヒントに治療を展開していくことがポイントになる．

肩甲骨をどの方向に誘導すると症状が軽減するか，また肩甲骨をその位置に誘導するためには，体幹骨盤がどのように動かなくてはいけないかを考慮し，誘導したい方向への運動を自動介助から自動運動へと繰り返し行うことで学習させていく．

2 腕からの影響

前腕の筋群に硬さがあると，前腕の回内・回外運動に制限が生じ，その制限を肩で代償してしまうため，結果として肩関節への負担が増加してしまうことがある．前腕の回内・回外位で痛みや不安の増減がないか確認し，差が出るようであれば回内・回外筋へのマッサージやストレッチなどのアプローチが必要になる．また，上腕二頭筋や上腕三頭筋の硬さが肩関節に影響を及ぼすこともあるので，同時にチェックが必要である．

3 近位に対して遠位を動かすか，遠位に対して近位を動かすか

トレーニングとしては，体幹（近位）に対して上肢（遠位）を動かす方法と，上肢（遠位）を固定して，体幹（近位）を動かす方法がある．また，上肢に荷重をかけて，肩甲帯で重心をコントロールするトレーニングが，肩甲帯を安定させるのに有効なことも多い（図4，5）．

このトレーニングがよいと決めつけずに，トレーニング後に肩を動かした際の患者の反応を確かめながら，適切なトレーニングを選択しアプローチしていくことが重要である．

4 日常生活における注意点

肩関節が柔らかいと，体全体を使わずに上肢だけで目的動作を行ってしまうことがある．結果，肩への慢性的な負担が蓄積されてしまう．例えば，手を後方にリーチする際には，目標に胸を向けるなど日常生活での体の使い方も症状と照らし合わせて確認する必要がある（図6）．

5 末梢神経の影響

機能や日常生活は改善したのに，痛みや違和感が残存する場合は末梢神経が影響していることもある．この場合，疼痛部位を点で示さずに，面で示すことが多い．腕神経叢や腋窩神経，肩甲上神経などは特に注意が必要である．神経に沿って圧痛などがないか確認し，圧痛がある場合は組織間の動きを出すようなアプローチが有効である．また，超音波画像装置を補助的に用いるとより明確に確認ができる．

文　献

1）黒田重史ほか：外傷性及び非外傷性肩関節不安定症の鑑別診断．肩関節 16：299-303，1992
2）黒田重史：不安定症の分類と治療方針．整形外科 Knack & Pitfalls 肩関節外科の要点と盲点，岩本幸英監，高岸憲二編，文光堂，東京，224-225，2008
3）亀山顕太郎：エビデンスを参照した肩関節不安定症患者に対する理学療法の考え方と進め方．理学療法 36：133-140，2019
4）山口光國：肩不安定症に対する理学療法の再考．理学療法学30：217-221，2003
5）亀山顕太郎：肩不安定症に対する的確・迅速な臨床推論のポイント．理学療法 28：98-102，2011

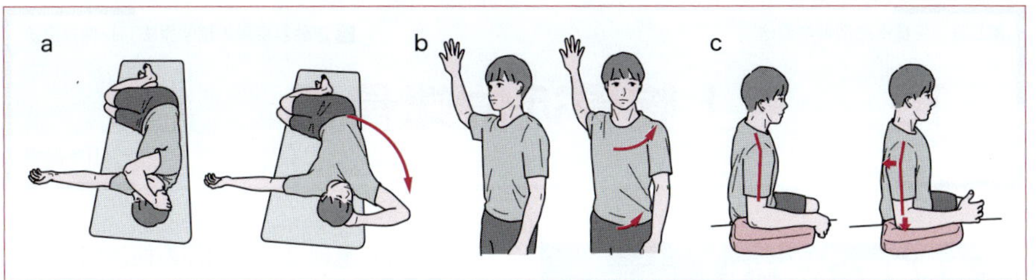

図4 右肩に対する肩甲帯内転の動きを出すためのアプローチの例

aは近位（骨盤）を固定して，遠位（手）を動かすアプローチの一例．bは遠位（手）を固定して近位（骨盤・体幹）を動かすアプローチの一例．cは荷重をかけながら遠位（前腕）を固定して近位（肩甲帯）を動かすアプローチの一例．

図5 肩甲帯外転の動きを出すためのアプローチの例

aは近位（骨盤）を固定して遠位（手）を動かすアプローチの一例．bは遠位（手）を固定して近位（骨盤・体幹）を動かすアプローチの一例．cは荷重をかけながら遠位（手）を固定して近位（体幹）を動かすアプローチの一例．

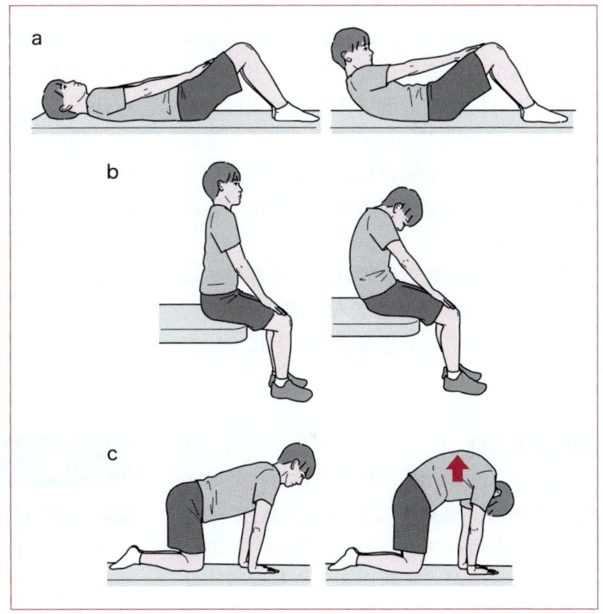

図6 日常生活で肩に負担がかかる一例

aのような後方へのリーチ動作を行う際に，体幹の回旋が不十分で肩の柔らかさに依存した動作は，肩甲上腕関節の過負荷を招き症状を誘発することがある．bのように，目標物に胸を向けるイメージで，十分に体幹を回旋させて，肩甲骨面で上肢を使うことが望ましい．

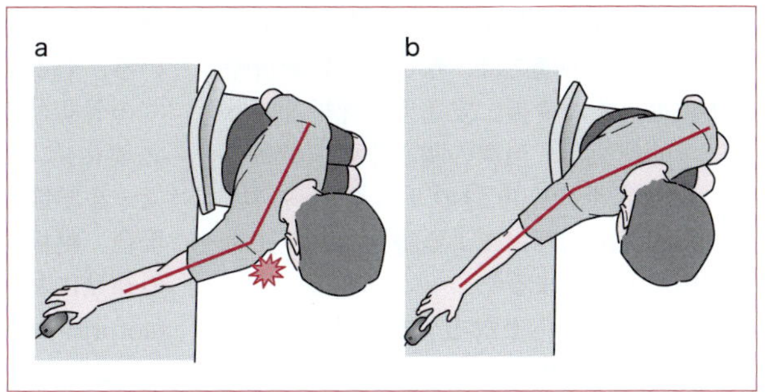

10 上腕骨近位端骨折

山本昌樹

1 疾患概要と基本方針

1 疾患概要

上腕骨近位端骨折は上腕骨骨折において45%を占めるとされ[1]，日常診療において比較的遭遇する機会が多い．受傷機転は，交通事故やスポーツ外傷などの高エネルギー外傷が若年者で多く，転倒などの低エネルギー外傷が高齢者で多い．性差は，男性に比して女性が1.5〜3倍と高く[1]，高齢者の四大骨折にも挙げられ，骨粗鬆症などを基盤とした骨脆弱性（脆弱性骨折）との関連性も高い．

今回は，上腕骨近位端骨折の保存療法について，運動療法に必要な知識の整理と，運動療法のポイントや留意点などについて説明する．

2 基本方針

上腕骨近位端骨折の保存療法は比較的予後が良好で，高齢者においてもADLに必要な機能を獲得できる割合が高い．初期治療の固定方法が，三角巾固定や胸壁固定など比較的容易でかつ管理も行いやすく，入院加療を必要としないことから，治療方法選択の約8割が保存療法であるとされている．保存療法の適応は，転位のない骨折や徒手整復可能な骨折，安定型の骨折といった医学的理由と，治療の関心や要求が高くない場合，手術や麻酔のリスクが高い場合，医療経済的理由による場合などの社会的理由により決まる[2]．

保存療法の適応となる骨折の状態（骨折型）を理解し，単純X線写真などの画像所見から骨の損傷状態を把握する必要がある．疼痛の遷延は，肩関節の機能回復や上肢機能を低下させ，複合性局所疼痛症候群などの合併症を生じるなど，障害を増悪および複雑化させるため，疼痛に対する適切な対応が必要である．固定除去後の機能障害として，関節可動域（ROM）や筋力低下，疼痛などによるADL制限などが挙げられるが，特に肩関節のROM制限は，あらゆる上肢機能の制約をもたらす．そのため，触診や理学所見から拘縮の状態を適切に捉えることが必要である．また，超音波エコー（以下，エコー）を用いた視覚的かつ動的な状態を把握することで，より適切な運動療法が可能となる．そのうえで，肩甲上腕関節の各方向における制限ない運動を確保することで，良好な肩関節機能の改善につながる．

2 評価

1 医学的評価（画像評価：骨折型の分類）

骨折の状況を把握することで，保存療法や観血的療法，術式選択などの治療方針を定めることができる．骨折型の分類は，Neer分類やAO分類などが用いられ，治療方針の決定や予後予測などに活用されている．しかしながら，1つの分類法ですべての骨折状況を網羅するものはないため，必要に応じた分類の活用が推奨される．大・小結節や骨頭，骨幹部に骨折が生じる場合，腱板筋群の損傷が想定される．最新の知見においてMochizukiらは，棘上筋のfootprintが大結節上面前方に三角形をなし，2割程度が結節間溝を跨いで小結節に付着していること，棘下筋のfootprintは棘上筋以降の上面から中面に広範であることを報告している[3]．また，結節部に限らず小円筋や肩甲下筋は外科頚・骨幹部に付着し，関節包や烏口上腕靱帯などに付着することなども報告されている[4,5]．これらの解剖学的知見と症例の骨折型をマッチングすることで，受傷時の軟部組織損傷を把握・想定し，生じる疼痛や筋力低下，拘縮などの機能障害を予測・理解することにつながる．

2 主要な理学療法評価

(1) 疼痛，その他の症状

受傷後早期は，安静時痛とともに起居動作などで容易に疼痛が生じる．疼痛部位や範囲，強度，性質などの経時的な評価を行い，疼痛予防・軽減方法や肢位の指導が重要である．骨癒合が得られれば，疼痛が大幅に軽減していることが多いため，運動によって生じる疼痛の評価を行い，状況に応じたアプローチを行う．受傷時に生じた神経損傷（腕神経叢障害，腋窩神経損傷などの末梢神経障害）による挙上障害を生じる可能性があるため，肩関節以外の運動障害や感覚障害の有無や程度などの評価，確認も重要である．

(2) ROM

肩関節は，3次元空間において大きな可動性を有するため，ROM制限によるADLや活動制限が問題となる．しかし，骨癒合が得られる時期までは，厳密なROM計測が難しい．骨癒合が得られてからは，標準的ROM計測とともに，肩甲骨を固定した肩甲上腕関節（glenohumeral joint：GHJ）のROM計測により，ROM制限の詳細な把握と，問題となる組織の同定に役立てることが可能である．

(3) 筋力

ROMが確保されていても，筋力が不十分であれば，ADLや活動に大幅な制限が生じる．前述のごとく，神経損傷などの影響とともに把握することが重要である．(2)と同様に骨癒合が得られる時期までは，厳密な評価が難しいため，骨癒合の状態に応じて自動運動が許可されてから，疼痛に応じた評価を行う必要がある．

(4) 機能評価質問票

わが国では，日本整形外科学会肩関節疾患治療成績判定基準（JOA score）が用いられることが多く，また患者立脚肩関節評価法 Shoulder 36（Ver. 1.3）がその信頼性と妥当性から推奨されている．いずれも日本肩関節学会ホームページよりダウンロードが可能である．

3 理学療法プログラム

理学療法は，計画的かつ段階的なアプローチと機能回復を図る必要がある．前述のごとく，受傷機転や骨折型から運動療法に影響する軟部組織損傷を想定し，画像所見を基にした目標設定と経時的確認，病期ごとの治療戦略に基づいたアプローチを進める．運動療法は，骨癒合を阻害することなく適切な方法の選択および負荷設定を行うことが肝要である．骨折部が不安定な固定期間中の運動療法は，あくまでも「維持」が目的であり，骨折部に不要な力学的負荷が生じる方法を避ける必要がある．病期については，急性炎症期，急性期，亜急性期，安定期・回復期，慢性期・不変期の5期に分けて戦略的に治療を進める．

1 急性炎症期の対応

急性炎症期は，最も炎症が強い受傷後数日間であり，炎症状態の把握から腫脹・疼痛管理を行って，速やかな炎症症状の離脱・消退を図ることが優先される．そのためマイルドなアプローチを心がけ，局所ならびに全身および精神的にもリラクセーションを促すことが肝要である．基本的には患部外アプローチによる維持・予防が主

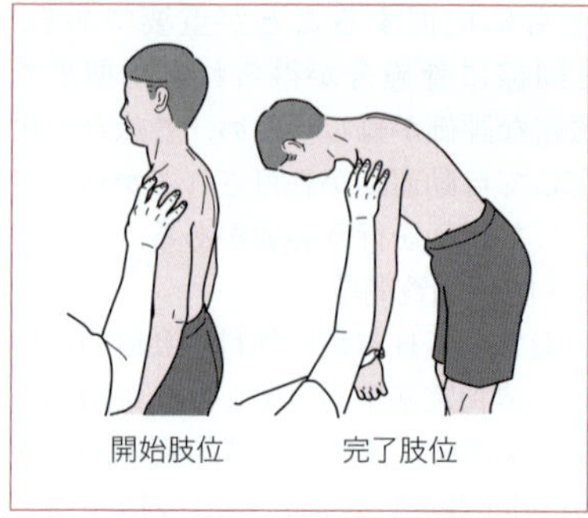

図1 stooping exercise単独操作

開始肢位（上肢下垂位）から上腕骨近位端を把持したまま，完了肢位まで体幹を前屈する．この際，上腕骨頭が肩峰下に入り込むことを確認しながら，把持した手が離れない範囲で行うことが肝要である．また，もう一方の手で，上肢下垂位が保持されていることを確認および補助するように操作すると行いやすい．

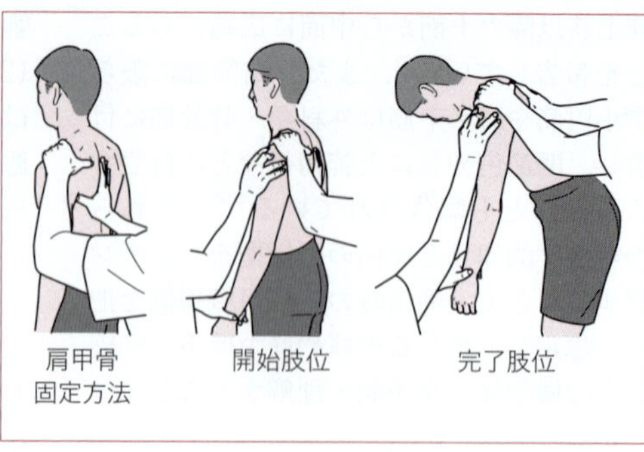

図2 stooping exercise二人操作

上肢操作と肩甲骨固定を二人で行う方法である．肩甲骨固定は，肩甲骨と鎖骨を後方から把持し，もう一方の手で肩甲骨下角から内側縁を把持して，肩甲骨が動かないように胸郭へ押し付ける．単独操作と比較して，安全かつ効率的にGHJの動きが可能となる．

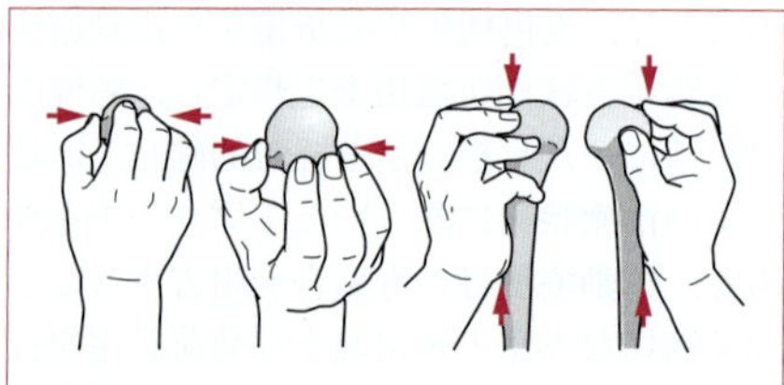

図3 stooping exerciseでの上腕骨近位端把持方法

図は，左上腕骨近位端を側方，上方，前方，後方の4方向から右手で把持した状態である．右手の母指は，上腕骨頭（小結節）を前方から後方へ，環指ないし小指が上腕骨頭（後方および大結節下面）を後方から前方へ圧縮するように把持する．同時に示指（大結節上面）と中指（大結節中面）で上腕骨頭を上方から下方へ，手掌で上腕骨骨幹部（三角筋粗面）を下方から上方へ圧縮するように把持する．上腕骨近位端を前後・上下方向から圧縮するように把持することで，骨折部を一塊として操作できる．

体で，疼痛が生じやすい起居動作や更衣などADL動作の指導，安楽肢位の指導が重要となる．

2 急性期の対応

急性期は，受傷後1〜2週間程度で，急性炎症期と同様に腫脹・疼痛管理を行い，早期の炎症症状の離脱・消退を図り，肘関節以遠のROM維持に努める．この時期での疼痛を誘発する暴力的かつ無用な操作は，炎症の継続や遷延化を招き，機能回復に甚大な負の影響を与えるため注意が必要である．局所的なアプローチは，骨折部と皮下組織およびその周辺での癒着形成予防，GHJ可動性の維持とGHJ周囲および肩峰下での癒着形成予防を愛護的に行う．具体的には，骨折部を理学療法士が把持した状態での“stooping exercise”である（図1〜3）．また，骨折部周囲の癒着形成予防として，骨折部周囲の皮膚・皮下と筋の間，筋と筋の間，筋と骨の間などへ関節運動を伴うことなく，組織間の滑走操作を愛護的に行う（図4）．リラクセーションが得られやすい座位や臥位などの安楽肢位で，疼痛自制内で行う．これらの方法は維持・予防が目的であるため，緩やかで柔らかい愛護的な操作，疼痛が生じない操作が必要

図4 癒着形成予防操作

背臥位などの患者の安楽肢位で，骨折部周囲を包み込むように把持する．癒着形成予防が主な目的であり，疼痛自制内でのマイルドな操作を心がける．把持した手を上下や内外側，またこれらを複合した方向へ動かす．この際，各組織の層ごとの動きを意識して，皮下組織と筋との間，筋と筋との間，筋と上腕骨頭との間で滑走応力が加わるべく，圧迫力を変えながら行う．

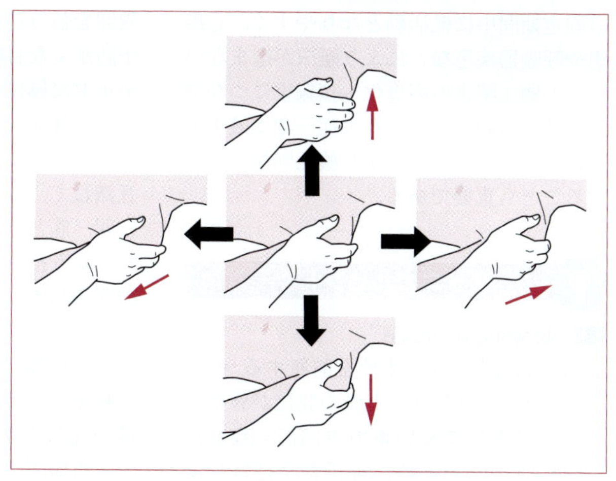

である．また，骨癒合を阻害する無用な操作や禁忌となる操作は行わない．

3 亜急性期の対応

亜急性期は，炎症がおおむね消失し仮骨形成が始まる受傷後2〜4週間程度の時期で，操作に対する抵抗感が増して，癒着形成や緊張によって動かしにくくなる"拘縮形成の進行期"でもある．そのため，骨折部の安定性や仮骨形成に応じたROM練習，肩甲帯の操作を積極的に行い，筋力の維持・改善に努める．また，活動が容易になる時期であり，禁忌事項の確認や不良姿勢の修正など，機能回復の遅延要因に対して注意を払う必要がある．この時期までの良好なアプローチは良好な機能回復が望めるものの，不十分な場合には機能回復の遅延や不良成績となる可能性がある．

4 安定期・回復期以降の対応

安定期・回復期以降は，制限因子（拘縮を生じている組織）を明確にして，選択的かつ積極的にアプローチする．ROM制限が強い場合には，肩峰下で癒着瘢痕化した組織が大結節の入り込みを阻害して，インピンジメントによる疼痛を惹起することもみられる．治療としては，癒着瘢痕部を徒手ないし筋収縮や関節運動による剥離操作を行い，各組織間の動きを引き出す．また，スパズムや過緊張の筋にはリラクセーション，伸張性低下をきたした筋や靱帯・関節包などにはストレッチング，皮膚と皮下組織および筋間や骨などの各組織間の滑走不全には剥離操作を積極的に行う．また，筋力低下による挙上制限も多いため，段階的かつ自主トレーニング可能な方法でアプローチする．

4 リスク管理・禁忌事項

上腕骨近位端骨折の症例は，受傷機転や骨折型などに関係なく疼痛が強い症例が少なくない．特に受傷早期は，医師や薬剤師，看護師などと連携して，速やかな鎮痛・除痛を図り，状況を整えたうえでアプローチする必要がある．

肩関節・上肢機能に影響する腱板断裂や骨折，変形性関節症などの既往歴，糖尿病などの合併症は，治癒の妨げや疼痛の遷延化など，治療自体を困難とさせる．高齢者は固定期間中に低活動となりやすく，心疾患や呼吸器疾患などにより離床が進まないことも機能障害の高度化・複雑化につながる．これらの既往歴や合併症，身体機能障害にも留意して，速やかな機能回復につなげることも重要である．

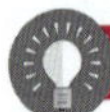

クリニカルヒント

1 stooping exercise

“stooping”とは，体幹を前屈する「前かがみ」のことであり，上肢の肢位が骨折部に応力が生じにくい重力方向に一致した「上肢下垂位」である．骨折部を把持して安定化させ，上肢下垂位を保持し，体幹を前屈することで相対的な肩関節運動が可能となる（図1）．stooping exerciseは，骨折部を把持する者と肩甲骨を固定する者との二人で行うことで，安全かつ効果的な方法としてGHJの動きを可能とする（図2）．また，疼痛コントロールが良好で，骨折部の安定性が良好であれば，自主練習としても行える方法である．

2 癒着形成予防操作

背臥位などの患者の安楽肢位で，骨折部周囲を包み込むように把持する．癒着形成予防が主な目的であり，疼痛自制内でのマイルドな操作を心がける．把持した手を上下や内外側，またこれらを複合した方向へ動かす．この際，各組織の層ごとの動きを意識して，皮下組織と筋との間，筋と筋との間，筋と上腕骨頭との間で滑走応力が加わるように，圧迫力を変えながら行う．組織間の動きを確認する触診はもちろん，エコーで視覚的に確認する方法も有効である．骨折部の安定性が良好で，自動ないし他動運動が可能となっている場合には，同様の操作を加えつつ関節運動を行うことで，組織間の滑走改善操作が効率的に行える（図4）．

文 献

1）今里滋宏ほか：上腕骨近位部骨折治療の課題．Orthopaedics 28：35-40，2015
2）森川圭造：保存療法．Orthopaedics 27：9-16，2014
3）Mochizuki T, et al：Humeral insertion of the supraspinatus and infraspinatus. New anatomical findings regarding the footprint of the rotator cuff. J Bone Joint Surg Am 90：962-969, 2008
4）加藤敦夫ほか：小円筋の形態とその支配神経の解剖学的解析．肩関節 34：301-304，2010
5）時吉聡介ほか：肩甲下筋の上腕骨付着部形態に関する解剖学的検討．肩関節 31：197-200，2007

11　投球障害肩

髙橋　真・岩本浩二

1 疾患概要と基本方針

1 投球動作の位相分類と投球障害肩の概要

投球障害肩とは投球によるメカニカルストレスによって，肩関節の周囲筋や関節唇，骨，靱帯などが損傷し，投球時の肩関節痛や投球能力の低下を引き起こす病態である．投球と肩関節の病態とは関連性があり，投球障害肩に対する理学療法を実践するうえで，投球への理解を深めることは重要である．

投球動作はwind up phase（グラブからボールが離れるまで），early cocking phase（非投球側足部が地面に接地するまで），late cocking phase（投球側肩関節が最大外旋するまで），acceleration phase（ball release まで），ball release，deceleration phase（ball release後から投球終了までの前半1/3），follow through phase（ball release後から投球終了までの後半2/3）の位相に分類できる（図1）．また，投球動作は上肢と体幹，下肢を含めた全身運動である．wind upでは高い身体重心位置を保ちながら片脚立位姿勢となることで，位置エネルギーを確保する．early cockingでは，位置エネルギーを投球方向へ踏み込むことで並進エネルギーに変換される．非投球側下肢の踏み込み後は股関節内旋および骨盤・体幹回旋運動により回旋エネルギーへと移行され，肩甲胸郭関節，肩甲上腕関節，肘関節，手関節，手指，最終的にそのエネルギーはボールに伝わり，投球が遂行される．この位置，並進，回旋エネルギーが下肢・体幹に伝達され，最終的に上肢の末端にエネルギーが伝達される過程を運動連鎖と呼ぶ．運動連鎖が損なわれ，下肢，体幹から効率よくエネルギーを生み出せなければ上肢に依存した投球となり，投球障害肩を呈しやすくなる．

2 投球障害肩の病態

投球動作の位相と肩関節に加わるストレス，代表的な病態を以下に示す．この他にも様々な病態を理解することが投球障害肩

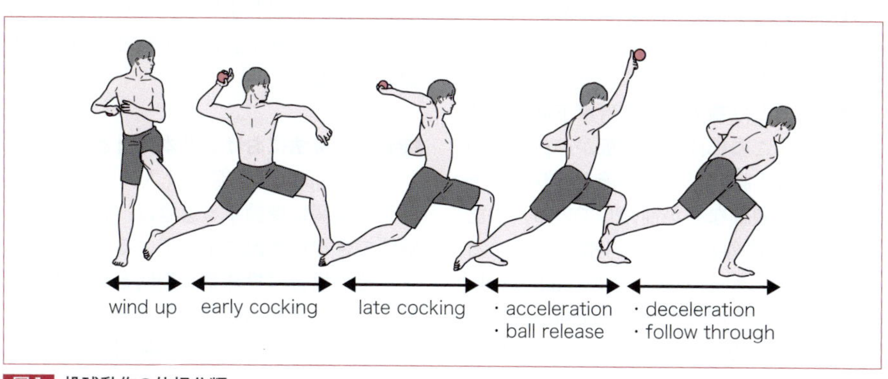

図1　投球動作の位相分類

の理学療法を行ううえで重要となる．

(1) 肩関節不安定症

投球障害肩における肩関節不安定症は，既存の関節上腕靱帯の弛緩性に加えて，繰り返される投球動作によって生じることが多い．不安定性が増大すると肩甲骨関節窩に対する上腕骨頭の求心性が低下するため，肩峰下インピンジメント，インターナルインピンジメント（internal impingement），SLAP損傷（superior labrum anterior and posterior lesion）などを引き起こす可能性がある．

(2) 腱板断裂

投球障害肩における腱板断裂は棘上筋および棘下筋の関節面不全断裂が多く，internal impingementとの関連性が指摘されている．しかし，decelerationからfollow throughにおける腱板筋群の遠心性収縮による張力および剪断力が原因とも考えられており，その発生メカニズムは未解明のままである．

(3) SLAP損傷

上腕二頭筋長頭腱付着部が起始する関節唇上部が投球による機械的ストレスによって剝離もしくは断裂する病態である．decelerationにおける上腕二頭筋の遠心性収縮による起始部への牽引ストレス，late cockingにおける肩甲上腕関節の過剰な外旋運動による上腕二頭筋長頭腱起始部の捻じれ（peel back現象）によって生じると考えられている．

(4) 腱板疎部損傷

腱板疎部とは棘上筋腱と肩甲下筋腱の間隙であり，この部位には腱板が存在しないため，烏口上腕靱帯や上関節上腕靱帯，上腕二頭筋長頭腱などが補強している．機能的には肩関節外旋運動を円滑にしているが，構造的に脆弱であるため，late cockingの肩関節外旋運動からaccelerationの急激かつ瞬間的な内旋運動によって損傷されやすい．

(5) 肩峰下インピンジメント症候群

accelerationにおける肩甲上腕関節の急速かつ過剰な内旋運動により，烏口肩峰アーチ下面と上腕骨頭が衝突し，腱板および肩峰下滑液包への機械的ストレスにより，腱板滑液包面損傷や肩峰下滑液包炎などを惹起する病態である．

(6) internal impingement症候群

late cockingにて肩甲上腕関節の過度な外旋運動により，上腕骨頭と肩甲骨関節窩後縁が衝突し，腱板関節包面損傷や後上方関節唇損傷，上腕骨頭骨嚢腫などを引き起こす病態である．このinternal impingementの要因として，肩甲上腕関節における関節包の前方弛緩性と後方関節包拘縮が挙げられ，それを反映する肩関節の関節可動域（ROM）検査や柔軟性評価との関連性が指摘されている．

(7) Bennett病変

Bennett病変とは肩甲骨関節窩後下縁に生じた骨棘である．発生機序として上腕三頭筋長頭腱や後方関節包の牽引ストレス，および上腕骨頭と肩甲骨関節窩後下方との骨応力によって生じると考えられている．

(8) 肩甲上神経麻痺

肩甲上神経は肩甲切痕部を通過して棘上筋へ，そして棘窩切痕部を通過して棘下筋へ分枝する．late cockingでは肩甲切痕部で，follow throughでは棘窩切痕部で，肩甲上神経が牽引および絞扼されやすく，棘上筋もしくは棘下筋の筋萎縮と筋力低下の要因となる．

3 理学療法における基本方針とポイント

(1) 段階的な理学療法介入

医療機関に受診する患者は，野球競技を継続できない状況に至っているケースが多く，その場合は投球禁止期間を設けるとともに早期理学療法の介入が必要である．早期の理学療法介入では肩関節周囲筋群の防御性収縮（スパズム）やタイトネスに対してストレッチなどを行い，血流改善によって疼痛の悪循環を防止する．損傷部位の炎症症状の軽減に伴い低負荷から段階的に負荷量を調整しながら腱板筋群エクササイズや肩甲帯筋群エクササイズを実施し，上肢・体幹・下肢の協調性運動を通して投球フォームへの波及を図る．最終的には競技復帰だけでなく，再発予防やパフォーマンス向上を目指す．

(2) 投球動作の観察

early cockingからlate cockingの投球側肩関節外転不足（肘下がり），過度な水平外転（背中への引き込み）やacceleration〜ball releaseまでのゼロポジション肢位（肩甲骨面における肩関節約130°挙上位：筋・関節包などのコーンアレンジメント肢位により，軟部組織の負担が軽減する）からの逸脱などは肩関節のメカニカルストレスを増大させるため，詳細な分析が必要である．これらの不良な肩関節肢位は運動連鎖の結果に起因するため，問題となる投球相の前相である投球姿勢を注意深く観察する必要がある．これらの投球動作の分析には，ハイスピードカメラやスマートフォンを用いて，繰り返し投球フォームを観察することが正確な評価に役立つ．

(3) 一次情報，二次情報の活用

『理学療法ガイドライン 第2版』[1]やコホート研究およびシステマティックレビュー[2,3]では，野球競技における上肢障害の発症要因として，身長，体重，既往，所属チーム数，ポジション，投球数，練習量，球速，疲労，投球側肩関節の後方タイトネスや前方不安定性，肩甲胸郭関節および腱板筋群の機能不全などが報告されている．また，先行研究[4]では肩関節後方タイトネスや前方不安定性がinternal impingementの要因と報告しており，これらの知見は投球障害肩の発症メカニズムや科学的根拠のある理学療法評価に貢献し，治療戦略の足がかりとなる．

2 評価

1 医学的評価

病態はX線やMRIなどの画像所見と理学所見を用いて損傷部位と程度が明らかにされ，医師の診断のもと治癒期間および投球禁止期間が決定される．画像所見による損傷部位の特定はどの投球相で肩関節組織に負担が生じたのか臨床推論にも貢献し，理学療法介入に役立つ．MRI所見は肩関節周囲組織の病変を評価するのに有用であり，理学療法士が知っておくべき病態所見として，腱板損傷（滑液包面，関節面）やSLAPおよび関節唇損傷，上腕骨頭骨嚢腫，上腕二頭筋長頭腱炎などがあり，その病態と発症メカニズムを理解することが重要となる．一般的なMRIの撮像条件は，T1とT2強調画像を用いて診断される．T2*画像は，病変や退行変性の精査は困難であるが，撮像時間が短いことに加え，肩関節の器質的変化を捉えるうえで有用である．

2 理学療法評価

(1) 問診

安静時痛，夜間時痛，疼痛部位，疼痛が生じる投球相などを問診し，ポジション，投球数，練習量，所属チーム数，身長，体重，既往，疲労，球速などの情報収集も行う．また，チーム状況や参加予定の大会についても把握し，ニーズも含めて具体的な目標設定やその期間を患者と理学療法士が共有する．

(2) 疼痛評価

疼痛および病態評価（表1）は投球障害肩に至った原因を推論するのに役立ち，治療の一助となる．

(3) 理学所見

投球動作は全身運動であるため，理学療法評価も上肢・体幹・下肢を包括的に評価する（表2）．すべての評価項目を一度に行

表1　疼痛および病態評価

病態	検査項目	方法
炎症所見	圧痛	・上腕骨大結節，小結節，結節間溝，烏口突起，肩鎖関節，胸鎖関節など骨筋腱付着部および関節の炎症を評価 ・棘上筋や棘下筋，小円筋，大円筋，三角筋などの防御性収縮（スパズム）を評価
肩関節不安定症	anterior apprehension test	他動的に肩関節を外転・外旋位から上腕骨頭を前方へ押すことで脱臼不安感が誘発されれば前方不安定性が陽性
	relocation test	背臥位にて肩関節外転・外旋で上腕骨頭を前方に押すと疼痛が誘発され，後方に押すと疼痛が消失すれば前方不安定性が陽性
	load and shift test	肩関節下垂位とし，肩甲骨を固定しながら上腕骨頭を肩甲骨関節窩に押し付けながら前後へストレスをかけ，上腕骨頭の変位の程度によって前後方向の不安定性を評価
腱板損傷	supraspinatus（SSP）test*	肩甲骨面での30〜45°外転位から徒手抵抗に抗する外転時の疼痛と筋力を評価し，棘上筋の損傷，筋機能を判断．肩関節外旋（full can/thumb up）は棘上筋上部線維，肩関節内旋（empty can/thumb down）は棘上筋下部線維を評価
	infraspinatus（ISP）test*	肩関節下垂位，肘関節90°屈曲位から徒手抵抗に抗する外旋時の疼痛と筋力を確認し，棘下筋の損傷，筋機能を評価
	lift off test	肩関節を内旋させ，患側の手背を腰部に置き，内旋して腰部から離した状態から徒手抵抗をかけ，疼痛と筋力を確認し，肩甲下筋の損傷，筋機能を評価
	painful arc sign	肩関節外転の自動運動により疼痛が出現すれば陽性（60〜120°付近）とし，腱板損傷，滑液包炎を評価
	drop arm sign	他動的に肩関節90°外転させ，検者が手を離した時に，患肢が保持できず下降すれば陽性
インピンジメント症候群	Hawkins test	肩関節90°屈曲位にて他動的に肩関節を内旋した時に疼痛が誘発されれば陽性とし，肩峰下インピンジメント，滑液包炎，腱板損傷を評価
	Neer test	検者は患者の肩甲骨を固定し，同時に患側肢を他動的に屈曲させ，疼痛が誘発されれば陽性とし，肩峰下インピンジメント，滑液包炎，腱板損傷を評価
	Hyper external rotation test（HERT）	肩関節外転位から他動的に外旋運動により疼痛が誘発されれば陽性とし，internal impingement，腱板損傷を評価
上腕二頭筋長頭腱炎	Yergason test	肩関節外旋，肘関節90°屈曲・回内位から徒手抵抗に抗する前腕回外で疼痛が誘発されれば陽性
	Speed test	肩関節屈曲位，肘関節伸展位，前腕回外位から徒手抵抗に抗する肩関節屈曲で疼痛が誘発されれば陽性
上方関節唇損傷/SLAP損傷	O'Brien test	肩関節90°屈曲位，水平内転位，肘伸展位で検者が前腕遠位部に伸展方向の力に抵抗させる．母指を下方に向けた肢位での肩関節痛が生じ，母指を上方に向けた肢位で生じない場合は陽性
	clunk	160°挙上位で上腕骨頭を前方に押し出しながら内外旋させ，疼痛が誘発されれば陽性
	crank	160°挙上位で軸圧を加えて内外旋させ，疼痛や引っかかりが誘発されれば陽性

*SSP，ISP testにおける筋機能評価では，抵抗運動時に翼状肩甲の有無を確認する．翼状肩甲を伴う患者に対して，検者が肩甲胸郭関節を固定することで，押し返す力が向上する場合は肩甲胸郭関節由来の棘上筋および棘下筋の機能低下と示唆される．

うと患者への負担となるため，回復に応じて局所から全身へと段階的に評価する範囲を広げていく．

(4) 投球動作における注意すべきチェック項目

wind up：体幹・骨盤後傾，片脚立位バランスの不安定性．

early cocking：投球側肩関節の肘下がり・背中への引き込み，体幹・骨盤後傾，踏み込み足のアウトもしくはインステップ．

late cocking：投球側肩関節の肘下がり

表2 身体機能評価

評価項目		方法と意義
ROM・柔軟性評価	ROM検査	方法：肩関節前方挙上・外転可動域*，胸椎回旋可動域，股関節屈曲・回旋可動域 意義：上肢・体幹・下肢の可動性を評価 *は肩甲上腕リズムの乱れも評価する．
	external rotation gain (ERG)	方法：他動的な肩関節外旋可動域の左右差を計測する（投球側-非投球側） 意義：高値ほど肩関節前方弛緩性と上腕骨後捻角が大きい
	glenohumeral internal rotation deficit (GIRD)	方法：他動的な肩関節内旋可動域の左右差を計測する（非投球側-投球側） 意義：高値ほど棘下筋，小円筋，後方関節包拘縮などの肩後方タイトネスや上腕骨後捻角が大きい
	horizontal flexion test (HFT)	方法：肩甲骨固定下での他動的な肩関節水平内転可動域の左右差を計測する（非投球側-投球側） 意義：高値ほど三角筋，棘下筋，後方関節包拘縮などの肩後方タイトネスを示す
	combined abduction test (CAT)	方法：肩甲骨固定下での他動的な肩関節外転可動域の左右差を計測する（非投球側-投球側） 意義：広背筋や大円筋などのタイトネスの評価であり，高値ほどタイトネスを示す
	棘突起間距離	方法：座位から体幹最大伸展と最大屈曲の第7頚椎～第12胸椎の棘突起間距離を計測する（体幹屈曲-伸展） 意義：脊柱屈曲と伸展の可動性評価であり，高値ほど可動性が高い
	straight leg raising (SLR)	方法：背臥位から他動的に片側下肢の伸展挙上角度を計測する 意義：ハムストリングスの柔軟性評価
	heel buttock distance (HBD)	方法：腹臥位から片側の膝関節を他動的に屈曲し，踵と殿部の距離を計測する 意義：大腿四頭筋の柔軟性評価
筋力評価	manual muscle test (MMT)	方法：①棘上筋，②棘下筋，③小円筋，④肩甲下筋，⑤僧帽筋中部，⑥僧帽筋下部，⑦前鋸筋 意義：①～④は肩甲骨関節窩に対する上腕骨の位置関係（肩甲上腕関節の求心性）に関与．⑤～⑦は上腕骨に対する肩甲骨の追従運動に関与
	Kraus-Weber test	方法：背臥位，肘屈曲位から上肢肢位により，段階的に負荷量を変化させ，上体を起こせるか評価する 意義：腹直筋や腹斜筋の筋力，脊柱屈曲可動性を評価
パフォーマンス評価	クロスリーチテスト	方法：背臥位にて肘伸展，膝伸展位にて体幹屈曲と回旋により，手指と反対足趾に触れられるか評価する 意義：体幹筋力や肩甲胸郭関節・脊柱・下肢可動性を評価
	片脚立ち上がりテスト	方法：片脚立位で立ち上がることができる最も低い座高の高さを測定する 意義：体幹・下肢筋力を評価
	one leg hop	方法：片脚ジャンプにおける安定した着地時の移動距離を計測する 意義：体幹・下肢筋力を評価

と背中への引き込み，肩関節の過度な外旋運動，胸椎伸展の不足．

acceleration：ball release時のゼロポジションからの逸脱，骨盤回旋の不足．

follow through：体幹および骨盤回旋の不足，肩関節の過度な水平内転と伸展．

3 理学療法プログラム

1 疼痛管理

損傷部位の治癒が必要な場合は投球禁止期間を確保する．肩関節周囲筋群のスパズムも疼痛の増悪因子となることから，疼痛自制内で理学療法士による徒手療法や物理療法により血流改善および疼痛軽減を図る．

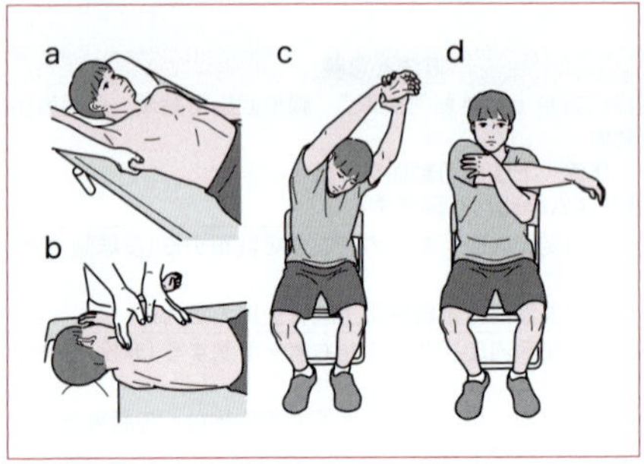

図2 ROM運動とストレッチ

a：広背筋ダイレクトストレッチ．
b：肩甲帯後面筋群ダイレクトストレッチ．
c：広背筋セルフストレッチ．
d：肩甲帯後面筋群セルフストレッチ．

2 ROM運動，ストレッチ（図2）

腱板筋群および肩関節周囲筋群のタイトネスは肩甲上腕関節の求心性低下につながるため，理学療法士によるダイレクトストレッチおよびセルフストレッチの指導などを実施する．急性期において肩関節運動を伴うセルフストレッチは疼痛を引き起こすこともあるため注意する．

3 腱板筋群エクササイズ（図3）

投球障害肩を呈した患者の肩関節機能の特徴として，腱板筋群の著しい機能低下と三角筋や大胸筋などの表層筋の優位な筋活動を認めることが多い．そのため，理学療法士は腱板筋群エクササイズを実施するにあたり，触診しながら腱板筋群の選択的な収縮を促すことが重要である．腱板筋群は深層筋であるため，低負荷・高回数で行い，その際は選択した筋に疲労感（熱く，重くなる感覚）を自覚しているか確認する．また，Borg Scaleにより疲労感を定量化することが臨床的に有用であり，同じ疲労度の条件下における運動回数の経時的変化を把握することは，腱板機能評価および治療の効果判定に役立つ．

4 肩甲帯筋群エクササイズ（図4）

翼状肩甲や肩甲上腕リズムの乱れなど肩甲胸郭関節の機能不全に対して僧帽筋や前鋸筋へのアプローチを実施する．理学療法士は肩甲骨の動きに着目し，肩甲上腕関節や脊柱などの代償運動に留意する．

5 体幹・下肢エクササイズ（図5）

wind upにおける片脚立位，early cockingにおける踏み込み，late cockingからfollow throughにかけての体幹・骨盤帯の回旋運動が安定することで，上肢の円滑な複合運動や巧緻運動が可能となる．不良な投球動作の位相を評価したうえで片脚立位バランス，ランジ系，ジャンプエクササイズなどを実施する．

6 協調性エクササイズ（図6）

各関節の機能改善を図ったうえで，スクワットや片脚立位バランスなどの体幹・下肢運動に上肢運動を加えた複合的な運動課題へと移行し，投球動作を考慮に入れた協調性運動を実施する．

7 段階的投球プログラム（表3）

再発を予防しながら段階的に競技復帰を目指すため，投球数，強度，距離，形態（壁，キャッチボール，ブルペン）などを考慮に入れた投球プログラムを活用する．

4 リスク管理・禁忌事項

投球禁止期間に体力向上を考慮に入れない長期間の安静は，肩関節痛が消失した後の競技復帰で再発するリスクが高い．一方，疼痛管理を怠った肩甲上腕関節の過度な運動療法は炎症増悪を招き競技復帰の遅延につながる．また，投球障害肩の治療や予防には投球フォームの改善が重要であるが，それは各関節の機能および協調性の向上によって波及されることが望ましい．つ

図3 腱板筋群エクササイズ

a：棘上筋．反対側の手で肩甲骨が動いていないことを確認し，setting phaseを考慮に入れ，肩関節外旋位（empty canもしくはthumb up肢位）から肩甲骨面に約30°の肩関節外転運動を実施する．

b，c：肩甲下筋．反対側の手で大胸筋が収縮していないかを確認し，肩関節内旋運動を実施する（b：等尺性収縮運動，C1：求心性収縮運動，C2：遠心性収縮運動）．

d：棘下筋．肩関節下垂位での外旋運動．

e：棘下筋と小円筋．肩関節90°外転位での外旋運動．

f：小円筋．肩関節90°屈曲位での外旋運動．

＊d〜f：理学療法士は選択的な筋収縮が行われているか触診にて確認する．

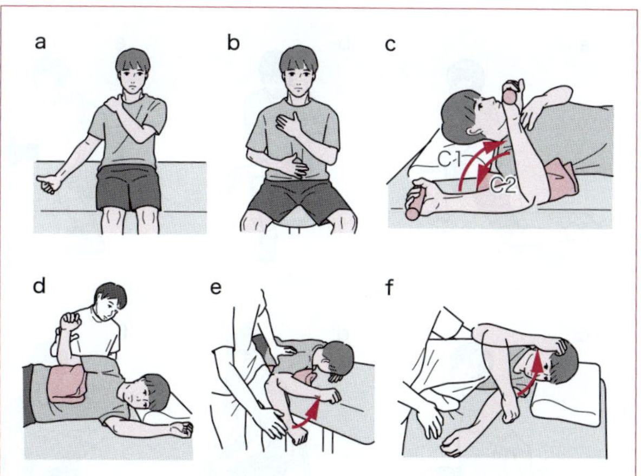

まり，一般的によいとされる投球フォームを患者に強いる安易な投球フォームへの介入は各関節への負担に加え，ぎこちない投球やパフォーマンスの低下につながる．

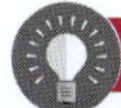

クリニカルヒント

1 病態の理解

投球障害肩を呈した症例（高校生，投手）に対する理学療法プログラムを紹介する[5]．本症例はMRI検査の結果から上腕骨大結節背側の骨嚢腫，後方関節唇損傷を認め，これらの病態はlate cockingでのinternal impingementで生じることが多い．投球禁止から投球開始が許可された時点での投球フォームは，early cockingでの肘下がりを認めた（図7）[5]．先行研究[6]の知見では肩甲胸郭関節の上方回旋低下はinternal impingementの要因であることが報告されており，本症例の病態と肘下がりによる肩甲胸郭関節の上方回旋低下が関連していると推論した．

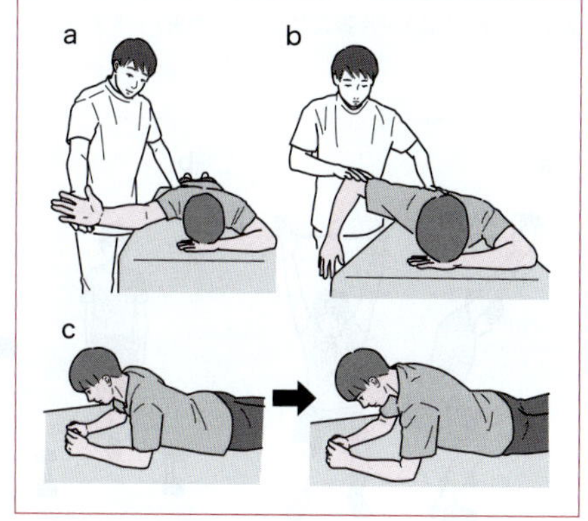

図4 肩甲帯筋群エクササイズ

a：僧帽筋下部線維．理学療法士は肩甲胸郭関節上方回旋位での下制運動と筋収縮を触診して確認する．

b：僧帽筋中部線維．理学療法士は肩甲胸郭関節上方回旋位での内転運動と筋収縮を触診して確認する．

c：前鋸筋．理学療法士は肩甲胸郭関節の内転と外転運動を触診して確認する．頚椎や腰椎の代償運動が起きないようにする．

2 肩甲上腕関節に対するアプローチ

肩関節後方組織タイトネス（後方関節包拘縮，三角筋後部線維，棘下筋，小円筋な

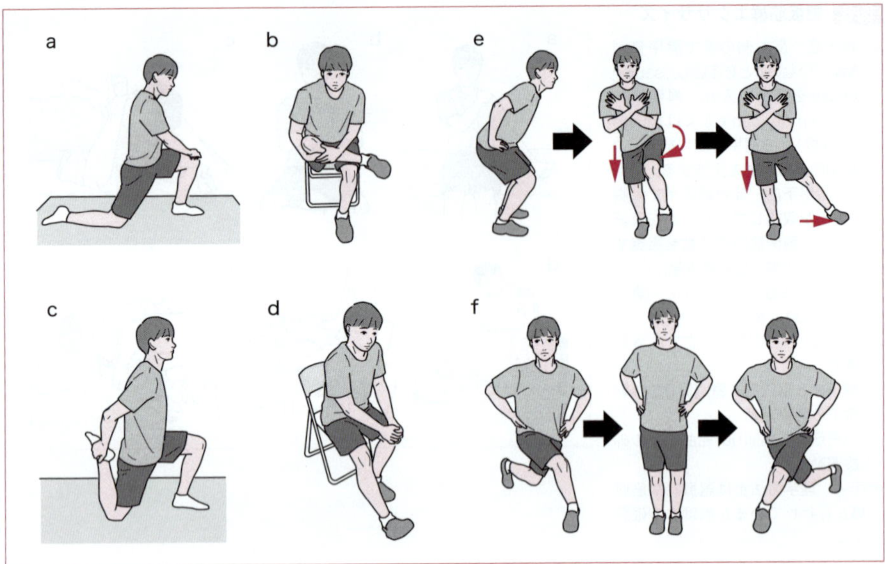

図5　体幹・下肢エクササイズ

a：腸腰筋ストレッチ，b：大殿筋ストレッチ，c：大腿四頭筋ストレッチ，d：ハムストリングスストレッチ，e：両脚スクワット（左図）・片脚スクワット（中央）・ラテラルリーチスクワット（右図），f：ツイストランジ．

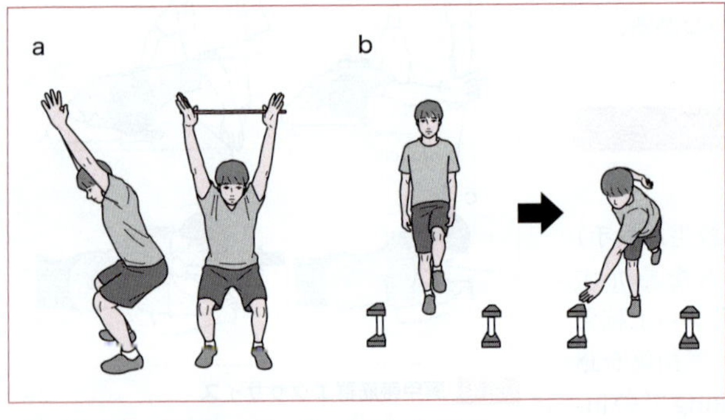

図6　協調性エクササイズ

a：両上肢挙上位でのスクワット．肩甲胸郭関節の上方回旋・内転・下制に作用する僧帽筋下部線維の収縮や胸椎伸展に着目する．
b：上肢運動を含めた片脚リーチバランスエクササイズ．骨盤回旋（股関節内旋），体幹回旋，肩甲胸郭関節外転・上方回旋・挙上に着目する．
＊これらの肩甲胸郭関節運動ができなかった場合，肩甲帯筋群の機能低下が要因か，それとも体幹・下肢の不安定性によるものか評価したうえで治療プログラムを立案していく．

ど）は肩関節外転位からの外旋運動により上腕骨頭を後上方へ変位させ，強いてはinternal impingementの要因となる．そのため，肩関節後方組織のストレッチや腱板筋群エクササイズにより肩甲上腕関節の求心性向上を図った．腱板筋群エクササイズは除重力位，自重力位，負荷運動と段階的に運動強度を上げた（図8）．

3　投球の運動連鎖を考慮に入れた協調性運動

介入前の投球フォームは，①wind upで

表3 段階的投球プログラム例

レベル	距離	投球数	投球強度
1	壁投げ(5〜10m)	30球	30%から開始，徐々に70%から80%へ
2	キャッチボール(10〜15m)	30球	30%から50%で開始，徐々に70%から80%へ
3	投手-捕手間(16 or 18m)	30球	30%から50%で開始，徐々に70%から80%へ
4	投手-捕手間(16 or 18m)	20球×2セット	50%で開始，徐々に70%から80%へ
5	塁間(23 or 27m)	30球	50%で開始，徐々に70%から80%へ
6	塁間(23 or 27m)	20球×2セット	50%で開始，徐々に70%から80%へ
7	1〜3塁間(33 or 36m)	30球	50%で開始，徐々に70%から80%へ
8	1〜3塁間(33 or 36m)	20球×2セット	50%で開始，徐々に70%から80%へ

投手はレベル7が可能であればブルペンでの投球を開始する．投球痛が出現した場合は2，3日投球禁止として，前のレベルに戻す．

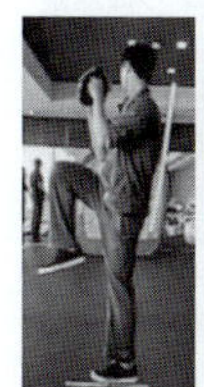
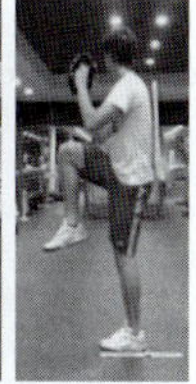
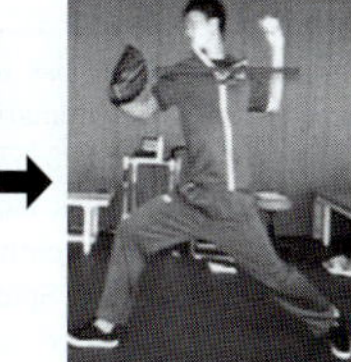
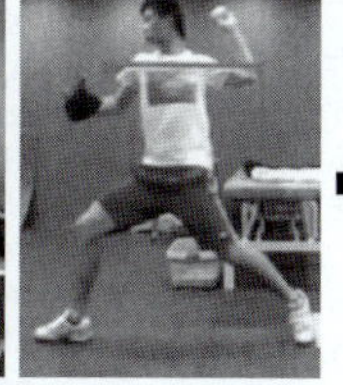
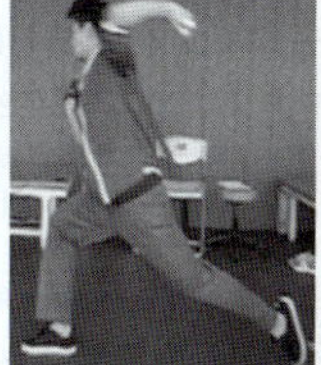
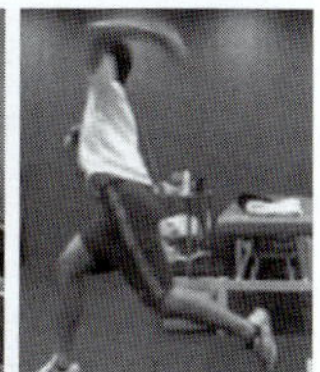

wind up phase　early cocking phase　late cocking phase

図7 理学療法介入前後の投球フォームの変化

各投球相の左図：介入前，各投球相の右図：介入後．
wind up：介入前の片脚立位姿勢は体幹・骨盤後傾位(後方重心)，介入後は体幹・骨盤前傾位．
early cocking：介入前は肩関節外転不足(肘下がり)，介入後は肩関節外転角度の増大．
late cocking：介入前は上体の突っ込みと肘下がりを伴う肩関節外旋運動，介入後では脊柱伸展，肘下がりの改善を伴う肩関節外旋運動．

(文献5より許諾を得て転載)

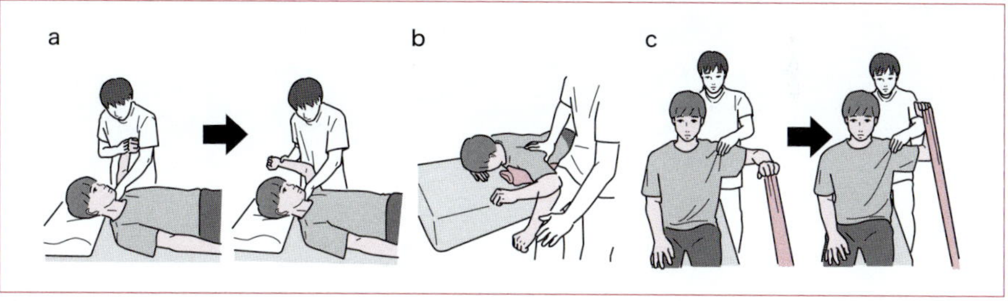

図8 段階的腱板筋群エクササイズ(例：2nd外旋運動)

a：除重力位での腱板筋群エクササイズ，b：重力位での腱板筋群エクササイズ，c：負荷を用いた腱板筋群エクササイズ．
＊理学療法士は目的となる腱板筋群の収縮，表層筋の収縮が抑制されていること，肩甲上腕関節が求心位を保ちながら回旋運動が行えているかを評価しながらエクササイズを進める．

の骨盤後傾位の片脚立位姿勢(後方重心)，②early cockingの肘下がり，③late cockingにおける肩甲胸郭関節の上方回旋低下による肩甲上腕関節の外旋運動を認め，その結果がinternal impingementの要因と仮説を立てた．③late cockingの肩関節の不良肢位を改善するため，①②wind upからearly cockingを考慮に入れた片脚立位バ

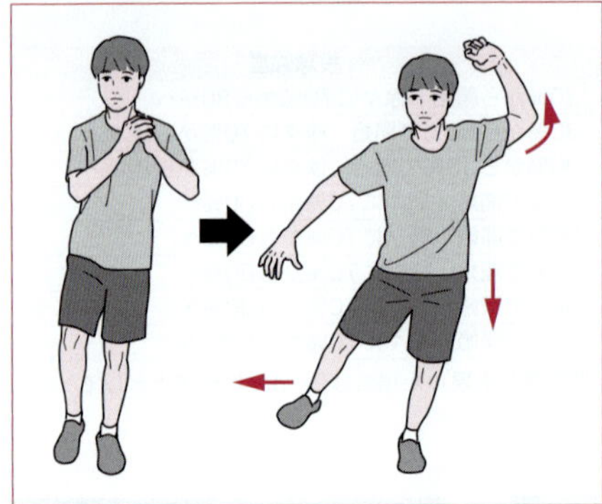

図9 ラテラルリーチスクワットにおける上肢運動

early cockingの肘下がりを改善する目的で行う運動．おおよそwind upからearly cockingにおける片脚立位の安定性を保持しながら，上肢・体幹・下肢を含めた協調運動を行う．
体幹と下肢：非投球側下肢を投球方向に向かって外転運動させ，投球側下肢の中殿筋および大殿筋の収縮を促す．非投球側下肢のリーチ距離の拡大や投球側下肢の支持基底面をバランスマットにするなどして難易度を調整する．
上肢：トップの肢位は肩甲骨面で肩関節約90°外転を目標とし，肩関節外転不足や過度な水平外転に注意する．同時に肩関節屈曲・外転・外旋，肘関節屈曲，前腕回内といった上肢の複合運動も円滑に行えているか確認する．ボールの把持やセラバンドによる運動方向に対する抵抗負荷などで難易度を調整する．

ランスおよび上肢との協調性運動を中心に行った（図9）．問題となる投球相の前相に対する理学療法プログラムを実践した結果，介入後は肘下がりの投球フォームは改善し（図8），症例の競技復帰およびパフォーマンス向上が達成された．

文献

1) 日本スポーツ理学療法学会：第9章 投球障害肩・肘理学療法ガイドライン．理学療法ガイドライン，第2版，日本理学療法士協会監，日本理学療法学会連合 理学療法標準化検討委員会ガイドライン部会編，医学書院，東京，301-353，2021
2) Agresta CE, et al：Risk factors for baseball-related arm injuries：A systematic review. Orthop J Sports Med 7：2325967119825557, 2019
3) Norton R, et al：Risk factors for elbow and shoulder injuries in adolescent baseball players：A systematic review. Am J Sports Med 47：982-990, 2019
4) Mihata T, et al：Effect of posterior shoulder tightness on internal impingement in a cadaveric model of throwing. Knee Surg Sports Traumatol Arthrosc 23：548-554, 2015
5) 髙橋　真ほか：投球障害肩のインターナルインピンジメント症状を呈した高校野球選手に対し全身的介入により改善効果が認められた一症例．理療科 35：741-749，2020
6) Mihata T, et al：Effect of scapular orientation on shoulder internal impingement in a cadaveric model of the cocking phase of throwing. J Bone Joint Surg Am 94：1576-1583, 2012

12 野球肘

遠藤康裕・遠藤和博

1 疾患概要と基本方針

野球肘（投球障害肘）は投球動作の反復により生じる肘障害の総称であり，大きく内側型，外側型，後方型に分類され，内側型では，若年期は上腕骨内側上顆の裂離・分節，上腕骨内側上顆骨端離開，成人期では内側側副靱帯損傷（ulnar collateral ligament injury：UCL損傷）が代表的である．外側型は若年期の上腕骨小頭離断性骨軟骨炎（osteochondritis dissecans：OCD）（図1），後方型は肘頭骨端線離開，肘頭疲労骨折がある．発生率は，国内の学童期野球選手では1.5/1,000 athlete exposures（AEs）[1]，高校生で1.9/1,000 AEsであった[2]．成人では，MLB（Major League Baseball）の18年間の障害発生のうち肘関節が19.6％であった[3]．発生要因・危険因子としては，肘伸展可動域制限，肩甲胸郭関節機能不全，腱板機能不全，胸椎後弯角増大，投球側肩内外旋総可動域低下，股関節内旋制限がある．また，投球動作不良も重要な危険因子である．

症状は投球時痛の訴えから発見されることが多く，悪化すると日常生活にも支障をきたす．後遺症として肘関節の可動域制限が生じることもある．

上腕骨内側上顆の裂離・分節，上腕骨内側上顆骨端離開では，投球制限とともに理学療法が実施される．UCL完全損傷の場合，手術療法が選択されることが多いが，不全損傷では保存療法を選択したうえで理学療法での治療効果が期待できる．OCDの初期では理学療法の効果が期待できる．いずれの病態でも，理学所見，画像所見を含めた医師の診断に基づき，理学療法を実施する．理学療法は，①炎症管理・抑制，②肘関節アライメントの改善，③肩甲胸郭機能の改善，④動的肘外反制動機能の改善，⑤不良な投球動作の改善を行い，段階的復帰を目指す．

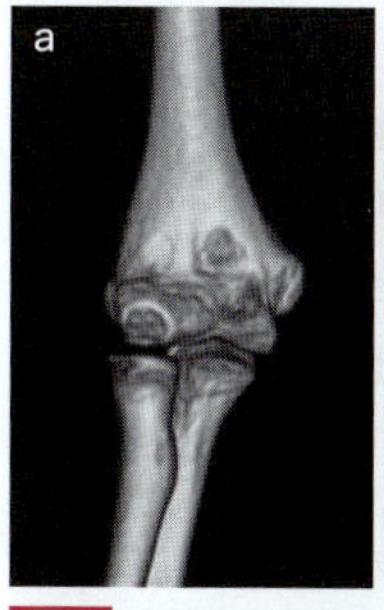

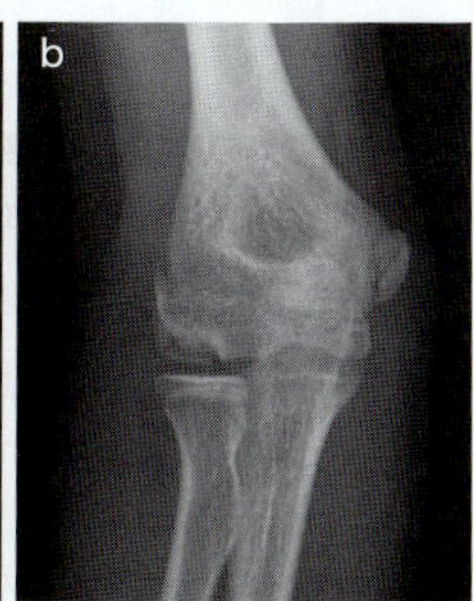

図1 上腕骨小頭離断性骨軟骨炎

a：CT画像．b：X線画像．

2 評価

1 画像評価

患者の病態，治癒状況を把握し，時期に合った理学療法を実施するために画像検査の結果を含め，定期的に情報を医師と共有する．画像評価として，最近では超音波検査も有効な評価手段として用いられる[4]．

2 障害特異的評価

日本整形外科学会-日本肘関節学会　肘機能スコア（Japanese Orthopaedic Association-Japan Elbow Society Elbow Function Score：JOA-JES score）：JOA-JES scoreの「スポーツ」では，疼痛，可動域，関節動揺性，スポーツ能力を100点満点で評価する（参照：http://www.elbow-jp.org/

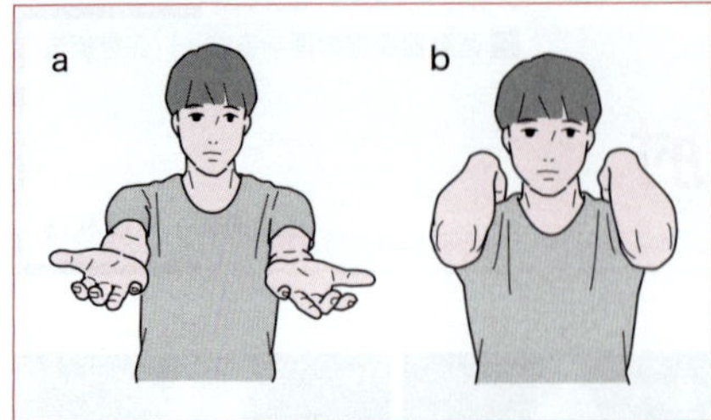

図2 肘関節の自動運動可動域評価

a：肘関節伸展．b：肘関節屈曲．

img_kinou/score.pdf).

患者立脚肘関節評価法(Patient-Rated Elbow Evaluation：The Japanese Version：PREE-J)：疼痛，機能，ADLに関する20項目の質問からなる(参照：http://www.elbow-jp.org/kinou.html).

3 理学療法評価

(1) 視診・触診

肘関節生理的外反角(carrying angle)，上腕骨内側上顆，外側上顆，肘頭の位置(Huter三角およびHuter線)を確認する．また，上腕二頭筋，上腕三頭筋，腕橈骨筋，前腕屈筋群，前腕伸展筋群の硬度や緊張の程度を触診にて評価する．前腕の回内屈筋群の萎縮の有無も評価する[5]．

(2) 疼痛誘発テスト，不安定性テスト

疼痛の評価として，肘内側側副靱帯，上腕骨小頭，肘頭の圧痛を確認する．疼痛誘発テストとしては，肘関節伸展テスト，肘関節外反ストレステスト，milking test，moving valgus stress test，late cocking testで疼痛の生じる肢位，負荷，投球時痛との相違を評価する．外反ストレステストはUCL損傷患者の内側不安定性テストとしても用いられる．動的肘外反制動機能は，手指PIP関節屈曲抵抗や手関節掌屈抵抗時の筋出力により評価する[5]．

(3) 関節可動域(ROM)評価

肘関節の屈曲，伸展角度を評価する．非投球側も合わせた自動運動可動域の評価(図2)と他動運動可動域の測定を行う．左右差を比較すると，非投球側と投球側の差を個人内で評価することができる．隣接関節である肩甲上腕関節，肩甲胸郭関節，手関節の可動域も確認する．

(4) 肩関節腱板機能の評価

肩甲胸郭関節の機能として，肩甲骨位置異常や翼状肩甲の有無を評価する[5]．腱板の評価としては，棘上筋，棘下筋，小円筋，肩甲下筋，それぞれの筋機能テストとして，full can test，empty can test，棘下筋テスト，belly press test，lift off testを行う．また，肩甲骨固定による肩挙上位での肘伸展筋力の変化も評価し，肩甲骨固定の場合に肘伸展筋力が大きくなる場合は肩甲胸郭関節の安定性低下を疑う．

(5) 体幹筋力，下肢機能の評価

投球動作中の問題を捉えるために，体幹・股関節可動域や筋力の評価を行う[5]．また，立位バランスや機能的動作能力の評価も行う．立位バランスの評価では，静的片脚立位保持，Star Excursion Balance Test，Y-balance testを実施する．上肢挙上位でのdeep squatは体幹，股関節，足関節機能を反映する．

(6) 投球フォームの評価

投球フォームをwind up，cocking phase，acceleration phase，deceleration phase，follow through phaseに分け，それぞれの動作を分析する．臨床場面では，各phaseでのチェック項目を設け，質的に評価することも有効である．チェック項目の例として，cocking phaseでの肩関節内外旋，foot plant時の肩関節外転角度，体幹・骨盤，足部の接地位置，ball release時の肩関節外転などがある[6]．

3 理学療法プログラム

1 ROMトレーニング

肘関節に可動域制限を有する患者は多

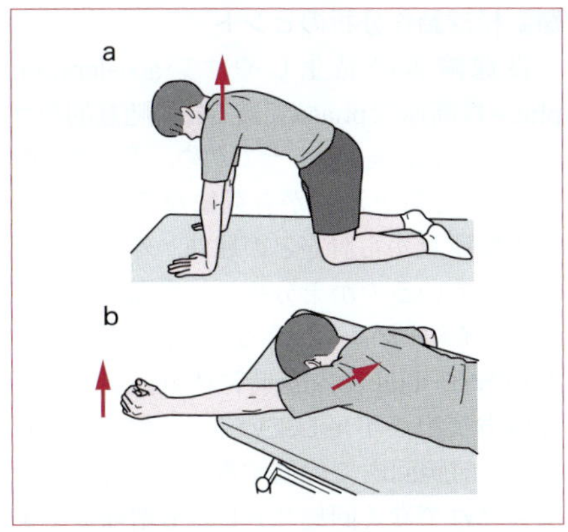

図3 前鋸筋，僧帽筋下部線維の選択的な筋力トレーニング

a：前鋸筋．b：僧帽筋下部線維．

い．可動域制限の要因が筋，軟部組織であれば理学療法による効果が見込める．肘関節屈曲の可動域制限がある場合は上腕二頭筋，上腕筋，伸展制限がある場合は上腕三頭筋の柔軟性改善を行う．前腕の屈筋群，伸筋群，前腕回内・回外筋由来のROM制限を有する場合にはその改善も必要である．

2 肘関節の動的制動機能の改善

肘の外反制動について，前腕の屈筋群や回内筋が内側支持機能を有する[7]．尺側手根屈筋や浅指屈筋の筋力トレーニングにより動的外反制動機能を高めることができる[5,8]．手関節屈曲，尺屈を伴う屈曲，手指の屈曲運動を軽い抵抗から始める．

3 肩甲胸郭関節機能の改善

肩甲骨の安定性に関与する，前鋸筋，僧帽筋上部・中部・下部線維の選択的な筋力トレーニングを実施する（図3）．UCL損傷の保存療法では，腱板トレーニング，肩甲骨周囲筋の筋力トレーニングによって競技復帰率が期待できる[5,9]．菱形筋，広背筋，小胸筋，大胸筋の短縮を改善し，肩甲胸郭関節の可動性を獲得する．

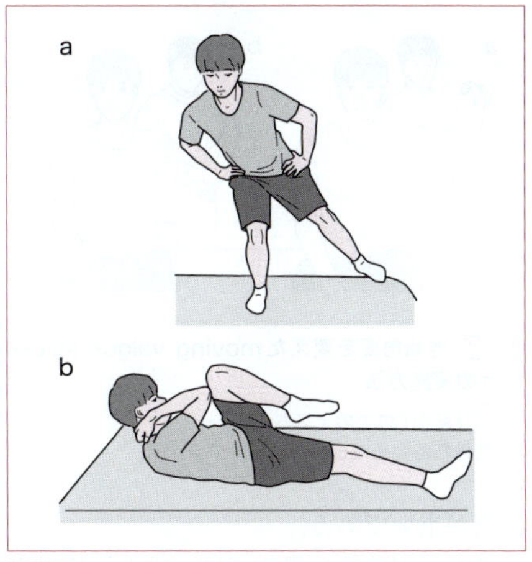

図4 下肢・体幹機能改善，投球フォーム改善を目的としたトレーニング

a：下肢リーチ動作練習．
b：投球動作を想定した体幹トレーニング．

4 物理療法

OCD患者に対する低出力超音波パルス照射は，骨の修復を早期に得られる可能性があり，ガイドラインでも条件付きで推奨されている[5]．骨端線閉鎖の有無，病期に合わせて実施を検討する．最近では，肘頭疲労骨折患者に対する，体外衝撃波療法の効果が提唱されている[10]．

5 下肢・体幹機能改善，投球フォーム（協調性）の改善

股関節・体幹のROMトレーニング，筋力トレーニングを行う．さらに，片脚立位バランス練習，下肢リーチ動作練習，投球動作を想定した体幹トレーニングを段階的に実施する（図4）．投球フォームの指導では，下肢・体幹・上肢の協調性を改善させることが必要である．

4 リスク管理・禁忌事項

投球障害肘についての調査では，投球時痛がありながらも適切な治療がなされず，投球を継続する例が多い．早期発見，早期

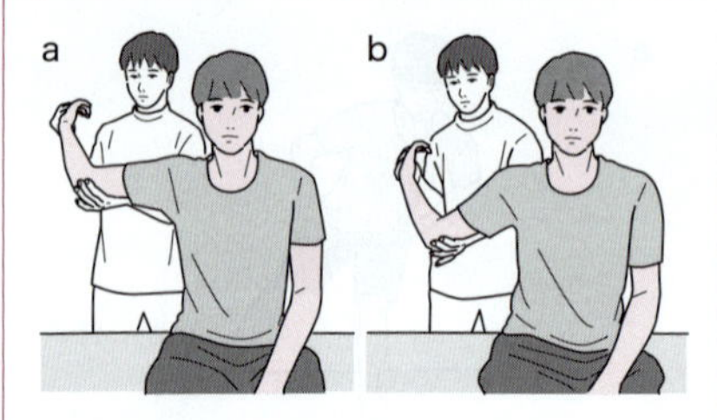

図5 外転角度を変えたmoving valgus stress testの実施方法

a：肩外転90°位でのテスト.
b：肩外転角度を減らした肢位でのテスト.

治療が重要である.

骨端線閉鎖前の患者では，骨の治癒過程を画像所見で確認しながら，理学療法を実施する．また，肘障害では胸郭出口症候群や上腕三頭筋の過緊張などによるStruthers' arcadeでの絞扼などにより尺骨神経障害の併発頻度が高く，UCL損傷の痛み，尺側手根屈筋機能低下による肘内側の不安定性の確認が必要である.

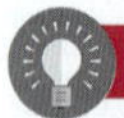

クリニカルヒント

1 疼痛誘発テストから介入方法を考えるヒント

疼痛誘発テストを実施することで，投球動作のどのタイミングで，どのような肢位で，どこに痛みが出ているのを確認，予測できる．臨床では，肢位を変化させて症状に変化があるかを評価することで治療プログラム決定の手がかりとなる．例えば肘内側の評価であるmoving valgus stress testは肩外転90°で実施するが，肩外転角度を減らすと肘内側の痛みが増強し，肩外転角度を大きくすると痛みが軽減する場合，何らかの要因で肩外転角度が不足していることでacceleration phaseに肘内側の負担が増えていることが予測される（図5）．この場合，肘障害ではあるが，前述のように肩甲胸郭関節，体幹機能への治療介入が必要になる.

2 投球動作分析のヒント

投球障害の発生しやすいacceleration phaseは高速なphaseであるため随意的なコントロールが難しい．そのため，その前後のphaseの分析と治療が有効になる．OCDでは画像所見から肘がどの屈曲，外反角度で衝突しているのかを分析し，実際の動作のどのタイミングと一致するのかを確認する必要がある．ball release時に体幹回旋や肩甲骨前方突出が不足していると，肩内旋，肘屈曲，前腕回内で代償することで肘外側の衝突だけでなく回旋ストレスも増強しやすい．この場合もやはり体幹，肩甲胸郭関節機能が重要であり，加えて対側股関節を中心とした荷重応答機能も重要となってくる.

文　献

1) Sakata J, et al：Physical risk factors for a medial elbow injury in junior baseball players：a prospective cohort study of 353 players. Am J Sports Med 45：135-143, 2017
2) 坂田　淳ほか：高校野球におけるスポーツ傷害発生の実態調査—Non-Time-Loss 傷害に着目して—. 日本アスレティックトレーニング学会誌 3：53-58, 2017
3) Conte S, et al：Injury trends in Major League Baseball over 18 seasons：1998-2015. Am J Orthop (Belle Mead NJ) 45：116-123, 2016
4) Ciccotti MC, et al：Ulnar collateral ligament evaluation and diagnostics. Clin in Sports Med 39：503-522, 2020
5) 日本スポーツ理学療法学会：第9章 投球障害肩・肘理学療法ガイドライン．理学療法ガイドライン，第2版，日本理学療法士協会監，日本理学療法学会連合 理学療法標準化検討委員会ガイドライン部会編，医学書院，東京，301-353，2021
6) 遠藤康裕ほか：中学生野球選手を対象とした質的な投球動作分析．日臨スポーツ医会誌 22：36-44，2014
7) Park MC, et al：Dynamic contributions of the flexor-pronator mass to elbow valgus stability. J Bone Joint Surg Am 86：2268-2274, 2004
8) Sakata J, et al：Return-to-play outcomes in high school baseball players after ulnar collateral ligament injuries：dynamic contributions of flexor digitorum superficialis function. J Shoulder Elbow Surg 30：1329-1335, 2021
9) Cascia N, et al：Return to play following nonoperative treatment of partial ulnar collateral ligament injuries in professional baseball players：a critically appraised topic. J Sport Rehabil 28：660-664, 2019
10) 秋本浩二ほか：中高生野球選手の肘頭骨端線障害に対する体外衝撃波療法の治療経験．日肘関節会誌 25：222-227，2018

13　上腕骨外側上顆炎(テニス肘)

中野貴公

1 疾患概要と基本方針

1 疾患概要

(1) 症状

上腕骨外側上顆炎（テニス肘）は，日常生活での手関節背屈動作やスポーツ活動では主にテニスのバックハンドストローク時に肘外側に疼痛を生じる．

(2) 診断基準

日本整形外科学会は，①外側上顆の伸筋群起始部に最も強い圧痛がある，②抵抗下手関節背屈運動で肘外側に疼痛が生じる，③腕橈関節の障害などの伸筋群起始部以外の障害によるものは除外する[1)]としているものの，保存療法に抵抗する例では，広義のテニス肘として関節内病変も含めた検討がされている[1)]．

(3) 病態

テニス肘は上腕骨外側上顆の伸筋共同腱付着部の退行変性を基盤とした腱症であり，短橈側手根伸筋（extensor carpi radialis brevis：ECRB）腱の付着部症（enthesopathy）であることは一定のコンセンサスが得られている．その要因は，繰り返される過度のメカニカルストレスによる付着部組織構造の破綻である[2)]．難治化について，ECRB起始部でのenthesopathyの長期化は隣接組織の断裂を引き起こし，腕橈関節が不安定となり関節内の滑膜炎や組織構造の変性につながる[3)]など，周囲組織との関わりが注目されている．

(4) リスクファクター

タイピングや重量物を頻回に扱うなど，前腕伸筋群に高負荷かつ反復的な負荷が強いられる作業と関連がある．

表1　テニス肘に関連する解剖学的・バイオメカニクス的特徴

- 肘関節伸展，前腕回内位で外部内反トルクを負荷すると伸筋共同腱と上腕骨小頭外側の接触圧が最大となる．
- 肘関節伸展位で長橈側手根伸筋（ECRL）が短橈側手根伸筋（ECRB）を覆い隠すように走行し，ECRBは上腕骨小頭とECRL間で圧迫される．
- 総指伸筋（EDC）腱はECRB腱を表層から覆う．
- EDCの中指腱が外側上顆に付着し，示指と中指の筋線維がECRBと前腕近位部で連続性を持つ．

(5) 肘関節周囲の機能解剖とバイオメカニクス

テニス肘に関連する重要な解剖学的・バイオメカニクス的特徴を表に示す（表1）．

2 基本方針

退行変性が生じると，腱の修復能力は著しく低下するため，患部のメカニカルストレスを減少させるなど自己管理を徹底させ組織治癒を促し，難治化を防ぐ．再発予防に向け，ECRBを含めた前腕伸筋群の柔軟性・筋力の改善など患部機能だけでなく，日常生活・スポーツ動作の改善も図る．

2 評価

1 画像評価

MRIでは，T2強調画像にてECRB起始部での高信号，線維の不規則や不連続性などを認める．関節内病変として滑膜ひだの存在や関節内水腫の確認も行う．

2 整形外科的テスト（表2）

診断テストとしてThomsen test，middle finger extension testなどがある．ま

表2 テニス肘に関連する主な整形外科的テスト

障害名	検査名	詳細
テニス肘	Thomsen test	被検者は，肘関節完全伸展位にて，前腕回内位，手関節背屈位，手指屈曲位を保持する．検者は手関節掌屈方向に抵抗を加える．肘外側に疼痛が出現すれば陽性とする
	middle finger extension test	被検者は，肘関節完全伸展位，前腕回内位にて中指伸展位を保持する．検者は中指屈曲方向に抵抗を加える．肘外側に疼痛が出現すれば陽性とする
腕橈関節滑膜ひだ障害	flexion-pronation test	前腕回内位で肘関節を屈伸させると肘外側で有痛性のスナッピングやロッキングが誘発される
後骨間神経の絞扼障害	前腕回外抵抗運動時痛	感覚障害は認めないが，手指の筋力低下や回外抵抗時痛が生じる
外側側副靱帯損傷	内反ストレステスト	被検者の肘関節を20～30°屈曲させる．検者は上腕遠位と前腕遠位を把持し内反ストレスをかける．外側上顆の疼痛や過度の動揺性を認めれば陽性とする

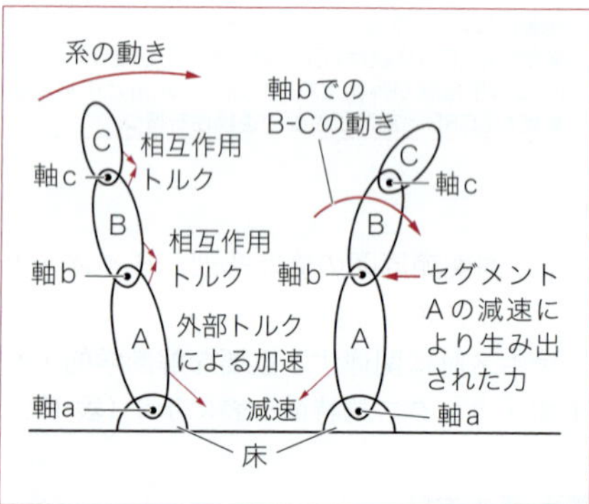

図1 開放性運動連鎖モデル

セグメントAは地面に固定され，前方へ加速している．セグメントAに逆向きのトルクが働き減速すると軸bが空間内で固定され，セグメントB，Cが加速する．テニスではこのような力学的作用もラケット速度に寄与すると考えられる．

（文献5を基に作図）

た，テニス肘に関連した病態として神経障害や関節内病変などが挙げられ，周囲組織の関与が疑われる場合は病態把握のために鑑別検査も行う．

3 理学療法評価

(1) 問診

罹患期間を聴取し，急性症状なのか慢性症状なのか確認する．また，患部への負荷量を把握するために職業や趣味の聴取も重要である．スポーツ活動を行うのであれば，種目や競技レベル，活動頻度も確認しておく．

(2) 視診・触診

患部の熱感や腫脹など，炎症所見を確認する．伸筋共同腱付着部と関わりを持つ，ECRB，長橈側手根伸筋（extensor carpi radialis longus：ECRL），総指伸筋（extensor digitorum communis：EDC），回外筋，腕橈骨筋を触診し，筋緊張や硬さも確認する．

(3) 可動域・筋力

肘関節・前腕・手関節の可動域や筋力のみならず，後述する患部外評価も必要に応じて行う．

(4) 握力

疼痛のない範囲の握力（pain free grip）を測定する．健側の最大握力と患側疼痛出現時の握力の比（健患比）からテニスなどのスポーツ復帰時期の推定が可能[4]で，健患比2/3以上，1/3～2/3，1/3未満でそれぞれ，30日以内，30～60日，60日以上である．

(5) 日常生活・スポーツ動作の分析，患部外機能評価

実際の疼痛誘発動作を確認する．前述した解剖学的・バイオメカニクス的知見から，動作と患部のメカニカルストレスとの関わりを考える．日常生活上，頻回な前腕回内位での作業や物を持ち上げる動作は，患部のメカニカルストレスを増大させる．

一般に投げる，蹴る，打つなどのスポーツ動作は，開放性運動連鎖モデル（図1）[5]

表3　テニス肘に関連する患部外の主な機能評価

評価項目	詳細
筋力	肩関節：水平外転 肩甲骨：内転 体幹：回旋 股関節：伸展，内転，外転，外旋　など
関節可動域・柔軟性	肩甲胸郭関節，胸椎，股関節　など
動的アライメントチェック	・片脚フロントホップテスト 下肢の動的アライメントのチェック．前方へホップし支持脚で安定した着地姿勢が可能か確認する． a：良好 ・骨盤は水平に保持できており，骨盤帯は安定している． ・股関節中心と足関節中心を結ぶ線上に膝関節が位置する． b：不良 ・大腿骨上で骨盤が過剰に傾斜したり、側方移動している． ・股関節中心と足関節中心を結ぶ線上より，膝関節が内側に位置する．
フォームチェック	※テニスのバックハンドストロークの場合 a：良好 ・ステップ時の骨盤帯は安定している． ・手関節背屈位でインパクトができている． b：不良 ・ステップ時に骨盤が側方移動し，固定できていない． ・手関節掌屈位でのインパクトとなり，ECRBには過剰な牽引ストレスが発生する．

で説明されるため，テニス復帰を目指す際，下肢・骨盤帯の動的アライメントや安定性も重要となる．主な評価を表に示す（表3）．

(6) 機能評価質問票（疾患特異的）

PRTEE（Patient-Rated Tennis Elbow Evaluation）[6]は，患者立脚型で前腕の痛みと機能障害を評価する15項目からなる質問票である．日本語版がないため英文を和訳し使用する必要がある．また，客観的な肘関節機能評価を含むものとして日本整形外科学会-日本肘関節学会 肘機能スコア（http://www.elbow-jp.org/kinou.html）があり，肘関節の多様な病態に対応している．テニス肘の場合，上顆炎の評価スコアを使用し，スポーツ能力の評価を行う場合は併せてスポーツの評価スコアの使用も検討する．

3　理学療法プログラム

1　ガイドライン

『上腕骨外側上顆炎診療ガイドライン2019』[7]や『理学療法ガイドライン 第2版』[8]において，理学療法ではストレッチ，筋力強化訓練，徒手療法，物理療法，装具療法などの効果が検討されており，条件付きで推奨されている．しかし，論文により介入方法が異なる，サンプル数が少ないなどその方法論において一定の見解は得られてお

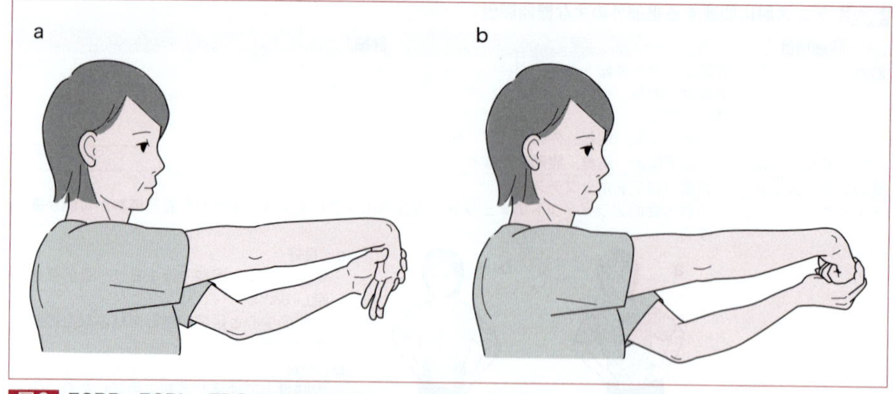

図2 ECRB・ECRL，EDCのストレッチ

a：ECRB，ECRLのストレッチ．肘関節伸展位，前腕回内位，手関節掌屈位で伸張する．
b：EDCのストレッチ．肘関節伸展位，前腕回内位，手関節掌屈位，手指屈曲位で伸張する．それぞれ患部に過剰な牽引ストレスが生じないように注意し，筋腹の伸張感を感じる程度で行う．

らず，エビデンスが弱いのが現状である．そのため，上述してきた評価から患者の状態を把握したうえで介入方法を検討し選択する必要がある．

2 理学療法プログラムの具体的方法

(1) 急性期

発症早期で疼痛が強い場合，炎症管理が重要である．テニス動作の中止はもちろん，日常生活上でも極力患部の安静を保つ．肘関節伸展位や前腕回内位でECRBのメカニカルストレスは増大するため，物を持ち上げる際は極力近づき肘関節屈曲位で行うなどの動作指導を行う．また，エルボーバンドの使用や，長時間のタイピングが必要な場合はリストレストの使用で手関節背屈筋群の活動を抑制できるため，装具や環境整備も検討する．肘関節伸展制限，肘内反制限，手関節背屈補助を目的とした筋肉サポートテーピングも有効である．患部のメカニカルストレスに留意しながら必要に応じて軟部組織への徒手的な介入も行う．

(2) 回復期

疼痛軽減に伴い，ECRBを含めた手関節背屈筋群のストレッチや筋力強化訓練を開始する．スポーツ復帰に向けては患部の機能改善と不良動作の改善に取り組む．

1) ストレッチング

柔軟性や伸張性の低下を認める場合のみならず，腱への機械的刺激によるコラーゲン線維の合成促進を目的として実施する（図2）．

2) 筋力トレーニング

手関節背屈筋群のみならず，必要に応じて患部外の筋力トレーニングも行う（図3）．

3) 複合的動作訓練・競技特異的トレーニング

下肢・体幹で生み出したエネルギーをより効率よくラケット速度に変換できるよう，全身を使った動作訓練を行う（図4）．

(3) 競技復帰期

競技復帰に向けて，負荷の量・強度を上げていく．素振り⇒ショートラリー⇒ロングラリー⇒ゲームといった具合に段階的な復帰を目指す．

上肢	体幹	下肢
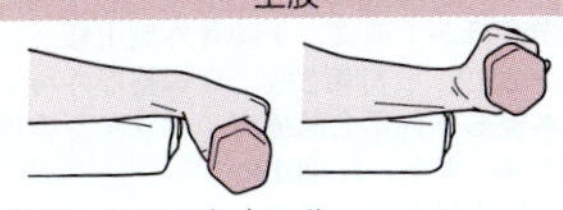 **リバースリストカール** 手関節背屈筋のトレーニング．ダンベルやゴムチューブを負荷にして手関節背屈運動を行う．徐々に掌屈角度を増やし，全可動域で行う． 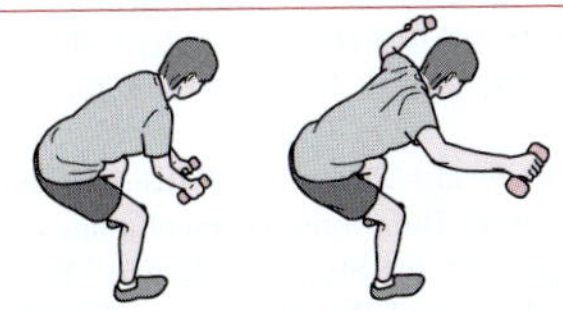 **ベントオーバーラテラルレイズ** 肩関節水平外転筋・肩甲骨内転筋のトレーニング．パワーポジションで肘関節は軽度屈曲位．ダンベルや重錘を負荷にして肩甲骨内転，肩関節水平外転方向へ運動を行う．	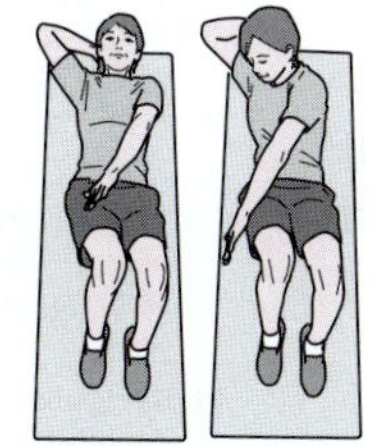 **シットアップツイスト** 腹斜筋のトレーニング．背臥位，股関節と膝関節屈曲位で体幹の屈曲・回旋運動を行う．	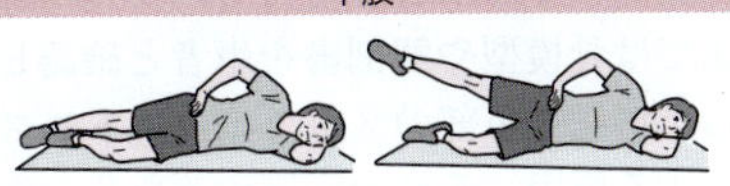 **サイドライイング・レッグレイズ** 股関節外転筋のトレーニング．側臥位で股関節外転運動を行う． 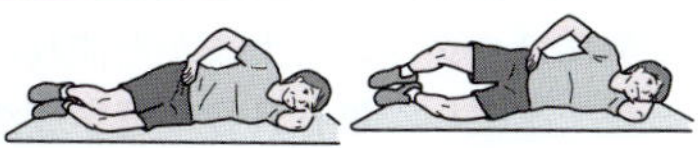 **クラムシェル** 股関節外旋筋のトレーニング．側臥位で股関節外旋運動を行う． 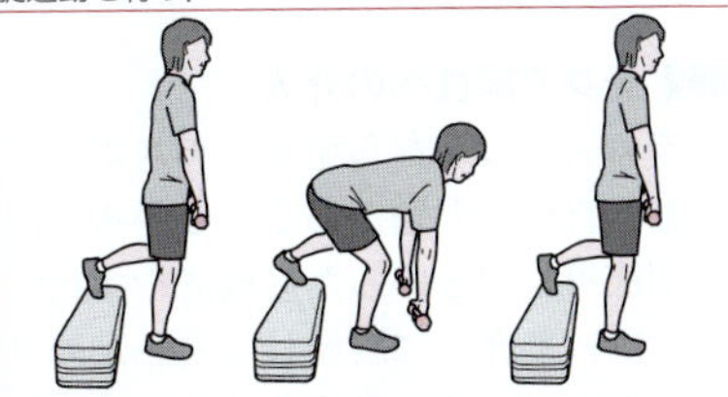 **シングルレッグ・ルーマニアンデッドリフト** 股関節伸展筋のトレーニング．片脚をステップ台に乗せ，脊柱の生理的彎曲を保持したまま膝関節は軽度屈曲しながら，骨盤を前傾する（遠心性活動）．股関節を伸展し開始肢位に戻る（求心性活動）．

図3 筋力強化トレーニングの例

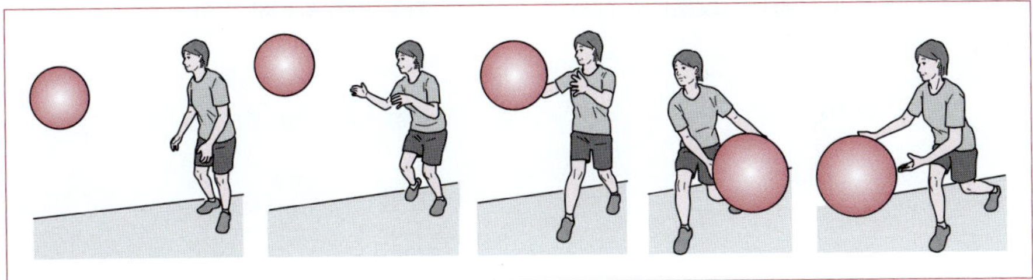

図4 複合的動作・競技特異的トレーニングの例

バランスボールスローイング：クロスステップでボールをキャッチし，支持脚を固定したまま骨盤・体幹を左回旋し上肢帯を後方へスイングする．下肢・体幹のエネルギーによる回旋運動を使って素早くスイングし，前方へスローする．

4 リスク管理・禁忌事項

炎症の再燃に注意する．特に患部の機能訓練を開始する際にはストレッチや筋力トレーニングの頻度，負荷を調整し組織治癒を妨げないように注意する．

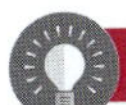

クリニカルヒント

1 患者マネジメント

前述したようにテニス肘では，患部の組織治癒を促し難治化させないことが重要である．そのために，患者自身がテニス肘の病態や理学療法方針を理解することが最も重要であると筆者は考える．初回の理学療法では骨模型や解剖書を患者と確認しながら，病態や患部のメカニカルストレスが増大する原因，それを回避するための動作指導や患部の管理方法について時間をかけて説明する．また，本項で述べてきたような理学療法プログラムの大まかな流れについても必ず説明し，患者自身が理学療法計画の全体像をイメージできるように工夫する．

2 全身協調性への介入

テニス肘のみならず多くのスポーツ障害は動作自体に問題があることが多い．筋力や関節可動域といった筋機能や柔軟性の改善に向けた介入に終始しても一定の効果はあるものの，不良動作の改善に結び付かないことを経験する．そのため，動作の改善そのものを目的とした動作訓練も必ず行う．動作を細分化し，それぞれを個別に学習（分習法）し，徐々に全体的な動作として一括して学習（全習法）できるよう様々なワークやドリルを通して段階的に行っていく．

文 献

1) 日本整形外科学会ほか：前文．上腕骨外側上顆炎診療ガイドライン2019，改訂第2版，日本整形外科学会ほか監，日本整形外科学会診療ガイドライン委員会ほか編，南江堂，東京，1，2019
2) 熊井　司：腱・靱帯付着部の構造と機能―上腕骨外側上顆炎の理解に必要なenthesis biologyの知識―．整・災害 54：5-12，2011
3) 新井　猛：テニス肘難治化の病態としての滑膜ひだ．臨整外 50：333-337，2015
4) 坂田　淳：Ⅱ章 病態・病期別マネジメント 1 肘関節における病態・病期別マネジメント（リスク管理）のポイント 病態の基本的知識．肘関節理学療法マネジメント―機能障害の原因を探るための臨床思考を紐解く，坂田　淳編，メジカルビュー社，東京，35，2020
5) Kreighbaum E, et al：Throwlike Patterns：Sequential Segmental Rotations. Biomechanics：A Qualitative Approach for Studying Human Movement, 4th ed, Allyn and Bacon, Boston, 338-339, 1996
6) Macdermid J：Update：The patient-rated forearm evaluation questionnaire is now the patient-rated tennis elbow evaluation. J Hand Ther 18：407-410, 2005
7) 日本整形外科学会ほか：前文．上腕骨外側上顆炎診療ガイドライン2019，改訂第2版，日本整形外科学会ほか監，日本整形外科学会診療ガイドライン委員会ほか編，南江堂，東京，23，2019
8) 日本運動器理学療法学会：第8章 肘関節機能障害理学療法ガイドライン．理学療法ガイドライン，第2版，日本理学療法士協会監，日本理学療法学会連合理学療法標準化検討委員会ガイドライン部会編，医学書院，東京，271-281，2021

14 橈骨遠位端骨折

粕渕賢志

1 疾患概要と基本方針

1 疾患概要

高齢者に発生しやすく，骨粗鬆症との関連が高い脆弱性骨折の一つである．男性に比べて女性の発生頻度が高い．転倒時に手をつき生じることが多いため，高齢者の中でも比較的活動性の高い世代に多く発生する．

関節外骨折は，遠位骨片が背側に転位するColles骨折と遠位骨片が掌側に転位するSmith骨折に分けられる（図1）．関節内骨折には，背側Barton骨折と掌側Barton骨折がある（図2）．橈骨遠位端骨折の分類では，AO分類が最も使用されている．AO分類では関節外骨折をA型，部分関節内骨折をB型，完全関節内骨折をC型に分類する．さらに，骨折の部位や粉砕の程度により細分される．

手関節の腫脹や橈骨遠位部の疼痛，変形などの症状がみられ，機能障害として，手関節や手指の関節拘縮，筋萎縮などが生じる．合併症として，三角線維軟骨複合体（triangular fibrocartilage complex：TFCC）損傷や手根骨間靱帯損傷，腱損傷（長母指伸筋腱，長母指屈筋腱），手根管症候群，複合性局所疼痛症候群が生じることがある．

転位がない骨折や転位はあるが整復可能な骨折には，徒手整復後に3～6週間ギプス固定を行う保存療法が選択される．整復位の獲得ができない場合は，手術療法の適応となる．手術療法では，掌側ロッキングプレート固定術が多く行われる．

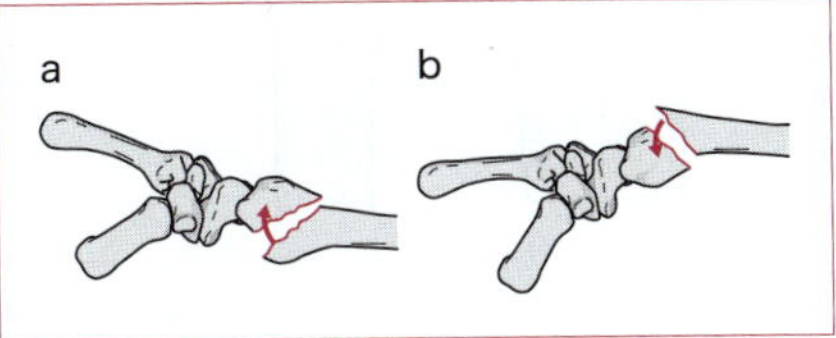

図1 関節外骨折

a：Colles骨折．b：Smith骨折．
Colles骨折は遠位骨片が背側に転位する．Smith骨折では遠位骨片が掌側に転位する．

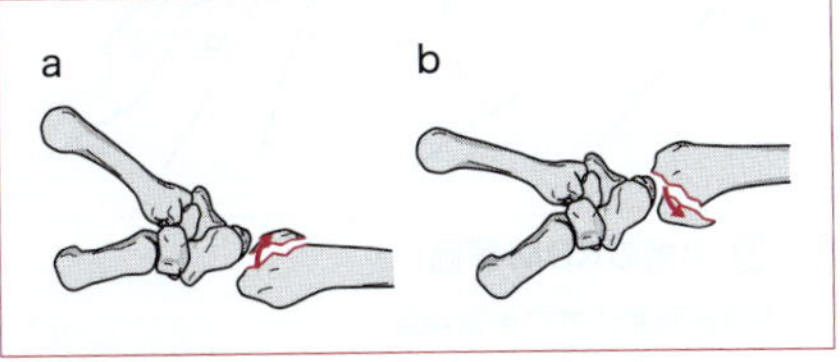

図2 関節内骨折

a：背側Barton骨折．b：掌側Barton骨折．
背側Barton骨折は遠位骨片が背側に転位する．掌側Barton骨折では遠位骨片が掌側に転位する．

2 基本方針

外固定中は廃用性の拘縮や筋萎縮の予防を目的に，手指の積極的な運動を行う．外固定除去後は，骨癒合に合わせて運動療法を行い，日常生活で使用できる手の機能獲得を目指す．

2 評価

1 画像評価

骨癒合の経過や関節可動域（ROM）への影響を確認するために掌側傾斜，尺側傾斜，尺骨変異を評価する（図3）．尺骨変異は，尺骨の方が遠位に突出している場合をプラスバリアント，尺骨が近位にある場合をマイナスバリアントという．

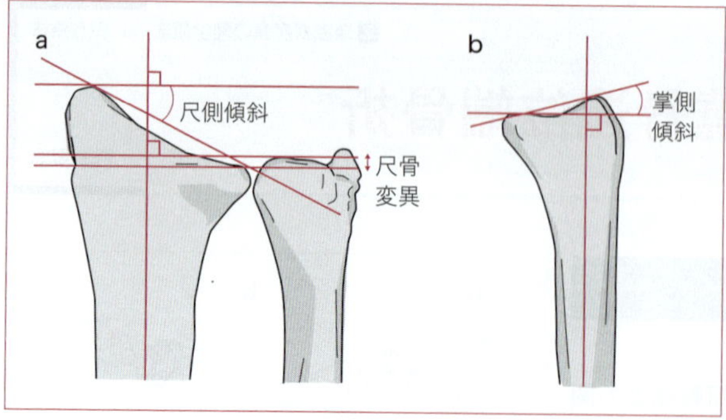

図3 橈骨遠位端の画像評価

a：正面像，b：側面像．
尺側傾斜（radial inclination）：橈骨茎状突起先端と橈骨遠位関節面の尺側縁を結んだ線と橈骨長軸の垂線のなす角．
掌側傾斜（volar tilt）：橈骨遠位端の背側縁と掌側縁を結んだ線と橈骨長軸の垂線のなす角．
尺骨変異（ulnar variance）：橈骨遠位関節面の尺側縁と尺骨遠位端関節面の間の距離．

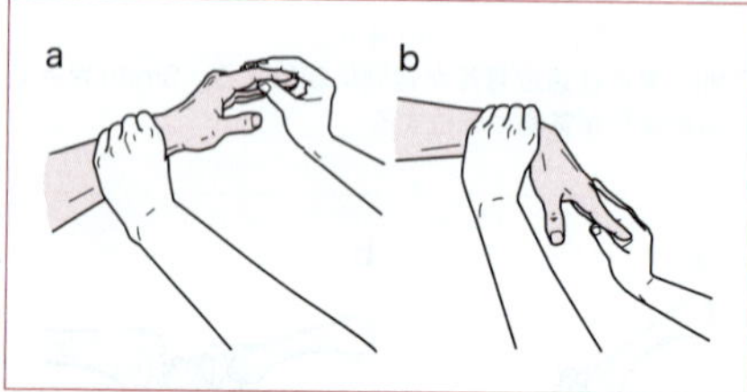

図4 手指のROM評価

a：手関節背屈位での手指伸展．
b：手関節掌屈位での手指伸展．
手関節背屈位では屈筋腱が伸張され手指の伸展が困難となる．

2 主要な理学療法評価

(1) 疼痛

いつ，どこに，どのような疼痛が生じるかを評価する．骨折部による疼痛，外固定期間に伴う軟部組織の柔軟性低下や腫脹・圧迫に起因する循環障害による疼痛が生じる．手関節の尺側部に疼痛が生じることも多く，TFCC損傷時には手関節尺屈時に疼痛が出現する．

(2) ROM

固定期間中は手指や肩関節，肘関節の評価を行う．外固定除去後は，手関節と前腕の評価を行う．固定期間に生じる伸張性の低下がどの軟部組織で生じているか評価するために，エンドフィールや自動運動と他動運動の差，肢位を変えた時の差などを確認する（図4）．

(3) 筋力

徒手筋力検査だけではなく，握力やつまみ力の評価も行う．握力発揮時には，骨折部に負担が生じるため注意して行う．健側との比率も評価する．

(4) ADL

ADLの実行状況や利き手を確認する．また，受傷前のADLの実行状況も確認する．

(5) 患者立脚型機能評価質問表

患者立脚型の機能評価としてDASH（Disability of the Arm, Shoulder, and Hand）やPRWE（Patient-Rated Wrist Evaluation）の日本語版，Hand 20などが使用される（日本手外科学会：https://www.jssh.or.jp/doctor/jp/publication/kinouhyouka.html）．

3 理学療法プログラム

1 外固定期間の理学療法プログラム

浮腫が継続すると関節拘縮や腱の癒着を引き起こすため，浮腫の改善を目的に手指の自動運動や高挙保持を指導する．手指の自動運動は疼痛自制内で積極的に行う．肩関節や肘関節の運動も行い，関節拘縮や筋萎縮を予防する．

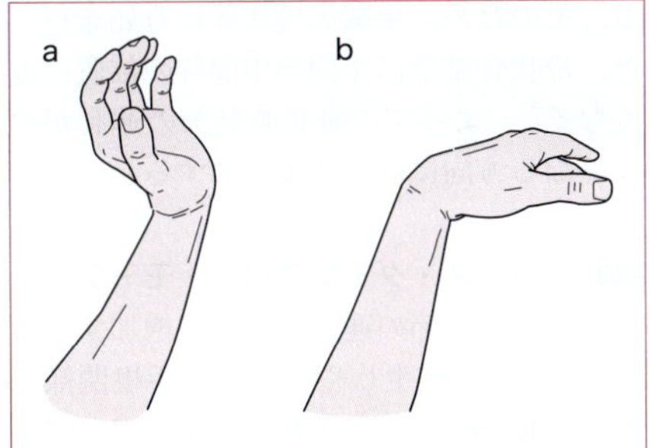

図5 ダーツスロー・モーション

a：橈背屈，b：尺掌屈．

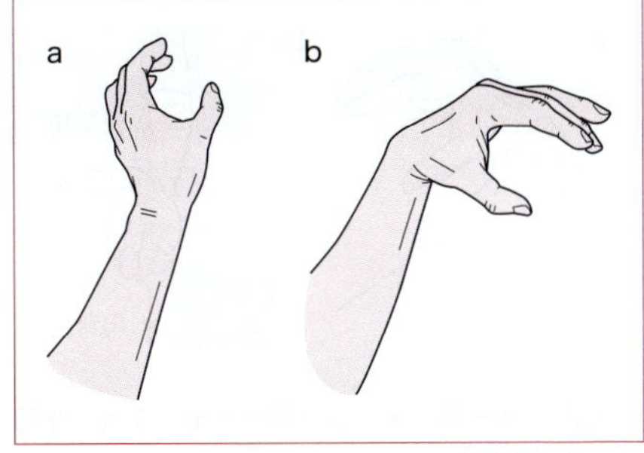

図6 リバース・ダーツスロー・モーション

a：尺背屈，b：橈掌屈．

2 外固定除去後の理学療法プログラム

(1) ROM運動

外固定除去後，4～5週頃から手関節と前腕の自動運動を開始し，6週頃より他動運動へと進めていく．骨癒合の状態や施設ごとにプロトコルは異なるため主治医に確認してから行う．

手関節の運動は，骨折部への負担が少ない手根中央関節の運動から開始する．手根中央関節に対するアプローチは，手関節橈背屈から尺掌屈への運動であるダーツスロー・モーションを用いて行う（図5）．関節拘縮が発生しやすい橈骨手根関節には，尺背屈から橈掌屈への運動であるリバース・ダーツスロー・モーションを用いる（図6）．

(2) 筋力トレーニング

外固定除去後早期は手関節の自動運動から開始し，骨癒合の状態に合わせ抵抗運動に移行していく．握力のトレーニングを行う際には，骨折部に軸圧が発生するため，開始初期は発揮される握力が強くなりすぎないように注意する．ADLで必要となる前腕と手関節の複合動作でのトレーニングも行う（図7）．

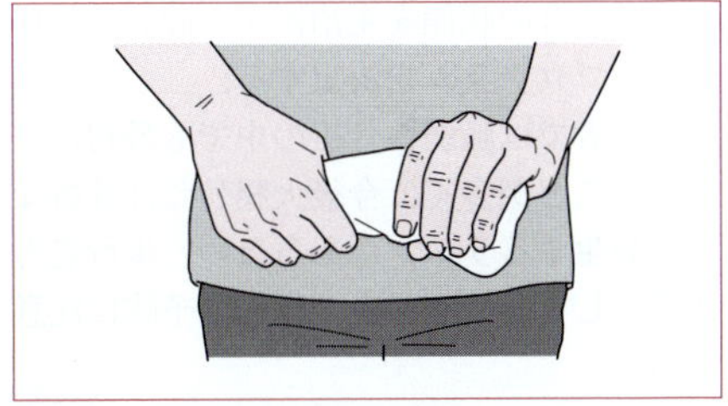

図7 タオル絞り動作を用いたトレーニング

(3) ADL練習

日常生活に必要な動作や，職業や趣味に関する動作を用いたROM運動や筋力トレーニングを行う．手指の巧緻性向上のためにつまみ動作の練習も行う．

3 ガイドライン

『理学療法ガイドライン 第2版』では，外固定期間中に上肢や手指のROM運動を行うと拘縮予防や早期回復が期待できると示されている[1]．また，患者教育は運動療法を実施することと同様の効果が得られるとされている[1]．遷延性の骨折では超音波療法と電気刺激療法の実施を提案されているが，効果の検証は今後も必要であると示されている[1]．

4 リスク管理・禁忌事項

遠位骨片に付着する筋の収縮や握力発揮時の軸圧による骨転位や変形治癒に注意す

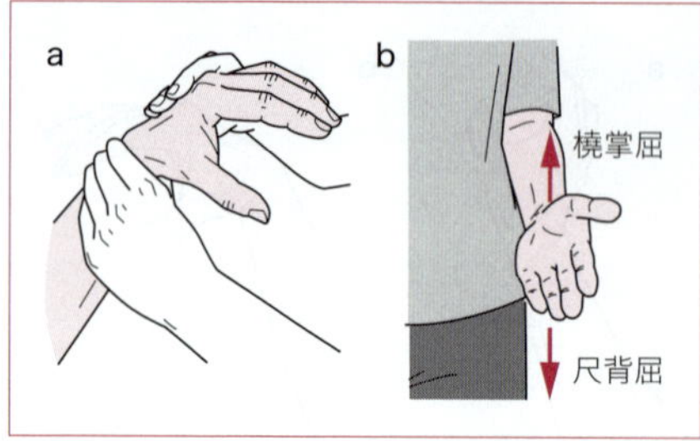

図8 リバース・ダーツスロー・モーションを用いたROM運動

a：他動運動．b：前腕回外位での運動．

る．骨癒合の状態を主治医から確認し，理学療法プログラムを決定する．

高齢者では脆弱性骨折の中でも最初に発生することが多く，今後大腿骨頚部骨折などが発生するリスクがあるため，歩行能力が低下している高齢者では転倒予防に注意する．

クリニカルヒント

1 ダーツスロー・モーション

矢状面から45°の角度でダーツスロー・モーションを行うと橈骨手根関節の運動が減少し[2)]，手根中央関節の運動の割合が増加する．橈骨手根関節の運動が減少する運動方向は個人差があるため，橈骨手根関節の運動を舟状骨結節の触診をしながら確認する．手関節掌屈と橈屈時に舟状骨結節は掌屈し，手関節背屈と尺屈時には背屈する．そのため，手関節橈屈後に背屈を行うと，舟状骨結節は手関節中間位の位置に近くなる[3)]．よって，舟状骨結節の運動が少なくなる方向に動かすようにする．

2 リバース・ダーツスロー・モーション

橈骨手根関節の運動の割合が増加するため[4)]，拘縮が発生しやすい橈骨手根関節に対するROM運動に有用である[5)]．しかし，運動方向の理解が難しく自動運動でROM運動を開始するのが困難な場合がある．そのため，運動開始当初は他動的に行う必要がある（図8）．また，前腕回外位で上下方向に手関節の運動を行うとリバース・ダーツスロー・モーション方向の運動となるため，運動方向の理解が得られやすい（図8）．

文　献

1）日本運動器理学療法学会：第10章 手関節・手指機能障害理学療法ガイドライン．理学療法ガイドライン，第2版，日本理学療法士協会監，日本理学療法学会連合 理学療法標準化検討委員会ガイドライン部会編，医学書院，東京，360-367，2021
2）Crisco JJ, et al：In vivo radiocarpal kinematics and the dart thrower's motion. J Bone Joint Surg Am 87：2729-2740, 2005
3）Werner FW, et al：Scaphoid tuberosity excursion is minimized during a dart-throwing motion：A biomechanical study. J Hand Ther 29：175-182, 2016
4）粕渕賢志ほか：CTを用いた手関節リバース・ダーツスロー・モーションの3次元動態解析―橈骨手根関節と手根中央関節の回転角度と運動方向の検討―．理学療法学 47：1-9，2020
5）桂　理ほか：橈骨遠位端関節内骨折術後ハンドセラピィにおける橈骨手根関節に対する早期アプローチの試み．日手外科会誌 28：578-581，2012

15 変形性股関節症

加藤　浩

1 疾患概要と基本方針

1 疾患概要

変形性股関節症は，股関節に発生する関節軟骨の変性や摩耗により関節の破壊や，これに対する反応性の骨増殖（骨硬化，骨棘）により引き起こされる関節構成体の退行性疾患である．

わが国の変形性股関節症の有病率は1.0～15.7％で，性別でみた割合は，男性が0～18.2％，女性が2.0～14.3％である．発症年齢は平均40～50歳である．発生機序は，骨形態や関節構造に異常がなく，基礎疾患に起因しないで発生する原因不明の一次性変形性股関節症と，基礎疾患に続発して発生する二次性変形性股関節症に分類される．わが国の一次性変形性股関節症と二次性変形性股関節症の頻度は，多くが発育性股関節形成不全（developmental dysplasia of the hip：DDH）や寛骨臼形成不全など関節構造異常に起因する亜脱臼性や脱臼性の二次性変形性股関節症である[1]．また，近年では大腿骨寛骨臼インピンジメント（femoroacetabular impingement：FAI）の関与が指摘されている．

2 基本方針

理学療法では，疼痛の軽減や身体機能改善，維持，またはADLの維持，拡大を目的に筋力増強運動，関節可動域（ROM）運動，歩行練習，生活指導等の保存療法が実施される．しかし，理学療法の効果や病態の進行，また職業，社会環境等，本人の希望を総合的に考慮し，手術療法が選択される場合がある[2]．

2 評価

1 診断基準

国際的診断基準としては，米国リウマチ学会（American College of Rheumatology：ACR）基準やKellgren－Lawrence grade（KL分類）などがある．わが国では，上記の診断基準に加え，日本整形外科学会（Japanese Orthopaedic Association：JOA）変形性股関節症病期分類が広く用いられている（図1[3]，表1[4]）．

2 臨床評価基準*

疾患特異的尺度としては，日本整形外科学会の基準（JOA hipスコア）や米国整形外科学会（American Academy of Orthopaedic Surgeons：AAOS）の基準（AAOS hip & kneeスコア）がある．疾患特異的尺度としては，日本整形外科学会股関節疾患評価質問票（Japanese Orthopaedic Association Hip-Disease Evaluation Questionnaire：JHEQ）[5]やWestern Ontario and McMaster Universities Osteoarthritis Index（WOMAC®）がある．包括的尺度としては，基本的ADL評価尺度のBarthel Index（BI），機能的自立度評価尺度のFunctional Independence Measure（FIM），そして，Medical Outcomes Study 36-Item Short-Form Health Survey（SF-36®）などがある．

*「臨床評価基準」については，『変形性股関節症診療ガイドライン2024』[1]のp.49に詳しく説明されている．

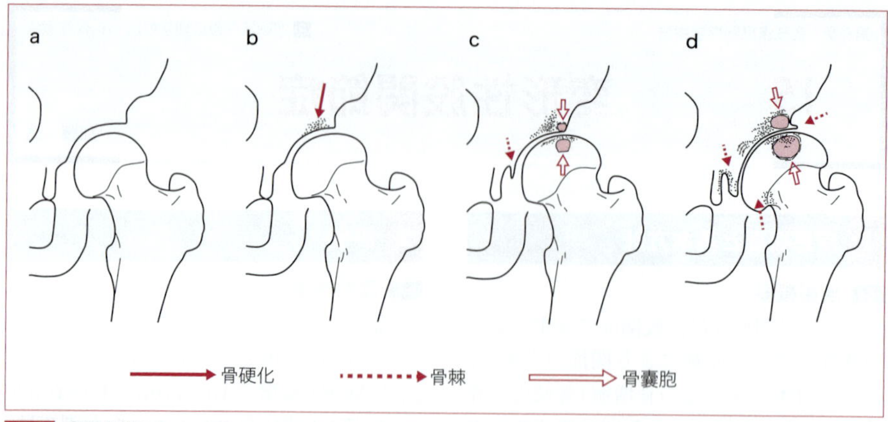

図1 病期分類のシェーマ

a：前股関節症，b：初期股関節症，c：進行期股関節症，d：末期股関節症．
（文献3より）

表1 日本整形外科学会変形性股関節症病期分類

判定＼項目	関節裂隙	骨構造の変化	臼蓋および骨頭の変形
4	ほぼ正常	ほとんどなし	ほぼ正常
3 前股関節症	ほとんど狭小化なし	骨梁配列の変化がありうる	先天性，後天性の変形あり
2 初期股関節症	軽度もしくは中等度の狭小化	臼蓋の骨硬化	軽度の骨棘形成
1 進行期股関節症	高度の狭小化あるいは部分的な軟骨下骨質の接触	臼蓋の骨硬化 臼蓋あるいは骨頭の骨囊胞	骨棘形成あり 臼底の増殖性変化
0 末期股関節症	荷重部関節裂隙の広範な消失	広範な骨硬化 巨大な骨囊胞	著明な骨棘形成や臼底の二重像，臼蓋の破壊

（文献4より改変）

3 主要な理学療法評価

(1) 面接

疼痛は悪化と緩解を繰り返しながら徐々に増悪し，股関節の深屈曲動作（床からの立ち上がり，靴下の着脱，足趾の爪切り，トイレ，入浴動作など）に困難をきたす慢性進行性疾患であることを念頭に，身体機能や生活活動の経年的変化について聴取する．

(2) ROM

進行期から末期股関節症では，ROM制限による隣接関節への影響が顕著化してくるため，罹患関節に加え両下肢・体幹まで含めて評価する．

(3) 筋力

徒手筋力検査（manual muscle test：MMT）の評価に加え，股関節周囲筋群の間で筋収縮の強さの程度を評価する．例えば，股関節外転筋であれば，大腿筋膜張筋，中殿筋，大殿筋上部線維などで過剰収縮している筋，逆に収縮が不十分な筋がないかなど，筋間で筋収縮の程度を触診により評価する．

(4) 疼痛

前期や初期では，長時間の立位や運動後に起こる下肢の違和感や疲労感といった不定愁訴から始まる．そして，多くの場合，短時間の安静休息により症状は消失する．

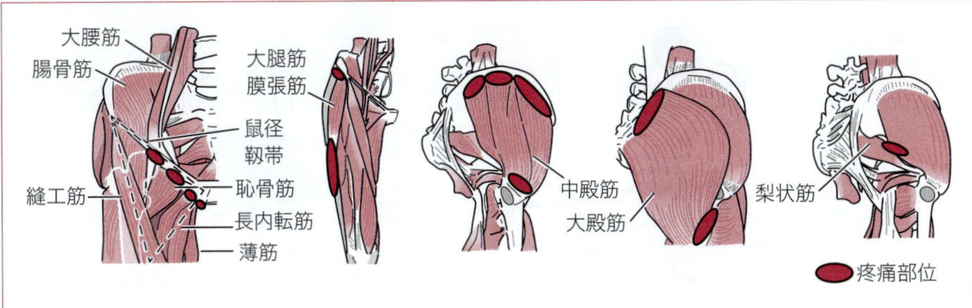

図2 疼痛発生好発部位

しかし，病態の進展に伴い，歩行時に明確な痛みとなり，その部位は股関節周囲に限局せず，腰部や殿部，さらに大腿部付近など広範化する（図2）．そして，最終的に痛みは持続性となり，荷重時以外でも夜間痛や自発痛として自覚するようになる．疼痛の評価には，視覚的アナログスケール（Visual Analogue Scale：VAS）や数値的評価スケール（Numerical Rating Scale：NRS）などがある．これらのスケールを用いて，圧痛，運動検査（収縮痛，短縮痛，伸張痛），荷重位・非荷重位での評価を実施する．

(5) 下肢長

大腿骨頭の亜脱臼や変形，大腿骨頚部の短縮，頚体角の異常，股・膝関節の関節拘縮などの様々な要因により下肢長差が生じる場合がある．下肢長計測には，転子果長（trochanter malleolar distance：TMD），棘果長（spina malleolar distance：SMD），臍果長がある．TMDは大転子より高位の大腿骨頭の亜脱臼や変形，大腿骨頚体角の異常（内反股，外反股）に関する情報は得られないため注意する．また，実際の下肢長に差がなくても骨盤を正中位に保持できない場合，見かけ上の脚長差が生じることがあるため，立位での評価も実施する．

(6) 筋長検査

筋長検査は筋の長さが正常か，短縮か，過緊張（低緊張）かを判断するための検査で，Thomas test，Ely test，Ober test，Piriformis testなどがある（図3）．

(7) 姿勢・アライメント

隣接部位からの影響（hip-spine syndrome，knee-spine syndromeなど）を受けやすいことを念頭に置きながら観察する．寛骨臼形成不全による二次性変形性股関節症では，病期や年齢に関係なく骨盤前傾と腰椎前弯が増強しやすい．

(8) 歩行

主な跛行は，疼痛回避歩行（逃避跛行，滞留跛行），軟性墜下歩行（Trendelenburg跛行，Duchenne跛行），硬性墜下歩行である．また，全身のパフォーマンステストとして，TUG（Timed Up and Go Test）や6分間歩行テストなどがある．

(9) ADL・QOL

ADLの評価では，BIやFIMなどがある．手段的ADL（instrumental activities of daily living：IADL）に関する評価では，老研式活動能力指標や，LawtonのIADLスケール，ライフスタイル調査法（Frenchay Activities Index：FAI）などがある．変形性股関節症に特化した評価としては，JOA hipスコアやWOMAC®などがある．QOLの評価では，SF-36®，EuroQoL（EQ-5D）などがある．

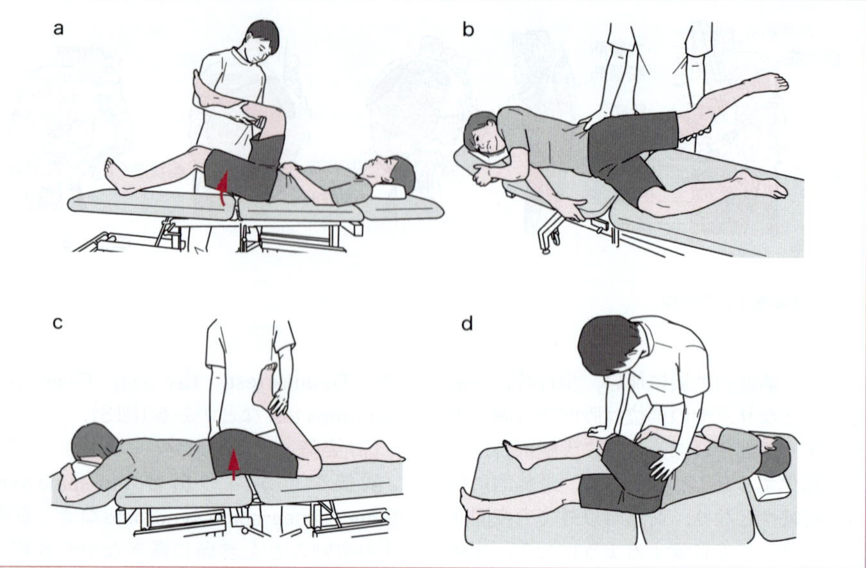

図3 筋長検査

左罹患側の検査例を示す［検査名（対象筋）］．矢印は短縮が疑われる際の代償運動を示す．
a：Thomas test（腸腰筋・大腿直筋），b：Ober test（大腿筋膜張筋・腸脛靭帯），c：Ely test（大腿直筋），d：Piriformis test（梨状筋）．

3 理学療法プログラム

基本的に，前股関節症から末期股関節症まですべての病期において理学療法の介入効果は期待されるため適応となる．しかし，保存療法のみで本疾患の病期進行を予防することは困難である．特に末期変形性股関節症では，手術適応の時期を逸しないよう普段から主治医との情報共有を大切にすることが重要である．

1 疼痛緩和

(1) 持続的関節牽引・ストレッチング

スリング等を利用し，股関節の持続的関節牽引を実施する．治療時間は主に関節包などの結合組織の伸張を目的とする場合は20分程度の持続牽引が有効である．徒手でストレッチングを行う場合は，痛みのある筋の起始部と停止部を引き離すようにゆっくりと伸張する．

(2) 物理療法

ホットパックなどの温熱療法や電気刺激療法などを運動療法前に実施すると効果的である．疼痛部位が深層筋の場合は，超音波治療が有効である．

2 ROMトレーニング

ROMトレーニングは，事前に単純X線画像などにより骨棘の部位や骨頭・臼蓋の変形の程度を確認してから実施する．また，靴下の着脱や足趾の爪切りなどといった股関節深屈曲動作を伴うADLにおいては，股関節の屈曲可動性に加え，腰椎と骨盤の協調運動の改善も重要となる．体幹の前後傾の代償運動に注意しながら，骨盤の前傾・後傾運動を行い，腰椎と骨盤の協調運動の改善を図る．

3 筋力トレーニング

(1) 矢状面の安定化

矢状面前方向の安定化には，腸腰筋が主に寄与する．腸腰筋の起始は主に腰椎の横突起に始まり，大腿骨頭の前面部を被覆するように通り小転子直下に付着する．小転子は矢状面において大腿骨頭より相対的に後方に位置するため大腿骨頭を後方へ押し込む作用があり，擬似臼蓋として関節安定化に寄与する．そのため，寛骨臼蓋形成不全などで関節不安定化を有する患者では腸腰筋の筋力トレーニングが有効である[6]．

(2) 前額面の安定化

前額面外側の安定化には，股関節外転筋群が主に寄与する．表層筋の股関節外転筋作用のある大腿筋膜張筋，中殿筋，大殿筋上部線維の収縮状態を触診しながら，各筋群のバランスに配慮した筋力トレーニングを実施する[6]．

(3) 水平面の安定化

水平面の安定化には，股関節深層外旋筋群が主に寄与する．骨盤の代償運動や表層筋の過剰収縮に注意しながら深層外旋筋群の筋力トレーニングを実施する[6]．

4 ガイドライン

理学療法の有効性[7]は，保存療法に関して，①運動療法（有酸素運動，筋力増強運動，水中運動）は，短期・中期的な疼痛の緩和，機能改善に有用であるが，長期的な効果に関しては不明とされている．②患者教育（股関節の解剖や疾患の理解，生活環境の改善，ADLの指導，杖や装具の指導）に加え，ホームエクササイズなどの運動療法（運動指導）を併用すると疼痛緩和に有効とされている．しかし，5年以上の長期的な有効性や病期の進行予防効果については不明である．③物理療法（マニュアルセラピー，温泉療法，超音波療法）は，短期的機能の改善には有用であるが，長期的な病期進行予防に関しては不明とされている．

4 リスク管理・禁忌事項

1 疼痛管理

疼痛管理は，重要なリスク管理の一つである．特に外来患者であれば，身体活動量計等により1日のおおよその運動強度や歩数を評価し，痛みが生じない最適な運動量を把握する．さらに，患者自身で1日の生活が過活動や不活動にならないよう自己管理させる．

2 精神・心理面

本疾患では，身体機能面に加え，精神・心理的側面である健康関連QOLの低下が報告されており，両者は相互に影響し合った障害構造になっている．そのため，股関節機能にのみ目を向けた理学療法を実施するのではなく，患者を取り巻く生活環境，家庭環境，社会環境，職場環境など幅広く情報収集し，精神・心理的面も含めてサポートすることが重要である．

3 ROM

二次性変形性股関節症の多くは，寛骨臼蓋形成不全などの大腿骨頭と臼蓋の適合不全があり，関節接触面の狭小化，接触圧分布の不均衡が存在する．さらに，臼蓋が急峻であると大腿骨頭には外上方へのすべりの力が働き股関節は不安定となる．このような病態がベースとなり疼痛が発生していることを考慮すると，ROMを不用意に拡大することは，関節不安定性を招き，疼痛を誘発する原因となる可能性があり，闇雲なROMトレーニングは避けるべきである．

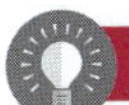

クリニカルヒント

1 ROMトレーニング

(1) hinge abduction

股関節外上方部の関節裂隙が狭小化して

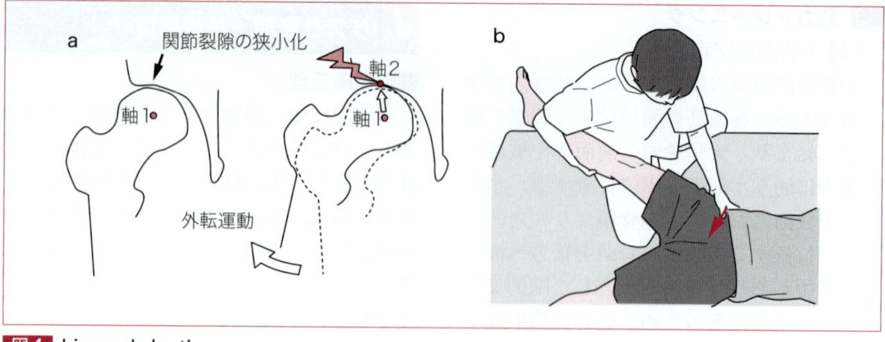

図4 hinge abduction

a：大腿骨頭が臼蓋に衝突した瞬間，運動軸は「軸1」から「軸2」へ移動する．
b：実際のROMトレーニング．矢印は大腿骨頭の誘導方向を示す．

いると，股関節外転時にhinge abductionを引き起こす場合がある．hingeとは「蝶番」の意味であり，股関節外転により骨頭外側が臼蓋外側上部に衝突して，骨頭内側が臼底部から離れるような運動をいう．このような病態がある場合，一側で大転子を保持して，大腿骨頭を内下方へ押し込むような力を加えながらROMトレーニングを実施する（図4）．

(2) 複合的関節可動域

股関節を単一の運動面で動かす場合と，複数面で動かす場合では，運動時の抵抗感が大きく異なる．例えば，股関節屈曲運動の場合，股関節を軽度外転・外旋位で屈曲する方が屈曲角度は増大する[8]．これは，股関節は自由度3の多軸関節であり複合的運動に適合するようにできているからである．そこで，股関節屈曲運動を行う際は，外転-内転，外旋-内旋の各運動を少しずつ組み合わせながら複合的に動かし，寛骨臼蓋と大腿骨頭の関節面適合状態を推測しながらROMトレーニングを進める．複合的な股関節屈曲可動域を拡大していく際の目安としては，肩関節，上前腸骨棘，膝蓋骨中央，第2中足骨頭を結んだ線をベースラインとして各運動を組み合わせるとよい[9]（図5）．

2 筋力トレーニング

動筋と拮抗筋の同時収縮は関節の安定化に重要である．特に股関節の内・外転筋の同時収縮は，骨頭合力の向きを内側方向に増大させるため，歩行の踵接地時における衝撃荷重が分散され，臼蓋縁にかかる応力集中の予防効果が期待される．そこで，荷重位で下半身重心を利用した股関節外転筋と内転筋の同時収縮を意識させた筋力トレーニングを実施する[10]（図6）．立位で両膝にボールを挟んだ状態を維持しながら罹患側方向へ体重移動し，股関節外転筋と内転筋の同時収縮を維持する．この時，体幹が罹患側方向へ傾かないように両側の上前腸骨棘（anterior superior iliac spine：ASIS）のラインが床面と平行になるよう注意しながら行う．図6bのDuchenne歩行でみられるような上半身重心を利用した体重移動では，左股関節の中殿筋と長内転筋の筋活動は低い．次に，右股関節の外転筋を優位に利用し体重移動を行った場合では，左股関節の中殿筋の筋活動は高まるが，長内転筋の筋活動は低い．一方，左股関節の内転筋を優位に利用した体重移動を行うと，左股関節の中殿筋と長内転筋の両者の筋活動が高まった同時収縮となる．このように同時収縮機能を高めるトレーニングでは，罹

図5 股関節屈曲の複合的ROMトレーニング

a：破線はベースラインを示す．
b：ベースラインより膝関節が内側に位置するような屈曲運動．
c：ベースラインより膝関節が外側に位置するような屈曲運動．

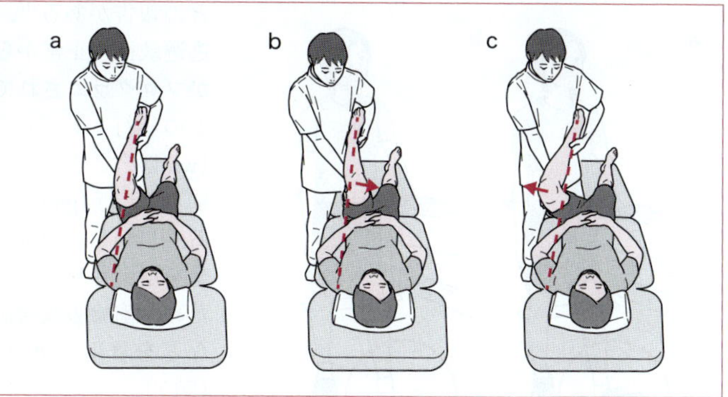

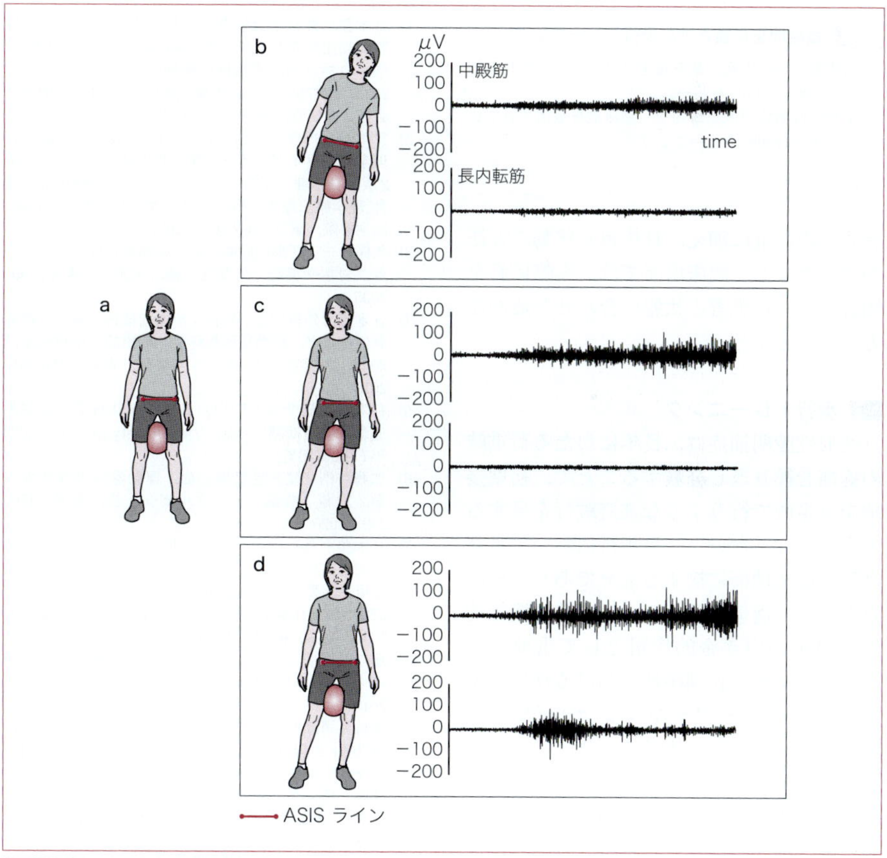

図6 股関節外転筋と内転筋の同時収縮トレーニング

筋電図波形は左股関節の中殿筋，長内転筋を示す．
a：中間位．b：上半身重心を使った左側への体重移動を示す．c：右股関節外転筋を使った左側への体重移動を示す．
d：左股関節内転筋を使った左側への体重移動を示す．

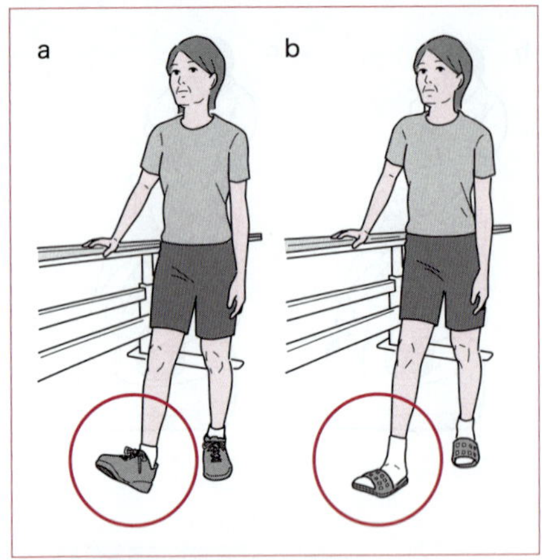

図7 踵接地を意識させた歩行トレーニング

a：衝撃吸収機能の高い靴を着用させて，踵接地を意識させた歩行（gait）トレーニング．
b：衝撃吸収機能の低い履物で，踵接地を意識させていない歩行（walk）トレーニング．

患側への荷重に加え，身体重心移動の方法が重要となる．臨床場面では，実際に筋を触診しながら患者の状態に合わせた最適な方法で実施する．

3 歩行トレーニング

変形性股関節症は，長年にわたる荷重時の疼痛を繰り返し経験することで，初期接地を全足底で行うような逃避跛行を呈する場合が少なくない．二足歩行において足部は唯一直接地面に接する部分であり，その足部からの適切な情報入力は下肢の機能的運動連鎖の引き金的作用として重要である．そのため，初期接地における踵接地不良は，ロッカーファンクション（ヒールロッカー）の機能が発揮できないばかりでなく，隣接関節への運動および筋活動に影響を及ぼす．実際に，股関節疾患患者を対象に踵接地を意識させた歩行と意識させない歩行で股関節周囲筋群の筋活動を比較した研究において，踵接地を意識することで有意に中殿筋と大殿筋の筋活動が高まったとの報告がある[11]．つまり，長年にわたる逃避跛行で正常から逸脱した歩行パターンがプログラムされている変形性股関節症患者の歩行トレーニングでは，単なる“歩行（walk）”ではなく，踵接地を意識させた適切な“歩行（gait）”動作の指導が重要となる．しかし，踵接地歩行は，股関節への衝撃を増大させ痛みを誘発する危険性があるため，衝撃吸収機能のある靴やインソールなどを着用し実施することが重要である（図7）．

文　献

1) 日本整形外科学会診療ガイドライン委員会/変形性股関節症診療ガイドライン策定委員会編：第1章 疫学・自然経過．変形性股関節症診療ガイドライン2024，改訂第3版，日本整形外科学会/日本股関節学会監，南江堂，東京，19-30，2024
2) 日本運動器理学療法学会：第11章 股関節機能障害理学療法ガイドライン．理学療法ガイドライン，第2版，日本理学療法士協会監，日本理学療法学会連合 理学療法標準化検討委員会ガイドライン部会編，医学書院，東京，397-424，2021
3) 久保俊一：変形性股関節症．股関節外科の要点と盲点，岩本幸英監，久保俊一編，文光堂，東京，59，2005
4) 日本整形外科学会：資料3 治療成績判定基準，機能評価法など．標準整形外科学，第13版，中村利孝ほか監，井樋栄二ほか編，医学書院，東京，944-954，2018
5) 日本股関節学会：JHEQ（日本整形外科学会股関節疾患評価質問票）．http://hip-society.jp/jheq/（2023年1月2日閲覧）
6) 加藤　浩：変形性股関節症．運動器障害理学療法学，加藤　浩編，メジカルビュー社，東京，190-239，2020
7) 日本整形外科学会診療ガイドライン委員会/変形性股関節症診療ガイドライン策定委員会編：第4章 保存療法．変形性股関節症診療ガイドライン2024，改訂第3版，日本整形外科学会/日本股関節学会監，南江堂，東京，69-84，2024
8) 建内宏重：スポーツ障害に対する運動療法―その適応と実際―股関節．臨スポーツ医32：762-769，2015
9) 奥村晃司ほか：変形性股関節症の理学療法の工夫 治療方針と理学療法評価法・治療の一視点．PTジャーナル48：615-623，2014
10) 加藤　浩ほか：変形性股関節症の筋機能障害に対する理学療法アプローチ．理学療法35：1060-1069，2018
11) 加藤　浩：術後股関節疾患患者に対する踵接地を意識させた歩行訓練が股関節外転筋活動に及ぼす影響―表面筋電図による積分筋電図及びwavelet周波数解析―．理療科27：479-483，2012

16 変形性膝関節症

太田　進

1 疾患概要と基本方針

1 疾患概要

変形性膝関節症(knee osteoarthritis：膝OA)は，加齢や肥満などに由来する一次性と膝関節外傷後に起こる二次性に分けることができる．一次性の割合が多いが，前十字靱帯(anterior cruciate ligament：ACL)再建術後の膝OAなど，膝OAの予防には若年期や青年期のACL損傷予防，半月板損傷予防などのスポーツ傷害予防も重要な視点となる．

わが国では40歳以上の有病率は男性43%，女性62%と高く，2,530万人の有病者がいると推察されている．2019年国民生活基礎調査においても要支援の原因は，関節疾患が1位となっている．つまり，中年から高齢への移行期に，身体の動きが悪くなる最初の原因が関節の問題であり，最も罹患率が高い関節が膝であることより，その原因は膝OAと推察できる．

世界変形性関節症会議Osteoarthritis Research Society International (OARSI)および日本整形外科学会の膝OAに対するガイドライン[1]における主な非薬物療法の内容は，生活様式の変更，運動療法，生活動作の適正化，減量，損傷した関節への負担軽減法の情報を提供し教育することである．運動療法の内容は，有酸素運動，筋力増強運動，関節可動域(ROM)運動，減量，適切な補助具の使用が日本整形外科学会の推奨度Aとなっている．また，OARSI(2014年)のガイドラインにおける基本的な治療として，運動，教育，減量，自己管理が挙げられている[2]．この治療を基本として，膝OAと膝以外のOAの有無，併存疾患の有無の4グループに分け，他関節の状況や併存疾患を考慮して層別化し治療を進めることを推奨している．その中で生体力学的介入は非薬物療法としては4グループ間で共通の治療として挙げられている．生体力学的介入は，膝関節へのメカニカルなストレスを軽減することであり，杖なども含めた補装具やインソールに加え，後述するメカニカルストレスを軽減させる歩行を習得することも含まれる．

OARSIが2016年に研究成果をもとに“Osteoarthritis：A Serious Disease”と題して変形性関節症の問題点をまとめた[3]．主な内容は，①世界的なOAの増加，②運動機能低下による生命予後への影響，③併存疾患を悪化させる，④産業の生産性低下等である．そのため世界的にも膝OAの予防，治療が急務とされており，現在は，幼少期，青年期，中年期，老年期とすべてのライフステージでその予防への関わりが必要とされている．

理学療法士に向けたガイドラインとしては，日本理学療法士協会が作成した『理学療法ガイドライン 第2版』の「変形性膝関節症」[4]，日本整形外科学会が作成した『変形性膝関節症診療ガイドライン2023』[5]に必要な情報がまとめられており大変有用である．

2 基本方針

膝OA治療の基本方針は患者教育，体重管理，自己管理であり，理学療法士として患者への膝OAの病態を含めたこれらの内容の説明は必須である．膝関節可動域の維

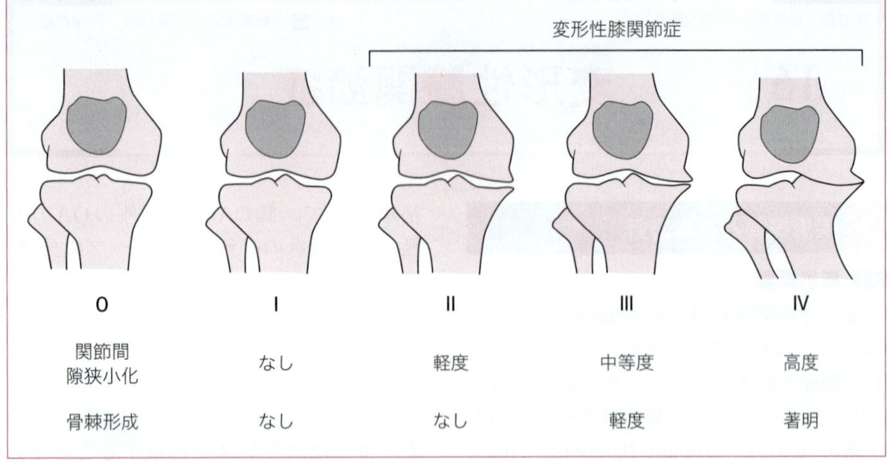

図1 Kellgren-Lawrence分類（KL分類）

持向上，症状に適した筋力増強方法を見つけ，自宅でも継続的に行えるように指導する．そしてバランス機能向上を含む神経筋運動（neuromuscular exercise）を行い，最終的に身体活動量を改善することを支援する．重症度が症状と必ずしも一致しないため，症状（主に疼痛，関節水腫）を指標に運動量や負荷を継続的に調整する．重度膝OAであっても過度な安静（活動量の低下）とならないようにすることが必要である．

2 評価

1 理学的所見

理学療法士が行う評価項目としては，下肢の徒手筋力テスト，ROMテスト，大腿部周径，歩容，関節水腫，その他の膝周辺症状の有無（半月板症状，膝蓋大腿関節症，鵞足炎など）が挙げられる．両側OAであることも多いため各理学所見の左右差を比較し，歩容や動作の非対称性も評価する．筋力低下のある筋や可動域制限の原因となりうる軟部組織を推察しその改善を目標とするが，それらの個々の改善を動作や活動量の改善に結び付ける必要がある．

2 膝関節機能評価

日本版変形性膝関節症患者機能評価尺度（Japanese Knee Osteoarthritis Measure：JKOM）[6]，Western Ontario and McMaster Universities Osteoarthritis Index（WOMAC）[7, 8]，Knee Injury and Osteoarthritis Outcome Score（KOOS）[9]，日本整形外科学会膝痛疾患治療成績判定基準（JOAスコア）[10]などが使用されている．

3 画像評価

（1）X線画像

膝OAの主な画像評価はX線撮影による評価であり，立位時の関節裂隙の狭小化，骨棘の有無を中心としたKellgren-Lawrence（KL）分類である（図1）．KL分類のうち，KLⅡが初期，KLⅢが中期，KLⅣが末期膝OAとされており，KLⅡ以上が膝OAとして定義されている．現在は早期膝OAの定義に関する議論がなされている．KL0～Ⅰが早期膝OAの対象となるが，臨床所見，MRI所見を含めたLuyenらの分類が一つの方法として定義されている．わが国においては，MRIの普及率が高く，より正確に早期膝OAが診断できる可能性がある．なお，画像所見と症状が一致しないことも多い．

(2) MRI

MRIは関節軟骨や半月板などの組織の評価に用いられ，特に早期膝OAにおける軟部組織の変化の把握に優れている．また，MRIの情報から得られる軟骨下骨の骨髄病変（bone marrow lesions：BML）と疼痛との関係が多く報告されており，関節負荷や活動量を増加させる際に考慮する情報となりうる．膝OAに対するMRIの評価法はWhole-Organ MRI score（WORMS）法という軟骨病変，BML，軟骨下骨陥凹など8つの病変と各病変の重症度から評価する方法が研究では用いられている．

(3) 超音波（エコー）

膝OAの軟骨や関節裂隙の直接的な画像評価ではないが，超音波（エコー）により内側半月板が大腿骨，脛骨内側端から逸脱する内側半月板逸脱量を計測することができる．内側半月板逸脱量は，膝OA発症のリスク因子とされ，膝OAの重症度と逸脱量の増加が関連することが報告されている．

3 理学療法プログラム

1 基本的な理学療法プログラムの考え方

直接的に行う理学療法介入として運動療法の内容を記載するが，自宅における自主練習が重要であり，患者がそれぞれ継続できるように支援する必要がある．ガイドラインに沿ってしっかりと膝関節可動域運動を行い，伸展制限，屈曲制限を少しでも改善することが重要となる．特に早期膝OAではROM改善が得られやすい．制限の原因を探索し，可動域改善を確認しながら治療を進めることが重要である．どのようなアプローチをすると可動域が改善するか，制限している部分が変化するかなどを評価する．膝伸展や屈曲の可動が止まった時点で，口頭で「どの部分が邪魔しますか．どこが伸ばされますか．どこか詰まる感じがありますか」などを質問し，患者の返答よりROMの制限因子や組織を考える．筋力増強運動は膝関節周囲筋が中心となるが，股関節，足関節周囲筋の増強も重要となる．自覚症状に合わせて非荷重，荷重，静的もしくは動的な運動へと進めていく．関節機能の改善に伴い，身体機能としてのバランス能力の改善，身体活動量増加を目標にする．

2 筋力増強運動

一般的な運動は図を付けず説明のみとするが，それらの運動の応用方法などは図も加えて説明する．ここでは特に基本的な運動を紹介し，「クリニカルヒント」にて他の応用的な運動を紹介する．

(1) 大腿四頭筋

1) 大腿四頭筋セッティング

膝窩部に丸めたバスタオルなどを入れて，タオルを押し付けるように膝関節を伸展させる．extension lagがある場合は，力が入りにくい角度を狙うことも可能である．タオルを脛骨近位や大腿骨遠位に移動させて筋収縮（主に内側広筋）を確認する（図2）．

2) 座位からの膝伸展

端座位からの膝関節伸展運動は座位のまま行えるため，生活場面での運動頻度を上げる利点がある．徒手的に抵抗をかける場合は，筋力が弱い角度も加味して，抵抗を調整もしくはその角度の反復などを行う．

3) 下肢挙上運動

背臥位で反対側の膝関節を屈曲し，挙上側は踵の高さを床から10cm程度とするのが一般的であるが，運動負荷は踵の高さに依存するため，患者に合わせた高さを設定する．中殿筋の筋力増強運動にもなる．

(2) ハムストリングス

1) 両脚ブリッジ動作

背臥位となり殿部を挙上するブリッジ動

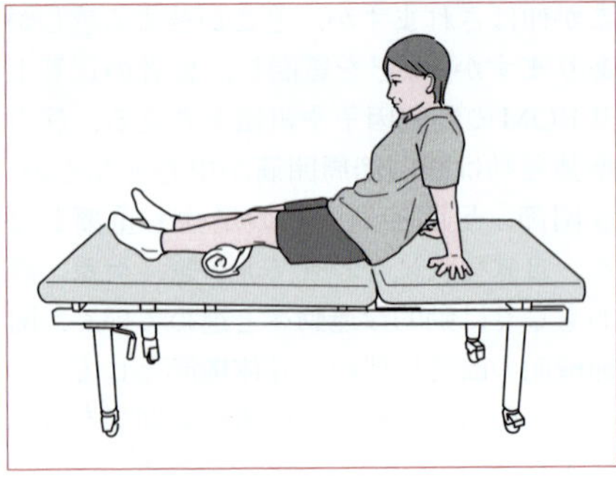

図2 大腿四頭筋セッティング

膝窩部にタオルなどを入れることが一般的であるが，図のようにタオルを脛骨近位に入れた方が筋収縮が得られやすい場合もある．

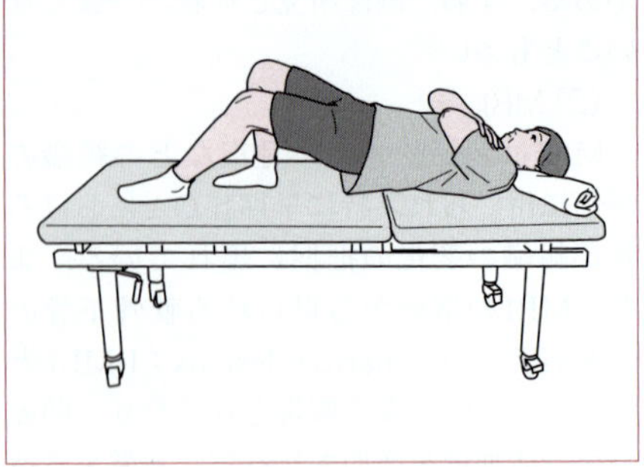

図3 片側ブリッジ動作

図は左ハムストリングスの筋力増強運動であるが，右足をベッドにつくことによりハムストリングスの収縮負荷を調整することができる．

作であるが，膝関節屈曲角度を減らしていくと，ハムストリングスの筋収縮が得られる．膝関節を90°以上など屈曲角度を増やすと大殿筋の収縮が高まる．

2）片脚ブリッジ動作

両脚ブリッジより負荷が強くなるため，ハムストリングスがつるなどの症状が起こることがある．その場合，反対側を少しベッドにつくなどで負荷の調整が可能となる．また，骨盤が回旋せずにベッドに対して平行に挙げられているか注意をする．図3の場合は左骨盤が後方回旋しやすくなる．

(3) 中殿筋

1）側臥位からの筋力増強運動

側臥位で骨盤を前傾させ，股関節をやや内旋させ下肢自体は垂直方向に挙上する．骨盤，体幹の代償を抑えて運動する際は下肢の挙上は床面と平行程度とするとよい．

2）セラバンドを使用した練習

両足首にセラバンドを回し背臥位で両側股関節外転を行うと骨盤の代償が少ない．両側外転を行う際に患側が特に弱い場合は，患側を外転したのち健側の外転をするとよい．

3）片脚立ち

片脚立ちを行い，両肩を結んだ線が床と平行となるように鏡を利用し視覚的なフィードバックを入れながら行うとよい．壁などに手を触れることで難易度を調整できる．股関節が伸展位（体幹伸展）で片脚立ちする患者は，中殿筋（大殿筋）の収縮が弱いことを自ら殿部に触れて確認し，その後，軽度股関節屈曲を促すと中殿筋（大殿筋）が収縮することをフィードバックさせるとよい．

(4) 股関節内転筋

1）ボールを用いた内転（内旋）筋運動

座位でボールを両膝内側に挟む．股関節内旋筋の収縮も入る．

3 ROM運動

(1) 膝関節屈曲可動域運動（大腿四頭筋のストレッチを含む）

1）端座位

屈曲角度が90°未満の場合に有効である．痛みが強い場合は，重力を利用して大腿四頭筋の力を抜くことで膝の屈曲を誘導する．端座位の場合は，理学療法士が徒手的に下腿を保持し下腿を遠位に引き，膝関節の離開を加えると曲がりやすい場合もある．

2）背臥位

理学療法士が股関節角度90°から角度を増やしながら膝関節屈曲をしていく．深い股関節屈曲位では二関節筋の影響が少ない

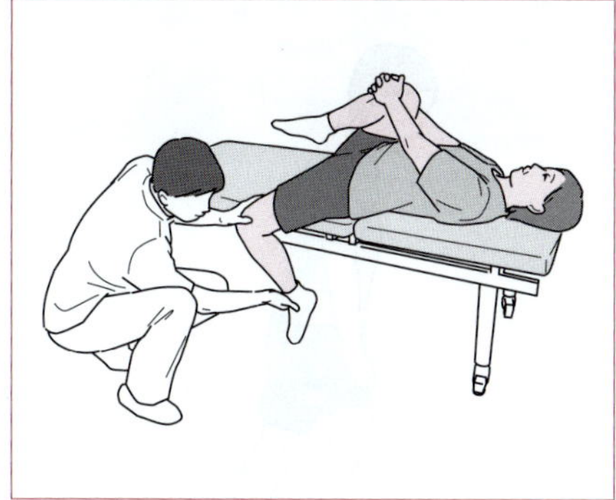

図4 大腿四頭筋のストレッチ（二関節筋ストレッチ）

理学療法士は患者の股関節伸展角度を変化させながら，膝関節を屈曲し，患者に伸張していると感じる部位を確認する．股関節伸展と膝関節屈曲角の変化により，伸張される部位が変化するか，またしないかを確認し，目的部位の伸張が得られるように二関節の角度を調整していく．図のように患者に反対側の膝を抱えてもらい腰椎前弯の代償を抑える．

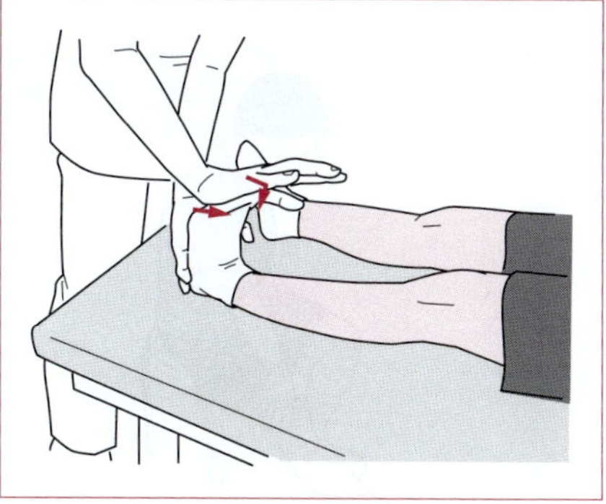

図5 腓腹筋と長母趾屈筋のストレッチ

背臥位で，理学療法士は図のように自分の右肘を体幹に付けて背屈方向に力を加える．患者の膝関節は伸展位とし，理学療法士の右手は，患者の母趾球を背屈方向に押し，最大背屈位にする．その後に理学療法士の左手で母趾中足趾関節を伸展させる．長母趾屈筋のストレッチを加えると下腿後面の筋群の伸張が得られる．個人差があり，長母趾屈筋のストレッチを加えても下腿後面の筋群の伸張感に変化のない患者もいる．

ため，主に膝関節周囲組織への伸張となる．

背臥位で下腿をベッドから垂らし，反対側の膝を腰椎の前弯が入らないように患者が抱える．股関節の伸展角度を調節することで，伸張される部位が異なることに留意して行う（図4）．

3）膝関節屈曲最終域までの運動

お風呂の中で，膝関節の抱え込みを行う．疼痛がなければ入浴の温熱効果と浮力を利用して正座運動やしゃがみ込み運動も指導に含める．

（2）膝関節伸展可動域運動（腓腹筋と長母趾屈筋のストレッチ）

1）背臥位

膝伸展制限があり，特に膝窩部の伸張性低下による制限と考えられる場合は，腓腹筋のストレッチを行う．そのストレッチに長母趾屈筋のストレッチを加えることも可能である（図5）．即時的に膝関節伸展改善の効果がある場合は，自主練習としてアキレス腱ストレッチを日常的に行うように指導する．アキレス腱のストレッチとしては壁に両手をついて片脚を後方に引いて足関節を背屈させる一般的な方法でよいが，踵を地面につけていること，下腿後面から膝窩部に伸張感が得られているかを確認する．

2）座位

自分で膝関節近位を押して，膝関節伸展を行う（ハムストリングスのストレッチ）（図6）．

（3）膝蓋骨可動域運動

基本は全方向であるが，特に下方可動性は膝関節屈曲と関連すると考えられている（第5章-2-1-19「膝蓋大腿関節障害」（p.616）を参照）．膝蓋大腿関節痛がある場合は，疼痛が強くならないように注意する．

4 水中運動

水中運動は，OARSIではcore treatmentの一つであり，積極的に取り入れることを推奨している．その方法の詳細は特に述べられていないが，膝関節へのメカニカルストレスが少ない状態で歩行，横歩き，後ろ歩き，水中内体操が行われている．

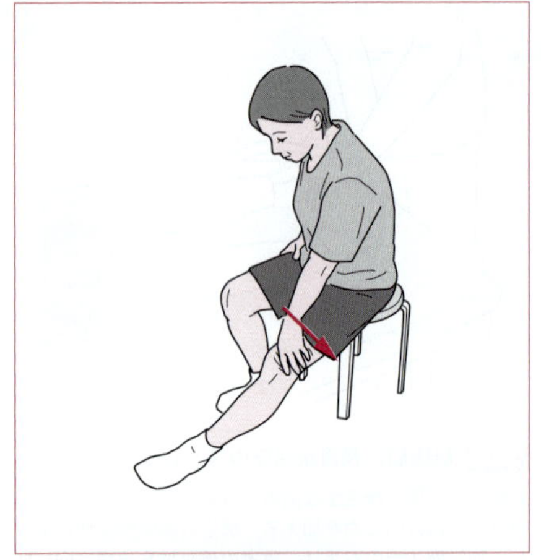

図6 膝関節伸展可動域運動

座位にて，患者は図のように膝関節伸展を行う．自分の手で膝蓋骨や脛骨近位ではなく大腿遠位を大腿骨に対して垂直方向に押す（図の矢印の方向）．この状態から足関節背屈をするとさらに腓腹筋のストレッチとなる．

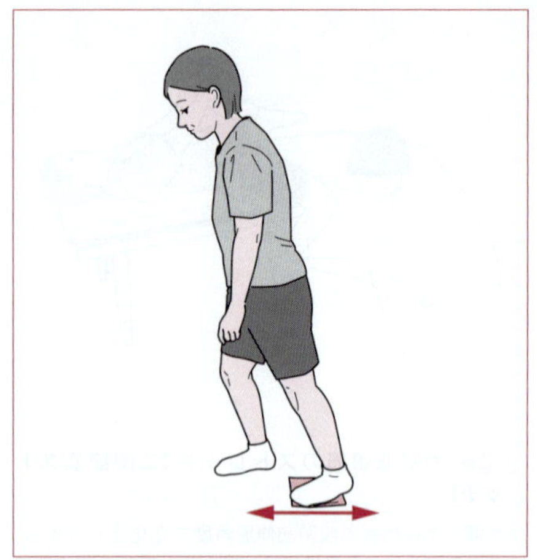

図7 神経筋運動（GLA：D® のプログラムの一部）

図の左足（後側）の下にタオルを敷いて，左足を後方へまた前方へと移動させる．右足は膝関節が内反とならないように意識する．前方に足を踏み出すフォワードランジよりも膝関節への負荷は少ないと考えられる．

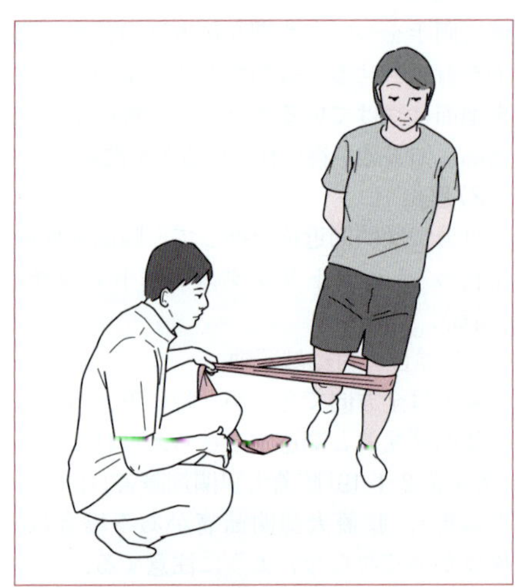

図8 神経筋運動（膝関節のストレートなアライメント維持練習）

図のように膝関節にセラバンドを回して，患者は外反方向にセラバンドにより力を加えられ，その状況で患者は膝関節をストレートなアライメントを維持するように練習をする．静的な練習から初めて，次に膝関節の屈伸も加えて，ダイナミックな動きの中でもアライメントを維持できるように練習を行う．

5 神経筋運動（neuromuscular exercise）

バランスや動作中のアライメントを意識したトレーニングとして，神経筋運動はスポーツの分野で多く取り入れられているが，膝OAへの運動介入としても多くの効果が報告されている（図7，8）．その運動プログラムとしてGood Life with osteoArthritis in Denmark（GLA：D®）があり，世界の複数箇所で各国の理学療法士が中心となりこのプログラムを普及させている[11]．このプログラムでは，運動は疼痛が自覚的に10段階の5まで，および運動により2以上増加しないことを基準としている．

6 歩行運動（walking exercise，一般的な有酸素運動）

（1）歩行運動の効果

歩行は最も一般的な移動手段であり身体運動となる．歩行量に関しては，1日1万歩の歩行においても，膝OAの悪化が認められなかった報告もある．疼痛や関節水腫を確認したうえで，活動量，特に歩行による身体活動量を増やすことは，併存疾患でもある肥満症やその他の生活習慣病，糖尿病予防のためにも重要である．

(2) 膝関節内反モーメントの説明

1) 膝関節内反モーメント

膝関節内反モーメント（knee adduction moment：KAM）は，膝関節内側圧縮力の代替指標とされ，KAMは膝OAの悪化要因となっている．

2) gait retraining (gait modification)

ここではKAM減少を目的とした歩行とする．歩行方法の変更であり日常的な歩行に応用でき，新たな運動時間を必要としないため，継続率が高いことが予測される．

報告の多い具体的なKAMを減少させるgait retrainingを記す．以下のいずれの方法も足圧中心からの床反力と膝関節中心までの前額面上の距離（KAMのレバーアーム長）を短縮させることによる．床反力は身体重心に向かうため，前額面上で立脚肢足底支持面の足圧中心に身体重心が近づく歩行ということができる．

①つま先を外側に向けて歩く（toe-out gait）

②つま先を内側に向けて歩く（toe-in gait）

③患側に体幹を側屈して歩く（trunk lean gait）

④膝（大腿）内側をすり合わせるように歩く（medial thrust gait）

(3) 補助具の使用

膝装具は基本的に膝内反を矯正する方向に力を加える．支柱付き軟性装具が一般的であるが，末期膝OA用の硬性装具もある．臨床的には，内側型膝OAには外側楔状足底板を用いてKAM減少を試みる．即時的に疼痛軽減，歩きやすさを訴える患者もいるが，数日，少なくとも数時間の使用で効果があるかを確認することが重要である．日常生活の中で膝関節の負荷を減らし歩行を安定させる目的でT字杖の使用は有効であるが，有酸素運動目的で数千歩を歩く場合は，T字杖を用いると歩行スピードを上げにくいなど使いにくい一面もある．両側でポールをつくノルディックウォーキングやポールウォーキングといわれる歩行は，有酸素運動としての歩行に有用でありKAM減少も報告されている．なお，体幹側屈の代償をしていた患者においては，両側でポールを使用することにより体幹側屈が抑制されKAMが増加する，歩幅が伸び関節負荷が増加することもあるため注意が必要である．

4 リスク管理・禁忌事項

1 膝OAに対する活動量と肥満症

歩行は低強度に分類される身体活動であり，膝OAの末期においても症状が強くなければ推奨される．中強度以上の運動に関しては，特に肥満がある場合は関節負荷が強くなるため注意を要する．非荷重の運動，荷重運動およびそれらの運動の負荷を疼痛や関節水腫などの症状に合わせて個別に検討していくことが望ましい．

2 併存疾患

膝OAの併存疾患は，肥満を含む生活習慣病，メタボリックシンドローム，糖尿病，高血圧，腰痛など多岐にわたり，中高齢者の罹患率が高いものばかりである．心血管イベントも膝OAと併存するため，その病態理解と運動強度の管理が必要である．膝OAは身体活動低下をきたす直接的な原因でもあり，身体活動低下により併存疾患が悪化する．また，多関節OAがある場合は他の関節の症状も考慮する．

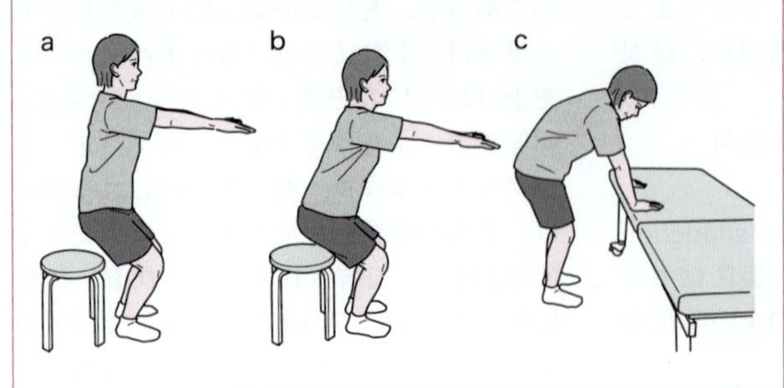

図9 スクワット運動

a：体幹を垂直にしたスクワット．
b：体幹を前傾させたスクワット（チェアースクワット）．
c：テーブルやベッドを利用したスクワット．

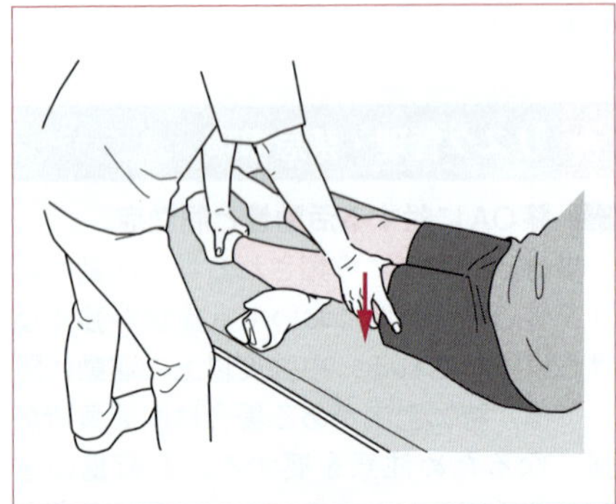

図10 膝関節伸展可動域運動①

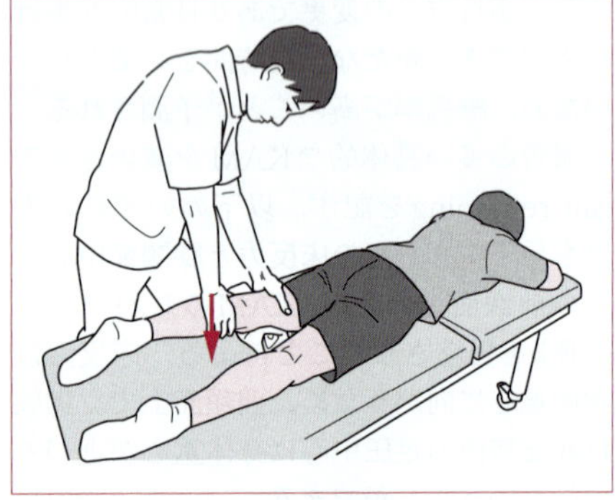

図11 膝関節伸展可動域運動②

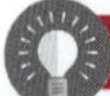

クリニカルヒント

1 筋力増強運動およびROM運動

(1) スクワット運動（図9）

図9aは体幹を垂直にしたスクワットで，大腿四頭筋活動が高くなる．図9bは体幹を前傾させたスクワット（チェアースクワット）で，大殿筋の活動が強くなる．図9cのようにテーブルやベッドを利用してスクワットを行うと負荷の調整ができる．

(2) 膝関節伸展可動域運動①（図10）

腓腹筋付着部を含めた膝窩部の軟部組織，関節包の伸張性低下は膝関節伸展制限と関連することが報告されており，筆者は伸展最終域で脛骨近位が後方に落ち込んでいることが多いと考えている．そのため，膝関節伸展時に脛骨近位を前方に押しながら膝関節伸展を行うこともある．その場合は膝窩部に伸張感が得られているか確認する．同じ方法で足関節底屈と背屈，下腿内旋と外旋の組み合わせを行い，伸張感を感じる部位の変化と実際の膝関節伸展可動域を確認して進める．

(3) 膝関節伸展可動域運動②（図11）

上記の方法を腹臥位で行う．腹臥位で行う方が膝窩部の伸張を得られる印象がある．大腿骨の遠位を後面から押して固定し，大腿骨近位にタオルを入れる．理学療法士は脛骨近位を下方（膝関節前方）に押して膝関節を伸展させることで膝窩部のストレッチとなる．この場合も脛骨内旋や外旋を加えながら行うことで伸張範囲や方向を変えることができる．

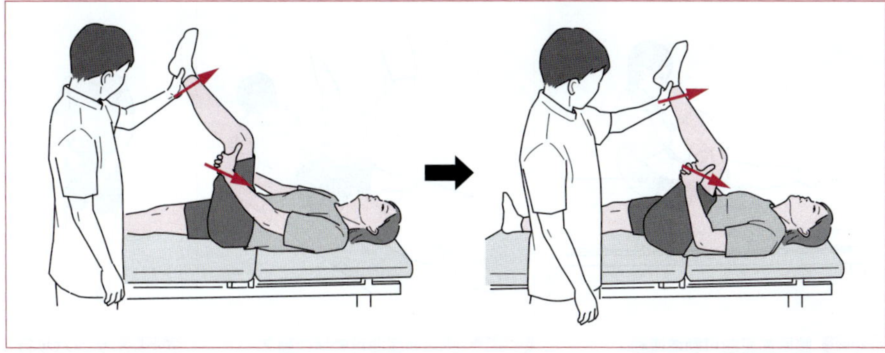

図12 膝関節伸展可動域運動③

(4) 膝関節伸展可動域運動③(ハムストリングスのストレッチ)(図12)

患者が背臥位で大腿を抱え股関節屈曲をしてもらう．理学療法士はこの股関節角度を調整し膝関節伸展を介助する．この時に理学療法士は他動的に膝関節の伸展を行うが，患者に自動的に膝関節伸展をしてもらうことが重要な点である．相反神経抑制を利用してハムストリングスの伸張性を増加させる．股関節の内旋，外旋を加え，外側および内側ハムストリングスのストレッチを個別に行う．

(5) 膝関節屈曲可動域運動①(図13)

患者は長座位から膝を屈曲し，膝窩部にタオルを入れてさらに膝を屈曲する．タオルにより脛骨近位が前方に押され，膝窩部の短縮感が少なく屈曲が得られる場合がある．

(6) 膝関節屈曲可動域運動②(図14)

腹臥位(パピーポジション)で行う．大腿部遠位にタオルを入れることにより股関節伸展位にすることができる．仙骨を固定して尻上がりの代償をなくすと，他動的な膝関節屈曲により二関節筋(大腿直筋)から腹部の伸張が得られる．

2 歩行トレーニングと体幹筋収縮(ローカル筋)

(1) gait retraining(ナンバ歩行〈図15〉，ドローイン歩行〈図16〉)

KAMを減少させる歩行の一つとしてナンバ歩行を紹介する．ナンバ歩行は着物を着た時の歩行であり，同じ側の手と足を同時に出す歩き方である．筆者の研究では手を鼠径部において実施した．イメージとしては，竹馬のように体重を支持側にしっかりと乗せる．KLⅢの患者においてもKAMの減少が得られた(図15)．

腹囲を減少させ主に腹横筋，内腹斜筋が収縮し腰部骨盤帯を安定させるdraw-in maneuver(以下，ドローイン)を，歩行時に継続して用いる歩行をドローイン歩行とここでは定義する．このドローイン歩行もKAMを減少させることが報告されている．筆者の研究では腹囲減少を2cm程度と軽い腹囲減少としているため，運動時に応用しやすく継続しやすい．そのドローイン歩行により，中殿筋活動の増加，酸素消費量増加，胸椎後弯改善，膝関節疼痛軽減の結果も得られている．また，この2cm程度腹囲を減少させるドローインは，歩行のみでなく他の筋力増強運動やADLにも応用できる(図16)．膝OAのみでなく生活習慣病，糖尿病，メタボリックシンド

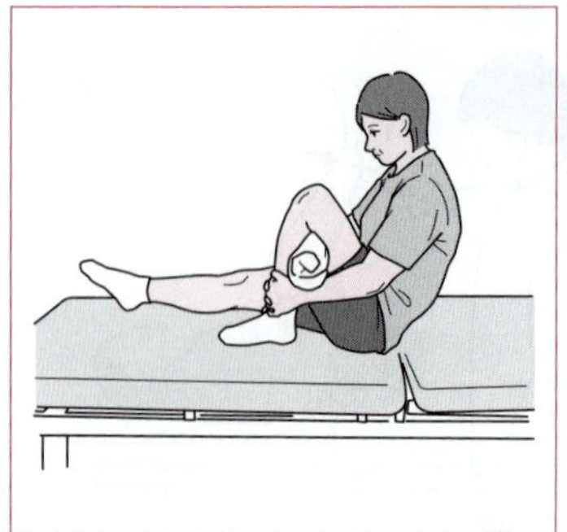

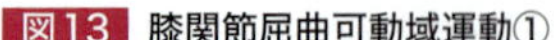

図13 膝関節屈曲可動域運動①

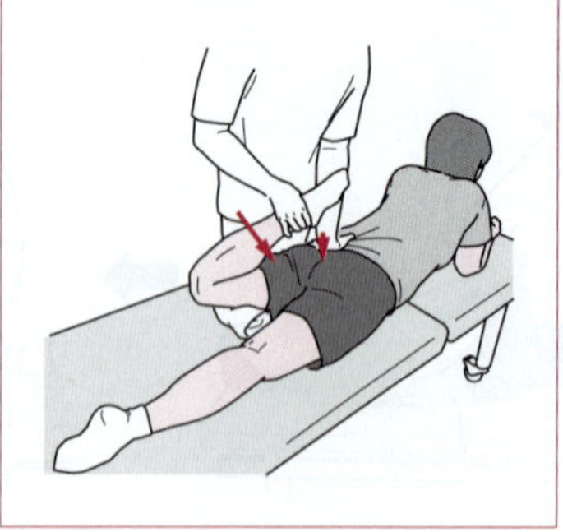

図14 膝関節屈曲可動域運動②

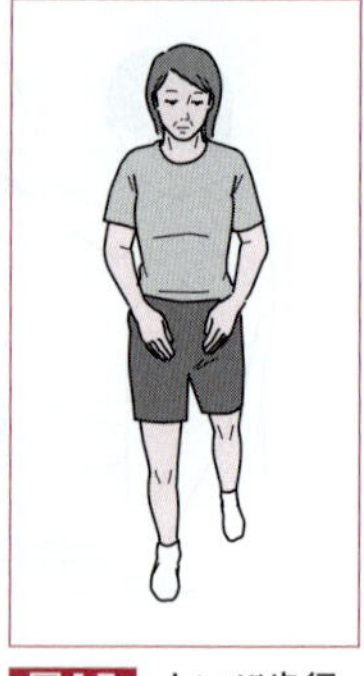

図15 ナンバ歩行

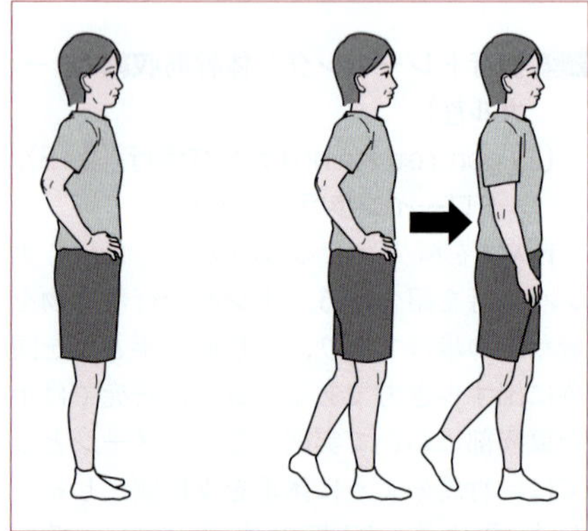

図16 ドローイン歩行（筆者らの方法紹介）

身長が高くなるようなイメージで脊椎を伸ばす姿勢を指導する．患者の背中を壁にあてるとイメージしやすい．その姿勢を保ち，患者には臍部辺りの体幹を横から軽くつまみ，腹囲を増やす，減らすを繰り返す．肩が上がらず，体幹が前傾もしくは後傾せず（理学療法士は腰部に手をあてて腰部の前後傾の動きが生じていないか確認するとよい），腹囲を軽く増減させることができたら，その状態で歩行をする．途中から患者の手は普通に振るようにする．歩行中は呼吸を意識せず，ドローインの維持を指示する．ドローインを意識せず歩行をしてもらい，途中からドローインをすると殿筋活動が増加することを患者が自覚することも多い．ADLに応用する場合は，ドローインをしてから立ち上がる，物を持つなど，ドローインを先に行う．

ロームなどの併存疾患の予防にもドローイン歩行は有効である可能性がある．

文　献

1) 川口　浩：変形性関節症治療の国内外のガイドライン．日関節病会誌 35：1-9，2016
2) McAlindon TE, et al：OARSI guidelines for the non-surgical management of knee osteoarthritis. Osteoarthritis Cartilage 22：363-388, 2014
3) Osteoarthritis Research Society International：Osteoarthritis：A Serious Disease, Submitted to the U.S. Food and Drug Administration. 2016. https://oarsi.org/sites/oarsi/files/library/2018/pdf/oarsi_white_paper_oa_serious_disease121416_1.pdf（2022年12月20日閲覧）
4) 日本運動器理学療法学会：第12章 膝関節機能障害理学療法ガイドライン，変形性膝関節症．理学療法ガイドライン，第2版，日本理学療法士協会監，日本理学療法学会連合 理学療法標準化検討委員会ガイドライン部会編，医学書院，東京，427-443，2021
5) 日本整形外科学会診療ガイドライン委員会，変形性膝関節症診療ガイドライン策定委員会編：変形性膝関節症診療ガイドライン2023，日本整形外科学会，南江堂，東京，2023
6) 厚生労働省：日本版変形性膝関節症患者機能評価表（JKOM）膝の状態についての質問票．https://www.mhlw.go.jp/topics/2009/05/dl/tp0501-sankou3-4.pdf（2022年12月20日閲覧）
7) Hashimoto H, et al：Validation of a Japanese patient-derived outcome scale for assessing total knee arthroplasty：comparison with Western Ontario and McMaster Universities osteoarthritis index（WOMAC）. J Orthop Sci 8：288-293, 2003
8) 橋本秀樹ほか：日本語版人工膝関節手術患者向け機能評価尺度の開発WOMAC（Western Ontario and McMaster Universities）Osteoarthritis Indexとの比較検討．日整会誌 77：22-23，2003
9) 膝関節評価スコア KOOS：https://programming-surgeon.com/scores/koos/（2023年4月6日閲覧）
10) 膝関節JOAスコア：http://hokkaidogaisho.kenkyuukai.jp/images/sys%5Cinformation%5C20130328221413-F7813964C71CAB8FCF568A27231CAB98A0FF9A1F3A7053E848D25A4187594674.pdf（2023年4月6日閲覧）
11) GLA:D Australia：NEMEX-TJR training program. 2010. https://gladaustralia.com.au/wp-content/uploads/2018/09/Ageberg-et-al-Appendix-Feasibility-NEMEX-TJR-2010.pdf（2023年4月6日閲覧）

17　後十字靭帯損傷

北口拓也

1 疾患概要と基本方針

1 疾患概要

後十字靭帯(posterior cruciate ligament：PCL)は脛骨の後方移動を制動する役割をしており，ラグビーやアメリカンフットボールといったコンタクトスポーツや交通外傷による受傷が多い．損傷メカニズムとしてはanterior tibial blow injury(前方から下腿前面にタックルを受けるなど)や膝屈曲位で下腿前面を地面にぶつけるなど(図1)，脛骨を膝屈曲位で強く後方へ押し込む直接的な外力により損傷することが多い．

急性期の症状としては歩行障害に加え関節水腫や膝窩部に現局した痛み，膝の深屈曲に伴う疼痛などを訴えることがあり，陳旧例の症状としてはanterior knee painや階段昇降の困難さ，膝の不安定性を訴えることが典型的である．

PCL損傷は他の膝靭帯損傷や半月板損傷，軟骨損傷を伴うことが少なくなく，その場合は手術適応となるが，単独PCL損傷の場合はその成績がよいことから[1]保存療法が第一選択となる．

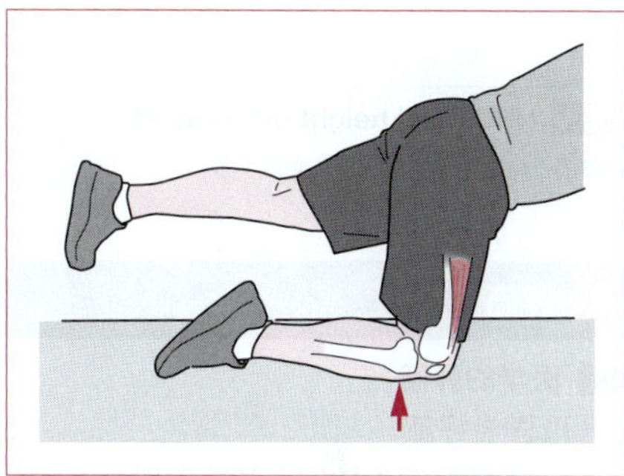

図1 PCL損傷の受傷時動作例

下腿前面を強く地面にぶつけ，脛骨近位が後方へ押し込まれる．

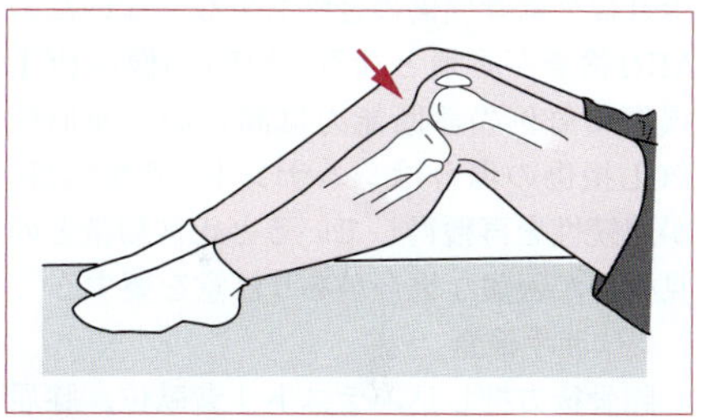

図2 posterior sagging

大腿骨に対し脛骨が後方へ落ち込む．

2 基本方針

PCL損傷に対する保存療法を行ううえで最も重要なことは，posterior sagging(大腿骨に対する脛骨の後方落ち込み)(図2)を予防することである．PCLは重力やハムストリングスの筋活動による脛骨後方剪断力のリスクに日常的に曝されやすいことから，理学療法を進めるうえで損傷靭帯へのストレスを回避する工夫が必要となる．日常生活復帰後もスポーツ復帰や復職等，患者本人のニーズに応じた機能面および動作面の向上が必要となるため各時期に応じたリスク管理や運動方法についての知識が必要となる．具体的な進め方については「3 理学療法プログラム」(p.606)以降を参照．

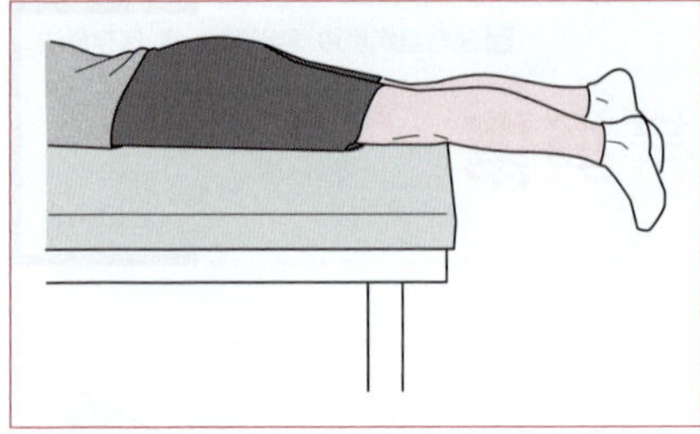

図3 HHD (heel height difference)

踵の高さの差で伸展左右差を測定する.

2 評価

1 医学的評価

(1) 画像評価

立て膝肢位での膝側面X線撮影(gravity sag view)が脛骨の後方亜脱臼の有無や後方不安定性の定量評価として有用である[2)]. PCL損傷は他の靱帯の合併損傷に加え, 半月板や軟骨損傷の合併も少なくないためMRI検査が必須となる. MRI画像はPCL損傷新鮮例の診断能力は高いが, 陳旧性PCL損傷の場合はレムナント(遺残靱帯)が連続性を再獲得していると正常靱帯との見極めが困難な場合があり注意を要する[3)].

(2) 徒手検査

脛骨後方押し込みテスト:背臥位, 膝屈曲90°の膝立て肢位にて脛骨を徒手にて後方へ押し込む. 脛骨転位が5mm未満(大腿骨内顆が脛骨内側プラトーよりも前方)をgrade Ⅰ, 脛骨転位が5～10mm(大腿骨内顆が脛骨内側プラトーと並ぶ)をgrade Ⅱ, 脛骨転位が10mm以上(大腿骨内顆が脛骨内側プラトーより後方)をgrade Ⅲとし, grade Ⅲでは後外側支持機構損傷などの合併の可能性を考える必要がある[3, 4)]. 当院ではgrade Ⅰ, Ⅱで他靱帯損傷や軟骨, 半月板損傷の合併がない場合, 保存療法を選択する[3)].

2 理学療法評価

受傷後早期は疼痛を有することが多いため, 疼痛部位と程度, 質についての評価を行う. 関節可動域(ROM)は膝の屈曲, 伸展に加え, 膝蓋骨の滑動性を健側と比較し評価する. 併せて膝蓋下脂肪体の柔軟性についても評価を行う. 膝の伸展可動域は測定が容易で妥当性の高いHHD(heel height difference)にて評価を行う(図3).

膝周囲筋の評価として, 筋萎縮が受傷後早期より起こるため大腿周径を経時的に評価する. また大腿四頭筋セッティング時の膝蓋骨の近位方向への移動量や膝蓋骨の固定の可否について健側との比較を行うことで, 膝伸展位での筋力発揮の評価を行う. スポーツ復帰の判断指標として受傷後16週以降に等速性筋力測定を実施する.

3 理学療法プログラム

PCL損傷後の保存療法に関して明確なガイドラインはなく, 外固定の有無や理学療法の進め方については諸家の報告により様々であったが, 近年Wangらが先行研究の結果に基づく理学療法プログラムを提唱している[5)]. 以下にPCL単独損傷に対する保存的理学療法プログラムの一例を示す(図4)[3, 5)].

Phase Ⅰ(保護期:受傷後6週まで):受傷後早期は水腫および疼痛コントロールに加えROMの獲得, 歩容正常化, 大腿四頭筋の強化を優先する. その際, 重力やハムストリングスの単独収縮に伴う脛骨の後方剪断力を予防することが最重要となる. そのためROMトレーニングは腹臥位にて行い, 受傷後2週までは屈曲角度を90°までに制限する. またPCL Jack braceのような脛骨の後方剪断力を恒常的に制動する装具を常時着用する(図5). 大腿四頭筋のトレーニングは大腿四頭筋セッティングより開始し, 下肢伸展挙上運動はposterior

		保護期 （受傷後 1〜6週）	移行期 （受傷後 6〜12週）	機能強化期 （受傷後 12〜16週）	スポーツ復帰準備期 （16〜24週）
主な目的		・水腫および疼痛管理 ・ROM拡大 ・大腿四頭筋強化 ・歩容改善	・ROM制限の解除 ・固有感覚と下肢筋力の強化	・装具の終了 ・軽いスポーツ活動への復帰（ジョギングプログラムなど）	・スポーツ種目に応じたアプローチ（動作，耐久性，敏捷性，神経筋コントロールなど） ・再損傷予防のための動作の質の強化 ・スポーツ復帰
注意事項		・脛骨posterior saggingの予防 ・ハムストリングスの単独収縮を避ける ・ROMトレーニングは腹臥位にて実施 ・CKCトレーニング時の膝運動範囲0〜70°	・脛骨posterior saggingの予防 ・ハムストリングスの単独収縮を避ける ・CKCトレーニング時の膝運動範囲0〜70°		
装具		・PCL Jack brace着用 →	→	・PCL Jack brace終了	
理学療法	ROMトレーニング	・腹臥位にて実施 ・開始2週間は膝関節0〜90°制限	実施肢位・屈曲可動域制限なし（posterior sagging防止）		
	筋力トレーニング	・大腿四頭筋セッティング ・電気刺激 ・SLR（extension lag改善後） ・股関節筋力強化（股関節伸展・内外転運動） ・CKCトレーニング（膝関節0〜70°）	→	・CKCトレーニング（角度制限解除） ・片脚CKCトレーニング許可 ・ハムストリングス単独収縮許可	→
	その他	・RICE処置 ・膝蓋骨モビライゼーション ・バイオフィードバック ・重心移動練習 →片脚立位練習	・固有感覚トレーニング（両脚から片脚，バランスマットなど負荷量変更） →	→ ・体幹トレーニング ・アジリティートレーニング →	→ ・ジャンプ・カッティングなど復帰スポーツに必要な動作練習 ・ダイナミックスタビライゼーションドリル ・プライオメトリック

図4 PCL単独損傷に対する保存的理学療法プログラムの一例

SLR：straight leg raising，RICE：rest，icing，compression，elevaion
（文献3，5を基に作図）

saggingを防ぐため，extension lagが改善し自動完全伸展が行える状態になってから許可する．スクワットなどの閉鎖性運動連鎖（closed kinetic chain：CKC）トレーニングは損傷PCL保護の観点から膝屈曲70°以下の範囲で実施する．

Phase Ⅱ（移行期：受傷後6〜12週）：関節可動域の制限解除に加え，軽いスポーツ動作を行うための基礎となる固有感覚と下肢筋力の強化を目指す．CKCトレーニングは左右差や膝のアライメントに注意して行う．固有感覚トレーニングは両足から片

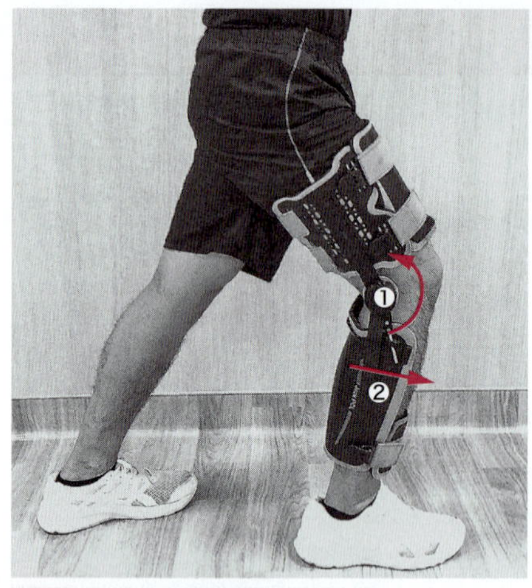

図5 PCL Jack brace

PCL Jack brace：スプリング作用（①）により脛骨を前方へ押し込むことで後方剪断力を恒常的に制動（②）．

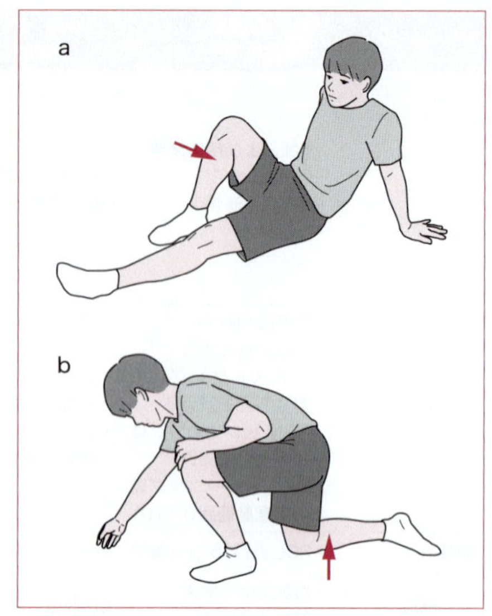

図6 日常的にとりやすい禁忌肢位

立て膝（a）や膝をつく動作（b）は日常的に行いやすい姿勢であるが，脛骨の後方剪断力を生じるため避ける必要がある．

脚，床面からバランスマットなど段階的に移行し負荷量を変更する．

Phase Ⅲ（機能強化期：受傷後12〜16週）：装具は除去し，ジョギングなどの軽いスポーツ活動への復帰を目指す．筋力強化についてはハムストリングスの単独収縮が許可され，CKCトレーニングは角度制限の解除に加え，片脚でのトレーニングが追加される．また高度なスポーツ動作の準備段階として体幹トレーニング，アジリティートレーニングが追加される．

Phase Ⅳ（スポーツ復帰準備期：受傷後16週以降）：スポーツ復帰へ向けて，スポーツ種目に応じた敏捷性やより高度な動作，耐久性の獲得を目指す．また受傷動作を避ける代償動作の指導も重要となる．基本的なジャンプ動作やカッティング動作に加え，プライオメトリックトレーニングを開始する．膝周囲筋力が健側比85％を超え，再受傷の恐怖心がないこと，不安定感の自覚がないことを確認のうえでコンタクトスポーツへの復帰も許可する[3)]．

4 リスク管理・禁忌事項

損傷PCLは瘢痕によって断端同士が連続性を再獲得しうる可能性があると考えられている[3)]．一方で，脛骨が後方亜脱臼し靭帯が伸びた状態で治癒した場合，慢性的な不安定性につながることが報告されており[5)]，保存療法を進めるうえでのリスク管理として理学療法や日常生活において脛骨の後方剪断力を予防することが重要となる．立て膝や膝をつく動作は日常的にとりやすい姿勢であるが，posterior saggingを起こすため禁忌肢位となる（図6）．

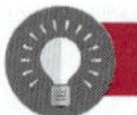

クリニカルヒント

1 大腿四頭筋トレーニング

大腿四頭筋はposterior saggingに拮抗する作用があるため，PCL損傷患者にとってその強化は重要である．以下に損傷靭帯

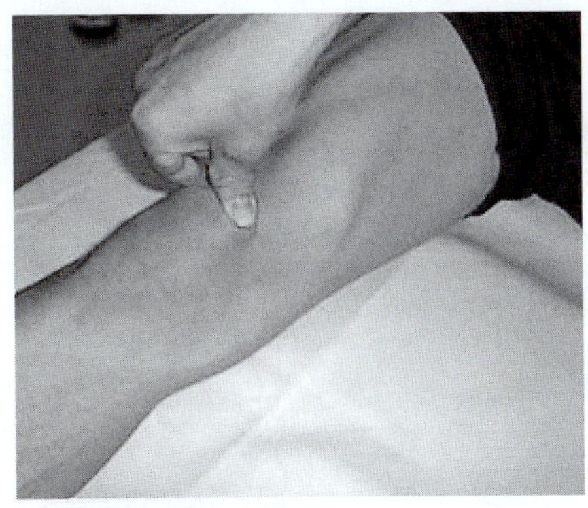

図7 大腿四頭筋セッティング

収縮が行えているかを確認するため膝蓋骨の動きを触知する．

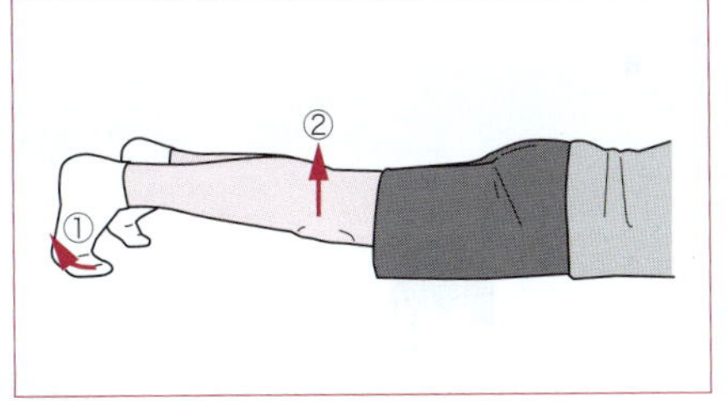

図8 腹臥位での大腿四頭筋セッティング

①爪先を固定したまま蹴る方向に力を入れ大腿四頭筋を収縮させることで，②膝が伸展する．

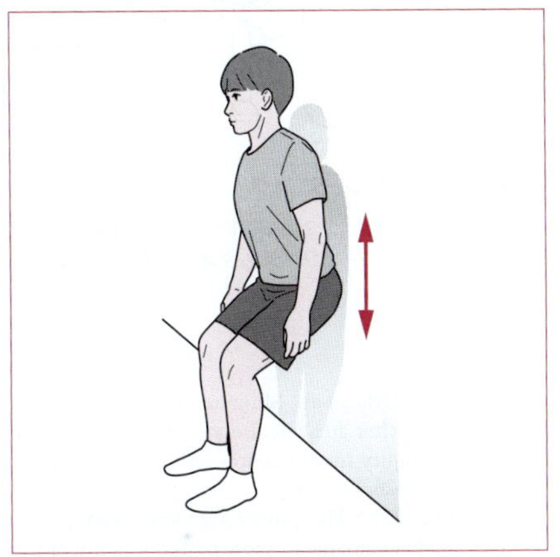

図9 wall slide

壁を利用し後方重心位にて実施する．脛骨前傾を抑えることにより脛骨の後方剪断力を抑制する．

に負担の少ないトレーニング方法を記載する．

(1) 大腿四頭筋セッティング

損傷靱帯への負担が少なく，かつ疼痛や跛行の原因となるextension lagの改善に有効なため早期より積極的に行う．受傷後は腫脹の影響により筋出力の感覚低下が生じるため，セッティングを行う際には膝蓋骨の動きを確認させ（図7），随意収縮が困難な場合は電気刺激を併用する．また内側広筋の選択的トレーニングとしてバイオフィードバック機器の使用が有効である．腹臥位での大腿四頭筋セッティング（図8）は通常の方法と比較して力の入れ方が理解しやすく，また抵抗が加わることにより，より筋力増強効果が期待できる．また肢位的に損傷PCLに負担が少ないことからも臨床上有用である．

(2) CKCトレーニング

wall slide（図9）のような後方重心位にて実施するCKCトレーニングは，脛骨前傾を抑えることにより脛骨の後方剪断力を防ぎ，かつ大腿四頭筋の筋活動が高まることから，PCL損傷患者にとって非常に有効なトレーニング方法である．両脚から開始し片脚へと移行する．

2 ROMトレーニング

膝関節屈曲のROMトレーニングは原則腹臥位にて実施するが，可動範囲が少なく腹臥位でのトレーニングが困難な場合は，セザム等にて下腿を保持し座位にて練習を行う．その際，タオルなどを用いて下腿近位を前方へ押し込むよう工夫する（図10a）．屈曲角度が拡大すれば，立位にて実施し，その際も脛骨のposterior saggingを抑制する工夫を行う（図10b）．

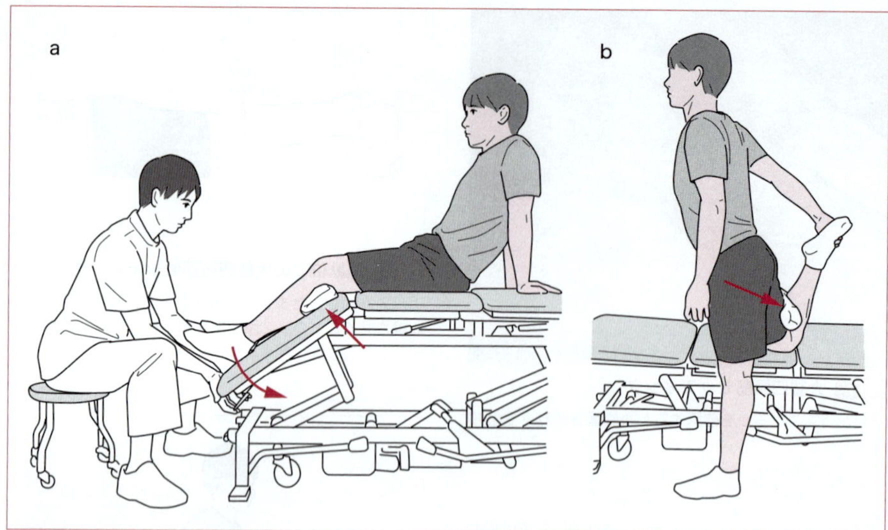

図10　ROMトレーニング

a：下腿全体を保持し，タオル等にて脛骨近位を前方へ押し込む．
b：深屈曲域のトレーニング時もタオル等を用いてposterior saggingを防止する．

文　献

1）Shelbourne KD, et al：Minimum 10-year follow-up of patients after an acute, isolated posterior cruciate ligament injury treated nonoperatively. Am J Sports Med 41：1526-1533, 2013
2）Shino K, et al：The gravity sag view：a simple radiographic technique to show posterior laxity of the knee. Arthroscopy 16：670-672, 2000
3）橘　優太ほか：【膝窩部・膝内側部痛の診療―すぐに役立つQ＆A―】靱帯（3）：後十字靱帯損傷の診断と治療．MB Orthopaedics 35：69-78, 2022
4）Bedi A, et al：Management of posterior cruciate ligament injuries：an evidence-based review. J Am Acad Orthop Surg 24：277-289, 2016
5）Wang D, et al：Nonoperative treatment of PCL injuries：Goals of rehabilitation and the natural history of conservative care. Curr Rev Musculoskelet Med 11：290-297, 2018

18　膝内側・外側側副靱帯損傷

石田知也

1 疾患概要と基本方針

1 疾患概要

膝内側側副靱帯（medial collateral ligament：MCL）および外側側副靱帯（lateral collateral ligament：LCL）は，それぞれ膝関節外反・内反に抗する主要な安定化機構であり，またいずれも膝関節外旋に抗する（図1）．MCL損傷は頻度が高いスポーツ外傷の一つであるが，LCLの単独損傷は非常にまれである．急性期の主な症状は疼痛や関節不安定感であり，結果として関節可動域（ROM）制限や筋力低下，活動制限が生じ，社会活動が妨げられる．保存療法が一般的であるが，MCLの脛骨付着部引き抜き損傷や，十字靱帯損傷の合併例など手術療法が選択される例もある．本項では保存療法における理学療法について解説する．

2 基本方針

外反・内反ストレステストによりGrade分類されることが多い．1度損傷では関節動揺性は認めないが疼痛が生じる（微細損傷）．2度損傷では膝関節屈曲30°において関節動揺性を認める（部分損傷）．3度損傷では屈曲0°，30°とも関節動揺性を認め，エンドポイントも不明瞭となる（完全損傷）．いずれの重症度においても保存療法の良好な臨床成績が報告されているが，3度損傷では関節動揺性が残存しやすく，より慎重なプログラム進行が求められる[1,2]．1度，2度のMCL損傷は1，2週〜2ヵ月でスポーツ復帰が可能となるが，スポーツ種目などの患者背景も復帰時期に影響する[1,2]．

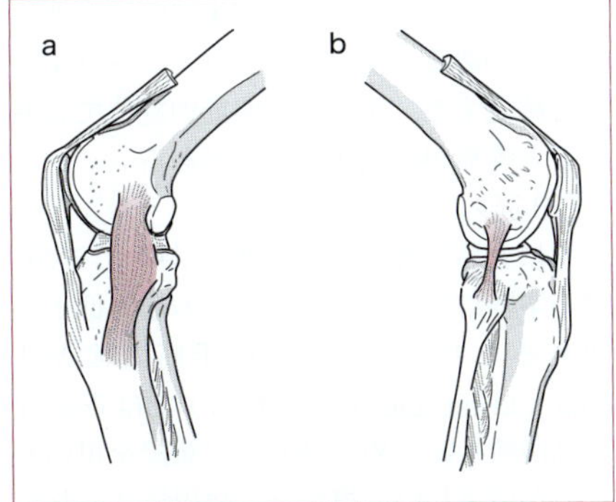

図1　内側側副靱帯（a）と外側側副靱帯（b）

急性期はニーブレースによる関節固定，免荷歩行が処方される．しかし，長期の関節固定や免荷は靱帯の修復に悪影響を与える．一方，継手付き膝関節装具などを用いた外反・内反コントロール下での可動域運動は靱帯の修復に好影響を与えると報告されている．理学療法では，靱帯の治癒を促すために，膝関節外反・内反，外旋に注意しながら，膝関節機能の回復を図り，スムーズな社会復帰につなげることが求められる．

2 評価

1 医学的情報・基本的情報

重症度や合併症，目標となる復帰時期を確認する．MRIは受傷部位と合併症の確認に有用である．基本的情報としては，仕事や学業，スポーツ種目，シーズンスケジュールなどを確認する．

2 主要な理学療法評価

(1) 疼痛，その他の症状

急性期は安静時痛があり，腫脹・圧痛も広範に認めることが多い．圧痛は徐々に限局化するため，経時的に確認する．

(2) ROM

疼痛により制限され，回復に時間を要することがある．痛みの部位とエンドフィールを確認する．また，膝関節内旋位で屈曲すると疼痛が減弱することがある．

(3) 筋力

主に大腿四頭筋の筋力低下が生じるが，前十字靱帯損傷のような重度の筋力低下を認めることは少ない．徒手筋力検査法(manual muscle test：MMT)では正確な評価が難しいため，筋力測定装置を用いることが望ましい．視診と大腿周径により筋萎縮の有無も確認する．スポーツ中の動的な膝関節コントロールに必要な股関節や体幹の評価も重要である．

(4) 動作評価

歩行では，他の膝関節疾患と同様に膝関節屈伸運動の減少を認めることが多い．患側下肢の外転歩行や，立脚側への体幹傾斜といった異常歩行は，膝関節外反モーメントを増加させる可能性がある．可動域が回復したら，遠心性コントロールが必要な降段や，床の立ち座りなどのADL動作を評価する．

スポーツ復帰に向けた時期では，受傷機転となった動作や患者が不安に感じる動作を中心に評価する．膝関節外反・内反モーメントのコントロールがポイントとなり，膝関節の運動だけではなく体幹の側方傾斜などにも注意する．

(5) 患者報告型機能スコア

重要な治療アウトカムの一つである．日本語版のInternational Knee Documentation Committee Subjective Knee Form (IKDC-SKF) (https://www.sportsmed.org/research/resources)やKnee injury and Osteoarthritis Outcome Score (KOOS) が一般的に用いられる[3]．スポーツ復帰へ向けた心理的状態の評価も近年注目されており，膝前十字靱帯損傷の評価として開発されたAnterior Cruciate Ligament-Return to Sport after Injury (ACL-RSI) が応用できる．これらのスコアは理学療法士の想定より低いことが少なくない．点数化だけではなく，減点された項目を確認することが重要である．

3 理学療法プログラム

初期は疼痛と腫脹の管理，大腿四頭筋機能と可動域の回復が，後期では安全な競技復帰へ向けた段階的なプログラムの進行がポイントとなる[1,2]．

1 急性期対応

疼痛と炎症の管理のため，アイシングの実施，安静や関節固定の必要性を含めADLでの注意点を説明する[1~3]．荷重が許可されている場合は，膝関節外反・内反をコントロールした正しい姿勢での荷重を指導することで疼痛がコントロールできることが多い．不要な免荷の継続は，筋力低下につながり，靱帯の治癒においても利点がないことを説明する．

2 ROMトレーニング

膝関節外反・内反，外旋に注意しながら可動域拡大を進める．MCLの前方線維は屈曲時に，後方線維は伸展時に伸張される．また，MCL大腿骨側では屈曲90°以上でストレスが大きくなる．エンドフィール(伸張感)を伴わない疼痛がある場合は，可動域拡大は無理に進めない．エンドフィールを伴う痛みの訴えでは，愛護的に可動域拡大を進める．可動域最終域で痛みが強い場合も，エンドフィールがあり，圧痛や外反・内反ストレステストで強い痛みや明らかな動揺性を認めないのであれば，靱帯と周囲組織の癒着を疑い，超音波などの物理療法も併用しながら愛護的に可動域拡大を図る．

3 筋力トレーニング

急性期から，セッティングや下肢伸展挙上（straight leg raising：SLR）などの等尺性収縮を積極的に行い，大腿四頭筋の筋力低下を予防する[1,2]．大腿四頭筋セッティングは，実施回数よりも，強い収縮が重要であり，収縮の程度を必ず確認する．電気刺激の併用も有用であるが，随意的な収縮が入っていないことも多いため注意する．外旋を制動する内側ハムストリングス，外反を制動する薄筋（内転筋）といった靱帯の共同筋に対してもアプローチする．これらの筋の収縮はMCL周囲の癒着防止にもつながると考えられる．免荷は，中殿筋や腓腹筋などの抗重力筋に筋力低下を生じさせるため，急性期から予防的トレーニングを指導する．

炎症所見が軽減し，可動域の拡大が得られたら，スクワットやランジなど閉鎖性運動連鎖（closed kinetic chain：CKC）トレーニングも追加する（図2）．膝関節外反・内反ストレスに注意が必要であり，継手付き膝関節装具が処方されている場合は必ず使用する．両脚から片脚，静的な姿勢保持から大きな動作というように段階的に負荷を上げる．

4 スポーツ動作トレーニング

動的な膝関節コントロールを獲得するために行う．ジョギングから開始し，速さ，方向（前後左右，方向転換など），リアクションの有無など，段階的に難易度を上げていく．toe-in，toe-out，体幹傾斜は外反・内反モーメントに影響するため膝関節以外の動きにも注意する．着地後にジャンプ動作が続くようなプライオメトリック運動では，単純な着地動作よりも膝関節外反モーメントが大きくなる．可能な限り実際の競技に近い動作までフォローすることが重要である．特に，受傷機転となった動作，患者が不安を感じる動作は何度も反復する．

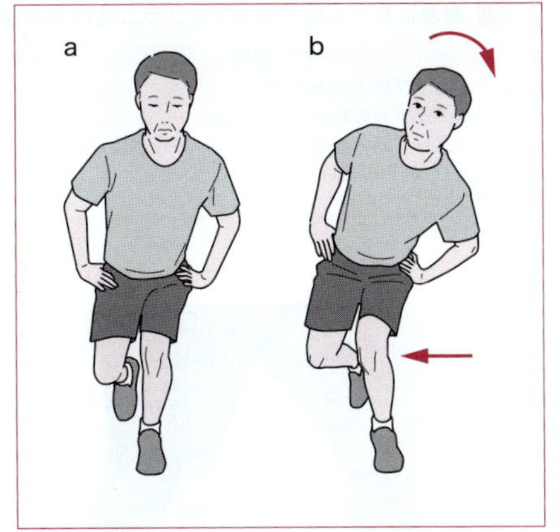

図2 片脚スクワットトレーニング

a：正常側．b：不良側．
膝が内側に入るknee-inや，体幹の側方傾斜などの動的な姿勢コントロールに注意する（bは不良な例）．

5 スポーツ復帰

段階的な復帰スケジュールを導入する．非接触の練習から復帰し，球技ではボールを使わないメニューから始める．サッカーのインサイドキック（足の内側でボールを蹴る動作）など膝関節外反や外旋につながるプレーに注意する．非接触メニューに問題がなくなれば，低強度の接触プレー，フルコンタクトへと進めていく．段階的な進行に際しては，痛みに基づく進行基準が一つの参考になる（表1）[4]．ラグビーや格闘技などのコンタクトスポーツ，足部が固定されるスキーやアイスホッケーなどではより慎重に復帰を検討する必要がある．

再受傷予防には，側方支柱付きの膝関節装具やテーピングが有用である（図3）．ただし，装具の使用がルール上認められていない競技もある．テーピングは選手に好まれ

表1 痛みに基づく段階的なプログラム進行(soreness rules)

基準	判断
ウォームアップ時の痛みが続く	2日休み，1つレベルを落とす
ウォームアップ時の痛みはなくなる	痛みにつながったレベルを継続
ウォームアップ時の痛みは治まるが，練習中に再び痛くなる	2日休み，1つレベルを落とす
翌日の痛み(筋肉痛は除く)	1日休み，次のレベルへは進めない
痛みはない	1週ごと，もしくは医師の指示によりレベルを上げる

(文献4より改変)

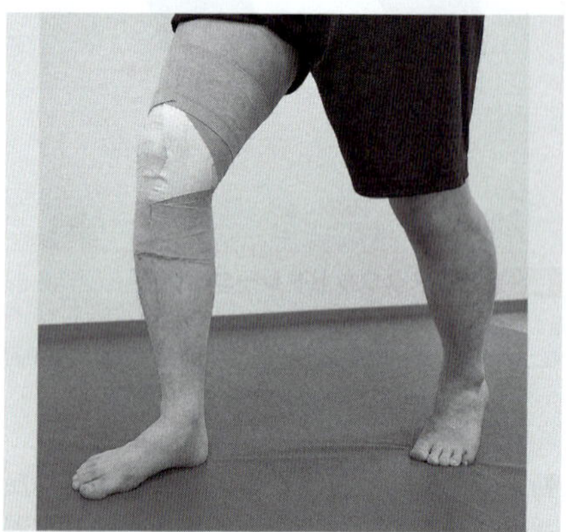

図3 内側側副靱帯損傷に対するテーピングの一例
膝関節外反を制動するためのX・縦サポート，外旋を制動するためのスパイラルテープなどを巻くことが多い.

ることが多いが，トレーナーの不在や，肌荒れ，コストの問題などがある．3度損傷は関節動揺性が残存しやすく，シーズン終了まで装具を継続することが推奨されている[1].

4 リスク管理・禁忌事項

急性期には，膝関節外反・内反，外旋が禁忌となる．炎症症状が消失し，可動域が拡大してきたら，外反・内反ストレステストにより動揺性や痛みを評価するが，慎重に行う必要がある.

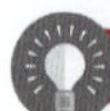

クリニカルヒント

1 動作の評価

評価バッテリーを用いると見落としが少なくなる．表2は片脚スクワット動作の例であり[5]，片脚ステップダウンや着地動作などにも応用できる．評価シートを見せることで修正ポイントが明確になり，自主トレーニングの際の意識付けとしてもよい.

2 スポーツ動作における動的アライメントの修正

前額面上で膝が内側に入るいわゆるknee-in(図2)は，大腿四頭筋の筋力低下だけではなく，足関節の背屈可動域制限や，股関節外転・外旋筋力の低下など患部外の機能低下が原因となることもある[2]．そのため，急性期からこれらの機能を評価し，あらかじめ対処しておくことが安全な早期復帰につながる.

3 スポーツ復帰に向けた評価

安全な復帰のためには，疼痛，可動域制限がなく，膝関節伸展・屈曲筋力の健患比(患側の値を健側で除した値)が90%以上であることが最低限の条件となる．それらの基本的な機能評価に加え，スポーツパフォーマンステストも実施するとよい(図4)．患者報告型機能スコアも復帰前に確認し，困難さや不安を抱える動作に対して対処する．また，国際スポーツ理学療法連盟(International Federation of Sports Physical Therapy：IFSPT)ではスポーツ復帰について，①何らかのスポーツ活動への復帰(return to participation)，②希望するスポーツ競技へ復帰しているが，受傷前よりもパフォーマンスは低下(return to sport)，③受傷前と同等，あるいはそれ以上のパフォーマンスでの復帰(return to performance)，の3つの段階で定義してお

表2 片脚スクワット動作の評価バッテリーの例

基準	"good" の判断基準
A 全体的な印象	
バランス保持能力 身体の動揺 スクワットの深さ 動作のスピード	バランスを崩さない 動作が円滑に遂行される 膝が60°以上屈曲する 2秒で1回程度のペース
B 体幹の姿勢	
体幹/胸郭の側方偏位 体幹/胸郭の回旋 体幹/胸郭の側屈 体幹/胸郭の屈曲	体幹/胸郭が側方へ偏位しない 体幹/胸郭が側方へ回旋しない 体幹/胸郭が側方へ側屈しない 体幹/胸郭が側方へ屈曲しない
C 骨盤の姿勢(空間に対して)	
骨盤の側方偏位 骨盤の回旋 骨盤の傾斜	骨盤が側方へ偏位しない 骨盤が回旋しない 骨盤が傾斜しない
D 股関節	
股関節の内転 股関節(大腿骨)の内旋	股関節が内転しない 股関節(大腿骨)が内旋しない
E 膝関節	
明らかな膝外反(knee-in) 足部に対する膝の位置	膝外反を認めない 膝の中心が足部の中心の上にとどまる

(文献5より改変)

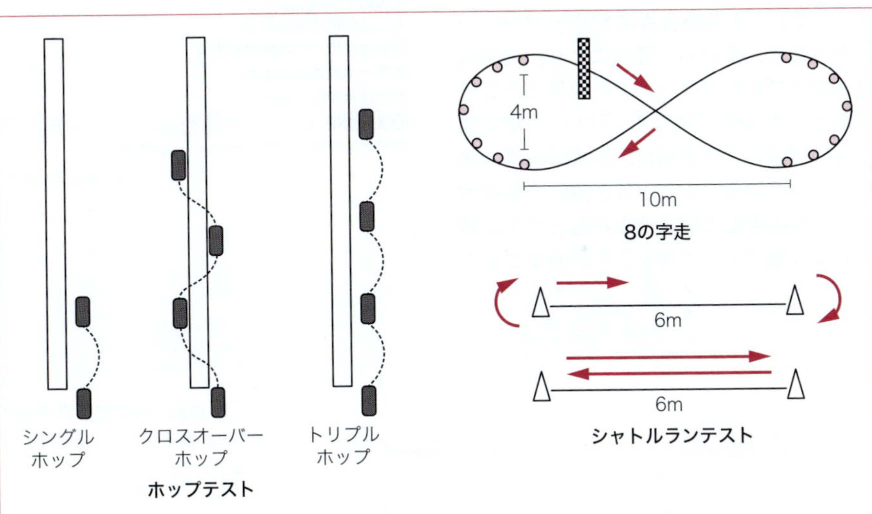

図4 膝関節靱帯損傷後に行う代表的な機能テスト

り，復帰の有無だけではなく，復帰状況を把握することも重要である．

文 献

1) Kim C, et al：Return to play after medial collateral ligament injury. Clin Sports Med 35：679-696, 2016
2) 石田知也ほか：膝内側側副靱帯損傷に対する理学療法診断の進め方．理学療法 37：1094-1105, 2020
3) Logerstedt DS, et al：Knee stability and movement coordination impairments：Knee ligament sprain revision 2017. J Orthop Sports Phys Ther 47：A1-A47, 2017
4) Fees M, et al：Upper extremity weight-training modifications for the injured athlete. A clinical perspective. Am J Sports Med 26：732-742, 1998
5) Crossley KM, et al：Performance on the single-leg squat task indicates hip abductor muscle function. Am J Sports Med 39：866-873, 2011

19 膝蓋大腿関節障害

神原雅典

1 疾患概要と基本方針

膝蓋大腿関節障害は文字通り膝蓋大腿関節周囲に生じる障害の総称であり，背景に生じている病態は様々である（表1）[1]．いずれも患者が呈する病態は，大きく分けて「疼痛」「嵌頓」「不安定性」に分類される[2]．

膝蓋骨は生体で最も大きな種子骨であり大腿骨滑車に適合するが，静的な理由（骨形態，組織変性，姿勢など）および動的な理由（筋機能，隣接関節能，動作パターンなど）によりその適合異常やオーバーユースが生じる．それらの理由により，異常な静的および動的アライメントを呈することで前述した病態が生じる（図1）[1]．特に膝蓋骨外側傾斜，外側偏位，外旋は患者に多くみられる現象である．理学療法の基本方針は，膝蓋骨と大腿骨滑車が適合できる静的および動的アライメントを求めることである．

表1　膝蓋大腿関節障害を生じやすい患者

明確な器質的障害を認めないもの
anterior knee pain syndrome (AKPS)
膝蓋骨自体に要因を認めるもの
膝蓋大腿関節症
膝蓋骨脱臼
膝蓋軟骨軟化症
有痛性分裂膝蓋骨
excessive lateral pressure syndrome
膝蓋骨周囲組織に要因を認めるもの
Hoffa病
滑膜ひだ（タナ）障害
Osgood-Schlatter病
Sinding-Larsen-Johansson病
膝関節手術後
人工膝関節全置換術後
関節鏡を用いた膝関節手術後
膝前十字靱帯再建術後
高位脛骨骨切り術後
他関節由来
変形性股関節症（特にcoxitis knee患者）

（文献1より改変）

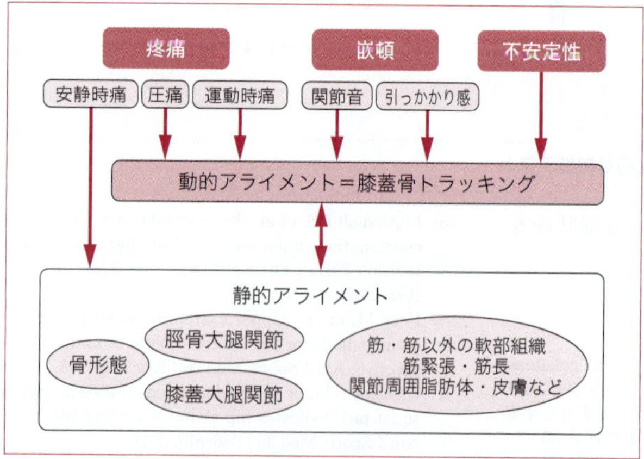

図1　膝蓋大腿関節障害患者の病態に影響を与えている因子

（文献1より改変）

2 評価

1 問診

膝蓋大腿関節障害におけるどの症状で患者が問題を感じているかを聴取する．

(1) 疼痛で問題を感じている場合

診断名に惑わされずに疼痛が出現する位置，タイミング，程度を評価する．

1) 安静時痛

膝関節周囲手術後における炎症以外でも安静時痛を生じることがある．その場合，静的アライメントが影響を与えている可能性が高い．長時間同一肢位保持時（movie sign）[3)]，寒冷時などが多い．

2) 圧痛・運動時痛

圧痛は，膝蓋骨周囲を全周的に評価する．また膝蓋大腿関節障害でも脛骨大腿関節内側裂隙での圧痛を訴える患者もいる（「クリニカルヒント1」（p.620）参照）．運動時痛は膝蓋大腿関節へのストレスが増大する階段昇降時，しゃがみ込みや正座時，また長時間の同一肢位保持後の運動開始時（starting pain）に生じることが多い．動作パターンや動的アライメントの影響を受けていることが多いが，starting painについては直前にとっていた肢位や静的アライメントが関係する．

(2) 嵌頓で問題を感じている場合

いわゆるきしむ感覚や音の訴えのことである．ギシギシやミシミシ，ゴリゴリするなどといった訴えが多い．どのような運動，角度でどのような音やきしみが生じるかを評価する．関節音については，様々な表現や種類［crack（鋭音），crepitus（捻髪音，ジャリジャリした音），click（弾発音）］があり，疼痛を同時に伴うものもあれば伴わない音も存在する．動的アライメントの影響を受けていることが多く，動的アライメント評価と同時に聴取する．

(3) 不安定性で問題を感じている場合

基本的には膝蓋骨脱臼による症状である．apprehension testで評価を行う（「クリニカルヒント2」（p.621）参照）．

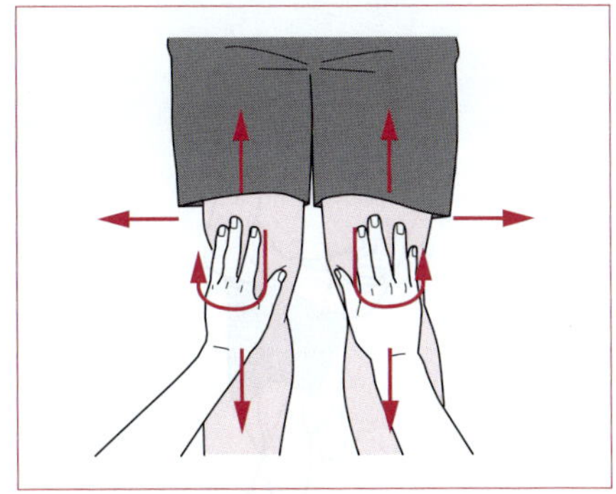

図2 膝蓋骨可動性評価

2 動的アライメント評価

本評価を行う際には必ず症状の有無を聴取しながら行う．

(1) 膝蓋骨可動性評価（図2）

膝伸展位で膝蓋骨および周囲軟部組織を把持し，頭尾方向，内外側，回旋方向に膝蓋骨可動性評価を行い，可動性左右差および制限因子を推測する．膝蓋支帯や膝蓋下脂肪体が影響していることが多い．

(2) 膝蓋骨トラッキング評価

膝蓋骨を触診しながら，肢位を変化させ行う（「クリニカルヒント3」（p.621）参照）．

(3) 荷重動作評価

立ち上がり動作やランジ動作，片脚スクワット動作で荷重動作評価を行う．knee-in距離（上前腸骨棘から膝蓋骨中央を結んだ線の延長と母趾までの距離）やhip-out距離（上前腸骨棘から下ろした垂線と母趾までの距離）が有症状側で大きい場合，隣接関節由来での膝蓋大腿関節障害である可能性が高い（図3）．

3 静的アライメント評価

静的アライメントは，後述する筋およびそれ以外の軟部組織とともに動的アライメ

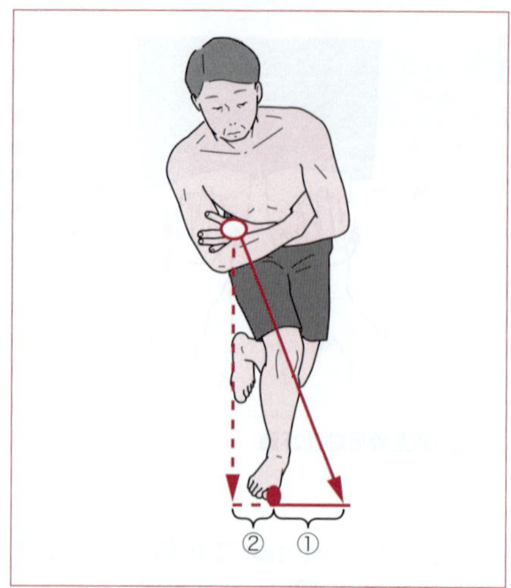

図3　knee-in距離とhip-out距離の評価

①knee-in距離，②hip out距離．
白丸：上前腸骨棘，赤丸：母趾

ントへの影響を与え，各々代表的な3つの障害像に影響を与える．

(1) X線による評価

Wibergの膝蓋骨形態分類，sulcus angle（大腿骨滑車角），congruence angle（適合角），tilting angle（外側傾斜角）やlateral shift ratio評価を行う．またInsall-Salvati法やBlackburne-Peel法，Caton-Deschamps法などで矢状面上の膝蓋骨高を評価する．さらに，大腿骨前捻角および頚体角や脛骨遠位形態（果部捻転角）も膝蓋大腿関節に影響を与えるため評価する．

(2) 視触診による評価

1）膝蓋大腿関節

Q角や膝蓋骨位置の評価を行う．膝蓋骨内外側傾斜，回旋，屈曲（上下方傾斜）については，Tomsichらの方法[4]を基に評価するとよい．その評価方法と評価基準を図4および表2[4]に示す．

表2のように，−2から+2までの順序尺度で評価を行う基準も存在するが，臨床上はこの数値だけに捉われず，症状側と無症状側の比較を行い，静的アライメントがどのような機序で症状を誘発しているかを推論する必要がある．

2）脛骨大腿関節

図4のように膝蓋骨位置を評価するが，それはあくまでも脛骨と大腿骨の位置関係の結果を受けている．関節裂隙内外側を触診し，大腿骨側と脛骨側のどちらがより腹側（背側）で触診できるかを確認する．また脛骨粗面の触診により脛骨回旋を評価し，膝蓋骨アライメントにどのような影響を与えているか評価する（「クリニカルヒント 4」（p.621）参照）．

3）筋・筋以外の軟部組織

筋および軟部組織による，静的アライメントにも影響を与えるため（表3），各種テストや触診等により筋の長さや組織柔軟性を評価する．膝蓋下脂肪体については，痛覚神経が多く分布しているだけでなく神経伝達物質であるサブスタンスPが存在することが報告されているため，機械的刺激および神経性炎症による発痛源となりうる．

3 理学療法プログラム

2021年に発刊された『理学療法ガイドライン 第2版』[5]では，ステートメント（科学的根拠となる文献を参考に，専門家の意見を集約したもの）として「大腿四頭筋筋力強化運動，股関節周囲筋と体幹筋力強化運動，バランス練習，および走行時の足部の前部を接地することを意識させる指導を組み合わせた理学療法を実施すること」が提案されている．

1 筋力トレーニング・筋バランス

(1) 大腿四頭筋収縮練習（quad setting）（図5）

大腿四頭筋のうち，内側広筋は大内転筋と連結があることから大内転筋との同時収縮を狙ったquad settingを行う．さらに，収縮時に疼痛が生じる場合は静的アライメ

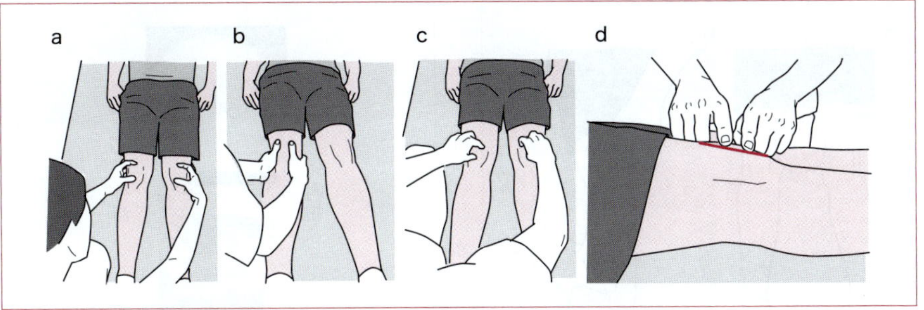

図4 膝蓋大腿関節の静的アライメント評価

a：膝蓋骨高低位評価．b：膝蓋骨内外側傾斜評価．c：膝蓋骨回旋評価．d：膝蓋骨屈曲評価．
背臥位で行い，骨盤傾斜や回旋に注意する．また膝関節角度を変化させて同様の評価を行うことで，どの角度でアライメント不良を呈するかという動的アライメント評価の一端も担える．

表2 膝蓋骨アライメントの評価基準

	傾斜（図4b）【膝蓋骨内側面と外側面】		回旋（図4c）【膝蓋骨長軸と大腿骨軸】		屈曲（図4d）【膝蓋骨尖と膝蓋骨底】	
+2	外側面が内側面より26°以上高い	内側傾斜	膝蓋骨長軸が大腿骨軸より26°以上内側	内旋	膝蓋骨尖が膝蓋骨底より26°以上腹側	上方傾斜（伸展）
+1	外側面が内側面より11°〜25°高い	内側傾斜	膝蓋骨長軸が大腿骨軸より11°〜25°以上内側	内旋	膝蓋骨尖が膝蓋骨底より11°〜25°以上腹側	上方傾斜（伸展）
0	内外側面の高低差10°以内	傾斜なし	膝蓋骨長軸と大腿骨軸10°以内	回旋なし	膝蓋骨尖と膝蓋骨底10°以内	傾斜（屈伸）なし
−1	内側面が外側面より11°〜25°高い	外側傾斜	膝蓋骨長軸が大腿骨軸より11°〜25°以上外側	外旋	膝蓋骨尖が膝蓋骨底より11°〜25°以上背側	下方傾斜（屈曲）
−2	内側面が外側面より26°以上高い	外側傾斜	膝蓋骨長軸が大腿骨軸より26°以上外側	外旋	膝蓋骨尖が膝蓋骨底より26°以上背側	下方傾斜（屈曲）

（文献4を基に作表）

表3 膝関節周囲筋および軟部組織と膝蓋骨静的アライメントの関係

膝関節周囲筋軟部組織	膝蓋骨高位*	膝蓋骨低位*	膝蓋骨伸展（膝蓋骨尖が膝蓋骨底より腹側へ浮き上がる方向）	膝蓋骨外旋（膝蓋骨尖が膝蓋骨底より前額面上で外側）
大腿四頭筋	短縮または筋緊張亢進		広筋群機能低下による大腿直筋活動亢進	内側広筋に対して外側広筋活動亢進
ハムストリングス		短縮または筋緊張亢進		外側ハムストリングス短縮または筋緊張亢進
膝窩筋				短縮または筋緊張亢進
膝蓋下脂肪体		柔軟性低下	柔軟性低下	

*正常範囲内だが反対側と比較し高位（低位）．

ント評価結果を基に脛骨大腿アライメントを変化させながら，疼痛が軽減するアライメントでの収縮を促す必要がある（「クリニカルヒント5」（p.621）参照）．

(2) ハムストリングス

内側ハムストリングスより大腿二頭筋の活動が優位もしくは先行する場合，下腿外旋位を呈しやすい．その結果，脛骨粗面が外方へ位置することで膝蓋骨外側傾斜や外側偏位，外旋といった患者に多くみられるアライメントを呈しやすい．そのため，大腿二頭筋の活動が優位とならないように，徒手筋力テスト（manual muscle test：MMT）の要領で足尖を内側へ向けた状態でハムストリングスの収縮を行わせ，内側ハムストリングスの収縮を促すとよい．

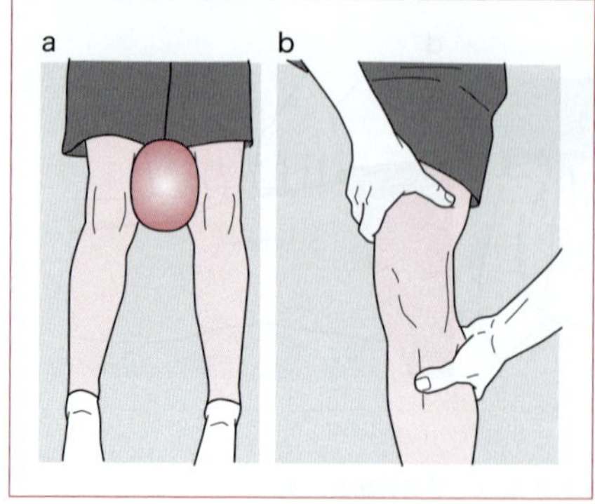

図5 quad setting

a：大内転筋との同時収縮を狙う.
b：静的アライメント評価に基づき，疼痛軽減を図ることのできる脛骨大腿関節アライメントを徒手誘導する.

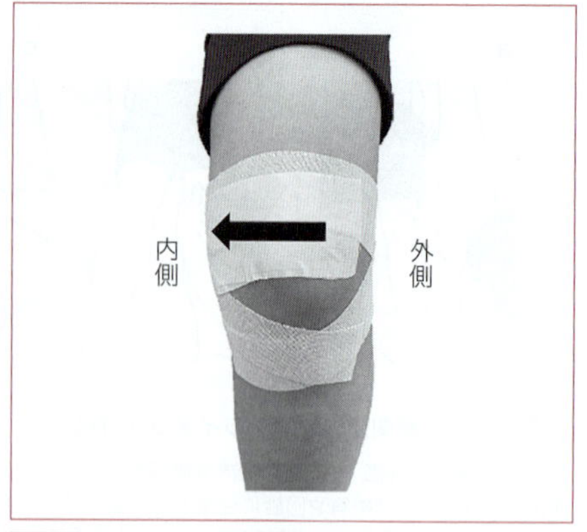

図6 McConnellのテーピング

左膝を前方から見ている．膝蓋骨外側傾斜や外側偏位を抑制するように，膝蓋骨上を外側から内側へ張力をかけながら貼付する.

2 ストレッチング

大腿直筋や外側広筋に対してのストレッチが必要となることが多い．大腿直筋については，持続的な他動ストレッチは膝蓋大腿関節接触圧を高め続け，ストレッチ後に症状を増悪させるリスクがあるため，丁寧に患者の反応を確認しながら施行する．外側広筋については，構造上の連結があるといわれている腸脛靱帯から大腿筋膜張筋を意識したストレッチを行う.

3 患部外トレーニング

隣接関節由来での障害と評価した場合，該当隣接関節評価を行い，それに基づいた患部外トレーニングを行う．主に股関節では外旋機能強化（中殿筋力，股関節外旋可動域），足関節・足部では前足部機能強化や内側縦アーチ保持が必要となることが多い.

4 動作・バランス練習

荷重時に床反力ベクトルが膝関節中心より後方を通ることやいわゆるknee-in toe-out肢位（図3）をとることで症状が誘発されることが多いため，その点を踏まえた各種動作・バランス練習を施行する必要がある.

5 装具・テーピング

膝蓋大腿関節障害に対するテーピングとして，古くからMcConnellのテーピング（図6）が知られており，除痛や不安定感改善を認める患者も多い．しかし，筋活動を変化させることができないという報告もあり，テーピング後の再評価を行い反応を確認することが重要である.

4 リスク管理・禁忌事項

受傷直後や手術直後など急性期においては，膝蓋跳動やbrush（stroke，wipe）test，大腿周径などで関節水腫や腫脹の程度も併せて評価を行い，理学療法経過の中で病態が亢進していないか，膝蓋大腿関節へかかる負荷が適切かを適宜評価する必要がある．また，表1で述べている各疾患に対するリスク管理は主治医との連携を基に行っていく必要がある.

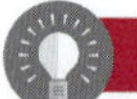

クリニカルヒント

1 疼痛評価のヒント

内側関節裂隙に圧痛が生じている場合，

大腿骨側であれば膝蓋大腿関節障害，脛骨側であれば脛骨大腿関節由来の疼痛であることが多い（図7）．

2 不安定性評価についてのヒント

他動的な膝蓋骨可動性が大きいからといって不安定性を感じる患者ばかりではない．その理由の一つとして，膝蓋骨不安性評価時に，将来の予測や情動的ストレスの予測に関わる前頭極や背外側前頭前野が賦活された例があり，恐怖心や不安感の刷り込みが起こっている可能性[6]が挙げられる．他動的な膝蓋骨可動性の変化が顕著でなくても不安定性が軽減している場合は，何らかの脳活動の変化が生じている可能性が示唆される．

3 膝蓋骨トラッキング評価のヒント（図8）

(1) 非荷重位他動屈伸

脛骨大腿関節を他動屈伸させトラッキングを評価する．屈伸運動中のどの角度でどのような現象が出現するかを評価する．

(2) 非荷重位他動屈伸（大腿固定）

(1) と同様だが，大腿骨に対して脛骨を動かした際の膝蓋骨運動を評価する．大腿骨に対する脛骨アライメント異常が生じている場合に，(1) との違いが現れることが多い．

(3) 非荷重位自動屈伸

端座位にて脛骨大腿関節自動屈伸運動を行う．(1) や (2) と異なり，筋収縮による影響を評価する．

(4) 荷重位自動屈伸

スクワット動作やランジ動作等で膝蓋骨トラッキング評価を行う．非荷重位での評価では問題ないが，本評価で膝蓋骨トラッキング異常となる場合は，動作パターンや隣接関節等の影響を受けていることが示唆され，動作分析や隣接関節評価を追加することになる．

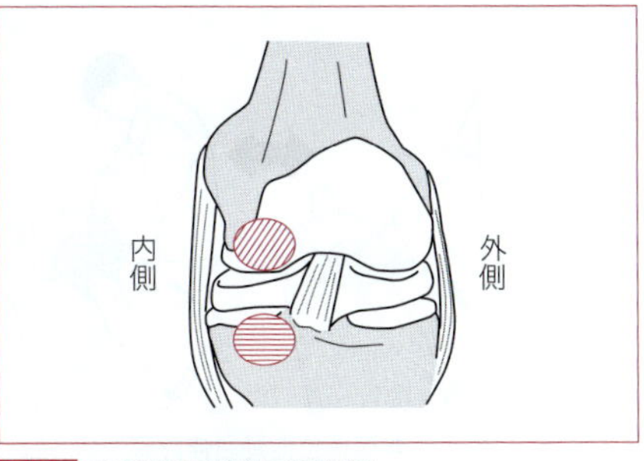

図7 内側関節裂隙圧痛評価

内側関節裂隙大腿骨側（斜線部）：膝蓋大腿関節由来であることが多い．
内側関節裂隙脛骨側（横線部）：脛骨大腿関節由来であることが多い．

4 膝蓋大腿関節アライメント評価のヒント（図9）[1]

膝蓋骨は大腿四頭筋内に位置している．そのため，大腿四頭筋停止部である脛骨粗面の位置（脛骨大腿関節アライメント）により膝蓋骨位置は決定されることが多い．

5 quad settingについてのヒント

内側広筋への収縮が触知できない場合，または大腿四頭筋収縮時に膝蓋骨が頭側へ移動していることが確認できない場合がある．その場合，内側広筋に対して，大腿直筋収縮の割合が高い可能性があるため，全力で筋収縮しないように口頭指示し，内側広筋の触知が可能もしくは膝蓋骨が頭側へ移動できていることを確認してから収縮力を挙げるように指示する．イメージとしては，肩関節における三角筋と棘上筋の関係を思い浮かべてもらい，軽く速い負荷で深層筋の活性化を促すとよい．

文 献

1) 神原雅典：膝蓋大腿関節障害に対する理学療法診断の進め方．理学療法 37：1129-1139，2020
2) Scott WN：膝蓋大腿関節障害．膝の外科Ⅰ，原著4版，久保俊一ほか監訳，金芳堂，京都，816-817，2007
3) Insall J, et al：Chondromalacia patellae：A prospective study. J Bone Joint Surg Am 58：1-8,

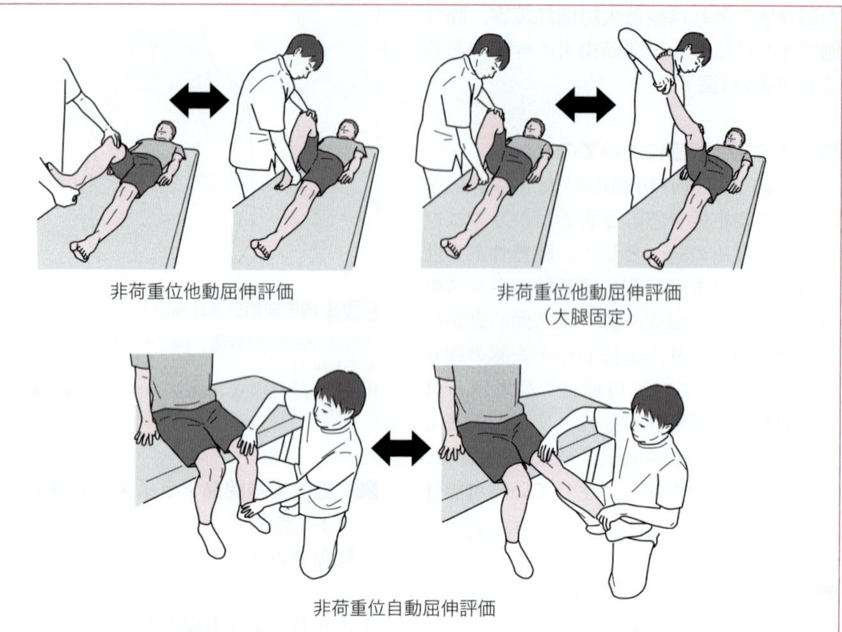

図8　膝蓋骨トラッキング評価

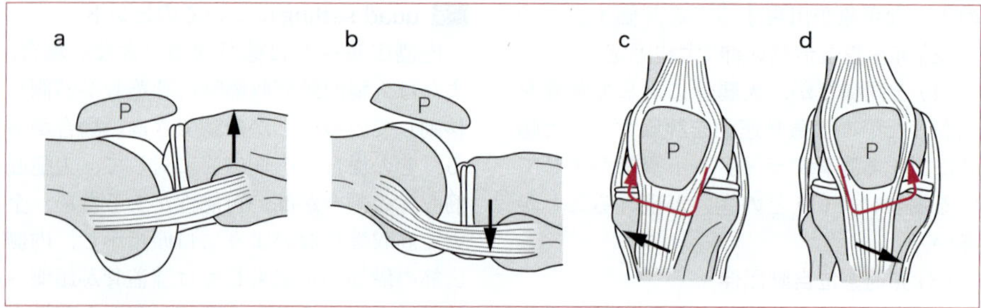

図9　脛骨大腿関節アライメントと膝蓋骨の関係

a，b：右膝関節を外側から見た模式図．c，d：右膝関節を正面から見た模式図．P：膝蓋骨
a：脛骨近位前方（背側）偏位（黒矢印）に伴う膝蓋骨尖の浮き上がり．
b：脛骨近位後方（腹側）偏位（黒矢印）に伴う膝蓋骨尖の沈み込み．
c：脛骨外旋（黒矢印）に伴う膝蓋骨外旋（赤矢印）．
d：脛骨内旋（黒矢印）に伴う膝蓋骨内旋（赤矢印）．
ここでいう前方（後方）偏位および外（内）旋は，靱帯不安定性等に伴うものではなく，反対側との比較などで表現しているものである．
（文献1より）

1976
4）Tomsich DA, et al：Patellofemoral alignment：reliability. J Orthop Sports Phys Ther 23：200-208, 1996
5）日本運動器理学療法学会：第12章 膝関節機能障害理学療法ガイドライン，膝蓋大腿関節症．理学療法ガイドライン，第2版，日本理学療法士協会監，日本理学療法学会連合 理学療法標準化検討委員会ガイドライン部会編，医学書院，東京，444-456，2021
6）門脇　俊ほか：膝靱帯損傷患者における機能的磁気共鳴画像（fMRI）を用いた運動認知の評価．中部整災誌 55：255-256，2012

20 腸脛靱帯炎

三谷保弘

1 疾患概要と基本方針

1 疾患概要

腸脛靱帯炎の主な症状は大腿骨外側上顆部の疼痛であり，繰り返される膝関節の屈伸により，腸脛靱帯と大腿骨外側上顆との間で摩擦が生じることによって発症するとされている[1]．また，腸脛靱帯と大腿骨外側上顆の間には血管や神経が豊富に存在する脂肪組織があり，これが圧迫されることで疼痛が引き起こされるとの報告もなされている[2]．

2 発生要因

(1) 下肢のマルアライメント

内反膝（knee-out）や股関節の内転，下腿内旋は，腸脛靱帯炎のリスクファクターとなる[3,4]．内反膝は腸脛靱帯と大腿骨外側上顆との間で生じる摩擦や，脂肪組織の圧迫を増大すると考えられる．また，膝関節内反外部モーメントが増大し，膝関節の外側支持の役割を有する腸脛靱帯の緊張が高まる．同様に，片脚立位において股関節内転位にあれば，膝関節内反外部モーメントが増大し腸脛靱帯の緊張が高まる．さらに，Gerdy結節に付着する腸脛靱帯は，下腿内旋によって伸張され緊張が高まる（図1）．

(2) 股関節外転筋の筋力低下

股関節外転筋の筋力低下は，腸脛靱帯炎のリスクファクターとなる[5]．股関節外転筋である中殿筋や小殿筋の筋力低下はTrendelenburg徴候を引き起こし，この時骨盤が立脚側へ偏位すると股関節がさらに内転位となり，腸脛靱帯の緊張が高まる（図1）．

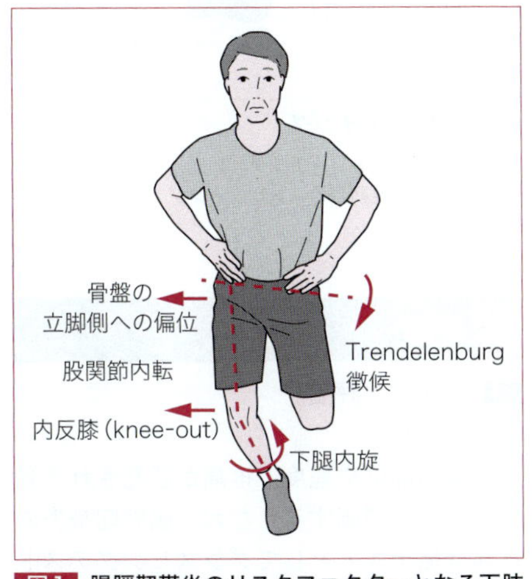

図1　腸脛靱帯炎のリスクファクターとなる下肢アライメント

(3) 大殿筋と大腿筋膜張筋の過度な収縮や短縮

腸脛靱帯と連結している大殿筋や大腿筋膜張筋の過度な収縮や短縮は，腸脛靱帯の緊張を高め，大腿骨外側上顆での摩擦や脂肪組織の圧迫を増大すると考えられる．

3 基本方針

オーバーユースによって引き起こされる腸脛靱帯炎は，安静を含む運動量のコントロールが不可欠である．理学療法では腸脛靱帯の過緊張を引き起こす要因を分析し，ストレッチングや筋力トレーニング，動作練習により腸脛靱帯の緊張を軽減する．これらは再発予防においても重要である．

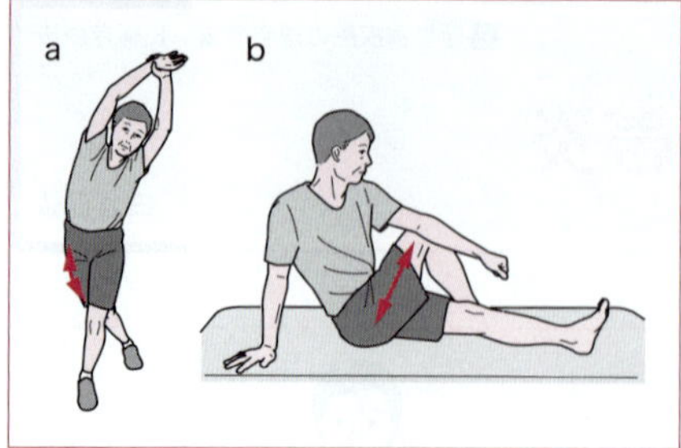

図2 ストレッチング

a：腸脛靱帯のストレッチング.
b：大殿筋と腸脛靱帯のストレッチング.

2 評価

1 理学療法評価

(1) 疼痛

疼痛の部位や程度，疼痛が誘発される動作について評価する．なお，腸脛靱帯炎の疼痛誘発テストとしてグラスピングテストがある．大腿骨外側上顆部を指で押さえた状態で膝関節を屈伸し，膝関節屈曲30°付近で疼痛が誘発されれば陽性である．

(2) 筋伸張性テスト

大腿筋膜張筋と腸脛靱帯の伸張性が低下するとOber testが陽性となる．側臥位にて上側に位置する下肢が十分に落下せず，股関節内転が制限される．また，腸脛靱帯と連結している大殿筋の伸張性についても評価する．

(3) 筋力

股関節外転筋の筋力評価を行う．股関節外転筋の筋力低下により，片脚での接地や着地動作において骨盤の遊脚側への下制（Trendelenburg徴候）や，体幹の立脚側への側屈（Duchenne徴候）が観察されることがある．

(4) 下肢アライメント

静的あるいは動的な下肢アライメントを評価する（図1）．内反膝では，閉脚立位において左右の大腿骨内側上顆間の隙間が広く，下腿の外側傾斜が増大する．下腿内旋では，つま先が内側を向いていることが多い（toe-in）．また，荷重下における足部内側縦アーチの挙上（ハイアーチ）や踵骨の内がえしは内反膝を，内側縦アーチの低下（扁平足）や踵骨の外がえしは下腿内旋を引き起こすため[6]，アーチ高や下腿長軸と踵骨のなす角であるleg heel alignmentなどの足部アライメントも評価する[7]．

ランニングでは，立脚側の足部の外がえしや下腿内旋，体幹の同側への側屈が生じやすいことが知られている[8]．また，1本のライン上を走ることでsupport-phaseでの骨盤の立脚側への偏位が増大し，股関節内転位となることで腸脛靱帯の過緊張を引き起こす．

3 理学療法プログラム

1 ストレッチング

腸脛靱帯の伸張性を向上させ，大腿骨外側上顆での摩擦や圧迫を軽減するためにストレッチングを行う．腸脛靱帯は，股関節の伸展・内転に加え，体幹を反対側へ側屈することで伸張されやすい[9]（図2a）．また，腸脛靱帯と連結する大殿筋を含めたストレッチングも有効である（図2b）．

2 筋力トレーニング

股関節外転筋の筋力強化により腸脛靱帯炎の症状が軽減すると報告されている[5]．片脚立位にて骨盤を水平まで引き上げる運動や，サイドプランクなどで股関節外転筋を強化する（図3）．

3 動作練習

走行距離の増大は腸脛靱帯炎のリスクファクターであることから[10]，ランニングやジョギングを再開する際には走行距離を段階的に増大する必要がある．また，体幹・下肢アライメントのコントロールや，

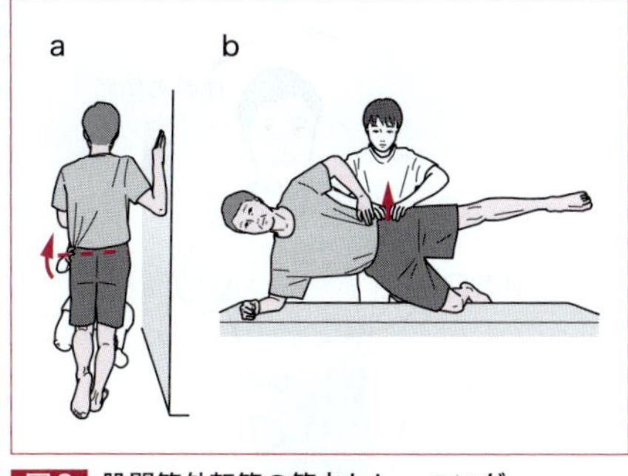

図3 股関節外転筋の筋力トレーニング

a：下制した遊脚側の骨盤を水平まで引き上げる．
b：サイドプランク．

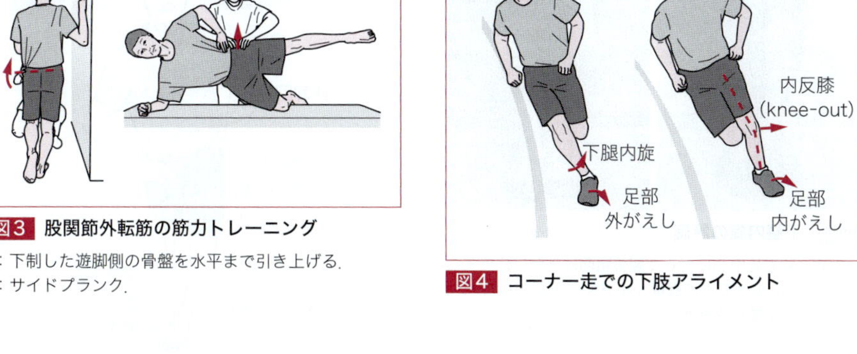

図4 コーナー走での下肢アライメント

疼痛を誘発する不良なフォームを改善する．この時，鏡や動画を用いると視覚的にも理解しやすい．内反膝や下腿内旋を制動するテーピングが有効であることも多い．また，足部からの運動連鎖による影響が考えられる場合は，足部のテーピングやアーチサポート，ヒールウェッジなどを検討する．

4 リスク管理・禁忌事項

腸脛靱帯炎の発症は，内的要因だけでなく外的要因にも影響される．ランニングでは舗装路の横断勾配や，長時間の同一方向のトラック走にも注意が必要である．舗装路の高い方（中央側）やトラックの内側に位置する足部は外がえしとなり，下腿内旋が誘導される．一方，舗装路の低い方（車道端側）やトラックの外側に位置する足部は内がえしとなり，内反膝が誘導される（図4）．靴のソールが摩耗している場合も，同様に注意が必要である．

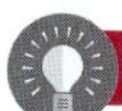

クリニカルヒント

1 腸脛靱帯の緊張の評価

腸脛靱帯の緊張は，側臥位にて股関節を伸展した際のベッドと膝との距離で評価することができる．側臥位にて下側に位置する股関節を屈曲して骨盤を後傾位に保持し，上側に位置する足部を把持して股関節を屈曲位から中間位まで伸展する．この時上側の骨盤が下制しないように固定する．腸脛靱帯が過度に緊張していれば，股関節の伸展に伴い外転が生じ，ベッドと膝との距離が増大する（図5）．

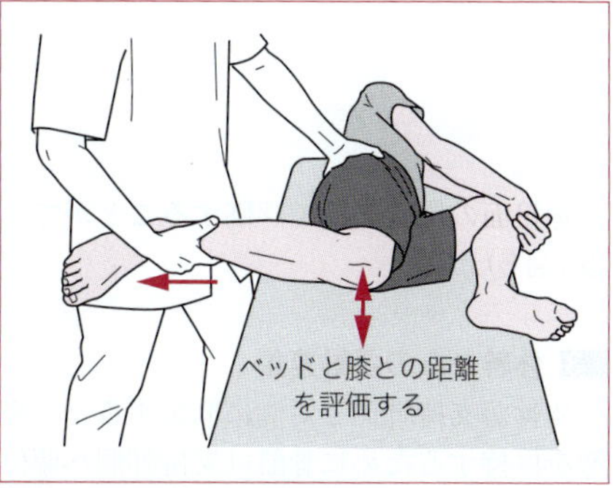

図5 腸脛靱帯の緊張の評価

腸脛靱帯の過緊張によりベッドと膝との距離が増大する．

2 下腿内旋の評価

腸脛靱帯炎のリスクファクターである下腿内旋は，静的立位において膝蓋骨中心と

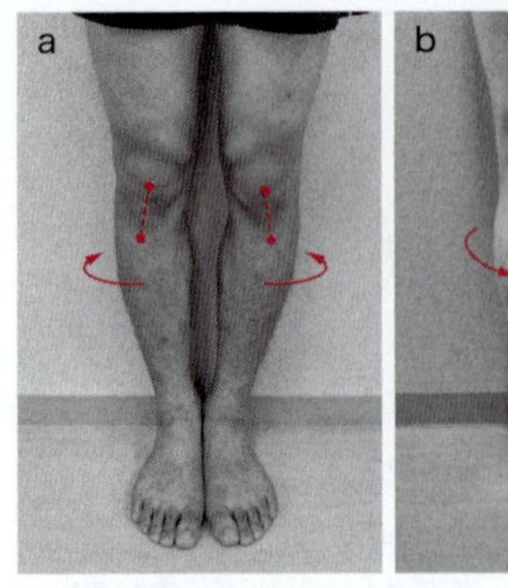

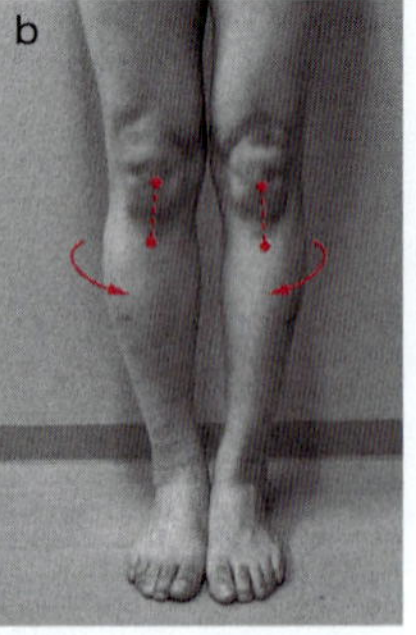

図6 下腿内旋の評価

一般的に膝蓋骨中心に対して脛骨粗面は外側に位置するが，bはaに比べてその程度が小さく，下腿が内旋傾向であることが推測される．

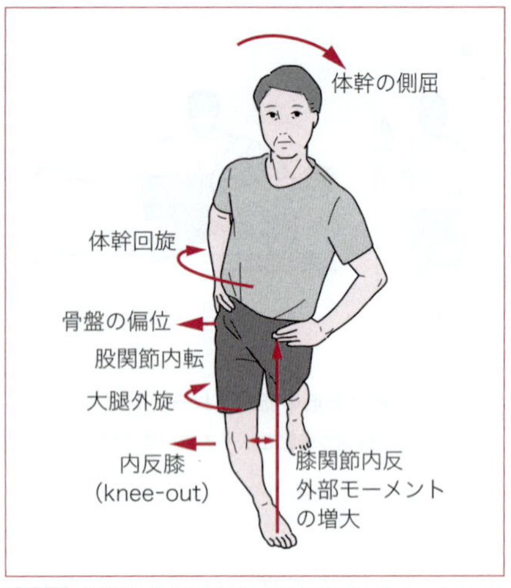

図7 体幹の側屈や回旋が下肢アライメントに及ぼす影響

脛骨粗面の位置関係で評価することができる（図6）．

3 体幹からの運動連鎖

体幹が支持脚側と対側に側屈すると，姿勢を保持するために骨盤は支持脚側へ偏位する．また，支持脚側への体幹回旋は，大腿外旋と内反膝を引き起こす．これらは膝関節内反外部モーメントを増大し，腸脛靱帯の緊張を高める．なお，大腿外旋に伴い相対的な下腿内旋が生じることで腸脛靱帯の緊張がさらに高まる（図7）．

文 献

1) Orava S：Iliotibial tract friction syndrome in athletes—an uncommon exertion syndrome on the lateral side of the knee. Br J Sports Med 12：69-73, 1978
2) Fairclough J, et al：The functional anatomy of the iliotibial band during flexion and extension of the knee：implications for understanding Iliotibial band syndrome. J Anat 208：309-316, 2006
3) Taunton JE, et al：A retrospective case-control analysis of 2002 running injuries. Br J Sports Med 36：95-101, 2002
4) Noehren B, et al：ASB clinical biomechanics award winner 2006 prospective study of the biomechanical factors associated with iliotibial band syndrome. Clin Biomech 22：951-956, 2007
5) Fredericson M, et al：Hip abductor weakness in distance runners with iliotibial band syndrome. Clin J Sport Med 10：169-175, 2000
6) 建内宏重：股関節と下肢運動連鎖．臨スポーツ医 30：205-209，2013
7) 三谷保弘：大学生における下肢アライメントの性差について．理療科 27：665-670，2012
8) Louw M, et al：The biomechanical variables involved in the aetiology of iliotibial band syndrome in distance runners—A systematic review of the literature. Phys Ther Sport 15：64-75, 2014
9) Fredericson M, et al：Quantitative analysis of the relative effectiveness of 3 iliotibial band stretches. Arch Phys Med Rehabil 83：589-592, 2002
10) Messier SP, et al：Etiology of iliotibial band friction syndrome in distance runners. Med Sci Sports Exerc 27：951-960, 1995

21　脛骨過労性骨膜炎(シンスプリント)

栗原　靖

1 疾患概要と基本方針

1 疾患概要

脛骨過労性骨膜炎(medial tibial stress syndrome：MTSS)は，「運動によって誘発される脛骨後内側縁に沿った痛みで，少なくとも5cm以上にわたって痛みが広がっているもの」と定義され[1]，シンスプリント，脛骨内側牽引性骨膜炎などの呼称も用いられる．症状は下腿の疼痛および不快感である．女性ランナーに頻発し，ランニング障害において最も多い疾患の一つである．MTSSの病態機序について一致した見解は得られていない．現在まで，①足関節底屈筋群の筋収縮による脛骨付着部への力学的負荷の増大，②骨リモデリング不全により微小損傷が生じ，その部分の炎症反応によるものなどが挙げられている．MTSSの発症要因についても明確な見解がない．内的要因と外的要因に分けられ(表1)[2,3]，一般的に，これらの要因が様々に組み合わされMTSSが発症すると考えられている[2]．

2 基本方針

MTSSの理学療法は，エビデンスの確立された治療プロトコルが得られていない．一つの指針として，急性期，亜急性期など，回復過程に沿った保存療法が提唱されている[3]．症状が難治性の場合，手術療法を検討することがある．術効果に関するエビデンスは明確ではないが，深部筋膜のリリースや骨膜切除する方法がある．しかし，MTSSの病態要因が明確ではないことを踏まえ，保存療法が第一選択となる．

表1　MTSSの発生に関する要因

内的要因	舟状骨高↓，足関節外がえし↑(静的立位)，骨盤下制(立脚側)↑，股関節内旋可動域↑，膝関節屈曲可動域↓ 早期踵離地(歩行)，足部外転ツイスト(歩行) 女性＞男性
外的要因	歩行距離↑，硬い路面，不整地面

↑：増加，↓：低下，減少

(文献2，3を基に作表)

2 評価

1 医学的評価(画像評価)

画像評価は，単純X線，CT，MRIが用いられる．MRIは放射線被曝のない検査であり，筋や骨膜反応に加え，重度の場合は骨髄内の異常所見を確認できる．さらに，重症度の分類や回復予測の判断に有用とされる[4]．単純X線は，MRIの異常所見が骨髄に認められた時点で骨膜反応を確認することができる．

2 主要な理学療法評価

(1) 炎症症状

安静時および運動時の疼痛の有無を確認する．疼痛は，その部位や強度(図1)，質の評価を行う．また，疼痛の再現動作や，その出現時期を明確にしておくことは，患部の重症度や力学的負荷増大を推測するうえで重要である．患部の重症度は，脛骨後内側縁の圧痛とともに，腫脹と熱感の程度に反映されることが多い．

(2) 関節可動域(ROM)

足関節の底背屈可動域に加え，足趾の可動性，距骨下関節の可動性検査を行い，関節の遊びや軟部組織の伸張性などを評価する．また，患部の力学的負荷増大への関与

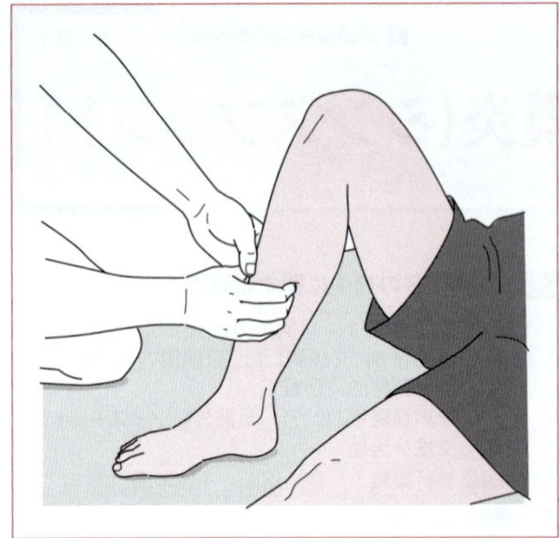

図1 圧痛部位の評価

として，体幹や股関節の可動域制限の有無なども評価する．

(3) 筋力

足関節底屈筋群（下腿三頭筋，後脛骨筋，長趾屈筋，長母趾屈筋）を中心に筋力を評価する．また，ランニング動作等の荷重時に活動する筋力，すなわち，体幹や股関節周囲などの筋力も併せて評価する．

(4) 姿勢，動作

ランニング動作等の評価に先立ち，片脚立位や前方ランジなどの簡単な荷重姿勢・動作によって評価する．具体的に，下腿の内方傾斜や外旋，足部外転（母趾球への荷重偏位），足部内側縦アーチの低下が生じている場合は，過剰な足関節回内との関連を推測し，患部への力学的負荷増大につながるかを評価する．また，体幹部の傾斜や大腿部の姿勢との関連も注意深く評価する．

3 理学療法プログラム

症状の回復過程に沿った一般的な理学療法プロトコルによると（表2）[3]，急性期の安静および鎮痛から開始する．その後，物理療法，運動療法，装具療法などを用い，患部の疼痛や力学的負荷の軽減を目指し，競技復帰まで段階的にトレーニング量や強度を増加させる．さらに，復帰後の再発防止に向けたセルフトレーニング指導へと進めることが示されている．

1 理学療法プログラムの具体的方法

(1) 疼痛への対応

急性期にかかわらず，トレーニング後における患部の寒冷療法（アイシング）は適宜行う．炎症の軽減および軟部組織の粘弾性・伸張性の改善による疼痛コントロールには，超音波療法が推奨される．また，MTSS発症に関与するとされる足関節底屈筋群には伸張性低下がみられ，これにより疼痛が助長される例も多い．そのため，ストレッチングを行うなどして当該筋のリラクセーションを促す．

(2) ROMトレーニング

足関節の過剰な外がえしアライメントに留意しながら，足関節背屈，回外，回内の可動域を改善させる．足趾や距骨下関節の可動性の評価から，必要に応じて伸張性の改善を行う．

(3) 筋力トレーニング

疼痛症状に応じ，負荷を段階的に上げていくのがよい．筋力評価の結果から，ランニング動作等における荷重時に活動する筋力（体幹や股関節周囲）を中心に強化を図る．足関節の過剰な外がえしを伴う足部内側縦アーチの機能低下が生じている場合，後脛骨筋や足趾屈筋群の筋機能改善を行う．

(4) 荷重トレーニング

荷重時の過剰な足関節回内を引き起こさないように注意し，片脚立位，片脚スクワット，フォワードランジ，ステップアップ，ドロップジャンプ，フォーム練習など，荷重負荷量を高めたトレーニングを行う．疼痛の増悪等に注意しながら荷重負荷量を調整する．なお，疼痛回避の動作パ

表2 MTSSの理学療法プロトコル

急性期	**安静，鎮痛**
	アイシング，物理療法（超音波）
亜急性期〜段階的復帰	**トレーニング頻度，強度の段階的増加**
	アイシング，物理療法（超音波） マニュアルセラピー，ストレッチ（下腿三頭筋），バランストレーニング カーフエクササイズ，コアトレーニング，水中ランニング 自転車エルゴメーター 週あたりのランニング距離，頻度，強度を通常の50％程度（低衝撃下） ジャンプ，坂道ランニング
障害予防期	**選手教育**
	個別トレーニング，セルフトレーニング指導，足底板

（文献3を基に作表）

ターンが習慣化していることもあるため，体幹部，股関節部などの姿勢も確認しながら実施する．

(5) 装具療法

過剰な足関節回内のアライメントを調整し，衝撃吸収機能を高めることを目的に足底板の活用を検討する．再発予防としても用いられる．

4 リスク管理・禁忌事項

スポーツ競技への復帰後，MTSSの再発を招く例が多い．選手教育を行い，理学療法終了後にもセルフトレーニングを実施する必要がある．具体的には，問題となる動作や身体機能を理解してもらい，当該箇所の維持・改善を図るためのトレーニングや足底板の活用を実践してもらう．また疼痛が生じた際，寒冷療法（アイシング）を用い，トレーニング活動量を段階的に減少させるなどの対処を促していく．MTSSと同様の症状として，下腿疲労骨折や下腿コンパートメント症候群などの可能性も考えられる[5]．疼痛症状が持続する場合は，医療機関への受診が必要である．

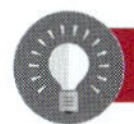

クリニカルヒント

1 荷重下での安定性評価

荷重時に生じる過剰な足関節回内の影響を評価する方法として，各体節に外乱を加えることが有用である．具体的には，前方ランジを用いた患側荷重の肢位をとり，骨盤，大腿遠位部，下腿遠位部に左右前後方向の外乱を加える．その際，足関節の荷重下でのアライメント変化を評価することで，安定性の低下とともに，足関節回内に影響している部位を判断することができる（図2）．例えば，大腿遠位部への外乱で足関節回内アライメントが強調される場合，膝関節周囲筋の筋力低下および筋出力低下が問題になっていると想定し，大腿遠位部の外乱に対して足関節アライメントを保持できるようアプローチを図ることが望ましい．

2 前足部・足趾の機能強化

荷重時に過剰な足関節回内のアライメントを生じる例では，ヒールライズにおける踵の傾斜を観察し，前足部・足趾の機能評価を行うことが有用である（図3）．荷重時の足関節の過剰な回内は，足部内側縦アーチの機能低下が推察される．その機能低下により，ヒールライズでは代償的に前足部外側荷重を呈する場合が多い．特に，ヒールライズを保持した際の踵の傾斜が大きい例では，足部内側縦アーチ機能に関与する母趾と第2〜4趾の分離運動が困難であり，また，足趾の筋機能の弱化がみられる．自動運動を促し，足趾屈筋・伸筋群に対して

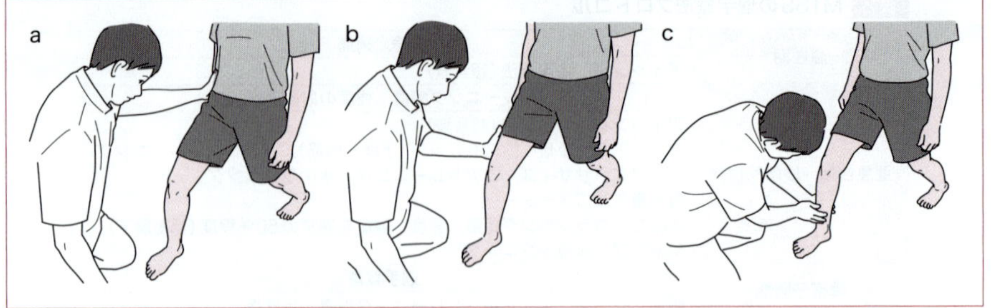

図2 外乱による足関節回内への影響評価

骨盤（a），大腿遠位部（b），下腿遠位部（c）に対し，外乱刺激を加える．

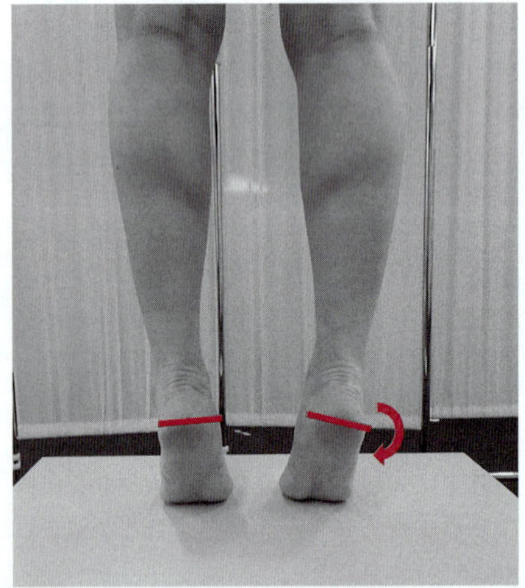

図3 ヒールライズ時の踵の傾斜評価

傾斜：左踵＜右踵

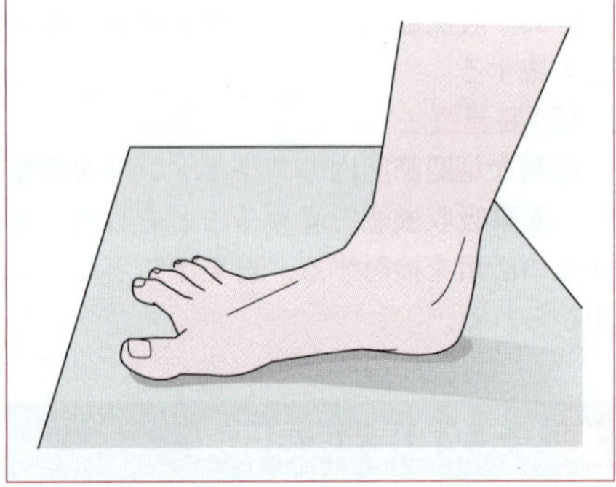

図4 足趾の分離運動（自動運動）

抵抗運動を加えていくことにより，足部内側縦アーチの機能を改善させ，ヒールライズでの安定性の獲得を目指していく（図4）．ヒールライズは，両脚立位から片脚立位でも保持できるようにしていく．

文 献

1) Yates B, et al：The incidence and risk factors in the development of medial tibial stress syndrome among naval recruits. Am J Sports Med 32：772-780, 2004
2) Menéndez C, et al：Medial Tibial Stress Syndrome in Novice and Recreational Runners：A Systematic Review. Int J Environ Res Public Health 17：7457, 2020
3) Galbraith RM, et al：Medial tibial stress syndrome：conservative treatment options. Curr Rev Musculoskelet Med 2：127-133, 2009
4) Mammoto T, et al：High-resolution axial MR imaging of tibial stress injuries. Sports Med Arthrosc Rehabil Ther Technol 4：16, 2012
5) Winkes M, et al：Deep posterior chronic exertional compartment syndrome as a cause of leg pain. Unfallchirurg 123（Suppl 1）：3-7, 2020

22 足関節靱帯損傷

小林　匠

1 疾患概要と基本方針

足関節靱帯損傷は非常に発生頻度の高い代表的な下肢外傷の一つで，スポーツ活動中だけでなく，日常生活にも発生リスクは潜んでおり，再発率が高いことも大きな問題である．足関節靱帯損傷は若年者や女性で発生しやすく，インドアスポーツ競技で発生率が高いとされており[1]，米国の大学アスリートを対象とした調査では，膝前十字靱帯損傷の約6倍の発生率が報告された[2]．足関節靱帯損傷の多くは足関節外側靱帯損傷（lateral ankle sprain：LAS）であり，LASは足関節底屈位もしくは背屈位での内がえしおよび内旋強制によって生じる．受傷時の損傷組織は，前距腓靱帯や踵腓靱帯，長・短腓骨筋腱，二分靱帯などの足関節外側に位置する組織が主であるが，足関節内側に位置する三角靱帯や後脛骨筋腱などの軟部組織損傷や骨の衝突によって生じる距骨骨軟骨損傷，距骨下関節を構成する靱帯損傷の合併なども認めるため，これら複数の組織損傷の発生が病態理解を複雑にしている．

足関節靱帯損傷後には，種々の組織損傷によって，腫脹や熱感，疼痛などの炎症症状のほか，関節可動域（ROM）制限，筋力低下，姿勢制御異常など，様々な症状が生じる．また，靱帯や関節包に存在する求心性神経線維の損傷による姿勢制御能力の低下は非受傷側にも生じるとされる[3]．足関節靱帯損傷患者の多くが，このような機能障害が十分に回復しないままADLやスポーツ活動に復帰することで，足関節捻挫の再発を招き，足関節の不安定性が慢性化する慢性足関節不安定症（chronic ankle instability：CAI）に至ってしまう．CAIの病態は，病理機械的障害（pathomechanical impairments），感覚・知覚障害（sensory-perceptual impairments），運動行動障害（motor-behavioral impairments）に大別され，そこに個人要因や環境要因が影響することで，筋力やバランス能力の低下，固有感覚異常などの様々な機能障害が生じ，これらの結果としてスポーツパフォーマンスの低下も起こる（図1）[4]．そのため，足関節靱帯損傷やCAI患者の理学療法では，種々の機能のほか，構造的な不安定性や主観的な不安定感，さらにはスポーツパフォーマンスに対する適切な評価とアプローチが求められる．

2 評価

1 画像診断・徒手検査

従来，LASの画像診断にはストレスX線撮影やMRIを用いることが主流であったが，近年，超音波画像の有用性が報告されている．一方，LASに対する代表的な徒手検査である前方引き出しテストは，炎症症状の強い急性期（受傷後2日以内）よりも亜急性期（受傷後4，5日目）の方が高い感度（84%）・特異度（92%）を有するとされる[5]．また，LAS受傷時には，足関節周囲の骨折を合併する可能性もあるため，Ottawa ankle rulesやBernese ankle rules等を用いた鑑別も推奨されている（表1）[6]．

2 炎症所見

腫張を含む炎症所見に対しては，詳細な

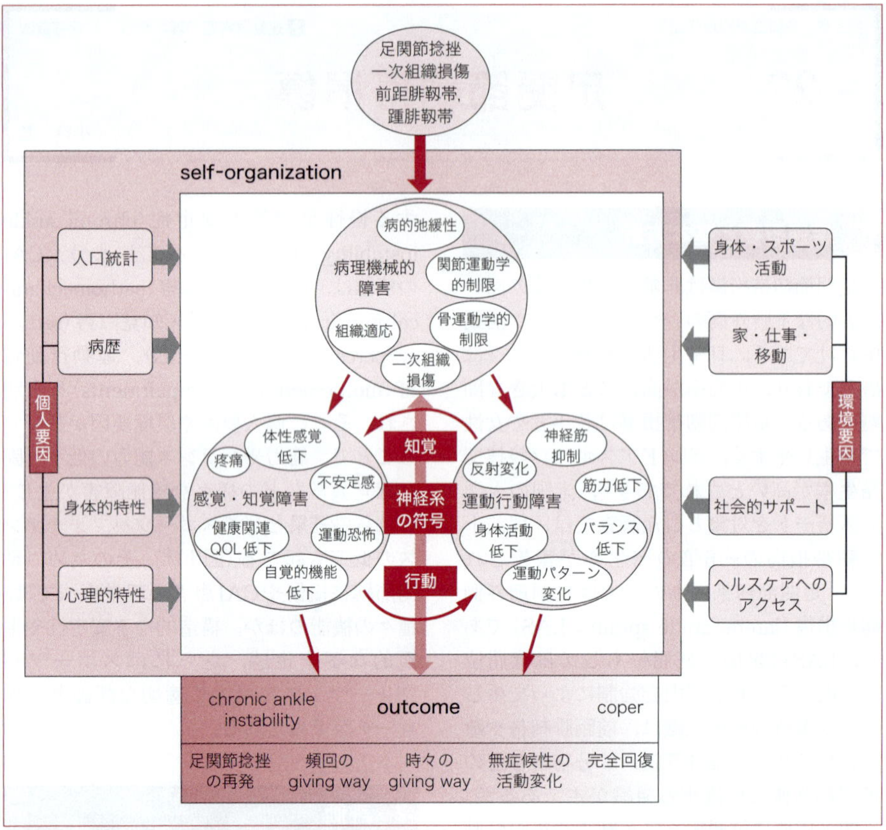

図1 CAIの病態モデル

（文献4より筆者訳）

表1 clinical decision rules

臨床判断規則	検査内容と診断精度
Ottawa ankle rules	・内果・外果（下端から6cm）の一方もしくは両方の疼痛 ・第5中足骨基部の圧痛 ・舟状骨の圧痛 ・4歩以上の歩行不可 感度：86～99%，特異度：25～46% 陽性的中率：24～48%，陰性的中率：97～99% 再現精度：45%
Bernese ankle rules	・腓骨への間接的なストレス（外果より近位約10cm付近の脛腓間を圧迫）による疼痛 ・内果の圧痛 ・中・後足部の圧迫ストレス（中足部と後足部を把持し，矢状面で圧迫ストレスを加える）による疼痛 感度：69～86%，特異度：40～45% 再現精度：48%

（文献6より筆者訳）

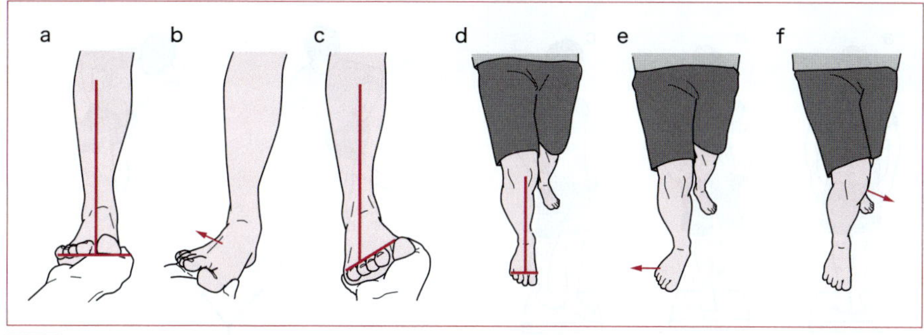

図2 足関節背屈運動時の注意点

足関節背屈運動時には，下腿長軸に対して足底面が水平となる肢位（a，d）を心がけ，足部の外転（b，e）や内がえし（c），膝の外反（f）が生じないように注意する．

視診・触診とメジャーによる8の字法などの足部周径計測による腫脹評価が定量的な方法として推奨される[6,7]．

3 ROM

ROM測定は主にゴニオメーターを用いて行うが，背屈・底屈可動域測定では足部の内がえしや外転を伴わないように注意する（図2）．また，荷重位での可動域測定時にも，足部の外転や膝の外反などの代償に注意する．荷重位での足関節背屈可動域測定では，踵を浮かせずに足関節を最大に背屈させ，膝が壁に接する位置で足尖から壁までの距離から角度を算出する方法（weight-bearling lunge test）（図3）や脛骨前端にあてた角度計により計測する方法が提唱されている．

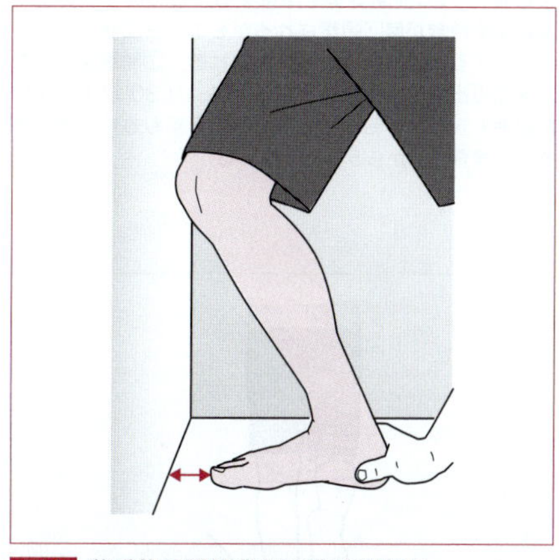

図3 荷重位足関節背屈可動域測定法

踵を浮かせずに足関節を最大に背屈させ，膝が壁に接する位置で足尖から壁までの距離から角度を算出する．この際，足部の外転や膝の外反が生じないように注意する．

4 バランス機能

荷重が許可された段階で片脚の姿勢制御能力の評価を行う．簡便かつ良好な信頼性を有する評価法として，balance error scoring system（図4）やfoot lift testなどが提唱されている．foot lift testは閉眼片脚立位で反対側の足を立脚側の腓腹部に接触させ，30秒間で支持足の足底が床から離れた回数をカウントする．反対側の足が床に接した場合も1回と数え，床に接地したままの場合は1秒につき1回とカウントする方法である．また，動的バランス機能の評価としては，Star Excursion Balance Test（SEBT）やY-balance testがよく用いられる（図5）．

5 筋力

LAS受傷後には足関節周囲筋の筋力低

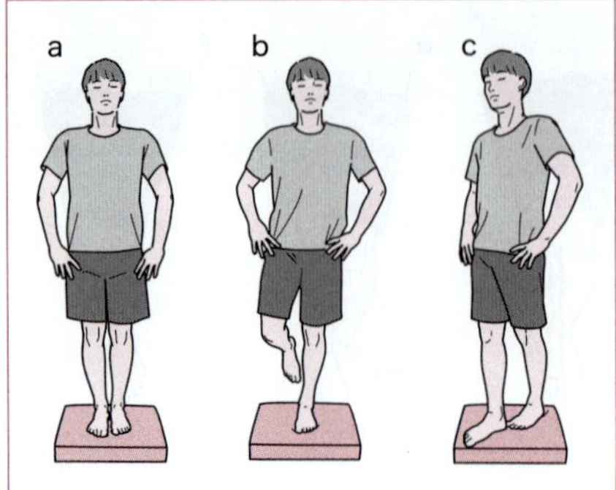

図4 balance error scoring system

硬い床面と柔らかい床面の2条件で，a：両脚立位，b：片脚立位，c：タンデム立位を実施する（図は柔らかい床面で実施）．すべての条件において，閉眼で両手を腸骨稜に置いて20秒間姿勢を保持する．この間に次の①～⑥に示す特徴が何回観察されるかをエラー回数としてカウントする．①腸骨稜から手が離れる，②開眼する，③足を踏み出す・よろめく・転倒する，④30°以上の股関節屈曲もしくは外転が生じる，⑤前足部もしくは踵が浮く，⑥検査姿勢から5秒以上崩れる．

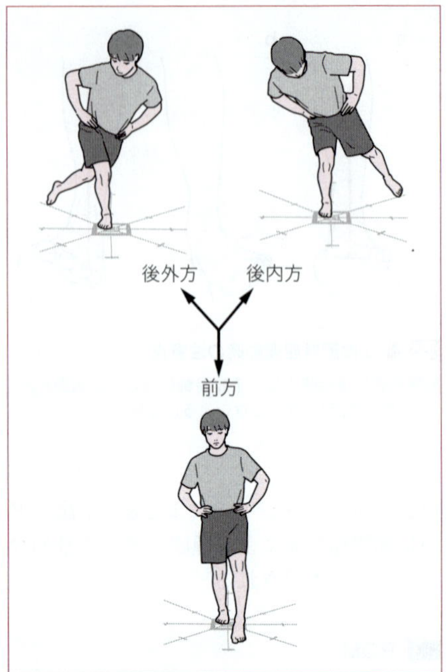

図5 Y-balance test

測定肢を軸足として，反対肢をできるだけ遠くまで伸ばす．計測した距離を下肢長で除すことで標準化する．

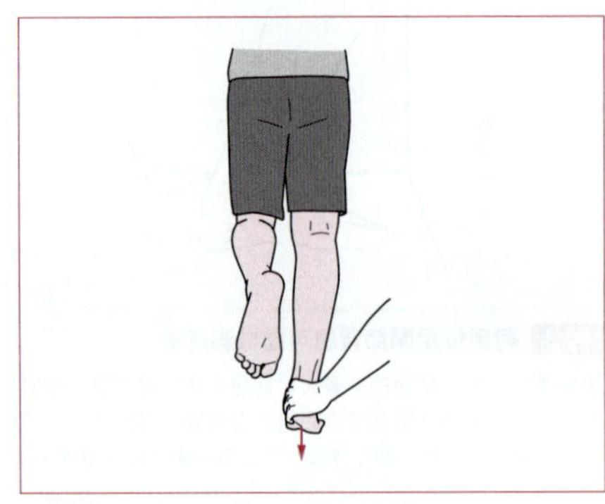

図6 plantar flexion break test

片脚立位姿勢で足趾を屈曲せずに踵上げ（足関節最大底屈）をした状態で，検者が踵骨を把持して下方（足関節背屈方向）へと最大抵抗を加えた際に抵抗に抗して足関節最大底屈位を保持できるか否かを評価する．
陰性（−）：最大抵抗に耐え，最大底屈位を保持する．
陽性（+）：抵抗に耐えられず，後足部が下方へ動く．

下も生じるため，筋力測定も必須である．筋力測定は徒手筋力評価法やハンドヘルドダイナモメーターによる検査が一般的だが，LAS受傷後には外反筋力だけでなく，底屈筋力の低下も生じるとされる．筆者は，足関節底屈筋力の簡便かつ信頼性の高い検査方法として，plantar flexion break test（図6）を用いている[8]．

6 パフォーマンス

回復期以降のLASやCAIの評価では，片脚ホップテスト等のパフォーマンス評価が推奨される（表2）[6,7]．CAIのパフォーマンステストとしては，timed-hop test（8の字ホップテストなど規定された範囲を片脚でホップする時間を計測）やside-hop test（規定された範囲・回数を内外側方向に片脚で交互にホップする時間を計測）など，主に片脚で前方や側方などにホップし，速さや距離，正確性を評価する方法が多く用いられている．

表2　足関節捻挫・慢性足関節不安定症に対する理学療法評価・治療の進め方

病期	目標	主な評価項目・改善すべき機能	推奨される治療内容
急性期 (非荷重時期)	炎症症状の消失	・炎症所見(疼痛・腫張) ・ROM(非荷重位)	・炎症消失を目的とした運動療法 ・炎症消失を目的とした徒手療法 ・NSAIDs，低出力レーザー
亜急性期 (荷重開始時期)	関節機能の正常化	・ROM(荷重位) ・足関節周囲筋力，股関節周囲筋力 ・片脚バランス機能(静的)	・関節機能改善を目的とした運動療法 ・ブレース・杖等を用いた漸進的な荷重 ・治療効果を高めることを目的とした徒手療法
回復期 (ADL復帰時期)	身体機能の正常化	・足関節周囲機能(可動域・筋力等) ・足関節不安定感，足部機能(CAIT，FAAM，LEFS等) ・片脚バランス機能(動的) ・基本動作(歩行パラメータ等)	・可動域や固有感覚等の改善を目的とした徒手療法 ・可動域や筋力，協調性，姿勢制御の改善を目的としたエクササイズ
トレーニング期 (スポーツ復帰時期)	パフォーマンスの向上 再発予防	・パフォーマンステスト ・運動恐怖・再受傷恐怖感 ・スポーツ応用動作	・固有感覚や筋力，協調性，姿勢制御の改善を目的としたエクササイズ ・スポーツ種目に応じた特異的トレーニング ・再発予防を目的としたブレース・テーピング

NSAIDs：非ステロイド性抗炎症薬

(文献6，7の内容を統合し，一部改変．病期の期間は文献6にて示されたものを参考に提示)

7 患者立脚型評価

LASやCAIでは，足関節不安定感や下肢機能障害を自覚する例が多い．これらの主観的な機能障害に対してはFoot and Ankle Ability Measure(FAAM)[9]やLower Extremity Functional Scale(LEFS)[10]などの実施が推奨される．加えて，CAIに特異的な診断ツールとして，Cumberland Ankle Instability Tool(CAIT)[11]の使用も推奨されている(表2)[6,7]．そのため，スポーツ復帰時期には，パフォーマンステストの客観的な数値だけでなく，テスト実施時の不安定感や主観的な機能障害，さらには運動恐怖感(kinesiophobia)などを患者自身と確認しながら課題を解決することが重要である．

3 理学療法プログラム

1 急性期・亜急性期の理学療法プログラム

LASの急性期・亜急性期において最も推奨される介入は運動療法であり，関節機能回復のために可能な限り早期から開始すべきとされる．次いで，ROMや歩行パラメータの正常化を目的とした種々の徒手療法が推奨されている．また，固定よりもブレースなどの機能的サポートの使用を推奨しており，杖等を用いて免荷を図りながら，漸増的に荷重量を増やしていくことが推奨されている(表2)[6,7]．

(1) 炎症症状への対応

急性外傷に対する炎症消失を目的とした治療としては，古くからRICE(rest，icing，compression，elevation)処置が推奨されてきたが，近年では組織の治癒を妨げるようなアイシングは避けるべきとの論調が出てきている．足関節靭帯損傷に限らず，軟部組織損傷に対する急性期の対応では，受傷後数日は疼痛を悪化させるような運動を避ける(protection)，可能な限り心臓より高く患肢を挙上し続ける(elevation)，組織治癒を妨げるような抗炎症薬の使用やアイシングを避ける(avoid anti-inflammatories)，腫脹を減らすために伸縮性のバンデージやテーピングで圧迫する(compression)，不必要な消極的治療や医学検査を避け，活動による利点を教育する(education)の5点，亜急性期の対応では，疼痛

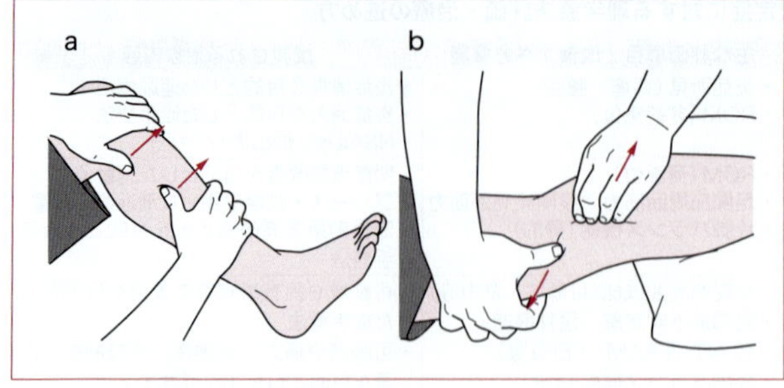

図7 下腿内旋の改善を目的とした介入

a：腓骨後面に付着する長母趾屈筋や短腓骨筋の柔軟性を図る.

b：鵞足部や腓腹筋内側頭周囲組織の柔軟性改善を図る.

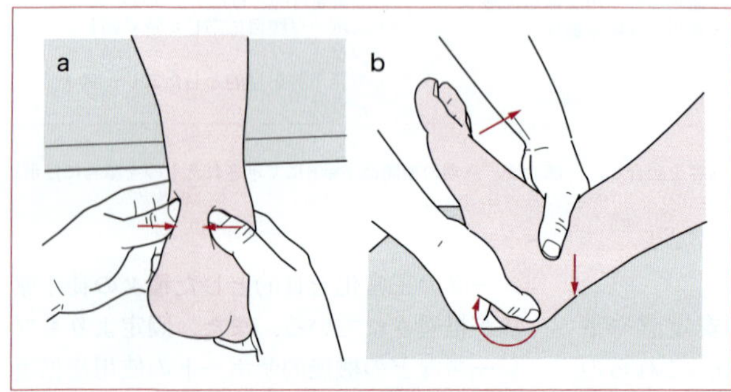

図8 距骨後方すべりの改善を目的とした介入

a：アキレス腱やKager's fat pad，長母趾屈筋腱周囲組織の柔軟性・滑走性改善を図る.

b：踵骨を尾側方向に牽引し，背屈させながら距骨を後方に押し込み，距骨後方すべりの改善を図る.

に合わせて負荷を増やす（load），悲観的にならず最適に回復できる脳の状態を保つ（optimism），疼痛のない心血管系運動にて血流を増やす（vascularisation），適切な活動的アプローチにより可動域・筋力・固有感覚を回復させる（exercise）の4点が推奨されており，これらの頭文字を取って，PEACE & LOVEと称されている[12].

(2) ROMエクササイズ

急性期・亜急性期には，主に背屈・外がえし可動域の改善を図るが，足部の内がえしや外転を伴わないように注意する（図2）．また，荷重位での運動が許可された後にも，背屈時の足部外転や膝外反などの代償に注意する（図2）．足関節背屈運動の異常は過度な下腿外旋や距骨内旋によって生じる距腿関節面の不一致，もしくはアキレス腱や後方関節包，長母趾屈筋腱などの距腿関節後方組織の短縮による距骨後方すべりの制限によって生じていると推測される．そのため，下腿外旋作用を有する腸脛靱帯や大腿二頭筋，下腿内旋に伴う腓骨の前方移動を妨げる可能性がある長・短腓骨筋や長母趾屈筋，腓腹筋外側頭など多くの軟部組織の柔軟性獲得がポイントとなる（図7）．また，下腿内旋作用を有する内側ハムストリングスの機能を低下させる可能性がある鵞足包の癒着などにも留意し，これらの組織の柔軟性改善を図る（図7）．また，アキレス腱や長母趾屈筋腱等の距腿関節後方組織の柔軟性・滑走性を改善させるとともに，徒手的に距骨後方すべりを促す（図8）．

(3) 筋力トレーニング

急性期・亜急性期では足関節に対する筋力トレーニングは関節運動を伴わない等尺性トレーニングが中心となるが，患部外である膝関節・股関節周囲筋のトレーニングは積極的に行う．特に股関節伸展・外転・外旋筋力の低下は足関節捻挫の再発やCAIとの関連が示されているため，重点的に実施すべきである．

2 回復期以降の理学療法プログラム

回復期以降の治療目標は，機能回復に伴うパフォーマンスの向上と再発予防である．そのため，構造的な不安定性と関節機能・身体機能異常に対する適切なアプローチが求められる．この時期には，関節モビライゼーションやマニピュレーションなどの徒手療法が推奨される．また，荷重位での運動や不整面でのバランスエクササイズも実施すべきとされる．アスリートでは，バランスエクササイズに加えて，スポーツ種目に応じた特異的なエクササイズの導入と再発予防を目的としたブレースやテーピングの使用も推奨される（表2）[6,7]．

(1) 筋力トレーニング

回復期以降は徐々に足関節底屈域での筋力トレーニングを行う．特に足関節底屈筋群は，荷重動作における足関節運動のコントロールに重要であるため，積極的に回復を図る．具体的には，荷重位で足関節底屈位を保持し続ける方法や，足関節の底背屈運動に膝や股関節の運動を組み合わせたコンビネーションカーフレイズなどを実施する（図9）．

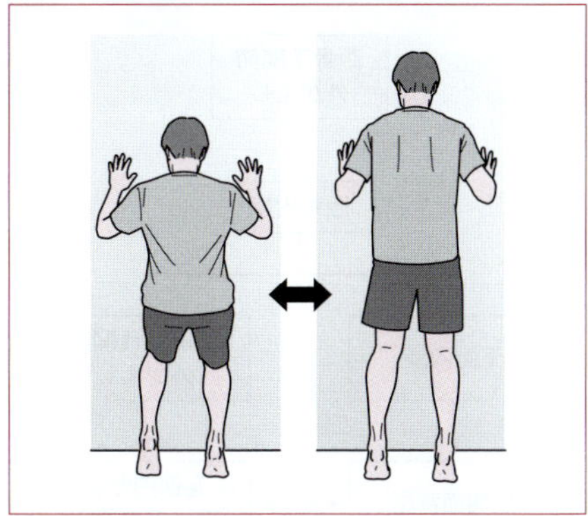

図9 足関節底屈筋トレーニングの例

足関節を底屈位で保持したままスクワット動作を繰り返す．

(2) バランスエクササイズ

バランスエクササイズの種類は多種多様だが，主に①支持基底面の変化（両脚/片脚，全足底/前足部など），②視覚情報の変化（開眼/閉眼），③接地面の変化（安定/不安定），④姿勢の変化（上下肢の規定など），⑤動作の変化（その場での動作/前方・上方・側方への動作など）を組み合わせることで漸進的に難易度を上げることが重要である．

(3) 動作練習

足関節靭帯損傷後には，歩行やランニングといった基本的な動作のほか，受傷機転となりやすいジャンプやターン，ホップ動作など，基本的なスポーツ関連動作の観察が必要となる．LASやCAI患者では，足関節だけでなく股関節等の動作異常を認める場合もあるため，股関節や体幹なども含めた注意深い観察が必要である．

4 リスク管理・禁忌事項

足関節靭帯損傷の理学療法では，組織治癒の観点から損傷靭帯の治癒を阻害するような関節運動には注意が必要である．前距腓靭帯や踵腓靭帯などの足関節外側靭帯は足関節底屈や内がえしで歪みが増大するため，特に急性期・亜急性期には可能な範囲でこれらの運動を制限する．加えて，足部内転も足関節外側靭帯の歪みを増大させる可能性があるため，過度な足部内転（toe-in）にも注意が必要である．さらには，外側靭帯のインピンジメントのリスクを高める可能性のある足部外転（toe-out）も極力避けるよう心がける．そのため，荷重が可能となった時点では，歩行時の足部外転などが生じていないか注意深く観察することが重要である．

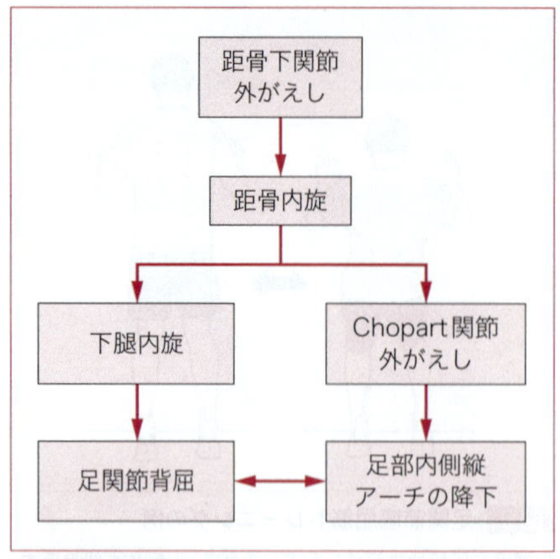

図10 荷重位での足関節背屈に必要な各関節運動

クリニカルヒント

1 荷重位での足関節背屈可動域

荷重位での足関節背屈運動が何らかの原因によって背屈運動が制限されている場合，下腿前傾は減少し，母趾球への荷重が阻害され，足部・足関節の安定性は低下する．背屈運動が制限されている足では，足関節背屈位で膝を左右に揺らした際に足部・足関節が安定せず，足趾屈曲の代償がみられることも多い．このような足では，足尖を外側に向けることで背屈可動域と安定性の増加を認めることも多く，下腿の内旋や距骨下関節・Chopart関節の外がえし運動の低下が足関節背屈運動の制限因子となっていると推測される（図2）．荷重位での足関節背屈運動では，まず距骨下関節（踵骨）の外がえしと軽度の外旋が生じる．この踵骨の外がえしと外旋に呼応して距骨の内旋と軽度の底屈が起こり，より近位に位置する下腿が内旋する．これによって，距骨滑車と脛骨関節面の向きが一致することで，正常な距腿関節の背屈運動を行うことが可能となる．一方，中足部・前足部では，踵骨の外がえしと距骨の底屈・内旋に呼応してChopart関節の外がえしが生じる．Chopart関節の外がえしによる舟状骨・内側楔状骨の降下が第1 Lisfranc関節の背屈を生じさせ，正常な足部内側縦アーチの降下につながる（図10）．荷重位での正常な足関節背屈運動には，適度な足部内側縦アーチの降下が必須であるため，足部アーチの評価も重要となる．

文　献

1） Doherty C, et al：The incidence and prevalence of ankle sprain injury：a systematic review and meta-analysis of prospective epidemiological studies. Sports Med 44：123-140, 2014
2） Hootman JM, et al：Epidemiology of collegiate injuries for 15 sports：summary and recommendations for injury prevention initiatives. J Athl Train 42：311-319, 2007
3） McKeon PO, et al：Systematic review of postural control and lateral ankle instability, part Ⅰ：can deficits be detected with instrumented testing. J Athl Train 43：293-304, 2008
4） Hertel J, et al：An updated model of chronic ankle instability. J Athl Train 54：572-588, 2019
5） van Dijk CN, et al：Physical examination is sufficient for the diagnosis of sprained ankles. J Bone Joint Surg Br 78：958-962, 1996
6） Vuurberg G, et al：Diagnosis, treatment and prevention of ankle sprains：update of an evidence-based clinical guideline. Br J Sports Med 52：956, 2018
7） Martin RL, et al：Ankle stability and movement coordination impairments：ankle ligament sprains. J Orthop Sports Phys Ther 43：A1-40, 2013
8） Kobayashi T, et al：The reliability and validity of the novel ankle isometric plantar flexion strength test. J Sport Rehabil 31：529-535, 2022
9） Carcia CR, et al：Validity of the Foot and Ankle Ability Measure in athletes with chronic ankle instability. J Athl Train 43：179-183, 2008
10） Binkley JM, et al：The Lower Extremity Functional Scale（LEFS）：scale development, measurement properties, and clinical application. North American Orthopaedic Rehabilitation Research Network. Phys Ther 79：371-383, 1999
11） Hiller CE, et al：The Cumberland ankle instability tool：a report of validity and reliability testing. Arch Phys Med Rehabil 87：1235-1241, 2006
12） Dubois B, et al：Soft-tissue injuries simply need PEACE and LOVE. Br J Sports Med 54：72-73, 2020

1　脊椎固定，椎弓切除・形成術

上田泰久

1 術式概要と基本方針

1 術式概要

脊柱は，椎体・椎間板・前縦靱帯・後縦靱帯・椎弓・椎間関節・黄色靱帯・棘間靱帯・棘上靱帯などからなる．椎間孔は上下の椎弓や椎間関節で構成されて神経根が走行する．脊柱管は椎弓と椎体後縁で構成されて脊髄が走行する．脊柱の退行変性が進行すると頚部と腰部の椎間孔・脊柱管が狭窄して，頚部では頚椎症性脊髄症，腰部では腰部脊柱管狭窄症が生じる[1,2]．椎間孔・脊柱管が，さらに狭窄して神経症状（神経根・脊髄の圧迫に伴う機能障害）が強くなると手術療法が選択される．手術療法には，主に脊椎固定術と椎弓切除・形成術がある．上下の椎体を固定する脊椎固定術は，脊柱の不安定性のある椎体間を固定することを目的に行われる（図1a）[3]．椎弓切除・形成術は，椎弓を切除することによる除圧および椎弓を開くことによる除圧を目的に行われる[3~5]（図1b，c）．

2 基本方針

術後の基本方針は，骨癒合に必要な絶対条件である①血流の確保，②解剖学的整復，③不動（剪断力・屈曲力・回旋力の防止），④適度な圧迫，を整えることである[6~9]．特に術部の隣接関節の可動性が制限されると安定性が必要な術部に可動性が生じる．そのため，術部の骨癒合が得られるまではこの4条件を整えることが最優先される．脊椎固定術では，特に固定した椎体間の安定性を維持することが重要である[10]．固定した椎体間の安定性を維持するために，術部の運動は避けて上下にある隣接関節の可動性を維持・改善することがポイントになる．椎弓切除・形成術でも，脊

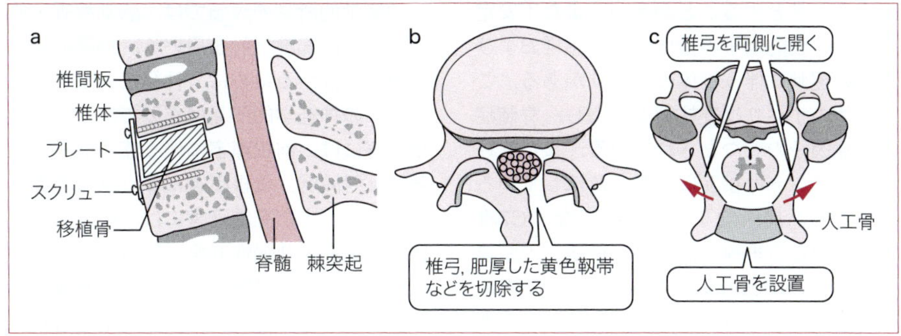

図1　脊椎固定術，椎弓切除・形成術

a：脊椎固定術（前方固定）．脊椎固定術では，椎間板と椎体の一部を削り，椎体間をスクリューとプレートで固定する．
b：椎弓切除術（開窓法）．椎弓切除術では，肥厚した黄色靱帯や椎弓を切除して除圧する．
c：椎弓形成術（縦割法）．椎弓形成術では，棘突起を切離し，椎弓を両側に開いた間に人工骨を設置して除圧する．
（文献3より）

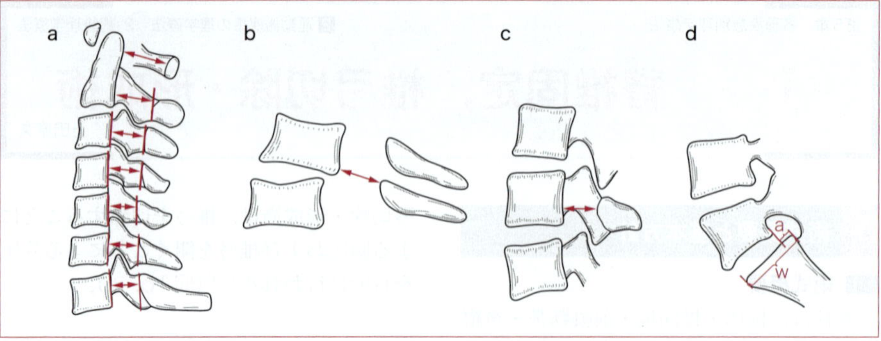

図2 静的因子と動的因子の画像評価

a：頸椎の脊柱管前後径（静的因子）．椎体後縁と棘突起基部の前縁を通り椎体後面と平行線の距離．
b：頸椎の椎体すべり（動的因子）．上位の椎体後下角と下位の椎弓先端との距離．
c：腰椎の脊柱管前後径（静的因子）．椎体後面と椎弓内面との距離．
d：腰椎の椎体すべり（動的因子）．上位の椎体後下縁と下位の椎体後上縁との距離の差（a）を計測し，下位椎体の前後径（W）で除して算出する．
（文献11より）

柱固定術と同様の基本方針で段階的に理学療法を進める．

2 評価

1 医学的評価（画像評価）

頚椎および腰椎の局所的な画像評価の指標を示す（図2）[11]．構造的問題を示す静的因子の指標には，脊柱管の前後径がある．この脊柱管の前後径は，一般的に13 mm以上を正常とすることが多い．また不安定性を示す動的因子の指標には，頚椎および腰椎の運動に伴う椎体のすべりがある．この椎体のすべりは脊柱管を狭窄し，脊髄症の発症因子の一つとされている．また脊柱アライメントは相互に影響を及ぼしていることから，局所的な評価だけでなくC7椎体中央からの垂線と仙骨終板後縁との距離（sagittal vertical axis：SVA）など全体的な評価（グローバルアライメント）も重要である[12]．

2 主要な理学療法評価

(1) 疼痛

疼痛の強度に関する評価では，Visual Analogue Scale（VAS）やNumerical Rating Scale（NRS）を用いる．疼痛の性質に関する評価には，McGill疼痛質問票（McGill pain questionnaire：MPQ）がある[13]．また疼痛の増強因子・軽減因子を評価することも重要である．

(2) 神経学的所見

神経学的所見の評価では，感覚検査・筋力検査・深部腱反射を用いる．神経症状の状態を把握するために，神経根および髄節レベルの神経学的所見は重要である．神経根障害には，前根障害に伴う筋力低下・深部腱反射減弱，後根障害に伴う感覚障害などがある．また脊髄障害には，前角障害に伴う筋萎縮・弛緩性麻痺，後角障害に伴う感覚障害，錐体路障害に伴う痙性麻痺・深部腱反射亢進，脊髄視床路や後索障害に伴う感覚障害などがある[14]．

(3) 関節可動域（ROM）

頚部と胸腰部の屈曲（前屈）・伸展（後屈）・側屈・回旋の可動域について日本整

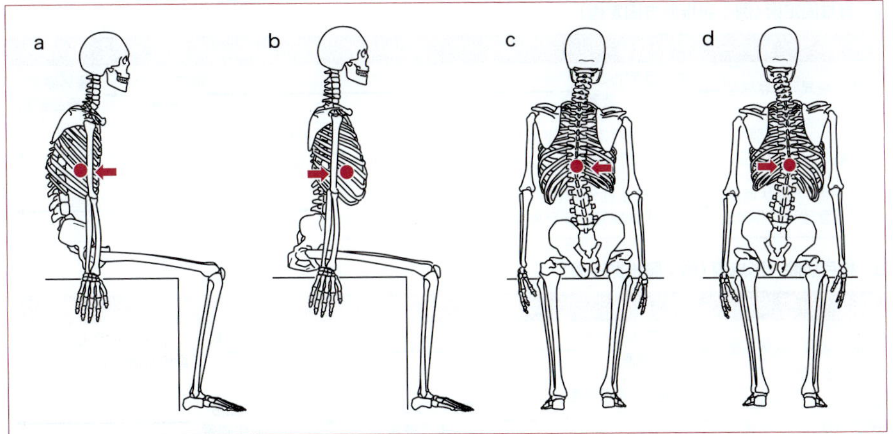

図3 姿勢・動作分析

a：屈曲位．上半身重心の後方偏位を示す．この姿勢は屈曲の運動が優位になりやすい．
b：伸展位．上半身重心の前方偏位を示す．この姿勢は伸展の運動が優位になりやすい．
c：右側屈位．上半身重心の左方偏位を示す．この姿勢は右側屈の運動が優位になりやすい．
d：左側屈位．上半身重心の右方偏位を示す．この姿勢は左側屈の運動が優位になりやすい．
なお，脊柱の複合運動により，下位頚椎・上位胸椎では側屈の同側に回旋しやすく，下位胸椎・腰椎では側屈の反対側に回旋しやすい．

形外科学会，日本リハビリテーション医学会が制定した「関節可動域表示ならびに測定法」に準じて評価する．なお参考可動域は，頚部では屈曲（前屈）60°・伸展（後屈）50°・回旋60°・側屈50°，胸腰部では屈曲（前屈）45°・伸展（後屈）30°・回旋40°・側屈50°である．

(4) 姿勢・動作分析

脊柱アライメントが分析しやすいよう座位姿勢で評価する．屈曲位・伸展位の座位姿勢では，矢状面の運動（屈曲・伸展）に影響を及ぼしやすい（図3a，b）．右側屈位・左側屈位の座位姿勢では，前額面と水平面の運動（側屈・回旋）に影響を及ぼしやすい（図3c，d）．この座位姿勢と矢状面・前額面・水平面の運動については，術前に頚椎・胸椎・腰椎・骨盤帯の運動が出現するか評価しておく．運動が出現しない部位がある場合，代償的に術部の過剰な分節運動（以下，病態運動）が生じる可能性が高いため，注意深く理学療法プログラムを進める[15～17]．

(5) ADL

ADLの一般的な評価には，Barthel Index（BI）や機能的自立度評価法（Functional Independence Measure：FIM）がある．また疼痛による日常生活の機能障害の程度を評価する機能評価[13]には，頚部ではNeck Disability Index（NDI），腰部ではRoland-Morris機能障害質問票（Roland-Morris disability questionnaire）や日本整形外科学会腰痛疾患問診票（Japanese Orthopaedic Association back pain evaluation questionnaire）などがあり，これらを必要に応じて用いる．

3 理学療法プログラム

1 術後プロトコル

脊椎固定術と椎弓切除・形成術の一般的な術後プロトコルの例を示す（図4）[18]．ただし，術中所見や侵入方法により術後プロ

a 脊椎固定術(例：頸椎前方固定術)

	術前	術後	1週	2週	3週	4週	6ヵ月
固定・装具	装具採型 →	フィラデルフィアカラー装着 →	→	→	→	頸椎カラー装着 →	装具除去(骨癒合確認)
評価 運動療法	主要な評価 →	四肢の随意運動，座位バランス・立位保持・歩行練習 →		立位バランス・応用歩行練習 →	頸椎ROM運動 上肢・肩甲帯運動 →	→	→
ADL指導 リスク管理	症状増悪の動作禁止 →	床上動作練習・離床移乗練習・歩行器歩行 →		シャワー可(可能であれば独歩) →	ADL自立 →	→	→

b 椎弓切除・形成術(例：腰椎開窓術)

	術前	術後	1週	2週	3週	3ヵ月	6ヵ月
固定・装具	装具採型 →	軟性コルセット装着 →	→	→	→	軟性コルセット除去(骨癒合確認)	
評価 運動療法	主要な評価 →	四肢の随意運動，座位バランス・立位保持・歩行練習 →		立位バランス・応用歩行練習 →	床からの立ち上がり動作練習 →	→	→
ADL指導 リスク管理	症状増悪の動作禁止 →	床上動作練習・離床移乗練習・歩行器歩行 →		独歩開始 階段昇降練習 →	ADL自立 →	低強度スポーツ可 →	スポーツ制限解除

図4 術後プロトコル

(文献18より改変)

トコルは症例による個別性が高いため，主治医と十分に相談しながら，理学療法プログラムを進めていく．

2 理学療法プログラムの具体的方法

(1) 疼痛への対応

術部に侵害刺激に伴う疼痛が生じないよう，頸椎および腰椎の装具を用いて術部の安定性を保ちながら理学療法プログラムを実施することが重要である．術部周辺の筋緊張が亢進して，末梢神経の絞扼性神経障害が生じている場合には筋のリラクセーションが疼痛緩和に有効である．

(2) 筋力トレーニング

深層筋は主に関節の安定性，浅層筋は主に関節の可動性に関与する．頸椎の深層筋には後頭下筋群・頸部多裂筋・椎前筋群など，浅層筋には僧帽筋・胸鎖乳突筋などがある．腰椎の深層筋には腹横筋・腰部多裂筋など，浅層筋には腹直筋・腹斜筋群・脊柱起立筋などがある．術後の筋力トレーニングでは，まず大きな関節運動を伴わない方法で頸椎と腰椎の深層筋を選択的に収縮させることが有効である(図5)．

(3) ROM運動

術後の頸部および胸腰部の屈曲(前屈)，伸展(後屈)，左右回旋，左右側屈では，まず術部に負荷をかけないよう愛護的な自動運動を行い，徐々に可動域を広げていく(図6)．抗重力筋の防御性収縮を伴う場合には背臥位で，ROM運動は小さい運動範囲で収まるよう実施する．

(4) 姿勢・動作への対応

矢状面および前額面の偏った座位姿勢では，脊柱アライメントと異なる運動は行いにくく，脊柱の病態運動が出現しやすい(図7，8)．そのため，動作時には脊柱の病態運動が出現しないよう，矢状面および前額面の偏った座位姿勢の脊柱アライメントを整えることが重要である．具体的には，体幹を4区画に分けて軟部組織のスティフネスの高い部分を改善する[15~17]．

(5) ADL指導

骨癒合が十分得られるまでは，術部の頸

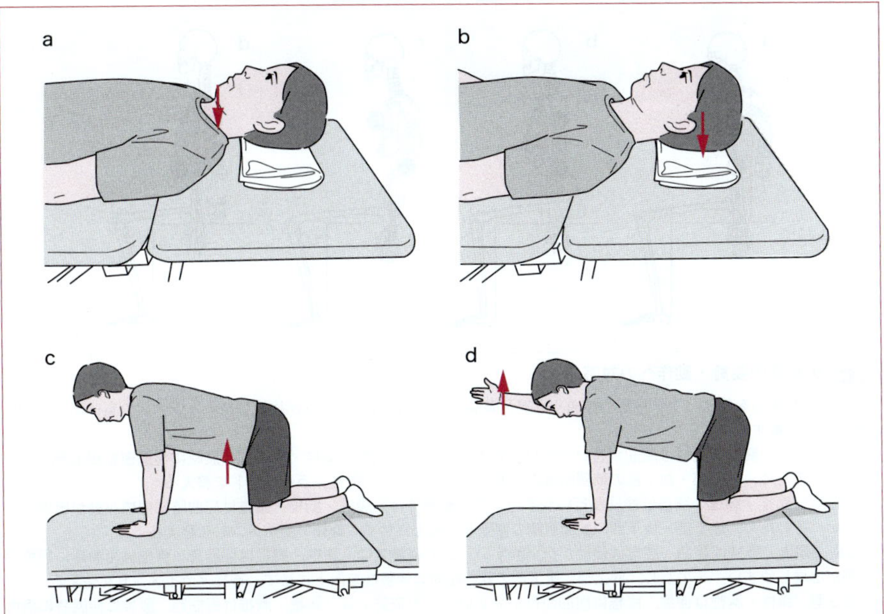

図5 筋力トレーニング

a：頚椎の深層筋トレーニング（椎前筋群）．顎を引いて，頚部の屈筋群（椎前筋群）の収縮を促す．
b：頚椎の深層筋トレーニング（頚部多裂筋）．タオルを押し付けて，頚部の伸筋群（頚部多裂筋）の収縮を促す．
c：腰椎の深層筋トレーニング（腹横筋）．四つ這いで腹壁を凹ませて，腹横筋の収縮を促す．
d：腰椎の深層筋トレーニング（腰部多裂筋）．上肢を挙上させて，多裂筋の収縮を促す．

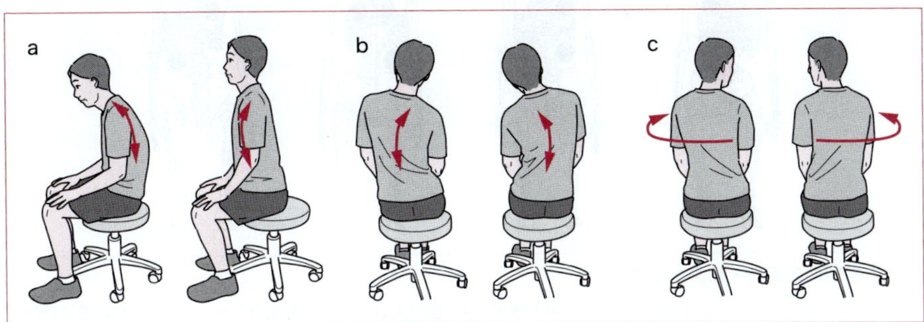

図6 ROM運動

a：矢状面の運動（屈曲・伸展）．脊柱の屈曲・伸展の運動を示す．
b：前額面の運動（右側屈・左側屈）．脊柱の右側屈・左側屈の運動を示す．
c：水平面の運動（右回旋・左回旋）．脊柱の右回旋・左回旋の運動を示す．
術部以外の胸椎の可動域制限がないかを確認して，術部に負荷をかけないよう徐々に可動域を広げていく．

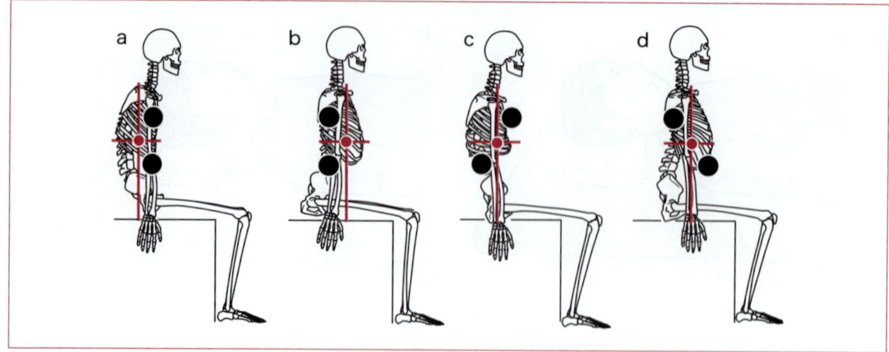

図7 矢状面の姿勢・動作への対応

赤丸は上半身重心を示す．上半身重心を通る縦線と横線で4区画に分けて，軟部組織のスティフネスの高い部分（黒丸）を評価して改善する．

a：C型．頚椎・胸椎・腰椎は屈曲が行いやすい．この姿勢では，頚椎・胸椎・腰椎は伸展時に病態運動が出現しやすい．そのため，前上部・前下部の軟部組織の伸張性を向上させて，脊柱アライメントを整える．
b：逆C型．頚椎・胸椎・腰椎は伸展が行いやすい．この姿勢では，頚椎・胸椎・腰椎は屈曲時に病態運動が出現しやすい．そのため，後上部・後下部の軟部組織の伸張性を向上させて，脊柱アライメントを整える．
c：S型．頚椎・胸椎は屈曲，腰椎は伸展が行いやすい．この姿勢では，頚椎・胸椎は伸展時，腰椎は屈曲時に病態運動が出現しやすい．そのため，前上部・後下部の軟部組織の伸張性を向上させて，脊柱アライメントを整える．
d：逆S型．頚椎・胸椎は伸展，腰椎は屈曲が行いやすい．この姿勢では，頚椎・胸椎は屈曲時，腰椎は伸展時に病態運動が出現しやすい．そのため，後上部・前下部の軟部組織の伸張性を向上させて，脊柱アライメントを整える．

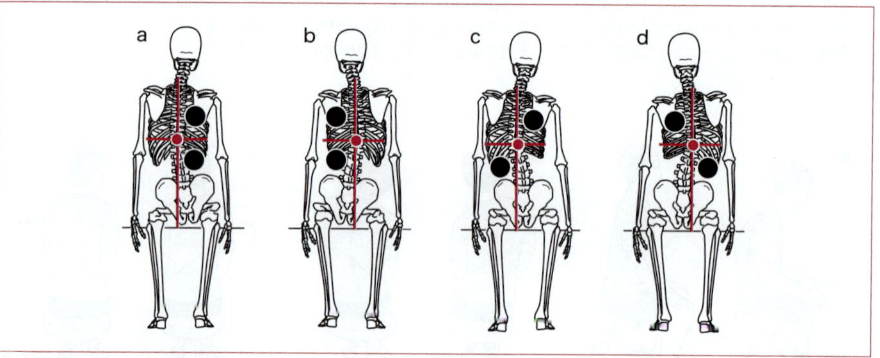

図8 前額面の姿勢・動作への対応

赤丸は上半身重心を示す．上半身重心を通る縦線と横線で4区画に分けて，軟部組織のスティフネスの高い部分（黒丸）を評価して改善する．

a：C型．頚椎・胸椎・腰椎は右側屈が行いやすい．この姿勢では，頚椎・胸椎・腰椎は左側屈時に病態運動が出現しやすい．そのため，右上部・右下部の軟部組織の伸張性を向上させて，脊柱アライメントを整える．
b：逆C型．頚椎・胸椎・腰椎は左側屈が行いやすい．この姿勢では，頚椎・胸椎・腰椎は右側屈時に病態運動が出現しやすい．そのため，左上部・左下部の軟部組織の伸張性を向上させて，脊柱アライメントを整える．
c：S型．頚椎・胸椎は右側屈（同側回旋），腰椎は左側屈（対側回旋）が行いやすい．具体的には，頚椎・胸椎は左側屈（同側回旋）時，腰椎は右側屈（対側回旋）時に病態運動が出現しやすい．そのため，右上部・左下部の軟部組織の伸張性を向上させて，脊柱アライメントを整える．
d：逆S型．頚椎・胸椎は左側屈（同側回旋），腰椎は右側屈（対側回旋）が行いやすい．具体的には，頚椎・胸椎は右側屈（同側回旋）時，腰椎は左側屈（対側回旋）時に病態運動が出現しやすい．そのため，左上部・右下部の軟部組織の伸張性を向上させて，脊柱アライメントを整える．

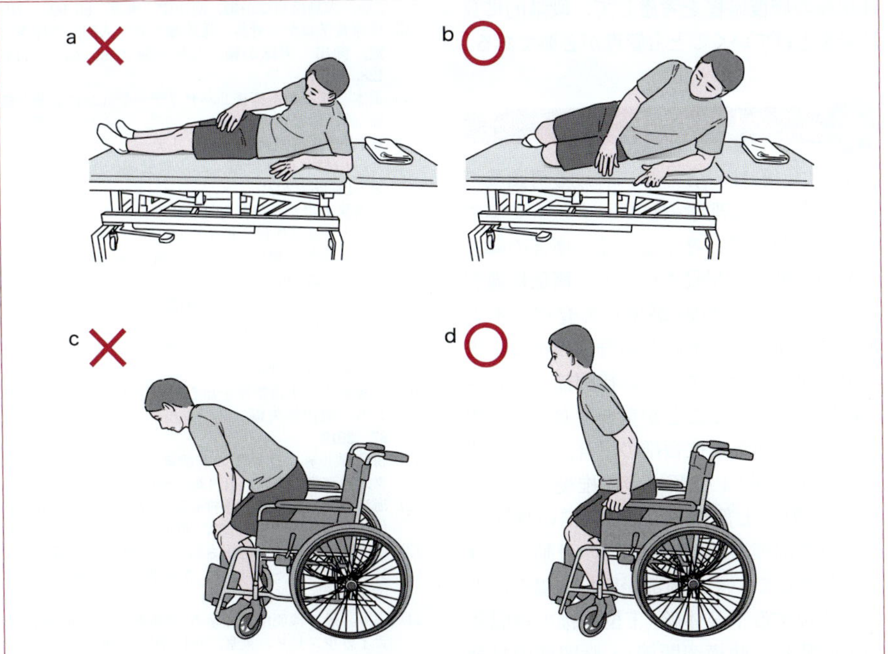

図9 ADL指導のポイント

a：起き上がり動作（不適切な例）．背臥位から屈曲・回旋で起き上がると，頸部・腰部に負担が生じやすい．
b：起き上がり動作（適切な例）．背臥位から側臥位を経由して起き上がると，頸部・腰部に負担が生じにくい．
c：立ち上がり・着座動作（不適切な例）．大きく前屈すると，頸部・腰部の伸展モーメントが大きくなる．
d：立ち上がり・着座動作（適切な例）．上肢を利用すると，頸部・腰部の伸展モーメントが大きくならない．

部あるいは腰部の運動が過剰に出現しない方法でADLを指導していく．具体例として起居動作を中心に述べる．起き上がり動作では，背臥位から側臥位・四つ這いを経由した方法を指導する（図9a，b）．立ち上がり動作と着座動作では，上肢や下肢を利用した方法を指導する（図9c，d）．

3 ガイドライン

『頸椎症性脊髄症診療ガイドライン2020』[19]および『腰部脊柱管狭窄症診療ガイドライン2021』[20]では，脊椎固定術と椎弓切除・形成術の術後の理学療法に関する具体的な記載はない．また，『理学療法ガイドライン 第2版』[21,22]の頸部機能障害と背部機能障害でも，同様に術後の理学療法に関する記載はない．これらを踏まえると，術式・術中所見や画像評価で判断した主治医の意見と組織の修復過程を考慮して，段階的に理学療法プログラムを進めることが推奨される．

4 リスク管理・禁忌事項

骨癒合を最優先とし，術部に過度なメカニカルストレス（剪断・圧縮・回旋）が加わらないよう十分注意する．具体的には，動作では骨癒合を阻害するような脊柱の病態運動が出現しないよう管理することが重要である．また術中に侵襲した浅層にある軟部組織の修復過程を考慮して，段階的に負荷量を上げていくことも管理が必要である．

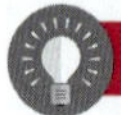

クリニカルヒント

筆者は，脊柱の各分節における可動域の特性に合わせた理学療法プログラムを実施することが重要と考えている．術部の隣接関節の可動性が制限されると，術部に過剰な可動性（過可動性）が生じて脊柱の不安定化につながる．そのため脊柱の不安定化を引き起こさないよう，隣接関節の可動性を維持・改善することが重要である．具体的には，術部が下位頚椎の場合，上下に隣接する頭頚部（上位頚椎の環椎後頭関節・環軸関節）・上部体幹（上位胸椎の椎間関節・胸肋関節・肋横突関節）の可動性を維持・改善していく．術部が腰椎の場合，上下に隣接する下部体幹（下位胸椎の椎間関節・肋軟骨・肋横突関節）・股関節の可動性を維持・改善していく．このように術部に代償的な運動が生じて骨癒合を阻害しないよう，上下にある隣接関節の可動性を維持・改善していくことがポイントになる．また骨癒合が十分得られれば，浅層にある軟部組織の滑走を促すアプローチも重要と考える．

文　献

1) 馬場久敏：第28章 口頚椎．標準整形外科学，第11版，内田淳正監，中村利孝ほか編，医学書院，東京，470-501，2011
2) 菊地臣一：第30章 胸椎，腰椎，D 腰椎変性疾患．標準整形外科学，第11版，内田淳正監，中村利孝ほか編，医学書院，東京，520-542，2011
3) 医療情報科学研究所編：病気がみえるvol.11 運動器・整形外科，メディックメディア，東京，220-271，2017
4) 山崎正志：頚椎・胸椎疾患．TEXT整形外科学，改訂5版，大鳥精司ほか編，南山堂，東京，67-85，2019
5) 鈴木悟士ほか：腰椎疾患．TEXT整形外科学，改訂5版，大鳥精司ほか編，南山堂，東京，86-99，2019
6) 松原貴子ほか：骨折．機能障害科学入門，千住秀明監，沖田　実ほか編，九州神陵文庫，福岡，115-128，2010
7) 眞本　匠ほか：術後リハビリテーションに必要な組織（骨，靱帯）の修復過程の知識．こんなときどうする！？整形外科術後リハビリテーションのすすめかた，山村　恵ほか監，三木貴弘編，医学書院，東京，23-26，2021
8) 渡邊勇太ほか：腰部脊柱管狭窄症．こんなときどうする！？整形外科術後リハビリテーションのすすめかた，山村　恵ほか監，三木貴弘編，医学書院，東京，27-52，2021
9) 日髙惠喜ほか：頚椎症性脊髄症．こんなときどうする！？整形外科術後リハビリテーションのすすめかた，山村　恵ほか監，三木貴弘編，医学書院，東京，95-118，2021
10) 加藤欽志：手術特性を知る．脊柱理学療法マネジメント，成田崇矢編，メジカルビュー社，東京，78-87，2019
11) 紺野愼一編：運動器の計測線・計測値ハンドブック，南江堂，東京，41-135，2012
12) 海渡貴司：頚椎と胸腰椎骨盤アライメントの相互作用．臨整外 55：227-233，2020
13) 松原貴子：臨床で活用されている痛みの評価．ペインリハビリテーション，松原貴子ほか編，三輪書店，東京，249-286，2011
14) 中野　隆：機能解剖で斬る 神経系疾患，第2版，メディカルプレス，東京，261-276，2018
15) 上田泰久：頚部から診る姿勢と歩行．運動のつながりから導く 姿勢と歩行の理学療法，千葉慎一編，文光堂，東京，10-25，2020
16) 鈴木貞興：体幹から診る姿勢と歩行．運動のつながりから導く 姿勢と歩行の理学療法，千葉慎一編，文光堂，東京，26-48，2020
17) 柿崎藤泰：胸郭から診る姿勢と歩行．運動のつながりから導く 姿勢と歩行の理学療法，千葉慎一編，文光堂，東京，49-68，2020
18) 本郷道生ほか：脊椎．整形外科 術後理学療法プログラム，第3版，島田洋一ほか編，メジカルビュー社，東京，12-42，2020
19) 日本整形外科学会診療ガイドライン委員会ほか編：頚椎症性脊髄症診療ガイドライン2020，改訂第3版，日本整形外科学会ほか監，南江堂，東京，2020
20) 日本整形外科学会診療ガイドライン委員会ほか編：腰部脊柱管狭窄症診療ガイドライン2021，改訂第2版，日本整形外科学会ほか監，南江堂，東京，2021
21) 日本運動器理学療法学会/日本筋骨格系徒手理学療法研究会：第5章 頚部機能障害理学療法ガイドライン．理学療法ガイドライン，第2版，日本理学療法士協会監，医学書院，東京，191-218，2021
22) 日本運動器理学療法学会/日本筋骨格系徒手理学療法研究会：第6章 背部機能障害理学療法ガイドライン．理学療法ガイドライン，第2版，日本理学療法士協会監，医学書院，東京，219-247，2021

2　腱板修復術

宮坂淳介

1 術式概要と基本方針

1 術式概要

腱板断裂症例では，上肢挙上困難，上肢挙上位での動作困難，動作時の疼痛などの肩関節機能障害が生じることが多い．こうした症候性の腱板断裂に対しては，薬物および運動療法といった保存療法を施行し無症候化を図るが，保存療法抵抗性があり，ADLに支障をきたしている症例には手術療法が選択される．ただし，年齢，職業，社会的背景，合併症などを勘案し早期の手術が必要と判断される場合もある．近年は鏡視下腱板修復術（arthroscopic rotator cuff repair：ARCR）が多く施行されている．これは関節鏡視下にて腱板断端を上腕骨側に引き出し，スーチャーアンカーを用いて修復する手術である（図1）．

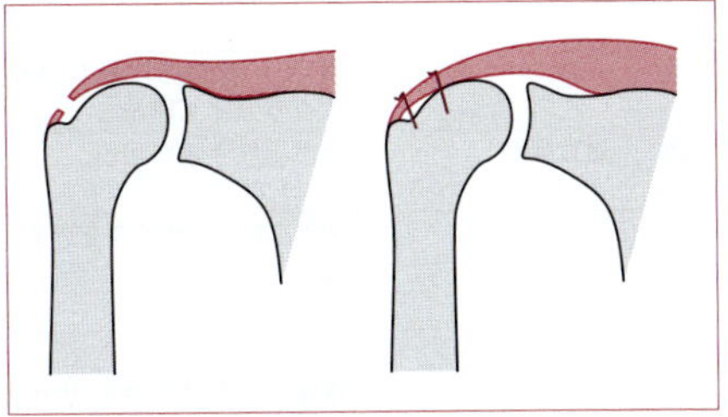

図1　鏡視下腱板修復術（ARCR）の一例

2 基本方針

手術後は，低下した肩関節機能の改善を図る一方，修復組織の再断裂を防ぐために修復部の成熟を待つ必要がある．2016年にThe American Society of Shoulder and Elbow Therapistsにより提唱されたARCR後のリハビリテーションに関する声明[1]においても，ARCR後6週までの愛護的な他動関節可動域（ROM）運動が推奨されている．リハビリテーションの実施においては，運動と安静のバランスをいかにとっていくかがポイントであり，その鍵となるのが，「適切な目標設定と管理」，つまり，患者と医療者側が一致した目標を共有しておくことである．本項では術前から術後の理学療法の進め方を時期ごとに必要な評価および治療内容を中心に詳述する．

2 評価

1 術前評価

術前に肩関節のROM，筋力，疼痛評価，スコア（Shoulder 36，Disability of the Arm，Shoulder and Hand（DASH）スコア，American Shoulder and Elbow Surgeons（ASES）スコア，Western Ontario Rotator Cuff（WORC）index，Constantスコアなど）を測定する．特に，疼痛評価は重要であり，自動・他動ROMを測定する際に，疼痛が生じる肢位・動作および程度，加えて，疼痛発生時期について，Visual Analogue Scale（VAS）やNumerical Rating Scale（NRS）を用いて確認する．

2 術後評価

術後は疼痛評価（程度，箇所）から開始し，ROM評価，ADL評価を実施，そして，上肢の抗重力運動が許可されてからは，上肢運動時の動作観察（肩甲骨，上腕骨の連動）および筋力評価を行っていく．なお，筋力評価時の注意として，最大筋力

	リラクセーション	ROM	運動	ADL指導
術前				装具装着の意義説明 装具装着練習 利き手交換練習指導 自動運動禁忌 説明
術後翌日〜	手指，手関節，肘関節，前腕，上腕 肩甲帯周囲筋 腱板		体幹，肘関節，手関節，前腕，手指の他動運動開始	自動運動禁忌 再度説明
1週〜		肩甲上腕関節ROMエクササイズ開始	肩甲帯運動（体幹回旋や屈伸運動と合わせて） 立位（体幹前屈位）での上肢下垂開始	装具着脱練習 更衣練習開始
3週〜		肩甲上腕関節内転ROMエクササイズ開始	振り子運動開始	
4週〜	適宜継続	自然上肢下垂が可能	自動介助での上肢運動開始 腱板収縮開始	装具固定終了 歩行時の腕振り
5週〜		ROMエクササイズを進める	腱板エクササイズ 肩関節複合運動 背臥位自動介助運動（屈曲）開始	ADL自立のためのトレーニング
6週〜			自動屈曲運動（抗重力運動）開始	
3ヵ月		積極的ROMエクササイズを開始	IADL・スポーツ動作獲得のためのトレーニング開始	すべてのADL自立
6ヵ月		可動域は非術側と同等レベルを目指す		
1年			筋力：非術側の80%以上へ	

図2 腱板修復術の術後プロトコル

※大断裂・広範囲断裂の場合は，肩甲上腕関節ROMエクササイズ開始を3週からとする．

を測定するのは再断裂リスクを勘案すると6ヵ月以降が望ましい．

3 理学療法プログラム

1 術前

(1) 術前介入

術前に最も重要となるのは患者指導であり，治療の進め方や術後の注意点を説明しておく．また，術前から拘縮が生じている場合，疼痛の軽減を図るとともに拘縮を改善しておく．

(2) 患者指導内容

1) 腱板保護について

一般的に腱板修復術後の再断裂は3ヵ月以内に生じることが多く，術後の安静が非常に重要となる．ポイントは，修復部への受動的な伸張刺激と自動運動による能動的な伸張刺激を防ぐことであり，そのために外転装具を装着し修復腱板を短縮位に保ち，脱力しておくという点を指導，練習する．

2) 術前ADL練習

手術までの期間にセルフストレッチング，リラクセーション方法に加え，ADLを指導しておくと術後理学療法を進めやすい．特に，装具着脱や更衣動作では安静を保つことが重要となるため，術側上肢を下垂させた状態，あるいは机などに置くことで，外転位を保持，かつ，脱力させた状態とし，反対側上肢で動作を行えるよう練習しておく．術側が利き手側の場合，非利き手での食事，歯磨き，ボタン止めなどを練習する．

2 周術期（手術翌日〜術後1ヵ月：入院中の理学療法）

術後プロトコルは図2の通りである．

(1) 術直後〜術後1週間

この時期は肩関節機能改善よりも腱板修復のための安静が優先される．目標は疼痛コントロールである．夜間痛，安静時痛，圧痛のいずれもが生じやすく，睡眠障害，マルアライメント（例：肩甲骨内旋，胸椎

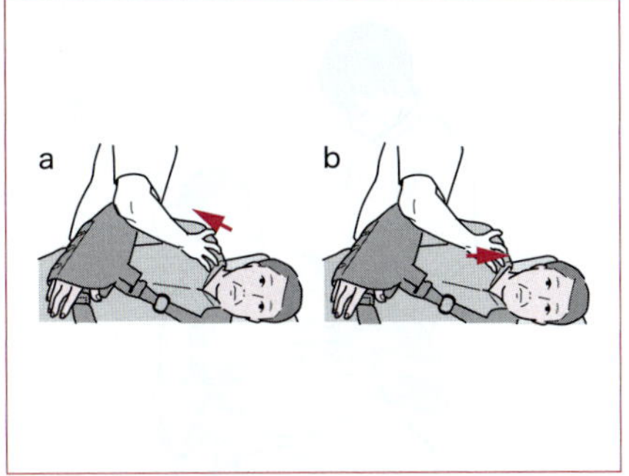

図3 肩甲帯周囲筋リラクセーション

a：肩甲骨下制. b：肩甲骨外旋.

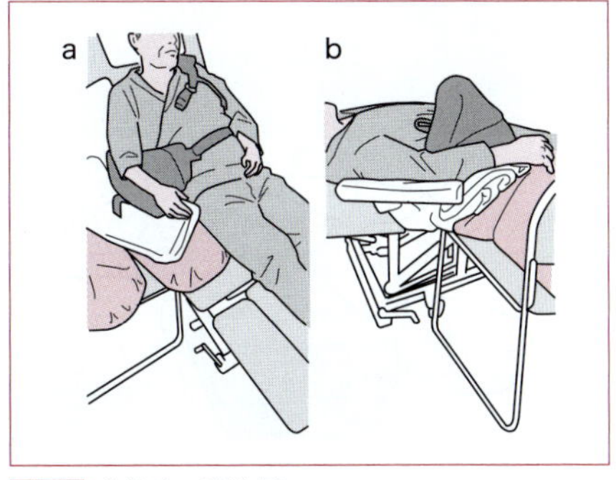

図4 安静時の肢位例

a：Fowler位. b：背臥位.
いずれも上肢全体を支えるようにクッションを挿入する.

図5 体幹屈伸および回旋と肩甲骨内外旋の複合運動

a：体幹屈曲および両肩甲骨内旋.
b：体幹伸展および両肩甲骨外旋.
c：体幹回旋と一側肩甲骨外旋，もう一側肩甲骨内旋.

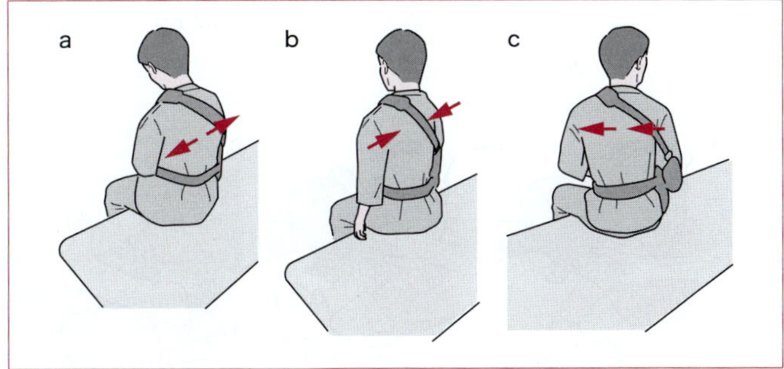

屈曲，肩関節内旋，肘関節屈曲など）および防御収縮に伴う肩甲骨周囲筋，腱板構成筋のスパズムを引き起こすことがある．拘縮をきたす原因にもなるため，術後は以下の5点に留意し，医師と協力して徹底した疼痛管理を図る．①消炎処置（クーリングなど），②筋スパズム除去（リラクセーション），③良肢位指導（特に睡眠時），④装具装着の姿勢指導，⑤末梢循環不全の予防．基本的な疼痛コントロールは薬物を用い，睡眠障害には睡眠導入薬を使用し対処する．

1) 疼痛評価と理学療法

安静時痛，夜間痛の程度，圧痛箇所を評価し，消炎処置や圧痛のある筋に対するリラクセーションにより，スパズムを除去する．患者にはリラクセーション方法を学習させ，自己で疼痛コントロールができるようにする．

理学療法では，装具を装着下で（肩甲上腕関節を動かさずに），ゆっくりと肩甲帯を動かし，肩甲帯周囲筋のリラクセーションおよびストレッチングを行う（**図3**）．

2) 姿勢評価と理学療法

術後は常に良肢位を指導する．脊柱・肩甲骨アライメント矯正，装具装着の姿勢指導および安静肢位の指導（就寝時など）を行い，安静時痛，夜間痛を防ぐ（**図4**）．

脊柱・肩甲骨アライメント矯正には，体幹屈伸（座位での骨盤前後傾運動を意識させながら）あるいは体幹回旋による肩甲骨の内外旋自動運動を促す（**図5**）．

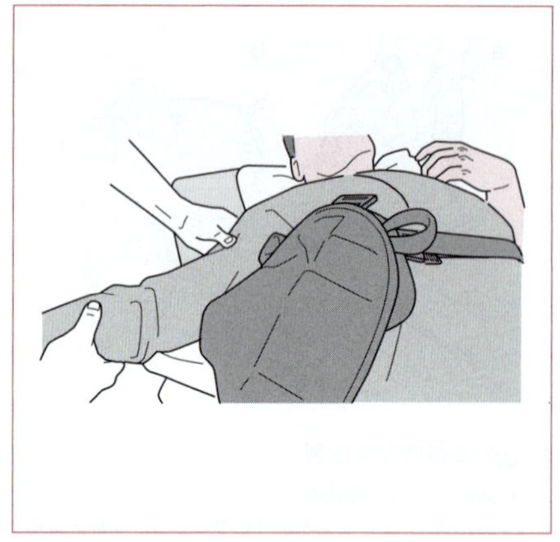

図6 肘関節可動域エクササイズ

肘関節を屈伸する際に，肩関節の外旋が生じないように注意する．

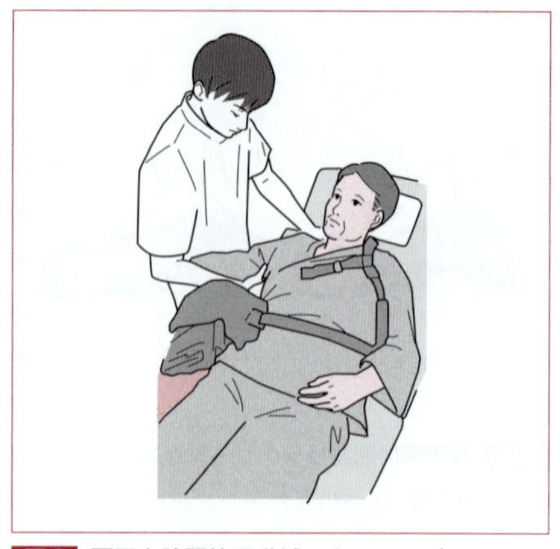

図8 肩甲上腕関節可動域エクササイズ

疼痛に伴う筋収縮が生じていないかどうか確認しながらROMエクササイズを行う．

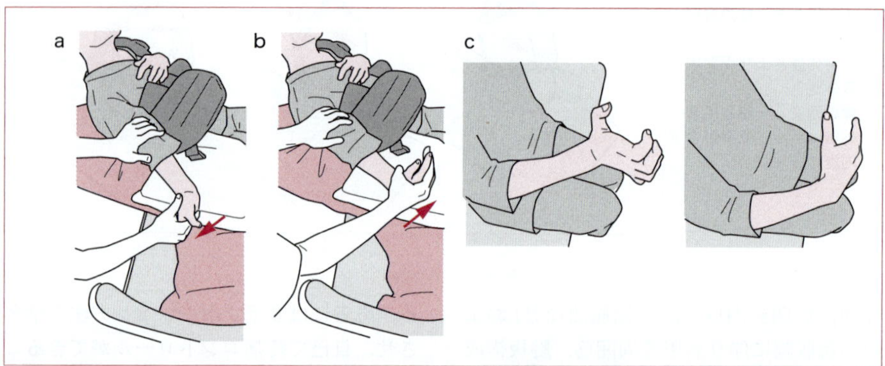

図7 手関節掌背屈，前腕回内外可動域エクササイズ，手内筋運動

a：手関節背屈ストレッチ．b：手関節掌屈ストレッチ．c：手関節背屈と手指屈曲，手関節掌屈と手指伸展．

3) ROMおよび浮腫の評価と理学療法

肩甲上腕関節以外の関節（肩甲帯，肘関節，前腕，手関節，手指）のROMおよび浮腫（手指）の有無を評価し，各関節運動を行うことで末梢循環不全の予防に努める（図6，7）．

(2) 術後1週〜1ヵ月

この時期も腱板修復のための安静が優先される．疼痛コントロールを図りつつ，肩甲上腕関節のROMおよびADL練習を開始する．

1) ROM評価と理学療法

この時期から可能な範囲で肩甲上腕関節のROM評価・エクササイズを開始する．エンドフィールは基本的には無抵抗性の範囲内で実施する．ただし，この時期は容易に筋スパズムが生じるため，疼痛増悪には注意する．ROMの目安としては，術後1ヵ月までに内転0°，下垂位外旋0°，屈曲・外転90°，肩甲骨面外転は100°程度を

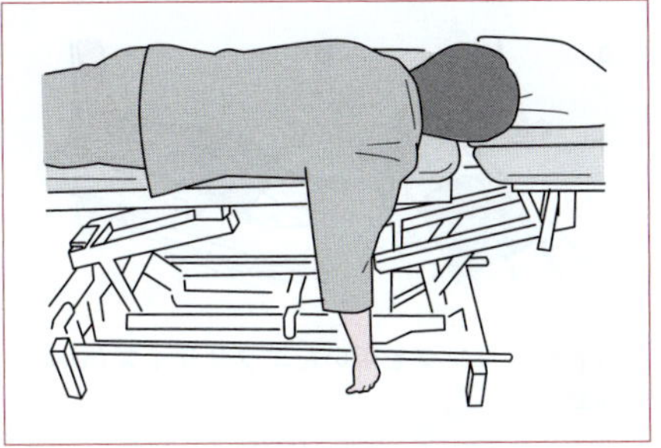

図9　腹臥位からの上肢下垂

上肢を下垂させ，なるべく脱力することが重要.

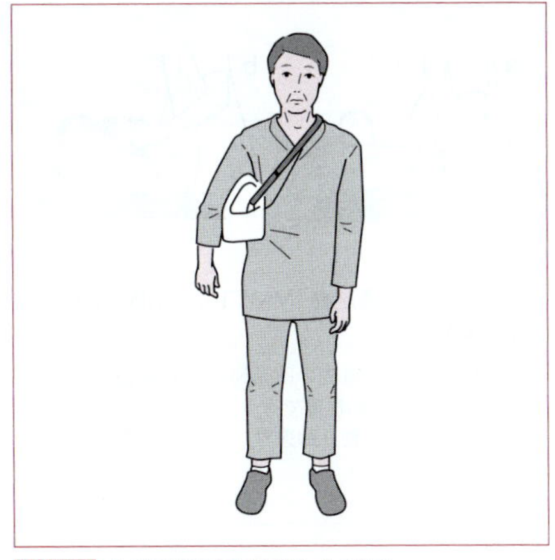

図10　入浴用装具を装着した様子

腋窩に入浴用装具を挿入し，肩関節内転を防止する.

達成できていると経過は良好といえる．ただし，この角度に達していなかったとしても，この時期は無理なROMエクササイズは禁忌である（図8）.

術後3週頃までに屈曲90°を達成し，ベッドから上肢下垂ができるように進める（図9）．この肢位にて，筋スパズムのある筋等にリラクセーションを行う．装具固定終了が術後1ヵ月である場合，術後3週から内転方向へのROMを開始する．肩甲骨下方回旋による代償動作が生じないように内転させるが，修復腱板（特に棘上筋）に過度の伸張ストレスがかからないように注意する.

2) ADL練習

術前に指導した通りの方法で装具着脱練習，更衣動作練習，および入浴用装具（図10）を使用しての入浴動作練習を実施する.

3　術後1〜3ヵ月（外来での理学療法に移行）

この時期は腱板修復部を温存しつつも，ADLの自立に向けた運動療法を行う．ただし，術後3ヵ月までは再断裂が生じやすい状態であることを患者に説明しながら，慎重に理学療法を進める．運動後に疼痛が生じ，その疼痛が持続するような理学療法やADLは避ける．絶対的な禁忌は，①強い負荷，②速い切り返し動作，③大きな牽引ストレス，④投げる・叩くなどコントロール困難な動作である．転倒などを起こすと手をついてしまいかねないため，十分注意する.

(1) ROM

目標値は術後2ヵ月時点で他動屈曲135°，他動外転90°，他動下垂位外旋20°，自動挙上角度が90°．術後3ヵ月では，他動屈曲150°，自動挙上角度120°を目指すように，ROMエクササイズに取り組んでいく．術後3ヵ月時点の最低限の目標値は他動屈曲120°，他動下垂位外旋20°，他動伸展・内転・内旋で母指がL5棘突起である.

(2) 腱板機能改善

他動の動きから自動介助運動，そして自動運動へと運動の負荷量を漸増させる．術後1ヵ月頃から徒手筋力テスト（manual muscle test：MMT）1程度の促通を開始する．棘上筋であれば，肩甲面でのわずかな外転運動を，棘下筋・肩甲下筋は肩甲面上

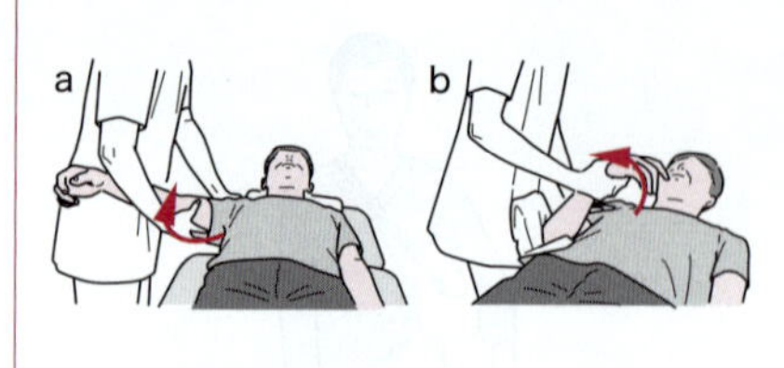

図11 腱板促通運動（MMT1からMMT2へと進めていく）

a：肩甲骨面外転の自動介助運動．僧帽筋上部や三角筋の収縮が生じない程度で行う．
b：下垂位外旋の自動介助運動．三角筋後部の収縮が生じない程度で行う．

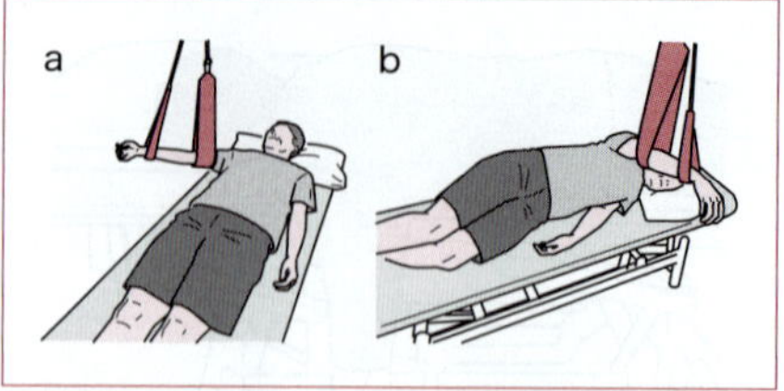

図12 スリングを用いたエクササイズ（MMT2の運動）

a：外転自動運動．b：屈曲自動運動．
いずれもスリングを用いて上肢の自重を除去し運動を行う．肩甲骨による代償動作や疼痛が生じない範囲で運動を行う．

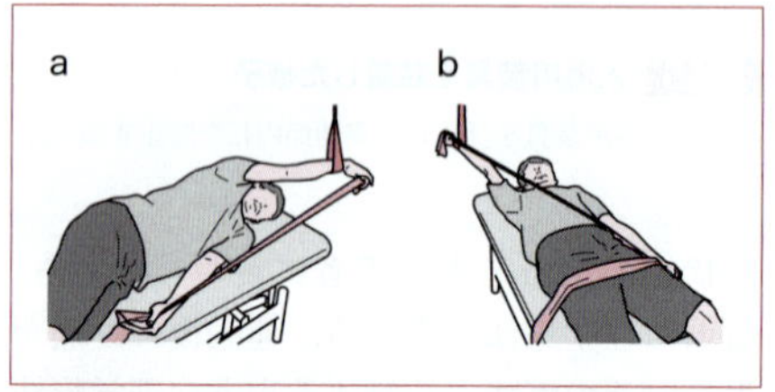

図13 上肢屈曲運動（a），外転運動（b）

MMT2の運動にバンドなどで負荷を加え，MMT3レベルを目指す．

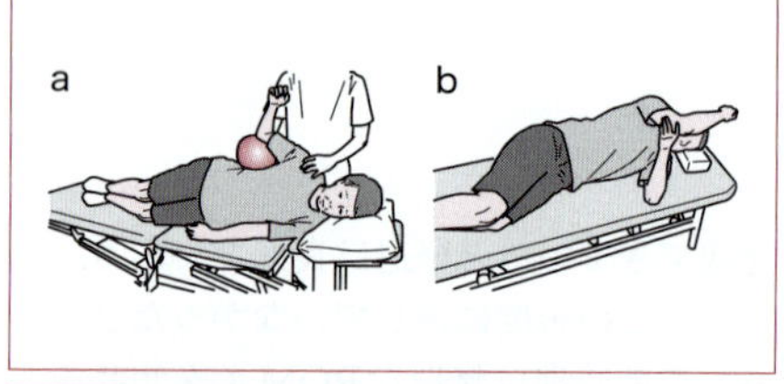

図14 棘下筋エクササイズ例

a：ボール等を挟むことで三角筋の活動を抑制し，棘下筋を活動させる．
b：屈曲90°付近で健側の手で術側上腕を下支えし，外旋運動を行う．棘下筋下部や小円筋を活動させる．

での内外旋運動を自動介助運動にて行う（図11）．1～2ヵ月頃には，スリングなどを使用し，MMT2レベルの運動へと進めていく（図12）．2ヵ月頃からMMT2程度からMMT3レベルを目指し，抗重力運動が可能なように運動を進めていく（図13）．内外旋運動については，下垂位内外旋（1stポジション），外転90°での内外旋（2ndポジション）など肩関節のポジションにこだわらず，色々な角度で収縮を促すことが重要である（図14）．

(3) 肩甲胸郭関節運動

腱板損傷患者では，上肢挙上時の肩甲骨の上方回旋および後傾角度が減少し，内旋角度が増加するとされる．肩甲骨の内旋角度が増加すると，肩甲骨の安定性が低下し，腱板発揮筋力が低下するため，肩甲骨の可動性と固定性の改善を図る（図15）．

(4) ADLエクササイズ

表1に，徐々に獲得すべき動作を列挙する．他動ROMの拡大とともに，肩甲帯・腱板機能向上による自動ROMの拡大が必須となる．

4 術後3～6ヵ月

腱板，肩甲帯を含めた肩関節機能強化を目標とする時期であり，残存しているROM制限の解消と筋力増強を図る．前述したThe American Society of Shoulder and Elbow Therapistsによる声明[1]においても，筋肥大，絶対筋力獲得のため抵抗運動を増やす時期とされている．なお，筋力強化が目標となるが，他動ROMを維持・改善していくことが引き続き重要である．

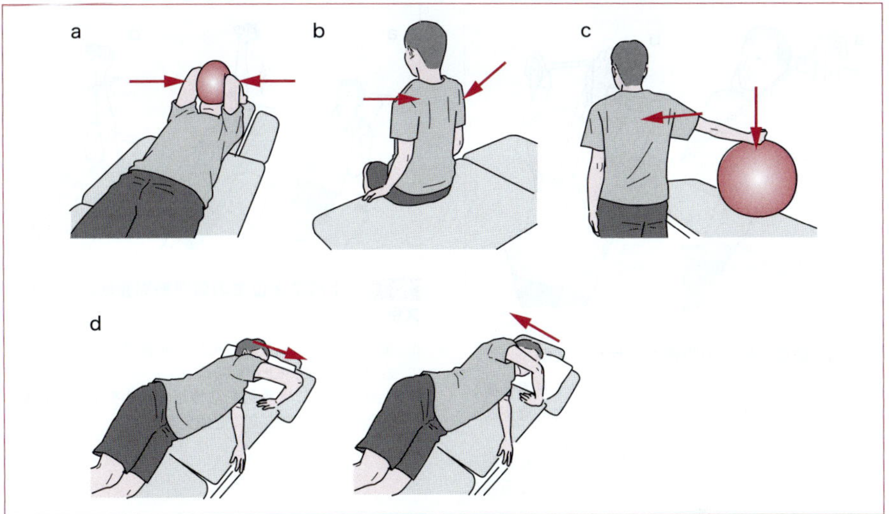

図15 肩甲帯エクササイズ例

a：前鋸筋エクササイズ．両肘でボールを挟み込む運動．疼痛が生じない範囲でなるべく強く挟む．
b：菱形筋，僧帽筋中部エクササイズ．両肩甲骨を外旋させる運動．ただし，肩関節伸展が生じないように注意．
c：菱形筋，僧帽筋中部エクササイズ．肩甲骨外旋を意識させながらボールを下方へと押す運動．
d：肩甲骨内旋・外旋動作練習．側臥位・肩関節屈曲位，手掌を床面についた状態とし，肘関節を前方および後方へと動かす．

表1 ADLエクササイズ

ADL	必要な関節角度・筋力
結髪・洗髪	挙上＋外旋
結帯	伸展＋内旋
更衣（上衣）	内外旋
反対側肩へのリーチ動作（洗体・車の運転）	3rd内旋→水平内転
高い棚へのリーチ	矢状面外旋→屈曲角度 前額面外旋→外転角度 上肢挙上筋力
調理，清掃，重量物の運搬	肩甲帯・腱板筋力

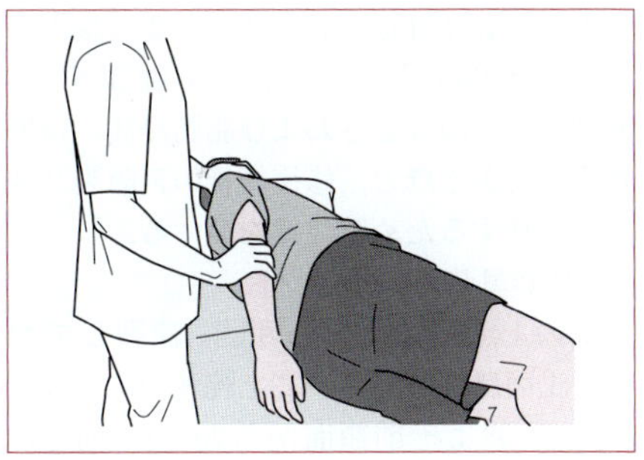

図16 棘上筋ストレッチ

肩甲骨を固定し，術側上肢を徐々に背部の内転方向へと下ろしていく．

(1) ROM

肩関節ROMエクササイズは非術側を目標に最大限注力する（図16）．

(2) 腱板機能

抵抗運動であっても，抵抗に抗して他動ROMの角度まで収縮できるように，腱板エクササイズの抵抗量，スピードなど負荷を調節し，かつ，漸増していくことが必要である（図17，18）．

5 術後半年から1年後

術後半年以降は再断裂率は低下する．積極的な腱板トレーニング，仕事復帰，スポーツ復帰に向けたトレーニングを進めていく．術後1年の筋力は非術側の80％以上を目指す．

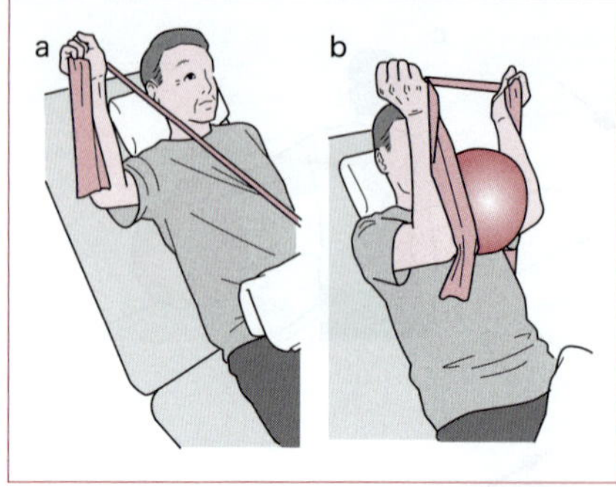

図17 抗重力位での腱板エクササイズ例

a：外転90°付近で肩甲骨および上腕をベッド面に接した状態とし，バンドによる負荷を加えて外旋運動を行う．

b：屈曲90°付近で肘と肘の間にボールを挟んだ状態とし，ボールを落とさないようにバンドによる負荷を加えて外旋運動を行う．

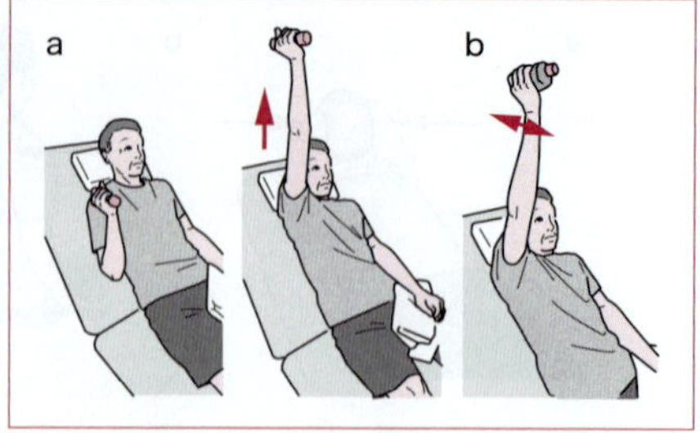

図18 上肢挙上位での肩関節周囲筋エクササイズ例

a：重錘負荷を加えて肘屈曲位から天井方向に肘を伸展させつつ上肢挙上運動を行う．

b：上肢挙上位にて重錘を把持した状態を中心に前後方向あるいは左右方向に重錘を振る．

4 リスク管理・禁忌事項

1 術前の注意点

(1) 腱板断裂サイズおよび質の確認

カルテより腱板断裂サイズおよび腱板の質（Goutallier分類，表2）[2] を確認する．断裂サイズの大きさおよび脂肪浸潤の程度が重度であるほど，修復術後の再断裂リスクが上昇するため，注意を要する．

(2) 装具装着のポイント

次の4点を術前に説明し，練習しておく．①両肩峰の高さ，②上腕骨の位置は肩甲骨面（およそ前額面から20～30°前方），③装具の箱部分の固定性，④上肢の脱力（図19）．

2 手術内容の確認

手術後，執刀医に断裂サイズ，断裂部位を確認する．特に肩甲下筋断裂の有無については，術後の外旋・伸展運動制限が必要となる場合があるため，必ず確認する．術中角度，腱板の質，炎症の程度，癒着部位など術中所見についても確認しておく．

3 3ヵ月までの注意点

安静時痛・夜間痛の持続する患者については，医師に相談し，場合によっては疼痛コントロールを依頼する．特に手指・手部の腫脹や色調の変化など複合性局所疼痛症候群（complex regional pain syndrome：CRPS）傾向の患者においては，理学療法の休止を含め，医師と相談して進めていく．加えて，早期からROM角度が目標値よりも大きすぎる患者やADLにおいて術側上肢を過用している患者は断裂リスクが高まるため，注意を払う．一方，回旋制限がある場合，結髪・結帯制限が生じるため，疼痛のない限り，積極的に介助運動から自動運動へのROM拡大を図る．

クリニカルヒント

1 SICK-scapula

SICK-scapulaはBurkhartら[3] により提唱された概念であり，ほとんどの肩関節疾患患者に存在する．scapular malposition（肩甲骨の位置異常），inferior medial border prominence（肩甲骨下方内側縁の突出），coracoid pain and malposition（烏口突起の疼痛と位置異常），dyskinesis of

表2 Goutallier分類

Stage0	normal	脂肪線条がない正常な筋
Stage1	some fatty streaks	脂肪線条を認める筋
Stage2	fatty infiltration	脂肪より筋が多い
Stage3	fatty infiltration	脂肪と筋が同程度
Stage4	infiltration	脂肪が筋よりも多い

（文献2より）

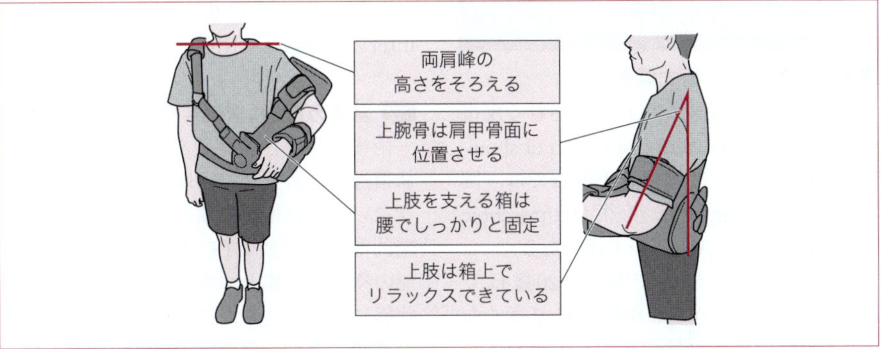

図19 装具装着例

scapular movement（肩甲骨異常運動）からなり，是正していく必要がある．

2 脊柱アライメントと肩甲骨運動の関係

脊柱，特に胸椎部が円背の場合，上肢挙上時の肩甲骨上方回旋と後傾角度が減少する[4]．また，頭部が前方に突出しているforward head postureでは，正常群よりも上肢挙上時に肩甲骨の内旋および前傾角度が増加し，かつ，前鋸筋の筋活動が低下する[5]．これらは，上肢挙上の妨げとなる要因であり，術前から改善に取り組む．

3 理学療法士の心構え

良好な術後経過をたどれるように患者を導くのが理学療法士の役割であるが，理想のコースから外れてしまう患者はある一定数存在する．その際には理学療法士自身が焦らず，腱板が収縮できる環境を整えることに注力することが重要である．じっくり1年かけて機能回復を図るくらいの目標とし，医師，患者と目標を共有して進めていくことが肝要である．

文 献

1) Thigpen CA, et al：The American Society of Shoulder and Elbow Therapists' consensus statement on rehabilitation following arthroscopic rotator cuff repair. J Shoulder Elbow Surg 25：521-535, 2016
2) Goutallier D, et al：Fatty muscle degeneration in cuff ruptures. Pre- and postoperative evaluation by CT scan. Clin Orthop Relat Res 304：78-83, 1994
3) Burkhart SS, et al：The disabled throwing shoulder：spectrum of pathology Part III：The SICK scapula, scapular dyskinesis, the kinetic chain, and rehabilitation. Arthroscopy 19：641-661, 2003
4) Kebaetse M, et al：Thoracic position effect on shoulder range of motion, strength, and three-dimensional scapular kinematics. Arch Phys Med Rehabil 80：945-950, 1999
5) Weon JH, et al：Influence of forward head posture on scapular upward rotators during isometric shoulder flexion. J Bodyw Mov Ther 14：367-374, 2010

3　鏡視下Bankart修復術

西川仁史

1 術式概要と基本方針

1 代表的疾患と術式概要

外傷性肩関節不安定症に代表される反復性肩関節脱臼(recurrent dislocation of shoulder joint：RDS)に対する手術法では，関節鏡視下Bankart修復術(arthroscopic Bankart repair：ABR)が主流である．

再脱臼率は10歳代で94％，20歳代で80％と初回脱臼の年齢が低いほど高くなる[1]．再脱臼後に自然治癒するのはわずか9％とする報告[2]や，若年者のRDSに移行する確率が60～100％とする報告[3]がある．RDSに移行した場合には手術的治療が推奨され，特に若年者のスポーツ選手は第一選択として優先される．

主となる病変は，下関節上腕靱帯(inferior glenohumeral ligament：IGHL)-関節唇複合体(labral complex：LC)の剝離(Bankart病変)と上腕骨頭の後上方骨欠損(Hill-Sachs病変：HSL)の合併である(図1)．

ABR(図2)は関節窩にスーチャーアンカーを打ち込み，剝離した関節唇と弛緩した関節包(IGHL)をsingle suture法やdual suture法，double anchor footprint fixation(DAFF)法などでIGHL-LCの修復を行い，脱臼再発防止を目的としている．骨性Bankart病変(bony Bankart lesion)などで関節窩下縁の欠損の割合により，ABRに加えてBristow法やLatarjet法の烏口突起移行術などの骨性支持による再建が必要になる．また，HSLの骨欠損が大きい場合にも骨移植術が行われる．さらに補強措置手術(augmentation)としてHill-Sachs remplissage法や腱板疎部縫合術(rotator interval closure：RIC)が併用される．

2 基本方針(術後理学療法の基本方針)

術後理学療法で重要なのはIGHL-LCの修復過程に留意し，再度不安定性を惹起させないように術後早期からの疼痛管理，段階的な関節可動域(ROM)の獲得，各筋機能の獲得を主体とするプログラムを個々の状態に応じて進め，再脱臼を予防しつつ社会復帰，スポーツ復帰に取り組むことである．修復部は術後約6週で線維性に癒合するが，さらに治癒過程を経て十分な強度が得られる術後12週(3ヵ月)は，修復部を中心とした肩関節の機能的改善を目的としてメディカルリハビリテーションを行う．それ以降は職種，競技特性に合わせたアスレティックリハビリテーション(アスリハ)も併行して行い，軽作業での復職，外旋を強制しない練習やノンコンタクトスポーツへの復帰を図る．術後24週(6ヵ月)ではさらに肩関節の機能回復と連携したプログラムを継続しつつ重作業やコンタクトスポーツ，スローイングスポーツの練習復帰が許可され，10～12ヵ月で完全復帰となる．同じ競技レベルで復帰できたのは71％，どのようなレベルでも復帰できたのは90.5％で復帰率は高かったとの報告がある[4]．

2 評価

1 臨床症状

反復する脱臼は肩関節外転，外旋位(脱臼肢位)で関節唇損傷部と上腕骨頭骨欠損

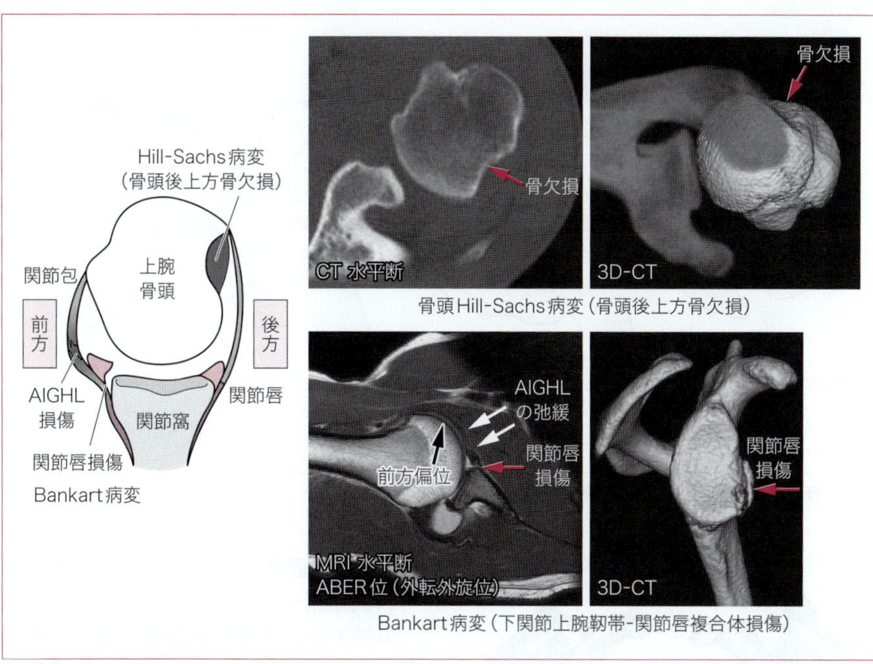

図1 Bankart病変＆Hill-Sachs病変

AIGHL：前下関節上腕靭帯
（東京スポーツ＆整形外科クリニック 菅谷啓之先生よりご提供）

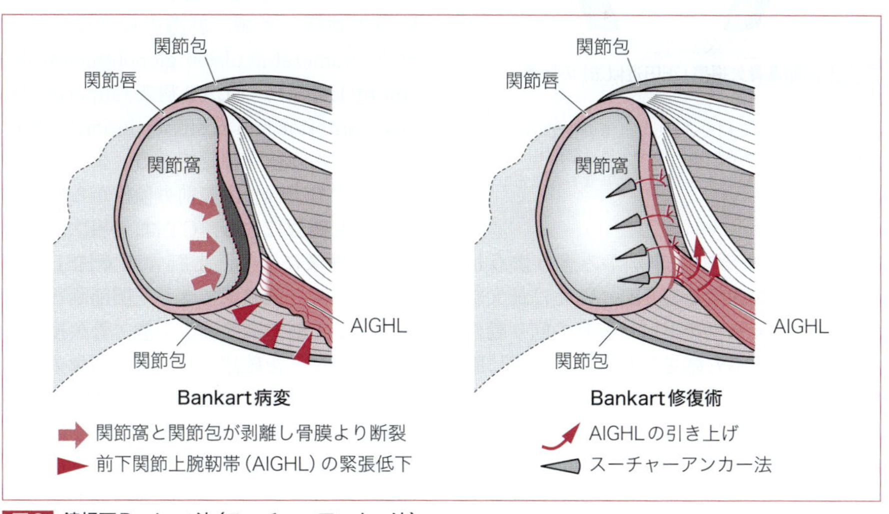

図2 鏡視下Bankart法（スーチャーアンカー法）

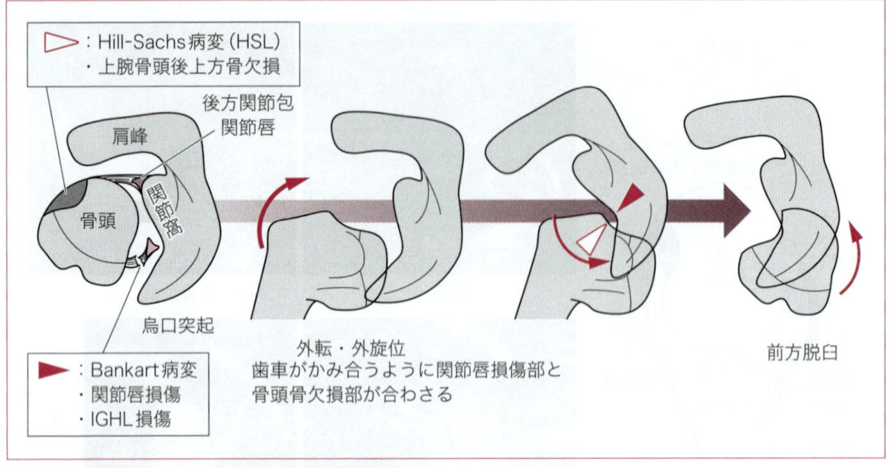

図3　反復性肩関節脱臼（RDS）の脱臼発生機序

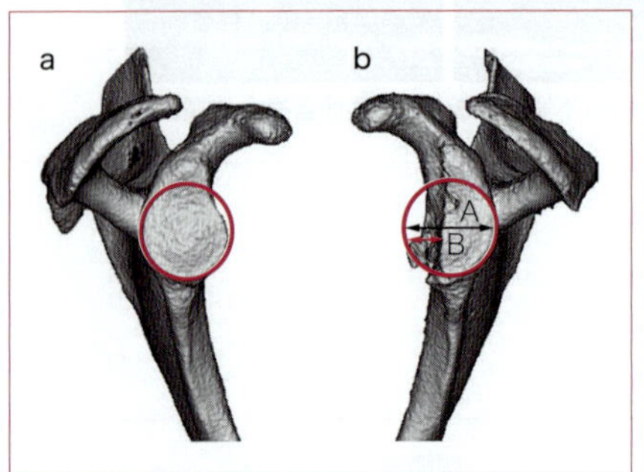

図4　関節窩骨欠損率（正円近似法）の計測

a：正常.
b：関節窩下方に正円を近似して，その直径（A）と欠損部の幅（B）から（B/A）×100％で欠損率を算出.
（東京スポーツ＆整形外科クリニック 菅谷啓之先生よりご提供）

部（HSL）がまるで歯車がかみ合うようになり前方へ脱臼する（図3）．例えば最大結髪動作やハイタッチといった身の回り動作で疼痛や脱臼不安感を呈したり，頻回に脱臼するケースも少なくない．そのため，脱臼不安感からセルフガードによる運動制限を示すこともある．

合併症として，腋窩神経麻痺や高齢者では腱板断裂を合併することがある．

2 医学的評価

（1）画像評価

単純X線の下垂位正面像で前方関節窩骨形態，bony Bankart病変，関節窩骨折を，下垂位内旋位やStryker notch法でHSLの確認ができる．MRIは図1のように，特にABER位（肩関節外転・外旋位）でのMRA（MRI関節造影）で下関節上腕靱帯の弛緩，断裂，剝離の程度やHAGL病変（humeral avulsion glenohumeral ligament lesion），SLAP病変（superior labrum anterior and posterior lesion），腱板断裂などの詳細を確認できる．また，関節窩に対する上腕骨頭の前方偏位から前方不安定性も確認できる．CTは，特に3D-CTの描出画像により，上腕骨頭でHSLの長さと幅，深さを確認できる．関節窩だけを取り出して前方関節窩の形態，骨欠損の部位や方向などを確認する．関節窩骨欠損率は正円近似法（図4）を用いて評価できる．一般的に前方関節窩の20～25％を超える関節窩骨欠損率はABR術後に不安定性再発のリスクとなり，その臨界値は13.5％とされる[5]．

(2) ABR術中所見

術中所見は画像で見出している病態と鏡視下で確認された所見との整合性や相違点の情報を得る．術中の処置について，スーチャーアンカーの刺入位置，修復方法，修復時の外旋角度（外旋範囲の確認）や補強措置手術の併用など術後プログラムを進めるうえで執刀医との情報共有は重要である．

3 主要な理学療法評価

(1) 問診

問診では主訴，治療歴，家族歴（脱臼の有無），利き手，初回脱臼が外傷性か否か，初回脱臼時の年齢，脱臼時の状況，脱臼回数，支障のある運動や動作，職種や仕事内容（軽作業，重作業），スポーツ歴，現在のスポーツ種目（コリジョン・コンタクトスポーツ，オーバーヘッドスポーツなど），種目のポジション，復帰希望時期などを聴取する．

(2) 疼痛，その他の症状

Visual Analogue Scale（VAS），Numerical Rating Scale（NRS）は，疼痛の量的（強さ）の評価として個々人の経時的変化を捉えるのに有用である．また，特に運動時痛は，術中所見や脱臼肢位との関連性を確認するうえで再現性に着目する必要がある．

腋窩神経麻痺を合併することがあるため知覚検査を行う．また，固有感覚に着目して位置覚，運動覚の評価も考慮すべきである．

(3) ROM

ROM測定の際，脱臼肢位になると脱臼不安感や脱臼を誘発するリスクがあるため，強制的な誘導にならないよう細心の注意が必要である．また，セルフガードが影響して挙上，外旋制限が生じることも少なくない．

もともとの関節柔軟性（hyperlaxity, hypermobility）を確認するうえで，Carterの5徴候やmodified Beighton's criteria for hyperlaxityなどの全身関節弛緩性テストを行う．また，非術側にsulcus testなどの不安定性テストを合わせて評価し，術後の可動域改善状況に影響する因子として把握しておく必要がある．

肩関節以外の頚部，体幹，骨盤，下肢の柔軟性，可動域をスクリーニングして，ストレッチングなど運動療法の対象となる部位を抽出する．

(4) 筋力

RDSの若年者では，腱板や肩甲胸郭関節機能不全を有していることが少なくない．筋力評価は徒手筋力テスト（manual muscle test：MMT）と腱板機能テスト[6]を併用する．肩甲骨の位置や反応，代償運動を見逃さないように観察する．肩甲胸郭関節機能不全がある場合，肩甲骨の外転，上方回旋位で挙上位を保持できているか，前鋸筋などの肩甲骨周囲筋の評価を行う．また，他動的に肩甲骨の補助や固定を行って筋出力の変化を確認する．術後修復部の回復過程が安定する時期から，ハンドヘルドダイナモメーター（hand-held dynamometer：HHD）や等速性筋力測定器を使用して客観的に評価できる．

(5) 姿勢，肩甲骨位置

RDSの特徴的な姿勢として頭部は前方突出（顎部を突き出す：チンアウト）し，胸椎部は後弯が強く，骨盤後傾位で後方寄りの荷重となり，肩甲骨が外転・前傾・下方回旋位の前方突出（protraction）する傾向がみられる．このような姿勢は，関節窩の骨頭に対する運動面の位置を前方へ変化させてしまう誘因になるため，姿勢の評価は肩甲骨のアライメントにとって重要である．前方突出は背臥位で床面から肩峰角までの距離（肩峰床間距離）を測り，上腕骨頭の前方偏位による前方不安定性のリスクを確認する．

肩甲骨の位置や運動の特徴は静止画像や動画を利用した観察が有用である．アナログ方式ではあるが肩甲骨位置は体表にランドマークを設定してテープメジャー，ゴニオメーターなどを用いて測定できる．また，より詳細な評価には3次元動作解析（光学式，音波式，磁気式）が用いられる．

4 肩関節不安定症機能評価表

【医療者側評価】

①Rowe Score for Instability[1)]

Rowe Scoreは肩関節安定性，可動性，機能の3項目の質問からなる簡便な評価方法である．

②日本整形外科学会肩関節疾患治療成績判定基準（JOA score）

③日本肩関節学会肩関節不安定症評価法（JSS Shoulder Instability Score）

④日本肩関節学会肩のスポーツ能力の評価法（JSS Shoulder Sports Score）

②～④は，日本肩関節学会ホームページ（https://www.j-shoulder-s.jp/downroad/index.html.）からダウンロードが可能である．

【患者側評価（自己記入式評価表）】

①Western Ontario Shoulder Instability Index（WOSI）

②Oxford Shoulder Instability Score（OSIS）

③患者立脚肩関節評価法Shoulder 36 V.1.3

などがある．Shoulder 36はわが国で開発された患者立脚評価法で，日本肩関節学会ホームページからダウンロードできる．

【医療者・患者側を備えた評価】

①ASES shoulder score

米国肩肘学会（American Shoulder and Elbow Surgeons：ASES）による肩の機能評価スコア[7)]である．医療者側評価と患者側評価の項目からなるが，スコア計算に含まれるのは患者側評価のみである．

3 理学療法プログラム

1 術後プロトコル

ABR術後プロトコルについて，図5に示した．ROMについてはASES shoulder scoreの段階的可動域目標を参考にして，外旋と挙上可動域を設定している．

2 理学療法プログラムの具体的方法

（1）疼痛への対応

プログラム早期の3週間は徹底した疼痛管理である．術後の炎症程度に合わせて，アイシングを徹底して行う．また，不良姿勢の修正と緊張緩和に努める．就寝時に体幹より肩が伸展位にならないよう枕などで良肢位にポジショニングを行う．外転装具など固定時も脱力して上肢を支えられるよう良肢位の指導が必要である．脇を強く締め肩内転位を保持して過緊張になっていると，肩自体が挙上と前方突出位となり修復部に負荷がかかるので注意が必要である．その他に頚部，体幹筋，前胸部（小胸筋，大胸筋），力んだ手指の握りこみなど過剰に緊張していないかを確認する．

（2）ROMトレーニング

早期は肩関節前方部への負荷がかからないように肩甲骨のモビライゼーションを行う．肩関節では，術中に確認している修復後の外旋角度と肩甲骨面（scapular plane：SP）を前額面方向に超えない運動範囲を守って，自然長を意識した愛護的他動運動（外旋，挙上）を行う．段階的ROM制動角度を目標に維持，改善を図るが，補強措置術RICの追加がある場合には，外旋制限が生じやすいことを念頭に可動域改善に努める．中期からは，テーブル等を利用したサンディングや図6aに示した外旋運動などの自主練習を指導する．上腕骨頭が前方にシフトしながら外旋したり（図6b），肩甲骨の上方回旋が不十分なまま挙上を行うと，肩関節前方への緩みの再発を引き起こ

メディカルリハビリテーション期						アスリハ期[*1]
術前管理		早期 (ケア)	中期 (リカバリー)		後期Ⅰ (トレーニング&リターン)	後期Ⅱ
術前　手術		術後1日〜2週 退院	4週	6週	12週	24週
術前評価 術前リハビリテーション ・装具装着練習 ・良肢位確認 ・体幹，肩甲帯運動練習 ・等尺性収縮練習 ・非術側でのセルフケア練習	固定	三角巾+バストバンド固定 →装具装着	装具除去(室内，車運転) 装具装着(外出・就寝時)	装具除去(フリー)		
	疼痛管理	術部保護，アイシング 良肢位指導 リラクセーション(頚部・肩甲帯・体幹)				
	ROM	肘から末梢の自・他動運動 肩関節愛護的他動運動[*2,3] 肩甲骨モビライゼーション	振り子運動 自動介助〜自動運動[*2,3] ・挙上90° ・1st ER 20°，2nd ER 禁止 サンディング：挙上130°	自動・他動運動[*2,3] ・挙上130° ・1st ER 40°，2nd ER 45°	自動・他動運動 ・挙上150° ・1st ER 60°，2nd ER 70° ストレッチ(挙上位外旋を含む制限のある最終域からのストレッチ)	full range 積極的ストレッチ
	筋力	＊肩甲上腕関節の運動禁止 grip & release 頚部・体幹・肩甲胸郭運動 等尺性運動(回旋，三角筋)	等張性運動：自動運動→軽い抵抗運動 腱板エクササイズ：回旋，外転(無負荷→輪ゴム→チューブ) リーチ運動(バルーン上座位，前方，斜め，側方) CKCエクササイズ(机や壁へのプッシング)		中等度抵抗運動 肩複合体機能改善 CKCエクササイズ(プッシュアップ，プランクなど)	積極的レジスタンストレーニング 運動連鎖調整
	ADL作業	術側保護して，非術側での生活	挙上・外旋を制限したセルフケア(食事，洗顔，衣服の着脱など) 家事，入浴 デスクワーク(装具装着)	制限なしセルフケア	軽作業	重作業
	競技復帰		ジョギング 体幹・下肢筋力トレーニング	ランニング，ダッシュドリル，縄跳び，自転車 アジリティトレーニング プライオメトリックトレーニング	競技特性動作トレーニング ノンコンタクトスポーツ(外旋強制のないスポーツ)	コンタクトスポーツ スローイングスポーツ ※10〜12ヵ月で完全復帰

図5 関節鏡視下Bankart修復術の術後プロトコル

*1アスリハ期：アスレティックリハビリテーション期
*2術中に確認している1st，2nd外旋可動域(外旋制動角度)
*3矢状面から肩甲骨面(SP)を超えない範囲
ER：外旋角度，CKC：閉鎖性運動連鎖

しかねないので注意が必要である．

術後6週から装具固定がフリーになるため，段階的ROMの制動範囲を超えた自主練習や生活動作に細心の注意が必要である．特に脱臼肢位である外転・外旋に水平伸展が加わるような運動，動作は厳禁である．

(3) 筋力トレーニング

早期は肩関節挙上筋，回旋筋に対して，非術側や壁などを利用した疼痛自制内の等

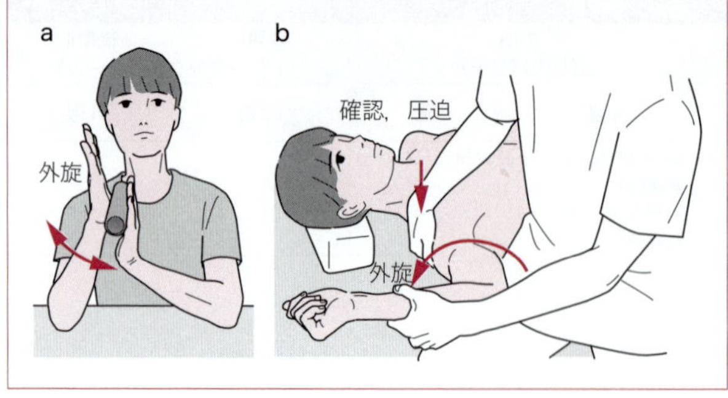

図6 外旋エクササイズ

a：前胸部でボールや筒状のペットボトルなどを上下に転がし，外旋運動を行う．
b：外旋に伴い，骨頭が前方へシフトしてくる．
骨頭の関節窩に対する求心位を意識しながら，骨頭をコントロールすることが重要である．徒手抵抗運動では筋力に見合う抵抗量で調整する．

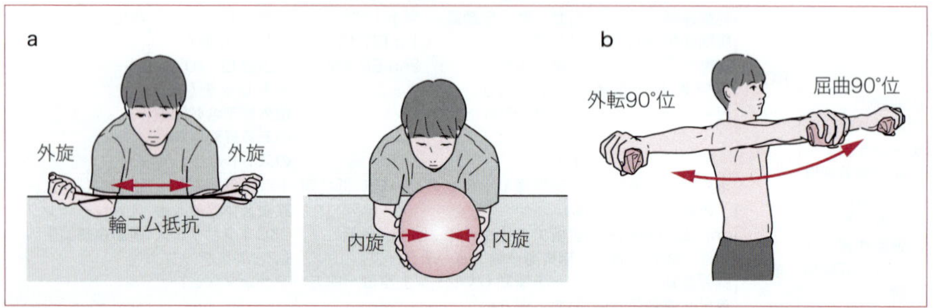

図7 筋力トレーニング

a：CKCでの腱板トレーニング．
b：挙上筋群の協調性を意識した筋力強化．90°挙上位で水平伸展と水平屈曲の極めてゆっくりの反復運動を行う．同調する肩甲骨運動を確認する．肩甲骨挙上など代償動作に注意する．

尺性運動を行い筋力低下を予防する．

中期に入り等張性に自動運動から徐々に軽い抵抗運動へと進める．腱板エクササイズは自動運動から輪ゴム等の軽い抵抗をかけ，閉鎖性運動連鎖（closed kinetic chain：CKC）（図7a）でも開始する．図7bの挙上筋群の協調性を意識した筋力強化を行う．必ず同調する肩甲骨運動を確認し，肩甲骨の挙上（shrugging）などの代償運動に注意して行う．

術後6週からさらに肩関節機能の改善にセラバンドやチューブ，重錘での抵抗運動を漸増していく．外旋筋筋力強化を行う際も最終域で努力しすぎないよう筋力に見合う抵抗運動を行う．また，協調的な運動の獲得に向けて，pushing（図8a），cat & dog（図8b）など，肩甲骨の外転・内転を意識したCKCエクササイズを開始する．wall clockは壁にあてたタオルやボールに自重をかけて肩関節内旋・外旋を行う（図8c）．CKCの状態にすることで，関節固有感覚の改善とともに肩関節複合体の協調的な筋活動の再獲得を行う．また，CKCではないが，ボールを離しキャッチする練習も有効である（図9）．

後期では，これまでのトレーニングのレベルアップを継続しつつ，軽作業・重作業復帰や競技復帰に向けて，肩関節複合体・体幹・下肢の一連の運動連鎖に焦点をあてたアスレティックリハビリテーション（アスリハ）要素の運動を取り入れ，作業，競技特性動作の獲得につなげるトレーニング課題を遂行する．

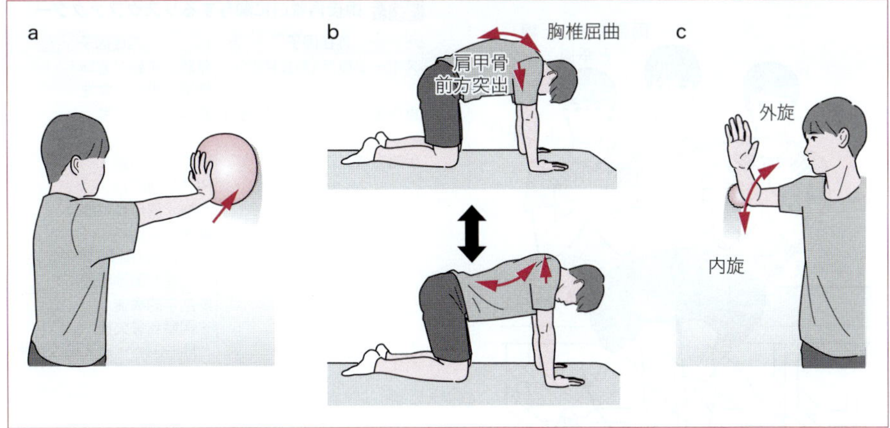

図8 CKCエクササイズ

a：pushing，b：cat & dog，c：wall clock．

(4) 姿勢，肩甲骨位置異常のアプローチ

肩甲骨の前傾位前方突出は，関節窩が前下方に向くことで前方の関節包，IGHLの張力が強くなり，痛みや前方の緩みにつながりかねない．また，腱板の筋活動量が23%程度減弱するとの報告がある[8]．前鋸筋，小胸筋の伸張性低下の場合は筋緊張緩和とストレッチングを，僧帽筋上・中・下部，肩甲挙筋の低下であれば筋力強化を行う．また，頭部の前方突出（チンアウト），胸背部の後弯を修正することで，可逆的に肩甲骨の前方突出を改善することができる．頭部を後方へと引きつける（チンイン）運動や頚切痕部を上方に引き起こしながら胸部反らしと肩甲骨内転を意識して行うとよい．胸を張るように意識しすぎると肩関節内転・伸展位となり，肩前方への伸張刺激や肩関節内圧の上昇から痛みを誘発するリスクになるため注意が必要である．動的な姿勢評価でもあるが，図10に示す椅子座位で左右の坐骨に体重を移動するウェイトシフトは体幹筋群の筋力強化とストレッチングおよび姿勢矯正にも有効である．このように，姿勢や肩甲骨位置に着目した肩関節運動，特に挙上時に肩甲骨が上腕骨頭に追従して土台となるように，肩複合体の機能改善が求められる．

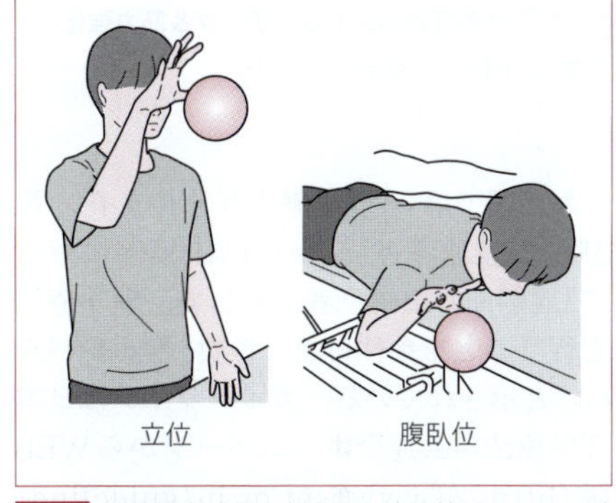

図9 関節固有感覚を刺激した協調性トレーニング

ボールを離しキャッチする練習．

3 ガイドライン

米国肩肘セラピスト学会（American Society of Shoulder and Elbow Therapists：ASSET）には『関節鏡視下前方関節包-関節唇修復術のためのコンセンサス・リハビリテーション・ガイドライン（2010）』がある．Gauntら[9]は，術後リハビリテーションプロトコルの詳細を報告している．

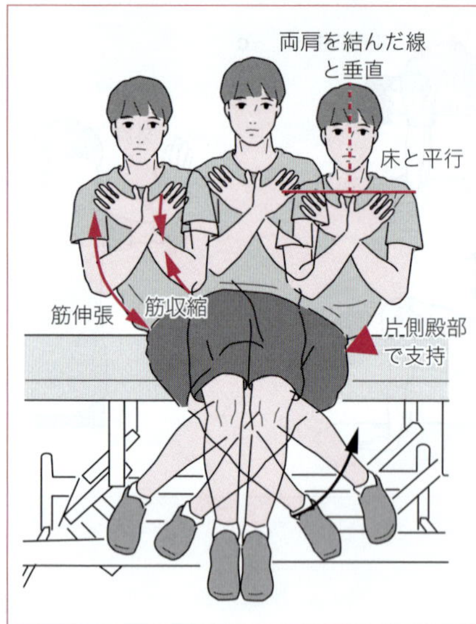

図10　体幹筋群のストレッチング＆筋力強化
骨盤コントロール（ウェイトシフト）.

わが国では，『理学療法ガイドライン 第2版』で投球障害肩でのSLAP損傷に対して「肩関節唇損傷患者に対して，理学療法を行うことを条件付きで推奨（推奨レベルC）」と示されている．ガイドラインは日本理学療法学会連合ホームページからWEB版（https://www.jspt.or.jp/guideline/2nd/）で閲覧できる．

4 リスク管理・禁忌事項

ABR術後の再脱臼率は，直視下手術で6.7%，鏡視下手術で6%と差がないとの報告[10]のように，おおむね10%以下とされる．しかし，少なからず再脱臼のリスクがあり，関与するリスクファクターを表1に示した．

表1　術後再脱臼に関与するリスクファクター

外在因子	内在因子
スポーツ種目（競技特性）	年齢：年齢が若い 性別：男性＞女性
重作業，スポーツ復帰時期	精神的な成熟度 ・セルフコントロール
手術方法	術前脱臼回数
	ROM，筋力
リハビリテーション	姿勢，肩甲骨位置
	関節弛緩性 ・非術側（両側）不安定性 ・全身関節弛緩性
	解剖学的構造 ・関節窩骨欠損， Hill-Sachs病変の大きさ

クリニカルヒント

1 ABR手術時年齢と外旋可動域について

ABR術後6ヵ月での外旋可動域は，10歳代は術前とほぼ差がなく改善し，可動域を獲得する改善度合いも早いが，30歳代以上では低下率が15%程度生じ，改善度合いも遅延する[11]．若年層では，再度不安定性を惹起するリスクが高まることに注意を払う必要がある．術後プログラムが長期になること，段階的ROM制動角度を守っての運動，生活での注意事項へのコンセンサスを確認しつつ，エクササイズを適時調整し管理することが大切である．一方で，加齢による組織変化が侵襲組織の修復過程に加えて拘縮のリスクファクターになりうることを想定しておく必要がある．固定肢位の確認と筋緊張の緩和や固定期間の微調整を図ったり，愛護的他動運動など術後早期から入念な対応に配慮しつつ段階的ROM制動角度を目標に進める．

2 肩甲骨位置異常と再脱臼について

RDSの関節窩から上腕骨頭が前方へ逸脱してしまうのは，胸郭を含む体幹の伸展可動性の低下により肩甲骨の上方回旋機能が妨げられることが要因である．ABR術前から姿勢や肩甲骨位置異常への対応も必要であり，術後に術前の骨頭偏位を助長する姿勢に戻ってしまわないように運動療法および生活指導を行うことが重要である．

3 運動連鎖を考慮したアプローチ

術部への過剰なストレスの軽減を図るためにも肩関節複合体-体幹-下肢機能の運動連鎖を考慮した多関節機能による相互的なアプローチが重要である．例えば，プッシュアップ（腕立て伏せ）姿勢でのCKCエクササイズでは，術側上肢を不安定板などで支持してのホールドやステップ台などを乗り越えるといったエクササイズを体幹・下肢のアライメントを修正しつつ行う．また，図10のウェイトシフトや片脚立位ホールドからスクワット，前方・側方ランジ動作といった基本的な動作のアライメント異常や外乱を加えた時の動揺（不安定感）を評価し，術部に負担のかかる競技特性動作における体幹・下肢機能を修正し，肩関節複合体との相互性を高める必要がある．

文　献

1) Rowe CR, et al：The Bankart procedure：a long-term end-result study. J Bone Joint Surg Am 60：1-16, 1978
2) 皆川洋至：肩関節前方不安定症（反復性肩関節脱臼）に対する手術．整形外科 術後理学療法プログラム，島田洋一ほか編，メジカルビュー社，東京，46-48, 2009
3) Hayes K, et al：Shoulder instability：management and rehabilitation. J Orthop Sports Phys Ther 32：497-509, 2002
4) Ialenti MN, et al：Return to Play Following Shoulder Stabilization：A Systematic Review and Meta-analysis. Orthop J Sports Med 5：2325967117726055, 2017
5) Zhang M, et al：Risk factors for recurrence after Bankart repair：a systematic review and meta-analysis. J Orthop Surg Res 17：113, 2022
6) 西川仁史：腱板断裂．Crosslink 理学療法テキスト 運動器障害理学療法学，加藤　浩編，メジカルビュー社，東京，312-342，2020
7) Richards RR, et al：A standardized method for the assessment of shoulder function. J Shoulder Elbow Surg 3：347-352, 1994
8) Tate AR, et al：Effect of the Scapula Reposition Test on shoulder impingement symptoms and elevation strength in overhead athletes. J Orthop Sports Phys Ther 38：4-11, 2008
9) Gaunt BW, et al：The American Society of Shoulder and Elbow Therapists' consensus rehabilitation guideline for arthroscopic anterior capsulolabral repair of the shoulder. J Orthop Sports Phys Ther 40：155-168, 2010
10) Petrera M, et al：A meta-analysis of open versus arthroscopic Bankart repair using suture anchors. Knee Surg Sports Traumatol Arthrosc 18：1742-1747, 2010
11) 永渕輝佳ほか：鏡視下バンカート修復術後における年代別外旋可動域の経時的変化．理学療法科学 27：273-277，2012

4　人工肩関節全置換術

尾﨑尚代

1 術式概要と基本方針

1 術式概要

解剖学的人工肩関節全置換術（anatomical total shoulder arthroplasty：aTSA）はその名の通り，上腕側に入れる上腕骨コンポーネントと肩甲骨側の関節に入れる関節窩コンポーネントより成り立つ．腱板が正常に機能していれば，術後中長期成績は良好とされている．適応疾患は変形性肩関節症であるが，腱板機能不全がある場合，上肢挙上時に繰り返される骨頭の上方偏位により関節窩コンポーネントにひずみが生じるため，修復不能な腱板断裂に続発した腱板断裂性肩関節症（cuff tear arthropathy：CTA）に対してaTSAは禁忌であり，人工骨頭置換術が行われることもある．

リバース型人工肩関節全置換術（reverse total shoulder arthroplasty：rTSA）はその構造がaTSAと反転しており，肩甲骨側に骨頭（グレノスフィア），上腕骨側に関節窩（ソケット）がある．この構造により，CTAにより上方移動した肩甲上腕関節の回転中心を内方化・下方化して三角筋のレバーアームを増大させて上肢を挙上させる．適応疾患は，CTA，広範囲腱板断裂，上腕骨近位端骨折（3，4parts）などがある．

aTSA，rTSAともに手術体位はビーチチェアポジションであり，三角筋・大胸筋間アプローチにて皮切後，肩甲下筋を切離し，骨頭切除を行う．関節窩周辺で関節包を切離し，関節窩側のコンポーネントを設置する．上腕骨側のコンポーネントは，aTSAでは大結節の骨頭高位に留意して設置し，rTSAでは整復位の筋バランスを考慮してインサートの厚さを決定する（図1）[1,2]．

2 基本方針

術後は三角巾・バストバンド固定，あるいは外転装具固定とする．術翌日より肘関節以遠の関節可動域（ROM）運動を開始し，術後3日目から振り子運動を開始する．皮切が三角筋・大胸筋間アプローチの場合は肩甲下筋を一度切離し，人工関節設置後に再縫合するため，無理な可動域拡大による肩甲下筋縫合不全に注意する必要がある．ただし，慎重になりすぎると拘縮を起こすので，術後X線所見を観察しながら術者と相談し，可動域の拡大を進める．

2 評価

1 医学的評価（画像評価）

rTSAの適応は自動挙上ができない偽性麻痺肩で，X線像で関節症変化が認められる原則70歳以上の高齢者とされているが，CTAに関してのX線画像は濱田分類が用いられる（図2）[3]．また，術後，特に自動可動域運動の開始以降は注意深くX線画像を観察し，scapular notching（肩甲骨関節窩下方の骨欠損）や肩峰骨折，脱臼などの合併症の有無を確認する．

2 主要な理学療法評価

(1) 疼痛，その他の症状

術後早期に安静時痛や夜間痛，運動時痛を強く認めることが多い．疼痛の強度や部位，質の評価とともに，疼痛が軽減できる肢位や深呼吸などのリラクセーションが得

図1 aTSAとrTSAの構造

aTSAは回転中心が骨頭中心にあり，腱板による保持とともに三角筋の収縮により上腕骨が挙上する．rTSAは回転中心が関節窩面上にあり，上腕骨が牽引され，三角筋のレバーアームが増大することで三角筋筋力を発揮させて上腕骨の挙上が可能となる．
（文献1より改変）

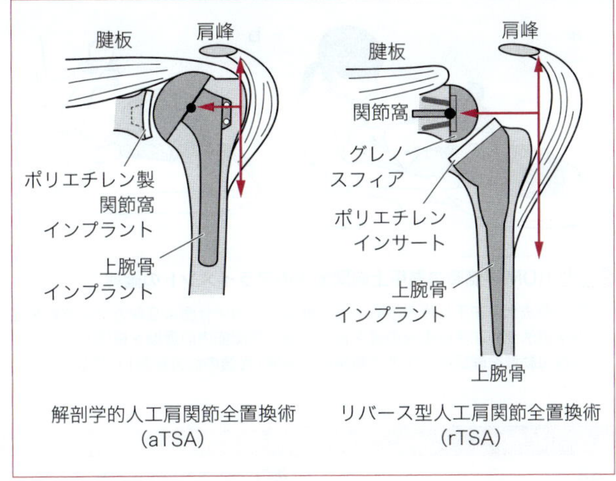

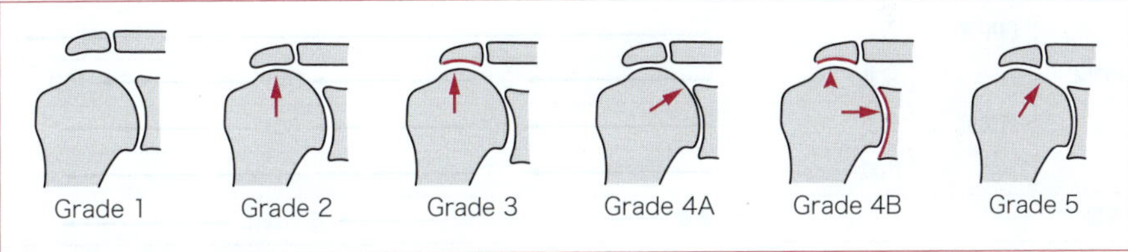

図2 腱板断裂性肩関節症の濱田分類

Grade 1：肩峰骨頭間距離≧6 mm．Grade 2：肩峰骨頭間距離≦5 mm．Grade 3：肩峰骨頭間距離≦5 mm，肩峰下面の変形あり．Grade 4A：変形を伴わない肩甲上腕関節炎，肩峰骨頭間距離＜7 mm．Grade 4B：変形を伴う肩甲上腕関節炎，肩峰骨頭間距離≦5 mm．Grade 5：上腕骨頭の圧壊．
（文献3より改変）

られる運動の指導も重要である．また，外傷や三角巾や外転装具などの長時間の圧迫・接触により神経麻痺が発生することもあるので，感覚テストも必要になる．

(2) ROM

患肢の安静目的に術後4〜6週間の装具固定期間があるため，肘関節・前腕・手関節・手指の可動域を確認する．肩甲骨の可動性を評価する際には，肩甲上腕関節内のアライメントに注意しながら行う．

肩関節のROM評価は肩甲上腕関節内のアライメントに注意し（図3），各相で設定した目標可動域を超えないように留意する．ROM評価時に疼痛が生じる場合は疼痛の質も評価する．

(3) 筋力

神経麻痺の有無を確認する目的で，肘関節・前腕・手関節・手指の筋力を確認するが，特に肘関節の筋力評価時には肩関節伸展の代償動作が起きないように注意する．肩関節周囲筋の筋力評価はプロトコルの許す範囲で肩甲上腕関節内のアライメントに注意して行う．

(4) 機能評価質問票

人工肩関節全置換術の術後成績の報告では，日本整形外科学会肩関節疾患治療成績判定基準（JOA score）[4]や患者立脚肩関節評価法（Shoulder 36）[4]がよく用いられる．

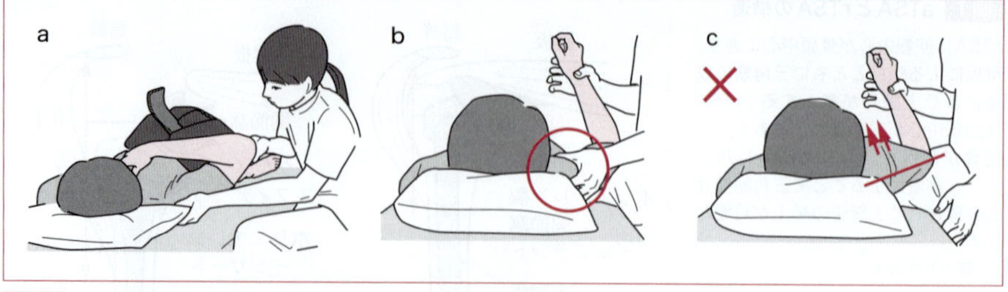

図3 ROM評価時の肩甲上腕関節内のアライメントの確認

a：理学療法士の左手は患者の肩甲棘を触診し，肩甲骨面より前方での運動を確認している．
b：理学療法士の左手は患者の肩を包み込み，肩関節内の運動を確認している．
c：外旋可動域を確認中に患者の肩関節が伸展（骨頭の前方移動）してしまうよくない例．

			手術	術後1日	術後4週	術後6週	術後12週
固定				三角巾 →			
ROM	肘・手			→	→		
	肩甲骨			→	→	→	→
	肩関節	屈曲		→	90° →	140° →	160°
		外旋		→	30° →	60° →	→
		内旋		→	70° →	→	→
運動				他動運動 →	自動運動 →	筋力強化 →	→

図4 aTSAの術後プロトコル

3 理学療法プログラム

以下に一般的な人工肩関節全置換術後の理学療法の進め方を示すが，各相の角度設定は施設ごとに異なるため，術者の指示に従う[2,5〜7]．

1 aTSA術後の理学療法（図4）

(1) 第1相（術後4週まで）

術後4週間は三角巾やスリング等を用いて患肢の安静を図る．

術後早期は疼痛により肩関節周囲筋のリラクセーションが不十分となるので，リラクセーション獲得および肩甲上腕関節の他動可動域獲得目的にstooping exercise（図5）を行う．また，しびれ等の感覚異常を確認しながら肘関節・前腕・手関節・手指および肩甲胸郭関節のROM維持に努める．

肩甲上腕関節の他動可動域は，術後4週までに屈曲90°・外旋30°・内旋70°を目標にROMトレーニングを行う．しかし，縫合した肩甲下筋の伸張負荷を予防するため，30°以上の外旋は術後4週までは禁止する．

(2) 第2相（術後4〜6週）

肩甲上腕関節の他動関節可動域が屈曲90°・外旋30°・内旋70°に達したら，自動運動でのROMトレーニングも追加する．自動運動開始時には縫合した肩甲下筋の強度が得られていないため，肩甲骨面より前方でのトレーニングメニューに限り，自動運動中の肩関節伸展方向の動きに注意する．

術後6週までに自動運動で屈曲140°・外

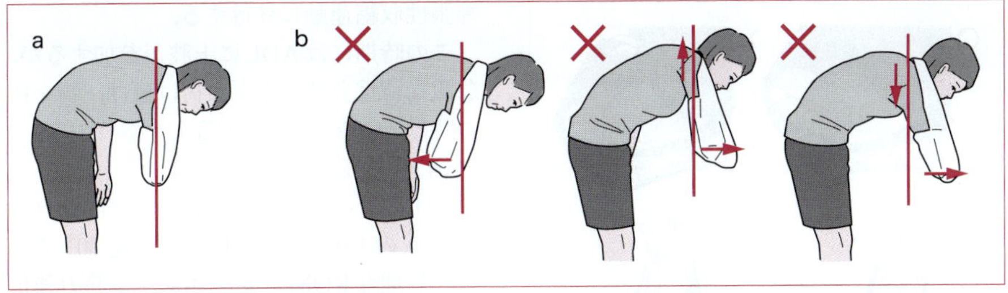

図5 Codman's stooping exercise

a：リラクセーション獲得とROMの維持を目的とし，またその指標として用いる．腋にタオルを挟む，入浴時に脇の下を洗う時にも応用できる動作．

b：不良例．十分なリラクセーションが得られていない症例は，肘は重力方向を指すことはできない．

			手術 術後1日 術後4日 術後3週 術後4週 術後6週 術後12週 術後16週
固定			外転装具 → 三角巾 →
ROM	肘・手		→
	肩甲骨		→
	肩関節	屈曲	→ 120° → 120°
		外旋	→ 30° → 30°
		内旋	→
運動	肩関節周囲筋		他動運動 → 等尺性収縮運動 →
	肩関節		自動運動 → 等張性収縮運動 →
ADL			2〜3kg → 5kg程度 結帯動作 →

図6 rTSAの術後プロトコル

旋60°獲得を目標とする．

(3) 第3相（術後6〜12週）

さらに自動・他動可動域トレーニングを進めてROMの拡大を図るとともに，肩関節周囲筋の筋力強化も開始する．術後12週までに自動運動で屈曲160°獲得を目標とする．

(4) 第4相（術後12週〜）

ROMを維持しながら筋力強化を継続し，ADLへの上肢の参加からQOL拡大につなげる．肩関節へ過度な負荷のかかるようなスポーツは勧められないため，スポーツ復帰に関しては術者の指示を確認する必要がある．

2 rTSA術後の理学療法（図6）

(1) 第1相（術後6週まで）

術後3〜4週間は外転装具を装着，その後2週間三角巾あるいはスリングを用いて患肢の安静を図る．外転装具を用いる理由は，手術によって伸張された三角筋の過緊張を除去・予防するためである．

術後翌日から，しびれ等の感覚異常を確認しながら肘関節・前腕・手関節・手指および肩甲胸郭関節のROM維持に努め，外転装具内で肩関節が伸展位にならないよう，随時，外転装具内でのポジショニングを確認する（図7）．

肩甲上腕関節の他動可動域は，術後3週

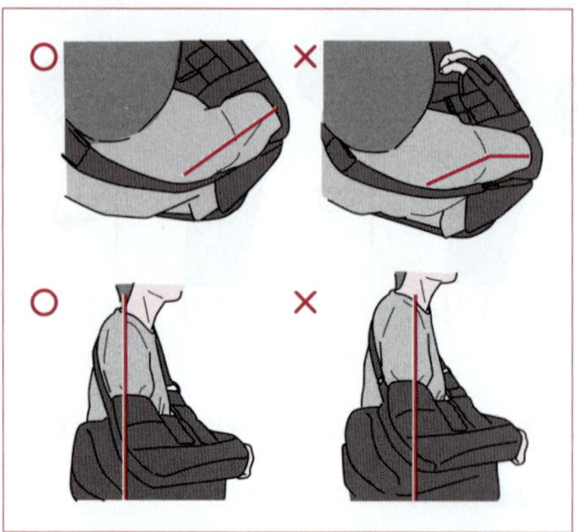

図7 外転装具装着時のチェックポイント

肩甲棘の延長線上に肘があるか確認する．装具内でリラクセーションが得られていない時は×印のような骨頭が前方に偏位した肢位をとりやすい．

までに屈曲120°・外旋30°までを目標にROMトレーニングを行うが，術後6週までは内旋運動は禁止する．関節可動域トレーニング時は肩甲骨面から前方で行い，上腕骨頭が前上方に押し出される肢位はとらないように注意する．また，凸状の関節窩上を凹状の上腕骨が動くことをイメージしながら行い，インピンジメント様の疼痛に注意する．

術後4日目から三角筋や肩関節周囲筋の等尺性収縮運動を開始する．

(2) 第2相（術後6〜12週）

術後6週からROMトレーニングに内旋運動を追加するが，術後3ヵ月までは結帯動作のような背中に手を回す動作は控えるように指導する．また，ROMトレーニングに自動運動を追加するが，三角筋への過負荷に注意し，肩峰部に疼痛が生じる場合は肩峰疲労骨折の危険性がある．したがって，筋力強化は疼痛の生じない範囲で徐々に負荷量を増やしていくべきである．

(3) 第3相（術後12週〜16週）

引き続きROMトレーニングと筋力強化を進めていくが，筋力強化は自動運動から等張性収縮運動に移行する．

この時期にはADLに上肢が参加するが，急激な荷重負荷や牽引負荷は避け，物を持つ時は2〜3kg程度にするよう指導する．

(4) 第4相（術後16週〜）

人工関節の構造上，最終的な肩関節自動可動域の目標は屈曲120°・外旋30°である．無理なROMトレーニングや筋力強化は，肩峰骨折やscapular notching等の合併症を引き起こす危険性があるので十分注意をする．引き続き急激な荷重負荷や牽引負荷は避け，物を持つ時は5kg程度にするよう指導する．

3 ガイドライン

rTSAの手術療法に関するガイドラインはあるが，人工肩関節全置換術に関しての明確なガイドラインはない．しかし，Mulieriら[8]は人工肩関節全置換術後の理学療法に関して，理学療法士による理学療法プログラムよりも，患者自身が行うセルフエクササイズの方が術後成績が良好だったと報告している．人工肩関節全置換術後は，その術式により早期の肩関節前方へのストレスは前方脱臼の危険性を助長させるので，理学療法士による無理なROM拡大は控えるべきである．また，rTSA術後3ヵ月以降は肩関節挙上運動時の肩甲骨の動態は変化しないという報告[9]もあることから，できる限り術後早期から肩甲胸郭関節の機能を改善する必要がある．

4 リスク管理・禁忌事項

人工肩関節全置換術後の理学療法は，人工関節が脱臼しやすい肢位を術直後にとらないように注意することが重要である．特にaTSAでは外旋位で脱臼しやすく，rTSAでは伸展・内旋で脱臼しやすい．また，aTSAでは拘縮が多く認められる．したがって，拘縮予防とROM獲得は術者と

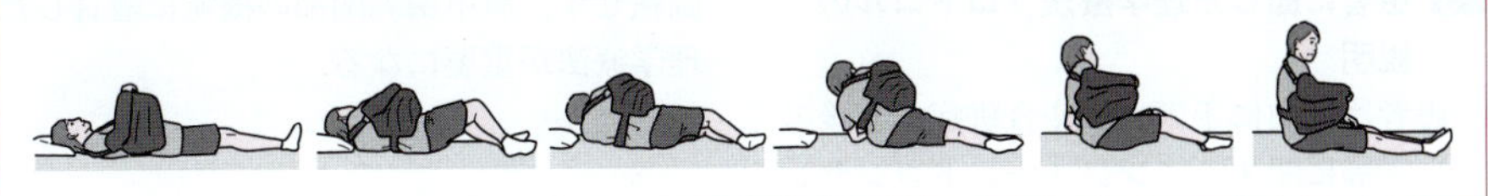

図8　外転装具装着時の起き上がり動作

特に外転装具を装着している時は，非術側肘を支点にして体幹を回旋して起き上がるよう指導する．体幹回旋の可動域不足や筋力低下があると，術側肘を支点にしているため，肩関節前方への伸張ストレスが加わり，脱臼の危険性が生じる．

図9　背臥位での上肢を支えるタオル等の位置

a：上肢を支えるだけでは力が抜けた時に肩甲骨がretractionされ，疼痛を訴える．
b：肩甲骨も支えるようにタオル等を挿入する．

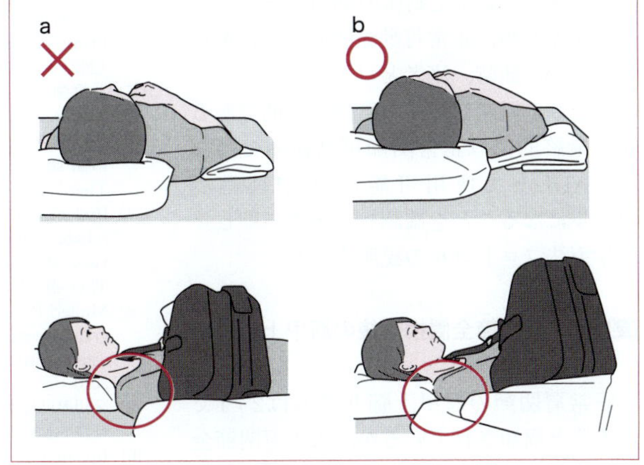

コミュニケーションをとりながら行う必要がある．また，rTSAでは術後3ヵ月までは脱臼を防止するために背中に手を回す動作を控えるように指導する[5]．

クリニカルヒント

多くの場合，人工肩関節全置換術を受ける患者は術前日入院，入院翌日手術となるが，術後の理学療法をスムーズに行う目的で術前理学療法時に次に挙げる項目を確認・実施する．

1　肩関節以外の機能評価と肩甲胸郭関節の柔軟性の改善

人工肩関節全置換術を受ける患者は中高年者であり，多くは脊椎の変形や下肢・体幹の筋力低下，胸郭や肩甲帯の柔軟性の低下を有している．これらは術後の肩関節機能に影響を与えるので，術前の身体機能を把握し，可能な限り肩甲胸郭関節の柔軟性を改善する．

2　術後固定装具の説明とポジショニング・動作指導

術後は，症例によって三角巾固定や外転装具固定となる．術側上肢を固定されると起き上がりに難渋することが多く，症例によっては術側の肘をついて起き上がり，人工肩関節に過度な負荷をかけてしまうことがある．可能な限り外転装具の装着体験を行い，そのうえで起き上がり方法（図8）や夜間疼痛予防目的のポジショニング（図9）について指導する．

3 患者に即した理学療法プロトコルの説明

患者は術前に手術方法や合併症，術後のゴール等に関するインフォームドコンセントを受けている．しかし，心理的緊張下で説明を受けているため十分に理解されていないことがあり，術後疼痛が消失すると正常可動範囲を求めることがある．しかし，特にrTSAは肩挙上動作の動力を三角筋に依存するため，正常可動範囲の獲得は期待できない．随時，術者とコミュニケーションをとり，肩関節機能の再建が目的であるが，最終的には正常関節可動範囲ではなく，ADL上で使用可能なROM獲得がゴールになることを確認し，患者に即した理学療法プロトコルの説明を行う．

4 人工肩関節全置換術後の肩甲上腕リズムの理解

正常肩関節の肩甲上腕リズムは2：1である[10)]と周知されているが，人工肩関節全置換術後の肩甲上腕リズムは正常関節とは異なり，肩甲上腕関節の動きは小さくなり，正常関節よりも拡大した肩甲胸郭関節の動きで肩関節挙上運動を補完している[11, 12)]．また，人工肩関節全置換術後の肩関節の自動運動は他動運動よりも小さくなるという報告[13)]もあり，肩甲上腕リズムに固執せず，肩甲胸郭関節の機能に着目した理学療法が重要になる．

文　献

1）一ノ瀬剛ほか：リバース型人工肩関節：特徴から術後成績まで．運動器リハ 26：290-294，2015
2）押川達郎ほか：変形性肩関節症に対する人工関節置換術と理学療法．理学療法 33：981-989，2016
3）Hamada K, et al：A radiographic classification of massive rotator cuff tear arthritis. Clin Orthop Relat Res 469：2452-2460, 2011
4）日本肩関節学会：各種機能評価法ダウンロード．https://www.j-shoulder-s.jp/downroad/index.html（2023年4月19日閲覧）
5）井樋栄二：人工肩関節置換術とそのリハビリテーション．Jpn J Rehabil Med 54：182-185，2017
6）Boudreau S, et al：Rehabilitation following reverse total shoulder arthroplasty. J Orthop Sports Phys Ther 37：734-743, 2007
7）Bullock GS, et al：A Systematic review of proposed rehabilitation guidelines following anatomic and reverse shoulder arthroplasty. J Orthop Sports Phys Ther 49：337-346, 2019
8）Mulieri PJ, et al：Is a formal physical therapy program necessary after total shoulder arthroplasty for osteoarthritis? J Shoulder Elbow Surg 19：570-579, 2010
9）平川義弘ほか：リバース型人工肩関節置換術術後の経時的動態解析．肩関節 41：581-585，2017
10）Inman VT, et al：Observations of the function of the shoulder joint. J Bone Joint Surg 26：1-30, 1944
11）南川智彦ほか：人工肩関節置換術後の肩甲上腕リズムの解析．日人工関節会誌 43：339-340，2013
12）Walker D, et al：Scapulohumeral rhythm in shoulders with reverse shoulder arthroplasty. J Shoulder Elbow Surg 24：1129-1134, 2015
13）Alta TD, et al：The active and passive kinematic difference between primary reverse and total shoulder prostheses. J Shoulder Elbow Surg 23：1395-1402, 2014

5 上腕骨骨接合術

荒木浩二郎

1 術式概要と基本方針

1 術式概要

転位した骨折部を解剖学的に整復し，上腕骨のアライメントを良好に保持するために観血的整復固定術が行われ，髄内釘かプレートが用いられる（図1）．髄内釘ではdeltoid-split approachを用いる．三角筋を縦割して棘上筋腱を切開し骨頭に達し髄内釘を挿入する．近位端骨折のプレート固定はdeltoid-split approachかdelto-pectoral approachを用いる．delto-pectoral approachは三角筋と大胸筋の間を展開し上腕骨に到達する．骨幹部骨折のプレート固定ではanterolateral approachを用い，上腕二頭筋をよけて上腕筋を縦割して上腕骨に到達する．髄内釘のデメリットは棘上筋腱を切開すること，プレートのデメリットは軟部組織の侵襲が大きくなることがある．現時点では手術方法による臨床成績の違いはみられていない[1)]．

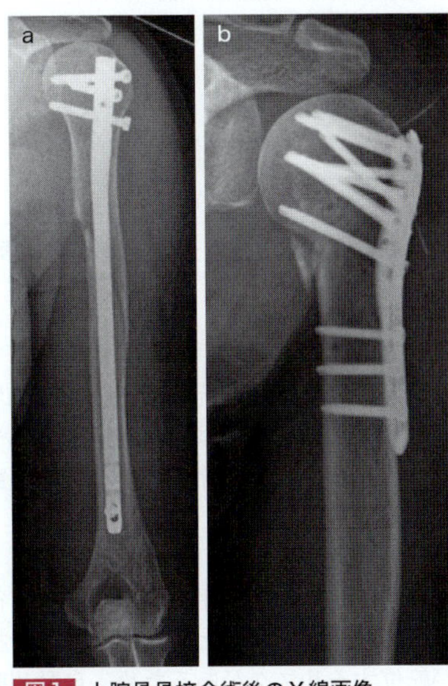

図1　上腕骨骨接合術後のX線画像
観血的に骨片およびアライメントを整復し，髄内釘（a）かプレート（b）で固定する．

2 基本方針

上腕骨骨折後は肩関節拘縮を生じるリスクが高いため，早期から関節可動域（ROM）運動を開始することが重要である．肩関節拘縮を改善しながら，ADLでの使用に耐える上肢自動可動域獲得を目指す．

2 評価

1 医学的評価

受傷時の転位の程度，関節面の適合性，骨折の粉砕程度をX線画像，CT画像で確認する．術後画像ではインプラント設置位置やアライメントを確認する．手術記録では手術アプローチ，侵襲筋とその処理，固定性，透視下肩峰下インピンジメントの有無，後療法スケジュールなどを確認する．

2 主要な理学療法評価

(1) 疼痛，その他の症状

安静時痛，夜間痛，運動時痛を評価する．疼痛は上腕から前腕に放散することが多い．夜間痛は不眠の原因となり，日中の活動や精神状態に影響するため注意深く聴取する．骨折や手術により神経麻痺を生じることがあるため，腋窩神経や橈骨神経の評価をする．

	手術翌日～	術後3週～	術後6週～	骨癒合後
安静度	他動運動 スリング使用	自動運動 スリング除去	抵抗運動 軽作業許可	重作業許可
運動	肩関節他動運動 肘関節以遠の運動 stooping exercise 振り子運動	肩関節自動介助, 自動運動 上肢課題練習	腱板トレーニング 肩関節抵抗運動	高負荷運動 上肢荷重
物理療法	寒冷療法 電気刺激療法	温熱療法		
ADL指導 その他	起居動作練習 更衣練習 ポジショニング指導 患者指導 (禁忌，自主練習について)			

図2 上腕骨近位端骨折(3-part：髄内釘)の術後プロトコル

(2) ROM

肩肘関節以外にも前腕から遠位の可動域を確認する．術後早期は疼痛が惹起されやすいため，ゆっくり関節を動かしたり自動運動をしてもらう．

(3) 筋力

術後に肩・肘関節周囲筋の評価として徒手抵抗や筋力計を用いた測定をすると骨折部が転位するリスクがあるため，自動運動許可後に肩関節自動ROMを測定する．

(4) 基本動作，ADL

高齢者では上肢荷重制限があることで起き上がりや起立，杖歩行が難しくなることから，基本動作を評価する．セルフケア(食事，整容，更衣，入浴)の可否や実際の動作を健側上肢での代償を含めて評価する．

(5) 機能評価質問表

肩関節機能の客観的評価として日本整形外科学会肩関節疾患治療成績判定基準(JOA score)(日本肩関節学会：https://www.j-shoulder-s.jp/downroad/)，上肢機能の患者立脚型評価として上肢障害評価表(The Japanese version of the Disability of the Arm, Shoulder and Hand questionnaire)(日本手外科学会：https://www.jssh.or.jp/doctor/jp/publication/kinouhyouka.html)を用いる．

3 理学療法プログラム

1 術後プロトコル

一般的な術後プロトコルを図2に示す．患者のコンプライアンス，骨接合の固定性，腱や靱帯の修復有無・強度によりプロトコルを調整するべきである．肩関節固定期間は可能な限り短く設定し，他動運動から開始する．抵抗運動は術後6週以降から開始する．

2 理学療法プログラムの具体的方法

(1) 疼痛への対応

アイシングや経皮的電気刺激などの物理療法を用いる．術後は創部周囲に電極を貼付できないため，疼痛部位と同じデルマトームに貼付する．安静時や夜間時は疼痛を生じやすいため，安楽な姿勢を指導する(図3)．座位ではスリングやクッションを用いて上腕の重みを支持することで肩甲上腕関節内圧が軽減し，疼痛軽減につながる．臥位では肩関節伸展位になりやすいため，タオルを重ねて肩関節中間位にする．

(2) ROMトレーニング

術後早期は疼痛により肩甲帯，肩関節周囲筋の筋緊張が高く，ダイレクトストレッチや軽擦法を用いて十分にリラクセーショ

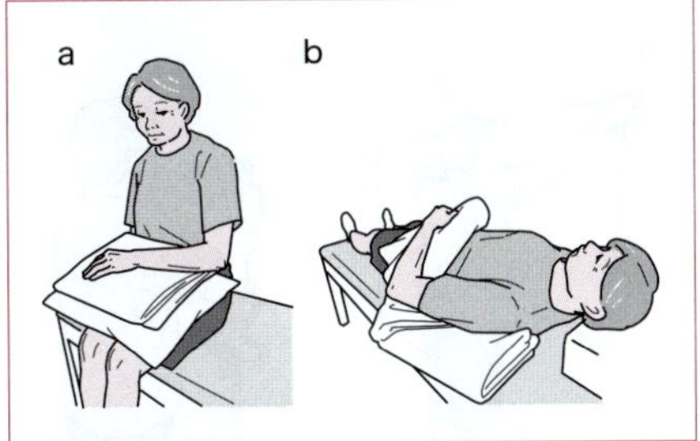

図3 安楽姿勢の指導

座位では前腕の下にクッションを入れて上肢の重みをとったり，スリングを使用する(a)．臥位ではどの家庭でもあるバスタオルを上腕，前腕の下に入れて肩関節伸展内旋位を軽減させる(b)．

ンを実施した後に運動を実施する．術後早期は疼痛が生じにくいstooping exercise（図4a）やテーブル拭きを行うと脱力が得られ，肩関節屈曲可動域を確保しやすい．

(3) 筋力トレーニング

自動運動でも十分な負荷となる．最初は背臥位での自動介助運動を実施する．背臥位での運動が代償なく可能になったら側臥位や座位での運動を実施する．腱板トレーニングは術後6週から行う．肩甲帯周囲や上部体幹のトレーニングなども適宜行う．

(4) 協調性トレーニング

ADLで上肢を使用するために代償運動を許容せざるを得ないが，筋力が向上してきても肩甲骨挙上や外転が過剰に生じ，協調性が低下していることが多い．壁拭き動作や側臥位自動運動で肩甲骨運動を誘導し，正しい肩甲胸郭関節運動を再学習させる．

3 ガイドライン

診療ガイドラインおよび上腕骨骨折術後理学療法に関するガイドラインは存在しない．術後理学療法に関するレビュー[2]では，医師と理学療法士の協議により骨折部へのストレスをコントロールし，早期肩関節運動や患者教育により上肢機能障害は軽減され，患者の機能的自立を維持すること

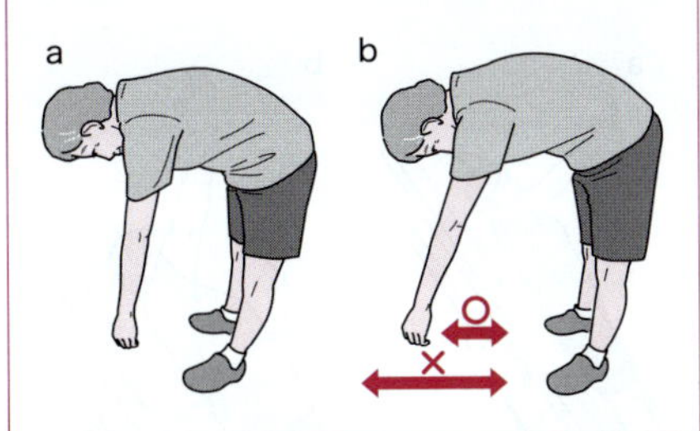

図4 stooping exerciseおよび振り子運動

stooping exerciseは「前かがみ運動」のことで，上肢を脱力し体幹を前屈する運動である．術後早期は疼痛により肩関節周囲筋の脱力が難しいことが多いため，このstooping exerciseを選択する(a)．振り子運動は振幅を大きくすると肩関節周囲筋が活動してしまうため，振幅を小さくして実施する(b)．肩関節可動範囲を増やしたい場合には体幹前屈角度を増加させて対応する．

ができると示されている．

4 リスク管理・禁忌事項

術後転位や骨癒合不全などに注意する．術後の上肢固定方法および期間，許容する運動について主治医の指示を確認する必要がある．高齢者では受傷前から基本動作で上肢支持を用いることが多いため，術後患側上肢へ荷重し，骨折部へ過度な負荷がかからないように注意する．

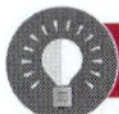

クリニカルヒント

1 振り子運動での負荷

自動運動開始を遅らせる場合でも振り子運動が許可されることが多く，不安定型の骨折でも早期から実施する運動の一つである．振り子運動を大きく（振幅51 cm以上）実施すると上肢を用いる軽作業と同程度の棘上筋，棘下筋の収縮を生じ[3]，転位リスクが高いため振幅は小さく（20 cm以下）する（図4b）．特に術後早期は疼痛により脱力が難しく，適切な振り子運動を実施できる患者は少ないため，最初はstooping exer-

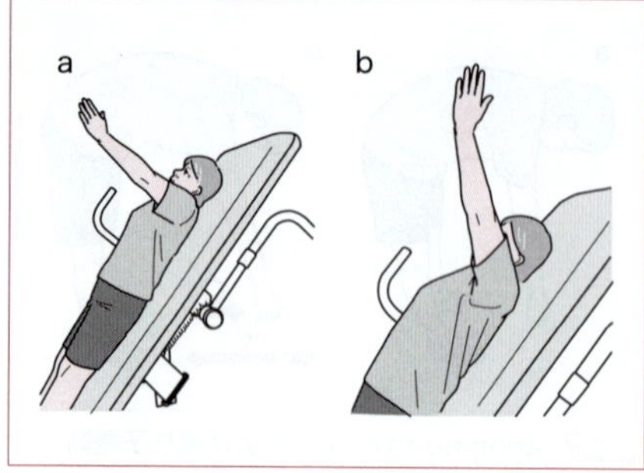

図5　起立台を用いた上肢負荷のコントロール

臥位だと肩関節屈曲90°での保持は容易だが，傾斜をつけることによって同じ角度でも外的肩関節伸展モーメントが生じ，より肩関節屈曲筋力が要求される（a）．臥位では肩関節屈曲筋力が要求されない90°以上の屈曲角度でも傾斜を利用することで屈曲位保持練習に使うことができる（b）．

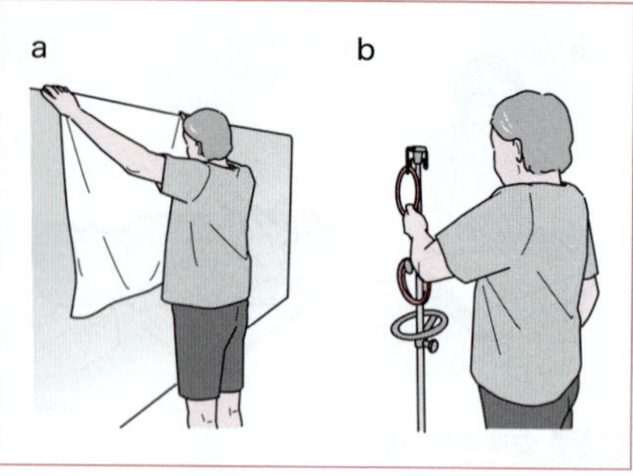

図6　上肢課題練習

上腕骨骨折は高齢患者が多いため，日常生活で必要になる物干し動作（a）や，直感的に動作の理解が得られるリーチ動作（b）などが適している．

ciseにとどめ（図4a），疼痛軽減に伴い脱力が可能になってから振り子運動をさせる．

2　上肢自重負荷のコントロール

上肢自動挙上練習では肩関節にかかる外的関節モーメントを考慮する必要がある．肩関節自動屈曲運動を例に挙げると，臥位では自動運動開始時，座位では肩関節屈曲90°での外的肩関節伸展モーメントが最大になる．90°を超えると，臥位では逆に外的肩関節屈曲モーメントがかかり肩関節伸展筋群の遠心性収縮が中心となるが，座位では外的肩関節伸展モーメントがかかり続ける．自動運動で要求される筋力は臥位と座位で異なり，運動様式も異なる．この点を考慮し，臥位での運動からのステップアップとして起立台を用い，傾斜をつけることで外的肩関節モーメントを調整することができる（図5）．

3　上肢課題練習

上腕骨骨折術後に上肢課題練習を実施すると，一般的な理学療法に比べて上肢機能やQOLが向上する[4]．ストレッチや筋力トレーニングといった単純な運動ではなく，日常生活や仕事に似た条件で運動することにより，患者自身が能動的に運動することが可能となる．上腕骨骨折患者は高齢者が多いため，家事動作やリーチ動作など理解しやすい上肢課題を用いる（図6）．課題を行う高さを調整するために点滴棒を使用したり，患者に高さ調節が可能な台に乗ってもらう．

文　献

1）Handoll HH, et al：Interventions for treating proximal humeral fractures in adults. Cochrane Database Syst Rev 6：CD000434, 2022
2）Hodgson S：Proximal humerus fracture rehabilitation. Clin Orthop Relat Res 442：131-138, 2006
3）Long JL, et al：Activation of the shoulder musculature during pendulum exercises and light activities. J Orthop Sports Phys Ther 40：230-237, 2010
4）Monticone M, et al：Task-oriented exercises improve disability of working patients with surgically-treated proximal humeral fractures. A randomized controlled trial with one-year follow-up. BMC Musculoskelet Disord 22：1-11, 2021

6 手指腱縫合術

白戸力弥

1 術式概要と基本方針

1 術式概要

手指における新鮮腱断裂には，端々縫合による一次修復術が行われる．一次修復術後は，周辺組織との癒着形成に伴う縫合腱の滑走障害が生じ問題になる．この癒着形成を防ぐには，縫合腱の3〜5mmの滑動距離を確保するための関節運動が必要であり，早期自動運動療法(early active mobilization：EAM)が推奨される．

通常，抵抗なく手指を自動屈曲した際に，深指屈筋(flexor digitorum profundus：FDP)腱に19ニュートン(N)，浅指屈筋(flexor digitorum superficialis：FDS)腱に9N，長母指屈筋腱に18Nの張力が加わる．一方，MP関節自動伸展時には，総指伸筋腱に13〜15Nの張力が生じる．EAM中に腱縫合部が3mm以上開大すると，この間隙を埋めるべく腱周囲からの新生結合組織の量が増加し，癒着形成が増え，腱剥離の追加手術を必要とする症例が増加する．これらより，EAMを実施するには，屈筋腱では約19N以上，伸筋腱では15N以上の張力が加わっても，腱縫合部が2〜3mm以内の開大にとどまる腱縫合法が選択される[1]．腱縫合術は一般的に，腱内を通過する縫合糸の数が多くなるに従い，破断張力が高まる(図1)．

現在は，早期運動療法を実施することを前提に，4-strand縫合以上の強固な腱縫合法が行われる．

2 基本方針

(1) 屈筋腱一次修復術後の理学療法

各zone区分(図2a)[2]において，EAMまたは3週間固定法が選択される．腱縫合法が4-strandまたは6-strandであればEAMを行う．一方，これらの縫合法でも患者の協力や理解度が不良な場合，あるいは2-strand縫合術後には，3週間固定法を行う．

(2) 伸筋腱一次修復術後の理学療法

4週間固定法，またはEAMが選択される．zoneⅠ〜Ⅳ(図2b)[2]では，4週間固定法を行うことが多い．一方，4-strandまたは6-strand縫合術後のzoneⅤ〜Ⅷではは EAMを行う．

2 評価

1 医学的評価(手術情報の収集)

損傷部位，腱縫合法，縫合糸の太さや素材，補助縫合法，縫合腱の緊張度，腱鞘の処置，指神経・動脈の合併損傷の有無などの情報を手術記録，または執刀医から収集する．

2 主要な理学療法評価

(1) 疼痛，知覚

術後に生じる安静時痛，運動時痛の強度をVisual Analogue Scale(VAS)やNumerical Rating Scale(NRS)を用いて経時的に評価する．また，知覚低下を疑う場合は，Semmes-Weinstein monofilaments検査を用いた知覚検査を実施する．

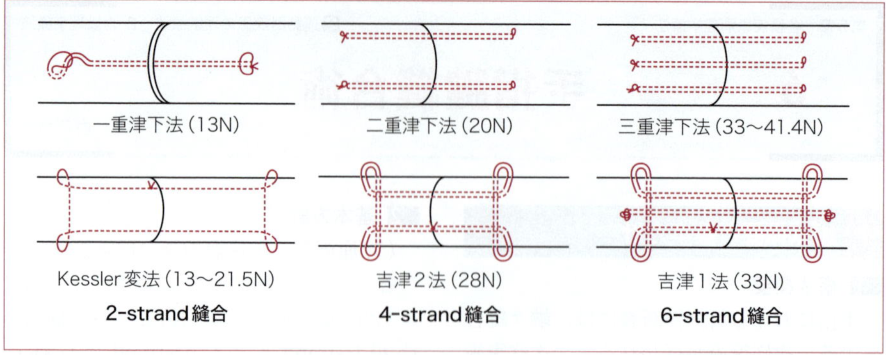

図1　主な各種腱縫合法

括弧内は，縫合部の2または3mm開大に必要な張力を示している．strandは腱内を通過する縫合糸の数を示す．

a

指	zone区分	部位
手指	I	PIP関節以遠
	II	A1 pulleyからPIP関節
	III	手掌
	IV	手根管
	V	前腕
母指	TI	IP関節以遠
	TII	A1 pulleyからIP関節
	TIII	母指球

b

指	zone区分	部位
手指	I	DIP関節
	II	中節部
	III	PIP関節
	IV	基節部
	V	MP関節
	VI	手背
	VII	伸筋支帯
	VIII	前腕
母指	TI	IP関節
	TII	基節部
	TIII	MP関節
	TIV	手背
	TV	伸筋支帯

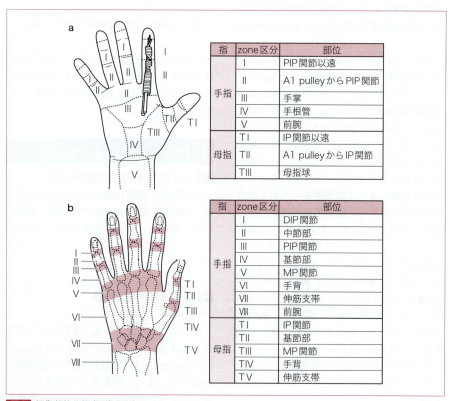

図2　損傷部位分類（国際分類）

a：屈筋腱，b：伸筋腱．
（文献2を基に作図）

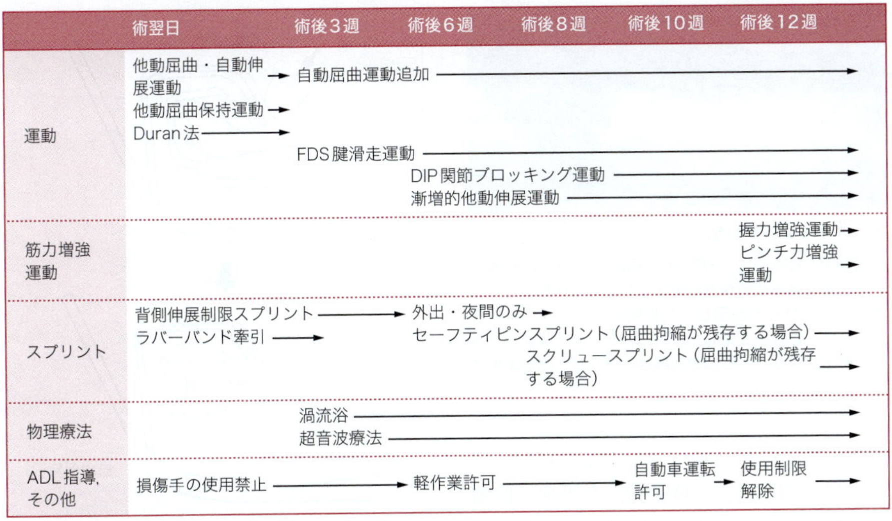

	術翌日	術後3週	術後6週	術後8週	術後10週	術後12週
運動	他動屈曲・自動伸展運動 →	自動屈曲運動追加 →				
	他動屈曲保持運動 →					
	Duran法 →					
		FDS腱滑走運動 →				
			DIP関節ブロッキング運動 →			
			漸増的他動伸展運動 →			
筋力増強運動						握力増強運動 →
						ピンチ力増強運動 →
スプリント	背側伸展制限スプリント →		外出・夜間のみ →			
	ラバーバンド牽引 →		セーフティピンスプリント（屈曲拘縮が残存する場合）→			
				スクリュースプリント（屈曲拘縮が残存する場合）→		
物理療法		渦流浴 →				
		超音波療法 →				
ADL指導，その他	損傷手の使用禁止 →		軽作業許可 →		自動車運転許可 →	使用制限解除 →

図3 屈筋腱一次修復術後の標準的EAMプロトコル

(2) 関節可動域（ROM）

1) 総自動運動

総自動運動（total active motion：TAM）は，MP・PIP・DIP関節の自動屈曲角度の総和から，MP・PIP・DIP関節の自動伸展不足角（過伸展角度を含めない）の総和を減算した値である．母指はMP・IP関節の角度で算出する．

2) %TAM

患側TAM/健側TAM（両側損傷の場合は260°に設定）×100で算出する．

(3) 筋力

握力，ピンチ力の計測は，術後12週以降に実施する．

(4) FDSの単独滑走運動

健側指を伸展位に保持した状態で，損傷指を屈曲させるFDSテストにより，FDSの単独滑走運動を評価する．ただし，小指FDSの単独滑走は個々にバリエーションがあり，術後の状態を厳密に評価するのは困難である[3]．

(5) 患者立脚型評価

日本語版DASH（Disability of the Arm, Shoulder and Hand, 上肢障害評価表）[4]がよく用いられる．ただし，ADLを両手でどの程度できたかを評価する指標のため，患側手の機能状態が十分に反映されないことがある．一方，日本語版MHQ（Michigan Hand Outcomes Questionnaire，ミシガン手の質問表）[5]は手の包括的な健康関連QOL評価尺度で，下位尺度の得点を左手と右手に分けて算出することができる．使用には，ミシガン大学に使用ライセンスの申請が必要である．

3 理学療法プログラム

1 屈筋腱一次修復術後の理学療法プログラム

(1) 標準的EAMプログラム

標準的な術後EAMプロトコルを示す（図3）．術後翌日より，背側伸展制限スプリントを装着し，ラバー（ゴム）バンド牽引による他動屈曲と，スプリント内で自動伸展運動を行うKleinert変法を開始する（図4）．また，他動屈曲保持運動により，

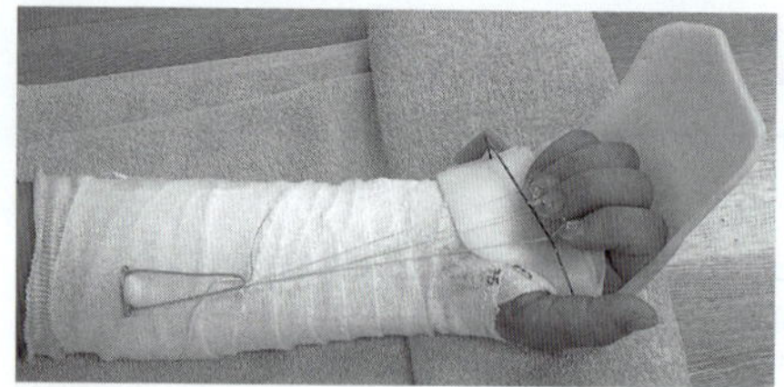

図4 Kleinert変法

手関節10°屈曲位，MP関節60°屈曲位でIP関節伸展を0°で制限できる背側伸展制限スプリントを作製する．手掌部にプーリーを設置し，爪に貼付したフックに糸を引っかけ，これらを束ねたラバーバンド牽引により4指を他動屈曲する．手指自動伸展はスプリント内で実施する．

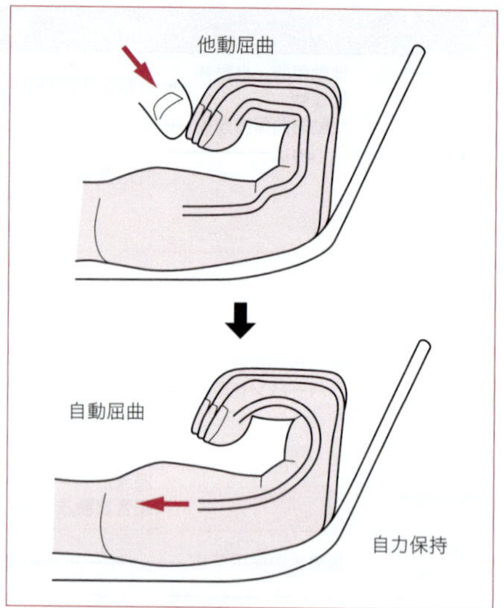

図5 他動屈曲保持運動

自力で他動屈曲位を保持するために屈筋を等尺性に収縮させ，縫合腱の近位方向への滑走を得る．
（文献6より）

近位方向への縫合腱の滑走を促す（図5）[6]．さらに，PIPおよびDIP関節を単独に他動屈伸するDuran法により，FDSとFDP間の相互癒着の軽減と各関節の屈曲拘縮の予防を図る．術後3週よりラバーバンド牽引を除去し，自動屈曲運動を追加する．また，健側指を伸展位に保持し，患側指を自動屈曲させるFDS腱滑走運動を行う．術後6週より，日中の背側伸展制限スプリントを除去し，軽作業時の損傷手の使用を許可する．一方，外出時と夜間の背側伸展制限スプリント装着を術後8週まで継続する．さらにFDP腱の単独の滑走を促すために，徒手的にPIP関節を伸展位に保持し，DIP関節の自動運動を行うDIP関節ブロッキング運動を実施する．このブロッキング運動時は，掌側部を圧迫しないよう中節部側面を把持しながら実施する[7]．PIP関節屈曲拘縮が残存する患者には，術後6週からセーフティーピンスプリントを，術後8週からスクリュースプリントを間欠的に装着する．術後10週より損傷手を使用した自動車運転を許可し，術後12週から手の使用制限を解除する．また，漸増的な筋力増強運動を開始する．

(2) 固定法プログラム

3週間，減張肢位に固定後，プログラムを開始する．術後3週以降のプログラムは標準的EAMプロトコルに準ずる．

2 伸筋腱一次修復術後の理学療法プログラム

zone区分によりプログラムが異なる．以下にzone区分別のプログラムを概説する．

(1) zone I

開放創損傷に伴う終止腱断裂の縫合後は，DIP関節完全伸展位で6～8週間，終日スプリントを装着する．その後，DIP関節の自動屈曲運動を開始する．DIP関節の伸展不足が残存する場合は，術後8週以降も夜間のみスプリントを装着する．

(2) zone II

開放性損傷で両側の側索断裂を縫合後，zone Iに準じたスプリント固定と運動を実施する．

(3) zone III・IV

中央索や側索断裂を縫合後，PIP関節伸展位保持スプリントを4～6週間，終日装

	術翌日	術後3週	術後6週	術後8週	術後10週	術後12週
運動	他動伸展・自動屈曲運動 →	自動伸展運動追加 →	→	→	→	→
	他動伸展保持運動 →					
	リバースDuran法 →	→				
			漸増的他動屈曲運動 →	→	→	→
筋力増強運動						握力増強運動 →
						ピンチ力増強運動 →
スプリント	MP関節伸展補助用アウトリガースプリント（日中） →	→				
	手指伸展位保持用スプリント（夜間・外出時） →	→	→	→	→	
			MP関節屈曲用ラバーバンド牽引（MP関節屈曲制限が残存する場合） →	→	→	→
				屈曲用ストラップ（伸筋腱性拘縮が残存する場合） →	→	→
物理療法		渦流浴 →	→	→	→	→
		超音波療法 →	→	→	→	→
ADL指導，その他	損傷手の使用禁止 →	→	軽作業許可 →	→	段階的な使用制限解除 →	→

図6 伸筋腱一次修復術後の標準的EAMプロトコル

着する．その間，DIP関節の自動屈曲運動を実施する．この運動により，側索が掌側へ移動することで生じるボタン穴変形を予防できる．また，アウトリガースプリントを用いたリバースKleinert法によるPIP関節他動伸展・自動屈曲運動のEAMも行われる．これは中節部に装着したカフ付きのラバーバンドによる牽引装置によりPIP関節伸展運動を補助するものである．屈曲運動はこれらの牽引に抗して実施する．

(4) zone V～Ⅷ

術後EAMを適用できる．リバースKleinert法による標準的な術後EAMプロトコルを示す（図6）．日中は，MP関節伸展補助用アウトリガースプリント（図7）を常時装着し，MP関節他動伸展・自動屈曲運動を実施し，縫合腱の滑走を促す（リバースKleinert法）．自動屈曲運動は，術後3週までMP関節単独屈曲，またはPIP・DIP関節屈曲運動に分けて実施する．夜間および外出時は，手指伸展位保持用静的スプリントを装着する．また，他動伸展位保持運動を実施し，縫合腱の近位への滑走を促す．さらに，拘縮予防を目的に，MP関節およびIP関節の軽微な力による他動屈伸運動（リバースDuran法）を実施する．術後3週より，MP関節自動伸展運動を追加する．また，MP・PIP・DIP関節の同時自動屈曲運動を漸増的に実施する．術後6週でMP関節伸展補助用アウトリガースプリントを除去するが，夜間および外出時の伸展位保持用スプリントを

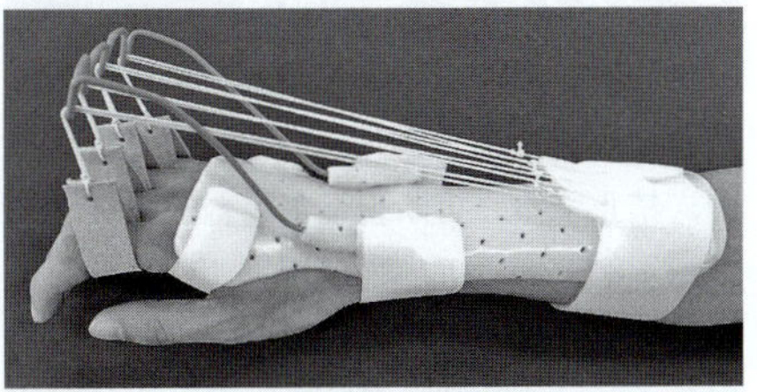

図7 MP関節伸展補助用アウトリガースプリント

ラバーバンド牽引による他動伸展，および自動屈曲運動を実施する．

術後12週間まで継続する．MP関節屈曲制限が残存する場合は，術後6週よりMP関節屈曲用ラバーバンド牽引を追加する．また，伸筋腱性拘縮が残存する場合は，術後8週より屈曲用ストラップを追加する．ADLでの損傷手の使用を術後6週まで禁止する．術後6週より軽作業での手の使用を許可し，術後10週より手の使用制限を段階的に解除する．

3 ガイドライン

『理学療法ガイドライン 第2版』では，手指屈筋損傷患者に対し，自動運動によるROM運動を行うこと，また，損傷部位がzone Ⅱの屈筋腱損傷患者に対して，外固定期間中から術後早期の自動運動を行うことが提案されている[8]．

4 リスク管理・禁忌事項

縫合腱の再断裂を防止するために，損傷指を含めた損傷手の使用を術後6週まで原則，禁止する．再断裂した場合，再度腱縫合術を行い，その後再び12週間の手の使用制限が必要になることを患者へ説明する．また，術後6週から軽作業における手の使用を許可するが，損傷指に不用意な力が入る動作を避けるよう徹底した患者教育を行う．

クリニカルヒント

1 屈筋腱縫合術後のFDSとFDP間の相互癒着防止法

zone Ⅱでは，FDSとFDP間の相互癒着が生じやすい．通常，両腱の滑動距離の差は2.6mmであり，相互癒着を防止するにはこれ以上の滑動距離を有する運動が必要となる．しかしながら，Kleinert変法での両腱の相対的な滑動距離差は1.9mmと少ない．一方，他動屈曲保持運動での両腱の滑動距離差は3.6mm，手指を屈曲させての手関節他動伸展，手指を伸展させての手関節他動屈曲運動である協働的手関節運動（synergistic wrist motion）では4.6mmであり，早期からのこれらの運動の併用が推奨される．

zone Ⅴでは，協働的手関節運動での滑動距離差は5.6mmとより大きくなるため，この部位での腱縫合術後に有用である．前腕遠位での多数指の腱損傷であるspaghetti wristの場合，隣接するFDS間の癒着を防止するために，早期の手指独立屈曲運動の開始が重要になる[9]．

2 伸筋腱縫合術後の戦略

急激な自・他動屈曲運動の開始は，自動伸展不足を生じる原因になる．一度生じた自動伸展不足を解消するには，縫合腱を近位へ滑走させる必要がある．しかし，複雑な指伸展機構や，屈筋よりも相対的に弱い張力などが相まって，縫合腱の近位滑走の獲得により自動伸展不足を改善するのは至難の業である．これらより，伸筋腱縫合術後の戦略は，固定などにより生じた伸展拘縮の改善を急ぎすぎないことである．自動伸展不足が生じない程度に，自・他動屈曲運動の強度を増やすことが重要になる．また，手指伸展位保持用スプリントの早期除去も自動伸展不足を悪化させる要因になる．プロトコルに準じたスプリント装着期間を遵守し，自動伸展不足が残存する場合は，やや長めに装着する．

3 最新の腱縫合術後の理学療法

(1) 屈筋腱縫合術後

縫合腱の近位方向への腱滑走を促す方法にmidrange active motion（short-arc active flex）法がある．これは，ラバーバンドによる他動屈曲の牽引を廃止し，自動屈曲運動を行う方法である．特に術後3週までは，腫脹や腱鞘による縫合腱の滑走抵抗が増大する深屈曲運動を避け，滑走抵抗の少ない中等度屈曲までを許容するものである．

(2) 伸筋腱縫合術後

米国の理学療法士Howellらが報告したimmediate controlled active motion（早期制限下自動運動法，ICAM法）がある．この方法はyokeスプリントを用いて，損傷指MP関節を健常指よりも15～20°伸展位の減張肢位へ保持しながら，術後翌日から手指自動屈伸運動を可能にするものである（図8）．Zone Ⅴ～Ⅶの縫合術後に適用することができる．MP関節伸展補助用アウトリガースプリントを用いるリバースKleinert法に比べ，スプリント作製や運動方法が簡便である．

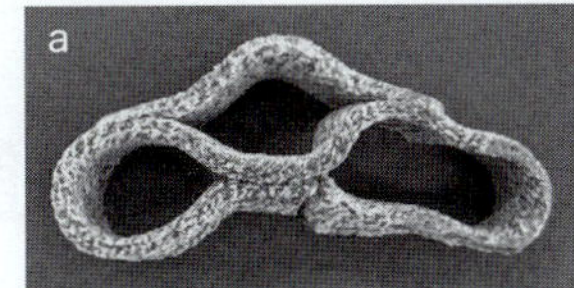

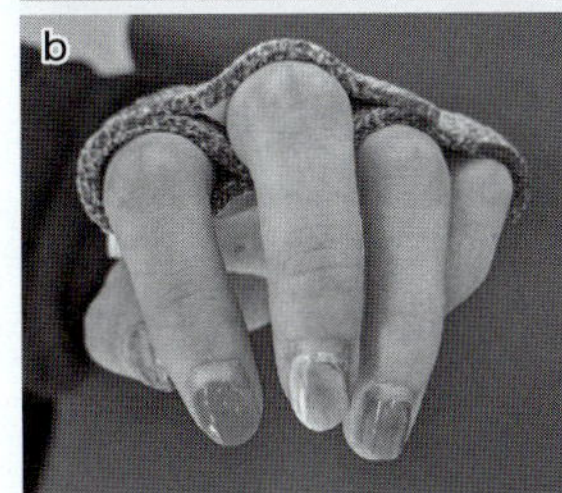

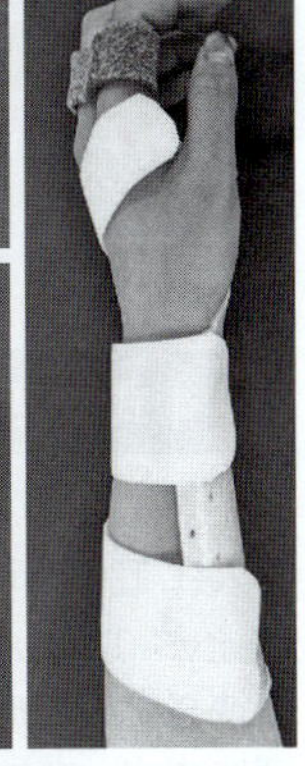

図8　中指伸筋腱縫合術後の早期制限下自動運動法（ICAM法）

yokeスプリント（a）を装着し，健常指よりも中指MP関節を過伸展位に保持する（b）．また，カックアップスプリントの装着により手関節を20～25°伸展位に保持し（c），手指自動屈伸運動を行う．

文　献

1) 森谷浩治：腱縫合．形成外科63：S28-S36，2020
2) Kleinert HE, et al：Report of the committee on tendon injuries（International Federation of Societies for Surgery of the Hand）. J Hand Surg Am 8：794-798, 1983
3) Watanabe Y, et al：Quantitative examination of isolated finger flexion associated with function of the flexor digitorum superficialis. J Phys Ther Sci 32：748-753, 2020
4) 日本手外科学会：日本語版DASH. https://www.jssh.or.jp/doctor/jp/infomation/pdf/DASH_Japanese.pdf#zoom=100（2023年4月12日閲覧）
5) University of Michigan：日本語版MHQ. https://umich.flintbox.com/technologies/8089f106-43b8-469a-9228-a99e14d2e5f3（2023年4月12日閲覧）
6) 吉津孝衛：腱損傷．手外科診療ハンドブック，改訂第2版，斎藤英彦ほか編，南江堂，東京，106-135，2014
7) Osanami Y, et al：Tensile load on the flexor digitorum profundus tendon during palmar and lateral blocking exercises：Influence on blocking force and distal interphalangeal joint flexion angle. J Hand Ther 34：555-560, 2021
8) 日本運動器理学療法学会：第10章 手関節・手指機能障害理学療法ガイドライン．理学療法ガイドライン，第2版，日本理学療法士協会監，日本理学療法学会連合 理学療法標準化検討委員会ガイドライン部会編，医学書院，東京，607-655，2021
9) 白戸力弥ほか：Spaghetti wrist症例の術後セラピィの経験と反省：手指の独立屈曲運動障害が残存した症例．北海道作療 34：90-94，2017

7　人工股関節全置換術

中野渡達哉

1　術式概要と基本方針

1 術式概要

人工股関節全置換術（total hip arthroplasty：THA）は，発育性股関節形成不全に続発する変形性股関節症，特発性大腿骨頭壊死症，急速破壊型股関節症，関節リウマチなどを適応疾患とし，これらの疾患による疼痛や機能障害を術後早期から改善させ，歩行やQOLの向上に有用であるとされている[1]．

（1）術式

THAの進入方向には，後側方，側方，前外側，前方などがある（図1）．近年では，皮膚切開が10 cm未満のminimally invasive surgery（最小侵襲手術），筋腱温存型アプローチなどの術式や，手術支援ロボットを用いる方法も導入されている．寛骨臼の骨欠損部を被覆するための骨移植や高位脱臼股に対する大腿骨の骨切り，重度の関節拘縮例に対して内転筋や腸脛靭帯の切離が併用される場合もある．

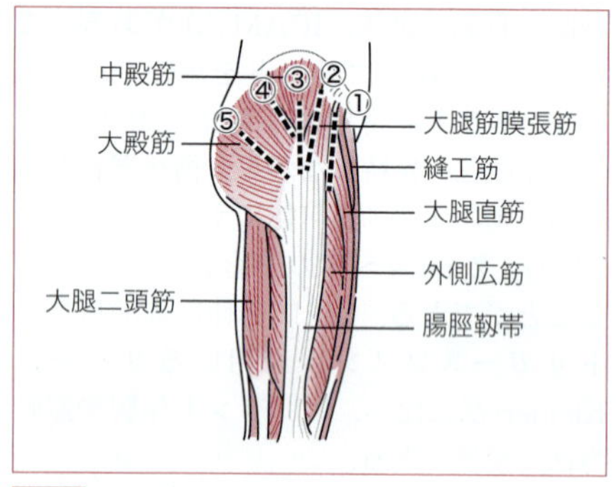

図1　進入法と皮切

①前方進入：縫工筋と大腿筋膜張筋の間を切開，または大腿筋膜張筋の内側より切開．
②前外側進入：中殿筋と大腿筋膜張筋の間を切開，または大腿筋膜張筋の外側を切開し中殿筋の前3分の1を切離．
③側方進入：大腿筋膜張筋の切開，中殿筋と小殿筋の切離，外側広筋の切開．
④後側方進入：大殿筋と中殿筋の間を切開，大殿筋の大腿骨付着部の切離．
⑤後方進入：大殿筋を線維後方に切開，大殿筋の大腿骨付着部の切離．

（2）機種

THAは，寛骨臼に設置するカップとその中で軟骨の代わりとなるライナー，大腿骨側に挿入するステムと骨頭の代わりとなるヘッドで構成される（図2）．これらのインプラントの素材とデザインは長年にわたって開発が進められている．最近では，ステムとカップには生体用金属（コバルトクロムやチタン），ライナーとヘッドには高密度ポリエチレン，セラミックオンセラミック，メタルオンメタルが用いられる．デザインには，ネック部分を調整できるモジュラーネック型ステムや，広い可動域と高い脱臼抵抗性を有するインサートが設けられたdual mobility型や骨頭径が大型のヘッドなどがある．

カップとステムを骨に固定する方法には，骨結合を高めるための表面加工が施されたインプラントを用いるセメントレス固定と，骨内に充填した骨セメントの硬化によってインプラントの固定性を得るセメント固定の2つがある．両者を用い，カップをセメントレス固定，ステムをセメント固定とするハイブリッドの固定方法もある．カップのセメントレス固定の際に，スクリューが用いられる場合もある．

図2 THAの構成

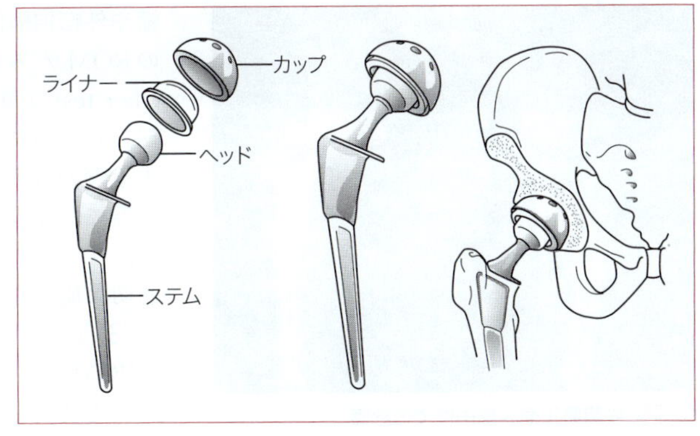

2 基本方針

(1) 術前管理

予定的な手術の場合，外来通院時や入院後に，患者教育，評価，術前運動プログラムの指導を行う．患者教育には後述する術後プロトコルや脱臼に対する予防策が含まれる．術後運動プログラムとして，術後早期に行う基本動作や筋力強化のトレーニングを指導する．

(2) 術後管理

1) 早期離床

THA後は，許可された関節可動域(ROM)の範囲内で，術後早期から各動作および術側股関節の機能的な運動を獲得することが原則である．ただし，ベッドでの背臥位や側臥位，車椅子での座位の際に，外転枕や抱き枕を使用し術肢の軽度外転位と回旋中間位の保持が必要となる場合もある．

2) 荷重の管理

近年は，セメント使用の有無にかかわらず，術後早期より患者の耐えうる範囲で術肢への荷重を積極的に進めることが一般的となっている．医療機関の方針によっては，セメントレスとハイブリッド式THAにおいて，術後早期は部分荷重から開始とする場合がある．寛骨臼の骨移植範囲が大きい例や大腿骨の骨切り術の併用例では，骨形成が得られるまで術肢への荷重は完全に制限される．

3) 運動の管理

許可されている荷重量，ROMおよび姿勢の範囲内で，脱臼と疼痛に留意しながら積極的かつ全般的な運動療法を行う．特に，補助具を使わない歩行を獲得するためには，股関節の外転筋群と伸展筋群の十分な筋力回復を得ることが重要である．

2 評価

1 医学的な評価

(1) 手術に関する記録

脱臼リスクや創部に関する情報(進入法，外旋筋腱の温存状況，脚延長量，術中の股関節の可動性や安定性など)，荷重制限に関わる情報を診療記録等から収集する．

(2) X線画像

股関節正面X線画像から，オフセット，脚長差を評価する(図3)．オフセットは，特に骨頭中心から大腿骨軸までの距離(femoral offset)が重要で，股関節外転筋力に影響するレバーアームとなる．脚長差は，両側の寛骨臼涙痕下縁を結ぶ直線上に小転子からの垂直線を引き，その交点と小転子との距離で算出できる．

(3) 深部静脈血栓症に関する所見

深部静脈血栓症は血液検査，超音波検

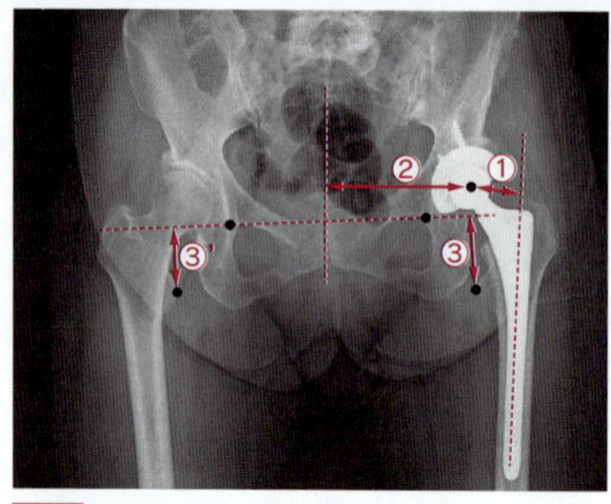

図3 股関節正面X線画像での評価

①femoral offset, ②acetabular offset, ③脚長

査，CTなどの検査結果を参照する．特に血液検査結果のDダイマー値は感度が高く，0.5 μg/mL以下で陰性的中率は100％とされる（正常値の目安は1.0 μg/mL以下）．

2 主要な理学療法評価

(1) 疼痛

進入部位周囲の疼痛や股関節から大腿部の筋に関連する疼痛を認めることが多い．運動時や歩行時の疼痛は，運動可能範囲や歩行レベル（距離や補助具）の決定や，関節拘縮の原因となりうる筋を特定する際の参考となる．したがって，疼痛の種類，部位，強度や，疼痛が発現または増強する運動方向を詳細に評価することが重要である．また，隣接関節に疼痛を訴えることもあるため，非術側股関節，腰部，膝関節などの疼痛も評価する必要がある．脱臼やルーズニングなど置換されたインプラントに由来する疼痛は，他の検査所見と照らし合わせて鑑別する．

(2) ROM

脱臼リスクによって制限される運動方向と運動範囲以外は，股関節，膝関節などに対する一般的なROMテストを用いて評価する．術式ごとに注意すべき運動方向と運動範囲を表1に示す．特に，股関節屈曲拘縮や外転拘縮に関連する股関節伸展と内転のROMテスト，Thomas test，Ely test，Ober testは重要である．股関節屈曲，外転，外旋のROMは，靴下着脱方法を決定する際の参考指標となる．ROMを評価する際には骨盤や体幹の代償的運動を防ぐため，リラックス肢位の確保や骨盤に対する適切な徒手的固定が必要である．

(3) 筋力

ROMテストと同様に，脱臼リスクによって制限される運動方向と運動範囲以外は，股関節，膝関節などに対する一般的な徒手筋力テストを用いて評価する．進入法によって，縫工筋，大腿筋膜張筋，中殿筋，大殿筋に侵襲が加わるため，これらの筋が関わる筋力テストの開始時期や検査時の疼痛には注意が必要である．また，股関節外転筋力については，歩行の安定性や補助具選択における指標となるため，徒手筋力計などを用いた定量的な評価も有用である．

(4) 姿勢アライメント

術側下肢への荷重に対する患者の恐怖心や疼痛により，介入初期は骨盤の非術側への側方移動（相対的な術側の股関節外転と非術側の股関節内転）や術側下肢を外側に開いた過度な股関節外転が観察される[2]．

THAにより脚延長があった場合，股関節周囲の軟部組織に過度の緊張が加わり，骨盤の前傾や術側への側方傾斜を生じやすい[2]．骨盤前傾では，歩行時の立脚中期～終期などで腰椎前弯の増強や膝関節屈曲による代償運動が生じる．術側への骨盤側方傾斜は，見かけ上の脚長差（図4）と患者の自覚的脚長差の訴えを引き起こす．この見かけ上の脚長差は，反対側下肢の下にブロックを入れる方法で評価できる（図4）．立位では見かけ上の脚延長により反対側下肢はつま先立ちの状態となるため，代償的に脚長を短縮するために，膝関節の屈曲や外反（coxitis knee）が生じる．

表1 THA後の運動・動作における脱臼予防策

ROM	【全進入法における共通の必須事項*】 ・術後約6週間，股関節屈曲は90°未満，回旋は45°未満に制限する. ・90°を超える股関節の屈曲を避ける. 【後方/後側方進入法における注意事項**】 ・中間位を超える股関節の内転または内旋を避ける. 【前方/前外側/側方進入法における注意事項**】 ・股関節の伸展，内転，外旋それぞれの中間位を超える運動を避ける. ・股関節屈曲，外転，外旋の複合運動が強制されるような強い外力負荷を避ける. ・中殿筋が切開・修復された場合や大転子骨切り術が行われた場合，最短でも6～8週間，もしくは執刀医からの許可があるまで，自動的な抗重力位での股関節外転運動を行わない.
ADL	【後方/後側方進入法における必須事項*】 ・脚を組まない. ・低く柔らかい座面の椅子を避ける. ・術側下肢が上の側臥位では，両膝の間にクッションなどを入れる. ・座位（正座含む）では体幹を前方にかがめないようにする. ・座位で術側下肢を横座りの肢位（膝に対して足部が外側に位置）にしない. ・入浴の際は，シャワーチェアーを用いる. 【後方/後側方進入法における注意事項**】 ・椅子やベッドには非術側の方向で移乗する. ・座位では股関節の高さよりも膝をやや下げた位置を保つ. ・安全に床からの立ち上がり動作を行えない場合，寝具は必ずベッドとする. ・トイレの便座を高くする. ・椅子の立ち座りでは体幹をかがめないようにする. ・階段を昇る際は非手術側下肢を先行させ，降りる際は術側下肢を先行させる. ・非術側下肢を軸に方向転換する. ・術側下肢の方に体幹を回旋させる立位での活動を避ける. ・背臥位で寝る際は外転枕を使用する.

*必須事項は従来式と最小侵襲の術式のどちらにも適用される.

**注意事項は従来式には適用され，最小侵襲の術式では整形外科医のガイドラインによって必要な場合と必要でない場合がある.

(5) 基本動作能力

術後早期の段階は，患者の脱臼肢位の管理と術肢の機能的運動に着目し，ベッド上での寝返り，側臥位保持，起き上がり，座位保持，立ち上がり動作の自立度を判断する．寝返りと側臥位では，過度な股関節内転を防ぐために，両大腿部の間に置くクッションなどの補助具が必要となる場合もある．移動能力の評価は，Osteoarthritis Research Society Internationalが推奨する30秒チェアスタンドテスト，4×10m速歩テスト，階段昇降テスト，Timed Up and Go Test，6分間歩行テストを用いることが有用である[3]．

(6) ADLと生活関連動作

術後早期の段階は，Barthel Indexや機能的自立度評価法（Functional Independence Measure：FIM）の項目に沿って身の回り動作全般を評価する．さらに，退院準備から在宅生活の段階では，爪切り，床上での立ち座りや姿勢変換，車の乗り降り，家事動作などの生活関連動作についても評価する．身の回り動作，生活関連動作ともに姿勢の安定性だけでなく，表1に示す術肢の脱臼予防の観点から，各動作レベルの自立度を判断する（表1）．

(7) アウトカム評価

THA前後の改善度の指標として，疼痛，満足度，QOLなどを包含したアウトカム評価尺度が用いられる．医療者立脚型の評価尺度には，JOA hip scoreやHarris hip score，患者立脚型の評価尺度には，日本整形外科学会股関節疾患評価質問票（Japanese Orthopaedic Association Hip-Disease Evaluation Questionnaire：JHEQ）（http://hip-society.jp/jheq/），

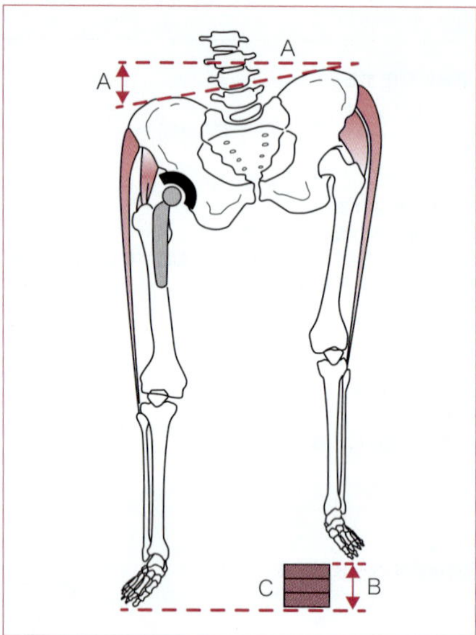

図4 術側への骨盤側方傾斜による術側下肢の見かけ上の脚延長

左右足部の床からの距離の違いBは，骨盤側方傾斜によって降下した移動量Aと一致する．左の浮き上がった空間にブロック(C)を挿入し高さを計測することができる．この高さを決定する基準に脚長が均等になったと感じる患者の感覚が用いられる．

SF-36v2®，Western Ontario and McMaster Universities Osteoarthritis Index（WOMAC）などがある．

3 理学療法プログラム

1 術後プロトコル

THA後の理学療法に関するコンセンサス調査[4]に基づく，全荷重が許可された場合の一般的なプロトコルを示す（図5）．運動の開始時期や種類，歩行補助具の有無や種類などについては，施設ごとにプロトコルが異なるため主治医の指示に従う．

2 保護期の理学療法プログラム

軟部組織の治癒段階である保護期にみられる一般的な障害は，手術手技に伴う疼痛，ROM制限，筋の防御性収縮や筋力低下，姿勢安定性やバランスの低下，移乗や歩行などの移動能力低下である．理学療法は通常，手術当日または翌日から開始され，入院期間中は1日1～2回実施される．

(1) 合併症の予防

静脈血栓症，塞栓形成や潜在的な肺塞栓を予防するために，アンクルパンピング運動を行う．術後の無気肺や肺炎を予防するために，患者の離床が安定化するまで，深呼吸運動などの呼吸トレーニングを行う．置換関節の脱臼の予防として，荷重や運動範囲に関する禁忌事項，安全なベッド上動作や移乗動作の方法，そして表1に示すADLの注意事項について患者への教育や看護師への指導などを行う．

(2) 基本動作トレーニング

ベッド上での寝返りや起き上がり動作，椅子の立ち座り，トイレ便座などへの移乗に関するトレーニングを行う．特に，脱臼リスク軽減のために，体幹と下肢を適切な肢位で運動することを強調し進める．

歩行トレーニングでは，介入初期の段階では歩行器などを用いる．特に，動作中の安定性と対称性パターンに着目し進める．片松葉杖やT字杖への進行は，患者の疼痛，股関節外転筋力，歩容の対称性に応じて検討する．

(3) 筋力強化トレーニング

離床が安定するまでは，術側の反射抑制と筋萎縮を予防するために，大腿四頭筋，股関節伸展筋群と外転筋群の等尺性収縮（最大以下）運動を行う．さらに，上肢と非術側下肢の伸展筋群の筋力・筋持久力を維持するために抵抗運動を行う．

離床が安定してからは，術側下肢の自動運動の獲得を目指す．背臥位において，低摩擦面上で下肢を側方にスライドさせる除重力位の股関節外転運動を行う．側臥位では，外旋運動を組み合わせた抗重力下での股関節外転運動を行う（図6）．座位では，

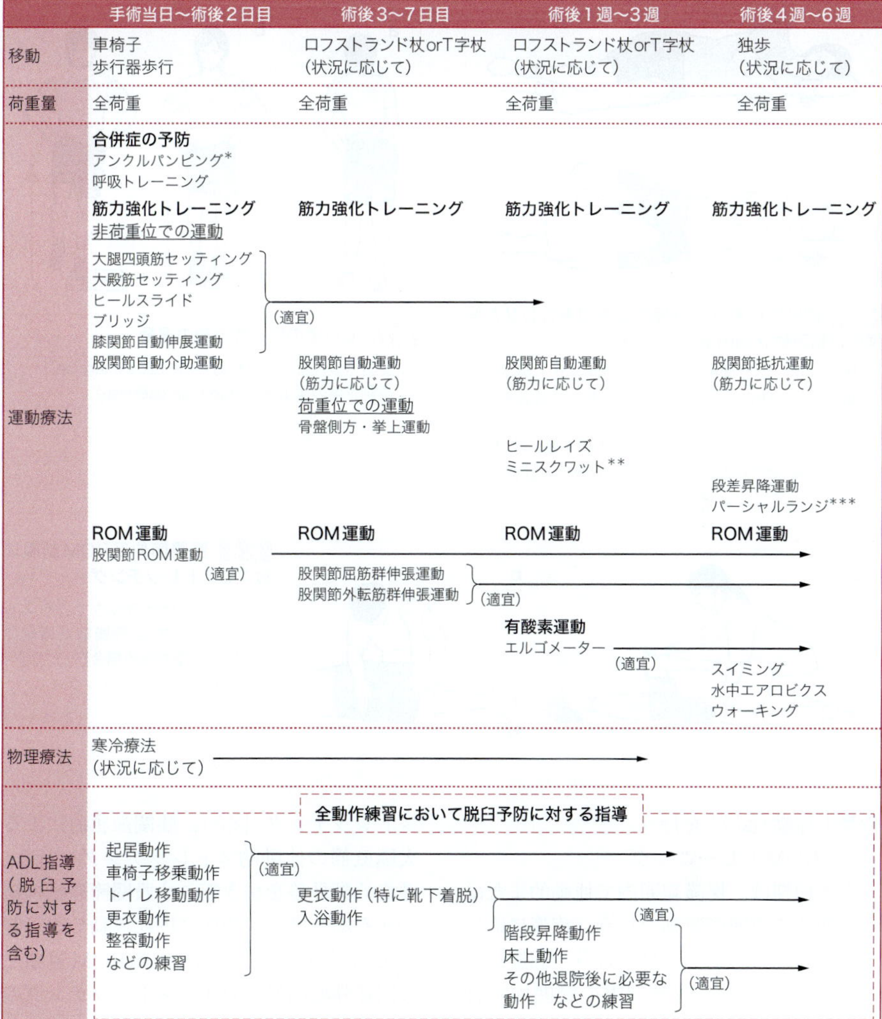

図5 THA後の全荷重許可の場合のプロトコル

*アンクルパンピングは足関節の底背屈運動によって下肢の静脈還流を増加させる方法.
**ミニスクワットはフルスクワットに対して3分の1程度までの屈曲とするスクワットの方法.
***パーシャルランジは, まず立位でステップし, その肢位で膝が床に着かない程度まで片膝立ちとなり, そこからステップ肢位, 立位へと戻るまでの一連の動作.

最終域までの伸展を強調した膝関節伸展運動を行う. 立位での開放性連鎖の運動として, 体幹や骨盤の代償運動を防ぎ, 下肢を振り子様に前後に動かす股関節運動を行う. 立位での閉鎖性連鎖の運動としては, 左右対称的なアライメントを維持しながらのヒールレイズ, ミニスクワットや, 代償運動を修正するために術側骨盤の側方移動

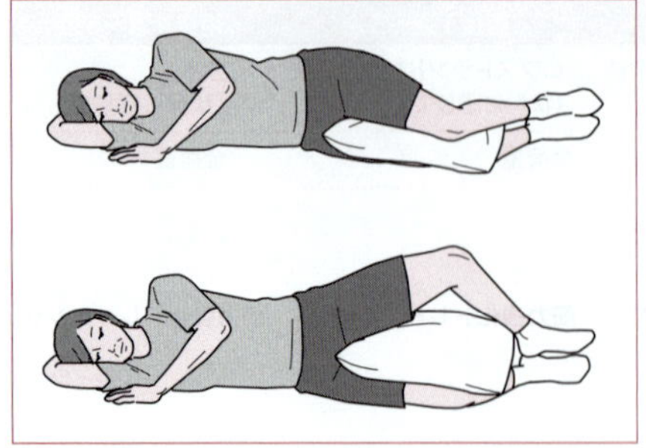

図6 側臥位における外旋運動を組み合わせた股関節外転運動（clam exercise）

a：開始肢位．両膝関節を45°程度屈曲させ，両下肢を重ねる．上側の手（図では左手）を着いて体幹を安定させる．
b：両足同士を接したまま，腰部・体幹を動かさずに，上側の膝（図では左膝）をできるだけ高く挙げる．

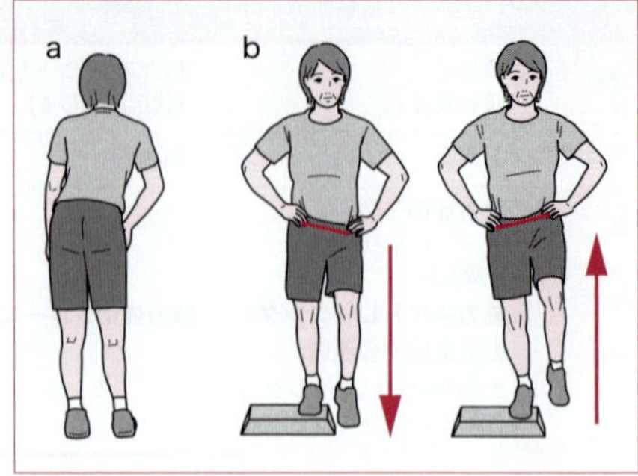

図7 立位での閉鎖性連鎖の運動

a：左側への骨盤の側方移動（side glide exercise）．
b：術側骨盤の挙上運動（hip hike exercise）．

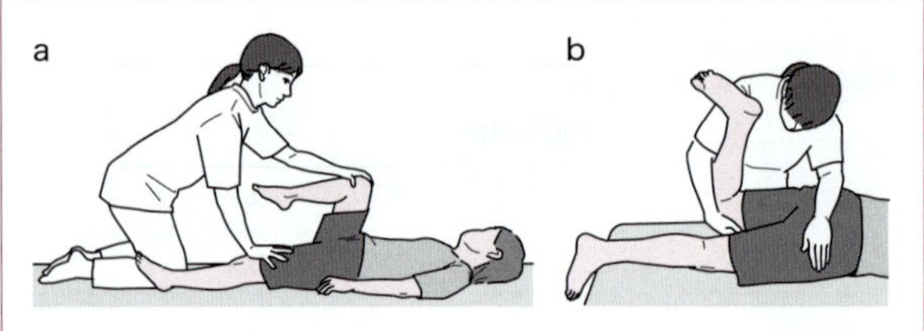

図8 股関節伸展ROM制限に対するストレッチング

a：Thomas testの肢位で行うストレッチング（左股関節が術側でROM制限がある場合）．
b：腸腰筋のストレッチング．

や挙上運動（図7）を行う．

(4) ROMトレーニング

介入初期は，保護範囲内で他動的または自動介助の股関節運動を行う．疼痛に応じて，自動的な股関節運動を行う．回旋運動は，術式に基づく運動制限の範囲内で行う．

股関節伸展可動域制限に対しては，Thomas testの肢位で自重や他動運動により股関節を伸展させるストレッチングを行う（図8）．理学療法場面以外での背臥位姿勢において，術側の膝下に置いて使用するクッションの管理に関する患者教育や看護師への指導を行い，股関節屈曲拘縮の予防に努める．腹臥位における股関節屈筋群の他動的ストレッチングとして，腹臥位姿勢の保持，股関節伸展による腸腰筋の他動的ストレッチング（図8），膝関節屈曲による大腿直筋の他動的ストレッチングを行う．機能的脚長差を引き起こす股関節外転拘縮がある場合は，主治医に内転運動の許可範囲を確認のうえ，股関節内転ROM運動や股関節外転筋群に対するストレッチングの適応を検討する．

(5) 心肺持久力強化トレーニング

エルゴメーターは関節負荷がなくTHA後患者に適した有酸素系運動である．乗り降りの際の脱臼肢位や転倒に対する注意や，股関節屈曲角度が90°を超えないようサドルの高さ調整などの管理が必要となる．

(6) ADLトレーニング

介入当初は，バルーンカテーテルから早期に離脱するために，下衣の更衣動作と移乗動作のトレーニングを主に行う．離床が安定してからは，靴や靴下の着脱動作，入浴時の術肢の洗体動作，浴槽を跨ぐ動作，浴槽内での立ち座り動作のトレーニングへと進めていく．術側の股関節可動域制限が重度で術側足部へのリーチが不十分な場合は，ソックスエイドや長柄突きブラシなど自助具の使用を考慮する．階段昇降トレーニングは，手すりなどの補助具を用い，1段ごとに昇降する動作方法で行う．患者の能力に応じて，より高い段差設定や2段ごとに昇降する動作方法へと進めていく．

3 回復期～活動期

組織保護と疼痛コントロールの段階である術後4～6週以降から回復期の理学療法が始まる．この段階での理学療法プログラムには，在宅などで行う運動，家庭や仕事で予測される動作に関する指導も含まれる．活動期は，通常，術後約12週～1年と定義され，スポーツを含めた様々な活動への再開にも焦点があてられる．

(1) 筋力強化トレーニング

側臥位や非術側下肢での片脚立位で，開放性連鎖の運動として術側下肢に軽度の抵抗を加えた股関節外転運動や伸展運動を行う．開始当初は，抵抗を強めるよりも，代償運動がなく反復して運動することに重点を置く．閉鎖性連鎖の運動では，対称的な下肢アライメント維持を強化するために，軽度の弾性抵抗を加えたミニスクワットなどを行う．片側の閉鎖性連鎖の運動では，術側下肢による前方へ側方への段差（低い高さ）昇降運動や術側足部を前方へ踏み出すパーシャルランジを行う．これらの昇降運動やランジで，軽度の弾性抵抗を加える方法に進めることで，股関節外転筋と伸展筋のさらなる強化を図る．

(2) 心肺持久力強化トレーニング

スイミング，水中エアロビクスは，関節負荷がなくTHA後患者に適した有酸素系運動である．活動期には，30分程度のウォーキングを週2～4回の頻度で運動処方する．

(3) 歩行トレーニング

体幹直立位，矢状面アライメントの垂直性，前額面上の下肢-骨盤アライメントの対称性，左右同程度のステップ長の獲得に重点を置き，歩行トレーニングを行う．トレッドミル，起伏のある床面などでの応用的な歩行トレーニングも導入する．Trendelenburg徴候などの代償運動が観察され，股関節外転筋力の回復が不十分である場合には，杖の使用を継続する．

4 リスク管理・禁忌事項

1 合併症

(1) 術中合併症

置換されたコンポーネントの設置不良，大腿骨骨折，脚長の調整不足，神経損傷などがある．

(2) 術後早期の合併症

深部感染，深部静脈血栓症，肺炎などの一般的な術後合併症に加え，THA特有の術後合併症には，創部の感染または治癒遅延，置換関節の脱臼，移植骨片の破損，機能的脚長差の残存などがある．

(3) 術後後期の合併症

骨とセメントの接触面または骨とインプラントの接触面における力学的ルーズニング，ポリエチレンの摩耗，非外傷性または外傷性の人工関節周囲骨折などがTHA後後期に起こりうる合併症である．まれに異所性骨化もある．

(4) 脱臼

置換関節の脱臼は，術後2～3ヵ月までの時期や再置換例の場合に特に注意すべきである．活動時の脱臼予防策は，進入法などの術式や置換関節の術中の安定性に関する執刀医からの情報や脱臼に寄与しうるリスクファクターによって決定される（表

表2 THA後脱臼に寄与するリスクファクター

	リスクファクター
患者要因	年齢80～85歳以上 大腿骨頸部骨折に対するTHA 炎症性関節炎（主に関節リウマチ）の患者 慢性炎症性疾患に由来する軟部組織の脆弱さ 股関節の手術歴があること 術前および術後の筋力低下（特に外転筋）と拘縮 認知機能障害や認知症
手術要因	後側方進入アプローチ（前側または前外側進入に比べて） 不十分な軟部組織バランスや脆弱な軟部組織の修復 執刀医の経験
インプラント要因	ヘッドが小さいデザインのコンポーネント 寛骨臼におけるカップコンポーネントの設置不良

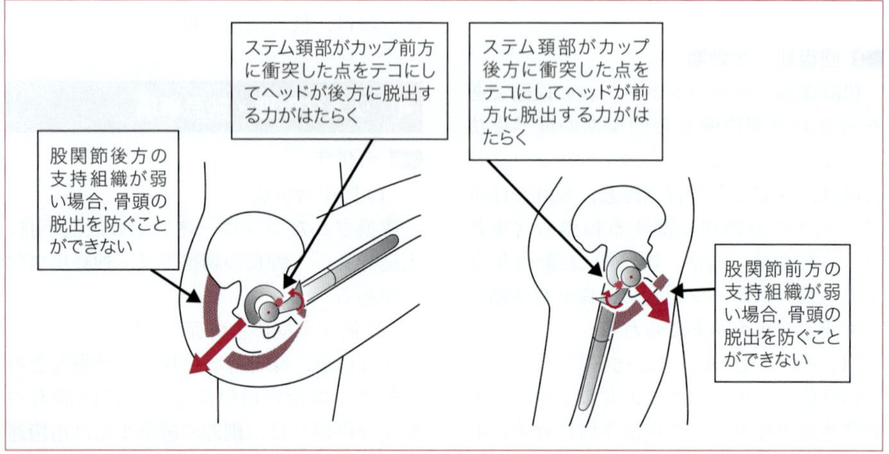

図9 THA脱臼のメカニズム

2）．脱臼方向は股関節支持組織の侵襲部位と同一方向に多いが，ネックインピンジメントなどのメカニズムによって反対方向でも起こりうる（図9）．

2 関節負荷に対する注意事項

非術側の手で杖を使用することで，術側股関節外転筋の活動や寛骨臼内接触圧力が低くなり，置換関節にかかる負荷を軽減できる．片手に重い物を持って歩く場合は，術側の手で持つことで股関節外転筋の活動が低くなり，置換関節にかかる負荷を軽減できる．

3 スポーツ活動に関する注意事項

置換関節の寿命を延ばすために，負荷の大きいスポーツやレクリエーション活動は控えるよう常に助言する必要がある．筋力，持久力やバランスが十分で，術肢の安全で機能的な運動が可能な患者においては，段階的かつ安全性に配慮しながら低強度から中強度の活動への復帰を目指す．スポーツ，健康増進活動に関するガイドライン[5)]では，水泳，ボーリング，ダブルスのテニスなどは復帰を許可でき，ランニング，野球，コンタクトスポーツ全般などは許可できないとされている．

クリニカルヒント

1 術後早期における起立性低血圧の管理

離床時には，血圧測定やギャッジアップによる段階的な起き上がりに加え，血圧低下の予防方法（表3）を実践することが重要である．さらに，血圧低下に伴う脳虚血症状（表3）を問診や視診で評価し，転倒を防ぐ必要がある．

表3 起立性低血圧への対応

①起立性低血圧を予防するための対応方法
・静脈還流が滞りやすい食後1時間の離床を避ける． ・起き上がる前に四肢の運動を行う． ・起き上がった後も足関節底背屈運動によるパンピングを励行する． ・会話を続ける．
②血圧低下に伴う脳虚血症状
・自覚的症状：生あくび，頭重感，吐き気，気分不快，冷や汗，目のチカチカやかすみ，耳鳴り ・他覚的症状：意識，反応，発話，身体のふらつき，介助量の変化

2 脚長差の種類に応じた理学療法

骨盤の術側への側方傾斜に由来する機能的脚長差（図4）は，立位や歩行時によく認められ，筋スパズム，筋力低下（特に中殿筋），残存した股関節周囲筋の拘縮に由来するものである．したがって，股関節外転筋群や屈曲筋群に対する持続伸張や等尺性収縮を利用した弛緩などのストレッチング，補高を用いた状態での閉鎖性連鎖の運動（図7）や歩行トレーニングが有用である．

インプラントの位置や反対側の股関節症などに由来する構造的脚長差では，歩行異常や腰痛と関連するとされる20 mm以上の脚長差からが補高装具の適応とすることが一般的である．しかしながら，構造的脚長差と機能的脚長差が混在している患者の場合は，20mm以下の脚長差でも補高装具の適応を検討する必要がある．

文献

1) 日本整形外科学会診療ガイドライン委員会/変形性股関節症診療ガイドライン策定委員会編：第6章 人工股関節全置換術（THA）．変形性股関節症診療ガイドライン2024，改訂第3版，日本整形外科学会/日本股関節学会監，南江堂，東京，107-108，2024
2) 中野渡達哉：股関節疾患患者の理学療法における代償運動の捉え方．理学療法 39：730-739，2022
3) Dobson F, et al：OARSI recommended performance-based tests to assess physical function in people diagnosed with hip or knee osteoarthritis. Osteoarthritis Cartilage 21：1042-1052, 2013
4) Enloe LJ, et al：Total hip and knee replacement treatment programs：a report using consensus. J Orthop Sports Phys Ther 23：3-11, 1996
5) Klein GR, et al：Return to athletic activity after total hip arthroplasty. Consensus guidelines based on a survey of the Hip Society and American Association of Hip and Knee Surgeons. J Arthroplasty 22：171-175, 2007

8 寛骨臼骨切り術

建内宏重

1 術式概要と基本方針

1 術式概要

寛骨臼形成不全症や変形性股関節症に対して，股関節を構築学的に正常な状態に近づけ関節応力を適正化することを目的として，寛骨臼骨切り術が行われている．寛骨臼骨切り術としては，寛骨臼回転骨切り術（rotational acetabular osteotomy：RAO）や弯曲状寛骨臼骨切り術（curved periacetabular osteotomy：CPO），臼蓋（寛骨臼）形成術，Chiari骨盤骨切り術などが行われる．人工股関節全置換術に対して，これらの手術は関節温存術と呼ばれる．関節温存術は，特に青・壮年期の前期および初期の変形性股関節症の症状緩和や病期の進行予防に効果的であるとされている[1]．

RAOやCPOでは，球状に腸骨・坐骨・恥骨の骨切りをして寛骨臼を前外側へと回転させることで，骨頭の被覆や関節安定性を改善させる（図1）．関節の展開方法は種々あるが，RAOでは，中・小殿筋の一部は腸骨から，腸骨筋は関節包からそれぞれ剝離され，大腿直筋や深層外旋筋群は切離される．これらは寛骨臼回転後に再縫合されるが，侵襲の大きな手術である．展開時に大転子を切離する方法もある．CPOは，基本的な目的はRAOと同じであるが，皮切が小さく（上前腸骨棘のやや外側に10 cm程度），腸骨筋の剝離は行われるが殿筋群の剝離は要さないなど，RAOよりも低侵襲な方法である．

2 基本方針

術後理学療法では，骨癒合に応じて段階的に荷重量や運動療法の負荷量が増加される．RAOやCPOは筋への侵襲が比較的大きいため，許可されれば疼痛に留意しながら筋力トレーニングを積極的に行い，安定した歩行の再獲得を目指す．手術目的をよく理解し，荷重位での股関節アライメントに注意することも重要である．

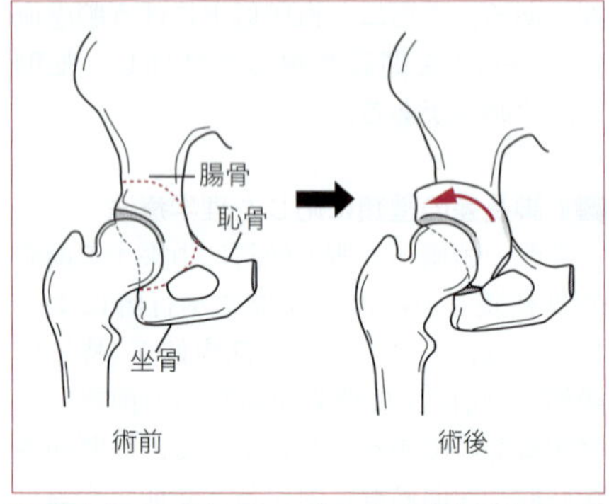

図1　寛骨臼回転骨切り術および弯曲状寛骨臼骨切り術のイメージ図

腸骨・坐骨・恥骨を骨切りし寛骨臼を前外側に回転させる．

2 評価

1 医学的評価（画像評価）

寛骨臼骨切り術は，寛骨臼形成不全症の指標となるCE（center edge）角（図2）が手術適応の判断基準の一つとなる．X線画像からCE角の術前後の変化を計測することで，寛骨臼の被覆の変化を評価することができる．同様に，Sharp角やAHI（acetabular head index）（図2）なども，寛骨臼形成不全症の程度や関節適合性の指標として用いられる．わが国においては，CE角≦20°，Sharp角≧45°，AHI<75%などが寛

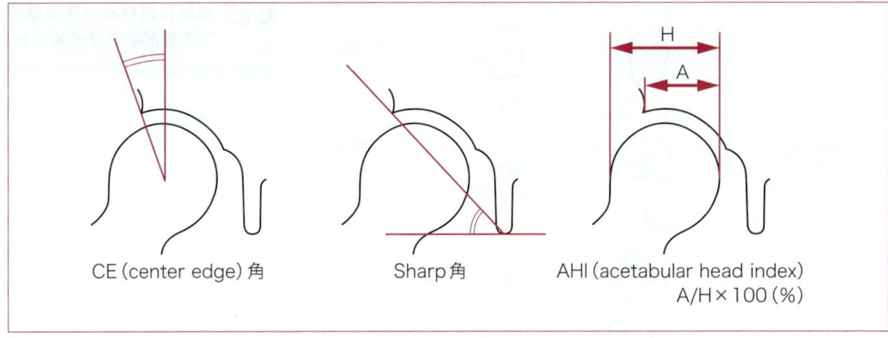

図2 寛骨臼形成不全症の判定に用いられる指標

CE角：骨頭中心を通る垂線と骨頭中心と寛骨臼外縁を結んだ線とのなす角.
Sharp角：寛骨臼外縁と涙痕先端を結ぶ線と両側涙痕先端を結ぶ線とのなす角.
AHI：骨頭横径に対する骨頭内側端から寛骨臼外側縁までの距離の比率 (%).

骨臼形成不全症の判定基準として用いられる[2)].

2 主要な理学療法評価

(1) 疼痛，その他の症状

術後早期には，安静時痛や運動時痛 (関節運動時や起居動作時などの疼痛) を強く認めることが多い．疼痛の強度や部位，質の評価とともに，疼痛が軽減する肢位などの指導も重要である．また，CPOのように前方アプローチの場合，外側大腿皮神経麻痺 (大腿外側部のしびれ感) を生じることがあるが，一過性であることも多い．

(2) 関節可動域 (ROM)

本術後症例では，術前から顕著な可動域制限があることは少ないが，手術方法によっては術後安静期間が長くなるため，関節拘縮を生じないように注意が必要である．また，術前後で寛骨臼の位置とともに関節包・靱帯の緊張が変化するため，術後早期には関節内での骨運動の不安定さが生じることもある．ROM評価に際しては，関節角度 (可動域) に加え，エンドフィールや疼痛の部位，軟部組織の伸張痛や運動方向で詰まるような痛みなど疼痛の質を評価する．

(3) 筋力

股・膝関節を中心に，プロトコルの許す範囲内で各運動方向の筋力を評価する．術式によるが，一般に腸腰筋や中・小殿筋，大腿直筋などは手術により侵襲が加わるため，股関節の屈曲や外転，内旋，膝関節伸展などの筋力は特に注意深く評価する．

(4) 荷重位での姿勢，動作

荷重位での姿勢および股関節アライメントを評価する．RAOやCPOは寛骨臼を前外側に回転させ大腿骨頭の被覆を増加させる手術である．そのため，骨盤が後傾または対側下制位 (片脚ではTrendelenburg徴候の状態) で立位や歩行を行うと，手術により被覆を改善させた効果が薄れてしまい，寛骨臼の前外側辺縁部に応力が集中してしまうため注意する (図3)．

(5) 機能評価質問票

わが国では，日本整形外科学会股関節疾患評価質問票 (Japanese Orthopaedic Association Hip-Disease Evaluation Questionnaire：JHEQ) がよく用いられる (第5章-2-1-15「変形性股関節症」(p.587) を参照)．

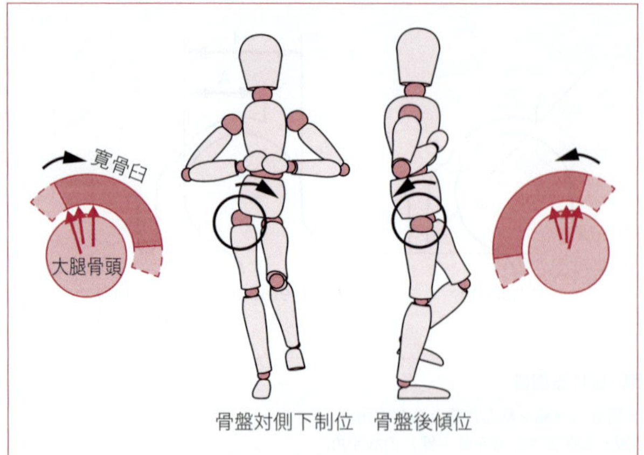

図3 術後に避けるべき荷重位での股関節アライメント

骨盤の対側下制位や後傾位では荷重面積が減少し，寛骨臼辺縁に応力（赤矢印）が集中しやすくなる．

3 理学療法プログラム

1 術後プロトコル

CPOの一般的な術後プロトコルを示す（図4）．荷重量や運動療法での抵抗量，運動の種類，歩行時の杖の有無や種類などについては，施設ごとにプロトコルが異なるため主治医の指示に従う．

2 理学療法プログラムの具体的方法

(1) 疼痛への対応

術後早期で炎症を認める時点では，寒冷療法（アイシング）を適宜行う．

筋緊張増加により疼痛が助長されていることも多いため，股関節の緩みの肢位（軽度屈曲・外転・外旋位）など疼痛が軽減しやすい肢位をとったり，他動運動や自動介助運動を行うなどして関節周囲筋のリラクセーションを促す．

また，寝返り動作や端座位までの起き上がり動作などでは，侵襲を受けている股関節屈曲・外転筋群に負荷がかかり疼痛が出現しやすい．そのため，上肢や非術側下肢を用いた動作方法を適宜指導する（図5）．

(2) ROMトレーニング

術部に過剰な負荷をかけないように，強い抵抗を感じない範囲内での愛護的な関節運動から開始する．術後経過とともに運動範囲を拡大するが，軟部組織の伸張痛ではない疼痛（屈曲時の鼠径部痛など）を生じないように十分に注意しながら行う．

(3) 筋力トレーニング

術後早期には，自身の下肢重量のみでも過負荷になる場合があるため，スライディングボードやスリングなどを活用して，負荷を軽減した状態での運動から開始するとよい（図6）．骨盤の固定性向上のため，体幹筋のトレーニングなども適宜行う．

また，関節の不安定性がある場合などは，抵抗運動において大腿や下肢の遠位よりも大腿近位に負荷をかける方が，疼痛が生じにくく力が入りやすいこともある．

(4) 荷重位でのトレーニング

体重計などを用いて荷重量をフィードバックし，両脚・片脚荷重練習，術側を支持側とした非術側の一歩振り出し練習などを経て，歩行練習を行う．歩行練習は，まず平行棒内で行い，安定して行えるようになれば松葉杖での歩行練習を開始する．

2/3部分荷重や全荷重を開始すると，股関節外転筋などへの負荷が急増するため，それまではみられなかったTrendelenburg

	術前	術翌日	術後2日目	術後2週or3週	術後5週or6週	術後8週or10週
移動		車椅子		両松葉杖 （状況に応じて）	両松葉杖or片松葉杖 （状況に応じて）	片松葉杖or T字杖 （状況に応じて）
荷重量		toe-touch →	→	1/3〜1/2部分荷重	2/3部分荷重	全荷重
運動・物理療法		**術側** 膝・足関節 自動運動 大腿四頭筋 セッティング 寒冷療法 （状況に応じて） →	**術側** 下肢他動的ROM 運動 膝・足関節自動 運動〜軽負荷抵抗 運動 **非術側** 筋力トレーニング → **体幹** 筋力トレーニング 脊柱柔軟性改善運動 → **荷重位での運動** 非術側筋力 トレーニング 立位保持練習 （術側toe-touch）	**術側** → 股関節自動介助, 自動運動〜軽負荷 抵抗運動 膝・足関節抵抗運動 **荷重位での運動** 部分荷重立位・ 歩行練習 →	**術側** 股関節抵抗運動 （負荷量は状況 に応じて） **荷重位での運動** 自転車エルゴメーター →	**術側** → → **荷重位での運動** → 全荷重立位・ 歩行練習 スクワットなど →
ADL指導, その他	深部静脈 血栓症予防 の指導 術後の 起居動作 の指導	起居動作 車椅子移乗動作 トイレ移動動作 更衣動作 などの練習 →	（適宜） →	階段昇降動作 入浴・整容・床上動作 その他, 退院後必要な動作 などの練習 →	（適宜） →	→

図4 寛曲状寛骨臼骨切り術（CPO）の術後プロトコル

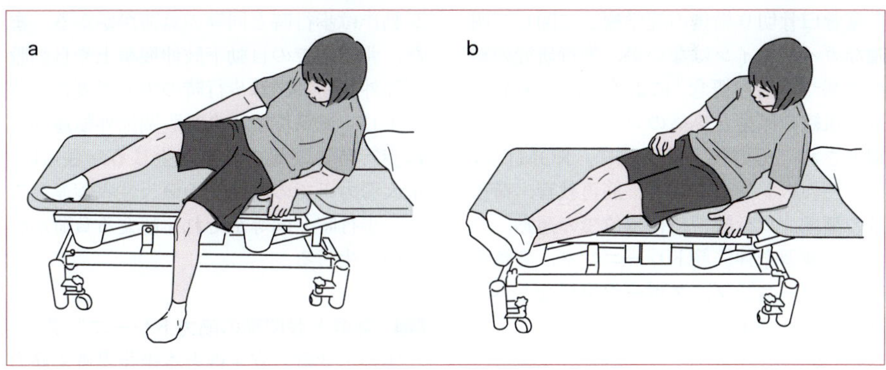

図5 患側への負担を軽減した起き上がり動作

術側（右）股関節への負荷を軽減するため，上肢（a）や非術側下肢（b）を用いた起き上がり方法を指導する．いずれの方法も，術側の股関節屈曲筋群の収縮による疼痛の出現を抑えるために，上肢や非術側下肢を用いて術側下肢の重量を支えてベッドから降ろす．

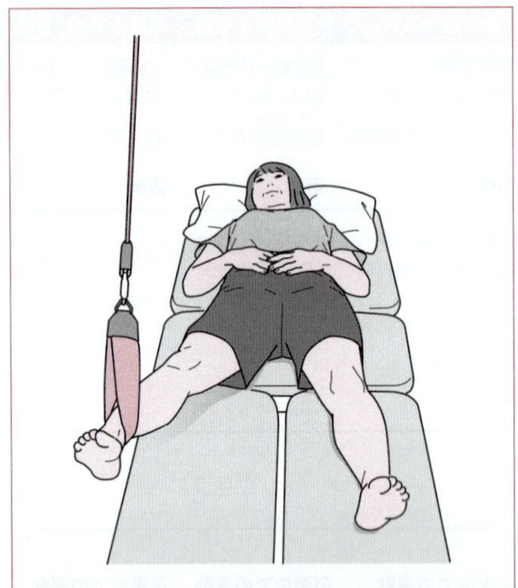

図6 スリングを用いた股関節自動外転運動

懸垂することにより患側下肢の質量による抵抗を軽減した状態で運動する.

徴候などのアライメント不良が顕在化することがあるので注意する.

股関節周囲筋の筋力強化やADL拡大を目的として，スクワットや横歩き練習，階段昇降練習などを行う.

3 ガイドライン

寛骨臼骨切り術後の理学療法に関して明確なガイドラインはないが，先行研究の結果に基づく治療概念[3]によると，術後4～6週は組織の保護と疼痛のコントロールの時期とされ，その後，段階的に，ROMの改善，筋のストレッチング，筋再教育，荷重量の漸増，歩行練習や荷重位での運動，バランス練習や神経筋トレーニング，高負荷筋力トレーニング，スポーツ復帰などへと進めることが示されている.

4 リスク管理・禁忌事項

本術後は，一般的な深部静脈血栓症や術後感染症などに加えて，骨癒合不全や骨転位などに注意する．術後プロトコルにおける荷重量や運動方法の遵守は必須である．抵抗運動や荷重により筋由来ではない強い疼痛を認める際は，主治医に相談をすることも必要である.

術後理学療法（プロトコル）では，荷重量と評価・運動療法での抵抗量とに矛盾がないか気をつける．例えば，まだ1/3部分荷重しか許可されていない時点で股関節の最大抵抗運動を行うと，抵抗運動時の負荷が1/3部分荷重時の股関節負荷を大きく超えてしまう．逆に，全荷重での歩行を行っていながら股関節の軽負荷抵抗運動を禁忌とすることも矛盾している.

クリニカルヒント

1 筋力トレーニング時の股関節負荷

非荷重位でのトレーニングでも荷重時と同等の股関節負荷が生じることがある[4, 5]．具体的には，背臥位での両脚ブリッジ動作は，骨盤をわずかに持ち上げる程度なら歩行時（全荷重）の半分程度の負荷だが，骨盤を最大に持ち上げると，歩行時よりはやや低いものの，両脚での立位保持時よりも大きな負荷がかかる．さらに，片脚ブリッジ動作は歩行時と同等の負荷がかかる．また，背臥位での自動下肢伸展挙上や自動股関節外転運動では歩行時の半分程度の負荷が生じ，側臥位での自動股関節外転運動では歩行時と同等の負荷が生じる．さらに，最大努力下での股関節の等尺性収縮運動では，歩行時と同等かそれを超える負荷が股関節に生じる.

2 体幹と股関節の筋力トレーニング

体幹・骨盤の安定性と本術後患者で筋力低下を生じやすい股関節屈曲筋群を同時にトレーニングする方法として，座位での体幹傾斜運動が有用である（図7）．脊柱中間位を維持したまま（脊柱の屈伸などが生じないように）体幹を後傾させることで，腹

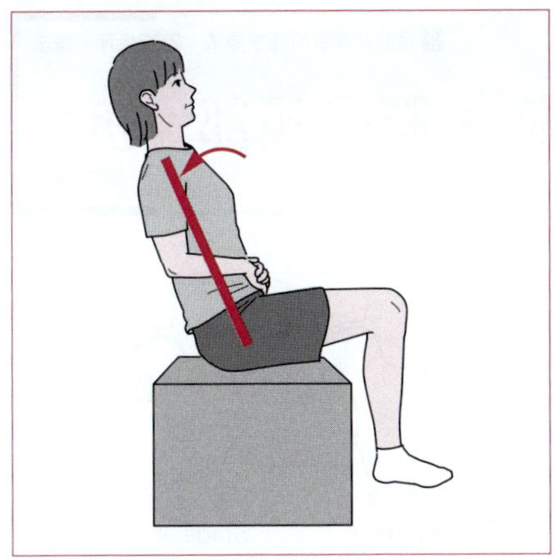

図7　座位での体幹傾斜による体幹・股関節筋力トレーニング

体幹の後方傾斜や後側方傾斜により腹筋群や股関節屈曲筋群の収縮を促す．股関節屈曲筋の筋力が弱い場合は，大腿部が座面から浮かない範囲で行ってもよい．

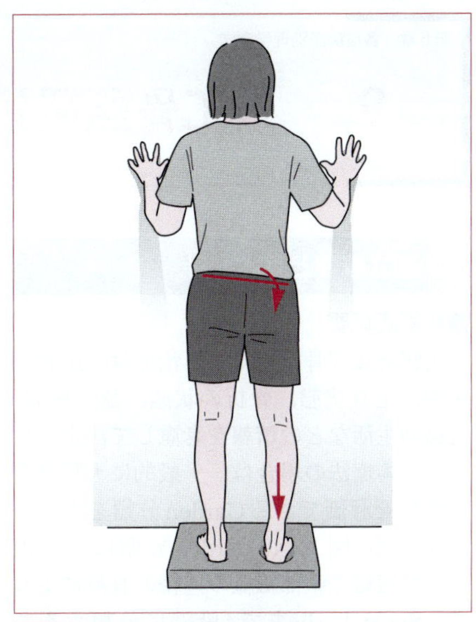

図8　柔らかい床面での荷重練習

患側（右）に荷重すると右骨盤が下制し，右股関節は外転位での荷重となる．

筋群とともに股関節屈曲筋に自然と収縮を入れることができる．さらに，例えば体幹を左後方に傾斜させると，右側の腹斜筋群とともに大腰筋などを収縮させることができる．

3　患側への荷重方法

術側への荷重でTrendelenburg徴候を認める場合などに，柔らかいマットなどの上で患側へ荷重することで荷重位での股関節アライメントを改善しやすい（図8）．荷重側が沈み込むことにより，荷重側骨盤が下制位となり，股関節は内転位（Trendelenburg徴候）になりにくくなる．

文　献

1） 日本整形外科学会診療ガイドライン委員会/変形性股関節症診療ガイドライン策定委員会編：第5章 関節温存術．変形性股関節症診療ガイドライン2024，改訂第3版，日本整形外科学会/日本股関節学会監，南江堂，東京，85-106，2024
2） 神野哲也：臼蓋形成不全症の骨形態と病態．変形性股関節症：基本とUP TO DATE，久保俊一ほか編，南江堂，東京，41-45, 2010
3） Adler KL, et al：Current concepts in hip preservation surgery：Part II―Rehabilitation. Sports Health 8：57-64, 2016
4） Tackson SJ, et al：Acetabular pressures during hip arthritis exercises. Arthritis Care Res 10：308-319, 1997
5） Schwachmeyer V, et al：In vivo hip joint loading during post-operative physiotherapeutic exercises. Plos One 8：e77807, 2013

9 人工骨頭置換術(大腿骨頸部骨折)

岡本伸弘

1 術式概要と基本方針

1 術式概要

大腿骨頸部骨折に対する治療は，患者の年齢，全身状態，骨折の状態，認知機能，受傷前生活などの情報を考慮して決定される．手術療法の場合は，一般的に大腿骨頸部骨折を評価できるGarden分類を用いて決定する（図1）[1]．Garden分類は，骨折線，骨組織や軟部組織の連続の有無によって，Stage Ⅰ～Ⅳまで4段階に分類することができる．Stage Ⅰ～Ⅱは骨接合術が行われ，Stage Ⅲ～Ⅳは，人工骨頭置換術（bipolar hip arthroplasty）が行われる．

人工骨頭置換術は骨折部へ侵入する経路が3つあり，前方アプローチ，前側方アプローチ，後方アプローチに分けることができる（図2）[2]．各アプローチで侵襲を加える組織や術中体位が異なる．前方アプローチおよび前側方アプローチは，大腿筋膜張筋や大腿直筋などの筋膜は切開するが，筋自体には侵襲を加えず，筋間を抜けて骨折部へ到達する方法である．両者の違いは術中の体位が異なり，前方アプローチは背臥位，前側方アプローチは側臥位で行われる．後方アプローチは側臥位で行われ，大殿筋および腸脛靱帯を筋線維に沿って切開し，良好な術野を確保しながら骨折部へ到達する方法である．

骨折部に到達した後は，bipolar cupやステムなどインプラントを挿入する際に，関節補強組織である股関節深層筋，関節包靱帯，関節包の切開が行われる．これらの組織の侵襲は，組織の緊張度合いによって侵襲の程度が異なる．

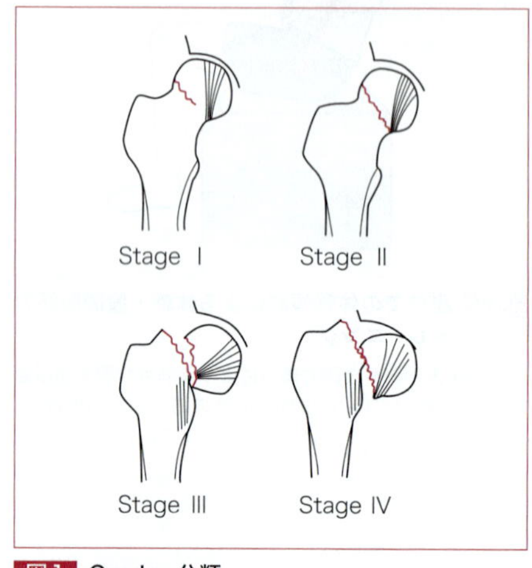

図1 Garden分類

Stage Ⅰ：不完全骨折
Stage Ⅱ：転位を伴わない完全骨折
Stage Ⅲ：部分転位を伴う完全骨折
Stage Ⅳ：完全転位を伴う完全骨折
（文献1を基に作図）

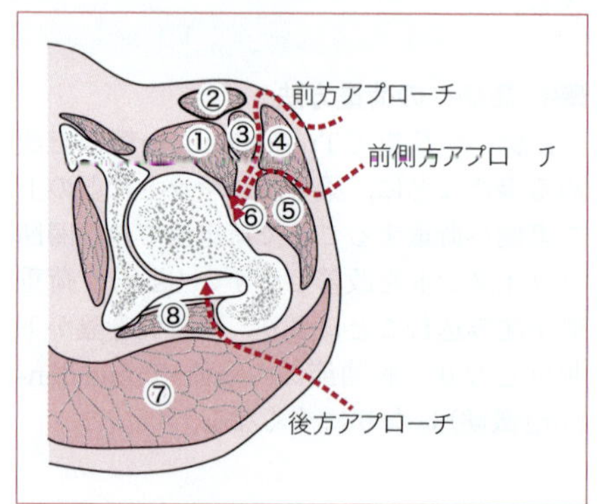

図2 侵入経路の分類

①腸腰筋，②縫工筋，③大腿直筋，④大腿筋膜張筋，⑤中殿筋，⑥小殿筋，⑦大殿筋，⑧ 短外旋筋
（文献2を基に作図）

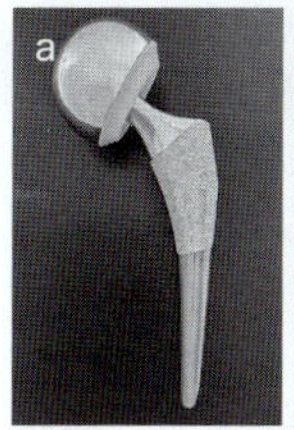

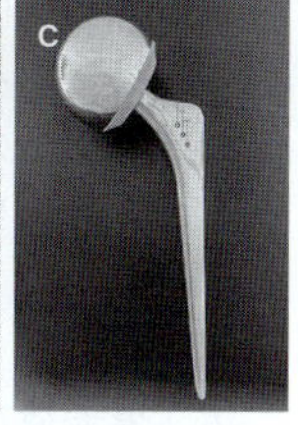

図3 人工骨頭置換術で使用するインプラント

a：セメントレスタイプのインプラント.
b：ハイドロキシアパタイトを添加した表面加工.
c：セメントタイプのインプラント.
（ストライカー社提供）

図3は人工骨頭置換術で使用されるインプラントである．インプラントの固定について，骨質に問題がない場合は，多孔状の表面にハイドロキシアパタイトが添加されたセメントレスタイプのインプラントを使用することが多い．ハイドロキシアパタイトは骨形成を促進する作用があり，インプラント挿入後に骨とインプラントの隙間に骨形成が促されインプラントが固定される．一方，骨質が脆弱な場合は，骨形成によるインプラントの固定が十分に期待できないため，骨とインプラントの隙間にセメントを使用して固定するセメント固定タイプのインプラントを使用する（図4）[3]．

2 基本方針

術後の理学療法では，術後に想定される合併症に対して対策を講じながら，患者の全身状態に合わせて，筋力や関節可動域（ROM）の維持および向上を図り，歩行の再獲得を目指す．留意点として，術後に臥床状態が続くと廃用症候群や認知機能低下を招く恐れがあるため，早期離床を目的とした離床計画を立てることが重要である．

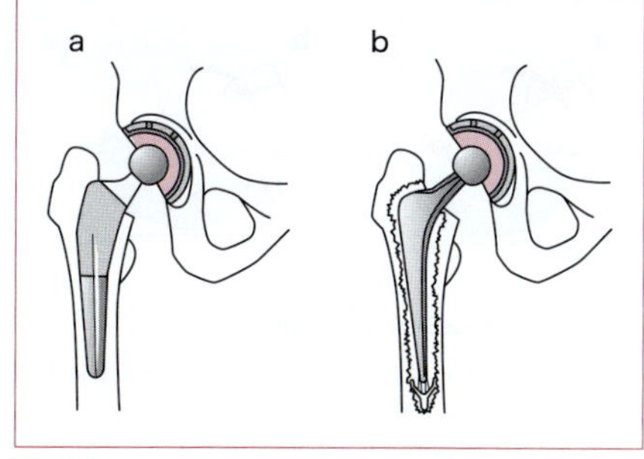

図4 インプラントの固定方法について

a：セメントレスタイプのインプラント.
b：セメント固定タイプのインプラント.
（文献3より）

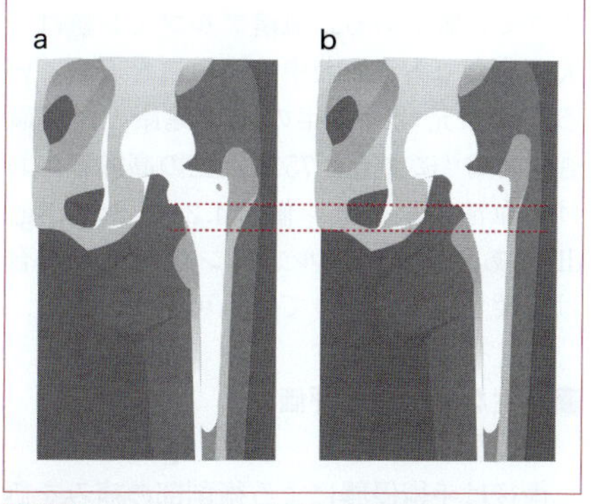

図5 大腿骨頚部骨折（人工骨頭置換術後のステムの沈下）

a：術直後のX線.
b：術直後と比較するとステムが沈下している.
（文献4を基に作図）

2 評価

1 医学的評価

（1）画像評価

著明な骨粗鬆症がある患者では，患肢への荷重開始とともにステムが沈下することがある．ステムの沈下によって，脚長差やインプラント周囲の骨折につながることがあるため注意が必要である．ステムの沈下は，術直後のX線と比較することで評価することができる（図5）[4]．

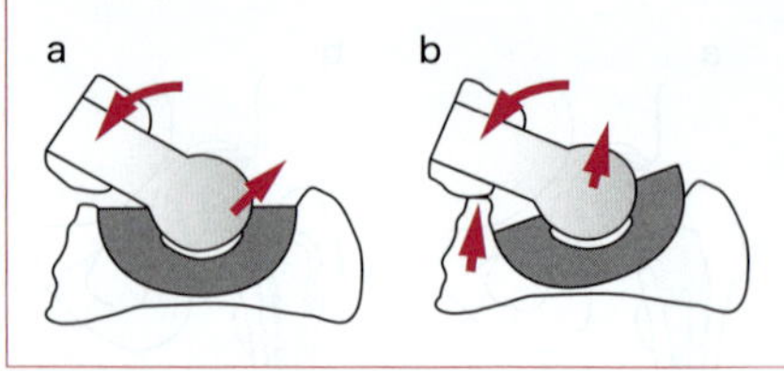

図6 インピンジメントと脱臼

a：インプラントインピンジメント（インプラント同士の衝突）.
b：骨性インピンジメント（骨同士の衝突）.
（文献6より）

(2) 血液所見

栄養状態を評価する指標の一つに血清アルブミン値がある．血清アルブミン値は三大栄養素である血液中の蛋白質を表している．令和元(2019)年の国民健康・栄養調査報告書[5]によると75歳以上の高齢者における血清アルブミン値は4.2〜4.3±0.3g/dLであり，血清アルブミン値が低い場合は低栄養状態に陥っている可能性がある．

2 主な理学療法評価

(1) 疼痛

術後は手術侵襲による術創部の痛みを訴える患者が多い．疼痛の評価は，どこが痛いのか(部位)，どのような痛みなのか(性質)，どのくらい痛いのか(定量化)を基本として，安静痛や運動時痛，痛みの経時的な変化を確認することが大切である．また，手術侵襲による疼痛は炎症反応が関係しているため，C反応性蛋白(CRP)値の推移も参考になる．

(2) 関節可動域(ROM)

人工骨頭置換術は，股関節深層筋や関節包靱帯に侵襲を加えるため，術後はそれらの伸張性低下によって，股関節屈曲，内転や内旋の可動域が制限されることがある．また，股関節を深く曲げるとインプラントや骨がインピンジメントするため，股関節が脱臼する恐れがある(図6)[6]．したがって，股関節屈曲の可動域を測定する際は注意が必要である．その他，侵入経路や侵襲を加えた組織の程度によって，易脱臼性が異なるため担当医へ確認することが重要である．

(3) 筋力

人工骨頭置換術は，股関節深層筋に侵襲を加えるため，術後は炎症反応による疼痛によって股関節周囲筋の筋出力が低下することがある．術後早期は愛護的に下肢を操作しながら筋力検査することを心がける．

3 理学療法プログラム

1 術後プロトコル

人工骨頭置換術後の一般的なプロトコルを示す(図7)．

2 理学療法プログラムの具体的方法

(1) 疼痛への対応

術後早期は，侵襲を加えた皮膚，軟部組織，筋などに炎症が生じる．炎症による疼痛に対しては，寒冷療法(アイシング)が有効である．また，疼痛によって股関節周囲筋の筋緊張が持続的に亢進することがある．筋緊張が亢進している場合は，リラクセーションなどの快刺激や疼痛が生じない範囲で自動運動や自動介助運動を行うことで，筋緊張を緩和することができる．急性期以降であれば，温熱療法(ホットパック)も有効である．

一方，疼痛に対する不安が強い場合は，患肢の下にクッション等を敷き，支持基底面を広げることによって安心感を与えることができる．また，基本動作を獲得する際も疼痛への配慮が必要である．例えば，寝返り動作の際は大腿部の間にクッション等を挟むことで，過度に股関節が内転・内旋しないため疼痛を軽減することができる．

(2) 廃用症候群への対応

術後に臥床状態が続いている場合は，

ベッド上の限られた範囲で生活をしているため，身体活動量の低下に伴い，筋萎縮や関節拘縮が生じやすくなる．また，人と会話する機会が減るため，認知機能が低下することがある．これらを予防するためには，術後早期から段階的に基本動作を獲得し，入院生活における活動範囲の拡大や活動性を高めることが重要である．

(3) ROMトレーニング

人工骨頭置換術後は，股関節の脱臼肢位やその複合運動に留意しながらROMトレーニングを進めていく．股関節の可動域制限は，歩行やADLの獲得に影響を及ぼすため可及的速やかにアプローチが必要である．疼痛が強い時期は，理学療法士による愛護的な自動介助運動や，プーリーやボールを用いた自動介助運動を行うことで関節拘縮を予防する．施設に持続他動運動(continuous passive motion：CPM)装置がある場合は，この時期に使用するとよい．

疼痛が軽減した後は，痛みが生じない範囲で自動運動に切り替えるとROMに加えて，筋力に対してもアプローチができる．また，基本動作の獲得と同時にROMへアプローチすることができる．例えば，ベッド上で座位を獲得していく段階において，ベッド上の背あて角度や足上げ角度を調節することで，相対的に股関節の屈曲可動域に対してアプローチできる(図8)．

(4) 筋力トレーニング

大腿骨頸部骨折患者にはサルコペニアが多く，遅筋の筋線維数減少による筋力低下や術後の安静による二次的なサルコペニアが生じ，速筋の筋力低下が生じている可能性がある．筋力トレーニングの際は，それぞれ筋の特性を考慮した負荷量や回数の設定が必要である．ROM制限と同様に，筋力低下は歩行やADLの獲得に影響を及ぼすため，可及的速やかにアプローチが必要である．

術後に疼痛が強い時期は，腸腰筋や中殿筋など股関節周囲筋に対して，自動介助運動を行い筋収縮を促していく．大腿四頭筋に対しては，関節運動を伴わない等尺性収縮を用いた筋力トレーニングを行う(図9)．疼痛が軽減すれば，漸増的に徒手抵抗やセラバンドを用いた筋力トレーニングに切り替えていく(図10)．

(5) バランストレーニング

バランストレーニングは，大腿骨頸部骨折患者の歩行能力やADL能力を高めることができるため推奨されている[7]．バランストレーニングを実施する際は，身体機能に合わせた課題設定が必要である．

バランストレーニングの際は，単に課題を遂行させるだけではなく，遂行できなかった課題の原因をアセスメントする視点を持ち合わせることが重要である．座位のバランストレーニングは，前方・側方へのFunctional Reach Test (FRT) やレクリエーション要素を取り入れた風船バレーなどがある．立位においては，均等に両下肢へ荷重をかけることができているか体重計を用いてアプローチをすることができる．歩行では，二重課題を取り入れた歩行練習などがある．

(6) 歩行練習

骨質が脆弱ではなく固定性に問題がなければ，術後翌日から疼痛に応じて歩行が許可されることが多い．術後は疼痛に応じて平行棒から歩行練習を開始し，疼痛の軽減とともに歩行器から一本杖と段階的に練習を進めていく．脚長差がある場合は，跛行が生じて患肢に機械的なストレスが増加するため，疼痛を助長する原因となる．インソール等で脚長差を補正すると円滑に歩行練習を進めることができる．ただし，退院後の生活を見据えると，自宅内で靴を着用することは少ない．また，杖を使用することも現実的ではないため，裸足や伝い歩きなど環境に合わせた歩行練習が必要である．

	術前	術後翌日	術後2〜3日	術後1〜2週間
移動	車椅子 →		平行棒歩行 （状況に応じて） →	平行棒歩行 交互式歩行器 → （状況に応じて）
基本動作 ADL動作		起居動作 →	起立動作 移乗動作 整容動作 更衣動作（上衣） →	更衣動作（下衣） → トイレ動作
運動	[患肢] ・足関節 低背屈 自動運動 ・大腿四頭筋 等尺性運動 [患肢以外] ・患肢股関節以外の 自動運動 ※疼痛に応じて →	[患肢] ・足関節 低背屈 自動運動 ・大腿四頭筋 等尺性収縮運動 [患肢以外] ・患肢股関節以外の 自動運動 →	[患肢] ・股関節 屈曲・伸展・外転 自動介助運動 ・膝関節 屈曲・伸展 自動運動 ・大腿四頭筋 等尺性収縮運動 [患肢以外] ・患肢股関節以外の 自動運動 → [自主トレーニング] ・足関節 低背屈 自動運動	[患肢] ・股関節 屈曲・伸展・外転 自動運動 ※疼痛に応じて，重力に 抗する運動から開始 ・膝関節 屈曲・伸展 自動運動 [患肢以外] ・患肢股関節以外の 自動運動〜抵抗運動 （負荷量：低） → [両下肢] ・立ち上がり練習（CKC） [自主トレーニング] ・足関節 低背屈 自動運動
物理療法		[患肢] ・寒冷療法（アイシング） → ※炎症反応が軽減するまでの期間		[患肢] ・温熱療法（ホットパック） → ※急性期は禁忌
その他	[合併症に関する指導] ・術後の脱臼肢位および複合運動 ・静脈血栓塞栓症の予防			

図7 大腿骨頸部骨折に対する人工骨頭置換術の術後プロトコル

CKC：閉鎖性運動連鎖

3 ガイドライン

大腿骨頸部骨折は，70歳以上の高齢者に多くみられ，受傷後は身体的な問題に加えて，精神的，社会的な問題など複雑な医療的背景を持つ患者が多くなっている．このため，医師，看護師，薬剤師，作業療法士，管理栄養士，社会福祉士等の各専門職種が，術前から退院後まで協力して行うリハビリテーションが必要である．『大腿骨頸部/転子部骨折診療ガイドライン2021』[8)]によれば，多職種連携によるリハビリテーションの実施によって，入院中の合併症を予防し，歩行能力，ADL，およびQOLの改善が期待できるため推奨されている．

術後3～4週間	術後5～6週間	術後7～8週間
→ 交互式歩行器 杖歩行 (状況に応じて) →	→	杖歩行 独歩 (状況に応じて)
→	入浴動作 →	
[患肢] ・股関節 屈曲・伸展・外転 抵抗運動(負荷量:低) ・膝関節 屈曲・伸展 抵抗運動(負荷量:低～中) ※疼痛に応じて，徒手抵抗や セラバンドを使用	[患肢] ・股関節 屈曲・伸展・外転 抵抗運動(負荷量:低～中) ・膝関節 屈曲・伸展 抵抗運動(負荷量:中～高) ※疼痛に応じて，徒手抵抗や セラバンドを使用	[患肢] ・股関節 屈曲・伸展・外転 抵抗運動(負荷量:中～高) ・膝関節 屈曲・伸展 抵抗運動(負荷量:中～高) ※疼痛に応じて，徒手抵抗や セラバンドを使用
→ [患肢以外] ・患肢股関節以外の 抵抗運動(負荷量:低)	→ [患肢以外] ・患肢股関節以外の 抵抗運動(負荷量:低～中)	→ [患肢以外] ・患肢股関節以外の 抵抗運動(負荷量:中～高)
[両下肢] ・立ち上がり練習(CKC) ・ハーフスクワット(CKC)	[両下肢] ・立ち上がり練習(CKC) ・ハーフスクワット(CKC)	[両下肢] ・立ち上がり練習(CKC) ・ハーフスクワット(CKC) ・カーフレイズ(CKC)
[自主トレーニング] ・足関節 低背屈 自動運動 ・患肢股関節以外の自動運動 ・座位での膝関節 屈曲・伸展 自動運動	[自主トレーニング] ・足関節 低背屈 自動運動 ・患肢股関節以外の自動運動 ・座位での膝関節 屈曲・伸展 自動運動	[自主トレーニング] ・足関節 低背屈 自動運動 ・患肢股関節以外の自動運動 ・座位での膝関節 屈曲・伸展 自動運動
→		
	[住環境の整備] ・介護保険の申請 ・レンタル物品の検討 ・住宅改修の検討	

4 リスク管理・禁忌事項

1 深部静脈血栓症

術後にDダイマーが高値を示している場合は，深部静脈血栓症を合併している可能性があるため，主治医に確認をとりながら理学療法を展開しなければならない．また，深部静脈血栓症の予防として，術前から足関節底背屈運動やポジショニングなどを行うことで，術後は自主トレーニングとして取り入れることができる．いずれにしても，理学療法士が単独で介入するのではなく，多職種と協同して対策を講じることで効果を高めることが期待できる．

2 脱臼

術後早期は股関節が脱臼するリスクがある．前方アプローチと比較して，後方アプ

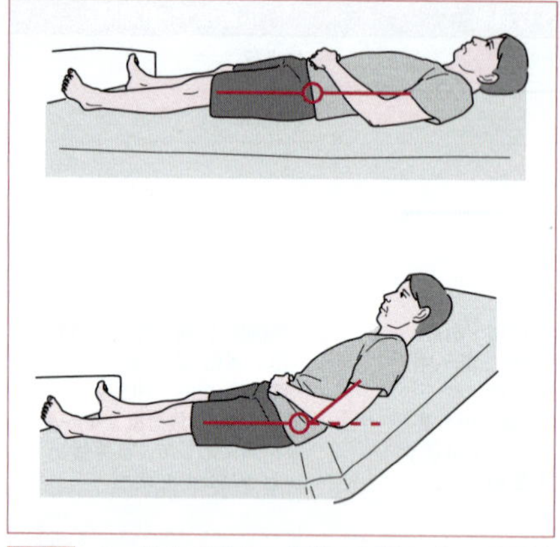

図8 ベッド上の背あて角度の調整による股関節屈曲可動域の変化

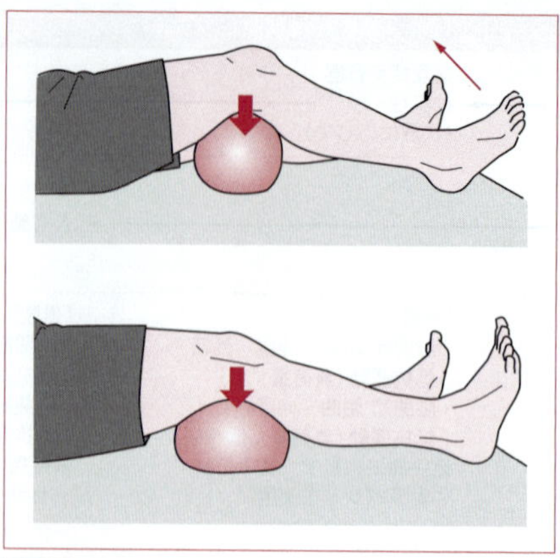

図9 ハンドボールを使用した大腿四頭筋等尺性収縮を用いた筋力トレーニング

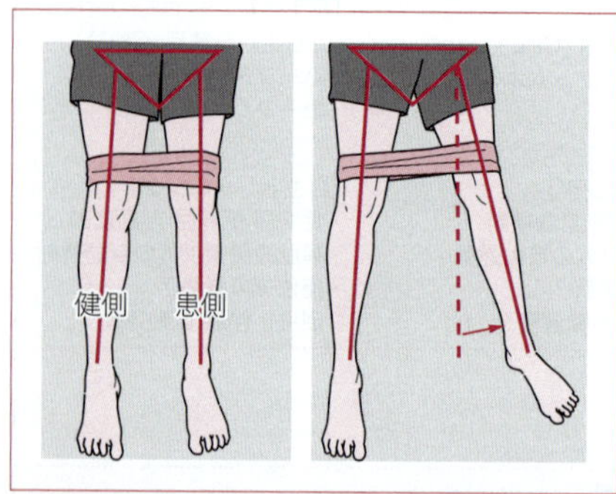

図10 セラバンドを使用した股関節外転筋の筋力トレーニング

ローチの脱臼が多い．介入前に侵入経路や侵襲を加えた組織など，十分に情報を得たうえでトレーニングや基本動作練習を行う．ADL練習では，爪切りの方法やソックスエイドを用いた靴下の着脱練習，その他，浴槽の跨ぎ動作，床の物を拾う動作など脱臼を避ける動作指導が必要である．

退院後の生活を見据えると，介護保険や家族の協力のもと住環境を整備することが必要である．転倒による脱臼を防止するために，動線上の段差解消や手すりの設置などの検討が必要である．

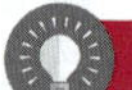

クリニカルヒント

1 予後予測

大腿骨頚部骨折の受傷者は70歳以上が多く，潜在的にサルコペニアや認知機能，栄養状態が低下している者が多い．術後の理学療法では，単に目の前にある手術情報や患者の全身状態を把握するだけではなく，受傷前の情報を網羅的に俯瞰し，予後予測に基づいた理学療法計画が必要である．

2 転倒や脱臼を回避するための工夫

人工骨頭置換術後のADLは，転倒や脱臼リスクに配慮した指導が必要である．図11は転倒や脱臼を回避するための動作の一例である．例えば，手すりのない浴室で浴槽を立位で跨ぐ場合は，浴槽のふちを把持することでバランスを保つことができ，安全に動作を行うことができる．ただし，身体の近くでふちを把持すると，跨ぐ際に股関節が深く曲がることがあるため注意が必要である．

立位が不安定な場合は，浴槽のふちに座って跨ぐ方法もあるが，この場合は膝関

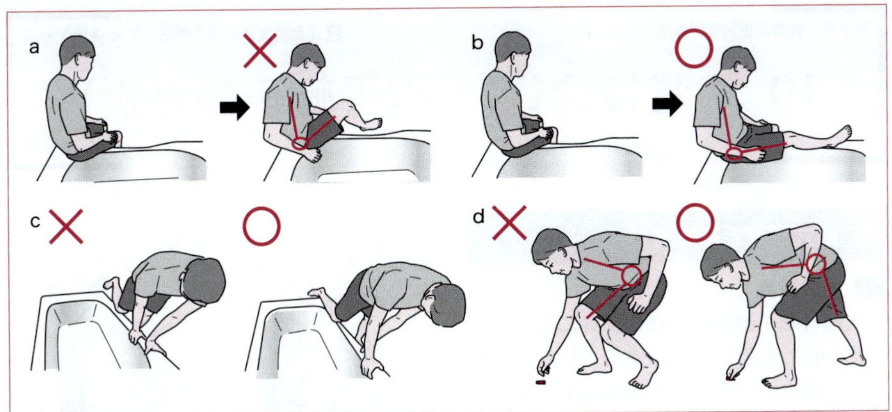

図11 浴槽の跨ぎ動作（座位・立位）と床の物を拾う動作

a：浴槽を跨ぐ際に，股関節を過屈曲すると脱臼の危険性がある．
b：浴槽を跨ぐ際は，膝関節伸展位の状態で股関節を屈曲すると過屈曲を回避できる．
c：槽のふちを使った跨ぎ動作は，ふちを持つ手が身体に近いと股関節が過屈曲になりやすい．
d：床に落ちた物を拾う場合は，両股関節を屈曲すると脱臼の危険性があるため，患肢の股関節を伸展した状態で行う．

節の屈曲角度が増すと相対的に股関節が深く曲がるため注意が必要である．座位で浴槽のふちを跨ぐ場合は，膝関節を伸展位に保ちつつ跨ぐことで，脱臼を回避することができる．

床に落ちた物を拾う動作は，そのまましゃがみ込むのではなく，術側下肢を一歩後ろに引いてしゃがみ込むことで，股関節を深く曲げることなく物を拾うことができる．また，リーチャーなど補助具を使用することも選択肢の一つである．

文　献

1) Garden RS：Low-angle fixation in fractures of the femoral neck. J Bone Joint Surg Br 43B：651-652, 1961
2) 馬場智規ほか：人工股関節全置換術の進入法の利点と欠点―前方進入法と後方進入法の比較―．MB orthop 29：49-57，2016
3) 加畑多文：人工関節置換術の基本的知識―有効なリハビリテーションのために―．Jpn J Rehabil Med 54：698-703，2017
4) 目　昭仁ほか：セメントレス人工骨頭のX 線による比較検討．日職災医会誌 52：295-298，2004
5) 厚生労働省：令和元年国民健康・栄養調査報告. https://www.mhlw.go.jp/stf/seisakunitsuite/bunya/kenkou_iryou/kenkou/eiyou/r1-houkoku_00002.html（2024年1月20日閲覧）
6) Bartz RL, et al：The effect of femoral component head size on posterior dislocation of the artificial hip joint. J Bone Joint Surg Am 82：1300-1307, 2000
7) Chen X, et al：Balance training can enhance hip fracture patients' independence in activities of daily living：A meta-analysis of randomized controlled trials. Medicine（Baltimore）99：e19641, 2020
8) 日本整形外科学会診療ガイドライン委員会，大腿骨頚部/転子部骨折診療ガイドライン策定委員会編：第9章 リハビリテーション医療．大腿骨頚部/転子部骨折診療ガイドライン2021，改訂第3版，日本整形外科学会，日本骨折治療学会監，南江堂，東京，143-149，2021

10　骨接合術(大腿骨転子部骨折)

松本浩実

1 術式概要と基本方針

1 術式概要

大腿骨転子部骨折では金属釘による骨接合術が行われる．手術に使用される固定素材で代表的なものがSHS (sliding hip screw) とSFN (short femoral nail) である (図1)．大腿骨頭に向かって挿入される人工物には，回転しながら挿入していくネジ切りのラグスクリューや叩きこんで挿入するヘリカルブレードがある．SHSでは大腿骨側面にプレートを設置するため，骨頭に向かって挿入される人工物の挿入方向の自由度が高い[1]．一方，SFNは大腿骨髄腔内に金属釘を挿入するためSHSよりも強固な固定を得ることができ，外側広筋近位を広範囲に剝離して手術を行うSHSと比べて手術侵襲が少ないこともあり，現在は主流の手術になっている．

2 基本方針

術前はベッド上安静により誤嚥性肺炎を起こさないように，呼吸練習も実施する．術後は全身状態，骨接合の固定性に問題なければベッドサイドにて点滴，尿バルーン等に注意しながら早期離床を図る．車椅子移乗が可能となれば病棟看護師と連携を図り，トイレ移動などのセルフケアの獲得を目指すなど，理学療法室の練習で可能になった動作レベルに応じADL拡大を図る．本骨折患者は後期高齢者が多いことから，手術前後の臥床期間が長くなることによって生じる廃用症候群に注意する必要がある．また内科的合併症を持つ患者も多く，理学療法介入前に病歴情報の収集が必要である．ゴール設定は骨折前の歩行能力，認知症の有無，骨折の重症度，合併症の有無などを総合的に判断し決定することが重要である．

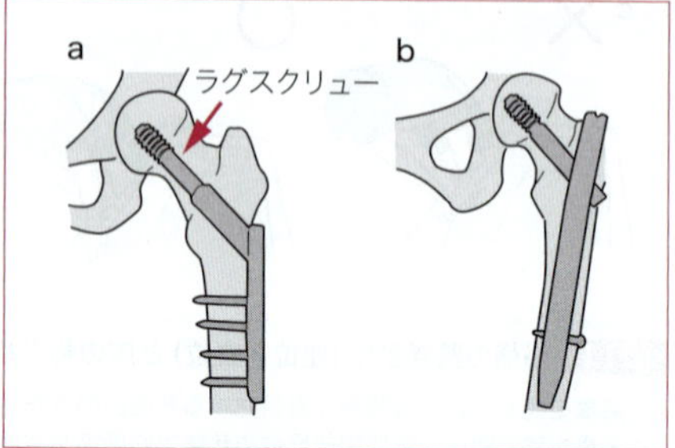

図1　大腿骨転子部骨折に対する代表的な骨接合術

a：SHS (sliding hip screw)．SHSではラグスクリューを大腿骨外側に設置したプレートで支える．

b：SFN (short femoral nail)．SFNはガンマネイルとして一般名化している．骨頭内に挿入したラグスクリューと，短い髄内釘で支持する．

2 評価

1 医学的評価

大腿骨転子部骨折の分類は，Evans分類，Jensen分類，AO/OTA分類などのいくつかの分類方法がある (表1)．分類によって不安定型骨折の定義が決められており，現在，広く用いられているAO/OTA分類 (2018年改訂) ではタイプA2を不安定型骨折と定めている[2] (表1，図2)．安定型骨折にはSHS，不安定型骨折にはSFNが推奨されており，骨折型はインプラント選択の基準になっている[2]．

術前のX線撮影にて骨折の重症度，術後では骨接合の安定性を確認し，荷重や運動制限の有無を主治医に確認したうえで理

表1 大腿骨転子部骨折の分類

分類	特徴	不安定型骨折の定義
Evans分類	主の骨折線の方向でType1とType2に分類され，さらにType1は大腿骨内側の損傷と粉砕の程度で4つのグループに分けられる	Type1のグループ3，4およびType2
Jensen分類	骨片の数に基づいた分類法	3パーツ以上の場合
AO/OTA分類（2018年改訂）	骨折を単純な2つの骨片からなる骨折（A1），小転子を含む，後内側骨片のある骨折（A2），転子間骨折（外側皮質骨）（A3）の3グループに細分	A2：具体的には大腿骨の無名結節の遠位3cmから近位方向に135°，20.5mm以内に骨折線がある場合

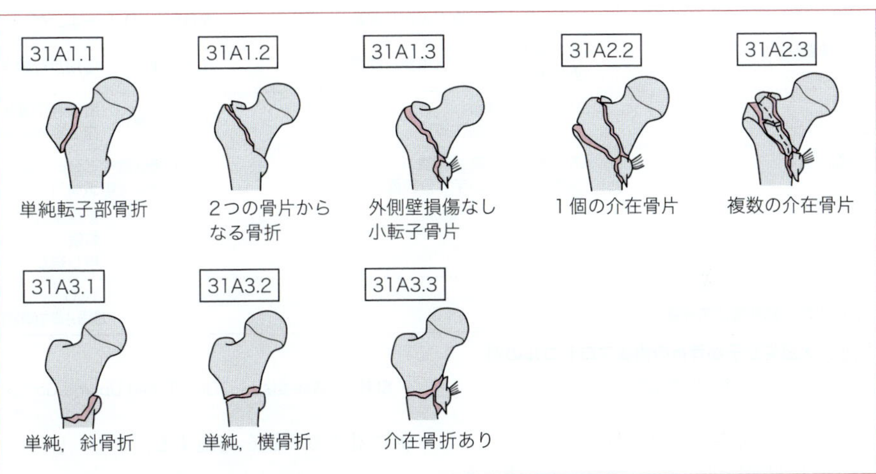

図2 AO/OTA分類（2018年改訂版）

31A1は単純な2つの骨片からなる骨折で，内側骨皮質の支持性が保たれている．31A2は多骨骨折で内側および後方皮質骨は数箇所で骨折しているが，外側皮質骨は保たれている．31A3は外側皮質骨も破綻している．

学療法を実施する．血液学データでは，C反応性蛋白（CRP）やDダイマー値とともに，血清アルブミン値の確認も重要である．血清アルブミン値が2.0〜2.7g/dLで中等度の栄養障害，2.0g/dL未満で高度栄養障害に該当する．本骨折は骨粗鬆症にて生じる代表的な脆弱性骨折であることからDXA（dual energy X-ray absorptiometry）法による骨密度測定の検査履歴があれば，骨密度（%YAM（young adult mean）値）を確認しておく．

2 主要な理学療法評価

(1) 腫脹・痛み・荷重時痛

大腿骨転子部骨折では頚部骨折と比較し，腫脹や皮下出血がみられることが多く，創部の痛みが強いケースもある．また，手術の侵襲を受けている筋の痛みも考えられる．痛みは安静時か，運動時か，荷重時かなどを確認し，その原因を探ることが重要である．腫脹が強い場合や白血球数値が高い場合は，感染症などの可能性もある．

(2) 形態測定

術後には下腿のヒラメ静脈に深部静脈血栓が生じやすいため，下腿最大，最小周径の左右差，浮腫の有無を評価することが重要である．浮腫については手指による圧迫を行い，その程度も確認する．また，骨折の重症度や骨接合部の問題によって，脚長差が生じることもあるため，棘果長，転子果長の計測も必要である．

	術前〜術後翌日	術後2日目	術後3日目	術後1週目	術後2週目	術後3週目	術後4週目以降
移動		車椅子 →		病棟内歩行車 監視下	病棟内歩行車	院内歩行車	杖歩行
運動療法	呼吸運動 上肢の運動 健側下肢SLR カフパンピング →		股関節周囲筋 自動介助運動	股関節周囲 筋自動運動 立ち上がり運動	筋力に合わせた 抵抗運動	荷重位でのトレーニング	
歩行練習			平行棒内 歩行練習	歩行車歩行練習		杖歩行練習	応用歩行練習
ADL			セルフケア練習 トイレ移乗・動作練習			入浴動作練習	階段昇降練習 床上動作練習
環境調整			病室ベッドの高さ調整 病室ベッドへの手すり設置			介護保険など公的補助の見直し・申請検討	家屋調査 転院 申し送り
易骨折・転倒評価	骨折リスクの評価* 認知機能の評価						TUG 開眼片脚立脚時間

図3 大腿骨転子部骨折の術後プロトコルの例

*骨密度検査結果，過去の骨折歴等．

SLR：下肢伸展挙上，TUG：Timed Up and Go Test

(3) 関節可動域（ROM）検査

特に股関節屈曲可動域の評価は重要である．術後に股関節屈曲制限が起きると座位姿勢では体幹が後方に傾きやすくなることや，立ち上がり動作時も前方への重心移動が困難になる．検査時は急な他動運動による痛みによって防御性収縮を起こさないように愛護的に計測する配慮が必要である．

(4) 筋力

術側股関節周囲筋の筋力の回復はその後の歩行やADL動作の再獲得に大きな影響を与える．特に転子部付近に停止を持つ腸腰筋，外転筋群，内・外旋筋群は筋力低下を起こしやすく，大腿四頭筋も廃用性筋力低下を起こしやすいため評価が必要である．

(5) その他の併存疾患についての評価

本患者では変形性膝関節症，脊柱管狭窄症など他の運動器疾患や脳卒中後遺症があることも多い．患側下肢に下肢機能障害や麻痺があるとさらに移動機能が低下するため，必要に応じて整形外科的検査や神経症状に対する評価を実施する．

3 理学療法プログラム

1 術後プロトコル

一般的なプロトコルの例を（図3）に示す．認知症，合併症のある症例では，典型的なプロトコル通りにいかないことがある．また術後に免荷が必要な症例では主治医の指示に従ってプログラムを進める．

2 具体的プログラム

(1) カフパンピング運動

術後の深部静脈血栓予防のために，術前より指導しておくことが大事である（図4）．

(2) ROM練習

術後は他動，もしくは自動介助運動から開始し，筋力の回復に合わせて自動運動へと進めていく（図5）．

(3) 筋力トレーニング

股関節周囲筋力と膝伸展筋力の維持，強

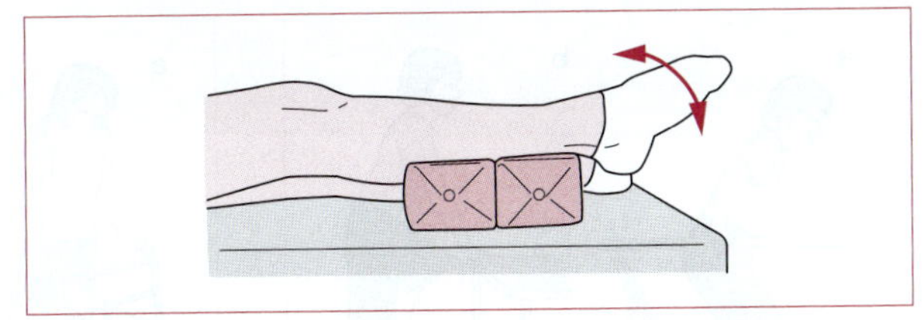

図4 カフパンピング
足関節の底背屈運動を実施する.

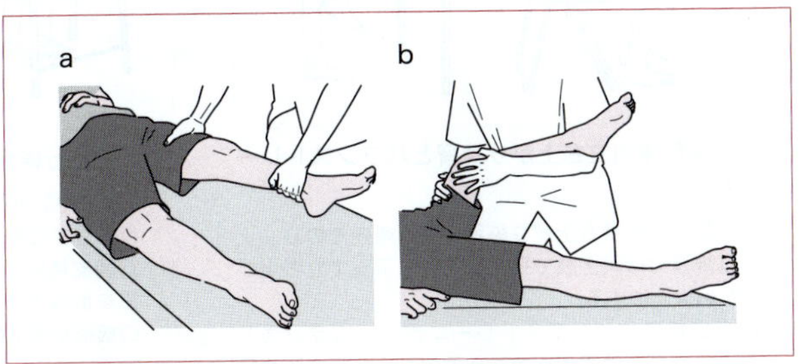

図5 ROM練習
a：股関節外転他動運動.
b：股関節屈曲自動介助運動.
重力の影響を軽減した肢位で実施することで筋緊張を軽減させながら実施できる.

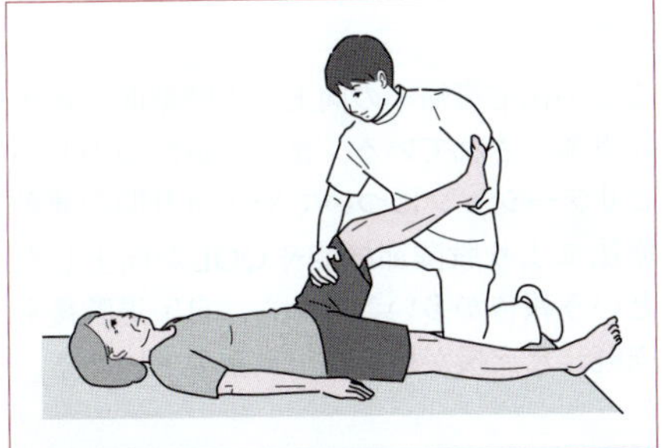

図6 等尺性筋力増強練習
歩行の立脚期をイメージし，理学療法士の手掌面に対して踵を押し付けながら，下肢筋全体に等尺性収縮を行う.

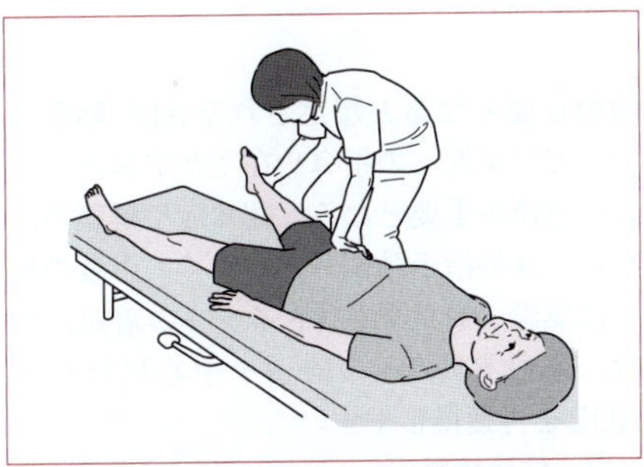

図7 股関節外転筋力増強練習
股関節自動運動から開始し，徐々に可能な限りの抵抗運動へと進めていく.

化が重要である．術後，患部の痛みが強く等張性収縮での運動療法が困難な場合は，等尺性収縮にて股関節周囲筋全体を収縮させてもよい(図6)．痛みが軽減し，自動運動や下肢伸展挙上(straight leg raising：SLR)が十分可能となったら，徒手抵抗を用いた股関節周囲の運動を行う(図7)．歩行が可能となれば荷重位での筋力増強運動に移行していく．立ち上がり運動などは簡便な大腿四頭筋や大殿筋の筋力増強運動となる(図8a)．バランストレーニングは両手支持にて安全面を配慮して実施する．開眼片脚立脚などで静的立位保持能力を高め，足踏み運動などで支持基底面を変化させ，動的なバランス練習も実施していく(図8b).

(4) 歩行練習

歩行練習は平行棒内，歩行車，杖の順番で進めることが多い．不安定型骨折で免荷や部分荷重練習が必要な場合などは4点支持型歩行器が適している．上肢の筋力が弱い場合や，痛みが強く下肢へ荷重できない場合は，前腕支持型歩行車を用いることで歩行しやすくなる(図9).

(5) ADL動作練習

退院後のADL動作を見据えた練習を病棟看護師と連携して実施する．退院後に介

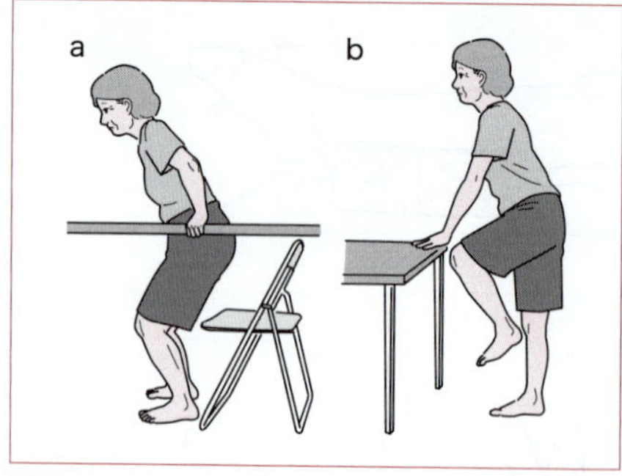

図8 平行棒内立ち上がり練習とバランストレーニング

a：平行棒内での立ち上がり練習．平行棒内での立ち上がり練習では両上肢で平行棒を引っ張って立ち上がらないようにする．
b：両手支持でのバランストレーニング．バランストレーニングでは両手支持から開始し，片脚立脚や足踏み等を行う．

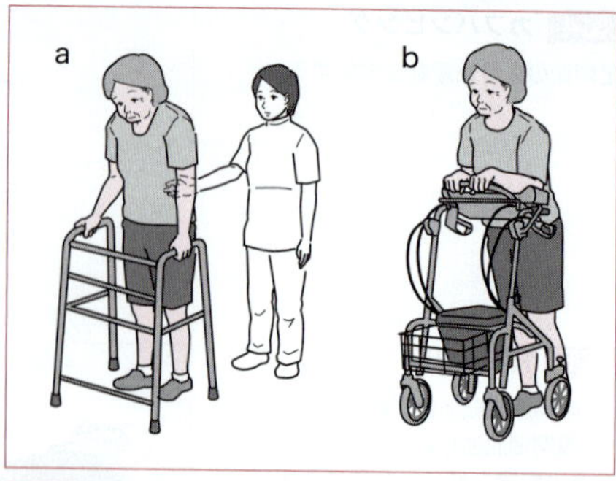

図9 歩行練習

a：4点支持型歩行器．4点支持型歩行器では免荷での歩行練習が可能になるが，上肢の筋力が必要となる．
b：前腕支持型歩行車．前腕支持型歩行車は上半身の体重を前腕支持台で支えることができるため，上下肢の機能が低い患者でも歩行練習が可能である．

助が必要となると想定されるADL動作については家族への指導や在宅ケアスタッフとの連携が重要となる．認知症や難聴のために，運動指示動作が入りにくい患者の場合は実際の目的動作（トイレへの着座，歩行，階段昇降等）の練習を中心に行うとADLを再獲得しやすい[3]．

(6) 住環境整備

自宅に退院する場合は，退院前自宅訪問を実施し，事前に手すりの設置等を行う．また，再転倒を防ぐために自宅での患者の動線を確認し，つま先が引っかかりやすいカーペット端や滑りやすい場所があれば修繕する．歩行補助具については，自宅内では補助具なし歩行が可能であっても，屋外では杖や歩行車を使用するなどの指導を行う．

3 ガイドライン

『大腿骨頸部/転子部骨折診療ガイドライン2021』では入院中の多職種連携によるリハビリテーションが奨励されており（推奨度2）[4]，筋力増強やROM練習などの通常の理学療法に加え，多職種によって身体的，精神的，社会的問題について支援することが在宅復帰率の向上や入院期間の短縮に重要とされている．また，退院後のリハビリテーションについて3〜6ヵ月間の運動療法により股関節機能やQOLが向上したという報告が多いことから，自宅退院後も継続した支援が機能向上に重要といえる．

4 リスク管理・禁忌事項

本骨折の重大な合併症の一つにインプラントのカットアウトがある[5]（図10）．原因として近位骨片が内反嵌入している場合や，ラグスクリューの挿入位置の問題などがあるが，術後の荷重や股関節の運動による近位骨片の回旋もその要因である[5]．したがって，理学療法士は手術直後のX線と現在のX線を比較し，カットアウトの徴候がないか常に確認することが必要である．特に不安定型骨折の患者の場合はカットアウトのリスクが高いため，股関節の過度な屈曲，回旋運動を控えることや，全荷重が許可されていても慎重にプログラムを進めるなど，本合併症を起こさないようにするためのリスク管理が重要である．

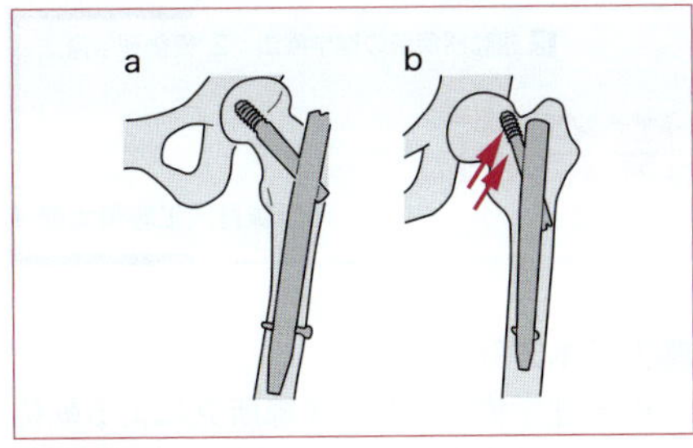

図10 カットアウト

a：手術後．b：手術後のカットアウト．
骨頭に向かって挿入したラグスクリューが外上方へ偏位してしまっている．

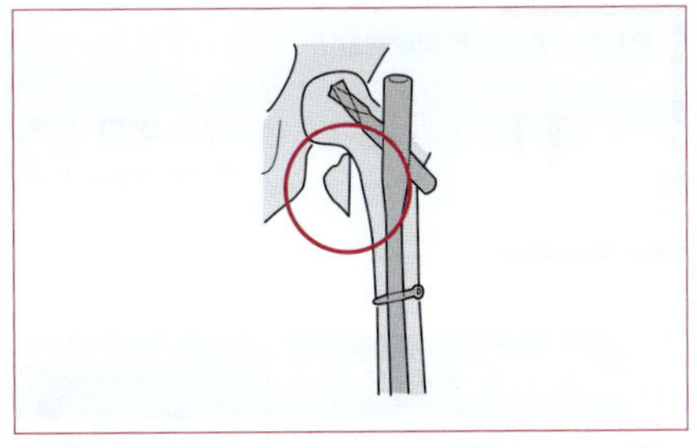

図11 小転子骨片が転位した骨折

小転子には腸腰筋が停止しているため，筋の停止部が不安定になることで痛みや機能低下を起こす可能性がある．

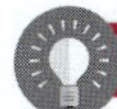

クリニカルヒント

1 入院中の歩行練習の進め方

日中，理学療法室では安定した見守り杖歩行が可能となったとしても，夜間では身体の動きが日中よりも悪く，さらに服薬している薬剤の副反応によってはふらつきを生じることが多い．したがって，夜間のトイレなどの時は，日中の歩行レベルより一つ落として歩行車を利用するなどし，入院中の転倒を防ぐことが必要である．

2 小転子骨片が転位している場合の運動療法

腸腰筋の停止部である小転子が転位している場合は股関節屈曲筋力の低下も生じ，歩行機能の低下や荷重時痛の原因となる[6]．そのような場合，過度な股関節屈曲運動は小転子骨片をさらに近位へ転位させてしまうことにつながる恐れがある．骨癒合の状況や痛みの確認，前回X線と骨片位置を比較するなどし，股関節周囲筋の筋力トレーニングを等張性収縮で行うか，等尺性収縮で行うのか，回避するのかなどの選択を慎重にするべきであろう（図11）．

3 退院後の継続した再転倒・再骨折予防

本骨折は骨粗鬆症による代表的な脆弱性骨折であり，骨折後1年以内の再骨折も少なくない[7]．また，退院時に自立歩行が可能となった場合でも，跛行がある場合や立ち上がりテストやTimed Up and Go Testなどが不良な場合は，退院後も再度転倒しやすい[8]．したがって，退院後の骨粗鬆症治療薬の継続，転倒予防対策など，二次性骨折予防の観点を持って急性期から維持期の理学療法へシームレスな医療連携が必須である．

文　献

1) 山本真弘ほか：大腿骨転子部骨折におけるインプラント選択．関節外科 40：1185-1192，2021
2) 前原　孝：大腿骨転子部骨折の分類．関節外科 40：1165-1177，2021
3) 萩野　浩ほか：リハビリテーションは生命予後改善にどこまで迫れるか 運動器疾患とリハビリテーション—大腿骨近位部骨折を中心に．J Clin Rehabil 21：467-474，2012
4) 日本整形外科学会診療ガイドライン委員会，大腿骨頚部/転子部骨折診療ガイドライン策定委員会編：大腿骨頚部/転子部骨折診療ガイドライン 2021，改訂第3版，日本整形外科学会，日本骨折治療学会監，南江堂，東京，2021
5) 白濱正博：カットアウトさせない手術．関節外科 40：1193-1203，2021
6) 川端悠士ほか：大腿骨転子部骨折例における骨折型および小転子骨片転位の有無が術後4週の短期的な運動機能に与える影響．理学療法学 46：152-161，2019
7) Hagino H, et al：The risk of a second hip fracture in patients after their first hip fracture. Calcif Tissue Int 90：14-21, 2012
8) Matsumoto H, et al：Accelerometry-based gait analysis predicts falls among patients with a recent fracture who are ambulatory：a 1-year prospective study. Int J Rehabil Res 38：131-136, 2015

11 大腿骨骨接合術

河西謙吾・工藤慎太郎

1 術式概要と基本方針

1 術式概要

大腿骨骨幹部骨折は交通事故などの高エネルギー外傷での発生頻度が高く，青壮年期に多いが，骨粗鬆症を基盤にした高齢者の骨折や幼児期の骨折も一定数存在する．骨幹部骨折の好発部位は，大腿中央が最も多く，次いで近位1/3，遠位1/3の順であり，幼児期の一部を除き変形治癒の予防や早期の機能改善を目的に観血的骨接合術が選択される．観血的治療においては，術侵襲の少ない髄内釘固定が標準的な術式であり，大腿骨中央より近位は順行性髄内釘，遠位は逆行性髄内釘が用いられる[1]と報告されている．順行性髄内釘にはtrochanteric fossaとtrochanteric entry nailのアプローチがあるが，後者の方がアプローチのしやすい点，術中被曝量の少ない点，骨頭への血流を阻害しにくい点からメリットがあるといわれている[2]．しかし中殿筋・小殿筋に術侵襲が加わるため，膝関節のみならず股関節の筋力低下や可動域制限にも注意する必要がある．逆行性髄内釘が使用された場合は，髄内釘挿入部である膝蓋靱帯や膝蓋支帯，その深層に位置する膝蓋下脂肪体が侵襲を受けるため，膝関節屈伸時の膝関節前面部痛も考慮した後療法を実施する必要がある．一方，大腿骨近位部骨折や人工膝関節置換術後のインプラント周囲骨折では，大腿外側部を広範囲に切開するプレート固定が必要となり，術後理学療法では関節可動域（ROM）制限などの機能障害がより生じやすい．

2 基本方針

術後理学療法では，X線所見による転位の有無や骨癒合に応じて段階的に荷重量が増加される．本骨折は腫脹が生じやすく疼痛やROM制限，筋力低下が必発する．免荷の期間では，機能改善を図りつつ，荷重開始とともにスムーズな動作練習へ移行できるように進めていくことが重要である．

2 評価

1 医学的評価（画像評価）

大腿骨骨幹部骨折は小転子より5cm遠位で3部位に分類される（図1）．大腿骨骨幹部骨折は，AO（Arbeitsgemeinschaft für Osteosynthesefragen）の分類で受傷時に加わる外力の強さや骨折型により9つの分類が用いられることが多い（図2）[3]．特に術後の理学療法では，骨折の部位に付着する筋損傷の把握や，骨折部の近位・遠位に付着する筋群による牽引に伴う転位に注目する必要がある．骨折による転位方向には，大腿骨の近位に腸腰筋，中殿筋，骨幹部に内転筋群，遠位に腓腹筋，膝窩筋などが付着している．そのため，骨幹部骨折では近位部は内転屈曲，遠位部は屈曲短縮していることが多い（図3）[4]．また，大腿骨の中で髄腔が一番狭い部分は峡部（isthmus）といわれ，それより近位の骨幹部骨折はsupra-isthmus fracture，遠位の骨幹部骨折はinfra-isthmus fracture，両者を合わせてnon-isthmus fractureと呼ばれている．non-isthmus fractureでの骨折では横止めスクリューを挿入しないと髄内釘の固定性が得られない骨折で，偽関節になりやすい

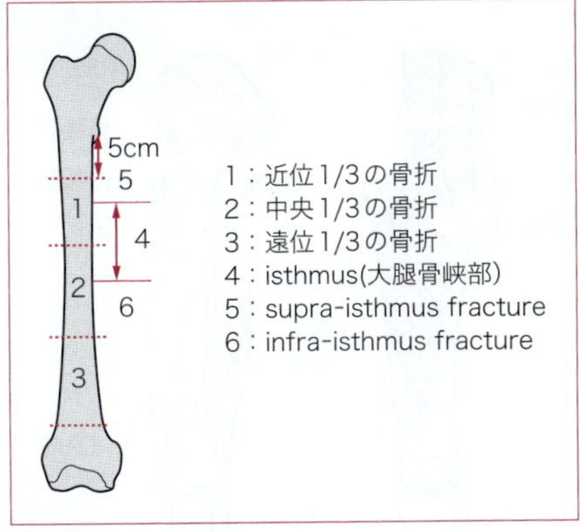

図1 大腿骨骨幹部骨折の分類

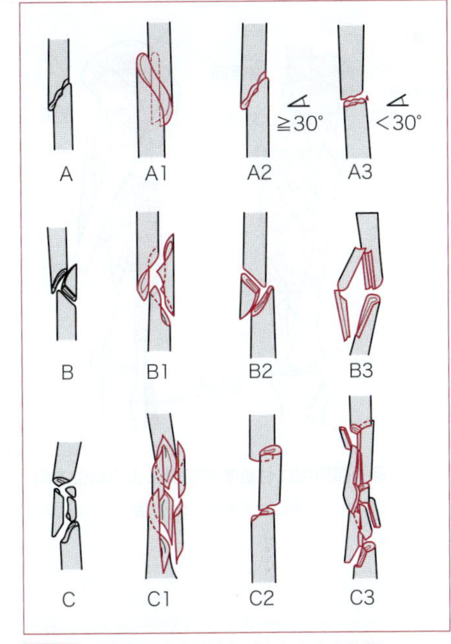

図2 大腿骨骨幹部骨折に対するAO分類

（文献3より）

ために注意が必要な部位である[5)]．また逆行性髄内釘を用いた場合は，手術侵襲が大きい膝蓋下脂肪体で瘢痕が生じやすい．そのため，膝蓋骨が低位になる場合もあるため，Insall-Salvati法で膝蓋骨の高さを評価することも必要である（図4）．

2 主要な理学療法評価

(1) 視診・触診および周径

大腿骨骨幹部骨折の特徴として，閉鎖性骨折でも1,000 mL程度の出血が生じる[1)]ため，大腿部の腫張は必発する所見である．腫張は疼痛・ROM・筋力にも関連する因子であり，熱感の確認とともに大腿部の周径は重要な評価となる．しかしながら，大腿周径ではどの部分（皮下組織・大腿直筋・広筋群）に腫張が生じているのかの判別が困難であるため，可能であれば超音波エコーを用いた組織厚の変化を捉えることが有用である（図5）．特に大腿骨骨幹部骨折は高エネルギー外傷であるため，大腿部に直達外力が加わることで筋や皮下組織が損傷する場合も考えられる．皮下組織の損傷による腫脹や浮腫で皮下組織の厚みが増加すると，皮下組織とその深筋膜を結ぶ皮膚靱帯が伸張され，皮下組織と筋の間の滑走性が低下する[6)]．そのため，皮下組織の腫脹と皮下出血の分布域，特にその深層に存在する筋を把握することが重要になる．

(2) 疼痛

術後早期は受傷時の骨折部周囲における組織損傷による大腿部と術侵襲ごとの創部に安静時痛や運動時痛を認めることが多い．まず安静時痛では，患者が訴える疼痛部位を傾聴し，触診・圧痛にて疼痛発生の組織を明確にすることが重要である．また，運動時痛では，疼痛部位にどのようなストレスが加わっているかを確認する．疼痛の程度は定量的に評価するためにNumerical Rating Scale（NRS）やVisual Analogue Scale（VAS）を用いた数的な評価が必要である．

(3) ROM

本術後症例では膝関節の屈曲可動域制限が頻発する．骨折部に最も隣接する中間広筋の損傷はすべての症例で生じることか

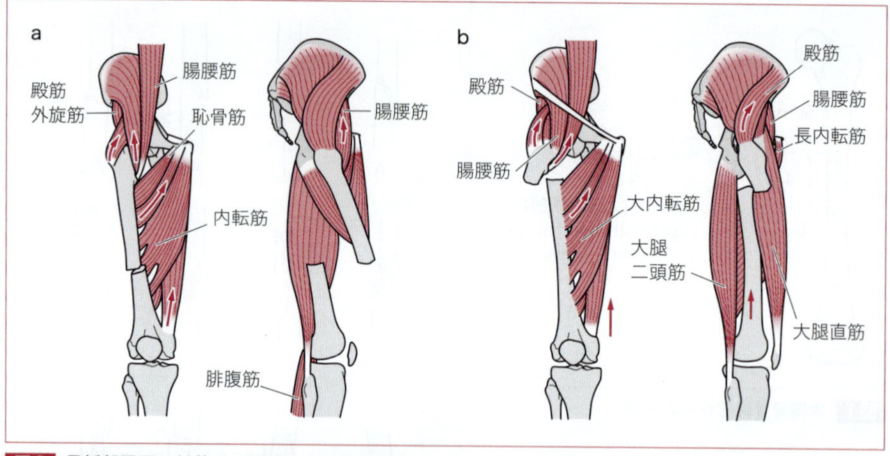

図3 骨折部周囲に付着する筋群による転位方向

a：大腿骨中央より遠位での骨折．b：大腿骨中央より近位での骨折．
（文献4より）

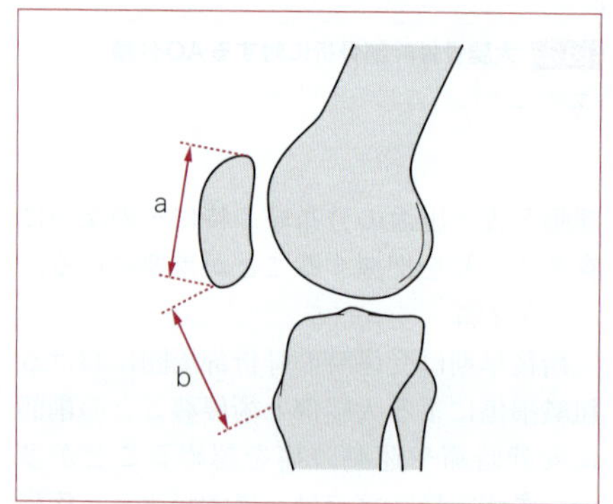

図4 膝蓋骨の高低位の評価法（Insall-Salvati index）

Insall-Salvati index＝b/a（正常範囲0.8～1.2）

ら，膝関節屈曲時に大腿の深層に伸張痛を訴える場合が多い．ROMの評価では，関節角度の計測に加えて最終域での抵抗感やその際に生じる疼痛の種類と程度を確認する必要がある．また逆行性髄内釘では膝蓋下脂肪体，インプラント周囲骨折によるプレート固定では，術侵襲による外側広筋の問題にも留意する．そのほかには，順行性髄内釘では中殿筋や小殿筋の損傷に伴う股関節の可動性も確認することが重要である．

(4) 筋力

膝関節の筋力を主に評価する．特に本骨折では膝関節伸展時のextension lagが生じることがあるため，徒手筋力検査だけでなく，lagの程度を記録することが重要である．そのほかにも，順行性髄内釘による筋損傷に伴う股関節外転筋力や，免荷に伴う廃用性筋萎縮が生じやすい，大殿筋や下腿三頭筋に対する評価も必要である．

3 理学療法プログラム

1 術後プロトコル（図6）

術式や術者により術後プロトコルは異なるため，確認が必要である．一般的には，適切な荷重は骨癒合を促進するため，皮質骨が接触し，安定性が得られている場合は荷重が許可される．ただ，積極的な荷重練習ではなく，移乗動作や平行棒内もしくは松葉杖を用いた荷重練習を行いつつ，X線

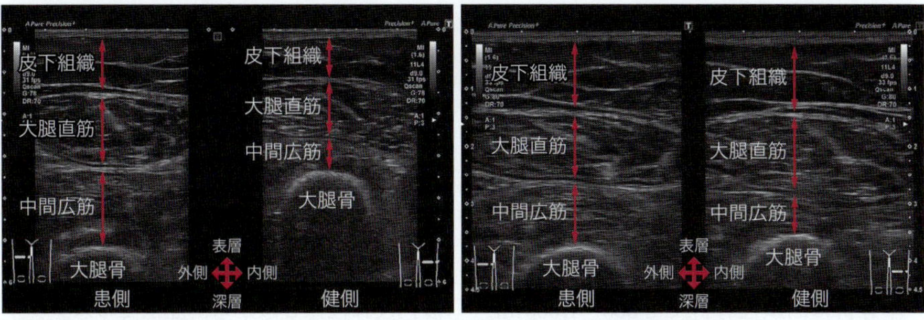

図5　超音波画像診断装置を用いた大腿骨骨幹部骨折後の大腿部の組織厚の評価法

術翌日では患側の皮下組織と筋の腫張を認める，特に深層に位置する中間広筋の腫張が重度である．約1ヵ月経過すると全体的に腫張の改善は認めるが，中間広筋のみ残存している．

	術直後	～1週目	～2週目	～4週目	～6週目	～8週目
腫張管理	・アイシング ・弾性包帯による圧迫 ・下肢挙上 ・大腿四頭筋セッティング	→	→			
拘縮予防	・LIPUS （低出力超音波パルス） ・大腿四頭筋セッティング	→	→			
ROM練習	・大腿周囲筋のリラクセーション ・中間広筋を中心とした短軸・長軸方向への徒手療法 ・愛護的な可動域練習（股関節の内外旋の可動域練習は非実施） ※担当医と要相談（non-isthmus fractureは特に注意）	→ 疼痛に応じて膝関節の屈曲伸展を中心に可動域練習	→	→	→ ・股関節の内外旋可動域練習	→
筋力トレーニング	・大腿四頭筋セッティング ・患部外筋力トレーニング	→ ・徐々に強度を上げた筋力トレーニング	→ ・スクワット練習 ・ランジトレーニング	→	→	→
荷重練習		1/3部分荷重	・1/2 部分荷重	2/3部分荷重		
ADL練習	免荷での車椅子移乗練習等	・1/3部分荷重（患肢が軽く床に着く程度）での移乗練習	・1/2部分荷重での歩行練習（平行棒・松葉杖・固定式歩行器） ・患側下肢へ荷重しての立ち上がり練習 ・立位バランス練習	・2/3部分荷重での歩行練習（平行棒・片松葉杖・固定式歩行器）	・全荷重での歩行練習（平行棒・片松葉杖・T字杖・歩行器）	・身の回りのADL練習（階段や屋外歩行など）

図6　大腿骨骨幹部骨折の術後プロトコル（髄内釘）

所見での転位などに留意しながら活動量を増加させる．当院では，ROM練習や筋力トレーニングも段階的に負荷を増やしながら実施するが，骨折部への回旋が加わる運動は少なくとも4週程度は控えることが望ましいと考えている．

2 理学療法プログラムの具体的方法

(1) 疼痛への対応

本骨折は閉鎖性骨折でも500～1,000 mL程度の出血が生じる[1]．したがって術後理学療法では著明な腫脹・熱感を呈する．これらの症状は疼痛にも影響することから寒冷療法や圧迫療法に加え，ベッドサイドでは下肢の挙上も指導する．疼痛および循環不全に伴う筋の弛緩不全から股～膝関節の周囲筋に過緊張が生じることも多い．無理な膝関節の屈伸運動では疼痛を助長するため，股関節と膝関節を軽度屈曲とした安楽位になるように肢位を設定し，股関節の内外旋運動の反復による循環改善と過緊張の軽減を図ることが重要である．その際，大腿・下腿の後面を枕などで埋めることで，下肢筋の過緊張を防ぐことができる．

(2) ROMトレーニング

膝関節の屈曲方向への可動域練習にて骨折部周囲の中間広筋に伸張痛が生じることが多い．また，逆行性の髄内釘固定では膝蓋腱・膝蓋下脂肪体部にも膝関節屈曲時に疼痛が生じるため，治癒過程を考慮した可動域練習が重要である．また，順行性の髄内釘固定術では股関節の内外転運動を術創の疼痛に留意しながら実施する．その他の注意点としては，術後早期のnon-isthmus fractureでは股関節の回旋（内外旋）には留意しながら愛護的に可動域練習を実施する必要がある．

(3) 筋力トレーニング

本骨折は受傷時の中間広筋の損傷が顕著である．さらに転位が大きい場合は転位方向によって内外側広筋も損傷を受ける．そのため，筋力トレーニングでは開放性運動連鎖（open kinetic chain）にて最終伸展域まで膝を伸展させるように注意が必要である．その他，術後早期は免荷となるため大殿筋や下腿三頭筋など，特に抗重力筋を意識した筋力トレーニングは重要である．

(4) 荷重トレーニング

体重の1/2以上の荷重が許可されてからは，股関節の内旋-膝外反や股関節の外旋-膝内反に注意しながら，立位でのスクワット運動を実施する．まずは歩行時の荷重応答期を意識しながら膝関節の屈伸0～30°の範囲から開始し，徐々に膝関節の屈曲角度を増すように負荷を拡大して実施する．

4 リスク管理・禁忌事項

本骨折の術後は出血量が多く，輸血を実施する場合もある．輸血の有無にかかわらず貧血傾向の患者が多いため起居動作や理学療法実施中の負荷には注意が必要である．また，本骨折は偽関節の発生率が3.1～12.5%と報告されており[7]，理学療法の経過を観察するうえで見過ごすことのできない問題の一つである．特に大腿骨の髄腔が広い部位での骨折であるnon-isthmus fractureでは，髄内釘の固定性が不十分になりやすい．基本的には免荷から徐々に荷重量を増やしていくが，荷重練習の開始後のX線所見などにも留意する必要がある．また，ROM練習時の回旋ストレスにもより注意を払った理学療法が求められる．

クリニカルヒント

1 大腿部の腫脹に対する介入

本骨折の最も大きな特徴の一つに長管骨骨折のため骨折部からの出血量が多く，大腿部に著明な腫脹が生じることがある．腫脹は疼痛や筋出力の低下だけでなく，ROMの低下にもつながるため，術後早期の介入がスムーズな経過を辿るうえで必須である．腫脹は中間広筋に最も生じやすいが，それ以外の大腿四頭筋から皮下組織まで全体的に腫脹する．寒冷療法の徹底や弾性包帯による圧迫に加えて，大腿四頭筋セッティングを低負荷で頻回に実施することが効果的である．

2 ROMの拡大や筋力向上につなげる徒手療法

大腿骨骨幹部骨折は大腿四頭筋の最も深層に位置する中間広筋の損傷が最も大きいと考えられる．患者の多くが膝関節屈曲の他動運動時に骨折部周囲の深層に伸張感を訴えることが多い．同部位を超音波エコーで確認すると骨折部周辺の中間広筋深層に血腫と思われる低エコー像が確認される．中間広筋は他動での膝関節屈曲時には伸張され，自動での膝伸展運動では内外側広筋群の収縮に伴い内外側から圧迫され形態を変化させながら収縮する．その他にも股関節の内外旋に伴う大腿骨の回旋により，特に中間広筋の深層部は短軸方向への伸張性も必要である．中間広筋の柔軟性の獲得には，大腿の内外側から内側広筋・外側広筋を介してその深層に位置する中間広筋にアプローチする．その際には両側同時にではなく，交互もしくは一側のみから実施する方が中間広筋の動態が明らかに大きい．柔軟性が獲得されれば，膝関節の屈曲可動域のみならず膝関節の伸展筋力が向上することが多い．

3 術後早期の関節拘縮予防のための物理療法

大腿骨骨幹部骨折は術後早期では疼痛もあり，ROMを大きく動かせないことが多く，可動域制限が必発する．不動や炎症は線維化を引き起こすことが知られている．このメカニズムには低酸素が関わっていることが知られており[8,9]，低出力超音波パルス（low-intensity pulsed ultrasound：LIPUS）療法は低酸素を改善し，線維化を抑制することが知られている[10]．さらに，膝関節伸展位で行う大腿四頭筋セッティングを行うと，収縮時に膝蓋下脂肪体の血流を低下（虚血）させ，収縮後に酸素化ヘモグロビンが増加することが明らかになっている[11]．そのため，術後早期からのLIPUSや大腿四頭筋セッティングは関節拘縮の予防においても重要である．

文　献

1）大饗和憲：多発外傷における大腿骨骨幹部骨折の治療戦略．整外Surg Tech 10：556-563，2020
2）川上幸雄：大腿骨骨幹部骨折に対する髄内釘の選択．整外Surg Tech 10：537-542，2020
3）M.E.ミュラーほか：骨折手術法マニュアル AO法の実際，改訂第3版，山内裕雄ほか訳，シュプリンガー・フェアラーク東京，東京，142-143，1995
4）上野宜功：大腿骨骨幹部骨折・転子下骨折における整復と髄内釘挿入手技のポイント．整外Surg Tech 10：522-530，2020
5）小林　誠：Non-isthmal fractureに対する注意点と治療戦略．整外Surg Tech 10：543-547，2020
6）Kawanishi K, et al：Quantitative analysis of gliding between subcutaneous tissue and the vastus lateralis—Influence of the dense connective tissue of the myofascial. J Bodyw Mov Ther 24：316-320, 2020
7）三又秀行ほか：有限要素解析による大腿骨骨幹部骨折髄内釘挿入術後の固定性評価．臨バイオメカニクス 42：67-72，2021
8）Semba H, et al：HIF-1α-PDK1 axis-induced active glycolysis plays an essential role in macrophage migratory capacity. Nat Commun 7：11635, 2016
9）Yabe Y, et al：Joint immobilization induced hypoxic and inflammatory conditions in rat knee joints. Connect Tissue Res 54：210-217, 2013
10）Kitagawa T, et al：Inhibitory effect of low-intensity pulsed ultrasound on the fibrosis of the infrapatellar fat pad through the regulation of HIF-1α in a carrageenan-induced knee osteoarthritis rat model. Biomed Rep 17：79, 2022
11）Katayama N, et al：Effects of isometric contraction of the quadriceps on the hardness and blood flow in the infrapatellar fat pad. J Phys Ther Sci 33：722-727, 2021

12 人工膝関節全置換術

飛山義憲

1 術式概要と基本方針

1 術式概要

人工膝関節全置換術は変形性膝関節症や大腿骨内顆骨壊死をはじめとする膝関節周囲壊死，関節リウマチなどによる膝関節痛，機能障害に対し，除痛や機能再建を目的に行われる．手術適応は疼痛やX線画像上での変形の進行のみで決まるわけではなく，機能障害，理学所見，全身状態，社会背景，保存療法への抵抗性なども含め総合的に判断される[1]．

人工膝関節には主に後十字靱帯温存（cruciate retaining：CR）型，後十字靱帯代用（posterior stabilized：PS）型，後十字靱帯切離（cruciate substituting：CS）型が用いられることが多いが，CS型では大腿骨のrollbackが期待できないため積極的に選択すべきインプラントではないと考えられている[1]．PS型は大腿骨のrollbackがより確実に得られるため良好な可動域を獲得できると期待される一方で，CR型との可動域の違いは小さいとの報告もある[2]．

手術における基本的な皮切にはanterior straight longitudinal incisionやmedial curved incisionなどがあるが，日本では膝をつくときに皮切部分が直接あたらないという理由からmedial gentle curved incisionがよく用いられている（図1）[1]．ただし，実際に膝をついた膝立ちが許可されるかは主治医に確認する必要がある．

2 基本方針

術後理学療法では，一般に荷重制限などはなく，可及的速やかに離床や起居動作をはじめとしたADLの獲得が図られる．術後早期には膝伸展筋力や膝関節可動域などの機能障害を著明に認め，術後半年から1年程度をかけて回復がみられる．これらの膝機能は歩行やADLに大きく関連するため，術後早期から膝伸展筋力や関節可動域（ROM）の評価を行うとともに積極的に筋力トレーニングなどの運動療法や運動機能トレーニングを行い，安定した歩行や

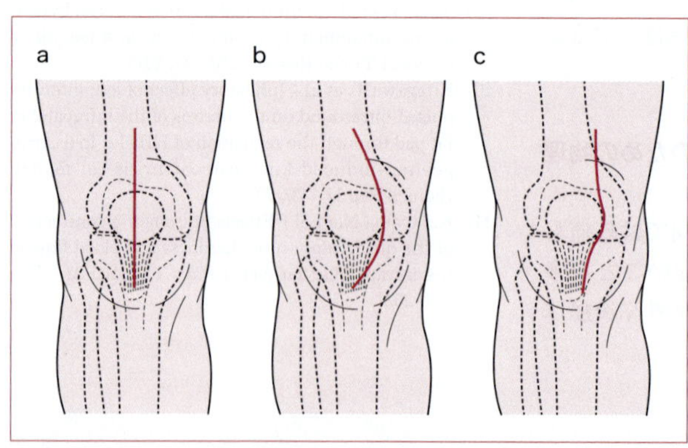

図1 人工膝関節全置換術における皮切の種類

a：anterior straight longitudinal incision.
b：medial curved incision.
c：medial gentle curved incision.
（文献1より）

ADLの再獲得を目指す．また，術後に獲得できる膝伸展筋力やROMなどの膝機能は術前の膝機能に影響を受けるため，術前の膝機能についても把握し，目標設定の目安とすることが望ましい．

2 評価

1 医学的評価（画像評価）

変形性膝関節症の重症度分類に用いられるKellgren-Lawrence分類は，X線画像における関節裂隙狭小化の程度や骨棘の有無などから重症度を判断し，人工膝関節全置換術適応の判断基準の一つとして用いられる．理学療法においても術前のX線画像から重症度を評価することで，術前の歩行やADLレベルの推測，術前後のアライメント変化を知ることが可能となる．また，術後早期には術側の疼痛増悪を防ぐために非術側下肢を中心とした動作が必要になるため，非術側下肢の変形の有無についても評価し，術側下肢を代償するための運動機能があるかを判断する必要がある．

2 主要な理学療法評価

(1) 疼痛

術後早期には安静時痛や運動時痛を強く認めることが多く，Numerical Rating Scale（NRS）やVisual Analogue Scale（VAS）のような評価バッテリーを用い，疼痛の強度を評価する．疼痛強度の変化を正しく捉えるため，日々の評価のタイミングを統一し，比較妥当性のある評価になるよう留意する．

術後の疼痛は防御収縮や筋緊張，腫脹により助長されることも多いため，疼痛の原因を探ることが重要である．防御収縮や筋緊張の有無，程度を評価するためには疼痛部位の聴取や圧痛の有無，防御収縮や異常緊張を生じている筋が含まれるROMを評価し，腫脹を評価するためには膝蓋骨上縁の周径測定を行う．

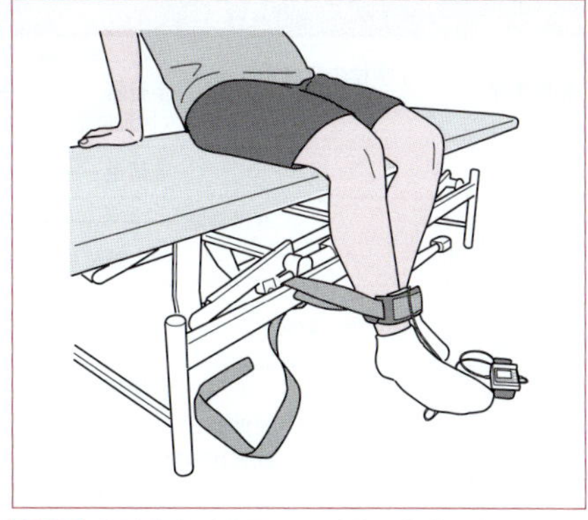

図2 徒手筋力計を用いた膝伸展筋力評価

センサー部分において測定される力（N）と膝関節裂隙からセンサーまでの距離（m）からトルクを算出する（Nm）．患者間での比較を行う場合は体重での正規化を行う（Nm/kg）．

(2) 筋力

術後早期は膝伸展筋力の低下が著明となり，術後半年から1年程度をかけて改善するため，経時的な膝伸展筋力の評価を行う．徒手筋力検査では段階4以上の変化を正確に知ることが難しいため，徒手筋力計などを用いた客観的な筋力評価を経時的に行うことが重要である（図2）．

術後早期の膝伸展筋力の低下は腫脹などによる影響が大きく[3]，その後の経過とともに筋断面積による影響が次第に大きくなる[4]．そのため，膝蓋骨上縁の周径測定による腫脹の評価とともに，長期的には大腿部の周径測定により大腿四頭筋の筋萎縮の程度も検討するべきである．ただし，術後早期は大腿部まで腫脹や浮腫を認めることが多いため，大腿部の周径測定を行う際には術前との比較や非術側との比較を行う．

(3) ROM

人工膝関節全置換術の対象となる症例は術前に膝関節可動域制限を有し，術前の可動域制限に由来する軟部組織伸張性の低下を術後に認めることが多い．術後早期はこの軟部組織伸張性の低下に加え，防御収縮

	術前	術当日	術翌日	術後5日目あたり	術後7日目あたり	術後10日目あたり
移動手段	T字杖歩行練習など		立位，平行棒，歩行器（状況に応じて）→	T字杖歩行（状況に応じて）→	→	→
荷重量			全荷重 →	→	→	→
疼痛コントロール		寒冷療法 →	→	→	→	→
			脱力肢位指導 →	→	→	→
筋力トレーニング	セッティング		セッティング →	端座位での膝伸展運動 →	→	→
ROMトレーニング			股関節内外旋 →	→	→	→
		足関節底背屈運動 →	→	→	→	→
			自己介助による膝関節屈伸運動 →	膝関節自動ROMトレーニング →	→	→
運動機能トレーニング	術後の起居動作の指導		起居動作 →	→	→	→
				バランストレーニング →	→	→
					階段昇降動作 床上動作 →	→
						退院後に必要な動作 →

図3 人工膝関節全置換術の術後プロトコル

や筋緊張，腫脹などによりROM制限がさらに強くなる．ROMの評価では，ROMの測定だけでなく，エンドフィールや最終域での疼痛などから制限因子を正確に評価するとともに，術前に由来する軟部組織伸張性の低下による制限か，術後の腫脹や防御収縮による制限かを見極めることが重要である．ROM制限についても術後経過とともに改善するため，経時的な評価を行う．

(4) 移動能力

術後早期には膝伸展筋力の低下やROM制限により移動能力が大きく低下するため，転倒予防に十分留意しながら歩行速度やTimed Up and Go Testの評価を行い，移動能力を評価する．移動能力についても十分な改善には術後半年から1年程度を要するため，経時的な評価が必要である．

(5) 患者報告型評価

術前，術後1ヵ月，3ヵ月，6ヵ月など定期的に患者報告型評価を用いた機能評価を実施する．わが国では患者報告型評価には日本版変形性膝関節症患者機能評価表（Japanese Knee Osteoarthritis Measure：JKOM）や日本語版膝機能評価法（いわゆる準WOMAC：Western Ontario and McMaster Universities Osteoarthritis Index），Knee Society Scoreなどが用いられる．

3 理学療法プログラム

1 術後プロトコル

人工膝関節全置換術後の一般的な術後プロトコルを示す（図3）．一般的に荷重制限が設けられることはなく，翌日には離床し歩行練習を開始することが多い．歩行手段などの進め方や時期については施設ごとに異なるため，各施設のプロトコルに従う．

2 理学療法プログラムの具体的方法

(1) 疼痛への対応

術後早期の疼痛に対しては寒冷療法（ア

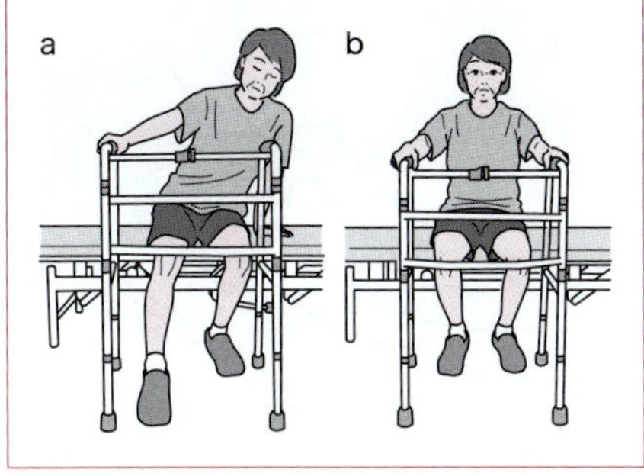

図4　術後の疼痛増悪を防ぐための起居動作

a：術後は疼痛増悪を防ぐため，非術側下肢（左側）を中心に上肢も含めた起居動作を行うよう指導する．
b：疼痛軽減に伴い，左右対称的な動作となるよう指導する．

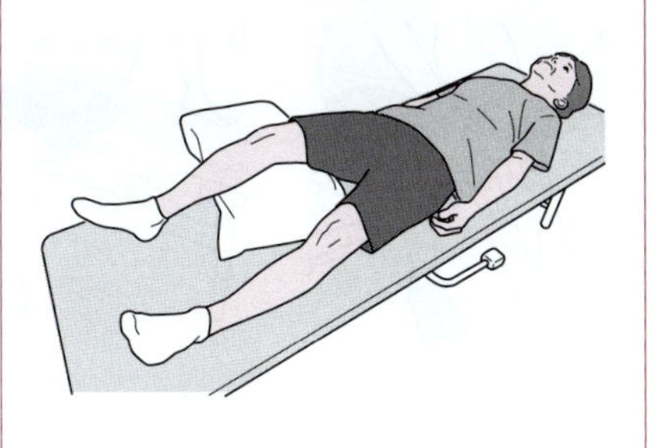

図5　術後の膝関節を軽度屈曲位とした脱力肢位

術後には膝関節伸展位保持による腫脹増悪を防ぐため，安静時はクッションなどを用いて膝関節を軽度屈曲位とする．股関節内外旋についても非術側を参考に脱力できるよう指導する．

イシング）および患者教育を行う．術後早期には防御収縮や腫脹により疼痛が助長されることが多いため，防御収縮や腫脹を増悪させないための患者教育が重要である．疼痛経験を繰り返すことで防御収縮が増強されるため，起居動作などでは術側下肢は疼痛が問題ない範囲で使用し，非術側下肢を中心に上肢も含めた起居動作となるよう指導する（図4）．また，病室での安静時に膝関節伸展位を継続することで腫脹が増大し[5]疼痛増悪につながるため，術後1週程度は膝関節を軽度屈曲位とした脱力肢位をとるよう指導することが必要である（図5）．

(2) 筋力トレーニング

術後早期には，腫脹などにより随意的な筋力発揮が困難となるため，積極的な筋力トレーニングを行う．随意的な筋力発揮を改善するため，理論的には最大筋力に近い負荷が望ましいと考えられるが，過負荷により疼痛が増悪することを考慮し，過負荷とならないようにしながら漸進的に負荷を増加させる．まずセッティングのような軽負荷の運動から開始し（図6），改善の程度に合わせて端座位での膝伸展運動のようなトレーニングへと進めていく．腫脹の軽減は筋力の改善に役立ち，さらに大腿四頭筋

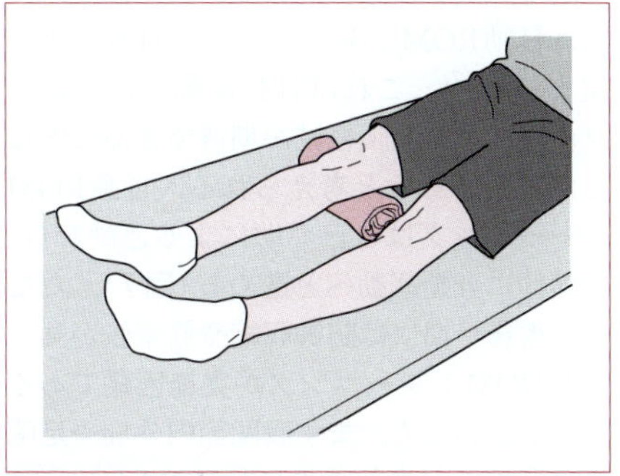

図6　膝関節伸展筋力向上を目的としたセッティング

術後早期の筋力トレーニングでは過負荷を防ぐため，まずセッティングを行う．膝関節伸展可動域制限を認めることも多く，膝窩にクッションなどを入れ，押しつぶすように指示することで大腿四頭筋の収縮を得られやすくなることも多い．

に対する電気刺激療法を併用することも随意的な筋力発揮の改善に有効である[6]．また，術後経過とともに膝伸展筋力低下の要因で筋断面積が占める割合が大きくなることから，術後3ヵ月程度からは筋肥大を考慮に入れた筋力トレーニングを行う必要がある．

(3) ROMトレーニング

術後には他動によるROMトレーニングやCPM（continuous passive motion）より

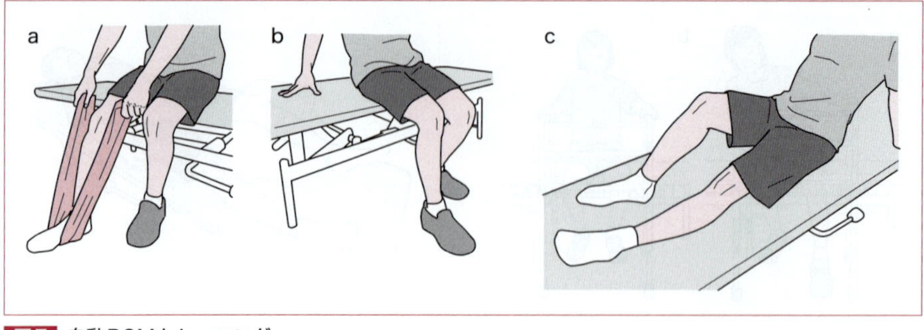

図7 自動ROMトレーニング

自動ROMトレーニングは自己介助による運動(a)から，段階的に自動運動(b，c)へと進める．端座位で行う場合(a，b)は足底を床に接地させたまま，ベッド上で行う場合(c)は足底をベッドから離さずに膝関節屈曲，伸展運動を繰り返し行う．自己介助による自動ROMトレーニング(a)ではタオルやセラバンド等で足部を後方に引き，膝関節屈曲運動を介助する．

も，自動ROMトレーニングを行うことが望ましい[6,7]．これは自動運動では筋ポンプ作用による腫脹軽減が期待できることなどが理由であると考えられる．自動ROMトレーニングは自己介助による運動から，段階的に自動運動へと進める(図7)．ただし，術後早期には防御収縮や筋緊張が強く自動ROMトレーニングが実施困難であることが多いため，まず股関節内外旋や足関節底背屈など患部外の自動ROMトレーニングを行ったり，膝関節周囲筋については収縮と弛緩を繰り返すエクササイズを行うことで防御収縮を軽減して[8]脱力肢位をとれるようにし，ROMトレーニングを行える状態に整えることが重要である．また，防御収縮や腫脹を軽減させても残存する軟部組織の伸張性低下に対しては持続的な伸張が適切な場合もあり，エンドフィールなどから制限因子を特定し，制限因子に対して適切な実施方法を検討する．

(4) 運動機能トレーニング

術後には起居動作や歩行練習，バランストレーニングなどの運動機能のトレーニングを行い，安定した歩行やADLの獲得を図る．起居動作などの動作についてのトレーニングでは術後早期には疼痛増悪を防ぐために非術側下肢，上肢を活用した動作を指導，トレーニングするものの，疼痛軽減に伴い左右対称的な動作となるよう指導する(図4)．歩行練習では平行棒内歩行から始め，歩行器歩行，杖歩行へと進め，状況に応じて歩行器での上肢支持を軽減させた歩行や，平行棒内片手支持歩行などを段階的に含む．術後には膝伸展筋力低下などに伴い支持基底面に対する安定性限界が小さくなるため，筋力向上を図りながら片脚立位トレーニングなどのバランストレーニングを行い，安定性限界拡大によるバランス能力の向上を図る．その他，日常生活に必要な階段昇降動作，床上動作なども必要に応じて練習する．

3 ガイドライン

人工膝関節全置換術後にはガイドライン[6,9]により理学療法を実施すること，膝伸展筋力トレーニングなどを実施することが推奨されている．また，先述したような寒冷療法や安静時の膝関節屈曲位保持，大腿四頭筋に対する電気刺激療法，運動機能トレーニングが推奨されるだけでなく，術後24時間以内にリハビリテーションを開始することについても推奨されている[4]．

さらに，術前のbody mass index（BMI）やROM，膝伸展筋力，合併症などが術後の膝機能などに影響を及ぼすことから，術前にこれらについて把握しておくことも推奨されている[4]．

4 リスク管理・禁忌事項

人工膝関節全置換術後は報告により差異はあるものの，深部静脈血栓症の発症率が高い．代表的なスクリーニング検査には凝固線溶マーカーであるDダイマー（基準値は試薬により異なり，標準化はされていないが＜500 ng/mLあるいは＜1 μg/mLを基準値とすることが多い[10]）やHomans徴候（足関節背屈により下腿痛が出現する）が用いられるが，どちらも深部静脈血栓症を疑う判断材料にすぎず，確定診断には画像診断である下肢静脈超音波検査が必要である．早期歩行および積極的な運動は深部静脈血栓症予防の基本であり，下腿のポンプ機能を活性化させ，下肢への静脈うっ滞を減少させる．理学療法では術後できる限り早く足関節の自動底背屈運動を指導，実施し，早期に離床および歩行練習を開始することが推奨されている[10]．

術後は膝伸展筋力の低下などによりバランス能力障害が生じ，転倒リスクが高くなる．そのため膝伸展筋力やバランス能力の改善を図ることで転倒リスクを軽減させるとともに，歩行手段や周囲の環境設定にも配慮し転倒を予防することが必要である．

クリニカルヒント

1 膝伸展筋力の改善における腫脹と膝関節伸展可動域

術後早期の膝伸展筋力低下は腫脹などにより随意的な筋力発揮が低下するところが大きく[3]，その後の経過とともに筋断面積による影響が大きくなる[4]．そのため，術後早期には腫脹を軽減させて大腿四頭筋の随意的な筋力発揮を改善することで長期的な筋萎縮を予防し，その後発生してしまった筋萎縮に対しては筋肥大を目的とした筋力トレーニングを行うなど，時期と筋力低下の原因に応じた理学療法を行うことが重要である．また，長期的には膝関節伸展可動域が膝伸展筋力に影響することも報告されており[11]，腫脹だけでなく膝関節伸展可動域の改善が膝伸展筋力の向上に必要であると考えられる．病室での安静時には膝関節軽度屈曲位として腫脹の増悪を防ぐ必要はあるが，理学療法の際には伸展可動域を確保できるように努める．

2 膝関節伸展可動域の改善

伸展可動域の評価ではエンドフィールが軟部組織伸張性か（術前に由来する軟部組織伸張性の低下が原因か），筋スパズム性か（術後の防御収縮や筋緊張が原因か）を見極める．人工膝関節全置換術の原疾患である変形性膝関節症は日本人では内反変形が多いため，術後のアライメント変化により内側に位置する屈筋である薄筋などの防御収縮や筋緊張を認めることがある．薄筋は二関節筋であるため，一般的には背臥位で股関節屈伸中間位で膝関節伸展位とし，そこから股関節を他動的に屈曲させた際の膝関節伸展可動域を比較することで薄筋の影響を検討することができる．しかし，股関節を十分に屈曲しなければその変化がわかりづらく，また膝関節をベッド上から浮かせることで比較が難しくなることがある．そこで長座位と背臥位で膝関節最大伸展位を比較するとベッドと膝窩の隙間で比較することができ，薄筋が制限因子である場合，背臥位では長座位よりも伸展制限を認める．一時的な防御収縮である場合は脱力肢位へと誘導すること，また持続的な筋緊張である場合には収縮と弛緩を繰り返し，筋の循環を改善させることで改善が可

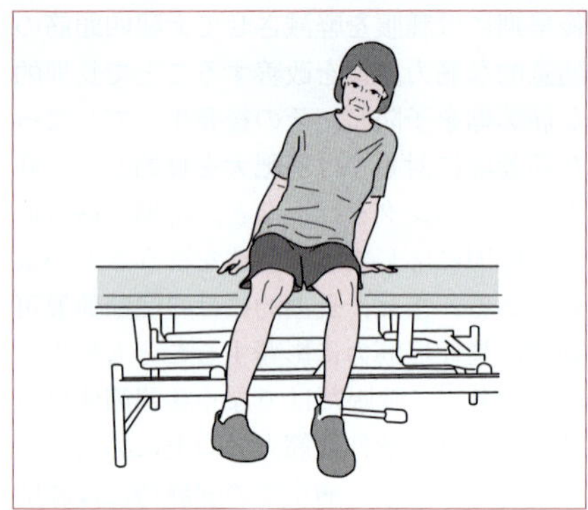

図8　端座位における防御収縮

術後早期は大腿四頭筋の筋力低下が生じているため，端座位では重力による膝関節屈曲に対する防御反応として，股関節内旋位とした防御反応がみられることが多い.

能となることが多い.

3 端座位での防御収縮

術後早期に端座位をとる際，重力による膝関節屈曲に対し股関節内旋位とする防御反応がみられることが多い（図8）．このような防御反応が継続することで後述する疼痛と筋収縮，循環不全の悪循環が生じるため，防御反応が生じないようにする必要がある．まず端座位をとる際には非術側と同様の股関節内外旋脱力肢位とし下腿下垂位を介助しながら慎重に促すとともに，ベッドを足底が接地できる高さに調整し下腿下垂位が強制されないようにすることも必要である（転落予防の観点からも重要である）.

4 疼痛コントロール

術後早期には疼痛が強く，歩行やADLの獲得に難渋する症例に遭遇することがある．このような場合には寒冷療法による疼痛コントロールや経過に伴う疼痛軽減を待つだけではなく，疼痛を増強している防御収縮などの筋緊張や腫脹に対し積極的にアプローチすることが必要である．術後には循環不全を生じ，膝周囲筋の持続的な収縮，緊張によってさらに局所的な循環不全が進む．それにより発痛物質が蓄積して疼痛閾値が低下し，疼痛刺激によりさらに筋収縮や血管収縮が生じて循環不全が悪化する悪循環が生まれる．そのため，疼痛が生じない範囲で筋収縮を促し，自動ROMトレーニングを行い，防御収縮などの筋緊張や腫脹を改善させることが疼痛軽減にもつながる.

文　献

1) 勝呂　徹ほか編：人工膝関節全置換術［TKA］のすべて—より安全に・より確実に—，改訂第2版，メジカルビュー社，東京，2017
2) Bercik MJ, et al：Posterior cruciate-retaining versus posterior-stabilized total knee arthroplasty：a meta-analysis. J Arthroplasty 28：439-444, 2013
3) Holm B, et al：Loss of knee-extension strength is related to knee swelling after total knee arthroplasty. Arch Phys Med Rehabil 91：1770-1776, 2010
4) Petterson SC, et al：Time course of quad strength, area, and activation after knee arthroplasty and strength training. Med Sci Sports Exerc 43：225-231, 2011
5) Wang HY, et al：An updated meta-analysis evaluating limb management after total knee arthroplasty-what is the optimal method? J Orthop Surg Res 14：97, 2019
6) Jette DU, et al：Physical therapist management of total knee arthroplasty. Phys Ther 100：1603-1631, 2020
7) Westby MD, et al：Development of quality indicators for hip and knee arthroplasty rehabilitation. Osteoarthritis Cartilage 26：370-382, 2018
8) Eymir M, et al：Relaxation exercise therapy improves pain, muscle strength, and kinesiophobia following total knee arthroplasty in the short term：a randomized controlled trial. Knee Surg Sports Traumatol Arthrosc 30：2776-2785, 2022
9) 日本運動器理学療法学会：第12章 膝関節機能障害理学療法ガイドライン．理学療法ガイドライン，第2版，日本理学療法士協会監，日本理学療法学会連合 理学療法標準化検討委員会ガイドライン部会編，医学書院，東京，425-456，2021
10) 日本循環器学会ほか：肺血栓塞栓症および深部静脈血栓症の診断，治療，予防に関するガイドライン（2017年改訂版）．https://www.j-circ.or.jp/cms/wp-content/uploads/2017/09/JCS2017_ito_h.pdf（2023年12月1日閲覧）
11) Pua YH, et al：Knee extension range of motion and self-report physical function in total knee arthroplasty：mediating effects of knee extensor strength. BMC Musculoskelet Disord 14：33, 2013

13 高位脛骨骨切り術

佐藤久友・佐浦隆一

1 術式概要と基本方針

1 術式概要

高位脛骨骨切り術（high tibial osteotomy：HTO）は下肢アライメント矯正を介した下肢機能軸の膝関節内側から外側への移動により，内側コンパートメントにかかる荷重量を軽減させ，歩行時痛の緩和と内側型変形性膝関節症（knee osteoarthritis：膝OA）の進行防止を目的に行われる．膝関節が温存されるため，重労働や農作業への復職，スポーツ復帰も可能である．

手術適応は，Kellgren-Lawrence分類のGrade1～4，膝関節屈曲拘縮10°未満，内側コンパートメント単独の膝OAもしくは特発性大腿骨内顆骨壊死の患者である．適応年齢は40～60代であるが，70代の活動性の高い患者にも行われ，若年者では靱帯・半月板損傷に対する手術にHTOを併用することもある．一方，もともと歩行能力低下がある変形性腰椎症や腰部脊柱管狭窄症合併例，術後の腰椎圧迫骨折により下肢アライメントにも悪影響を与える可能性がある骨粗鬆症合併例では，慎重な術前検討が必要である．

(1) 外側楔状閉鎖式高位脛骨骨切り術

外側楔状閉鎖式高位脛骨骨切り術（closed wedge HTO：CWHTO）は，脛骨外側の骨を取り除き，近位と遠位の皮質骨を重ね合わせてアライメントを矯正する手術である．術側下肢が短縮するため，腓骨骨切りを行う．その際，腓骨神経損傷を生じたり，静脈叢の出血などによるコンパートメント症候群を合併したりすることがある．

(2) 内側楔状開大式高位脛骨骨切り術

内側楔状開大式高位脛骨骨切り術（open wedge HTO：OWHTO）（図1）は，強固な固定性を持つロッキングプレートによって早期荷重が可能となり，近年，CWHTOに比べて手術件数が増加している．この手術は脛骨近位内側を骨切り，開大したギャップに人工骨や自家骨を挿入する．術

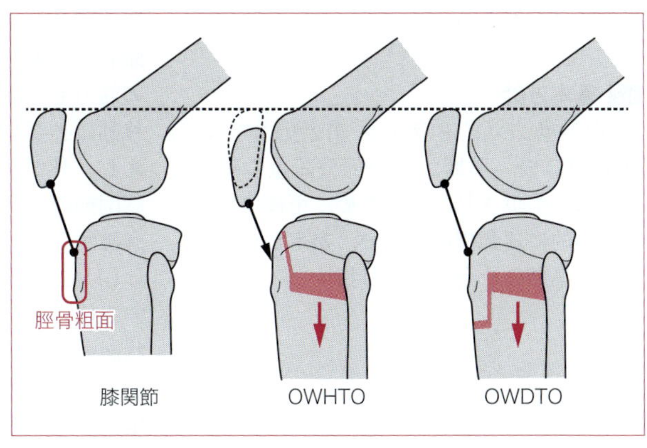

図1 内側楔状開大式高位脛骨骨切り術（OWHTO）と脛骨粗面下骨切り術（OWDTO）

OWHTO：脛骨粗面を遠位に移動させる（下方移動）ため膝蓋骨低位となる．その結果，膝蓋大腿関節圧が上昇して膝蓋骨のトラッキング障害を訴えたり，膝蓋大腿関節の変性が生じたりすることがある．
OWDTO：脛骨粗面の近位ではなく遠位を骨切りするため，骨切り後の粗面部の下方移動（膝蓋骨低位）を防ぐことができる．

中の不適切な骨切りラインの設定や不十分な骨切りでは，骨切り部の無理な開大で関節面に至る骨折が発生することがある．また，膝蓋骨低位となることがある．一方，手術に伴う脛骨後方傾斜の増加は，脛骨の前方剪断力を増大させるため，前十字靭帯損傷合併例の術後理学療法は慎重に行う必要がある．

(3) hybrid CWHTO (HCWHTO)

CWHTOの欠点を補うために考案された手術で，脛骨外側の骨を小さく取り除き，内側は骨皮質を完全に離断して開大する．この手術はCWHTOに比べて下肢の短縮は少なく，内側の軟部組織は剝離しないため，荷重時には温存された内側側副靭帯浅層が緊張し内側安定性が向上する．また，脛骨粗面の位置を内旋させるので膝蓋大腿（patellofemoral：PF）関節症合併例に適している．しかし，腓骨骨切りに加え，前脛骨筋を剝離するので，術後，浅・深腓骨筋神経麻痺の確認は必須である．

(4) 脛骨粗面下骨切り術（図1）

脛骨粗面下骨切り術（open wedge distal tibial tuberosity osteotomy：OWDTO）は，OWHTO後に生じる膝蓋骨低位を軽減するために考案され，PF関節症合併例にも適用できる．しかし，骨切り後の脛骨粗面部が薄いと膝蓋腱の牽引や脛骨粗面部にかかる曲げ応力により脛骨粗面骨折を合併することがある．

2 基本方針

『理学療法ガイドライン 第2版』[1]では，OWHTO後，早期からの部分荷重の開始と離床が推奨されているため，術後早期から積極的に運動療法を行い，安定した歩行獲得と早期の社会復帰を目指す．

2 評価

1 医学的評価（X線像）[2]

前額面では，下肢立位全長X線像によるアライメント，側副靭帯などの膝周囲軟部組織や関節軟骨の状態によって変化するjoint line convergence angleを確認する（図2）．矢状面では，脛骨後方傾斜と膝蓋骨の位置（図3）を確認する．

2 主要な理学療法評価

(1) 術後の身体症状や疼痛評価

下肢外旋位での放置や不適切なクッション設置などの誤った術後管理は腓骨神経麻痺を引き起こす危険性があるので，理学療法開始前に感覚障害と足関節背屈，母趾伸展筋力を評価する．疼痛は炎症を反映する安静時・夜間時痛を聴取し，運動時痛がある場合は，圧痛部位を確認してその原因を推察する．

(2) 関節可動域（ROM）測定

術側膝関節ROMと最終域感（エンドフィール）を評価する．最終獲得ROMは術前と大きく変化しないはずであるが，疼痛や腫脹は術後ROM改善の阻害因子となるので，術後ROMの変化と同時にその経過も記録する．

(3) 筋力測定

術直後には大腿四頭筋の等尺性収縮（大腿四頭筋セッティング）を行わせ，大腿四頭筋の収縮を確認する．股・足関節周囲筋の筋力も疼痛に注意して評価するが，側方移動に必要な股関節外転筋力や足部の内がえし，外がえしの筋力評価は重要である．膝関節の最大筋力は骨癒合が得られてから評価する．

(4) 立位姿勢・歩行動作観察

立位姿勢では，前額面の左右対称性，矢状面の術側膝関節伸展程度を観察する．歩行では，矢状面での踵接地の有無，足底接地する際の下腿前傾，体幹前後傾および前

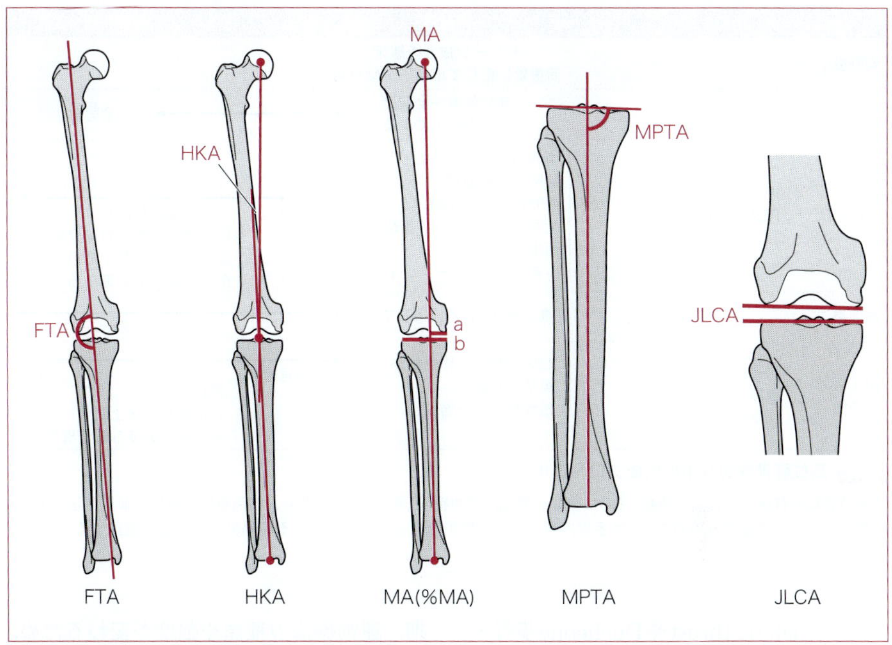

図2　前額面でのX線像評価

femorotibial angle (FTA)：大腿骨長軸と脛骨長軸のなす角度（正常 174〜178°）.
hip-knee-ankle angle (HKA)：大腿機能軸（大腿骨頭中心と膝関節中心を結ぶ線）と脛骨機能軸（膝関節中心と足関節中心を結ぶ線）のなす角度（正常−1〜2°）.
下肢機能軸（mechanical axis：MA）：大腿骨頭中心と足関節中心を結ぶ線.
% mechanical axis (% MA)：MAが膝関節を通過する位置．a（膝関節内側からMAまでの距離）/b（膝関節内側から外側までの距離）×100（HTO術後60%前後）.
medial proximal tibial angle (MPTA)：脛骨機能軸に対する脛骨関節面の角度（正常85〜90°）.
joint line convergence angle (JLCA)：大腿骨関節面と脛骨関節面の接線のなす角度（正常 0〜2°）.

図3　矢状面でのX線像評価

脛骨後方傾斜(posterior tibial slope：PTS)：脛骨関節面と脛骨長軸のなす角度(A)−90°(正常 7〜10°).
Insall-Salvati ratio (IS比)：脛骨粗面までの膝蓋腱の長さ(b)/膝蓋骨の最大縦長(a)(膝蓋骨低位<0.8，膝蓋骨高位>1.2).

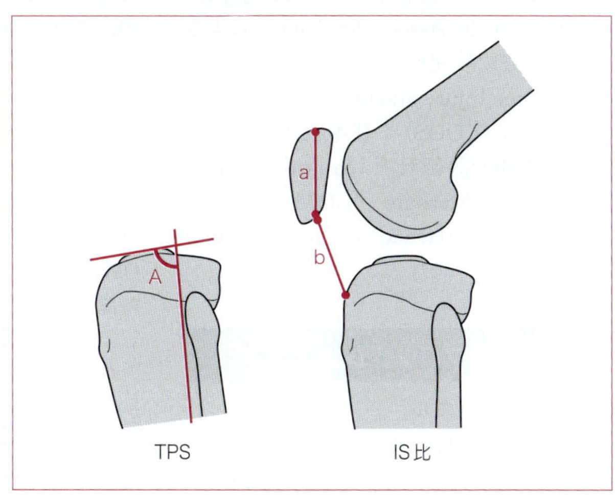

	術前	術翌日	術後1週〜3週
安静度		ドレーン抜去後離床 荷重量に応じて車椅子・歩行可	
荷重量	全荷重	部分荷重〜全荷重 （医師の指示による） →	全荷重
運動療法	筋力増強運動 ROM運動 （必要に応じて）	術側の大腿四頭筋セッティング 足関節自動運動 術側筋力増強運動 術側膝関節のROM運動 荷重・歩行練習 つま先立ち（カーフレイズ）	→ （適宜継続） ※筋力増強運動は自動介助運動，自動運動，抵抗運動へと段階的に進める
物理療法		寒冷療法（必要に応じて）	→ （適宜継続）
ADL指導 その他	移乗動作 車椅子駆動 松葉杖歩行	起居・起立・移乗動作 車椅子駆動 松葉杖・歩行器歩行	→ （適宜継続） 階段昇降 入浴動作・床上動作 退院後に必要な動作練習

図4 高位脛骨骨切り術の術後プロトコル

膝関節装具の有無，筋力強化運動・ROM運動の開始時期や程度（範囲），荷重量および荷重開始時期・荷重方法（例：膝関節伸展位での荷重のみ許可など）は手術内容によって変更になることがあり，その都度，担当医に確認することが望ましい．

額面でのlateral thrustやDuchenne歩行・Trendelenburg歩行，さらには足先が離地する際の膝関節屈曲運動の円滑さなどを観察する．

(5) 疾患特異的尺度を用いた膝関節機能評価[2)]

医療関係者が行う機能評価と患者自身が行う患者立脚型の機能・満足度評価がある．前者には日本整形外科学会（The Japanese Orthopaedic Association：JOA）による膝疾患治療成績判定基準（JOA score），後者にはKnee Injury and Osteoarthritis Outcome Score（KOOS）や日本版変形性膝関節症患者機能評価尺度（Japanese Knee Osteoarthritis Measure：JKOM）（日本運動器科学会：https://www.jsmr.org/news.html）がある．

3 理学療法プログラム

1 術後プロトコル

術式，内固定材の種類，半月板縫合術併用の有無などにより，荷重量や荷重開始時期，運動療法の種類や強度が変わるため，施設ごとに決められた術後プロトコルに則って理学療法を行う（図4）．

2 理学療法

(1) 疼痛への対応

術後の炎症を抑制するため，アイシングを行う．大腿筋膜張筋やハムストリングスなどの二関節筋は筋スパズムが出やすいため，クッションを用いて腓骨神経を圧迫しないような膝関節が軽度屈曲位となる安楽肢位を指導する．加えて，パテラセッティングなどの等尺性収縮後の弛緩を経験させたり，自動介助運動とリラクセーションを繰り返し行ったりして，筋緊張が和らぐ感覚を習得してもらい，疼痛軽減を図る．OWHTO後，荷重時に生じる脛骨外側部の激痛はヒンジ骨折を疑って担当医に報告し，その後の判断を仰ぐ．

(2) ROM運動

防御性収縮が強い患者では，持続他動運動（continuous passive motion：CPM）や自動介助運動を併用すると効果的である．

また，一過性に下腿三頭筋の筋スパズムによる足関節背屈制限が生じることがあり，下腿三頭筋のストレッチングも行う．

(3) 筋力増強運動

パテラセッティングによる大腿四頭筋の等尺性収縮運動から始める．次に，自重での等張性収縮による膝関節伸展運動を行い，骨切り部に疼痛がなければ，荷重量に合わせて段階的に負荷量を増加する．膝OA患者は術前から股関節外転筋力低下を認めることが多いので，術後早期から積極的に殿筋群の筋力強化運動を行う．前脛骨筋の筋力強化運動では，手術侵襲を踏まえ，収縮時痛に注意して行う．

(4) 立位での荷重練習

体重計で適切な荷重量を確認しながら荷重下での歩行練習を行う．荷重量は歩行時に増加しやすいので，立位での荷重練習に加えて，一歩踏み出した時の荷重量を確認するなど，歩行時の過荷重の予防対策が必要である．術側への荷重量が少ない場合には，術側への骨盤側方移動と術側小趾に足圧位置を意識させると荷重しやすくなる．

4 リスク管理・禁忌事項

最も多い合併症は深部静脈血栓症（deep vein thrombosis：DVT）であり，術後早期の下肢自動運動や歩行が推奨される[3]．HTO後に発生するDVTの多くは遠位型であるが[4]，まれに肺血栓塞栓症を発症する．DVT発生後は，担当医に運動療法の継続可否および注意を確認する．

また，過荷重を契機に，内固定材の破損，脛骨粗面骨折，ヒンジ骨折などを認めることがあり，指示された荷重量を厳守する．

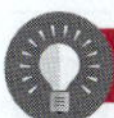

クリニカルヒント

1 荷重位での股関節外転筋の筋力強化運動（図5）

術後の下肢アライメント変化に伴い，歩行時の股関節内外転可動域も変化する．そのため，股関節外転筋力を強化して骨盤を安定させる必要があるが，荷重位での筋力発揮が苦手な患者は多い．そこで，立位での骨盤側方移動練習や片脚立位練習を行い，容易にできるようになればpelvic drop（片脚立位で対側の骨盤を下制する）など，動的な運動を追加して，荷重位で股関節外転筋力を十分に発揮できるように練習する．

2 異常歩行に対する運動療法

荷重応答期での異常を改善するために，一歩踏み出して，踵接地から下肢へ荷重するような重心移動運動を行う．その際，衝撃吸収に関与する前脛骨筋，大腿直筋を除く大腿四頭筋，中殿筋の適切な筋収縮が得られるように動作を誘導する．また，遊脚相で膝関節屈曲角度が不足するstiff knee gaitの改善には，立脚終期から前遊脚期での足底感覚に注意する必要がある．stiff knee gaitを呈する患者は，前足部に荷重する前に足部が離地してしまっているので，まず，対側の踏み返しを意識させ，「足趾に体重がかかるまで待ってから，その足を前に出す」という感覚で術側下肢を前方に振り出すことを指導すると異常歩行が改善しやすい．

3 歩行補助具の選択

全荷重が許可されても，疼痛や筋力低下のために術側下肢に十分荷重できない患者は，外転歩行などの異常歩行が改善されず，術部に過剰なストレスが生じてプレートやスクリューの破損，ヒンジ骨折，あるいは脛骨粗面骨折をきたす可能性がある．

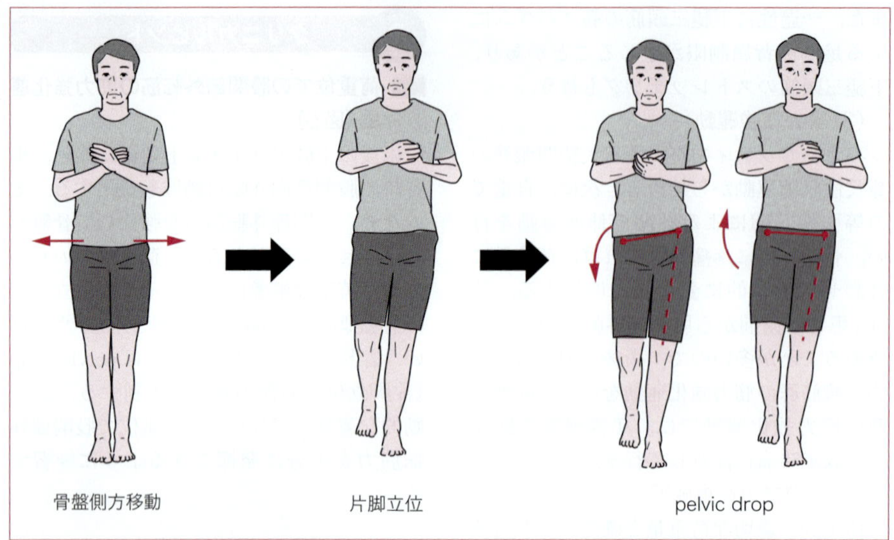

図5 荷重位での股関節外転筋力強化運動

骨盤側方移動：閉脚立位と開脚立位で行う．患者自身で骨盤を側方に動かしにくい時は，骨盤を誘導したり，骨盤の外側から抵抗をかけ運動方向をわかりやすくしたりする．
片脚立位：骨盤が水平になっているかといった骨盤の傾斜と骨盤側方移動量に注意する．
pelvic drop：はじめは介助下で骨盤の上下運動を行ってもらい，徐々に患者自身で行えるように促していく．

そのため，術側下肢の荷重量に合致した歩行補助具を選択して術部への過負荷を避けることは，術後合併症を予防するためにも必要なことである．

（執筆協力者：近藤修輔）

文　献

1）日本運動器理学療法学会：第12章　膝関節機能障害理学療法ガイドライン．理学療法ガイドライン，第2版，日本理学療法士協会監，日本理学療法学会連合 理学療法標準化検討委員会ガイドライン部会編，医学書院，東京，440-443，2021
2）日本Knee Osteotomyフォーラム：ゼロからはじめる！Knee Osteotomyアップデート，日本病院出版会，東京，2018
3）日本整形外科学会診療ガイドライン委員会，日本整形外科学会症候性静脈血栓塞栓症予防ガイドライン策定委員会編：日本整形外科学会 症候性静脈血栓塞栓症予防ガイドライン2017，日本整形外科学会監，南江堂，東京，2017
4）Turner RS, et al：The incidence of deep-vein thrombosis after upper tibial osteotomy. A venographic study. J Bone Joint Surg Br 75：942-944, 1993

14 膝蓋骨骨接合術

大古拓史

1 術式概要と基本方針

1 術式概要

膝蓋骨骨折の受傷機転は，転倒時に膝を地面に強打した際やダッシュボード損傷など，膝蓋骨に直接外力が加わった際（直達外力）に生じることが多い．また，間接的な外力（介達外力）では，膝関節屈曲方向の力と大腿四頭筋の牽引力が膝蓋骨に加わることで発生する．骨折線での分類としては，①横骨折，②縦骨折，③星状（粉砕）骨折，④遠位端骨折に分けられる（図1）．骨折の程度では，⑤亀裂骨折，⑥離開骨折，③星状（粉砕）骨折に分けられる．特殊な骨折として，⑦骨軟骨骨折，⑧sleeve骨折がある．

手術適応は，骨片が3mm以上転位している場合や関節面が2mm以上離開している場合，また，術後は早期歩行が可能となるため，社会的背景から手術を実施することがある．

膝蓋骨の観血的固定方法は，骨折線の状態によって選択される．螺子固定法は，スクリューをねじ込み固定する強固な固定方法である（図2a）．海綿骨スクリュー（cancellous bone screw）と皮質骨スクリュー（cortical bone screw）がある．引き寄せ鋼線締結法（tension band wiring法）は，Zuggurtung法とも呼ばれ，2本のKirschner鋼線（K-wire）を主骨片間に縦に通して固定し，軟鋼線を膝蓋骨前面で8字型に締結し固定する方法である（図2b）．膝蓋骨を固定することによって，大腿四頭筋の張力は，軟鋼線を介して骨折部に圧迫力として

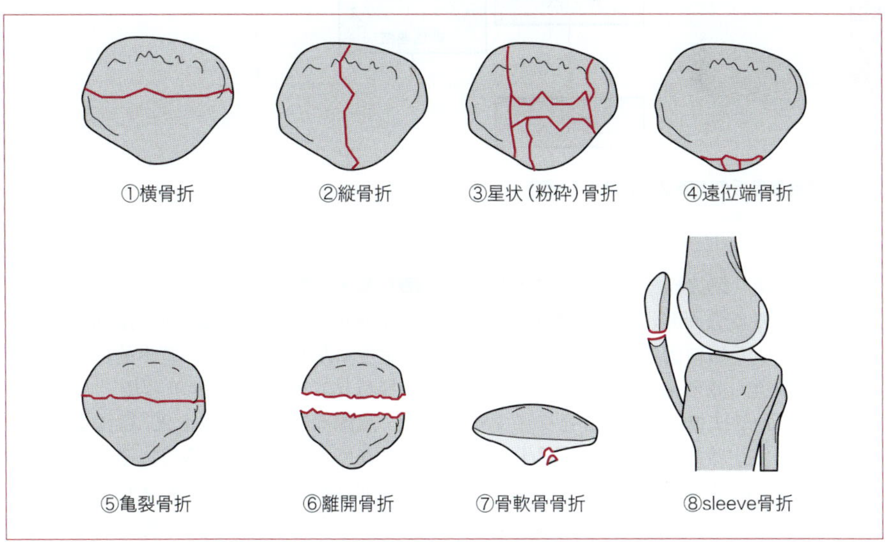

図1 膝蓋骨骨折分類

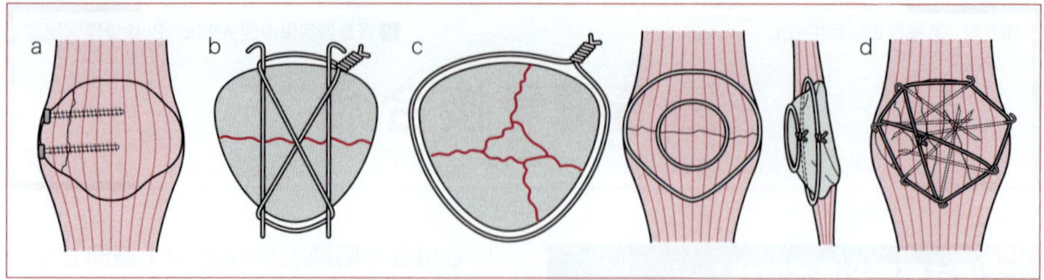

図2　膝蓋骨骨折における観血的固定術

a：螺子固定法．b：引き寄せ鋼線締結法．c：環状鋼線締結法．d：ひまわり法．

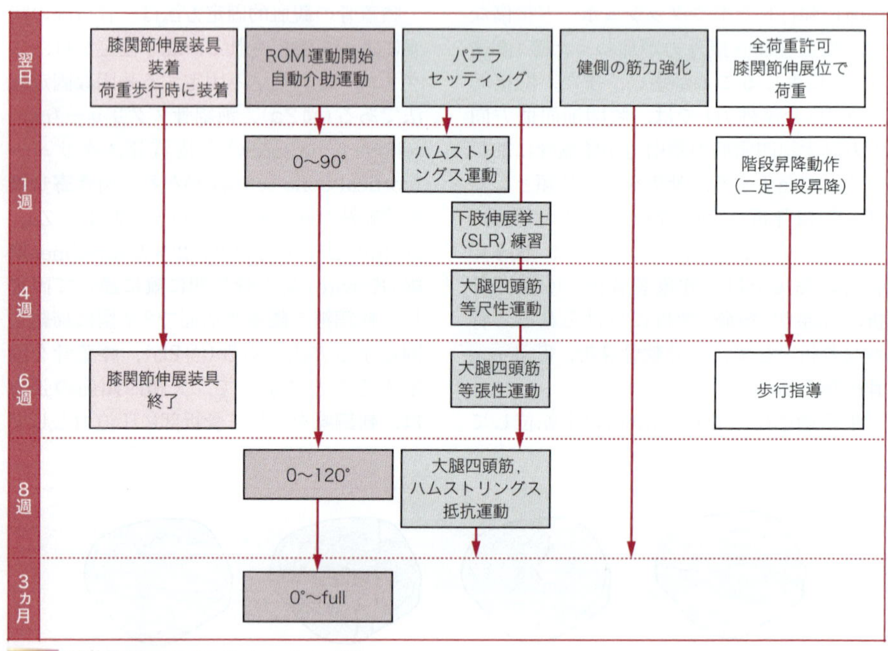

図3　膝蓋骨骨折の術後プロトコル（一例）

作用する．環状鋼線締結法は，粉砕骨折などの場合，膝蓋骨周囲に軟鋼線を1本もしくは2本通して締結固定する．軟鋼線は，大腿四頭筋腱，膝蓋腱を通し固定する（図2c）．ひまわり法は，ring pinとワイヤーを用いて固定する方法である（図2d）．これらの固定方法は，組み合わせて実施することもある（例：引き寄せ鋼線締結法＋1重の環状鋼線締結法）．

2 基本方針

膝蓋骨骨折における観血的固定術後は，固定性に左右されるが，基本的には膝関節伸展位にて早期に歩行が可能となる．また，膝関節屈曲可動域も90°程度までは早期に許可されることが多く，その後段階的に増加されていく[1]．パテラセッティングも早期から開始される．一般的な術後プロトコルを図3に示す．しかし，自宅退院後や外来に移行後，患者との自主トレーニングの内容や実施可能な動作の共有が不十分だと，膝関節屈曲機会の減少から膝伸展位での歩行が定着し，膝関節屈曲制限が生じる場合があるため注意が必要である．

また，残存機能の強化を並行して取り入れ，健側下肢の筋力増強運動や片脚立位トレーニング，患側下肢の股関節・足関節周囲の筋力増強運動やストレッチ，全身持久力向上を狙ったプログラムも実施する必要がある．

2 評価

1 医学的評価

骨折線の状態を把握し，術後プロトコルを確認する．術後プロトコルがなくとも，術者に固定状況や荷重時期・荷重量，目標または許可される可動域角度や筋力増強などの運動内容，ADLレベルを確認する．これらは，1週間ごとに変化することもあるため，定期的な確認が必要である．

2 主要な学療法評価

(1) 問診

受傷時の状況について，転倒や事故などの外傷性であるのか，疲労骨折に代表される繰り返しによる発症であるのかを確認する．また，ADLにおいてもどのような時に痛みが生じているか，不具合の生じる動作を聴取し，その都度改善していく必要がある．加えて，術前の膝関節の屈曲角度や正座の有無についても確認しておくと目標可動域となる．

(2) 触診

術後の腫脹，発赤，熱感の確認および，術創部の位置や状態（柔軟性・硬さ）を確認する．膝蓋骨周囲は癒着などで軟部組織の硬さが可動性に影響を及ぼすため[2)]，圧痛の有無や軟部組織の硬さを徒手圧迫にて確認する[3)]．圧痛部位の確認では，①大腿直筋膝蓋骨付着部，②内側広筋膝蓋骨付着部，③外側広筋膝蓋骨付着部，④膝蓋上囊，⑤膝蓋腱，⑥膝蓋下脂肪体の圧痛有無を確認する（図4）．

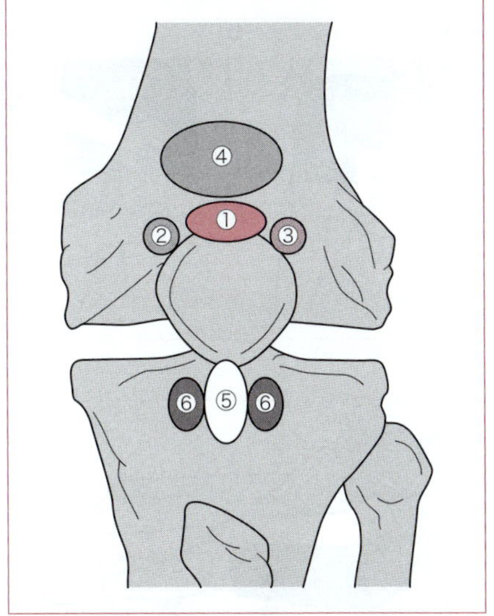

図4 膝蓋骨周囲の圧痛確認箇所（左膝）

①大腿直筋膝蓋骨付着部．②内側広筋膝蓋骨付着部．③外側広筋膝蓋骨付着部．④膝蓋上囊．⑤膝蓋腱．⑥膝蓋下脂肪体．

(3) 膝蓋骨の可動性

膝蓋骨の可動性は，膝関節伸展0°もしくは，膝関節に伸展制限がある場合は，軽度屈曲位（20〜30°）にて内側・外側方向[4)]と下方への可動性[5)]を徒手にて確認し，主に左右差で可動性を判断する（図5）．膝蓋骨は傾斜するため，下肢の長軸方向に膝蓋骨が平行移動するように意識して圧排する．上方への可動性は，パテラセッティング時に確認する．

(4) その他の評価

膝関節屈曲・伸展の関節可動域（ROM），筋力をプロトコルの範囲内で確認する．関節包内に液貯留があれば，膝蓋跳動（floating patella, ballottement of patella）が生じるため，その有無を確認する．膝蓋跳動は

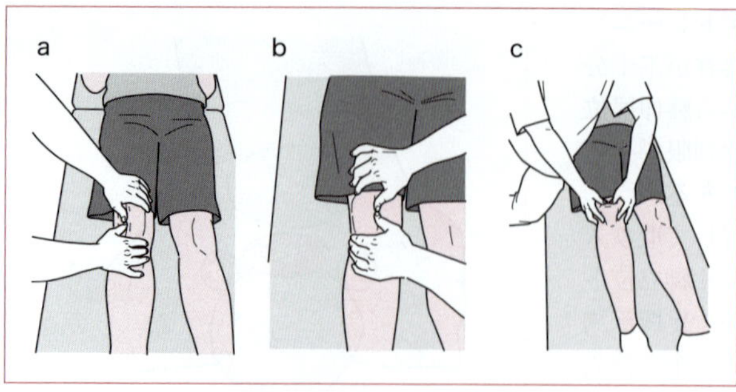

図5 膝蓋骨可動性確認
a：内側可動性，b：外側可動性，c：下方可動性．

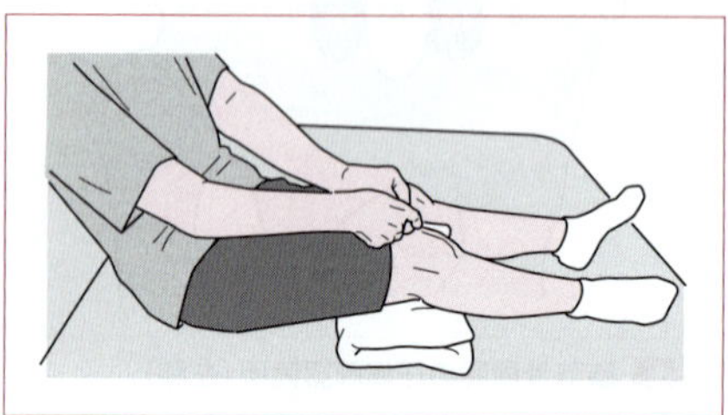

図6 膝蓋骨下方可動性トレーニング

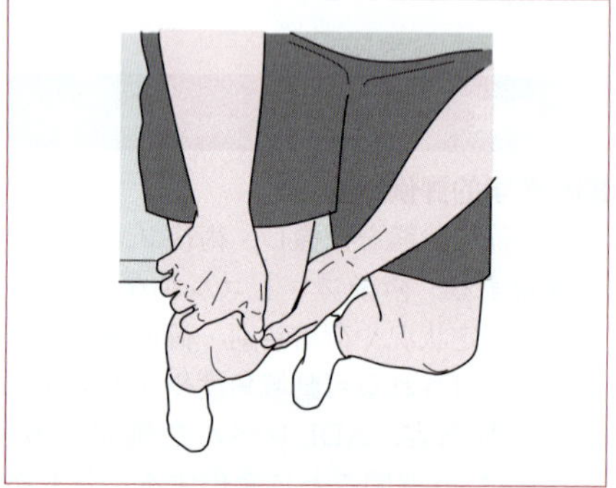

図7 大腿遠位部の軟部組織マッサージ

膝伸展位にて，膝蓋上嚢にたまった関節液を大腿遠位方向に押しやるように手掌と指で圧迫する．側方からも圧迫を加えると膝蓋骨が浮き上がり，膝蓋骨を大腿骨側に押さえると膝蓋骨の浮き沈みや貯留液の移動が触知できる．patellar tap testとも呼ばれる．膝周囲の腫脹や大腿部の筋量評価のため，膝蓋骨上縁0cm，5cm，10cm，15cmの大腿周径を測定する．

3 理学療法プログラム

1 膝蓋骨および膝蓋骨周囲のモビライゼーション

膝蓋骨のモビライゼーションは，「2-2-(3) 膝蓋骨の可動性」(p.735) 評価に記載した方法で膝蓋骨が可動する最終域まで圧排する．痛みが生じる場合があるため，痛みの少ない範囲内で実施する．「2-2-(2) 触診」(p.735) で，圧痛や硬さがあった箇所に対して，直接的な軟部組織のマッサージを行い，膝蓋骨のモビライゼーションと組み合わせて行うと効果的である[6]．これらは自主トレーニングとしても指導でき，長座位で背をもたれた姿勢で，膝軽度屈曲位もしくは伸展位にて膝蓋骨を下方に圧排する（図6）．また，長座位や座位で膝蓋骨底（膝蓋骨上縁）付近の直接的な軟部組織のマッサージも併せて実施するとよい（図7）．

2 パテラセッティング

長座位にて両上肢を体幹後方につき，症例の膝窩部にタオルまたは理学療法士の手を入れ，膝関節を伸展させながら（タオルを押さえつけるように）大腿四頭筋に収縮を入れるよう指示する．特に内側広筋が収縮するように触診やタッピング等で指示するとよい．

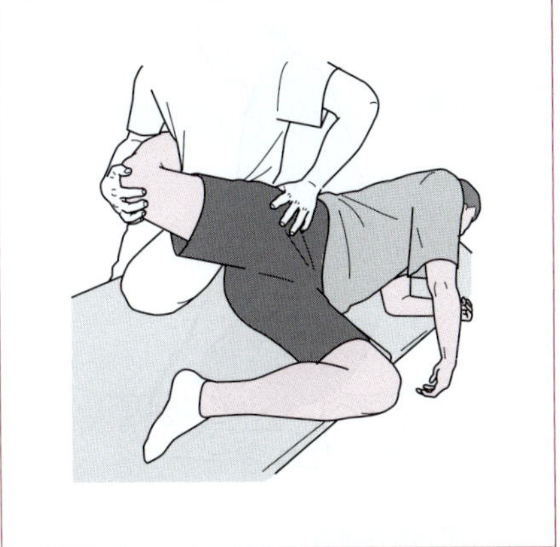

図8 大腿直筋のストレッチ①

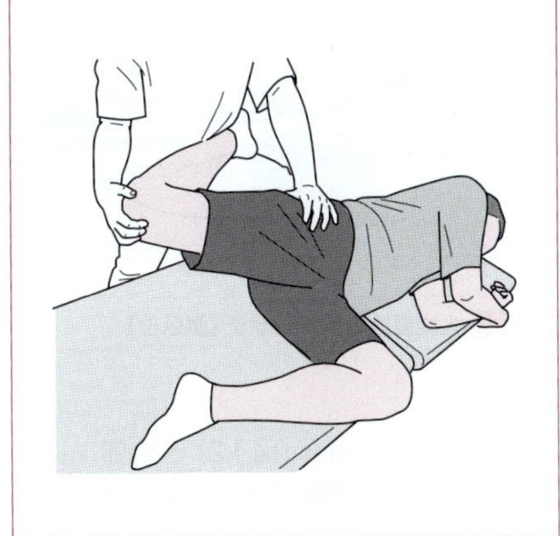

図9 大腿直筋のストレッチ②

4 リスク管理・禁忌事項

骨折部の固定に使用されている鋼線が抜けるバックアウト現象や，軟鋼線が皮膚や軟部組織に接触することで疼痛が生じる場合がある．理学療法実施中や実施後において，発赤などの皮膚症状がみられないか，痛みの部位や種類と触診による圧痛所見の整合性に差異がないか，鋭痛が生じる場合は主治医に報告・相談を行う．

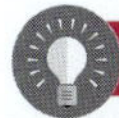

クリニカルヒント

1 膝関節屈曲制限と膝蓋骨下方可動性低下

膝蓋骨骨折後，膝関節屈曲90°以上（特に深屈曲）のROM制限が残存する場合，膝蓋骨の下方への可動性も制限されていることが多い．膝蓋骨周囲の圧痛所見を踏まえた癒着改善を意識したマッサージ，膝蓋骨のモビライゼーション後，腹臥位もしくは側臥位での大腿直筋のストレッチを実施する．他動での大腿直筋のストレッチは，側臥位にてベッド側の股関節を最大屈曲位とし，伸張側の股関節を最大伸展させ膝関節を屈曲させる．伸張側の下肢は，理学療法士の大腿部に乗せると安定する．理学療法士の左手は上前腸骨棘にあて，骨盤の前傾を抑制し，右手は膝蓋骨底にかけて膝蓋骨を把持するように大腿直筋を伸張させる（図8）．さらに大腿直筋を伸張させる場合は，膝関節を屈曲させていくが，伸張側の足関節部を理学療法士の大腿近位部に乗せると安定する（図9）．

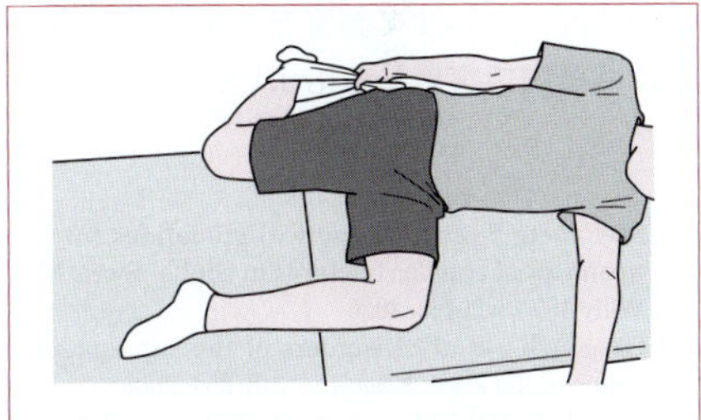

図10 大腿直筋のストレッチ（側臥位）

自主トレーニングも同様に指導し，伸張側の足関節に手が届かない場合は，タオルを足関節にかけて大腿直筋を伸張させる（図10）．側臥位での実施が難しい場合は，腹臥位でタオルを足関節にかけて実施する（図11）．

可能であれば，正座まで実施する．膝関節の屈曲角度に合わせてタオルを重ねて挟み込む．タオルの厚さが同じであっても，

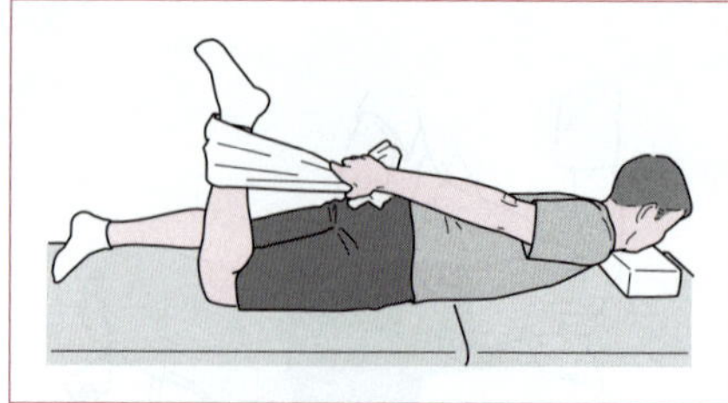

図11 大腿直筋のストレッチ（腹臥位）

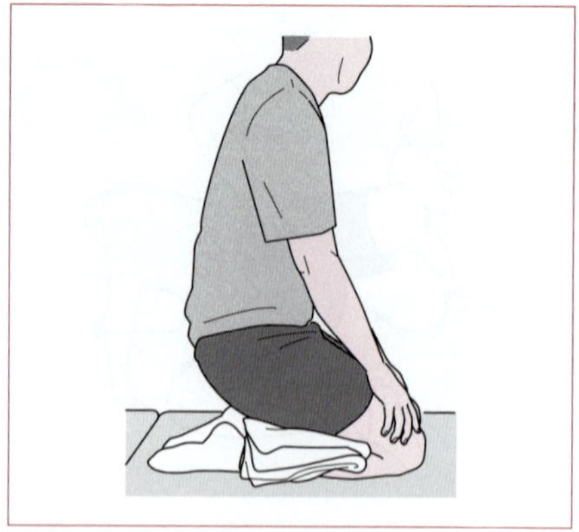

図12 膝関節深屈曲

膝窩部に入れる場合（図12）と殿部下に入れる場合では，殿部下の方がより膝関節は屈曲する．大腿遠位部から膝関節前面に伸張感や軽い伸張時痛が生じる程度から正座を実施する．1日1回1分から開始し，疼痛の状況に合わせて頻度を調節する．入浴時に浴槽内で実施してもよい．

文　献

1）Steinmetz S, et al：Practical guidelines for the treatment of patellar fractures in adults. Swiss Med Wkly 150：w20165, 2020
2）Dragoo JL, et al：Disorders of the suprapatellar pouch of the knee. Knee 15：348-354, 2008
3）Joshi RP, et al：Measurement of coronal plane patellar mobility in normal subjects. Knee Surg Sports Traumatol Arthrosc 8：40-45, 2000
4）Ota S, et al：Sex differences in passive lateral and medial patellar mobility in healthy young adults. J Back Musculoskelet Rehabil 31：127-132, 2018
5）Ohko H, et al：Sex-based differences and relationship with the restricted knee flexion angle due to aging：a comparative study. BMC Musculoskelet Disord 24：348, 2023
6）Wilk KE, et al：Patellofemoral disorders：a classification system and clinical guidelines for nonoperative rehabilitation. J Orthop Sports Phys Ther 28：307-322, 1998

15　内側膝蓋大腿靱帯修復術

浅枝　諒

1 術式概要と基本方針

1 術式概要

内側膝蓋大腿靱帯（medial patellofemoral ligament：MPFL）は膝蓋骨内側制動機構の約53％を担い[1]，膝蓋骨脱臼に対する観血的治療として自家腱を使用したMPFL再建術が行われる．特に，軽微な外力で膝蓋骨脱臼を繰り返す反復性膝蓋骨脱臼や，膝蓋骨不安定症におけるMPFL再建術の臨床成績は良好であり，膝蓋骨不安定性，不安感の軽減や再脱臼の防止が可能となる[2]．

移植腱として半腱様筋腱が使用されることが多く，腱中枢部を含めた20cm程度を採取するが，長さの不足があれば薄筋腱を使用する場合もある．大腿骨側の移植腱固定は骨柱やインターフェアレンススクリューを用い，膝蓋骨側の固定はMPFL膝蓋骨付着部および膝蓋骨前面骨膜への縫合，スーチャーアンカー，骨孔作成などの方法がある．移植腱固定後に膝関節可動域と膝蓋骨トラッキングを確認して再建術を終了する．

2 基本方針

膝蓋骨脱臼に伴う骨軟骨骨折に対して骨軟骨片の固定を行う場合など，術式や関節鏡下所見に応じてニーブレイスでの固定を行う場合もあるが，術翌日から関節可動域（ROM）トレーニングおよび荷重を開始することが多くなっている．術後3ヵ月から積極的な筋力トレーニングを実施し，スポーツ活動などへの復帰は術後5～6ヵ月を目標とする．術後合併症予防の第一優先は，移植腱固定が成熟していない状態での過度の大腿四頭筋収縮を伴う関節運動による膝蓋骨脱臼を防ぐことである．

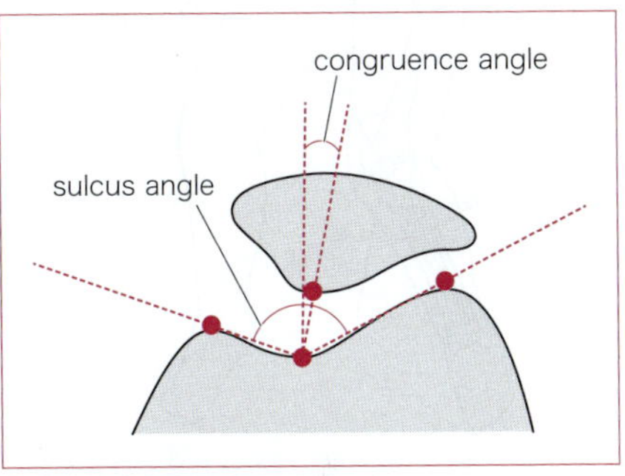

図1　画像評価（X線）

sulcus angle：大腿骨滑車部の最も深い部分から大腿骨内側顆，外側顆の最高点を結んだ線でなす角度．
congruence angle：sulcus angleの二等分線と，膝蓋骨最下端と大腿骨滑車部の最も深い部分を結んだ線とでなす角度．

2 評価

1 医学的評価（画像評価）

通常の正面像，側面像に加えて，軸射像（30，60，90，120°）を撮影する．軸射像においてはsulcus angle（45°屈曲位での正常値138±6°），congruence angle（45°屈曲位での正常値−6±11°），lateral shift angle，tilting angleが膝蓋骨形態異常，大腿骨滑車形成不全の程度の評価として用いられる（図1）．また側面像からInsall-Salvati ratio（膝蓋腱の膝蓋骨の斜めの長さに対する割合）が計測でき，1.2以上が膝蓋骨高位と判断できる．膝蓋骨近位から脛骨粗面遠位までを撮影したCTによって，

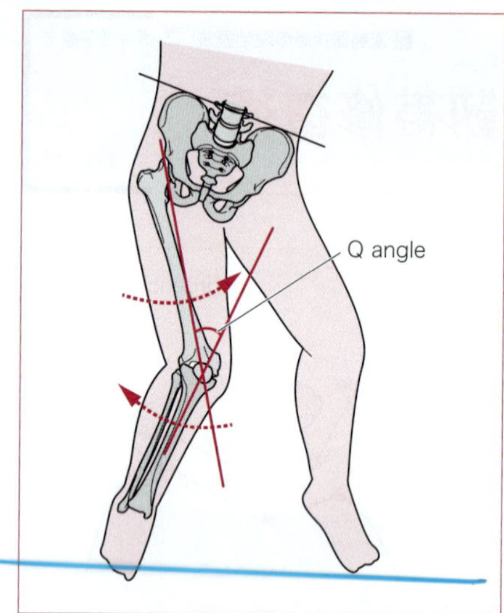

図2 下肢アライメント変化に伴うQ angleの増大

大腿骨内旋，脛骨外旋に伴いQ angle（上前腸骨棘と膝蓋骨，膝蓋骨と脛骨粗面を結ぶ線でなす角）が増大する．Q angleの増大は膝蓋骨外側へ力が加わり，膝蓋骨外方移動の原因となるため，大腿骨回旋に関与する股関節周囲筋の評価が必要となる．

tibial tubercle to trochlear groove（TT-TG）distanceが計測でき，脛骨粗面の外側偏位の評価として用いられる．これらの画像評価で確認できる骨形態異常はMPFL再建術後の膝蓋骨不安定性残存の要因となるため[3]，術前術後変化を評価する．

2 主要な理学療法評価

(1) 疼痛，その他の症状

MPFL再建術は関節包外での再建であり，関節包内構成帯に処置を行う手術よりも関節腫脹は少ない傾向である．しかしながら，移植腱固定における膝蓋骨側同定のために軟部組織を切除するため，膝蓋骨周囲，特に内側の疼痛が生じる可能性がある．また，関節ポータル作成や移植腱固定のために膝関節周囲に皮切を行うため，皮切周囲の表在感覚鈍麻（異常感覚）を生じることもある．炎症所見（疼痛・腫脹・発赤・熱感）の評価を適宜行い，炎症所見に合わせて運動負荷を調整する．

(2) ROM

MPFL再建術直後には膝関節屈曲可動域制限を認める．膝蓋骨周囲の軟部組織伸張性の低下（固定による影響や再建靭帯の緊張）による膝蓋骨トラッキング異常，関節腫脹，疼痛が要因となる．特に，膝蓋骨周囲の軟部組織伸張性が低下したままで過度に膝関節を屈曲させると，正常なトラッキングから逸脱して再脱臼を引き起こす．そのため粗大な関節角度だけでなく膝関節屈曲運動中の膝蓋骨外側偏位や，それに付随する筋・腱・軟部組織の伸張性，疼痛箇所を同時に確認する．

(3) 筋力

術後腫脹やMPFL再建術による膝蓋骨アライメント変化による大腿四頭筋収縮制限を認める場合があり，神経障害による下肢筋力低下を評価する場合は対側下肢や術側股関節，足関節筋力を検査する．また，大腿骨内旋，脛骨外旋（Q angleの増大，図2）は膝蓋骨外方移動と関連するため，股関節周囲筋の筋力評価も行う．

(4) アライメント評価

反復性膝蓋骨脱臼患者は前述の骨形態異常によって膝蓋骨を外方に移動させる外力が働くアライメントを呈しやすい（大腿骨内旋，脛骨外旋，膝関節外反）ため，全荷重開始以降においては，静止立位時やスクワット動作中のQ angleにて下肢アライメントを評価する．

(5) 機能評価質問票

膝蓋骨脱臼およびMPFL再建術の機能評価質問票には，Kujala score（膝蓋大腿関節に関する機能評価）[4]を用いることが多い．その他，膝関節障害としてInternational Knee Documentation Committee（IKDC）Score（患者立脚評価）[5]，Knee Injury and Osteoarthritis Outcome Score（KOOS，疾患特異的質問票）[6]を使用する．

経過時間	ROM トレーニング	大腿四頭筋筋力 トレーニング	患部外筋力 トレーニング	固有感覚 トレーニング	ADL
術後1週目	・膝蓋骨トラッキングに関与する膝関節周囲筋の緊張緩和 ・上下方向の膝蓋骨モビライゼーション ・膝蓋骨トラッキングに注意をしながらのROMトレーニング	・SLR ・内側広筋斜頭の筋電図バイオフィードバック	・股関節周囲筋の筋力トレーニング(側臥位SLR，殿部挙上) ・体幹トレーニング ・非術側での片脚立位保持，スクワット		・1/3荷重(両側松葉杖歩行) ・松葉杖歩行，階段昇降
術後2週目	・屈曲120°を目標としたROMトレーニング	・上記の継続 ・座位での自動(介助)膝関節伸展(自重)	上記の継続	バランスボード上での両脚立位保持	・2/3荷重(片側松葉杖歩行)～全荷重 ・歩行，階段昇降
術後3週目	・左右方向の膝蓋骨モビライゼーション ・正常可動域獲得を目標	・(全荷重開始後)レッグプレス，レッグエクステンション	上記の継続	(全荷重開始後)バランスボード上での片脚立位保持，スクワット	
術後4週目		extension lag消失を目標に上記継続	上記の継続		
術後3ヵ月時					ジョギング開始
術後6ヵ月時					スポーツ活動復帰

図3 MPFL再建術の術後プロトコル

SLR：下肢伸展挙上

3 理学療法プログラム

1 術後プロトコル

一般的なMPFL再建術の術後プロトコルを示す(図3)．移植腱の固定方法や荷重時期は再建術実施期間によって変更されるため，主科の指示やリハビリテーション診断に基づいて理学療法を行う．術中の膝蓋骨トラッキングを基に外側膝蓋支帯解離術や脛骨粗面移行術を同時に行うこともあるため，術後初回の理学療法実施前には術中所見の確認を行う．

2 理学療法プログラムの具体的方法

(1) 疼痛への対応

術後早期の侵襲性の疼痛(炎症)に対しては寒冷療法(アイシング)を行う．関節腫脹によって膝関節周囲の組織に疼痛を認める場合は，移植腱に直達外力が加わらない範囲でのリラクセーションを行う．特に術後は膝蓋骨外側に付着する腸脛靭帯の過緊張が生じ，膝蓋骨外側に疼痛が生じる場合があり，膝蓋骨トラッキング異常(膝蓋骨外側偏位)の要因ともなる．

ROMトレーニング開始後に膝蓋骨周囲，特に再建靭帯周囲(移植腱固定部)に疼痛が生じているかを十分に注意する．膝蓋骨トラッキングに影響を及ぼす軟部組織伸張性の低下(腸脛靭帯，大腿四頭筋の緊張)がある場合には，リラクセーション等で改善を図る．

(2) 筋力トレーニング

反復性膝蓋骨脱臼患者では内側広筋の膝蓋骨付着部の割合が少なく，内側広筋斜頭の弛緩は膝蓋骨を外側偏位させて膝蓋骨不安定性に影響するため，MPFL再建術後の内側広筋の筋力増強トレーニングが重要である．術直後から低周波電気刺激を用いて選択的に内側広筋の収縮を行い，さらに内側広筋斜頭の収縮を促進させるために筋電図バイオフィードバックも用いる(図4)．パテラセッティングを実施する場合においても筋電図フィードバックを併用する．

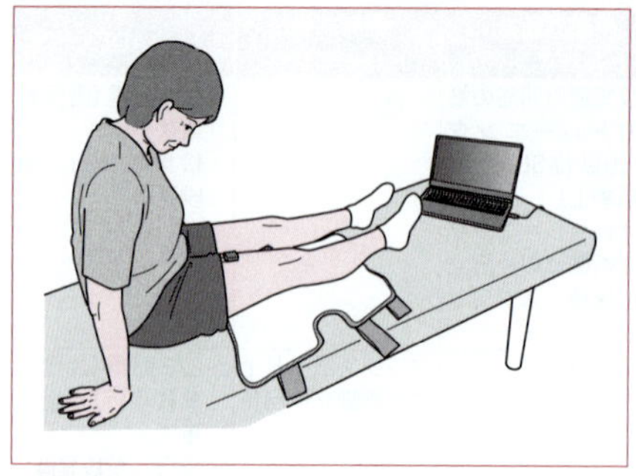

図4 筋電図バイオフィードバック

大腿四頭筋（内側広筋）に筋電図計を貼付し，筋活動を視覚的に確認しながらトレーニングを行う．パテラセッティングにおいても同様に筋収縮の確認を行う．

ROMトレーニングにより膝関節屈曲可動域が90°以上となった後，座位での膝関節自動伸展運動を開始する．特に最終伸展域までの運動，伸展位保持が可能となることを目標とする．

患部外トレーニングについて，慢性的な膝蓋骨不安定性を持つ場合は殿筋の筋力低下を有することが多く，大腿骨内旋に伴う膝外反を防ぐ殿筋の筋力強化が必要である．股関節外転運動中に大腿筋膜腸筋による代償作用が働くと腸脛靱帯へ張力が生じ膝蓋骨が外側に偏位するため，股関節屈曲位での外転運動による腸脛靱帯の緊張に注意する．また患部外トレーニングを行う際にも内側広筋斜頭の収縮を常に意識させて行う．

(3) ROMトレーニング

MPFL再建術後では膝関節伸展角度よりも屈曲角度の再獲得に難渋する場合がある．再建靱帯や腸脛靱帯の過緊張による膝蓋骨内外側可動性の低下が要因と考えられるため，再建靱帯の過緊張に注意をしながら上下方向の膝蓋骨モビライゼーションを実施する．左右方向の膝蓋骨モビライゼーションは術後3週目以降，腫脹，疼痛が消失してから積極的に行う．

前述のROM評価における膝蓋骨トラッキングによる可動域制限は屈曲角度60°以上の範囲で生じやすい．ROMトレーニング開始時に膝関節屈曲が困難になるケースは恐怖感が主となることが多い．その場合は持続他動運動（continuous passive motion：CPM）装置の使用や，ベッド端座位での対側下肢による他動膝関節屈曲運動を行う．本術式は著明なROM制限をきたすような侵襲処置はされていないため，ROM制限をきたす要因は恐怖感，軟部組織の伸張性など比較的短期に改善が見込まれるものが多い．そのため，過負荷となるROMトレーニングは必要なく，膝蓋骨トラッキングや再建靱帯への緊張への注意が最優先となる．

(4) 固有感覚トレーニング

再建術後に良好な筋力，可動域を有しているにもかかわらず，円滑な階段後段動作や片脚スクワットが実施できないケースがある．関節位置覚は術後1年まで術前と同等レベルであり[7]，術後の適切な固有感覚トレーニングが必要である．2/3荷重が可能となる時期を目安に，バランスボード上での立位保持などの固有感覚トレーニングを開始する．詳細は「クリニカルヒント」で述べる．

(5) ガイドライン

MPFL再建術後の理学療法に関するエビデンスは確立されていない．再建術の術後プロトコルに関するシステマティックレビューにおいては，術後全荷重は2～8週間で実施し，筋力トレーニングでは大腿四頭筋セッティング（89%）が，固有感覚トレーニングではバランスボード（41%）が最も多くのプロトコルで推奨されている[8]．

4 リスク管理・禁忌事項

他の下肢整形外科疾患と同様に術後深部静脈血栓症の予防，薬物療法，物理療法等による疼痛管理が必要となる．MPFL再建術の合併症には膝関節可動域制限，疼痛，膝蓋骨不安定性の再発・残存，再脱臼，固定部の骨折があり，術後理学療法においては特に移植腱への過負荷による膝蓋骨不安定性の出現に十分に注意が必要である．また，術直後のポジショニングや就寝姿勢により大腿外旋や膝関節屈伸運動が生じ，移植腱への過負荷となる可能性があるため，適切なポジショニング指導を行う必要がある．理学療法プログラム実施中における移植腱への負荷を定量化した報告はないため，移植腱-骨癒合やMRIでの画像評価をもとに，主科とリハビリテーション医師との連携のもとでROMを拡大する．

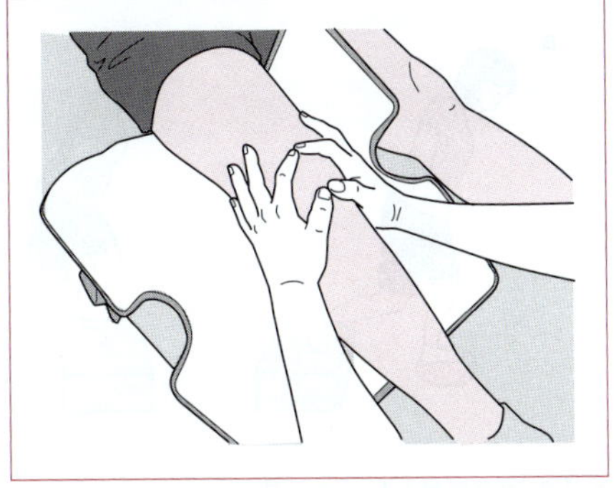

図5 膝蓋骨トラッキングの確認

両側で膝蓋骨外縁に触れながら，自動/他動で膝関節を屈曲し，明らかな内外側偏位がないかを確認する．

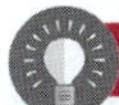

クリニカルヒント

1 膝蓋骨トラッキングの評価

MPFLは開放性運動連鎖（open kinetic chain）での膝関節屈曲0～20°で最も伸張するため，特にROMトレーニング開始時における膝蓋骨トラッキングには注意する．膝蓋骨は通常，膝関節伸展位から屈曲20～30°まで内側へ移動し，その後は屈曲に伴い外側へ移動し，屈曲50～90°までで約5mm外側へ偏位する．また膝関節屈伸運動中の膝蓋骨は常に外側へ傾斜し，浅屈曲位で60～70°付近で最も傾斜が大きい．MPFL再建術後の膝蓋骨トラッキング正常化（完全な健常膝と近似した動き）についてはコンセンサスが一致していないため，正常から明らかに逸脱したトラッキングでないかを触診にて評価する．特に反復性膝蓋骨脱臼患者は大腿骨滑車形成不全や膝蓋骨高位を有しており，近位または遠位のアライメント再建術術を施行していない場合は骨異常形態が残存しているため，正常膝を基準としたランドマークから逸脱して膝蓋骨が位置している場合が多い．そのため，膝蓋骨トラッキングは，両手指を膝蓋骨周囲に確実に触れて，患者の膝関節自動屈曲運動に合わせてトラッキングを追う（図5）．

2 固有感覚トレーニング

MPFL再建術後における固有感覚トレーニング実施のコンセンサスは得られているが，治療効果やその機序に関する明確な根拠は存在しない．特に術後の大腿四頭筋力の低下が固有感覚の回復やADLに影響している可能性があるが，これは膝蓋骨アライメント是正による大腿四頭筋走行の変化が要因となって十分な収縮力が伝導されていないことが要因と考えられる．

固有感覚トレーニングは，移植腱靱帯の良好な状態，膝関節屈曲120°以上，大腿四頭筋収縮（膝伸展位での等尺性収縮，端座位での自動膝伸展）時の疼痛が消失した後に開始する．固有感覚トレーニングにおいては協調的な大腿四頭筋収縮を促すようなマットやバランスボード上での立位保持やリーチ動作，ランジ動作を行う．特に大腿四頭筋の遠心性収縮を伴う非術側からの後段動作や，術側を支持脚とした下肢リーチ動作を行う．その際は身体重心を可能な限り後方へ偏位させ，膝関節伸展モーメントを増大させるように指示する（図6）．

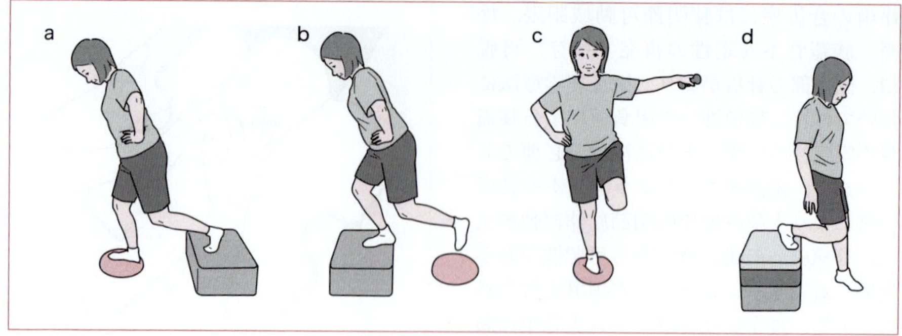

図6 固有感覚トレーニング

バランスボードやダンベル等を使用し，様々なADLにおいて協調的な下肢筋収縮を促す工夫が必要である．
a：バランスボードへのランジ動作は大腿四頭筋の筋収縮を確認しながら行う．
b：バランスボードからのランジ動作は安定した片脚立位姿勢から開始する．
c：バランスボード上での片脚立位保持にダンベルなどを使用し，重心移動に伴う筋協調性を促通する．
d：大腿四頭筋の遠心性収縮を伴う非術側からの後段動作により協調的な大腿四頭筋の遠心性収縮を促す．

文 献

1) Conlan T, et al：Evaluation of the medial soft-tissue restraints of the extensor mechanism of the knee. J Bone Joint Surg Am 75：682-693, 1993
2) Buckens CF, et al：Reconstruction of the medial patellofemoral ligament for treatment of patellofemoral instability：a systematic review. Am J Sports Med 38：181-188, 2010
3) Cregar WM, et al：Inconsistencies in reporting risk factors for medial patellofemoral ligament reconstruction failure：a systematic review. Am J Sports Med 50：867-877, 2022
4) Kujala UM, et al：Scoring of patellofemoral disorders. Arthroscopy 9：159-163, 1993. https://doi.org/10.1016/S0749-8063(05)80366-4（2023年6月3日閲覧）
5) Irrgang JJ, et al：Development and validation of the international knee documentation committee subjective knee form. Am J Sports Med 29：600-613, 2001. https://doi.org/10.1177/03635465010290051301（2023年6月3日閲覧）
6) Roos EM, et al：Knee Injury and Osteoarthritis Outcome Score（KOOS）—Development of a Self-Administered Outcome Measure. Health Qual Life Outcomes. Orthop J Sports Med 28：88-96, 1998. https://www.jospt.org/doi/10.2519/jospt.1998.28.2.88（2023年6月3日閲覧）
7) Smith TO, et al：Does knee joint proprioception alter following medial patellofemoral ligament reconstruction? Knee 21：21-27, 2014
8) Lieber AC, et al：Quality and variability of online available physical therapy protocols from academic orthopaedic surgery programs for medial patellofemoral ligament reconstruction. Orthop J Sports Med 7：2325967119855991, 2019

16　前十字靱帯再建術

谷口　豪

1 術式概要と基本方針

1 術式概要

損傷した前十字靱帯（anterior cruciate ligament：ACL）が完全に治癒する確率は低く，ある程度の前方不安定性，機能不全が残存する可能性が高い．また，前方不安定性が残存すると長期的には変形性膝関節症発症のリスクは上がり，二次的に半月板・軟骨損傷が生じ，関節症に陥る可能性が高くなる[1]．したがって，外科的な治療が必要となる．

解剖学的靱帯再建術は関節鏡視下で行い，再建術に用いる移植材料は，自家腱として骨付き膝蓋腱や半腱様筋腱などがよく用いられる．再建靱帯の設置方法は，大腿骨および脛骨に付着している部位を関節鏡で同定し，同部位に正確に骨孔を作成する．次いで，骨孔に移植腱を通した後，適切な張力を加えつつ，スクリュー，プレート，ボタンなどの固定具で移植腱を固定する（図1）．解剖学的再建を行うことで正常靱帯の走向を模倣し，本来の靱帯機能の再獲得が期待できる[2]．術後のスポーツ復帰は約8～10ヵ月後である．

2 基本方針

新鮮例では，受傷直後に手術を行うと関節線維症の発生頻度が高くなるため，膝関節の炎症の消退と可動域が回復した時期に行うことが一般的である．そのため装具などを用いた保存療法を行う．また，手術に関しては術前評価を行い，手術後の目標を設定することが重要である．

2 評価

1 医学的評価（画像評価）

検査は，各種の徒手検査法・関節内血腫・ストレスX線検査・MRI検査・関節鏡などで総合的に判断[3]する．特にMRIでは，ACLの不連続性，骨挫傷の有無，関節内

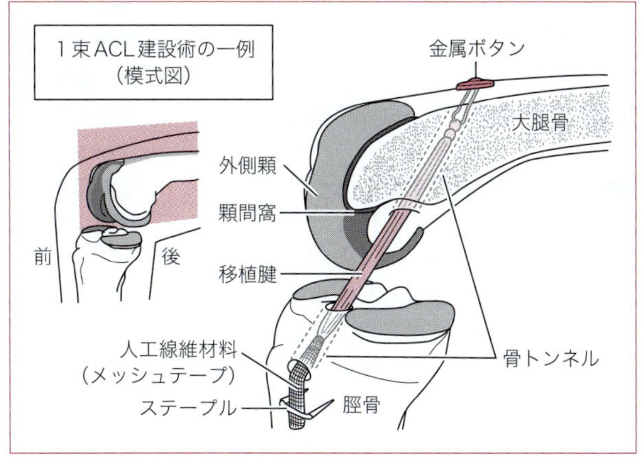

図1　手術療法による前十字靱帯（ACL）再建術

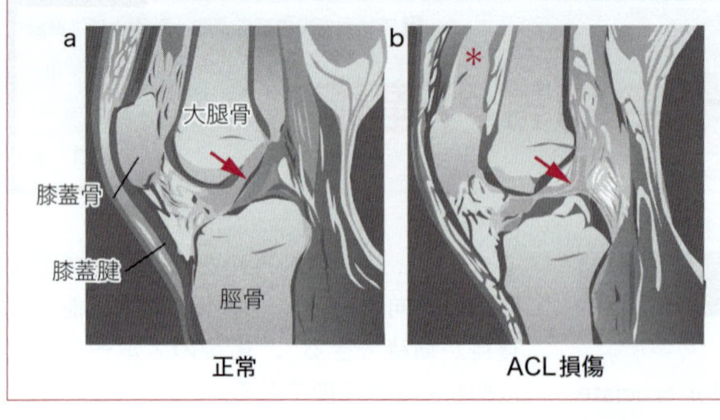

図2 MRI像（矢状断）

a：正常のACL（矢印）が観察できる．
b：ACLの不連続性，走行異常（矢印），関節血症（*）の所見がみられる．

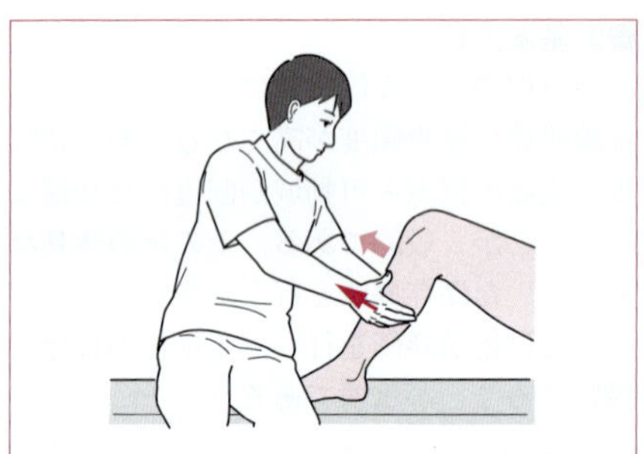

図3 前方引き出しテスト

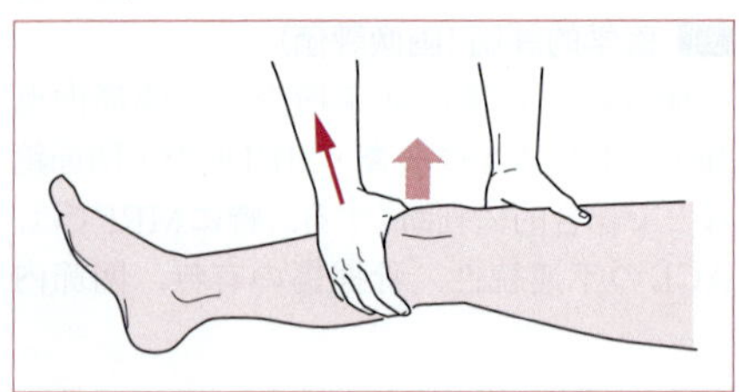

図4 Lachman test

血腫の状況を確認する必要がある（図2）．

2 主要な理学療法評価

(1) 膝関節不安定テスト

1) 前方引き出しテスト（図3）

肢位：患者を背臥位にし，検者はその足下で足部に向かって腰かけて安定を図る．

検査法：患側膝を90°屈曲させ，足底をベッドの上につける．足先を正面に向けて下腿回旋中間位とする．検者は両手の母指を膝蓋靱帯の内・外側にあて，他の四指を下腿後上面にあて支持する．検者は両手を手前に引く．

陽性：脛骨上端が大腿骨に対して前方に飛び出せば前方引き出し陽性判定となり，ACL損傷の存在を示す[4]．

2) Lachman test（図4）

前方引き出しテストと同じ方法で，膝関節を90°屈曲ができない時に膝関節を20～30°屈曲位にして行うテストである．一方の手で大腿遠位部を保持し，他方の手で脛骨近位端を保持して前方に引く．前方への引き出しが大きければACL損傷である．

(2) 関節可動域（ROM）

術後の炎症症状が強い時期にはアイシングを主体としたRICE処置（Rest：安静，Icing：冷却，Compression：圧迫，Elevation：挙上）を行い，徐々に愛護的なROM訓練を行う．そして，炎症症状の軽減に伴い，膝関節の自動的および他動的な可動域を測定し，どの可動域で不安感および疼痛が発生するかを把握する．また，膝伸展位での膝蓋骨の滑走性を確認し，徐々に術後の理学療法を実施する．

(3) 筋力

大腿部および下腿の周径を計測し，筋萎縮の程度を予測する．また，パテラセッティングを行い，内側広筋の筋活動の確認および外側広筋との収縮タイミングを確認する．また，患部周辺では膝関節屈曲・伸

術後期間	ROM運動	筋力強化運動	その他
4日後	・愛護的なROM訓練 ・膝蓋骨のセルフモビライゼーション ・ウォールスライド ・パテラセッティング	・患部外筋力強化運動 (ヒップアブダクション)	・RICE処置 ・カーフパンピング
1週後	ROM訓練	・ハーフスクワット ・スクワット	・1/3荷重歩行 ・1/2荷重歩行 ・2/3荷重歩行
2週後	膝関節可動域 (0〜130°)の確保	・片脚立位 ・ランジ ・シングルスクワット ・不安定板上でのスクワット ・ニーベントウォーク	・全荷重 ・階段昇降訓練 ・有酸素運動(エルゴメーターなど)
4ヵ月後	フットワークドリル		・ジョギング ・ランニング
6ヵ月後	・減速ドリル ・横の動き ・ターンドリル ・ストップドリル ・ランニングドリル		可動域，筋力および運動能力などを総合的に評価しスポーツ復帰の期間を決める
7ヵ月後	ダッシュ		
9ヵ月後	競技復帰		

図5 ACL再建術後のリハビリテーションプログラムの一例

展の徒手検査を行い，明らかな筋力格差や疼痛がない場合は，等速度運動機器による筋トルクの測定を実施する．

3 理学療法プログラム

1 術後プロトコル

術後プロトコルは各医療機関により異なるが，ACL再建術後のリハビリテーションプログラムの例[5]を紹介する（図5）．術後の炎症症状が強い時期にはアイシングを主体としたRICE処置を行い，徐々に愛護的なROM訓練を行う．術後4日目から可動域訓練・筋力強化訓練を徐々に開始する．荷重歩行は術後1週目で開始し，1/3荷重より開始する．また，術後2週目で全荷重となる．全荷重以降はスポーツ動作訓練も並行して施行し，およそ6ヵ月の時点で可動域，筋力および運動能力などを総合的に評価し，スポーツ復帰の期間を決めていく．

(1) ROMトレーニング

術後のROM訓練は，背臥位で壁に足底をつけ下腿の自重を利用して膝を屈曲するウォールスライドからはじめ[5]，次に長座位で足底の摩擦が少ない状態にして自分の手で膝の屈曲を行うヒールスライド（図6）へ移行する．また，可動域拡大には膝蓋骨の滑走性も重要であり膝蓋骨のセルフモビライゼーション（図7）が有効である．また，膝関節の伸展時に疼痛や恐怖感から伸展制限が残存する場合があるため，パテラセッティング（図8）を行い，自動運動を行いながら膝関節伸展のトレーニングを行う．ただし，再建ACLが伸張されると前方動揺を再発させるリスクが高いので疼痛のない範囲で行う．

(2) 筋力トレーニング

動的安定要素である膝屈曲・膝伸展の筋力を強化することが重要である．その際，再建靱帯への過大な負荷がかからないよう行い，患部外さらに全身の筋力トレーニングを実施する．

1) 手術直後〜部分荷重の時期

手術直後は膝関節の疼痛と腫脹があるため，患部外を中心に行い循環障害予防に努

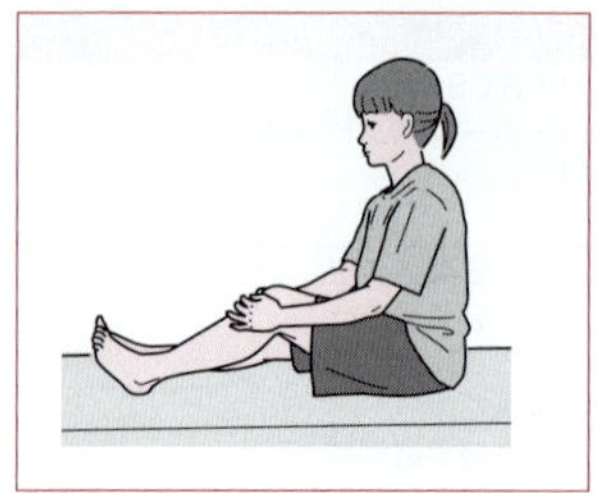

図6 ヒールスライド

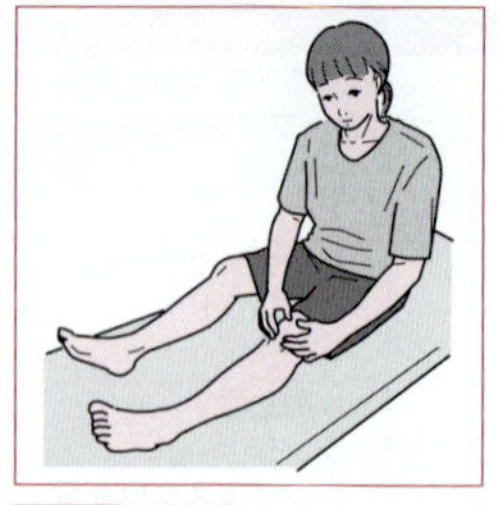

図7 膝蓋骨のセルフモビライゼーション

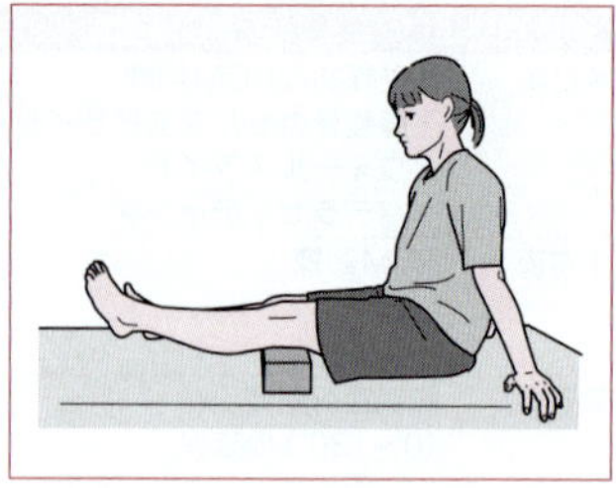

図8 パテラセッティング

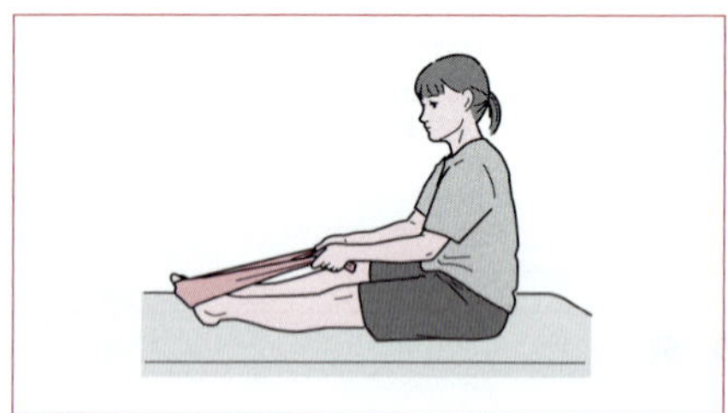

図9 カーフパンピング

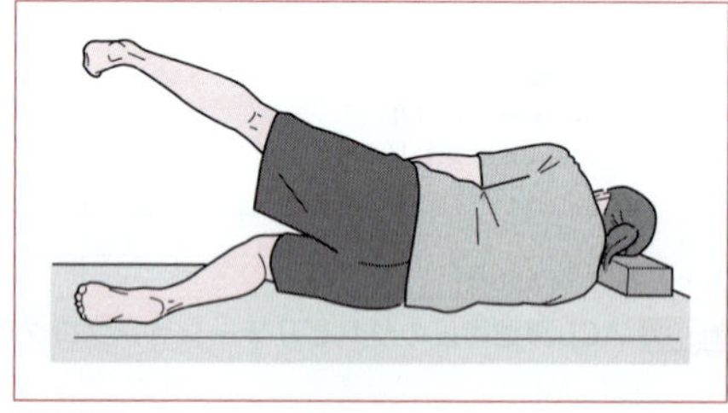

図10 ヒップアブダクション

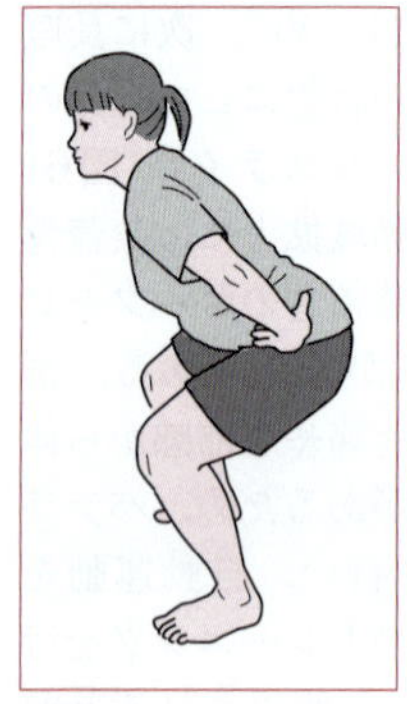

図11 スクワット

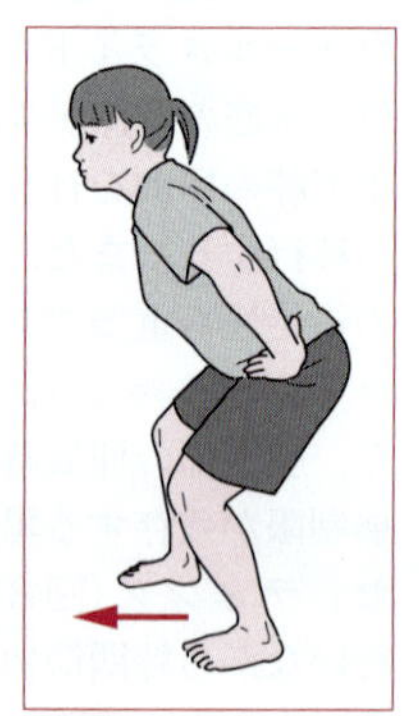

図12 ニーベントウォーク

める．セラバンドなどを利用したカーフパンピング（図9）が有効である．また，ヒップアブダクション（図10）などの患部外のトレーニングも積極的に行い，荷重時期に備える必要がある．再建靱帯への過大な負荷がかからないよう行うが，重量を追求するよりも代償運動を防ぎながら運動範囲と筋力に応じたトレーニングをすることが重要である．

2）荷重トレーニング

荷重が可能な時期になった際に，評価として重要なのは伸展不全（extention lag）[5]の確認である．ACL再建術術後はパテラセッティング（図8）の確認を行い，他動的に膝関節が伸展しないのか，それとも自動運動で伸展最終域まで患者自身でコントロールできないのかを見極める必要がある．この確認ができたら，荷重訓練を積極的に実施する．まずは，両脚で立位を不安なくとれることを確認する．最初は高い椅子に座った状態から立ち座りを行い恐怖感がない状態でのハーフスクワットを行う．そして，恐怖感がなくなり，荷重量が両脚に等しくかけられるようになった時点で椅子がない状態でスクワット（図11）を行う．それができたら，膝関節・股関節屈曲位で歩行を行うニーベントウォーク（図12）を実施する．自重を負荷した状態での膝周囲筋群や殿筋群などの筋力強化とともにバランス向上にもつながる．また，スクワットおよびニーベントウォーク実施上の注意点

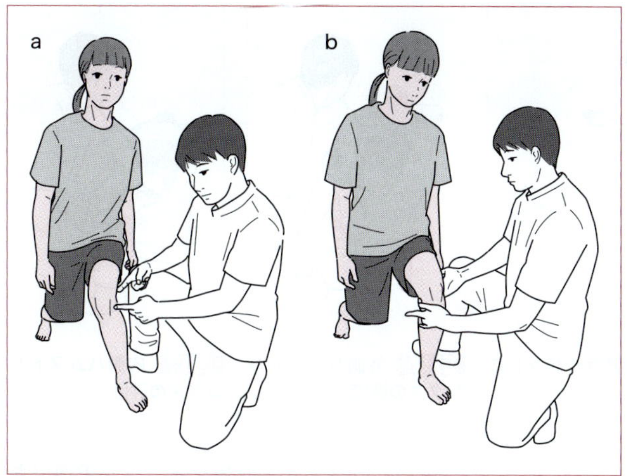

図13 knee-in状態の確認

a：ランジでknee-inしている状態.
b：ランジ指導でknee-inしないよう指導.

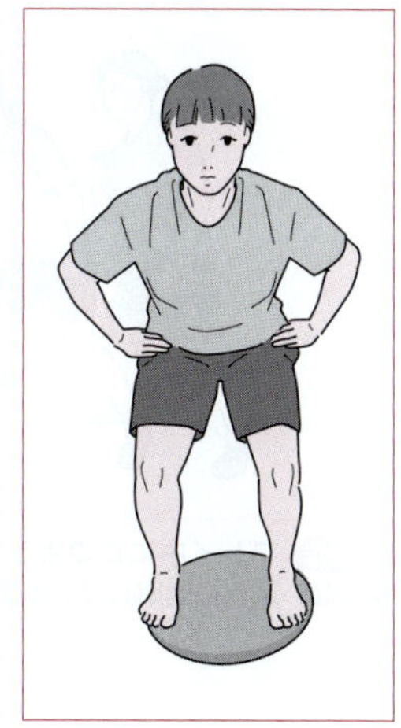

図14 バランスディスク上でのスクワッティング

は，股関節をしっかり屈曲し，膝関節屈筋の筋活動を意識させることである.

(3) アライメント

荷重が開始されてから最も重要なチェックポイントは，膝関節が外反位でいわゆるknee-inの状態にならないように確認（図13a）し，指導（図13b）することである．また，術側は膝関節伸筋と屈筋のバランスが崩れ膝関節伸筋が優位になっているケースがある．そのため，立位アライメントを評価する際，上前腸骨棘の位置と上後腸骨棘の位置およびマルアライメントの確認を行い，骨盤の過度な前傾・後傾がないように確認することが重要である.

(4) 全身協調性

ACL損傷すると全身を協調しバランスをとる能力が障害されやすい．そのため，全身の協調や姿勢の動的なバランス調整，全身の筋骨格系の反応を正常まで回復させる必要がある．そのため，荷重訓練が安定して行えるようになった時点で，固有感覚障害に対して，バランスディスク上でのスクワッティング（図14）等を実施する.

(5) 競技復帰

ジョギングやランニングができるようになったら，競技復帰へ向けて評価を行っていく．各競技特性に応じた評価を行っていくが，主にフットワークを確認していく．具体的には，減速ドリル・横の動き・ターンドリル・ストップドリル・ランニングドリルに分けて考える[5]．また，受傷姿位を考慮して動的アライメントを指導する（図15）ことが重要である．最終的なスポーツ復帰は，筋力測定結果を参考にしながら主治医と相談して決めていく.

4 リスク管理・禁忌事項

術後理学療法では，荷重量の管理と膝関節の前方引き出しの剪断力がかからないようにknee-in toe-outのアライメント確認や膝伸展筋力優位な運動をしていないかどうか，股関節が機能的に運動しているかどうかの確認を行いながら理学療法を実施することが重要である．また，プロトコル通りに進まなくても各筋やROMのコンディ

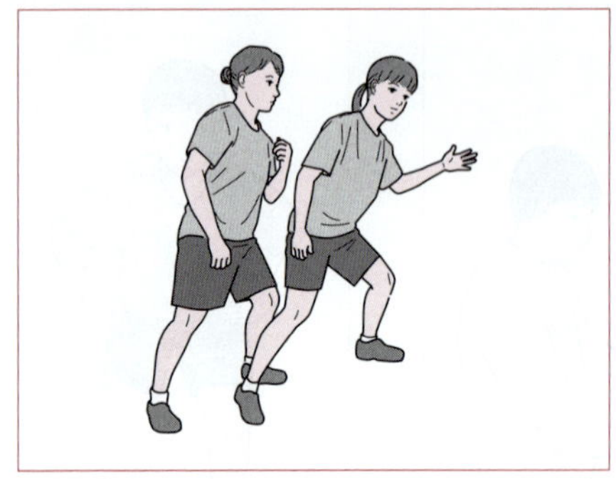

図15 プレイ中にこのような膝アライメントにならないように説明している図

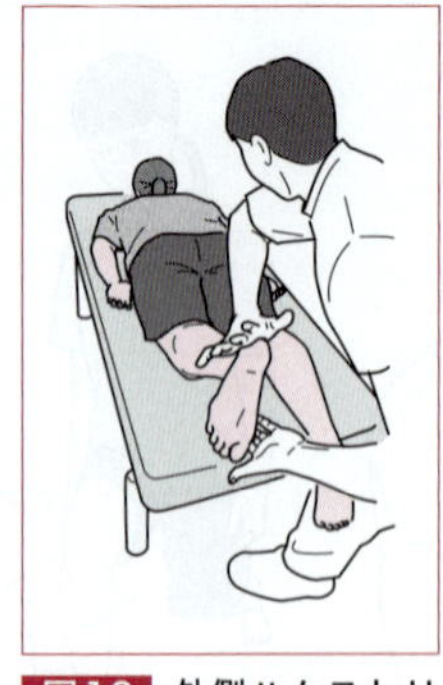

図16 外側ハムストリングスの評価

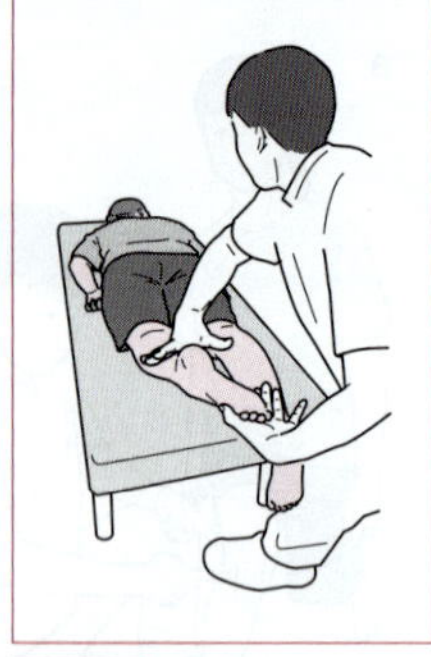

図17 内側ハムストリングスの評価

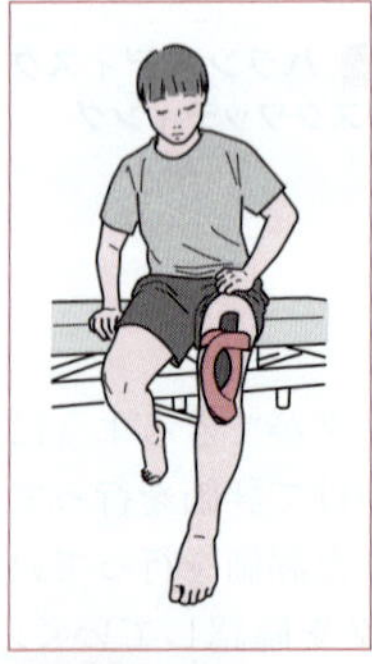

図18 膝関節へのキネシオテーピング

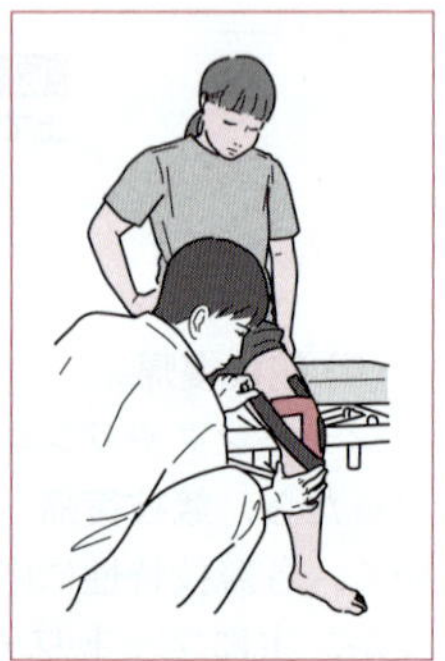

図19 膝関節へのキネシオテーピング（脛骨前方移動防止）

ションを丁寧に評価し，指導を行っていくことが重要である．

クリニカルヒント

1 筋力トレーニング時のチェックポイント

ハムストリングスの収縮に関しては，後方剪断力に作用するため積極的にトレーニングを実施する．しかし，半腱様筋を用いた再建術の場合は，腱の採取部に疼痛が発生することがあるので注意を要する．そのため，膝屈曲に関して反射的に外側ハムストリングス（図16）を使用する癖がつきやすいので，内側ハムストリングスの収縮が正しく行えるかを評価することが重要である．そして，内側ハムストリングスが膝関節のどこの角度で入りづらいかを確認すべきである（図17）．

2 テーピング療法

ACL損傷に対するテーピングは様々な手法があるが，キネシオテーピングを用いて膝関節伸展時のサポートを行う方法（図18）がある．スポーツ導入初期に実施して，不安感を軽減した状態で理学療法を実施できるメリットがある．それでも不安感がある場合は，下腿から大腿部へサポートテープ（図19）を貼り，下腿の前方移動を防止すると不安感の軽減が図れる場合がある．

文　献

1) 松田秀一：第34章 膝関節．標準整形外科学，第14版，井樋栄二ほか編，医学書院，東京，666-668，2020
2) 井内　良：膝前十字靱帯再建術．整外看 27：664-667，2022
3) 鈴木誠也：靱帯損傷．整形外科疾患ビジュアルブック，第2版，落合慈之監，下出真法編，Gakken（旧学研メディカル秀潤社），東京，436-437，2018
4) 松澤　正ほか：整形外科疾患検査．理学療法評価学，改定第6版，金原出版，東京，204-206，2021
5) 日本理学療法士協会 ガイドライン特別委員会 理学療法診療ガイドライン部会：理学療法診療ガイドライン，第1版，日本理学療法士協会，東京，190-199，2011

17　半月板修復術

石井陽介

1 術式概要と基本方針

1 術式概要

半月板は，膝関節へ生じる荷重負荷を円周構造のフープ機能によって分散している．しかし，損傷などの形態的な破綻でこの機能低下が生じ，関節負荷が増大してしまうことが問題となる．損傷部位が半月板の辺縁1/3であれば血行部位として癒合が期待され（図1a），円周構造におけるフープ機能の再獲得を目的とした縫合術が選択される．

術式は，膝の前面2〜4ヵ所に1cm程度を切開し，関節鏡と縫合機器を入れ，損傷半月板を縫合する．縫合方法は，縦断裂などに対して半月板内で縫合するall-inside法，水平断裂の中節半月板を関節包に縫合するinside-out法，関節包から前節半月板にかけて縫合するoutside-in法，そして後根の放射断裂に対して脛骨孔へ引き出すtranstibial pull-out法など，適宜半月板の損傷部位や種類によって詳細な術式が選択される（図1b, c）．

2 基本方針

術後は半月板縫合部の癒合を阻害しないよう，剪断力・圧縮力の力学負荷を考慮した荷重量や関節運動が段階的に決定される．さらに，縫合半月板の許容能を超える力学負荷を回避できる運動機能を獲得することで，術後活動時期の再損傷を予防しながら，ADLの獲得，さらにスポーツ復帰を目指していく．

2 評価

1 医学情報（画像情報）

半月板の詳細情報は，関節鏡で得られるが，一般的にMRIの半月板領域の異常信号でも損傷の部位や種類を評価できる（図2a-1，2）．また，後根損傷の場合，半月板が関節外方向へ偏位する逸脱現象や，軟骨下骨領域の高信号として骨髄浮腫を認めることがある（図2b-1，2）．これらの所見は半月板のフープ機能低下を反映し，軟骨欠損による関節症発症リスクを高める因子のため[1]，同時に確認しておく．

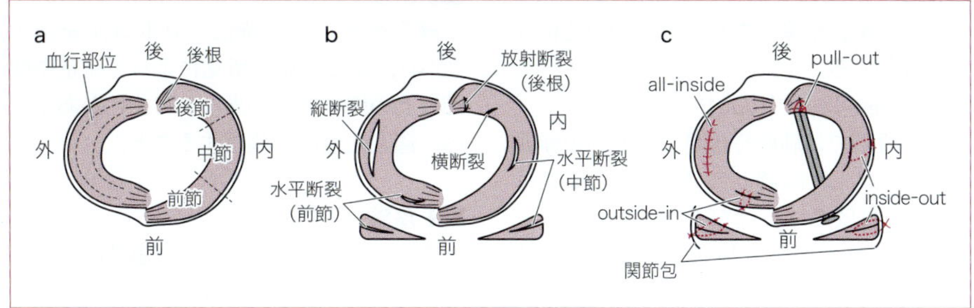

図1　損傷形態と縫合術

半月板の血行部位（a），損傷の種類（b）と対応した縫合方法（c）を示す．

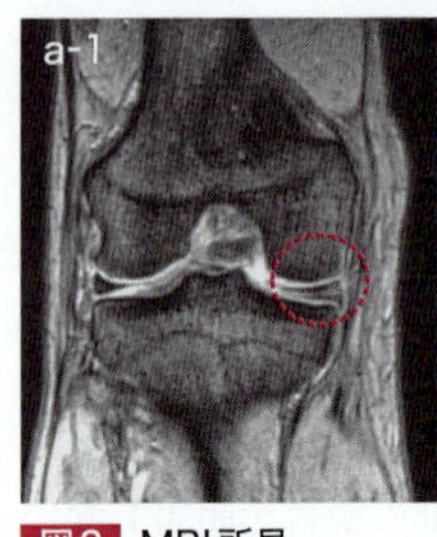

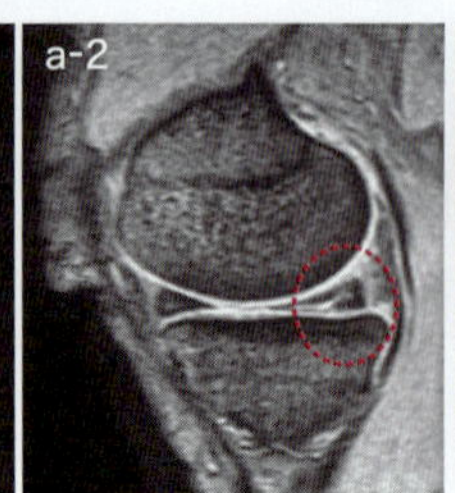

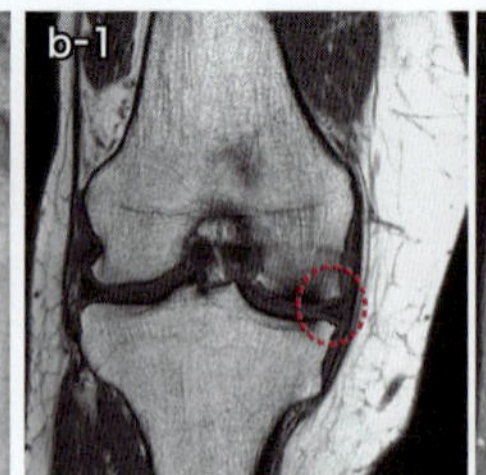

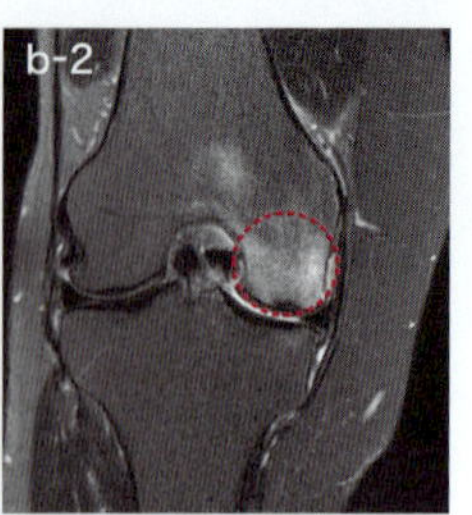

図2 MRI所見

a-1，2は後節の水平断裂患者のMRI画像を示す．冠状面で内側半月板内を横断する高信号（a-1），矢状面では後節部領域の高信号（a-2）が確認できる．b-1，2は内側半月板が関節外方向へ偏位する逸脱現象（b-1）と，大腿骨軟骨下骨の骨髄浮腫（b-2）が確認できる．

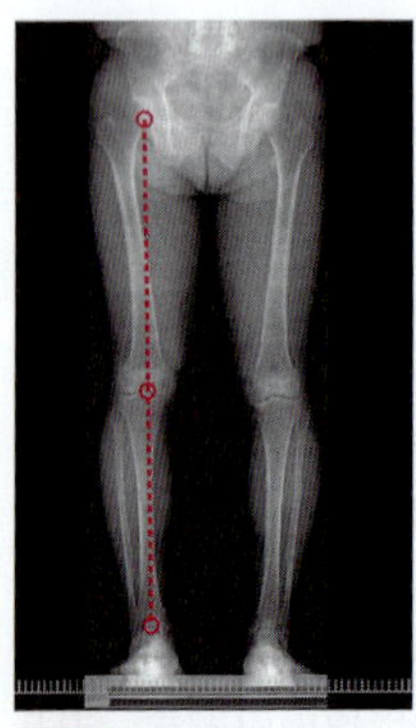
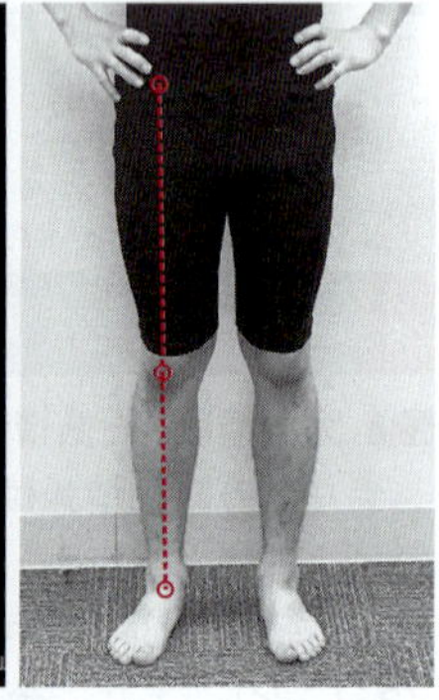

図3 荷重下のアライメント

2 主要な理学療法評価

(1) 症状

術後の早期段階では，腫脹もあり患部や周囲組織の症状を認める．これらは発生部位，強度，そして知覚鈍麻の有無を確認しておく．特に伏在神経の膝蓋下枝や内側下腿皮枝の領域に症状を呈す場合もあるが，一過性の場合が多いため，経時的な変化も含め評価する．

(2) 関節可動域（ROM）

術前段階では腫脹や疼痛で膝関節の伸展制限がないか確認しておく．術後ではROMの角度だけではなく，エンドフィールや疼痛発生部位も加えて評価する．特に，膝屈曲運動は，逃避性反応として股・足関節の代償運動が生じやすいので，適切な関節運動が生じているか評価する．

(3) 筋力

術後早期より大腿四頭筋は筋萎縮が生じるため，周径や筋発揮，収縮速度の左右差を確認しておく．また免荷期間中に，抗重力筋である下腿三頭筋や大殿筋，中殿筋の筋力低下も懸念されるため，プロトコルの許す範囲で評価しておく．

(4) 荷重位でのアライメント

1/2部分荷重（partial weight bearing：PWB）以降では，立位アライメントを評価し，縫合半月板に局所的な力学負荷が生じていないか確認する．具体的には，膝関節が内外反しておらず，股関節と足関節中心を結んだ荷重軸が，膝関節面の中心を通るようなアライメントが理想である（図3）．

3 理学療法プログラム

1 術後プロトコル

縫合術後の理学療法プロトコルを示す（図4）．また，術中所見によって荷重や関節運動の開始時期が異なる可能性があるため，適宜主治医に確認すること．

2 疼痛への対応

炎症コントロールとして，患部のアイシングや挙上・圧迫の術後管理を行う．また関節運動時には，主動作筋の収縮と拮抗筋の弛緩を意識させ，筋緊張亢進よる二次的

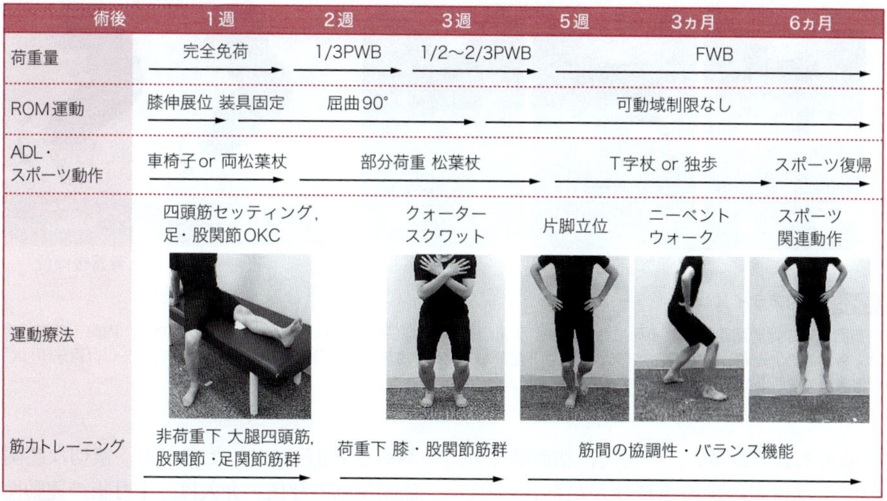

術後	1週 / 2週 / 3週 / 5週 / 3ヵ月 / 6ヵ月
荷重量	完全免荷 → 1/3PWB → 1/2〜2/3PWB → FWB
ROM運動	膝伸展位 装具固定 → 屈曲90° → 可動域制限なし
ADL・スポーツ動作	車椅子or 両松葉杖 → 部分荷重 松葉杖 → T字杖 or 独歩 → スポーツ復帰
運動療法	四頭筋セッティング，足・股関節OKC / クォーター スクワット / 片脚立位 / ニーベント ウォーク / スポーツ 関連動作
筋力トレーニング	非荷重下 大腿四頭筋，股関節・足関節筋群 → 荷重下 膝・股関節筋群 → 筋間の協調性・バランス機能

図4 半月板縫合術の術後プロトコル

PWB：部分荷重，FWB：全荷重，OKC：開放性運動連鎖
（広島大学 島田 昇先生よりご提供資料を一部改変）

な筋性疼痛の予防も図る．

3 ROMトレーニング

術後早期では，膝蓋骨のモビライゼーションなど膝蓋大腿関節の柔軟性向上を図る．可動域練習開始後は，膝屈曲運動に生じる自然な下腿内旋が生じているか注意する．特に膝窩筋は下腿内旋を誘導するが，筋緊張亢進によってその機能が低下する可能性がある．そのため膝窩部の柔軟性も確認しながら，適切な回旋運動の再獲得を図っていく．

4 荷重量に応じた運動療法と筋力トレーニング

免荷・装具固定期間は，股・足関節周囲筋の開放性運動連鎖（open kinetic chain：OKC）運動によって患部外の筋力強化，四頭筋セッティングで患部の筋萎縮の予防を図る．1/2PWB以降は，炎症状態の悪化がなければ，適切なアライメントで閉鎖性運動連鎖（closed kinetic chain：CKC）運動を徐々に開始し，荷重下の筋発揮向上や股・足関節を含めた協調性も獲得する．

一方で半月板は屈曲運動と荷重によって後方へ移動し，力学負荷を受けやすい[2]．そのため，CKC運動では，浅い膝関節運動から徐々に開始する．さらに，動作中には前額面上で縫合半月板への力学負荷が集中する動的アライメントを呈していないかも注意する（図5a）．矢状面では，骨盤後傾位で後方重心位だと，膝関節中心と床反力線の距離であるレバーアームが延長し，結果的に膝前面への力学負荷を増大させるため，体幹アライメントも適宜修正しながら実施する（図5b）

5 ガイドライン

現在のところ，半月板縫合術後の理学療法に関してガイドラインは存在しない．しかし，術後管理をまとめた先行研究においては，半月板損傷の部位や種類によって術後負荷量を調整することが推奨されている[3]．組織構造的に，半月板円周線維が比較的残存する縦断裂の縫合後では半月板強度は保たれやすく，通常の術後プロトコル

a

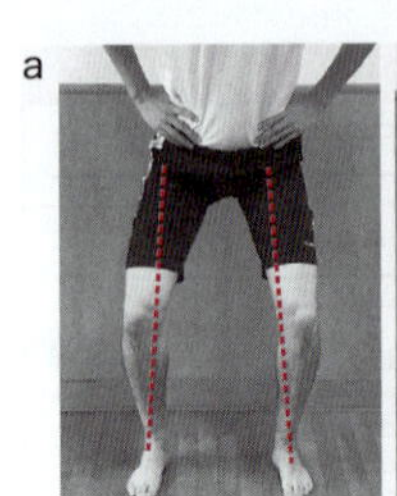

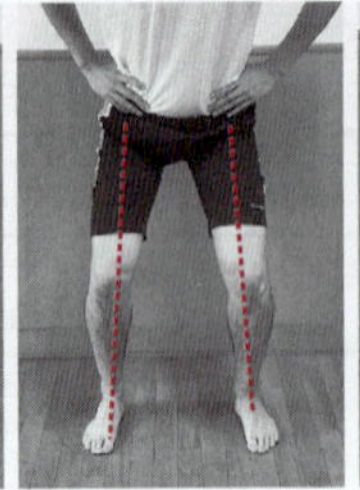

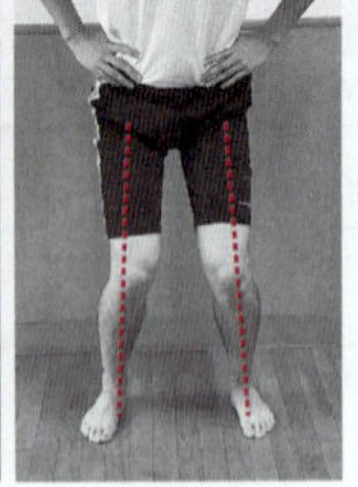

内側荷重　正常　外側荷重

b

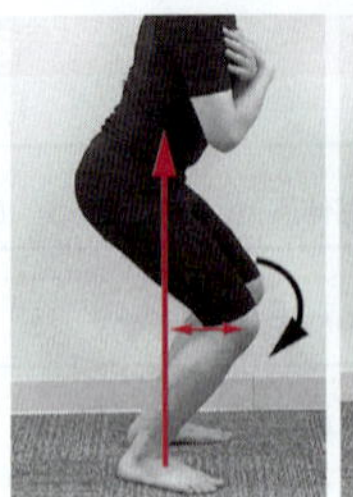

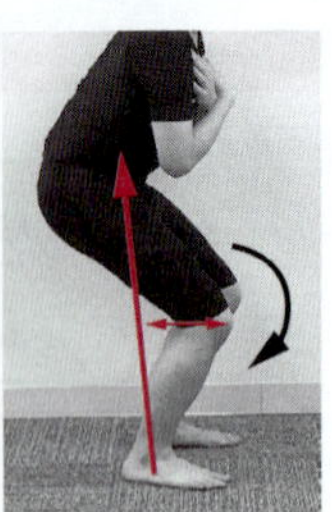

正常　骨盤後傾位

図5 動的アライメント

前額面の点線は関節面に対する荷重軸を示す．正常の荷重軸は膝関節の中心を通っているのに対し，内側・外側荷重は，各関節面上を通っている（a）．矢状面では，足部から発生する床反力と膝関節中心までのレバーアーム（両矢印）は，骨盤後傾で延長し，膝前面に発生する力学負荷が大きくなっている（b）．

で進めることが多い．一方で，横断裂や放射断裂は円周線維の連続性が絶たれおり，縫合後であっても半月板許容能の低下が懸念されるため，深屈曲や回旋運動の開始は慎重に進める必要がある．

4 リスク管理・禁忌事項

術後の深部静脈血栓症や感染症に注意する．また半月板の癒合時期は3〜6ヵ月とされているため，術後早期段階においては半月板の過剰な移動を要求する深屈曲や，力学負荷を発生させる荷重下の回旋運動は適宜主治医に相談し慎重に進める．

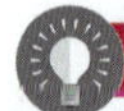

クリニカルヒント

1 屈曲時の半月板運動

半月板は膝屈曲に伴い後方へ移動することで大腿・脛骨顆部間の適合性を高めている．特に可動性の高い外側半月板は，大腿骨に対して脛骨が内旋することで，この移動が助けられている（図6a）．しかし，術後に股・足関節の代償運動や膝窩筋の機能不全によって脛骨内旋が減少すると，外側半月板の後方移動が制限され，大腿・脛骨顆部でのインピンジメントが発生することがある（図6b）．したがって，適切な膝関節副運動の評価・介入は，半月板の運動性を再獲得させるうえで重要である．

2 集積負荷としての半月板逸脱評価

反復的な荷重負荷が生じると，半月板は一時的に逸脱することがある．この現象は半月板のフープ機能低下を反映する指標であるため，スポーツ復帰時期など身体活動量が飛躍的に増加するタイミングで，その把握も必要となる．特に逸脱は荷重下で鋭敏な反応を示す．そこで，近年臨床現場に普及されつつある超音波（エコー）を用いることで，荷重下，そして簡便に経時的な変化を評価でき，術後管理の一指標として活用することができる（図7）．

文　献

1) Roemer FW, et al：Magnetic resonance imaging-based semiquantitative and quantitative assessment in osteoarthritis. Rheum Dis Clin North Am 35：521-555, 2009
2) Vedi V, et al：Meniscal movement. An in-vivo study using dynamic MRI. J Bone Joint Surg Br 81：37-41, 1999
3) Harput G, et al：Postoperative rehabilitation and outcomes following arthroscopic isolated meniscus repairs：A systematic review. Phys Ther Sport 45：76-85, 2020

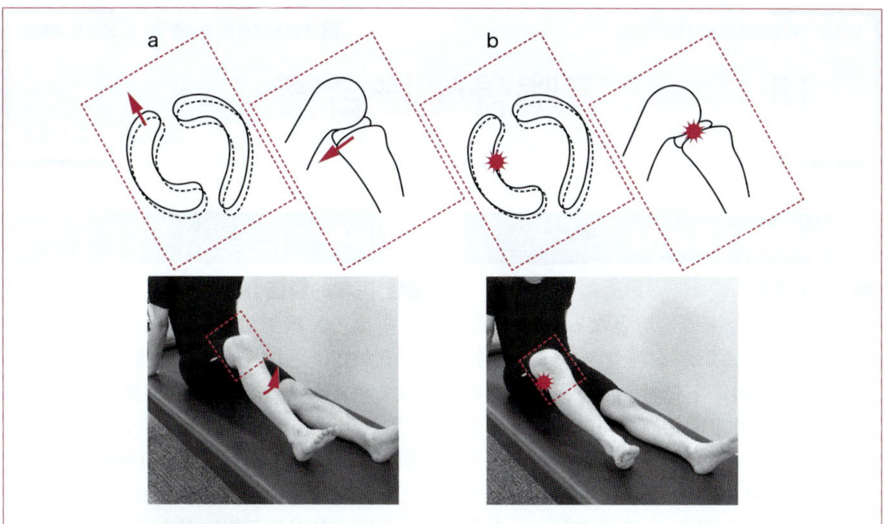

図6 屈曲時の半月板運動

a は屈曲運動における脛骨内旋運動（下部）と後方移動する半月板運動（上部）を示す．b は半月板後方移動が制限されたことによって，大腿・脛骨顆間のインピンジメントが発生している．

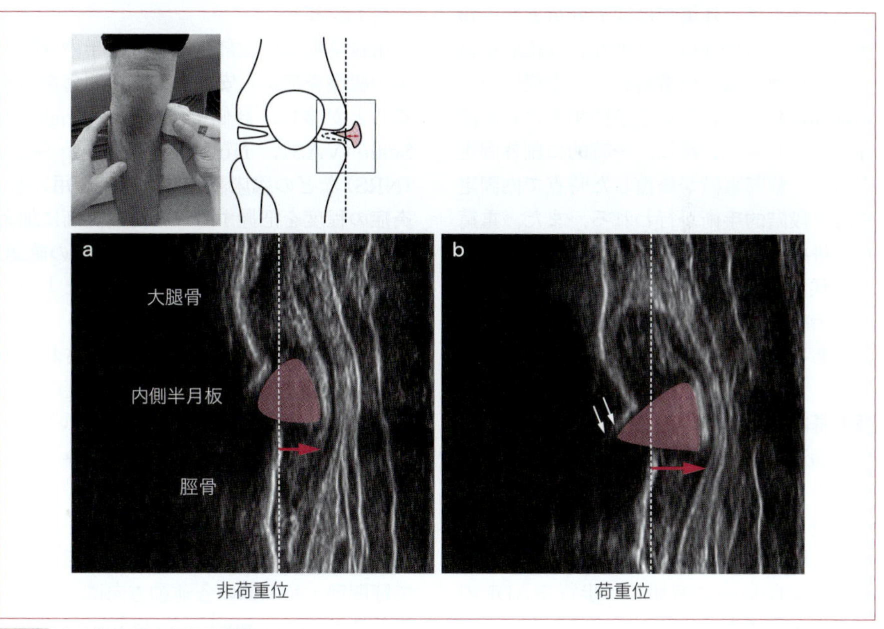

図7 半月板逸脱の超音波画像

非荷重下（a），荷重下（b）の半月板逸脱量の超音波画像であり，特に荷重下で増悪が顕著に示される．逸脱量は脛骨骨皮質の延長線から垂直に半月板最内縁までの距離である赤矢印にて示され，3mm以上であれば異常とされている．

18 下腿骨骨接合術

唐澤俊一・須江慶太

1 術式概要と基本方針

1 術式概要

下腿骨骨接合術の適応となる骨折には，脛骨膝関節面にかかる脛骨プラトー骨折（脛骨高原骨折），下腿骨幹部骨折，足関節果部骨折，脛骨足関節面の粉砕骨折を伴う脛骨天蓋骨折（pilon骨折）などがある．下腿骨近位部および遠位部の骨折に対しては，ロッキングプレートやスクリューを用いた固定法が主流であり，骨幹部骨折では主に髄内釘固定法が施行される．

下腿骨骨折は，脛骨前内側の軟部組織が菲薄であるため，交通事故や転落などによる高エネルギー外傷では開放骨折となる頻度が高い．開放骨折，高度な軟部組織損傷を伴う症例では，皮膚壊死や感染症といった創部における合併症を予防するために洗浄やデブリドマン後に，一時的に創外固定を行い，軟部組織が修復した時点で内固定を行う段階的手術が行われる．また，重篤な合併症である血管損傷やコンパートメント症候群を併発しやすい部位であるため，初期治療の時点で適切な処置が行われる必要がある．

2 基本方針

関節運動は，筋肉や骨の萎縮，滑膜の癒着防止を目的に術後早期から開始することが推奨される．荷重量や運動療法時の運動負荷は固定された骨折部の安定性，骨癒合に応じて段階的に増加し，歩行やADLの再獲得を目指す．

2 評価

1 医学的評価（画像評価）

術後のX線では関節面，下肢アライメントが修復され，解剖学的整復位が獲得されているかを確認する．関節面のgap（隙間）やstep-off（段差）は関節可動域（ROM）制限や慢性疼痛など機能的帰結に関連する．また，遷延治癒，偽関節などの骨癒合不全につながる可能性があるため，注意深く経過を観察し，主治医と荷重量や活動量およびその変更時期を相談する．

2 主な理学療法評価

(1) 疼痛

術後早期には軟部組織損傷や手術侵襲由来の組織炎症から安静時痛や夜間痛を認めることが多い．評価にはVisual Analogue Scale（VAS），Numerical Rating Scale（NRS）などの臨床評価スケールを用いる．炎症の程度を把握するには疼痛評価に加え視診，触診による腫脹，発赤，熱感の確認，ならびに下腿周径を測定しておくとよい．

(2) ROM

術後早期は術創部の疼痛が許容される範囲で測定する．ROM測定時は角度の記録に加え，最終域感（エンドフィール）を確認する．個体差を考慮し，患側のみでなく健側下肢の評価も実施する．

(3) 筋力

骨折部の安定性，軟部組織の状態に応じて膝関節・足関節の各運動方向について徒手筋力検査（manual muscle test：MMT）を用いて評価する．荷重制限中は足関節底屈筋の評価が行えないため，骨格筋量の指標となる下腿周径を測定し，両側の比較により筋萎縮の有無を評価する．

(4) 荷重位での姿勢，動作

1/2部分荷重開始後から両側下肢に均等に荷重した起立動作，立位姿勢の評価を行う．全荷重開始後は歩行補助具を変えた，あるいは補助具なしでの歩行動作や片脚立位姿勢，荷重位の下肢アライメント等を評価する．各段階において必要なROMや筋力を有しているか，歩行中のdouble knee action，足関節・足部のロッカー機能による衝撃吸収，円滑な前方への重心移動ができているか等に着目して評価する．

3 理学療法プログラム

1 術後プロトコル

荷重量に関するプロトコルは受傷部位，重症度等を考慮して決定される．統一的な見解は得られていないため，施設ごとのプロトコルや主治医の指示に従う．脛骨プラトー骨折術後は，術後4〜6週間は免荷，その後4〜6週の部分荷重を経て9〜12週間で全荷重へと移行するプロトコルが多い[1]．足関節骨折術後のプロトコルに関する報告は，6〜8週間の免荷を推奨するものから，即時全荷重を許可するものまで様々である．近年，足関節果部骨折術後は，早期荷重を支持する報告が増え，短期的な機能的帰結の改善，ADL獲得，スポーツや仕事復帰までの期間短縮が報告されている[2]．

2 理学療法プログラムの具体的方法

(1) 疼痛への対応

術後早期の手術侵襲や軟部組織損傷による組織炎症に対してはRICE処置（Rest：安静，Icing：冷却，Compression：圧迫，Elevation：挙上）を適宜行う．膝関節の関節水腫がある場合，関節内圧上昇由来の疼痛出現を回避するため，軽度屈曲位となるベッド上でのポジショニングを指導する．

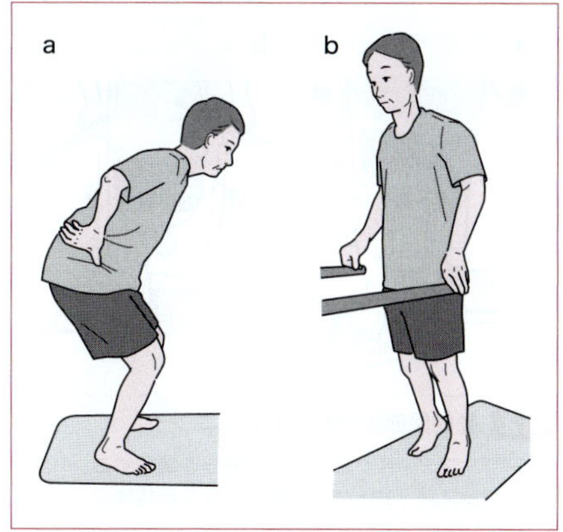

図1 筋力トレーニング（1/2部分荷重開始後に実施）

a：スクワット，b：カーフレイズ．

(2) ROMトレーニング

炎症・創傷治癒を阻害しないよう過度な負担は避けるが，軟部組織の癒着，筋や骨の萎縮防止のために疼痛が許容できる範囲で早期から開始する．その後，炎症性疼痛の軽減に応じて段階的に運動範囲を拡大する．

(3) 筋力トレーニング

免荷期は大腿四頭筋セッティング，下肢伸展挙上運動など開放性運動連鎖（open kinetic chain：OKC）での運動から開始する．重錘やセラバンドなど器具を用いた抵抗運動を行う際は，創部や軟部組織損傷部位の疼痛を伴わないよう抵抗部位に配慮する．荷重量の増加に応じて立ち上がり，スクワット，カーフレイズなど閉鎖性運動連鎖（closed kinetic chain：CKC）での運動を開始する（図1）．

(4) 動的関節運動制御トレーニング[3]

動的関節運動制御トレーニングは，固定や荷重制限に起因する固有受容器の機能低下による神経-筋協調性，バランス能力の低下予防を目的に実施する．

免荷期は足底の固有受容器への刺激入

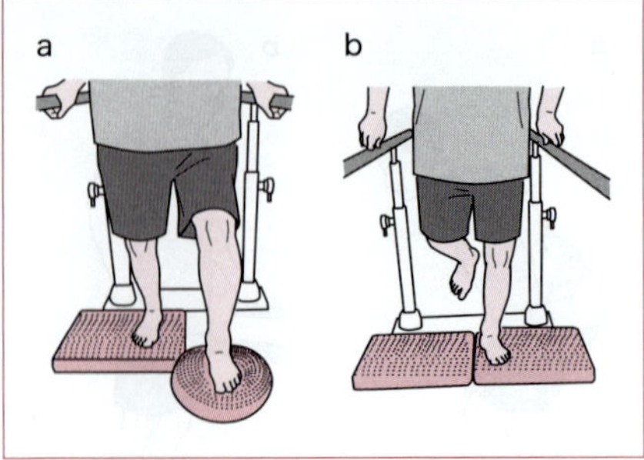

図2 動的関節運動制御トレーニング

a：バランスディスクに荷重し，動揺を制御する．
b：バランスパッド上での片脚バランス保持練習．

力，足底内在筋トレーニングにより足部機能を維持する．具体的には足趾・足底全体でのタオルギャザーやビー玉，お手玉など形状や硬度，重量の異なるものを把持させる．部分荷重期は不安定板やバランスディスク，ボールなどを用い，座位や立位にて自力および外力による動揺を制御する．全荷重期には各種不安定板上での片脚立位でのバランス保持，半歩前や後ろに置いた各種不安定板の上に荷重させることで即座にバランスを保持させるトレーニング等を行う（図2）．

(5) 歩行練習

免荷期は安定性に応じて松葉杖や歩行器などの補助具を選択する．部分荷重期は平行棒内に体重計を並べ，視覚的に荷重量を確認しながら立位での両脚荷重練習，患側下肢を支持側とした健側下肢のステップ練習を経て，補助具を使用した歩行練習へ移行する．全荷重期には杖歩行や杖なし歩行練習を開始するが，荷重量増加に伴う筋や関節への負荷により疼痛が生じることがあるため，活動量や歩容を評価し，必要に応じて調整や修正を行う．

近年の研究では，下腿骨骨接合術後の患者に対し，部分荷重期から体重免荷装置を使用した歩行練習（body weight supported treadmill training：BWSTT）を実施することで，下肢の筋萎縮の進行が抑制され，従来の介入に比して早期に歩行能力，QOLが向上するといった効果が報告されている[4,5]（図3）．

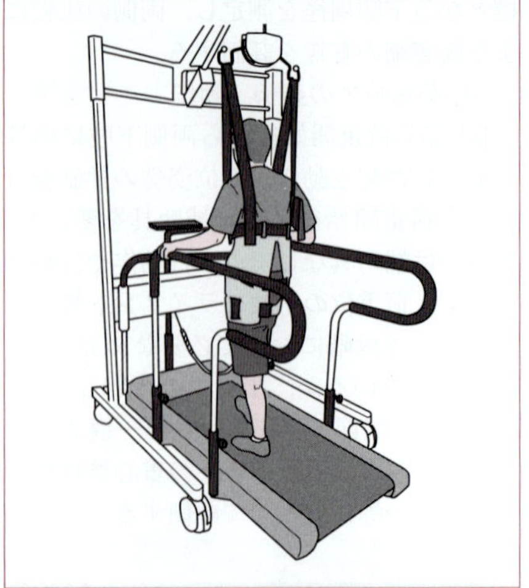

図3 body weight supported treadmill training (BWSTT)

荷重量に基づき，免荷量を設定して実施する．

4 リスク管理・禁忌事項

下腿骨骨折後の深部静脈血栓症（deep vein thrombosis：DVT）の発生に注意し，急性発症した腫脹，疼痛，色調変化などがみられた場合は主治医に報告する．軟部組織損傷を合併している場合，感染症のリスクが高くなる．血液検査における白血球，C反応性蛋白の変化や創部の炎症所見，滲出液の性状や色調を観察し，排膿や創離開が生じた際はただちに主治医に報告する．

クリニカルヒント

1 足関節可動域トレーニングのポイント

足関節周囲は多くの軟部組織が密集しているため，軟部組織の癒着や線維化防止が

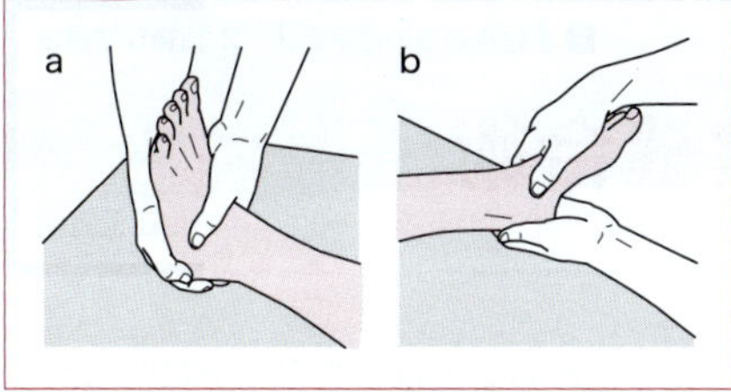

図4 背屈運動（a）と底屈運動（b）

a：距骨を足関節後方へ押し込むように後方へ滑らせ，もう一方は踵骨を把持し，アキレス腱を伸張することで，距骨の転がりを誘導する．
b：距骨を引き出すように前方へ滑らせ，回転運動を誘導する．

重要となる．術後早期から自動・他動運動により足関節，足趾の各筋群の収縮・伸張を行い，筋腱の伸張性低下，滑走不全を予防する．後脛骨筋，長母趾屈筋，長趾屈筋などの下腿後面深層筋，屈筋・伸筋支帯や腓骨支帯内の腱の通過部位，アキレス腱深部にあるKager's fat padなどに徒手的な圧迫やダイレクトストレッチを加えることで効果的なROM改善が期待できる．距骨の前後のすべりや転がりなど距腿関節の運動に問題がある場合，徒手的に距骨の運動を誘導しながら底背屈運動を行う[6]（図4）．

2 患側下肢立脚期の協調的な関節運動

全荷重歩行開始初期は，疼痛や転倒への恐怖心から大腿部や下腿部の筋を過剰に同時収縮させることで関節を固定し，歩行の安定性を獲得しようとするケースがみられる．このような場合，平行棒などを使用して安定した状態で行う前後への重心移動練習が有効なことがある．患側下肢の足先を上げて一歩前に出したステップ肢位をとり，健側下肢の蹴り出しによって前方へ重心移動して患側下肢に荷重する．次に健側下肢に重心を戻しながら，患側下肢の足先を上げた元の肢位に戻る．この動作の反復は，荷重応答期のヒールロッカー機能，

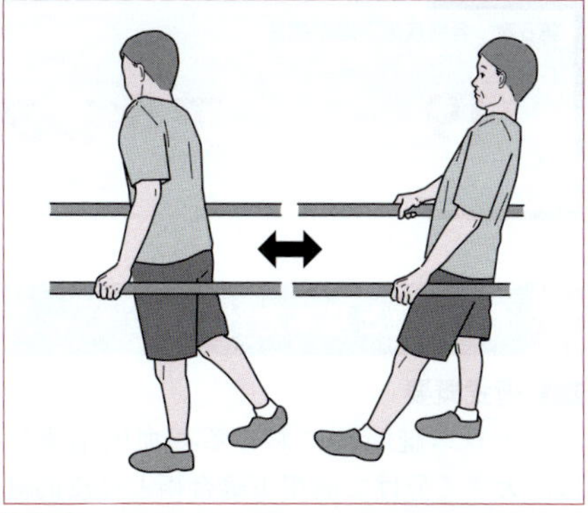

図5 足関節周囲筋の同時収縮を弱める練習

患側の足先を上げ，一歩前に出したステップ肢位から前後に重心移動する動きを繰り返す．

double knee actionといった関節運動を引き出すことにつながり，同時収縮の抑制，下肢の協調的な筋活動の獲得が期待できる[7]（図5）．

文　献

1) Arnold JB, et al：Characteristics of postoperative weight bearing and management protocols for tibial plateau fractures：Findings from a scoping review. Injury 48：2634-2642, 2017
2) Smeeing DPJ, et al：Weight-bearing or non-weight-bearing after surgical treatment of ankle fractures：a multicenter randomized controlled trial. Eur J Trauma Emerg Surg 46：121-130, 2020
3) 中山彰一：姿勢制御機構と動的関節トレーニング．J Clin Phys Ther 2：1-10，1999
4) Henkelmann R, et al：Impact of anti-gravity treadmill rehabilitation therapy on the clinical outcomes after fixation of lower limb fractures：A randomized clinical trial. Clin Rehabil 35：356-366, 2021
5) Palke L, et al：Anti-gravity treadmill rehabilitation improves gait and muscle atrophy in patients with surgically treated ankle and tibial plateau fractures after one year：A randomised clinical trial. Clin Rehabil 36：87-98, 2022
6) 池添冬芽：第6章-04 転倒恐怖感が強く立位で下肢の同時収縮が強くなるケース．理学療法プログラムデザインⅣ 運動器（上肢・体幹）・高齢者編，市橋則明編，文光堂，東京，322-325，2021
7) 伊藤浩充：足関節骨折術後に足関節可動域が悪いケース．理学療法プログラムデザイン，武富由雄監，市橋則明編，文光堂，東京，316-317，2009

19　アキレス腱縫合術

江玉睦明

1 術式概要と基本方針

1 術式概要

アキレス腱断裂における観血的治療には，大きく分けて直視下縫合術と経皮的縫合術がある．

直視下縫合術は，再断裂率が低く活動性の高い症例にも有用である．古典的な端々縫合において治療成績は安定しているが，近年では手術後における早期運動療法が成績を向上させることが明らかとなっており，早期運動療法をより安全に進めるためには，縫合部における初期強度の向上が重要視されている．縫合部の初期強度を高めるための工夫は数多く試みられており，実際に動物やヒト遺体のアキレス腱を用いた実験により古典的な端々縫合よりも強度が高いことが報告されている[1)]．しかし，腱内血流や治癒過程などの生体変化が考慮されていないため，ヒト遺体実験の結果がそのまま実臨床に適応できるかは不明である．縫合術式の種類については，数多くの方法が報告されているが，いずれの方法もいくつかの基本的縫合をベースとしており，これらを改良するか，組み合わせることで構成されている．術式別の再断裂率に関しては，有意な差は報告されていない．

経皮的縫合術は，創部が小さいことにより創傷治癒には有利であり，合併症を軽減するという点で有効な手術である．縫合術の低侵襲化の試みは医学における現在の潮流であり，直視下縫合よりも経皮的縫合や小切開による縫合術の割合が増加すると考えられる．徐々に低侵襲手術法の成績や安全性は向上しているが，安全で良好な成績を得るための要因はいまだ十分に明らかにされていない[2)]．

2 基本方針

縫合術後の早期運動療法は有用であり，推奨されている[2)]．術後に歩行用装具を用いて早期荷重や早期関節可動域（ROM）運動を実施することは，保存療法に比べて再断裂率が少なく，機能回復も良好である．術式が多岐にわたるため，十分に管理されたプロトコルのもと，縫合腱を保護しながら，疼痛や再断裂に細心の注意を払い，ROM・筋力・各種動作を総合的に獲得して日常生活やスポーツ復帰を目指す．

2 評価

1 医学的評価

アキレス腱断裂の診断には，アキレス腱部を蹴られた，ボールをぶつけられた，pop音の聴取などの受傷時のエピソードが特徴的である．加えて，局所所見での患部の陥凹の触知や徒手検査としてのThompson testなどの理学所見が確定診断に有用である．確定診断ができない場合には，単純X線検査，超音波検査，MRIなどの画像所見と併せて総合的に診断を行う．

新鮮アキレス腱断裂における手術適応は，年齢や性別，活動性を問わず手術療法を理解することができ，早期スポーツ復帰や社会復帰を目指す人が対象となる．急性アキレス腱断裂の手術は通常，損傷から数日以内に実施される．瘢痕組織が形成されると修復が困難になるため，その前に手術を行うことがポイントとなる．

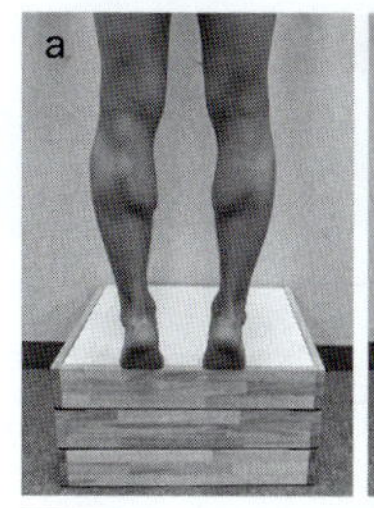

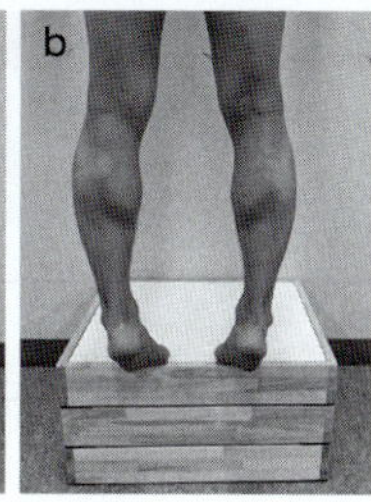

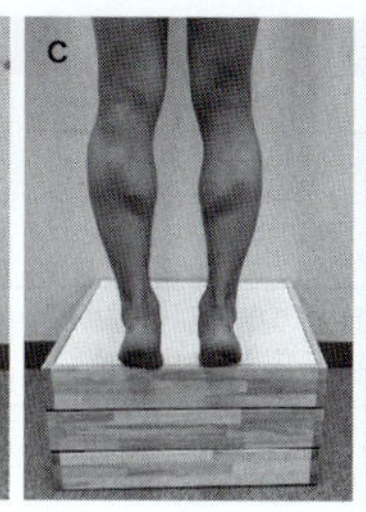

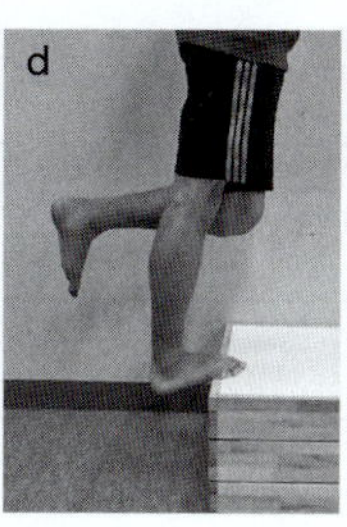

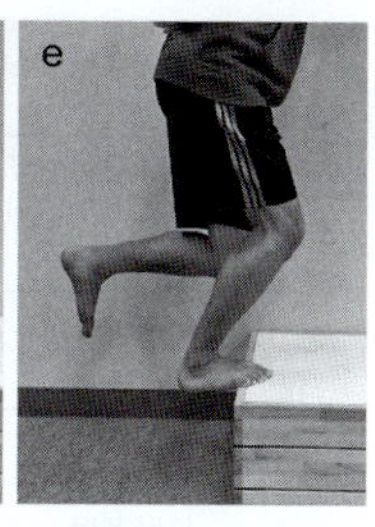

図1 下腿三頭筋の筋力評価

しっかりと母趾球荷重にて最大底屈位まで動かせているかどうか，滑らかに動かせているかどうか，高さに左右差はないかを確認する．また，様々な角度にて静止できることやスピードを速めても制御できるかを確認する（a）．次に足関節底屈位から内がえし（b），外がえし（c）方向に自動で動かした際に，足関節底屈位で前足部接地を保持して制動できるかを確認する．両脚での制動が行えている場合は，難易度を上げて片脚（d）や膝関節屈曲位（e）で実施する．

2 主要な理学療法評価

(1) 足部・足関節治療成績判定基準（日本語版）

American Orthopaedic Foot and Ankle Society（AOFAS）の表現と内容を日本人向けに改変し，さらにそれには表記されていない各項目の解釈基準や疼痛判定基などを加えた日本独自のバージョンである足関節・後足部判定基準（Japanese Society for Surgery of the Foot（JSSF）ankle/hindfoot scale）が治療成績評価として用いられる（https://www.jssf.jp/medical/scale/）．また近年では，患者立脚型の部位特異的アウトカム指標である足部足関節評価質問票（Self-Administered Foot Evaluation Questionnaire：SAFE-Q）（https://www.jssf.jp/medical/safeq/）も用いられている．

(2) 縫合部の管理

縫合術後に最も注意しなければいけないのが腱の過伸張（elongation）である．アキレス腱が緩んだ状態になると十分な下腿三頭筋の筋収縮ができなくなり，筋力回復が遅延する要因となるため，アキレス腱の緊張や縫合部の画像所見を適宜確認しながら，十分な管理下での術後プロトコルに沿った理学療法を実施する必要がある．

(3) ROM

足関節背屈の可動域制限が特に問題となりやすいため，術後プロトコルに合わせて背屈可動域を改善させていくことが重要である．アキレス腱の柔軟性低下だけでなく，周囲組織であるパラテノンやKager's fat pad，長母趾屈筋・長趾屈筋・後脛骨筋などの屈筋群なども背屈制限の要因となるため詳細な評価が必要となる．

(4) 筋力

下腿三頭筋の筋力評価が重要であり，一般的には徒手筋力テスト（manual muscle test：MMT）のカーフレイズが用いられる．MMTでは足関節底屈筋力評価として「片脚立位で25回の踵持ち上げ動作が可能であれば段階5と評価する」と記載されている．正常歩行では最大筋力の約25％が必要とされ，これはカーフレイズでは5〜10回程度（MMT3＋）繰り返す運動に相当する．この程度の回数しか行えない症例では，正常な歩行を持続することが困難となる．質的評価として，足関節最大底屈位まで母趾球荷重を保持したまま滑らかに実施できるかや，踵の高さの左右差を確認する．また，様々な角度での保持や，スピード変化させた際，内がえし・外がえし方向に動かした際，片脚や膝関節屈曲位での安定性も確認する（図1）．

足部・足関節だけでなく股関節や膝関節などの患部外の筋力をプロトコルの許す範

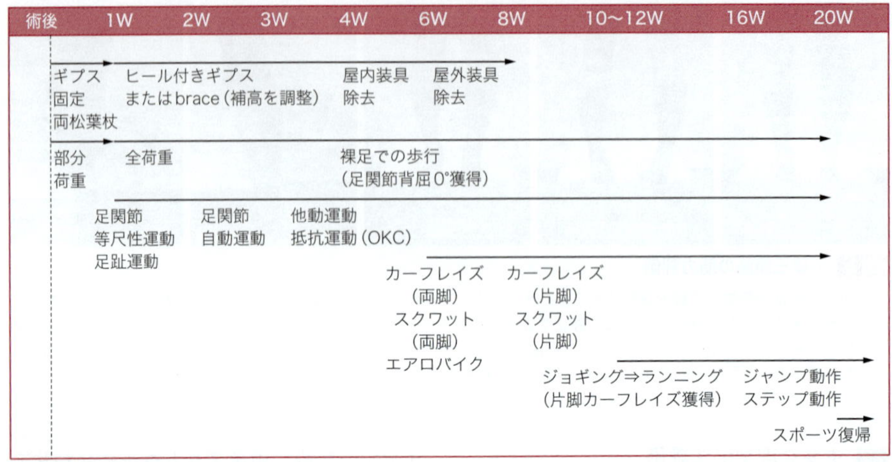

図2 アキレス腱縫合術後のプロトコル

OKC：開放性運動連鎖

囲内で評価する．早期スポーツ復帰を目指す場合は，特に患部外の筋力評価が重要である．

3 理学療法プログラム

1 術後プロトコル

現在様々な術式が報告されており，術式により術後のプロトコルに多少違いがあるが，一般的な術後プロトコルを示す[2,3]（図2）．荷重，ROM，筋力トレーニングの時期や量，スポーツ復帰時期については施設ごとにプロトコルが異なるため主治医の指示に従う．

2 理学療法プログラムの具体的方法

縫合術直後の炎症期では，ギプス固定で両松葉杖での部分荷重歩行を開始する．非損傷側にはheel lift靴を装着し，弾性ストッキングを装着する（術後約10週間）．術後1週以降は，ヒール付きギプスまたはbrace（補高あり）を装着し，全荷重歩行開始となる．縫合部の保護のため，装具を外した状況での荷重や足関節の運動は禁忌とする．腫脹軽減のために，セラバンドを用いた等尺性足関節底屈運動やタオルギャザーなどの足趾運動を開始する．修復期に入る2週以降は，足関節の自動運動，3週目以降は他動運動やセラバンドなどを用いた開放性運動連鎖（open kinetic chain：OKC）での抵抗運動を開始する．4週目以降に足関節背屈0°が獲得できたら屋内での装具装着を除去し，裸足での歩行練習を開始する．6週目以降は両脚カーフレイズ，スクワット，エアロバイクなどを開始し，屋外での装具装着が除去となる．再構築期に入る8週以降は，片脚での動作（カーフレイズ，スクワットなど）を開始し，10週以降では片脚ヒールレイズが獲得できたらジョギング開始，12週以降ではランニング開始となる．症状，安定性，機能，MRIによる腱縫合部の機能的な修復状態を確認して，16週以降ではジャンプ動作やステップ動作などのスポーツ動作を開始し，20週以降ではスポーツ活動への復帰を目指す．

3 ガイドライン

縫合術後の理学療法に関しては，明確なガイドラインは提示されていない．術後の早期運動療法の有用性は明らかとなっているが，荷重やROMの開始時期や強度など，十分なエビデンスが構築されていない．

4 リスク管理・禁忌事項

術後の理学療法におけるリスク管理として，再断裂，合併症（感染，深部静脈血栓症）予防が挙げられる．保存療法と観血的療法の比較では，保存療法の再断裂率が高いことが無作為化比較試験（randomized controlled trial：RCT）で明らかにされている．しかし，深部静脈血栓症の発生頻度には差は認められない．直視下縫合術と経皮的縫合術での比較では，再断裂率に差はない．しかし，経皮的縫合術は直視下縫合術に比べて，感染の合併症の頻度が少ない．

特に再断裂予防が重要であるが，縫合術後の再断裂患者の再断裂の特徴と経過が報告[4]されている．6週以下の早期断裂は手術に起因していると考えられるため，その予防として確実な固定による早期荷重，早期ROM運動が重要である．6〜8週の不意な動作による不用意な接地など，予期せぬ外力により再断裂しているので患者教育が重要である．9週以降の再断裂は治癒の遅延が原因といえるため，回復過程を把握するために，両脚カーフレイズ，片脚カーフレイズ，MMTを利用した機能評価を行い，患者に応じた運動療法が重要であると報告している．また，腫脹の継続や痛みを訴える症例に対しては，MRIや超音波により病態を適宜把握し，復帰時期を検討することが重要である．

クリニカルヒント

1 アキレス腱周囲組織の癒着の評価とアプローチ

縫合術後は，アキレス腱と周囲組織であるパラテノンとの癒着の改善や，Kager's fat padの柔軟性の改善が重要である．パラテノンは，血行と神経が豊富な結合組織性の被膜であり，アキレス腱はパラテノンに走行する血管から栄養を受けている．また，このパラテノンが2〜3cm伸張することでアキレス腱はスムーズに滑走することができる．したがって，パラテノンの伸張性がアキレス腱の滑走性や栄養に影響を与えるため，アキレス腱とパラテノン間の癒着の改善が術後に重要となる[5]（図3）．Kager's fat padは，アキレス腱と長母趾屈筋腱と踵骨に挟まれた空間に存在する脂肪組織であり，①アキレス腱関連領域，②長母趾屈筋関連領域，③踵骨滑液包ウェッジの3つに分けられる．それぞれの領域に役割があり，足関節底背屈時のアキレス腱の滑走性やenthesis organ（腱付着部構造の破綻を防ぐためにその周囲に存在する組織）の圧迫力の軽減に寄与しているため，Kager's fat padの柔軟性の改善やアキレス腱との癒着の改善が術後に重要となる（図4）[5]．

2 アキレス腱のストレッチング方法

アキレス腱は腓腹筋内側頭，外側頭，ヒラメ筋の停止腱から構成され，特徴的なねじれ構造を呈している（アキレス腱を近位から見た時，右側のアキレス腱では反時計回りの方向へ，左側のアキレス腱では時計回りの方向へ捻れる）．したがって，アキレス腱をストレッチングする際は，膝関節や足関節の肢位を変化させて，様々な肢位でストレッチンチングを実施することでアキレス腱の伸張性や滑走性を改善することができる．

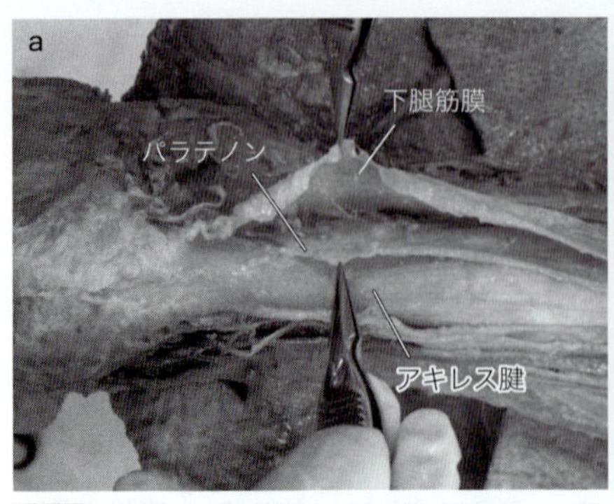

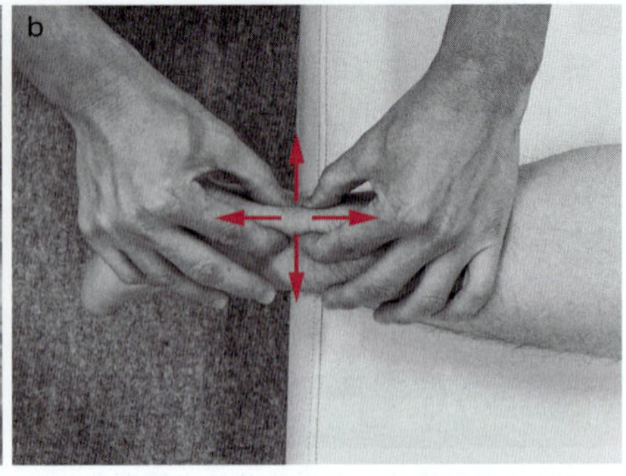

図3 パラテノンの伸張性・滑走性の評価・アプローチ

a：パラテノンの構造．
b：パラテノンの伸張性・滑走性の評価・アプローチ．アキレス腱部を把持して，下腿筋膜とパラテノンを頭尾方向，内外側方向に移動させることでパラテノンとアキレス腱間の滑走性を部位差や左右差から確認する．同様の方法をアプローチとしても使用できる．

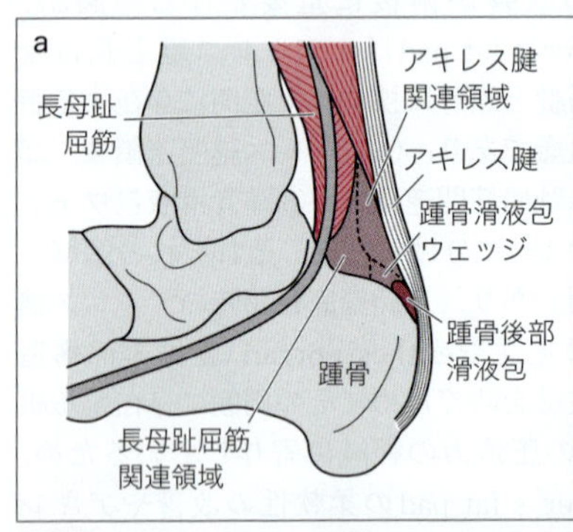

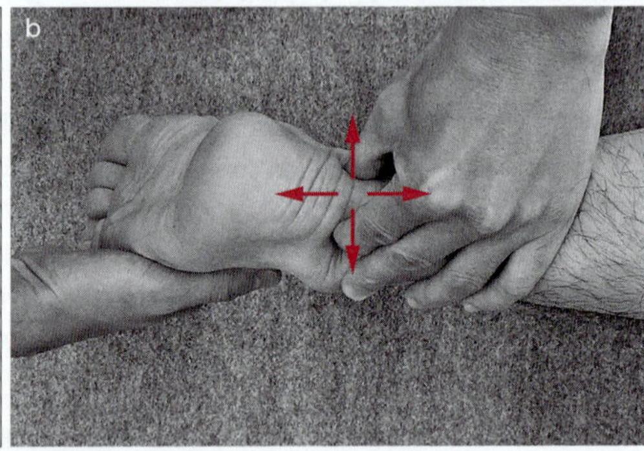

図4 Kager's fat padの柔軟性の評価・アプローチ

a：Kager's fat padの構造．アキレス腱関連領域，長母趾屈筋関連領域，踵骨滑液包ウェッジの3つに分けられる．
b：Kager's fat padの柔軟性の評価・アプローチ．アキレス腱の深部を把持して，内外側方向へ圧迫することでKager's fat padの柔軟性を部位差や左右差から確認する．また，足関節を底背屈させながら頭尾側方向への柔軟性も確認する．
（a：文献5より）

文　献

1) Watson TW, et al：The strength of Achilles tendon repair：an in vitro study of the biomechanical behavior in human cadaver tendons. Foot ankle int 16：191-195, 1995
2) 日本整形外科学会診療ガイドライン委員会：第4章 治療．アキレス腱断裂診療ガイドライン2019，改訂第2版，日本整形外科学会ほか監，日本整形外科学会診療ガイドライン委員会編，南江堂，東京，59，2019
3) 鈴木朱美ほか：アキレス腱断裂に対する早期運動療法．整外Surg Tech 10：658-663，2020
4) 内山英司：手術後の再受傷・再損傷メカニズムの解明．アキレス腱手術後再断裂．臨スポーツ医 28：403-409，2011
5) 江玉睦明：足関節底屈機構（heel cord）の障害．足部・足関節理学療法マネジメント 機能障害の原因を探るための臨床思考を紐解く，片寄正樹監，小林匠ほか編，メジカルビュー社，東京，67-82，2018

20　足関節靱帯縫合術

古川裕之・伊藤浩充

1 術式概要と基本方針

1 術式概要

足関節外側靱帯損傷の治療における第一選択は保存療法で，その多くが元の競技レベルに復帰することが報告されている[1〜3]．その一方で，およそ20〜40％に慢性足関節不安定性(chronic ankle instability：CAI)が残存し，3〜6ヵ月の理学療法により症状の改善がみられない場合には手術適応があると考えられている[1,2]．

CAIの術式は大きく分類すると解剖学的修復術，解剖学的再建術，非解剖学的再建術の3つに分類される．

解剖学的修復術は前距腓靱帯(anterior talofibular ligament：ATFL)と踵腓靱帯(calcaneofibular ligament：CFL)の損傷靱帯実質の縫合または弛緩した靱帯の縫縮を行う方法で，Broström法とその変法が広く行われている(図1)[1]．

解剖学的再建術は，移植腱をATFL，CFLの走行に沿って再建し足関節を解剖学的にも機能的にも再構築する方法である[1]．解剖学的修復術後の再損傷や，損傷靱帯が脆弱で解剖学的修復術をすることが困難である際に行われることが多い[1]．

非解剖学的再建術は，損傷した靱帯を修復することなく足関節外側の支持性を再構築する方法である[1]．再建に用いられる移植腱として，短腓骨筋腱を用いた方法が報告されている[1]．この術式も解剖学的再建術と同様に解剖学的修復術が困難な例に適応となる．しかし，後足部の生体力学的変化や，可動域の制限，早期関節炎を惹起することなどから，解剖学的再建術に取って代わられつつある[1]．

また，近年では関節鏡を用いた術式の報告も多く，関節鏡の利点である低侵襲，疼痛や腫脹の少なさ，感覚障害の起こりにくさからより早期に復帰できる可能性がある[1,3]．

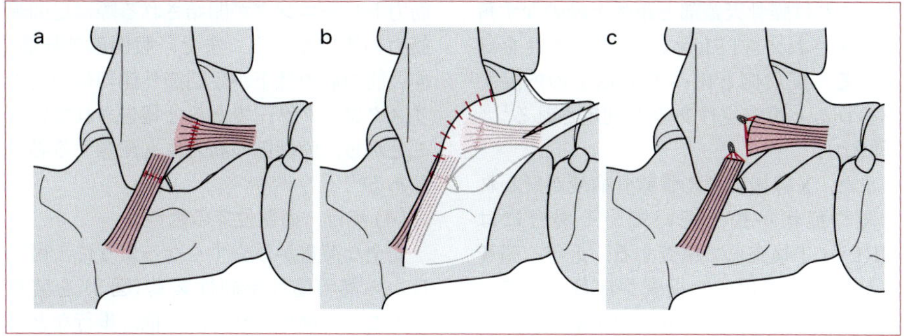

図1　解剖学的修復術

a：Broström法．ATFLとCFLの縫合術．
b：Gould変法．Broström法を行った後に伸筋支帯を腓骨に縫合し外側を補強する方法．
c：Karlsson法．Broström法の一種でATFLとCFLを縫縮し腓骨へ再付着させる方法．
(文献1より改変)

2 基本方針

術後の理学療法では，組織の修復時期を考慮した理学療法を進めていく．原則として，POLICE［P：protection（保護），OL：optimal loading（適切な負荷），I：ice（冷却），C：compression（圧迫），E：elevation（挙上）］に沿って術翌日から理学療法が開始される．2ヵ月での競技復帰を目指したプロトコルに基づき，理学療法を進めていく．プロトコルには術後炎症のコントロール，関節可動域（ROM）の回復，筋力の再獲得，固有感覚の改善，バランス能力の再獲得，競技特異的な動作の再獲得などが含まれている．

2 評価

1 医学的評価（画像評価）

CAI患者では機能的不安定性だけでなく，構造的不安定性を持つ患者も多く，構造的不安定性の評価としてX線によるストレス撮影が用いられる．前方引き出しテストはATFLの弛緩性を評価することができ，脛骨後方縁から距骨滑車までの距離を測定する．一般的に6mm以上の偏位がみられると不安定性ありと判定される[1〜3)]（図2a）．その他には距骨傾斜テストがあり，これは脛骨天蓋部と距骨上縁のなす角度で表され，ATFLとCFLの弛緩性を測定する．反対側と比べて5°以上の内反がみられると不安定性ありと判定される[1〜3)]（図2b）．

また，X線撮影にて骨軟骨病変が疑われた際や症状が長く続いている場合にはMRIやCT検査にて精査する．近年，超音波（エコー）を用いた検査が注目されており，軟部組織の損傷や骨端線裂離骨折，動的ストレステストなどの検査で用いられている[4)]．

2 主要な理学療法評価

(1) 問診，視診

術翌日から理学療法が開始されるため，術後1回目の理学療法の際には術後状態の問診から行う必要がある．安静時痛，運動時痛，動作時痛，夜間痛など疼痛の程度や部位を問診する．また，創部周囲の感覚障害の有無も確認する．視診では腫脹，発赤といった炎症症状の程度を把握する．まれに術後感染が発生する場合もあるため，局所の熱感の程度や全身の発熱の有無も確認する必要がある．

(2) ROM

術後早期のROM評価は疼痛を伴うため，まずは自動運動を用いて足関節底背屈可動域を測定する．その後，疼痛に気をつけながら他動的にROMを測定し，エンドフィールなどを確認する．修復または再建されたATFL，CFLを保護する目的でこの時期に足関節内がえしのROM測定は行わない．

また，術後の腫脹が足部全体に広がっている場合には足趾のROMにも制限がみられることもある．

(3) 筋力

術直後は足関節周囲の筋力測定は行わないが，炎症期が過ぎ，プロトコルに沿って筋力トレーニングが開始される際に足関節筋力の測定を行う．また，股関節外転筋，伸展筋の筋力低下が足関節外側靱帯損傷のリスクファクターであると報告されていることから，股関節の筋力にも注意する必要がある[4)]．

(4) 歩行，荷重位での動作

安全な荷重がしやすくなるように，術翌日から熱可塑性半硬性装具（図3）を装着することが勧められる．立位，歩行などの荷重位での姿勢・動作観察を行う．松葉杖の使用は必ずしも必要としていないが，歩行時に跛行が大きく出る場合には松葉杖を使用してできるだけ跛行が少なくなるよう

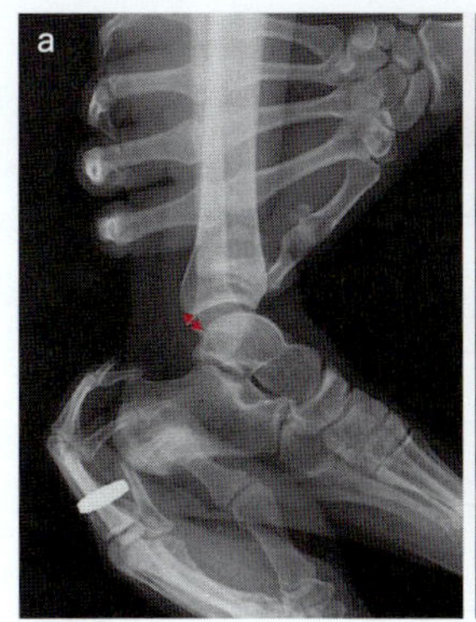

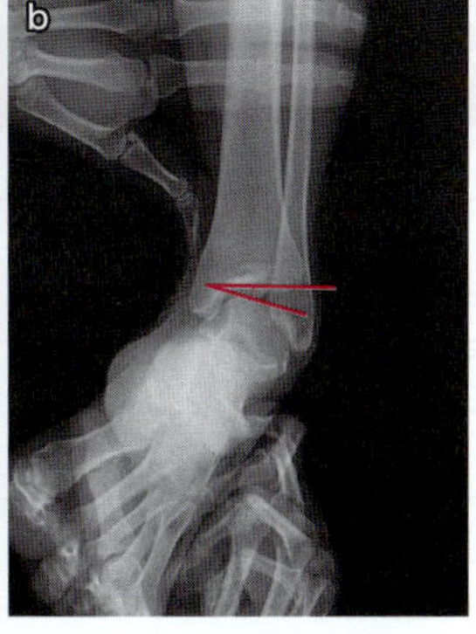

図2 X線によるストレス撮影

a：前方引き出しテスト，b：距骨傾斜テスト．

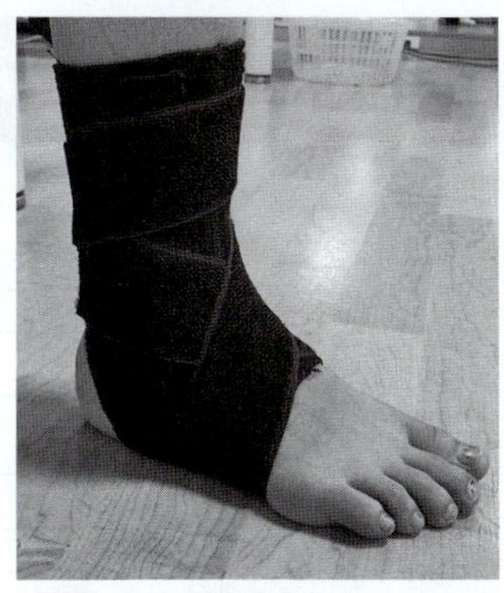

図3 熱可塑性半硬性装具（アトラスブレース社製）

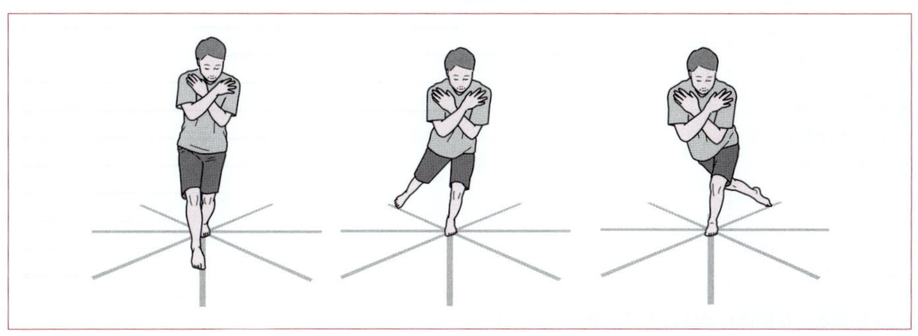

図4 Star Excursion Balance Test

45°の間隔で放射状に描かれた線を片脚支持しながら，できるだけ遠くにリーチ動作を行い，その距離を測定する．前方，後内側，後外側の3方向がCAIとの関連が強いと報告されている[4]．

に指導する．プロトコルの進行とともに片脚立位，片脚カーフレイズ，片脚ジャンプなどの動作観察へとレベルアップしていく．また，Star Excursion Balance Test（SEBT）（図4）などの動的バランステストや片脚幅跳びや片脚反復横跳びなどのファンクショナルテストも競技復帰を許可する際の指標として測定する．

(5) 患者立脚型評価

米国理学療法士協会の足関節外側靱帯損傷における臨床指針では，Foot and Ankle Ability Measure（FAAM）（https://orthotoolkit.com/faam/）などの患者立脚型評価を通常診療における標準的な検査とすることが推奨されている[4]．FAAMは29項目からなる質問紙で，ADLに加えてスポーツに関連する下位尺度を含む．CAI患者ではスポーツ関連項目での低下が報告されている．

3 理学療法プログラム

1 術後プロトコル

鏡視下足関節靱帯縫合術後のプロトコルの例を示す（図5）．患部の固定期間や荷重時期，運動の開始時期などは，術式の違いや

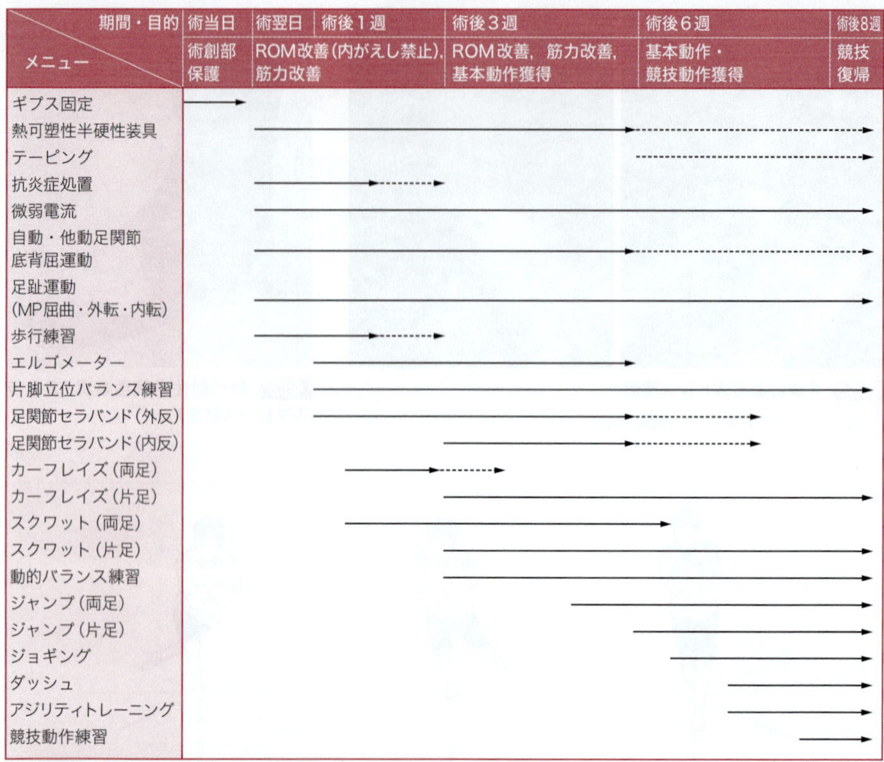

図5　鏡視下足関節靱帯縫合術の術後プロトコル

備考：松葉杖の使用（歩行可能となり次第中止）.
ジョギング開始基準：片足ジャンプが痛みなく可能・30cm台からの片足立ち上がり，座りが痛み，代償なく可能.

施設により異なるため主治医の指示に従う.

2 理学療法プログラムの具体的方法

(1) 術後早期の対応

手術侵襲による炎症症状に対して，POLICEの原則に則り患部の保護と安静肢位を保持するために熱可塑性半硬性装具で固定し，腫脹軽減を目的に疼痛自制内での足趾と足関節の自動運動を行う．また，熱感への対策としてアイシングを施しながら，足趾から下腿遠位部にかけての腫脹軽減を目的とした圧迫を行う．在宅時，学校の休み時間などの下肢挙上の指導もする．

また，歩行時に疼痛のため跛行が強く出現する場合には，松葉杖を使用したうえで，できるだけ跛行を抑制し，通常歩行に近い歩容で歩行するように指導する．

(2) ROMトレーニング

術後早期から循環改善，腫脹軽減を目的として足関節の底背屈方向の自動運動を開始する．修復または再建した靱帯部の組織修復を考慮して，術後3週から内がえし方向の自動運動を追加する．競技特異的なトレーニングを開始する術後6週までに内がえし方向も含めた正常可動域の再獲得を目指す．

(3) 筋力トレーニング

術後早期は修復，再建靱帯への過負荷を

回避するために内がえし方向の筋力トレーニングは行わず，外がえし方向の筋力トレーニングを，セラバンドを用いて非荷重位にて行う．また，カーフレイズやスクワットは術後3週までは両足でのトレーニングにとどめ，荷重量のコントロールを行うことで靱帯部への過負荷を防止する．しかし，負荷量を制限しすぎると，靱帯や靱帯付着部の力学的特性が脆弱化するため，術後3週以降は段階的に負荷をかけていく[5)]．

そのほか，足部内在筋や膝関節・股関節周囲筋の筋力トレーニングも再発予防，競技パフォーマンス向上において重要となるため，術後早期から筋力トレーニングを行うことが重要である．

(4) バランストレーニング

手術による侵襲のほか，術後の固定などにより関節機能が低下する[5)]．米国理学療法士協会の足関節外側靱帯損傷における臨床指針では，固有感覚，神経筋再教育を目的としたバランストレーニングが推奨されている[4)]．足関節の機能的安定性には腓骨筋群の筋力が重要であるといわれており，非荷重位から荷重位，求心性収縮から遠心性収縮のトレーニングへと負荷を漸増させる．また，バランスマット上での片脚立位保持などの静的なバランストレーニングだけではなく，SEBTなどの動的なバランストレーニングを行うことで姿勢制御能力の向上を図る．

(5) 装具・テーピング

急性期，急性期後の足関節外側靱帯損傷の治療，予防として装具・テーピングの使用が推奨されている[4)]．しかし，CAIにおいて装具・テーピング単独での使用は有効ではなく，バランストレーニングや姿勢制御トレーニングを併用することが推奨されている[4)]．

スポーツ選手の初回足関節外側靱帯損傷に対して直視下修復術を行った場合，装具を用いた機能的治療によって元の競技レベルに復帰できるまでには平均5.7±1.3週間(3〜8週間)，装具を外すまでに平均10.1±1.8週間(8〜15週間)の期間が必要である[2)]．

術翌日に採型された熱可塑性半硬性装具(図3)は，術直後の腫脹が軽減すると，装具と足部との間に隙間ができてしまい適合性と固定性が低下する．そのため，術後1週頃に再度採型し，固定性を維持している．

競技復帰時期が近づくと競技特異的な練習に参加することとなるが，その際に「装具ではシューズやスパイクが履けない」，「もう少し動きやすくして練習がしたい」などの要望があった場合にはテーピングを使用して練習復帰させる．テーピングの巻き方は様々であるが，足関節の内がえし，外がえしの制動のためのヒールロック，足関節底屈，内がえし制動のためのフィギュアエイトを選択することが多い(図6)．

(6) 競技復帰

ジョギング，簡単なステップ動作，SEBTなど基本動作を疼痛なく行うことができるようになればダッシュ，ジャンプ，切り返しを含むアジリティトレーニングなど競技動作トレーニングを行う．その後，競技練習へ参加し，疼痛の有無やFAAMなどのアウトカム測定，競技に必要な運動能力を確認したうえで競技復帰となる．

3 ガイドライン

足関節靱帯縫合術後の理学療法に関する明確なガイドラインはないが，足関節外側靱帯術後の理学療法において，装具装着もしくはテーピング貼付により早期荷重が可能になること，関節モビライゼーション等を用いることによりROMが改善することが報告されている[1〜3, 5)]．また，腓骨筋群を中心とした筋力トレーニング，固有感覚の改善を目指したバランストレーニングなどを含め競技特異的なトレーニングを用い

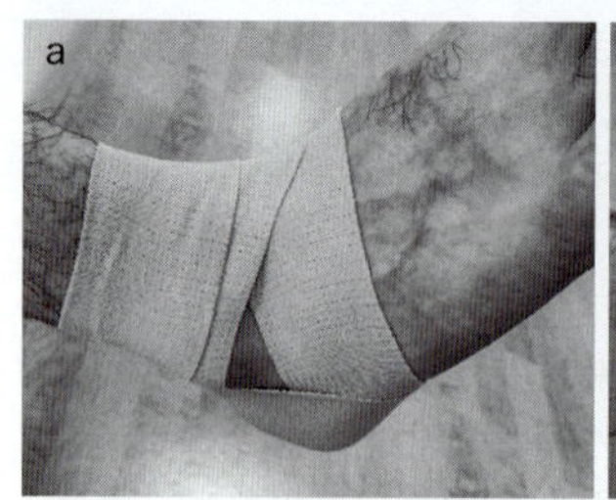

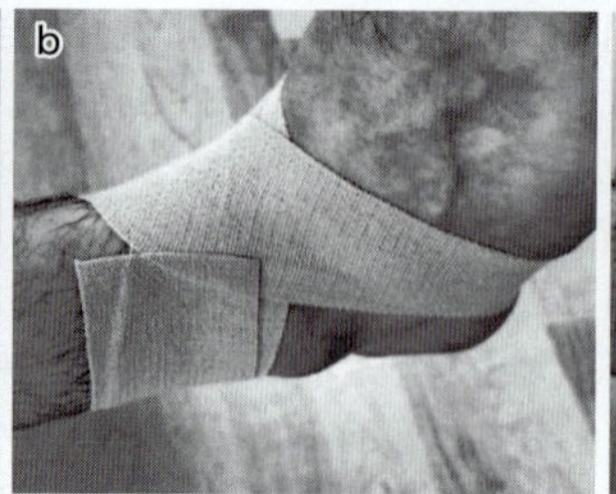

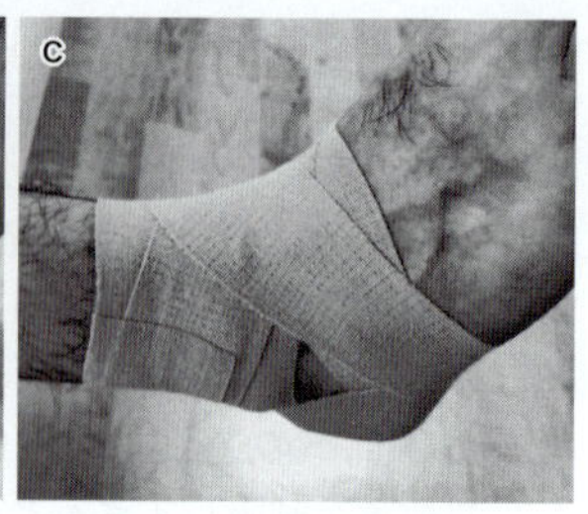

図6 足関節制動テーピング（右足に施行，すべて伸縮性テープを使用）

a：ヒールロック．目的としては，後足部をニュートラルで保持し，内がえし，外がえしを制動することである．足背部から外側へスタートする．踵骨内側を支持し後上方へ向かい，再び前内側へ下降する．その後踵骨外側を支持し後上方で終える．巻き方のコツとしては，踵骨側方を通る際にテープをしっかりと伸張し踵骨を支えることが重要である．

b：フィギュアエイト．目的としては，足関節の底屈と内がえしを制動することである．外果上方から前内側へスタートし，足底を横断し外側へ向かう．第5中足骨底付近から足関節前方を通り後内側へ走行し下腿外側で終える．巻き方のコツとしては足底を横断した後第5中足骨底付近から前上方へ向かう際にテープを伸張し内がえしを制動することが重要である．注意点としては，第5中足骨底付近から強くテープを貼付しすぎると，テープによる痛みを伴うことがある．

c：ヒールロック＋フィギュアエイト．後足部のコントロールに加え，足関節底屈，内がえしを制動したい場合にはヒールロック，フィギュアエイトをともに貼付する．

て理学療法を進めていくことが重要とされている．競技復帰の判断に際しては，可動域や筋力はもちろんのことSEBTやFAAMを用いたアウトカム測定，種々のパフォーマンステストなど総合的に評価することが重要である．

4 リスク管理・禁忌事項

術後は，術後感染症のほか，疼痛が強い場合に患肢へ荷重することができず不動期間が長期に及ぶことによる循環障害，複合性局所疼痛症候群などに注意する．術後の腫脹，熱感や疼痛が強い場合には早めに主治医に相談することが重要である．

理学療法においては，疼痛コントロールのために経皮的電気神経刺激療法（transcutaneous electrical nerve stimulation：TENS）などを併用しながら運動療法を行うなど，患部の状態に応じた臨機応変な対応が求められる．

また，患者はADLを含めた各運動の負荷量まで把握しているわけではないので，強すぎる負荷の運動を知らないうちに行っている場合がある．そのため，現在の術部の状況，してもよい運動や動作，してはいけない運動や動作などを細かく患者教育していく必要がある．

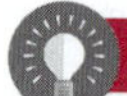

クリニカルヒント

1 競技特異性を考慮したROMトレーニング・筋力トレーニング（クラシックバレエの場合）

ATFLやCFLを損傷してから長期間経過していると，足関節前外側不安定性が出現することが多い．その場合，手術により前外側不安定性は解消するが，長期間にわたる距骨前外側の前方偏位と後内側の後方偏位により，後内側タイトネスが残存する．そのタイトネスが足関節背屈時の距骨の後方すべりを制限する．そのため，足関節内側や距骨下関節内側の軟部組織マッサージや関節モビライゼーション，長母趾屈筋，長趾屈筋，後脛骨筋のストレッチなどを用いて足関節背屈時の関節包内運動を

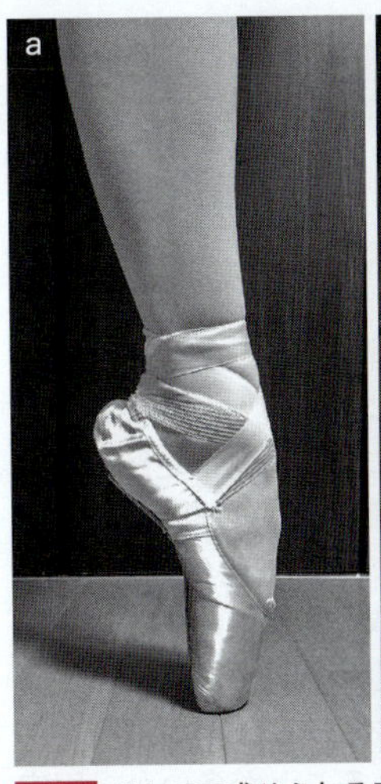

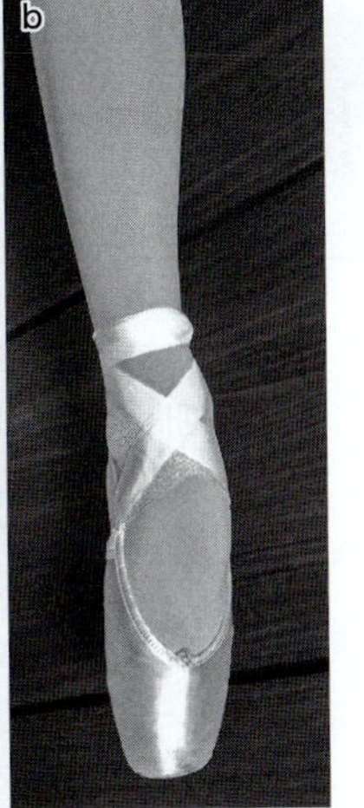

図7 バレエで求められる底屈角度（ともに右足）

a：ポアント．トウシューズのつま先部分で立つこと．狭い支持基底面内でバランスを保つためには大きな足関節底屈可動域が求められる．

b：非荷重最大底屈位．つま先を伸ばす際に距腿関節の底屈軸はやや足部内転方向に向いているが，バレエでは足関節底屈時に足部内転，内がえしが伴うことを不良姿勢としており，下腿長軸に対して足部を外転，外がえしさせながら底屈していく．これは荷重時のポアントの際にも同様である．

誘導する．

また，バレエや新体操など審美系スポーツをしている選手では参考可動域以上の底屈角度で体重を支持する必要があり（図7），最大底屈位を行う際に，足部が内転，内がえししている肢位は競技パフォーマンスとしていわゆる「悪い動作」とされるため，距腿関節の底屈可動性だけでなく，距骨下関節の可動性や，腓骨筋群の筋力トレーニングも考慮して理学療法を行う必要がある（図8）．

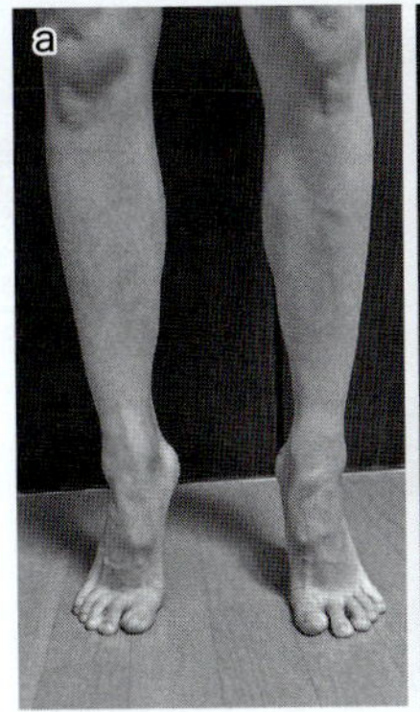

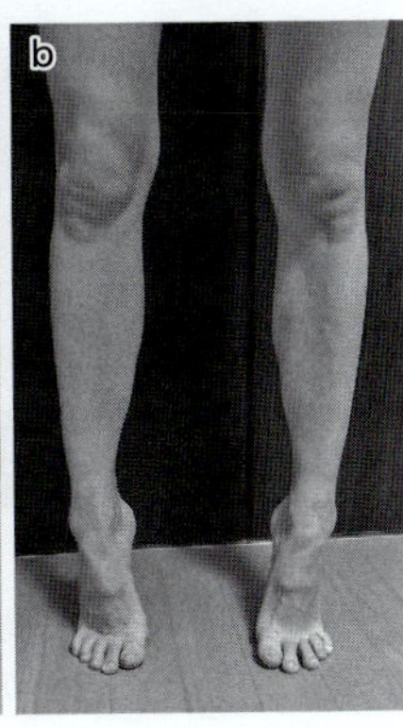

図8 カーフレイズ

a：バレエ動作に則したカーフレイズ．

b：バレエにおける不良姿勢でのカーフレイズ．

aでは足関節底屈時に長腓骨筋の収縮による足部外転，外がえしが伴った動作となっている．一方bでは，長短腓骨筋と後脛骨筋・長母趾屈筋・長趾屈筋との機能的なバランスが不良であり，底屈に伴い足部内転，内がえしがみられる．bの動作では片足でのポアントなどの際に捻挫発生のリスク因子となる．動作のポイントとしては，底屈時に足背が正面を向くこと，荷重点が小趾側へ寄らないことなどが挙げられる．

文 献

1) Camacho LD, et al：Surgical management of lateral ankle instability in athletes. J Athl Train 54：639-649, 2019
2) Takao M, et al：Functional treatment after surgical repair for acute lateral ligament disruption of ankle in athletes. Am J Sports Med 40：447-451, 2012
3) Teramoto A, et al：Effect of accelerated rehabilitation on early return to sport after arthroscopic ankle lateral ligament repair. Orthop J Sports Med 10：1-6, 2022
4) Martin RL, et al：Ankle stability and movement coordination impairments：lateral ankle ligament sprains revision 2021. J Orthop Sports Phys Ther 51：CPG1-CPG80, 2021
5) Pearce CJ, et al：Rehabilitation after anatomical ankle ligament repair or reconstruction. Knee Surg Sports Traumatol Arthrosc 24：1130-1139, 2016

21 踵骨骨接合術

中宿伸哉

1 術式概要と基本方針

1 術式概要

踵骨骨折は，主に高所からの転落や交通事故にて生じることが多い[1]．骨折後に適切な整復と固定がなされなければ，容易に変形癒合することが多く，その後の遺残性疼痛の原因にもなりやすい[2]．特に距骨下関節，踵立方関節の関節内骨折や，転位，陥没の程度が大きい場合，手術による固定が望ましい．術後の合併症を避けるために，ピンニングによる最小侵襲での固定が第一選択である．十分な整復が得られない場合，スクリューやプレートによる固定を行うが，創部感染や神経障害が生じないか経過観察を行う必要がある（図1）．

2 基本方針

プレート固定のように強固に固定された場合は，ギプス固定を行うことなく超早期から理学療法を行うケースもあるが，手術直後は，腫脹や疼痛が強く，安静目的として一定期間ギプスにて固定されることが多い．ギプス固定中には，母趾，足趾の中足趾節関節（MTP関節），および趾節間関節（IP関節）の十分な可動域確保と，母趾，足趾伸筋，屈筋の収縮を促す．また，患部外のトレーニングも歩行につなげるために重要である．ギプスはおおむね2週間から1ヵ月程度で外されることが多いが，固定によって少なからず足部，足関節に拘縮が生じるため，これらの改善が必要である（図2）．

荷重練習は部分荷重から開始されるが，手術による固定後であっても，変形や遺残性疼痛を引き起こす可能性があるため，アーチサポートを目的とした装具を使用し段階的に荷重練習を行う．おおむね2ヵ月から3ヵ月程度で全荷重できるように荷重練習を行うが，陥没型など骨折型によっては全荷重時期を遅らせることがあるため，主治医との協議が必要である（図2）．

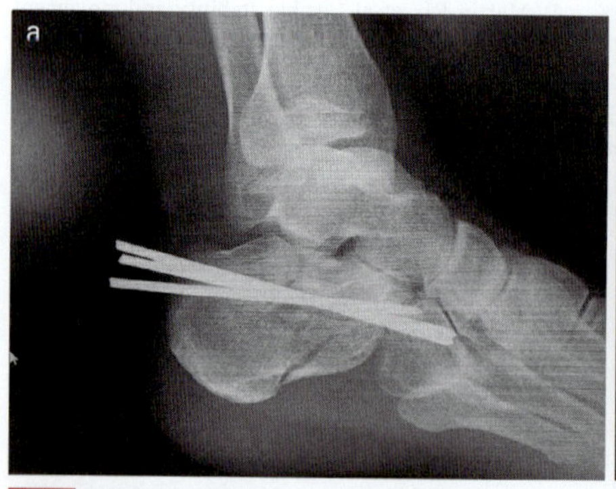

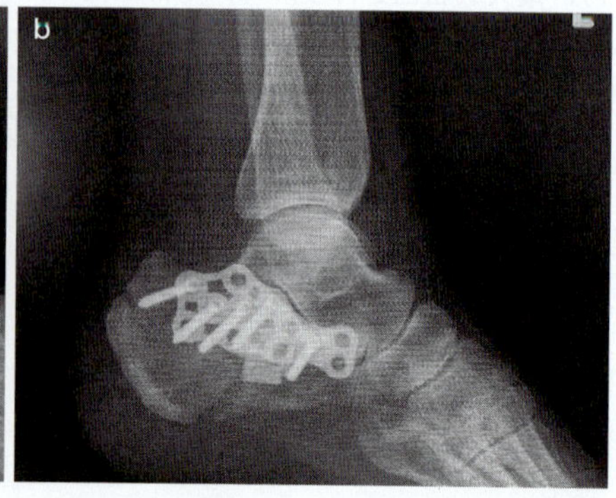

図1 手術による固定

ピンニング（a）による固定が第一選択であるが，整復位が保てない場合は，プレート（b）による固定が選択される．

2 評価

1 医学的評価（画像評価）

骨折型は単純X線およびCTにて評価する．Essex-Lopresti分類は，関節内外骨折に分け，さらに関節内骨折を，舌状型，陥没型，粉砕型に分類している（図3a）[3]．Böhler角は，踵骨隆起上縁から踵骨後関節面の頂点を結んだ線と，踵骨前方突起上縁から踵骨後関節面の頂点を結んだ線のなす角度である（図3b）．正常範囲は20～40°であり，20°未満の場合，骨折を疑う．Sanders分類は，後距踵関節面に対する冠状断にて骨折線から分類している（図4）[3]．

2 主要な理学療法評価

(1) ギプス固定中の評価

1) 疼痛，知覚障害の確認

術後炎症による疼痛の程度，母趾，足趾に知覚障害やしびれがないかを確認する．

2) 母趾，足趾の可動域と筋収縮

ギプス固定中には，母趾，足趾の可動域確保と，母趾，足趾屈筋，伸筋の十分な筋の収縮距離（amplitude），伸張距離（excursion）が得られているかを確認する．母趾，足趾の可動域は，MTP関節，IP関節の可動域が十分に得られるだけのギプス固定になっているか確認し，十分でない場合は部分的にギプスをカットすることが必要である．母趾，足趾伸筋，屈筋のamplitude，excursionは，健側の足関節肢位をギプス固定された患側と同等にして比較する．

(2) ギプス除去後

1) 可動域の評価

足関節底屈，背屈の可動域計測とともに，それらの制限因子がどの軟部組織によって生じているのか評価する（図5a）．前足部の可動域低下として，Lisfranc関節の可動域を評価する．特に第1中足骨の内がえし，第4，第5中足骨の外がえし可動性が十分に得られているかを確認する（図5b，c）．

2) 下腿筋群の筋力低下

腓腹筋，ヒラメ筋の筋萎縮が，歩行時の蹴り出しにも影響するため，下腿周径を健側と比較しておく．また，座位にてヒールレイズを行い十分に底屈できるかを確認する（図6a）．その後，荷重量の増加に伴い立位にて同様に確認する（図6b）．

3) 立位時の踵骨アライメント

踵骨骨折では，術後であっても変形癒合することがあるため注意する．leg heel angleや床面に対する踵骨軸を計測し，荷重量増加に伴って継続的に評価する（図7）[4]．

3 理学療法プログラム

理学療法の目的は，骨折部を転位させることなく変形癒合を予防しながら徐々に荷重を進めていくことである．De Boerら[5]によるレビューでは，6週以内での部分荷重開始でも，推奨されている6週から9週以降での部分荷重開始と変形治癒やその他の機能不全において差がなかったとしている．一方で，部分荷重の条件にばらつきを認めていること，超早期からの部分荷重においては十分なデータが得られていないことを問題視しており，骨癒合の時期から考えても，推奨されている6週から9週以降での部分荷重開始が望ましいと考えている．

1 ギプス固定中の理学療法

母趾，足趾のMTP関節，IP関節が十分に可動性を有することを確認したうえで，母趾，足趾伸筋，屈筋の伸張性維持を目的としたストレッチングを行う．その後，セラバンド等を利用して，自動屈曲，伸展運動を行う．足関節足部では，等尺性収縮として足関節底背屈，回内外運動を，患部外トレーニングでは，患側の膝関節，股関節，健側下肢，体幹のトレーニングを適宜行う．

トレーニング ＼ 経過	ギプス固定から免荷期間				
	1週	2週	3週	4週 (1ヵ月)	5週
母趾，足趾のMTP関節，IP関節可動域練習			ギプス除去まで継続		
母趾，足趾の伸筋，屈筋のストレッチング			ギプス除去まで継続		
抵抗下での母趾，足趾自動屈曲，伸展運動			ギプス除去まで継続		
ギプス内足関節足部の回内外運動			ギプス除去まで継続		
患部外トレーニング					
浮腫の管理			浮腫が軽減するまで継続		
足関節・足部の関節可動域練習			左右差がなくなるまで継続		
下腿後面筋群の筋力トレーニング					

図2 踵骨骨接合術の術後プロトコル

2 ギプス除去後の理学療法

(1) 免荷時の理学療法

1) 浮腫の管理

ギプスを除去した後は，浮腫が生じていることが多い．浮腫により関節可動性が低下し，十分な筋収縮を得ることもできないため，まずは浮腫軽減を目的とした圧迫による理学療法を行う（図8）．

2) 足関節・足部の関節可動域練習

足関節，足部の関節には，ギプス固定による拘縮が少なからず存在する．足関節では，筋性拘縮であれば，それぞれの筋に対するストレッチングを行う．そのうえで，底背屈の可動域トレーニングを行う．足部は，特にLisfranc関節の可動性改善を中心に徒手操作にて改善させる（図5b，c）．

3) 下腿後面筋群の筋力トレーニング

座位にて，大腿部に重錘バンドなどの重りを置いて，健側差が生じないように段階的に負荷を加えながらヒールレイズを行う（図6a，b）．

(2) 部分荷重から全荷重までの理学療法（免荷時の理学療法は継続）

1) 装具下での荷重練習

変形癒合を防止する目的としてアーチサポートによる装具を用いて部分荷重による歩行練習を開始する．荷重量の増加に伴い，疼痛が出現しないか確認する．半荷重が可能になった段階からバランスボードを利用し，装具装着下にて立位保持トレーニングを行う．さらに，患側にて片脚立位保持が可能となったら，同様にバランスボードで行う（図6d）．

2) 下腿後面筋群の筋力トレーニング

前足部に荷重が加えられるようになったら，台を利用して前足部荷重下でのヒールレイズを行う（図6c）．

4 リスク管理・禁忌事項

1 術後早期の疼痛管理

術後早期では，手術侵襲に伴う炎症性疼痛が生じるが，疼痛が強い場合は，複合性局所疼痛症候群（complex regional pain syndrome：CRPS）に移行する可能性がある．プレートを用いた固定では，強固な固定によりギプスによる外固定を行わないこともあるが，超早期から疼痛を伴った理学療法の介入により，CRPSを助長する可能性もあるため，注意しなければならない．安静，投薬によるコントロールとともに，ギプス除去後にも厳重な観察が必要になることもある．

部分荷重から全荷重期間										
6週	7週	8週 (2ヵ月)	9週	10週	11週	12週 (3ヵ月)	13週	14週	15週	16週 (4ヵ月)
段階的に負荷を加える										

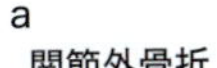

a

関節外骨折

1) 踵骨隆起骨折

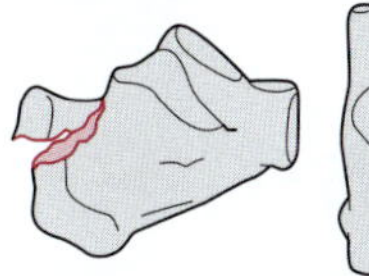

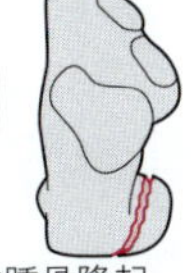

2) 踵立方関節に骨折線が及ぶもの

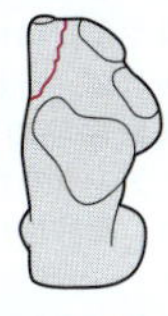

関節内骨折

1) 転位のないもの

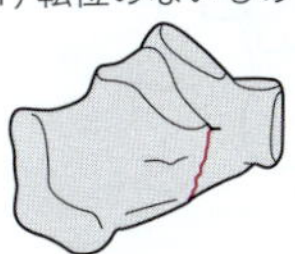

2) 舌状型(tongue type)

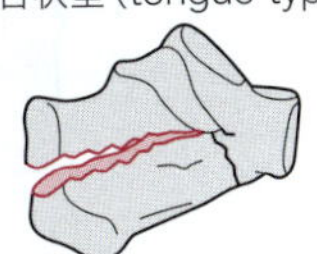

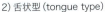

3) 陥没型(joint depression type)

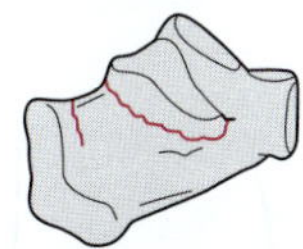

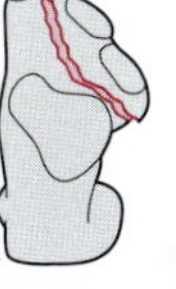

4) 粉砕型

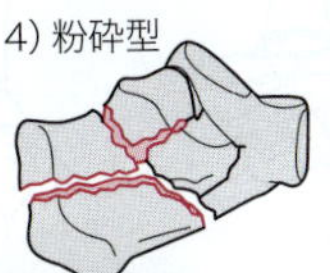

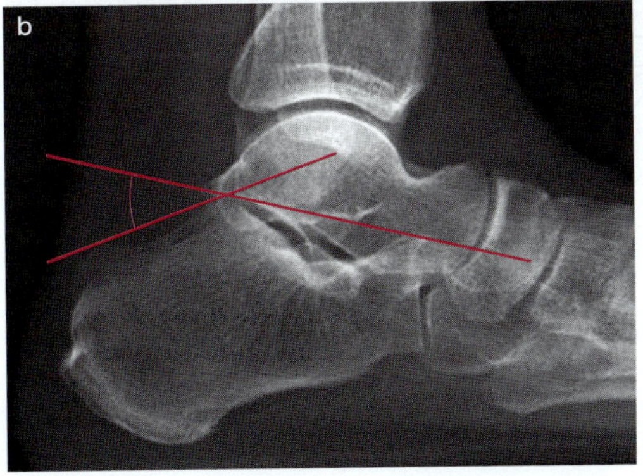

図3 単純X線による評価

a:Essex-Lopresti分類. b:Böhler角.
(a:文献3より)

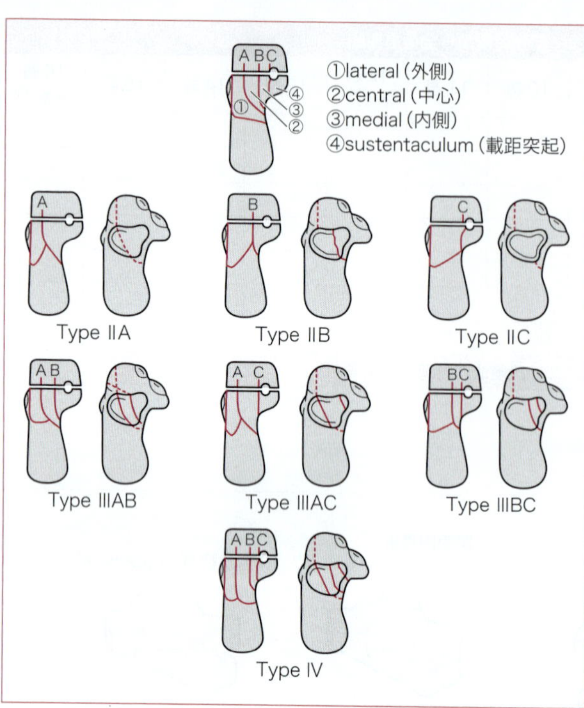

図4　CTによる骨折の評価（Sanders分類）

Type Ⅰ：骨片の転位がなく保存療法でよい.

Type Ⅱ以上：手術による固定が必要である. Type Ⅱは骨折線が1本, Type Ⅲは骨折線が2本, Type Ⅳは骨折線が3本以上と分類されている.（文献3より）

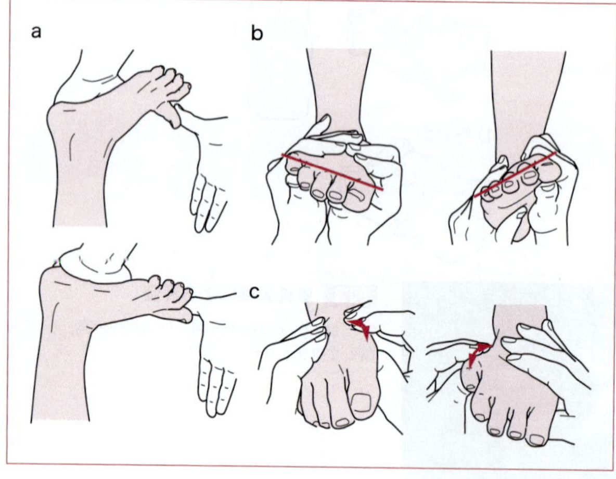

図5　足関節および前足部可動域の評価

a：背屈制限の評価. 足関節底背屈位で母趾や足趾の伸展可動域に変化があれば, それぞれ長母趾屈筋, 長趾屈筋の短縮を疑い, ストレッチングを行う. 変化がなければ, 関節性拘縮であることが多い.

b：前足部の外がえし・内がえし可動域評価. 足関節背屈位にて後足部の回内外が加わらないように固定し, 前足部の可動域を評価する.

c：Lisfranc関節の可動域評価. 中足部を把持し, 第1中足骨を内がえし・外がえしさせて可動域を評価する. 同様に, 第4, 第5中足骨も行う. これらの評価による操作を繰り返すことで, そのままLisfranc関節の可動性改善につながる.

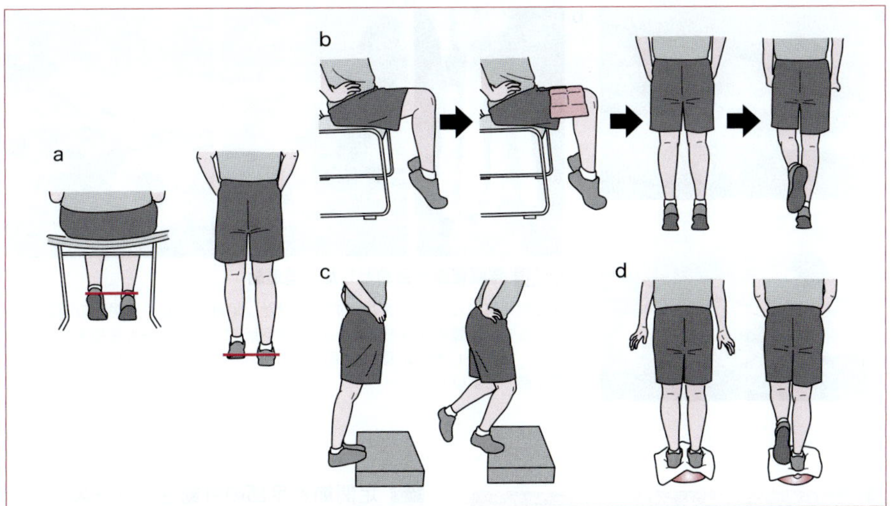

図6 腓腹筋・ヒラメ筋の評価とトレーニング

a：座位および立位でのヒールレイズにて左右差がないか確認する．差がないことを確認しながらbのように漸増的に負荷を加える．
b：負荷を加えたヒールレイズ．座位から開始する．左右差がなければ，重錘等を大腿部に置いて負荷を加える．その後徐々に立位両側から片側でのトレーニングに移行する．
c：踵骨に負荷が加わらないように，台を用いて行ってもよい．ヒールレイズの状態から膝関節を屈曲させることで，ヒラメ筋の収縮を促す．また，下腿後面筋のストレッチングも同時に行うことができる．
d：バランスボードを使用したトレーニング．全荷重の許可後に片側で行う．

図7 踵骨アライメントの評価

荷重練習では，変形癒合を助長させないためにも踵骨アライメントの評価が必要である．leg heel angleは，下腿の長軸に対する踵骨軸のなす角度である．筆者は，床面に対する踵骨軸の角度を評価しており，leg heel angleの評価では外がえしの範疇であったとしても，踵接地時や片脚立位に踵骨軸が外傾した場合，外がえしへの補正を行うケースもある．
（文献4より）

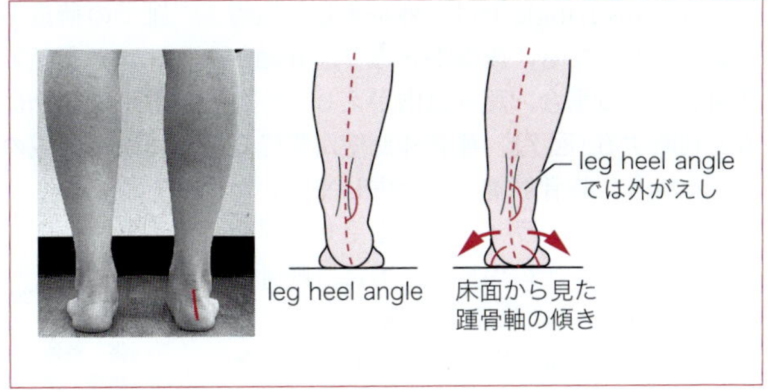

2 早期からの荷重練習

手術を行った場合でも，骨折部が不安定な場合，変形癒合することもある．理学療法中は疼痛でしか判断できないが，明らかな疼痛を伴っての荷重増加は変形癒合を助長する可能性があるため避けるべきである．また，腓骨筋腱の腱鞘炎を伴いやすいため，疼痛の有無と踵骨のアライメントを随時確認する（図7）．

a

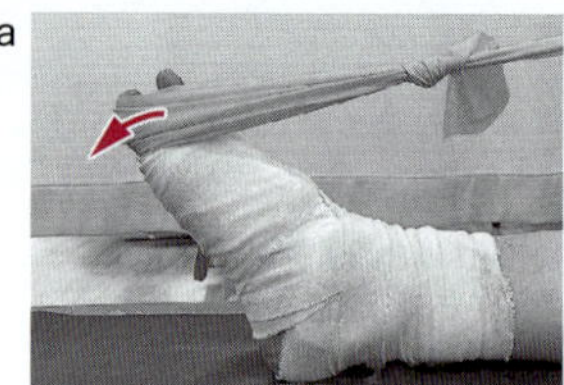

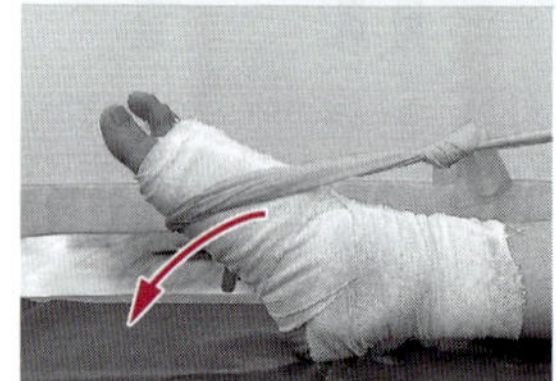

b

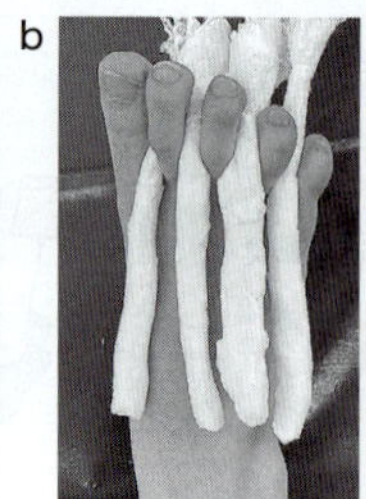

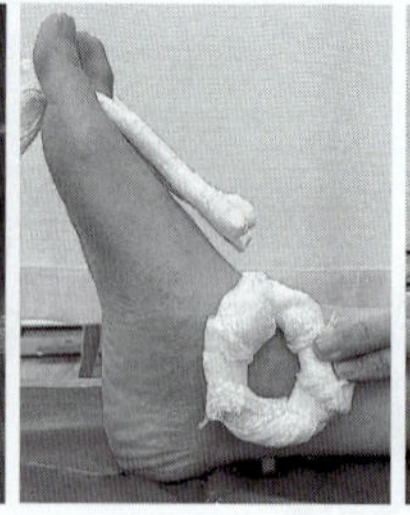

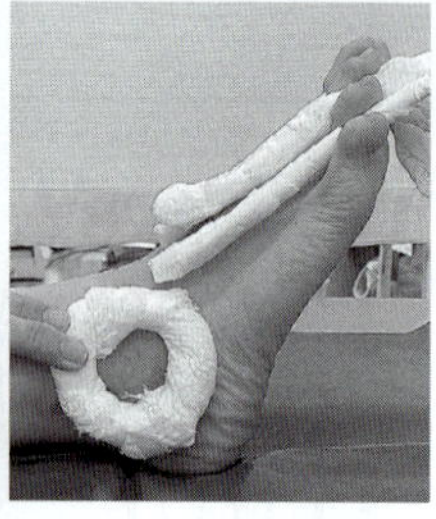

図8 浮腫軽減を目的とした圧迫運動

弾性包帯にて圧迫を加えた状態で，母趾，足趾の運動や足関節の運動を行うことで，浮腫の軽減を図る(a)．骨の凹凸による不均一な圧迫をなくすために，あらかじめ中足骨間や果部周辺をガーゼ等で圧迫させてから弾性包帯で巻くとよい(b)．

クリニカルヒント

1 歩行時における踵骨アライメントの見方

踵骨骨折では，荷重における過度な踵骨へのストレスにより変形癒合が生じやすいため，荷重練習では注意しなければならない．歩行時における踵骨アライメントの評価では，前述したleg heel angleに加え，床面からみた踵骨のアライメントを観察する[4]．leg heel angleでは，外がえしの範疇であったとしても，床面からみて踵骨軸が外傾している場合，踵骨は内がえししていると判断する(図7)．踵骨外側壁が膨隆している場合，腓骨筋腱炎を合併しやすいため，このようなアライメントを呈した場合は，内側縦アーチの保持とともに，踵骨の外がえし方向への修正が必要である．また，Lisfranc関節の拘縮により前足部の外がえし制限を認める場合も，十分に重心が内方へ移動できず，結果的に踵骨の外がえしが制限されるため，合わせて評価する必要がある(図5)．

2 足関節と足部の可動性バランス

歩行やしゃがみ込みにおいて，足関節の十分な背屈可動域が必要であることは言うまでもないが，併せて足部の適度なアーチ低下による動きも必要である．踵骨や前足部の外がえしが制限されることで足関節の背屈モーメントが増加し，しゃがみ込み時の距腿関節前方部でのインピンジメントを生じやすい．また，蹴り出し時に十分に母趾での荷重が促されないため，マルアライメントを呈しやすい．踵骨骨折では，後足部や足関節に注目しがちであるが，足部全体の可動域の確認や改善も大切である．

文　献

1) 早稲田明生：踵骨骨折．関節外科 31(suppl 2)：353-356，2012
2) 倉　秀治：踵骨骨折後の遺残疼痛とサルベージ手術．整外Surg Tech 6：539-545，2016
3) 諸橋　達：踵骨骨折．臨整外56：583-587，2021
4) 中宿伸哉：スポーツ障害に対する運動療法—その適応と実際—下腿．臨スポーツ医32：780-785，2015
5) De Boer AS, et al：The effect of time to post-operative weightbearing on functional and clinical outcomes in adults with a displaced intra-articular calcaneal fracture；A systematic review and pooled analysis. Injury 49：743-752, 2018

22 外反母趾手術

渡邊修司

1 術式概要と基本方針

『外反母趾診療ガイドライン2022』より，外反母趾の保存療法は靴指導，運動療法，装具療法，薬物療法に大別されている[1)]．一方で，手術療法は歩行時の疼痛が顕著であり保存療法による改善が認められない症例に対する疼痛緩和を目的として，第1中足骨の骨切り術による母趾のアライメント矯正が行われることが多い．近年では軽度から中等度例を主な対象として，外反母趾の低侵襲手術であるdistal linear metatarsal osteotomy (DLMO) 法の良好な術後成績が報告されている．DLMO法とは第1中足骨頭基部周辺を1～2cm程度小切開し，第1中足骨の遠位で骨切りした骨片を外側へ矯正し，Kirschner鋼線1本を近位骨片の髄腔内へ挿入して固定する方法である．軟部組織や皮膚の術後侵襲が少ないことから，術後早期から歩行トレーニングが開始できるなどの利点がある[2)]．

DLMO法施行例では，前足部免荷装具を着用したうえで術後翌日より歩行が可能となる．骨癒合状況にもよるが術後5週程度でKirschner鋼線を抜釘し，母趾の自動運動が開始となる．仮骨形成が確認された術後6週頃より部分荷重が開始となり，段階的に荷重量を増やして術後9週で全荷重と積極的な他動運動が許可される．

2 評価

1 医学的評価（画像評価）

荷重位の足部単純X線像による第1中足骨の長軸と母趾基節骨の長軸のなす角度である外反母趾（hallux valgus：HV）角（図1a）が診断に用いられる．HV角は母趾の外反の程度を表し，正常値は10～15°程度である．HV角が20～30°未満を軽度例，30～40°を中等度例，40°以上を重度例として分類される．また，第1中足骨の長軸と第2中足骨の長軸のなす角度であるM1-M2角（図1b）が第2中足骨に対する第1中足骨の内反の程度の指標として用いられており，正常値はおよそ9°程度とされている[3)]．

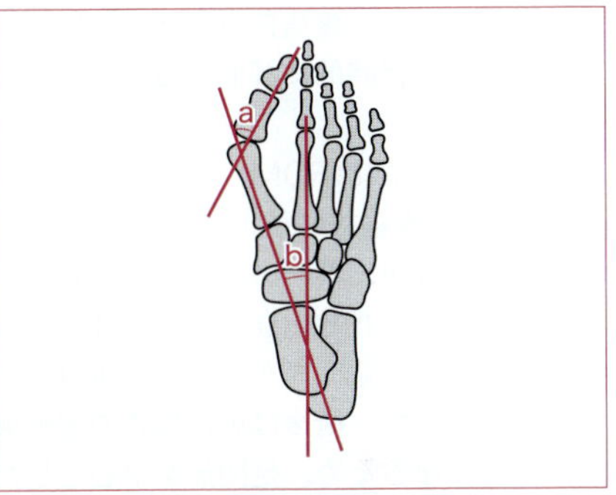

図1 外反母趾の判定に用いられる指標

a：HV角．第1中足骨の長軸と母趾基節骨の長軸のなす角度．
b：M1-M2角．第1中足骨の長軸と第2中足骨の長軸のなす角度．

2 主要な理学療法評価

(1) 疼痛

母趾が外反変形することで第1中足骨頭が内側に突出し，靴内で圧迫と摩擦などの機械的ストレスにより腫脹や発赤を伴う疼痛が生じる．前足部荷重場面では代償的に足圧中心を外側方向へ偏移させることで，第2～3中足趾節関節（MTP）関節底面の荷重ストレスが増大し，有痛性の胼胝が形成される症例も多い．さらに，第1中足骨頭の内側突出は背側趾神経の絞扼による神経症状を引き起こす原因にもなる．術後はこれらの疼痛とは別途，術創部周辺の炎症所見に伴う疼痛が認められることから，術前から継続している疼痛なのか，術後侵襲による疼痛なのか，疼痛部位，強度，質，出現条件などを経時的に評価することが重要である．

(2) 関節可動域 (ROM)

Kirschner鋼線抜釘後より，第1 MTP関節の底屈，背屈，外転方向の自動運動を中心に疼痛状況の把握と併せてROM測定を行い，安静度に応じて他動運動のROM測定を行う．また，術後は患部以外の運動機会も少なくなるため，足関節を中心とした他下肢ROM測定も必要となる．

(3) 筋力

母趾外転筋は母趾外転（内反）と底屈作用があり，軽度例に対する母趾外転筋の運動療法は母趾のアライメント矯正の効果が報告されている[4]．術後においても外反母趾の再発の危険性があり，再発防止のためにも母趾外転筋の筋力評価が特に重要となる．母趾の内反方向への自動運動の可否や母趾への徒手抵抗に対する反応で評価する．

3 理学療法プログラム

1 術後プロトコル

術後早期では患部の管理と患部外トレーニングが主となり，前足部免荷を遵守したうえで離床範囲の拡大も進める．炎症所見改善後は骨癒合状況に応じた安静度に則り，部分荷重トレーニングや患部のROMと筋力強化トレーニングを中心に自主練習指導も併せて進める（図2）．

2 理学療法プログラムの具体的方法

(1) 疼痛への対応

術後早期では術創部周辺の炎症による疼痛が主となる．積極的な患部の関節運動は控え，筋緊張軽減のための患部外軟部組織モビライゼーションなどを中心に行い，炎症所見の程度に応じてアイシングなどの寒冷療法を検討する．

(2) ROMトレーニング

Hohmann体操（図3a）は外反母趾に対する最も代表的な運動療法であり，特別な機器を必要としないため自主練習としても有効である．また，徒手的なストレッチを行う際には，中足部または第2～4趾を固定して行う（図3b）など，第1 MTP関節の積極的な他動運動が有効である[5]．

(3) 筋力トレーニング

外反母趾症例では内反方向の運動感覚が低下している症例も多いため，自動介助運動から開始し，十分な自動運動が行えるようになってきた段階で抵抗運動へ移行していく（図4）．また，足長を短縮させるように足内在筋の収縮を促すshort foot exercise（図5）も有効である[6]．

(4) 歩行トレーニング

前足部免荷期間では揃え型歩行の指導が基本となるが，揃え型歩行では立脚中期以降の下肢の伸展運動機会が著しく減少することとなるため，患側下肢膝立位にて立脚中期以降を想定した健側下肢のステップ練習を行う（図6）．また，前足部免荷を遵守することを前提として，歩行立脚初期に足部を外転接地させることで，前型歩行練習を行う（図7）．

4 リスク管理・禁忌事項

骨癒合が不十分な状態で荷重を繰り返すと骨融合の遷延化などの危険性が高まる．比較的疼痛が少ない症例や荷重制限の理解が不十分な症例の場合，様々な場面で意図せず前足部へ荷重してしまうことがある．また，階段や坂道などの歩行時でも前足部接地となりやすいため，適切な運動負荷量

	術前	術後翌日～4週	術後5週	術後6～8週	術後9週以降
装具・歩行補助具	前足部免荷装具着用方法指導	前足部免荷装具 →	→		
		6週までは疼痛状況に応じて松葉杖使用 →	→	松葉杖 →	T字杖など
荷重量・運動負荷		前足部免荷 →	→	1/3荷重開始 →	全荷重
				以降1週ごとに1/2・2/3へ荷重量UP	
			Kirschner鋼線抜釘により自動運動開始	低負荷の他動運動開始	他動運動（ストレッチ）開始
歩行トレーニング	松葉杖歩行指導	前足部免荷装具を着用し歩行 →	→	松葉杖歩行 →	独歩
				松葉杖歩行（部分荷重）指導 →	適宜T字杖歩行指導
		患側膝立位のステップ練習 →	→	部分荷重下の歩行時母趾踏み返しを指導	
		足部外転接地歩行指導 →	→		
ROMトレーニング	母趾のROM（他動運動）		母趾のROM（自動運動） →	→	母趾のROM（他動運動）
	患部外ROM（下肢を中心に） →	→			
筋力強化トレーニング	母趾外転筋筋力強化（抵抗運動）		母趾外転筋筋力強化（自動運動） →	→	母趾外転筋筋力強化（抵抗運動）
	患部外筋力強化（下肢を中心に） →	→			

図2 DLMO法の術後プロトコル

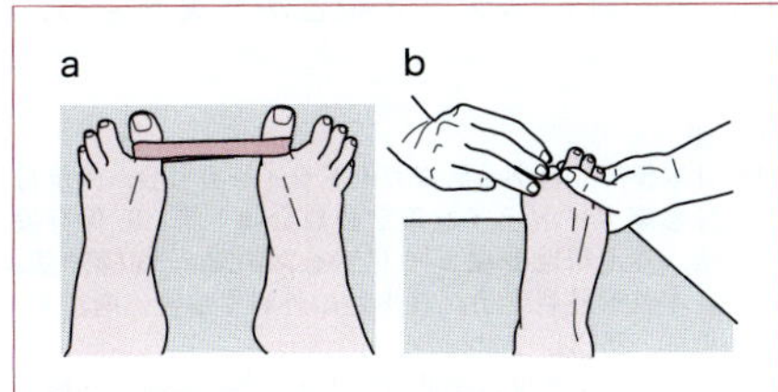

図3 ROMトレーニングの一例

a：Hohmann体操．b：母趾の他動運動．

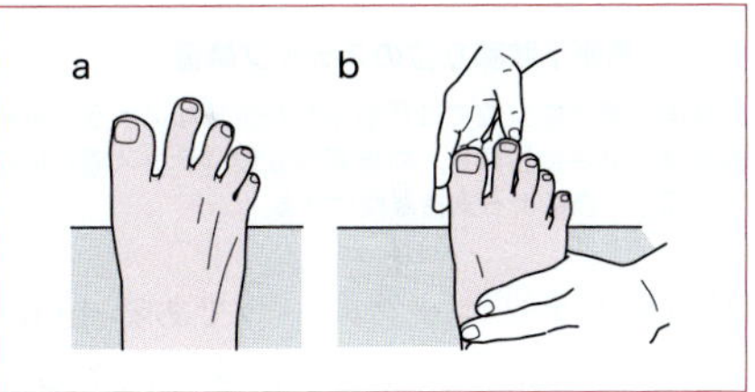

図4 筋力トレーニング

a：母趾の内反自動運動．b：母趾外転筋の抵抗運動．

の設定と患者指導が重要である．なお，外反母趾の術式は数多く存在し，術式や施設によって免荷期間や固定期間は異なるため，主治医との情報共有が重要である．

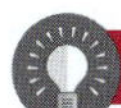

クリニカルヒント

1 母趾外転筋の収縮誘導

外反母趾症例では母趾の関節運動の感覚を理解しづらい傾向があるため，母趾外転筋の自動運動を行う際には声かけ（聴覚刺激）や徒手抵抗（接触刺激），視覚情報などを含めた様々な体性感覚に働きかけることが重要である．特に徒手抵抗では，抵抗方向が患者の関節運動方向に対するガイドとなるよう意識し，適切な方向と負荷量となるよう注意する．母趾の運動方向の理解が著しく困難な症例では，固有受容性神経筋

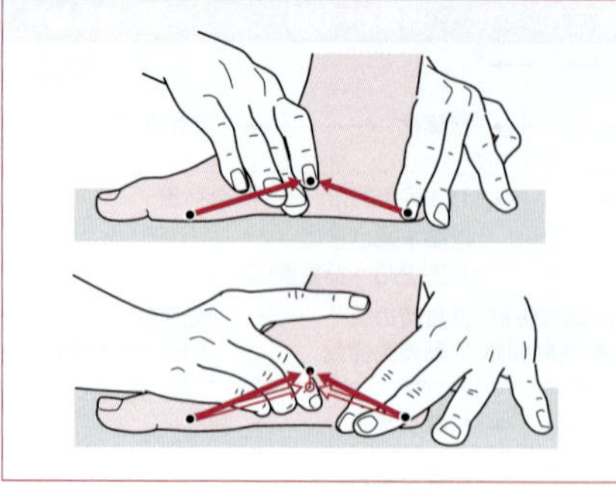

図5 short foot exercise

足内在筋は自覚的な収縮感が得られにくく，足長を短縮させることは難易度が高いため，舟状骨を挙上させるように徒手的に誘導する．

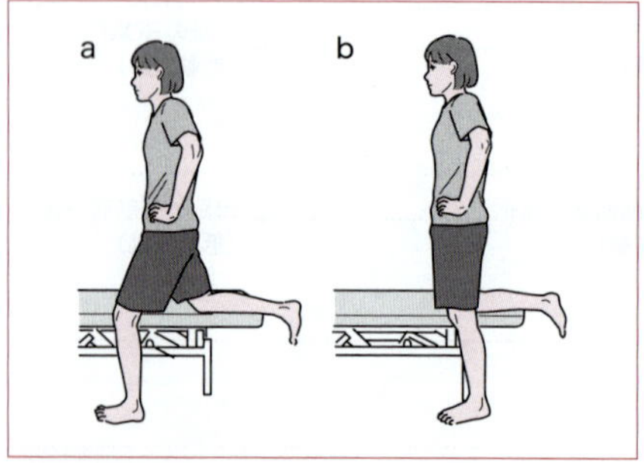

図6 患側下肢膝立位のステップ練習

矢状面．患側膝立位では代償姿勢が生じないよう，患側接地面の高さに注意し，対象者の立位バランス能力に応じて適宜上肢による支持も検討する．

促通法のテクニックの一つであるrhythmic stabilizationのように，多方向からの抵抗に対して母趾中間位を維持させるような等尺性収縮を促す手法も有効である．

2 前足部免荷期間における歩行指導

術後の理学療法では局所機能の改善と同様に全体像の改善も重要となる．前足部免荷期間においても患側下肢を伸展する機会を設定し，下肢伸展筋群の収縮感覚を経験させることで，荷重制限解除後の立脚中期以降の早期獲得と廃用性の筋力低下防止につながる．

患側下肢膝立位でのステップ練習の際には代償動作として過度な骨盤前傾や腰椎前弯が出現しやすいため，患側下肢膝立位の高さが健側下肢と同じ高さになるよう設定し，短距離のステップ練習から実施する．

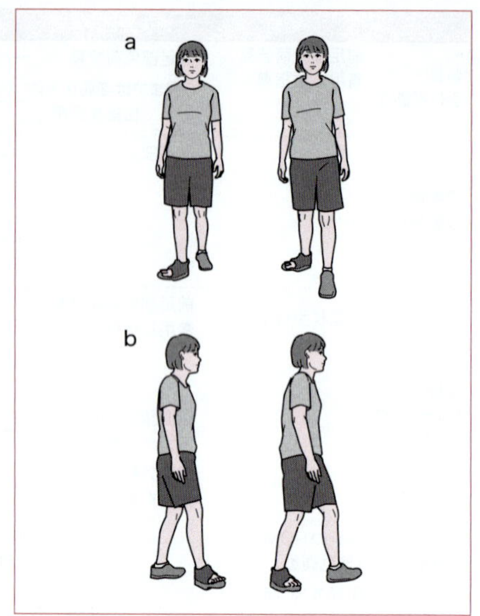

図7 足部外転接地による前型歩行

a：前額面．b：矢状面．

文 献

1) 日本整形外科学会診療ガイドライン委員会，外反母趾診療ガイドライン策定委員会編：第4章 保存療法．外反母趾診療ガイドライン2022，改訂第3版，日本整形外科学会，日本足の外科学会監，南江堂，東京，25-34，2022

2) 関　広幸：外反母趾低侵襲手術．外反母趾─病態を理解し，正しい治療選択ができる，須田康文編，メジカルビュー社，東京，162-168，2019

3) 日本整形外科学会診療ガイドライン委員会，外反母趾診療ガイドライン策定委員会編：第3章 診断．外反母趾診療ガイドライン2022，改訂第3版，日本整形外科学会，日本足の外科学会監，南江堂，東京，21-24，2022

4) 佐本憲宏ほか：外反母趾に対する母趾内反運動訓練の効果：表面筋電図を用いた検討．日足の外科会誌 21：12-16，2000

5) du Plessis M, et al：Manual and manipulative therapy compared to night splint for symptomatic hallux abducto valgus：an exploratory randomised clinical trial. Foot (Edinb) 21：71-78, 2011

6) 渡邊修司ほか：足底感覚の評価と理学療法 運動器疾患患者の足底感覚の評価と理学療法─扁平足例を中心として─．理学療法 38：1094-1101，2021

23 大腿切断

沖田祐介

1 術式概要と基本方針

1 術式概要

大腿切断は大腿骨の高位で行われる下肢切断術である．大腿切断では皮切をfish mouseとし，次いで筋，血管，神経の切断などの処理を進め骨切りが行われる．骨切り後の骨は面取りによって周囲軟部組織への負荷を減じる．切断した神経が体表近くで神経腫を形成すると疼痛の原因となるため，神経は近位での切断を行う．切断した筋（大腿四頭筋，ハムストリングス，内転筋群，腸脛靱帯など）は骨切り後の大腿骨遠位端に縫着し，股関節筋としての作用を期待する場合がある[1]．上記の切断後の組織の処理は術者による差異が大きいため，手術内容は症例ごとに確認・把握したうえで理学療法介入を進める．

2 基本方針

大腿切断後は基本的には義足非装着時でも日常生活を自立して行えることが望ましく，断端や義足のケア，歩行をはじめとした移動動作を含めたADLの自立を目的として理学療法介入を行う．低活動者，高齢者など義足歩行獲得が困難と考えられた場合，義足を作製せずに義足非装着でのADL練習や福祉機器利用や家屋改造などの環境調整で日常生活の確立を優先する場合もある．

立脚期電子制御膝継手をはじめとした義肢部品の高機能化に伴い，身体機能が低い高齢者でも義足装着後に歩行自立を期待して義足適合，歩行練習を積極的に進める場合もある[2]．

大腿切断後の理学療法は義足装着前理学療法と義足装着後理学療法に分けられる（表1）．義足装着前理学療法では術後急性期である切断肢の創部治癒を待ちながら，今後予定されるソケット適合に備え切断肢の筋力を増強し，ソケットと適合する断端部の形状を整え，義足完成前や完成後に使用困難となった場合（破損やソケット不適合時など）に備え，義足非装着時のADL

表1 大腿切断後の理学療法の構成要素

	義足装着前	義足装着後（必要に応じて装着前の内容を継続）
自己管理	皮膚状態の確認と清潔管理 弾性包帯等による断端の形状安定化	義足装着前後の断端ケアの習得 義足装着方法の習得
疼痛	断端痛・幻肢痛への対応	幻肢痛や二次的な筋骨格性疼痛への対応
断端（切断側下肢）機能	ROM練習（股関節） 筋力トレーニング（股関節） desensitization	筋力トレーニング（義足荷重位で行う内容の追加） 立位・歩行バランス練習
その他の身体機能	体幹筋・非切断側下肢筋力トレーニング 非切断側下肢の立位バランス練習 免荷歩行，ペダリングなど持久力運動	義足を用いた立位・歩行バランス練習
ADL練習	ベッド上動作練習 起居動作練習 車椅子移乗練習 免荷歩行練習（松葉杖，歩行器利用）	義足を用いたADL練習 平地歩行・応用歩行（坂道，階段，不整地）練習

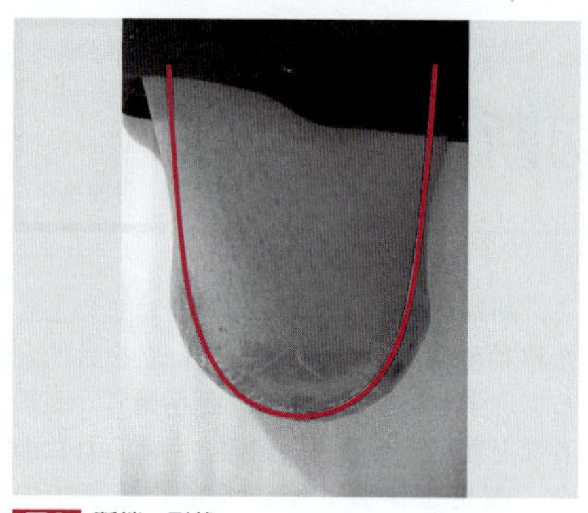

図1　断端の形状

球根状の断端では通常のソケット適合が困難となるため，実線の円錐（台）状を目指した断端管理を進める．

能力を十分に高める．

大腿切断は外傷などに対し緊急手術として行われる場合もあれば，先天性疾患や腫瘍などの一部の疾病では切断と患肢温存を比較検討したうえで予定手術として行われる場合もある．術前に時間が確保可能な場合は，切断後の日常生活や術後理学療法に関するオリエンテーションを必要に応じて実施することがある．

本項では最も頻度の高い片側大腿切断後のソケットを利用する大腿義足の利用を想定する．

2 評価

1 断端長

坐骨結節から断端先端までの距離が大腿切断の断端長である．断端の大腿骨長や手術中の組織の処理を把握することで切断後の個々の患者が活用可能である残存筋を特定し，動作改善を目的とした筋力増強運動の標的筋決定が容易となる．

大腿切断ではその切断高位で残存筋が決定され，断端長が長くなるほど股関節運動に利用可能な筋量は増大し，義足歩行では有利となる．長断端や膝離断の場合は短断端に比べ切断肢の運動機能は高い一方，より高機能な傾向のある大型の膝継手や足部，ターンテーブルやアブソーバーなどを義足に使用するための空間が減少し，部品選択に制約を受ける場合がある．

2 断端の皮膚状態・形状

断端の皮膚状態は定期的に観察し，特に義足装着後練習を開始したら練習後に皮膚状態に異常がないかを確認する．周径評価は原則として坐骨結節を基準として5cm単位の距離で計測する．大腿切断後の断端は下腿切断に比べ多くの場合で軟部組織に富み，特に切断後間もない時期は浮腫の増減や筋萎縮に伴う変化が混在しうる点に注意する．断端の形状は円柱もしくは円錐（台）状が望ましく（図1），球根状となる場合は通常のソケット適合が困難となる．このため，ソケット適合に適した断端形状を目標とした断端管理を行う．

3 関節可動域（ROM）

大腿切断では断端長が短くなるほど股関節伸展筋，内転筋の筋量が減少するため，股関節屈曲筋，外転筋が優位となる．股関節屈曲拘縮や外転拘縮が生じると義足動作習得には不利に働くため，切断後は切断側の股関節可動域を評価し，拘縮予防に努める．その他には大腿義足歩行時に負荷が増大し疼痛を生じる可能性がある体幹（特に腰部）や対側下肢関節の可動域も確認しておくとよい．

4 筋力

切断後の筋力トレーニングの標的筋としては切断肢の股関節周囲筋，対側下肢筋，体幹筋が考えられ，これらの筋力評価を実施する．切断側は筋収縮時に断端痛もしくは幻肢痛の増減を認める場合があり，義足装着前練習の時点で把握しておくとよい．

5 感覚機能

問診・触診にて断端の感覚評価を行う．義足歩行時はソケットを介して断端に相応の圧力が生じるため，徒手や弾性包帯などによる断端への圧迫に対する疼痛の有無やその程度から断端の耐圧性を評価する．切断した下肢が存在する感覚は幻肢覚であり，幻肢痛とは区別する．糖尿病など対側病変もある場合は対側の感覚機能評価も実施する．

6 疼痛

切断者の疼痛は断端痛，幻肢痛，その他の部位（腰背部痛など）の二次的疼痛など区別して評価する．疼痛の強さと疼痛が機能に及ぼす影響を分けて評価する．併存疾患がある場合はその影響による疼痛（糖尿病による対側足部痛など）も考慮する．

7 バランス能力

バランス能力は大腿切断後の動作能力と関連する重要な評価指標である．片脚立位時間，Functional Reach Test，Timed Up and Go Test，Four Square Step Test，Berg Balance Testなどがよく用いられる[3]．

8 移動能力

義肢装着前練習では松葉杖歩行や歩行器を用いた移動能力，義足装着後練習では義足装着時の移動能力評価を行う．平地歩行では10m歩行時間や分間歩行テスト，Timed Up and Go Testがよく用いられる[3]．階段昇降や坂道の上り下り，障害物の跨ぎ動作や不整地歩行も必要に応じて評価する．

9 ADL能力

上記の移動能力に加え，屋内外での生活に必要となる各種動作能力を確認する．Barthel IndexやFunctional Independence Measureなど，疾患非特異的な指標を用いることが多い．

表2 Kレベルの分類

Kレベル	定義
K0	介助下でも歩行や移乗ができず，義足によって生活の質や動作能力が向上しない
K1	義足で移乗や一定のケーデンスでの平地歩行が可能である．典型例は屋内歩行者
K2	低レベルの環境的な障害（カーブや階段，不整地）を通り歩行できる能力を有する．典型例は屋外歩行可能だが制限のある者
K3	ケーデンスを変えて歩行可能である．典型例はほとんどの環境的な障害を通ることができて，単純な歩行以上の活動を行っている屋外歩行者
K4	高衝撃，高強度，高エネルギーなどの基本的な歩行を超えたレベルでの動作能力を有する．小児や活動的な成人，アスリートなど

（文献5を基に抜粋，筆者訳）

10 断端・義肢管理能力

日々の断端ケアは多くの場合，患者自身で行う必要がある．義足装着後理学療法では断端管理や義足の着脱の習得を確認し，介入終了後も患者が大腿義足を使用し続けることができるよう指導，フォローアップ外来等での確認を継続する．

11 健康関連QOL

大腿切断後の患者を対象に含む健康関連QOL評価にはProsthesis Evaluation Questionnaire（PEQ）が挙げられる．これは下肢切断者の健康関連QOLの国際的評価尺度であり，大腿切断者のアウトカム評価として利用可能である．日本語版[4]は国立障害者リハビリテーションセンター研究所のウェブサイト（http://www.rehab.go.jp/ri/departj/hosougu/R-and-D/PEQ-J/）より入手可能である．

12 Medicare Functional Classification Level（Kレベル）（表2）[5]

元来は米国のMedicareによる規定であるが，部品選択の基準や切断者の身体機能の尺度として臨床的・学術的に広く活用されている．一方で判別には主観的な判断が含まれるため注意を要する[5]．

術後経過期間	術後1週程度	～義足装着前	義足装着後～
断端の自己管理			
弾性包帯等による断端の形状安定化	→	→	
皮膚状態の確認・管理	→	→	→
義足装着前後の断端ケアの習得			→
義足装着方法の習得			→
断端（切断側下肢）機能			
desensitization	→		
ROM練習（股関節）	→	→	→
筋力トレーニング（股関節）	→	→	→
筋力トレーニング（義足荷重位で行うもの）			→
その他の身体機能			
筋力トレーニング（体幹筋・非切断側下肢）	→	→	→
立位・歩行バランス練習（非切断側下肢）	→	→	→
ペダリングなどの持久力運動	→	→	→
ADL練習			
ベッド上動作練習	→		
起居動作練習	→		
車椅子移乗練習	→		
免荷歩行練習（松葉杖，歩行器利用）	→	→	
平地歩行練習（義足利用）			→
応用歩行（坂道，階段，不整地）練習（義足利用）			→
義足を用いたADL練習			→

図2 大腿切断後の術後プロトコルの一例（K3レベルの大腿切断者を想定）

※切断術後の理学療法のタイムスケジュールは切断の原因や患者の状態によって大きく異なるため，術後1週程度（術後急性期），義肢装着練習開始前，義肢装着練習開始後の3期のみの区別とした．

3 理学療法プログラム（図2）

1 義足装着前理学療法

大腿切断後の術後早期の理学療法では，①断端管理，②移動方法の確立，③義肢非装着時のADL自立などを目的とした義肢装着前理学療法を実施する．

断端管理では日々の断端ケア（皮膚状態の確認など），断端の圧迫方法（弾性包帯もしくはスタンプシュリンカーなど）の習得，股関節屈曲・外転拘縮を予防する良肢位の保持やストレッチング方法を習得する．断端後面は患者の目では直接確認できないため，鏡を利用して確認する．

移動方法の確立では，特に日常生活中に車椅子ではなく立位での移動を要する場合，松葉杖や歩行器を利用した免荷歩行を習得する必要がある．これは義足装着前の移動手段の獲得に加え，義足装着後も断端状態の悪化や義足の破損などで義足が使用できない場合にも移動手段を確保する意味がある．免荷歩行を選択する場合は事前に患者の両上肢機能を評価し，免荷歩行時の上肢負荷に耐えうるかを判断したうえで実施する．

他には四肢・体幹の筋力トレーニング，健側下肢のバランス練習などを実施し，義足装着後理学療法に備えたコンディショニングを進める．

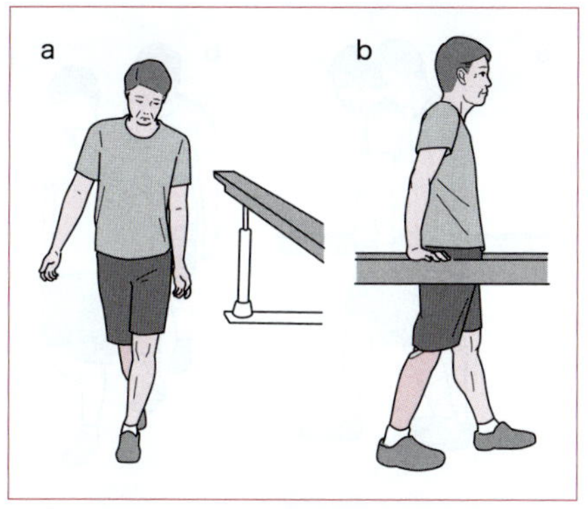

図3 義足装着下での股関節筋ストレッチング

a：立脚中期を想定した股関節外転筋のストレッチング．
b：立脚後期を想定した股関節屈曲筋のストレッチング．

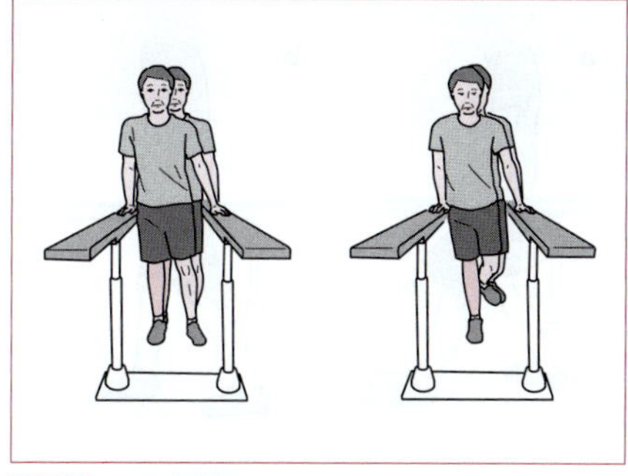

図4 義足荷重練習

上肢・非切断肢での支持で荷重量を調整する．股関節内転位で荷重すると股関節外転筋への負荷が増大し，より歩行の単脚支持期の状況に近づけた荷重が可能となる．

2 義足装着後理学療法

(1) 義足装着練習

ソケットの懸垂方法（吸着式，ライナー式など）に応じた自己装着を練習する．吸着式ソケットにて引き布を使用する場合は布を三角形に折り畳み，パウダーを塗布した断端に巻き付けた状態でソケットに挿入し，引き布を引き出すことでソケットに断端を吸着させる方法を習得する．ライナーを用いる場合はライナーと断端の間に空気が入らないよう，裏返したライナーを密着させた状態で装着する．ピンライナー，シールインライナーの場合は想定された方向にピンやシール部が位置する装着方法を習得する．

(2) ROM練習

義肢装着下では立位での切断側股関節伸展や股関節外転筋ストレッチ（図3）が効果的に行える場合がある．これらは立位・歩行時の荷重練習も兼ね，義足立脚期の前額面での安定性や義足の振り出しの改善も期待できる．

(3) 筋力トレーニング（下肢筋，体幹筋）

義足装着下では非装着時より高い負荷で切断肢の筋力トレーニングが可能となる．断端-ソケット間の圧集中が生じる場合があり，患者の断端状態によってこれらのトレーニングでは疼痛を誘発する場合があるため，必要に応じて内容を調整する．

(4) 立位・歩行練習

はじめは平行棒内などで安全を確保したうえで立位保持から開始し，可能であれば義足側への荷重量を増大させる（図4）．荷重が不十分である要因には疼痛，恐怖感，股関節伸展・外転筋力不足や義足アライメント不良などが考えられ，可能な範囲での対策を講じる．静止立位の安定が得られたら骨盤の平行移動による荷重移動や上肢支持を利用した義足での片脚立位練習などに移行し，断端の耐荷重性や義足片脚支持での静的・動的バランスを向上させる．

歩行練習は上肢支持を利用した部分免荷歩行から開始し，大腿義足では特に義足の膝折れによる転倒リスクに注意する．高齢低活動者など転倒リスクが高いと判断される場合は膝継手のロック機能を活用し，膝折れによる転倒リスクを除去したうえで歩行練習を実施し，徐々に平行棒内から平行棒外での歩行補助具を用いた歩行練習に移行する．

固定膝継手と異なり，遊動膝継手を用いる場合は義足接地後に立脚相制御機構（荷

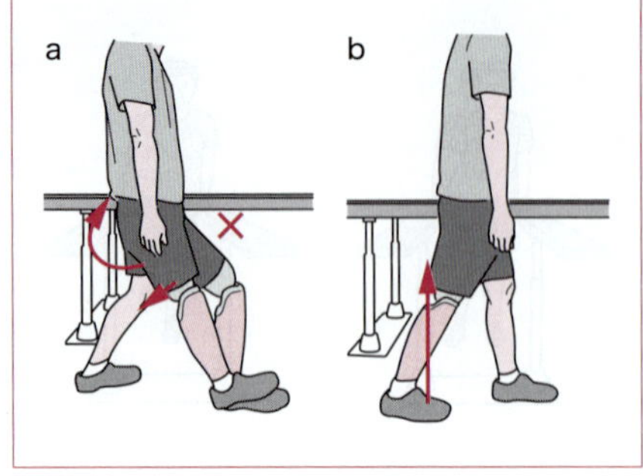

図5　大腿義足の立脚期の荷重制御

a：荷重応答期の膝折れを防ぐには切断側股関節伸展筋(↻)による膝屈曲運動の抑制(↙)が重要となる.
b：多くの遊動膝継手の場合，遊脚期に膝継手を屈曲させるには立脚後期に前足部に荷重させる(↑)必要がある.

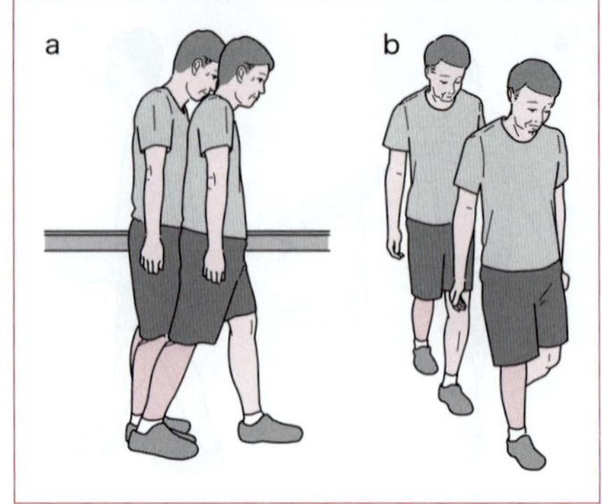

図6　動的な荷重練習の例

a：単脚支持期の安定性向上を目的としたステッピング練習.
b：歩隔を狭めた歩行による股関節外転筋を強調した動的バランス練習.

重ブレーキや多節リンクなど)や切断側股関節伸展筋を利用して発生させる膝継手伸展モーメントで立脚期の身体を安定化させる必要があることが多い(図5a). また，遊動膝継手では義足の立脚後期に十分な前足部荷重が可能であることが望ましい. 立脚後期の前足部荷重は膝継手伸展モーメント発生による膝折れの防止に加え，多くの立脚期制御機構のオン・オフの切り替えに働くため，効率的な義足の振り出しに必要となる(図5b). 義足側のステッピング練習は義足歩行で問題となることが多い義足接地後の安定性の向上に，非切断側下肢でのステッピングは立脚中期の前額面安定性，振り出し前の十分な足部への荷重の獲得に有用である(図6a). 歩隔を狭めて歩行する練習(図6b)は股関節内転位での接地で股関節外転筋の遠心性収縮が要求されるため，義足立脚期の荷重制御能力やバランス能力向上に有用である.

平地歩行の安定化がある程度得られたら，応用歩行練習も開始する. 坂道や階段，不整地や跨ぎ動作の練習が候補として挙げられる. 遊脚相制御機構(空圧もしくは油圧シリンダーなど)を有する膝継手を用いる場合は必要に応じて歩行速度を変化させる練習を患者の能力に応じて進め，多様な環境に対応しうる動作能力の向上を図る.

(5) その他のADL練習

立ちあがり，座り込み動作では義足の荷重量減少，健側肢の荷重量増大が知られている. 健側肢への負荷減少の観点では義足側への荷重量をなるべく大きくすることが望ましい.

(6) 幻肢痛に対する理学療法

理学療法で行われる内容としてはタッピング等を用いたdesensitization，創部モビライゼーション，リラクセーション，経皮的電気刺激，バイオフィードバック(ミラーセラピー含む)が挙げられるが，他の方法と比較して特定の手法を支持する根拠は存在しない[3]. これらの手法を用いる場合は実際に患者に適用し，効果判定を基に理学療法プログラムを決定することとなる.

3 ガイドライン

大腿切断者を含む，下肢切断者の理学療法もしくはリハビリテーション全般に関するエビデンスに基づいたガイドラインは日本理学療法士協会『理学療法診療ガイドライン 第1版』[6]，英国四肢切断公認理学療法士協会のガイドライン[7]，米国退役軍人省・国防総省のガイドライン[3]が挙げられる．日本理学療法士協会による下肢切断ガイドラインでは各種理学療法評価指標・介入の推奨グレードを示しており，大腿切断者に対する評価指標・介入手法の選定に有用である．英国四肢切断公認理学療法士協会のガイドラインでは多職種チーム内での理学療法士の役割や必要な知識，周術期管理から長期的なケアで推奨される臨床実践についても述べられており，米国退役軍人省・国防総省のガイドラインでは切断リハビリテーションの各時期(周術期，義足装着前，装着後)で推奨される臨床実践や，エビデンスに基づいた切断後の評価指標が提示されている．海外のガイドラインで推奨される評価指標や介入は日本国内では利用できないものも含まれるが，多くの内容は日本国内でも十分に活用可能である．

4 リスク管理・禁忌事項

1 状態の確認

切断肢の断端は大腿義足と接する部分であり，義足装着時には圧迫・剪断力が生じ皮膚・軟部組織障害が生じる可能性がある．特に義肢装着後理学療法の開始間もない時期は，義足装着後に皮膚状態を確認することで断端が義足装着に適した状態を保つことができる装着期間を推定できる．

2 転倒の予防

大腿切断後では義足非装着時，義足装着時のいずれにおいても転倒リスクに注意する必要がある．術後早期では術前と比較した身体の質量分布の変化に適合しきれずに移乗・立位・歩行時にバランスを崩すおそれがあり，理学療法士は切断側・非切断側のいずれの方向にバランスを崩した際にも対応できる位置で介助する．術後早期に限らず，ある程度期間が経過しても不意にバランスを崩した際に実在しない切断側下肢で接地しようとすることで転倒する例もあり，注意が必要である．屋外歩行時は路面のわずかな傾斜や凹凸，雨天・降雪時の路面は転倒リスクがあり，そのような状況での歩行の回避や小股歩行，手すり利用などの対策を指導する．切断者の転倒リスク因子には下肢筋力低下，加齢，併存疾患，多剤使用などが挙げられる．

クリニカルヒント

1 介入する要素(身体，義足，その他)への意識

大腿切断後の患者の身体と義足を一体とした評価・介入の実現にはヒトの身体や動作に関する知識と義足に関する知識を統合する必要がある．義足を用いた動作に改善すべき所見が得られた時，その対応には患者の身体への介入(例：特定の筋の筋力強化やROMの拡大)と義足への介入(例：アライメントや膝継手，足部の固さなどの調整)，その他(環境調整や特定の動作の回避など)が挙げられる．これらの対応の選択やその効果は個々の患者で異なるため，理学療法士は特定の視点に偏ることなく十分な数の選択肢を個々の患者に対して挙げられることが望ましい．

2 義足膝継手の接地後膝屈曲運動を制御する

大腿義足を用いた歩行では荷重ブレーキ膝などに代表される立脚相での義足膝継手の屈曲を許さないタイプの膝継手を用いた歩行が基本となるため，義足歩行練習では切断側の股関節伸展筋を用いた立脚期の膝伸展位保持が重要となる．一方でバウンシング機能やイールディング機能を持つ膝継

手では義足側の荷重応答期に膝軽度屈曲位となることで安定性を得るものがあり，膝継手の種類によっては接地後に意図的に膝折れを発生させ，膝継手屈曲位で荷重する戦略をとることが有益となる場合がある．このような荷重方法を実現するには義足ステップ長を短くする，歩行速度を減少させるなどの選択肢に加え，義足足部の踵部を固くする方法が考えられる．逆に考えれば，高齢者や多発外傷後の切断等で荷重ブレーキ膝などの立脚期中の膝関節完全伸展位を想定した膝継手を用いる場合，膝折れリスクの軽減には上記の逆の手法（義足ステップ長を長くする，歩行速度を増大させる，足部の踵部を柔らかいものとする）をとることが介入の選択肢となる．運動時の義足運動の制御では切断側の股関節周囲筋の作用のみならず，上記のような膝継手と足部の相互作用，加えて対側下肢や体幹による代償の可能性を考慮できると理学療法介入の幅も広がるだろう．

3 電子制御膝継手の活用

大腿義足を用いた歩行では立脚期の膝継手の安定性と遊脚期に生じる適切な膝継手の屈伸運動が歩行能力に大きく影響する．固定膝継手では遊脚期も膝伸展位となるため，正常歩行に比べ多くのエネルギー消費があり，非電子制御の遊動膝継手では膝継手の立脚期制御を機械的構造（荷重ブレーキ，多節リンク構造など）に頼る限りは膝折れのリスクが不可避となるため，ある程度高水準の身体機能が義足歩行獲得には必要であった．

現在は立脚期・遊脚期ともに電子制御が可能な膝継手が利用可能であり，より幅広い身体機能の患者が大腿義足歩行を獲得できる可能性が生じている．遊脚期の電子制御は歩行速度に応じた遊脚肢の速度変化を実現し，歩行速度が多様となる高活動（K3レベル以上）の大腿切断者の選択肢となることが多い．一方で立脚期の電子制御は膝折れによる転倒の予防に大きく貢献し，高活動切断者のみならず転倒リスクの高い高齢者や低活動者（K2レベル相当）の膝継手として有力な選択肢となる場合がある[2]．わが国では社会保障制度の問題で電子制御膝継手に代表される高額な部品は使用が困難となる場合が多いが，その使用効果が期待される場合は理学療法士から提案できることが望ましい．

文　献

1) Gottschalk F, et al：Transfemoral Amputation：Surgical Management. Atlas of Amputations and Limb Deficiencies：Surgical, Prosthetic, and Rehabilitation Principles（AAOS-American Academy of Orthopaedic Surgeons）, Krajbich JI, et al eds, Wolters Kluwer, Philadelphia, 525-535, 2016
2) Kannenberg A, et al：Benefits of microprocessor-controlled prosthetic knees to limited community ambulators：systematic review. J Rehabil Res Dev 51：1469-1496, 2014
3) Department of Veterans Affairs：VA/DoD Clinical Practice Guideline for Rehabilitation of Individuals with Lower Limb Amputation, 2017
4) 飛松好子ほか：下肢切断者QOL尺度，PEQ（義足評価質問票）日本版（PEQJ）の信頼性と妥当性．総合リハ 32：77-82，2004
5) Borrenpohl D, et al：Survey of U.S. practitioners on the validity of the medicare functional classification level system and utility of clinical outcome measures for aiding K-level assignment. Arch Phys Med Rehabil 97：1053-1063, 2016
6) 大峯三郎ほか：下肢切断．理学療法診療ガイドライン，第1版，日本理学療法士協会，1039-1081，2011．https://www.jspt.or.jp/guideline/1st/（2024年7月18日閲覧）
7) British Association of Chartered Physiotherapists in limb Absence Rehabilitation：Evidence based clinical guidelines for the physiotherapy management of adults with lower limb prostheses-3rd edition. https://www.bacpar.org/resources/healthcare-professionals-resources/prosthetic-guidelines/（2024年8月5日閲覧）

24 下腿切断

豊田　輝

1 術式概要と基本方針

1 術式概要

代表的な切断原因としては，末梢動脈疾患（peripheral arterial disease：PAD），交通・災害事故などによる重度の外傷，悪性骨腫瘍，先天性奇形などがある．切断高位の選択は，PADでは末梢血行評価および臨床的な所見から，外傷では残存組織や機能から，悪性骨腫瘍では発生部位と悪性度などから決定される．下腿切断は，膝関節機能が温存されるためQOLが一般的に高いレベルで確保される．以下，下腿切断術における各組織の処理方法の概要を述べる．

(1) 皮膚の処理

皮膚は，前後が等長のもの，前後のいずれかの皮膚を長くするものがあるが，いずれも適度な可動と緊張を保つ必要がある．循環障害がある場合には，血行が比較的良い後方の皮膚を長く残す．

(2) 血管の処理

血管は，術中の十分な結紮などによる止血と術後48時間程度のドレーンによる持続吸引により血腫形成を防ぐ．

(3) 末梢神経の処理

神経腫形成予防のために，末梢神経は遠位方向へ牽引し鋭利なメスで切断する．

(4) 骨の処理

鋸で切断し骨切断面をやすりで丸くする．下腿切断の場合，脛骨端は，義足ソケット装着後の疼痛防止のため前面を斜めに切離し，腓骨端外側とともにやすりで滑らかにする．

(5) 筋の処理

切断術による筋肉の処理の目的は，切断前と同様の生理的な緊張の保持である．

1) 筋膜縫合法（myofascial suture）

皮膚と筋膜との間を剥離しないで筋膜を縫合する方法である．本法は，筋肉の固定性が乏しく筋萎縮が避けられないとされている．

2) 筋形成術（myoplasty）

筋肉の生理的な緊張を保つため拮抗筋同士を縫合する方法である．

3) 筋固定術（myodesis）

筋肉の生理的な緊張を保つため骨端に開けたドリル孔に筋肉を固定する方法である．筋萎縮は少ないが，末梢部の軟部組織に壊死や瘢痕が生じた場合，義足装着時に疼痛の誘因となる．

4) 筋形成部分固定術

筋肉の生理的な緊張を保つため内層筋のみを骨に固定し，外層筋は拮抗筋同士を縫合する方法である．筋固定術の欠点を補うため，本法が選択されることが多い．

2 基本方針

下腿切断術後早期の理学療法の目的は，下肢喪失への心理的ケアおよび義足未装着におけるADLの自立である．また，下腿義足が適応となる場合には，理学療法士は医師や義肢装具士と連携しながら，断端周径変動に応じたソケット適合支援を含めた義足装着練習，切断者の身体機能と義足機能のマッチングを図りつつ義足装着下でのADL能力およびQOLの向上に取り組む．

表1 下腿切断術後の感染徴候確認因子

評価項目	内容
術創部の炎症所見	発赤・熱感・腫脹・疼痛の有無，創部からの異常な滲出液がないか（膿を含む血液など）
断端の圧迫感	感染による断端内圧の亢進に伴う断端の圧迫感がないか
発熱	全身所見ではあるが発熱が続いていないか
炎症所見を示す生化学的検査	C反応性蛋白（CRP）や血沈値の異常亢進，白血球数の増加がないか

2 評価

1 感染徴候の評価

医師や看護師は，断端創の一次治癒までの間に感染が生じないよう断端を保護し，衛生管理を徹底する．理学療法士も感染徴候の有無を血液検査結果から得るほか，滲出液の有無・性状，腫脹，圧痛，発赤，疼痛等を確認する（表1）．特にPAD患者の場合，感染への防御機能が十分に機能しなくなり創傷の遷延治癒が生じやすくなるため注意が必要である．

2 主要な理学療法評価

下腿切断術直後の患者は，下肢喪失に伴う人生の喪失感を抱いていることが多い．この心理状態の把握には，医師，看護師，作業療法士，義肢装具士などの専門職がチームとして対応することが重要である．

また，義足装着下での病棟内ADL自立や社会生活復帰に必要な手段的日常生活動作（instrumental ADL：IADL）の自立，ならびにQOL向上のための理学療法プログラム立案に必要となる一般的な評価項目を図1[1]に示す．その中でも，義足装着の大きな障壁となりうる因子の評価について紹介する．

(1) 疼痛評価

下腿切断者に対する疼痛評価の目的は，義足装着を阻害する疼痛原因の推定である．特にソケット装着時の断端痛は，起居・移動動作やADL自立の障壁となり入院期間を延長する要因となる．

1) 断端痛

一般的に切断術による疼痛は，およそ3～6週の間に組織が治癒するにつれ消失する．疼痛がそれ以上の期間継続する場合には，以下の疼痛原因について確認する．血行障害は，四肢の血管の炎症や動脈硬化などにより血行障害をきたし，末梢の組織が虚血状態となることで軽度の痺れや疼痛が生じる．断端神経腫は，外傷性の神経損傷または切断術時の神経切断に起因する神経損傷の結果として生じると考えられ，電撃痛，灼熱痛および異常な不快感などもある．義足ソケット不適合は，断端部の筋萎縮，浮腫，体重の著しい増減などによる断端周径や形状の変化により断端とソケット内の体積差により擦過傷や水泡などが生じる．また，義足装着方法の不備によるソケット不適合が生じる場合もあるため，義足装着能力の評価も重要である．

2) 幻肢痛

切離された足部や下腿部が存在するような感覚を幻肢といい，この部分に感じる疼痛のことを幻肢痛という．幻肢痛が生じる原因は，いまだ明らかなものはないが，その発生頻度は切断者の45～85％とされる[2]．幻肢痛の性状は，チクチクする，ズキズキする，やけつくようななどがある．

3) その他

断端痛や幻肢痛以外の疼痛（既往歴などに伴う腰背部痛や下肢関節痛など）がある場合には，ADL自立の障壁となるためそれぞれ評価する．

(2) 筋力評価

義足装着後の動作に必要な両側股関節お

基本情報
1) 年齢・性別・住所
2) 家庭(構成・関係)
3) 住宅環境(構造)
4) 職業・職場環境
5) 趣味・習慣・嗜好品
6) 経済状態
7) 自動車運転
8) 障害認定有無
9) Needs

身体機能的評価
1) 疼痛(四肢・体幹)
2) 運動機能的検査項目
　①関節可動域(ROM)
　②筋力(上肢・体幹・下肢)
　　i) 徒手筋力検査
　　ii) 徒手筋力計
　　iii) 筋持久力検査
　③感覚テスト(表在・深部)
　④協調性テスト
　⑤バランス能力評価
　⑥起居・移乗・移動・歩行能力評価(福祉用具・歩行補助具・車椅子等の使用状態の把握)
3) 生理機能的検査項目
　①呼吸機能検査
　②循環動態検査(四肢含む)
4) 視力・視野測定
5) 身体測定検査項目
　①身長，体重
　②四肢長
　③四肢周径
6) パッチ(皮膚感応)テスト

医学的情報
1) 健康および全身症状
　①バイタルサイン
　②栄養
　③知能・精神状態，意欲・認知
2) 現病歴および医学的所見
　①現病歴
　②各種血液生化学検査
　③各種理学的諸検査
　④各種神経学的検査・所見
3) 主訴
4) 既往歴
5) 合併症・リスク有無
6) 心理的・精神的状態

断端評価
1) 断端の形状と手術創・皮膚の状態，骨・軟部組織の状態(骨突出，瘢痕・癒着の有無と程度)
　浮腫・血種の有無と状態
2) 断端長
3) 断端周径
4) 断端痛
　①神経腫
　②幻肢痛
　③循環動態
5) 幻肢
6) 断端筋力
7) 関節可動域(ROM)
8) 感覚
9) 断端末荷重能力(股離断・膝離断・サイム切断・足部切断)

義足の適合判定
1) 義足ソケット不適合の愁訴と適合状態および異常歩行についてのチェックアウト
　①ベンチアライメント
　②スタティックアライメント
　③ダイナミックアライメント(異常歩行分析と修正)
2) 各継手・部品の調整とパーツ交換による性能評価

義足歩行能力
1) 10m歩行時間，歩幅，歩隔，歩行率
2) 連続歩行距離(2・6分)
3) 生理的コスト指数
4) 応用動作歩行(階段・段差・障害物・不整地歩行)
5) 異常歩行観察

活動テスト
1) 日常生活動作テスト(ADL)
2) 手段的日常生活動作(IADL)
3) 義足装着能力
4) 活動性(移動能力・自動車運転・公共交通機関の利用・社会参加)
5) QOL(SF-36®，PEQJ，SIP)

図1 理学療法評価項目

SF-36®：MOS 36-Item Short-Form Health Survey，PEQJ：Prosthesis Evaluation Questionnaire：Japanese Version，SIP：Sickness Impact Profile
(文献1より改変)

よび膝関節周囲筋群の筋力評価を行う．切断肢側の徒手筋力検査では，切断された下肢の重さがないこと，徒手抵抗位置が断端末となるため規定された抵抗位置より近位となることから，その判定において過大評価の可能性があることを念頭に置く．重量と抵抗位置を補正する評価方法は，①義足装着した状態で徒手筋力検査を通常の抵抗位置にあたる義足部位に抵抗を加えて実施する．なお，喪失した下肢の重さは，義足重量と重錘を加算して補う．②徒手筋力計を用いてトルク体重比(Nm/kg)を算出する方法がある．抵抗位置を補正する評価方法は，①非切断側の徒手筋力検査を通常の方法で実施後，②切断側の抵抗位置(断端末)と同じ高さで再度，抵抗を加えて評価し，③その判定結果を基準として切断側の徒手筋力検査を実施し判定する方法がある．なお，術創部の抜糸(抜鉤)までは術創部に過度な外力が加わらないように断端末への徒手抵抗を加える際には十分な注意が必要である．そのほか，非切断肢側下肢

表2 理学療法評価（指標）の推奨グレード分類

推奨グレード	内容
A	信頼性，妥当性のあるもの
B	信頼性，妥当性が一部あるもの
C	信頼性，妥当性は不明確であるが，一般的に使用されているもの（ただし，「一般的」には学会，委員会等で推奨されているものも含む）

や体幹における筋力評価も重要である．

(3) ROM-test

切断側の膝関節に屈曲拘縮が生じやすいため，膝関節伸展ROM-testを行う．この際，前述したように理学療法士が断端末を把持する際には十分な注意が必要である．そのほか，非切断肢側下肢や体幹のROM-testも実施する．

(4) 呼吸・循環機能評価

適切な運動負荷量の決定のためには，リスク管理上からも呼吸・循環機能評価は重要である．以下，『理学療法診療ガイドライン 第1版』[3] に記載された下腿切断に関係する生理機能評価（指標）の推奨グレード（表2）とその内容について紹介する．

1) エネルギーコスト，体力（energy cost, physical fitness）：推奨グレードB

20〜40歳の下肢切断後の運動能力は，残存肢の機能や切断高位の影響は少なく心臓や呼吸器系障害があるか否かにより大きく影響を受ける．60歳以上の下肢切断者の歩行に必要な体力指標では最大酸素摂取量（$\dot{V}O_2max$）が50％以上必要である．下腿切断者の自由歩行時の心拍数と酸素消費量を測定した結果，下腿切断者の歩行時エネルギー消費は，健常群と比較して心拍数と酸素消費量が16％高く，自己選択歩行速度は11％低い．

2) 6分間歩行試験（6-minute walk test）：推奨グレードB

下腿切断者の6分間歩行試験時の最高心拍数は，年齢から予測される最大値のおよそ72〜78％である．

3 理学療法プログラム

1 理学療法介入の推奨グレードとエビデンスレベル[3]

(1) 運動療法（推奨グレードB，エビデンスレベル3）

早期リハビリテーション介入は，1年後の生存率と自宅退院率に大きく関連し有効である．回復期において，下肢筋力強化，荷重練習などを短期集中的に実施した理学療法は，監視下での歩行練習のみよりも2分間歩行試験や義足側への荷重能力を向上させる．維持期の大腿切断者でも，歩行再教育によって歩行速度の向上とステップ長の左右対称性の改善を認める．

(2) ADL・QOLに関する理学療法（推奨グレードC，エビデンスレベル3）

切断者に対するスポーツはADL，QOLの点からも有効である．

(3) 教育・管理に関する理学療法（推奨グレードC，エビデンスレベル3）

血管原性下肢切断者に対するクリニカルパスを用いたリハビリテーションでは，入院経費の軽減，入院期間の短縮，高い自宅復帰率をもたらす．また，目標設定とリハビリテーションに特化したクリニカルパスは有効であり，特に下腿切断者では入院期間が短く，入院費も低かった．

2 術後プロトコル

本項では外傷による下腿切断の高活動者とPADによる低活動者をその代表的な例として一般的な理学療法プログラムを紹介する（図2）．

3 理学療法プログラムの具体的方法

(1) 断端管理

切断後の浮腫を予防し断端周径の変化の少ない断端の成熟を促し，義足ソケットとの良好な適合を得ることが目的である．この方法として，術直後にギプス包帯を断端

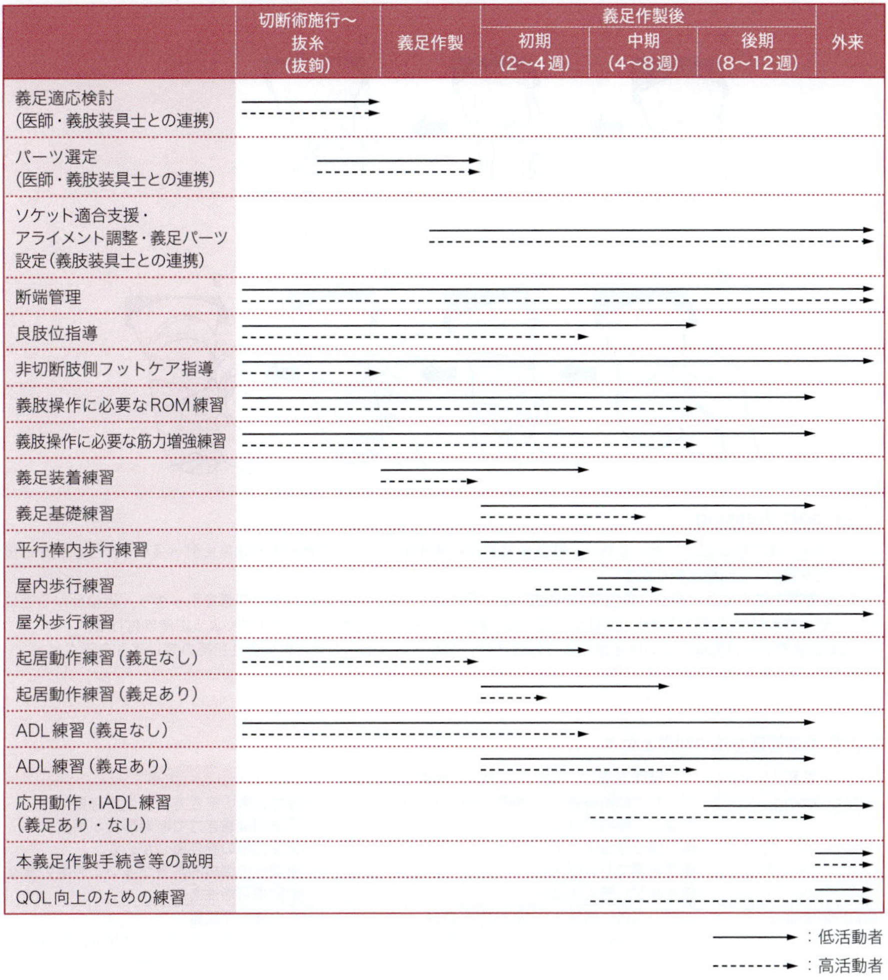

	切断術施行〜抜糸（抜鉤）	義足作製	義足作製後 初期（2〜4週）	中期（4〜8週）	後期（8〜12週）	外来
義足適応検討（医師・義肢装具士との連携）						
パーツ選定（医師・義肢装具士との連携）						
ソケット適合支援・アライメント調整・義足パーツ設定（義肢装具士との連携）						
断端管理						
良肢位指導						
非切断肢側フットケア指導						
義肢操作に必要なROM練習						
義肢操作に必要な筋力増強練習						
義足装着練習						
義足基礎練習						
平行棒内歩行練習						
屋内歩行練習						
屋外歩行練習						
起居動作練習（義足なし）						
起居動作練習（義足あり）						
ADL練習（義足なし）						
ADL練習（義足あり）						
応用動作・IADL練習（義足あり・なし）						
本義足作製手続き等の説明						
QOL向上のための練習						

———→：低活動者
- - - - →：高活動者

図2　下腿切断術の術後プロトコル

に巻く「rigid dressing」や弾性包帯による「soft dressing（図3）」がある．「rigid dressing」は断端の成熟において「soft dressing」よりも有効でエビデンスレベルが高いとされているが，わが国では，「soft dressing」による断端管理が一般的である．これは，「rigid dressing」が高度な作製技術や術直後の特別なチームアプローチが必要であるが，「soft dressing」は，術創部観察が可能であり，安価な弾性包帯によりどの施設でも対応可能なことがその要因である．その他，昨今では，既製品（スタンプシュリンカーやシリコーンライナー）を用いた断端管理方法もある（表3）．

（2）良肢位保持指導

切断側の膝関節屈筋群の緊張が拮抗筋（伸筋）群よりも高くなることに加え，ベッド上や車椅子乗車時に膝関節を屈曲した安楽な姿勢を取り続ける結果，切断側膝関節屈曲拘縮が生じやすくなる．また，拘縮の

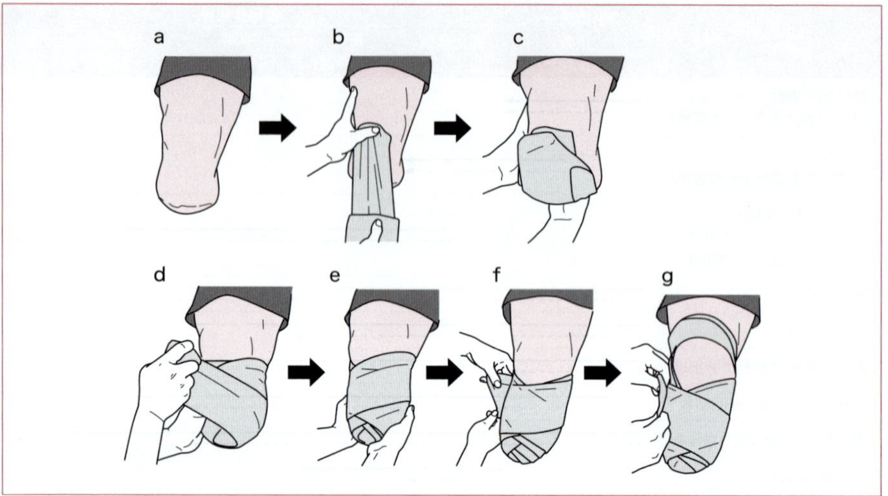

図3 soft dressing

a〜c：断端前面と後面にアンカーを巻く．膝蓋骨付近から断端末にかけて弾性包帯を適度に引っ張りながら前面から後面を覆い，2回程度繰り返す．
d〜f：8の字を描くように巻く．遠位部（断端末）から近位部へ巻き付ける際には弾性包帯を引っ張り，近位部から遠位部へ巻き付ける際には弾性包帯は引っ張らず，断端上で転がしながら8の字を描くように巻き付ける．
g：大腿部に巻き付け完成．8の字を描くように巻き付けながら大腿部へも巻き付け弾性包帯のズレ落ちを防ぐ．

表3 断端管理方法の利点と欠点

名称		管理方法	利点	欠点
soft dressing		・ガーゼで切断縫合創を覆い，断端末ほど圧が強くなるように弾性包帯で8の字を描きながら巻く方法	・創部の観察が可能 ・安価	・弾性包帯の巻き方に技術が必要 ・不適切な巻き方で断端形状が不良 ・弾性包帯の巻き直しが必要 ・創部への機械的刺激が多いため創の遷延治癒の可能性あり
rigid dressing		・切断術直後に断端に滅菌断端袋をかぶせ，その上にギプス包帯を巻き付けソケットを作製し，装着し続ける方法	・創治癒が良好 ・浮腫の発生を予防できる ・成熟した断端形成を促せる ・断端痛や幻肢痛の発生が少ない	・創の確認が困難 ・ソケット内の温度や湿度が細菌感染を生じやすい条件になりやすい ・ソケット作製に特別な技術が必要 ・断端周径変動に応じてソケットの再作製が必要 ・術直後に医師，看護師，義肢装具士，理学療法士の連携が必要
既製品	スタンプシュリンカー	・断端末ほど圧が強くなっている段階式着圧断端袋を用いて，ストッキングのように装着する方法	・装着方法の習熟を要しないため自己装着しやすい ・長時間安定した装着が可能 ・圧設計により装着による断端形状の不良は生じにくい	・既製品のため限られたサイズとなる（すべての切断者に適するサイズがあるわけではない） ・弾性包帯よりは高価
	シリコーンライナー	・シリコン素材の特徴である柔軟性と粘着性を活かし断端と密着させ，断端全体に適度な圧を加える方法	・皮膚の保護作用が高い ・装着者による断端に加わる圧の差がない ・長時間安定した装着が可能	・シリコーンライナーで皮膚が引っ張られ発赤や水泡形成を生じることがある ・接触性皮膚炎 ・通気性がないため衛生管理が必要 ・既製品のため限られたサイズとなる ・高価 ・著しい周径変動時には別サイズのシリコーンライナーが必要

改善は難渋することが多いため予防することが重要である．この予防策としては，良肢位保持指導が重要である．

(3) 筋力増強練習

義足装着有無に限らず，起居・移動動作やADL・IADLに必要な筋力確保を目的とした筋力（特に体幹筋，両側股関節伸展・外転筋群，切断側膝関節屈曲・伸展筋群）増強練習を実施する．また，その方法である開放性運動連鎖（open kinetic chain：OKC），および閉鎖性運動連鎖（closed kinetic chain：CKC）による筋力増強練習の留意点を述べる．

1) 開放性運動連鎖（OKC）

断端部への徒手抵抗で実施する場合，断端部に過度な外力を加えることでの疼痛が生じることのないよう注意する．断端への圧に対して過敏な場合には，断端部にタオルなどクッション性のあるものをあて，その上から抵抗を加える．

2) 閉鎖性運動連鎖（CKC）

PAD患者では，CKC運動において非切断側のフットケアが重要となる．具体的には，CKC運動前後に裸足で発赤や傷，鶏眼・胼胝，深爪や巻き爪の有無などを確認するほか，運動に適した靴の選定も指導する．また，義足装着下でのCKCでは，切断側膝関節屈曲角度の過大やソケット懸垂力の不足などにより，断端に擦過傷や水泡などへの注意が必要である．その他，体幹筋や両股関節周囲筋群の筋力増強を目的として，義足未装着での膝立ち保持や膝立ち歩行練習を実施する．

(4) ROM練習（range of motion exercise：ROM-ex）

切断側膝関節屈曲拘縮がある場合，通常アライメント設定よりも過大なソケット初期屈曲角度が必要となり義足外観が不良となるため，膝関節伸展方向へのROM-exは積極的に実施する．さらに同側股関節屈曲拘縮を生じる可能性があるため，股関節伸展方向へのROM-exも重点的に実施する．その他，ADLやIADL評価において，その動作阻害因子が切断側のみならず非切断側，体幹，上肢などのROMに起因する場合には該当関節のROM-exを実施する．

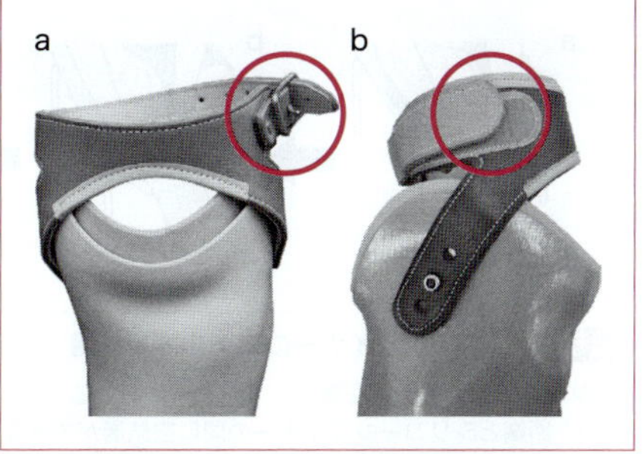

図4 PTB式ソケット装着練習（カフベルトの工夫）

a：ピン式（写真：ソケット前額面）．バックルのピンを穴に通すタイプ．
b：面ファスナー式（写真：ソケット矢状面）．硬い面の「フック」が柔らかい面の「ループ」に引っかかることでどこでも止められる．
カフベルトをマジックベルト式に変更することで装着動作の難易度を下げることができる．

(5) 義足装着練習

義足ソケットの適切な自己装着動作の自立は，退院後生活における義足使用率を高める．そのため切断者ごとの身体機能に応じた義足装着練習は，極めて重要な理学療法プログラムである．具体的な方法としては，ソケットやインターフェースの種類により異なるが，代表的な装着動作練習においてその動作難易度を下げる工夫や留意点を述べる．

1) patellar tendon bearing（PTB）式ソケット（膝カフ）の工夫

懸垂装置である膝カフは，皮革製ベルトを膝蓋骨上縁に引っかけて膝窩に内側から外側へ向けて回しバックルのピンを穴に通して装着する．この装着方法は，手指の把持力，巧緻性，視力が低下した症例にとっては難易度が高い．これらの難易度を下げるためには，ベルトを面ファスナー式に変更する（図4）．

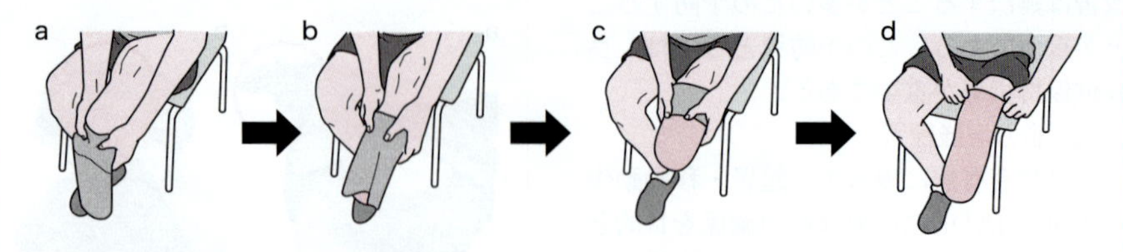

図5 シリコーンライナーのロールオン装着

a：シリコーンライナーを裏返して断端末にあてる．
b～d：断端とシリコーンライナーの間に空気層ができないようシリコーンライナーをロールオンさせて装着する．

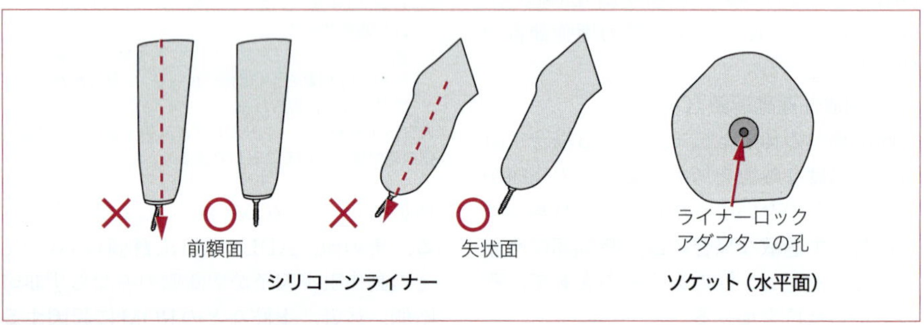

図6 シリコーンライナーの装着練習の留意点

ロールオン装着した際に断端末中央で前額面，矢状面ともにピンが下腿長軸方向に位置しなければ，ライナーロックアダプターの孔にピンを最後まで差し込むことができない．

2) シリコーンライナー（ピンロックアタッチメント）

シリコーンライナーは，断端末とシリコーンの間に空気層ができないようにロールオン装着を行う（図5）．この際，シリコーンライナーの先にあるピンが断端末中央で前額面，矢状面ともに下腿長軸方向となるよう装着しなければならない（図6）．この向きが不適切な場合，ライナーロックアダプターの孔にピンを最後まで差し込むことができない．

(6) 起居・移乗動作練習

1)「義足装着なし」での練習

退院後の入浴動作や就寝後のトイレ動作では，義足未装着での動作自立が求められる．身体機能が低下した者の場合，非切断肢側のみでの立位保持や移動能力の安全確保が難しいことも多く，手すり設置など環境面の調整も適宜検討する．また，四つ這い移動は，非切断肢側のみで移動するホッピングに比較して安全性が高く，身体機能が低下した者であっても実用的な室内移動手段として活用できる．ただし，PAD患者の場合には，四つ這い移動により断端や非切断肢側足部に傷が生じないよう床面との過剰な接触に注意する．その他，床からの立ち上がり動作練習も実施する．

2)「義足装着あり」での練習

義足装着することの目的は，歩行能力の向上のみではない．身体機能が低下した高齢者の場合には，非切断肢側のみでの各種動作では安全性の確保が難しい場合がある．しかし，義足装着により広い支持基底面を獲得できるため，切断者のADLや

IADLに応じて義足装着下での各動作練習は積極的に行う．

(7) 義足歩行前の基本練習

義足での体重支持と残存肢の力を義足にロスなく伝える義足操作のための基本練習を行う．まず，身体機能に応じて適宜，上肢支持や理学療法士の介助による平行棒内立位保持練習を行う．この際，残存する切断側膝関節伸展筋を用いて膝折れを防止し，両側股関節周囲筋群による矢状面，前額面での体幹の直立位保持を促す．次いで，左右・前後の体重移動練習を通して義足による支持基底面の確認を行う．特に，義足側への荷重量を増やした際に体幹を義足側へ側屈させないよう注意する．また，どこまで前方（後方）へ体重移動すれば踵（前足部）が浮くのか，などを切断者が自ら確認しながら最も安定する位置への体重移動を習得させる．なお，この基本練習は平行棒内から平行棒外へ，屋内から屋外へなど未経験な歩行環境へ移行する場合には必ず新しい環境下で実施する．

(8) 義足歩行練習

基本練習実施後，平行棒内での上肢支持形態によって歩行難易度を調整し，各歩行周期に細分化して荷重練習を実施する．また，安定した立脚期が習得できたら遊脚期の振り出し練習を実施する．なお，切断者の転倒回避に備えて理学療法士は切断者の後方に位置する，あるいは腰ベルト（介助ベルト）を装着して歩行を阻害しない範囲で把持するなど安全管理を徹底する．

(9) 応用義足歩行練習

1) 階段昇降動作

義足側膝折れリスクが高い場合，2足1段での昇降動作（昇段は，非切断肢側に次いで義足側を同段にそろえ，降段は，義足側に次いで非切断肢側を同段にそろえる）練習を行う．なお，両側の膝折れリスクが高い場合には，積極的な手すり使用や進行方向に対して横歩きで膝折れを防止する．膝折れリスクが低い場合，1足1段での昇降動作（降段は，義足側前足部を段鼻より外へ出し，続いて非切断肢側をその下の段に降ろすことを繰り返す動作）練習を行う．なお，これらは退院後の生活環境（蹴上の高さ，踏み面の幅，段数，手すりの有無や設置側など）に準じて実施する．

2) 斜面（坂道）の上り下り動作

義足側膝折れリスクが高い場合，坂道の上りは非切断肢側から上方へステップし，次いで義足側をステップしてそろえる．下り動作では義足側から下方へステップし，次いで非切断肢側をステップしてそろえる．膝折れリスクが低い場合，坂道の上り下りはいずれかの足を上方（下方）へステップし，次いで先にステップした位置よりも対側側を上方（下方）へステップすることを繰り返す．

3) エスカレーター乗り降り動作

エスカレーターへの乗り込み動作手順は，ハンドレールを把持したまま非切断肢側からステップに乗せ，次いで義足側を同じステップへそろえる．この際，ハンドレールを把持したまま非切断肢側をステップに乗せるタイミングを逸した場合，ハンドレールにより身体が前方へ誘導され前方への転倒リスクが高まるため注意が必要である．降りる動作でもハンドレールを把持したまま，非切断肢側からエスカレーター外へ降りる．この際，エスカレーターから降りた場で立ち止まると後方から来る人に押されるため注意が必要である．

(10) ADL・IADL練習

義足装着有無を問わず，入院生活におけるADL自立に向けた練習を実施する．また，退院後の生活や仕事，余暇活動，社会参加などの個々の状況に応じたADL・IADL練習も環境設定を行い実施する．

4 リスク管理・禁忌事項

1 糖尿病患者に対するリスク管理

糖尿病患者に対する理学療法の実施には，適正な血糖値の管理が必要不可欠である．その中でもインスリンの自己注射や経口血糖降下薬を用いた治療中の場合は，運動療法による低血糖に注意が必要である．また，足部の痛覚障害がある場合には，視覚的な確認を徹底するなどの患者教育も重要である．

2 シリコーンライナーを使用する場合のリスク管理

シリコーン素材に対する接触性皮膚炎のリスク管理であるパッチテストは，義足作製前に実施する．また，シリコーンライナーは，通気性がないためライナー内に汗がたまることも少なくない．理学療法士は，患者指導の一環として，シリコーンライナー装着によるアレルギー反応の可能性に関する説明や衛生面における管理指導も十分に行い皮膚トラブルを防ぐ．

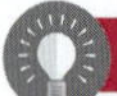

クリニカルヒント

1 義足適応

患者ごとの原疾患の重篤化や合併症および併存症の状態，身体・認知機能，生活環境や社会的資源，さらには切断高位別の多面的な義足装着アウトカム指標[4]なども含め，本人，家族のニーズを確認しながら多職種間で協議する．この中で理学療法士は，身体・認知機能に関する評価に基づき，義足を活用した場合の到達予想レベルなどを他職種に説明する．

2 義肢装具士との連携

理学療法士は，ソケット適合を評価，調整する．これらを適切に実施するためには，義肢装具士との連携が必要不可欠であり，施設内に常駐する義肢装具士が不在の場合は，その連携や対応方法を事前に義肢装具士と協議しておく．さらに，治療用義足のアライメント調整目的と内容についても，義肢装具士と常に連携しながら適宜，実施する．

3 切断者のADLおよびQOL向上のための理学療法

義足装着により自動的にADLやQOLが向上するわけではない．理学療法士は，原疾患や併存症などの状態を踏まえて切断者の残存機能を評価したうえで義足装着した状態での能力低下の要因を推察し，その改善を治療目標として理学療法プログラムを実施する．また，切断者が義足装着して実施する動作は，切断前とは異なる新しい動作であることから理学療法は新しい運動学習過程の創出と捉えることができる．つまり，理学療法の成果がそのままADL能力の向上につながることを忘れてはならない．さらに，QOL向上のために理学療法士は，切断者の要望に対して，できるできないの判断にとどまることなく，どうしたらできるようになるのか，その達成のためにはどこにリスクがあるのか，どうしたらそのリスクを回避し安全性が向上できるかなどについて，理学療法の専門性を活かしながら適宜，他職種や切断者を取り巻く各種団体や社会的資源との調整を図ることも忘れてはならない．

文　献

1) 小嶋　功：高齢下肢切断者に対する理学療法—評価指標と理学療法の留意点—．日義肢装具会誌 29：137-146，2013
2) Kuffler DP：Origins of phantom limb pain. Mol Neurobiol 55：60-69, 2018
3) ガイドライン特別委員会 理学療法診療ガイドライン部会：理学療法診療ガイドライン，第1版，日本理学療法士協会，2011
4) 水落和也：末梢循環障害による高齢下肢切断者のFunctional Outcome．リハ医 40：7-12，2003

1　慢性閉塞性肺疾患

宮本俊朗

1 疾患概要と基本方針

1 疾患概要

慢性閉塞性肺疾患（chronic obstructive pulmonary disease：COPD）は「タバコ煙を主とする有害物質を長期に吸入曝露することなどにより生ずる肺疾患であり，呼吸機能検査で気流閉塞を示す．気流閉塞は末梢気道病変と気腫性病変がさまざまな割合で複合的に関与し起こる．臨床的には徐々に進行する労作時の呼吸困難や慢性の咳・痰を示すが，これらの症状に乏しいこともある」と定義されている[1]．COPDによる呼吸器症状の中でも，労作時の呼吸困難は患者のADLやQOLを著しく低下させる．また，COPDは長期の喫煙歴がある中高年に好発するため，喫煙や加齢に伴う様々な疾患が全身性に併存していることが多く，栄養障害，骨粗鬆症，骨格筋機能障害，身体活動性の低下をもたらす全身性炎症性疾患であると考えられている．COPD患者は，サルコペニアとの関連が強く，近年では，呼吸筋力の低下と呼吸筋量の減少を認める呼吸サルコペニアが定義されるなど，COPD患者の全身の骨格筋機能低下に対して注目が集まっている．

COPDの根治治療法はなく，COPD患者における管理目標は，現状の改善（症状およびQOLの改善と運動耐容能と身体活動性の向上・維持）と将来リスクの低減（増悪の予防，疾患進行の抑制および健康寿命の延長）である[1]．COPDの診療で推奨されるのは，長時間作用性抗コリン薬の単剤治療（薬物療法），禁煙，肺炎球菌ワクチンの接種，呼吸リハビリテーションの4つである．重症例では，長期酸素療法や在宅酸素療法が適応となり，内科的治療で症状が改善されない場合は肺容量減量手術（lung volume reduction surgery：LVRSやbronchoscopic lung volume reduction：BLVR）の実施が検討される．COPDの増悪とは，呼吸困難，咳嗽，喀痰などの症状が増悪し，安定期の治療内容を変更する必要が生じることをいい，細菌やウイルスの感染が契機となることが多い．増悪期の治療の基本は薬物療法であるが，病状に応じて酸素療法や換気補助療法などの呼吸管理を行う．

2 基本方針

呼吸リハビリテーションは，「呼吸器に関連した病気を持つ患者が，可能な限り疾患の進行を予防あるいは健康状態を回復・維持するため，医療者と協働的なパートナーシップのもとに疾患を自身で管理して自立できるよう生涯にわたり継続して支援していくための個別化された包括的介入である」[2]とされており，運動療法，セルフマネジメント教育，栄養療法，心理社会的サポートおよび導入前後・維持期（生活期）の定期的な評価で構成される．一方で，呼吸理学療法は，呼吸障害の予防と治療のために適応される理学療法の手技であり，リラクセーションや呼吸練習，胸郭可動域練習，運動療法，排痰法など，適応されるあらゆる手段を包括したものとして用いられている．呼吸理学療法の直接的な目的は，換気の改善，気道内分泌物の排出，胸郭可動域の拡大，酸素化の改善，呼吸障害による自覚症状の改善，早期離床，運動耐容能

表1　COPDの病期分類

病期		定義
I期	軽度の気流閉塞	$\%FEV_1 \geq 80\%$
II期	中等度の気流閉塞	$50\% \leq \%FEV_1 < 80\%$
III期	高度の気流閉塞	$30\% \leq \%FEV_1 < 50\%$
IV期	きわめて高度の気流閉塞	$\%FEV_1 < 30\%$

$\%FEV_1$：予測1秒量(FEV_1)に対するFEV_1の比率

（文献1より）

の改善，それに伴うADL，QOLの改善などである．

COPD患者に対する理学療法は安定期と増悪期に分けて考える必要がある．安定期には，患者の病状に合わせて，コンディショニング，運動療法，ADLトレーニングを実施し，増悪期では，コンディショニングと早期離床から開始して運動療法に移行していく．また，COPDは全身性疾患であるため，呼吸筋を含めた全身の筋力低下に対する運動療法や身体活動性を高めるための介入が必要となる．

2　評価

COPDをはじめとした呼吸器疾患患者に対するリハビリテーション評価は『呼吸リハビリテーションに関するステートメント』[2)]で示されている（第1章-2-12「呼吸機能障害」(p.155)を参照）．その他，下記のCOPDに特異的な評価を実施する．

1　医学的評価

(1) COPDの重症度評価

COPDの重症度評価を行う際は，呼吸機能検査から得られる$\%FEV_1$（% forced expiratory volume in one second：予測FEV_1に対するFEV_1の比率）による気流閉塞（表1）だけでなく，急性増悪歴と修正MRC（Medical Research Council）息切れスケール（第1章-2-12「呼吸機能障害」の表3(p.160)を参照）や，COPDアセスメントテスト（COPD assessment test：CAT）(http://www.gold-jac.jp/support_contents/cat.html）で評価した自覚症状の結果を用いて包括的に評価を行う（ABCDアセスメント：表2）．このカテゴリー分けは，患者の医学的な治療方法の選択に参考とされる．また，COPDの予後予測にはbody mass index（BMI），Obstruction（気流閉塞），Dyspnea（呼吸困難），Exercise（運動能力）を包括的に評価したupdate BODEインデックス（表3）やAge（年齢），Dyspnea（呼吸困難），Obstruction（気流閉塞）から算出したADOインデックス（表4）を使用する．両評価ともに各評価項目の点数（update BODEインデックス：0〜9，ADOインデックス：0〜5）を算出して合算し，合計点数が高くなるほど，生命予後が悪くなる．

(2) 画像所見・血液検査

COPD患者に特徴的なX線画像所見は，肺過膨張による透過性の亢進や横隔膜の平坦化である．横隔膜の平坦化の程度を確認することで横隔膜の残存機能が予測でき，腹式呼吸の指導や横隔膜の筋力増強介入の適応を判断する材料になる．また，重症例では，肺高血圧症を合併していることもあり，その場合は，肺動脈主幹部の拡大がみられる．

血液検査では，急性増悪後において，動脈血液ガス分析や白血球数，C反応性蛋白などの炎症マーカーを確認する必要がある．COPD患者は全身性炎症疾患でもあることから，安定期においても，炎症マーカーは確認しておくようにする．その他，総蛋白やアルブミンなどの栄養指標のデータも確認が必要である．

2　理学療法評価

『呼吸リハビリテーションに関するステートメント』[2)]で推奨される理学療法評価を実施することが望ましい（第1章-2-12「呼吸機能障害」(p.155)を参照）．COPD患者は，高齢であることが多いため，フレイ

表2 ABCDアセスメント

		症状	
		修正MRC 0または1 CAT＜10	修正MRC≧2 CAT≧10
中等度もしくは重度の増悪歴	≧2回または1回以上の入院歴	C	D
	0または1回	A	B

増悪歴と症状を基にA～Dに分類する.

表3 update BODEインデックス

	0	1	2	3	4	7	9
body mass index (BMI)	＞21	≦21					
% FEV_1 (%)	≧65	35～64	≦35				
修正MRC息切れスケール	0～1	2	3	4			
6分間歩行距離 (m)	≧350				250～349	150～249	≦149

表4 ADOインデックス

	0	1	2	3	4	5
年齢 (歳)	40～49	50～59	60～69	70～79	80～89	≧90
修正MRC息切れスケール	0～1	2	3	4		
% FEV_1 (%)	≧65	35～64	≦35			

ルやサルコペニアに関する評価を併せて実施するようにする(第6章-8「フレイル」(p.930), 第6章-9「サルコペニア」(p.937)を参照).

3 理学療法プログラム

1 エビデンスとガイドライン

安定期のCOPD患者に対する呼吸リハビリテーションは, 呼吸困難感, 疲労, 運動耐容能, 情動機能や健康関連QOLを改善するとともに, 増悪歴がある患者の入院率を低下させることが示されている[3]. また, セルフマネジメント教育は入院や救急外来のリスクを減少させる. COPD患者に対する呼吸理学療法の効果に関するエビデンスは表5[4]の通りとなっている.

2 安定期COPD患者に対する理学療法プログラム

呼吸理学療法は, コンディショニング, 運動療法, ADLトレーニングで構成されており(表6), 患者の重症度に合わせてそれぞれの構成要素の割合や身体負荷強度を調整してプログラムを検討する. 軽症例では, 運動療法を中心としてプログラムを構成するため, 高負荷の全身持久力トレーニングや筋力トレーニングが中心となるが, 重症例では口すぼめ呼吸や腹式呼吸, リラクセーションなどのコンディショニングやADLトレーニングを中心として実施することになる. 以下, 各構成要素の要点について概説する.

(1) コンディショニング

1) リラクセーション

ポジショニングは, 呼吸補助筋や緊張した体幹筋に対して, 過使用を抑制することを目的に実施する(図1)[5]. 呼吸困難が強く呼吸補助筋の過剰な使用が認められる患者においては, 呼吸仕事量の軽減や呼吸補助筋の過緊張を抑制する目的で呼吸介助や呼吸補助筋へのストレッチングを実施する

表5　COPD患者に対する理学療法のガイドライン

クリニカルクエッション	推奨	エビデンスの強さ
安定期COPD患者に対して腹式呼吸および口すぼめ呼吸は推奨されるか	推奨 条件付きで推奨	C（弱い）
安定期COPD患者に対して吸気筋トレーニングは推奨されるか	推奨 条件付きで推奨	C（弱い）
安定期COPD患者に対して四肢筋トレーニングは推奨されるか	推奨 強い推奨	B（中程度）
安定期COPD患者に対して持久力トレーニングは推奨されるか	推奨 条件付きで推奨	B（中程度）
安定期COPD患者に対して呼吸リハビリテーションプログラムは推奨されるか	推奨 条件付きで推奨	B（中程度）
COPD患者に対して増悪後1ヵ月以内の理学療法は推奨されるか	推奨 条件付きで推奨	B（中程度）

（文献4を基に作表）

表6　呼吸理学療法の主要な構成要素

コンディショニング
・リラクセーション ・呼吸練習 ・胸郭可動域運動 ・排痰法
運動療法
・全身持久力トレーニング ・筋力トレーニング ・呼吸筋トレーニング
ADLトレーニング
・呼吸と同調させて実施

とよい（図2）．

2）呼吸練習

口すぼめ呼吸は，鼻で吸気を行って，口をすぼめてゆっくりと呼出する方法である．口をすぼめて呼出することにより，気道内圧が高まって気道の閉塞を防止し，換気効率を向上させる（図3a）[6]．口すぼめ呼吸は，日常生活の動作中でも取り入れてもらうことが重要である．その他，X線画像上で横隔膜の平坦化が認められない患者については，腹式呼吸の練習を実施するようにする．腹式呼吸の練習は，腹部臓器が横隔膜を圧迫しないように，semi-Fowler位（15〜30°）やFowler位（45°程度）で実施するとよい（図3b）[6]．

3）胸郭可動域運動

胸郭の可動性が低下している患者は呼吸運動に必要なエネルギーが増加し，呼吸筋の負担が増加する．胸郭の柔軟性を向上させる目的で，胸郭伸張法や肋骨捻転法，Silvester法を行うほか（図4），自主トレーニングとして呼吸筋のストレッチを指導する．

4）排痰法

気道内分泌物が多く，自己喀痰ができない患者に対して，フィジカルアセスメントで気道内分泌物が存在する場所を同定した後に，排痰法を実施する．重力を利用して気道内分泌物を気道の中枢に誘導する必要があるため，気道内分泌物の場所に応じて排痰の体位を選択する（体位ドレナージ）（図5）[7]．その後，呼気時に最大呼気まで絞り込むように，気道内分泌が存在する肺葉・区域の胸郭に圧迫を加えて呼気流速を高める．また，スクイージングによって生じる呼気と吸気の胸腔内圧差が気管支径を拡張するとともに，気道内に存在する気道内分泌物よりも末梢に吸気を取り込むことが可能となる．スクイージングによって高まった呼気流速や気道内分泌物よりも末梢で生じる換気量の増加によって気道内分泌物が中枢へと移動する（スクイージング：図6）[8]．気道内分泌物の喀出には，咳嗽介助やハフィング（声門を開いて呼出する方法）を行う．

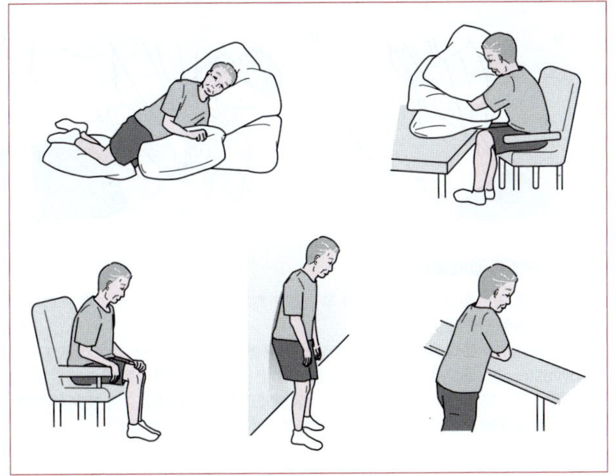

図1 ポジショニングの例

呼吸補助筋の過使用を抑制する．前傾位では横隔膜の収縮効率が向上する．

（文献5を基に作図）

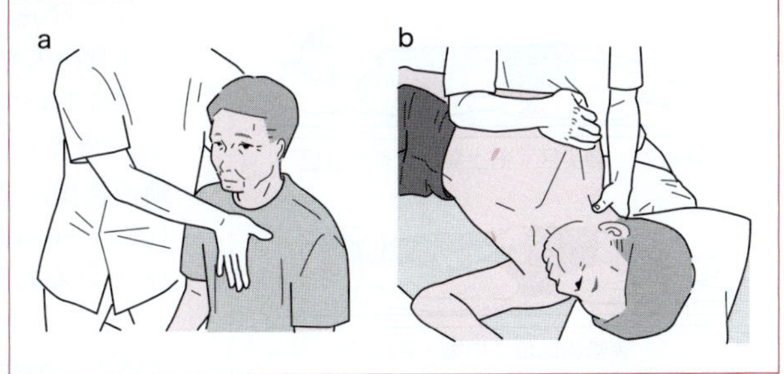

図2 呼吸介助（a）と呼吸補助筋に対するストレッチング（b）

a：胸郭の腹側と背側に手を置く．患者の呼気に合わせて胸郭を軽く圧迫して呼気を介助する．吸気は妨げないように注意する．

b：呼気に合わせて肩甲帯を下制し，僧帽筋や胸鎖乳突筋などの呼吸補助筋に対してダイレクトストレッチを行う．この時，呼気時の呼吸運動を妨げないように注意する．

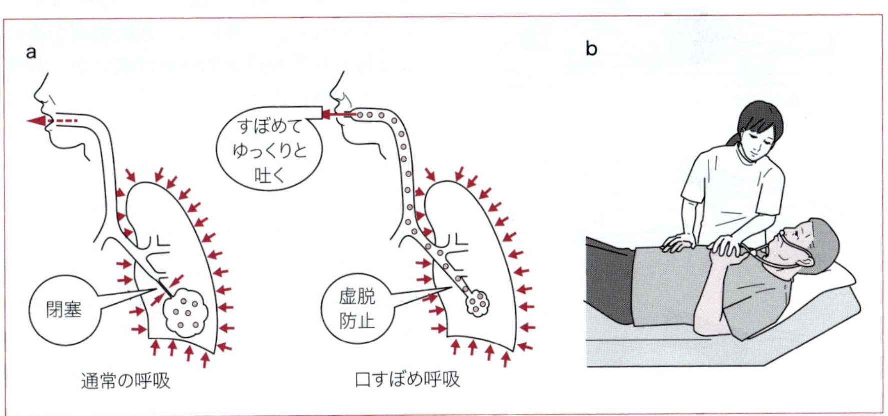

図3 口すぼめ呼吸（a）と腹式呼吸の練習（b）

a：口をすぼめてゆっくりと口から呼出する．

b：胸郭と上腹部に患者もしくは理学療法士の手を軽く置き，呼吸時の胸部と腹部の動きを患者に認識してもらう．吸気時の腹部の膨らみが大きくなるように患者に意識してもらいながら腹式呼吸の練習を行う．

（文献6より改変）

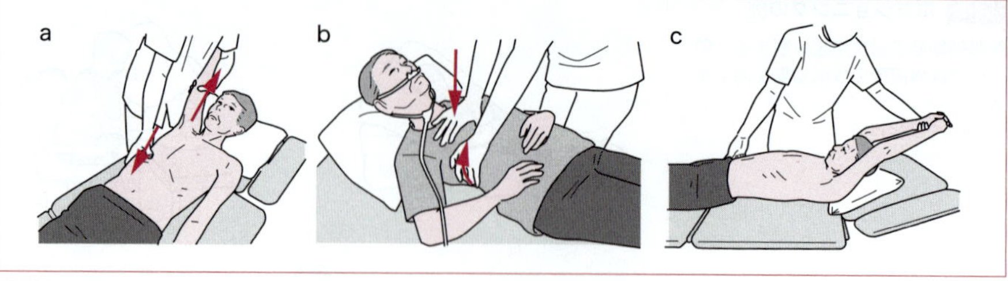

図4 胸郭可動域運動

a：胸郭伸張法．あらかじめ上肢を挙上しておき，呼気に合わせて胸郭の下制と上肢の上方牽引を同時に行うことによって胸郭を伸張する．
b：肋骨捻転法．肋骨の捻転は肋骨の走行を考慮して呼気に合わせて捻転する．
c：Silvester法．吸気に合わせて両上肢を挙上して，吸気時の胸郭の拡張を促す．呼気時には両上肢を元の位置に戻して繰り返して行う．Silvester法は，吸気時の胸郭の拡張による換気量の増大を目的に実施することが多いが，胸郭の可動域運動としても実施することができる．

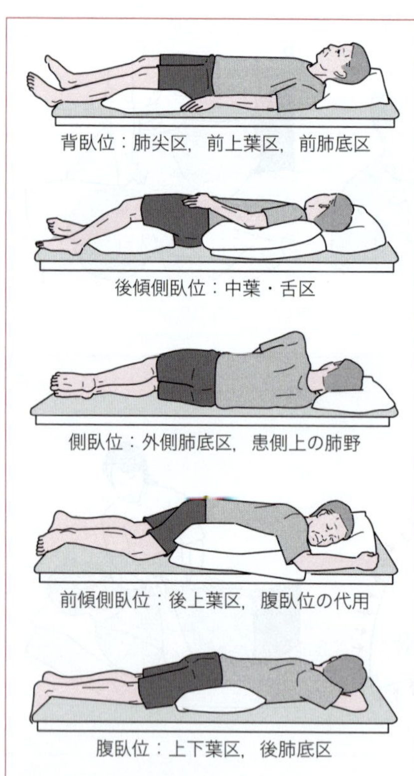

図5 排痰体位（体位ドレナージ）
（文献7より改変）

(2) 運動療法

全身持久力トレーニングや筋力トレーニングにおいて，Frequency（頻度），Intensity（強度），Time（実施時間），Type（運動の種類）のFITTを明確にして処方する（第2章-6「有酸素運動トレーニング」（p.204）を参照）．全身持久力・筋力トレーニングは安定期においては週3〜5回実施することが推奨されているものの，最適な強度については，現在のところ明らかになっていない．一般的に，運動強度が高いほど得られる生理学的効果は高いが，高強度での運動は医療従事者の監視下で行うことが望ましく，高強度の運動を継続するためには患者の高い意欲が必要となる．患者が高齢の場合は，継続しやすい低強度負荷のトレーニングを導入する方がよい．

呼吸筋トレーニングは，呼吸筋力，呼吸機能，呼吸困難，身体機能，健康関連QOLを改善させるが，全身持久力および筋力トレーニングと併用して実施する．呼吸筋のトレーニング機器を使用して実施する場合は，最大吸気筋力の30％程度の負荷で，1日30分程度を週4〜5回から開始するとよい（図7a）．また，重錘1〜2kgを使用した腹部重錘負荷法は，最適な負荷設

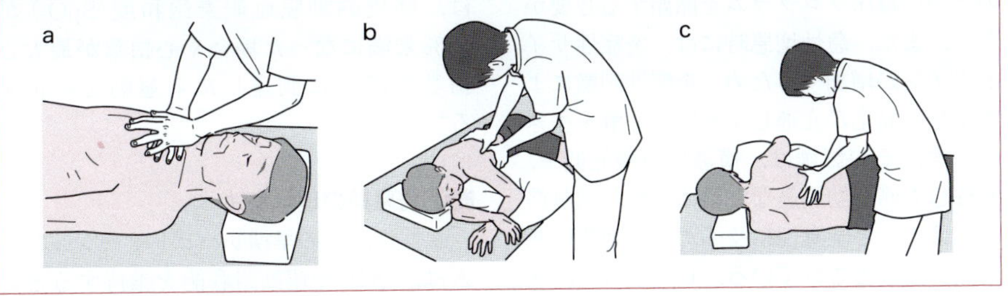

図6 スクイージングの例

上葉に対するスクイージング(a)では，第4肋骨より上部胸郭にアプローチし，中葉，下葉に対しては，それぞれ第4～第6肋骨の高さ(b)と第6～第10肋骨(c)に該当する胸郭にスクイージングを行う．患者の呼気の強さを聴取しながら実施することによって，スクイージングによって呼気流速が高まっているかどうかを確認するようにする．
(文献8を基に作図)

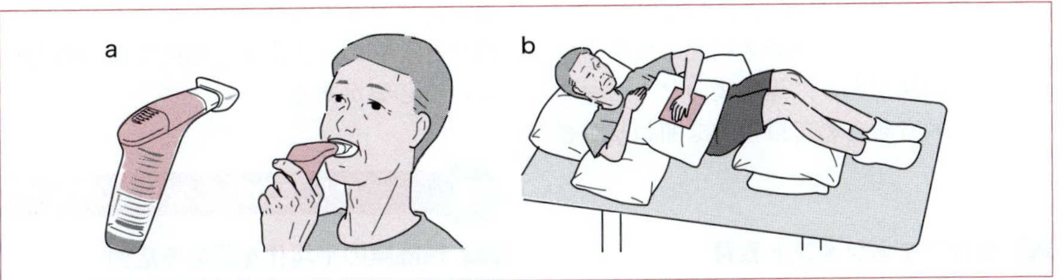

図7 呼吸筋トレーニング

a：トレーニング機器を使用した方法．機器の負荷設定を最大吸気筋力の30%程度として，1日30分程度(患者の呼吸状態に合わせて複数回にしてもよい)を目安とする．
b：腹部重錘負荷法．上腹部に1～2kgの重錘を載せて呼吸を行う．吸気時に，腹部に載せた重錘を腹部で持ち上げるようにして腹式呼吸を意識してもらうようにする．

定が曖昧であるという問題を有するが，簡便に実施できる方法である(図7b)．

(3) ADLトレーニング

呼吸困難が生じるADL動作に対して，ADLトレーニングを実施する．ADLトレーニングには，呼吸困難が生じるADL動作そのものを練習する直接的ADLトレーニングとそれぞれのADL動作に要求される上肢・下肢筋に対して筋力トレーニングを実施する間接的ADLトレーニングがある．呼吸困難が生じやすい典型的な動作として，前かがみや息こらえが生じる動作や上肢を使用する動作がある．呼吸困難が生じる動作は患者ごとに異なるが，動作時に呼気を意識した口すぼめ呼吸，動作の合間に行う深呼吸，呼吸に合わせた動作速度の調節，呼吸困難が生じる前に呼吸を整えることなどが重要である．そのため，呼吸困難が生じる動作を患者自身がよく理解しなくてはならない．

3 増悪期COPD患者に対する理学療法プログラム

急性増悪時の呼吸管理として，高流量鼻カニューレ酸素療法や非侵襲的陽圧換気療法(noninvasive positive pressure ventilation：NPPV)を導入することもある．増悪直後では，安定期の重症例と同様にコンディショニングを中心として実施することになるが，可及的早期に二次的合併症予防のための離床プログラムを開始する必要がある．また，急性増悪時には，炎症性サイトカインが増加するため，炎症性刺激による全身の異化が亢進して筋蛋白分解を引き起こす．その影響は，横隔膜の機能低下，脊柱起立筋，肋間筋などの体幹筋や四肢筋力の低下など全身性に及ぶため，増悪の悪循環に陥るとされている．したがって，状態に合わせて筋力や筋量低下予防のための筋力トレーニングや神経筋電気刺激の開始を検討するようにする．呼吸状態が安定していれば，身体機能を向上するための運動療法を中心としたプログラムへと移行していく．急性増悪後の再入院率の減少には，入院中のみの理学療法介入期間では不十分である可能性があり，退院後のセルフマネジメント教育を含めて継続的な関わりが必要である．

4 セルフマネジメント教育

セルフマネジメント教育は，患者が疾患に対する理解を深め，安定期や増悪期における自己管理能力を獲得し，患者と医療者が協働して疾患の改善に取り組む姿勢を向上させることを目的とする．

セルフマネジメント教育の学習項目は，疾患の理解のほか，運動や食事などの生活習慣の改善や薬物療法，酸素療法など多岐にわたる．セルフマネジメント教育は入院や救急外来への搬送のリスクを低減させるとされており[3)]，理学療法士として，患者が運動療法の管理を自己管理できるようにチーム医療に参画する必要がある．

4 リスク管理・禁忌事項

1 運動療法の中止基準

理学療法中に，修正Borg Scaleで7以上や，通常と異なる呼吸困難，胸痛，動悸，極度の疲労，めまいなどの自覚症状が現れたら，ただちに中止する．客観的指標では，経皮的動脈血酸素飽和度（SpO_2）が90％未満になった場合や心拍数が最大心拍数の85％に到達したら運動を中止する[4)]．

2 増悪期の理学療法

急性増悪後の早期リハビリテーション介入は，QOLや運動耐容能を維持するとともに，その後の死亡率や再入院率を低下させるため，入院中もしくは退院後4週間以内にリハビリテーションを開始するべきである．しかしながら，増悪後の早期介入は生命予後を悪化させる可能性もあるため，実施時にバイタルサインのモニタリングを行うとともに，主治医と相談しながら進めていく必要がある．

クリニカルヒント

1 横隔膜の平坦化を認める症例

横隔膜の平坦化が認められる症例は，横隔膜を効率的に収縮することが困難なため，胸式呼吸に頼らざるを得なくなる．そのような患者に対して，呼吸練習として腹式呼吸を強要してしまうと，呼吸困難が増強するなど，逆効果になってしまうことがある．COPD患者の筋力低下・筋量減少は全身性に及ぶため，胸鎖乳突筋などの呼吸補助筋にも影響を与える．胸鎖乳突筋の筋厚が運動耐容能に影響するという報告もあるため，腹式呼吸に固執せず，呼吸補助筋の筋力低下・筋量減少に努める必要がある．しかしながら，横隔膜の平坦化が重度の症例では，呼吸補助筋の活動が呼吸の生命線となっているため，呼吸筋疲労を生じさせない程度に実施しなければならない．

2 身体活動性に対する介入の重要性

COPD患者の日常の身体活動性は，呼吸機能や運動耐容能よりも総死亡に対する相対リスクが高いとされている[9)]．COPD

の身体活動性に影響する因子は呼吸機能や運動機能だけでなく，患者背景や治療にも及び，いまだ明確な介入方法は確立していない．理学療法士は，患者の日々の身体活動量を評価して，身体活動性を高めていく取り組みが求められている．

レジスタンス運動や有酸素運動は身体活動量を高めることが可能であるが，COPDに特徴的な動的肺過膨張を認める患者では，運動療法時の呼吸困難感によって十分な運動量を確保することが難しくなる．このような動的肺過膨張が認められるCOPD患者では，呼吸筋トレーニングを継続的に実施すると動的肺過膨張が軽減して身体活動量が増加することもある．

3 心理面への配慮

COPD患者の多くにうつや不安が合併するとされているため，不安・抑うつ測定尺度（Hospital Anxiety and Depression Scale：HADS）などを使用して評価しておくとよい．呼吸困難を経験している患者は，呼吸困難に恐怖心を持っている可能性があり，リハビリテーションに対する抵抗感を有していることが多い．したがって，理学療法の開始時には，理学療法の目的と重要性を患者にしっかりと説明し，呼吸困難が生じない程度のコンディショニングから開始して抵抗感を軽減していくことがポイントとなる．いったん理学療法によって呼吸困難を感じてしまうと，理学療法への参加に対して消極的になってしまう可能性があり，長期的な疾病管理にとってマイナスの効果をもたらしてしまうため，慎重に進めていく必要がある．

4 呼吸困難や運動誘発性低酸素血症によって運動療法が制限される場合

低体力患者や呼吸困難が強い患者では，目標とする運動時間に到達できないことが多い．その場合は，短時間の運動と休憩を繰り返して行うインターバルトレーニングを導入する．また，呼吸困難や運動誘発性低酸素血症によって，理学療法の進行が顕著に制限されてしまう場合は，理学療法中の吸入酸素濃度の調整やNPPV実施の可否について主治医と相談するとよい．

文　献

1) 日本呼吸器学会COPDガイドライン第6版作成委員会編：COPD（慢性閉塞性肺疾患）診断と治療のためのガイドライン2022，第6版，メディカルレビュー社，東京，2022
2) 植木　純ほか：呼吸リハビリテーションに関するステートメント．日呼吸ケアリハ会誌 27：95-114，2018
3) Venkatesan P：GOLD report：2022 update. Lancet Respir Med 10：e20, 2022
4) 日本呼吸理学療法学会：第17章 呼吸障害理学療法ガイドライン．理学療法ガイドライン，第2版，日本理学療法士協会監，日本理学療法学会連合 理学療法標準化検討委員会ガイドライン部会編，医学書院，東京，515-546，2021
5) 千住秀明ほか：慢性閉塞性換気障害．図解 理学療法技術ガイド—理学療法臨床の場で必ず役立つ実践のすべて，第4版，石川　齊ほか編，文光堂，東京，559-565，2014
6) 日本呼吸ケア・リハビリテーション学会ほか編：呼吸リハビリテーションマニュアル—運動療法—，第2版，照林社，東京，36，2012
7) 高橋哲也ほか編：内部障害理学療法学，第2版，医学書院，東京，213，2020
8) 木林　勉：外科術後の呼吸器疾患．図解 理学療法技術ガイド—理学療法臨床の場で必ず役立つ実践のすべて，第4版，石川　齊ほか編，文光堂，東京，554-558，2014
9) Waschki B, et al：Physical activity is the strongest predictor of all-cause mortality in patients with COPD：a prospective cohort study. Chest 140：331-342, 2011

2 間質性肺炎

森野　陽

1 疾患概要と基本方針

間質性肺炎（interstitial pneumonia：IP）とは肺の間質の炎症や線維化病変を主としたびまん性肺疾患の一つである．IPの中でも原因が特定できないものを特発性間質性肺炎といい，その中で慢性かつ進行性の経過を辿り，線維化が進行して不可逆性の蜂巣肺の形成をきたす予後不良のものを特発性肺線維症（idiopathic pulmonary fibrosis：IPF）という．IPはその病型により予後良好なものから予後不良なものまで様々である．線維化を伴う間質性肺疾患は予後不良のものが多く，IPFに関しては診断からの生存期間の中央値が約35ヵ月と報告されている[1]．

IPでは乾性咳嗽，拡散障害，線維化病変に伴う拘束性換気障害などにより，労作時低酸素血症，呼吸困難，運動耐容能の低下など様々な障害を引き起こす．原因が特定できるIPの場合はその原因に対する治療が基本的な治療方針となる．またIPにおいて病型によってはステロイド薬治療が行われる．線維化を伴う間質性肺疾患の場合は抗線維化薬が用いられる．抗線維化薬をより早期から服薬することで肺の線維化の進行を遅らせることができる．

IPに対する理学療法の報告の多くはIPFに関する報告である．安定したIPFに対する理学療法の基本方針は，軽症であれば呼吸困難，運動耐容能，健康関連QOLの改善を目標に高強度負荷での全身持久力トレーニングやレジスタンストレーニングを中心に実施し，重症であれば運動耐容能を含む身体機能やADLの現状維持を目標に低強度負荷での全身持久力トレーニングやADLトレーニングを中心に実施する．

2 評価

1 医学的評価

(1) 現病歴

様々な病期で呼吸理学療法として関わるため，どのような経過を辿り現在に至るのかの把握は重要である．またIPFの場合，診断からの生存期間の中央値が約35ヵ月であるため[1]，生命予後を踏まえた目標設定が必要となる．

(2) 併存症・合併症

労作時低酸素血症を主症状とするため，低酸素血症による肺高血圧症（平均肺動脈圧≧25mmHg）の有無を確認する．肺高血圧の合併は生命予後に影響する．原因が明らかなIPの場合は，その原疾患を把握する．

(3) 臨床症状・身体所見

乾性咳嗽ならびに労作時呼吸困難が主要症状であり，聴診における捻髪音は主たる身体所見である．

(4) 画像所見

胸部CT像の主な特徴はすりガラス陰影，牽引性気管支拡張，蜂巣肺であり，特に蜂巣肺はIPFで最も典型的に認める．

(5) 呼吸機能検査・肺拡散能検査

拘束性換気障害の程度を把握するため肺活量，%肺活量を確認する．また努力性肺活量や%肺活量の年間減少率がIPFの生命予後に影響するため，経時的な変化を把握することも必要である．

diffusing capacity of lung for carbon

monoxide (DLCO) ならびに% DLCOは肺の拡散障害の程度を示すものである．% DLCOの基準値は80%である．

(6) 血液・生化学検査値

IPの血清マーカーとして，SP-A，SP-D，KL-6が用いられる．KL-6の基準値は500 U/mL未満である．

(7) 動脈血ガス分析値

酸素化の指標として，吸入気酸素濃度 (FiO_2) で動脈血酸素分圧 (PaO_2) を除した値であるP/F比 (基準値：400～500) や肺胞気動脈血酸素分圧較差 (A-aDO_2) を用いる．

(8) 薬物療法

IPに対する呼吸理学療法では薬物療法の影響を考慮する必要がある．代表的な薬物を以下に記載する．

1) ステロイド

ステロイドを服用しているIP患者では握力，大腿四頭筋筋力がステロイドを使用していない患者よりも低い[2]．

2) 抗線維化薬

線維化を伴う間質性肺疾患に対し抗線維化薬 (ニンテダニブ，ピルフェニドン) を用いる場合がある．代表的な副作用として，ニンテダニブには下痢，肝機能障害，食欲不振といった消化器症状，ピルフェニドンには光線過敏症がある．光線過敏症は身体活動性を促す際に日焼け対策が必要となる．

(9) 酸素療法

IPは労作時に著明な低酸素血症を呈するため，低酸素血症に対し酸素療法を行う．末期でない限り二酸化炭素の蓄積を考慮する必要がほとんどないため，慢性閉塞性肺疾患 (chronic obstructive pulmonary disease：COPD) とは異なり高い流量で十分な酸素吸入を行う．

2 重症度分類

IPの重症度分類は，修正MRC息切れスケール (modified Medical Research Council dyspnea scale)，厚生労働省特定疾患認定審査臨床調査個人票による新重症度分類，修正GAP indexが用いられる．

表1 重症度分類判定表

新重症度分類	安静時 PaO_2	6分間歩行時 SpO_2
I度	80 Torr以上	90%未満の場合はIII度にする
II度	70 Torr以上，80 Torr未満	
III度	60 Torr以上，70 Torr未満	90%未満の場合はIV度にする (危険な場合は測定不要)
IV度	60 Torr未満	測定不要

(文献3より)

(1) 修正MRC息切れスケール

日常生活における労作時の呼吸困難をグレード0～4までの5段階に分類するものである．0が最も軽症，4が最重症である．

(2) 厚生労働省特定疾患認定審査臨床調査個人票による新重症度分類

安静時動脈血酸素分圧ならびに6分間歩行試験 (6-minute walk test：6MWT) 時の経皮的動脈血酸素飽和度 (SpO_2) によって4段階に分類される重症度分類判定表を用い，重症度を分類する (表1)[3]．

(3) 修正GAP index

性別，年齢，呼吸機能の観点から合計スコアを算出し，Stage I～IIIの3段階に分類するものである．また日本人および韓国人向けにNishikioriらが修正したものが修正GAP indexである (表2)[4]．

3 呼吸困難・下肢疲労

呼吸困難の評価には0～10の修正Borg Scaleが最も用いられる．呼吸困難だけでなく下肢疲労についても修正Borg Scaleを用いて評価することが望ましい．

4 筋力

疾患の進行やステロイドの使用に伴い呼吸理学療法を行っているにもかかわらず筋力が低下することもあるため，可能ならば

表2 修正GAP index

項目			Point
性別 (gender)		女性	0
		男性	1
年齢 (age)		≦60	0
		60～65	1
		>65	2
呼吸機能 (pulmonary function)	% VC	>75	0
		50～75	4
		<50	8
	% DLCO	≧55	0
		36～55	1
		≦35 or 測定不能	2，3

Stage	Points
I	0～3
II	4～7
III	8～14

（文献4より筆者訳）

hand held dynamometerなどを用いた定量的な評価を行う．大腿四頭筋筋力は運動耐容能ならびに労作時呼吸困難と関連する．

5 運動耐容能

代表的な運動耐容能の指標は6MWTにおける6分間歩行距離（6-minute walk distance：6MWD）である．IPFにおいては，6MWDが250m未満，6ヵ月で50m以上の短縮，6MWT時のSpO_2最低値が88％以下などは予後予測因子である．

6 ADL

一般的なADL評価は動作速度や呼吸困難といった観点を含めておらず，IP患者のADLを過大評価してしまう傾向があるため，呼吸器疾患に特異的なADL評価であるNagasaki University Respiratory ADL Questionnaireを用いる．

7 身体活動性

運動耐容能が予備能を示す指標であるのに対し，身体活動性は実際の活動を示す指標である．COPDと異なりIPFでは身体活動性よりも呼吸機能や運動耐容能の方が生命予後に影響を与えると報告されている[5]．

3 理学療法プログラム

IPに対する呼吸理学療法プログラムの構成は基本的にCOPDに対するプログラムに準じて実施され，重症度に応じてその内容や運動強度を設定する（図1）[6]．

1 コンディショニング

IPは酸素化の問題が主たる問題であるため，口すぼめ呼吸は実施しない．またIPは病態として痰が出る病態ではないため，基本的には排痰手技を行う必要はない．横隔膜呼吸，胸郭可動域練習に関する報告はなく，乾性咳嗽に関する呼吸理学療法の報告はない．

2 レジスタンストレーニング

軽症例では筋力の改善効果を認めるが，重症例においては改善を認めず維持が目標となる．一部のIPにおいてはステロイドを用いるため，ステロイドミオパチーによる筋力低下にも留意する必要がある．

3 全身持久力トレーニング

自転車エルゴメーターや歩行などを用い，軽症であれば高強度負荷，重症であれば低強度負荷で実施する．COPDにおける全身持久力トレーニングは運動耐容能という観点で短期効果も長期効果もあると報告されている．つまりCOPDにおいては全身持久力トレーニングの効果は継続する．それに対し，IPFにおける全身持久力トレーニングは運動耐容能の改善は短期効果を認めるという報告は散見するものの，長期効果に関しては一定の見解は得られていない．しかしながらわが国でのIPFにおける呼吸リハビリテーションの長期効果に関する多施設間共同研究では，6分間歩行

図1　重症度とプログラム構成
（文献6を基に作図）

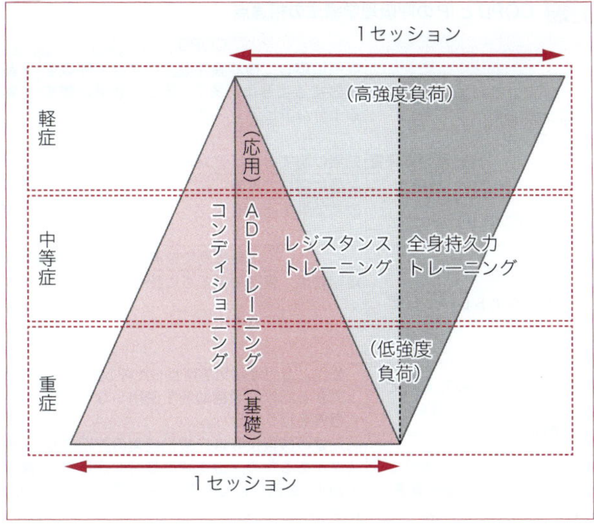

距離という点では長期効果を認めなかったが，定常負荷に対する運動持続時間という点では長期効果を認め，また自宅での運動療法の継続率の良い患者においては6分間歩行距離においても長期効果を認めたことを明らかにしている[7]．

4 ADLトレーニング

労作時の頻呼吸は1回換気量を増やせない中で運動に必要な換気量を確保するために必要な反応である．そのためCOPDに対して行うような「4歩で吐いて2歩で吸う」といった呼吸法は指導しない．

またIPでは末期でない限り二酸化炭素の蓄積を考慮する必要がほとんどないため，COPDのように酸素流量に合わせて動作を行うのではなく，動作に合わせて必要な酸素流量を設定する．

4 リスク管理・禁忌事項

1 低酸素血症

安静時に低酸素血症を呈していなくても労作時に著明な低酸素血症を生じやすいという点に留意すべきである．

2 気胸，縦隔気腫

気胸や縦隔気腫を合併することが多い．日常生活において胸腔内圧が高まるような息こらえ動作を避けることが望ましい．呼吸理学療法の評価の場面では，筋力評価時にリスクがある．

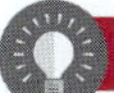

クリニカルヒント

1 IPFの場合は，生命予後を踏まえた目標設定をする

生命予後という点でIPFとそれ以外のIPは大きく異なるという点に留意する必要がある．IPFは診断からの生存期間の中央値が約35ヵ月であり，予後不良の疾患である．しかしながら患者はそのような観点で受けて止めていない場合がある．患者の疾患の理解と生命予後を踏まえたチーム医療が必要である．

2 酸素療法

労作時低酸素血症が顕著な場合，酸素流

表3 COPDとIPの呼吸理学療法の相違点

<table>
<tr><th colspan="2"></th><th>COPD</th><th>IP</th></tr>
<tr><td rowspan="3">コンディショニング</td><td>呼吸法指導</td><td>症例に応じて横隔膜呼吸，口すぼめ呼吸を検討することはある（ただし，効果に関する十分なエビデンスはない）</td><td>・基本的には横隔膜呼吸・口すぼめ呼吸は実施しない
・乾性咳嗽に対する呼吸リハビリテーションに関するエビデンスはない</td></tr>
<tr><td>胸郭可動域練習</td><td>効果に関するエビデンスはない</td><td>効果に関するエビデンスはない</td></tr>
<tr><td>排痰</td><td>必要に応じて実施</td><td>基本的には排痰は不要</td></tr>
<tr><td colspan="2">レジスタンストレーニング</td><td>改善効果を認める</td><td>・軽症例では改善効果を認める
・重症例では維持が目標</td></tr>
<tr><td colspan="2" rowspan="2">全身持久力トレーニング</td><td colspan="2">軽症例では高強度負荷，重症例では低強度負荷にて実施</td></tr>
<tr><td>短期効果，長期効果ともに認める</td><td>・軽症例では短期効果を認めるも，その効果はCOPDよりも少ない
・重症例では維持が目標
・長期効果は明らかになっていない</td></tr>
<tr><td rowspan="2">ADLトレーニング</td><td>ADL動作と呼吸</td><td>・動作に合わせ呼気を延長した呼吸を行う．
・できるだけ呼吸補助筋を使用しない動作指導を行う</td><td>頻呼吸を是正する必要はない</td></tr>
<tr><td>ADL動作と酸素療法</td><td>高流量の酸素投与は二酸化炭素の貯留のリスクがあるため，労作時低酸素血症に対してSpO_2を目安にした動作や休憩の指導を行う</td><td>末期でなければ高流量の酸素投与による二酸化炭素の貯留に留意する必要がないため，動作に合わせて酸素流量を調整する</td></tr>
</table>

量は高流量となるため酸素の残量に注意が必要である．また呼吸数の増加に伴い口呼吸となるため，在宅酸素療法でデマンドバルブを使用している場合，トリガーが感知しないことがある．労作時にデマンドバルブが作動しているかの確認が必要である．

3 IPに対する呼吸理学療法とCOPDに対する呼吸理学療法の違い

IPに対する呼吸理学療法はおおむねCOPDに対する呼吸理学療法に準じて行うが，その相違点を理解することが重要である．表3にその相違点を示した．

文 献

1) Natsuizaka M, et al：Epidemiologic survey of Japanese patients with idiopathic pulmonary fibrosis and investigation of ethnic differences. Am J Respir Crit Care Med 190：773-779, 2014
2) Hanada M, et al：Corticosteroids are associated with reduced skeletal muscle function in interstitial lung disease patients with mild dyspnea. Respir Med 174：106184, 2020
3) 厚生労働省：告示番号85 特発性間質性肺炎．平成27年1月1日施行の指定難病（告示番号1～110），https://www.mhlw.go.jp/stf/seisakunitsuite/bunya/0000062437.html（2024年7月10日閲覧）
4) Nishikiori H, et al：A modified GAP model for East-Asian populations with idiopathic pulmonary fibrosis. Respir Investig 58：395-402, 2020
5) Wallaert B, et al：Physical activity in daily life of patients with fibrotic idiopathic interstitial pneumonia. Chest 144：1652-1658, 2013
6) 日本呼吸ケア・リハビリテーション学会ほか編：呼吸リハビリテーションマニュアル―運動療法―，第2版，照林社，4，2012
7) Kataoka K, et al：Long-term effect of pulmonary rehabilitation in idiopathic pulmonary fibrosis：a randomised controlled trial. Thorax 78：784-791, 2023

3 誤嚥性肺炎

川内翔平

1 疾患概要と基本方針

1 疾患概要

誤嚥性肺炎とは，「嚥下障害がある宿主に生じた肺炎」と表現されるが組織学的・細菌学的に診断および証明することができないため明確な定義や診断方法はなく，担当医の主観的な判断によって診断されている．誤嚥性肺炎は2022年の死因順位第6位であり，全死亡の3.6％を占めている[1)]．誤嚥性肺炎のリスク因子は嚥下機能低下といった誤嚥の因子と低栄養による免疫能低下といった誤嚥後に肺炎が引き起こされる因子に分けられる．これら誤嚥性肺炎のリスク因子の多くは高齢者が有しているため誤嚥性肺炎は高齢者に多く，特に食事摂取に関連して発症するとされているが，発症機序の一貫した見解はない．しかし，嚥下障害患者に対して積極的に嚥下訓練を行うことで肺炎発症が減少することが示されているため，発症機序にかかわらず嚥下訓練が重要であると考えられる．また近年は全身の筋と嚥下関連筋のサルコペニアが摂食嚥下障害に関連するとされている．

2 基本方針

誤嚥性肺炎患者は絶食によって嚥下機能が低下し，治療期間が延長するとされているため早期の評価・嚥下訓練によって食事再開を目指すと同時に，通常の肺炎と同様の気道クリアランスおよび呼吸機能の向上や離床による運動機能回復が基本的な方針となる．本項では誤嚥性肺炎に特徴的な栄養状態および嚥下機能に関わる評価，介入について述べる．

2 評価

1 医学的評価

誤嚥性肺炎患者の栄養管理に関する統一された評価は示されていないが，低栄養の国際的なアセスメントツールとしてGLIM（Global Leadership Initiative on Malnutrition）基準がある（図1上段）[2)]．また，栄養摂取量の過不足についてはエネルギー摂取量からエネルギー消費量を差し引きマイナスであれば，エネルギー摂取不足と判断される（図1下段）[3)]．

嚥下機能の検査として嚥下内視鏡検査および嚥下造影検査が医学的評価に用いられる[3)]．嚥下内視鏡検査は着色された検査食の嚥下を観察する手技である．嚥下造影検査はバリウム等の造影剤を含む液体および検査食等の嚥下を観察する手技である．これら嚥下機能に関する検査の異常所見を基に嚥下訓練が選択される[4)]．

2 主要な理学療法評価

(1) 嚥下障害のスクリーニングテスト

代表的なスクリーニングテストとその方法を表1[3)]に示す．反復唾液嚥下テスト（図2）と改訂水飲みテストはそれぞれ『嚥下障害診療ガイドライン 2018年版』で推奨されている[4)]．その他の評価法は日本摂食嚥下リハビリテーション学会の「摂食嚥下障害の評価 2019」に記載されている[3)]．

(2) サルコペニアの摂食嚥下障害の評価

サルコペニアの摂食嚥下障害の診断フローチャートを図3[5)]に示す．嚥下関連筋の筋力評価には舌圧が用いられ，舌圧測定器を用いて舌でバルーンを押しつぶした時

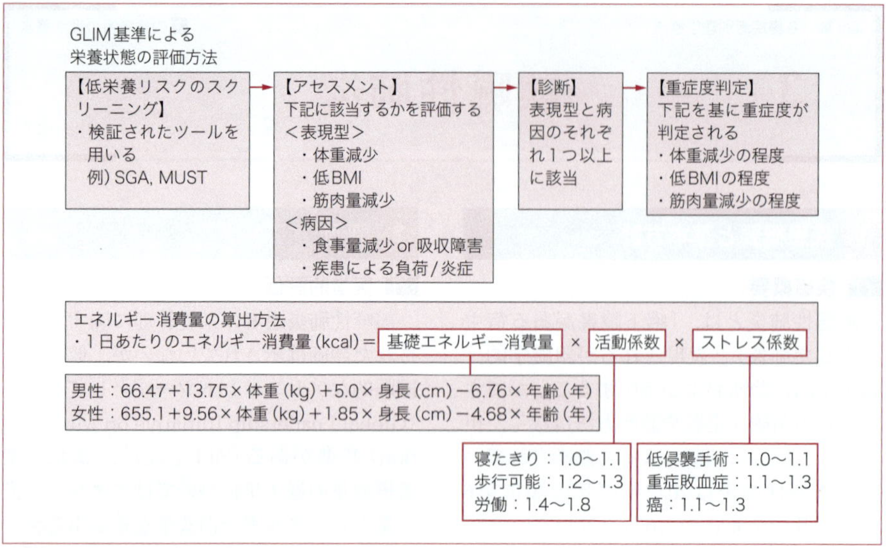

GLIM基準による
栄養状態の評価方法

【低栄養リスクのスクリーニング】
・検証されたツールを用いる
例）SGA, MUST

→ 【アセスメント】
下記に該当するかを評価する
＜表現型＞
・体重減少
・低BMI
・筋肉量減少
＜病因＞
・食事量減少 or 吸収障害
・疾患による負荷/炎症

→ 【診断】
表現型と病因のそれぞれ1つ以上に該当

→ 【重症度判定】
下記を基に重症度が判定される
・体重減少の程度
・低BMIの程度
・筋肉量減少の程度

エネルギー消費量の算出方法
・1日あたりのエネルギー消費量（kcal）＝ 基礎エネルギー消費量 × 活動係数 × ストレス係数

男性：66.47＋13.75×体重（kg）＋5.0×身長（cm）－6.76×年齢（年）
女性：655.1＋9.56×体重（kg）＋1.85×身長（cm）－4.68×年齢（年）

寝たきり：1.0〜1.1
歩行可能：1.2〜1.3
労働：1.4〜1.8

低侵襲手術：1.0〜1.1
重症敗血症：1.1〜1.3
癌：1.1〜1.3

図1 栄養状態および栄養摂取状態に関する評価法

SGA：Subjective Global Assessment, MUST：Malnutrition Universal Screening Tool, BMI：body mass index
（文献2，3を基に作図）

表1 嚥下障害のスクリーニングテスト

聖隷式嚥下質問紙	日本で開発された摂食嚥下障害のスクリーニング質問紙である．嚥下時の状態や肺炎の既往，栄養状態などに関する15項目の質問に対して，患者または患者の家族に3段階（例：Aしばしば，Bときどき，Cなし等）で回答してもらう．一つでもAの回答があれば摂食嚥下障害の存在を疑う．
Eating Assessment Tool（EAT-10）	米国で開発された摂食嚥下障害のスクリーニング質問紙である．嚥下時の症状や体重の減少などに関する10項目の質問に対して患者の自覚症状を問う．合計得点が3点以上で嚥下障害を疑う．
反復唾液嚥下テスト（Repetitive Saliva Swallowing Test：RSST）	患者の喉頭隆起および舌骨に人差し指と中指の指腹を軽くあて，30秒間に何回空嚥下ができるかを数える．喉頭隆起と舌骨は，嚥下運動に伴って指腹を乗り越え上前方に移動し，その後下降して元の位置へと戻る．この下降時点を，空嚥下1回が完了したと判定する．30秒間に3回未満の場合にテスト陽性，すなわち問題ありとする．
改訂水飲みテスト（Modified Water Swallowing Test：MWST）	冷水3mLを口腔底に注ぎ，嚥下を指示し①〜⑤の基準を基に評価点をつける．①：嚥下なし，むせる and/or 呼吸切迫．②：嚥下あり，呼吸切迫．③：嚥下あり，呼吸良好，むせる and/or 湿性嗄声．④：嚥下あり，呼吸良好，むせなし．⑤：基準④に加え，反復嚥下が30秒以内に2回可能．評価点が4点以上であれば，最大でさらにテストを2回繰り返し，最も悪い場合を評価点とする．臨床場面ではとろみ水を用いる場合がある．

（文献3を基に作表）

の最大舌圧を測定する方法で評価され[3)]，20kPa未満がカットオフ値とされている[5)]．

3 理学療法プログラム

1 嚥下訓練

嚥下訓練は食物を用いない間接訓練と食物を用いる直接訓練に分けられる．『嚥下障害診療ガイドライン 2018年版』では嚥下内視鏡検査または嚥下造影検査で得られた異常所見や病態を基に嚥下訓練を選択するとしている（表2）[4,6)]．これら嚥下訓練のエビデンスは多くないが，肺炎発症のリスクの軽減やQOLの改善につながるとされ

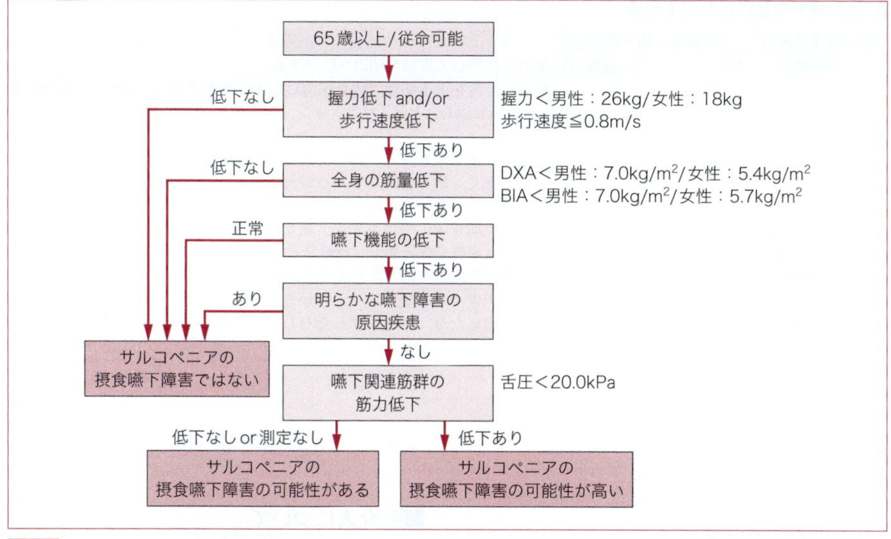

図3 サルコペニアの摂食嚥下障害の診断フローチャート

DXA：二重エネルギーX線吸収測定法，BIA：生体電気インピーダンス法
（文献5より筆者訳）

ている[4]．間接訓練において，最も良好なエビデンスとされている頭部挙上訓練等の方法について紹介する．頭部挙上訓練では背臥位で肩を床につけたまま，頭だけをつま先が見えるまで高く上げる頭部挙上姿勢を患者に指示する[6]（図4）．具体的な方法として持続法と反復法があり，持続法では頭部挙上の最大持続時間の50％を負荷とし，反復法では最大反復回数の50％を負荷とする．原則として1分間の持続，30回反復が上限とされる[6]．

舌抵抗訓練の具体的な方法として舌を口蓋に押し付ける等の方法があり，回数や頻度は定まっておらず患者の耐久性に合わせて行われている[6]．その他の訓練法は日本摂食嚥下リハビリテーション学会の「訓練法のまとめ（2014版）」に記載されている[6]．

2 サルコペニアの摂食嚥下障害および低栄養状態への介入

サルコペニアと摂食嚥下障害に関するポジションペーパーによると，サルコペニアに伴う摂食嚥下障害の治療は，嚥下筋の抵抗運動訓練といった嚥下リハビリテーションと栄養介入の両方が必要とされている[4]．嚥下筋の抵抗運動訓練には前述した嚥下訓練等が用いられている[5]．低栄養状態に対しては具体的な介入は示されていないが一般的に栄養サポートチーム（nutrition support team：NST）の介入が勧めら

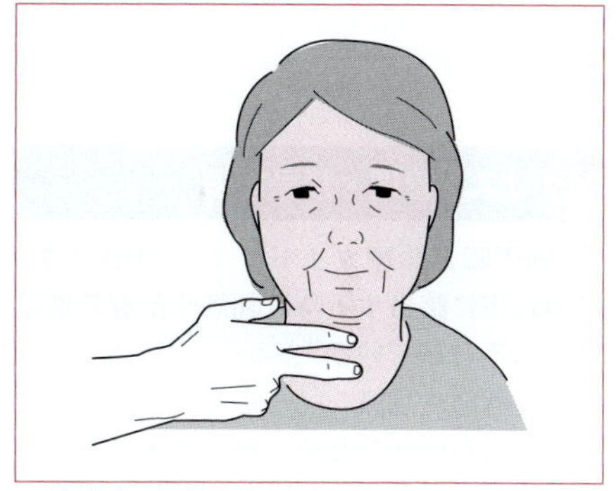

図2 反復唾液嚥下テスト

表2　病態を基にした嚥下訓練

嚥下障害の病態	対処法・嚥下訓練	方法
舌運動障害	リクライニング（後屈位）	重力を利用して食塊を咽頭へ移送する
舌根運動障害	tongue holding法	挺舌した舌を上下切歯で軽く保持したまま空嚥下する．1セッションに6～8回繰り返し，1日3セッション，挺舌位を徐々に増しながら6～12週間行う
鼻咽腔閉鎖不全	ブローイング法	コップに水を入れ，ストローで静かにできるだけ長くぶくぶくと泡立つように吹く，細く裂いたティッシュペーパーを吹き飛ばす，風車をまわす，笛や巻き笛を吹く等．1回5分程度で，1日2～3回行う
喉頭挙上障害 食道入口部開大障害	頭部挙上訓練（Shaker法）	背臥位で肩を床につけたまま，頭だけをつま先が見えるまで高く上げる頭部挙上姿勢を保持する．持続法と反復法があり1日3回，6週間持続する．詳細な負荷の設定方法は本文参照
喉頭閉鎖不全 喉頭麻痺・咽頭麻痺	息こらえ嚥下	鼻から大きく息を吸って，しっかり息をこらえて，鼻から軽く"んんー"と声を出したり，ハミングしたりして，空嚥下を行い，口から勢いよく息を吐く

（文献4，6を基に作表）

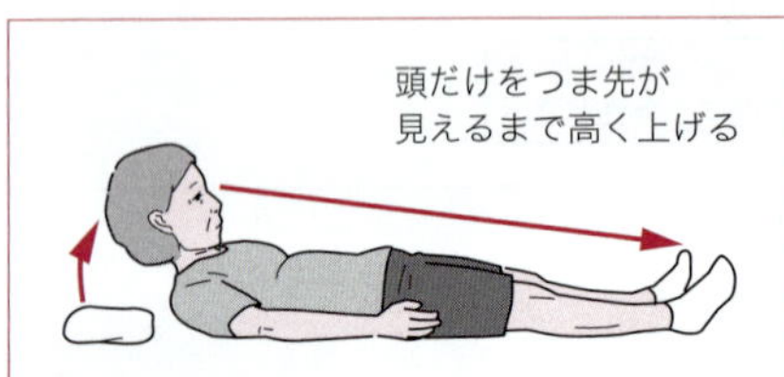

図4　頭部挙上訓練

れる．

4　リスク管理・禁忌事項

『嚥下障害診療ガイドライン 2018年版』では以下に該当する時は評価や治療の適応外となるとしている[4]．

- 全身状態や意識レベルが不良，もしくは重篤な合併症のために嚥下障害に対する検査や治療が行えないと判断した場合
- 患者および家族に経口摂取への希望や意欲がない，十分に説明しても誤嚥に対するリスクの受け入れができない場合

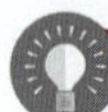

クリニカルヒント

1　評価について

理学療法士が嚥下に関するスクリーニングを行い，その結果を基に言語聴覚士の介入や医学的評価を依頼することが重要と考える．

2　介入について

本項で紹介した間接訓練は簡便に実施可能であるため理学療法士は実施を考慮すべきと考える．特に脳卒中においては嚥下障害を改善するために嚥下訓練を行うことが勧められていることから（推奨度A，エビデンスレベル高）[7]，一般的な肺炎としての介入と併せて嚥下訓練を実施することが重要と考える．

文　献

1）厚生労働省：令和4年（2022）人口動態統計（確定数）の概況．https://www.mhlw.go.jp/toukei/saikin/hw/jinkou/kakutei22/（2024年1月10日閲覧）
2）Cederholm T, et al：GLIM criteria for the diagnosis of malnutrition-A consensus report from the global clinical nutrition community. J Cachexia Sarcopenia Muscle 10：207-217, 2019
3）日本摂食嚥下リハビリテーション学会医療検討委員会：8．スクリーニング．摂食嚥下障害の評価 2019，24-28，2019
4）日本耳鼻咽喉科学会編：第2章 総論．嚥下障害診療ガイドライン2018年版，第3版，金原出版，東京，15-28，2018
5）Fujishima I, et al：Sarcopenia and dysphagia：Position paper by four professional organizations. Geriatr Gerontol Int 19：91-97, 2019
6）日本摂食嚥下リハビリテーション学会医療検討委員会：訓練法のまとめ（2014版）．日摂食嚥下リハ会誌 18：55-89，2014
7）日本脳卒中学会 脳卒中ガイドライン委員会編：脳卒中治療ガイドライン2021〔改訂2023〕，協和企画，東京，280-282，2023

4 胸腹部外科術

守川恵助

1 疾患概要と基本方針

1 疾患概要

がんの進行度分類・病期はTNM分類を用いる．T因子はがんの大きさや広がり，N因子はリンパ節転移の有無，M因子は遠隔転移の有無を表す．それを組み合わせることによってがんの進行度合い(0〜Ⅳ期)を判断する．医師はがんの進行度分類・病期と年齢，性別，がん以外の併存疾患，生活環境，患者の希望などを考慮して治療方針を決定する．胸腹部がんの治療は手術(外科治療)，薬物治療，放射線治療などがあるが，本項では肺がん，食道がんの手術・術前後の理学療法について述べる．

肺がんは気管支や肺胞の細胞が何らかの原因でがん化したものである．肺がんは組織型によって，非小細胞がんと小細胞がんに大きく分けられる．発生頻度が高いのは非小細胞がんで，腺がん，扁平上皮がん，大細胞がんに分類される．喫煙，慢性閉塞性肺疾患，大気汚染による原因物質の吸入，50歳以上などが肺がんの危険因子となる．肺がんの症状は全身倦怠感などの症状に加えて，咳嗽，喀痰などの症状がみられ，がんが進行すると臓器への浸潤や転移をきたしうる．肺がんの転移の好発部位は，脳，骨，肝臓，副腎，リンパ節である．一般的にⅠ期，Ⅱ期の非小細胞肺がんとⅠ期，Ⅱ期の小細胞肺がんが手術対象である．

食道がんは食道が何らかの原因でがん化したものである．日本人は扁平上皮がんが90％以上を占める．50歳以上の男性に多く，飲酒，喫煙，野菜・果物の摂取不足などが危険因子とされている．がんが食道壁の粘膜内にとどまるがんを早期食道がん，粘膜下層までしか及んでいないがんを表在食道がん，深層まで及んでいるがんを進行食道がんと呼ぶ．食道の粘膜から発生したがんは大きくなると深層へと広がり気管や大動脈などの周囲の臓器に浸潤する．また，食道壁内にあるリンパ管や血管にがんが侵入すると食道外にあるリンパ節や肺，肝臓など他の臓器へ転移することもある．一般的に手術は0〜Ⅲ期の患者が対象となるが，Ⅱ期・Ⅲ期では治療前の評価によって体力的に困難と判断された場合や手術を希望しない場合は手術対象外となることもある．食道がんの手術は侵襲が大きく，他の胸腹部外科術より縫合不全や呼吸器合併症(無気肺・肺炎等)の発生率が高い．

肺がん，食道がんを含む胸腹部外科術はがんを取り除くことを目的としており，がんが原発巣にとどまっている場合には根治できる可能性が高くなる．手術は大きく二つに分類され，手術する部位を直接目でみてがんを取り除く方法(開腹手術や開胸手術)，腹腔鏡や胸腔鏡で見てがんを取り除く方法(腹腔鏡下手術や胸腔鏡下手術)がある．前者は臓器を直接見て手術ができるため，手術時間が短くなるが，創が大きくなり身体への負担が大きいため，術後の回復に時間がかかる特徴がある．後者は手術時間はかかるが，創が小さく身体への負担が少ないことから，一般的に術後の回復が早い特徴がある．

2 基本方針

胸腹部外科術前後のリハビリテーションに関する基本方針は，日本リハビリテー

表1　腹部消化器がん，肺がんの術前後リハビリテーションのエビデンス

グレード	推奨の強さ	エビデンスの確実性	対象	総合評価
2C	弱い推奨	弱	腹部消化器がん	腹部消化器がん患者に対し，術前にリハビリテーション治療（運動療法，呼吸リハビリテーション）を行うことによる術後合併症予防の効果は明らかでなくエビデンスレベルはC（弱）とした．しかし，食道がんでは有効性が示されており，食道がんのようによりリスクや侵襲性が高い手術，もしくはもともと運動耐容能が低い患者では，有効である可能性はある．
2C	弱い推奨	弱	腹部消化器がん	腹部消化器がん患者に対し，術後にリハビリテーション治療（運動療法）を行うことは，行わない場合に比べて，倦怠感の改善（一時点のみ）はあるものの，運動耐容能・身体活動性・QOL・筋力・体組成への効果は限定的であり，提案（弱い推奨）にとどめる．
2B	弱い推奨	中	肺がん	肺がん患者に対し，術前にリハビリテーション治療（運動療法，呼吸リハビリテーション）を行うことは，重要なアウトカムに対するエビデンスは強く，益と害のバランスは確実である．ただし，報告されているリハビリテーション治療は「有酸素運動」「筋力増強訓練」「呼吸筋訓練」を複合させた治療で，治療期間も1〜4週間と差が大きい．術前のリハビリテーションについては提案にとどめ，その方法（特に期間）については患者によって配慮すべきであることを付記する．
2C	弱い推奨	弱	肺がん	肺がん術後患者に対する術後の運動療法などのリハビリテーション治療は，行わない場合に比べて運動耐容能や筋力の改善はあるものの，QOLへの効果は限定的で疼痛に関しても対照群より強い傾向など害がある可能性もあることから，提案（弱い推奨）にとどめる．

（文献1，2を基に作表）

ション医学会『がんのリハビリテーション診療ガイドライン 第2版』（表1）[1,2]などの診療ガイドラインを基本に考える．

胸腹部外科術前後の理学療法の最大の目的は術後合併症を予防することである．術中から術後にかけて新たに発生した呼吸器系病変や呼吸機能の異常は術後肺合併症（postoperative pulmonary complications：PPCs）と定義されおり，無気肺，肺炎などの呼吸器感染症，気管支攣縮，慢性肺疾患の増悪，術後呼吸不全など多様な疾患や病態が含まれる[3]．特に注意すべき点は術後長時間臥床すると気道内分泌，滲出液，血液などの貯留により無気肺が生じ，肺胞含気量の低下，肺胞換気の低下が進み，肺胞は虚脱し，下側肺障害を呈する．これらのPPCsの予防には早期離床が有用である．スムーズに離床を進めるために，術前後の理学療法介入が必要となる．

(1) 術前理学療法

オリエンテーション，呼吸指導（排痰法含む），術後理学療法（早期離床，ADL練習，運動療法等）の内容，嚥下・口腔指導等を説明し，患者に理解，同意を得ることが重要となる．特に早期離床については入念に説明を行い，患者には術後から早期に離床にする準備をしてもらう必要がある．

(2) 術後理学療法

術前に説明した理学療法内容を患者の状態に合わせて実施する．術後は特に創部痛等の疼痛を認めるため疼痛管理も考慮しながら早期離床やADL練習を進める．術後にバイタルサインが変動し，早期離床が進まない場合は無気肺発生の予防のためにベッドサイドにて体位変換や嚥下・口腔ケア等を実施する．

2 評価

術前評価は術後合併症の予防のためのポイントを明確化する狙いがある．表2に示す術前評価項目は術後合併症と関連があるものが多いため，評価すべきである．術前評価を基に当院では術前指導している．特に栄養状態，サルコペニアの有無が術後合併症と関連があり，これらに対しても評価・介入すべきである．

3 理学療法プログラム

1 術前理学療法

(1) オリエンテーション

術後，急に「理学療法を開始します」といっても術後患者は「何をするのだろうか?」と不安を覚え，スムーズに理学療法を進行することができない．術前から患者と理学療法士が面識を持ち，周術期の理学療法の内容や必要性を具体的に説明し，実際に体験してもらうことが重要である．また，患者は入院，手術することで不安に思っていることが多く，その不安に対して話を傾聴し，不安を軽減させる必要がある．術前オリエンテーションは最も大切な術前理学療法の一つと言っても過言ではない．

(2) 呼吸指導

手術侵襲による呼吸機能への影響は不可避であるため，術後肺機能低下は低下し，1回換気量は低下する．腹式呼吸は1回換気量が保たれやすい呼吸法であるため，腹式呼吸の指導が多く用いられる．ただし，慢性閉塞性肺疾患を併存している患者は，長時間の腹式呼吸は呼吸筋疲労が出現することもあるので，注意する必要がある．また，自己排痰法の指導には呼気流速を得るためにハフィング（huffing）の習得が必要となる．ハフィングは中枢気道に貯留した分泌物を排出する効果がある．また，自己排痰法は腹式呼吸とハフィングを組み合わせたactive cycle of breathing technique（ACBT法）の習得も必要となる（図1）．

(3) 運動療法指導

術前の理学療法では筋力強化や筋量維持目的としたレジスタンストレーニング，運

表2 術前評価項目

①呼吸機能 肺機能検査，呼吸数，呼吸パターン等
②運動機能 6分間歩行テスト，SPPB，握力，膝伸展筋力，心肺運動負荷試験等
③嚥下機能 摂食状況，反復唾液嚥下テスト，改訂水飲みテスト，舌圧等
④栄養・サルコペニア GLIM criteria，筋肉量，BMI，生化学検査等
⑤認知機能 MMSE，MoCA-J等
⑥生活状況 ADL，運動習慣，就労状況，趣味活動等
⑦併存疾患 糖尿病，高血圧，循環器疾患，呼吸器疾患，脳血管疾患，精神疾患等
⑧内服状況 術後せん妄のリスクとなる薬剤，周術期にコントロールが必要な薬剤等

SPPB：Short Physical Performance Battery，GLIM：Global Leadership Initiative on Malnutrition，MMSE：Mini-Mental State Examination，MoCA-J：Instruction manual of Japanese version of Montreal Cognitive Assessment

動耐容能や呼吸循環機能の向上目的に有酸素運動を実施する．ただし，多くの患者は自宅で運動療法を行うことが多いため，パンフレットを用いるなど自宅でできる運動療法の指導が必要となる．

(4) 嚥下・口腔指導

当院では嚥下・口腔指導は主に言語聴覚士が介入している．主な指導内容は舌骨上筋群の強化，口腔機関の運動，口腔ケア指導を実施する．特に，術後に口腔内が汚染されるケースもあり，術後も口腔内の評価・介入は必要となる．

(5) 生活指導

生活指導で最も大切なことは禁煙指導である．喫煙は術後の痰量が増加する因子であり，術後合併症のリスクとなる．入院直前の禁煙では大きな効果が得られないことを指導する．術前の栄養指導は主に管理栄養士が実施するケースが多いが，手術侵襲に伴う蛋白異化を考慮して蛋白質を1.2〜1.5g/kg体重/日を目標に摂取してもらう必要がある．

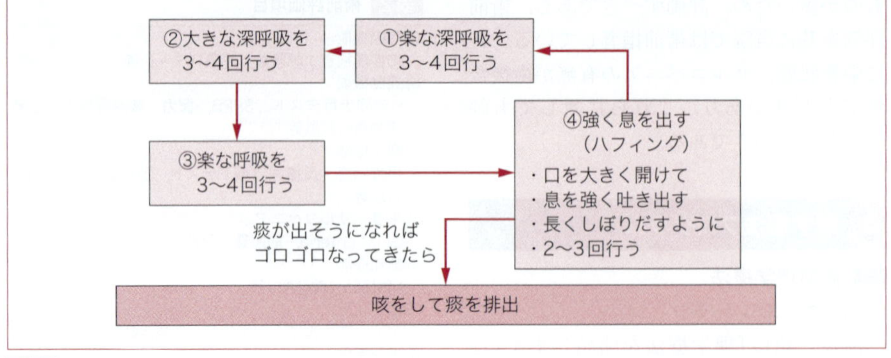

図1 ACBT法の流れ

2 術後理学療法

(1) 早期離床

術後の早期離床は呼吸機能の回復を促進し，PPCsの発生率や廃用症候群（心血管系，骨関節系，神経系，代謝系を含む）の予防に重要である．ただし，食道がん術後など高度侵襲手術の場合，術後第1病日は呼吸循環動態が不安定であること，数多いルート類，多くのマンパワーを要することもあり，安全性を確保するために理学療法士だけでなく，医師，看護師など多くの職種で離床を実施することも考慮する必要がある．

(2) 疼痛コントロール

一般的に術後に鎮痛薬を使用しているが，患者にとって疼痛の程度は異なる．疼痛は呼吸運動を抑制するため，呼吸機能の低下や換気血流の不均等分布をはじめとして，肺機能の低下を生じさせる．また，疼痛は早期離床を妨げることもある．疼痛の程度を評価し，医師・看護師と相談した上で鎮痛薬の調整も検討する必要がある．

(3) 体位変換

術後，人工呼吸器離脱困難，呼吸循環動態が不安定である際に早期離床が進まないことがある．前述したように長期臥床は無気肺や下側肺障害続発のリスクとなる．それらを予防するために早期離床が困難な患者には体位変換を用いるべきである．ただし，体位変換実施後に呼吸循環動態が悪化する場合もあるため，バイタルサインの変動には留意し，よく観察して実施する．

(4) ADL評価

早期離床が順調に進めば，次はADL評価・練習に移る．一般的には術後合併症がない場合は，ほとんどの方が入院前ADLまで回復する．

(5) 運動療法

ADLの再獲得後は栄養状態に合わせて運動療法を開始する．術後は食事摂取量が少ないことが多く，負荷量には十分注意する．この場合，必ず，食事提供量と食事摂取量のバランスを確認する．当院では自重によるレジスタンストレーニング，リカンベントエルゴメーターによる有酸素運動を実施し，筋力・運動耐容能維持目的に理学療法を実施している．

(6) 退院時指導

退院後の生活が最も大切になるため，退院時指導は必ず行う．特に術後，退院後は食欲低下等により，体重・BMIが減少する．栄養療法の重要性について説明し，体重を維持・向上できるように指導する必要がある．また，自宅で実施できるかつ継続できる有酸素運動やレジスタンストレーニングを説明する．

4 リスク管理・禁忌事項

術後はバイタルサインの変動が大きいため，基本的なバイタルサイン（血圧，心拍数，呼吸数，酸素飽和度，体温）の変動に留意する必要がある．当院では離床基準，離床の可否，中止基準を『集中治療における早期リハビリテーション～根拠に基づくエキスパートコンセンサス～』[4]を参考に判断している[4]．また，患者によっては肺血栓塞栓症や深部静脈血栓症のリスクもあるため，離床する際は，超音波検査による静脈血栓症の有無についても把握しておく必要がある．

早期離床は術後合併症予防に有用であるが，どのような状態でも早期に離床すればよいものでないことを念頭に置くべきである．術後の経過の流れを主治医や看護師に確認し，早期離床の基準に準じて理学療法介入を進める必要がある．また，主治医の判断で早期離床基準から逸脱して離床を実施するケースもある．その場合はバイタルサインや患者の反応等が大きく変動することも予測されるため，医師とともに実施することが肝要である．

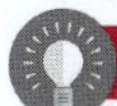

クリニカルヒント

1 早期離床のための情報収集と実践

離床の可否には入念な情報収集が必要である．特に術後早期は身体の変化が起きやすく，ベッドサイドに行く前に診療録を十分に確認する必要がある．特に安静時のバイタルサイン，血液データ，排尿・排便量，画像所見，投薬状況等を確認してほしい．また，リアルタイムの情報は担当看護師が把握しており，早期離床する前に必ず担当看護師に状況の確認を行う．離床基準を満たして離床を進めた際に，バイタルサインの変動は頻繁に起こりうるが，一過性の場合もあるため，よく患者の表情やバイタルサインを適宜確認する必要がある．デバイスが多い場合は医療事故のもとになるため，単独で介入せず，多職種で介入することをお勧めする．また，多職種と積極的コミュニケーションを図ることは，関係性を築くのに重要であり，実施してもらいたい．

2 プレハビリテーションの実践

プレハビリテーションとは手術を受ける患者が術前から行うリハビリテーションのことを指す．プレハビリテーションは食道がんなどの侵襲の高い手術を受ける患者や肺がん患者の術後合併症を予防し，身体的活動性の早期自立・退院・社会復帰することができるとされている[5]．プレハビリテーションは主治医がコーディネーターとなり，おおよそ4週間程度，運動療法（有酸素運動＋レジスタンストレーニング＋呼吸筋トレーニング等），栄養療法，生活指導，術前教育を組み合わせて多職種で包括的に介入するものである．ただし，プレハビリテーションの実施は理想ではあるが診療報酬が得られる疾患が限られるため，十分に行えている施設は少ないのが現状である．そのため，エビデンスはまだまだ不十分であり，今後解決すべき課題である．

文　献

1) 日本リハビリテーション医学会 がんのリハビリテーション診療ガイドライン改訂委員会編：第2章 肺がん．がんのリハビリテーション診療ガイドライン，第2版，金原出版，東京，15-26，2019
2) 日本リハビリテーション医学会 がんのリハビリテーション診療ガイドライン改訂委員会編：第3章 消化器がん．がんのリハビリテーション診療ガイドライン，第2版，金原出版，東京，27-36，2019
3) Miskovic A, et al：Postoperative pulmonary complications. Br J Anaesth 118：317-334, 2017
4) 日本集中治療医学会早期リハビリテーション検討委員会：集中治療における早期リハビリテーション～根拠に基づくエキスパートコンセンサス～．日集中医誌 24：255-303，2017
5) Santa Mina D, et al：Effect of total-body prehabilitation on postoperative outcomes：a systematic review and meta-analysis. Physiotherapy 100：196-207, 2014

5　虚血性心疾患

内藤紘一

1 疾患概要と基本方針

1 疾患概要

(1) 虚血性心疾患とは

心筋の酸素における需要と供給のバランスが崩れ，心筋が低酸素状態に陥ることで胸部痛を主症状として，心臓に障害が生じる疾患の総称である．主として動脈硬化や血栓により冠動脈が狭窄もしくは閉塞することによって発症する．

(2) 虚血性心疾患の分類

虚血性心疾患は発症時期により慢性冠動脈疾患と急性冠症候群(acute coronary syndrome：ACS)に大別され，原因によって慢性冠動脈疾患は労作性狭心症と冠攣縮性狭心症に，急性冠症候群は不安定狭心症と心筋梗塞に分けられる(表1)．

(3) 治療

慢性冠動脈疾患は，内服治療と心臓リハビリテーション(以下，心リハ)で経過をみられることが多いが，急性冠症候群は，経皮的冠動脈インターベーション(percutaneous coronary intervention：PCI，図1)や冠動脈バイパス術(coronary artery bypass grafting：CABG)を至急行う必要がある．PCIやCABGは技術や使用器具の進歩が著しい分野であるため，術後を担当する理学療法士は医師や看護師(集中治療室)，臨床工学技士(カテーテル室・手術室)などから情報収集し，患者の状態把握に努めなければならない．近年，PCIのデバイスや心臓血管外科手術の器具など急速な進歩がみられる．それらの最新の情報は医療機器メーカーの営業担当者から得られるこ

表1　虚血性心疾患の分類

		病態	症状持続時間	ニトログリセリン	心筋マーカー	心電図変化	特徴	
慢性冠動脈疾患	労作性(安定)狭心症	動脈効果を主因として生じる一過性の心筋虚血	3〜5分程度	有効	上昇なし	ST低下	労作で誘発 安静で症状消失	血流 プラーク
	冠攣縮性(異型)狭心症	冠動脈の攣縮により生じる一過性の心筋虚血	数分〜15分程度	有効	上昇なし 重症例では上昇する	ST低下 異型狭心症ではST上昇	夜間から早朝発症 喫煙者や飲酒習慣のある人に多い Ca拮抗薬が有効	血流 冠攣縮
急性冠症候群	不安定狭心症	不安定プラークの破綻により生じる冠動脈の狭窄	数分〜20分程度	有効	上昇なしまたは軽微な上昇	ST低下	症状は安静や労作に無関係	血流 プラーク　血栓
	心筋梗塞	不安定プラークの破綻により生じる冠動脈の閉塞	20分以上〜数時間	無効	上昇あり	ST・T波上昇 異常Q波 冠性T波	激しい胸痛	血流 血流途絶 プラーク　血栓

図1 経皮的冠動脈インターベーションの一例

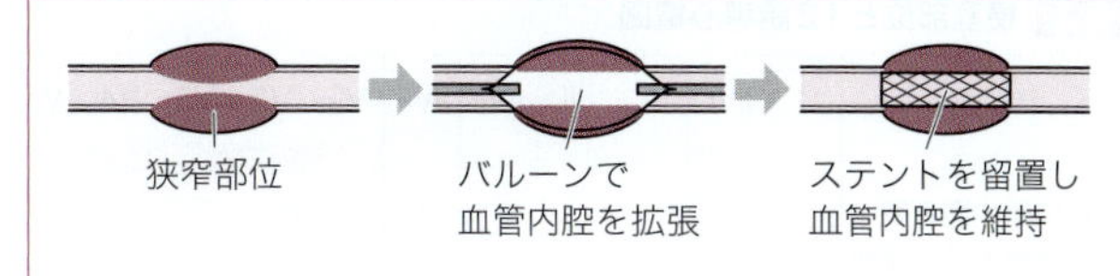

とも多い．また，急性期治療後は，再発予防のために内服治療や心リハが行われる．

2 基本方針

(1) 入院から退院まで

この時期（急性期～前期回復期）の理学療法の目的は，退院に向けて身の回りのことを安全に行うことができるようにすることである．そのために院内のクリニカルパス（ない場合は，『2021年改訂版 心血管疾患におけるリハビリテーションに関するガイドライン』[1]などを参考に主治医と相談）に従って，活動範囲を拡大していく．運動負荷量を増やす際は，運動前後で12誘導心電図をとり，ST変化（心筋虚血のサイン）がないか確認する．おおむね200m歩行や階段昇降が可能になると，心肺運動負荷試験（cardio-pulmonary exercise test：CPX）を実施し，嫌気性代謝閾値（anaerobic threshold：AT）での有酸素運動が開始される．また，この時期から再発予防に向けた教育も開始される．

(2) 退院後

この時期（前期回復期～後期回復期～維持期）の最初の理学療法の目標は，社会復帰・職場復帰である．CPXから得られた運動耐容能からどのような形で社会や職場に復帰するかを立案し，運動療法を実施する．

次の目標として，再発予防に向けた運動習慣の獲得（活動量増加），運動機能向上，運動耐容能向上，生活習慣改善などが挙げられる．ACSの発症には不安定プラークが大きく関与しており，血管内腔の広さとは無関係であるとされている（図2）．したがって，PCIなどですべての冠動脈の有意狭窄（胸部症状が生じるとされる狭窄で75%以上の狭窄のこと）が改善しても，生活習慣が改善しなければ，依然として再発のリスクは高い．

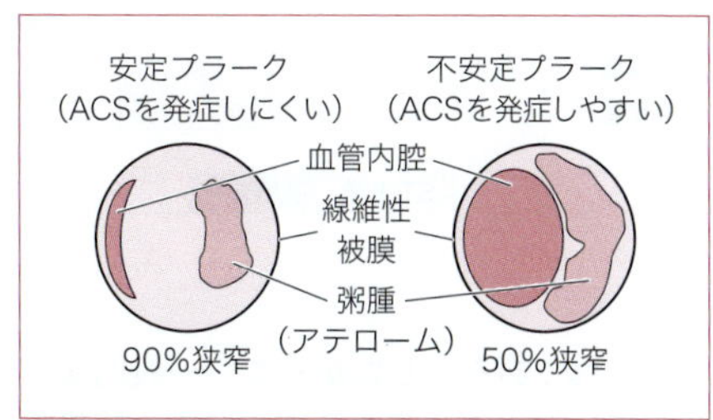

図2 冠動脈の安定プラークと不安定プラーク

また，心不全への進行予防も重要な目標である．心筋梗塞後数日以内は，左室のearly remodelingと呼ばれる左室の形態変化を起こしやすい時期である．これは梗塞部位の菲薄伸展下および左室内腔の拡大を引き起こす．またその後，late remodelingと呼ばれる非梗塞部位の遠心性心肥大，線維化，さらなる左室内腔の拡大を引き起こす．これは数年にわたる変化である．発症直後や退院後の過負荷によって，これらの変化を助長すると容易に心不全に進行する．このため，生活・運動指導により過負荷を避けるとともに，運動療法の実施によって運動耐容能を改善し，過負荷になりにくい身体を作ることが肝要である．

2 評価

一般的に虚血性心疾患患者は，疾患によって運動機能やADLに障害を生じるこ

表2 梗塞部位と12誘導心電図

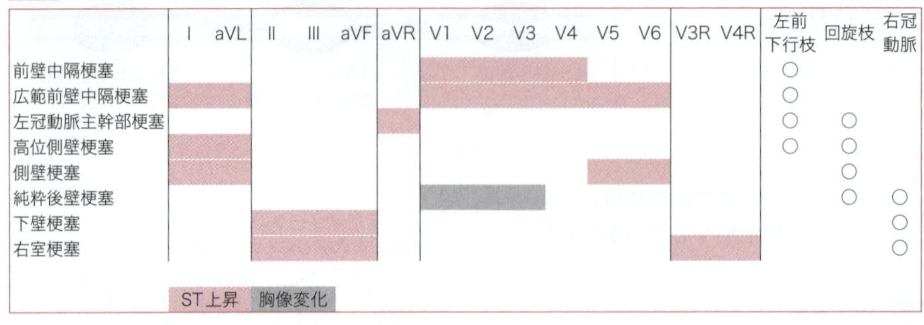

	I	aVL	II	III	aVF	aVR	V1	V2	V3	V4	V5	V6	V3R	V4R	左前下行枝	回旋枝	右冠動脈
前壁中隔梗塞							ST上昇	ST上昇	ST上昇	ST上昇					○		
広範前壁中隔梗塞	ST上昇	ST上昇					ST上昇	ST上昇	ST上昇	ST上昇	ST上昇	ST上昇			○		
左冠動脈主幹部梗塞						ST上昇									○	○	
高位側壁梗塞	ST上昇	ST上昇													○	○	
側壁梗塞	ST上昇	ST上昇									ST上昇	ST上昇				○	
純粋後壁梗塞							胸像変化	胸像変化	胸像変化							○	○
下壁梗塞			ST上昇	ST上昇	ST上昇												○
右室梗塞			ST上昇	ST上昇	ST上昇								ST上昇	ST上昇			○

ST上昇　胸像変化

（文献2より改変）

とはまれである．したがって，一般的な情報収集に加えて，病態評価のための情報収集（冠動脈造影，心臓超音波検査，12誘導心電図，血液検査，服薬）が重要となる．また，運動処方のために筋力評価，運動耐容能評価を実施する．しかし，高齢者では発症前からフレイルを呈していることや，低ADL状態なことがあるため，それらに対する理学療法評価も重要となる．

1 状態評価のための情報収集

(1) 問診・カルテ情報・主治医からの情報

現病歴や既往歴，合併症を確認する．胸部症状の有無や発症の前駆症状の有無は，リスク管理上重要な情報である．主治医からは，治療の成否や残存虚血枝の有無，心機能について問い合わせ，バイタルサインの許容範囲などを確認する．また，血液検査と合わせて患者の冠危険因子（脂質異常症，高血圧，耐糖能異常，家族歴，肥満，喫煙，ストレス，高齢，運動不足，腎機能障害など）を確認する．

(2) 血液検査

心筋障害マーカーとして，CK，CK-MB，心筋トロポニン，AST（GOT），LDH，WBCなどを確認する．peak CK，CK-MBは梗塞サイズの推定に役立つ．

(3) 12誘導心電図

心筋虚血や梗塞部位の確認を行う（表2）[2]．運動負荷を上げる際は前後に12誘導心電図を確認し，ST下降（虚血）や上昇（梗塞）がないことを確認する．

(4) 冠動脈造影検査

冠動脈造影（coronary angiography：CAG）は，冠動脈の状態を確認する．検査結果は米国心臓協会の記載方法が用いられる（図3）[3]．残存狭窄，側副血行路，冠動脈の支配領域（個人差がある）などを確認する．一般的に有意狭窄といわれ，カテーテル治療対象となる狭窄度は75％であるが，左室の大部分を灌流する左冠動脈主幹部（＃5）は50％で有意狭窄となるので注意が必要である．また，有意狭窄が多いほど心筋虚血のリスクは高くなるが，有意狭窄がなくても血管壁の不整が認められたり，血管全体が細かったり（糖尿病罹患者に多い）すると虚血イベントが発生しやすいので十分注意する．

(5) 心臓超音波検査（心エコー）

心臓のポンプ機能の指標となる左室駆出率（LVEF：基準値は約60％，40％未満を左室機能障害），心拡大の指標となる左室拡張末期径（LVDd：基準値は36～52mm），梗塞・虚血部位の壁運動異常などを確認する．

2 運動機能評価

(1) 筋力評価

ハンドヘルドダイナモメーターを用いた

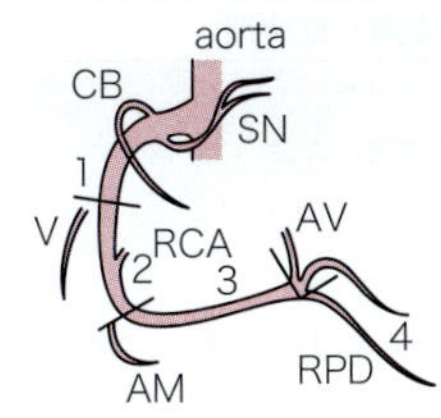

aorta
main LCA
5

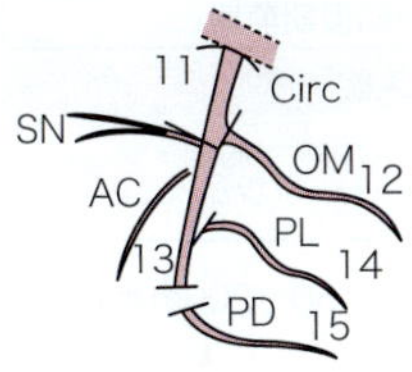

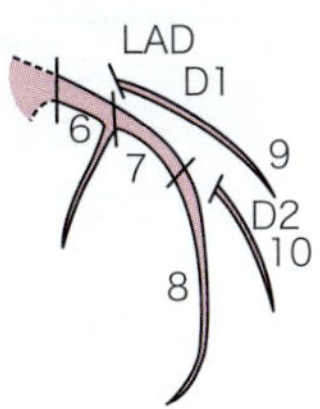

RCA：右冠動脈
SN：洞結節動脈
CB：円錐枝
AM：鋭角枝
AV：房室結節動脈
V：右室枝
RPD：右優位の場合の後下行枝

main LCA：左冠動脈主幹部

Circ：回旋枝
OM：鈍角枝
AC：左房回旋枝
PD：左優位の場合の後下行枝
PL：後側壁枝

LAD：左前下行枝
D1：第一対角枝
D2：第二対角枝

図3 冠動脈

（文献3より改変）

膝伸展等尺性筋力や握力測定を行う．息こらえをさせないように注意する．また，下腿周径や生体インピーダンス（bioelectrical impedance analysis：BIA）法を用いて筋肉量を測定する．

(2) 運動耐容能評価

可能な限りCPXを実施する．設備がないなど不可能な場合は，6分間歩行試験やシャトルウォーキング試験で代用する．

(3) フレイルが想定される患者に対する評価

Short Physical Performance Battery (SPPB)，Functional Reach Test，Timed Up and Go Testなどの実施が推奨されている．

3 理学療法プログラム

安静度や心リハ進行の速度に関しては，患者の病態により異なるため，主治医と緊密に連携をとり，確認しながら進める．可能な限り，廃用症候群予防と病態把握のために冠動脈集中治療室（coronary care unit：CCU）から理学療法を開始する．ADLに問題のある患者に対しては，リスク管理を徹底しながら一般的な理学療法を実施する．主治医に確認し，必要ならばモニター心電図監視下で理学療法を施行する．ADLに問題のない患者においては，図4のような流れで理学療法を施行することが多い．また，外来通院型は，週3回が望まれるが，多くの場合で頻度が少なくなりがちである．在宅型（遠隔含む）の併用が推奨される．以下に一般的な理学療法プログラムを挙げる．

1 ウォーミングアップ・クーリングダウン

ケガの予防や，急激な運動による身体の負担を軽減するために実施する．運動前後に各5～10分実施する．ストレッチや軽い運動，深呼吸などを行うことが一般的である．クーリングダウンでは，照明を暗くしたり，ヒーリングミュージックをかけたりなどすると，より効果的である．

2 有酸素運動

歩行や自転車エルゴメーター駆動など，大きな筋群を用いた持続的でリズミカルな運動を行う．基本的に週5日以上，AT負

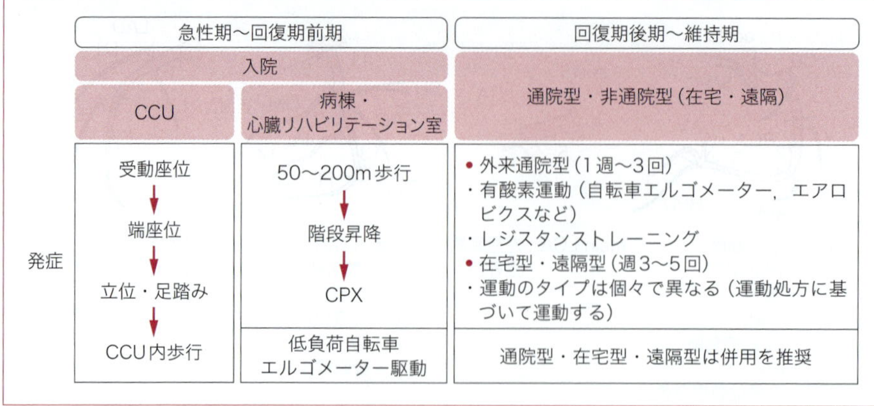

図4 理学療法介入の流れの一例

荷（ランプ負荷でのCPXで得られたAT1分前の運動強度もしくはAT時の心拍数）で1回20分以上実施する．導入初期は，10分未満から開始し，患者の状態を見て漸増させる．定期的に運動負荷量の見直しのために，CPXを実施することが望ましい．CPXが実施できない施設は，低負荷から開始し，talk test（運動中に話しかけた時に息切れしなければ，有酸素運動と判断）や自覚症状（Borg Scaleで13：ややきつい未満）などを用いて，負荷を漸増させ，至適な運動負荷量を探る．海外では高強度運動と中強度運動を繰り返す高強度インターバルトレーニング（high intensity interval training：HIIT）の報告が増えてきているが，わが国ではまだ少ない．

3 レジスタンストレーニング

レジスタンストレーニングは，有酸素運動に比較して，単位時間あたりの運動負荷量が大きくなりやすく，心臓への過負荷になるリスクが高いので，病状が安定している回復期から導入されることが一般的である．大きな筋を中心に数種類，1セット10～15回実施を1～3セット実施する．セット間の休息は，血圧上昇を抑えるため90秒間がよいとされている．頻度は1週間に2～3回（実施間に中2日）が理想的とされる．運動負荷量を上げる時は，自覚症状やバイタルサインに注意して，慎重に実施する．導入時はカーフレイズなどわかりやすいものが望ましい（図5a）．Valsalva効果を防ぐため，息こらえをさせずに実施させる．かけ声をかけるなどの工夫が有効であることが多い．

4 生活・運動指導

再発予防のための生活・運動指導を行う．自転車エルゴメーターでの有酸素運動中などに実施すると，運動が過負荷になっていないかの確認にもなる（図5b）．

4 リスク管理・禁忌事項

基本的な中止基準・進行基準などは『2021年改訂版 心血管疾患におけるリハビリテーションに関するガイドライン』[1]に従うが，個別に主治医から安静時・運動時の許容される血圧の範囲，心拍数の範囲など指示を受けるようにする．運動中の自覚症状やバイタルサインの変化，12誘導心電図，モニター心電図の変化など主治医や

図5　運動療法の実際

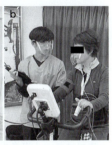

a：レジスタンストレーニングの指導の様子．自覚症状に注意を払い，正しいフォームで実施できているかを確認しながら実施する．
b：有酸素運動中の運動指導．状況確認と指導を行う．会話中の患者の息切れは，過負荷のサインであるため見逃さないようにする．
（岩間循環器内科 岩間　一先生よりご提供）

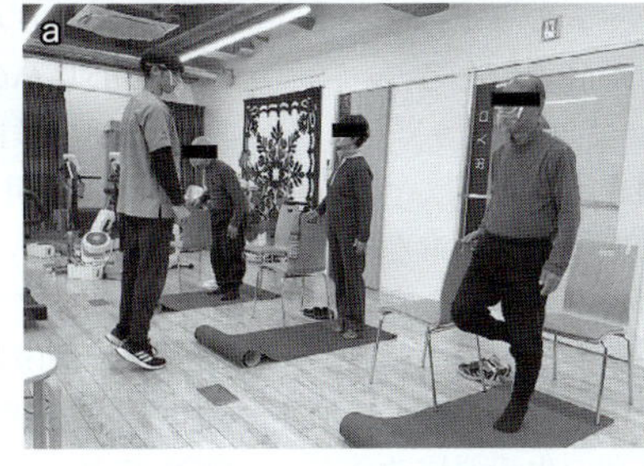

看護師と共有する．なお，モニター心電図では不整脈の監視は可能であるが，心筋虚血が疑われる時は，12誘導心電図を測定する．12誘導心電図の検査手法を習熟しておくことは必須である．

また，合併症に関して，特に注意が必要なのは心筋梗塞である．発症からの経過時間や梗塞部位によって多種多様の合併症の可能性がある（表3）[4]．特に左室の前壁（左前下行枝の灌流領域）の梗塞では，90％の患者に心室性期外収縮が出現する．個々の患者の病態を把握し，頻出の合併症を予測したうえでリスク管理を行う必要がある．特に毎日，心音聴診を行い，心室中隔穿孔や僧帽弁閉鎖不全症の徴候を見逃さないようにすることも重要である．

表3　心筋梗塞の合併症

発症時期	梗塞部位	合併症	頻度
24時間以内	前壁	心室性期外収縮	90%
	前壁中隔	心室頻拍	2〜5%
	前壁	心室細動	2〜5%
	前壁中隔	心不全（ポンプ失調）	10〜60%
	前壁中隔	心原性ショック	10〜20%
	下壁	房室ブロック	15%
	下壁	洞性徐脈	10〜20%
1週間以内	後壁・下壁	乳頭筋断裂（急性僧帽弁閉鎖不全症）	2〜3%
2週間以内	前壁	心破裂	2〜3%
	前壁中隔	心室中隔穿孔	0.5〜4%
4週間以内	前壁	左室瘤	2〜10%
いろいろ	前壁・心尖部	血栓症・塞栓症	5%未満
2〜6週間	前壁	Dressler症候群	1〜3%
数週〜数ヵ月	前壁	肩手症候群	2〜3%

（文献4より改変）

クリニカルヒント

1　急変リスクの高い症例を知って，リスク管理の焦点を絞る

残存虚血枝が多い症例は心不全リスクが高くなる．心筋梗塞でpeak CKが5,000 IU/Lを超える症例は，心不全のみならず腎障害発生リスクも高まり，死亡リスクが高くなる．また糖尿病合併症例は，peak CKが5,000 IU/L未満であっても，心不全リスクや腎不全リスクが高くなる．

冠危険因子の是正がうまくいかない症例や，PCI後のCAGで血管壁に不整が認められる症例，血管の描出遅延が認められる症例は，再虚血に十分注意する．

CABG症例では，on pump（心停止下，人工心肺使用）では心筋保護が十分になされていなかった症例は心不全リスクが高くなる．また，人工心肺からの離脱時にカテコラミンを大量に必要とした症例も同様である．off pump（心拍動下，人工心肺不使用）であっても，術中の不整脈の出現の有無などの情報は，心不全リスクの推定に有用である．術中・術直後の情報に関しては，執刀医・麻酔医・臨床工学技士・手術室ナース・集中治療室ナースなどから，情報収集することが望まれる．特に，執刀医以外は患者が元気になっていく場面を見ることは少ないため，情報を教えてもらう代わりに元気になっていく患者の様子を適宜

伝えることで，医療チームのモチベーション向上に貢献することが肝要である．

2 患者の自主性を引き出す

虚血性心疾患は，治療後は何事もなかったかのように症状がないことがほとんどである．しかし，カテーテル治療や冠動脈バイパス術などは，救命治療ではあるが根治治療ではない．患者自身の生活習慣改善が伴わなければ，再び虚血性心疾患は進行し，場合によっては命を落としてしまう．このため，理学療法士は医師，看護師，管理栄養士などと共同で再発予防のための患者教育を行わなければならない．特に身体活動量の増加，座位行動時間の減少，運動耐容能の改善は，理学療法士の責務である．発症後間もない急性期から，入念に再発予防教育を行い，患者が自主的に生活習慣を改善できるように支援することが肝要である．

3 なぜ虚血性心疾患になったのか原因を患者と考える

患者が自主的に再発予防のための生活習慣改善を行うためには，虚血性心疾患になった原因を患者と考える必要がある．その中で，運動や身体活動量の増加によって改善できる因子を明確にし，患者とともに退院後の生活・運動を考えていく．耐糖能異常や脂質異常症(特に低HDLコレステロール血症，高トリグリセリド血症)，高血圧，肥満，運動不足などは，特に運動や身体活動量増加で改善可能な指標である．

また，患者とまとまった時間接することができる理学療法士は，栄養や内服薬についても管理栄養士や医師，薬剤師と入念にコミュニケーションをとり，必要時には他職種の指導をアシストできるレベルの知識を持つことが必要である．

4 遠隔心リハを利用して回復期・維持期の心リハの参加率を上げる

回復期・維持期の心リハの重要性は高いが，それを担う外来心リハの普及状況は7%程度と低い．患者の病院アクセスや施設のスタッフ不足が問題となっており，早期の改善は困難な状況である．さらに，高齢循環器疾患患者は退院後に健康関連QOLの社会・役割的側面が低下することが報告されており[5)]，退院後の心リハ参加率の低さは大きな課題である．この対応策として，遠隔心リハが注目されている．遠隔直接監視型の「Tele-MedEx Club」(https://www.jaret.jp/users/) や「Remohab」(https://www.remohab.com/)，リスクの低い患者群には，それらよりも手軽に利用できる遠隔伴走型運動支援プログラムの「リカバル」(https://recoval.jp/) など，患者に応じて様々な選択が可能になりつつある．“通院が難しいので，心リハは入院中のみ”ではなく，今後はこのようなサービスを積極的に利用して，退院後も心リハを継続していくことが必要である．

文　献

1) 日本循環器学会/日本心臓リハビリテーション学会：2021年改訂版 心血管疾患におけるリハビリテーションに関するガイドライン．https://www.j-circ.or.jp/cms/wp-content/uploads/2021/03/JCS2021_Makita.pdf (2022年12月14日閲覧)
2) 齋藤宗靖：狭心症・心筋梗塞の病態と治療．狭心症・心筋梗塞のリハビリテーション，改訂第4版，木全心一監，齋藤宗靖ほか編，南江堂，東京，47-98，2009
3) Austen WG, et al：A reporting system on patients evaluated for coronary artery disease. Report of the Ad Hoc Committee for Grading of Coronary Artery Disease, Council on Cardiovascular Surgery, American Heart Association. Circulation 51 (4 Suppl)：5-40, 1975
4) 医療情報科学研究所編：虚血性心疾患．病気がみえる vol.2 循環器，第4版，倉田千弘ほか監，メディックメディア，東京，98-121，2017
5) Naito K, et al：Impact of physical frailty on changes in health-related quality of life in elderly patients with chronic heart disease after discharge. Int J of Gerontol 14：119-123, 2020

6 心不全

笠井健一

1 疾患概要と基本方針

1 疾患概要

心不全とは「なんらかの心臓機能障害，すなわち，心臓に器質的および/あるいは機能的異常が生じて心ポンプ機能の代償機転が破綻した結果，呼吸困難・倦怠感や浮腫が出現し，それに伴い運動耐容能が低下する臨床症候群」と定義されている[1]．心臓に何かしらの機能異常（虚血性心疾患や弁膜症などの原因疾患）があると，その状態を補うために交感神経や神経体液性因子が活性化し，心拍出量を維持するよう代償機構が働く．そこに何かしらのストレス（不整脈や過負荷などの増悪因子）が加わって代償機構が破綻することで運動耐容能が低下する症候群が心不全の病態である．

（1）心不全の診断

心不全の増悪が疑われる場合には，自覚症状や身体所見を評価し，必要に応じて血液検査や心エコー図検査等を実施した後に心不全の診断が確定される．自覚症状の変化や身体所見の有無については理学療法開始前には毎日自覚症状の変化や身体所見の有無を評価し，心不全が増悪していないか確認することが重要である．

（2）心不全の症状

心不全の症状は心ポンプ機能が低下して全身に十分な血液量を送ることができなくなる低灌流所見と左室，左房，肺静脈へと血流がうっ滞して生じるうっ血所見の2つに大きく分けられる．心不全の症状を表1[1]にまとめる．心不全の症状は数多く挙げられるが，全症例にこれらすべての症状が出現するわけではない．様々な検査結果と心不全の症状を組み合わせて全身状態を評価する必要がある．

表1　心不全の自覚症状，身体所見

うっ血による自覚症状と身体所見		
左心不全	自覚症状	呼吸困難，息切れ，頻呼吸，起座呼吸
	身体所見	水泡音，喘鳴，ピンク色泡沫状痰，III音やIV音の聴取
右心不全	自覚症状	右季肋部痛，食思不振，腹満感，心窩部不快感
	身体所見	肝腫大，肝胆道系酵素の上昇，頸静脈怒張，右心不全が高度なときは肺うっ血所見が乏しい
低心拍出量による自覚症状と身体所見		
自覚症状		意識障害，不穏，記銘力低下
身体所見		冷汗，四肢冷感，チアノーゼ，低血圧，乏尿，身の置き場がない様相

（日本循環器学会/日本心不全学会．急性・慢性心不全診療ガイドライン（2017年改訂版）．https://www.j-circ.or.jp/cms/wp-content/uploads/2017/06/JCS2017_tsutsui_h.pdf．2024年6月閲覧）

2 基本方針

心臓リハビリテーションは「個々の患者の『医学的評価・運動処方に基づく運動療法・冠危険因子是正・患者教育およびカウンセリング・最適薬物治療』を多職種チームが協調して実践する長期にわたる多面的・包括的プログラム」と定義されている[2]．心臓リハビリテーションは薬物治療やカテーテル治療と並んで心不全患者に対する治療の一つであり，適応となる心不全患者には全例に実施することが推奨されている．その中で理学療法士の役割は多職種チームの一員として身体機能や運動時の血行動態や運動耐容能を評価し，安全かつ効果的な運動療法を実施し，運動耐容能を高めることである．心不全患者に対する理学

表2 NYHA心機能分類

NYHA Ⅰ度	心疾患はあるが身体活動に制限なし．日常的な身体活動では著しい自覚症状を生じない
NYHA Ⅱ度	安静時には無症状であるが日常的な身体活動では自覚症状があり，軽度もしくは中等度の身体活動が制限される
NYHA Ⅲ度	安静時には無症状であるが日常的な身体活動で自覚症状があり，高度な身体活動の制限がある
NYHA Ⅳ度	心疾患のためにすべての身体活動が制限される．安静時にも自覚症状があり，わずかな労作で症状が増悪する

（文献4より筆者訳）

療法の基本方針は心血管疾患におけるリハビリテーションに関するガイドラインや「心不全の心臓リハビリテーション標準プログラム」[3)]を基本に考える．

2 評価

1 心不全の分類

心不全には様々な分類があるが，ここでは重症度に基づいた分類，左室駆出率（left ventricular ejection fraction：LVEF）による分類，病態に基づく分類についてまとめる．

(1) 重症度に基づいた分類

New York Heart Association（NYHA）心機能分類（表2）[4)]はニューヨーク心臓協会が作成した分類であり，身体活動による自覚症状の程度により心疾患の重症度を分類したものである．心機能のみが心不全の重症度を表すのではなく，労作に伴う自覚症状が重症度を示すということがこの分類のポイントとなる．臨床現場では簡便なため広く用いられているが，客観性に乏しく，症状の詳細な変化を捉えにくいという問題点もある．

(2) LVEFに基づいた分類

心不全はLVEF値によってLVEFの低下した心不全（heart failure with reduced ejection fraction：HFrEF）とLVEFの保たれた心不全（heart failure with preserved ejection fraction：HFpEF），LVEFが軽度低下した心不全（heart failure with mid-range ejection fraction：HFmrEF）に大別できる．HFrEFとHFpEFでは病態が異なるため，HFrEFには有効性が示されている薬物療法でもHFpEFでは有効性が示されていないこともある．また，運動療法に対するエビデンスが確立しているのもHFrEFである．つまり，治療法の推奨度がHFrEFとHFpEFで異なるため，LVEFに基づいた分類を理解することは重要である．

(3) 病態に基づく分類

血行動態の指標である心係数と肺動脈楔入圧によって4群に分類するForrester分類は低灌流とうっ血の状態を評価できる．しかし，Swan-Ganzカテーテルを挿入して評価する侵襲的な検査であるため，心原性ショックの状態や病態の把握が不十分な場合に用いられる評価法であり，日常臨床でルーチンとして行うことは推奨されていない．理学療法士が臨床現場で簡便に用いることができる指標としては，身体所見から病態を分類するNohria-Stevenson分類（図1）[5)]がある．これは身体所見や自覚症状からうっ血（dry or wet）と低灌流（warm or cold）所見の有無によって4群に分類する評価方法である．状態の改善や薬物治療法の変更に伴ってうっ血所見や低灌流所見が消失または出現することもあるため，身体所見を用いた全身状態の評価は運動前のリスク評価や運動負荷前後の評価として非常に有用である．

2 身体機能評価

運動療法によって身体機能がどの程度改善するのか，また身体機能のうちどこが障害されているのか評価することは，運動療法の種類の選択や目標を設定するにあたり必要な評価となる．等尺性膝伸展筋力，握力などの筋力，二重エネルギーX線吸収

図1 Nohria-Stevenson分類
（文献5より）

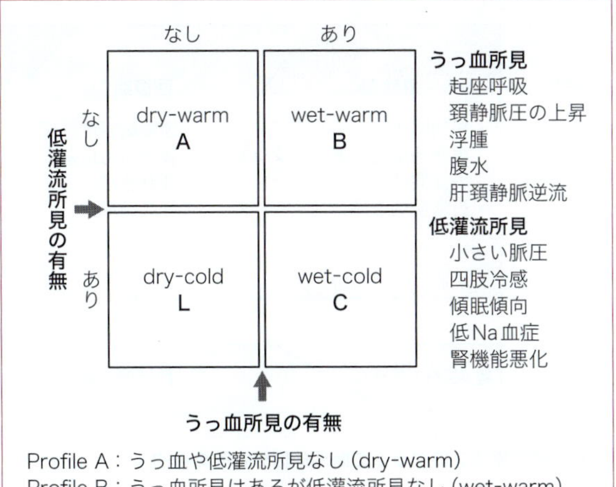

測定法や生体電気インピーダンス法を用いた筋肉量，包括的下肢機能（Short Physical Performance Battery：SPPB），歩行速度，バランス能力などを運動療法前後で測定し，運動療法の効果判定として活用することが望ましい．

3 理学療法プログラム

理学療法の時期的区分は心不全発症から離床までの急性期（PhaseⅠ），離床後から退院後の外来通院までの回復期（PhaseⅡ），社会復帰以降の維持期（PhaseⅢ）に分類される（図2）．各Phaseにどのようなことに注意して理学療法を進めていくべきなのかについてまとめていく．

1 急性期

急性期の理学療法の目的は早期離床により過度な安静がもたらす弊害（身体機能低下，認知機能低下，せん妄，褥瘡，肺塞栓など）を予防することと，早期かつ安全な退院と再入院予防を見据えたプランを立案し実現することである．具体的には心臓リハビリテーション学会作成の「心不全の心臓リハビリテーション標準プログラム」[3]の急性期離床プログラムに沿って実施する．この時期には急性期の治療と並行して過度の安静による身体機能の低下を予防することが重要となる．端座位から始まり，歩行距離が少しずつ延長する歩行テストからなるステージアップ負荷試験を行い，血圧や心拍数，心電図変化，自覚症状，身体所見の変化などを評価して安静度を拡大していく．フレイルを呈する症例など，入院前から移動能力が低下した患者では，離床プログラムの進行とは別に点滴管理が終了すれば，リハビリテーション室で筋力増強運動などを実践することも重要なポイントである．

理学療法を進める前に虚血性心疾患や弁膜症といった基礎心疾患と増悪因子の特定は病態の把握や退院後の再入院を予防するために必要な情報である．増悪因子が感染や不整脈といった医学的要因なのか服薬コンプライアンス不良や塩分過多といった非医学的要因が増悪因子なのかを評価し，理学療法士だけでなく多職種で再発予防のた

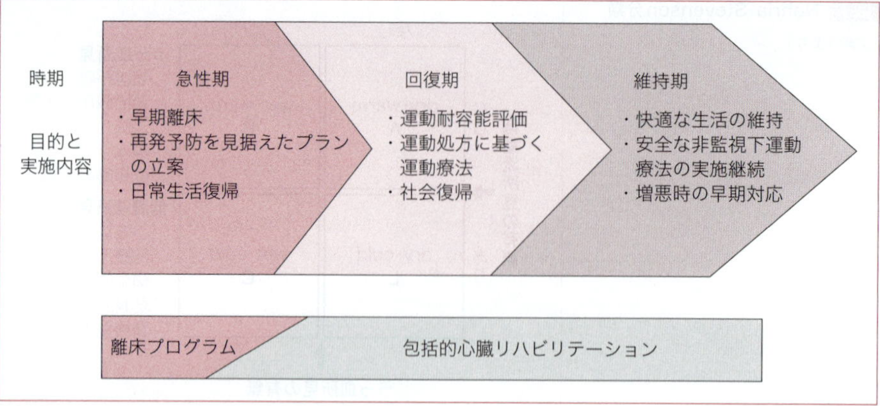

図2 理学療法プログラムの時期的区分とその目的

めの問題点と介入方法を立案していく時期でもある．

2 回復期

回復期は急性期を脱しリハビリテーション室で運動処方に基づく運動療法を入院中から退院後にかけて実施する時期である．回復期の理学療法の目的は，運動耐容能を評価し，運動処方に基づく運動療法を実践することである．回復期における有酸素運動の運動処方を表3[2,6]に示す．

運動耐容能は耐えることができる最大の活動量のことを指す．運動耐容能が何によって規定されているかを理解するためにはWassermanの歯車を参考に考えると理解しやすい（図3）[7]．運動を長時間続ける（筋肉を収縮し続ける）ためには，肺，心臓から酸素を骨格筋に送り届け，二酸化炭素を体外に排出し続ける必要がある．このどこの経路が障害されても運動を長時間継続することができないため，運動耐容能は低値となる．心不全患者は肺，心臓といった中枢の要因だけでなく骨格筋を含む末梢の要因で運動耐容能が低値となることも多い．これは，適切な運動療法を実施することで生命予後と関連がある運動耐容能を改善できる可能性がおおいにあるということであり，この時期における運動療法は非常に重要な意味を持つ．

運動耐容能を簡便に評価する方法の一つに6分間歩行試験が挙げられる．6分間歩行試験は6分間で可能な限り長い距離を歩き，その距離を測定する運動負荷試験である．患者の努力度によって歩行距離が変化するため，試験前に方法や目的について入念に説明することが重要である．6分間歩行距離は心肺運動負荷試験から算出される最高酸素摂取量（peak $\dot{V}O_2$）と有意な正の相関を示し，生命予後を予測する能力はpeak $\dot{V}O_2$と同程度であると報告されており[8]，心肺運動負荷試験を実施できない患者において臨床現場でよく用いられている．

運動療法を一定期間行い，再評価することも重要である．運動負荷試験を実施し，運動耐容能の改善が乏しければ，運動耐容能が改善しなかった原因を再検討し，運動療法のプログラムを再考する必要がある．

3 維持期

維持期は外来心臓リハビリテーションを終えて社会復帰後の時期を指す．回復期で実践してきた運動療法や疾病管理を生涯に

表3　慢性心不全患者に対する運動プログラム

構成
運動前のウォームアップと運動後のクールダウンを含み，有酸素運動とレジスタンス運動から構成される運動プログラム
有酸素運動
心肺運動負荷試験の結果に基づき有酸素運動の頻度，強度，持続時間，様式を処方し，実施する． ・様式：歩行，自転車エルゴメータ，トレッドミルなど ・頻度：週3〜5回（重症例では週3回程度） ・強度：最高酸素摂取量の40〜60%，心拍数予備能の30〜50%，最高心拍数の50〜70%，または嫌気性代謝閾値の心拍数 →2〜3ヵ月以上心不全の増悪がなく安定していて，上記の強度の運動療法を安全に実施できる低リスク患者においては，監視下で，より高強度の処方も考慮する（例：最高酸素摂取量の60〜80%相当，または高強度インターバルトレーニングなど） ・持続時間：5〜10分×1日2回程度から開始し，20〜30分/日へ徐々に増加させる．心不全の増悪に注意する． 心肺運動負荷試験が実施できない場合 ・強度：Borg指数11〜13，心拍数が安静座位時＋20〜30/min程度でかつ運動時の心拍数が120/min以下 ・様式，頻度，持続時間は心肺運動負荷試験の結果に基づいて運動処方する場合と同じ
レジスタンストレーニング
・様式：ゴムバンド，足首や手首への重錘，ダンベル，フリーウェイト，ウェイトマシンなど ・頻度：2〜3回/週 ・強度：低強度から中強度 上肢運動は1RMの30〜40%，下肢運動では50〜60%，1セット10〜15回反復できる負荷量で，Borg指数13以下 ・持続時間：10〜15回を1〜3セット
運動負荷量が過大であることを示唆する指標
・体液量貯留を疑う3日間（直ちに対応）および7日間（監視強化）で2kg以上の体重増加 ・運動強度の漸増にもかかわらず収縮期血圧が20mmHg以上低下し，末梢冷感などの末梢循環不良の症状や徴候を伴う ・同一運動強度での胸部自覚症状の増悪 ・同一運動強度での10/min以上の心拍数上昇または2段階以上のBorg指数の上昇 ・経皮的動脈血酸素飽和度が90%未満へ低下，または安静時から5%以上の低下 ・心電図上，新たな不整脈の出現や1mm以上のST低下
注意事項
・原則として開始初期は監視型，安定期では監視型と非監視型（在宅運動療法）との併用とする． ・経過中は常に自覚症状，体重，血中BNPまたはNT-proBNPの変化に留意する． ・定期的に症候限界性運動負荷試験などを実施して運動耐容能を評価し，運動処方を見直す． ・運動に影響する併存疾患（整形疾患，末梢動脈疾患，脳血管・神経疾患，肺疾患，腎疾患，精神疾患など）の新規出現の有無，治療内容の変更の有無を確認する．

RM（repetition maximum）：最大反復回数

（Izawa H, et al. 2019[6] より作表）

（日本循環器学会/日本心臓リハビリテーション学会．2021年改訂版 心血管疾患におけるリハビリテーションに関するガイドライン．https://www.j-circ.or.jp/cms/wp-content/uploads/2021/03/JCS2021_Makita.pdf．2024年6月閲覧）

図3　Wassermanの歯車

（文献7を基に作図）

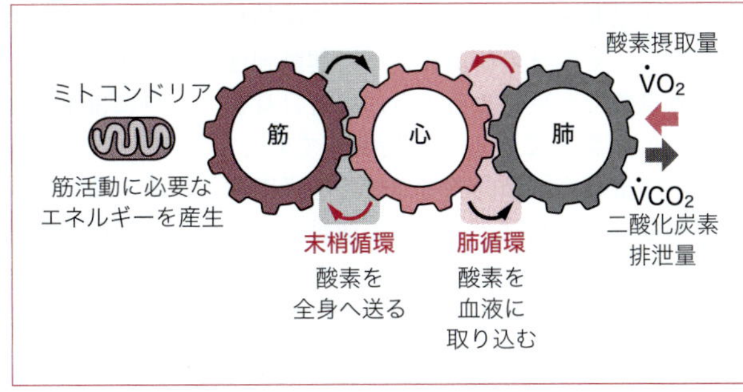

表4 心不全患者で運動療法が禁忌となる病態・症状

絶対禁忌
1. 過去3日以内における自覚症状の増悪
2. 不安定狭心症または閾値の低い心筋虚血
3. 手術適応のある重症弁膜症，特に症候性大動脈弁狭窄症
4. 重症の左室流出路狭窄
5. 血行動態異常の原因となるコントロール不良の不整脈（心室細動，持続性心室頻拍）
6. 活動性の心筋炎，心膜炎，心内膜炎
7. 急性全身性疾患または発熱
8. 運動療法が禁忌となるその他の疾患（急性大動脈解離，中等度以上の大動脈瘤，重症高血圧，血栓性静脈炎，2週間以内の塞栓症，重篤な他臓器障害など）
相対禁忌
1. NYHA心機能分類IV度
2. 過去1週間以内における自覚症状増悪や体重の2kg以上の増加
3. 中等症の左室流出路狭窄
4. 血行動態が保持された心拍数コントロール不良の頻脈性または徐脈性不整脈（非持続性心室頻拍，頻脈性心房細動，頻脈性心房粗動など）
5. 高度房室ブロック
6. 運動による自覚症状の悪化（疲労，めまい，発汗多量，呼吸困難など）

注）ここに示す「運動療法」とは，運動耐容能改善や筋力改善を目的として十分な運動強度を負荷した有酸素運動やレジスタンストレーニングを指す．

（Izawa H, et al. 2019[6] より作表）

（日本循環器学会/日本心臓リハビリテーション学会. 2021年改訂版 心血管疾患におけるリハビリテーションに関するガイドライン. https://www.j-circ.or.jp/cms/wp-content/uploads/2021/03/JCS2021_Makita.pdf. 2024年6月閲覧）

わたって続けることができることを回復期の段階から意識して指導することが重要となる．急性期，回復期の時期に病院でしか実施できないような運動処方を行うのではなく，運動前後で自己検脈を行って脈拍数を測定し，その日の体調によって運動強度を患者自身で変更できるよう，患者自身で運動量の調整ができるよう指導していく．また，体重が増加傾向で労作時の呼吸困難感が増強していれば，その日の運動は控えてかかりつけ医を受診するといった運動以外の自身の体調の確認，増悪時の対応も含めて指導することも重要なポイントである．

4 リスク管理・禁忌事項

心不全患者の運動療法の禁忌項目を表4[2,6]に示す．絶対禁忌は運動療法の有益性がリスクを上回ることがない場合であり，相対禁忌は運動療法の有益性がリスクを上回る可能性がある場合である．ここで示す運動療法とは運動耐容能改善や筋力改善を目的として十分な運動強度を負荷した有酸素運動やレジスタンストレーニングを指す．例えば重症の大動脈弁狭窄症を有する患者は運動療法の絶対禁忌に該当するが，理学療法を行わないかといえばそうではない．理学療法は運動療法などの手段を用いて基本動作能力の回復を図ることを目的としているため，主治医や多職種と連携を図り，退院先で必要な動作能力を評価し，患者家族に十分な説明を行ったうえで，介入することもある．

クリニカルヒント

1 talk test

最近では高齢化に伴い，心肺運動負荷試験を実施できない患者も増加している．その場合には簡易心拍処方（安静時心拍数＋20〜30/分）や自覚的運動強度（Borg Scale 11〜13）を基に運動処方を行うことが推奨されている[2]が，その日の状態によって心拍数や自覚症状は変動するため，適切な運動強度の設定が難しい場合がある．talk testは快適に会話しながら運動を実施できる運動強度を設定する評価法であり，運動中に30秒くらいの文章をゆっくり患者に読んでもらい，息切れの度合いを評価する．嫌気性代謝閾値を超えた運動強度では換気量が増加するため，息が上がり，続けて文章を読めない場合は運動強度が強すぎると評価する．文章を読むだけでなく，運動中に生活や体調の変化について話しかけ，息が上がるかどうか，呼吸回数が増加

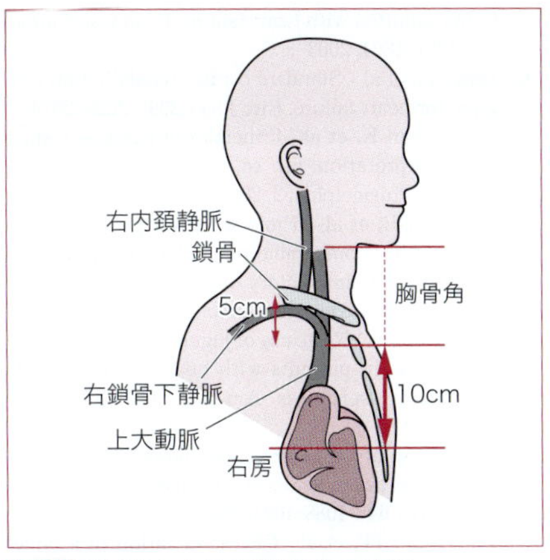

図4 端座位における頸静脈圧の評価

座位で内頸静脈の拍動を視認.
→頸静脈圧＞15 cmH_2O：頸静脈圧は高度に上昇.
＊頸静脈圧の正常値：5〜8 cmH_2O 未満.

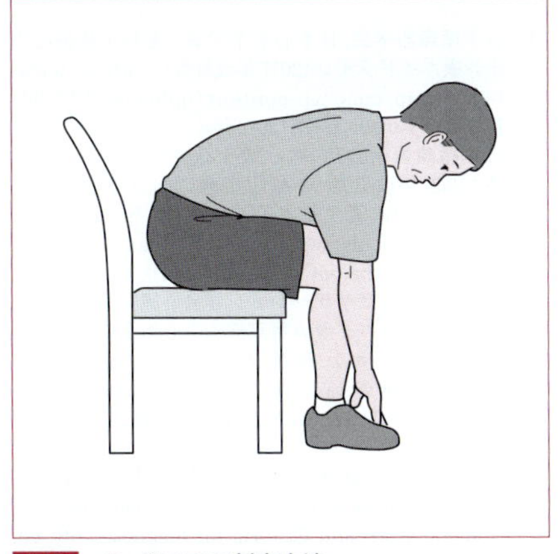

図5 ベンドニアの判定方法

靴を履くように前に屈み，30秒以内に呼吸困難感が出現した場合，ベンドニア陽性と評価.
（文献11を基に作図）

するかどうか，心拍数が上がりすぎないかを総合的に評価し，運動強度の調整を行う.

2 頸静脈圧の評価

頸静脈圧の評価は中心静脈圧を推定することができ，心不全の診断基準の一つに含まれる.『急性・慢性心不全診療ガイドライン（2017年改訂版）』[1]では45°の姿勢で頸静脈圧を評価する方法が提唱されているが，45°の姿勢を保持することや内頸静脈の拍動の頂点と鎖骨との垂直距離を測定することが必要となるため，臨床現場ではあまり活用されていない.端座位では右房から鎖骨までの垂直距離が約15cmとなるため，端座位で鎖骨上に内頸静脈の拍動を視認すれば頸静脈圧，中心静脈圧は高度に上昇しているということを指す（図4）.昨日まで端座位で内頸静脈の拍動を視認しなかった患者が内頸静脈の拍動を視認するようになるということは心不全の増悪が疑われる所見であるため，日々の評価が必要となる.このように特殊な機器を使用せずにどこでも評価できる端座位での頸静脈圧の評価は心不全のリスクの層別化に有用である.また，安静時の評価だけでなく，運動負荷[9]や吸気負荷後[10]の評価も心不全のリスク評価に有用であるため，おさえておきたいポイントとなる.

3 ベンドニア（前屈位呼吸苦）

ベンドニアは前屈みの姿勢をとった時に呼吸困難感が出現する身体所見である.前に屈むことで腹腔内圧，胸腔内圧が上昇し左室拡張末期圧が上昇するため，呼吸困難感が出現するといわれており，左心不全の身体所見の一つとして考えられている.座位で靴を履くように前に屈み，30秒以内に呼吸困難感が出現するとベンドニア陽性と評価される（図5）[11].臨床場面では心不全増悪で入院している患者のベッドサイドに訪室し，前屈みになり靴を履く動作の前後で呼吸困難感が出現しないか確認する.安静時の所見だけでなく前屈みという負荷を身体にかけることで血行動態を評価することができるため，運動負荷前のリスク評価に有用である.

文　献

1) 日本循環器学会/日本心不全学会：急性・慢性心不全診療ガイドライン(2017年改訂版). https://www.j-circ.or.jp/cms/wp-content/uploads/2017/06/JCS2017_tsutsui_h.pdf (2024年6月5日閲覧)
2) 日本循環器学会/日本心臓リハビリテーション学会：2021年改訂版 心血管疾患におけるリハビリテーションに関するガイドライン. https://www.j-circ.or.jp/cms/wp-content/uploads/2021/03/JCS2021_Makita.pdf (2024年6月5日閲覧)
3) 日本心臓リハビリテーション学会心臓リハビリテーション標準プログラム策定部会：心不全の心臓リハビリテーション標準プログラム(2017年版). https://www.jacr.jp/cms/wp-content/uploads/2015/04/shinfuzen2017_2.pdf (2024年5月27日閲覧)
4) Criteria Committee of the New York Heart Association：Diseases of the Heart and Blood Vessels：Nomenclature and Criteria for diagnosis, 6th ed, Little, Brown and Co, Boston, 112-113, 1964
5) Nohria A, et al：Clinical assessment identifies hemodynamic profiles that predict outcomes in patients admitted with heart failure. J Am Coll Cardiol 41：1797-1804, 2003
6) Izawa H, et al：Standard cardiac rehabilitation program for heart failure. Circ J 83：2394-2398, 2019
7) Wasserman K, et al：Principles of exercise testing and interpretation, 5th ed, Lippincott Williams & Wilkins, Philadelphia, 3, 2011
8) Forman DE, et al：6-min walk test provides prognostic utility comparable to cardiopulmonary exercise testing in ambulatory outpatients with systolic heart failure. J Am Coll Cardiol 60：2653-2661, 2012
9) Kasai K, et al：Response of jugular venous pressure to exercise in patients with heart failure and its prognostic usefulness. Am J Cardiol 125：1524-1528, 2020
10) Kasai K, et al：Jugular venous pressure and Kussmaul's sign as predictors of outcome in heart failure. Int Heart J 64：1088-1094, 2023
11) Thibodeau JT, et al：Characterization of a novel symptom of advanced heart failure：bendopnea. JACC Heart Fail 2：24-31, 2014

7　弁・大血管疾患

濱崎伸明・澁谷真香

I．弁疾患

1 疾患概要と基本方針

1 疾患概要

心臓の弁には，左室と大動脈との間を隔てる大動脈弁，左房と左室を隔てる僧帽弁，右室と肺動脈を隔てる肺動脈弁，および右房と右室を隔てる三尖弁の4つがあり，心臓から全身へ一方向に血流を灌流するために逆流を防ぐ働きを持つ（図1）．

心臓弁膜症とはこれら4つの弁が機能不全となった状態で，大まかに2つのタイプがある．1つは弁の開放制限によって血流が制限される狭窄症で，もう1つは弁の閉鎖制限によって血流の逆流をもたらす閉鎖不全症である．弁膜症の罹患率は，大動脈弁疾患および僧帽弁疾患が大部分を占める．特に，高齢者の増加によって大動脈弁狭窄症や僧帽弁閉鎖不全症の罹患率は増加しており，これらは左房圧を上昇し肺うっ血を生じるため運動時の呼吸困難を頻繁に認める．重度になると内科的治療の効果が乏しくなり，安静時においても症状が生じるためADLやQOLが著しく低下する．さらに，末梢循環不全を呈するような重症例では生命予後が極めて低くなる．弁膜症に対する治療は，適応基準に準じて外科的治療が選択されるが，高齢者では手術侵襲による合併症のリスクが高いことから，近年では経カテーテル的治療が普及している（図2）．

2 基本方針

『2021年改訂版 心血管疾患におけるリハビリテーションに関するガイドライン』[1]や心不全のリハビリテーション標準プログラムを参考に，病期・治療方針に沿って適

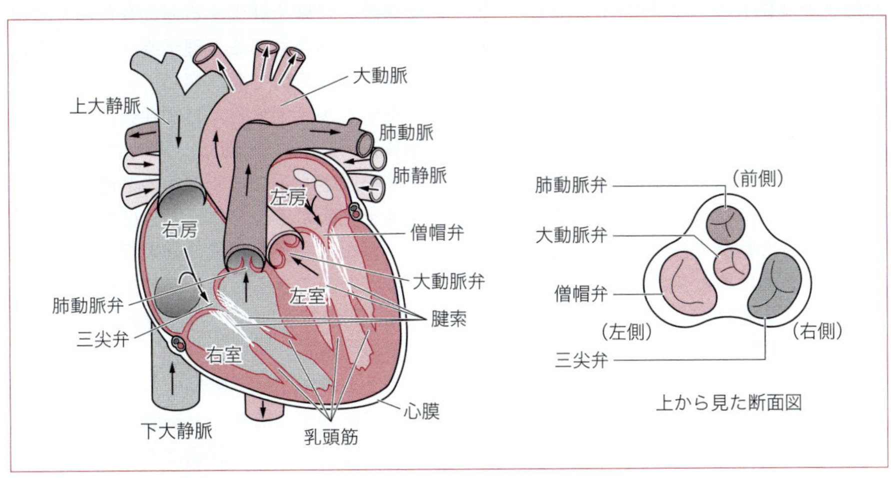

図1　弁の解剖学的位置と構造

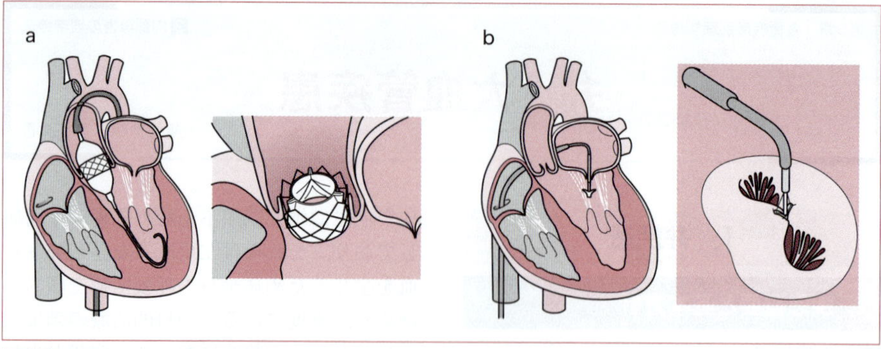

図2 経カテーテル弁膜症治療

a：transcatheter aortic valve implantation (TAVI)．狭窄した大動脈弁に人工弁付きのカテーテルを拡張させて装着する．

b：MitraClip®．僧帽弁の逆流部をクリップで掴み，逆流を軽減させる．

切なリスク管理のもと運動療法を行う．弁膜症患者に対するリハビリテーションのエビデンスは『2021年改訂版 心血管疾患におけるリハビリテーションに関するガイドライン』(https://www.j-circ.or.jp/cms/wp-content/uploads/2021/03/JCS2021_Makita.pdf)[1]を参照いただきたい．

(1) 弁膜症の術後

開心術後のリハビリテーションに準じて集中治療室から早期離床を図りADLの自立を目指す．また，術前よりフレイルや認知機能を評価しリスク層別化を図る[2]．術前からリハビリテーションを行うことで術後経過が改善するといった報告も散見される[3]．

(2) 保存療法

急性期あるいは慢性期心不全に対するリハビリテーションに準じて理学療法を行う．特に，大動脈弁狭窄症では安静時から有症状であれば運動療法は禁忌であり，失神歴のある患者は突然死のリスクがあるため，理学療法の必要性とリスク管理について医師と十分に協議するべきである．他の弁膜症においても心不全の非代償期には運動負荷を控える．心不全が代償されていれば症状に合わせて運動療法を行うが，運動中に弁膜症に起因した呼吸困難や頻脈といった症状が出現するケースも多い．そのため過負荷とならないよう呼吸様式や頚静脈怒張，心拍変動などを確認しながら運動負荷を調整し，日常生活の許容レベルを指導していく必要がある．

2 評価

医学的評価として主に心エコー所見から診断される(表1)[4]．運動負荷による僧帽弁逆流の程度を評価する運動負荷超音波検査を行う場合もある．理学療法では，どの程度の身体負荷で弁膜症に付随する症状が出現するか評価する．特に呼吸困難の程度をBorg Scaleで評価し，同時に心拍血圧応答を測定することで個々の至適身体活動強度を判断する．身体活動強度が向上できるか否かは弁膜症治療の効果判定として用いることができるため，心肺運動負荷試験や6分間歩行距離といった運動耐容能評価は重要である．

また，近年では高齢患者が増加したことから手術適応の有無など治療方針を決定するうえで，フレイル評価によるリスク層別化が必要不可欠である[2]．

表1 各弁膜症の病態～治療の概要

	病態	重症の弁膜症における主な心エコー所見	原因	病態・合併症	治療
大動脈弁	狭窄症	弁口面積<1.0cm^2(AVAI<0.6cm^2/m^2), 平均圧較差≧40mmHg, 最高血流速度≧4m/s	弁の硬化・石灰化 二尖弁	心筋肥大 心拍出量低下 相対的心筋虚血 胸痛 労作性失神	経カテーテル的大動脈弁置換術(TAVI) 大動脈弁置換術(AVR)(機械弁・生体弁)
	閉鎖不全症	下流ジェット幅/左室逆流路径≧65%, 縮流部幅>0.6cm, 逆流量≧60mL, 逆流率≧50%, 有効逆流弁口面積≧0.3cm^2, 左室拡大(急性は除く)	大動脈弁輪拡大(大動脈解離, 胸部大動脈瘤) 感染性心内膜炎	拡張期血圧低下 左室圧上昇	
僧帽弁	狭窄症	弁口面積<1.0cm^2, 平均圧較差>10mmHg, 拡張期(pressure half time)>220ms	リウマチ熱	拡張期左房圧上昇 左房拡大 心拍出量低下	僧帽弁置換術(MVR)(機械弁・生体弁)
	閉鎖不全症	下流ジェット面積/左房面積>50%, 縮流部幅≧0.7cm, 逆流量≧60mL, 逆流率≧50%, 有効逆流弁口面積≧0.4cm^2, 左房・左室拡大(急性は除く)	弁尖逸脱 乳頭筋病変 左室拡大(機能的変化) 感染性心内膜炎	収縮期左房圧上昇 左房拡大 心房細動	僧帽弁形成術(MVP) クリップ術(MitraClip®)
三尖弁	閉鎖不全症	カラーシグナル面積>10cm^2, カラーシグナル/右房面積比≧50%, 縮流部幅≧0.7cm, 有効逆流弁口面積≧0.4cm^2, 逆流量≧45mL	右室拡大 肺動脈圧上昇	頻脈性不整脈	三尖弁形成術(TAP)
肺動脈弁	狭窄症	最大圧較差>64mmHg, 最大ドプラ流速>4m/s	先天性心疾患(Fallot四徴症など)	心拍出量低下 失神	バルーン肺動脈弁形成術(PTPV) 肺動脈弁置換術(PVR)
	閉鎖不全症	右室拡大(右室流入基部≧42mm, 中部≧35mm), 逆流ジェット幅/肺動脈弁輪径比>0.7	二次性肺高血圧症 先天性心疾患	右室拡大 末梢浮腫	

(文献4を基に作表)

3 理学療法プログラム

一般に, 心疾患患者の運動療法を実施する際の注意点として,『2021年改訂版 心血管疾患におけるリハビリテーションに関するガイドライン』[1]の運動療法のリスク分類を参考にする[1]. 中でも以下の状態は弁疾患と関連するため, 理学療法開始前に確認する. 運動負荷による心疾患のリスクが中等度から高度(クラスC)では医師の指示のもと安全性が確立されるまでは医学的監視と運動中のモニタリングを継続的に行い, 活動制限のある不安定な疾患(クラスD)ではコンディショニングを目的とした活動も推奨されずADLについて個別の評価に基づいて処方されなければならない.

弁疾患術後のプログラムは早期離床, ADL回復, 有酸素運動, 疾病管理へと移行する. 有酸素運動を実施する時期には必要に応じてレジスタンストレーニングも行う. 経カテーテル的治療後は, 手術よりも侵襲が少ないため, 高齢者であっても早期にADLが獲得できる. 術前あるいは保存療法の場合, 患者の心不全症状に合わせてADL能力を評価し, 歩行中の心不全症状が安定していれば低負荷の持続運動を実施する. 末梢骨格筋への負荷, 特に等尺性の筋収縮は末梢血管抵抗の上昇を伴い, 左心室後負荷増大によって左心室容量負荷を高め, 結果として僧帽弁逆流が増加してしまうケースもあるため, レジスタンストレーニングを避ける場合が多い.

4 リスク管理・禁忌事項

症候性の重症大動脈弁狭窄症患者では各

種運動が禁忌である[1)].

リスク管理のためのモニタリングとして，血圧，心拍数，新たな不整脈の出現の有無，呼吸状態などを多角的に評価する．これらを安静時に評価することで理学療法開始の可否を決定し，運動中には適切な運動負荷を決定する．自覚症状の程度はBorg Scaleを用いて評価し，Borg Scale≦13となるように管理する．Borg Scaleを漫然と確認するだけでなく，各種呼吸循環応答との関連を統合解釈することで，個々の患者における運動制限因子を明らかにし，理学療法の立案や効果判定に用いるメルクマールを選定する．なお，僧帽弁形成術(mitral valve plasty：MVP)では，僧帽弁置換術と比較し，形成部位への圧負担による逆流の再発が起こりやすいため，術後血圧を低めに管理する．

術前の左房圧上昇に伴う心房細動合併例では，不整脈外科手術(MAZE手術)を同時に実施することが多い．その場合，術後の心電図調律が洞調律か否かを確認する．洞機能が低下している症例では，ペースメーカー依存となるためペースメーカーの設定を把握する．また，注意すべき状態として弁周囲逆流(paravalvular leakage：PVL)があり，再手術の適応となる場合がある．人工弁術後にPVLを有すると，溶血性貧血を認め軽労作で呼吸困難を認めるため[4)]，理学療法場面においても急激にこのような症状を認めた場合はPVLの存在を疑う．

クリニカルヒント

医療技術の進歩によって治療はより低侵襲化しているため，術後の経過は順調となった．一方，より重症な症例や高齢者に対する手術の件数も増加しているため，術後の合併症によって回復が遅延するケースも経験する．術後早期からの理学療法に加え，術前から安全範囲の身体活動を維持し，低負荷の運動によるコンディショニングを中心とした理学療法によって，術後の身体機能回復を図ることが重要である[3)]．また，手術やカテーテル治療の適応とならない症例では慢性的に重症化するため，日常生活の活動レベルに対する呼吸様式や心拍血圧変動を適切に評価したうえで至適運動内容を指導し，ADLを維持することが患者のQOLを良好に保つ一助となる．

Ⅱ．大血管疾患

1 疾患概要と基本方針

1 疾患概要

大動脈疾患は，「大動脈の壁の一部が，全周性，または局所性に(径)拡大または突出した状態」とする大動脈瘤と，「大動脈壁が中膜のレベルで2層に剥離し，大動脈の走行に沿ってある長さを持ち2腔になった状態」とする大動脈解離がある．

大動脈瘤による症候は，破裂によって生じる「疼痛」や「出血」，破裂前の瘤が周囲臓器へ及ぼす「圧迫症状」に分けられる．瘤の分類は，瘤壁の病態(形態)(真性，仮性，解離性)，存在部位(胸部，胸腹部，腹部)，原因(動脈硬化性，外傷性，炎症性，感染性，先天性)，瘤の形状(紡錘状，嚢状)，により分類されている．治療法は，①最大短径が腹部大動脈瘤では男性：55mm以上，女性：50mm以上，胸部大動脈瘤では55mm以上，②嚢状瘤，③半年で5mm以上の瘤径拡大のいずれかを満たす場合，侵襲的治療の検討となる[5)]．

大動脈解離の病態は，破裂，分枝灌流障害，その他(心不全や播種性血管内凝固症候群など)に分けられ，心タンポナーデや胸腔内出血などの出血性合併症や脳虚血や下肢虚血などの虚血性合併症が生じる．大動脈解離の臨床的病型は，解離の範囲

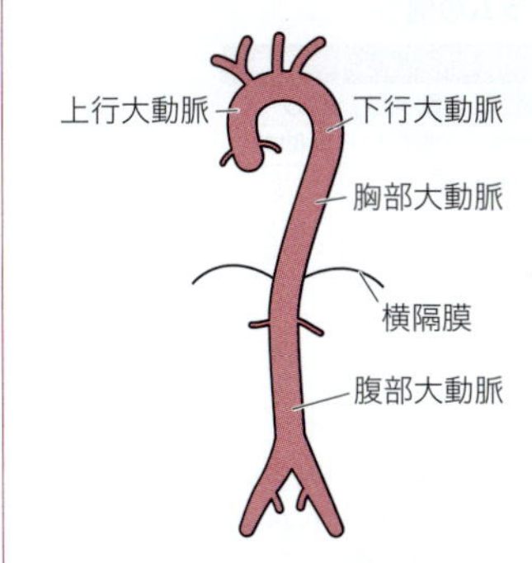

	大動脈解離の病態		
	偽腔開存型	偽腔閉塞型	ULP型
造影CT所見	真腔 偽腔	真腔 偽腔	ULP

図3 大動脈の解剖学的構造と大動脈解離の病態

ULP：ulcer-like projection（潰瘍様突出像）

(Stanford分類やDeBakey分類)，偽腔の血流状態（偽腔閉塞型，ULP型，偽腔開存型），病期（急性期，亜急性期，慢性期），により分類される（図3）．急性Stanford A型解離は，緊急・準緊急手術を考慮し，急性Stanford B型解離と診断され，合併症を有する場合（complicated型）には，侵襲的治療の適応となる．合併症のないuncomplicated型においては保存的治療が選択される．

2 基本方針

『2021年改訂版 心血管疾患におけるリハビリテーションに関するガイドライン』に準じて行う[1]．大動脈領域におけるリハビリテーションは心臓領域に比してエビデンスに乏しく，リハビリテーション施行の方法・効果・評価法とも定まったものがないのが現状である．大動脈領域は，待機大動脈侵襲的治療症例に対する術前リハビリテーション，大動脈侵襲的治療症例に対する術後のリハビリテーション，大動脈解離症例に対するリハビリテーションの3つに分類できる．

待機侵襲的治療前は，術後急性期の有害事象の抑制と早期社会復帰の実現が目的となる．周術期有害事象の低減や術後合併症の減少が期待でき，運動療法と呼吸リハビリテーションが推奨される．

侵襲治療後は，合併症の抑制や廃用症候群の予防が主目的である．医学的管理状況（脳・脊髄神経系合併症，呼吸状態，循環動態）の経過を確認しながら可能な範囲で早期離床を進めることが望ましい．術後のリハビリテーションの経過に影響を与える要因として，術前状態，年齢，呼吸機能低下，術中・術直後の合併症（脳卒中や脊髄神経麻痺，残存病変など），手術内容（血管内治療，外科手術）が挙げられ，これらを考慮してプログラム策定を行う必要がある．

急性大動脈解離は，発症急性期に侵襲的治療を必要としないと判断されたuncomplicated急性大動脈解離症例には，発症24時間以内のベッド上安静と，それに引き続く日常生活・社会復帰のリハビリテーションが必要となる[5]．uncomplicatedの判断は下記の5項目にあてはまらない症例である．①破裂，切迫破裂，②灌流障害：腹部主要分枝，下肢，脊髄神経などへの灌流障害，③適切な薬物治療下で持続または再発する痛み，④適切な薬物治療下でコントロール不可能な高血圧，⑤大きな大動脈径（胸部大動脈瘤合併），または急速拡大する大動脈解離．②～⑤は急性期・亜急性期のリハビリテーション中に発生することもあり，これらが発生した場合には侵襲的治療

表2 大動脈解離の短期リハビリテーションプログラムの例

病日	安静度	排泄	清潔	食事
発症日	ベッドレスト	ベッド上	清拭（介助あり），洗顔（介助あり）	なし
2日	ベッド座位	ベッド上	清拭（介助あり），洗顔（介助なし）	介助あり
3日	ベッド周囲歩行	室内トイレ	清拭（介助あり），室内洗顔	↓
4日	↓	↓	清拭（介助なし），室内洗顔	介助なし
5日	病棟内歩行	病棟内トイレ	清拭（介助なし），病棟内洗面	↓
6日	↓	↓	↓	↓
7日	院内自由歩行	↓	↓	↓
8日	↓	↓	シャワー可	↓

（Niino T, et al. 2009[6] より作表）
（日本循環器学会/日本心臓血管外科学会/日本胸部外科学会/日本血管外科学会．2020年改訂版 大動脈瘤・大動脈解離診療ガイドライン．https://www.j-circ.or.jp/cms/wp-content/uploads/2020/07/JCS2020_Ogino.pdf．2024年6月閲覧）

の適応について再検討され，侵襲的治療に移行する場合がある．

2 評価

大血管管疾患術後リハビリテーション開始基準として，生命維持装置の装着，強心薬の大量投与，強心薬投与下においても，収縮期血圧≦80～90 mmHg，代謝性アシドーシス，Swan-Ganzカテーテルの挿入，安静時心拍数≧120/分，血行動態の安定しない不整脈，呼吸困難，頻呼吸，術後出血傾向などが否定されれば離床を開始できる[5]．

大動脈解離のリハビリテーションの開始に際しては，血行動態や呼吸状態，意識状態が安定している必要がある．急性期には各種降圧薬の投与により，収縮期血圧を100～120 mmHgにコントロールし，心拍数も60回/分未満になるように調整することが推奨される．リハビリテーションの開始基準の詳細は『2020年改訂版 大動脈瘤・大動脈解離診療ガイドライン』（https://www.j-circ.or.jp/cms/wp-content/uploads/2020/07/ JCS2020_Ogino.pdf）[5]を参照いただきたい．

3 理学療法プログラム

周術期リハビリテーションの実施として，早期の歩行練習は有用である．その後，患者の状態を見ながら段階的にADLを拡大し，自転車エルゴメーターなどの低強度の運動療法に進む．また，集中治療室在室中から，鎮痛下に体位交換，半座位，呼吸理学療法などを行う．ベッド上安静状態が長期化すると様々な合併症が出現するため，鎮痛を図り，歩行練習を開始する．

退院時指導として，再発症時の症状や対処法，退院後の日常生活の注意点（血圧や排便の管理，塩分制限，水分摂取の必要性，胸骨保護），および術後合併症（人工血管感染・創感染，輸血による副作用），緊急受診の方法などを，家族も含めて説明する．外来での収縮期血圧の管理指標を設定し，血圧測定法や時間帯，記録法などを指導する．

大動脈解離で急性期に侵襲的治療を行わなかった症例は，循環状態が落ち着き次第，早期に離床するプログラムを行う．短期リハビリテーションプログラムの例を表2[5,6]に示す．発症時から合併症を有する症例，播種性血管内凝固症候群（disseminated intravascular coagulation：DIC）合併例は，個別に対応する必要がある．短期リハビリテーションプログラムの適応基準は，急性B型解離の症例で，破裂，切迫破裂ではない，malperfusion（分枝灌流障害）がない，痛みのコントロールができている，血圧，心拍数のコントロールが達成されている，大動脈径の拡大（胸部大動脈瘤合併）がない，DICの合併がないである[5)]．

退院後，大動脈解離術後症例においては多くの場合，病変が残存（残存解離）しており，日常生活と身体活動に一定の制限を設けることが一般的である．3～5 METsの有酸素運動を，1日30分程度（150分/週）を目安としたものが推奨され，努責を伴った身体負荷（最大筋力に近いレジスタンストレーニング，ベンチプレスや強度の等尺性負荷），息が切れる程度の運動，いきみを伴う排便などは避けるようにする．残存病変のない大動脈瘤術後の回復期には心臓手術後のリハビリテーションに準じた運動療法を継続することが推奨される．入院および外来での後期回復期リハビリテーション後には維持期リハビリテーションへと移行するが，禁煙や減塩，運動などの生活習慣を継続できるよう，急性期から回復期にかけて多職種による多面的な行動変容支援を行うことが望ましい．

4 リスク管理・禁忌事項

術後リハビリテーション実施の際には，炎症，循環動態，貧血，呼吸状態，意識状態などに注意し，中止基準に該当する場合は進行を中止，あるいは実施しない[5)]．

術直後は尿量維持と脳血流維持に配慮しつつ，なるべく低血圧を目指す．術後ADLの拡大とともに目標血圧値は症例に応じて調整が必要であるが，基本的には安静時収縮期血圧130 mmHg未満に維持する．

大動脈解離のリハビリテーションにおいては，意識障害，呼吸状態，循環動態が悪化した場合は，リハビリテーションの進行を中止する．中止基準の詳細は『2020年改訂版 大動脈瘤・大動脈解離診療ガイドライン』[5)]を参照いただきたい．

負荷合格基準は負荷後の収縮期血圧が140 mmHg以下とする．合格しなければ降圧薬を増量し，翌日に再試行とする．

クリニカルヒント

大動脈疾患は，瘤の破裂・再解離の予防が生命予後にとって非常に重要である．そのため，徹底した血圧コントロールが必要である．安静時血圧ならびに運動負荷に伴う血圧変動のモニタリングを行い，コントロールが不十分な場合には降圧薬の調整，日常生活指導など医師や看護師との連携が必要になる．また，破裂・再解離の早期発見が重要であり，麻痺の出現・増悪や，腹痛・腰痛などの分枝灌流障害を疑う所見には注意が必要である．経時的なCT画像での大動脈瘤の拡大や解離の進行の有無の確認も欠かせない．一方で，過剰な安静は廃用症候群，ADLの低下を引き起こす可能性があり，疾病管理下で円滑な日常生活への復帰が求められる．

文　献

1) 日本循環器学会/日本心臓リハビリテーション学会：2021年改訂版 心血管疾患におけるリハビリテーションに関するガイドライン．https://www.j-circ.or.jp/cms/wp-content/uploads/2024/03/JCS2021_Makita.pdf（2023年6月5日閲覧）
2) Sepehri A, et al：The impact of frailty on outcomes after cardiac surgery：a systematic review. J Thorac Cardiovasc Surg 148：3110-3117, 2014
3) Yau DKW, et al：Effect of preparative rehabilitation on recovery after cardiac surgery：A systematic review. Ann Phys Rehabil Med 64：101391, 2021
4) 日本循環器学会/日本胸部外科学会/日本血管外科学会/日本心臓血管外科学会：2020年改訂版 弁膜症治療のガイドライン．https://www.j-circ.or.jp/cms/wp-content/uploads/2020/04/JCS2020_Izumi_Eishi.pdf（2024年6月5日閲覧）
5) 日本循環器学会/日本心臓血管外科学会/日本胸部外科学会/日本血管外科学会：2020年改訂版 大動脈瘤・大動脈解離診療ガイドライン．https://www.j-circ.or.jp/cms/wp-content/uploads/2020/07/JCS2020_Ogino.pdf（2024年6月5日閲覧）
6) Niino T, et al：Optimal clinical pathway for the patient with type B acute aortic dissection. Circ J 73：264-268, 2009

8 末梢動脈疾患

神崎良子

1 疾患概要と基本方針

1 疾患概要

末梢動脈疾患(peripheral arterial disease：PAD)とは，冠動脈を除く末梢動脈の狭窄・閉塞性疾患の総称である．PADは発症時期により急性虚血と慢性虚血に，動脈病変の成因により石灰化や糖尿病を起因とする動脈硬化性病変と，血管炎などを原因とする非動脈硬化性病変に分類される．その中でも下肢閉塞性動脈疾患(lower extremity artery disease：LEAD)は間歇性跛行やしびれを自覚症状とし，進行に従って安静時疼痛や壊死，潰瘍を生じ歩行やADLに支障をきたす．下肢虚血，組織欠損，感染など切断リスクの高い下肢病変を包括的高度慢性下肢虚血(chronic limb-threatening ischemia：CLTI)と称する．リスクファクターは加齢，喫煙，高血圧症，糖尿病，脂質異常症などの生活習慣病であり，特に喫煙との関連性が強い．LEADは冠動脈疾患，脳血管疾患などを高率に合併しており，全身の動脈硬化性疾患の一部分症と捉え，理学療法においては下肢病変に伴う症状だけでなく併存疾患にも留意する．

2 基本方針

LEADに対する治療の第一選択は薬物療法と運動療法，リスクファクターの是正である．これらにより症状の改善が見込まれず，患者のADLが阻害される場合，病変部位や状態に応じて血管内治療(endovascular therapy：EVT)や外科的血行再建術，これらを組み合わせたハイブリッド手術が選択される．間歇性跛行を有するLEADに対する治療アルゴリズム[1]を図に示す(図1)[1]．LEAD患者の下肢骨格筋は，虚血により筋線維の萎縮やミトコンドリア機能の障害，酸素消費の障害を引き起こし，下肢の筋力低下が生じる[2]と考えられており，保存治療，血行再建術後いずれにおいても，有酸素運動とレジスタンストレーニングは重要なプログラムである．

2 評価

1 重症度，検査所見，患者情報

LEADの重症度にはFontaine分類(表1)，Rutherford分類(表2)が用いられる．CLTIには，組織欠損(wound)，虚血(ischemia)，足部感染(foot infection)の3項目からなるWIfI分類が用いられる．LEADの診断には足関節上腕血圧比(ankle-brachial pressure index：ABI)が有用である．ABIは足関節収縮期血圧を上腕収縮期血圧で除した値であり，0.9以下で狭窄や閉塞が，1.40より高値で高度石灰化が疑われる．高度石灰化を有する患者には足趾上腕血圧比(toe-brachial pressure index：TBI)が有用であり，カットオフ値は0.6～0.7前後[1]である．超音波検査では血管の走行や血管径，狭窄・閉塞の評価を行う．コンピューター断層血管造影や磁気共鳴血管造影で，血管の走行や狭窄・閉塞部位を把握する．血行再建術の有無や方法，今後の治療方針も重要な情報である．リスクファクターは服薬状況や各検査数値の結果など，管理状況を把握し生活指導に活用する．他の動脈硬化性疾患として脳血

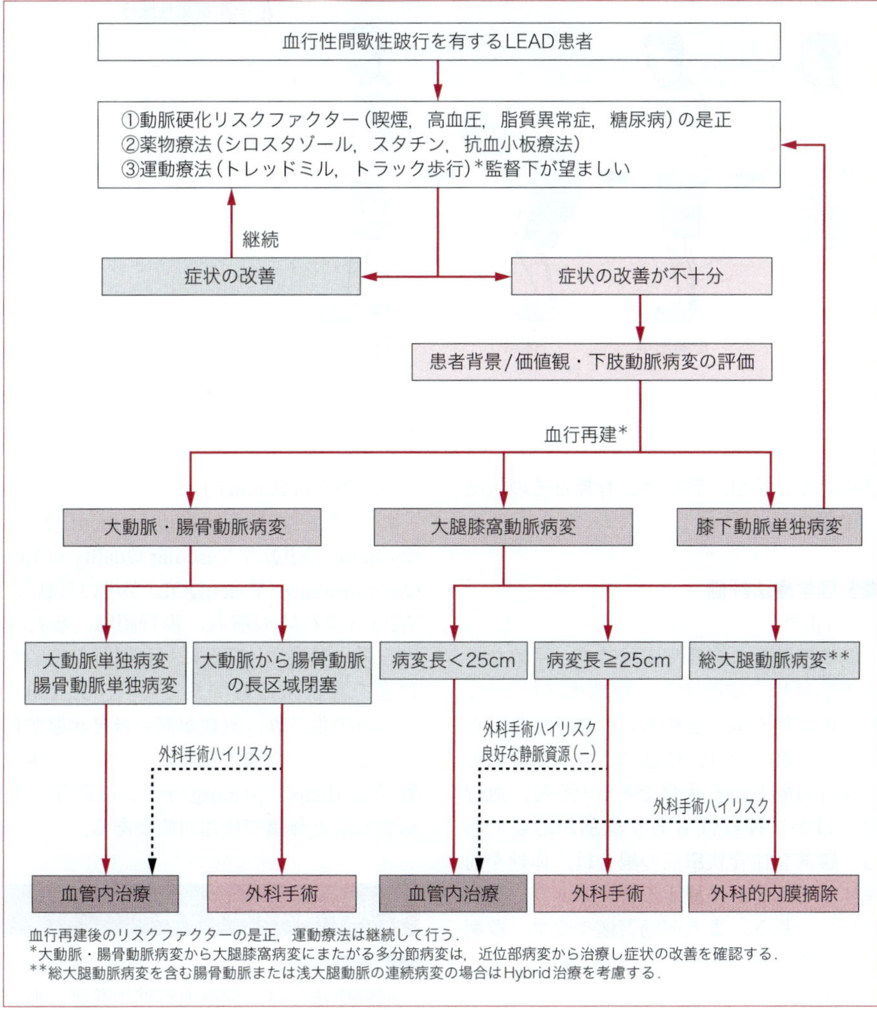

図1　間歇性跛行を有するLEADに対する治療アルゴリズム

（日本循環器学会/日本血管外科学会．2022年改訂版 末梢動脈疾患ガイドライン．https://www.j-circ.or.jp/cms/wp-content/uploads/2022/03/JCS2022_Azuma.pdf．2024年6月閲覧）

表1　Fontaine分類

病期		症状
I		無症状
II	a	軽度の跛行
	b	中等度～重度の跛行
III		安静時疼痛
IV		虚血性潰瘍

表2　Rutherford分類

等級	分類	症状
0	0	無症状
I	1	軽度跛行
	2	中等度跛行
	3	重度跛行
II	4	安静時疼痛
III	5	わずかな組織欠損
	6	大きな組織欠損

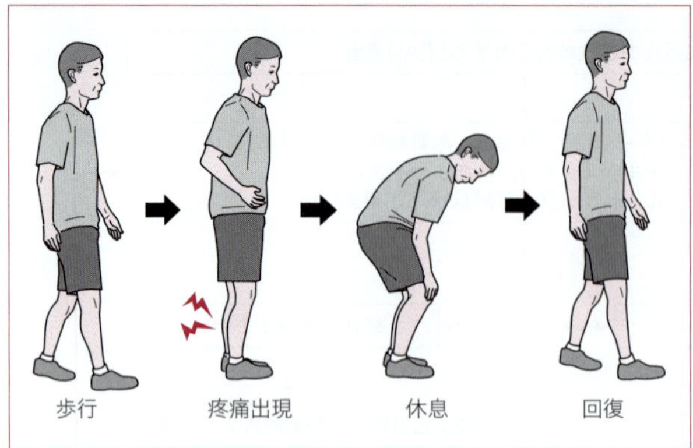

図2 間歇性跛行

管疾患や心疾患，腎疾患の有無とその状況を確認する．

2 理学療法評価

(1) 問診

間歇性跛行の有無や安静時痛，冷感などの下肢症状を確認する．間歇性跛行とは，一定の距離を歩くと筋肉の怠さや痛みのため歩行困難となり，休息により症状が改善し歩行可能となる状態である（図2）．血行性のほかに神経性もあり鑑別が必要である．腰部脊柱管狭窄症の場合は，体幹を前屈すると疼痛が軽減する特徴があり，鑑別に用いられる．また運動習慣や食事，喫煙など生活習慣についても詳細に聴取する．

(2) 視診・触診

足部の皮膚の色調や性状，潰瘍の有無，潰瘍がある場合は位置や大きさ，状態を確認する．潰瘍がなくとも胼胝や靴ずれなど小さな傷の有無も詳細に観察することが重要である．皮膚の冷感や下肢末梢動脈を触診し左右差を確認する．

(3) 運動機能検査

下肢筋力検査，運動耐容能検査を行う．運動耐容能は6分間歩行試験が一般的である．また疼痛出現距離および最大歩行距離も測定する．

(4) 疾患特異的質問票

わが国ではWalking Impairment Questionnaire（WIQ）やVascular Quality of Life Questionnaire（VascuQOL）が用いられる．WIQは歩行時の痛み，歩行距離，歩行速度，階段昇段の4項目に対し困難を感じた程度を評価する質問票であり，0〜100点でスコア化され，点数が高いほど状態が良いことを示す指標である．いずれも日本脈管学会（http://j-ca.org/wp/）の管理下登録制のもと無償で使用可能である．

3 理学療法プログラム

1 運動療法

運動療法には，側副血行路の発達，血管新生，骨格筋の酸素利用能の改善，リスクファクターの改善効果が期待されており，監督下運動療法が推奨される．トレッドミル歩行を基本とし，跛行を生じる程度まで歩行，疼痛が中等度になれば休むことを繰り返し，1回30〜60分間，週3回，少なくとも3ヵ月間行うことが推奨されている[1]．また下腿三頭筋や大腿四頭筋など抗重力筋に対しレジスタンストレーニングを行う．ただし，CLTIにおいては潰瘍の悪化を避けるため積極的な歩行練習は行わず，治療用サンダルやインソールの使用，歩行補助具の使用により足部にかかる圧を分散させ患肢の保護に努める．

2 レジスタンストレーニング

LEAD患者の歩容は非LEAD患者と比較して，膝関節の可動域が少なく各関節の角速度や加速度が減少[3]していることや，足関節の底屈角度が少ない[4]ことが指摘されている．したがって，トレッドミル歩行だけでなく歩容改善を目的とした歩行練習も重要である．また歩行時に虚血を生じやすい大腿四頭筋やハムストリングス，下腿三頭筋の強化も重要である．自重を用いたスクワットやカーフレイズ（図3）は，特別な器具を必要とせず簡便であり，在宅でも推奨される．

3 EVT後の理学療法

EVTは，デバイスの進歩や治療技術の向上を背景に増加傾向にあり，腸骨動脈や大腿動脈領域の単独閉塞例に対する治療として推奨されている．しかし下肢は日常生活において動きが大きいため，周囲の骨格筋の圧迫やねじれによりステントが折れるstent fractureを起こすことがある．特に長区域へのステント留置や股関節，膝関節の屈曲部位，またはその近傍へステントを挿入した場合に深い屈伸運動などにより生じる懸念がある．しかし近年では，薬剤溶出性バルーンの登場によりこうした部位へのステント留置は減少している．またEVT後の理学療法対象には透析や潰瘍形成例，ADL低下例も多く[5]，歩行練習やADL練習，潰瘍に対するフットケアなど，個々に応じた理学療法を提供する．

4 患者教育

患者の自己管理能力の向上のため，禁煙をはじめとする生活指導，栄養食事指導に加え，皮膚の色調の変化や傷の有無などのセルフチェックも指導する．カイロなどの保温具は患部に低温やけどを起こす危険があるため，使用を控えることも指導する．

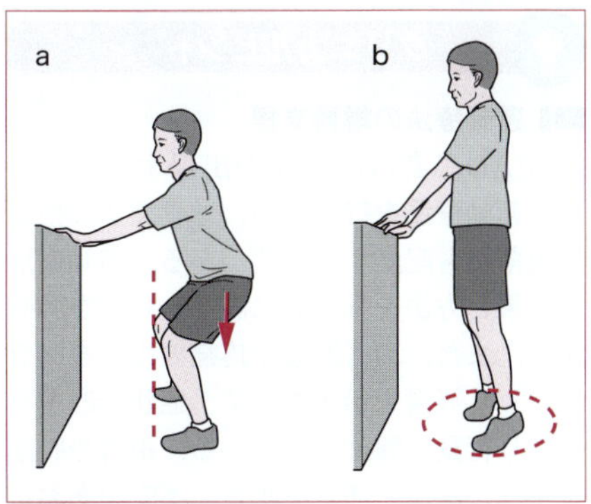

図3 レジスタンストレーニング例

a：スクワット．膝とつま先が同じ方向を向き，膝がつま先より前に出ていないことを確認し，膝を屈曲する．

b：カーフレイズ．膝は軽度屈曲位で踵を挙上，下制する．

4 リスク管理・禁忌事項

1 下肢症状の重症化に対するリスク管理

皮膚の状態や歩容の変化を観察し増悪所見を確認する．また，動作介助中や運動療法実施中の過度の圧迫や打撲，擦過による表皮剝離には注意が必要である．CLTIにおいては潰瘍の大きさや深さの変化，炎症所見に留意する．

2 他の動脈硬化性疾患に対するリスク管理

脳血管障害や虚血性心疾患，腎不全を有する患者においては，得られた情報を精査し運動実施の可否や運動の許容範囲を考慮する必要がある．間歇性跛行が改善することで活動量が増し，これらの疾患が顕在化することもあるため，運動療法の際は胸痛などの症状の出現に注意する．

クリニカルヒント

1 運動療法の継続支援

LEAD患者は，疼痛が出現する運動強度で運動療法を行うため，運動療法の拒否や脱落にも配慮する必要がある．運動療法の効果と方法を具体的に説明し目標を共有する．また，歩行距離や疼痛の程度をグラフにして経過を示すことで，症状の改善を認識し行動の強化につながる．拒否や脱落が生じた際は，注意や叱責，不安をあおるのではなく，例えばトレッドミル歩行を自転車エルゴメーターに変更し疼痛軽減を図るなど，代替案を提示して継続を支援する．

2 在宅運動療法

LEADに対する運動療法は監督下が推奨されるが，難しい場合は非監督下での運動療法を指導する．歩行とレジスタンストレーニングを基本とする．歩行は平地歩行だけでなく速歩や坂道歩行など下肢骨格筋の酸素需要の高い歩行も実施する．運動指導と合わせて運動日誌への記録を指導し，外来受診の際に実施状況を確認，運動継続を奨励する．また，受診の際に6分間歩行試験や下肢筋力検査を行い，結果をフィードバックすることで運動の成果が可視化され，運動の習慣化に対する強化刺激となる．

文献

1) 日本循環器学会/日本血管外科学会：2022年改訂版末梢動脈疾患ガイドライン．https://www.j-circ.or.jp/cms/wp-content/uploads/2022/03/JCS2022_Azuma.pdf (2024年6月5日閲覧)
2) McDermott MM：Lower extremity manifestations of peripheral artery disease：the pathophysiologic and functional implications of leg ischemia. Circ Res 116：1540-1550, 2015
3) Crowther RG, et al：Relationship between temporal-spatial gait parameters, gait kinematics, walking performance, exercise capacity, and physical activity level in peripheral arterial disease. J Vasc Surg 45：1172-1178, 2007
4) Celis R, et al：Peripheral arterial disease affects kinematics during walking. J Vasc Surg 49：127-132, 2009
5) 神﨑良子ほか：末梢動脈疾患患者に対する血管内治療後の在宅運動療法の効果．心臓リハ 24：226-231, 2018

9 集中治療

岡村正嗣

1 疾患概要と基本方針

1 疾患概要

集中治療室(intensive care unit：ICU)に入室する患者は，内科系・外科系を問わず，呼吸・循環・代謝などの主要臓器の急性機能不全に対し，疾患別・臓器別に関係なく，横断的に全身管理を行う必要がある[1]．集中治療の適応疾患は，急性呼吸促迫症候群(acute respiratory distress syndrome：ARDS)などの呼吸不全，急性冠症候群(acute coronary syndrome：ACS)を含んだ急性心不全，敗血症，大手術後など多岐にわたる．

2 基本方針

近年，集中治療における早期理学療法・早期リハビリテーション(以下，リハ)について多くのエビデンスが蓄積されつつある．また，わが国や欧米よりガイドラインやエキスパートコンセンサスなどが出されている．具体的には下記の3つの点が重要である．

(1) 病態に応じた早期離床

集中治療における早期リハの中心になるアプローチは早期離床や早期からの積極的な運動である．ICU入室後早期から開始する早期リハはADL，ICU在室日数，人工呼吸期間などを改善することが明らかにされている．

(2) 集中治療後症候群

集中治療後症候群(post intensive care syndrome：PICS)は「ICU在室中あるいはICU退室後，さらには退院後に生じる身体機能・認知機能・精神機能の障害」とされ，患者の長期予後を悪化させ，社会復帰を妨げることが認識されている．PICSは集中治療に関連した四肢の筋力低下であるICU-acquired weakness(ICU-AW)とせん妄であるICU-acquired delirium(ICU-AD)を中心として，精神機能障害であるうつ病・心的外傷後ストレス障害(post traumatic stress disorder：PTSD)などを含み，また患者家族の精神機能障害(PICS-family：PICS-F)も含むとされている．早期リハはこれらを予防あるいは改善することが重要な目的の一つである．

(3) ABCDEFバンドル

PICSを予防し，改善するためには，多職種による人工呼吸器からの早期離脱を含めた総合的なアプローチが必要である．このアプローチはABCDEFバンドルと名付けられており，下記の項目で構成される．A：疼痛の評価・予防・管理，B：覚醒・自発呼吸試験，C：鎮痛薬・鎮静薬の選択，D：せん妄の評価・予防・管理，E：早期離床と運動，F：家族の存在・力．近年では，G：良好な申し送り，H：PICSやPICS-Fについての書面での情報提供を含んだABCDEFGHバンドルも提唱されている．

2 評価

1 医学的評価

早期リハについて，知識が必要あるいは把握する必要がある医学的情報，理解する必要がある医学的情報，正確かつ独立して評価し解釈する必要がある医学的評価に区分されている(表1)[2]．モニタリング指標，

表1 早期リハビリテーションに必要な医学的情報や医学的評価

知識が必要あるいは把握する必要がある医学的情報	理解する必要がある医学的情報	正確かつ独立して評価し解釈する必要がある医学的評価
・集中治療における科学的根拠に基づく理学療法の実践をガイドする重要な文献 ・鎮痛薬 ・抗不整脈薬・降圧薬・カルシウム拮抗薬 ・鎮静薬 ・昇圧薬・強心薬 ・植込み型または体外ペースメーカ・連続心拍出量測定装置・肺動脈カテーテル	・V-V/V-A ECMO(体外式膜型人工肺) ・大動脈内バルーンパンピング ・酸素療法装置 ・動脈ライン ・中心静脈カテーテル・末梢穿刺中心静脈カテーテル ・バスキュラーアクセスカテーテル・血液透析・持続的静脈血液濾過 ・気管チューブ・気管切開・気管カニューレ ・人工呼吸器・補助人工呼吸器 ・各疾患知識：急性冠症候群・急性肺障害・全身性炎症反応症候群(SIRS)・熱傷・大手術後・その他 など	・モニター心電図 ・血圧・心拍数 ・体温 ・呼気終末二酸化炭素分圧・経皮的動脈血酸素飽和度(SpO_2) ・血液検査・動脈血ガス分析 ・胸部X線 ・せん妄 ・GCS (Glasgow Coma Scale)・JCS (Japan Coma Scale) ・脳神経機能 ・鎮静 ・運動と感覚の神経学的評価 ・痛み など

（文献2より作表）

検査，画像，薬物療法，人工呼吸器・体外式膜型人工肺(extracorporeal membrane oxygenation：ECMO)などの機器，動脈ライン・中心静脈カテーテルなどの器具，疾患の理解など，理学療法士は多くの情報に対処しなければならない．ICU領域では主に意識・呼吸・循環・代謝などの「臓器別」に評価されており，早期リハにおいてもそれらに沿って状態の良否や経過，使用機器や薬物療法を整理すると理解が得られやすい(表2)[3]．

2 理学療法評価

(1) 筋力評価

ベッドサイドで簡便に実施できる筋力の評価としてMedical Research Council(MRC)スコアがある[4]．MRCスコアは徒手筋力テストと同様に0(筋収縮はみられず)から5(正常)の6段階で評価する．測定部位は肩関節外転・肘関節屈曲・手関節伸展・股関節屈曲・膝関節伸展・足関節背屈の左右12関節である．筋力の合計点を0点～60点で評価し，48点以下ではICU-AWと診断される．

(2) ADL評価

ICUにおけるADLの評価には，ICU mobility scale(IMS)，functional status score for the ICU(FSS-ICU)，physical function ICU test(PFIT)などがある．IMSは患者の身体能力を0(活動なし)から10(歩行補助具なしで自立して歩行)で評価する(表3)[5]．FSS-ICUは寝返り・起き上がり・座位・起立-移乗動作・歩行の5項目を，Functional Independence Measure(FIM)に準じて1(全介助)から7(自立)の介助量で評価する．PFITは立ち上がりの介助量・足踏み回数・肩関節屈曲筋力・膝関節伸展筋力の4項目を評価する．

3 理学療法プログラム

1 早期リハビリテーションプロトコル

早期リハは多職種で実施する必要があるためプロトコルを使用して情報を共有することが望ましい．施設ごとにプロトコルは異なるが，前述のIMSはADLを評価すると同時に現在リハの進行程度を示すプロトコルにもなりうる[5]．

2 理学療法プログラムの具体的な方法

(1) 早期離床

早期リハにおいて中心になるアプローチ

表2 重症患者の離床と運動療法の開始基準案

カテゴリ	項目・指標	判定基準値あるいは状態
自覚症状	痛み	(自己申告可能な場合)NRS≦3またはVAS≦30mm (自己申告不能な場合)BPS≦5またはCPOT≦2 耐えがたい痛みや苦痛の訴えがない
	疲労感	耐えがたい疲労感がない
	呼吸困難	突然の呼吸困難の訴えがない
神経系	鎮静，不穏(RASS)	−2≦RASS≦+1 (安全管理のためのスタッフ配置が十分な場合)RASS +2も可
	意識レベル(GCSやJCS)	呼びかけで開眼する程度
呼吸器系	呼吸数(RR)	5/mim≦RR≦40/min
	経皮的動脈血酸素飽和度(SpO_2)	SpO_2≧88%または≧90%
	吸入酸素濃度(F_IO_2)	F_IO_2<0.6
	呼気終末陽圧(PEEP)	PEEP<10cmH_2O
	人工呼吸の管理方針	Lung rest(肺を休ませる)設定ではない
循環器系	心拍数(HR)	40bpm≦HR≦130bpm
	収縮期血圧(sBP)	90mmHg≦sBP≦180mmHg
	平均動脈圧(MAP)	60mmHg≦MAP≦100mmHg
	昇圧薬の投与量	開始前時点で直近に新規投与開始または増量がない
	不整脈	循環動態が破綻する可能性のある不整脈がない
	心筋虚血	新規心筋虚血を示唆する心電図変化や未治療の心筋虚血がない
デバイス	デバイスやカテーテル類	挿入部が適切に固定されている
その他	頭蓋内圧(ICP)	ICP<20mmHgかつ開始前時点で直近に値の増加がない
	体温(BT)	BT<38.5℃ 低体温療法中ではない
	出血	活動性の出血がない ヘモグロビン濃度≧7g/dL
	骨格系	不安定な骨折がない
	脳血管イベント	24時間以内に脳血管イベントがない
	血栓塞栓症	血栓塞栓症がコントロールされている
	臓器虚血	新規発症もしくはコントロールされていない臓器虚血がない

離床や運動療法を開始するには患者または患者家族の同意が必須であり，開始基準の使用は患者または患者家族の同意が得られたことを前提としている．

BPS：Behavioral Pain Scale，BT：body temperature，CPOT：Critical-Care Pain Observation tool，ICP：intracranial pressure，NRS：Numeric Rating Scale，RASS：Richmond Agitation-Sedation Scale，RR：respiratory rate，VAS：Visual Analogue Scale.

（文献3より）

である．患者の意識・呼吸・循環などの状態に注意しながら，ベッド上座位・ベッド上での運動・端座位・立位・足踏み・歩行などを実施する（表3）[5]．具体的には意識状態が変化していないか，呼吸数や経皮的動脈血酸素飽和度（SpO_2）に変化がないか，血圧や心拍数（心電図）に変化がないかなどについて注意する必要がある．実施に際しては医師の許可のもと，看護師や臨床工学技士などとともにライン・ルート類に十分注意しながら実施することが重要である（図1）．

(2) 関節可動域（ROM）運動

患者は意識レベル低下・鎮静・人工呼吸器装着中などのために疼痛を訴えることが困難なことが多い．そのため愛護的にROM運動を実施する必要がある．頚部・鎖骨部・手関節・鼠径部・足部などにライン・ルート刺入部があることがあり，注意する必要がある．

(3) 呼吸理学療法

人工呼吸器からの早期離脱，肺炎や無気肺などの呼吸器合併症の予防には，早期離床や腹臥位・側臥位などのポジショニング

表3 ICU mobility scale

	分類	定義
0	活動なし(ベッド上臥位)	スタッフによる他動的な寝返りや運動．能動的な動きではない
1	ベッド上座位，ベッド上での運動	あらゆる活動がベッド上．寝返り，ブリッジング，自動運動，床上自転車エルゴメーター，自動介助運動などを含む．ベッド外に出たり，ベッドの端を越えない活動
2	他動的な椅子への移動(立位なし)	他動的なリフトやスライドによる椅子への移乗．立位や端座位なし
3	端座位	スタッフによる介助があってもよい，ある程度体幹のコントロールを伴った能動的な端座位
4	立位	介助の有無にかかわらず，立位で足により体重を支える．立位介助用リフトやティルトテーブルを使用してもよい
5	ベッドから椅子への移乗	立位から足を踏み出す，もしくはすり足による移乗が可能．これは，椅子へ移動するために，体重を一側の下肢から他方へ能動的に移動させることを含む．患者が医療機器の補助によって立っている場合，椅子に対して足を踏み出さなければならない(患者が立位介助用リフトを使用し，機器によって移動した場合は含まない)
6	その場で足踏み(ベッドサイドで)	介助の有無にかかわらず，足を交互に上げてその場で足踏みが可能(少なくとも4回，各足で2回ずつ足踏みができなければならない)
7	2名以上の介助で歩行	2名以上の介助で，ベッドや椅子から離れて少なくとも5m歩行する
8	1名の介助で歩行	1名の介助で，ベッドや椅子から離れて少なくとも5m歩行する
9	歩行補助具を使って自立して歩行	人による介助ではなく，歩行補助具を使用して，ベッドや椅子から離れて少なくとも5m歩行する．車椅子患者の場合，車椅子を操作してベッドや椅子から5m自力で離れる
10	歩行補助具なしで自立して歩行	人による介助や歩行補助具はない状態で，ベッドや椅子から離れて少なくとも5m歩行する

(文献5より改変)

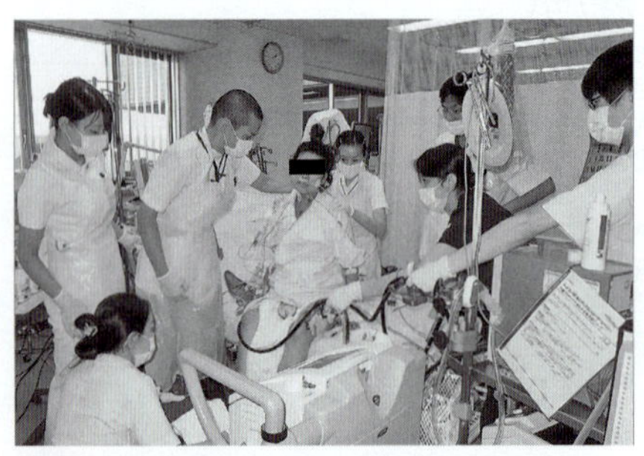

図1 体外式補助人工心臓装着患者の離床場面

ICUにおける早期離床は多職種が協働して実施する必要がある．

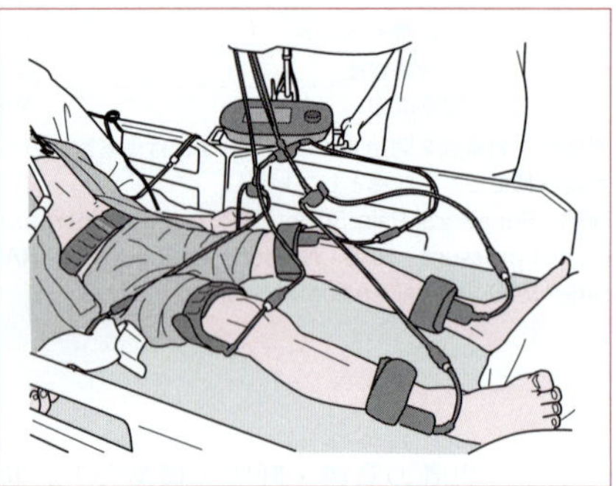

図2 ICUにおける神経筋電気刺激

を基本とすることが推奨されている．呼吸理学療法には徒手的な呼吸介助・排痰，呼吸練習などがあるが，現在ではエビデンスが限られておりルーチンな実施は推奨されていない．そのため呼吸理学療法の実施に際しては適応を十分に選別して実施することが重要である．

(4) 神経筋電気刺激

介入方法の一つとして神経筋電気刺激(neuromuscular electrical stimulation：NEMS)がある(図2)．NMESは近年研究が蓄積されつつあり，筋力の低下や筋萎縮を予防する報告がある一方で，効果がないとする報告もある．早期離床に難渋または積極的な離床を実施することのメリットが少ない場合に，NMESが選択肢になりうると考えられる．そのためNEMSの実施に際しては対象患者を十分に検討して実施することが重要である．

4 リスク管理・禁忌事項

『日本版重症患者リハビリテーション診療ガイドライン 2023』[3] において，早期離床や早期からの積極的な運動の開始基準（表2）および中止基準が示されている．各基準に合致しても，離床することにより気分不快・眩暈・冷汗，呼吸状態の低下，血圧や心拍数の変動，不整脈などが生じることが多々みられる．そのため実施前後・実施中に患者のモニタリングを注意深く実施する必要がある．

クリニカルヒント

1 多職種連携

早期リハは，リスクが高い患者に対して安全かつ効果的にアプローチする必要がある．そのため医師・看護師・臨床工学技士などの多職種によるサポートや協働が必要であり，それらによって患者の状態を一緒に判断して，人工呼吸器やルートなどに配慮しながら，安全かつ患者の状態に応じた早期リハを実施することが可能になる．そのためには多職種と平時よりコミュニケーションや情報の共有化を図ることが重要である．具体的には，理学療法士のICU配置，早期リハのプロトコルの作成・運用，手順のマニュアル化，カンファレンス・回診の実施，定型化した書式による情報共有などが円滑な連携につながると思われる．

2 情報収集

早期リハの可否を判断するためには情報収集が重要である．患者のもとに行く前に診療録を十分に把握し，一時点の状態だけでなく患者の病態が「良くなっているのか，悪くなっているのか」という時間軸での経過についても注目しておく．検査結果・画像所見・治療内容などの理解については理学療法士単独では限界があると言わざるをえない．そのため，医師・看護師・臨床工学技士などと十分に情報共有をして，時には教えを乞いながら，患者の病態について理解することが重要である．

3 早期リハ実施中の観察

早期リハの実施中にSpO_2や血圧などの数値に注意しながら実施するが，それらの数値より先に患者の状態が変化することが往々にして生じる．「少し応答がおかしい」「顔色が先ほどより少し良くない」など理学療法士の直感は，その後の状態や数値の変化と関連していることがある．そのため，数値のモニタリングだけでなく，理学療法士の五感も駆使して十分に観察し，時にはリハを中止したり負荷量を調整するなどして実施する必要がある．

文　献

1) 今井孝祐：集中治療医学の定義．日集中医誌 16：503-504，2009
2) 日本集中治療医学会 集中治療PT・OT・ST委員会 編：理学療法士集中治療テキスト，真興交易医書出版部，東京，2023
3) 日本集中治療医学会集中治療早期リハビリテーション委員会：日本版重症患者リハビリテーション診療ガイドライン2023．日集中医誌 30：S905-S972，2023
4) Kleyweg RP, et al：Interobserver agreement in the assessment of muscle strength and functional abilities in Guillain-Barré syndrome. Muscle Nerve 14：1103-1109, 1991
5) Hodgson C, et al：Feasibility and inter-rater reliability of the ICU Mobility Scale. Heart Lung 43：19-24, 2014

10　メタボリックシンドローム

万行里佳

1 疾患概要と基本方針

メタボリックシンドローム（metabolic syndrome：MetS）の病態は，「内臓脂肪型肥満」を基盤として，「高血糖」，「高血圧」，「脂質異常」が重積している状態であり，個々の症状が軽症であっても，動脈硬化が進展しやすく，虚血性心疾患や脳卒中などの心血管疾患のリスクが高い（図1）．

2019年の国民健康・栄養調査の結果では，MetS該当者は男性では40歳代以降，女性では50歳代以降に多くなり，60〜69歳の男性約6割，女性約2割がMetSが強く疑われる，またはその予備群に該当する．

日本では2005年に日本内科学会など8学会の合同委員会により，ウエスト周囲長を必須項目とした，MetSの診断基準が示された（表1）[1]．

内臓脂肪は，腸間膜や大網に付着する脂肪組織であり，皮下脂肪に比べて脂肪の合成や分解活性が高い．脂肪組織は，エネルギー貯蔵の役割だけでなく，多種のホルモンや生理活性物質であるアディポサイトカインを分泌する内分泌臓器でもある．

内臓脂肪の過度な蓄積が身体へ与える弊害のメカニズムとして，内臓脂肪型肥満では，TNF-α，レジスチン（インスリン抵抗性の惹起），アンジオテンシノーゲン（血圧上昇），PAI-1（血栓形成の促進），MCP-1，IL-6（炎症，動脈硬化の進展），FFA（遊離脂肪酸：脂肪合成の促進，インスリン抵抗性の惹起）などの炎症性のアディポサイトカインの分泌が促進される．反対に抗炎症作用，抗動脈硬化作用のあるアディポネクチンの分泌が低下することにより，内臓脂肪型肥満では，糖代謝異常や動脈硬化が進展する．

2 評価

リスク管理や身体活動量の把握を主として評価を行う．

血液検査：MetSの病態に関連する，高血糖（HbA1c，空腹時血糖値）や脂質異常（トリグリセリド値，HDLコレステロール値，LDLコレステロール値）の状態，他の

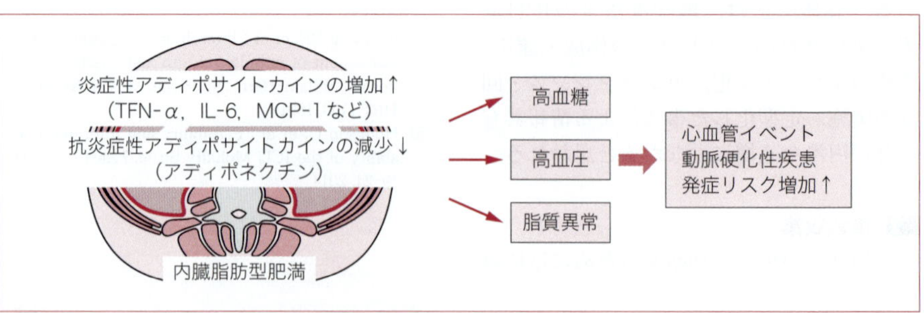

図1　メタボリックシンドロームの病態とリスク

表1 メタボリックシンドロームの診断基準

1. 必須項目	ウエスト周囲長（内臓脂肪蓄積）	男性≧85cm 女性≧90cm
2. 必須項目に加えて，1)～3)の3項目のうち2項目以上を満たす場合，メタボリックシンドロームと診断する．	1) 脂質異常	トリグリセライド値≧150mg/dLかつ/またはHDL-C値<40mg/dL
	2) 高血圧	収縮期血圧≧130mmHgかつ/または拡張期血圧≧85mmHg
	3) 高血糖	空腹時血糖値≧110mg/dL

＊CTスキャンなどで内臓脂肪量測定を行うことが望ましい．
＊ウエスト径は立位，軽呼気時，臍レベルで測定する．脂肪蓄積が著明で臍が下方に偏位している場合は肋骨下縁と前上腸骨棘の中点の高さで測定する．
＊メタボリックシンドロームと診断された場合，糖負荷試験がすすめられるが診断には必須ではない．
＊高TG血症，低HDL-C血症，高血圧，糖尿病に対する薬剤治療を受けている場合は，それぞれの項目に含める．
＊糖尿病，高コレステロール血症の存在はメタボリックシンドロームの診断から除外されない．

（文献1を基に作表）

代謝指標（尿酸値など）や腎機能（e-GFR値），炎症（CRPなど）についても評価する．

血圧，脈拍：血圧値（収縮期血圧，拡張期血圧）と脈拍数は安静時，運動前後に測定を行い，リスク管理を行う．

ウエスト周囲長，BMI（body mass index）：内臓脂肪面積はCTスキャンで測定することが望ましいが，コストや時間的な問題があり，簡易マーカーとして，ウエスト周囲長を測定する．測定は立位にて軽呼気時に臍レベルの腹囲を測定する．ウエスト周囲長が男性85cm以上，女性90cm以上の場合，内臓脂肪蓄積過剰の基準値である内臓脂肪面積100 cm^2以上に該当する．BMIが25 kg/m^2以上の肥満者への運動処方では，膝や腰などの荷重関節への負担軽減や評価が必要な場合がある．

心肺運動負荷試験（cardio-pulmonary exercise test：CPX）：心疾患の発症リスクが高い状態にあるため，運動負荷時の心電図や血圧，心拍数の変化などを確認し，適正な運動処方を行うために心肺運動負荷試験を実施することが望ましい．

身体活動量：日常生活（通常の1週間など）を想起して，質問に回答する方法で身体活動量を測定する，国際標準化身体活動質問票（International Physical Activity Questionnaire：IPAQ）[2)]や世界標準化身体活動質問票（Global Physical Activity Questionnaire：GPAQ）[3)]がある．これらは仕事や余暇時間で行った活動の強度（METs）と実施時間より身体活動量を算出する．また，近年ではスマートウォッチなど加速度センサーが内蔵されたデバイスを用いて，簡便に身体活動を測定することが可能である．

3 理学療法プログラム

内臓脂肪の減少を目的として行う．内臓脂肪は皮下脂肪に比べて減少しやすいといわれており，また，代謝改善の効果のためには，大幅な減量は必要なく，体重の1～3%の減少でトリグリセリド，LDLコレステロール，HbA1c，肝機能の改善，3～5%の体重減少で収縮期・拡張期血圧，空腹時血糖値，尿酸値に有意な改善がみられたと報告されている[4)]．

運動療法の処方では，脂質代謝改善の効果がある「有酸素運動」を中心とする．強度は，低強度～中程度（最大酸素摂取量の40～60%程度）とし，Borg Scaleの11～13（「楽である」～「ややきつい」）程度が推奨されている．運動時間は1日30分以上（短時間の運動を数回に分けて実施してもよい），頻度は毎日（週5日以上），あるいは週150分以上とする．

近年は「座り過ぎ」による健康への悪影響が報告されており，座位（座位および臥位におけるエネルギー消費量が1.5METs

以下のすべての覚醒行動）時間を減らすことにより，身体活動量を上げる方策が注目されている．

NEAT（non-exercise-activity thermogenesis：非運動性熱産生）と呼ばれる身体活動は，運動以外の家事や通勤などによる身体活動のことであり，NEATの1日のエネルギー消費量は，総エネルギー消費量のうち，基礎代謝量（約60％）に次いで20～30％であり，運動（約5％）より多い．そのため，運動の継続や運動が苦手な場合など，日常生活の中で座位時間を減らし，まめに動く（掃除を丁寧に行う，通勤で階段を使うなど）ことにより，身体活動量を上げることが可能である．

また，運動ができない理由として，「仕事が肉体労働のため，運動する必要はない，疲れて動きたくない」という者もいる．しかし，近年，これらの仕事上の身体活動（特に高強度以上）は，長時間の血圧上昇，心理的ストレス，自律神経への障害が含まれるため，健康に貢献せず，心血管イベントの発症を増加させるといわれている．そのため，仕事での身体活動だけでなく，NEATなど余暇活動を充実させる工夫が必要となる[5)]．

4 リスク管理・禁忌事項

MetSは自覚的な症状はほとんどないが，非MetS者に比べて，心血管疾患の発症リスクは約2倍，全死亡率は1.5倍であり[6)]，ハイリスクな状態にある．運動療法を実施するにあたり，医師による診察を行い，可能であればCPXを実施することが望ましい．また，MetS患者は糖尿病など他の疾患を合併していることがあり，その場合は合併症のガイドラインに準じたリスク管理が必要となる．

クリニカルヒント

MetSの運動療法では，「内臓脂肪減少のために，安全に継続的に身体活動や運動療法を実施する」ことが重要となる．MetSは自覚症状が乏しく，身体機能の障害がほとんどないため，患者はMetSがハイリスクな状態であることの理解が不足していたり，運動実施の必要性を感じていない場合がある．患者の動機付けや安全な運動実施のためにMetSに関する正しい知識や治療方法，リスク管理について理解する機会を設けることが必要である．また，運動することのメリット（肥満解消，心血管イベント発症率の減少など）を考えることや，患者が実施する自信（自己効力感）が高い運動内容を患者とともに立案することなどが重要である．

理学療法の臨床では，合併症にMetSを有する患者として介入することが多いと思われるが，患者の将来的な心血管イベントの発症予防を鑑みて，MetS患者として介入することは予防理学療法としても意義が大きいと考える．

文献

1）メタボリックシンドローム診断基準検討委員会：メタボリックシンドロームの定義と診断基準．日内会誌 94：794-809，2005
2）村瀬訓生ほか：身体活動量の国際標準化質問票IPAQ日本語版の信頼性，妥当性の評価．厚生の指標 49：1-9，2002
3）Japan Physical Activity Research Platform：世界標準化身体活動質問票．http://paplatform.umin.jp/doc/gpaq.pdf（2023年10月11日閲覧）
4）Muramoto A, et al：Three percent weight reduction is the minimum requirement to improve health hazards in obese and overweight people in Japan. Obes Res Clin Pract 8：e466-475, 2014
5）日本肥満学会編：運動療法．肥満症診療ガイドライン2022，ライフサイエンス出版，東京，58-63，2022
6）Mottillo S, et al：The metabolic syndrome and cardiovascular risk a systematic review and meta-analysis. J Am Coll Cardiol 56：1113-1132, 2010

11 糖尿病

本田寛人

1 疾患概要と基本方針

1 疾患概要

糖尿病とは，膵β細胞から分泌されるインスリンの作用不足(インスリン分泌不全，インスリン抵抗性)に基づく慢性高血糖を主徴とする代謝症候群である．成因分類として，1型糖尿病，2型糖尿病，その他の特定の機序・疾患によるもの，および妊娠糖尿病に分類される．1型糖尿病は，膵β細胞が主に自己免疫によって破壊され，インスリンの絶対的欠乏が生じて発症する．2型糖尿病は，インスリン分泌低下やインスリン抵抗性をきたす複数の遺伝子に，過食(特に高脂肪食)や運動不足などの生活習慣が環境因子として加わることで，インスリンの相対的な作用不足をもたらし発症する．その他の特定の機序・疾患によるものは，膵β細胞機能にかかわる遺伝子異常や内分泌疾患，薬剤の作用などが要因である．妊娠糖尿病は，妊娠中にはじめて発見または発症した糖尿病に至っていない糖代謝異常であり，危険因子として糖尿病家族歴や肥満，加齢などが挙げられる．

糖尿病の主たる症状として，高血糖などの代謝異常によるもの(口渇，多飲，多尿，体重減少，易疲労感)および合併症の影響が疑われるもの(視覚障害，発汗異常，足趾や足部のしびれ・感覚異常など)がある．後者については，糖尿病特有の細小血管障害(網膜症，神経障害，腎症：三大合併症)や，動脈硬化関連の大血管障害(脳血管障害，冠動脈疾患，末梢動脈疾患)，足病変，白内障，歯周病，認知症などが挙げられる．また，糖尿病患者では，白血球(好中球)の機能や免疫機能の低下，血流障害，神経障害などにより感染症を起こしやすい(易感染性)．足病変では，靴擦れや火傷，外傷などに感染を伴うことで，潰瘍や壊疽，切断といった重症化につながるリスクが高まる．糖尿病における合併症のリスクは，慢性的な血糖マネジメント不良状態や長期間の糖尿病歴により増加する．

2 基本方針

糖尿病治療の目的は，血糖マネジメントを良好に保ち，糖尿病合併症の発症および進展を阻止することによって糖尿病のない人と変わらない寿命とQOLを実現することである[1]．血糖マネジメントの評価はヘモグロビンA1c(HbA1c)を用いることが多く，成人(20～64歳)における目標値としては合併症予防の7.0％未満を基本とし[1]，血糖正常化を目指す際には6.0％未満，治療強化が困難な際には8.0％未満が設定されている(妊娠例を除く)．

糖尿病治療の基本は食事療法および運動療法によって生活習慣の改善を図ることであり，それらで目標とする血糖マネジメントが達成できない場合に薬物療法を併用する．薬物療法には，経口血糖降下薬，インクレチン注射(glucagon-like peptide-1(GLP-1)受容体作動薬)，インスリン注射がある．

2 評価

1 医学的評価

主な評価項目として，血糖マネジメント関連指標のほか，血清脂質，血圧，BMI(body mass index)，腹囲，体組成(体脂肪

表1 糖尿病性多発神経障害の簡易診断基準

必須項目

以下の2項目を満たす.

1. 糖尿病が存在する.
2. 糖尿病性多発神経障害以外の末梢神経障害を否定しうる.

条件項目

以下の3項目のうち2項目以上を満たす場合を"神経障害あり"とする.

1. 糖尿病性多発神経障害に基づくと思われる自覚症状
2. 両側アキレス腱反射の低下あるいは消失
3. 両側内踝の振動覚低下

注意事項

1. 糖尿病性多発神経障害に基づくと思われる自覚症状とは,
   1) 両側性
   2) 足趾先および足底の「しびれ」「疼痛」「異常感覚」のうちいずれかの症状を訴える.
2. アキレス腱反射の検査は膝立位で確認する.
3. 振動覚低下とはC128音叉にて10秒以下を目安とする.
4. 高齢者については老化による影響を十分考慮する.

参考項目

以下の参考項目のいずれかを満たす場合は, 条件項目を満たさなくとも"神経障害あり"とする.

1. 神経伝導検査で2つ以上の神経でそれぞれ1項目以上の検査項目(伝導速度, 振幅, 潜時)の明らかな異常を認める.
2. 臨床症候上, 明らかな糖尿病性自律神経障害がある. しかし自律神経機能検査で異常を確認することが望ましい.

(文献2より)

表2 低血糖の症状

血糖値の目安	主な症状
≦70 mg/dL	交感神経系症状 ・発汗, 手指振戦, 動悸, 頻脈, 不安, 顔面蒼白など
≦50 mg/dL	中枢神経系症状 ・頭痛, 眠気(生あくび), 目のかすみ, 空腹感, 集中力の低下など ・重症化すると意識障害, 異常行動, 痙攣, 昏睡

率, 筋肉量など), 動脈機能(脈波伝播速度, 血流依存性血管拡張反応など)などが挙げられる. 血糖値については, 空腹時で110 mg/dL未満が正常である(100〜109 mg/dLは正常高値). また, 糖尿病合併症の有無や進展状況の評価は欠かせない(糖尿病神経障害の評価:表1[2], 図1).

血糖変動に伴う急性的な病態として, 低血糖(表2)や糖尿病ケトアシドーシス, 高

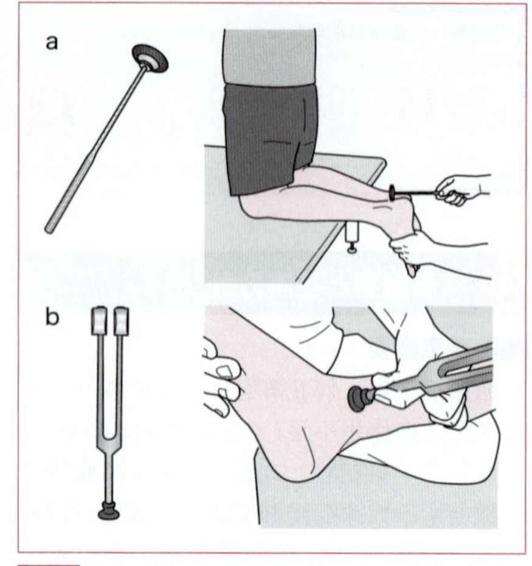

図1 糖尿病神経障害の評価

a:アキレス腱反射検査(左:Babinski型打腱器, 右:両膝立ち位で行う).

b:足関節内踝での振動覚検査(左:C128音叉[128 Hz], 右:両側内踝にあてる).

浸透圧高血糖症候群がある. 低血糖の要因としては, 食事の不足やアルコールの多飲, 過剰な運動などが挙げられ, 薬剤使用例では, インスリン注射のほか, スルホニル尿素薬や速効型インスリン分泌促進薬の服用時も低血糖を起こしやすい. 血糖値の把握には, 簡易血糖測定器での血糖自己測定(self monitoring of blood glucose:SMBG)や持続血糖モニター(continuous glucose monitoring:CGM)が用いられ, 後者は血糖変動の細かな把握が可能である(使用例の多くは1型糖尿病患者),

2 主要な理学療法評価

(1) 医療面接, セルフケア行動評価

医療面接では, 身体状況に併せて家庭環境や就労環境, 自宅周辺の屋外環境などを確認する. 自覚症状の有無に関係なく, 現在の症状や病態を踏まえ, 今後の疾患リスクや治療方針についての情報を患者と共有する. また, 疾患に関わる知識やセルフケア行動の評価を行う. 例として, 行動変容

ステージや自己効力感などが挙げられる．

(2) 運動機能評価

糖尿病患者では，筋力や心肺持久力，関節可動域（ROM），バランス機能などの運動機能の低下が起こりやすい．筋力測定では，一般的に糖尿病患者で低下しやすい膝関節伸展筋力などの下肢筋力や握力を評価する．心肺持久力は，心肺運動負荷試験（cardio-pulmonary exercise test：CPX）やシャトルラン/ウォーキングテストなどで評価する．CPXでは，呼気ガスのデータを基に最大酸素摂取量や嫌気性代謝閾値（anaerobic threshold：AT）を測定する．ROMについて，糖尿病の罹病期間や血糖マネジメントの影響で足関節背屈および足趾伸展の可動域が制限されやすく，また，そうしたROM制限により前足部中央の足底圧が上昇する（足潰瘍の要因となる）ことから，ROMの評価や必要に応じて機器により足圧分布を測定する．バランス機能は，臨床上簡便な方法として片脚立位保持時間（開眼，閉眼）などがある．

(3) 身体活動評価

身体活動量の評価には，活動量計や質問紙（International Physical Activity Questionnaire：IPAQなど）などを用いる．歩数や中高強度身体活動のほか，近年，糖代謝機能や死亡率などと関連があるとされる座位行動の評価も重要視されている．身体活動によるエネルギー消費量の算出では，METs（metabolic equivalents）を用いた方法がよく使用される（1MET＝3.5mL/kg/分；安静座位の酸素消費量）．普通歩行3METs，ジョギング7METsなど，それぞれの身体活動による代謝量は安静時代謝量の何倍かというMETs単位で表され，それを用いてエネルギー消費量を概算することができる（エネルギー消費量［kcal］＝METs×時［h］×体重［kg］×1.05）．

3 理学療法プログラム

1 理学療法実施の方針

目標設定は患者背景によって大きく異なる．運動療法は，食事療法や薬物療法に比べて実施・継続できない患者が多いため，患者それぞれの生活スタイルに合わせて身体活動を工夫する必要がある．

運動による血糖降下作用は，急性効果と慢性効果がある．前者の主な機序は，インスリン非依存的および依存的メカニズムにより，運動で使用した筋（活動筋）における糖取り込みが促進されることである．後者の主な機序は，運動の継続により骨格筋や全身レベルでのインスリン感受性が亢進することである．理学療法では有酸素運動を基本とし，可能な限りレジスタンス運動を併用する（表3）[3]．また高齢者や虚弱者では柔軟運動やバランス運動も併用する．

2 有酸素運動

種目としては，ウォーキングやジョギング，サイクリング，水泳などが挙げられる．安全面を考慮して一般的には中強度に設定することが多いが，中強度の運動が容易である場合は積極的に運動強度を上げていくことを検討する．運動強度の把握には，自覚的運動強度（rating of perceived exertion：RPE）や，心拍数を用いたKarvonen法などを用いることが簡便である．ただし，それらの指標はβ受容体遮断薬など様々な因子に影響を受けるため，あくまで目安とし，個人差が大きいことに留意する．

有酸素運動は，1日あたり合算で30分以上の運動を目安に，2日以上の中断を避けつつ週に3日以上の頻度で，週に合計150分以上行う．米国糖尿病学会の指針では，高強度運動が可能な場合は，その実施で運動時間を半分（75分/週）に短縮できることが示されている[4]．

表3 『糖尿病診療ガイドライン2024』における運動療法に関するステートメントおよびポイント

CQ．糖尿病の管理に運動療法は有効か？
【ステートメント】 ①2型糖尿病の血糖コントロールに，有酸素運動，レジスタンス運動が推奨される．［推奨グレードA］ ②1型糖尿病の血糖コントロールに運動療法が有効かどうかは一定の見解が得られていない．［推奨グレードU］ ③運動療法は，1型・2型糖尿病にかかわらず，心血管疾患のリスクファクターを改善させ，特に有酸素運動は心肺機能を，レジスタンス運動は骨格筋量，筋力を向上させるため推奨される．［推奨グレードA］
Q．運動療法を開始する前に医学的評価（メディカルチェック）は必要か？
【ポイント】 ・運動療法を開始する前に糖尿病の代謝コントロール状態，網膜症，腎症，末梢神経障害，自律神経障害などの合併症や，整形外科的疾患などを含む身体状態を把握し，運動制限の必要性を検討する． ・心血管疾患のスクリーニングに関しては，一般的には無症状，かつ，行う運動が軽度〜中強度の運動（速歩など日常生活活動の範囲内）であれば必要ないが，普段よりも高強度の運動を行う場合や，心血管疾患リスクの高い患者，現在座っていることがほとんどの患者が中強度以上の強度の運動を開始する場合は，主治医によるスクリーニングと，必要に応じて運動負荷試験などを考慮する．
Q．具体的な運動療法はどのように行うか？
【ポイント】 ・有酸素運動は，中強度で週に150分かそれ以上，週に3回以上，運動をしない日が2日間以上続かないように行い，レジスタンス運動は，連続しない日程で週に2〜3回行うことがそれぞれ勧められ，禁忌でなければ両方の運動を行う．
Q．運動療法以外の身体を動かす生活習慣（生活活動）は糖尿病の管理にどう影響するか？
【ポイント】 ・現在の身体活動量を評価し，生活活動量を含めた身体活動の総量を増加させる． ・日常の座位時間が長くならないようにして，合間に軽い活動を行うことが勧められる．

CQ：clinical question，Q：question
推奨グレード　グレードA：強い推奨，グレードB：弱い推奨，グレードU：推奨度決定不能（推奨するだけの根拠が明確でない）

（文献3を基に作表）

3 レジスタンス運動

レジスタンス運動は，四肢と体幹の主要筋群を対象として，1つの筋群に対して，1〜3セットのトレーニングを連続しない日程で週に2〜3日の頻度で実施することを基本とする．強度は中強度程度の負荷（1セットで10〜15回連続して反復可能な負荷）から開始する．筋力増加に合わせて負荷やセット数を増やしていくが，特に高齢者や虚弱者の場合は，安全性の観点から過剰な負荷にならないように十分に注意する．

4 柔軟運動・バランス運動

柔軟運動やバランス運動は，柔軟性向上やROM改善，転倒予防効果などが期待されるため，特に高齢糖尿病患者において積極的に実施することが望まれる．バランス運動では，バランスボールを用いたトレーニングなど様々な静的および動的バランス運動を取り入れる．これらの運動は血糖マネジメントの改善作用がほとんどなく，有酸素運動やレジスタンス運動の代替にはならないが，身体機能を向上させるためには欠かせない．

4 リスク管理・禁忌事項

1 血糖変動

理学療法実施前に低血糖である場合は，補食による糖質補給を行い血糖値の正常化を図ってから理学療法を実施する．一般的に低血糖を避けるためには食後に運動を行うが，インスリン療法中やインスリン分泌促進薬服用中の患者では，食後の高血糖時の運動であっても急な血糖低下を起こす可能性があるため注意が必要である．また，活動筋ではインスリン非依存的・依存的に糖取り込みが持続的に促進するため，理学療法実施日の翌日〜翌々日まで低血糖の発生に注意する（遅発性低血糖）．

空腹時血糖が250 mg/dL以上である，また，尿ケトン体が中等度以上陽性であるなど，運動前の血糖マネジメントが不良である場合，筋を含めた身体への糖取り込み作用が十分に機能していないことを示している，そのような状態で運動を実施すると，血糖値のさらなる上昇やケトーシスの悪化を引き起こす可能性がある．そのため，まずは食事療法や薬物療法による状態改善を得たのちに，運動療法を実施する（表4）[5]．

2 血圧変動

糖尿病患者では，急な血圧変動によって細小血管障害の進展や大血管障害の発症を引き起こす恐れがある．例として，中等度以上の増殖前網膜症や増殖網膜症を有する場合は，牽引性網膜剝離や硝子体出血の発生を防ぐため，急な血圧上昇を伴う激しい活動やValsalva型運動を避ける．また，糖尿病神経障害合併例では，自律神経障害による起立性低血圧に注意する．

3 合併症

糖尿病患者においては，合併症の出現や進行度に注意しながら運動内容を調整する（表4）[5]．糖尿病神経障害の進展は，胸痛を伴わない無症候性心筋虚血を引き起こす危険があるため，必要に応じて心電図モニターを使用する．糖尿病腎症は，病態に応じて適度に運動を行うことが推奨されており，過負荷にならないよう留意して実施する．足病変については，潰瘍や壊疽，その先に待つ切断を回避しなければならない．問診や視診，触診によって潰瘍・外傷・火傷・胼胝・鶏眼・発赤・足部変形・足趾変形の有無，皮膚温，足背動脈・後脛骨動脈の血管拍動などを確認する．また，足関節上腕血圧比（ankle-brachial index：ABI）の測定，靴の観察（インソールの擦り減り，血液の付着など）なども実施する．

クリニカルヒント

1 高強度運動の導入

運動に不慣れな場合は低強度から開始してよいが，前述の通り，可能な範囲で徐々に強度を上げていく，または，細切れでも高強度負荷をかけることを意識する．高強度インターバルトレーニング（high-intensity interval training：HIIT）も有用である．実施の際は，合併症の有無や進行度はもちろん，患者の筋力や心肺持久力などの状態を考慮する．自宅内でも高強度運動の実施は可能であり，例えば，階段昇降を繰り返す運動でも，細切れに高強度負荷をかけることができる．

表4 運動を禁止あるいは制限した方がよい場合*1

1. 糖尿病の代謝コントロールが極端に悪い場合（空腹時血糖値250 mg/dL以上，または尿ケトン体中等度以上陽性）
2. 増殖前網膜症以上の場合（眼科医と相談する）
3. 腎不全の状態にある場合（専門の医師の意見を求める）
4. 虚血性心疾患*2や心肺機能に障害のある場合（専門の医師の意見を求める）
5. 骨・関節疾患がある場合（専門の医師の意見を求める）
6. 急性感染症
7. 糖尿病性壊疽
8. 高度の糖尿病性自律神経障害

*1 これらの場合でも日常生活における体動が制限されることはまれであり，安静臥床を必要とすることはない．
*2 糖尿病の場合には，特に無症候性（無痛性）心筋虚血への注意が必要である．

（文献5より）

2 ホームプログラムの実践

ホームプログラムの実施にあたっては，患者個人の生活スケジュールに配慮したプログラムを作成する．天候などで屋外運動が難しい場合を想定し，屋内で可能な運動（スクワットなどの自重負荷トレーニング，座位での足踏み運動，階段昇降運動など）も指導する（図2）．また，特に冬季の身体活動の低下を防ぐことが肝要であり，年間を通じて身体活動量を維持するような工夫が必要である．そのほか，低強度〜中強度を中心とした運動以外の多様な活動（掃除，買い物，通勤・通学時の移動，余暇活動など）も積極的に行う．さらに，座位行動の減少を図り，少なくとも30分おきに座位行動を解消してごく短時間でも軽運動（ウォーキングやレジスタンス運動など）

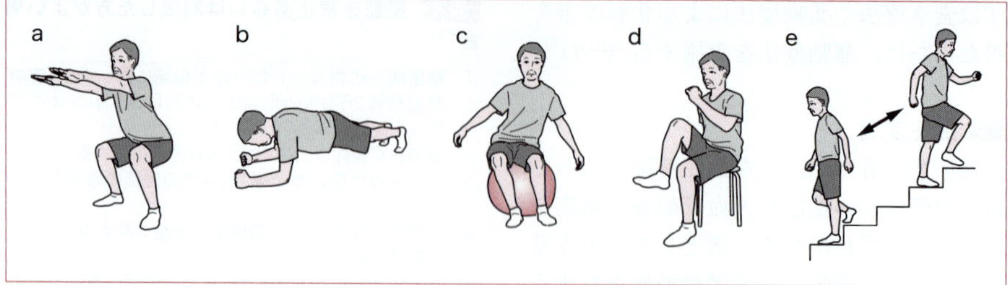

図2 ホームプログラムの例

a：スクワット，b：体幹トレーニング（プランク），c：バランスボール運動，d：座位での足踏み運動，e：階段昇降運動．

を行うことが推奨される．

3 身体活動や運動実施状況の可視化と共有

糖尿病患者において身体活動の管理は欠かせず，そのためには患者のセルフモニタリングが重要となる．例えば，毎日の歩数管理や運動記録表によって自身の運動実施状況を可視化することや，体重や腹囲を定期的に測定・記録することを勧める．運動の効果判定としては3ヵ月から半年ごとが望ましいが，運動の継続状況や身体状況を把握するために，電話や診察時を利用して評価やフィードバックを適宜行う．

4 足部や関節への負荷の軽減

簡便な運動であるウォーキングを含め，糖尿病治療のための運動では少なからず足部へ負担がかかる．日々のフットケアが必須であり，患者自身で頻回に足を観察することを提案する．運動時には，運動に適した靴や靴下を使用し，足病変を発生・悪化させるような物理的刺激は避ける．足部に潰瘍がある場合は，潰瘍部分は必ず免荷する．また，下肢の運動器障害を有する患者では，座位や水中での運動，エアロバイク（上肢用/下肢用）を用いた運動など，関節負荷を軽減しながら運動が実施できるよう工夫する．

5 高齢患者や小児患者への対応

高齢者では，体力低下や何らかの運動器障害・循環器障害を持つ場合が多く，運動実施に際しては若年者よりも種々のリスク管理が欠かせない．プログラムについては，筋力維持のために低強度であってもレジスタンス運動を組み込むことを意識する．筋発揮張力維持法でのスクワットなど，血圧上昇や関節過負荷を避けながら行うトレーニングも有用である．小児では，定型的な運動の実施は困難な場合が多く，ボール遊びなど「楽しみ」の中から運動の効果やリスク管理の方法を学ぶよう工夫する．また，短期間で身体的・精神的成長の進行がみられることから，ライフステージや成長段階を考慮したプログラム（遊び，体育，部活動などを含む）を作成し，患児の成長を促していく．

文献

1）日本糖尿病学会編：治療．糖尿病治療ガイド2022-2023，文光堂，東京，31-48，2022
2）糖尿病性神経障害を考える会：糖尿病性多発神経障害（distal symmetric polyneuropathy）の簡易診断基準．末梢神経 32：169-171，2021
3）日本糖尿病学会編著：4章 運動療法．糖尿病診療ガイドライン2024，南江堂，東京，67-83，2024
4）American Diabetes Association Professional Practice Committee：5. Facilitating Positive Health Behaviors and Well-being to Improve Health Outcomes：Standards of Care in Diabetes-2024. Diabetes Care 47（Suppl 1）：S77-S110, 2024
5）日本糖尿病学会編：運動療法．糖尿病治療ガイド2022-2023，文光堂，東京，53-58，2022

12 腎疾患

松沢良太

1 疾患概要と基本方針

1 疾患概要

人口の高齢化，生活習慣病の重度化を背景にわが国の慢性腎臓病患者は年々増え続け，今日では約1,330万人と報告されている．腎臓は本来，体液の調節，老廃物の排泄，電解質の調節および酸塩基の調節といった尿生成器官としての役割以外に，ビタミンDの活性化，エリスロポエチンの分泌およびレニンの分泌といった内分泌器官としての役割を担っている．慢性腎臓病はこうした機能の低下を意味し，進行すれば腎代替療法が必要になり，わが国ではその大部分が血液透析療法を選択している．

国際的大規模アウトカム研究（Dialysis Outcomes and Practice Patterns Study：DOPPS）の実態調査によれば，国際的に透析人口の高齢化が認められているが，わが国は他国を圧倒する．日本透析医学会の2022年末の統計調査[1]によれば，透析人口の平均年齢は69.87歳，60歳以上の患者の占める割合は全体で78.9%と報告されている．透析導入の原疾患に着目してみると，今日では糖尿病性腎症の割合が最も大きく，高血圧症由来の高齢期の導入も増加傾向にある．こうした高齢化，生活習慣病の重度化といった背景に加えて，血液透析患者は低栄養の遷延，慢性炎症，インスリン抵抗性異化亢進/同化抵抗性のほか，度重なる入院イベントや多疾患併存などの全身状態悪化につながる危険因子に常に晒されており，サルコペニアを中心に置いたフレイルサイクルと呼ばれる悪循環を形成している（図1）[2]．本項では，腎疾患患者の全体像に触れながら，透析患者の理学療法を中心に説明する．

2 基本方針

2016年にEuropean Renal Best Practiceは高齢腎不全患者の，①筋力，身体機能および身体活動量を通常診療の中で評価すること，②その低下を是正することを診療ガイドラインの中で“強く推奨”した[3]．わが国では，2011年1月に日本腎臓リハビリテーション学会が設立され，世界で初めて腎臓リハビリテーションに特化した『腎臓リハビリテーションガイドライン』[4]を発表した．腎臓リハビリテーションとは「腎疾患や透析医療に基づく身体的・精神的影響を軽減させ，症状を調整し，生命予後を改善し，心理社会的ならびに職業的な状況を改善することを目的として，運動療法，食事療法と水分管理，薬物療法，教育，精神・心理的サポートなどを行う，長期にわたる包括的なプログラム」[4]と定義されている．腎不全患者におけるフレイルサイクルを断ち切ることはまさに腎臓リハビリテーションに課せられた使命であり，今日の腎不全医療における喫緊の課題といえる．理学療法士はアルゴリズムに従って透析患者に対して定期的な評価および治療を実施し（図2）[2]，理学療法の必要な患者の発見に努め，リスク管理をしたうえで効果的な理学療法を展開する必要がある[2]．

2 評価

1 身体機能，身体活動量

複合的な身体機能の指標として，Short

慢性低栄養
加齢
慢性腎臓病
インスリン抵抗性,
代謝性アシドーシス, 尿毒症
・総エネルギー消費量↓
・食事摂取量↓
体重
減少
透析治療
異化亢進/同化抵抗性,
アミノ酸喪失
入院イベント
身体機能低下
・歩行能力↓
・立位バランス機能↓
・運動耐容能↓
サルコペニア
骨格筋量減少
筋力低下
日常生活制限
生命予後不良
身体不活動

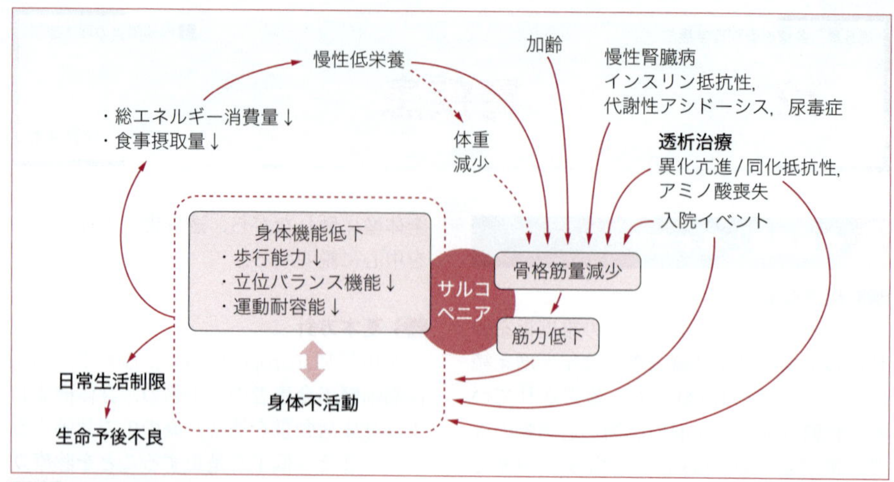

図1 末期腎不全におけるフレイルサイクル

(文献2より)

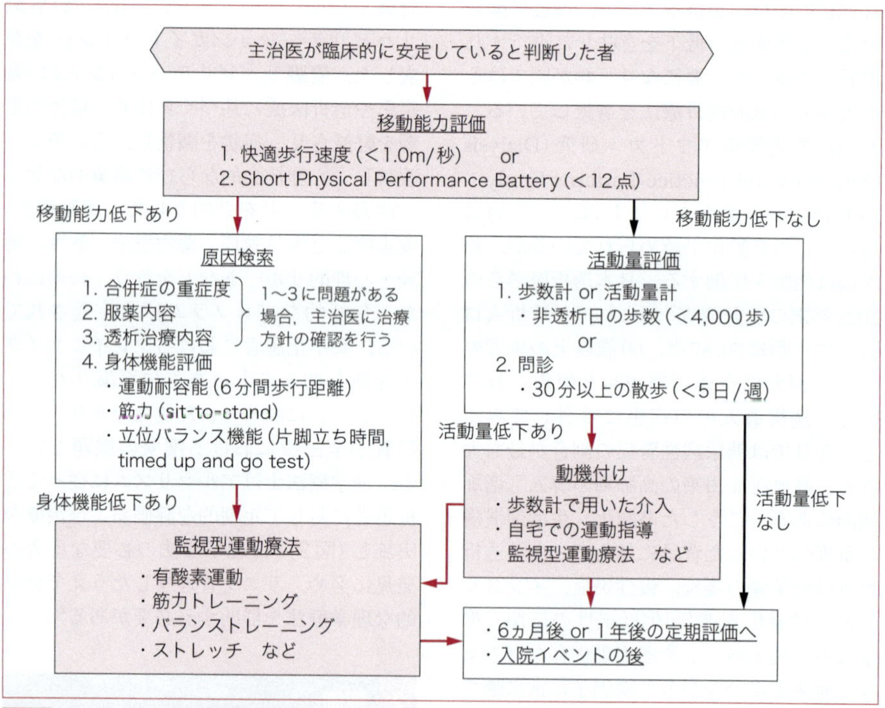

主治医が臨床的に安定していると判断した者
移動能力評価
1. 快適歩行速度(<1.0m/秒) or
2. Short Physical Performance Battery(<12点)
移動能力低下あり
移動能力低下なし
原因検索
1. 合併症の重症度
2. 服薬内容
3. 透析治療内容
1〜3に問題がある場合, 主治医に治療方針の確認を行う
4. 身体機能評価
・運動耐容能(6分間歩行距離)
・筋力(sit-to-stand)
・立位バランス機能(片脚立ち時間, timed up and go test)
活動量評価
1. 歩数計 or 活動量計
・非透析日の歩数(<4,000歩)
or
2. 問診
・30分以上の散歩(<5日/週)
活動量低下あり
活動量低下なし
身体機能低下あり
動機付け
・歩数計で用いた介入
・自宅での運動指導
・監視型運動療法 など
監視型運動療法
・有酸素運動
・筋力トレーニング
・バランストレーニング
・ストレッチ など
・6ヵ月後 or 1年後の定期評価へ
・入院イベントの後

図2 透析患者における評価と治療のアルゴリズム

(文献2より)

表1 Short Physical Performance Batteryの採点方法

項目	採点区分	点数
快適歩行速度 (4m歩行に要した時間)	0.83m/秒以上(4.82秒未満)	4点
	0.65〜0.82m/秒(4.82〜6.20秒)	3点
	0.47〜0.64m/秒(6.21〜8.70秒)	2点
	0.46m/秒未満(8.71秒以上)	1点
	実施困難	0点
立位バランス機能 閉脚　セミタンデム　タンデム	タンデム立位：10秒保持可	4点
	タンデム立位：3〜9.99秒保持可	3点
	セミタンデム立位：10秒保持可	2点
	閉脚立位：10秒保持可	1点
	実施困難	0点
椅子からの5回立ち座り時間	11.19秒未満	4点
	11.20〜13.69秒	3点
	13.70〜16.69秒	2点
	16.7秒以上	1点
	実施困難	0点

Physical Performance Battery(SPPB)は透析患者にもよく用いられる．SPPBは快適歩行速度と椅子からの5回立ち座り時間に立位バランス機能の要素を加えた0点〜12点で採点を行うもので(表1)，9点以下の場合に身体機能の低下ありと判定することができる[5)]．SPPBは広い場所や特別な機器を必要とせず，短時間で簡便に実施可能であり，透析施設での実施には向いている．加えて，重度の低身体機能者から健常者に至るまで同じ判断基準で採点・評価することができるため，腎不全患者における身体機能の把握に用いることは推奨される．

身体活動量については，加速度計付き歩数計を用いて評価することが推奨される．詳細は「3 理学療法プログラム」(p.869)にて説明する．

2 サルコペニア

Asian Working Group for Sarcopenia (AWGS)はアジア人の体格，生活様式および文化的背景に適応させた診断基準を発表した[5)](評価方法および診断基準の詳細については第6章-9「サルコペニア」(p.937)を参照)．筆者らは同基準を用いて，3施設から集められた外来血液透析患者356例を対象にサルコペニアの有病率について調査を行った．その結果，研究参加者の約40%にサルコペニアを認め，さらに65歳以上の患者に限定するとおよそ2人に1人がサルコペニアを有することが明らかになった(図3)[6)]．これは地域在住高齢者の有病率に比べて，明らかに高い．さらに透析患者においてサルコペニア合併は生命予後悪化と強く関連することから，定期的な管理が必要である．

3 ADL

(1) 自立度

7,226名の血液透析患者を対象にADL自立度に関する実態調査が行われた[7)]．対象となるADLには食事，トイレおよび更衣といったKatz Indexの基本的ADL 5項目と，電話の使用，買い物および食事の準備といったLawton Indexの手段的ADL 8項目が採用された．実態調査の結果，透析患者の64%は上記13項目のうち，何らか

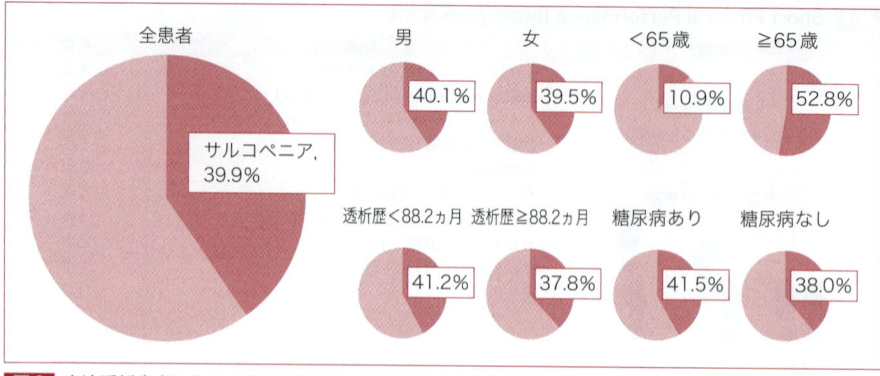

図3 血液透析患者における背景因子ごとのサルコペニア合併率

（文献6を基に作図）

の動作に介助が必要な状態であった．同研究ではADL自立度と死亡リスクとの関連についても検討されており，ADLが完全自立している者に対して，1〜2項目に制限を認めた者，3〜5項目に制限を認めた者および6項目以上に制限を認めた者の死亡リスクはそれぞれ1.24倍，1.65倍および2.37倍高いことが明らかにされた[7]．生命予後の他にも患者のQOL，患者家族の介護負担および外来通院継続の可否といった観点から，透析患者のADLレベルの維持・向上を目的とした治療はいうまでもなく重要であり，その際にフレイルを意識した医学的管理が求められる．なお，実臨床においては，上記のKatz IndexとLawton Indexの13項目を用いたADL自立度の評価実施が推奨される．

(2) 困難度

ADL自立度は重要なアウトカムだが，透析患者のADLレベルを自立か否かだけ把握しようとするのは不十分である．ADLが自立していたとしても，各動作の遂行が「どのくらい困難か」という視点で透析患者のADLを把握することは対象患者の発見，治療の効果判定といった観点から重要である．筆者らは困難度の観点から腎不全の疾患特異的ADL評価表を開発した（表2）[8]．この困難度の評価をADL自立度の評価に加えて，透析患者のルーチンケアとして実施することを推奨する．

4 合併症の重症度

透析患者は多くの併存疾患を有することはいうまでもなく，理学療法士らはそれらの重複を加味して合併症の重症度評価を行わなければならない．透析患者に用いられる疾患特異的な合併症スコアが先行研究[9]にて報告されており，これは透析導入の原疾患と11種類の合併症から重症度をスコア化することができ（表3）[9]，生命予後との強い関連が報告されている[9]．身体機能評価や運動療法指導を実施する際には事前に診療録から合併症の調査およびスコアの算出を行い，リスク管理に努めるとよい．

5 血液データ

透析患者は腎機能障害に伴いエリスロポエチンの分泌能が低下し，赤血球の産生能が低下する．これは腎性貧血と呼ばれるもので，透析患者では高頻度に認められる．そのため，血中ヘモグロビン値には目を向ける必要があり，10〜11 g/dL未満が治療開始の目安とされている．当然，重度の貧血状態では酸素運搬能が低下するため，運

表2 腎不全の疾患特異的ADL(移動能力)評価表

項目	回答
基本動作	
1. 椅子から立ち上がる	□1 できない　□2 かなり困難　□3 やや困難　□4 やや楽　□5 かなり楽
2. 床から立ち上がる	□1 できない　□2 かなり困難　□3 やや困難　□4 やや楽　□5 かなり楽
3. 床へ座る	□1 できない　□2 かなり困難　□3 やや困難　□4 やや楽　□5 かなり楽
歩行動作	
1. 歩行100m	□1 できない　□2 かなり困難　□3 やや困難　□4 やや楽　□5 かなり楽
2. 歩行300m	□1 できない　□2 かなり困難　□3 やや困難　□4 やや楽　□5 かなり楽
3. 歩行600m	□1 できない　□2 かなり困難　□3 やや困難　□4 やや楽　□5 かなり楽
4. 歩行1km	□1 できない　□2 かなり困難　□3 やや困難　□4 やや楽　□5 かなり楽
5. 早歩き20m	□1 できない　□2 かなり困難　□3 やや困難　□4 やや楽　□5 かなり楽
階段動作	
階段を昇る(2階まで)	□1 できない　□2 かなり困難　□3 やや困難　□4 やや楽　□5 かなり楽
階段を昇る(3階まで)	□1 できない　□2 かなり困難　□3 やや困難　□4 やや楽　□5 かなり楽
階段を降りる(2階から)	□1 できない　□2 かなり困難　□3 やや困難　□4 やや楽　□5 かなり楽
階段を降りる(3階から)	□1 できない　□2 かなり困難　□3 やや困難　□4 やや楽　□5 かなり楽

12項目それぞれについて，できない(1点)からかなり楽(5点)までの5段階で問診にて評価する．それぞれの項目の得点を合計し，12点から60点でADLの困難度を評価する．

(文献8を基に作表)

動耐容能は極端に低下する．また，透析患者は高頻度に電解質異常をきたす．最も重大なのは心室頻拍・心室細動といった重症不整脈の引き金になる高カリウム血症であり，1週間のうち2日連続で透析療法を行わないタイミングでは特に注意が必要である．反対に過度なカリウム摂取制限や食事摂取量の低下に伴う透析後の低カリウム血症にも合わせて注意する必要がある．加えて，高齢透析患者では慢性低栄養に悩まされるケースも少なくない．血清アルブミン値や筋の代謝産物である血清クレアチニン値，低リン血症は低栄養状態を示唆しており，飢餓状態での運動療法は筋蛋白の異化を促進させ，かえって筋萎縮を助長する可能性すらある．

6 食事内容

保存期の慢性腎臓病患者では高エネルギー(30〜35kcal/kg標準体重/日)・低蛋白質(0.6〜0.8g/kg標準体重/日)・減塩(6g/日未満)を中心とした厳格な食事管理が推奨されている．特に過剰な蛋白質摂取については，尿素の血中蓄積に伴う血管内皮障害を引き起こし，腎機能障害を助長することから，留意する必要がある．

表3 末期腎不全の合併症重症度スコア

疾患名	点数
原疾患(一つ選択)	
糖尿病性腎症	□3点
高血圧	□2点
糸球体腎炎	□0点
嚢胞腎	□0点
その他(　　　　)	□3点
動脈硬化性疾患	□1点
慢性心不全	□3点
脳血管疾患/一過性脳虚血発作	□2点
末梢血管疾患	□2点
その他の心血管疾患	□2点
慢性閉塞性肺疾患	□2点
消化管出血	□2点
肝疾患	□2点
不整脈	□2点
糖尿病	□1点
悪性腫瘍	□2点
合計	点

(文献9を基に作表)

3 理学療法プログラム

1 慢性腎臓病(保存期)

『腎臓リハビリテーションガイドライン』[4]に基づき，保存期の慢性腎臓病患者は有酸素運動の実施が推奨される．嫌気性代謝閾値よりも低い負荷(あるいはBorg指数で11〜13)で，無理なく歩行やジョギング程度の持続した運動を20〜60分，1日あたり1〜2回，週3〜5日実施することが好ましい．また，歩数計の使用は有効であり，普段(ベースライン)の歩数を評価したうえで，ベースラインから500〜1,000歩/日ずつ増加させていき，最終的には6,000〜10,000歩/日の活動量確保を目標にする．ただ，運動指導時には糖尿病患者の低血糖症状，腎機能低下に伴う過剰な水分貯留，高カリウム血症あるいは貧血といった症状出現に留意する必要がある．

2 透析患者

(1) 透析施行中

透析患者に対する運動療法はすでにその有効性が示されている．一般的なのは透析施行中に実施する自転車エルゴメーターを用いた有酸素運動やセラバンド・重錘を用いたレジスタンス運動である．また，近年では透析施行中の時間を有効活用した神経筋電気刺激の効果についても報告されている．神経筋電気刺激はペースメーカー等のデバイス植込み後の患者や皮膚トラブルを抱えている患者を除けば，多くの透析患者に適応することができる実行可能性の高い治療方法といえる．いずれも週3回の介入頻度が一般的であり，20〜40分程度の介入時間をとることが多い．自覚的運動強度で11(楽である)から13(ややきつい)を目安に処方することが一般的だが，痛みの発生予防や運動の継続性の観点から極力低負荷から開始することを推奨する．

(2) 透析施行時間外(透析日)

透析施行中は運動様式に制限があり，多くの場合は臥位での運動療法を行う．そのため，フレイル・サルコペニアやADL制限を有する低身体機能者に対しては，透析施行時間外に椅子からの立ち座り運動や立位バランストレーニングを導入することを推奨する．こうした運動は有酸素運動とは異なり，長い介入時間がなくても効果を期待できることから，透析開始前や透析終了後の短い時間で患者個々の病態や自覚症状に合わせて実施したい．

(3) 透析施行時間外(非透析日)

非透析日には身体活動量を確保してもらうような指導が必要である．筆者らは，死亡をアウトカムにした受信者動作特性曲線解析から，非透析日1日あたり4,000歩以上の身体活動量を確保することの重要性を報告した[10]．また，身体活動量は一時点のみで捉えるのではなく経年変化を捉えることも重要である．筆者らは，非透析日の身体活動量が1年間で30%以上低下した者は生命予後が不良であることを明らかにした[11]．以上のことから，①非透析日1日あたり4,000歩の身体活動量を確保すること，②前年と比べて非透析日の身体活動量を30%以上落とさないようにすることを血液透析患者における身体活動量の評価・指導のコンセプトとして提唱している．

3 腎移植後(入院期)

腎移植前に認められていたフレイルや身体不活動は腎移植後も遷延することが明らかにされている．腎移植後の運動療法指導の効果や必要性についてはすでにいくつかの研究報告が存在する．筆者らは，腎移植直後の入院期の運動療法指導を実施し，その効果と安全性について報告した[12]．術後6日目からリハビリテーション室での有酸素運動を35〜45分，1日あたり1，2回実施した．その際の運動強度は，自覚的運動強度の13(ややきつい)から15(きつい)程度になるよう設定した．さらに，病棟では歩数計を装着してもらい身体活動量の指導も行った(図4)[12]．その結果，腎移植後の腎機能の回復を阻害することなく，有意な筋力および運動耐容能の改善を認めた．なお，表4[12]は腎移植後の運動療法実施に関する注意事項をまとめたものであり，実践

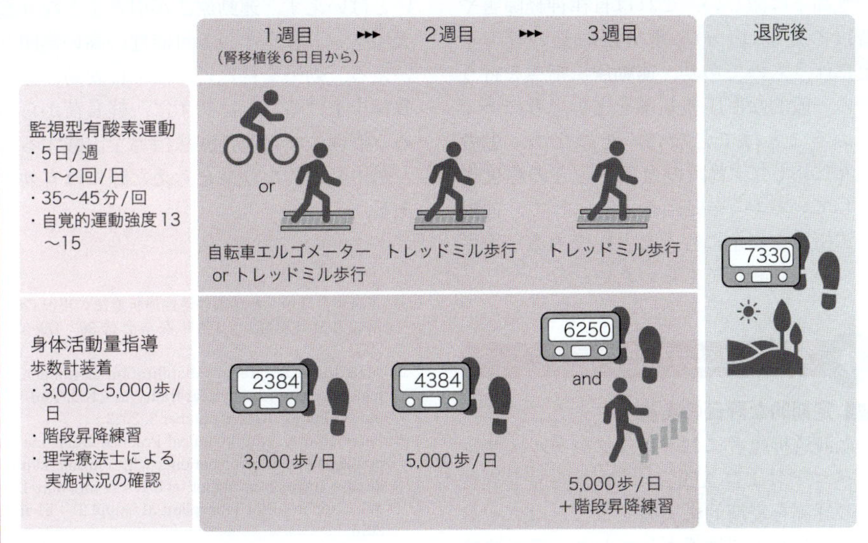

図4　腎移植後の運動療法指導のプロトコル

（文献12を基に作図）

する際の参考にしてほしい．

4 リスク管理・禁忌事項

1 不整脈

前述したように保存期慢性腎臓病患者および透析前の高カリウム血症，透析後の低カリウム血症は心室頻拍や心室細動といった重症不整脈につながる可能性がある．介入する患者の血液データから電解質異常の有無について，事前に情報収集しておく必要がある．また，適宜，心電図評価を行い，不整脈の発生がないか，モニタリングすることが肝心である．

2 虚血性心疾患

多くの血液透析患者は狭心症に代表される虚血性心疾患を有するのに加えて，腎性貧血や電解質異常，除水に伴う血管内脱水など心筋虚血の引き金になる要因が多く存在する．さらに，糖尿病性腎症を有する血液透析患者の多くが末梢神経障害を重複している．そのため無症候性の心筋虚血が起こる危険性が高く，狭心痛の訴えが乏しいのが極めて厄介である．運動療法中の無症候性心筋虚血には留意する必要があり，患者個々によって心筋虚血のメルクマールになる指標を見つけ，対応していく必要がある．

表4　運動療法実施に関する注意事項

以下のいずれかの症状を認めた場合は主治医に確認し，運動療法の休止/中止あるいは運動負荷の調整を行う．
・38℃以上の熱発 ・Visual Analogue Scaleで7/10以上の創部痛 ・2日以上続けて血清クレアチニン値が上昇している場合 ・前日と比較して血清クレアチニン値が30％以上上昇した場合 ・重度の貧血（ヘモグロビン値<7.0 g/dL） ・何らかの理由で禁食中の場合 ・上記以外で病棟看護師あるいは医師が運動療法に向かないと判断した場合

（文献12を基に作表）

3 血圧異常

透析患者における血圧の日内および週内

の乱高下は激しい．これは自律神経障害や普段の食事（塩分）・水分摂取量の管理不足に伴うものであり，運動療法指導を行う際に一般的な血圧の基準を透析患者にあてはめることはできない．そのため，患者個々に応じて“普段の血圧からどの程度逸脱しているか”を捉えるようにして，運動療法指導を安全に行うことができるか否かについて判断してもらいたい．

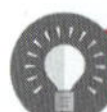

クリニカルヒント

1 定期的な評価の実施

血液透析患者において，フレイル・サルコペニアおよびADLレベルを把握するための評価を定期的に実施することはガイドラインレベルで推奨されており，予後改善につながる可能性が示されている．しかしながら，今日の透析医療のルーチンケアには含まれていないのが現状である．まずは1年に1回あるいは半年に1回，各透析施設がそれぞれすべての透析患者を対象にして身体機能の評価を実施することが重要である．加えて，入院イベントの直後には必ず評価を行うことが重要である．血液透析患者は頻繁に入院イベントを経験し，こうした入院イベントを経験するたびに全身状態は悪化していくことが先行研究[13]にて指摘されている．入院イベント直後の評価結果と前回の評価結果を比較し，その変化についてフィードバックを行い，運動療法指導につなげていく．

2 無理のない運動療法指導の実践

血液透析患者に対する運動療法指導はその効果および安全性が報告されている．しかしながら，こうしたエビデンスの多くは全身状態が安定していて合併症が軽度な者で，かつ非高齢者を扱った研究であることを忘れてはならない．血液透析患者は運動療法に対するコンプライアンスが決して高いとはいえず，運動療法が引き金となり重大イベントにつながる可能性の高い集団といえる．効果を得たいがために安易に運動負荷を上げることはせずに，軽負荷から始める無理のない運動療法指導を実践することが中長期的な効果を考えた際には有効である．

文　献

1) 花房規男ほか：わが国の慢性透析療法の現況（2022年12月31日現在）．日透析医学会誌 56：473-536, 2023
2) Matsuzawa R：Renal rehabilitation as a management strategy for physical frailty in CKD. Ren Replace Ther 8：Article number 3, 2022
3) Farrington K, et al：Clinical Practice Guideline on management of older patients with chronic kidney disease stage 3b or higher (eGFR <45 mL/min/1.73 m2). Nephrol Dial Transplant 31 (suppl 2)：ii1-ii66, 2016
4) 日本腎臓リハビリテーション学会編：腎臓リハビリテーションガイドライン，南江堂，東京，2018
5) Chen LK, et al：Asian working group for sarcopenia：2019 consensus update on sarcopenia diagnosis and treatment. J Am Med Dir Assoc 21：300-307. e2, 2020
6) Kakita D, et al：Simplified discriminant parameters for sarcopenia among patients undergoing haemodialysis. J Cachexia Sarcopenia Muscle 13：2898-2907, 2022
7) Jassal SV, et al：Functional Dependence and Mortality in the International Dialysis Outcomes and Practice Patterns Study (DOPPS). Am J Kidney Dis 67：283-292, 2016
8) Watanabe T, et al：Determinants of difficulty in activities of daily living in ambulatory patients undergoing hemodialysis. Ren Replace Ther 4：Article number 8, 2018
9) Liu J, et al：An improved comorbidity index for outcome analyses among dialysis patients. Kidney Int 77：141-151, 2010
10) Matsuzawa R, et al：Physical activity dose for hemodialysis patients：Where to begin? results from a prospective cohort study. J Ren Nutr 28：45-53, 2018
11) Shimoda T, et al：Changes in physical activity and risk of all-cause mortality in patients on maintence hemodialysis：a retrospective cohort study. BMC Nephrol 18：154, 2017
12) Yamamoto S, et al：Efficacy of exercise therapy initiated in the early phase after kidney transplantation：A pilot study. J Ren Nutr 30：518-525, 2020
13) Johansen KL, et al：Factors associated with frailty and its trajectory among patients on hemodialysis. Clin J Am Soc Nephrol 12：1100-1108, 2017

13 がん

原　毅

1 疾患概要と基本方針

1 疾患概要

がん治療は，血液腫瘍など一部を除き，基本的に手術治療が第一選択となる．がんが臓器にとどまっている初期の段階では，手術治療のみで根治可能だが，リンパ節などへ転移が確認された場合には，手術前後に化学療法や放射線療法を併用する集学的治療を行う．化学療法や放射線療法は，前述した集学的治療において補助療法として位置付けられるが，がんの種類によっては根治的治療，進行がん症例では延命・症状緩和の目的で適応されるなど，汎用性が高い治療法である．

がん治療を受けた患者には，様々な後遺症や有害反応が出現する．手術治療では，切除範囲が腫瘍だけでなく周囲の正常な組織まで広く含まれるため，手術部位に応じた様々な後遺症が出現する．術後後遺症の回復には，切除範囲の大きさに加えて加齢などの個人因子も影響するため，退院後の生活でも配慮する必要がある．一方，化学療法や放射線療法では，治療開始直後より出現する早期有害反応や，治療後数ヵ月から数年にかけて出現する晩期有害反応がある．有害反応は，早期有害反応が鎮痛薬や制吐薬などで軽減できる自覚症状や安静度に影響しうる骨髄抑制，晩期有害反応が生体組織の萎縮や機能障害など，非常に幅広い症状が出現する．有害反応の程度は，化学療法や放射線療法の曝露量に依存するため，化学放射線療法（chemoradiation therapy：CRT）や多剤併用療法などで強く出現する．加えて，がん治療中あるいは治療後の患者には，身体活動量低下に伴う心肺機能の低下や免疫反応の増加に伴う骨格筋の萎縮などを起因とする全身的な運動機能低下も発生する．したがって，理学療法士は，がん患者の術後後遺症や有害反応などを注意深く観察しながら，安全かつ効率的に身体機能の改善を図ることが責務となる．

2 基本方針

理学療法の基本方針は，『がんのリハビリテーション診療ガイドライン 第2版』[1]（以下，ガイドライン）を参考に決定することを推奨する．ガイドラインでは，がん患者のリハビリテーション診療に関する臨床上の問題を，原発巣・治療目的・病期別に分けて推奨文が提示されている．本項では，多くの理学療法の臨床現場で実践されている運動療法に着目し，治療目的を入院中の積極的治療（手術治療や化学療法・放射線療法など）に関連した内容（第5章-3-4「胸腹部外科術」（p.819）の内容を除く）をガイドラインを基に解説する[1]．

ガイドラインにおいて運動療法は，すべての項目（原発巣・治療目的）で実施後の有害事象発生率が他の医学的治療と比べても非常に少なく，益（望ましい効果）が害（望ましくない効果）を上回るため，行うことを「強く推奨」あるいは「弱く推奨（提案）」の2通りで判断されていた．よって，入院加療中のがん患者には，病状悪化などにより院内の活動が制限されない限り，理学療法士による運動療法が提供されるべきと考える．

表1 病期分類(国際リンパ学会)

0期	リンパ液輸送が障害されているが，浮腫が明らかでない潜在性または無症候性の病態
I期	比較的蛋白成分が多い組織間液が貯留しているが，まだ初期であり，四肢を挙げることにより軽減する．圧痕がみられることもある
II期	四肢の挙上だけではほとんど組織の腫脹が改善しなくなり，圧痕がはっきりする
II期後期	組織の線維化がみられ，圧痕がみられなくなる
III期	圧痕がみられないリンパ液うっ滞性象皮病のほか，アカントーシス(表皮肥厚)，脂肪沈着などの皮膚変化がみられるようになる

(文献3より)

2 評価

1 理学療法評価

がん患者には，原発巣と治療内容で変化する後遺症(乳がん患者の上肢機能障害など)を理解する必要はあるが，他疾患患者に適応されている一般的な理学療法評価(関節可動域測定や筋力測定など)を基本的には使用する．また，6分間歩行試験など運動耐容能の評価指標は，臨床的に意義のある最小重要差(minimal clinically important difference：MCID)が様々な原発巣や治療内容のがん患者で算出されており，効果判定の基準として治療前より評価しておくことが望ましい(例えば，手術前後における消化器がん患者の6分間歩行試験のMCID：−1.5%など[2])．

2 疾患特異的症状と評価

がん患者が様々な疾患特異的症状を有する中で，特にリンパ浮腫と転移性骨腫瘍に伴う脊椎不安定性が，理学療法の進行やADLなどに大きく影響する．本項では，前述した2つの疾患特異的症状の評価法について解説する．

(1) リンパ浮腫

リンパ浮腫の病期分類には，国際リンパ学会分類(表1)[3]が広く普及しており，『リンパ浮腫診療ガイドライン 2024年版』[3]でも推奨されている．リンパ節郭清術を受けた術後早期の乳がんあるいは婦人科がん患者は，手術操作に伴い潜在性にリンパ流の領域的なうっ滞が発生するため，国際リンパ学会分類で0期に該当する．よって，同がん患者は，将来的にリンパ浮腫の発症リスクを有するため，定期的な病期分類による評価に加えて，可能な限り毎日の四肢周径測定の実施など，徹底した術後経過観察を推奨する．四肢周径測定では，計測時間帯や計測の際の体位統一など計測値の再現性を高める工夫が必須である．

(2) 転移性骨腫瘍

転移性骨腫瘍は，様々な骨に発症するが，脊椎転移が最も多い．がんが転移した骨は，健常の骨と比較して脆弱であり，病態によっては軽微な外力で病的骨折に至る．脊椎が病的骨折し，骨片が脊髄神経を圧迫すると外傷性脊髄損傷と同様に損傷部位に応じた身体障害が出現する．転移性骨腫瘍の発症に伴う脊椎不安定性の評価には，Spinal Instability Neoplastic Score (SINS)がある[4]．SINSは，画像所見より脊椎不安定性に関する各項目を評価，得点化し，6点以下が安定型，7〜12点が切迫不安定型，13点以上が不安定型に分類される(表2)[4]．

3 血液データ

がん患者に対して理学療法を実施する際に，血液データは非常に有用な検査所見である．特に化学療法や放射線療法中に骨髄抑制を呈したがん患者は，骨髄の造血機能低下により易感染性や易出血性となる．がん患者の易感染性は，白血球数が3,000/μL以下を基準に判断され，易感染性と判断されたがん患者では，他者との接触を控える必要がある．理学療法中では，不特定多数との接触を避ける対応(ベッドサイドでの介入など)が必須となる．がん患者の易出血性は，血小板数を基準(表3)[5]に判断され，抵抗運動や有酸素運動における運動強

表2 転移性骨腫瘍における脊椎不安定性の評価(Spinal Instability Neoplastic Score : SINS)

		点数
転移部位	移行部(後頭部～C2, C7～T2, T11～L1, L5～S1)	3
	脊椎可動部(C3～6, L2～4)	2
	ある程度強固な部位(T3～T10)	1
	強固な部位(S2～S5)	0
動作や脊椎への負荷時の疼痛	あり	3
	時に疼痛があり	1
	疼痛はない	0
腫瘍の性状	溶骨性変化	2
	混合性変化	1
	造骨性変化	0
画像所見による椎体アライメントの評価	脱臼や亜脱臼の存在	4
	後弯や側弯変形の存在	2
	アライメント正常	0
椎体圧壊	50%以上の椎体圧壊	3
	50%以下の椎体圧壊	2
	椎体の50%以上が腫瘍浸潤されているが, 椎体圧壊はない	1
	いずれもない	0
脊椎の後外側の障害 (椎間関節/椎弓根/肋椎関節の骨折や腫瘍浸潤)	両側性	3
	片側性	1
	なし	0

(文献4を基に作表, 筆者訳)

度の調整だけでなく, 血小板数低下が高度である場合には, ADLを制限することが考慮される.

3 理学療法プログラム

1 理学療法のフレームワーク

がん患者への理学療法プログラムは, 治療中あるいは治療後の全身的な運動機能低下に対する有酸素運動や筋力増強訓練, 原発巣に応じた後遺症(多くは術後後遺症)に対する局所的な運動療法で構成される. 本項では, ガイドラインで採用された臨床試験より, 原発巣別にプログラム内容(運動療法の内容や運動負荷量など)を抜粋した(表4)[1]. ガイドラインの特性上, 各原発巣に対する治療内容を限定することが難しく, 運動療法の内容も臨床試験によって様々であった. 本項で示した内容は, 実際の理学療法プログラムを強制, 制限するものではなく, 有効・安全限界値の基準の一つとして参考にしてほしい.

表3 血小板減少症患者に推奨される運動と対応する血小板数のカットオフ値

血小板数	推奨運動
<10,000/μL	活動を制限, 運動を再開する場合には, 血小板輸血を必要とする場合がある
10,000～20,000/μL	無抵抗運動は可, 軽いストレッチ, 座位や立位, 歩行が許可される場合がある
20,000～50,000/μL	重錘, 弾性チューブ, セラバンドなどを使用した抵抗運動は可, 強度の高い歩行や階段昇降が許可される場合がある
50,000～80,000/μL	サイクリングやゴルフなどのアクティビティが可能
>80,000/μL	サイクリングやジョギングなど高強度の抵抗運動や有酸素運動が可能. ただし, 適切な安全装備を使用し, 偶発的なケガを避けるための予防措置を行う必要がある

(文献5を基に作表, 筆者訳)

2 全身的な運動療法

有酸素運動は, 運動負荷量を調整しやすいトレッドミル上でのウォーキングや自転車エルゴメーターを用いたサイクリング運

表4 『がんのリハビリテーション診療ガイドライン 第2版』で採用された臨床試験から抜粋した理学療法プログラムとアウトカム

原発巣 治療目的	運動療法の 内容	1日あたりの運動負荷量，時間，回数等	アウトカム（エビデンスの確実性）
前立腺	有酸素運動	最大酸素摂取量の60～75%を15～45分 予測最大心拍数の55～85%を15～30分	運動耐容能の改善(B)，身体活動性の改善(A)，QOLの改善(A)，倦怠感の改善(A)，筋力の改善(A)，体組成の改善(B)，精神心理面の改善(B)，性機能の改善(C)
	筋力増強訓練	60～85% 1RMを6～12回×2～4セット 6～12RMで6～12回×2～4セット	
	骨盤底筋筋力訓練	理学療法士の監視下で30分	尿失禁の軽減(B)，QOLの改善(C)
頭頸部	有酸素運動	mRPEの3～5で15～20分	除脂肪体重減少の抑制(B)，運動能力の向上(B)，QOLの向上(B)，筋力の向上(B)
	筋力増強訓練	mRPEの3～5で8～15回×2～3セット	
	上肢機能訓練	可動域訓練と筋力増強訓練を組み合わせた内容を8～30回×3セット	疼痛および能力低下の改善(B)，肩関節可動域の改善(B)，QOLの向上(C)
乳房	有酸素運動	最大酸素摂取量の50～85%を20～45分 予測最大心拍数の60～85%を30～50分	心肺機能の改善(A)，QOLの改善(A)，倦怠感の改善(A)，うつ・不安症状の改善(B)，体組成の改善(B)，筋力の改善(A)，治療の有害反応(B)，就業率の改善(B)
	筋力増強訓練	60～80% 1RMを8～12回×3セット	
	上肢機能訓練	ストレッチと自動運動（ドレーン抜去後から）を60分，段階的な運動指導，リンパ浮腫教育	術後の肩関節可動域の拡大(A)，術後の上肢機能の改善(B)
卵巣	有酸素運動	最大酸素摂取量の60～80%を15～45分	心肺機能の改善(C)，倦怠感の改善(C)，QOLの改善(C)，うつ・不安症状の改善(D)
	筋力増強訓練	各項目を8～12回×2セット	
婦人科	骨盤底筋筋力訓練	理学療法士の監視下で45分	尿失禁の改善(C)，QOLの改善(D)
転移性骨腫瘍	筋力増強訓練	理学療法士による等尺性筋収縮を用いた内容	機能予後の改善(C)
血液腫瘍	有酸素運動	予測最大心拍数の50～80%で15～30分 RPEの10～15で15～40分	身体活動性の改善(A)，運動機能の改善(A)，筋力の改善(A)，運動耐容能の改善(A)，倦怠感の改善(A)，QOLの改善(A)，精神機能・心理面の改善(B)，身体症状の改善(C)，体組成の改善(C)
	筋力増強訓練	40～60% 1RMを16～25回×2セット RPEの10～13で8～15回×1～3セット	
化学療法・放射線療法	有酸素運動	最大酸素摂取量の50～75%で45分 予測最大心拍数の60～85%で10～40分	身体活動性の改善(B)，運動耐容能の改善(A)，筋力の改善(A)，身体機能の改善(B)，倦怠感の改善(A)，ADLの改善(B)，QOLの改善(C)，遂行機能障害の改善(A)
	筋力増強訓練	50～75% 1RMを10回×2セット 6～12RM×2～4セット	

●エビデンスの確実性（強さ）
A（強）：効果の推定値が推奨を支持する適切さに強く確信がある
B（中）：効果の推定値が推奨を支持する適切さに中等度の確信がある
C（弱）：効果の推定値が推奨を支持する適切さに対する確信は限定的である
D（とても弱い）：効果の推定値が推奨を支持する適切さにほとんど確信できない
RM：repetition maximum（最大反復回数），mRPE：modified Rating of Perceived Exertion，RPE：Rating of Perceived Exertion，ADL：activities of daily living，QOL：quality of life

（文献1を基に作表）

動を推奨したい．ガイドライン[1)]で採用されていた臨床試験で実施された筋力増強訓練は，主要な骨格筋群に対する項目（chest press，leg press，leg extensionなど）で構成されており，最低3項目から最大11項目まであった．また，訓練機器には，高価なエクササイズマシンだけでなく，比較的安価なダンベルやセラバンドまで幅広く使用されているため，臨床現場で運用しやすい物品でよい．

3 局所的な運動療法

前立腺がん患者や婦人科がん患者に対する骨盤底筋筋力訓練では，術後介入だけでなく，術前からの予防的介入やバイオフィードバックや電気刺激療法を併用した複合的介入も効果的である．上肢機能訓練では，術後の頭頸部がん患者や乳がん患者に発生しうる創部伸張に伴う疼痛を考慮するなど術後経過等に合わせた段階的な運動負荷量の調整が重要である．

4 その他の理学療法

その他には，経皮的電気神経刺激などの物理療法の単独介入や神経認知機能訓練，多職種によるリハビリテーション治療の有効性もガイドラインで取り上げられている[1)]．

4 リスク管理・禁忌事項

1 リスク管理

理学療法のリスク管理には，事前にがん患者の全身状態（血液データなど）を評価することに加えて，理学療法に伴い治療部位や罹患部位に発生するメカニカルストレスを考慮することが肝要である．例えば，乳がん患者では，術後に漿液腫発生のリスクがあるため，ドレーン抜去後からの上肢機能訓練開始や，術後5〜8日からの積極的介入を推奨する．一方，転移性骨腫瘍患者では，病的骨折や脊髄圧迫による麻痺の発生などが考慮されるが，関節運動を徹底管理したうえで転移骨周囲筋の筋力増強訓練（等尺性筋収縮を使用）が臨床試験で実践されている．理学療法中（特に運動療法）に生じるメカニカルストレスをがん患者の病態に合わせてコントロールすることも，一つのリスク管理となる．

2 禁忌事項

活動制限中（血小板数＜10,000/μLなど）の運動療法や腫瘍への直接的な物理療法の実施が，理学療法の禁忌事項に該当する．前述の内容を除き理学療法（特に運動療法）は，他の医学的治療と比べて有害事象が少ないことが特徴で，リンパ浮腫増悪や病的骨折，血小板低値時の出血などの発生に影響力が低いとされている．しかしながら，

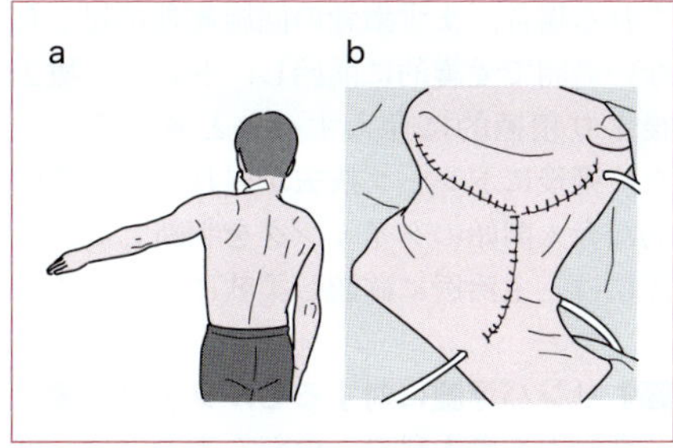

図1 ドレーン抜去後の肩関節外転自動運動と一般的な頸部リンパ節郭清術（レベルI〜V）後のドレーン位置

a：郭清術後は肩関節外転自動運動時に肩甲骨の上方回旋が不良となる．
b：片側の郭清術であれば通常3本前後のドレーンを挿入する．

これらの見解は，各臨床試験において最大限にリスク管理されて導き出された結果であるため，がん患者へ理学療法を実施する際には，他の医学的治療と同様にリスク管理を徹底すべきと考える．

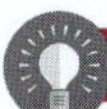

クリニカルヒント

1 頭頸部がん患者の上肢機能訓練

頭頸部がんは，罹患率が全がんの5%であるが，罹患部位に主要な血管やリンパ節などが隣接しているため手術治療が高侵襲になることが多い．理学療法では，術後離床などに加えて，頸部リンパ節郭清術後に発生する上肢機能障害に介入する必要がある．前述した上肢機能障害は，頸部リンパ節郭清術中の手術操作により発生する副神経の軸索損傷が原因とされ，術後に肩関節外転運動時の肩甲骨上方回旋が不良となる（図1a）．機能回復には，6ヵ月程度必要[6)]となるため，術後早期より段階的な上肢機能訓練の実施が望ましい．頸部リンパ節郭清術後のドレーンは，リンパ漏の有無などを観察する目的で挿入される（図1b）．上肢機能訓練は，鎖骨上よりドレーンが挿入

される場合，まず鎖骨の回旋運動が起こらない範囲で愛護的に開始し，ドレーン抜去後より積極的に介入すべきと考える．また，術後にドレーン抜去が遅れるなど積極的な介入開始のタイミングを判断しかねる際には，主治医に確認し柔軟に対応する．

2 リンパ浮腫に対するセルフケア指導

乳がんや婦人科がんのがん患者には，就学・就労・子育てなど様々なライフイベントに直面している思春期・若年成人（adolescent and young adult：AYA）世代の女性が多い．このため，術後のセルフケア指導では，患肢の負担軽減を目的に行うことに加え，がん患者の個別性を重視した内容が必要となる．例えば，乳幼児を抱く際には上肢のみで抱かないよう椅子座位で行う方法や，長距離移動の多い職業の場合では気圧変化や長時間の同一姿勢が患肢の負担となるため弾性着衣の使用や座位で行える軽運動など対処法を適宜指導する．前述のように，術後のセルフケア指導は，どのような生活場面に患肢の負担が発生するのか，多面的に評価する必要があるため，病棟看護師や医療ソーシャルワーカーなど多職種から情報収集することも一つの手段である．

文 献

1) 日本リハビリテーション医学会 がんのリハビリテーション診療ガイドライン改訂委員会編：がんのリハビリテーション診療ガイドライン，第2版，金原出版，東京，2019
2) Hara T, et al：Minimal clinically important difference in postoperative recovery among patients with gastrointestinal cancer. Support Care Cancer 30：2197-2205, 2022
3) 日本リンパ浮腫学会編：総論．リンパ浮腫診療ガイドライン 2024年版，第4版，金原出版，東京，11, 2024
4) Fisher CG, et al：A novel classification system for spinal instability in neoplastic disease：an evidence-based approach and expert consensus from the Spine Oncology Study Group. Spine (Phila Pa 1976) 35：E1221-1229, 2010
5) Morishita S, et al：Physical exercise is safe and feasible in thrombocytopenic patients with hematologic malignancies：a narrative review. Hematology 25：95-100, 2020
6) Güldiken Y, et al：Assessment of shoulder impairment after functional neck dissection：long term results. Auris Nasus Larynx 32：387-391, 2005

14 臓器移植

吉岡佑二

1 疾患概要と基本方針

臓器移植とは，あらゆる内科的・外科的治療に抵抗する末期の臓器不全に対して，死体または生体ドナーから提供された臓器を移植することにより，生命予後およびQOLの劇的な改善を図る治療である．多くの臓器が移植対象となっているが，特に心臓，肺，肝臓，腎臓移植が多く行われている．臓器移植には生体移植と死体移植がある．さらに死体移植には脳死下と心停止下移植があり，臓器保護の技術的問題から心停止下移植はほとんど行われていない．各移植の特徴を表1に示す．わが国では，移植待機者に対して脳死ドナーからの臓器提供は著しく少なく，欧米に比較して生体移植の比率が高い．脳死移植では前述したようにドナーの問題から移植待機期間は年単位に及び，待機期間中の死亡が少なくない．そのため待機期間中の身体機能の低下予防から，周術期の合併症予防と身体機能の向上，さらに術後長期的な身体活動性の向上と内科的諸問題の予防までを含めて，長い尺度で患者の身体機能やQOLを支援していく必要がある．

表1　死体移植・脳死移植のメリット，デメリット

	メリット	デメリット
死体（脳死）移植	十分な大きさの臓器が提供される 手術手技が比較的容易である	緊急手術となる 移植待機期間が長い
生体移植	予定手術で術前計画しやすい	ドナーの健康な身体にメスを入れる倫理的問題 術後早期臓器不全のリスク 手術難易度が高い

2 評価

1 術前評価

臓器移植の原因疾患の重症度を確認する．肝臓であればMELD（Model for End-Stage Liver Disease）スコアやChild-Pugh分類，肺ではmodified Medical Research Council（MRC）スケールやHugh-Jones分類が挙げられる．また移植待機患者は画像評価が必ず行われており，CTやMRIにて臓器障害の程度を確認しておく．併存疾患や原疾患の合併症についても詳細に診断が行われていることが多い．こうした情報が待機中あるいは周術期のリスク管理につながるため，カルテあるいは多職種でのカンファレンスなどに参加して情報収集するとよい．

2 周術期評価

(1) 医学的評価

まず術式が死体移植か生体移植かを確認し，手術時間，出血量，臓器の阻血時間や術中イベントの有無を確認する．血液型不適合移植では抗体関連型拒絶を生じることがあり，その場合，臓器生着に悪影響を及ぼすため注意が必要である．免疫抑制薬の投与状況は，各臓器や施設間によってプロトコルが異なり，ステロイドを比較的高用量で用いる場合があるため確認が必要である．移植直後の臓器は機能不全を生じることがあり，X線，エコー，気管支鏡等を用いた移植臓器の評価が頻回に行われているため，採血結果，臨床所見と併せて臓器の状態を把握しておく．

患者氏名　　　　　　　　　　退室時目標

朝カンファレンス実施（当日のリハビリテーション時間調整と目標Levelの決定）
リハビリテーション開始予定時刻までに鎮静・鎮痛薬の調整を行う
リハビリテーションレベルアップ時は医師同伴で行う

＜離床開始基準＞
鎮静：$-2 \leqq$ RASS $\leqq -1$（開始30分前から）
呼吸：$FiO_2 < 0.7$，$SpO_2 > 90\%$，RR＜40/分
循環：50＜HR＜130/分，MAP＞65mmHg
　カテコラミンの24時間以内の痙攣がない
疼痛：NRS≦5，CPOT≦3
呼吸困難感：修正Borg Scale≦3（中くらい）
その他：活動性出血がない
　24時間以内発症のコントロール不良新規不整脈がない
　不安定骨折がない
　大腿部のシース，補助循環装置がない

＜離床中断基準＞
HR＜40 or 140＜HR
SBP＜−20mmHg or ＋30mmHg＜SBP
10/分≦不整脈
$SpO_2 \leqq 88\%$
20/分≦RR or 5（強い）≦修正Borg Scale
胸痛・動悸・めまいなどの自覚症状の出現
※一定時間中断し，回復を認めれば継続
※特に問題となる症例に関しては適宜主治医確認

No（→Level I）　Yes（→Level II）

	Level I	Level II	Level III	Level IV	Level V
リハビリテーション内容	他動運動 呼吸練習	他動運動 自動運動 ギャッジ60°	他動運動 自動運動 抵抗運動 端座位	他動運動 自動運動 抵抗運動 立位 足踏み	他動運動 自動運動 抵抗運動 歩行 車椅子
レベルアップ目安	離床 開始基準	意識レベル低下なし 頭部保持可能	端座位15分以上 筋力MMT≧3	立位1分 足踏み50回可能	移動50m
ADL		歯磨き 整容	座位での食事摂取 足浴	座位での清拭 車椅子座位 ポータブルトイレ	身障者トイレ

図1　離床前の評価項目と離床プロトコル（肺移植術後早期）

RASS：Richmond Agitation- Sedation Scale，FiO_2：吸入酸素濃度，SpO_2：経皮的動脈血酸素飽和度，RR：呼吸回数，HR：心拍数，MAP：平均血圧，NRS：Numerical Rating Scale，CPOT：Critical-Care Pain Observation Tool，SBP：収縮期血圧，ADL：日常生活動作，MMT：徒手筋力テスト

(2) 理学療法評価

術後は早期に集中治療室（intensive care unit：ICU）から介入を開始するケースが多い．この時期は意識障害，呼吸，循環状態の変動，疼痛を日々評価しながら理学療法を実施していく必要がある．具体的な評価項目は日本集中治療医学会から出された『重症患者リハビリテーション診療ガイドライン2023』[1]を参考に，各施設の状況に応じて決定するとよい．当院の肺移植，肝移植における術後早期の介入プロトコルを図1，2に示す．また身体機能に関しては

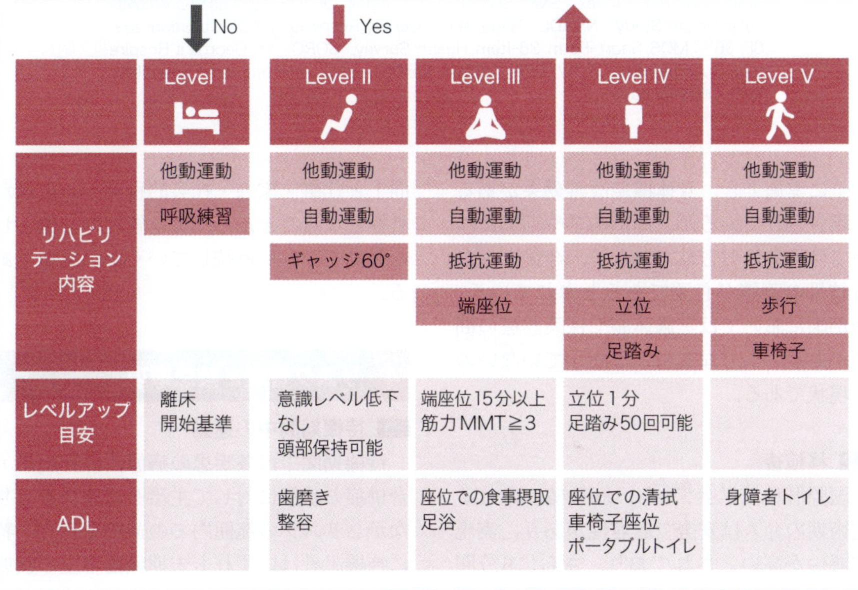

図2　離床前の評価項目と離床プロトコル（肝移植術後早期）

周術期に筋量，筋力，運動耐容能が低下することがわかっており，可能であれば術前後に評価を行い，変化を比較するとよい．当院で行っている理学療法評価を表2に示す．

3 理学療法プログラム

1 待機期間中

海外からのステートメント[2]では，肝移植待機患者において筋力や全身持久力トレーニングを含めた介入は待機期間中の短期的な身体機能の改善に有用であり，術前からの介入が術後の再入院率の低下と在院期間の短縮につながる可能性があると言及されている．また介入による深刻な有害事象や門脈圧亢進症に対する悪影響はないとされている．さらに他臓器についてはカナダから発表されたステートメント[3]において，待機患者に対する管理下の運動療法は

表2 移植前後の理学療法評価項目

肺移植	肝移植
身長・体重・BMI 6分間歩行試験 歩行速度 呼吸筋力：最大吸気圧，呼気圧 四肢筋力：等尺性膝伸展筋力，握力 大腿部筋厚・大腿直筋筋断面積 胸部CT脊柱起立筋筋断面積，筋CT値 体組成：骨格筋量，SMI 下腿周径 身体活動量：活動量計装着 フレイル：J-CHS基準，SARC-F ADL：NRADL QOL：SF-36®，SGRQ	身長・体重・BMI 6分間歩行試験 歩行速度 5回立ち座りテスト 四肢筋力：等尺性膝伸展筋力，握力 大腿部筋厚・大腿直筋筋断面積 体組成：骨格筋量，SMI，ECW/TBW 身体活動量：質問紙表（I-PAQ日本語版） フレイル：Liver Frailty Index

BMI：body mass index，SMI：Skeltal Muscle Index，J-CHS：日本語版Cardiovascular Health Study，NRADL：Nagasaki University Respiratory ADL Questionnaire，SF-36®：MOS Short-Form 36-Item Health Survey，SGRQ：St. George's Respiratory Questionnaire，ECW/TBW：細胞外水分比，I-PAQ：International Physical Activity Questionnaire

安全に実施でき，身体機能改善効果があると報告されているが，運動内容や期間については十分検討されておらず，今後さらなる結果の蓄積が必要であるとされている．わが国においては実施体制や保険診療の問題があり，十分な実施とはなっていないのが現状である．

2 移植後

国際肝移植学会[4]から，肝移植における周術期の介入は安全で忍容性があり，実現可能性が高いとされており，さらに6分間歩行距離や最大酸素摂取量，筋力，ADLの有意な改善を認めると報告されている．また肺・心臓・腎臓・肝臓移植を合わせた検討[3]では術後6ヵ月までの医学的管理が必要な時期には外来理学療法や管理下でのホームエクササイズを週に3〜5回，中等度以上の強度で筋力トレーニングや持久力トレーニングを組み合わせて実施することが推奨されている．さらに術後6ヵ月以降は非管理下での運動や身体活動を，在宅および医療機関以外の施設で実施してくことが望ましいとされている．特に長期的には糖尿病や心血管イベントの予防，QOLの向上と仕事・家庭・社会的役割への復帰が目標となることから，自己管理の一環として運動をいかに継続していくかが重要である．

4 リスク管理・禁忌事項

1 待機期間中の運動

待機期間中は各疾患の病態，併存疾患・合併症の状態に対して主治医に確認をとりながらリスクの範囲内での運動を行う．特に待機患者はいずれも末期臓器不全の状態であり，運動負荷によって全身状態が悪化する可能性があることを念頭に置いておくべきである．

2 ドレーン類の誤抜去

周術期は排液用のドレーン，生体監視モニター，中心静脈カテーテルなど多数の留置物が生体につながれることになる．離床に際しては各留置物の適切な管理が必要になるが，理学療法士のみで管理することは難しいため，医師，看護師と協力する必要がある．

3 呼吸・循環動態変化に伴う有害事象

待機期間中，術後早期は呼吸，循環動態が変動しやすい．特に心移植，肺移植では必要に応じて理学療法前後で十二誘導心電図をとる，実施中の心電図・血圧のリアルタイムモニタリングを行い，血圧低下や不整脈の発生を早期に発見し対応することが必要である．

4 出血・血栓イベント

吻合血管での血栓形成と，予防的に投与するヘパリンによる出血傾向があり，ともに注意が必要である．肝移植では生体内の凝固因子を肝臓で生成するため術後肝機能が立ち上がるまでに血小板の低下や凝固能の延長を生じ，出血をきたしやすい状態となる．また術前から血栓形成している症例も多く，術後血栓の再形成に注意が必要である．

5 感染症・拒絶反応

特に術後早期は免疫抑制薬の血中濃度が安定せず，感染症と拒絶反応が起きやすい状態となる．術後早期の感染症発症は死亡イベントの主たる原因といわれており，理学療法中も症例に応じた適切な感染対策が必要となる．また急性拒絶反応は早期の診断と治療が重要であり，理学療法実施中も症状の変化（例えば肺移植後早期には痰の性状変化や呼吸困難などの自覚症状が出現する）に留意し，他職種と情報共有することが求められる．

クリニカルヒント

1 術前オリエンテーション

移植待機患者は術前から臓器不全に伴う身体機能の低下と活動量の低下があり，術後すぐには活動量は増えない．加えて周術期には大きな手術侵襲と術後合併症によってさらに臥床傾向となる．そのため術前の時点で術後想定しうる状況（体重増加や疼痛，呼吸困難感などの自覚症状）を伝え，それぞれの対処法（起居動作の方法や，歩行器歩行，深呼吸・排痰練習など）を指導していく．術後の経過や注意点をイメージしてもらい自己管理能力を高めることで術後の離床が円滑に進み，身体機能の低下を最小限に抑えることにつながる．また術後の困難な状況を理学療法士がサポートしていくことを理解してもらい，関係性を構築しておくことで術後の介入がスムーズに行える．

2 ステロイド使用状況

ステロイドは強力な薬理効果を発揮する一方，副作用が多い薬剤である．移植後は免疫抑制薬として使用されるケース，拒絶反応や急性呼吸窮迫症候群（acute respiratory distress syndrome：ARDS）等の重篤な合併症に対してパルス療法として使用されるケースがある．特にパルス療法後は，精神症状によって理学療法の実施に悪影響を及ぼすことがある．また，血糖値の上昇やステロイドミオパチーによる急激な筋力低下を認めることがある．

3 疼痛管理

疼痛を鑑別し，原因に応じて適切な鎮痛アプローチを図ることが重要である[5]．具体的には手術侵襲による疼痛，術後排液のために留置されるドレーンによる疼痛，開腹手術後の腸蠕動痛や，同一姿勢の持続による腰背部痛が挙げられる．腰背部痛に対しては鎮痛薬よりも離床やマットレスの変更が効果的であるケースがあるなど，術後疼痛が強いからといって盲目的に定期の鎮痛薬増量や頓用の頻回使用を行うことは慎重になるべきである．

4 意思疎通方法の確立

臓器移植では術後長期の人工呼吸器管理

や気管切開となることも少なくない．特に肺移植では人工呼吸器離脱を間欠的に行うため術後早期の段階で気管切開を選択することがある．術後多くの苦痛を伴う患者にとって発声による意思表出ができないことは大きな不安となり理学療法やケアが円滑に進まない原因となるため，他職種と連携し筆談，コミュニケーションボード，読唇など患者に適した意思疎通方法の確立を図るとよい．

5 長期的な身体活動量の確保

手術手技の進歩や免疫抑制薬を始めとした術後管理の向上によって移植患者の長期生存が可能となった一方，長期的な身体活動性の向上と糖尿病や心血管イベントの予防が課題となっている．術前，臓器不全に伴い著しく活動性が落ちていた患者は，術後臓器機能が劇的に回復したとしても，適切な介入を行わなければ活動量は増加しない．現行の診療報酬下では外来での長期間の理学療法は難しく，入院中に長期的な活動量に対する指導が重要となる．具体的には活動量計を装着し日々のモニタリングを習慣化したり，個々の運動機能に応じた自主トレーニングを指導し，理学療法時間外に自身で実施してもらうなどである．決して理学療法士が提供するだけのプログラムにならないよう，患者が主体性を持って運動に取り組み，自己管理能力を身に付けていくことが重要である．

文 献

1) 日本集中治療医学会集中治療早期リハビリテーション委員会：重症患者リハビリテーション診療ガイドライン2023．日集中医誌 30：S905-S972，2023
2) Vinaixa C, et al：The role of prehabilitation on short-term outcomes after liver transplantation：A review of the literature and expert panel recommendations. Clin Transplant 36：e14686, 2022
3) Janaudis-Ferreira T, et al：Exercise for Solid Organ Transplant Candidates and Recipients：A Joint Position Statement of the Canadian Society of Transplantation and CAN-RESTORE. Transplantation 103：e220-e238, 2019
4) Mina DS, et al：The role of acute in-patient rehabilitation on short-term outcomes after liver transplantation：A systematic review of the literature and expert panel recommendations. Clin Transplant 36：e14706, 2022
5) 日本集中治療医学会J-PADガイドライン作成委員会：日本版・集中治療室における成人重症患者に対する痛み・不穏・せん妄管理のための臨床ガイドライン．日集中医誌 21：539-579，2014

第6章

地域リハビリテーション

1　地域リハビリテーションの関連制度

井平　光

1　地域リハビリテーションの概念

地域リハビリテーションとは，「障害のある子供や成人・高齢者とその家族が，住み慣れたところで，一生安全に，その人らしくいきいきとした生活ができるよう，保健・医療・福祉・介護及び地域住民を含め生活にかかわるあらゆる人々や機関・組織がリハビリテーションの立場から協力し合って行なう活動のすべて」をいう[1]．

また，厚生労働省は，2006年に報告された「地域リハビリテーション推進のための指針」の中で，「地域リハビリテーションは，活力ある超高齢社会の実現や寝たきり予防対策にとって重要であることから，都道府県が行う地域リハビリテーション推進のための事業及び脳卒中情報システムの整備・活用により，地域における保健事業の効果的，効率的な実施に資することを目的とする」と，地域共生社会の目指すべき方向性を示している[2]．地域リハビリテーションの体制については，国，都道府県，市町村，専門機関およびそれらに関わる多種多様な専門職を含む活動であることが示され，年齢や障害の種別等を超えて，誰もが排除されない社会の創生を目指す地域ぐるみの取り組みとして捉えられている（図1）[3]．

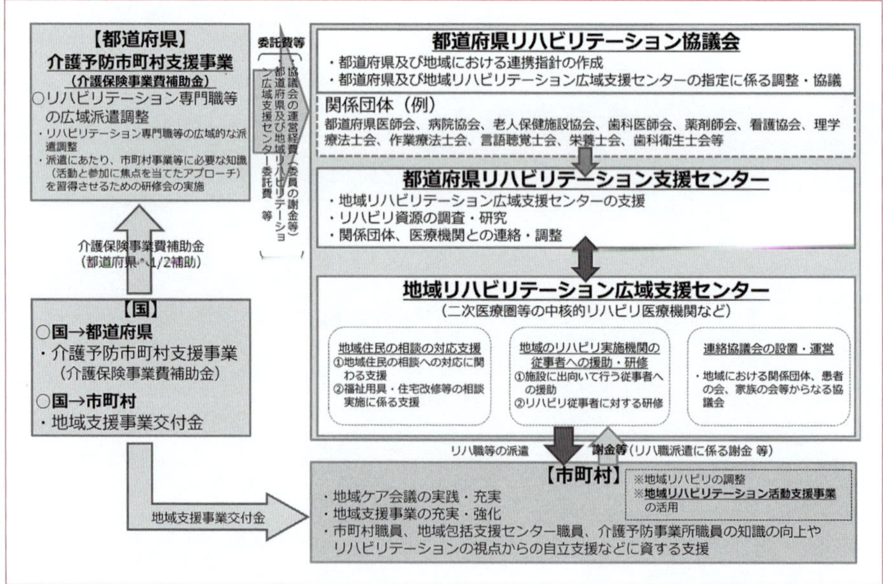

図1　地域リハビリテーションの体制について

（文献3より）

表1 地域リハビリテーションの推進課題

1. リハビリテーションサービスの整備と充実
① 介護予防，障害の発生・進行予防の推進
② 急性期・回復期・生活期リハビリテーションの質の向上と切れ目のない体制整備
③ ライフステージにそった適切な総合的リハビリテーションサービスの提供
2. 連携活動の強化とネットワークの構築
① 医療介護・施設間連携の強化
② 多職種協働体制の強化
③ 発症からの時期やライフステージにそった多領域を含むネットワークの構築
3. リハビリテーションの啓発と地域づくりの支援
① 市民や関係者へのリハビリテーションに関する啓発活動の推進
② 介護予防にかかわる諸活動を通した支えあいづくりの強化
③ 地域住民も含めた地域ぐるみの支援体制づくりの推進

（文献4を基に作表）

さらに，地域リハビリテーションの推進課題については，重点課題3項目とそれぞれに具体的な課題3項目が示されている（表1）[4]．

地域リハビリテーションの考え方や，課題および活動指針の詳細については，『地域包括ケアシステム構築に向けた地域リハビリテーション体制整備マニュアル』[4]も併せて参照されたい．

2 地域包括ケアシステム

地域包括ケアシステムの定義は，「持続可能な社会保障制度の確立を図るための改革の推進に関する法律」によると，「地域の実情に応じて，高齢者が，可能な限り，住み慣れた地域でその有する能力に応じ自立した日常生活を営むことができるよう，医療，介護，介護予防，住まい及び自立した日常生活の支援が包括的に確保される体制」と説明されている．これを基に，厚生労働省は，団塊の世代が75歳以上となる2025年を目途に，重度な要介護状態となっても住み慣れた地域で自分らしい暮らしを人生の最後まで続けることができるよう，住まい・医療・介護・予防・生活支援が一体的に提供される地域包括ケアシステムの構築を実現していくことを示している（図2）[5]．

また，今後，認知症高齢者の増加が見込まれることから，認知症高齢者の地域での生活を支えるためにも，地域包括ケアシステムの構築が重要であり，保険者である市町村や都道府県が，地域の自主性や主体性に基づき，地域の特性に応じて作り上げていくことが必要であると考えられている[5]．地域包括ケアシステムでは，「医療・看護」，「介護・リハビリテーション」，「保健・福祉」という専門的なサービスと，「介護予防・生活支援」が一体となってそれぞれの人の日常生活を支え，各個人の「すまいとすまい方」に応じて，これらの5つの構成要素が相互に関係し，連携しながら在宅での生活を支えている（図3）[5,6]．

さらに，地域包括ケアシステムの重要な概念として「自助・互助・共助・公助」という考え方がある．自助は，自分のことは自分ですることを指す．また，自分の力で住み慣れた地域で暮らすために，市場サービスを自ら購入したり，自ら介護予防活動に取り組んだりなど，自発的に生活課題を解決することも含まれる．互助とは，家族や友人など，個人的な関係性を持つ人間同士が助け合い，それぞれが協力して生活課題を解決することを指す．具体的には，親戚付き合いや住民同士の助け合い，趣味の活動仲間，自治会活動，ボランティア活動など様々な形態が考えられる．共助は，互

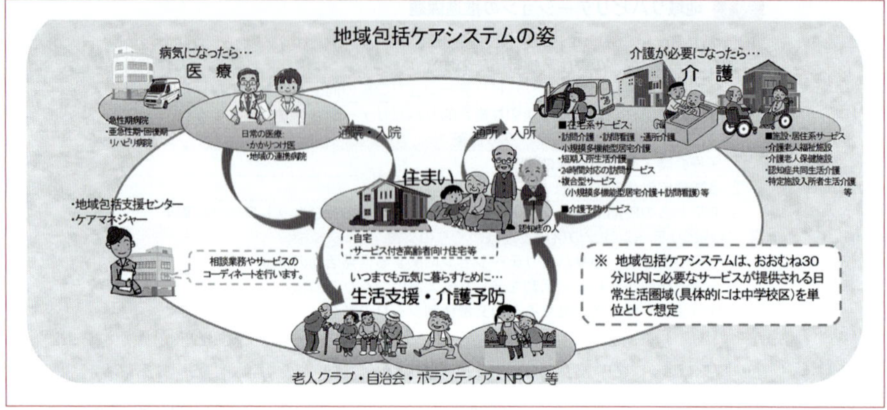

図2 地域包括ケアシステム

（文献5より）

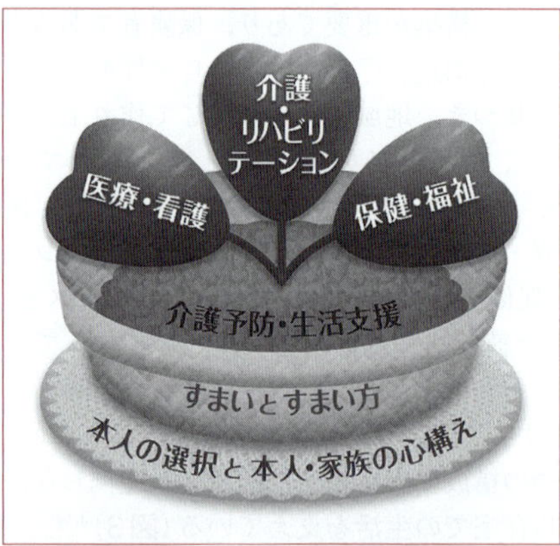

図3 地域包括ケアシステムの構成要素

（三菱UFJリサーチ＆コンサルティング「<地域包括ケア研究会>地域包括ケアシステムと地域マネジメント」（地域包括ケアシステム構築に向けた制度及びサービスのあり方に関する研究事業），平成27年度厚生労働省老人保健健康増進等事業，2016年）

助と似ている概念ではあるが，費用負担が制度的に裏付けられていて，例えば介護保険に代表される社会保険制度などを含み，公助は税による公の負担である．このように「自助・互助・共助・公助」をうまく連携させることによって，地域包括ケアシステムにおける課題を解決することが望まれている（図4）[7]．

3 医療保険制度

医療保険制度とは，病気やけがで医療が必要になった時に，保険に加入する被保険者が出し合ったお金から医療費の一部が支払われる制度のことである（図5）[8]．例えば，けがをした被保険者（患者）が病院で診察を受ける時，病院の窓口で支払う自己負担額は，通常その診療にかかる医療費の1〜3割となる．わが国では，1961年に「国民皆保険」が確立して以来，すべての国民がこの制度の下で医療サービスを受けられる．医療サービスの中で，保険医療機関等が行う診療行為やサービスに対する評価として公的医療保険から支払われる報酬を診療報酬と呼ぶ．診療報酬は，技術やサービスの評価である医科診療報酬・歯科診療報酬・調剤報酬などに分けられており，診療報酬の点数は，医療の進歩や日本の経済状況などを踏まえて，基本的に2年に一度の見直し（診療報酬改定）が行われる．

4 介護保険制度

介護保険制度とは，介護が必要になった時に社会全体で支え合う制度のことであ

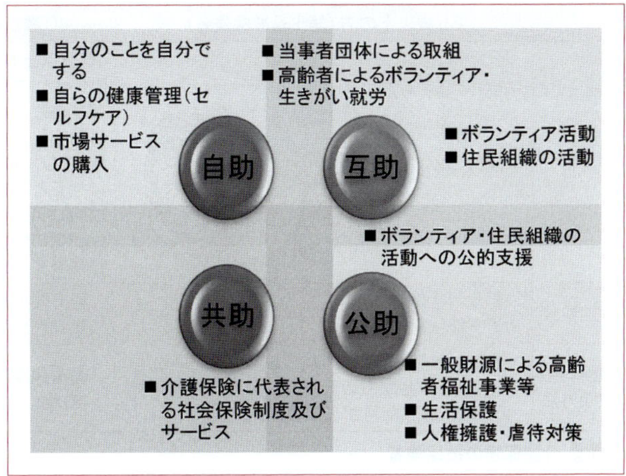

図4 地域包括ケアシステムにおける自助・互助・共助・公助

（文献7より）

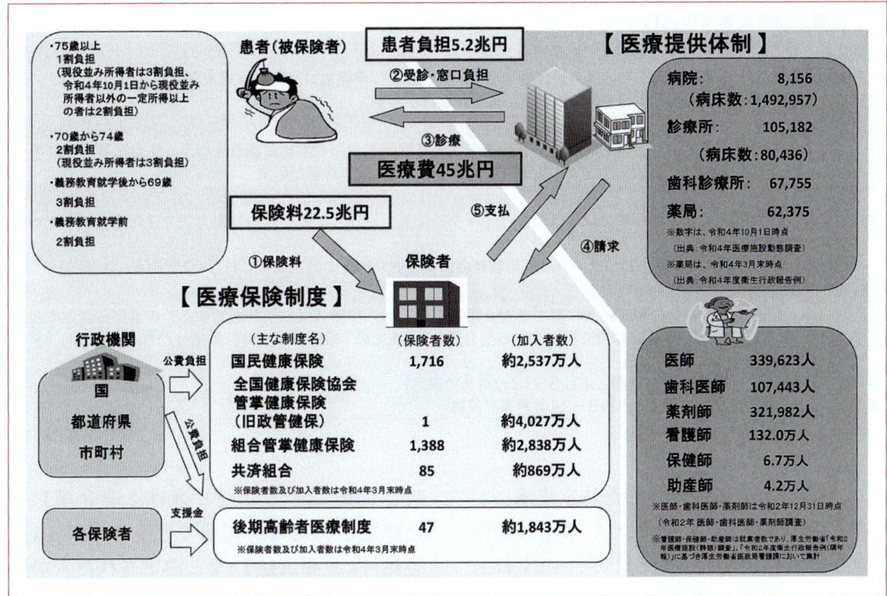

図5 我が国の医療制度の概要（2023年4月時点の公表データ）

（文献8より）

る．2000年に介護保険法が施行され，自立支援・利用者本位・社会保険方式の3つの基本的な考え方の下，介護や支援が必要な人に対して，介護や介護予防でかかる費用の一部を給付する仕組みである．医療保険制度と異なる点は，介護保険制度では利用できる人に条件があることである．介護保険サービスは，65歳以上の人で要介護認定（要支援認定を含む．以下同様）を受けた人（第1号被保険者），あるいは40〜64

	65歳以上の方（第1号被保険者）	40歳から64歳の方（第2号被保険者）
対象者	65歳以上の方	40歳以上65歳未満の健保組合，全国健康保険協会，市町村国保などの医療保険加入者（40歳になれば自動的に資格を取得し，65歳になるときに自動的に第1号被保険者に切り替わります．）
受給要件	・要介護状態 ・要支援状態	・要介護（要支援）状態が，老化に起因する疾病（特定疾病）による場合に限定．
保険料の徴収方法	・市町村と特別区が徴収（原則，年金からの天引き） ・65歳になった月から徴収開始	・医療保険料と一体的に徴収 ・40歳になった月から徴収開始

図6 介護保険の被保険者

（文献9より）

表2 要介護認定までの流れ

①要介護認定の申請
介護保険によるサービスを利用するには，要介護認定の申請が必要．申請には，介護保険被保険者証が必要．40～64歳までの人（第2号被保険者）が申請を行う場合は，医療保険証が必要
②認定調査・主治医意見書
市区町村等の調査員が自宅や施設等を訪問して，心身の状態を確認するための認定調査を行う．主治医意見書は市区町村が主治医に依頼をする．主治医がいない場合は，市区町村の指定医の診察が必要
③審査判定
調査結果および主治医意見書の一部の項目はコンピューターに入力され，全国一律の判定方法で要介護度の判定が行われる（一次判定） 一次判定の結果と主治医意見書に基づき，介護認定審査会による要介護度の判定が行われる（二次判定）
④認定
市区町村は，介護認定審査会の判定結果に基づき要介護認定を行い，申請者に結果を通知する．申請から認定の通知までは原則30日以内に行う．認定は要支援1·2から要介護1～5までの7段階および非該当に分かれる 【認定の有効期間】 ■新規，変更申請：原則6ヵ月（状態に応じ3～12ヵ月まで設定） ■更新申請：原則12ヵ月（状態に応じ3～24ヵ月まで設定）

（文献10を基に作表）

歳の人で厚生労働省が定めた特定疾病にかかり，要介護認定を受けた人（第2号被保険者）が利用できる（図6）[9]が，いずれも要介護認定を受ける必要がある．要介護認定を受けたい場合の申請の流れは，まずは市区町村の介護を担当する窓口か，住んでいる地区の地域包括支援センターに申請する．その後，認定調査を受け，主治医意見書を作成してもらい，審査判定のあと，認定結果が通知される（表2）[10]．認定後は介護（介護予防）サービス計画書を作成し，介護サービスの利用が開始される．介護保険で利用できるサービスは，要介護1～5と認定された人が利用できるサービス（介護給付）と要支援1・2と認定された人が利用できるサービス（予防給付）に大別される（図7）[11]．

介護報酬とは，介護保険法により事業者が利用者（要介護者または要支援者）に介護サービスを提供した時の対価として支払われるサービス費用のことであり，各サービスの介護報酬が設定され，基本的なサービス提供に係る費用に加えて，各事業所のサービス提供体制や利用者の状況等に応じ

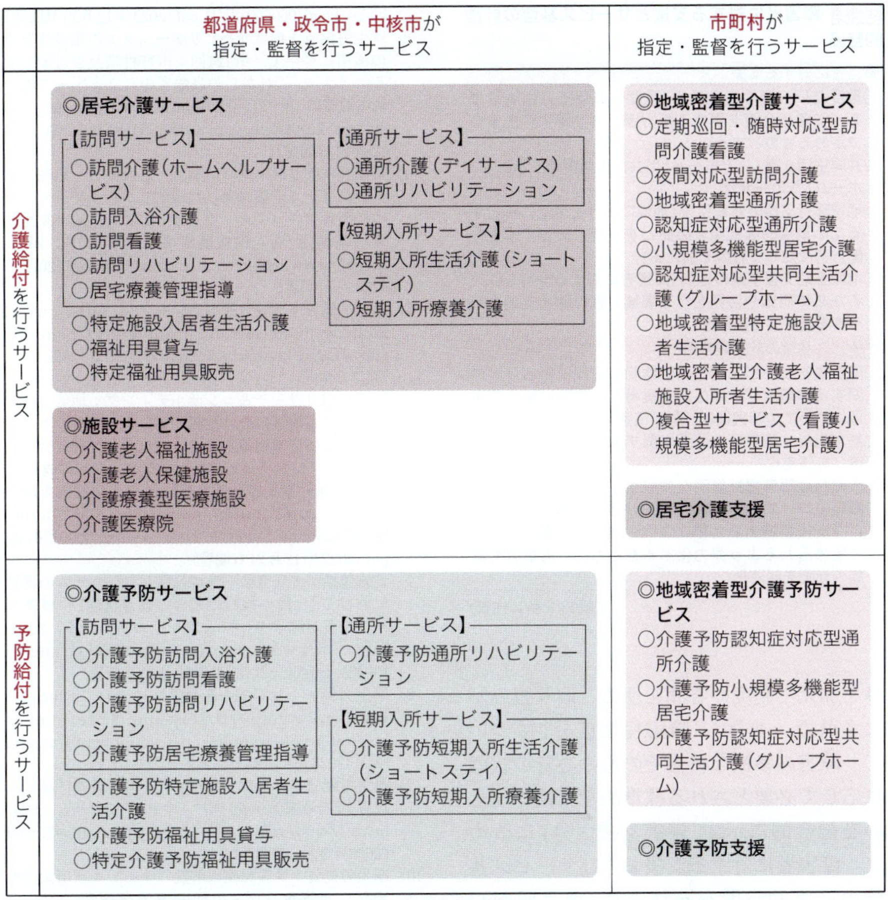

	都道府県・政令市・中核市が 指定・監督を行うサービス	**市町村**が 指定・監督を行うサービス
介護給付を行うサービス	**◎居宅介護サービス** 【訪問サービス】 ○訪問介護（ホームヘルプサービス） ○訪問入浴介護 ○訪問看護 ○訪問リハビリテーション ○居宅療養管理指導 【通所サービス】 ○通所介護（デイサービス） ○通所リハビリテーション 【短期入所サービス】 ○短期入所生活介護（ショートステイ） ○短期入所療養介護 ○特定施設入居者生活介護 ○福祉用具貸与 ○特定福祉用具販売 **◎施設サービス** ○介護老人福祉施設 ○介護老人保健施設 ○介護療養型医療施設 ○介護医療院	**◎地域密着型介護サービス** ○定期巡回・随時対応型訪問介護看護 ○夜間対応型訪問介護 ○地域密着型通所介護 ○認知症対応型通所介護 ○小規模多機能型居宅介護 ○認知症対応型共同生活介護（グループホーム） ○地域密着型特定施設入居者生活介護 ○地域密着型介護老人福祉施設入所者生活介護 ○複合型サービス（看護小規模多機能型居宅介護） **◎居宅介護支援**
予防給付を行うサービス	**◎介護予防サービス** 【訪問サービス】 ○介護予防訪問入浴介護 ○介護予防訪問看護 ○介護予防訪問リハビリテーション ○介護予防居宅療養管理指導 【通所サービス】 ○介護予防通所リハビリテーション 【短期入所サービス】 ○介護予防短期入所生活介護（ショートステイ） ○介護予防短期入所療養介護 ○介護予防特定施設入居者生活介護 ○介護予防福祉用具貸与 ○特定介護予防福祉用具販売	**◎地域密着型介護予防サービス** ○介護予防認知症対応型通所介護 ○介護予防小規模多機能型居宅介護 ○介護予防認知症対応型共同生活介護（グループホーム） **◎介護予防支援**

この他，居宅介護（介護予防）住宅改修，介護予防・日常生活支援総合事業がある．

図7 介護サービスの種類

（文献11より）

て加算・減算される仕組みになっている．また，介護報酬は3年に1度改定することになっている．介護職員の給与をはじめとした介護事業の経営や，利用者の継続的なサービス利用の観点から，改定に応じた即時的な対応が求められる．

5 障害者総合支援法

「障害者の日常生活及び社会生活を総合的に支援するための法律（障害者総合支援法)」は，障害のある人が，日常生活や社会生活を営むうえで必要な障害者福祉サービスなどが定められた法律で，従来施行されていた障害者自立支援法を改正する形で，2013年4月に施行された[12]．基本理念として，法に基づく日常生活・社会生活の支援が，共生社会を実現するため，社会参加の機会の確保および地域社会における共生，社会的障壁の除去に資するよう，総合的かつ計画的に行われることを新たに掲げている．障害者（児）の範囲として，難病

表3 障害者に対する支援とサービス基盤の計画的整備

障害者に対する支援
①重度訪問介護の対象拡大（重度の肢体不自由者等であって常時介護を要する障害者として厚生労働省令で定めるものとする）
②共同生活介護（ケアホーム）の共同生活援助（グループホーム）への一元化
③地域移行支援の対象拡大（地域における生活に移行するため重点的な支援を必要とする者であって厚生労働省令で定めるものを加える）
④地域生活支援事業の追加（障害者に対する理解を深めるための研修や啓発を行う事業，意思疎通支援を行う者を養成する事業等）
サービス基盤の計画的整備
①障害福祉サービス等の提供体制の確保に係る目標に関する事項及び地域生活支援事業の実施に関する事項についての障害福祉計画の策定
②基本指針・障害福祉計画に関する定期的な検証と見直しを法定化
③市町村は障害福祉計画を作成するに当たって，障害者等のニーズ把握等を行うことを努力義務化
④自立支援協議会の名称について，地域の実情に応じて定められるよう弾力化するとともに，当事者や家族の参画を明確化

（文献13を基に作表）

等を加えて制度の谷間を埋める取り組みがなされた．また，「障害程度区分」について，障害の多様な特性その他の心身の状態に応じて必要とされる標準的な支援の度合いを総合的に示す「障害支援区分」に改めた．障害者に対する支援およびサービス基盤の計画的整備をそれぞれ4項目明記し（表3）[13]，障害福祉サービスの充実等障害者の日常生活および社会生活を総合的に支援するため，新たな障害保健福祉施策を講じる方針を定めている．

文　献

1）日本リハビリテーション病院・施設協会：地域リハビリテーション　定義・推進課題・活動指針，1991年発行，2001，2016年改定．https://www.rehakyoh.jp/teigi.html（2022年12月21日閲覧）

2）厚生労働省：「地域リハビリテーション推進のための指針」の策定について（平成18年3月31日，老老発第0331006号）．https://www.mhlw.go.jp/topics/kaigo/kaigi/060609/dl/11.pdf（2022年12月21日閲覧）

3）厚生労働省：地域リハビリテーションの重要性とその活用について．第124回：市町村職員を対象とするセミナー「これからの高齢者の自立支援・介護予防の取組について」，2017．https://www.mhlw.go.jp/stf/seisakunitsuite/bunya/0000151681.html（2022年12月21日閲覧）

4）日本リハビリテーション病院・施設協会：地域包括ケアシステム構築に向けた地域リハビリテーション体制整備マニュアル．令和2年度老人保健事業推進費等補助金（老人保健健康増進等事業分），2021．https://www.rehakyoh.jp/rouken2020.html（2022年12月21日閲覧）

5）厚生労働省：地域包括ケアシステム．https://www.mhlw.go.jp/stf/seisakunitsuite/bunya/hukushi_kaigo/kaigo_koureisha/chiiki-houkatsu/（2022年12月21日閲覧）

6）三菱UFJリサーチ＆コンサルティング：地域包括ケアシステム構築に向けた制度及びサービスのあり方に関する研究事業報告書＜地域包括ケア研究会＞地域包括ケアシステムと地域マネジメント．平成27年度 老人保健事業推進費等補助金 老人保健健康増進等事業，2016．https://www.mhlw.go.jp/file/06-Seisakujouhou-12400000-Hokenkyoku/0000126435.pdf（2022年12月21日閲覧）

7）地域包括ケア研究会：地域包括ケアシステムの構築における【今後の検討のための論点整理】―概要版―．三菱UFJリサーチ＆コンサルティング，2013，https://www.murc.jp/uploads/2013/04/koukai130423_gaiyou.pdf（2022年12月21日閲覧）

8）厚生労働省：我が国の医療保険について．https://www.mhlw.go.jp/stf/seisakunitsuite/bunya/kenkou_iryou/iryouhoken/iryouhoken01/index.html（2023年4月23日閲覧）

9）厚生労働省：介護保険制度について（40歳になられた方（第2号被保険者）向け：令和6年3月版）．2024，https://www.mhlw.go.jp/stf/newpage_10548.html（2024年5月7日閲覧）

10）厚生労働省：介護保険の解説　サービス利用までの流れ．介護事業所・生活関連情報検索．https://www.kaigokensaku.mhlw.go.jp/commentary/（2022年12月21日閲覧）

11）厚生労働省：介護保険制度の概要．2021，https://www.mhlw.go.jp/stf/seisakunitsuite/bunya/hukushi_kaigo/kaigo_koureisha/gaiyo/index.html（2022年12月21日閲覧）

12）厚生労働省：障害者総合支援法が施行されました．https://www.mhlw.go.jp/stf/seisakunitsuite/bunya/hukushi_kaigo/shougaishahukushi/sougoushien/index.html（2022年12月21日閲覧）

13）厚生労働省：地域社会における共生の実現に向けて新たな障害保健福祉施策を講ずるための関係法律の整備に関する法律の概要，2012．https://www.mhlw.go.jp/seisakunitsuite/bunya/hukushi_kaigo/shougaishahukushi/sougoushien/dl/sougoushien-01.pdf（2022年12月21日閲覧）

2 通所系理学療法

脇田正徳

1 通所リハビリテーション・通所介護における理学療法

1 通所リハビリテーションと通所介護

理学療法士が主に関わる通所系サービスとして，通所リハビリテーションと通所介護がある．厚生労働省の定義では，通所リハビリテーションは「心身の機能の維持回復を図り，日常生活の自立を助けるために行われる理学療法，作業療法その他必要なリハビリテーション」，通所介護は「入浴・排せつ・食事等の介護，生活等に関する相談及び助言・健康状態の確認その他日常生活上の世話，機能訓練を行うもの」とされている[1]．

通所リハビリテーションでは医師に加え，リハビリテーション専門職の配置が義務付けられており，より専門的な関わりが期待される．一方，通所介護では理学療法士の配置が必須ではないものの，事業所数や介護保険給付費は通所リハビリテーションよりも多く，近年，理学療法士が関わる割合が増加している[1]．いずれのサービスでも，対象者の心身機能の維持改善だけでなく，日常生活や社会参加につなげることが目標となる．

2 通所系サービスでの目標設定

介護支援専門員（ケアマネジャー）が作成する介護サービス計画書（ケアプラン）に，通所施設において解決すべき課題と目標が設定されており，各事業所で作成する通所リハビリテーション計画，通所介護計画もこれらとの整合性が保たれている必要がある．そのためには，対象者・家族・介護支援専門員・通所施設スタッフが目標と役割を共有しておくことが重要である．目標設定における理学療法士の役割は，対象者のニーズと心身機能，生活機能を総合的に捉え，適切な支援の方法を提案することである．

実際に主訴を聴取すると，心身機能，ADL，IADL，社会的活動に関するものまで多種多様である．「痛みを治したい」，「歩けるようになりたい」という訴えに対して，これらが日常生活のどのような活動を制限しているかを理解することで，その先にある目標が具体的になる場合がある．疾患や病期によっては必ずしも機能障害が改善できるとは限らないため，目標を生活機能から捉える視点がポイントとなる．対象者の中には目標を具体的に答えられなかったり，“自分の状態はこれ以上変わらない”という思いから「特にない」と返答したりすることも多い．この場合に役立つのが興味・関心チェックシート[2]である．種々の生活行為（ADL，IADL，趣味・余暇活動，スポーツ，社会参加）について，「している」，「してみたい」，「興味がある」かを聴取するもので，対象者のニーズを把握するためのツールとして使用できる．

3 理学療法評価

要支援・要介護の高齢者は多様な疾患を有し，重複していることも多いため，疾患特異的な評価によって病態を理解する必要がある．健康状態や症状を観察し，進行増悪が認められる場合には，かかりつけ医や適切な医療機関へ受診を促すなどの役割も求められる．また，わが国では認知症，脳血管障害，高齢による衰弱（フレイル），転倒・骨折が介護の原因として多く占めていることを考慮すると，老年症候群に対する評価が不可欠である．以下に，通所施設で用いられる主な評価項目を記載する．

(1) フレイル

フレイル評価には，表現型モデル（phenotype model）と欠損累積モデル（accumulated deficit model）の2種類がある．表現型モデルでは，日本語版Cardiovascular Health Study基準（J-CHS基準）に代表されるように，身体機能の衰退特徴を捉えて「フレイル」，「プレフレイル」，「ロバスト（健常）」に分類する．J-CHS基準は，「体重減少，疲労感，活動量，筋力，歩行速度」の5項目で簡便に評価できるのが利点である．欠損累積モデルでは，加齢に伴ってもたらされる有害事象の誘因となる疾患，生活動作障害，身体障害の集積度合いを指数で表す．代表的な指標がFrailty Indexだが，疾患情報や呼吸機能評価など通所施設では情報収集が困難な項目も含まれているのが課題となる．一方，基本チェックリストは25項目で構成される質問表で，生活状態や心身機能を多面的に評価できるため，通所施設でも利用しやすいのが利点である．

(2) 運動機能

運動機能には，筋力や感覚機能，持久力，バランス，移動能力など多くの要素が含まれる．個々の要素を詳細に評価することが望ましいが，実際には評価時間や設備に限りがあることも多い．その場合，運動機能を簡便かつ総合的に評価できる指標が役立つ．Short Physical Performance Battery（SPPB）は立位バランス，歩行速度，椅子立ち上がりの3課題で構成されるパフォーマンス検査で，バランス・歩行・下肢筋力を包括的に評価できる．歩行路が4m（原法では2.4m）と比較的短いため，通所施設でも評価しやすい．

(3) 生活機能

日常生活での家事，役割，趣味活動，外出状況をICFに基づき多面的に評価して，目標設定や到達度の確認，支援内容の検討に積極的に活用する．ADL評価ではBarthel Indexや機能的自立度評価法（Functional Independence Measure：FIM），IADL評価としてFrenchay Activities Index（FAI）を使用することが一般的である．『理学療法ガイドライン 第2版』では，FAIに加えて，生活機能全般を老研式活動能力指標，高齢者の社会的孤立を短縮版Lubben Social Network Scale-6（LSNS-6），身体活動量を国際標準化身体活動質問表（International Physical Activity Questionnaire：IPAQ），生活空間をLife Space Assessment（LSA），社会参加をCommunity Integration Questionnaire（CIQ）などにより評価することを推奨している[3]．また，同ガイドラインでは健康関連QOLとして，MOS Short-Form 36-Item Health Survey（SF-36®）やEuroQol 5-Dimension（EQ-5D）などを推奨している[3]．生活全体に対する主観的幸福度については，Satisfaction with Life Scale（SWLS）などが推奨される[3]．

環境評価では，家族や介護者の状況や家庭内の役割などの人的環境，住環境や福祉用具などの物的環境の把握が重要である，通所施設内でこれらを詳細に評価するには限界があるため，家屋訪問やサービス担当者会議，リハビリテーション会議などの機会を利用して，家族・介護支援専門員からの情報収集を積極的に行う．必要に応じて，家族の介護負担感や介護肯定感について評価することも検討する．

(4) 評価の意義

通所施設では対象者の機能障害や動作能力は観察しやすいが，環境を含めた生活機能については意識的に評価する視点を持つことが重要である．自施設の評価項目が機能障害に偏っていないか，ICFに基づき包括的に評価できているかを確認し，評価内容の選択や計測時期，フィードバック方法について施設内で共通理解を図るべきである．近年，要支援者が通所リハビリテーションを長期利用する場合には，漫然とサービスが提供されることがないように介護報酬が減算されるようになった．理学療法評価は問題点の整理と予後予測，目標設定，到達度の確認に不可欠であるため，利用開始時だけでなく，定期的に行うことが大切である．

4 理学療法の実際

通所系サービスの強みは，施設スペースや器具を利用して，より専門的な理学療法を提供できることである．対象者に応じて，個別介入や自主トレーニング，サーキットクラストレーニングなどのプログラムを立案する．身体運動や他者との交流も含めて，活動量をいかに増やせるかがポイントとなる．生活期においても運動量が増加することで，特に開始3～6ヵ月では機能改善を認めることが多い[4]．ただし，機能改善がその後も継続するとは限らないことに留意しておく．その理由として，加齢による影響に加え，通所時間内での運動頻度や回数には限りがあることが挙げられる．機能障害だけでなく，日常生活での活動性の向上につながるように，生活環境に合わせた課題特異的なアプローチを積極的に実施する．

通所リハビリテーションにおける介入内容の調査では，理学療法士は関節可動域トレーニング，筋力トレーニング，歩行・移動トレーニングなど身体機能へ介入する割合が高く，一方でIADLや趣味活動への介入割合は10％以下と報告されている[5]．対象者の目標達成に向けて，作業療法士や介護福祉士など他職種と課題を共有しつつ，連携しながら取り組む必要がある．また，リハビリテーション専門職の配置が理学療法士のみの施設では，IADLや家庭での役割の創出，社会参加の実現に向けた支援も求められる．施設内での生活場面を有効に活用し，食事や入浴などで対象者ができる動作をスタッフ間で共有しながら，施設での活動を自宅で実施できるための練習機会として活用する．課題解決に向けて対象者自身が能動的に取り組めるように，滞在中の活動やトレーニング内容を対象者が選択できるように工夫することも有効である．

日常生活での活動性向上が期待できる場合には，対象者が理学療法士の個別アプローチや施設内でのトレーニングに依存し過ぎないように留意する．理学療法が目的になってしまうと，機能障害が改善しても生活機能への汎化が難しく，サービスの終了(卒業)に移行しにくいからである．サービス終了の可否については，具体的な目標が共有できており，家族や介護支援専門員からの理解も得られていることが必須である．そのため，サービス担当者会議やリハビリテーション会議などで定期的に進捗状況を共有し，対象者や家族の不安について聴取しておくことが大切である．

クリニカルヒント

1 施設内での理学療法の視点

生活機能を捉えるための理学療法評価は，リハビリテーションの時間内でのみ実施されるものではない．理学療法士が送迎を行う場合には，乗車能力，居宅での環境や移動能力，介助者の状況，自宅周辺環境について評価できる．施設内でもトイレ，食事，入浴，洗面場面，レクリエーション中の活動から姿勢や動作を評価し，家族への指導，歩行補助具や福祉用具，住宅改修の検討に役立てることができる．理学療法の視点で得た情報を施設内で共有し，安全かつ効率的・効果的なケアにつなげること

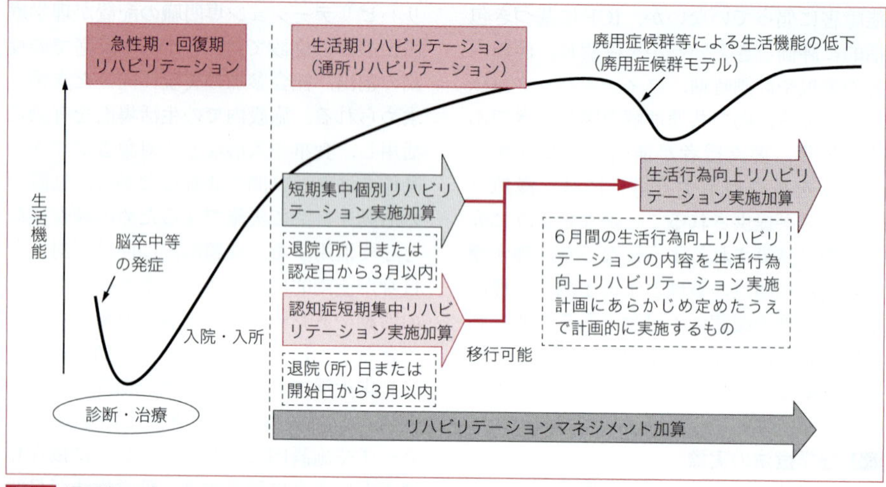

図1 通所リハビリテーションにおける各種加算のイメージ

（文献6より）

が重要である．

2 通所リハビリテーションでの専門的な取り組み

通所リハビリテーションでは，医師やリハビリテーション専門職が配置されているため，より専門的かつ集中的なリハビリテーションを実施した場合に介護報酬が加算される．医師の詳細な指示や処方に基づき，対象者・家族・介護支援専門員と定期的に会議を行いながら目標達成に取り組むリハビリテーションマネジメント加算，退院直後の方を対象にした短期集中個別リハビリテーション実施加算，認知症の方を対象にした認知症短期集中リハビリテーション実施加算，加齢や廃用症候群などにより生活機能が低下した方を対象にした生活行為向上リハビリテーション実施加算などがある（図1）[6]．高齢化が進展し医療ニーズを有する高齢者が増加していく中で，リハビリテーションの質の担保・向上を図る観点からこれらの取り組みが期待されている．施設のマンパワーや対象者・家族・介護支援専門員の理解が必要であるが，積極的に導入を検討して通所系理学療法の質の向上に貢献することが求められている．

文献

1）厚生労働省：資料2 各介護サービスについて．第176回社会保障審議会介護給付費分科会，2020. https://www.mhlw.go.jp/content/12300000/000608309.pdf（2022年12月22日閲覧）

2）厚生労働省：別紙様式1 興味・関心チェックシート．https://www.mhlw.go.jp/content/12300000/000488320.pdf（2023年4月17日閲覧）

3）日本地域理学療法学会：第21章 地域理学療法ガイドライン．理学療法ガイドライン，第2版，日本理学療法士協会監，日本理学療法学会連合 理学療法標準化検討委員会ガイドライン部会編，医学書院，東京，593-612，2021

4）Wakida M, et al：Longitudinal effects of physical exercise on health-related outcomes based on frailty status in community-dwelling older adults. Geriatr Gerontol Int 22：213-218, 2022

5）厚生労働省：資料3 通所リハビリテーション．第180回社会保障審議会介護給付費分科会，2020. https://www.mhlw.go.jp/content/12300000/000679684.pdf（2022年12月22日閲覧）

6）厚生労働省：資料3 通所リハビリテーションの報酬・基準について（検討の方向性）．第188回社会保障審議会介護給付費分科会，2020 https://www.mhlw.go.jp/content/12300000/000683012.pdf（2022年12月22日閲覧）

3 施設系理学療法

岡前暁生

1 介護老人保健施設における理学療法

1 介護老人保健施設とは

在宅復帰を目標とし，医療，看護介護，リハビリテーションを提供する包括的ケアサービス施設で，生活機能向上を目的に，集中的な維持期リハビリテーションを行う．また，入所や通所リハビリテーション・訪問リハビリテーションなどのサービスを提供するとともに，他サービス機関と連携して家族の介護負担の軽減に在宅生活支援施設としての役割がある（図1）[1]．

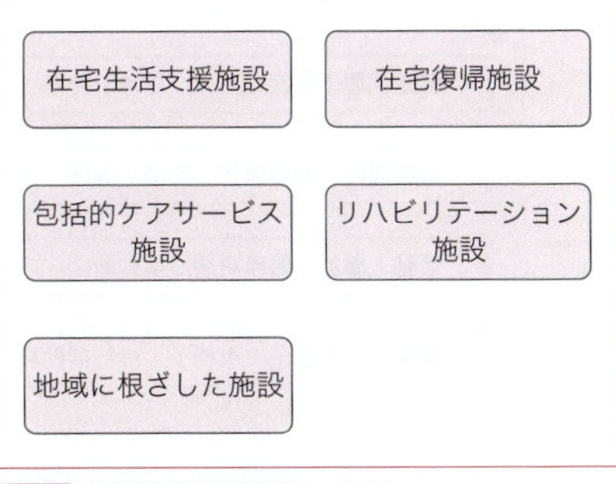

図1　介護老人保健施設の役割
（文献1を基に作図）

2 評価と目標設定

施設ではICFの基本概念を念頭に置き，多角的な視点から一人ひとりの入所者に対し評価を行い，プログラムを立てていく必要がある．施設入所者の心身機能の変化には多くの因子が関連しているが，その中で最も根本的な問題が何なのかを特定する．課題および変化が生じている事柄に対し，多職種の情報を統合して，その原因となる問題点を抽出することが重要となる（図2）．

施設での目標設定やプログラムは下肢機能や歩行に偏る傾向がみられる．しかし，施設では余暇や社会交流，トイレでの排泄など，まず社会参加や活動面が改善され，そこから身体機能面の向上へとつながる場合も多い．したがって，本来は排泄や入浴といったADL，さらには手段的ADLや社会参加といった生活場面を想定した目標設定を行う必要がある（図3）[2]．

3 理学療法プログラムと実施

施設での理学療法の実施内容は筋力増強練習と歩行練習が多く，ADL練習では排泄動作練習が最も多く実施されている[2]．在宅復帰には排泄機能の改善が強く関係しているが[2]，尿・便失禁など排泄に何らかの問題を抱えている入所者が多いことから，それらの問題に対して，多職種で関わっていくことが重要となる．排泄に限らず他のADLに関しても，理学療法士が行っている内容を日頃のケアの中で活かしていけば，介護職による生活場面でのリハビリテーションが実施できることになる．そのためにも，介護職への指導を進め，日頃の活動量を増やしていくことが重要である（図3）[2]．

また，在宅復帰する入所者は，そうでない入所者と比べ，もともとADLや認知機能が高く，要介護度が低い傾向があり，入所後の改善度が高いため[2]，早い段階から各入所者の特徴をつかみ，入所中の機能変化について想定しておくことが望まれる．

他職種から上がってきた意見（情報）

（例）
・○○さん最近，認知機能が低下しているような気がします．
・△△さん，脚の筋力が弱ってきています．移乗が大変になってきました．
・□□さん，最近あまり食事を食べてくれないんですよ．
・○□さんが昨日，部屋で転倒されました．

多角的な情報収集と評価

健康状態：意識レベル，尿量，発熱，息切れ，服薬などの変化

心身機能・身体構造：疼痛，浮腫，熱感，認知機能，下肢筋力，麻痺など

活動・参加：離床時間，活動時間・内容，排泄状況の変化など

環境・個人因子：車椅子・歩行補助具・居室の環境など

・他職種からの情報がそのまま問題点にはならない
・多角的な情報を集めて評価
場合によっては医学的な検査や治療が必要
↓
・より根本的な問題点を抽出
↓
・多職種介入
↓
・PDCA（Plan-Do-Check-Act）サイクル継続

図2 問題点の抽出

4 看取り

看取りでは，多職種からなる医療・ケアチームと十分に話し合い，本人や家族の意思決定を尊重する．本人の立場に立った尊厳ある看取りの理念，方針，目的を理解し，愛着ある写真や物などを置くこと，馴染みのある音楽を聴いてもらうこと，ぎりぎりまで自分の口から食事をしていくことなど，QOLを考慮したケアを行うことで，本人が穏やかな最後を迎えられるよう支援する[3)]．終末期は緩和医療を基本としており，疼痛緩和，拘縮予防，肺炎予防などのために，理学療法士としては体位交換，ポジショニング，関節可動域練習，マッサージ等のほか，本人の状態，本人・家族の意向を汲んだうえで適宜必要に応じた介入を行う．

5 レスパイトケア

介護老人保健施設のショートステイはリハビリテーションや医療的な管理・ケアが提供できることが強みとして捉えられている．短期間であるが，施設での生活状況によっては，入所者の身体・精神機能が改善することや悪化することもあるため，自宅と施設の生活状況に極端な乖離が生じないよう，在宅生活との連続性に配慮した関わりが大切となる．

6 リスク管理

入所中に入院が必要となった原因としては肺炎が最も多く，骨折，慢性心不全の急性増悪，尿路感染症，脳梗塞などが続いている．肺炎の中でも誤嚥性肺炎については，嚥下評価や嚥下リハビリテーション，口腔

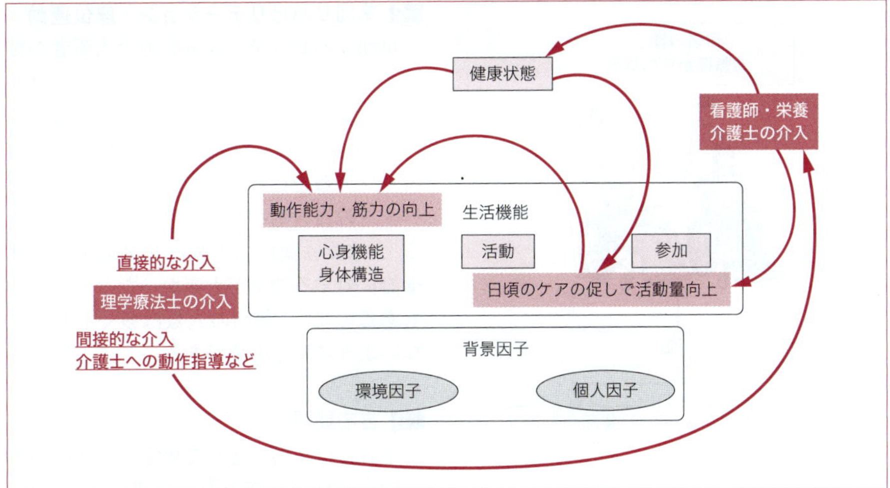

図3 ICFの概念を用いた施設系理学療法の考え方
(文献2を基に作図)

ケア，食事内容の見直し，介助方法の見直し，毎食前の嚥下体操の実施などに加え，呼吸機能練習，誤嚥を予防するためのポジショニングや座位姿勢の調整，座位保持能力の向上練習などの介入があり，多職種による様々な介入が適宜必要である．慢性心不全の急性増悪や感染症などは，倦怠感や体重，体温，むくみ，呼吸状態などの所見が現れることが多いため，日頃から身体状態の変化に注意を払う必要がある(**表1**)．

表1 施設でのリスク管理

- 入院が必要となった原因
  肺炎，骨折，慢性心不全の急性増悪，尿路感染症，脳梗塞など
- 低栄養の原因
  摂食・嚥下機能の低下，拒食や偏食など認知機能低下，姿勢保持能力の低下など
- 施設での転倒要因
  薬，転倒歴，能力障害，認知障害など
- 誤嚥性肺炎の予防に対する方法
  嚥下評価，嚥下リハビリテーション，口腔ケア，食事内容の見直し，介助方法の見直し，毎食前の嚥下体操，呼吸機能の練習，誤嚥を予防するためのポジショニング，座位姿勢の調整，座位保持能力の向上など
- 慢性心不全の急性増悪や感染症の早期発見
  倦怠感や体重，体温，むくみ，呼吸状態などの所見に注意
- 転倒に対する対応方法
  環境調整，転倒予防に対しては完全には防げない可能性があることを前提としたリスクマネジメント，対策や手順の定期的な見直し

2 特別養護老人ホームにおける理学療法

1 特別養護老人ホームとは

要介護高齢者のための生活施設で入浴，排泄，食事等の介護その他日常生活の世話，機能訓練，健康管理および療養上の世話を行う．在宅での生活が困難な中等度～重度の要介護者を支える施設としての機能に重点化されている．

2 理学療法プログラムと実施

一人ひとりに対して個別リハビリテーションを提供できる時間が少なく，理学療法士が直接介入できる時間は限られる．限られた時間での個別リハビリテーションは，他職種からの情報を参考に，直接的・間接的に心身機能やADLを評価し，優先度を考えながら行う必要がある．また，入所者が生活しやすいように，福祉用具や住環境を調整するのも重要な役割である．安

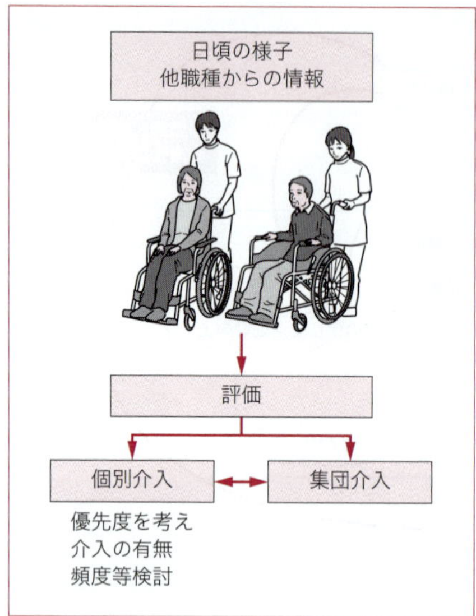

図4 特別養護老人ホームにおける理学療法の評価と実施

全で動きやすい環境を整え，個々に合った環境調整を行うことも大切になる（図4）．入所者の多くは，自発的に他者と関わろうとすることが少ないため，スタッフ側からの働きかけが必要である．無為・無関心な状態にある入所者もいることから，リハビリテーションやレクリエーションなどを通じて他者との交流機会を増やし，社会参加を促すことも生活支援の一部になる．

クリニカルヒント

1 ポジショニング（ベッド，車椅子）

車椅子やベッドは各自の身体状況に合わせて，適切な大きさや高さ・形・硬さなどを選ぶことが必要である．車椅子の場合，まず使用するクッションを決めてから，それを含めた高さを計算して車椅子を選定する．入所者の体に合わないものを使い続ければ，褥瘡の発生や拘縮の悪化，活動意欲を下げる可能性もある．

2 集団リハビリテーション・座位運動

集団リハビリテーションでは入所者が積極的に取り組めるプログラムを考え提供するのも重要になる．それぞれの心身機能やADLを評価し，機能的能力に応じたグループ分類を行い，対象者を絞ったニーズベースの複合的な座位運動が推奨されている[4]．また，集団の人数は10名以下で認知機能に対する効果が大きかったとする報告もあるので[5]，集団の人数は多くなり過ぎないようにする必要がある．

3 自宅訪問

施設では必要に応じて居宅への訪問指導で動作や住宅改修箇所の確認などを行う．訪問により具体的な目標が出てくると，自宅内外の環境を想定した具体的な応用歩行練習やADL練習，自宅で使用する福祉用具の選定や調整，介護・動作指導等の実施が可能となる．

4 転倒予防

施設での転倒要因には，薬のほか転倒歴や能力障害，認知障害などがある．転倒予防に対する物理的な環境面での対応としては，ベッドや家具の配置の工夫，自宅の生活環境に合わせる，ベッドサイドにセンサー等を設置するなど，入所者の認知・身体機能の状況に応じて，1日24時間で起こる可能性のある動きを予測した対応が重要になる．

文　献

1) 全国老人保健施設協会：介護老人保健施設の理念と役割．https://www.roken.or.jp/about_roken/rinen（2023年1月10日閲覧）
2) 全国老人保健施設協会：平成27年度 介護老人保健施設等におけるリハビリテーションの在り方に関する調査研究事業 報告書，2016．https://www.roken.or.jp/about_roken/kenkyu（2023年1月10日閲覧）
3) 東　憲太郎：老健 25：12-17，2014
4) Cordes T, et al：J Am Med Dir Assoc 22：733-740, 2021
5) Etnier JL, et al：J Sport Exerc Psychol 19：249-277, 1997

4 訪問系理学療法

石垣智也

1 訪問リハビリテーションにおける理学療法

1 訪問リハビリテーションとは

訪問リハビリテーションは以下のように定義される．なお，本項では訪問リハビリテーションにおける理学療法を“訪問理学療法”として扱う．

> 「居宅要介護者について，その者の居宅において，その心身の機能の維持回復を図り，日常生活の自立を助けるために行われる理学療法，作業療法その他必要なリハビリテーション」
> （介護保険法　第8条　第5項）

使用する保険制度は医療保険と介護保険であり，提供事業所は医療機関（病院，診療所，老人保健施設）か訪問看護ステーションとなる．対象は小児～高齢者と幅広く，利用者で多いのは介護保険で対応する要介護高齢者であるため，本項では要介護高齢者を中心に解説を行う．要介護高齢者の主たる疾患は脳卒中，運動器疾患（関節症・骨粗鬆症，骨折），廃用症候群が多いが，内科系疾患を併せ持つ場合が多い．加えて，パーキンソン病や筋萎縮性側索硬化症などの難病や末期がんの患者も対象となることがある．そのため，幅広い疾患に対する理解と対応が求められる．

2 訪問理学療法に求められる視点とスキル

対象者は患者であるとともに居宅あるいは地域で暮らす“生活者”でもある．そのため，入院や施設での理学療法とは異なり，対象者の問題点は生活機能だけではなく，背景因子としての環境因子と個人因子の影響を強く受ける．例えば，自宅内の構造や地域特有の風習・文化，同居者との関係性，あるいは対象者の価値観やライフスタイルなどが生活に影響する．そのため，問題点を機能や動作能力だけで捉えることは不十分となる．対象者の健康状態と生活機能，背景因子を包括的に捉え，理学療法士として対応できる問題点と，多職種と連携し対応する問題点を俯瞰する視点とスキルが求められる．

訪問理学療法は対象者の居宅で行うことを特徴としている．特に居宅では病院や施設よりも環境の制限を受けやすく，評価や理学療法の選択においてスペースの問題や物品・機器が限られる点に留意する必要がある．さらに，理学療法士単独での訪問がほとんどであり，リスク管理や急変時対応のスキルも求められる．さらに，前述したように生活機能の問題点に背景因子が影響するため，アプローチには治療的アプローチ（治療者としての運動療法，物理療法）だけでは柔軟に対応できず，個人（対象者）が生活の場である環境に適応することを支援する適応的アプローチ（コーディネータとしての対応）とそのスキルも必要となる（図1）[1]．

3 自立支援とは

訪問理学療法の目的の一つに自立支援がある．自立支援とは高齢者が自らの意思に基づき，自立した質の高い生活を送ることができるように支援することである．ここでの自立とは，①身辺自立・ADLの自立

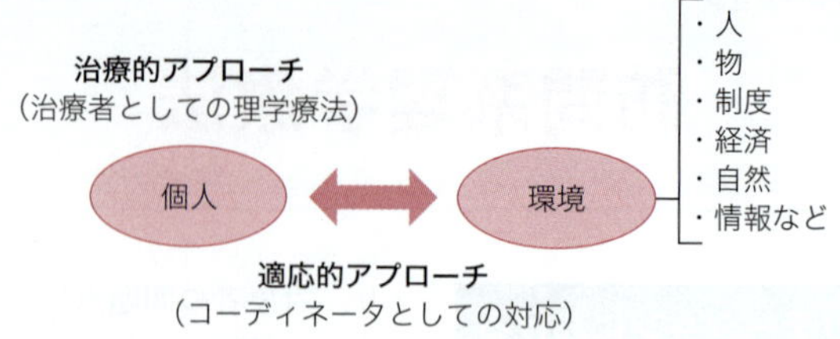

図1 訪問理学療法に求められる治療的および適応的アプローチ

（文献1より）

（身体的自立），②自己決定としての自立・自己決定する自立（精神・心理的自立），③職業自立・経済的自立（社会的自立）を含むものである．また，どの対象者にも一様な自立を求めるものではなく，対象者の尊厳を保ちつつ，個々の有する能力に応じた自立を支援することである．

4 自立支援に求められる視点と対応

自立支援のためにはセルフマネジメントの視点が重要となる．セルフマネジメントとは「慢性疾患と共に生きる人が医療者とのパートナーシップに基づく協働により，疾患特有の管理とその影響の管理という課題に対処する活動であり，その人が問題とすることに主体的に取り組み，対処法が洗練されていくプロセス」である[2]．そして，セルフマネジメントの対象は傷病の再発・再受傷予防，適正な生活習慣（喫煙，酒，食事，運動），血圧管理，服薬管理，リハビリテーション，社会参加，ストレスマネジメントなどとなる．ここからわかるように，セルフマネジメントは多職種で取り組むものであり，その中でも理学療法士が中核を担うものは運動習慣の獲得，リハビリテーションや社会参加の促進となる．

5 介護負担感とは

訪問理学療法では対象者の自立支援だけではなく，対象者の介護に携わる家族（以下，介護者）の健康保持も重要な目的となる．特に重要なのは介護負担感（親族を介護した結果，介護者の情緒的，身体的健康，社会生活および経済的状態に関して被った苦痛の程度）の軽減である．高い介護負担感は介護者の負の健康アウトカム（死亡，体重減少，乏しいセルフケア・健康管理，睡眠不足，うつ，社会的孤立や社会活動の減少，不安，自殺，経済的負担，離職や雇用形態の変化）に関連し，介護状況の悪化により対象者の苦痛をもたらし，施設入所による在宅生活の中止を招く．訪問理学療法は介護の場である居宅で直接的な関わりが行えるため，介護負担感に対して理学療法士が担う役割は大きい．

6 介護負担感の軽減に求められる視点と対応

介護負担感へ対応するためには，その評価が重要となる．介護負担感は客観的な負担の量ではなく，主観的な負担“感”である点に注意が必要であり，介護者がどのように感じているかを評価しなければならない．

介護負担感の評価尺度は様々なものがあるが，介護負担感は様々な要因により構成されるため，多因子で構成される評価尺度が有用である．要介護高齢者を対象とした場合には時間的，精神的，実存的，身体的な負担，サービス関連負担の5因子と全体的負担感の1項目から構成される多次元介護負担感尺度[3]が有用と考える．そして，多因子の評価と介護者からの訴え等の質的な情報から，理学療法士が対応できる介護負担感かどうかを吟味する．対応できるものの代表例は介助やケアの方法に関する指導，介護者の身体的ケアに対する助言・指導，福祉用具の導入や住宅改修の提案などとなる．一方，理学療法士が対応できないもの（例：介護による時間的拘束やサービス利用への不満，精神心理面の問題など）については，関係する多職種での対応が基本となる．

7 わが国における訪問理学療法のエビデンス

わが国の『理学療法ガイドライン 第2版』における訪問理学療法の要点を示す（表1）[4]．対象者には限られたエビデンスがあるが，介護者を対象とした場合には言及できるエビデンスがない状況であり，本領域におけるエビデンスの構築は喫緊の課題である．

2 終末期における理学療法

1 終末期とは

日本老年医学会の立場表明[5]によれば，終末期とは「病状が不可逆的かつ進行性で，その時代に可能な限りの治療によっても病状の好転や進行の阻止が期待できなくなり，近い将来の死が不可避となった状態」である．

表1 わが国における訪問理学療法のエビデンス

身体的障害を有する中高齢者に対して，訪問での理学療法を行うことを条件付きで推奨する．（推奨の強さ：条件付き推奨，エビデンスの強さ：弱い） 推奨の条件：ADLや筋力，歩行能力の改善を目的とする場合
家族介護者への効果という観点から，身体的障害を有する中高齢者に対して訪問での理学療法は推奨されるかについて，明確な推奨の提示はできない．（推奨の強さ：推奨なし，エビデンスの強さ：なし）

（文献4を基に作表）

2 緩和ケアとは

世界保健機関（WHO）により緩和ケアは「生命を脅かす病に関連する問題に直面している患者とその家族のQOLを，痛みやその他の身体的・心理社会的・スピリチュアルな問題を早期に見出し的確に評価を行い対応することで，苦痛を予防し和らげることを通して向上させるアプローチである」と定義される[6]．緩和ケアは急激に身体機能の低下が認められてきた時期に行われる苦痛を和らげるケアであり，近い将来の死が不可避となった状態の時期である終末期よりも，早い段階から行われるものとして具体的行動がまとめられている（表2）[6]．

3 終末期における理学療法で重要な視点と対応

終末期にかかわる理学療法士にとって重要な視点は対象者のQOLである．QOLは生活の質，生命や生存の質といわれ，理学療法士が認識するQOLは健康に関連したものが多い．しかし，QOLは身体面，心理面，社会面，役割・機能面だけではなく，スピリチュアリティ（霊性・魂性）も含む多要因かつ多次元で構成されるものである（図2）[7]．

スピリチュアリティは宗教的・非宗教的な信念，生きがい（実存），平穏な気持ちなどで表される概念であるが，意味が捉えにくい．しかし，スピリチュアリティに問

表2 緩和ケアの具体的行動

No.	定訳
1	緩和ケアとは，生命を脅かす病に関連する問題に直面している患者とその家族のQOLを，痛みやその他の身体的・心理社会的・スピリチュアルな問題を早期に見出し的確に評価を行い対応することで，苦痛を予防し和らげることを通して向上させるアプローチである．
2	緩和ケアは，痛みやその他のつらい症状を和らげる．
3	緩和ケアは，生命を肯定し，死にゆくことを自然な過程と捉える．
4	緩和ケアは，死を早めようとしたり遅らせようとしたりするものではない．
5	緩和ケアは，心理的およびスピリチュアルなケアを含む．
6	緩和ケアは，患者が最期までできる限り能動的に生きられるように支援する体制を提供する．
7	緩和ケアは，患者の病の間も死別後も，家族が対処していけるように支援する体制を提供する．
8	緩和ケアは，患者と家族のニーズに応えるためにチームアプローチを活用し，必要に応じて死別後のカウンセリングも行う．
9	緩和ケアは，QOLを高める．さらに，病の経過にも良い影響を及ぼす可能性がある．
10	緩和ケアは，病の早い時期から化学療法や放射線療法などの生存期間の延長を意図して行われる治療と組み合わせて適応でき，つらい合併症をよりよく理解し対処するための精査も含む．

No.1は緩和ケアそのものの定義であり，No.2からNo.10が具体的行動となる．

（文献6より）

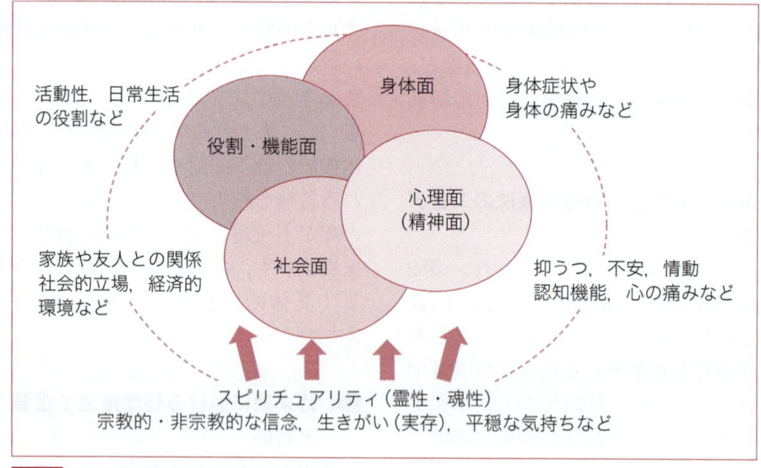

図2 QOLを構成する要因

（文献7より）

題がある状態“スピリチュアルペイン”を通して理解するとわかりやすい．スピリチュアルペインは自己の存在と意味の消滅から生じる苦痛であり，無意味，無価値，空虚に伴う苦痛として「私の人生は何だったのか」「死んだら何も残らない」「何の役にも立たない」といった発言に表れるものである[8]．スピリチュアルペインの緩和には対象者の苦痛・苦しみを傾聴する，共感する，ともにいることを通して存在の肯定を図ることが求められる．このようなスピリチュアリティも含めたQOLの捉え方が，終末期における理学療法でも求められる．

終末期は対象者本人だけではなく家族のケアも必要となる．対象者が死に向かう過程での家族のケアも重要であるが，家族はいずれ遺族となり，対象者との死別に伴う様々な思いから心理的にも身体的にも不愉快な反応や違和感を持った状態となる．これをグリーフ(grief：悲嘆)といい，このような状態にある遺族へのケアをグリーフケアという．遺族の生活がよりよい状態で再スタートするためのケアと捉えるとわかりやすい．

上記より終末期の理学療法で求められることは，QOLの向上を目的に，本人と家族(遺族)が終末期(ひいてはその前段階から)の過ごし方，関わりに悔いを残さない支援を行うことにある．具体的には“良い思い出”を作る支援となり，その思い出をつくる場の基盤が居宅となる．すなわち，理学療法(例：全身調整運動やリラクセーションなど)を通した身体的苦痛の緩和や環境調整を介して精神面やQOL，家族をサポートし，その中で対象者あるいは家族(遺族)からみた対象者の人生・生活への納得を得る支援が求められる．そのためには理学療法士としての専門性だけではなく，最期をともに過ごしてほしいと思われる人間的な魅力も重要となる(表3)[9]．

表3 終末期のリハビリテーションにおいて家族が期待する内容と経験

リハビリテーション・理学療法士に期待する内容	リハビリテーションによる家族の経験
・体調に合わせて実施してくれる ・気晴らしの機会となる ・希望や意向を理解しようと努めている ・丁寧で礼儀正しい　など	・気分転換になる ・楽しみになる ・目標・希望を持つことができる ・身体機能の維持に役立つ　など

(文献9を基に作表)

クリニカルヒント

1 過度な依存を生じさせないポイント

自立支援を促すためには，対象者がリハビリテーションに主体的に取り組む必要がある．しかし，その過程において理学療法士に依存的となり，運動習慣が定着しにくい，社会参加が達成しにくいという問題がみられやすい．これらの問題の場合，対象者から「自信がない」という発言を聞くことが多い．この自信のことを自己効力感といい，主体性の向上に関わっている．

自己効力感の向上には①生理的・情動的喚起，②代理的体験，③言語的説得，④遂行行動の達成の4つの要因が関わっているため(図3)，低い自己効力感の原因となっている要因を同定し，対応に反映することが有用な関わりとなる．

このほか，「よくなったのはあなた(理学療法士)のおかげ」という対象者の発言・認識も問題となりやすい．得られた成果の根拠が対象者自身(例：私がリハビリテーションや自主練習を頑張った)ではなく，理学療法士になってしまっては，「理学療法士が来なくなったら悪くなるかもしれない」と訪問を終了できない状況となりやすい．そのため，自立支援を目的とする場合には，成果の根拠は対象者自身に向けられるよう支援していく必要がある．このためには非訪問場面での間接的介入が求められる．具体的には自主練習や活動や参加を通した良好な身体活動の実施である．そして，この実施状況をカレンダーやチェック表などに記録させ，非訪問場面でも自ら理学療法に取り組むという役割を課すことが重要となる．さらに，取り組み内容と関連する評価結果(例：歩行能力や筋力など)も併せて記録していくことで，行動と結果をセルフモニタリングすることが可能となり，得られた成果の根拠が対象者自身にあるという認識を促しやすくなる(図4)．

2 訪問理学療法の終了に向けたポイント

目標達成や状態安定により訪問を終了しようとしても，対象者から「終わることは聞いていない．これからも来てもらわないと困る」と終了を拒まれることも少なくない．理学療法の効果は得られても，リハビリテーションとしての成果は不十分という

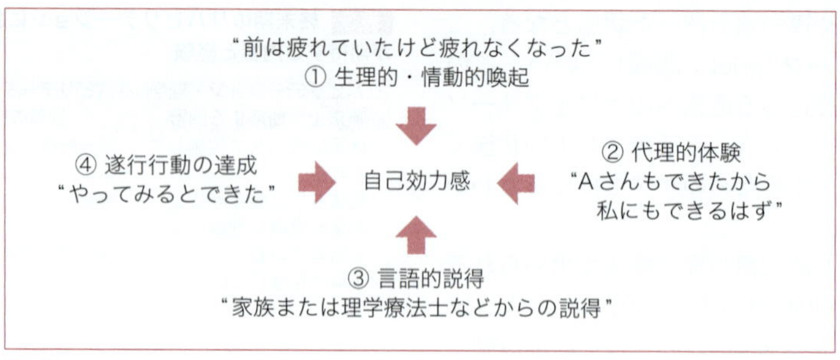

図3 自己効力感を向上させる要因

“ ”記載部分は具体例を示す.

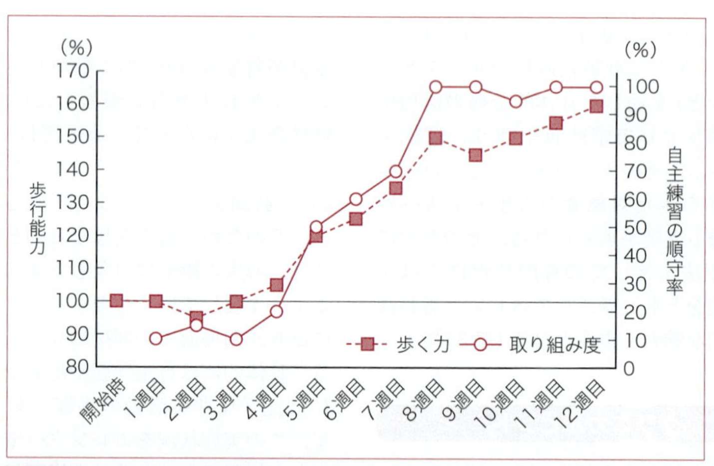

図4 セルフモニタリングの例

歩行能力と自主練習との関係をわかりやすくするために，歩行能力は開始時の値を100に変換して記録し，自主練習の順守率（取り組みの程度）は1週間あたりの実施割合として記録している．順守率が向上するに伴い歩行能力が向上する関係が可視化され，成果の根拠は“自主練習を積極的に取り組んだ私”という認識を促しやすくなる．

状況である．こうならないために，訪問理学療法を開始する際の面談では，どのような内容を行うのかという説明に加え，どのような状態となれば訪問を終了，あるいは他のサービスや地域資源（例：通いの場）の活用に移行するのかという「終わり方」に関する説明を行っておく必要がある．しかし，初回面談では終わり方の具体的な見通しが立たないことも多いため，初回は方針の提示にとどめ，1〜3ヵ月後の見直し機会で具体化するといった対応も有用となる．

3 社会的ケア関連QOLの活用

心身機能や健康に関連したQOLの改善が見込みにくい対象者も存在する．このような場合，健康とは別の視点でQOLを捉える社会的ケア関連QOLが有用となる．これはケアサービスの質を表すQOLであり，良質なケアサービスにより自身の生活

表4 the Adult Social Care Outcomes Toolkit (ASCOT) が評価する因子とその内容

因子	内容
生活の自律性	生活における自分のことを自分で決められているか
個人の清潔さと快適さ	身だしなみや清潔の保持はできているか
飲食の状況	食事・飲食の状況は満足に行えているか
安全の感覚	虐待や転倒などの恐れがなく，安心・安全と感じているか
社会参加	希望する人付き合いはできているか
有意義な活動	趣味，仕事，ボランティア，他者の世話など大事にしている活動を行えているか
居所の清潔さと快適さ	家の中の環境は適切に保たれているか
尊厳	ケアや支援を受けること，その提供についてどのように感じているか

（文献10を基に作表）

がどの程度満たされたものとなっているかを捉える概念である．つまり，治療により対象者自身の健康状態は変わらなくても，ケアにより改善しうるQOLとなる．この評価尺度としてthe Adult Social Care Outcomes Toolkit (ASCOT) があり，近年では日本語版も開発されている[10]．ASCOTが評価する8つの因子の概要を示す（表4）[10]．

ASCOTを活用することで包括的にケアサービスの質を捉えることが可能となり，問題となっている要因を同定しやすくなる．また，ASCOTをコミュニケーションの一助とすることで，生活の問題点について対象者の本心を引き出しやすくなる．これにより，ケアサービスを提供するチーム内で，対象者に適切なサービスを提供できているのかという振り返りが可能となるため，多職種連携による対象者中心のケアを推進しやすくなる．さらに，心身機能や動作能力の改善が見込みにくい場合であっても改善可能性のある指標となるため，ケアの視点に基づく関わりの有効性について効果検証が行える利点を有する．

文　献

1) 吉良健司：訪問リハビリテーションって何だろう？ はじめての訪問リハビリテーション，吉良健司編，医学書院，東京，1-29，2007
2) 浅井美千代ほか：我が国における「慢性疾患のセルフマネジメント」の概念分析．医療看護研究 13：10-21，2017
3) Miyashita M, et al：Validation of the Burden Index of Caregivers (BIC), a multidimensional short care burden scale from Japan. Health Qual Life Outcomes 4, 2006
4) 日本地域理学療法学会：第21章 地域理学療法ガイドライン．理学療法ガイドライン，第2版，日本理学療法士協会監，日本理学療法学会連合 理学療法標準化検討委員会ガイドライン部会編，医学書院，東京，593-612，2021
5) 日本老年医学会：「高齢者の終末期の医療およびケア」に関する日本老年医学会の「立場表明」2012．日老医誌 49：381-386，2012
6) 大坂　巌ほか：わが国におけるWHO緩和ケア定義の定訳―デルファイ法を用いた緩和ケア関連18団体による共同作成―．Palliat Care Res 14：61-66，2019
7) 下妻晃二郎：QOL評価研究の歴史と展望．行動医研 21：4-7，2015
8) 村田久行：終末期がん患者のスピリチュアルペインとそのケア．日ペインクリニック会誌 18：1-8，2011
9) 関根龍一：付帯研究13 終末期がん患者へのリハビリテーションにおける家族の体験に関する研究．遺族によるホスピス・緩和ケアの質の評価に関する研究3 (J-HOPE3)，「遺族によるホスピス・緩和ケアの質の評価に関する研究」運営委員会編，日本ホスピス・緩和ケア研究振興財団，大阪，114-119，2016
10) 森川美絵ほか：社会的ケア関連QOL尺度the Adult Social Care Outcomes Toolkit (ASCOT) の日本語翻訳：言語的妥当性の検討．保健医療科 67：313-321，2018

5 住環境整備

小林聖美

1 高齢者と住環境

1 地域包括ケアシステムにおける住まい

厚生労働省は，団塊の世代が75歳以上となる2025年を目途に，高齢者の尊厳の保持と自立生活の支援という目的の下で，重度の要介護状態になっても住み慣れた地域で自分らしい生活を人生の最後まで続けることができるように，地域包括ケアシステムの構築を推進している．その模式図の中心には「住まい」があり，住まいを中心にフォーマル，インフォーマルな社会資源（人的資源・物的資源）が充実することで，その実現が可能となる．

2 日本における高齢者の住居形態

内閣府が令和3年に60歳以上の高齢者4,000人を対象に行った「高齢者の日常生活・地域社会への参加に関する調査」によると，持家の割合が約87％であった．平成25年の調査では持家の割合が約90％であり，若干の減少は認めたものの，やはり持家の割合が高い．持家の内訳をみると，一戸建ての割合が84.5％から74.5％に減少し，分譲マンション等の集合住宅の割合が4.5％から12.6％に増加しており，住居形態には変化が生じていることがわかる[1]．上記より，加齢やその過程で障害を持つことにより，身体機能や能力に変化が生じた高齢者が，住み慣れた地域で生活を継続するためには，持家の構造や設備を変化させることが重要になると考えられる．

3 高齢者の住居に関する不安

内閣府が平成30年に60歳以上の高齢者3,000人を対象に行った「高齢者の住宅と生活環境に関する調査」によると，現在居住している地域に住み続ける予定であると回答した高齢者は93.1％であった．また「住まいに関して不安に感じていることの有無」については，26.3％が不安と感じていることがあると回答し，そのうち，27.3％が虚弱化した時の住居の構造に不安を感じており，22.8％が住宅の修繕費等必要な経費を払えなくなることに不安を感じていた[2]．理学療法の対象となることが多い高齢者は，自身の身体機能の低下と住環境の間に不釣り合いな状況が発生することを意識し，漠然とした不安を感じていることが読みとれる．また「現在の住居で困っていること」については，8.3％が住居の構造（段差や階段など）や造りが高齢者には使いにくいと回答し，5.4％が台所，便所，浴室などの設備が使いにくいと回答しており，その解決方法としてリフォームという回答が37.0％と一番多いという結果であった．

さらに，「今後，身体の機能が低下しても現在の住宅に引き続き住み続けるためには，どのような改修が必要だと思うか」という問いに対して，35.0％が手すりを設置する，19.1％が床や通路面の段差解消と回答していた．高齢者は，身体機能が低下していく中で，生活上のバリアになるものとして「段差があること」を強く意識しており，日常的に反復される立ち上がり動作や，日常的な移動手段である歩行動作を継続するために「支持物が必要になる」との認識があることがわかる．

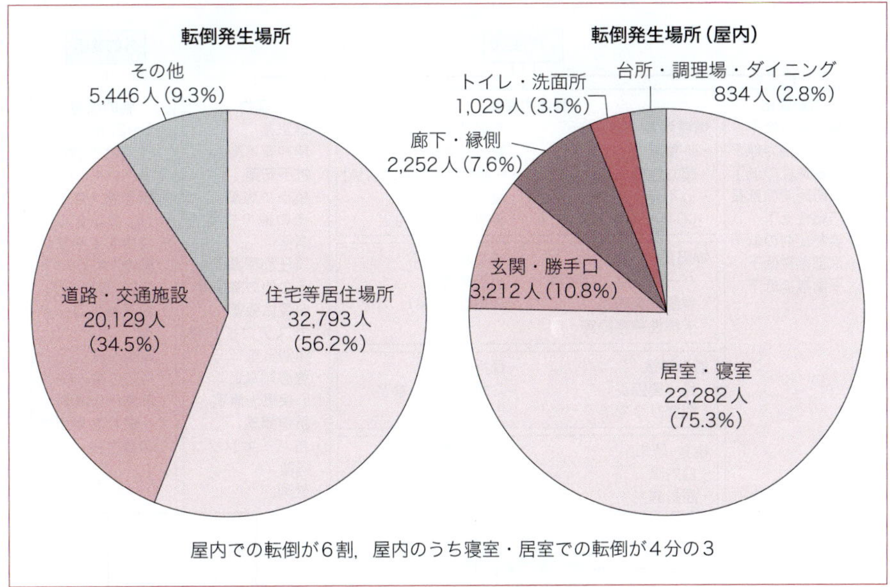

図1 高齢者の事故発生場所

(文献3より)

4 高齢者の転倒と環境

前述の通り，多くの人が加齢により身体機能が低下すると，段差の昇降において困難さを感じるようになることを予測し，立ち上がりなどの反復される動作や移動動作である歩行動作において支持物が必要になってくると考え，現在の住宅に住み続けるためにはリフォームが必要になると考えている．それは安全に，できる限り長く生活を継続するためであると考えられる．では安全性を確保するために，住宅改修として段差解消や手すりを設置することが第一選択であるのか．高齢者の転倒発生場所については様々な報告があるが，多くの報告で共通しているのは，屋外よりも屋内での発生が多く，屋内で転倒発生が多い場所は「居室・寝室」ということである(図1)[3]．その発生時のシチュエーションとしては歩行中が多いとされている．居室や寝室には高い段差は存在せず，段差とまでは認識されない小さな床面の不整や物の配置など，改修を必要としない環境整備の不十分さが転倒発生の要因になっていると考えられる．また，居室は日中の滞在時間が長い場所であり，居室を起点として，トイレや浴室，食堂などへの移動を行うという生活リズムの中で転倒の発生が多いことが予想される．その際，手すりを含む支持物がないというのは転倒発生の要因であると考えられる．

寝室での転倒発生が多いのは，内服薬による覚醒状況への影響や足元の照度など，身体と環境相互の問題が関連していると考えられる．

上記から日常生活の安全性を確保するために，安易に住宅改修を選択することは推奨できず，まずは日常生活時間や活動範囲，生活環境の整備に視点を向けたうえで，必要であれば住宅改修を考慮することが有効ではないかと考える．

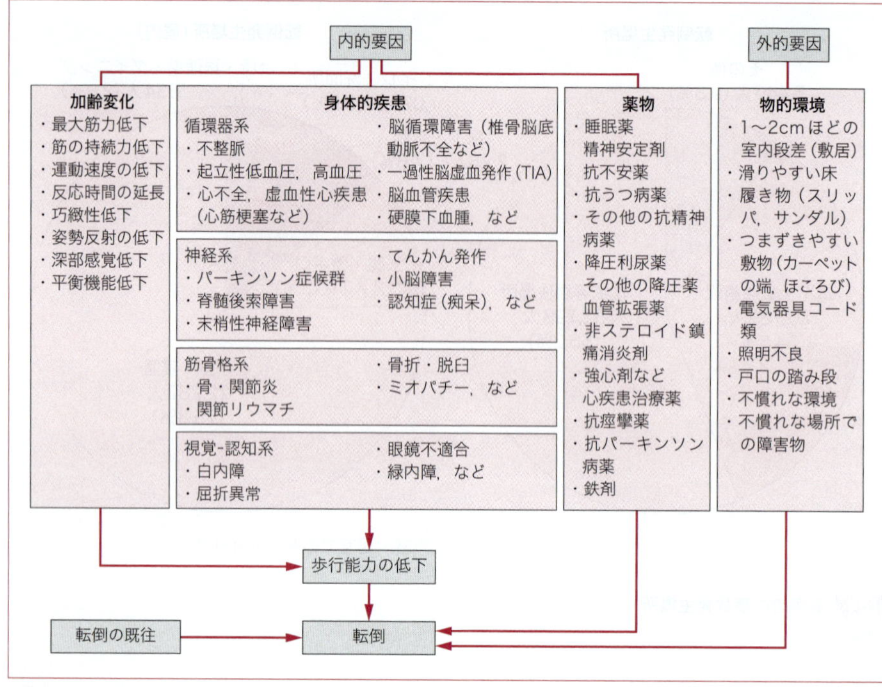

図2 転倒危険因子の多様性

（文献4より）

5 転倒危険因子の多様性

前述のように，転倒には環境の要因が関わっているが，それ以外には多様な個人の疾患や身体機能が関わっている（図2）[4]．図2[4]をみると，理学療法士は両方の要因について評価や対応が可能である．疾患や加齢による認知機能や身体機能の変化を評価することで，どのような環境を認識することが難しく，またその環境に身体機能の問題で適応が難しいと判断すれば，それに対する代替手段として環境の調整を行えることが理学療法士の強みであり，求められている役割である．実際に介護支援専門員を対象とした調査において，住宅改修に必要な知見を備えていると想定される職種として理学療法士を挙げる割合が高く，建築士など住宅設計における専門家との違いとして，環境の中で実際に動作を遂行できるかを評価できる職種として理解されている．ここからも理学療法士は環境と動作能力の相互のバランスを評価できる重要な職種であることがわかる．住環境と身体機能のバランスが保たれていれば，安全性を確保することが可能となる（図3）．

2 住環境評価

1 住環境における生活時間の確認

住環境自体の評価を行う前に，何時に起床し，就寝までの時間をどこで過ごすのかといった1日のスケジュールを確認する．また夜間の排泄回数は寝室での転倒発生が多いことからも重要な項目である．

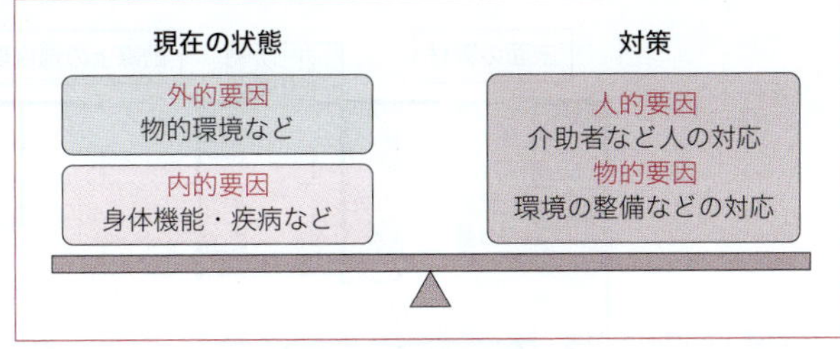

図3 転倒を予防するために考慮すべきバランス

2 生活動線の確認

上記生活時間の中でどのような動線があるのかを確認する．日中のほとんどの時間を居室で過ごす場合，居室を起点にトイレに何回程度移動するのか，食事をする際，ダイニングへ移動するのか，入浴のためにどのように移動するのかなど，生活時間の中での動線を把握することは，住環境評価をするうえで重要なポイントを絞ることにもつながる．また外出する機会がある場合には，屋外へのアプローチをどのような動線で行うのかを確認することも重要である．日本家屋の特徴として，玄関の上がり框が高いことなどが挙げられるため，その高い段差に立位のままで対応するのか，座位を経由して対応するのかなど，考慮すべき点が多い．

3 生活動線上の環境の確認

前述のように，高齢者の転倒は歩行中に起こることが多い．その中では敷物のめくれや床面の素材，電気配線のコードなど，段差といえないような床面の不整が影響を及ぼすことも多い．また敷居など数cmの低い段差にも注意が必要である．また歩行に支持物が必要な場合，その支持物自体の固定性も確認が必要である．さらに，移動する空間の足元の照度についても確認が必要である．加齢によって，照度が動作に及ぼす影響が大きいとの報告もあるため，可能であれば夜間の環境も確認することができるとよい．また特に夏季，冬季など室温と廊下などとの温度変化が大きい時期には注意が必要である．特に冬季のトイレや浴室と室温の差は，事故につながる危険性が高いため，可能な範囲で気温差がないように環境整備を行うことも重要である（図4）．ドアの形状についても確認が必要である．特に開き戸の場合，ドアの開閉の際に身体とドアの間の大きな空間が必要となるため，リーチ範囲が広くなる．その際，重心の移動範囲も広くなる可能性があるため，特に立位バランスが悪い場合には注意が必要である（図5）[5]．

4 環境と認知機能・身体機能・動作能力との適合の確認

認知機能・身体機能・動作能力が高い場合，環境への適応力も高く保たれるため，環境を変化させなくても，自身の能力で適応が可能となる．しかしながら，機能や能力が低下している場合には環境への適応力も低くなるため，環境を調整する必要性が高くなる．このことを前提に，実際に動線をすべて辿って動作が安全に遂行できるかを確認する．適応が悪く安全性の低い箇所について改善案を考えていく．

3 住環境整備

1 住環境整備の手順

住環境整備の手順を示す（図6）[6]．重要なことは，改善案が実施された後にフォローアップを行い，身体機能に変化が生じ

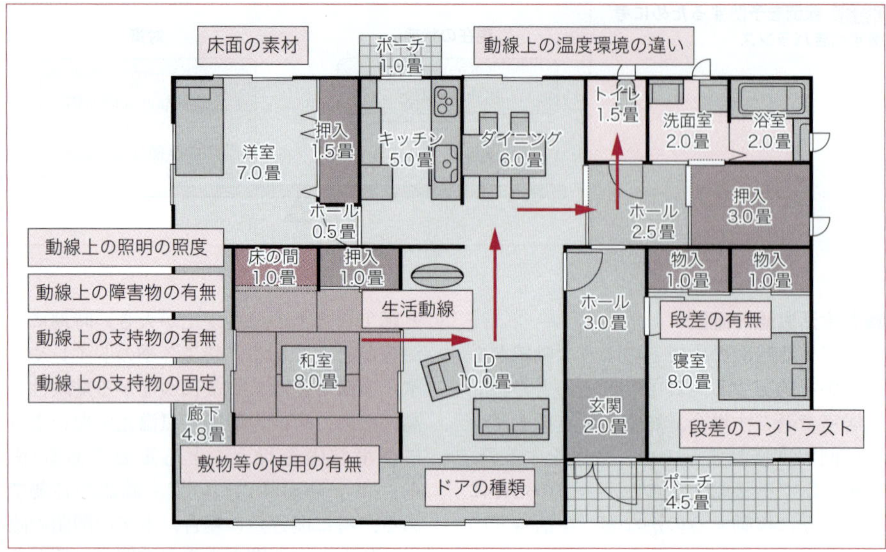

図4 住環境評価を行う際のチェックポイント

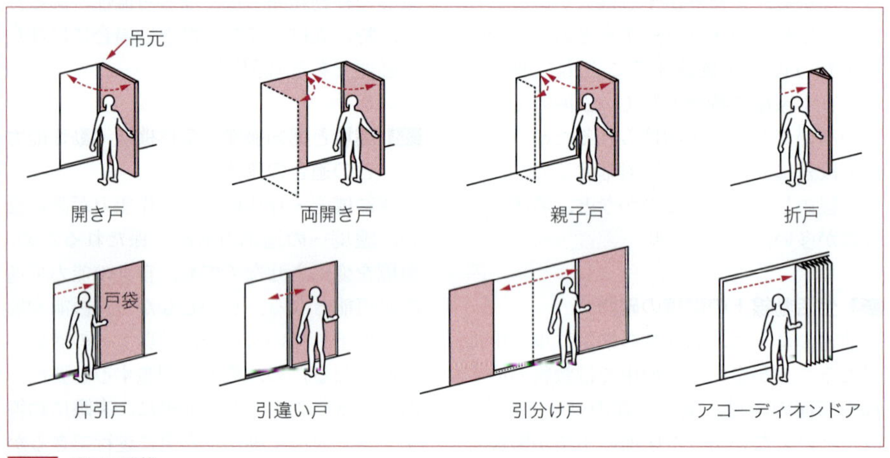

図5 ドアの形状

（文献5より）

た場合には，基礎情報を再整理し，修正を加えていくといったように，サイクルを回すことである．

2 基礎情報の整理

本人，家族の意向を確認する．また評価した結果を含めて，本人，家族の意向との乖離についても整理を行う．例えば，本人，家族ともにトイレ動作の自立を必須としているのにもかかわらず，ドアの開閉動作時にバランスを崩して転倒する可能性が高いなど，現状で実現が難しいものなどを整理する．さらに経済状況や利用できる社会保障制度についても確認を行う．

3 目的の明確化

住環境整備を行う目的を明確にする．日常生活の自立度を向上させる視点の他に，介護者の介護負担軽減を図ることや安全性・利便性の向上，さらには生活圏域の拡大など様々な視点から検討を行い，目的を整理することが重要である．

4 改善案の提示

まずは金銭的な負担の少ない「環境整備」で対応できる部分について説明し実施してもらう．例えば敷物を撤去する，電気の配線コードを整理して動線上に置かないようにする，動線上の足元の照度については，安価で手に入るセンサー式の電気を設置するなどである．「環境整備」でも改善できない問題について，「住宅改修」を検討する．現状の問題点から，「どこに」「どのような」改善が必要かを説明する．必要に応じて，工事業者も含めて必要な費用についても具体的に整理を行う．利用できる社会保障制度を検討し，経済状況とすり合わせて実現可能な対応であるか検討する．改善案に従って改修を実施したとしても，時に不便な箇所や注意しなければならない点が生じることも説明する．例えば，開き戸を引き戸に改修してもドアがすべて収納部に入る訳ではなく，引き残し部分が残ることがあることなどである．

5 改善案の決定・費用の決定

金銭的な負担において実現可能な改善案と負担が必要な費用について最終確認を行う．

6 改善案の実施

検討を行った改善案を基に，改修工事を実施する．

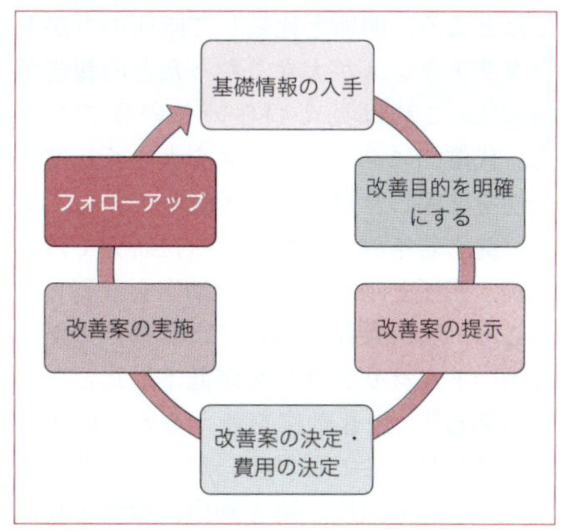

図6 住環境整備の手順
（文献6を基に作図）

7 フォローアップ

改修工事終了後，以前評価を行った動線上の動作を確認し，改修工事実施前と比較する．工事終了直後のみではなく，認知機能・身体機能・動作能力が変化すると環境との適合が変化するため，機能面や能力面の変化が生じた際には，他の不具合が生じていないか継続的に評価を実施することが重要である．

クリニカルヒント

1 跨ぎ動作を考える

住宅改修ありきでの検討ではなく，まずは住環境を整備することが重要であるのは前述の通りである．日本家屋には上がり框のような高い段差もあるが，家屋内には敷居のような数cm程度の段差と，浴室と脱衣場の間の数cmから10cm程度の段差が存在するということが多い．高くない段差を昇る，越える際の整備方法について以下に研究データを紹介する．

2 照度と跨ぎ動作

健常若年成人を対象とした研究において，明所と暗所の障害物を跨ぐ動作を計測したところ，明所と比較して暗所の方がトウクリアランスが大きくなったとの報告がある[7]．これは見えづらいということから，代償的にクリアランスを大きくして安全性を確保した可能性を示唆している．また，健常若年成人を対象とした研究ではあるが，明所と暗所での跨ぎ動作を計測したところ，暗所条件において跨ぎ動作の際の後脚のトウクリアランスが低下したとの報告もある[8]．跨ぎ動作を考える際，段差の高さに着目することが多いが，健常若年成人においても照度が跨ぎ動作に影響を及ぼすことを考慮すると，高齢者においてはより照度についても配慮することが，環境整備を考えるうえで重要である．

3 記憶と跨ぎ動作

高齢者と若年者を対象とした研究において，高齢者は若年者と比較して，跨ぎ動作時の後脚のトウクリアランスが低く，前脚と後脚のトウクリアランスの差が大きくなり，その差には記憶と認知能力が関連しているとの報告もある[9]．跨ぎ動作時に後脚が障害物に引っかかることで生じる転倒を防ぐためには，記憶や認知機能自体の改善を目指すことも重要であると考えられるため，安全な生活の実現のためには，環境面だけでなく，機能面へのアプローチを並行して行うことが重要である．

文　献

1) 内閣府：令和3年度 高齢者の日常生活・地域社会への参加に関する調査結果（全体版），2021．https://www8.cao.go.jp/kourei/ishiki/r03/zentai/pdf_index.html（2022年12月10日閲覧）
2) 内閣府：平成30年度 高齢者の住宅と生活環境に関する調査結果（全体版），2018．https://www8.cao.go.jp/kourei/ishiki/h30/zentai/index.html（2022年12月10日閲覧）
3) 奥泉宏康：高齢者における転倒・転落の発生状況とその要因．理学療法 37：868-876，2020
4) 上内哲男：高齢者の転倒予防を目的とした医療機関におけるリスクマネジメントの実際．理学療法 37：902-909，2020
5) 鈴木基恵：住環境整備の基礎知識① 移動・移乗．総合リハ 50：487-494，2022
6) 馬場昌子，福医建研究会：住居改善支援のポイント．福祉医療建築の連携による高齢者・障害者のための住居改善，学芸出版社，京都，14-18，2001
7) 佐々木美恵ほか：環境因子の相違が跨ぎ動作における母趾-障害物間最小距離に与える影響．理療の歩み 28：26-29，2017
8) Cho SY, et al：Effects of illumination on toe clearance and gait parameters of older adults when stepping over an obstacle：a pilot study. J Phys Ther Sci 25：229-232, 2013
9) Sakurai R, et al：Association of age-related cognitive and obstacle avoidance performances. Sci Rep 11：12552, 2021

6 福祉用具

永田裕恒

1 福祉用具の概要

1993年5月6日に制定された「福祉用具の研究開発及び普及の促進に関する法律」の第2条によると，「福祉用具とは，心身の機能が低下し日常生活を営むのに支障のある老人又は心身障害者の日常生活上の便宜を図るための用具及びこれらの者の機能訓練のための用具並びに補装具をいう」と定義されている[1]．さらには，ICFからみると福祉用具は，環境因子の物理的環境の一要素であり，対象者の心身機能を補い，活動を補填し，参加を促進する大切な機能を持っている．したがって，福祉用具は対象者の心身機能や活動に与える影響が大きく，ADLやQOLを向上させるためには必要不可欠な道具であるといえる．

2 車椅子

車椅子は，動くための「車」と座るための「椅子」が合体した福祉用具である．「車」としては，車輪を用いた移動に対して，対象者がどのような方法で駆動するのかということを考える必要がある．また「椅子」に関しては，安定した快適な座位姿勢保持が可能か，椅子に座るためにはどのような移乗方法を選択するかなどを考えなくてはならない．したがって，移動・姿勢・移乗の3要素に加えて，生活環境や介助者の状況などを考慮したうえで，適切な車椅子を選択・導入することが大切である．

車椅子には多くの種類があり，自らが操作する自走用車椅子，支援者が移動を介助する介助用車椅子，車椅子使用者の能力に合わせて調整することができるモジュラー式車椅子などがある．

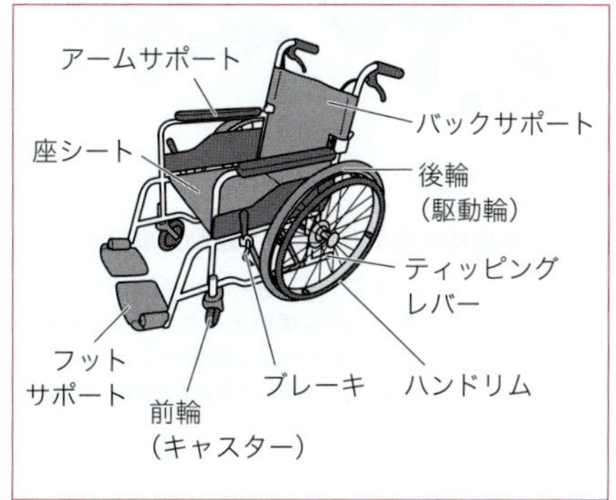

図1 自走用車椅子と各部位

1 自走用車椅子

自走用車椅子は，一般的には図1のような形状をしており，車椅子使用者自身が手で車椅子を駆動したり，足で床を蹴って進んだりする車椅子で，多くの人に利用されている．自走用車椅子の駆動方法は，両手駆動，片手駆動，片手片足駆動などに分けられ，駆動方法や能力に応じて低床式，片手駆動式車椅子などがある（図2）．

2 介助用車椅子

移動の介助を支援者が行う場合に使用される車椅子で，後輪が小さく，自動車などへの積み込みや収納のしやすさなどを重視して作製されている．また，介助用車椅子はリクライニング機能やティルト機能を持った車椅子もあり，自力で座ることが困難な対象者に対して使用されている．リクライニング機能とは，車椅子のバックサ

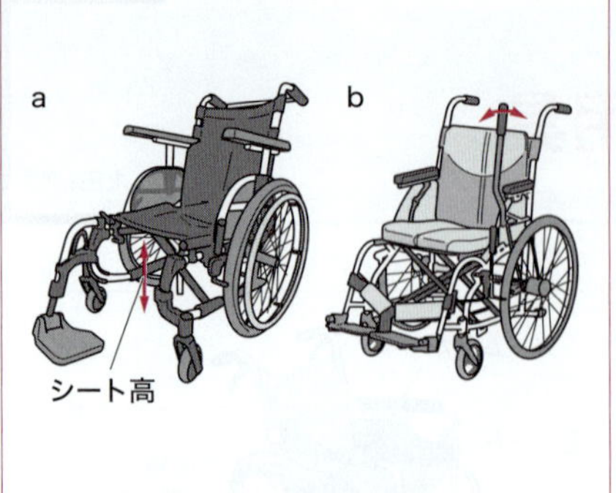

図2 低床式車椅子(a)と片手駆動式車椅子(b)

座シートの高さ(シート高)は，通常40～46cmのものが多いが，40cm未満の低床な車椅子もある．片手駆動式車椅子は，レバーなどを左右前後に駆動することにより，前進・後進・方向転換などの操作が可能な車椅子である．

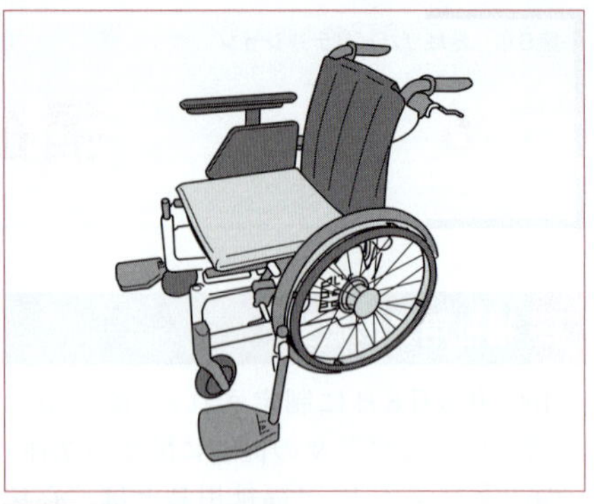

図4 モジュラー式車椅子

アームサポートの高さ調節や取り外し，フット・レッグサポートの開閉(スイングアウト)や取り外しなどの各部位の調整ができ，座位姿勢や移乗・移動動作能力に合わせて使用することが可能．

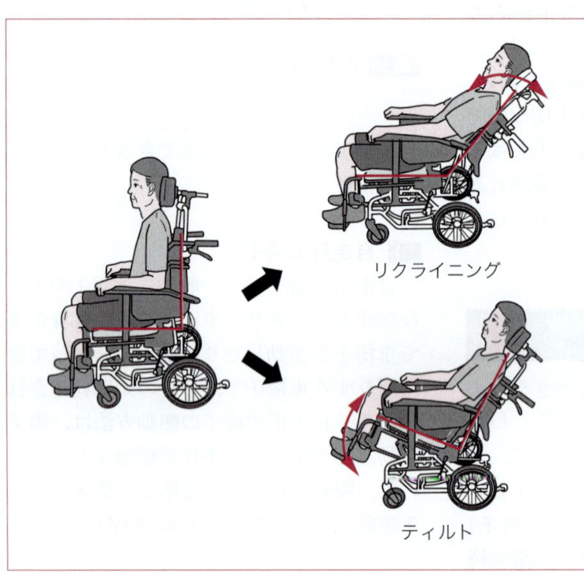

図3 ティルト・リクライニング車椅子

ポートのみが傾斜する機能であり，ティルト機能は，座面とバックサポートを一体で傾斜することができる機能(図3)で，それぞれの機能あるいは両方の機能が組み合わさった車椅子が作製されている．

3 モジュラー式車椅子

モジュラー式車椅子は，部品の組み換えや交換を行うことができる車椅子である．さらに車椅子使用者の身体の大きさや能力に合わせて，座面の奥行や角度，バックサポートの高さや角度，アームサポート・フットサポートの高さ，車軸位置の調整など様々な調整機能を持っている(図4)．

3 歩行補助具

歩行補助具とは，「歩行障害のある者が歩行を確保する目的で身体の一部（多くは上肢）を歩行補助のために使用し，移動の際に身体の一部のごとくに身体とともに移動する自立支援型の道具（用具）」とされている[2)]．これら歩行補助具の体表的なものとして，杖，歩行器，歩行車などがあり，転倒や疲労の予防，荷重の免荷，荷重痛や関節にかかる負荷の軽減や筋力低下の代償（支持性の向上）などの目的で使用されている．

1 杖（歩行補助杖）

歩行補助杖は，歩行を補助するために使用する杖であり，T字杖，多点杖，ロフストランド杖など様々な種類の杖がある（図5）．使用者の状態（身体機能や免荷の程度など）に合わせて選択することが必要である．

(1) 杖の種類と特徴

1) T字杖

歩行補助杖の中では基本的な形状をしており，握り，支柱，杖先ゴムから構成されている．支柱の長さが固定されている固定タイプ，段階的に調整できる伸縮タイプ，折りたたんで携帯できる折りたたみタイプがある．シンプルな形状で比較的軽量なため，初めて使用する対象者でもすぐに慣れて使用することが可能な杖である．

2) 多点杖

脚部が3～4点に分かれている杖である．接地支持面積が広いため，T字杖よりも安定性があり，バランス能力に不安のある対象者には有効な杖であるといえる．しかし，多点杖は体重支持を行う際，脚部が全部接触していないと安定性が得られないため，屋外などのわずかな傾きや不整地で使用する場合は注意が必要である．しかし，杖先が全方向に可動することができるタイプの多点杖（杖先可動式多点杖）は，スロープなどの傾斜した場所や階段などでも広い接地面で安定して支持することができる（図6）．

3) ロフストランド杖

杖の上部のカフに前腕を通して固定し，握りとカフの2点で体重を支えることが可能な杖である．杖の安定性は高く，歩行時の体重を支持する機能（支持性向上）にも優れている．

4) 松葉杖

上部の腋窩当て（クラッチパッド），握り，支柱，杖先ゴムから構成されており，体重免荷に優れた杖である．通常は2本1組で使用する．名称では腋窩当てとなっているが，腋窩で体重を支持するのではなく，脇を締めて杖を固定し，握り部でしっかりと体重を支える．

(2) 杖の高さの合わせ方

杖の高さは，小趾の外側から前・外側へそれぞれ10～15 cmの位置に杖をつき，肘関節が15～30°屈曲する長さが適当である（図7）．また，床から大腿骨大転子までの長さで杖の高さを合わせる場合もあるが，上肢長や重度な円背などの姿勢の影響を受けやすいため，考慮する必要がある．

2 歩行器・歩行車

歩行器および歩行車の形状はほとんどのものが四脚であり，支持基底面が広く，安定性にも優れている．歩行器は脚部先端にゴム等が付き車輪を有さない構造のもので，主に持ち上げて使用する．また，歩行車は脚部に小車輪が二脚または全部に有するものである．それらの中でも歩行車は，脚部末端が車輪のため屋外での利用も可能であり，歩行器に比べて使用される範囲が広いが，杖と比較して調整可能部位も多く適切な選択が必要となる．したがって，使用するうえでは歩行器および歩行車の特性，構造と機能の正確な把握が必要である．

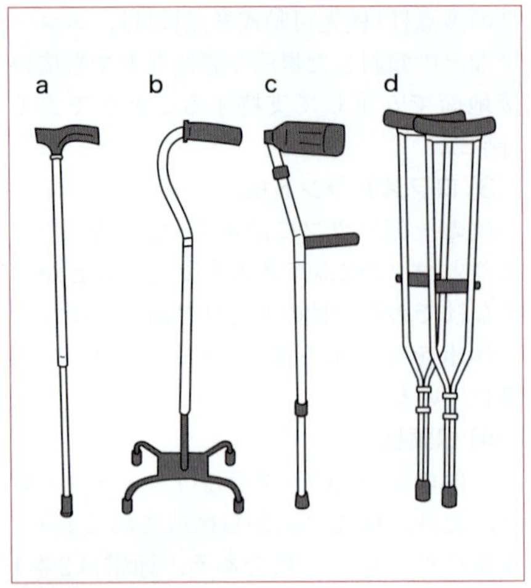

図5 様々な種類の杖

a：T字杖，b：多点杖，c：ロフストランド杖，d：松葉杖．

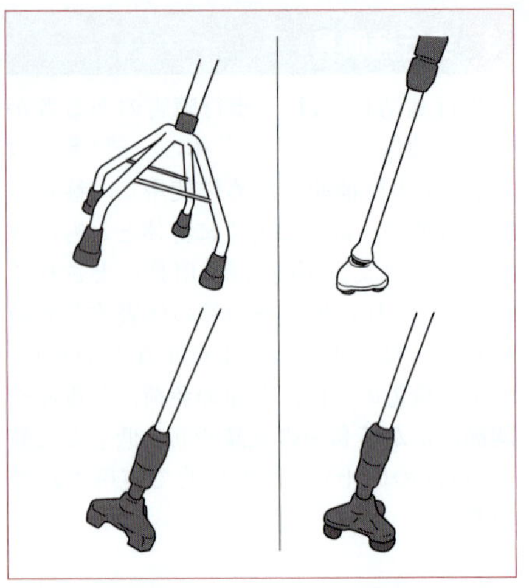

図6 杖先固定式多点杖（左）と杖先可動式多点杖（右）

杖先固定式多点杖は，斜めに杖をつくと一側が浮いてしまい不安定になるが，杖先可動式多点杖は，斜めに杖をついても全面接地することができ，安定して支持することが可能．

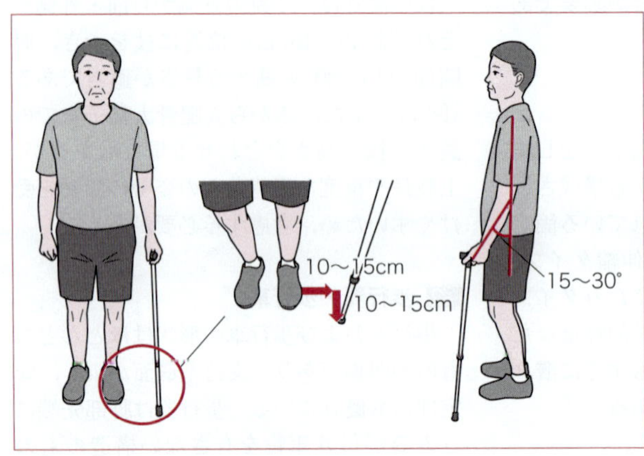

図7 適切な杖の高さ

（1）歩行器

四脚歩行器と呼ばれている歩行器は，四脚を持ったフレーム構造で，握り，フレーム，杖先ゴムから構成されており，歩行時に左右のフレームが交互に動かせる交互型と動かせない固定型がある（図8）．交互型では，4動作歩行で使用されることが多く，固定型では，歩行器を持ち上げ，前方へ進み，足を交互に出すという動作を繰り返して使用する．

（2）歩行車

一般的によく使用されているのは，四脚四輪歩行車で，U字型の体重支持部があり，前腕で支持しながら使用する歩行車である．前二輪が自在輪で，後二輪が固定されているもの，四輪すべてが自在輪のもの

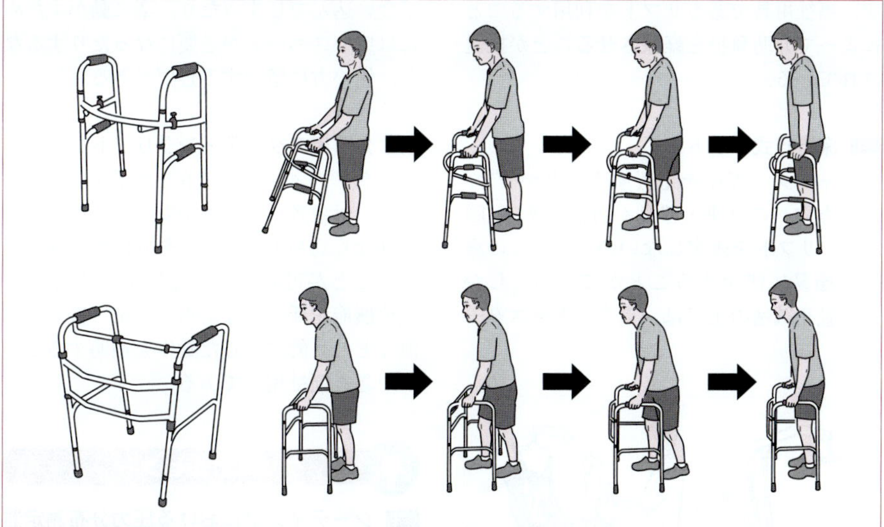

図8　固定型四脚歩行器（上段）と交互型四脚歩行器（下段）

固定型は，両手で歩行器を持ち上げ前につき，握りで体重を支えてから前へ進む．交互型は，左右の握りを交互に前へ出して，左側の歩行器→右脚→右側の歩行器→左脚の４動作歩行で前へ進む．

図9　歩行車

a：四輪歩行車（屋内用）．
b：シルバーカー．
c：ロレーター．

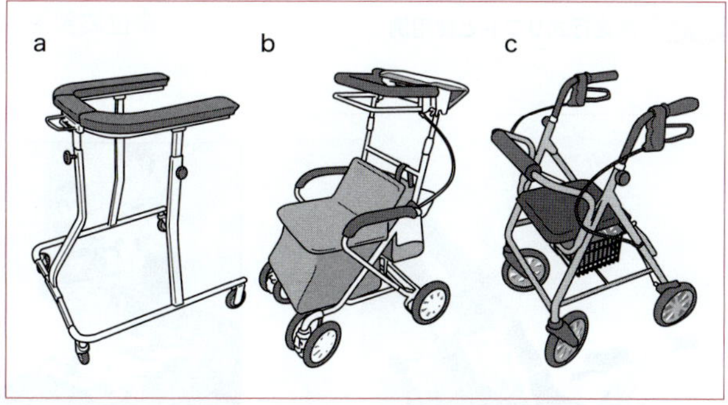

がある．主には屋内で使用されることが多く，ブレーキが付加されていない．一方，屋外で使用する場合は，シルバーカーやロレーターといった車輪が大きいものを用いることが多い．シルバーカーは，かごの蓋が座面として利用できる日本独自の屋外用歩行車である．また，ロレーターは機能性を重視しており，ブレーキ付きで休むことができる座面やかごなどが備わっている歩行車である（図9）．

4 リフト

移乗や移動は1日の生活の中でも何度も行われる動作であり，様々なADLを遂行するうえで，重要かつ必要不可欠な行為である．しかし，移乗や移動の介助動作は，被介助者の体重を介助者が支えたうえに，垂直や水平移動を伴った動作であり，介助者の身体的負担は大きい．そのため，危険や苦痛を伴う人力のみの移乗介助は行わず，福祉用具であるリフトを利用することによって介助負担を軽減させることが推奨されている．

1 床走行式リフト

キャスターで床を走行することができ，水平方向への移乗・移動が可能である（図10）．リフトを固定しないので，多くの場所で簡易に使用することができる．しかし，畳や絨毯の上では，重さでキャスターが食い込んでしまったり，楽に動かすためには広いスペースが必要になったりするなど，使い方に留意する必要がある．

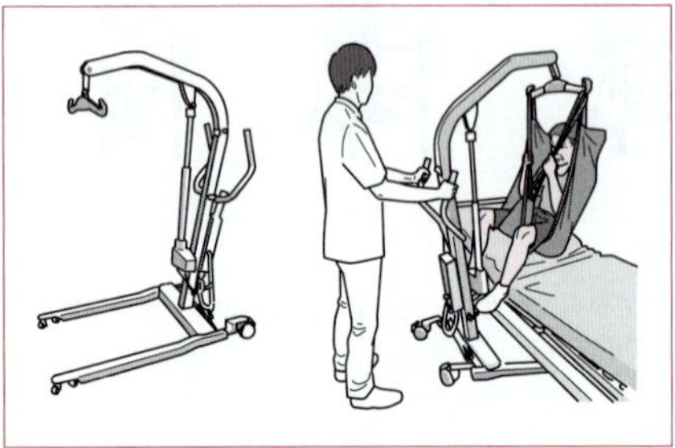

図10 床走行式リフトと使用例

2 介護用スタンディングリフト

スタンディングリフトを使用することにより，対象者や介助者が安全に，安心して無理なく立ち上がり動作や立位姿勢保持をすることが可能である（図11）．対象者の立位機能を活かしながら，立位・移乗・排泄などの目的に応じた動作を補助することができる福祉用具である．

クリニカルヒント

1 シーティングにおける圧力分布測定器の活用

シーティングとは，座位姿勢を維持することが困難な対象者に対して，調整可能なパーツを用いて外的に支持を加え安定した座位姿勢を導き，生活行為の拡大や質の向

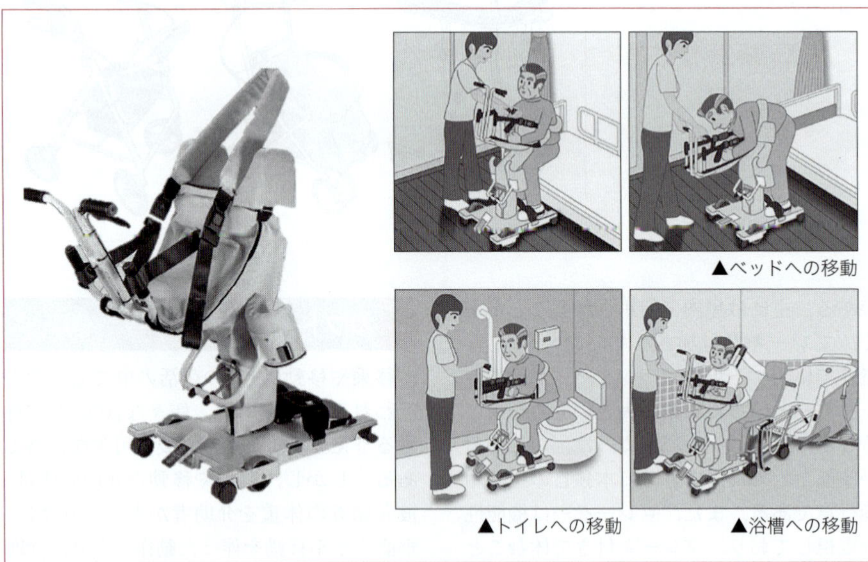

▲ベッドへの移動
▲トイレへの移動
▲浴槽への移動

図11 スタンディングリフトと使用例

（株式会社ウェルパートナーズのカタログより許諾を得て転載）

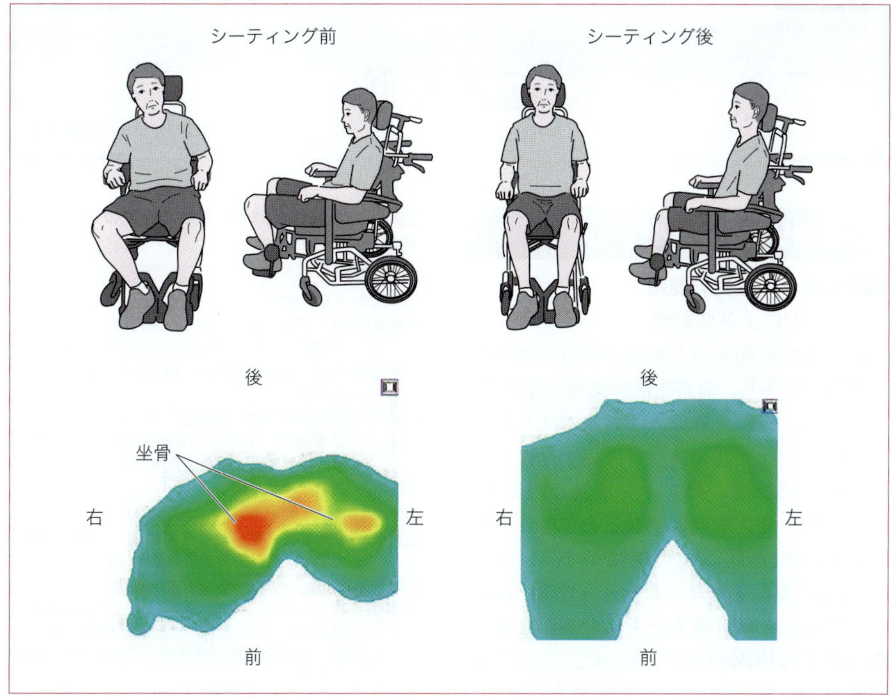

図12 シーティング前後における圧力分布の変化

シーティング前は，殿部は前方へ滑り，体幹も右側へ側屈している．このような姿勢での圧力分布は，右坐骨部にかかる圧力が強く，全体的な接触面積も狭くなっている．シーティングを行うことで，左右対称となり，圧力の左右差が減少し，接触面積も広くなっている．

上を図るための方法や活動の総体である．したがって，車椅子やシート，パッド等，姿勢保持に関する車椅子用品の構造自体や調整可能部位が対象者にどのような影響を与えているのかという観点を把握したうえで，対象者の生活に効果が発揮されるものとなる[3]．しかしながら，目的に応じてシーティングを行い車椅子を調整しても，それが上手くいっているのかどうかを判断することは困難である．そのような場合，効果を確認するための一つの手段として，圧力分布測定器を活用する方法がある（図12）．シーティング前後で，圧力分布測定器を用いて，接触面積の広さ・接触面積や圧力の左右対称性・圧力の強さとその部位などを確認し，車椅子クッションやベルト，車椅子付属品などの選定・適合評価を行うことが大切である．

文　献

1）長尾哲男：福祉機器とは．現場で役立つ福祉・介護機器，土屋和夫監，齊場三十四編，明石書店，東京，15-30，1999
2）吉村茂和ほか：歩行補助具の適用基準．PTジャーナル 34：457-467，2000
3）小原謙一：シーティングのための基礎知識．「なぜそうすべきか」がわかる！目的別車椅子シーティングのススメ，小原謙一ほか編，診断と治療社，東京，2-13，2021

第6章　地域リハビリテーション

7 転倒予防

松本大輔

1 転倒リスクの評価

1 高齢者の転倒の問題

(1) 転倒による悪影響

高齢者が転倒すると疼痛や骨折を始めとする外傷を生じ，日常生活に支障をきたす．それらは，入院，施設入所および死亡につながる深刻な問題である．外傷がない場合でも転倒恐怖感が強まり，自立心の喪失，身体活動・身体機能低下などを含む転倒後症候群を引き起こす可能性がある．2019年国民生活基礎調査によると，骨折・転倒は，要支援・要介護者ともに介護が必要となった主な原因の3位であった．このように要介護状態に陥る危険性が高まるため，高齢者における転倒予防は介護予防対策として最優先課題の一つであるといえる．

(2) 転倒の疫学

わが国における地域在住高齢者の年間転倒発生率は10〜25％で，施設入所者では10〜50％程度である．高齢者の転倒による外傷発生頻度は50％以上で，骨折に至る症例は約10％程度である．

さらに，転倒は高齢者の不慮の事故による死因別死亡者数で最も多く，交通事故の約4倍にも上る．「転倒・転落・墜落」による死亡の要因としては，スリップ，つまずき，よろめきによる同一平面上での転倒が最も多い．転倒の発生場所は，居室，食堂・台所，階段が多く，その他にも玄関，浴室，トイレと様々である．

2 リスク因子

(1) 転倒・転落の定義

WHOは，「転倒とは，人が不注意に地面や床などの低い場所に倒れ込むことである．転倒，つまずき，滑りは，同一平面上で起こることも，高所から起こることもある」と定義している．また，ベッドや椅子から滑り落ちることを転落という．

表1　地域在住高齢者における転倒のリスク因子(内的・外的要因)

内的要因	
基本属性	年齢，女性
視覚障害	視力低下，黄斑変性症，緑内障，白内障，遠近調節力低下，奥行き知覚の低下，網膜症
心血管系	徐脈，頻脈性不整脈，起立性低血圧，代償性心不全
神経系	認知機能障害・認知症，パーキンソン病，脳血管障害，その他の運動障害，末梢神経障害，歩行障害，平衡感覚障害等
泌尿器系	失禁，夜間頻尿
精神面	不眠・睡眠不足，うつ病
筋骨格系	変形性関節症，炎症性関節症，疼痛，下肢筋力低下，姿勢不安定，柔軟性の低下
外的要因	
薬物療法	抗コリン薬，抗うつ薬，抗精神病薬，鎮静・催眠薬，ベンゾジアゼピン系薬剤，アヘン薬，降圧薬，抗不整脈薬，4種類以上の薬剤の使用
履物	アーチ・踵のサポートがない靴，スリッパ，ハイヒール，つま先の幅が狭い靴
環境	床の表面が不整，滑りやすい(平らでない，濡れている)，床に敷物がある，片付いていない，照明が不十分，段差用の手すりがない，コードやその他の通路の危険性

(文献1より筆者訳)

(2) 転倒のリスク因子

表1[1]に地域在住高齢者における転倒のリスク因子を示す．転倒のリスク因子は個人の疾患や身体機能に伴う内的要因と，居住環境などに伴う外的要因に分けられ，多岐にわたる．

リスク因子の中でも転倒歴は文献数が最も多く，リスク比やオッズ比も他の要因に比べて高い．性別について，高齢女性では閉経後にエストロゲン分泌量が大幅に減少

表2 地域在住高齢者における転倒の独立したリスク因子

リスク因子	有意であった研究数	修正リスク比	修正オッズ比
転倒歴	16	1.9〜6.6	1.5〜6.7
バランス障害	15	1.2〜2.4	1.8〜3.5
筋力低下（上肢あるいは下肢）	9	2.2〜2.6	1.2〜1.9
視覚障害	8	1.5〜2.3	1.7〜2.3
薬剤（4つ以上の服薬あるいは向精神薬の使用）	8	1.1〜2.4	1.7〜2.7
歩行障害	7	1.2〜2.2	2.7
抑うつ	6	1.5〜2.8	1.4〜2.2
めまい・起立性低血圧	5	2	1.6〜2.6
機能制限・ADL障害	5	1.5〜6.2	1.3
80歳以上	4	1.1〜1.3	1.1
女性	3	2.1〜3.9	2.3
低BMI	3	1.5〜1.8	3.1
尿失禁	3		1.3〜1.8
認知機能障害	3	2.8	1.9〜2.1
関節炎	2	1.2〜1.9	
糖尿病	2	3.8	2.8
疼痛	2		1.7

（文献2より筆者訳）

することで骨粗鬆症をきたしやすく，女性の骨折受傷率は男性の約4倍とされている．これらのリスク因子の数が多ければ多いほど，転倒および転倒に関連する傷害のリスクは高くなる（**表2**）[2]．

3 評価

(1) 地域在住高齢者のリスク層別化，評価，管理・介入のためのアルゴリズム

2022年に発表された転倒予防の国際ガイドラインでは，地域在住高齢者のリスク層別化，評価，管理・介入のためのアルゴリズムが示されている（**図1**）[3]．

健康診断・訪問や日常の臨床場面での症例発見と，転倒・転倒関連の外傷で医療機関を受診した者で流れが異なる．高齢者自身（特に男性）が自ら転倒したことを報告しないことが研究で示されている．つまり，医療者から転倒について尋ねることが重要である．日常の臨床場面では，「過去1年間に転倒したことがありますか？」という質問でスクリーニングする．転倒経験がある者は，転倒重症度評価を実施する．転倒重症度評価で一つ以上あてはまる場合は，高リスクと判定される．転倒重症度評価項目があてはまらない場合は，歩行・バランス障害の評価を実施する．歩行速度やTimed Up and Go Test（TUG）が基準値よりも遅い場合は，中リスクと判定される．

転倒・転倒関連外傷で医療機関へ受診した者は1年後の転倒リスクが70%のハイリスク集団であるため，すぐに転倒重症度評価を実施し，その後のアルゴリズムは**図1**[3]の流れと同様である．リスク判定に合わせて，低リスク者には一次予防を目標に，転倒予防教育や身体活動・運動指導を行う．中リスク者には主なリスク因子の改善を目指し，理学療法士によるバランス，歩行，筋力トレーニングや転倒予防教育を実施する．高リスク者には，再発予防と治療を目標に，多因子の転倒リスク評価から個人に合わせた介入を実施する．30〜90日間はフォローアップし，介入を継続するかを判断する．

(2) 転倒リスク評価

1) 多因子評価

転倒には複数の因子が関わるため，多因子評価を実施することが重要である．まずは，リスク因子として挙げた疾患，症状，服薬状況を聴取する（**表1**）[1]．視覚障害であれば，暗所での見えにくさや段差の見誤りがないか確認する．心血管系では，起立

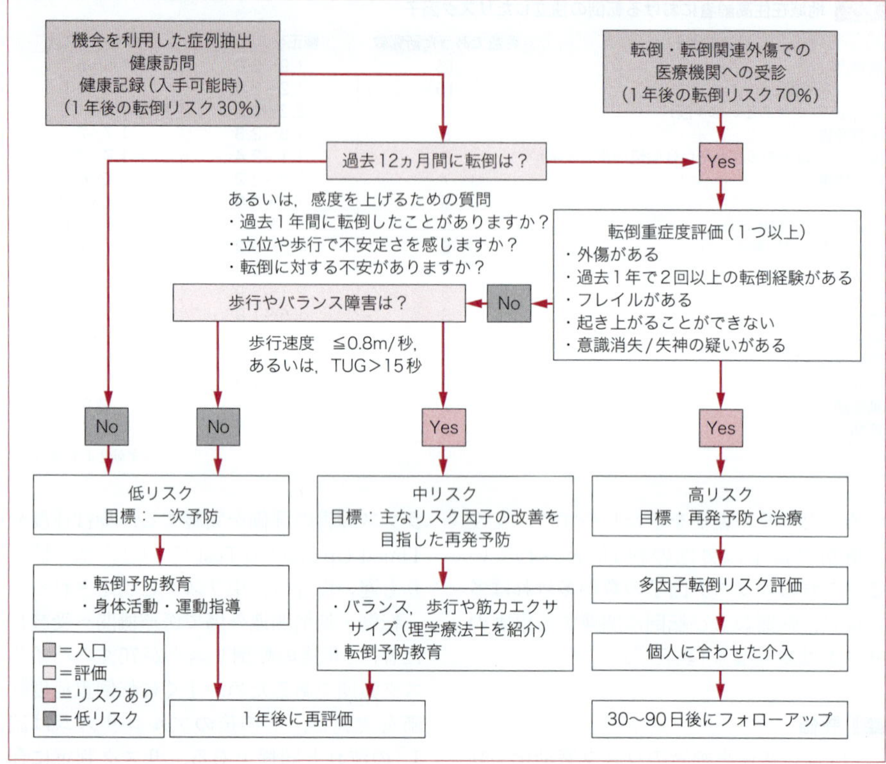

図1　地域在住高齢者のリスク層別化，評価，管理・介入のためのアルゴリズム

（文献3より筆者訳）

性低血圧などの姿勢変化に伴うめまい・ふらつき症状の有無を確認する．神経系では，バランス障害を引き起こすパーキンソン病や脳血管障害の重症度，平衡感覚・表在・深部感覚障害の状況を把握する．また，認知機能障害では，アルツハイマー型認知症や血管性認知症よりもレビー小体型や認知症を伴うパーキンソン病で転倒率が高いことが報告されている[4]．高齢者では夜間の排泄に伴う転倒が多く，夜間頻尿やうつ病・不眠も評価すべきリスク因子である．このような疾患や症状管理のために，薬剤を多く服用していることが多く，4，5剤以上の服薬があれば転倒リスクが高い．服薬数が少なくても，副作用にふらつき等を誘発する抗精神病薬や降圧薬等は注意が必要であり，服薬から作用が出る時間帯も把握しておく．筋骨格系の中で，骨粗鬆症は転倒による骨折のリスクが高くなる．

2）運動機能評価

地域での介護予防・健康教室や通所・訪問リハビリテーションの場で，簡便で信頼性の高い運動機能評価を紹介する[5]．

歩行速度：身体的フレイル，サルコペニアでは，通常（いつも通り）速度で1.0m/秒未満であれば身体機能低下ありと判断される．世界転倒予防ガイドラインでは，4m歩行で0.8m/秒未満がリスクの層別化として用いられている．また，二重課題下（計算しながらなど）で大幅に速度が遅くなる場合，転倒リスクが高い．安全性の評価として，つまずきやふらつきがないか観察しておく．

TUG：一般的には安全で快適な速度で実施される．複数の転倒に関するガイドラインで最も推奨されている検査の一つである．できるだけ速く行わせた場合，過去6ヵ月間における複数回の転倒経験に対するカットオフ値として13.5秒以上であると転倒リスクが高いと判定される．ハイリスク者では立ち上がり時につまずき，方向転換時にふらつくことが多く，左回り・右回りの両方とも実施することで，転倒しやすい状況を予測するのに役立つ．また，勢いよく着座することで転倒しないように，椅子を壁際に設置するか，測定者が支える．

5回立ち座りテスト：筋力や筋パワーの評価として用いられる．12秒以上で1年間における複数回転倒リスクが増加(2倍)するとされている．WHOの高齢者への包括的ケアガイドラインでは移動能力低下のスクリーニングとして14秒以上をカットオフ値としている．急ぐあまりに，中腰のまま立ち座り動作を続けてしまう場合があるので，体幹や下肢を伸ばしきった完全な立位をとるように説明する．また，転倒や痛みにつながる可能性があるので，勢いよく着座しないように併せて指示する．

片脚立位保持(開眼)：静的バランス能力の評価として用いられる．5秒未満で3年間における転倒リスクが高まるとされている．姿勢制御戦略(足関節戦略，股関節戦略)を観察し，特にバランスを保てず終了する間際で，自分自身で姿勢をコントロールできるかどうか(ステッピング反応があるかなど)を確認する．

Functional Reach(FR)：動的バランス能力(安定性限界)として用いられる．6ヵ月間の複数回転倒リスクは，FRが25.4cm以上の者と比較して，15.3〜25.3cmでは2倍，15.2cm以下では4倍，FRが実施できない者では約8倍と報告されている[6]．

Short Physical Performance Battery (SPPB)：SPPBはそれぞれが信頼性や妥当性が高いといわれているバランステスト，4m歩行テスト，5回立ち座りテストの3項目で構成されている．バランス測定の流れを図2に示す．各項目を0〜4点で採点し，合計点は0〜12点である(表3)．得点は高い方がパフォーマンスが高いことを示し，0〜6点が低，7〜9点が中等度，10〜12点が高パフォーマンスに分類される．合計点と死亡や施設入所，ADL低下などとの関連があることが示され，臨床的に意義のある変化量は1点と報告されている[7]．Asian Working Group for Sarcopenia 2019では，サルコペニアに対するカットオフ値は9点以下であり，わが国で行われた地域在住高齢者に対する研究では11点以下で要介護リスクが高まることが報告されている[8]．

3) 精神機能評価

高齢者のうつ症状として，意欲低下(アパシー)，不安，疲労感，食欲・活動量の低下，体重減少，疼痛等がよく認められる．うつ症状は転倒との関連が強く，未治療のうつ病と抗うつ薬の使用者も転倒リスクは高い．Geriatric Depression Scale (GDS)は高齢者のうつ症状を評価する代表的な指標であり，15項目(GDS-15)，5項目(GDS-5)の短縮版がよく用いられる．GDS-15では5点以上，GDS-5では2点以上であると抑うつ状態であると判定される．

転倒恐怖感は「現在，転ぶことに対してどのような怖さを持っていますか」という質問に対し，「全く怖くない」，「怖くない」，「やや怖い」，「大変怖い」の4件法で回答を求める方法がよく用いられる．また，基本チェックリストのように，「転倒に対する不安は大きいですか」という問いで不安感を聴取する方法もある．転倒予防の国際ガイドラインでは，転倒に対する恐怖よりも懸念事項(気にかけていること)に

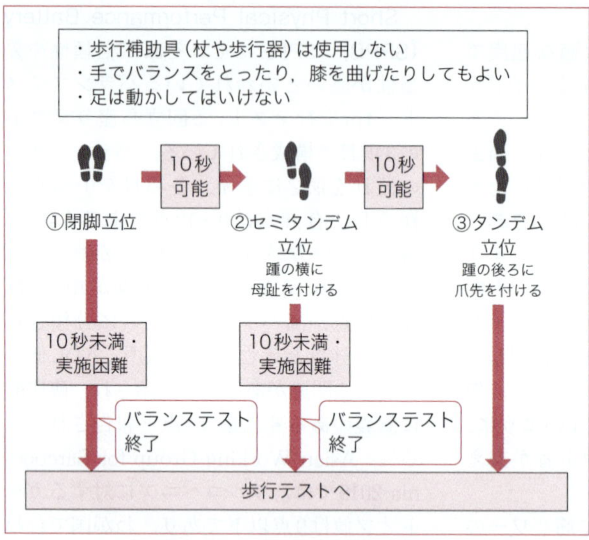

図2 Short Physical Performance Battery（SPPB）のバランステストの方法

表3 Short Physical Performance Battery（SPPB）の点数化

スコア	バランステスト	歩行時間（秒）	立ち座りテスト（秒）
4	①閉脚立位　10秒可能 ②セミタンデム立位　10秒可能 ③タンデム立位　10秒可能	≦4.81	≦11.19
3	①閉脚立位　10秒可能 ②セミタンデム立位　10秒可能 ③タンデム立位　3～9.99秒可能	4.82～6.20	11.20～13.69
2	①閉脚立位　10秒可能 ②セミタンデム立位　10秒可能 ③タンデム立位　3秒未満	6.21～8.70	13.70～16.69
1	①閉脚立位　10秒可能 ②セミタンデム立位　10秒未満	≧8.71	≧16.70
0	①閉脚立位　10秒未満・実施困難	実施困難	実施困難

ついて聴取するような転倒の自己効力感尺度を推奨している．Falls Efficacy Scale-International（FES-I）は転倒に対する自己効力感を定量的に評価するため，信頼性，妥当性が高いことが示されている．さらに，迅速に評価するために，7項目の短縮版（Short）FES-Iも作成されている．各動作や活動に対して，「転ぶかもしれない」とどの程度気を遣うのかを4件法（1～4点）で回答するものである（表4）[9]．各回答の点数を合計し7～28点の範囲をとり，合計点数が高いほど自己効力感が高いことを意味する．

4）履物・居住環境の評価

履物や居住環境などを含む外的要因の評価・介入は内的要因と比べ，誰にでも対処しやすい予防戦略である．

履物：滑らないように足底面がつるつるしていないかを確認し，スリッパ・サンダルのような踵のサポートがない靴，ヒールが高い靴は避ける．屋内で靴下を履く際はすべり止めがついているものを用いる．また，サイズが合ったものを選び，踵部分を踏んでいないかなどきちんと履くことを指

表4 Short Falls Efficacy Scale-International（短縮版FES-I）

あなたが，普段どのくらい転ばないように気を遣って行動しているのかをお聞きします．以下の質問にある行動に対して，あなたがどのくらい"転ぶかもしれない"と気を遣いながら行っているのか，最も当てはまると思われるものに○をつけてください．ただし，あなたの普段の状態を考えてお答えください．質問内容が，あなたが現在行っていない内容であった場合，もし，あなたが行った場合に，どのくらい気を遣うかを想定してお答えください．				
	まったく気を遣わない	どちらかというと気を遣う	かなり気を遣う	とても気を遣う
1．着替えをする（普段の衣服の着脱）	□1	□2	□3	□4
2．自宅の浴槽への出入りをする	□1	□2	□3	□4
3．椅子から立つ，または椅子に座る	□1	□2	□3	□4
4．階段の昇り降り（家の階段に限らない）	□1	□2	□3	□4
5．床の上の物，または頭上の物を取る	□1	□2	□3	□4
6．坂道を登る，または下りる	□1	□2	□3	□4
7．家族以外の活動や会合に参加する（親戚の集まりや老人クラブなどに参加する）	□1	□2	□3	□4

（文献9を基に作表，筆者訳）

導する．

居住環境：動線内にコードなどがないかを確認し，片付ける．床の表面が滑りやすい（濡れている）ところは滑り止めマットなど敷く．浴室内の椅子は座面が高いものにし，必要に応じて浴槽内の椅子も準備する．敷居や絨毯などにつまずく危険性もあるので，段差を解消するなど対処する．段差があるところには手すりや身体を支えられるものを設置する．夜間のトイレ移動などを想定し，夜間照明等（人感センサー）を設置する．

2 転倒予防の実際

1 介入

(1) 転倒予防介入の効果についてのエビデンス

1) 地域在住高齢者

転倒予防や管理の主な目標は，転倒予防だけではなく，可能な限り活動性とADL・社会生活を維持することである．転倒予防には高齢者自身の主体的な参加が不可欠である．また，介護者の関与は高リスク者への転倒リスク低減を達成するうえで有用である．地域在住高齢者に対する転倒予防対策の効果についてのシステマティックレビューの結果を表5[10]に示す．

単独介入では効果が示されていない研究もあるが，個人のリスク評価に合わせた多因子介入であれば効果が得られる可能性は高い．多因子介入のためには多職種連携が必須である．

2) 介護施設入所者

介護施設入所者は転倒リスクが高く，転倒予防策を講じても一定の確率で転倒が発生してしまう．また，現段階で介護施設において推奨されるエビデンスの高い予防対策がないため，全国老人保健施設協会，日本老年医学会は，介護施設内での転倒への対応について，「転倒すべてが過失による事故ではない」，「ケアやリハビリテーションは原則として継続する」，「転倒についてあらかじめ入所者・家族の理解を得る」，「転倒予防策と発生時対策を講じ，その定期的な見直しを図る」の4つのステートメントを掲げている．転倒予防策はもちろんのこと，転倒発生時の適切な対応手順を整

表5 地域在住高齢者に対する転倒予防対策の効果

カテゴリー	介入内容	研究数	対象者数	転倒発生比率（95％信頼区間）
多面的介入	個別評価に基づく転倒リスク因子への多面的介入	19	9,503	0.76（0.67〜0.86）
運動	グループ運動：マルチコンポーネント	16	3,622	0.71（0.63〜0.82）
	在宅での個人の運動：マルチコンポーネント	7	951	0.68（0.58〜0.80）
	グループ運動：太極拳	5	1,563	0.72（0.52〜1.00）
栄養	ビタミンD補充	7	9,324	1.00（0.90〜1.11）
心血管系	頚動脈洞過敏症候群に対するペースメーカー	3	349	0.73（0.57〜0.93）
環境・履物	住宅の安全性評価と修正	6	4,208	0.81（0.68〜0.97）
	靴に滑り止め装置（凍結対策）	1	109	0.42（0.22〜0.78）
足部	足部痛による障害に対する足診療や足部の運動等の多面的介入	1	305	0.64（0.45〜0.91）
視覚	視覚障害の治療	1	616	1.57（1.19〜2.06）
	初回の白内障手術	1	306	0.66（0.45〜0.95）
服薬	かかりつけ医に対する薬の処方改善指導	1	659	0.61（0.41〜0.91）
	向精神薬の漸減	1	93	0.34（0.16〜0.73）
行動療法・教育	認知行動療法	1	120	1.00（0.37〜2.72）
	転倒予防に関する知識の提供	1	45	0.33（0.09〜1.20）

（文献10に「カテゴリー」を追加し筆者訳）

表6 転倒予防の介入の推奨事項

- バランストレーニングと機能的運動（例，立ち座り，足踏み）を含む個人に合わせたプログラムを週3回以上行い，少なくとも12週間は強度を上げ，より高い効果を得るためには長期間継続することが望ましい．
- 可能であれば，太極拳および/または個人に合わせた段階的なレジスタンストレーニングを追加する．
- 介護施設入所者は，個別に指導された運動を推奨する．
- 早期〜中期のパーキンソン病で，軽度・認知障害のない場合には，バランストレーニングとレジスタンストレーニングを含む個別の運動プログラムを提供する．
- 脳卒中後の成人には，転倒予防のために，バランス・筋力・歩行の向上を目的とした個別の運動に参加することを条件付きで勧める．
- 股関節骨折後の成人は，転倒予防策として，運動能力（立ち上がり，バランス，歩行，階段昇降など）の向上を目的とした個別の漸進的な運動に参加することを勧める．入院中に開始し，地域社会で継続することを条件付きで推奨する．
- 認知障害（軽度認知障害，軽度〜中等度認知症）のある地域在住高齢者は転倒予防のための運動に，意欲と能力があれば参加することを勧める．

（文献3を基に作表，筆者訳）

備・周知し，入所者やその家族などの関係者にあらかじめ説明し，共通理解を得ることが重要である．

3）運動介入

運動介入は総じて有意に転倒率や転倒・転落関連骨折リスクを減少しており，最もエビデンスが蓄積されている．転倒予防ガイドラインでは，運動介入について詳細な推奨事項を示している（表6）[3]．レジスタンストレーニングや有酸素運動の単独介入だけでは十分な効果があるとはいえず，マルチコンポーネント介入（バランストレーニング＋機能的運動＋レジスタンストレーニングなどの組み合わせ）が推奨される．また，介護施設入所者や疾患を有するハイリスク者については，特に本人の能力に合わせたプログラムを提供すること，本人の意欲を引き出し，継続させることが効果を得るためには必要である．

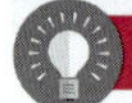

クリニカルヒント

1 運動プログラム実施時の注意

（1）プログラム設定の考え方

あくまでも運動を継続させることを念頭に置いて，簡単で低い強度から始めることで達成感が得られたり，自己効力感が高まったりする．また，フォームを意識させることで，痛みなどの二次的障害を減らすことができ，効果が得られやすい．

表7 屋外での転倒に対する指導

- **両手を自由に使えるようにリュック型バッグなどを利用する**
- **雨の日の移動方法・手段の確認**
  - ・傘と杖・荷物を持って移動できるのか？
  - ・杖や歩行器は滑らないか？
  - ・濡れたマンホールのふたやグレーチング（側溝のふた），横断歩道の白線は滑りやすいので避ける
- **店舗（スーパーなど）**
  - ・入口のマットのふちにつまずかないように注意する
  - ・商品箱や荷物用台車にぶつからないようにする
  - ・野菜くずや落下物に滑らないように気を付ける
  - ・床・スロープの水濡れ（特に入口）に滑らないように注意する
- **駐車場**
  - ・車止めでのつまずき，側溝にはまらないように注意する

（文献11を基に作表）

(2) 転倒に対する配慮

集団体操の場合，座位での運動から始める．立位では椅子の背もたれを持つなど転倒しないように十分に配慮した中で行うことが望ましい．転倒リスクが高い者には，急にバランスを崩しても支えることができるようにスタッフがすぐ後方に位置し，対象者を注意深く観察する．高齢者同士でぶつからないように一定の距離を保つ．

2 生活指導

(1) 屋内での生活

自宅で最も過ごす時間の長い椅子やソファー，ベッドの高さなどの調整を行う．また，起立性低血圧を起こさないように，ゆっくり起き上がる・立ち上がることを指導する．バランス不良者は靴下や下衣の着脱を立位で行わないようにする．服用する薬の副作用について調べ，薬で眠くなったり，めまいがしたりする場合は，医師または薬剤師に報告する．

(2) 屋外移動

屋外での転倒に対する指導について表7[11]に示す．まずは，移動手段の福祉用具が自分に合ったサイズであるか，歩行器の車輪はスムーズに回転するか，安全に使用でき，余裕があるかなどについて確認する．また，転倒リスクが高い雨天時の対策を検討しておく．退院指導時などには最低限，頻繁に利用する経路の安全性を確認する．

文 献

1) Phelan EA, et al：Fall prevention in community-dwelling older adults. Ann Intern Med 169：ITC81-ITC96, 2018
2) Tinetti ME, et al：The patient who falls：“It’s always a trade-off”. JAMA 303：258-266, 2010
3) Montero-Odasso M, et al：World guidelines for falls prevention and management for older adults：a global initiative. Age Ageing 51：afac205, 2022
4) Allan LM, et al：Incidence and prediction of falls in dementia：a prospective study in older people. PLoS One 4：e5521, 2009
5) 荒井秀典ほか：介護予防ガイド，「介護予防の取り組みによる社会保障費抑制効果の検証および科学的根拠と経験を融合させた介護予防ガイドの作成」．平成30年度老人保健事業推進費等補助金（老人保健健康増進等事業），国立長寿医療研究センター，2019. https://www.ncgg.go.jp/ncgg-kenkyu/roken.html（2023年3月27日閲覧）
6) Duncan PW, et al：Functional reach：predictive validity in a sample of elderly male veterans. J Gerontol 47：M93-98, 1992
7) Perera S：Meaningful change and responsiveness in common physical performance measures in older adults. J Am Geriatr Soc 54：743-749, 2006
8) 牧迫飛雄馬ほか：地域在住日本人高齢者に適したShort Physical Performance Batteryの算出方法の修正．理学療法学 44：197-206，2017
9) Kamide N, et al：Reliability and validity of the Short Falls Efficacy Scale-International for Japanese older people. Aging Clin Exp Res 30：1371-1377, 2018
10) Gillespie LD, et al：Interventions for preventing falls in older people living in the community. Cochrane Database Syst Rev 9：CD007146, 2012
11) 政府広報オンライン：たった一度の転倒で寝たきりになることも．転倒事故の起こりやすい箇所は？（2021年6月21日）．https://www.gov-online.go.jp/useful/article/202106/2.html（2024年3月27日閲覧）

8　フレイル

井上達朗

1　フレイルとは

1　定義

フレイルとは「高齢期に生理的予備能が低下することでストレスに対する脆弱性が亢進し，生活機能障害，要介護状態，死亡などの転帰に陥りやすい状態で，筋力の低下により動作の俊敏性が失われて転倒しやすくなるような身体的問題のみならず，認知機能障害やうつなどの精神・心理的問題，独居や経済的困窮などの社会的問題を含む概念」である[1]．高齢化が進むわが国において，健常な状態から要介護状態へ突然移行することは脳卒中などのケースでみられるが，多くの場合は“frailty”という中間的な段階を経て徐々に要介護状態に陥ると考えられている（図1）．フレイルは適切な介入によって改善し，再び健常な状態に戻るという可逆性が包含されている．わが国では身体面のフレイルを示す身体的フレイルが定着しつつある一方で，フレイルは社会面や認知・精神・心理面を含む多面的な概念である（図2）．したがって，フレイルの多面性を考慮したうえでの予防・改善策を考える必要がある．

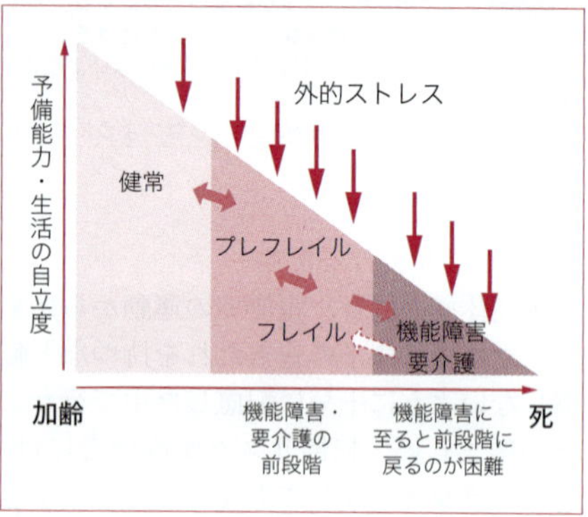

図1　フレイルの概念図

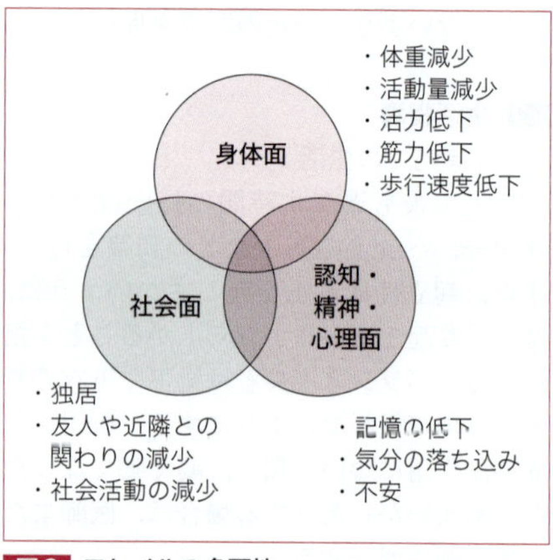

図2　フレイルの多面性

2　フレイルの原因

フレイルの発症と進行には多くの要因が相互に関わっている．身体的フレイルの背景には，生体の加齢性変化に加え，遺伝子や環境要因，慢性疾患によるエネルギー代謝の変化，ストレス反応の障害，神経活動の減少等を引き起こし，身体的フレイルを経て機能障害や死亡に至ると考えられている（図3）[2]．フレイルに至る悪循環はフレイルサイクルとも表現される（図4）[3]．このサイクルを断ち切ることが，フレイルの予防および改善につながる鍵となる．

図3 身体的フレイルに至る要因
(文献2を基に作図, 筆者訳)

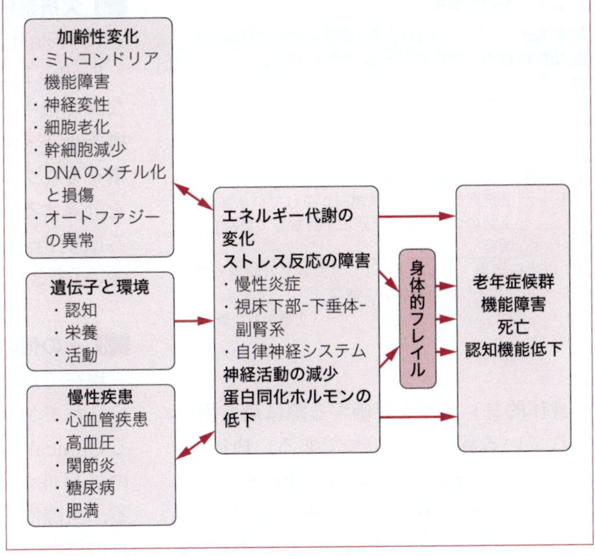

図4 フレイルサイクル
(文献3を基に作図, 筆者訳)

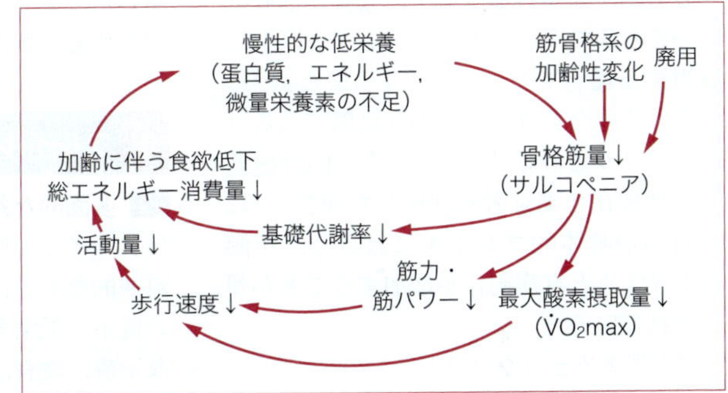

2 フレイルの評価

1 表現型と欠損累積モデル

フレイルの概念は複数存在し, 代表的な概念として表現型と欠損累積モデルがある. 表現型のフレイルとは, 前述の通り加齢に伴う生体機能の低下により表出してくる症候と捉え, 健常と要介護状態の中間を示し, 適切な介入により健常な状態に戻るという可逆的な状態を示す概念である[3]. 一方で, 欠損累積モデルは加齢に伴う様々な機能低下やADL障害, 併存疾患などが集積すると捉える概念であり, 問題点が蓄積すればするほどフレイルとなる数学的モデルである. 診療録などから評価できる点から, 医療機関に入院した外科的治療を行う患者のフレイル評価に用いられることが多く, 生命予後や再入院のリスク因子であることが報告されている.

2 表現型のフレイルの評価

(1) J-CHS基準

Japanese version of the Cardiovascular Health Study (J-CHS) 基準[4]は, 表現型

表1 J-CHS基準

体重減少	6ヵ月で2kg以上の(意図しない)体重減少
筋力低下	握力：男性<28kg，女性<18kg
疲労感	(ここ2週間)わけもなく疲れたような感じがする
歩行速度低下	通常歩行速度<1.0m/秒
身体活動低下	①軽い運動・体操をしていますか？ ②定期的な運動・スポーツをしていますか？ 上記のいずれにも「週に1回もしていない」と回答

3つ以上に該当：フレイル，1つまたは2つ該当：プレフレイル，1つも該当しない：健常

(文献4より筆者訳)

の身体的フレイルを評価する際に最も用いられている評価法の一つである．Friedらが行ったCardiovascular Health Studyを基に開発された評価法の日本人版である．J-CHS基準は，①体重減少，②筋力低下，③疲労感，④歩行速度低下，⑤身体活動低下の5項目で構成されており，3つ以上に該当する場合をフレイル，1つまたは2つ該当する場合をフレイルの前段階であるプレフレイルと評価する(表1)[4]．J-CHS基準で地域在住高齢者を評価した報告では，約11%が身体的フレイルに該当し，年齢が上昇すると有病割合が増加することが報告されている．

(2) 基本チェックリスト

基本チェックリストは介護予防が必要な対象者を抽出するために厚生労働省が作成した自己記入式の総合機能評価であり，高齢者の生活機能を多面的に評価するうえで優れた指標である[5]．質問項目は手段的および社会的な日常生活活動(No.1〜5)，運動機能(No.6〜10)，栄養状態(No.11, 12)，口腔機能(No.13〜15)，閉じこもり(No.16, 17)，認知機能(No.18〜20)，うつ(気分)(No.21〜25)の全25項目から構成されている(表2)[5]．各質問において問題を有する場合に1点加算され，一定の基準を超えた場合に介護予防・生活支援サービス事業対象者と判定する．

3 欠損累積モデルのフレイルの評価

(1) Frailty Index

Frailty Indexは欠損累積モデルの代表的な評価法の一つである．加齢に伴う様々な機能低下やADL障害，併存疾患などの累積をカウントすることによりFrailty Indexを計算する．現在ではより簡便に評価できる改変Frailty Indexが用いられることが多い(表3)[6]．

4 その他の評価法

現在では前述を含めて様々な評価法が用いられており(表4)，臨床判断から分類するClinical Frailty Scale(表5)[7]などもその汎用性から使用されることが増えている．実際にフレイルを評価する際は，いずれの概念で評価するのが適しているかを判断したうえで，実現可能性の高い評価法を選択する必要がある．

3 フレイル予防の実際

1 多面的な対策

フレイルの原因は必ずしも加齢による不可逆的なものばかりではない．身体活動性の低下，低栄養，うつなどに対しては適切な治療，教育，フォローアップによって可逆的に改善することも可能と考えられている．身体的フレイルの指標である筋力低下や身体機能低下は直接的に要介護の原因となるため，原因の特定と介入は必要不可欠である．また，フレイルと関連の深い腎障害や心血管疾患などの併存疾患は，慢性炎症や身体活動量低下の原因となるため，薬剤調整や行動変容を含めた適切な管理を行う．また，社会面(表6)[8]や経済面を含めた包括的な評価と介入を考慮する必要がある．特に，他者とのつながりや社会活動への参加を含むフレイルの社会的側面は，身体的フレイルに先行するとも考えられている．このようにフレイルの予防には多面的

表2 基本チェックリスト

No.	質問項目	回答	分類
1	バスや電車で1人で外出していますか	はい いいえ	手段的および社会的な日常生活活動
2	日用品の買物をしていますか	はい いいえ	
3	預貯金の出し入れをしていますか	はい いいえ	
4	友人の家を訪ねていますか	はい いいえ	
5	家族や友人の相談にのっていますか	はい いいえ	
6	階段を手すりや壁をつたわらずに昇っていますか	はい いいえ	運動
7	椅子に座った状態から何もつかまらずに立ち上がっていますか	はい いいえ	
8	15分位続けて歩いていますか	はい いいえ	
9	この1年間に転んだことがありますか	はい いいえ	
10	転倒に対する不安は大きいですか	はい いいえ	
11	6ヵ月間で2～3kg以上の体重減少がありましたか	はい いいえ	栄養
12	身長　　cm　　体重　　kg（BMI＝　　）（注）		
13	半年前に比べて固いものが食べにくくなりましたか	はい いいえ	口腔
14	お茶や汁物等でむせることがありますか	はい いいえ	
15	口の渇きが気になりますか	はい いいえ	
16	週に1回以上は外出していますか	はい いいえ	閉じこもり
17	昨年と比べて外出の回数が減っていますか	はい いいえ	
18	周りの人から「いつも同じことを聞く」などの物忘れがあると言われますか	はい いいえ	認知
19	自分で電話番号を調べて，電話をかけることをしていますか	はい いいえ	
20	今日が何月何日かわからない時がありますか	はい いいえ	
21	（ここ2週間）毎日の生活に充実感がない	はい いいえ	うつ
22	（ここ2週間）これまで楽しんでやれていたことが楽しめなくなった	はい いいえ	
23	（ここ2週間）以前は楽にできていたことが今ではおっくうに感じられる	はい いいえ	
24	（ここ2週間）自分が役に立つ人間だと思えない	はい いいえ	
25	（ここ2週間）わけもなく疲れたような感じがする	はい いいえ	

（注）BMI（＝体重（kg）÷身長（m）÷身長（m））が18.5未満の場合に該当とする.

（文献5を基に作表）

表3 改変Frailty Index

	項目	採点
1	ADLに一部もしくは全介助を要する	あり・なし
2	糖尿病	あり・なし
3	30日以内の慢性閉塞性肺疾患の増悪，肺炎の発症	あり・なし
4	機能障害のある脳血管障害	あり・なし
5	6ヵ月以内の心筋梗塞の既往	あり・なし
6	30日以内の狭心症，経皮的冠動脈インターベンションまたは冠動脈バイパス移植の既往	あり・なし
7	薬物治療を要する高血圧	あり・なし
8	末梢血管障害の既往	あり・なし
9	急性の感覚障害	あり・なし
10	機能障害のない一過性虚血発作または脳血管障害	あり・なし
11	機能障害のある脳血管障害	あり・なし

該当数/11で採点，フレイル：>0.25

（文献6を基に作表，筆者訳）

で個別的な対策が必要となるため，実際は複数の専門職や自治体と状況に応じた連携が求められる．

2 運動と栄養

運動と栄養はフレイルに対する主要な非薬物療法と考えられている[9]．National Strength and Conditioning Associationから発表された高齢者のためのレジスタンストレーニングのためのポジションステートメントでは，フレイル高齢者に対するレジスタンストレーニングとして20〜30％1RMの低負荷から漸増させることを推奨している[10]．また，低負荷で高速度のパワートレーニングに加え，高齢者においては立ち座り運動などの日常生活に直結した機能的トレーニングを取り入れることを推奨している（表7）[10]．このように，レジスタンストレーニングや有酸素運動，バランストレーニングなどの複数の運動を組み合わせたマルチコンポーネント運動が，高齢者のフレイル予防や機能改善に効果的である．

栄養療法としては，蛋白質摂取の重要性が推奨されている（表8）[11,12]．「日本人の食事摂取基準2020年版」では，フレイルおよびサルコペニアの予防を目的とした高齢者の蛋白質摂取量について初めて言及され，少なくとも1.0g/kg体重/日以上を推奨している[11]．また，『フレイル診療ガイド2018年版』では，運動療法と栄養療法の併用が推奨されており，両者を併用することによる効果が注目されている[12]．

クリニカルヒント

1 限られた情報の中でのフレイル評価

わが国では表現型のフレイルの概念が浸透しており，J-CHS基準がフレイルの評価として用いられることが多い．しかし，専門的な測定や質問紙で回答を得る必要があり，認知機能が低下した高齢者やすでに機能障害を有する高齢者には適応しにくい．一方で，フレイルは入院の長期化や入院患者の死亡のリスク因子であることが報告されており，簡便で現実的なフレイル評価を漏れなく行うことで，運動療法や栄養療法が必要な対象者を抽出することも重要である．例えば，欠損累積モデルは診療録から評価が可能であり，入院患者や質問紙への回答が困難な場合のフレイル評価に適している．欠損累積モデルの代表的な評価法であるFrailty Indexは，再入院率や術後合併症に対する予測妥当性が報告されている．このように，医療機関に入院した患者や質問への回答が得られにくい状況においてもフレイルを評価し，介入が必要な対象者を抽出することで多面的な対策を講じることが可能である．

一方で，医療機関退院後は，フレイルの多面性を考慮した関わりが一層重要になる．脳卒中患者を例に挙げると，運動麻痺や感覚障害，摂食嚥下障害による影響を受けて身体的フレイルが進行し，外出頻度の低下や閉じこもり，さらには認知機能低下や精神機能低下につながる可能性がある．

表4 代表的なフレイルの評価

評価法	構成	分類
Frailty phenotype	体重減少，身体活動低下，疲労，歩行速度低下，筋力低下の5項目	フレイル：≧3項目，プレフレイル：1～2項目，健常：0項目
Frailty Index	加齢に伴う徴候や併存疾患などの有無	フレイル：>0.25
Clinical Frailty Scale	ビジュアルと説明から構成された9段階のスケール	フレイル：≧5
FRAIL scale	疲労，抵抗性，歩行，疾患，体重減少の5項目	フレイル：≧3項目，プレフレイル：1～2項目，健常：0項目
Study of Osteoporotic Fractures frailty criteria	体重減少，疲労，椅子からの5回立ち上がりの3項目	フレイル：≧2項目，プレフレイル：1項目，健常：0項目
Tilburg Frailty Indicator	身体，精神，社会性の3要素から構成される15項目の自記式の評価	フレイル：≧5項目
Geriatric 8 frailty questionnaire for oncology (G8)	機能（ADL，IADL），モビリティ，栄養，併存疾患，認知機能，うつ，社会的サポートの8項目から構成	フレイル：≦14点
Groningen Frailty Indicator	身体，認知，精神，社会性の4要素から構成される15項目の自記式の評価	フレイル：≧4項目
Edmonton Frailty Scale	認知機能，入院歴，健康観，身体機能，援助者，5剤以上の服薬，服薬忘れ，体重減少，うつ，失禁，運動機能の11項目	フレイル：≧7点
基本チェックリスト	手段的および社会的な日常生活活動，運動機能，栄養状態，口腔機能，閉じこもり，認知機能，うつの7要素で構成される25項目の評価	研究によってカットオフ値が異なる
Hospital Frailty Risk Score	ICD-10のフレイルに関連するコード109項目の合計	low risk：<5，intermediate risk：5～15，high risk：>15

ICD-10：International Statistical Classification of Diseases and Related Health Problems

表5 Clinical Frailty Scale

1	非常に健常である	頑健，活動的，精力的，意欲的な人々である．これらの人々は通常，定期的に運動を行っている．同年代の中では，最も健常である
2	健常	活動性の疾患の症状はないものの，カテゴリー1ほど健常ではない．季節等によっては運動をしたり非常に活発だったりする
3	健康管理されている	時に症状を訴えることがあっても，医学的な問題はよく管理されている．日常生活での歩行以上の運動を普段は行わない
4	ごく軽度の虚弱	自立からの移行の初期段階である．日常生活で介護は必要ないが，症状により活動性が制限される．よく「動作が鈍くなった」とか，日中から疲れていると訴える
5	軽度の虚弱	これらの人々は，動作が明らかに鈍くなり，高度なIADL（手段的日常生活活動）では介助が必要となる．軽度の虚弱のために，買い物や1人で外出すること，食事の準備，服薬管理が徐々に障害され，軽い家事もできなくなり始めるのが特徴である
6	中等度の虚弱	屋外でのすべての活動や家事では介護が必要である．屋内でも階段で問題が生じ，入浴では介護が必要である．着替えにもわずかな介助（声かけ，見守り）が必要となることがある
7	重度の虚弱	どのような原因であれ（身体的あるいは知的な），身の回りのケアについて完全に要介護状態である．そのような状態であっても，状態は安定しており（6ヵ月以内で）死亡するリスクは高くない
8	非常に重度の虚弱	完全に要介護状態であり，人生の最終段階が近づいている．典型的には，軽度な疾患からでさえ回復できない可能性がある
9	人生の最終段階	死期が近づいている．高度の虚弱に見えなくても，余命が6ヵ月未満であればこのカテゴリーに入る（人生の最終段階にあっても多くの人は死の間際まで運動ができる）

（文献7を基に作表，筆者訳）

表6　フレイルの社会面の評価

項目
1　独居である（はい）
2　昨年と比べて外出頻度が減っている（はい）
3　友人の家を訪ねている（いいえ）
4　家族や友人の役に立っていると思う（いいえ）
5　誰かと毎日会話している（いいえ）

2項目以上該当：社会的フレイル，1項目該当：社会的プレフレイル，該当なし：社会的ロバスト（健常）

（文献8を基に作表，筆者訳）

表8　フレイルに対する栄養管理

日本人の食事摂取基準（2020年版）	・フレイルおよびサルコペニアの発症予防を目的とした場合，高齢者（65歳以上）では少なくとも1.0g/kg体重/日以上のたんぱく質を摂取することが望ましい ・身体活動レベル別に見たたんぱく質の目標量（g/日）を提示 ・現段階では，「フレイルを改善させるためのたんぱく質摂取量」に関して結論を出すことはできない
フレイル診療ガイド（2018年版）	・栄養教育，栄養補助食による単独介入の効果は弱く推奨する（エビデンスレベル：I，推奨レベル：弱い） ・運動療法と栄養補助製品との併用療法は推奨する（エビデンスレベルI＋，推奨レベル：強い）

（文献11，12を基に作表）

フレイルはそれぞれの側面が相互に悪影響を及ぼすため，状況に応じて多職種と連携しながら，多面性を考慮した関わりが必要不可欠である．

表7　フレイル高齢者のための運動療法

レジスタンストレーニング	週2〜3回，8〜12回を1セットとした3セットを20〜30％ 1RMから開始し，80％ 1RMまで漸増
パワートレーニング	機能的パフォーマンスの向上のために，高速度で低負荷（30〜60％ 1RM）のパワーエクササイズを含む
機能的トレーニング	立ち座り運動など機能的能力を適応させ，ADLを模擬したエクササイズを含む
持久力トレーニング	レジスタンストレーニングの適応を補完する．筋力とバランスの改善後に始める．トレッドミル，踏み台昇降，階段昇降，固定式サイクリングのペースや傾斜，方向を変える．5〜10分から始め15〜30分に漸増する．運動処方には主観的運動強度を用いることも選択肢であり，Borg Scale 12〜14の強度が十分に耐えうるレベルである
バランストレーニング	線上歩行やタンデム立位，片脚立位，踵-つま先歩行，ステップ運動，重心移動など複数のエクササイズを取り入れる

＊すべての運動療法において，量や強度，複雑性を漸増させる．

（文献10を基に作表，筆者訳）

文献

1）日本老年医学会：フレイルに関する日本老年医学会からのステートメント，2014. https://jpn-geriat-soc.or.jp/info/topics/pdf/20140513_01_01.pdf（2022年12月21日閲覧）

2）Dent E, et al：Management of frailty：opportunities, challenges, and future directions. Lancet 394：1376-1386, 2019

3）Fried LP, et al：Frailty in older adults：evidence for a phenotype. J Gerontol A Biol Sci Med Sci 56：M146-56, 2001

4）Satake S, et al：The revised Japanese version of the Cardiovascular Health Study criteria（revised J-CHS criteria）. Geriatr Gerontol Int 20：992-993, 2020

5）厚生労働省：基本チェックリスト，2009. https://www.mhlw.go.jp/topics/2009/05/dl/tp0501-1f_0005.pdf（2022年12月21日閲覧）

6）Wahl TS, et al：Association of the modified frailty index with 30-day surgical readmission. JAMA Surg 152：749-757, 2017

7）Rockwood K, et al：A global clinical measure of fitness and frailty in elderly people. CMAJ 173：489-495, 2005

8）Makizako H, et al：Social frailty in community-dwelling older adults as a risk factor for disability. J Am Med Dir Assoc 16：1003.e7-11, 2015

9）Dickinson JM, et al：Exercise and nutrition to target protein synthesis impairments in aging skeletal muscle. Exerc Sport Sci Rev 41：216-223, 2013

10）Fragala MS, et al：Resistance training for older adults：Position statement from the national strength and conditioning association. J Strength Cond Res 33：2019-2052, 2019

11）厚生労働省：日本人の食事摂取基準（2020年版），2020. https://www.mhlw.go.jp/content/10904750/000586553.pdf（2022年12月21日閲覧）

12）荒井秀典 編集主幹：フレイル診療ガイド，2018年版，長寿医療研究開発費事業（27-23）：要介護高齢者，フレイル高齢者，認知症高齢者に対する栄養療法，運動療法，薬物療法に関するガイドライン作成に向けた調査研究班編，日本老年医学会，国立長寿医療研究センター，ライフ・サイエンス，東京，31-32，2018

9　サルコペニア

岩村真樹

1 サルコペニアとは

サルコペニアは，1989年にRosenberg[1)]により提唱された．当初は筋肉量の低下のみに焦点があてられたものであったが，その後の縦断研究にて筋肉量よりも筋力や身体機能の低下がADLや死亡などとの関連性が高いことが明らかになった．そのため，2010年に欧州老年医学会，欧州臨床栄養代謝学会などの4学会によるワーキンググループであるEuropean Working Group on Sarcopenia in Older People（EWGSOP）により，筋肉量低下のみでサルコペニアと診断するのではなく，筋力あるいは身体機能低下を伴うことでサルコペニアと診断するという基準が発表された[2)]．このEWGSOPによる発表を機に，様々な学術団体によるサルコペニアの診断基準が発表されており，日本を含むアジアにおける学術団体Asian Working Group for Sarcopenia（AWGS）もEWGSOPの診断基準に準じた基準を2014年に発表した[3)]．

しかし，サルコペニアの定義や診断基準はいまだ確定されたものではなく，2018年にはEWGSOPが診断基準の改訂を発表（EWGSOP2）し，筋力の低下のみで「サルコペニアの疑い」と診断できるよう変更しており，身体機能の低下はサルコペニアの重症度を決定するために用いられるものとなった．EWGSOP2の発表を受け，2019年にAWGSの診断基準の改訂（AWGS 2019）も行われ，臨床場面にて筋力あるいは身体機能低下があれば「サルコペニアの疑い」とし，専門の医療・研究機関での筋肉量測定によりサルコペニアと診断するアルゴリズムが呈示され[4)]，依然その診断方法は変遷している（図1）．

日本における代表的なサルコペニアに関する研究としては国立長寿医療研究センター・老化に関する長期縦断疫学研究（National Institute for Longevity Sciences Longitudinal Study of Aging：NILS-LSA）がある．NILS-LSAは1997年から開始され，国立長寿医療研究センター近隣住民を無作為抽出し，調査が行われている．NILS-LSAでは随時調査結果の発表がなされており，第7次調査までの調査結果をAWGSの定義によりサルコペニア判定を行った結果，男性9.6%，女性7.7%がサルコペニアと判定された．また，筋肉量低下と判定された割合は男性43.2%，女性20.2%，筋力低下と判定された割合は男性10.0%，女性21.5%，身体機能低下の割合は男性5.4%，女性9.1%と報告されている[5)]．

2 サルコペニアの評価

1 サルコペニア診断の全体図

AWGS 2019によりサルコペニア診断におけるアルゴリズムが呈示されている（図2）[4)]．EWGSOP2との違いとして，EWGSOP2では5回椅子立ち上がりテストは筋力の評価であるが，AWGS 2019では身体機能評価に含まれている．また，EWGSOP2では筋力低下と筋肉量低下を有する場合をサルコペニアと診断するが，AWGS 2019では筋力低下あるいは身体機能低下に筋肉量低下が伴ったものをサルコペニアと診断する．

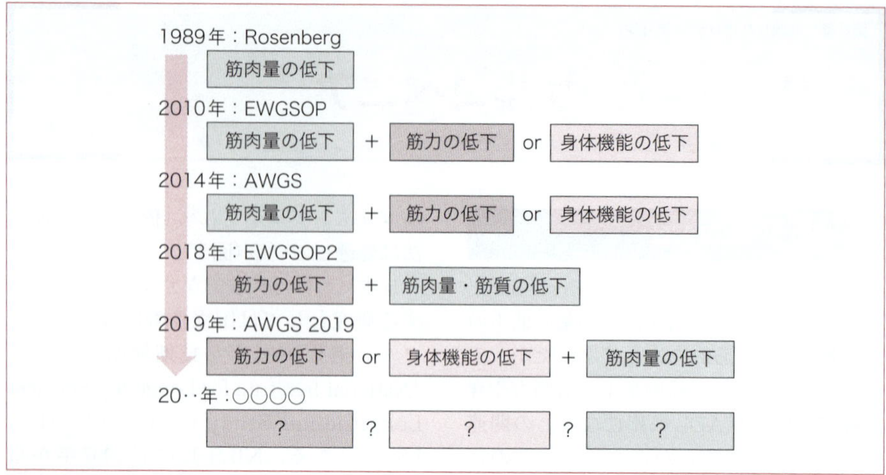

図1 サルコペニア診断基準の変遷

2 筋肉量評価

近年普及している測定方法として生体電気インピーダンス法（bioelectrical impedance analysis：BIA法）がある．BIA法とは生体に微弱な交流を通電し，生体の電気抵抗を測定することにより除脂肪量を測定するものである．現在は筋肉量の評価としてBIA法が主流となりつつあるが，注意すべき点として，BIA法はあくまで電気抵抗値より筋肉量を推定しているだけであり，筋肉量を直接計測しているものではないということである．

AWGS 2019ではBIA法での筋肉量の基準値が示されており，男性7.0 kg/m^2，女性5.7 kg/m^{2}とされている．なお，筋肉量は四肢骨格筋量（四肢それぞれの骨格筋量を合計した値）を身長（m）の2乗で割って補正した骨格筋量指数（skeletal muscle mass index：SMI）を用いる．

3 筋力評価

筋力評価としては，握力測定が推奨されている．握力計にはSmedley型バネ式握力計とJamar型油圧式握力計があり，日本ではSmedley型が使われていることが多い．Smedley型では立位（起立困難な場合は座位）にて，肘を伸ばして腕を下げた姿勢，Jamar型では座位にて肘関節90°屈曲位で測定することに注意する（図3）．測定は左右2回ずつ測定し，最大値を採用する[6]．AWGS 2019では握力の基準値が示されており，男性28 kg，女性18 kgとされている．

4 身体機能評価

AWGS 2019では6 m通常歩行速度測定が推奨されている．6 m通常歩行速度測定の実施方法は測定路として6 m，加速路・減速路を各1 m以上（3 m程度あれば好ましい）設定し，原則として1回限りの計測とする（図3）[6]．そのほかには5回椅子立ち上がりテストやShort Physical Performance Battery（SPPB）が挙げられる．5回椅子立ち上がりテストは腕を前に組んだ座位姿勢からできるだけ早く椅子から連続5回立ち上がり，5回立ち上がりの動作完了時点（最終姿勢立位）の時間を測定する（図3）[6]．SPPBは高齢者の下肢機能を評価する目的

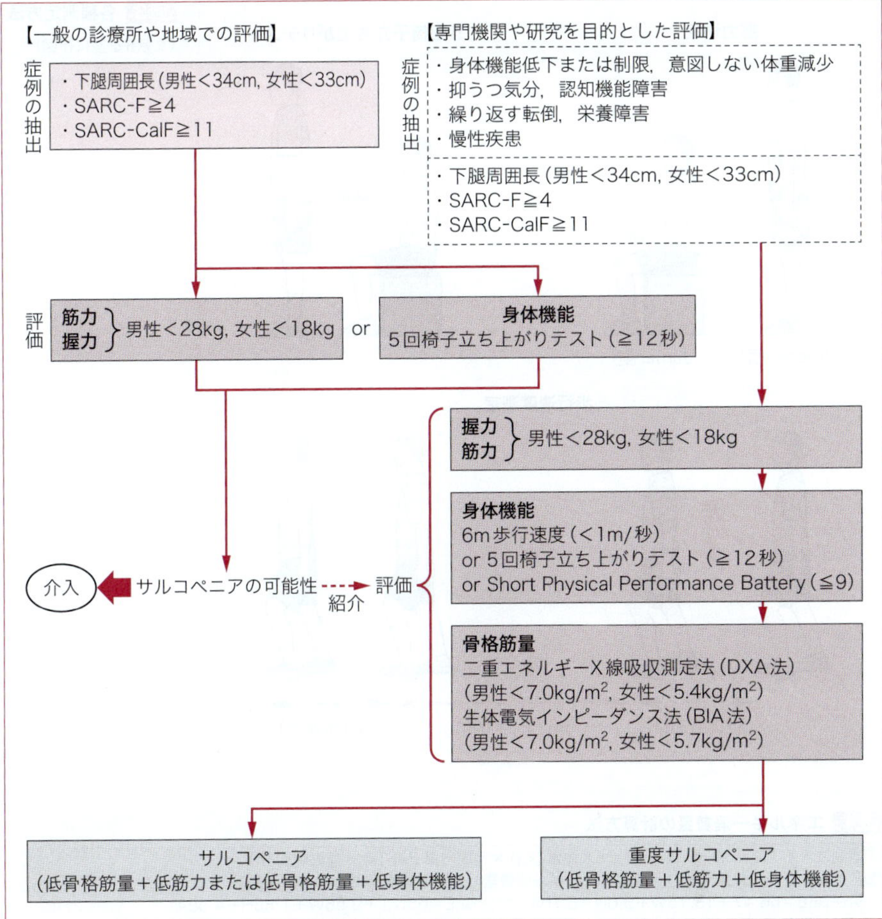

図2 AWGS 2019のサルコペニア診断アルゴリズム
（文献4より筆者訳）

で開発された尺度で，バランステスト・歩行テスト・椅子立ち上がりテストから成り立っている．それぞれのカットオフ値は歩行速度1.0m/秒，5回立ち上がりテスト12秒，SPPB 9点と設定されている．

3 サルコペニア予防の実際

1 栄養と食事

『サルコペニア診療ガイドライン 2017年版』[7] によると1日に体重1kgあたり1.0g以上の蛋白質を摂取することはサルコペニアの予防に有効である可能性があるとしている．しかし，蛋白質の摂取量に注目することは重要であるが，それ以上に必要エネルギー量が十分に摂取できているかを確認することが重要である．エネルギー摂取量が十分でなければ蛋白異化が亢進することになり，蛋白質摂取量を増加させたとしても筋肉量の増加は生じない．そのため，必要エネルギー量と運動による消費エネルギー量を計算し，適切な栄養摂取と運動と

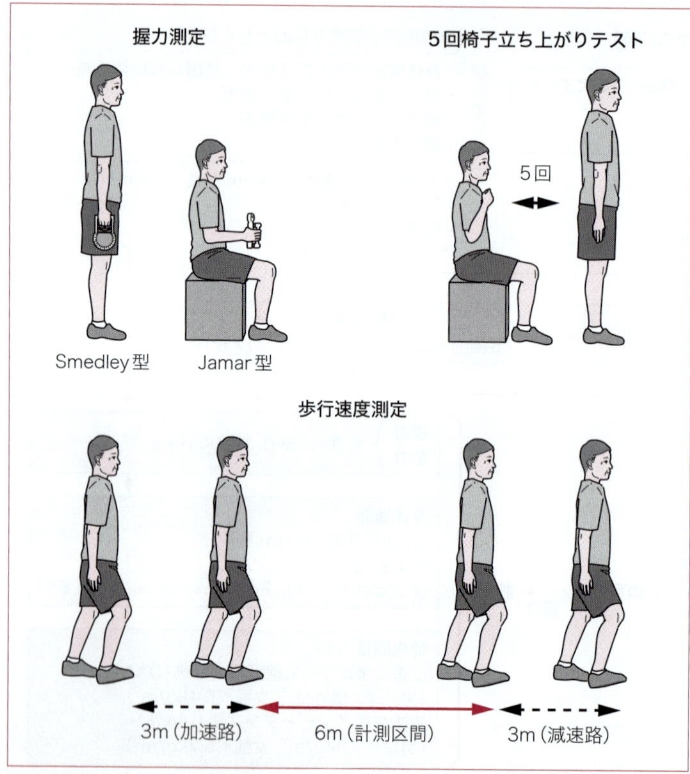

図3 各種測定方法
(文献6を基に作図)

表1 エネルギー消費量の計算方法

①運動によるエネルギー消費量＝1.05×体重(kg)×代謝当量(METs)×運動時間(h)
②全エネルギー消費量(TEE)＝基礎エネルギー消費量(BEE)×活動係数×ストレス係数
男性BEE＝66.47＋13.75W＋5.0H－6.76A，女性BEE＝655.1＋9.56W＋1.85H－4.68A
W：体重(kg)，H：身長(cm)，A：年齢(年)
①＋②が1日に消費するエネルギー．1kgの体重減少には約7,000kcalが必要(体重増加にも同程度のカロリーを要する)

METs	身体活動の例	活動係数	活動係数の例	ストレス係数	ストレス係数の例
1	静かに座る，睡眠	1	寝たきり	1.1〜1.3	骨折
1.3	読書，書く	1.2	ベッド上安静	1.1〜1.5	感染症
1.5	食事，入浴，会話	1.3	ベッド外活動	1.1〜1.6	褥瘡
1.8	トイレで排泄	1.3〜1.5	リハ室でのリハ	1臓器につき0.2追加(上限2.0)	臓器障害
2	歩行(3.2km/h未満)	1.5	軽労働		
3	歩行(4.0km/h)	1.7〜2.0	中〜重労働	1℃上昇ごとに0.13追加	発熱
4	階段をゆっくり上る				
5	スクワット				

(文献8，9を基に作表，筆者訳)

のバランスがとれるように調整することが重要となる(表1)[8,9]．そのうえで筋肉の合成に有用とされる蛋白質の摂取を行う．筋肉の蛋白質合成には分岐鎖アミノ酸のロイシンが特に重要とされており，筋肉の材料となるだけでなく，蛋白質合成シグナルを促進させる作用があるといわれている．

2 運動

運動習慣や豊富な身体活動量はサルコペニアを発症するリスクを低減させる．運動の中でもレジスタンス運動は筋肉量の維持・増加に特に重要といわれている．加齢に伴う影響は筋線維により異なるとされ，typeⅡ線維（速筋線維）がより影響を受けやすく，typeⅠ線維（遅筋線維）は維持されやすい．また，筋肉の部位によっても加齢による影響は異なるとされ（図4）[10]，特に抗重力筋は加齢の影響が大きい．そのため，抗重力筋の筋力・筋肉量を増加させるようにレジスタンストレーニングを行うことが重要となる（図5）．筋力増強を目標とした負荷量は最大挙上量（1RM）の70〜80％で実施する必要があるとされてきたが，近年低負荷（20〜40％ 1RM）でも十分な反復回数を行うことで筋力増強効果が得られるとした知見が示されている[11]．

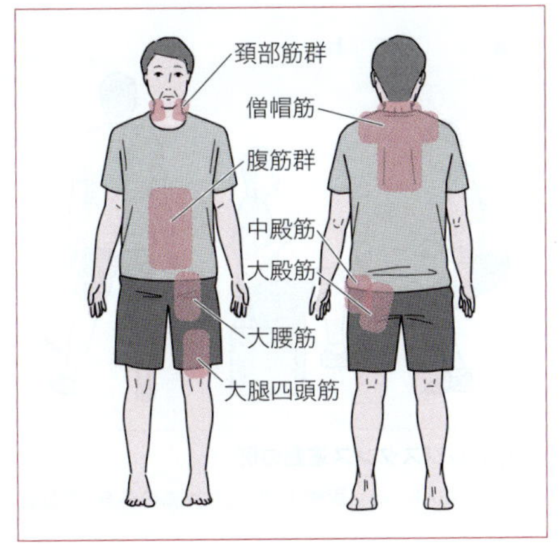

図4 加齢に伴い低下しやすい筋肉

（文献10を基に作図）

クリニカルヒント

1 BIA機器による筋肉量の違い

BIA法は簡便に筋肉量測定が行えることから，専門施設のみならず様々な場面で使用する機会が増加している．しかし，BIA法で測定する筋肉量はあくまで推定値であり機器により算出される筋肉量には1割程度の差が生じるといわれる．この機器間の差を解消する方法として，BIA法で測定される生データ（推定式を介さないデータ）であるインピーダンス値を共通の推定式（表2）[12]にあてはめる方法がある．

2 筋肉の質

EWGSOP2はその診断基準において筋肉量の低下のみならず筋肉の質の低下もサルコペニアの診断基準に含むとしている．筋肉の質の評価には現状統一されたコンセンサスは得られていないが，MRIやCTでの骨格筋への脂肪浸潤や超音波画像診断装置によるエコー輝度，さらにはBIA法での位相角（phase angle：PhA）の測定などが注目されている．PhAはBIA法の生データであるレジスタンス値，リアクタンス値より算出される値である（図6）[13]．また，明確なコンセンサスは得られていないが，Yamadaら[14]によると筋機能が低下する場合のPhAのカットオフ値は男性4.05°，女性3.55°であったと報告されており，今後，筋肉の質の評価としてより重要な指標となりえる可能性がある．PhA値を用いる際の注意点として，BIA法によるPhAの研究には50kHzの周波数の値が用いられており，右半身のみを全身PhA値と称していることが多く（過去からの慣例），身体各部位のPhA値の意味合いや運用方法についてはまだ十分に明らかになっていない．

3 ダイナペニアとサルコペニア

加齢に伴う筋力の低下を表す概念として2008年にClarkとManiniが提唱したダイナペニアという概念が存在する[15]．近年サルコペニアのプライマリーメジャーが筋肉量から筋力へ変化したことから，筋力低下

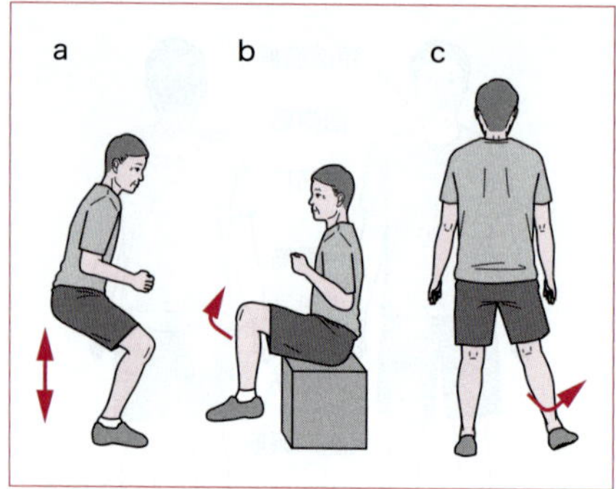

図5 レジスタンス運動の例

a：スクワット，b：両脚上げ，c：片脚の外転（立位にて）．

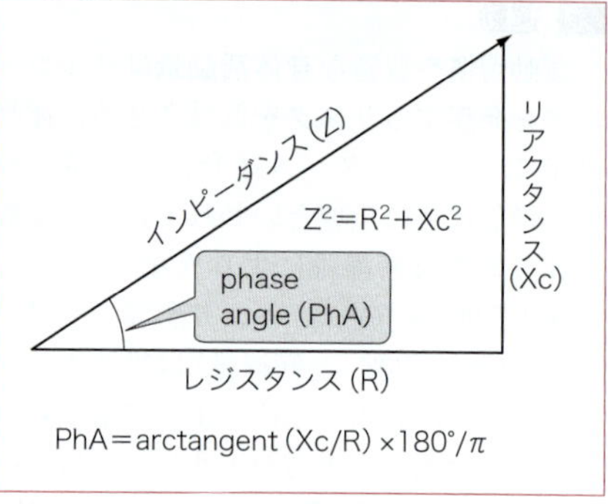

図6 位相角（PhA）の構成と算出方法

（文献13を基に作図，筆者訳）

表2 骨格筋量算出のための推定式（Yoshidaの推定式）

男性の四肢骨格筋量＝（0.197×impedance index）＋（0.179×体重）−0.019
女性の四肢骨格筋量＝（0.221×impedance index）＋（0.117×体重）＋0.881

impedance index：身長^2/50 kHz impedance

（文献12より筆者訳）

の重要性にフォーカスがあてられており，筋力低下も介入対象であるとされているが，サルコペニアの診断には筋肉量の低下が必須であるため，筋力低下のみ有する対象者が軽視されがちである．しかし，ADLにおいては筋肉量よりも筋力が関与することが多く，リハビリテーション場面においても筋力を重視した介入が行われることが多いことから，ダイナペニアを正確に判定し，介入することも重要となると考えられる．ClarkやManiniらが提唱したアルゴリズムでは，握力測定はスクリーニングとして用いており，確定診断には膝伸展筋力を用いるとされている．しかし，握力に比べて膝伸展筋力を数値化することは難しく，現状ダイナペニア判定をしている報告でも握力低下にて判定していることが多い．近年簡便に膝伸展筋力を測定できる機器が普及されてきていることから，ダイナペニアに関する知見の蓄積も徐々に可能となると思われる．

文　献

1) Rosenberg IH：Am J Clin Nutr 50：1231-1233, 1989
2) Cruz-Jentoft AJ, et al：Age Ageing 39：412-423, 2010
3) Chen LK, et al：J Am Med Dir Assoc 15：95-101, 2014
4) Chen LK, et al：J Am Med Dir Assoc 21：300-307, 2020
5) 下方浩史ほか：体力科学 66：133-142，2017
6) サルコペニア診療実践ガイド作成委員会編：サルコペニアはどのように診断するのか？サルコペニア診療実践ガイド，日本サルコペニア・フレイル学会発行，ライフサイエンス出版，東京，24-25，2019
7) サルコペニア診療ガイドライン作成委員会編：第3章 サルコペニアの予防．サルコペニア診療ガイドライン，2017年版（一部改訂），日本サルコペニア・フレイル学会，国立長寿医療研究センター発行，ライフサイエンス出版，東京，34-35，2020
8) Ainsworth BE, et al：Med Sci Sports Exerc 43：1575-1581, 2011
9) Harris JA, et al：Proc Natl Acad Sci U S A 4：370-373, 1918
10) サルコペニア診療実践ガイド作成委員会編：サルコペニアに対する運動療法．サルコペニア診療実践ガイド，日本サルコペニア・フレイル学会発行，ライフサイエンス出版，東京，54-55，2019
11) Van Roie E, et al：Exp Gerontol 48：1351-1361, 2013
12) Yoshida D, et al：Geriatr Gerontol Int 14：851-857, 2014
13) Lukaski HC：Am J Clin Natr 64：397-404, 1996
14) Yamada M, et al：J Nutr Health Aging 23：251-255, 2019
15) Clark BC, et al：J Gerontol A Biol Sci Med Sci 63：829-834, 2008

10　ロコモティブシンドローム

新井智之

1　ロコモティブシンドロームとは

ロコモティブシンドローム（ロコモ）とは，「運動器の障害によって，移動機能の低下をきたした状態」と定義されており，ロコモが進行すると，生活機能低下を引き起こし，介護が必要となるリスクが高まるとされている[1]．運動器とは，「身体を支え，運動を実施する器官」のことをいう．運動器の主要な構成要素は，①身体を支える骨，②可動部分で，衝撃を吸収する役割も持つ関節や椎間板，③身体を動かし制動する筋，④筋に信号を送る神経系である．

超高齢社会を迎えたわが国では，骨粗鬆症，変形性関節症，脊柱管狭窄症，サルコペニアといった運動器障害を有する中高年が急増していることが報告されている[2]．これらの疾患は疼痛，関節可動域制限，筋力低下，バランス能力低下などの身体機能制限を引き起こし，移動機能低下につながる．ロコモは，運動器疾患と身体機能制限が単独もしくは複合的に発生し，移動機能低下につながっていくという概念である．

2　ロコモティブシンドロームの評価

1　ロコモのスクリーニング方法：ロコチェック

一般の人が自分でロコモに気づくためのスクリーニングツールとして，ロコチェックがある[3]．ロコチェックは7つの動作を“できる”，“できない”で判定する質問であり，1つでも該当する場合，もしくは不安がある状態であれば，ロコモのリスクがあると判断する．ロコチェックは，簡便なセルフチェック法としては有用である反面，介入研究の効果判定などに用いるには適さないと考えられる．

表1　ロコモ度を判定する臨床判断値

【ロコモ度1】移動機能の低下が始まっている
- 立ち上がりテスト：片脚で40cm台から立ち上がることができない
- 2ステップ値（2歩幅/身長）：1.3未満
- ロコモ25：得点が7点以上

※いずれか1つでも当てはまるとロコモ度1

【ロコモ度2】移動機能の低下が進行している
- 立ち上がりテスト：両脚で20cm台から立ち上がることができない
- 2ステップ値（2歩幅/身長）：1.1未満
- ロコモ25：得点が16点以上

※いずれか1つでも当てはまるとロコモ度2

【ロコモ度3】移動機能の低下が進行し，社会参加に支障をきたしている
- 立ち上がりテスト：両脚で30cm台から立ち上がることができない
- 2ステップ値（2歩幅/身長）：0.9未満
- ロコモ25：得点が24点以上

※いずれか1つでも当てはまるとロコモ度3

【ロコモ チャレンジ！推進協議会 ロコモパンフレット2020年度版】

2　ロコモの判定方法：ロコモ度テスト

ロコモは，3種類のロコモ度テストにより判定される．ロコモ度テストは，身体機能評価である「立ち上がりテスト」と「2ステップテスト」，主観的評価である「ロコモ25」からなる．ロコモの判定は，3つのテストの臨床判断値から，「ロコモ度1（移動機能低下が始まっている状態）」，「ロコモ度2（移動機能の低下が進行している状態）」，「ロコモ度3（移動機能の低下が進行し，社会参加に支障をきたしている状態）」の3段階で判断される（表1）．

立ち上がりテスト（図1）は，垂直方向

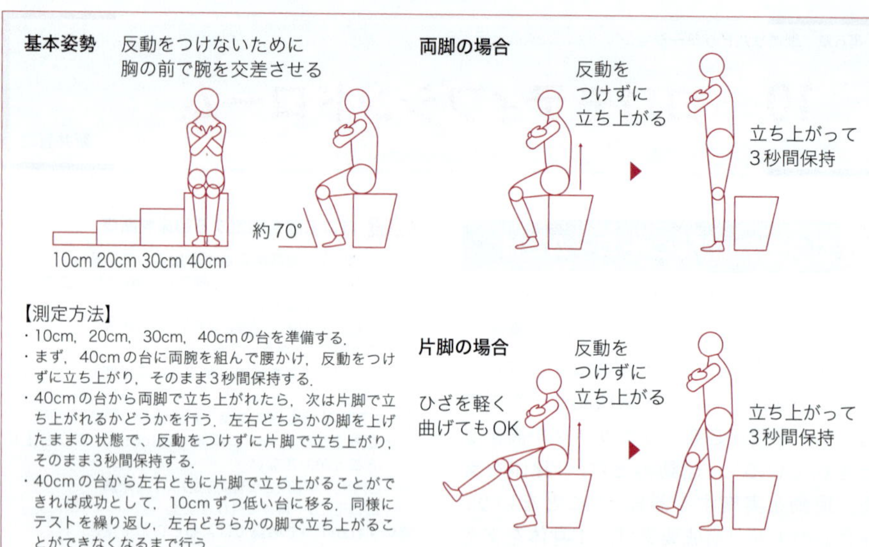

図1 立ち上がりテストの方法

台は40cm, 30cm, 20cm, 10cmの4種類の高さから両脚または片脚で立ち上がり, 下肢筋力を調べる.
【ロコモ チャレンジ！推進協議会 ロコモパンフレット2020年度版】

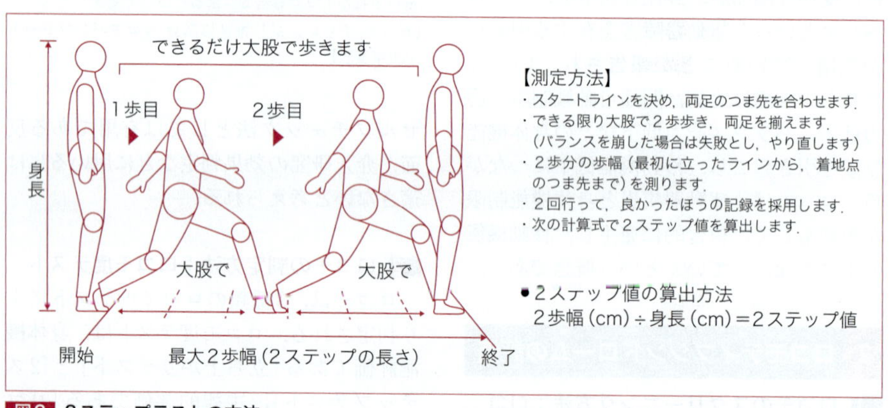

図2 2ステップテストの方法

2歩の最大歩幅の距離を測定し, 下肢筋力・バランス・柔軟性などを含めた歩行能力を総合的に評価する.
【ロコモ チャレンジ！推進協議会 ロコモパンフレット2020年度版】

の移動機能を評価するテストである[4]. 主に下肢筋力を反映するが, バランスや歩行能力とも相関し, 対象者の運動機能低下を評価できる[5].

2ステップテスト(図2)は, 水平方向の移動機能を評価するテストである[4]. 主に歩行能力を反映する評価であるが, バランス機能, 下肢筋力, 柔軟性とも相関するた

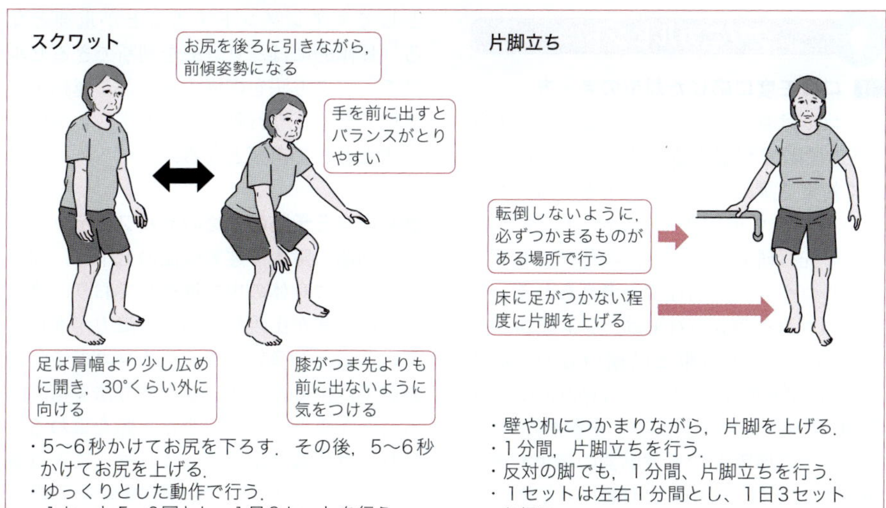

図3 ロコモーショントレーニング（ロコトレ）の方法

め，本テストも対象者の運動機能低下を評価できる指標である[6]．

ロコモ25は疼痛，歩行，不安，起居動作，身辺動作，家事動作，社会的活動に関する25項目からなる質問票である．各質問には0～4点で答え，合計100点満点となり，点数が高い方が重症となる質問票である．ロコモ25の点数は運動器障害の重症度の基準とすることができるとされている[7]．

3 ロコモティブシンドローム予防の実際

ロコモの予防や改善には，習慣的な運動，活動的な生活，適切な栄養摂取，運動器疾患の管理が重要となる．中でも適切な運動を習慣的に行うことは，ロコモ対策の中心であり，筋力，バランス機能，持久性，活動性に対する対策が重要となる．

ロコモ対策に有効な運動として，日本整形外科学会は，ロコモーショントレーニング（ロコトレ）を推奨している．ロコトレはスクワットと片脚立ちの2種類（図3）であり，さらにロコトレにプラスして行うとよい運動（ロコトレプラス）として，ヒールレイズ（かかと上げ）とフロントランジが推奨されている．これらロコトレの効果として，高齢者の筋力，バランス機能，歩行，痛みが改善し，将来の転倒を予防できることが無作為化比較対照試験により証明されている．

ロコトレの利点は，「誰でも，どこでも，いつでも」できる運動であることである．種目数が少なく，誰にでも理解しやすく，短時間で，場所を選ばずにできるため，ロコトレの継続率は高く，運動が習慣化されやすいことも証明されている[8]．ロコトレは，講演会や地域の健康教室など集団に対して指導を行う際に有用である．さらに，病院や施設での臨床においても，まずはロコトレを基本の運動として対象者に習得してもらい，その後に対象者の個別性に合わせた運動を追加するといった活用も考えられる．

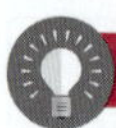

クリニカルヒント

1 ロコモ度に応じた対策の考え方

ロコモはロコモ度テストにより，その程度を3段階で判定するため，ロコモ度に応じて対策を講じることが重要となる．ロコモの中で最も重症度が高いロコモ度3は，種々の先行研究をみても，身体的フレイルやサルコペニアと同程度と考えられる．そのためロコモ度3の対策は，フレイルやサルコペニアへの対策と同様のものとなる（詳細は第6章-8「フレイル」（p.930），第6章-9「サルコペニア」（p.937）を参照）．

ロコモの原因となる運動器の障害や運動機能の低下は，40歳代以降の中年期に発生することから，フレイルやサルコペニアよりも早期に，障害が重度化していない段階でロコモと判定できることになる．よって，ロコモ予防のポイントは，ロコモ度1や2の段階から，できるだけ早期に介入し，フレイルやサルコペニアへ移行しないよう対策を講じることである．このロコモ予防において重要となるのが，ヘルスプロモーションの考え方と3つのロコモ度テストの結果を活用したプログラム立案である．

2 ヘルスプロモーションの重要性

ロコモ対策で重要なことは，習慣的な運動と活動的な生活の促進，適切な栄養摂取と運動器疾患の管理である．これは，健康行動を促すことそのものであり，そのためには，健康教育とヘルスプロモーションの考え方が必要である．

ヘルスプロモーションとは，「人々が自らの健康とその決定要因をコントロールし，改善できるようにするプロセス」のことである．ロコモ対策においては，中高年者自身が，自分の移動機能低下や運動器の障害に気づいたうえで，自らロコモ対策の健康行動をとることができるよう，専門職としてマネジメントすることが重要となる．具体的には，ロコモを判断できるセルフチェック方法を指導すること，運動を習慣化できるよう行動変容を促すことが理学療法士として重要となる．

3 ロコモ予防のためのセルフチェック

運動器の障害や運動機能の低下は，知らないうちに身体の中で進行しており，痛みなどの症状が出現した時には障害が進行していることが多い．そのためロコモ予防においては，セルフチェックの方法を指導することが重要となる．また年齢を重ねるにつれ，身体機能が低下してしまうことは避けられない．低下し始めた徴候を見逃さず，自分で気づくことができれば，早期介入につながるはずである．

ロコチェックは，誰でもできる方法としてセルフチェックに用いることができる．さらに，ロコモ度テストの立ち上がりテストもセルフチェックとして有用である．一般的な椅子はおおむね42～43cm，自宅の階段は18～23cm程度の高さであることが多く，臨床判断値である「40cm台からの片脚立ち上がり」と「20cm台からの両脚立ち上がり」は，自宅で行うことも可能である．これらを2～3ヵ月に一度，定期的に自宅で行うよう指導するとよい．

4 運動の習慣化に向けたアプローチの具体例

ロコモ予防における，理学療法士の役割は，対象者に対して運動の習慣化を促し，活動性を高めることであると考える．結局のところ，運動はやってもらわなければ意味がない．運動の継続を促すアプローチとして，運動や行動の記録を記載するためのトレーニングノートの配布，運動のポイントを示したパンフレット等の配布，電話等によるフォローなどが有効である[9]．

筆者らが実際に使用しているトレーニン

トレーニングノートの記録方法

記録方法
トレーニングノートへの記録は、下記の目標回数を基準として、「◎、○、△、X」の記号で記録をお願い致します。まとめて多くの回数をした場合は、合計回数でお考えください。

目標回数
- 片足立ち … 左右1分間ずつ 1日3セット
- スクワット … 6回で1セット 1日3セット
- かかと上げ … 1セット20回 1日3セット
- ウオーキング … 1日30分（何回かに分けても可）

	◎	○	△	X
片足立ち	4セット以上	3セット	1～2セット	しなかった
スクワット	4セット以上	3セット	1～2セット	しなかった
かかと上げ	4セット以上	3セット	1～2セット	しなかった
ウオーキング	40分以上	20分以上40分未満	20分未満	しなかった

記載例
右図のように、次ページ以降のカレンダー形式の記録票に運動回数に応じて、◎、○、△、×を書き込んでください。
右下の欄には、1ヶ月の集計を記載すると、翌月への意欲が湧き上がります！

	土	日	月	火	水	木	金
	1	2	3	4	5	6	7
片足立ち	○	◎	△	◎	◎	◎	△
スクワット	○	◎	△	◎	◎	◎	△
かかと上げ	◎	◎	△	◎	◎	◎	△
ウオーキング	×	◎	×	◎	◎	△	△
	8	9	10	11	12	13	14
片足立ち	◎	◎	◎	◎	△	◎	○
スクワット	◎	◎	◎	◎	△	◎	◎
かかと上げ	△	△	◎	△	△	◎	○

トレーニングノート

平成29年 7月

片足立ち…左右1分間ずつ 1日3回
スクワット…1セット5～6回 1日3セット
かかと上げ…1セット20回 1日3セット
ウオーキング…1日30分

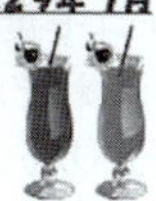

	土	日	月	火	水	木	金
	1	2	3	4	5	6	7
片足立ち							
スクワット							
かかと上げ							
ウオーキング							
	8	9	10	11	12	13	14
片足立ち							
スクワット							
かかと上げ							
ウオーキング							
	15	16	17	18	19	20	21
片足立ち							
スクワット							
かかと上げ							
ウオーキング							
	22	23	24	25	26	27	28
片足立ち							
スクワット							
かかと上げ							
ウオーキング							
	29	30	31				
片足立ち							
スクワット							
かかと上げ							
ウオーキング							

今月の集計（日数を記載）	◎	○	△	X
片足立ち				
スクワット				
かかと上げ				
ウオーキング				

図4 トレーニングノートの例

グノートの例を図4に示す．実施状況を記録することは，運動の習慣化を促すうえで重要となるが，記載してもらえなければ意味がないので，筆者らは，◎○△×の記号を書くだけの簡単なものにしている．また，カレンダーの右下には，その月の集計を記載するスペースを設け，1ヵ月の運動の様子を振り返ることができるようにし，次の月のモチベーションにつなげるように工夫している．対象者には，運動をやっていなくとも必ず記録だけはつけるように説明し，月間の集計も行うように指導する．

運動継続には，パンフレットなど運動の説明書を配布することも有効である．運動処方において，Frequency（1週間あたりの運動セッションの頻度），Intensity（運動の強度），Time（運動セッションの時間や継続期間），Type（運動の種類）の4つを明確に指導することが基本となる．運動パンフレットを作成する際にも，FITT（頻度・強度・時間・種類）を明確に記載することは，セルフエクササイズを促すことに有効である．また，パンフレットには運動の再開の方法なども記載するとよい．運動を中断する理由の一つに，痛みの発生や体調不良による中断がある．痛みや体調不良があった際の対処方法や運動を再開するための基準を説明することも，運動の習慣化には重要となる．

さらに，運動の継続を促すには，定期的なフォローアップが欠かせない．外来など対面でのフォローが難しい場合には，電話やメール，アプリなどによる運動支援も有効である．特に運動を始めたばかりの時期は，運動が中断されやすい時期である．この時期には，1～2週間に一度ぐらいの頻度で，何らかのフォローを行った方がよいと考えられる．

5 ロコモ度テストの活用

ロコモ度テストは3種類のテストがあり，それぞれが反映する能力は異なる．立ち上がりテストは垂直方向の移動能力，2ステップテストは水平方向の移動能力を反映している[4)]．またロコモ25の項目は，疼痛，歩行，不安，起居動作，身辺動作，家事動作，社会的活動に分類される．立ち上がりテストでロコモに該当した場合には，スクワットなど垂直方向の運動を追加し，下肢筋力向上が重要となる．一方，2ステップテストでロコモに該当した場合は，フロントランジや多方向へのステップ練習など水平方向の移動性を意識した運動を積極的に取り入れる．ロコモ25でロコモに該当した場合には，疼痛部位や困難に感じている動作について，個別のアプローチが重要となる．

文　献

1) Nakamura K：A "super-aged" society and the "locomotive syndrome". J Orthop Sci 13：1-2, 2008
2) Yoshimura N, et al：Prevalence of knee osteoarthritis, lumbar spondylosis, and osteoporosis in Japanese men and women：the research on osteoarthritis/osteoporosis against disability study. J Bone Miner Metab 27：620-628, 2009
3) ロコモチャレンジ！推進協議会：ロコチェック．ロコモONLINE，日本整形外科学会．https://locomo-joa.jp/check/lococheck/（2022年12月22日閲覧）
4) 新井智之ほか：立ち上がりテストと2ステップ値の低下に影響する要因―ロコモ度1の基準を用いた検討―．運動器リハ 28：413-420，2017
5) 新井智之ほか：地域在住高齢者における立ち上がりテストと運動機能，生活動作能力との関連．日骨粗鬆症会誌 3：377-386，2017
6) 新井智之ほか：高齢者の移動能力低下を評価する2ステップテストの有用性の検討―2ステップ値と運動機能，生活機能との関連―．運動器リハ 28：302-309，2017
7) Seichi A, et al：Development of a screening tool for risk of locomotive syndrome in the elderly：the 25-question Geriatric Locomotive Function Scale. J Orthop Sci 17：163-172, 2012
8) 新井智之ほか：高齢者に対する単発のロコモ講習会後の運動継続率：2カ月後と2年後の追跡アンケート調査から．日骨粗鬆症会誌 4：171-176，2018
9) 新井智之ほか：自治体介護予防事業としてのロコモコールプログラムの運動機能改善効果と6カ月後の検証．日骨粗鬆症会誌 4：531-540，2018

第6章　地域リハビリテーション

11　認知症と軽度認知障害

岩瀬弘明

1 認知症，軽度認知障害（MCI）とは

1 概要

認知症は，脳の疾患や障害によって理解力や判断力，記憶力や言語理解能力などの認知機能が低下し，日常生活に支障をきたした状態である．認知症を引き起こす疾患として，最も多いのがアルツハイマー病による認知症（アルツハイマー型認知症）である．アルツハイマー型認知症には，認知症になる一歩手前の段階があり，この段階を「軽度認知障害（mild cognitive impairment：MCI）」と呼ぶ．MCIは，認知機能が正常な状態と認知症との中間（グレーゾーン）を意味し，認知症の前駆状態と捉えられている（図1）．MCIは日常生活や社会活動に影響しないため，多くの場合見落とされがちだが，早期に発見し，認知機能を維持・改善することは，将来の認知症発症リスクを低減させる可能性があるため，非常に重要となる．

2 認知症の危険因子と防御因子

MCIと認知症の臨床像の違いは，原疾患の進行や重症度の違いにみられる．したがって，治療介入を行うタイミングは少しでも早い方が望ましい．MCIの治療は早期認知症の治療に準じて行うとされているが，2024年4月現在，MCIから認知症抑制に確たるエビデンスを持った薬物療法は存在しない．一方，認知症の危険因子や防御因子については，数多くの研究がなされ，これらには薬物的および非薬物的に介入することが可能である．したがって，認知症の危険因子を避け，防御因子を強めることが望まれる（図2）．

3 認知症の予防

認知症発症には加齢など変えることのできない要因だけでなく，身体不活動や偏っ

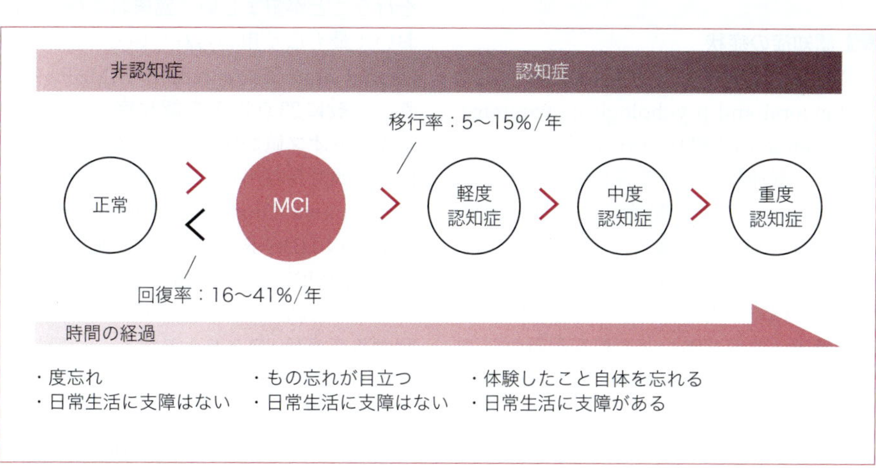

図1　認知機能と時間の経過

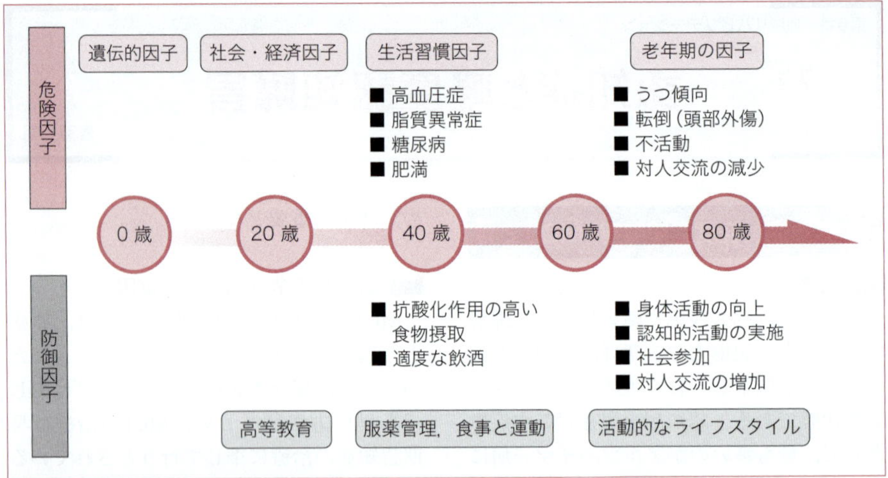

図2 認知症の危険因子と防御因子

た食事，過度の飲酒，喫煙など，望ましくない生活習慣のほかに，高血圧症・脂質異常症・糖尿病・肥満・うつ病などが関わっている．WHOは2019年に「認知機能低下および認知症のリスク低減」のためのガイドラインを公表した[1]．これは，世界の認知症に関する研究から，認知症・MCIのリスクを減らす可能性があるアプローチをとりまとめたものである（表1）[1]．

4 認知症の症状

認知症の症状には，中核症状と周辺症状（behavioral and psychological symptoms of dementia：BPSD）がある（図3）．中核症状は，脳神経細胞が障害を受けて起こる認知機能の低下で，記憶障害，見当識障害，理解・判断力の障害，実行機能障害，失語，失認，失行がある．一方，周辺症状は，認知機能障害を基盤に，身体要因・心理的要因・環境要因などの相互作用の結果として生じる様々な行動障害や心理症状である．暴言暴力・徘徊などの行動面の症状と，不安・うつ・妄想・幻覚をはじめとする心理症状がある．認知症を理解するうえで，中核症状のみが注目されがちだが，認知症患者におけるBPSD合併率は高く，BPSDは患者本人だけでなく，家族や友人といった周囲の人々を悩ませる大きな要因となっている．

5 認知症とMCIの評価

認知機能障害が疑われる場合，表2[2]に示すような認知機能のスクリーニング検査を行うことが望ましい．臨床および研究において最も広く用いられているのはMini-Mental State Examination（MMSE）であり，一般に23点以下を認知症の疑いとするカットオフ値が使われている．また，国内では改訂長谷川式簡易知能評価スケール（Hasegawa Dementia Rating Scale-Revised：HDS-R）も一般的に使用されており，MMSEと高い相関がある．HDS-Rはすべて言語を用いて行う検査で，記憶に関する項目はMMSEより多く，一般に20点以下を認知症の疑いとする．

MCIの場合，Montreal Cognitive Assessment-Japanese version（MoCA-J）やAddenbrooke's Cognitive Examina-

表1 WHOの認知症予防ガイドライン

介入	内容	対象	エビデンスの質	推奨度
運動	運動/身体活動	健常者	中	強く推奨
	運動/身体活動	軽度認知障害	低	条件付き推奨※
禁煙	禁煙	喫煙者	低	強く推奨
栄養	地中海食	健常・軽度認知障害	中	条件付き推奨※
	健康でバランスのとれた食事	すべての成人	低〜高	条件付き推奨※
	サプリメント［ビタミンB，E，多価不飽和脂肪酸（EPA，DHA等），多成分サプリ］		中	強く推奨しない
飲酒	過度な飲酒の減少，中止	健常・軽度認知障害	中	条件付き推奨※
認知トレーニング		健常・軽度認知障害	非常に低い〜低	条件付き推奨※
社会参加	認知症予防目的の社会参加のエビデンスは不十分だが，社会参加や社会的支援は健康と強く関連しており，生涯を通して社会的包摂するべき			
減量		中年期肥満	低〜中	条件付き推奨※
高血圧	WHOガイドラインに沿った降圧	高血圧患者	低〜高	強く推奨
	認知症予防のための降圧	高血圧患者	認知症では非常に低い	条件付き推奨※
糖尿病	WHOガイドラインに沿った糖尿病の治療	糖尿病患者	非常に低い〜中	強く推奨
	認知症予防のための糖尿病治療	糖尿病患者	非常に低い	条件付き推奨※
脂質異常症	中年期脂質異常症の治療	脂質異常患者	低	条件付き推奨※
うつ病	認知症予防目的の抗うつ薬のエビデンスは不十分だが，うつ病患者にはWHOガイドラインに沿って抗うつ薬や心理療法を実施するべき			
難聴	認知症予防のための補聴器のエビデンスは不十分だが，高齢者にはWHOガイドラインに沿った難聴スクリーニング，介入を行うべき			

※条件付き推奨：「条件付き」は利益と害や負担のバランスに関して確信がもてない

（文献1を基に作表，筆者訳）

tion-Revised（ACE-R）日本語版などが使用される．MoCA-Jは一般に25点以下がMCIのカットオフ値，ACE-R日本語版では89点以上は正常，88〜83点がMCI，82点以下が認知症の疑いとして使用されている．

その他，各認知機能について詳細な検討が必要な場合は，表2[2]の検査を適宜選択しながら実施する必要がある．

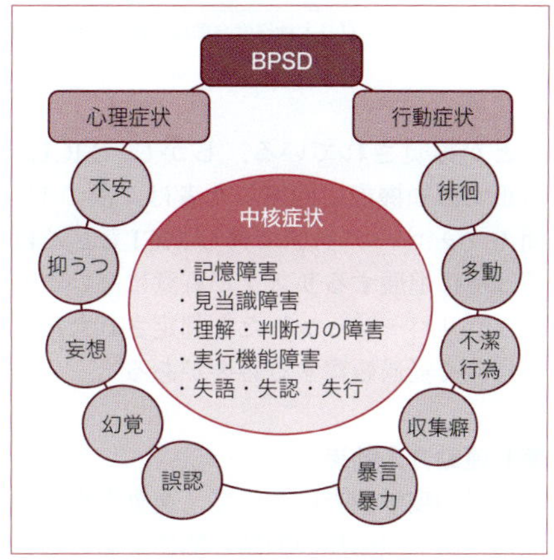

図3 認知症の中核症状と周辺症状

2 MCI予防の実際

1 コンバージョンとリバージョン

MCIから認知症への進展（コンバージョン）は，研究ごとにデータが異なるが，およそ年間5〜15％と報告されている．一方，MCIの状態から正常の認知機能に回復すること（リバージョン）も報告されている．リバージョンは研究によって16〜41％とかなりばらつきがある（図1）．MCIから正常へのリバージョンについて，どのような病態の変化が存在するのかは明確になっておらず，今後の研究が期待される．

MCIから認知症へのコンバージョンを予防するためには，高血圧症や糖尿病，脂質異常症などの管理，適度な運動を続ける

表2　主な認知機能検査

関連する主な機能		略称	日本語名
複合的		MMSE	ミニメンタルステート検査
		HDS-R	改訂長谷川式簡易知能評価スケール
		MoCA-J	日本語版MoCA
		ACE-III	(日本語版はACE-R)
		N-D test	N式老年者用精神状態評価尺度
		COGNISTAT	日本語版COGNISTAT認知機能検査
		ADAS-Jcog	日本語版Alzheimer病評価スケール
		SIB	SIB日本語版
知能		WAIS-III	Wechsler成人知能検査　第3版
		RCPM	Raven色彩マトリックス検査
病前知能の推定		JART	JART知的機能の簡易評価
記憶	全般	WMS-R	Wechsler記憶検査
		RBMT	日本語版Rivermead行動記憶検査
	視覚性	ROCFT	Rey複雑図形検査
		BVRT	Benton視覚記銘検査
	言語性	S-PA	標準言語性対連合学習検査
言語		WAB	WAB失語症検査-日本語版
		SLTA	標準失語症検査
視空間認知		ROCFT	Rey複雑図形検査(模写)
		Kohs	Kohs立方体組み合わせテスト
		VPTA	標準高次視知覚検査
注意機能		CAT	標準注意検査法
方向性注意		BIT	BIT行動性無視検査
前頭葉機能		TMT	トレイルメーキングテスト
		FAB	(Frontal Assessment Battery)
		WCST	Wisconsinカード分類検査
		BADS	BADS遂行機能障害症候群の行動評価

(「日本神経学会監修：認知症疾患診療ガイドライン2017，p26，医学書院，2017」より許諾を得て一部割愛し転載)

ことが推奨されている．しかし，MCIから正常認知機能に回復した者は，次の3年間のフォローアップで再びMCIもしくは認知症に進展するリスクが有意に高いことから，リバージョンしたと判定された後も注意深く経過観察する必要がある[3]．

2 運動介入効果

世界の疫学調査において，運動習慣の確立は，認知症発症の抑制と関連が認められているが，MCIを予防するための無作為化比較試験(randomized controlled trial：RCT)による知見が乏しく，効果を実証するエビデンスは得られていない．しかしながら，包括的なプログラムによって，認知機能の維持・向上が期待できる報告も増えてきている．

MCIに対する運動効果のシステマティックレビュー[4]では，介入によって全般的認知機能，実行機能，遅延再生のスコア向上が認められている．中でも，太極拳やダンスなどの単純な運動だけでなく，動きを覚えるような知的課題が複合されていると効果が高くなる可能性が示されている．そのため，MCI高齢者を想定した運動介入を行う際は，音楽に合わせて振り付けを覚えたりするなどの知的な要素を入れることが推奨される．活発な神経活動は脳の病理変化に対して抵抗性に働くと考えられており，国内では国立長寿医療研究センターが認知症予防運動プログラムとして開発した認知課題(cognition)と運動(exercise)を組み合わせた「コグニサイズ(cognicise)」が広く普及している(図4)．

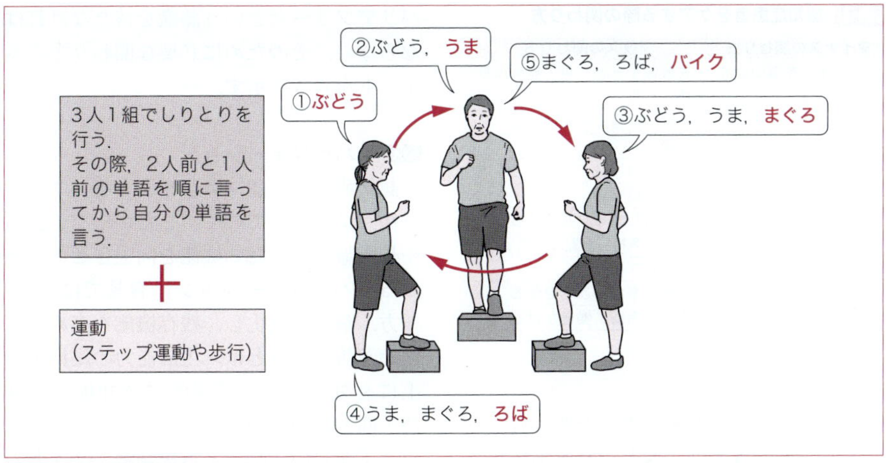

図4 コグニサイズの例

慣れてきたらステップ運動の速度を上げることで，難易度が上がる．このように，認知課題の難易度を意識しつつ運動を行うことが大切である．

3 運動以外の介入効果

運動以外にも認知機能低下や認知症予防を促進する活動に「知的活動」がある．知的活動には非常に多くの種類があるため，運動できない者，運動が苦手な者でも取り組めることから，理解を深めておく必要がある．これまでに，手工芸やパソコンの使用などの効果も報告されている．例えば，パソコンやスマートフォン，タブレット端末などの新しいデバイスの使い方を覚えてもらいながら「オンライン通いの場」などに参加することも有益かもしれない．このほか，ボランティア活動などの知的社会活動，親しい友人と会う，旅行，バランスのよい栄養摂取などはMCIから認知症への進展予防効果が期待されている．

3 認知症予防の実際

1 運動介入効果

認知症予防を考える際，修正可能な危険因子の中でも運動・身体活動の実施は強く推奨されており，運動療法として関わる理学療法士の活躍が期待される．少数例での検討ではあるが，運動介入はすでに発症したアルツハイマー型認知症患者の認知機能を改善する効果も報告されている[5]．

2 認知症患者への理学療法

認知症患者に対する理学療法介入効果に関するメタアナリシスでは，理学療法士の介入によって言語機能や全般的認知機能の改善が認められたことが報告されている．また，認知機能だけでなくADLパフォーマンスに対する理学療法の効果も報告されている[6]．しかしながら，システマティックレビューでは，認知症高齢者に対する運動療法の効果には一貫した結果が得られていない[5]．このことから，理学療法士が関わる運動療法による認知機能への効果は，さらに研究の質を上げて知見を集約することが望まれる．

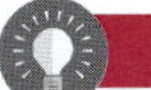

クリニカルヒント

認知症やMCIの診断は，本人はもちろ

表3　認知症患者をケアする際の関わり方

マイナスの関わり方	プラスの関わり方
・プライドを傷つける	・失敗はそっと，見て見ぬふり
・急がせる	・ゆっくり
・一人きりにする	・そばにいる，一緒にする
・怒り顔	・笑顔
・手を出す	・少し待つ
・口を出す	・黙って見守る
・否定	・話を合わせる，共感する
・説得	・本人の気持ちが動くシナリオで
・一度にたくさん	・1つずつ
・何もすることがない	・出番，楽しみごとを作る
・刺激がない	・五感や感情に働きかける

ん家族にとっても大きな不安を伴うものである．医療従事者は，本人や家族が診断を受けたことにより，悲嘆や絶望に陥ることなく豊かな生活を送れるよう助言し，認知症発症の危険因子を減らし，防御因子を増やすような生活指導を行う必要がある．

1 ケアの基本

認知症ケアの基本概念は「Person-centred care」である．認知症になっても，「いつでも，どこでも，その人らしく」暮らせるように支援しなければならない．そのためには，患者の言動を本人の立場になって考えるという対応スタンスの転換が重要である．例えば，介護・医療従事者からみれば問題な行動であっても，本人は意図を持って行動しているのであり，本人の意図するところ，訴えたいことを汲み取り，本人の立場で考えて対応することで結果的にBPSDの軽減につながることがある．

2 認知症患者との接し方

認知症患者が「安心，安定，安住」して生活するために，最も端的で簡単な方法は「認知症患者に合わせる」ことだろう．治療・ケアの原則は「特別ではない，人と人との付き合い」であり，大切なことは心のバリアフリーだという認識を持たなければならない．そのために必要な関わり方のポイントを表3に示す．

3 リハビリテーション

認知症では，認知障害を引き起こす病変は徐々に進行していく．したがって，記憶や見当識などの認知機能を向上させようとするリハビリテーションは容易ではない．一方，脳を活性化し，残存機能を高めて廃用を予防することは，生活能力の維持・向上に有効であり，結果的に認知機能の維持・向上につながることがある．そのために，①楽しい活動による快刺激，②人との楽しいコミュニケーション，③認知症患者が役割を持って能力を発揮できる，という脳を全般的に活性化するプログラムが推奨される．

リハビリテーションを実施する際は，いつも同じ時間に，慣れた場所で行うことが望ましい．認知症患者は慣れない環境になると知らないところへ連れて行かれる不安感が増してしまう．さらに，大人数がいるような広い空間では注意や集中に悪影響を与えるため，時間と空間の配慮は欠かせない事項である．

文　献

1) World Health Organization：Risk reduction of cognitive decline and dementia：WHO guidelines, 2019. https://www.who.int/publications/i/item/9789241550543（2022年12月12日閲覧）
2) 「認知症疾患診療ガイドライン」作成委員会編：CQ2-3 認知症の認知機能障害を評価する際に有用な評価尺度と実施上の注意点は何か．認知症疾患診療ガイドライン2017，日本神経学会監修，医学書院，東京，25-27，2017
3) Koepsell TD, et al：Neurology 79：1591-1598, 2012
4) Biazus-Sehn LF, et al：Arch Gerontol Geriatr 89：104048, 2020
5) Öhman H, et al：Dement Geriatr Cogn Disord 38：347-365, 2014
6) Zhu XC, et al：J Alzheimers Dis 44：163-174, 2015

第6章　地域リハビリテーション

12 尿失禁

松永明子

1 尿失禁の分類と評価

尿失禁は，腹圧性尿失禁（stress urinary incontinence：SUI），切迫性尿失禁（urgency urinary incontinence：UUI），溢流性尿失禁（overflow urinary incontinence：OUI），機能性尿失禁（functional urinary incontinence：FUI），反射性尿失禁（reflex urinary incontinence：RUI）の5つに分類される（表1）．また，臨床ではSUIとUUIの要素が混在する混合性尿失禁（mixed urinary incontinence：MUI）も少なくない．以下に，それぞれの尿失禁の病態を述べる．

1 腹圧性尿失禁（SUI）

SUIは，腹圧により膀胱内圧が上昇し，それが排出路の尿道閉鎖圧を上回ることで生じる尿失禁である．尿道閉鎖機能不全を引き起こす病態の一つは尿道過可動である．正常な状態では，膀胱内圧の上昇が尿道へ伝わり尿道が閉鎖することで尿失禁は生じないが，骨盤底筋の緩みで膀胱頚部が下垂し尿道がグラグラと定まらず，膀胱内圧の上昇が尿道に伝わらないため閉鎖不全が生じる．もう一つは内因性尿道括約筋不全である．内因性尿道括約筋不全は，放射線治療の影響や閉経後のエストロゲン低下による尿道粘膜の萎縮，骨盤内臓器の手術の影響で膀胱頚部や近位尿道が開くことなどにより生じる．ほかにも経尿道的前立腺手術や根治的前立腺全摘除術などの術後や二分脊椎などの神経疾患による尿道括約筋障害でも閉鎖不全をきたすが，はっきりとした原因が不明なことも少なくない．SUIは妊娠や出産を経験した女性に多く，腹圧上昇の頻度が高い喘息や便秘も誘因となる．

2 切迫性尿失禁（UUI）

正常な膀胱は，蓄尿時に内圧が上昇しないよう弛緩しているが，蓄尿時に不随意な膀胱の収縮が生じ，急に尿意が切迫して失禁するものをUUIという．蓄尿と尿排出は，本来中枢神経系で制御されているが，脳血管障害やパーキンソン病などの中枢神経疾患ではそのコントロールが困難とな

表1 尿失禁の分類

尿失禁の種類	病態	主な疾患	代表的な治療
腹圧性尿失禁	尿道過可動	加齢，分娩，骨盤内手術	骨盤底筋トレーニング 手術療法
	内因性尿道括約筋不全	放射線治療，尿道の萎縮，経尿道的手術	
切迫性尿失禁	排尿筋過活動	脳血管障害，パーキンソン病等の中枢神経疾患 加齢，尿路感染，骨盤臓器脱	行動療法 骨盤底筋トレーニング 薬物療法
溢流性尿失禁	下部尿路閉塞	前立腺肥大症，骨盤臓器脱，尿道狭窄	薬物療法
	排尿筋低活動	糖尿病，腰部脊柱管狭窄症，骨盤内手術	間欠的自己導尿
機能性尿失禁	身体機能障害	加齢，変形性関節症，運動麻痺	運動療法
	認知機能障害	認知症	行動療法
反射性尿失禁	排尿筋過活動 排尿筋・尿道括約筋協調不全	脊髄損傷	尿道カテーテル留置 導尿 薬物療法

り，排尿筋過活動となる．他にも加齢や前立腺肥大症などに伴う膀胱機能や形態の変化，尿路感染などの原因が挙げられるが，はっきりとした原因が不明なものも多い．

3 溢流性尿失禁（OUI）

OUIは，他の尿失禁と異なり尿意があるのに十分に出せないという尿排出障害が前提にあり，膀胱内に多量の尿が充満し，少しずつ溢れ出てしまう尿失禁である．尿排出障害の原因は，前立腺肥大や骨盤臓器脱などによる慢性的な下部尿路閉塞と，仙髄の排尿中枢以下の末梢神経障害により膀胱の収縮が妨げられる排尿筋低活動の2つが挙げられる．排尿筋低活動の原因は，糖尿病や腰部脊柱管狭窄症，骨盤内手術の後遺症などによるものが多い．

4 機能性尿失禁（FUI）

下部尿路機能が正常であるにもかかわらず，身体機能や認知機能の低下により生じる尿失禁である．尿意を自覚しても，筋力低下や関節の痛みなどにより立ち上がりや歩行などの移動に時間がかかり間に合わない，またはトイレがどこなのか，排泄に適切なタイミングなのかが判断できないなど，高齢者では機能性尿失禁が多く，さらに他の尿失禁の要因が混在することも少なくない．

5 反射性尿失禁（RUI）

膀胱内に尿がたまると，尿意がないまま膀胱収縮反応が生じて排尿に至る尿失禁である．仙髄排尿中枢より高位の脊髄損傷などで生じる．第6胸髄以上のレベルでの脊髄損傷の場合，膀胱への尿の充満による自律神経過反射にも注意が必要である．

2 尿失禁予防の実際

尿失禁の予防には，それぞれの原因に合った対処をする必要がある．表1に代表的な治療を挙げたが，中でも骨盤底筋トレーニングはSUIやUUIの治療に有効とされており，理学療法士が積極的に関わることのできる治療法である．以下に各治療の概要と骨盤底筋トレーニングの実際について述べる．

1 排尿日誌

排尿状態の評価において必須なのが排尿日誌である（図1）．排尿日誌を読み解くことで，排尿に関する問題点を客観的に把握することが可能である．排尿日誌には様々なものがあるが，基本的には排尿ごとの時間，排尿量，失禁量，切迫感の有無，飲水量などを24時間記録する．これを数日間記録することで，日常的な排尿のリズムが見えてくる．

2 行動療法

行動療法には，生活指導，膀胱訓練や計画療法，骨盤底筋トレーニングなどが含まれる．これらのうち患者に適した治療を組み合わせ，医療専門職により包括的に実施されるのが行動療法統合プログラムである．

(1) 生活指導

問診や雑談の中で，失禁の要因となりうる生活習慣や排泄環境について聞きとり，適切に指導する．特に食生活，便秘，飲水量・飲水のタイミング，飲料の種類などは失禁への影響が大きく，他にも怒責をかけるような運動習慣がないか等についても確認するとよい．また，喫煙は咳嗽を誘発し，ニコチンの摂取は膀胱の収縮を誘発するため，避けた方がよいとされている．

(2) 膀胱訓練

膀胱訓練は，UUIを含む過活動膀胱の治療の第一選択肢として推奨されている．尿意を感じても排尿をこらえ，少しずつ排尿間隔を延長することで膀胱容量を増加させる．尿意の抑制には何か他のことに集中して気を紛らわせたり，会陰排尿筋抑制反射を利用したりする．まずは分単位の短時間の延長から始め，最終的には2，3時間の排尿間隔となることを目標とする．

(3) 計画療法

計画療法を行うには，まず排尿日誌により1日の排尿パターンを把握しておく必要がある．排尿日誌の情報をもとに排尿のタイミングを決めるため，治療開始前のみではなく，治療中も定期的に排尿日誌を確認し，アセスメントをする必要がある．

1) 定時排尿

あらかじめ決めておいた排尿時間に合わせて，トイレに誘導する．時間については排尿日誌を参考におよそ2〜4時間程度の間隔で設定する．認知機能の低下した患者にも対応できる．

2) 習慣排尿

排尿日誌を用いて患者の排尿習慣を検討したうえで，適切な時間にトイレに誘導する．

3) 促し排尿

排尿日誌を用いて把握した排尿習慣に応じたタイミングで，失禁や尿意の有無について尋ね，そのうえでトイレへ誘導する．失禁なく排尿できれば賞賛し，次の排尿のタイミングを伝えておく．幼児に排尿習慣を身につけさせるのと同様に，自尊心を損なわないよう留意する．

(4) 骨盤底筋トレーニング

骨盤底筋トレーニングの目的は，骨盤底筋を強化し骨盤内臓器の支持を強化すること，腹圧に抗することが可能な程度に尿道閉鎖圧を高め，腹圧上昇時に骨盤底筋の収縮を随意的にコントロールする方法を身につけることにある．選択的に骨盤底筋を収縮できることが必要条件であり，認知機能低下や運動麻痺がある場合は適応外となる．

1) 骨盤底機能の理解

まずは骨盤底の解剖や機能，その役割についてしっかり説明する．イラストなど(図2)を用い，何が問題で失禁が起きているのか，骨盤底筋を鍛えることでどう対処しようとしているのかも説明し，トレーニング継続の必要性への理解を促す．

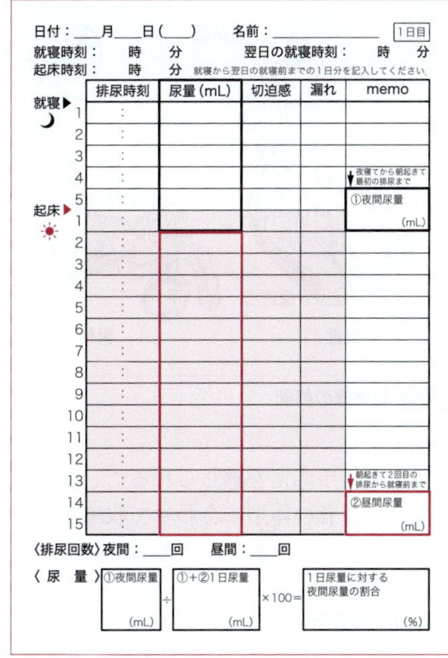

日付：___月___日(___)　名前：______________　1日目

就寝時刻：　時　分　翌日の就寝時刻：　時　分

起床時刻：　時　分　就寝から翌日の就寝前までの1日分を記入してください．

		排尿時刻	尿量(mL)	切迫感	漏れ	memo
就寝▶	1	:				
	2	:				
	3	:				
	4	:				夜寝てから朝起きて最初の排尿まで
	5	:				①夜間尿量
起床▶	1	:				(mL)
	2	:				
	3	:				
	4	:				
	5	:				
	6	:				
	7	:				
	8	:				
	9	:				
	10	:				
	11	:				
	12	:				
	13	:				朝起きて2回目の排尿から就寝前まで
	14	:				②昼間尿量
	15	:				(mL)

〈排尿回数〉夜間：___回　昼間：___回

〈尿　量〉①夜間尿量 (mL) ÷ ①+②1日尿量 (mL) ×100＝ 1日尿量に対する夜間尿量の割合 (%)

図1 排尿日誌

(フェリング・ファーマ株式会社より許諾を得て転載)

2) トレーニングの肢位

まずは骨盤底筋に負荷のかからない除重力位(臥位・側臥位)で行う．患者の多くは骨盤底筋の筋力低下があり，内臓の重さも負荷となるため，収縮感覚を得やすい肢位から始める．筋力の強化過程に応じて座位，立位，動作に合わせて，と難易度を上げていく．

3) 評価

まず，呼吸に伴う胸郭の動きとその左右差，腹部・腰部の痛みや脊柱や腹部の筋の過緊張の有無などを触診する．その後，患者自身に恥骨，坐骨結節，尾骨，上前腸骨棘，会陰腱中心などに触れさせ，自己触診が可能になるよう指導する．トレーニングの継続には，自身でも収縮の可否が確認で

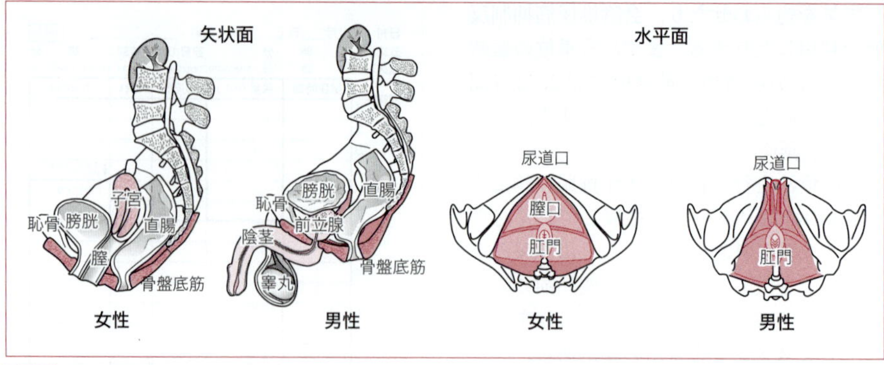

図2 骨盤底の解剖

きること＝手応えを感じられることが重要であり，患者の体型に合わせて収縮を確認しやすいポイントを見つけておくことが必要である．

4) 口頭指示

骨盤底筋の収縮を促す口頭指示は，「おしっこを止める」，「肛門をすぼめる」などが一般的だが，どの表現がピンと来るかはその人それぞれである．注意したいのは，「我慢する」というキーワードで腹筋を収縮させる患者が多く，一度腹筋を使って収縮感覚を得るとそれを抑制するのが難しいため避けた方がよい．また，収縮の確認のため一度や二度尿を止めるのは許容できるが，排尿時に毎回尿を止めることはしないように説明しておく．

5) バイオフィードバック

骨盤底筋トレーニングに用いられるバイオフィードバックには筋電図，超音波画像診断装置（エコー），MRIなどがあるが，ここではエコーを用いたバイオフィードバックについて紹介する（図3，4）．

理学療法士と患者のいずれもモニターが見えるようにエコーを設置する．エコーのプローブはコンベックスを使用し，女性は背臥位で恥骨上縁に，男性は側臥位で会陰部にあてる．モニターに描出される骨盤底は上下が反転しているため患者にはわかりにくく，事前にイラストなどを用いて説明しておくとよい．モニターを見ながら骨盤底筋を収縮させ，骨盤底筋の収縮に伴う膀胱，尿道などの動きを確認する．エコーを用いると腹圧の影響や正しく収縮できたか否かが一目瞭然である．また筋収縮の加減による筋の動きの強弱が目視できるため，自身の収縮感覚と実際の収縮の程度を一致させることも可能である．理学療法士はモニターのみではなく怒責の有無など患者の反応も確認し，正しく骨盤底筋を収縮できたかどうかをコメントし患者と共有する．

6) 筋収縮の負荷・頻度

骨盤底筋は速筋が30%，遅筋が70%といわれており，それぞれの特性に応じた筋収縮で強化を図る必要がある．一つは素早く収縮と弛緩を繰り返す，もう一つは収縮を保持した後に弛緩する方法である．理学療法士の指導の下で正しい収縮を確認したら，自宅でも継続するよう自主練習の負荷や頻度を設定する．骨盤底筋の強化も一般的な骨格筋の強化と同様に，遂行状況を確認しながら負荷を上げていく必要があり，エコーで患者の筋収縮の程度や持久力を確認し，適切な回数や保持時間を指示することが重要となる．過剰な負荷を設定すると，骨盤底筋よりも筋収縮を感じやすい腹直筋や大殿筋，股関節内転筋などの収縮や

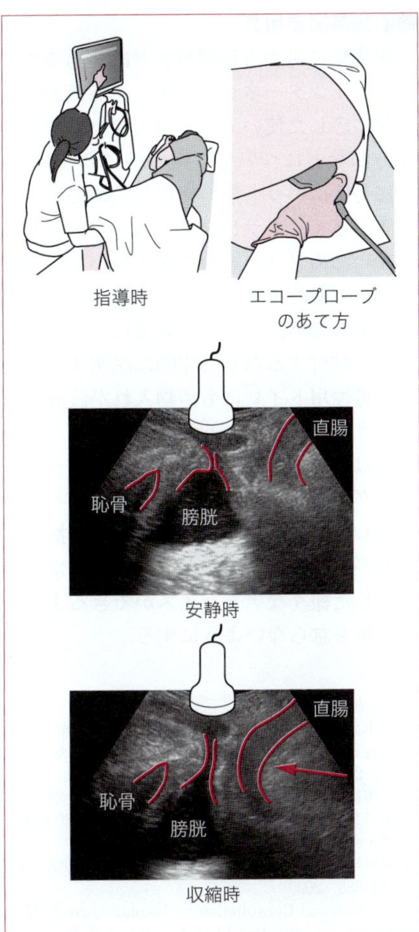

図3 エコーを用いた指導（男性）

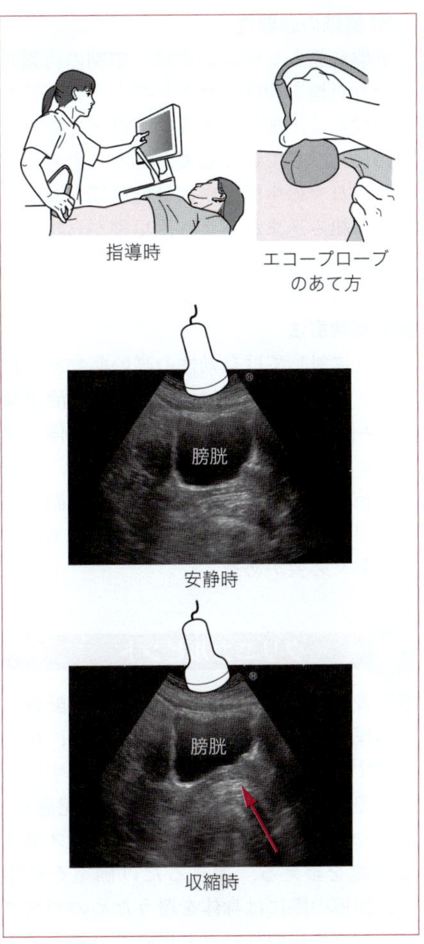

図4 エコーを用いた指導（女性）

怒責を誘発し，誤った収縮感覚を身に付けてしまう恐れがあるため，特に注意する．

7) 収縮コントロール指導

骨盤底筋の正しい収縮を体得したところで，尿失禁を予防するためのコツ（knack）を指導する．特にSUIは腹圧上昇時の対処法を知ることでより効果的に失禁を防ぐことができる．例えば，くしゃみや咳の場合は気配を察したら骨盤底筋を素早く強く収縮するだけで事が足りるが，腹圧が最も高くなる立ち上がり時には最大限に収縮させ，うまく漏れずに済んだとしてもそこで弛緩せず，ある程度の筋収縮を保持しながら歩き始める，などである．骨盤底筋を強く収縮したまま保持するのではなく，腹圧の程度に応じて収縮の程度を加減することで筋疲労を予防することができる．骨盤底筋の収縮コントロールの学習には，腹圧上昇時の膀胱頸部の開大程度を認識することや自身の収縮感覚と実際の尿道閉鎖の程度を一致させることが必要であり，エコーを用いるとそれが可能である．

8) 継続の必要性

骨盤底筋トレーニングは，禁制の再獲得という目標を達成したとしてもそれで終わりではなく，加齢に伴う筋力低下に抗するために継続していく必要がある．患者それぞれの日々の生活の中に骨盤底筋トレーニングが組み込まれるよう，早期から指導しておく．

3 薬物療法

SUIに対しては有効性の高い薬物療法はなく，UUIに対しては過活動膀胱治療薬（抗コリン薬，β_3アドレナリン受容体作動薬）などの使用が有効とされている．ただし，抗コリン薬の長期使用は様々な副作用が危惧され，処方薬とその副作用にも注意しておく必要がある．

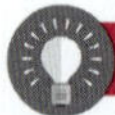

クリニカルヒント

1 骨盤底筋トレーニング指導時の配慮

排尿は非常に個人的な事柄であり，排尿に関する問題は家族や友人にも話せず悩んでいる場合も多い．羞恥心に十分配慮し，話しやすい雰囲気づくりやリラックスできる環境を整える．できるだけ個室を利用し，指導の際には身体を覆うためのバスタオルなどや尿取りパッド用のごみ箱などを準備しておく．また，トレーニングに関連して性機能についての質問を受けることもあるが，返答に迷う際にはリハビリテーション科医もしくは専門医に相談し，真摯に対応する．

2 失禁関連用具

尿失禁に対する各種パッドは薬局やスーパー，インターネットで購入可能だが，失禁量に応じた使い分けや適切なあて方，廃棄方法などについては指導が必要である．特に男性はパッド類の使用が初めてという患者が多く，トランクスではパッドが安定しないためブリーフかボクサーパンツを使用し，下着の中でのペニスの向きには個人差があるため，パッドは尿道口の位置に合わせて貼付するなど具体的に説明する．最近は男性用トイレにも汚物入れが設置されるようになってはいるが，そうではない場合には内容物が透けて見えないサニタリーバッグが販売されており，取替用のパッドと合わせて持っていれば，ゴミ箱に捨てることが可能である．個々の患者の日常生活に応じた様々なアドバイスができるよう情報収集を怠らないようにする．

参考文献

- 日本泌尿器科学会編：男性下部尿路症状・前立腺肥大症診療ガイドライン，リッチヒルメディカル，東京，2017
- 日本排尿機能学会・日本泌尿器科学会編：女性下部尿路症状診療ガイドライン，第2版，リッチヒルメディカル，東京，2019
- 井川靖彦：尿失禁の病態と治療．PTジャーナル 54：682-686，2020
- International Consultation on Incontinence（国際失禁会議）：Committee 12 成人における保存的管理．Incontinence 6th edition（2017）日本語訳，日本排尿機能学会監訳，日本ウィメンズヘルス・メンズヘルス理学療法研究会．https://www.jspt.or.jp/jsptwmh/guideline/index.html（2023年3月24日閲覧）
- 松永明子：男性の尿失禁に対する理学療法士の取り組み．PTジャーナル 54：691-695，2020
- Matsunaga A：Effectiveness of ultrasound-guided pelvic floor muscle training in improving prolonged urinary incontinence after robot-assisted radical prostatectomy. Drug Discov Ther 16：37-43, 2022

第 7 章

理学療法管理

第7章　理学療法管理

1 医療安全

松田　徹

1 インシデントとアクシデント

1 医療事故の定義と分類

(1) 医療事故の定義

医療現場における事故の中で，本来の診療内容から逸脱した行為や障害の発生をインシデントと呼ぶ(図1)．また，ある行為が重大な事故には至らないものの，事故が生じる可能性があった状態や，その場で“ヒヤリ”としたり“ハッ”としたりする経験である“ヒヤリ・ハット”は，インシデントとほぼ同義として扱われる．このインシデントには，患者に害を及ぼさなかったものから，重篤な後遺症や生命に関わるものまでが含まれる．また，医療従事者が患者への医療業務によって，またはそれが原因で起きる事故全般を総称して医療事故(アクシデント)と呼ぶ．医療事故のうち医療従事者の過失が原因となっているものが医療過誤である．

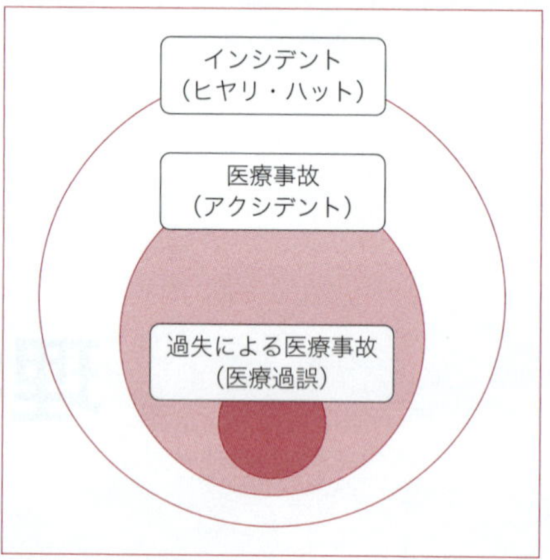

図1　医療事故の定義

(2) インシデントの影響度分類

インシデントは患者への影響度によって分類される(表1)[1]．一般的には影響度3a以下をインシデント，3b以上を医療事故(アクシデント)として取り扱う．

2 医療安全への取り組み

1 リハビリテーション医療におけるリスク管理の必要性と対策

(1) リハビリテーション医療におけるインシデント・アクシデントの状況

公益財団法人日本医療機能評価機構は，全国の医療機関の医療事故やインシデント(ヒヤリ・ハット)事例を収集しホームページ上で公開している．リハビリテーションを受けている患者に関連した事例では，転倒・転落が最も多い(表2)[2]．次いで，転倒・転落以外による外傷の事例，血圧低下やてんかん発作などの全身状態の悪化，気管切開チューブの抜去や末梢静脈ライン刺入部の漏れなどチューブ類のトラブルの事例が多い．

Herbert William Heinrichは労働災害の発生を統計的に調べ，同一人物が起こした1件の重大な事故の背景には，29件の軽微または重度な同様の事故があり，さらにその背景には300件もの障害のない軽微な出来事や危険な状況(インシデント)があることを報告した(Heinrichの法則，図2)．これは，重大な事故に至らなかった事例の情報収集を行うことで，重大な事故に至る前にリスクを発見し，改善策を講じることの重要性を示している．

表1 インシデントの影響度分類

レベル	傷害の継続性	傷害の程度	
レベル0	―		エラーや医薬品・医療用具の不具合が見られたが，患者には実施されなかった
レベル1	なし		患者への実害はなかった（何らかの影響を与えた可能性は否定できない）
レベル2	一過性	軽度	処置や治療は行わなかった（患者観察の強化，バイタルサインの軽度変化，安全確認のための検査などの必要性は生じた）
レベル3a	一過性	中等度	簡単な処置や治療を要した（消毒，湿布，皮膚の縫合，鎮痛薬の投与など）
レベル3b	一過性	高度	濃厚な処置や治療を要した（バイタルサインの高度変化，人工呼吸器の装着，手術，入院日数の延長，外来患者の入院，骨折など）
レベル4a	永続的	軽度～中等度	永続的な障害や後遺症が残ったが，有意な機能障害や美容上の問題は伴わない
レベル4b	永続的	中等度～高度	永続的な障害や後遺症が残り，有意な機能障害や美容上の問題を伴う
レベル5	死亡		死亡（原疾患の自然経過によるものを除く）
その他			

（文献1より）

表2 リハビリテーション医療における医療事故，ヒヤリ・ハット事例の内訳（2019年1月～2020年6月）

種類	件数	
	医療事故情報	ヒヤリ・ハット事例
転倒・転落	16	63
転倒・転落以外による外傷	16	34
全身状態の悪化	9	29
チューブ類のトラブル	5	23
免荷・荷重の指示からの逸脱	1	5
患者間違い	1	1
酸素の投与忘れ・残量不足	0	2
創部のトラブル	0	2
物品の管理不足	0	2
その他	1	7
合計	49	168

（文献2より）

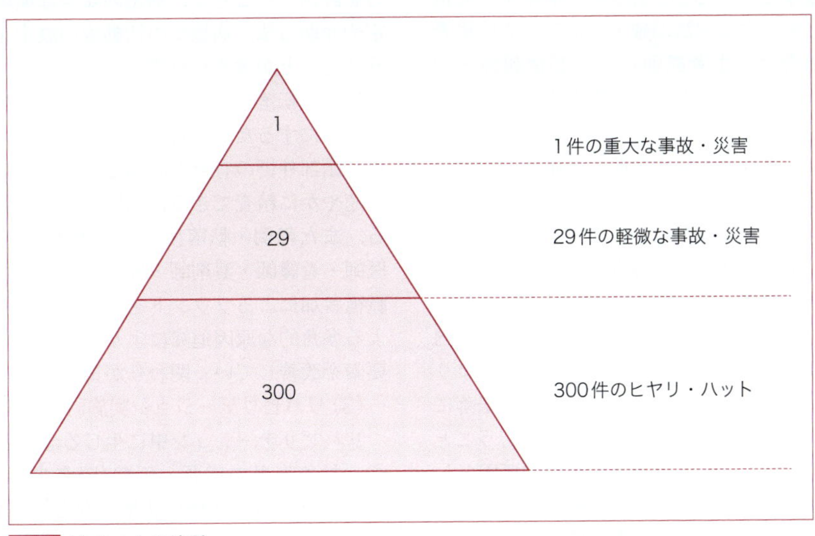

図2 Heinrichの法則

(2) 有害事象発生のリスク管理のための理学療法士の役割

有害事象発生のリスク管理のための理学療法士の重要な役割は，有害事象の発生予防と有害事象発生後の対応である．リハビリテーションに関連して生じる有害事象としては，合併症，事故，院内関連感染の3つが挙げられる[3]．有害事象の発生予防とは，リハビリテーション介入において発生しうる有害事象のリスクを最大限想定し事前に対応することである．一方，有害事象発生後の対応としては，有害事象の影響を最小限にする対応（一次救命処置など）と，有害事象の再発予防に向けた対策の構築（インシデントレポートによる情報共有システムなど）がある．

2 リハビリテーション医療で遭遇することの多い有害事象の発生予防と対応

(1) 患者誤認

すべての医療行為は，患者本人であることの確認から始まる．患者確認の怠りや不適切な実施により患者誤認が発生する．患者誤認予防には患者氏名・生年月日・ID番号などのうち2種類の患者情報を手元情報と照合する方法が確実である．入院患者の場合は，患者識別バンドが情報源となる．外来患者の場合は，患者本人から氏名と生年月日を伝えてもらう．自分で伝えられない場合は家族や介助者に確認をお願いする．

(2) 転倒・転落

入院中の転倒・転落事故は，自宅とは違う生活環境（外的要因/環境的要因）において，身体機能の変化や治療の影響など（内的要因/患者個別の要因）が複雑に重なり合う状況の中で，患者自らが転倒・転落につながる行動や行為（行動要因）を行うことで発生する．転倒を予測する内的要因としては，転倒の既往が最も重要である．そのほかには，バランス障害，筋力低下，歩行障害などの身体機能，うつ状態などの精神機能，視力障害や内服の影響（5種類以上，あるいは精神安定剤）などが挙げられる[4]．

また，患者がせん妄などにより判断力低下をきたした状態では転倒・転落発生のオッズ比が1.38倍を示したとの報告もある[5]．せん妄は一過性の脳の機能不全であり，可逆的な認知機能の障害である．せん妄を生じた場合，転倒事故のリスクが大きくなる．せん妄の発生には，準備因子（高齢，認知症，脳卒中の既往，せん妄の既往），促進因子（環境の変化，睡眠の妨害，心理的・身体的ストレス），直接因子（急性疾患，薬剤など）の3つが関わる．特に薬剤が悪影響を及ぼすことが多い．せん妄を生じる可能性のある薬剤として，オピオイド，睡眠薬（ベンゾジアゼピン受容体作動薬），三環系抗うつ薬，ステロイド，ヒスタミンH_2受容体拮抗薬，抗パーキンソン病薬などが挙げられる．理学療法士には積極的な運動療法により，日中の不活動や傾眠を予防して夜間の良眠を確保できるよう，せん妄予防を意識した治療計画が求められる．

理学療法士としては，患者の身体動作能力を評価することで，病室の安全な環境設定や介助方法，病棟での活動度の設定を行うことなどが求められる．

転倒・転落事故発生後には，その影響を最小限にするための対応が必要である．骨折や頭部外傷の有無を評価し，必要に応じて速やかに精査できる体制構築も求められる．また転倒・転落後の再発予防として，医師・看護師・薬剤師・理学療法士など多職種参加によるラウンドを行う．多職種による多角的な原因追究により，問題となる要素を改善していく関わりが重要である．

(3) リハビリテーション実施時の急変

リハビリテーション中に生じる急変として，対象疾患の増悪・再燃（脳卒中再発，脳卒中急性期の神経症状増悪など），対象疾患から二次的に発生する合併症（脳卒中後の痙攣，深部静脈血栓症・肺血栓塞栓症など），併存疾患から続発する合併症（糖尿病症例の低血糖・高血糖，虚血性心疾患など）などがある[3]．急変の発生予防には，対象疾患別に起こりやすい合併症と症状，緊急性が高い合併症，頻度が高い合併症などについての知識が必要である．特に深部静脈血栓症から続発する肺血栓塞栓症はリハビリテーションが誘因となる場合もあり慎重な管理が重要である．急変を予測する因子として，胸痛，意識レベルの変動，血圧・脈拍の変動，頻呼吸・呼吸状態の変動，尿量の減少，酸素飽和度低下，血液ガス分析の異常値などがある[3]．つまり基本的なバイタルサインと循環器・呼吸器の状態変化を示す所見が重要であり，適切に評価する技術の習得が不可欠である．

有害事象の発生後の対応として，特に心肺停止という最悪の有害事象が発生した際には，一次救命処置の速やかな開始が求められる．心肺停止に至っていない場合でも，緊急性が高い状態では速やかな応援要請を行うなど，急変時対応を想定したマニュアル作成も重要である．

3 有害事象の再発予防に向けた対策

(1) インシデントレポート

インシデントレポートとは，再発予防を目的として起こった事象を病院全体または部門全体の問題と捉え，医療安全を確保するために作成する報告書である．各病院や施設にある医療安全を司る部署が独自に作成していることが多く，「発生場所」，「事故の内容」，「事故の背景因子」，「改善策」などの情報が含まれる．インシデントの報告は重大な医療事故を予防するために必要なものであるため，職場の管理者にはインシデントレポートを気楽に作成できる組織風土づくりが求められる．また報告して終わりではなく，その事例を職員全体で共有，分析し，現場の改善や学習の対象とすることで，医療安全に対するPDCA（Plan-Do-Check-Action）サイクルの流れをつくることにもつながる．

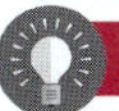

クリニカルヒント

リハビリテーション中に生じる頻度の高い転倒・転落予防，チューブ類のトラブル回避のためのポイントを整理した（図3）．

また，院内の転倒転落事故はベッド回りで生じることが多い．患者の認知能力と身体能力の程度から，患者個人に応じた転倒・転落予防の用具類を用いた対応を検討する．理解力は保たれているが運動麻痺や筋力低下により介助が必要な患者では，ナースコールの指導に合わせて，緩衝マットで転倒・転落に伴う損傷の低減を図る．一方，理解力が低くナースコールを押さずに行動する患者の場合，患者の離床行動を検知してナースステーションに知らせる機能付きのセンサーを設置するなどの環境整備が求められる．

文　献

1) 国立大学病院長会議：医療安全・医療事故防止，インシデントの影響度分類．http://nuhc.jp/Portals/0/images/activity/report/sgst_category/safety/incidentcategory.pdf（2022年12月10日閲覧）
2) 日本医療機能評価機構：医療事故情報収集等事業 第63回報告書（2020年7月～9月），2020，https://www.med-safe.jp/pdf/report_63.pdf（2022年12月10日 閲覧）
3) 宮越浩一：リハビリテーションにおけるリスク管理の必要性と対策．リハビリテーションリスク管理ハンドブック，第4版，亀田メディカルセンター編，メジカルビュー社，東京，2-13，2020
4) Tinetti ME, et al：The patient who falls："It's always a trade-off". JAMA 303：258-266，2010
5) 宮越浩一：転倒の予測方法．リハビリテーションリスク管理ハンドブック，第4版，亀田メディカルセンター編，メジカルビュー社，東京，316-322，2020

リスク場面	誤った対応	適切な対応
杖歩行の介助場面	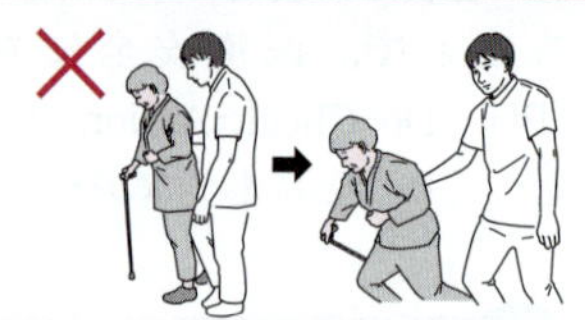 腋窩介助は，患者が転倒しそうになる時に，腕が腋窩から外れるなど，腕をつかんでいても転倒を予防しきれないことが多い．	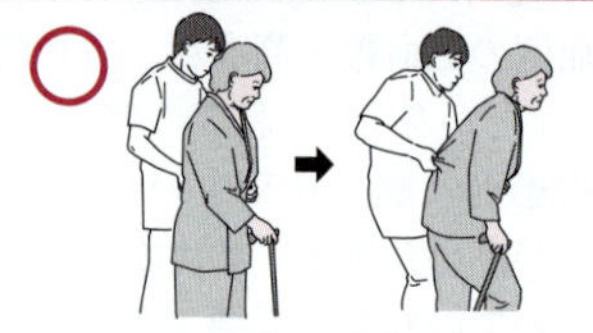 歩行を遮ることなく，転倒予防の介助を行うため，ズボンなどの殿部介助を行う．ふらつきが強い患者の場合は，患者の上腕の前方に手を添え前後から挟むことで，前後左右どちらにふらついても対応可能となる．
歩行器歩行から着座する場面	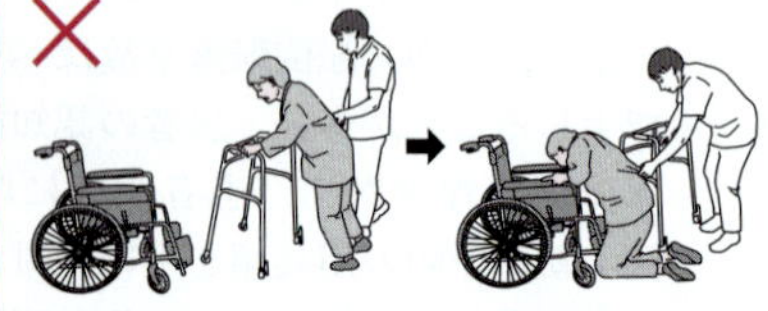 座る場所が視界に入ると，早く座るため急ぎ足になる，椅子に早くつかまろうと歩行器から手を離す患者も少なくない．車椅子に着座する場合，フットレストが方向転換時に邪魔になり，歩行器が引っかかったり，足を躓かせたりすることも多い．	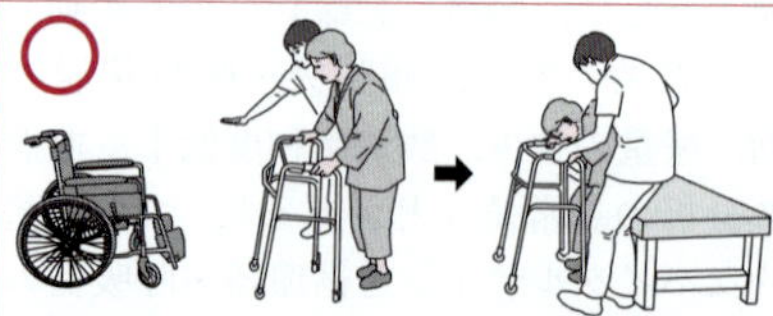 患者の動作が性急になった場合，一度制止し，ゆっくり動くよう指導する．着座の場所として，可能であれば椅子やプラットホームなど足元の邪魔がない場所へ誘導する．フットレストの脱着が可能な車椅子であれば，事前に外す，開くなどの対応を行うとよい．
医学的管理物のある患者を起こす場面/抑制対応が必要な患者への対応場面	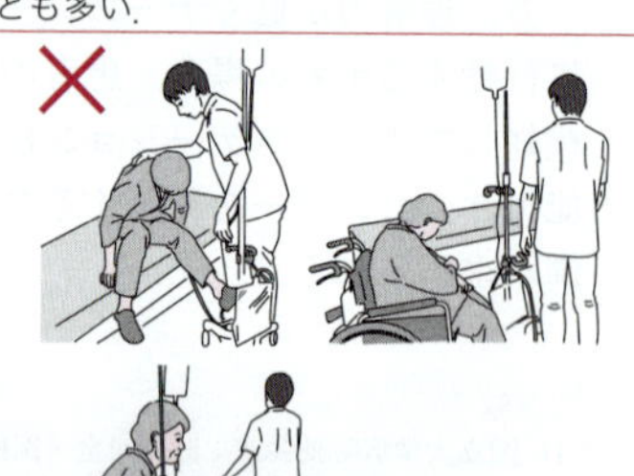 患者に付いている医学的管理物の状況を確認せずに患者を臥位から座位にしたり，車椅子より離床させることで様々なチューブ類のトラブルが起こる．特に気管切開チューブの抜去や逸脱・迷入は患者に大きな影響を与える可能性がある．また抑制対応が必要な患者から，目と手を離した瞬間に末梢静脈ラインを自己抜去したり，椅子から立ち上がり転倒する可能性も非常に高い．	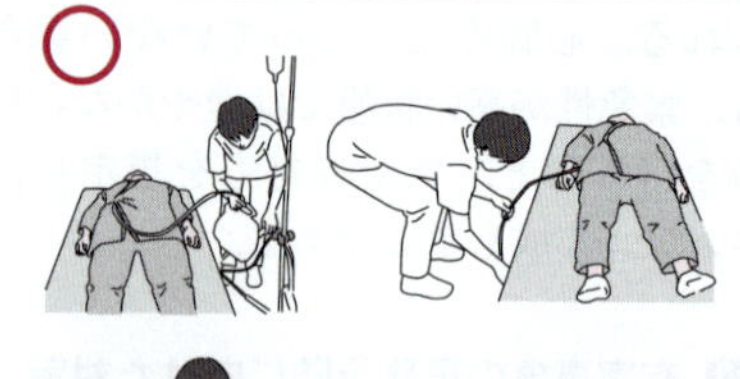 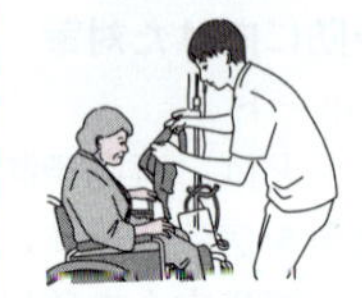 介入前にどんな医学的管理物が付いているのか，ベッドを一周して確認する．起き上がる側に各種チューブ類がお互い絡まないようにまとめる．尿道カテーテルやドレーンバックなど排液のあるものは排液部より上にしないように注意する．チューブ類がまとまったら患者の頭部寄りに移動させ，チューブの引っかかりがないか，長さが十分か確認しながら起居動作を行う．介入中は患者から目と手を離さない．目と手が離れてしまう場合は，ミトンや抑制ベルトなどを必ず装着することが重要である．

図3　リハビリテーション中の転倒・転落，チューブ類抜去のリスクに対する誤った対応と適切な対応

第7章　理学療法管理

2 感染管理

久保田早苗

1 感染対策の基本

1 標準予防策

標準予防策とは，感染症の有無にかかわらず，すべての患者に適用する予防策のことである．具体的には，すべての患者の血液，体液，(汗を除く) 分泌物，排泄物，傷のある皮膚，粘膜(気管，口腔，鼻腔，消化管，眼球，膣など) は感染する可能性があるものとして取り扱うと定義されている[1]．これは，医療従事者を介して起こる感染リスク(交差感染) と，患者が保有する病原体から医療従事者を守ることを目的としている．

標準予防策には，手指衛生，個人防護具の適切な使用，鋭利なものの取り扱い，呼吸器衛生/咳エチケット，患者ケアに使用した器具およびリネンの適切な取り扱い，患者配置，環境対策などが含まれる．理学療法では，一定の時間をかけて患者に直接触れて施行する場面が多く，疥癬等の皮膚感染症や，メチシリン耐性黄色ブドウ球菌 (methicillin-resistant *Staphylococcus aureus*：MRSA)，カルバペネム耐性腸内細菌科細菌 (carbapenem-resistant *Enterobacteriaceae*：CRE) などの感染症に対し，これらの基本的な感染予防策の遵守が重要である．

(1) 手指衛生

手指衛生は，医療関連感染を防止するための最も基本的かつ，重要な対策である．手指に付着した微生物を除去し，感染リスクを減少させることを目的としている[1]．

手指衛生は，「日常的手洗い」「衛生的手洗い」「手術時手洗い」の3つに分類される．

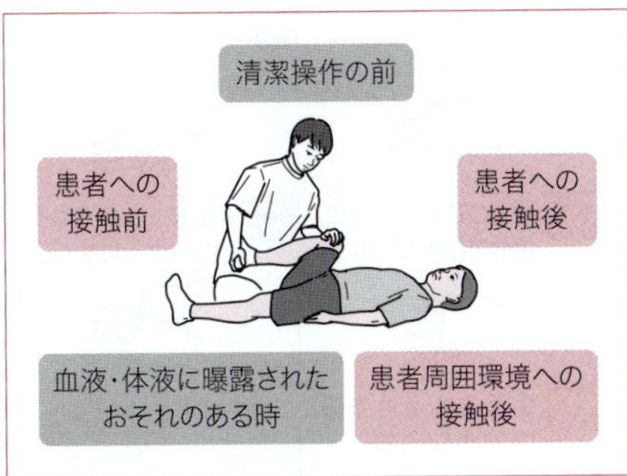

図1 手指衛生のタイミング
(文献2を基に作図，筆者訳)

本項では，医療施設で日常的に用いられる衛生的手洗いについて記載する．医療従事者の手指を介して病原微生物を患者に伝播させないため，手指衛生を行うタイミングの理解と手技を習得する必要がある (図1，2)[2]．

(2) 個人防護具の適切な使用

個人防護具は，血液や体液などの湿性生体物質に含まれる感染性のある微生物から医療従事者の身を守るため，医療従事者から患者に病原微生物を伝播させないために使用する[1]．個人防護具には手袋，サージカルマスク，ビニールエプロン，袖付きガウン，手袋，ゴーグル，フェイスシールドがある．個人防護具の選択は，感染の有無にかかわらず，すべての患者の血液，体液(汗を除く)，分泌物，排泄物，傷のある皮膚，粘膜に触れる可能性がある時，必要な防護具を組み合わせて使用する．また，個人防護具の着脱時は，皮膚や衣服が汚染されないよう順番に着脱することが重要である (図3)[1]．なお，個人防護具を着用する際は，周囲の環境に付着している病原微生

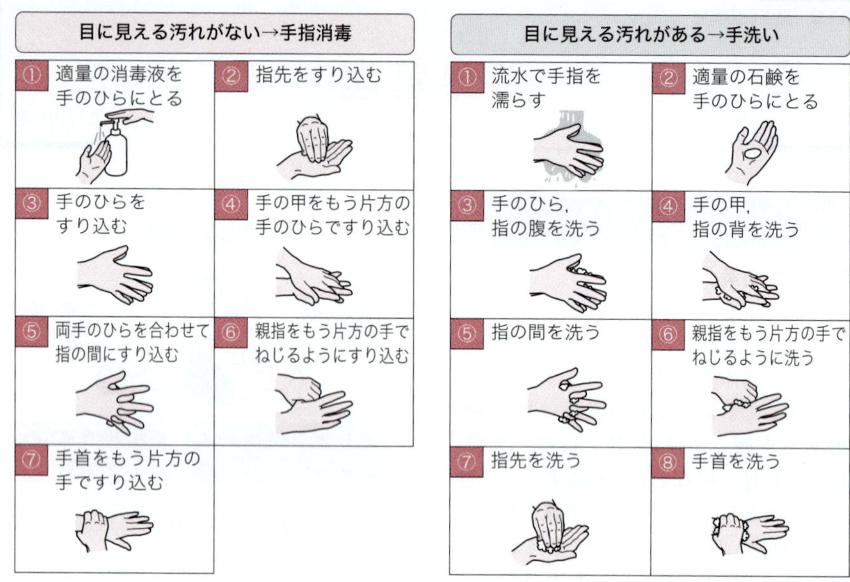

図2 衛生的手洗いの方法

（文献2を基に作図，筆者訳）

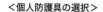

＜個人防護具の選択＞

手が汚染	衣服や体が汚染	眼が汚染
手袋	エプロン・ガウン	マスク・ゴーグルなど

＜着脱順番＞

着用順番	手指衛生→エプロン（ガウン）→マスク→ゴーグル（フェイスシールド）→手指衛生→手袋
脱衣順番	手袋→手指衛生→ゴーグル（フェイスシールド）→エプロン（ガウン）→マスク→手指衛生

図3 個人防護具の選択と着脱順番

（文献1を基に作図）

物によって個人防護具が汚染しないよう着用する．脱衣時は個人防護具に付着した血液や体液など湿性生体物質によって自身が汚染しないよう，また周囲の環境に汚染を広げないよう脱衣する．

(3) 環境対策

病院環境の埃には病原微生物が付着しており，埃が舞い上がることによって，体内に侵入し感染症を起こす可能性があるため，埃や汚れを除去することを目的に，日

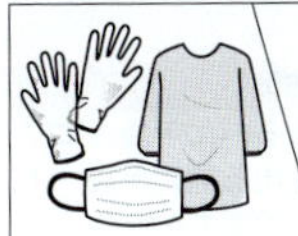

①手袋・マスク・ガウンを着用する

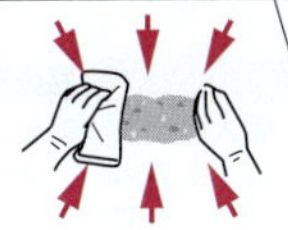

②ペーパータオルで外側から内側に向けて拭き取る

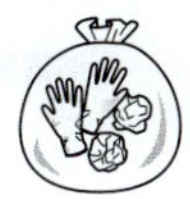

③汚れたペーパータオルを袋へ入れ口をしっかり閉じる

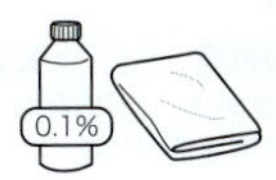

④嘔吐物のあった場所とその周辺を0.1％次亜塩素酸ナトリウム液を染み込ませたペーパータオルで浸すように拭く

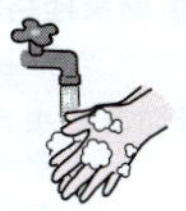

⑤流水と石鹸で手を洗う

図4　嘔吐物の処理方法

※嘔吐物は半径約2mの範囲に飛散すると報告されているため，広範囲に飛散していることを考慮した環境消毒を行う[4)].
※嘔吐時はウイルスを含んだ飛沫が発生し，場合によっては1時間程度空気中に浮遊する[4)]．窓の開閉が可能であれば，窓を開け室内空気の換気量を増やし浮遊粒子を減少させる.
（文献4を基に作図）

常的な清掃を行う[1)]．また，患者に近接している表面（ベッド柵，オーバーテーブルなど）や，患者ケア環境で頻繁に触れる高頻度接触面（ドアノブ，カーテン，室内のトイレなど）は病原微生物で汚染されている可能性もあるため，1日1回以上環境用クロスで清拭清掃を行う．血液，体液，排泄物などで汚染された場合は，物理的除去を行った後に消毒を行う．特に，ノロウイルスを原因とする感染性胃腸炎は，不十分な消毒処理によって感染が拡大することが報告されているため[3)]，汚染された環境面は感染性物質を除去した後に，次亜塩素酸ナトリウム液で消毒を行う．図4[4)]は嘔吐物の処理方法を示すものである．

2　感染経路別予防策

感染経路別予防策は，標準予防策だけでは予防することができない病原体に感染・保菌している患者に対して，標準予防策に加えてそれぞれの感染経路を遮断するために行う感染予防策である．感染経路別予防策には，接触予防策，飛沫予防策，空気予防策がある（表1）[1)].

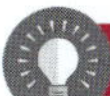

クリニカルヒント

1　手袋のピンホール

手袋は未使用品のものでもピンホールが発生するといわれている（ビニール手袋で4～63％，ラテックス手袋で3～52％）[1)]．ピンホールを介して細菌が通過することが報告されているため，手袋には一定数のピンホールが存在していることを認識し，ピンホールがある場合は速やかに交換し手指衛生を行う必要がある．

2　手指衛生で洗い残しやすい部位

手指消毒の遵守または技術が不十分な場合，手指を介して患者に伝播する可能性がある．手指衛生後に親指や指先，指の間から *Bacillus* sp.やグラム陰性桿菌などが検出されたことから，洗い残しが発生しやすい部位と報告されている[5,6)]．そのため，洗い残しが発生しやすい部位は特に注意して手指衛生を行う必要がある．

3　ユニバーサルマスキング

COVID-19感染者の咽頭には症状が出現する2日ほど前からウイルスの増殖がみられ，他の人に感染させる可能性がある．そのため，発熱や咳などの症状の有無にか

表1　感染経路別予防策

	感染伝播の特徴	主な疾患	防護具	感染予防策
接触予防策	患者に直接接触と，患者周辺の環境表面や医療器具などを介して伝播する	MRSAなどの多剤耐性菌，疥癬，クロストリジオイデス・ディフィシルやノロウイルスによる胃腸炎，COVID-19など	・手袋 ・エプロン（袖付きガウン）	・個人防護具：病室に入る前に手袋，エプロンを着用し，病室を出る前に手袋，エプロンを取り外し，手指衛生を行う ・使用する器具：可能な限り患者専用にする ・環境：定期清掃のほか，高頻度に接触する部分は1日1回以上清掃を行う
飛沫予防策	咳，くしゃみ，会話などによって，発生する5 μm以上の大きさの飛沫に含まれる病原体が2～3 m以内に飛散し，ほかの人の粘膜に接触することで伝播する	COVID-19，インフルエンザ，風疹，マイコプラズマ肺炎など	・サージカルマスク ・アイガード	・個人防護具：病室に入る前にサージカルマスクを着用する ・患者搬送：室外への移動は必要時のみとする．移動が必要な場合は，サージカルマスクを着用してもらう
空気予防策	病原体を含む5 μm以下の飛沫核が空気中を長時間浮遊し，飛沫核を吸入することで伝播する	結核，麻疹，水痘など	・N95マスク	・個人防護具：病室に入る前にN95マスクを装着し，病室を出た後に外す ・患者搬送：室外への移動は必要時のみとする．移動が必要な場合は，サージカルマスクを着用してもらう． ・麻疹，水痘については，十分な抗体を持つ医療従事者が対応する

（文献1を基に作表）

かわらず，院内では常時マスクを着用する「ユニバーサルマスキング」が推奨されている[7]．

文　献

1) Centers for Disease Control and Prevention：医療現場における隔離予防策のためのCDCガイドライン：感染性微生物の伝播予防のために，改訂2版，矢野邦夫ほか訳編，メディカ出版，大阪，2007
2) World Health Organization：WHO Guidelines on Hand Hygiene in Health Care, 2009. https://www.who.int/publications/i/item/9789241597906（2023年4月21日閲覧）
3) Centers for Disease Control and Prevention：Updated norovirus outbreak management and disease prevention guidelines. MMWR Recomm Rep 60：1-18, 2011
4) 東京都健康安全研究センター：「ノロウイルス対策緊急タスクフォース」最終報告，2010. https://idsc.tmiph.metro.tokyo.lg.jp/assets/diseases/gastro/noro_task/final_report.pdf（2023年4月13日閲覧）
5) Boyce JM, et al：Guideline for Hand Hygiene in Health-Care Settings. Recommendations of the Healthcare Infection Control Practices Advisory Committee and the HICPAC/SHEA/APIC/IDSA Hand Hygiene Task Force. MMWR Recomm Rep 51：1-45, 2002
6) Widmer AE, et al：Alcohol-based handrub：evaluation of technique and microbiological efficacy with international infection control professionals. Infect Control Hosp Epidemiol 25：207-209, 2004
7) 日本環境感染学会：医療機関における新型コロナウイルス感染症への対応ガイド，第4版，2021. http://www.kankyokansen.org/uploads/uploads/files/jsipc/COVID-19_taioguide4.pdf（2023年4月20日閲覧）

3 褥瘡管理

植村弥希子

1 褥瘡の予防

1 褥瘡の発生機序

褥瘡は持続的な圧力とずれ力が原因の難治性の皮膚潰瘍の一種であり，仙骨部や坐骨部などの骨突出部が褥瘡の好発部位である．硬いベッドマットレスと骨に挟まれた皮膚，皮下組織は体重により圧迫され，さらに，身体の動く方向と逆向きに皮膚に摩擦力が生じる．例えば頭側挙上位であれば，身体が足部方向にずれることで皮膚には頭側方向に摩擦力が発生する．摩擦力と身体の動き，2つの力が加わることで皮下組織にひずみが発生し，このひずみをずれ力と呼ぶ（図1）．圧力とずれ力により皮下組織や血管が変形し，虚血状態になることで皮膚，皮下組織が損傷する．

2 褥瘡の発生要因とリスク評価

褥瘡発生の危険因子は筋萎縮や栄養状態，基礎疾患などの患者自身の個体要因と，発汗などによる皮膚局所の湿潤状態（microclimate）やベッドマットレスなどの環境要因がある．リスク評価スケールは複数あるが，各スケールの特徴を理解し，定期的な評価が必要である．

(1) ブレーデンスケール

わが国ではブレーデンスケールが広く用いられている．知覚障害，皮膚の湿潤，活動性（行動の範囲），可動性（体位変換能力），栄養状態，摩擦とずれの6項目で構成されており，点数が低いほど褥瘡発生リスクが高いと判断される．

(2) OHスケール（大浦・堀田スケール）

OHスケールは高齢者の個体要因に着目して開発され，急性期の安静度が高い患者にも使用できる．自力体位変換能力，仙骨部の病的骨突出，浮腫，関節拘縮の4項目の合計点で評価し，1～3点は軽度，4～6点は中等度，7～10点は高度リスクと判断される．

(3) 長期臥床療養者や小児のリスク評価

臥床療養者に対しては2段階で評価するK式スケールを用いる．小児患者では7項目で評価するブレーデンQスケールを用いる．

2 褥瘡の管理

1 褥瘡の創の評価

褥瘡の管理（治療）において創の評価は必要不可欠である．創の病態像，経過を把握することで外力の影響を推察できる．

(1) NPIAP分類

NPIAP（National Pressure Injury Advisory Panel）分類は創の深さによる分類で4段階に分かれており，壊死組織を除去した後に評価する．消退しない発赤はStage Ⅰ，真皮までの創や水疱はStage Ⅱ，皮下組織に至る創はStage Ⅲ，骨，腱，筋膜に至る創はStage Ⅳとなる（皮膚の構造は図1参照）．皮膚欠損がなく皮下組織が傷害されている深部損傷褥瘡（deep tissue injury：DTI）の場合は深さ不明と評価する．

(2) DESIGN-R® 分類

DESIGN-R®[1]は治癒因子に重み付けがされている．深さ（Depth），滲出液（Exudate），大きさ（Size），炎症/感染（Inflammation/Infection），肉芽組織（Granulation），壊死組織（Necrotic tissue），ポケッ

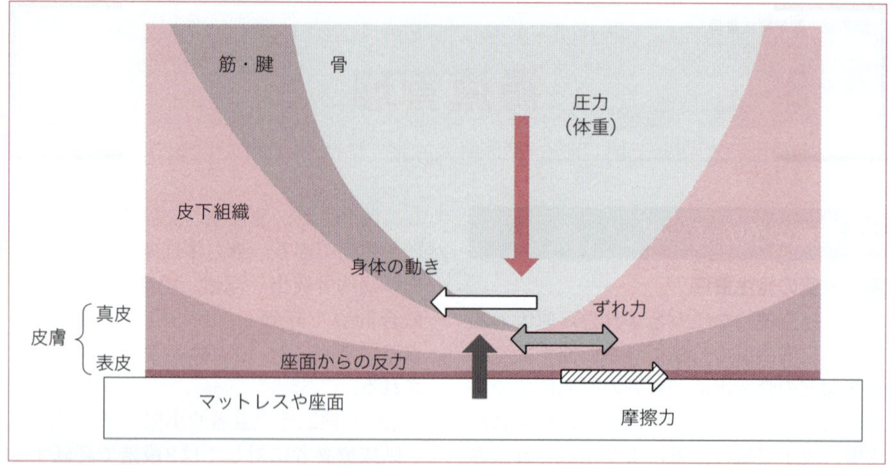

図1　圧力とずれ力

皮膚，皮下組織に圧力とずれ力が加わることで組織が損傷する．赤矢印（下向き）：体重による圧力，黒矢印（上向き）：マットレスや座面からの反力，白矢印：身体の動きの方向，斜線の矢印：皮膚に生じる摩擦力，グレーの矢印：皮下組織に生じるずれ力．

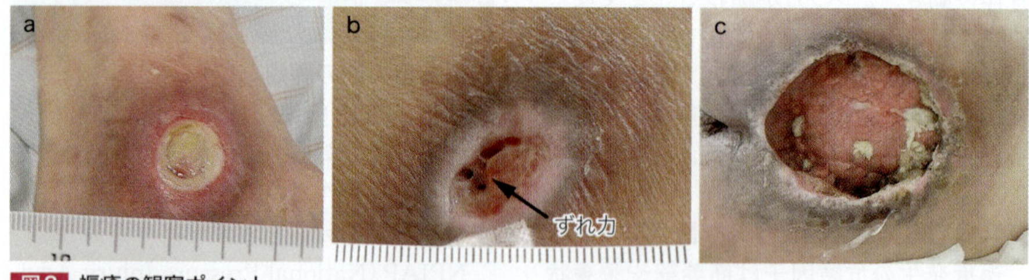

図2　褥瘡の観察ポイント

a：外果の褥瘡．創の形状が円形である場合，圧力が主な原因であることが推察される．一方で，楕円形である場合は圧力だけでなくずれ力が生じている可能性がある．
b：創縁の状態．右下の創縁はなだらかであるが，左上部の創縁は段差が生じており，ずれ力が生じている可能性がある．
c：滲出液が増加した褥瘡．滲出液の増加により浮腫性肉芽が生じたと思われる褥瘡．

ト（Pocket）の7項目で評価され，重症ほど点数は高くなる．SizeとPocketは潰瘍面およびポケットの長径×短径で表すため実際の面積ではないことに注意する．DESIGN-R®は多職種で協議し評価するため，理学療法士も理解しておく．なお，2020年に細菌の定着から感染に移行する状態である臨界的定着（クリティカルコロナイゼーション）とDTI評価を加えたスケールが提案されている．

(3) 創の形状観察

創の病態像の観察も重要である．主な原因が圧迫である時，創の形状は円形となる（図2a）が，非対称な創縁や骨突出部と創部が一致しない場合にはずれ力も一因となっている．創縁に段差やポケットがある場合には創縁，ポケットの方向にずれ力が生じている（図2b）．滲出液の増加（図2c）

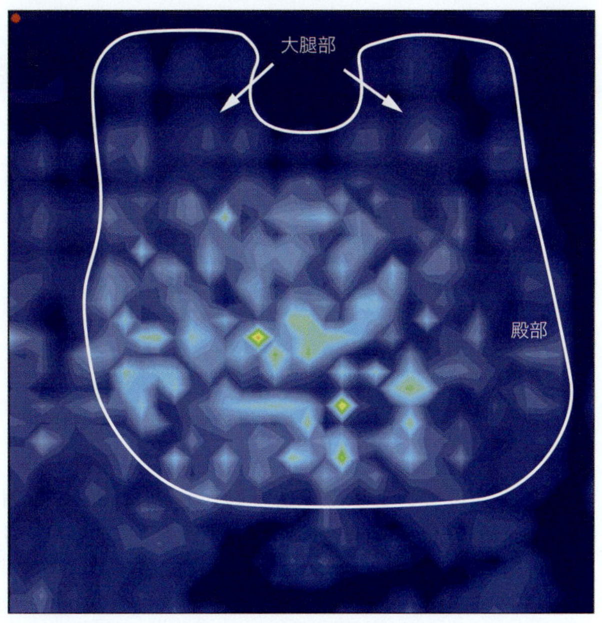

図3 車椅子の調整による圧変化

車椅子クッションや姿勢を調整することで背部，大腿部（矢印部）の支持が増え，座骨部圧は軽減する．赤色，黄色部分は圧力が高い領域，黄緑，水色は圧力が低い領域である．

や褥瘡内に新たな出血が生じた場合（褥瘡内褥瘡）は，創部に外力が加わった可能性がある．また，創の評価は視診だけでなく触診や悪臭の有無などから判断する．

2 褥瘡に対する理学療法

外力の存在なしに褥瘡は発生せず，外力の除去が治療の第一選択となる．外力の原因を推定し，体圧分散による圧力の軽減，除去できる方法を検討する．

(1) 姿勢・動作指導

荷重は皮膚とマットレスなどの接触面に分散されるため，接触面積が広がると骨突出部への圧力（圧迫）が減少する．臥位ではマットレスやクッションを用いて，座位では車椅子やクッションの調整により接触面積を広げ，体圧分散を図る（図3）．また，運動（姿勢の変化）時に創縁を変形させない動作，介助指導は重要である．体位変換時や更衣などのADL中に創が変形する危険性が高くなるため，患者だけでなく介助者への動作指導も実施する．

(2) 運動療法

関節可動域運動や筋力の維持・増強運動は関節拘縮および筋萎縮を予防し，褥瘡発生リスクの軽減のために重要である．ただし，関節付近の褥瘡では運動に伴い創部に伸張力がかかり，治癒を遅延させることがあるため，創を観察しながら関節運動の範囲を決定するとよい．また，病的骨突出を予防するためにも筋萎縮の予防は重要である．

(3) 物理療法

電気刺激療法と超音波療法が褥瘡治療に主に用いられており，電気刺激療法は『褥瘡予防・管理ガイドライン』[2]での推奨の強さは1Aである．いずれも炎症や壊死組織が少ない褥瘡が対象であり，医師の処方の下に患者の同意を得て実施する．

(4) チーム活動での役割

創や骨突出部への外力が軽減される姿勢や廃用予防のための運動療法だけでなく，

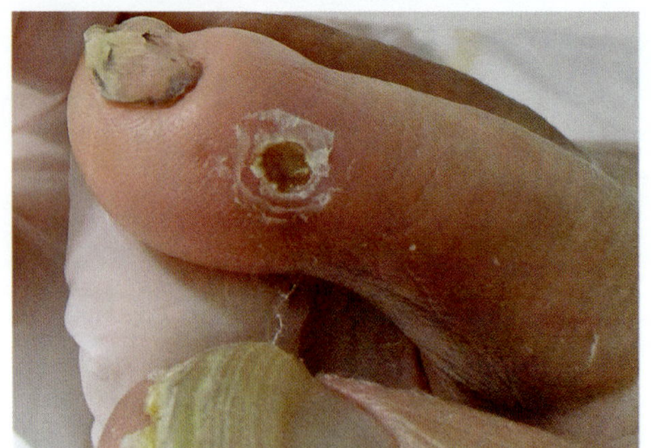

図4 足趾間の褥瘡
母趾の爪による圧迫が原因で生じた第2足趾の褥瘡．

創への外力を生じさせない基本動作・ADLの指導が，褥瘡予防・管理両方の観点から褥瘡対策チーム内の役割として求められている．患者の身体機能に合わせた福祉用具の選定や調整も理学療法士および作業療法士が担っている．また，理学療法実施後の創の状態は適宜医師へ報告する．

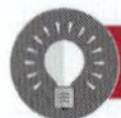

クリニカルヒント

1 関節運動と皮膚に生じる外力

関節運動により骨突出部に圧力，ずれ力が生じたり，皮膚が伸張されたりと創に不要な外力が生じることがある．特に関節近傍の褥瘡は姿勢の変化や関節運動の影響を受けやすい．

(1) 腰背部の褥瘡

脊柱や肩甲骨付近，仙骨部の褥瘡では体幹回旋運動により創が変形する可能性がある．また，仙骨部褥瘡は股関節屈曲運動の影響も受けやすいため，姿勢変換時は回旋動作や股関節屈曲動作を抑えた動作指導や介助が望ましい．

(2) 股関節付近の褥瘡

仙・尾骨部，坐骨部褥瘡は股関節屈曲運動の影響を受けやすいため，創を観察しながら運動範囲を決定する．大転子部褥瘡は関節運動により容易にずれ力が発生するため，開排位や股関節屈曲を伴うADL動作には注意が必要である．また，臨床上よく活用される「30°側臥位」では大転子部圧にも注意が必要であるが，股関節内・外旋中間位に保つことで圧力は軽減される[3]．

(3) 足部の褥瘡

踵部や外果の褥瘡では歩行や座位姿勢，靴の影響を考慮する．踵部に褥瘡がある場合，足関節背屈により踵部の皮膚が伸長され創に外力が生じる可能性があるため，揃え型歩行の指導などを行い，足関節背屈の影響を少なくする．外果の褥瘡（図2a）では胡座位が原因となることも多く，日頃の癖や行為の確認が重要である．また，足趾間に創ができていることもあり（図4），足部の観察は必要不可欠である．

文献

1) 日本褥瘡学会：改定DESIGN-R®2020 コンセンサス・ドキュメント．2020，http://www.jspu.org/jpn/info/topic14.html（2022年11月10日閲覧）
2) 日本褥瘡学会：クリニカルクエスチョン（CQ）と推奨リハビリテーション．褥瘡予防・管理ガイドライン，第5版，照林社，東京，24-25，2022
3) Yoshikawa Y, et al：Positioning bedridden patients to reduce interface pressures over the sacrum and great trochanter. J Wound Care 24：319-325, 2015

4　吸　引

市橋康佑

1 吸引のための基礎知識

1 理学療法士による喀痰吸引

喀痰吸引は急性期病院から介護医療院，在宅ケア領域と広く行われ，今や多くの医療職や，喀痰吸引研修を修了している介護士，家族による実施が可能となった．理学療法士による吸引については，平成22年の4月30日厚生労働省医政局の通知（医政発0430第1号）によって，理学療法士の業として当然に必要な行為として認める解釈が示された．

2 鼻腔・口腔・咽頭・気管の解剖

吸引は視覚的に確認することができない盲目的な操作である．したがって，吸引操作においては鼻腔・口腔・咽頭・気管の解剖を十分理解しておくことが必要である．

(1) 鼻腔

鼻腔は，鼻中隔によって左右の2室に分けられ，3つの鼻甲介によって上鼻道，中鼻道，下鼻道に分けられる．吸引時に吸引カテーテルは下鼻道を通す．

(2) 口腔

口腔は，後方で咽頭と連なっている．吸引時は嘔吐反射が起きないように吸引カテーテルで口蓋垂を刺激しない．

(3) 咽頭

咽頭は，上咽頭，中咽頭，下咽頭の3つの部分に分けられる．下咽頭からそれぞれ気管と食道へ分岐する．頚部後屈すると気管に吸引カテーテルが入りやすくなる．

(4) 気管

気管は，輪状軟骨下縁から気管分岐部までで，高さは第7頚椎から第4胸椎あたりである．長さは約10～13cmであり，直径は約2cmである．気管は第4胸椎位（第2肋骨）付近で左右に分岐する．

3 挿入の長さ，吸引圧，吸引時間

吸引カテーテルは気管分岐部にあたらない程度に挿入し吸引圧をかけ吸引をする．門歯から気管分岐部までの長さは成人男性で約25～26cm，女性で約21～23cmである（図1）．鼻腔から気管分岐部までの長さは成人男性で約27～28cm，女性で約23～25cmである（図1）．したがって気管分岐部手前まで吸引する場合の挿入の長さは，それぞれの長さより－2～－3cmした長さが目安となる．この際の吸引圧は，『気管吸引ガイドライン2023』では，最大で20kPa（150mmHg）が推奨されている．吸引時間は15秒以下とする（表1）[1)]．

4 吸引の種類

吸引には，口腔からカテーテルを挿入する口腔（内）吸引と，鼻腔からカテーテルを挿入する鼻腔（内）吸引がある．気管挿管中の患者への吸引は，開放式気管吸引と閉鎖式気管吸引の2つの方法がある（図2）．

2 気管吸引の適応

1 適応となる状態[1)]

(1) 患者のフィジカルアセスメントによる方法

①頻呼吸，呼吸補助筋を動員した努力性呼吸，陥没呼吸がみられる．

②胸部・気管上の聴診で副雑音を聴取する，呼吸音が減弱する．

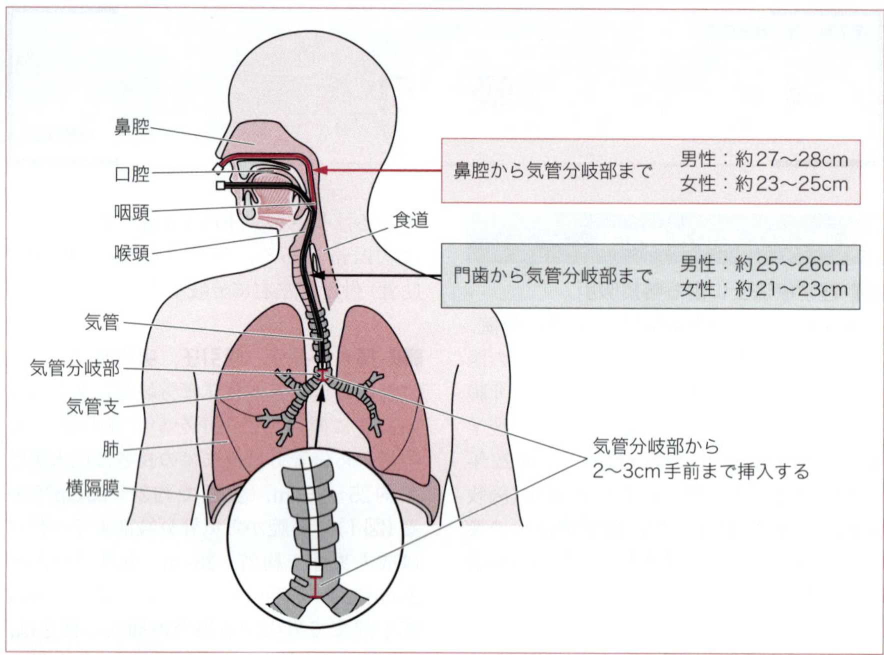

図1 気道の解剖図

表1 挿入の長さ，吸引圧，吸引時間，カテーテルの太さの目安

挿入の長さ	●口腔吸引 門歯から気管分岐部まで 男性：約25〜26cm 女性：約21〜23cm ●鼻腔吸引 鼻腔から気管分岐部まで 男性：約27〜28cm 女性：約23〜25cm ●気管挿管患者 (1) 挿管している気管チューブ：2〜3cm先まで (2) 気管切開カニューレ：12〜15cm（気管切開口から気管分岐部までの長さ）
吸引圧	20kPa（150mmHg）
吸引時間	10〜15秒程度以下
カテーテルの太さ	気管挿管患者の吸引の場合は気管チューブの内径の1/2以下の外径のもの

（文献1を基に作表）

③気道分泌物による咳嗽の誘発（湿性咳嗽）がある．

④胸部の触診でガスの移動に伴った振動を感じる．

⑤呼吸苦による頻脈，血圧上昇．

(2) 人工気道の観察による方法

①チューブ内に視覚的に分泌物が確認できる．

②人工気道の振動・雑音（聴診）．

(3) 人工呼吸器のモニタ/生体モニタによる方法

①気道抵抗値の増大．

②フロー波形でみられる鋸歯状波形．

③経皮的動脈血酸素飽和度（SpO_2）の低下や動脈血酸素分圧（PaO_2）の低下．

（文献1より許諾を得て抜粋）

2 吸引が生体に及ぼす影響

吸引は生体にとって侵襲的な行為であり，盲目的な手技である．臨床でよく遭遇する，吸引が生体に及ぼす影響についてまとめた（**表2**）．

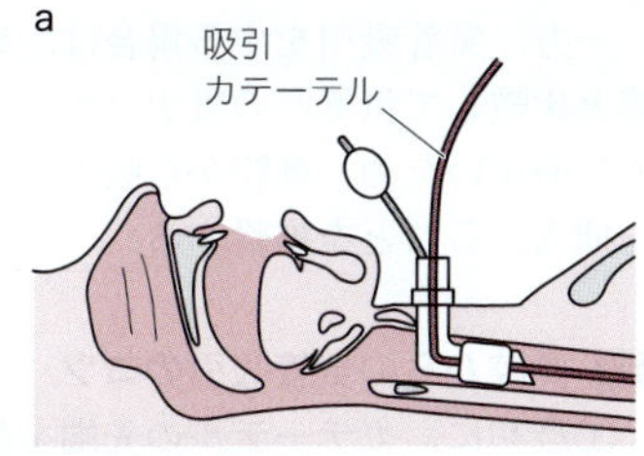

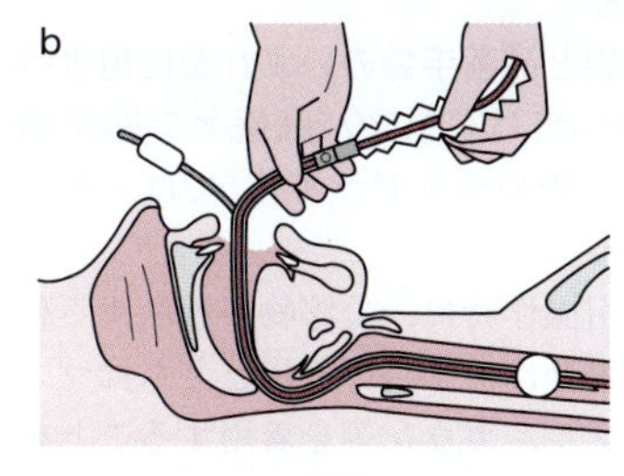

図2 気管挿管中患者の吸引の種類

a：開放式気管吸引．人工呼吸器の接続を外して吸引．閉鎖式と比べると患者への侵襲が大きい．
b：閉鎖式気管吸引．人工呼吸器を装着したまま吸引．気管吸引によるSpO_2の低下を軽減．開放式に比べ，肺容量の維持が期待できる．

3 気管吸引の手順と感染対策

1 気管吸引の手順

(1) 挿入のタイミング

自発呼吸のある患者では吸気時にタイミングを合わせて挿入する．

(2) 挿入の深さ

吸引カテーテルをゆっくり挿入し，先端は気管分岐部の2～3cm手前の位置まで挿入する．挿入中はチューブの根本を折って，陰圧をかけずに吸引を止めておく[1)]．

(3) 吸引操作

折っていたチューブを開放し，陰圧をかけながら，吸引カテーテルをゆっくり引き戻す[1)]．分泌物がある場所ではカテーテルを引き戻す操作を少しの間止める．

(4) 再吸引のタイミング

気管吸引を行った後に，さらに吸引が必要であるとアセスメントされた場合には，呼吸様式，循環のパラメーターが許容範囲にあることを確認してから再度吸引操作を行う．

(5) 吸引カテーテルの取り扱い

複数回の吸引を行う場合，1回吸引ごとにカテーテル外側をアルコール綿でふき取り，内腔は滅菌水を吸引させて内腔の分泌物を除去してから次の吸引を行う．

表2 吸引が生体に及ぼす影響

合併症	なぜ起こるのか？
気管支粘膜の損傷	吸引カテーテルを深く入れすぎてしまい，気管分岐部を傷つけることで肉芽形成する場合も多い，出血がみられることもある
低酸素血症	吸引時間が長いと無呼吸状態が続き，酸素濃度が低下する．それが長時間だと低酸素血症となる
無気肺	開放式気管吸引時，呼吸器回路を外すと気道内圧の陽圧が解除され，肺胞は一気に虚脱する．もともと機械的に肺胞を拡張させており，吸引後の回復は遅く，再拡張も不十分になりやすく，無気肺となる
不整脈，血圧変動	気道への刺激は交感神経に働き，心拍数上昇，血圧上昇につながる．心室期外収縮，ひいては致死性不整脈の恐れもある．迷走神経反射に及んだ場合は，徐脈やめまい，血圧低下などの症状にもつながる

(6) 吸引された分泌物の確認

分泌物の性状（色，粘稠度），量をチェックする．量は吸引カテーテル何本分と表現することが多い．

2 気管吸引時の感染対策

気管吸引時には原則米国疾病予防管理センター（Centers for Disease Control and Prevention：CDC）が提唱しているスタンダードプリコーションに従って行う[1)]．

(1) 手袋

清潔手袋と滅菌手袋のいずれを使用すべきかについてはCDCの『医療ケア関連肺炎防止のためのガイドライン』では未解決問題である[2)].

気管吸引操作時に，分泌物が飛散する恐れがある場合は，手袋の着用とともにマスクやゴーグル，ガウン等を着用することを推奨する．

(2) 気管吸引カテーテルの使用

閉鎖式のカテーテル（1日複数回使用，1日1回交換）と開放式の単回使用のカテーテルの比較において，肺炎の発生率が文献により異なるため，CDCはどちらが望ましいかについて特に勧告をしていない[2)]．これについてはさらなる研究が必要と思われるが，最近では，閉鎖式の気管吸引カテーテルの使用が増加しつつある．

(3) 気管吸引カテーテルの消毒

CDCは，開放式の場合について滅菌済みカテーテルの単回使用を勧告している[2)]．しかしながら，在宅医療において，吸引操作を同一患者に多数回行う場合では経済的な理由などから繰り返し使用することがほとんどであり，その場合は使用の都度，カテーテルの外側に付着した分泌物をアルコール綿で拭き取り，滅菌水でカテーテルの内腔を十分に洗浄する必要がある．

クリニカルヒント

1 口腔からの気管吸引のコツ

口腔から吸引カテーテルを気管へ挿入するのは非常に難しく，高率で気道壁の損傷や，咽頭反射を引き起こし，患者の身体への負担が大きい．そのため，口腔吸引は口腔内のみの唾液に限定し，吸引する．口腔の唾液を吸引する際は，奥歯と頬の間，舌の上下と周囲，前歯と唇の間に唾液がたまりやすいので吸引する．筋緊張が亢進して十分に開口できない人の場合は，バイトブロックを歯の間に噛ませるとよい．

一方，気管吸引をする場合は，鼻腔は口腔と比較して気管への吸引カテーテルが挿入しやすいため，鼻腔から吸引カテーテルを挿入することを推奨する．

2 鼻腔からの気管吸引のコツ

①最初に，カテーテルの先端を鼻孔にやや上向きに入れる．鼻出血の好発部位で鼻中隔前下端部にあるKiesselbach部位にはあたらないように注意して挿入する（図3a）．

②2cm程でカテーテルの向きを下向きに変え，下鼻道を通るようにほぼ水平に進めていく（図3b）．カテーテルが進みにくい場合は，反対側の鼻孔から再度行うとよい．

③頚部後屈位にポジショニングをすると気管内へカテーテルが挿入しやすい．

3 タッピングとバイブレーションには科学的根拠がない

胸郭に囲まれ，さらに軟骨に覆われた気管支の内部にへばりついている痰に，外から押す程度の力は有効だろうか．徒手的な方法で外部から刺激を加える方法は臨床でよくみられる，タッピングやバイブレーションと呼ばれる手技であり，実際には痰を動かすほどの力や振動を与えられない．どちらも十分な科学的根拠は得られていない．

4 痰は硬くなる前に対処する

硬くなった痰を軟らかく変えるのは容易ではない．そうなる前に対処するための加湿の具体策を考えておくことが重要である．

(1) 加湿の具体策

①患者の療養環境・治療環境において，吸気の湿度を保てる加湿を行う（湿度が50%前後あればよい）．

②患者の水分量のin-outを確認し，過度な脱水傾向に陥っている場合は，積極的な飲水，輸液などを実施する．この時，発

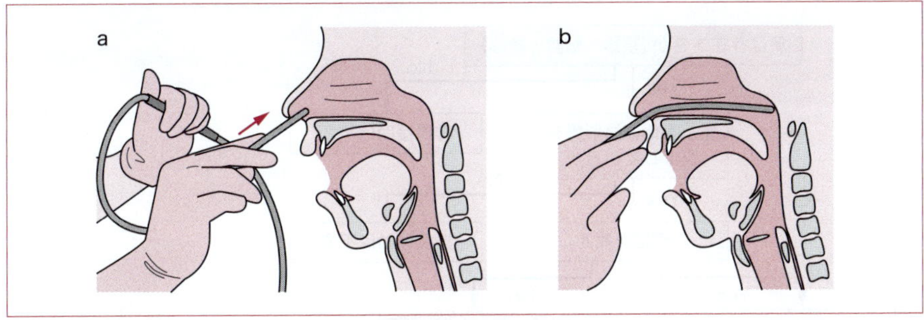

図3 鼻腔内吸引

a：鼻孔にやや上向きに挿入する．b：下鼻道を通るよう水平に挿入する．

熱などの体温上昇による水分喪失の影響も考慮する．

③全身がドライ状態になる要因（経口摂取ができない，高齢者であるなど）が痰の粘稠度を上げることに直結することをおさえてマネジメントする．

(2) ネブライザーによる加湿に科学的根拠はない

ネブライザーによる排痰への有効性のエビデンスは見当たらない．ネブライザーを用いた加湿は，今もなお日常的に行われている．気道の加湿を目的として生理食塩水や蒸留水をネブライザーで噴霧することは（米国呼吸療法学会，American Association for Respiratory Care：AARC）のガイドライン[3]でも有効性はないとしている．ただし，薬液のネブライゼーションに関しては根拠がある．

5 吸引間隔は2時間ごとにするのか？

病棟もしくは病院で家族指導を受けて在宅に帰ってきた場合，“気管吸引は2時間ごとに行う”や“栄養を注入する前に吸引をする”という独自のルールが存在する場合が多い．

しかし，吸引して痰が引けなかった場合，その行為はただ患者に侵襲を与えるだけになるため，適宜吸引のタイミングを再検討する必要がある．まず，視診・触診・聴診で気道分泌物を確認する．経皮的動脈血酸素飽和度（SpO_2）の低下，人工呼吸器装着時では，気道内圧の上昇，1回換気量の低下やバッキングがあれば，適宜気管吸引する．

今行っている排痰援助は必要なのか，その気管吸引は必要なのかを考えることが重要である．気管吸引実施までの排痰援助の手順を示す（図4）．

6 在宅での吸引行為の現状

吸引カテーテルは単回使用を原則とするが，適切な管理によって在宅での感染対策ができるといわれており[4]，在宅においては経済的な面からほとんどのケースで吸引カテーテルの再利用が事実上広く行われている[5]．しかし，吸引カテーテルを再利用する場合，洗浄法・消毒剤の選択・使用物品の管理などに関して様々な方法が示されているが統一されていない[5〜7]．

在宅において，安全性・経済性・手技の簡易性・移動性を総合的に考え，筆者が推奨する吸引カテーテルの洗浄や保管方法を以下に示す．

①吸引使用後のカテーテルの外側をアルコール綿で清拭する．

②100 mL以上の水道水でカテーテルの

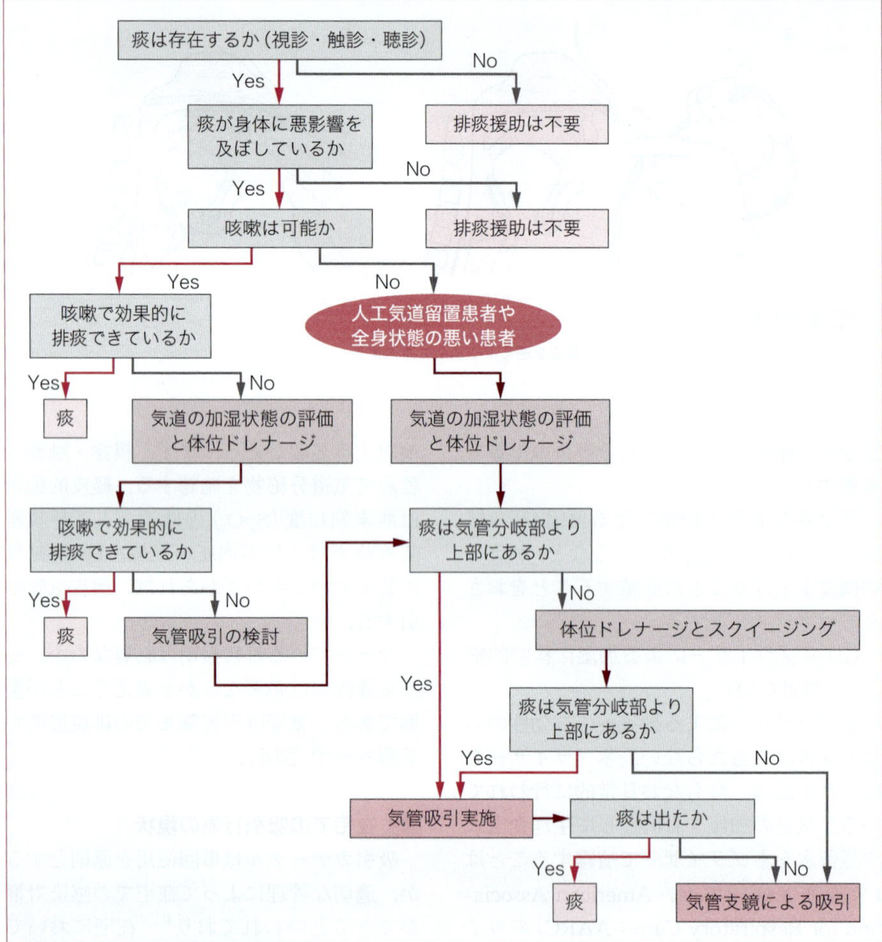

図4　排痰援助の手順

内腔を洗浄する．分泌物により汚染する可能性があるため，洗浄で用意した水道水は全量吸引する．カテーテル内腔に水が残らないように空吸いする．

③その後，アルコールを吸引しチューブ内腔を消毒・乾燥させる．カテーテルの外側を再度，アルコール綿で清拭消毒する．

④洗浄消毒したカテーテルは，乾燥した清潔な密閉容器に入れ保管する．

文　献

1) 日本呼吸療法医学会 気管吸引ガイドライン改訂ワーキンググループ：気管吸引ガイドライン2023〔改訂第3版〕(成人で人工気道を有する患者のための)．呼吸療法 41 (1)：Web版［公開日：2023年12月27日］
2) Tablan OC, et al：MMWR Recomm Rep 53 (RR-3)：1-36, 2004
3) AARC Clinical Practice Guideline：Respir Care 49：1080-1084, 2004
4) 林　由佳ほか：山陽論叢 16：145-153，2009
5) 渡邉久美ほか：岡山大学医学部保健学科紀要 15：63-69，2005
6) 川西千恵美：Expert Nurse 18：34-49，2002
7) 日本看護協会：感染管理に関するガイドブック，改訂版，日本看護協会，東京，60-63，2004

和文索引

あ

い

う

け

す

と

な

に

ね

は

ひ

ふ

へ

ほ

ま

み

む

め

欧文索引

数字・記号

A

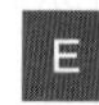

P

検印省略

図解理学療法技術ガイド

理学療法臨床の場で必ず役立つ実践のすべて

定価（本体 9,500円＋税）

1997年10月22日　第1版　第1刷発行
2001年 2 月26日　第2版　第1刷発行
2007年 9 月20日　第3版　第1刷発行
2014年12月22日　第4版　第1刷発行
2024年10月29日　第5版　第1刷発行

編集主幹　市橋（いちはし） 則明（のりあき）

発 行 者　浅井 麻紀
発 行 所　株式会社 文光堂
〒113-0033　東京都文京区本郷7-2-7
TEL (03)3813-5478（営業）
(03)3813-5411（編集）

印刷・製本：真興社

ISBN978-4-8306-4715-4

Printed in Japan